Handbuch der medizinischen Radiologie
Encyclopedia of Medical Radiology

Gesamtdisposition · Outline

Stand: 1969

HANDBUCH DER MEDIZINISCHEN RADIOLOGIE

ENCYCLOPEDIA OF MEDICAL RADIOLOGY

HERAUSGEGEBEN VON · EDITED BY

L. DIETHELM
MAINZ

O. OLSSON
LUND

F. STRNAD
FRANKFURT/M.

H. VIETEN
DÜSSELDORF

A. ZUPPINGER
BERN

BAND/VOLUME X

TEIL/PART 1

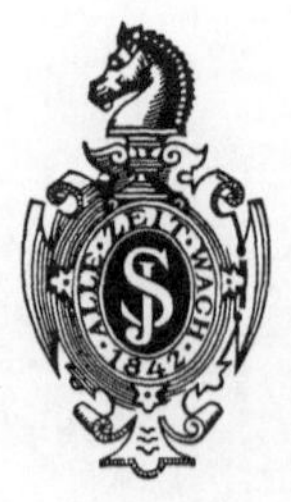

SPRINGER-VERLAG BERLIN · HEIDELBERG · NEW YORK 1969

RÖNTGENDIAGNOSTIK DES HERZENS UND DER GEFÄSSE

TEIL 1

ROENTGEN DIAGNOSIS OF THE HEART AND BLOOD VESSELS

PART 1

VON · BY

J. EMMRICH · U. GLEICHMANN · H. GREMMEL · F. GROSSE-BROCKHOFF
R. HAUBRICH · K. HECKMANN · H. H. LÖHR · F. LOOGEN · K. MUSSHOFF
L. OLIVA · K. REINDELL · H. ROSKAMM · W. SCHOEDEL · J. SCHOENMACKERS
W. SCHULTE-BRINKMANN · P. THURN · H. VIETEN

REDIGIERT VON · EDITED BY

H. VIETEN

DÜSSELDORF

MIT 423 ABBILDUNGEN
WITH 423 FIGURES

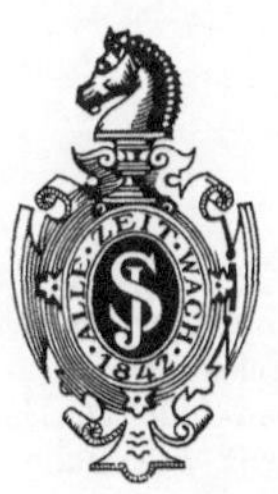

SPRINGER-VERLAG BERLIN · HEIDELBERG · NEWYORK 1969

ISBN-13: 978-3-642-95106-0 e-ISBN-13: 978-3-642-95105-3
DOI: 10.1007/978-3-642-95105-3

Softcover reprint of the hardcover 1st edition 1969
Library of Congress Catalog Card Number 62—22437

Titel-Nr. 5845

Vorwort

Nachdem bereits zwei Teile des Bandes über die Röntgendiagnostik des Herzens und der Gefäße (Bd. X/3 und X/4) erschienen sind, liegt nunmehr — als vorletzter Teilband — auch Band X/1 vor. In ihm sind zunächst die verschiedenen röntgendiagnostischen Untersuchungs- und speziellen Darstellungsmethoden beschrieben.

Die Nativuntersuchung, zweckmäßigerweise ergänzt durch eine Kontrastmitteldarstellung der Speiseröhre, ist auch heute im Zeitalter der Angiographie noch die Grundlage jeder Herzdiagnostik. Herzfernaufnahmen setzen zu ihrer Auswertung die Kenntnis der normalen Herz- und Aortenmaße voraus.

Zu den Methoden der Nativdarstellung gehört auch die Röntgenkymographie, namentlich die Flächen- und Elektrokymographie, deren diagnostische Möglichkeiten oft unterschätzt werden. Gelegentlich kann auch die Schichtdarstellung diagnostisch wichtige Aufschlüsse geben, vor allem in Kombination mit einem Pneumomediastinum.

Besondere Bedeutung haben in den letzten 20 Jahren die Herzkatheteruntersuchung sowie die verschiedenen Methoden der Kontrastmitteldarstellung des Herzens und der großen Gefäße, namentlich für die Diagnostik angeborener und erworbener Fehler. Speziell der Kontrastmitteldarstellung mußte ein verhältnismäßig umfangreiches Kapitel gewidmet werden, weil darin die wichtigen Fragen der Kontrastmittelverträglichkeit usw. mitbesprochen werden mußten.

Ein weiterer Hauptabschnitt behandelt Herzfunktion und Hämodynamik unter physiologischen, pathophysiologischen sowie röntgenologischen Aspekten. Dabei wird besonders auf die Grenzen der radiologischen Aussagemöglichkeiten bei Umformungen des Herzens bzw. einzelner Herzabschnitte durch Hypertrophie oder Dilatation eingegangen.

In Zusammenhang damit stehen spezielle Probleme des Sportherzens, die im letzten Hauptabschnitt behandelt werden.

Allen Autoren sei für ihre große Mühe, aber auch für die Geduld, die sie bis zum Erscheinen dieses Bandes aufgebracht haben, herzlich gedankt.

Düsseldorf, im Sommer 1968 H. Vieten

Preface

We now present, following the two subvolumes X/3 and X/4 on radiodiagnosis of the heart and blood vessels, sub-volume X/1; thus, with the appearance of X/2, Volume X will be complete.

Sub-volume X/1 opens with a description of the various techniques of examination used in roentgen diagnosis and the special methods of presenting the results.

Despite the advent of angiography, the straight heart x-ray, supplemented appropriately by a contrast-medium picture of the esophagus, remains the basis of all heart disease diagnosis. General heart x-rays require a knowledge of the normal heart and aorta before they can be interpreted.

Methods of visualizing the condition of the heart also include radiokymography, both superficial and electrokymography; the diagnostic potential of this method is frequently underestimated. Sometimes, too, tomography can offer important diagnostic clues, especially when combined with insufflation of air into the mediastinum.

Over the last 20 years cardiac catheterization and the various methods of visualizing the heart and great vessels by contrast media have made vast strides, particularly for the diagnosis of congenital and acquired defects. There is a relatively long chapter devoted entirely to the use of contrast media, including the important question of tolerance of contrast media, etc.

The next main section deals with heart function and hemodynamics from the viewpoints of physiology, physiopathology and radiology and comprises a full discussion of the limitations and capabilities of radiological prognosis in deformations of the heart, or parts of the heart, due to hypertrophy or dilatation. Linked with this subject are the special problems of athletic heart which are discussed in the last main section.

Sincere thanks are due to all authors for the care with which they prepared their contributions and the patience with which they awaited the publication of this book.

Düsseldorf, summer 1968 H. Vieten

Inhaltsverzeichnis

Inhaltsübersicht zu den Bänden X/2–X/4

Band X/3

Kleiner Kreislauf

A. Lungenarterien und Lungenvenen. Von Privatdozent Dr. H. J. SIELAFF, Heidelberg

B. Postmortale Angiogramme des kleinen Kreislaufs. Von Professor Dr. J. SCHOENMACKERS, Aachen, und Professor Dr. H. VIETEN, Düsseldorf

Abdominale Gefäße

A. Aorta abdominalis und ihre großen Äste. Von Professor Dr. E. VOGLER, Graz (Österreich)

B. Das Pfortadergebiet. Von Dozent Dr. I. BERGSTRAND, Lund (Schweden)

C. Postmortale Angiogramme des Pfortadergebiets. Von Professor Dr. J. SCHOENMACKERS, Aachen, und Professor Dr. H. VIETEN, Düsseldorf

D. Vena cava inferior. Von Dr. W. A. FUCHS, Bern (Schweiz)

Schultergürtel, Becken und Extremitäten

A. Arteries of the extremities. By Docent Dr. S. I. SELDINGER, Stockholm (Schweden)

B. Periphere Venen. Von Dr. Å. GULLMO, Hässleholm (Schweden)

Gehirn und Gesichtsschädel

A. Cerebral angiography. By Professor Dr. E. LINDGREN, Stockholm (Schweden)

B. Angiographische Untersuchungen im Bereich des Versorgungsgebietes der A. carotis externa. Von Professor Dr. Dr. H. SCHEUNEMANN, Düsseldorf, und Professor Dr. Dr. J. SCHRUDDE, Köln-Lindenthal

Band X/4

Fehlbildungen des Herzens und der großen herznahen Gefäße

A. Pathologisch-anatomische Vorbemerkungen

I. Zur Morphologie der angeborenen Herzfehler (einschließlich Dystopie des Herzens). Von Professor Dr. J. SCHOENMACKERS, Aachen

II. Angeborene Gefäßfehler und Persistenz embryonaler Gefäßverbindungen. Von Professor Dr. J. SCHOENMACKERS, Aachen

B. Angeborene Herz- und Gefäßfehler. Von Professor Dr. F. LOOGEN, Düsseldorf, Dr. R. RIPPERT, Idar-Oberstein, und Professor Dr. H. VIETEN, Düsseldorf

Mitarbeiter von Band X/1 — Contributors to volume X/1

Privatdozent Dr. JOHANNES EMMRICH, Röntgenabteilung der Medizinischen Universitätsklinik, 34 Göttingen, Humboldtallee 1

Dr. ULRICH GLEICHMANN, Medizinische Klinik (Kardiologie) der Universität, 4 Düsseldorf, Moorenstraße 5

Professor Dr. HELMUT GREMMEL, Radiologische Universitätsklinik, 23 Kiel, Schwanenweg 21

Professor Dr. FRANZ GROSSE-BROCKHOFF, I. Medizinische Klinik der Universität, 4 Düsseldorf, Moorenstraße 5

Professor Dr. RICHARD HAUBRICH, Städtische Krankenanstalten, Zentral-Röntgeninstitut und Strahlenklinik, 75 Karlsruhe, Moltkestraße 14

Professor Dr. KARL HECKMANN, Röntgeninstitut, 8 München 13, Habsburger Platz 1

Professor Dr. HANSHORST LÖHR, Radiologische Universitätsklinik und Strahleninstitut Hamburg-Eppendorf, 2 Hamburg 20, Martinistraße 52

Professor Dr. FRANZ LOOGEN, Medizinische Klinik (Kardiologie) der Universität, 4 Düsseldorf, Moorenstraße 5

Professor Dr. KARL MUSSHOFF, Medizinische Klinik der Universität, Strahlen-Abteilung, 78 Freiburg, Hugstetter Straße 55

Professor Dr. LUIGI OLIVA, Radiologische Universitätsklinik, 53100 Siena (Italien), Piazza Duomo 2

Professor Dr. HERBERT REINDELL, Medizinische Universitätsklinik, 78 Freiburg, Hugstetter Straße 55

Privatdozent Dr. H. ROSKAMM, Medizinische Universitätsklinik, 78 Freiburg, Hugstetter Straße 55

Professor Dr. WOLFGANG SCHOEDEL, Max-Planck-Institut für experimentelle Medizin, Physiologische Abteilung, 34 Göttingen, Hermann-Rein-Straße 3

Professor Dr. JAKOB SCHOENMACKERS, Pathologisches Institut der Technischen Hochschule, 51 Aachen, Goethestraße 27—29

Privatdozent Dr. WOLFGANG SCHULTE-BRINKMANN, Röntgenabteilung der I. Medizinischen Klinik der Universität, 4 Düsseldorf, Moorenstraße 5

Professor Dr. PETER THURN, Radiologische Klinik der Universität, 53 Bonn, Venusberg

Professor Dr. HEINZ VIETEN, Institut und Klinik für medizinische Strahlenkunde der Universität, 4 Düsseldorf, Moorenstraße 5

Herz und herznahe große Gefäße

A. Untersuchungsmethoden, Normalbefunde und allgemeine pathologische Röntgensymptomatologie

I. Topographie des Herzens und der großen Gefäße (Nativuntersuchung)

Von

P. Thurn

Mit 14 Abbildungen

Das Herz stellt sich unter normalen Bedingungen im Röntgenbild als ein homogener Schatten dar. Voraussetzung einer plastischen, d. h. räumlichen Beurteilung des Herzens ist eine Untersuchung in mehreren Strahlenrichtungen bzw. unterschiedlichen Stellungen des Patienten. Diese Voraussetzungen sind sowohl bei der rotierenden Durchleuchtung (Holzknecht, Weinberger, Taussig, Parkinson, Eck, Schwedel, Elkin, Sosman, Harken u. Dexter, Wilson, Epstein, Helper u. Hain) als auch durch Aufnahmen in mindestens vier unterschiedlichen Positionen gegeben (Holzknecht, Weinberger, de la Camp, Schwarz, Groedel, Rieder, Dietlen, Moritz, Assmann). Der Vorteil der Durchleuchtung liegt in einer gleichzeitigen, wenn auch groben Beurteilung der Pulsationsphänomene der Herzränder und der großen Gefäße. In rein topographischer Hinsicht sind Aufnahmen in verschiedenen Positionen und Durchleuchtung ebenbürtig. Der Vorteil der Aufnahme ist ihr dokumentarischer Charakter und bei Kontrolluntersuchungen ihre Reproduzierbarkeit. Letzteres trifft aber nur dann zu, wenn die Untersuchungsstellungen des Patienten exakt übereinstimmen. Da die hintere Herzbegrenzung nicht immer eindeutig auszumachen ist, empfiehlt sich zu ihrer Markierung eine gleichzeitige Kontrastfüllung des Oesophagus (s. S. 219).

1. Die vier Standardprojektionen

Für die räumliche Beurteilung des Herzens einerseits und seiner Höhlen andererseits sind folgende Projektionen erforderlich:

a) dorsoventrales Bild (Vorderbild, Ventralbild),
b) rechtes vorderes Schrägbild,
c) linkes vorderes Schrägbild,
d) linkes Seitenbild.

Die Aufnahme im dorsoventralen Strahlengang ist dem ventrodorsalen Bild (Hinterbild, Dorsalbild) deshalb vorzuziehen, weil hier das Herz dem Film näher gelegen ist. Das gleiche gilt für das rechte und linke vordere Schrägbild bzw. die Durchleuchtung in den vorderen schrägen Positionen. Linkes und rechtes Seitenbild verhalten sich an sich spiegelbildlich. Da jedoch die Hauptmasse des Herzens in der linken Thoraxseite liegt, ist das linke Seitenbild vorzuziehen. Die günstigste Position für die Schrägbilder ist bei einer Drehung des Patienten zwischen 45 und 60° um seine Längsachse gegeben.

Die Frage, ob eine röntgenologische Herzuntersuchung in aufrechter oder liegender Stellung des Patienten erfolgen soll, ist unterschiedlich zu beantworten (Dietlen, Moritz, Larsson u. Kjellberg; Kjellberg; Zdansky; Schorr, Dreyfuss u.

SCHWARTZ; SEGERS, MEYERS, TENZER u. NYTTERHOEVEN; HABBE; SCHORR, DREYFUSS u. FRÄNKEL; NICE u. HALL; MUSSHOFF u. REINDELL; THURN). In aufrechter Position und in Inspiration ist durch den tieferen Zwerchfellstand gegenüber der Untersuchung im Liegen die topographische Aussage zuverlässiger. Andererseits können im Liegen durch den vermehrten venösen Zufluß Dilatationen einzelner Herzhöhlen auffälliger als im Stehen erscheinen, während sich topographisch gegenüber der Untersuchung im Stehen keine eindeutigen Vorteile ergeben. Ein Nachteil kann im Liegen die stärkere Querlagerung des Herzens durch den höheren Zwerchfellstand sein.

Die Analyse des Herzschattens in den verschiedenen Aufnahmepositionen muß immer in bezug zur normalen Topographie des Herzens und der großen Gefäße erfolgen. Ein Ziel der Röntgenuntersuchung ist die Differenzierung des Herzens in seine vier Höhlen. Da sich normalerweise die Grenzen der einzelnen Herzkavitäten allseitig nicht markieren lassen, ist dies nur beschränkt möglich; d. h., wir vermögen im gewöhnlichen Röntgenbild keine Aussagen über die „absolute" Größe einer Herzhöhle zu machen. Wir können vielmehr nur aus den Konturen des Herzschattens und seiner Formänderung in den verschiedenen Aufnahmepositionen und in Beziehung zur Topographie Rückschlüsse auf die Randständigkeit und damit Lage der einzelnen Herzhöhlen ziehen. Dadurch wird die Ausladung einer Herzhöhle nach außen und seine Größe zwar indirekt beurteilbar, die Ausdehnung der Herzkavitäten, namentlich der Ventrikel, zum Herzzentrum hin ist aber nur unvollkommen zu übersehen. Mit anderen Worten: „Eine exakte dreidimensionale Größenbeurteilung jeder Herzhöhle für sich ist aus dem gewöhnlichen Röntgenbild nicht möglich" (DOTTER, THURN). Trotz dieser Einschränkung liefert die Röntgenuntersuchung in den erwähnten vier Positionen wichtige und oft eindeutige Kriterien für die Größenbeurteilung der Herzhöhlen.

Bei den großen Gefäßen ist neben den anatomischen Verhältnissen ihre röntgenologische Sichtbarkeit zu beachten. Dadurch sind der Beurteilung der großen Gefäße im gewöhnlichen Röntgenbild Grenzen gesetzt. Dies trifft sowohl für die herznahen als auch für die peripheren Gefäßabschnitte zu.

Der Wert der verschiedenen Aufnahmepositionen für die Beurteilung der einzelnen Herzhöhlen und der großen Gefäße ist unterschiedlich. Dies ergibt sich aus ihrer Topographie und wird im einzelnen weiter unten erörtert.

a) Das dorsoventrale Bild

Dorsoventrales Bild (Abb. 1a und b) bzw. Durchleuchtung im dorsoventralen Strahlengang stehen am Anfang jeder röntgenologischen Herzbeurteilung. Herzhöhlen und große Gefäße bilden einen weitgehend homogenen Schatten zwischen beiden Lungenfeldern. Medianer Orientierungspunkt ist die Wirbelsäule, die besonders bei härterer Aufnahmetechnik im Herzschatten sichtbar wird. Zu beachten sind Haltungsanomalien der Wirbelsäule. Bei normalen Herzen sind etwa $^2/_3$ seiner Masse in der linken und etwa $^1/_3$ in der rechten Thoraxhälfte gelegen. Hier ergeben sich allerdings Varianten, die durch konstitutionelle Faktoren, Thoraxform und Zwerchfellstand bedingt sind.

Der *rechte Rand* des Herz- und Gefäßbandes weist beim normalen Herzen zwei relativ flache Bögen auf. Der obere Bogen ist meist sehr flach oder fast vertikal und überragt den Wirbelsäulenrand nur gering, während der untere Bogen stärker konvex nach rechts ausladt. Die Schattenintensität des oberen Bogens ist meist etwas geringer als die des unteren. Im oberen Abschnitt wird rechts unterhalb der Clavikel bis zum unteren Bogen in der Regel die *V. cava superior* randbildend (HOLZKNECHT, v. TEUBERN, FRICK). Ihr Verlauf ist meist geradlinig. Stärkere Ausbuchtungen nach rechts weisen auf abnorme oder sogar krankhafte Veränderungen hin. Die *Aorta ascendens* wird unter normalen Bedingungen hier nicht randständig. Sie wird vielmehr rechts außen von der V. cava superior überragt (FORSSMANN). Dies zeigen eindeutig Angiokardiogramme. Nur im unteren Bereich des Gefäßbogens kann die Aorta ascendens selten randständig werden. Im fortgeschrittenen Alter kann allerdings auch beim normalen Herzen die

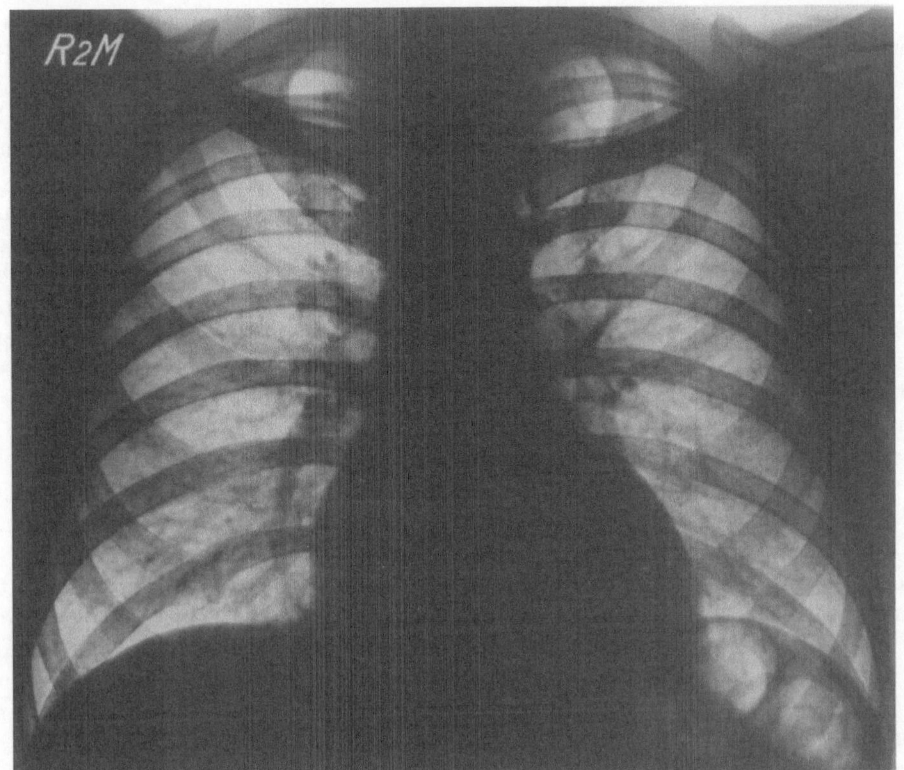

a

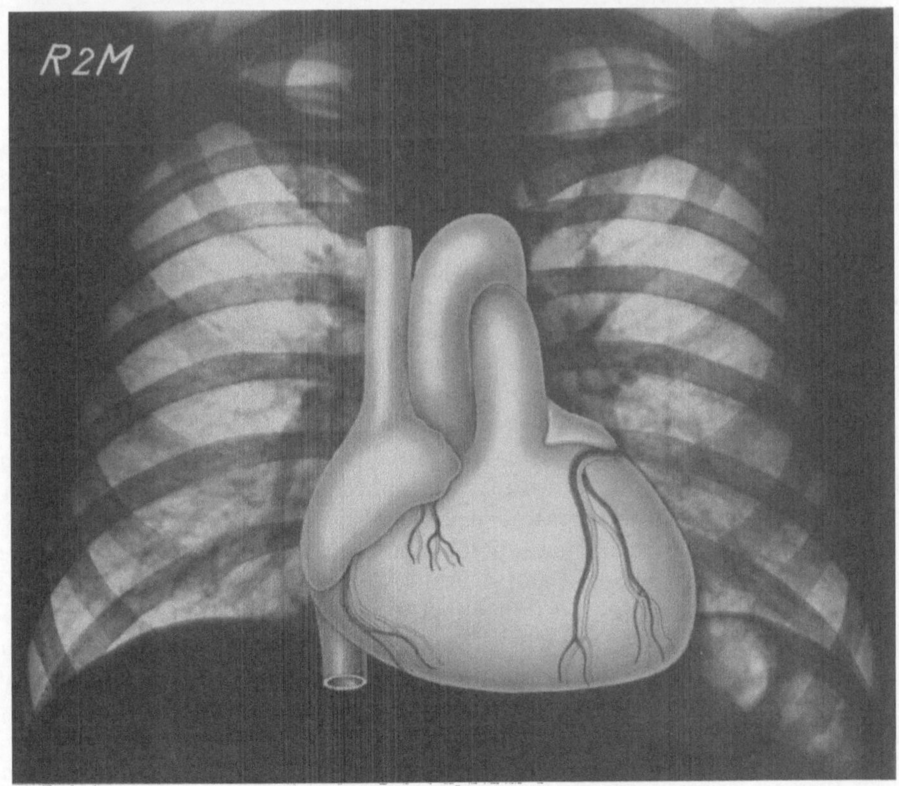

b

Abb. 1a u. b. Normales Herz. Dorsoventrales Bild

Aorta ascendens im unteren Anteil infolge ihrer Dilatation zunehmend rechts randständig werden und die V. cava superior überragen (SCHWARZ; VAQUEZ u. BORDET; ROESLER; LAUBRY, COTTENOT, ROUTIER u. HEIM DE BALSAC; HOLZMANN; DOTTER u. STEINBERG). Der oberste Abschnitt des rechten Gefäßrandes entspricht der V. brachiocephalica dextra, die sich leicht konkav gekrümmt von der V. cava superior absetzen kann.

An den Gefäßabschnitt schließt sich caudal ein Bogen an, der gewöhnlich nur leicht nach lateral konvexbogig verformt ist. Sein oberer Winkel ist nach außen meist geöffnet und entspricht dem Punkt, an dem sich obere Hohlvene und rechter Vorhof überschneiden. Er stimmt aber nicht mit der anatomischen Einmündungsstelle der oberen Hohlvene in den rechten Vorhof überein. Diese ist vielmehr in individuell unterschiedlicher Weise weiter caudal gelegen, was im Angiokardiogramm offensichtlich wird. Die V. cava superior taucht oft relativ weit rechts in den Herzschatten ein. Der untere rechte Herzbogen wird bei normaler Herzlage ausschließlich vom *rechten Vorhof* gebildet (ZDANSKY). Der *rechte Ventrikel* wird normalerweise rechts nicht randbildend (DE LA CAMP; ZEHBE; DIETLEN; VAQUEZ u. BORDET; ASSMANN; GROEDEL; LAUBRY, COTTENOT, ROUTIER u. HEIM DE BALSAC). Dies beweisen wiederum Angiokardiogramme. Ausnahmen bilden lediglich sehr steilgestellte Herzen, bei denen der rechte Ventrikel im unteren Bereich des rechten Herzrandes konturbildend werden kann. Das gewöhnliche Röntgenbild bietet keine Hinweise, etwa in Form einer Kerbe, den Sulcus coronarius als Vorhofventrikelgrenze zu markieren. Auch versagen hier die Pulsationsphänomene. So können bei normaler Herzlage am rechten Herzrand trotz Randständigkeit des rechten Vorhofes durch mitgeteilte Pulsationen Kammerbewegungen sichtbar sein. Diese erstrecken sich entweder auf den ganzen rechten Herzabschnitt oder nur auf den unteren Bereich. Das *Tricuspidalostium* projiziert sich im dorsoventralen Bild etwa einen Intercostalraum oberhalb des Zwerchfelles auf die Wirbelsäule.

Der rechte Herzrand bildet mit dem Zwerchfell einen spitzen Winkel, den rechten Herz-Zwerchfellwinkel. Dieser ist besonders im Inspirium häufig von einem nach unten lateral verlaufenden Schatten eingenommen, der durch die *V. cava inferior* oder die hier einmündende V. hepatica bzw. einen ihrer Äste gebildet wird. Dieser Schatten ist nicht regelmäßig nachweisbar. In anderen Fällen kann er durch eine Fettansammlung zwischen dem parietalen Perikard und der mediastinalen Pleura verursacht sein (HERRNHEISER, ASSMANN, KAUTZ u. PINNER). Durch Adhäsionen im rechten Herz-Zwerchfellwinkel kann ein ähnlicher Schatten vorgetäuscht werden. Die Unterscheidung gelingt in Inspiration, wobei normalerweise das Zwerchfell tiefer tritt, während es bei Adhäsionen in diesem Bereich sich anspannt und nicht nach unten tritt.

Die *linke* Begrenzung von Herz und Gefäßband zeigt normalerweise zwei große Bögen, zwischen denen die Herzbucht gelegen ist. Der oberste Abschnitt wird links vom distalen Bereich des *Arcus aortae* gebildet und unterhalb davon vom Anfangsteil der Aorta descendens. Letztere wird schon bei normalen Verhältnissen in unterschiedlicher Ausdehnung randständig. Bei einer Dilatation kann ihre Konturbildung zunehmen, so daß sie als flacher Bogen nach links vorragt. Auf harten Aufnahmen ist der Verlauf der Aorta descendens links paravertebral — d. h. ihre linke Kontur — zu verfolgen. Eine Täuschungsmöglichkeit ist durch paravertebrale Weichteile (Pleura parietalis und umgebendes Bindegewebe) gegeben. Caudal vom Aortenbogen wird der *Hauptstamm* der *A. pulmonalis* links randständig und bildet das sog. *Pulmonalissegment* (TAUSSIG; MARKS u. ZIMMERMANN; FRIEDBERG). Dies wird seltener vom linken Hauptast der A. pulmonalis und normalerweise nie vom Conus pulmonalis eingenommen. Die Teilungsstelle des Hauptstammes der Pulmonalarterie ist im dorsoventralen Bild nicht erkennbar. Sie projiziert sich in den Mittelschatten. Die Vorwölbung des Pulmonalisbogens ist individuell unterschiedlich stark ausgeprägt. Besonders bei Kindern und Jugendlichen sowie bei steilgestellten Herzen findet sich relativ häufig eine leichte oder sogar mittelgradige Vorwölbung, ohne daß eine krankhafte Erweiterung der Pulmonalarterie vorliegt.

An die Pulmonalarterie schließt sich caudal das *linke Herzohr* an, das in unterschiedlicher Ausdehnung innerhalb der Herzbucht randständig werden kann (ZDANSKY, HOLZMANN, FRIEDBERG). Es setzt sich gelegentlich, aber nicht regelmäßig, durch eine Kerbe oder als leichte Vorbuchtung von den benachbarten Abschnitten ab. Die topographische Analyse dieses Bereiches ist durch die Beachtung der Pulsationsphänomene, z. B. im Flächenkymogramm, zuverlässiger. Das gilt sowohl für die Begrenzung nach oben zur Pulmonalis als auch nach unten zum linken Ventrikel.

Der unterste Bogen des linken Herzrandes wird normalerweise vom *linken Ventrikel* gebildet. Es handelt sich dabei um die Vorderwand der Ausflußbahn der linken Kammer (ZDANSKY). Bei normalem Zwerchfellstand taucht der linke Ventrikelbogen in den Zwerchfellschatten ein oder biegt oberhalb davon nach medial zur röntgenologischen *Herzspitze* um. Diese wird beim normalen Herzen vom linken Ventrikel eingenommen (ZEHBE; ARKUSSKY; LAUBRY, COTTENOT, ROUTIER u. HEIM DE BALSAC; HOLZMANN; DOTTER u. STEINBERG; JÖNSSON). Die Abgrenzung der Herzspitze kann namentlich bei Zwerchfellhochstand schwierig oder unzuverlässig sein, sie kann durch eine Luftaufblähung des Magens erleichtert werden. Im Röntgenbild ist die Herzspitze abgerundeter als am Leichenherzen, was funktionelle Ursachen haben dürfte. Durch Totenstarre und Kontraktion tritt die Herzspitze deutlicher hervor.

Der *Sulcus longitudinalis anterior* ist im gewöhnlichen Röntgenbild nicht genau zu markieren. Angiokardiographische und topographische Untersuchungen mit dem Herzkatheter zeigten, daß sich beim normalen Herzen der vordere Anteil des Septum interventriculare etwa in die Mitte des Herzschattens, oder auf die Wirbelsäule bezogen, links paravertebral projiziert (SCHAEDE u. THURN; THURN). In Beziehung zur Wirbelsäule verläuft demnach die interventrikuläre Grenze der Herzvorderfläche normalerweise in Höhe oder etwas lateral des linken Wirbelsäulenrandes. Die linke Hälfte der Herzvorderfläche wird, mit Ausnahme des Anfangsteils der Aorta, vom linken Ventrikel und die rechte Hälfte vom rechten Ventrikel, dem Anfang der A. pulmonalis und außen von einer Kalotte des rechten Vorhofes bzw. oben vorne vom rechten Herzohr eingenommen. Der *rechte Ventrikel* wird also beim normalen Herzen im dorsoventralen Bild weder rechts noch links randbildend. Dies gilt auch für den *Conus pulmonalis*, der sich normaliter im dorsoventralen Bild in den oberen Abschnitt des Herzschattens projiziert und in der Herzbucht nicht randständig wird. Seine obere Begrenzung, d. h. das *Pulmonalostium*, liegt etwas caudal und medial der linken Grenze zwischen Pulmonalis und linkem Herzohr bzw. linkem Ventrikel. Die Topographie der vorderen Herzfläche, wie sie durch das Angiokardiogramm offensichtlich wurde, ist deshalb wichtig, weil jede Verlagerung des vorderen Anteiles des Septum interventriculare in die Nähe des linken Herzrandes eine Vergrößerung des rechten Ventrikels nach links anzeigt. Normalerweise zeigt das Kammerseptum in der Ventrikeldiastole im Angiokardiogramm im dorsoventralen Bild einen rechts konvexen oder geradlinigen Verlauf, während es bei einer Dilatation und Hypertrophie des rechten Ventrikels eine links konvexe Begrenzung aufweist (GILLMANN, FRIEDBERG). Eine genaue Erfassung dieser Verhältnisse ist aber leider, wie schon ausgeführt, im gewöhnlichen Röntgenbild nicht möglich. Das gilt sowohl für normal breite als auch für nach links verbreiterte Herzen mit verstrichener Herztaille.

Die *Herzbucht* oder Herztaille, die zwischen Pulmonalis und eigentlichem Herzschatten liegt, kann verschieden tief sein. Dies ist teils durch individuelle Faktoren des Herz- und Gefäßsystems, teils durch räumliche Verhältnisse des Thorax bedingt. Beim normalen und gesunden Herzen sind die Pulmonalis, das linke Herzohr und z. T. der linke Ventrikel für die Form der Herzbucht verantwortlich. Insbesondere ist aber die Herzlage von Einfluß auf die Herztaille. Eine Steilstellung des Herzens bei Zwerchfelltiefstand führt zu einer Abflachung, eine Querlagerung bei Zwerchfellhochstand zu einer Vertiefung der Herzbucht. Auch sind die Rotationsverhältnisse der Ventrikel bei steilgestellten Herzen für den Verlauf der Herzbucht zu beachten. Namentlich bei Kindern und Jugendlichen darf eine verstrichene Herztaille nicht ohne weiteres als pathologisch angesprochen werden.

Der *linke Herz-Zwerchfellwinkel* wird beim Erwachsenen häufig von einem im Vergleich zum Herzen strahlendurchlässigeren Schatten ausgefüllt. Dieser wird besonders in tiefer Inspiration sichtbar. Seine Begrenzung ist entweder geradlinig oder nach links leicht konvex. Der Schatten wird von Fett- und Bindegewebe zwischen Perikard, mediastinaler Pleura und Zwerchfell gebildet und „Fettbürzel" genannt (SCHWARZ, ASSMANN, PAPE). Seine Größe zeigt individuelle Schwankungen und ist besonders bei adipösen Menschen auffällig. Auch kann er sich nach oben verjüngend ausdehnen. Dadurch wird in einzelnen Fällen bei normaler Aufnahmetechnik die exakte Markierung des linken Herzrandes erschwert. Auf härteren Aufnahmen ist der Fettbürzel meistens vom linken Herzrand und mit diesem parallel verlaufend abzugrenzen. Keinesfalls darf er im Bereich der Herzspitze zum eigentlichen Herzen gerechnet werden, was bei Herzmessungen zu beachten ist. Auch ist eine Verwechslung mit einer Ausbuchtung der Herzspitze, z. B. beim Spitzenaneurysma, möglich. Die Pulsationsphänomene des Fettbürzels können bei der Durchleuchtung täuschen, da er vom Herzen mitbewegt wird. Hier ist das Kymogramm zuverlässiger, weil besonders im großen Fettbürzel volumenbedingte Dichteschwankungen im Gegensatz zum eigentlichen Herzschatten fehlen. Unregelmäßige Begrenzungen des Schattens oder Auszipfelungen nach lateral weisen auf pleuroperikardiale Adhäsionen hin.

Die *diaphragmale Begrenzung* des Herzens ist im dorsoventralen Bild im Abdominalschatten normalerweise nicht genau und kontinuierlich zu markieren. Sie läßt sich durch eine flache caudal-konvexe Linie vom rechten Herz-Zwerchfellwinkel zur Herzspitze konstruieren, aber im Einzelfall nicht exakt festlegen. Die diaphragmale Herzfläche wird von rechts nach links durch den rechten Vorhof bzw. die untere Hohlvene, den rechten Ventrikel und weiter links durch den linken Ventrikel gebildet. Dabei entspricht das Zwerchfell rechts nicht genau der Einmündungsstelle der V. cava inferior in den rechten Vorhof. Diese ist vielmehr etwas höher gelegen, weil die untere Hohlvene in den rechten Vorhofschatten eintaucht.

Die *obere Grenze* zwischen den Herzhöhlen und den großen zu- bzw. abführenden Gefäßen ist im gewöhnlichen Röntgenbild nur annähernd zu bestimmen. So entspricht am rechten Herzrand der Vorhofgefäßwinkel dem Punkt, an dem sich obere Hohlvene und rechter Vorhof im dorsoventralen Strahlengang überschneiden. Dieser Punkt ist aber nicht identisch mit der anatomischen Einmündungsstelle der V. cava superior in den rechten Vorhof. Er ist individuell unterschiedlich bis um 2 Intercostalräume tiefer und etwas medial vom rechten Herzrand gelegen. Der Ursprung der A. pulmonalis, das *Pulmonalostium*, projiziert sich normalerweise im dorsoventralen Bild, wie oben ausgeführt, zwischen linkem Wirbelsäulenrand und linkem Herzrand etwa 2 cm caudal der linken Grenze zwischen Pulmonalis und linkem Herzohr bzw. Ventrikel. Der *Aortenursprung* bzw. das *Aortenostium* ist relativ weit caudal im Mittelschatten gelegen. Er projiziert sich im dorsoventralen Bild in der Regel auf die Wirbelsäule oder unmittelbar links paravertebral und etwas tiefer als das Pulmonalostium, welches links von ihm gelegen ist. Das *Mitralostium* ist etwas lateral und caudal des Aortenostiums links paravertebral lokalisiert. Der Anfangsteil der Aorta ascendens, die in einem nach rechts und vorne gerichteten Bogen aufsteigt, ist somit im dorsoventralen Bild im Herzschatten gelegen. Weder ihr Ursprung noch der Abschnitt bis zum rechten Vorhofgefäßwinkel sind normalerweise ohne Verkalkungen exakt markierbar. In keinem Falle zeigt die rechte Vorhofgefäßgrenze die Höhe des Aortenursprunges an, der vielmehr immer caudal dieses Winkels gelegen ist. Die Markierung der oberen Herzgrenze durch eine leicht nach oben konvexe Linie vom rechten Gefäßvorhofwinkel zur Pulmonalis-Herzohrgrenze links entspricht demnach nicht den anatomischen Gegebenheiten und ist ungenau (THURN). Dies wird bei der Betrachtung eines Angiokardiogramms offensichtlich.

Die *Gefäße des Aortenbogens* verlieren sich unter normalen Bedingungen oberhalb des Arcus aortae im Schatten der Wirbelsäule bzw. des Sternums. Weder ihr Ursprung noch ihr Verlauf sind im gewöhnlichen Röntgenbild sichtbar. Nur die A. subclavia wird in Einzelfällen am unteren Rand der zweiten hinteren Rippe sichtbar (ASSMANN).

Die Besprechung der Topographie der *Lungengefäße* kann hier unterbleiben, da sie an anderer Stelle im Zusammenhang dargestellt ist.

Im *dorsoventralen* Bild sind beim normalen Herzen folgende Herz- und Gefäßabschnitte randbildend. Rechts von oben nach unten: V. brachiocephalica dextra, V. cava superior und ausnahmsweise oder bei einer Dilatation im herznahen Bereich die Aorta ascendens, weiter caudal der rechte Vorhof und im Herz-Zwerchfellwinkel die V. cava inferior bzw. V. hepatica oder einer ihrer Äste. Links von oben nach unten: distaler Abschnitt des Arcus aortae (orthograd dargestellt) und — nicht regelmäßig — der Anfangsteil der Aorta descendens, der Hauptstamm der A. pulmonalis, das linke Herzohr und caudal der linke Ventrikel. Der rechte Ventrikel, an der Herzvorderfläche gelegen, wird gewöhnlich im dorsoventralen Bild weder rechts noch links randbildend.

Bei normaler Topographie der großen Gefäße und der Herzhöhlen und bei fehlender abnormer Drehung des Herzens werden vom Normalzustand abweichende *Verbreiterungen im dorsoventralen Bild* durch die folgenden Gefäße oder Herzhöhlen verursacht. Im oberen Bereich kann eine Verbreiterung nach rechts sowohl durch die V. cava superior als auch durch die Aorta ascendens oder beide verursacht werden; links führt eine Dilatation der Aorta descendens zur Verbreiterung (Abb. 13a). Eine Verbreiterung des Herzens nach rechts, insbesondere im oberen Abschnitt, ist immer durch eine Dilatation des rechten Vorhofes (Abb. 9 und 10) und nicht durch eine Vergrößerung des rechten Ventrikels bedingt. Ausnahmen von dieser Regel bilden Perikardergüsse, -divertikel und -cysten. Eine Verbreiterung wird links oben durch die dilatierte Aorta — namentlich die obere Aorta descendens — bedingt. In Höhe des Pulmonalissegmentes (Abb. 5 und 9) ist eine Vorwölbung in der Regel durch den dilatierten Hauptstamm der A. pulmonalis bedingt, selten durch den linken Hauptast. Vorwölbungen unterhalb des Pulmonalissegmentes sind in der Herzbucht durch den vergrößerten linken Vorhof bzw. linkes Herzohr verursacht. Auch können Perikardergüsse hier zu einer Verbreiterung und Vorwölbung des Herzschattens führen. Im mittleren und unteren Bereich kann sowohl der dilatierte rechte (Abb. 5, 9 und 10) als auch linke Ventrikel (Abb. 8) eine Verbreiterung des Herzens nach links bedingen. Auf typische konfigurative Unterschiede einer Herzverbreiterung nach links durch den rechten oder linken Ventrikel ist bei den entsprechenden Herzfehlern eingegangen. Namentlich bei Herzfehlern mit einer gleichzeitigen Vergrößerung des rechten und linken Ventrikels bietet weder das Ausmaß der Linksverbreiterung noch der Verlauf der linken Herzkontur ein sicheres Kriterium dafür, in welchem absoluten Umfange jeder Ventrikel an der Linksverbreiterung beteiligt ist. Außerdem kann ein großer Perikarderguß zusätzlich zu einer Herzvergrößerung oder allein zu einer Linksverbreiterung des Herzens führen.

b) Das rechte vordere Schrägbild

Das rechte vordere Schrägbild (Abb. 2a und b) wird durch eine Drehung des Patienten mit seiner rechten Schulter zum Röntgenfilm bzw. Durchleuchtungsschirm hin gewonnen; der Patient dreht sich also nach links. Der Strahlengang verläuft durch den Körper des Exploranden von links hinten nach rechts vorne. Man nennt diese Untersuchungsstellung auch „erster schräger Durchmesser“ bzw. „Fechterstellung“. Der Grad der Patientendrehung nach links ist für die Topographie der großen Gefäße und der Herzhöhlen entscheidend. Der Drehungswinkel ist sowohl für die Übersicht über den Verlauf der großen Gefäße als auch die Randständigkeit der einzelnen Herzhöhlen maßgebend. Für Vergleichszwecke ist es bei Kontrollaufnahmen erforderlich, den Drehungswinkel anzugeben. Im rechten vorderen Schrägbild sind die rechte hintere und linke vordere Herzkontur zu beurteilen.

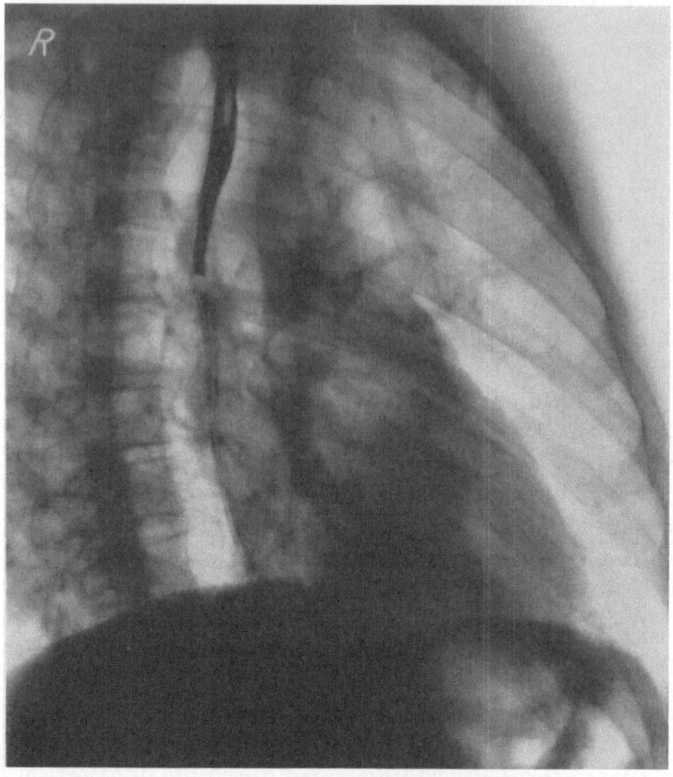

a

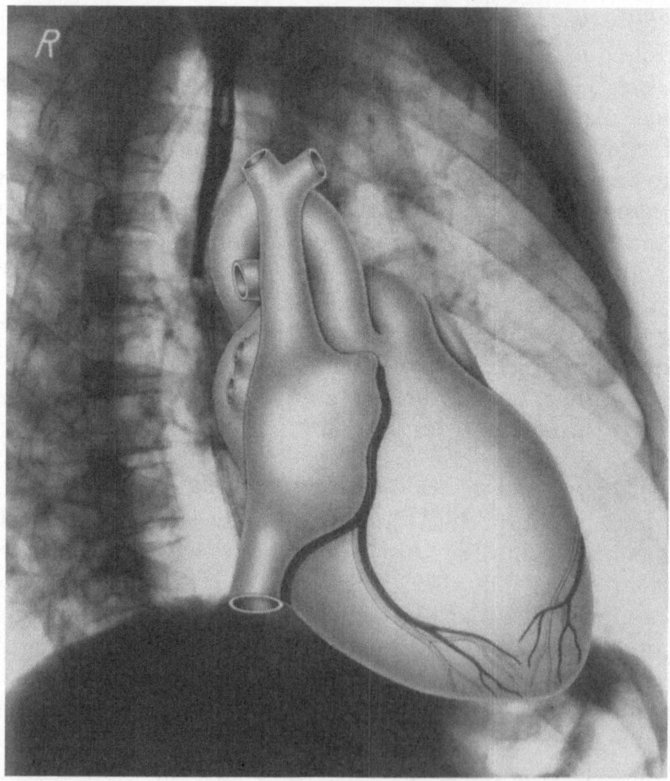

b

Abb. 2a u. b. Normales Herz. Rechtes vorderes Schrägbild

Den besten Überblick über die *rechte hintere Herzkontur* erhält man, wenn sich der dorsale (rechte) Herzrand vor den Wirbelsäulenschatten projiziert, d. h. der retrokardiale Raum zwischen Herz und Wirbelsäule frei wird (GROEDEL). Dies ist in der Regel bei einer Drehung von 60° der Fall, was wir somit als Standardstellung für die Aufnahme in der rechten vorderen Schrägstellung ansehen möchten. In dieser Position wird beim normalen Herzen am *rechten dorsalen* Herzrand im oberen Abschnitt der *linke Vorhof* in der Regel, aber nicht regelmäßig, randbildend. In einzelnen Fällen kann die obere hintere Herzkontur von der V. cava superior oder dem rechten Vorhof eingenommen werden. Gewisse Unterschiede ergeben sich durch den Verlauf des hinteren Herzrandes. Eine leichte dorsalkonvexe Vorbuchtung deutet auf den linken Vorhof hin, während ein geradliniger oder nach links vorne gerichteter Verlauf noch die Randständigkeit der V. cava superior bzw. des rechten Vorhofes anzeigen dürfte. Weiter caudal schließt sich beim normalen Herzen in individuell unterschiedlichem Ausmaß der *rechte Vorhof* an. In seinem Bereich biegt der hintere Herzrand meist leicht nach vorne um. Oberhalb des Zwerchfelles wird ein kurzer und geradliniger Rand von der *V. cava inferior* eingenommen. Sie wird besonders in tiefer Inspiration sichtbar. Der linke Vorhof erreicht bei normaler Größe und in Inspiration nie das Zwerchfell. *Tricuspidal-* und *Mitralostium* sind in dieser Position etwa an der vorderen Grenze des rechten unteren Herzdrittels anzunehmen. Das Mitralostium ist dabei höher als das zwerchfellnahe Tricuspidalostium gelegen.

An der vorderen linken Herzkontur verschwinden unter zunehmender Drehung des Patienten nach links sowohl das linke Herzohr als auch der linke Ventrikel nach hinten. Das linke Herzohr dürfte normalerweise schon bei einer Drehung von 45° und sicher bei 60° vorne nicht mehr randbildend sein. Statt dessen wird im oberen Herzbereich der rechte Ventrikel mit seiner Ausflußbahn, d. h. der *Conus pulmonalis*, randständig (Abb. 6). Bei einer Drehung von 60° ist auch der linke Ventrikel vorne unten in der Regel nicht mehr oder nur noch mit einer schmalen Kalotte oberhalb des Zwerchfelles konturbildend (ZDANSKY, DOTTER u. STEINBERG). Der größte Abschnitt oder die ganze Herzvorderwand wird in dieser Position vom rechten Ventrikel eingenommen. Im oberen Teil wird kranial vom Conus pulmonalis der Hauptstamm der *A. pulmonalis* sichtbar, die als leichte Vorwölbung imponiert. In dem Bereich, in dem die vordere Kontur des Mittelschattens nach hinten verläuft, ist immer die Pulmonalarterie randbildend (Abb. 6). Ein weniger dichter Schatten im vorderen Herz-Zwerchfellwinkel ist durch einen Fett- bzw. Bindegewebsbürzel zwischen Perikard und Pleura verursacht.

Die diaphragmale Herzfläche wird im rechten vorderen Schrägbild hinten von der unteren Hohlvene bzw. dem rechten Vorhof und weiter vorne vom rechten Ventrikel eingenommen. Der linke Ventrikel ist allenfalls nur am äußersten Ventralabschnitt beteiligt.

Komplizierter ist im rechten vorderen Schrägbild die Analyse des *Gefäßbandes*. Dies ist sowohl durch die gegenseitige Überlagerung der einzelnen Gefäßabschnitte als auch durch den negativen Einfluß, den andere Organe auf die Sichtbarkeit der Gefäße ausüben, bedingt. Auch ist eine exakte Markierung der oberen Grenze zwischen Herzhöhlen und Gefäßanfang bzw. -ende innerhalb des Herzschattens nicht möglich (THURN). So überragen rechter und linker Vorhof sowohl die Einmündungsstelle der V. cava superior als auch den Ursprung der Aorta nach oben, was im Angiokardiogramm deutlich zu erkennen ist. V. cava superior und inferior bzw. der Sinus venosus bilden ein kontinuierliches Band, das sich an der hinteren Herzkontur erstreckt und nach vorne nicht vom linken bzw. rechten Vorhof abzugrenzen ist. Eine Ausnahme bildet lediglich der epidiaphragmale Abschnitt der unteren Hohlvene.

Der Aortenursprung bzw. das *Aortenostium* ist im rechten vorderen Schrägbild relativ weit caudal und fast zentral oder etwas dorsal im Herzschatten gelegen. Der linke Ventrikel erstreckt sich in dieser Position fast horizontal vom Aortenursprung nach vorne und nicht entsprechend dem Verlauf des Herzens von links unten vorne nach rechts oben hinten. Es taucht demnach ein großer Abschnitt der Aorta ascendens in den Herzschatten ein, ohne daß sie vorne randbildend wird. Dies ist erst oberhalb der Pulmonalarterien im proximalen Bereich des Arcus aortae der Fall. Weiter peripher wird der Schatten des *Aortenbogens* von der Trachealaufhellung weitgehend überlagert. Bei einer Drehung von etwa 30° kommen im rechten Schrägbild Aorta ascendens und descendens weitgehend zu Deckung, während bei einer Drehung von 60° und mehr bei freiem retrokardialem Raum der vordere Rand der *Aorta descendens* vor der Wirbelsäule andeutungsweise sichtbar werden kann. Die hintere Begrenzung der Aorta descendens ist im Wirbelsäulenschatten nicht regelmäßig zu differenzieren.

Verlauf und Konturbildung der einzelnen Abschnitte des Gefäßbandes sind vom Drehungswinkel abhängig. Seine Analyse ist unter normalen Bedingungen im gewöhnlichen Röntgenbild schwierig und im einzelnen unsicher. Den störenden Einfluß der Scapula kann man durch Erheben des Armes, der dem Durchleuchtungsschirm bzw. Röntgenfilm ferne ist, zur Horizontalen und leichter Einwärtsrotation im Schultergelenk teilweise oder ganz ausschalten (Frick).

Gebildet wird der *Gefäßstiel* von der Aorta ascendens, der V. cava superior und dem unteren Abschnitt der Pulmonalis bzw. ihrem linken Hauptast. Beide können im rechten Schrägbild orthograd getroffen sein und imponieren dann oberhalb des linken Hauptbronchus auf harten Aufnahmen als runder Schatten (Frick, Zdansky).

Den oberen Abschnitt des Gefäßbandes bilden Aorta ascendens und V. cava superior gemeinsam. Dabei ist die Aorta vorne und die Hohlvene hinten randbildend. Bei einer Drehung von 30° projiziert sich die Cava noch in die Wirbelsäule. Bei stärkerer Drehung wird die Trachea als Aufhellungszone im hinteren Teil des Gefäßbandes sichtbar. So können bei einem Winkel von 45—60° vordere Trachealwand und hintere Aortenwand zusammenfallen, während die Cava superior sich in dieser Position weitgehend auf die Trachealaufhellung projiziert. Es resultieren dann ein dunkler vorderer Abschnitt, welcher der Aorta ascendens entspricht, und ein hellerer hinterer Bereich, in dem die Cava superior gelegen ist. Diese Verhältnisse werden übersichtlicher, wenn die Aorta verkalkt und dilatiert ist. In dieser Situation wird auch der Verlauf des Arcus aortae und der Aorta descendens übersichtlicher.

Oberhalb des Arcus aortae setzt sich das Gefäßband in die *Halsgefäße* fort. Während diese vorne als schmales Schattenband sichtbar sind, werden sie im hinteren Bereich von der Trachealaufhellung ausgelöscht. Differenzierungen der Halsgefäße sind im gewöhnlichen Röntgenbild nicht möglich.

Im *rechten vorderen Schrägbild* sind bei normalen Verhältnissen folgende Herz- und Gefäßabschnitte randbildend: Rechts hinten von oben nach unten: V. cava superior, Hinterwand des linken Vorhofes, rechter Vorhof, V. cava inferior. Links vorne von oben nach unten: Aorta ascendens, Hauptstamm der Pulmonalarterie, Ausflußbahn des rechten Ventrikels (Conus pulmonalis), gelegentlich epidiaphragmal ein schmaler Abschnitt des linken Ventrikels. Das rechte vordere Schrägbild eignet sich demnach zur Beurteilung der Dorsalausladung des linken Vorhofes, der Ventralausdehnung des rechten Ventrikels — namentlich im Bereich des Conus pulmonalis — und des Hauptstammes der A. pulmonalis sowie der Aorta ascendens. Verstärkte Vorwölbungen des hinteren oberen Herzabschnittes in den retrokardialen Raum weisen auf eine Vergrößerung des linken Vorhofes hin, während im diaphragmalen Bereich der vergrößerte rechte Vorhof vermehrt nach dorsal ausladen kann. Eine konvexbogige Ausladung des vorderen oberen Herzabschnittes weist entweder auf eine Dilatation des Conus pulmonalis oder des Hauptstammes der A. pulmonalis hin.

c) Das linke vordere Schrägbild

Das linke vordere Schrägbild (Abb. 3a und b) wird durch eine Drehung des Patienten mit seiner linken Schulter zum Röntgenfilm bzw. Durchleuchtungsschirm gewonnen; der Patient dreht sich also nach rechts. Der Strahlengang durch den Körper des Exploranden verläuft von rechts hinten nach links vorne. Man nennt diese Untersuchungs-

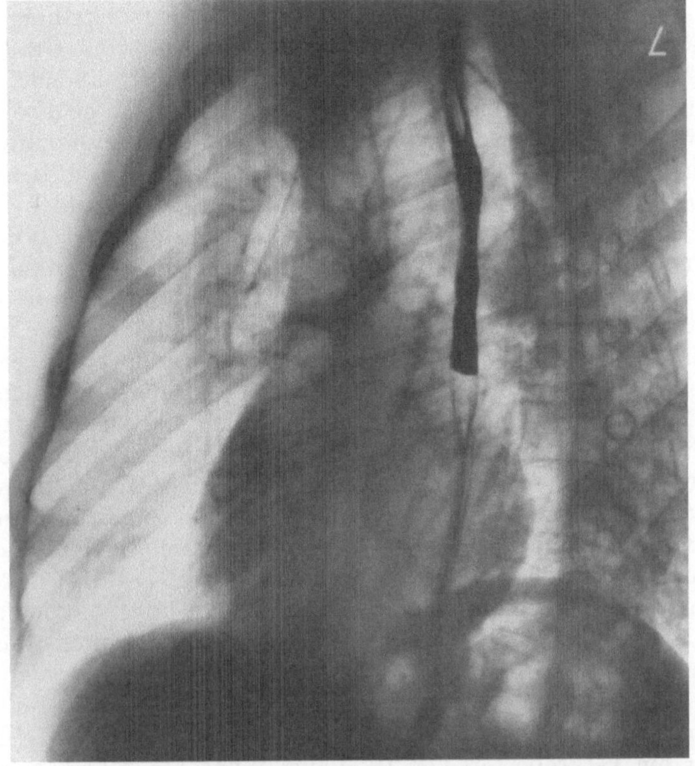

a

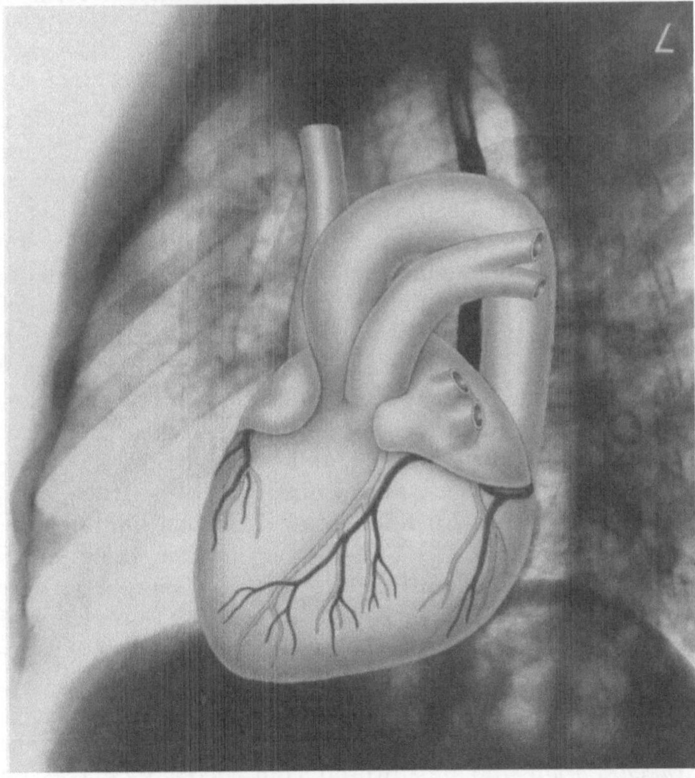

b

Abb. 3a u. b. Normales Herz. Linkes vorderes Schrägbild

stellung auch „zweiter schräger Durchmesser" oder „Boxerstellung". Inwieweit die einzelnen Herzhöhlen randbildend werden, hängt wiederum vom Grad der Drehung ab. Vergleichsuntersuchungen erfordern demnach einen übereinstimmenden Drehungswinkel. Günstigste Positionen sind bei einer Rotation von 40 und 60° gegeben. Im linken vorderen Schrägbild sind die rechte vordere und linke hintere Herzkontur zu beurteilen.

Bei einer Drehung des Patienten um 40—45° nach rechts verläuft im linken vorderen Schrägbild das *Septum interventriculare* annähernd in der Strahlenrichtung (O'KANE, ANDREW u. WARREN; NEMET u. SCHWEDEL; FRAY; SUSSMAN u. GRISHMAN; CEBALLOS u. JAIRO; CEBALLOS, CALDERON u. KARGL), so daß beide Ventrikel etwa annähernd symmetrisch nach rechts und links ausladen. Dabei entspricht, auf die Ventrikel bezogen, die rechte vordere Hälfte der abgebildeten Herzfläche dem rechten Ventrikel und die linke hintere dem linken, was im Angiokardiogramm gut übersehbar ist. Diese Verhältnisse treffen aber nur für das normale Herz, und hier auch nicht immer, zu. Da das Septum interventrikulare im gewöhnlichen Röntgenbild auch in der linken vorderen Schrägstellung nicht direkt sichtbar ist, sind auch in dieser Position exakte Messungen der beiden Ventrikel nicht möglich. Es findet sich auch an der diaphragmalen Herzfläche keine zuverlässige Kerbe, die eine genaue Lokalisation der Kammerscheidewand ermöglicht. Außerdem hängt die Lage des Septum interventriculare auch beim normalen Herzen von seiner Lage im Thorax ab. Eine Querlagerung, z. B. bei Zwerchfellhochstand, bedingt eine Linksdrehung des Herzens und des Septum interventriculare, während eine Steilstellung bei Zwerchfelltiefstand umgekehrt zur Rechtsdrehung führt. Die Situation wird noch undurchsichtiger beim pathologisch umgeformten Herzen. Hier wird die Kammerscheidewand durch eine stärkere einseitige diastolische Füllung eines mehrbelasteten Ventrikels in den normalbelasteten Ventrikel vorgewölbt (ECK, FRIEDBERG). Zudem verlagert ein vergrößerter Ventrikel den nicht vergrößerten im ganzen in entgegengesetzer Richtung; d. h. der vergrößerte rechte Ventrikel verlagert den linken nach hinten (KIRCH, ASSMANN, DÖRING, ECK, JÖNSSON) und der vergrößerte linke Ventrikel den rechten teilweise nach vorne. Zudem ist die Rotation des Herzens bei pathologischen Mehrbelastungen seiner Kammern von Einfluß auf die Topographie des Septum interventriculare. Aus diesen Gründen ist es daher nicht möglich, einfach durch eine Halbierung der Herzflächen im linken vorderen Schrägbild die Tiefendimension der Ventrikel exakt zu bestimmen (ZDANSKY, THURN). Am *rechten vorderen* Herzrand wird unter zunehmender Drehung der *rechte Ventrikel* randbildend, während die Konturbildung des *rechten Vorhofes* entsprechend abnimmt. Bei einer Drehung von 45° wird die untere Hälfte des vorderen Herzrandes vom rechten Ventrikel und die obere unterhalb des Aortenursprunges oder sogar der ganze Vorderrand noch vom rechten Vorhof bzw. Herzohr eingenommen (SUSSMAN u. GRISHMAN). Bei einer Rotation von 60° entspricht die vordere Herzkontur bis auf eine schmale Vorhofkalotte im oberen Abschnitt, die dem Herzohr entspricht, nur noch der Vorderwand des rechten Ventrikels. Normalerweise wölbt sich der vordere Herzrand in dieser Position gegenüber dem Gefäßstiel, der vorne von der Aorta ascendens gebildet wird, leicht konvexbogig vor. Eine exakte Trennung zwischen Vorhof und Ventrikel etwa durch eine Kerbe in Höhe des Sulcus coronarius ist an der rechten Vorderwand nicht möglich. Bei Frauen kommt der vordere Herzrand häufig mit der vorderen Kontur der linken Mamma zur Deckung, was zu Verwechslungen führen kann. Der Conus pulmonalis liegt im linken vorderen Schrägbild bei einer Drehung von 40—60° noch im Herzschatten und wird unter normalen Verhältnissen in dieser Stellung in der Regel vorne nicht randständig. Das trifft auch für seine Fortsetzung, die A. pulmonalis zu, die sich in den oberen vorderen Bereich projiziert, ohne aber vorne konturbildend zu werden.

Der *linke hintere* Herzrand wird mit zunehmendem Drehungswinkel (60°) im oberen Abschnitt vom *linken Vorhof* und im unteren vom *linken Ventrikel* eingenommen. Eine exakte Grenze zwischen linkem Vorhof und Ventrikel ist im gewöhnlichen Röntgenbild aber nicht erkennbar. Epidiaphragmal wird in Höhe der Umbiegungsstelle der hinteren

Kontur des linken Ventrikels nach vorne die *untere Hohlvene*, besonders in tiefer Inspiration sichtbar. Der etwas stärker gewölbte linke hintere und der vordere rechte Herzrand vereinigen sich zur Herzspitze, die in den Abdominalschatten eintaucht und bei tiefer Inspiration abgrenzbar werden kann (ZDANSKY). Etwa in dieser Region ist die Grenze zwischen linkem und rechtem Ventrikel anzunehmen.

Der Raum, der vorne unten vom linken Vorhof bzw. Ventrikel, vorne oben vom Gefäßband und Aortenbogen und hinten von der Wirbelsäule begrenzt ist, wird „*Aortenfenster*" genannt. Er öffnet sich mit zunehmender Drehung stärker und dürfte bei einem Winkel von 60° am übersichtlichsten sein. Im vorderen Bereich dieses Feldes wird oberhalb des linken Vorhofes die Pulmonalarterie mit ihrem linken Hauptast sichtbar (PARKINSON u. BEDFORD; HOLZMANN; DOTTER u. STEINBERG), von deren Weite die Durchsichtigkeit des Aortenfensters vorwiegend abhängt. So erscheint es bei engen Pulmonalarterien besonders hell und strahlendurchlässig, was bei angeborenen Herzfehlern mit vermindertem Lungendurchfluß vorkommt. Umgekehrt ist es bei dilatiertem Pulmonalisstamm und -hauptästen aus den verschiedensten Ursachen stärker verschattet, was ebenfalls durch eine Dilatation des linken Vorhofes bedingt sein kann.

Das *Gefäßband*, welches von der Aorta ascendens, der V. cava superior und der Pulmonalis bzw. ihren Hauptästen gebildet wird, steigt relativ steil aus dem Herzschatten nach oben (Abb. 8 und 13b). Seine Breite und Begrenzung ändert sich mit dem Grad der Drehung. Mit zunehmender Rechtsdrehung des Patienten wird das Gefäßband besonders im herznahen Bereich breiter, weil die Aorta ascendens aus der Aufhellungszone der Trachea rückt. Während die vordere Kontur des Gefäßbandes, die der Aorta ascendens entspricht, sich relativ scharf darstellt, ist die hintere Begrenzung mehr oder weniger unscharf bzw. ungenau zu bestimmen. Letztere wird indirekt durch die Aufhellung der Trachea bzw. des rechten Hauptbronchus markiert. Durch diese Aufhellungen werden die Gefäßschatten teilweise weggeleuchtet. Dies gilt in dieser Position auch für den Teil des Arcus aortae, der von der Trachealaufhellung überlagert wird. Dorsal dieser Aufhellung wird aber meist, namentlich auf Hartstrahlaufnahmen, der distale Bogenteil sichtbar, der sich in die Aorta descendens fortsetzt (Abb. 13b). Diese ist manchmal unterhalb der Trachealbifurkation vor der Wirbelsäule erkennbar, besonders wenn sie sich vom linken Hauptbronchus absetzt. Im Bogenbereich ist bei normaler Wandbeschaffenheit der obere Aortenrand distal zuverlässig, der untere meist nur ungenau zu markieren. Es sind demnach im linken Schrägbild von der Aortenschlinge die Vorderwand der Aorta ascendens, der obere vordere und hintere Rand des Arcus und Teile der Aorta descendens sichtbar. Diese Position gibt den besten Überblick über den Verlauf der *Aorta thoracalis* (Abb. 13b). Der Ursprung der Aorta projiziert sich dagegen in den oberen mittleren Abschnitt des Herzschattens und wird nach vorne vom rechten Vorhof und Ventrikel und hinten vom linken Vorhof überragt. Bei einer Drehung von 40—60° stellt sich im Zentrum des oberen Herzschattens die rechte Pulmonalarterie als ovaler Schatten dar. Die obere Hohlvene kommt mit der Aorta ascendens weitgehend zur Deckung. Ihr hinterer Rand fällt bei einer Drehung von 40—60° mit der Vorderwand der Trachealaufhellung zusammen. Ein vertikal gerichtetes Schattenband oberhalb der Aorta ascendens bzw. des proximalen Arcus aortae ist vorne durch die V. cava superior bzw. die V. brachiocephalica bedingt. Die Gefäße des Aortenbogens sind innerhalb dieser Verschattung nicht zu differenzieren. Ein länglicher Schatten dorsal der Trachea, der vom Arcus aortae zur oberen Thoraxapertur zieht, entspricht von rechts nach links — bzw. von vorne nach hinten — der A. carotis communis und der A. subclavia sinistra. Diese Gefäße bedingen aber nicht regelmäßig eine faßbare Verschattung.

Im *linken vorderen Schrägbild* sind folgende Herz- und Gefäßabschnitte randbildend. Rechts vorne von oben nach unten: Vorderwand der Aorta ascendens, rechtes Herzohr bzw. Vorhof und Teile der Vorderwand des rechten Ventrikels. Links hinten von oben nach unten: Äste der Pulmonalarterie (namentlich die linke), Hinterwand des linken Vorhofes und Ventrikels und die V. cava inferior. Das linke vordere Schrägbild eignet sich demnach zur Beurteilung der Ventralausladung des rechten Vorhofes und Ventrikels und der Dorsalausladung des linken Ventrikels. Zum Nachweis einer Vergrößerung des linken Vorhofes nach hinten ist es weniger geeignet. Eine isolierte Ausladung des vorderen oberen Herzrandes unterhalb des Aortenursprunges weist auf eine Vergrößerung des rechten Vorhofes hin, insbesondere wenn der untere Herzrand vertikal oder leicht nach dorsal gerichtet zum Zwerchfell abfällt (Abb. 9b). Eine verstärkte Vorwölbung der ganzen rechten Vorderwand ist entweder durch eine gemeinsame Vergrößerung des rechten Vorhofes und Ventrikels (Abb. 10b) oder durch eine isolierte hochgradige Erweiterung dieser Herzhöhlen bedingt. Ein geradliniger vertikaler Verlauf der vorderen Herzkontur, welche die Aorta ascendens überragt, weist auf eine Hypoplasie des rechten Ventrikels, wie sie bei der Tricuspidalatresie vorkommt, hin (Abb. 7). Die linke hintere Herzkontur wird im oberen Bereich nur bei einer hochgradigen Dilatation des linken Vorhofes deutlich vorgewölbt. Eine verstärkte Ausladung der linken hinteren Kontur, namentlich im diaphragmalen Bereich, ist meist durch eine Vergrößerung des linken Ventrikels (Abb. 8b) bedingt. Es kann aber auch ein hochgradig dilatierter rechter Ventrikel, besonders wenn er in der Tiefendimension vergrößert ist, die normal große linke Kammer nach hinten verlagern. Daher ist namentlich bei Herzfehlern mit einer vermehrten Belastung des rechten Herzens eine verstärkte Ausladung des linken hinteren diaphragmalen Herzrandes (Abb. 9b) noch kein sicheres Zeichen für eine zusätzliche Vergrößerung des linken Ventrikels. Trotz dieser Einschränkung liefert die Untersuchung in der linken vorderen Schrägstellung wichtige Hinweise gerade für eine Vergrößerung des linken Ventrikels, die in dieser Position früher als im dorsoventralen Bild faßbar ist. Diese Position ist daher für die Größenbeurteilung des linken Ventrikels neben dem dorsoventralen Bild unerläßlich. Das trifft ebenfalls für die Größenbeurteilung des rechten Vorhofes und mit Einschränkung für den rechten Ventrikel zu. Außerdem stellen sich im linken vorderen Schrägbild (Abb. 13b) Verlauf und Konturen der Aorta übersichtlicher dar. Insbesondere sind umschriebene Dilatationen im Bereich der Aorta ascendens oft nur in dieser Stellung nachweisbar oder werden hier am deutlichsten. Aus diesen Überlegungen wird die Bedeutung der Aufnahme in der linken vorderen Schrägstellung ersichtlich.

d) Das linke Seitenbild

Linkes und rechtes Seitenbild (Abb. 4a und b) verhalten sich auf Herzfernaufnahmen wie Spiegelbilder, während sie auf Nahaufnahmen infolge der Strahlendivergenz geringe Unterschiede zeigen können. In der Herzdiagnostik wird entsprechend der vorwiegenden Lokalisation des Herzens in der linken Thoraxhälfte in der Regel das linke Seitenbild verwandt. Es wird im dextro-sinistralen Strahlengang angefertigt.

Im Seitenbild wird der Grad der Neigung des Herzens von hinten oben nach vorne unten deutlich.

Normalerweise findet sich zwischen dem vorderen Herzrand bzw. dem Gefäßschatten und der vorderen Thoraxwand ein freier, heller Raum, das *retrosternale Feld*, welches dem vorderen Mediastinum entspricht. Seine Form ähnelt einem Dreieck, dessen Spitze nach unten sieht. In mittlerer Höhe des Herzschattens wird der freie retrosternale Raum sehr schmal oder verschwindet, während er sich oberhalb des Zwerchfelles wieder zu einem schmalen Spalt öffnet. In Inspiration wird das retrosternale Feld im allgemeinen etwas breiter und heller, weil das Herz der inspiratorischen Hebung der vorderen Thoraxwand nur unvollkommen nachkommt. Bei Frauen erschwert der Mammaschatten oft die Übersicht.

Der obere Abschnitt des Gefäßschattens, der vor der Trachealaufhellung gelegen ist, wird im wesentlichen durch die obere Hohlvene bzw. die V. brachiocephalica bedingt. Dieser Schatten überragt die Trachea nicht nach hinten. In ihm sind auch die Arcusgefäße lokalisiert, die vorne konturbildend werden können, ohne daß sie im einzelnen differenzierbar sind. Weiter caudal wird die Vorderwand der *Aorta ascendens* als flacher

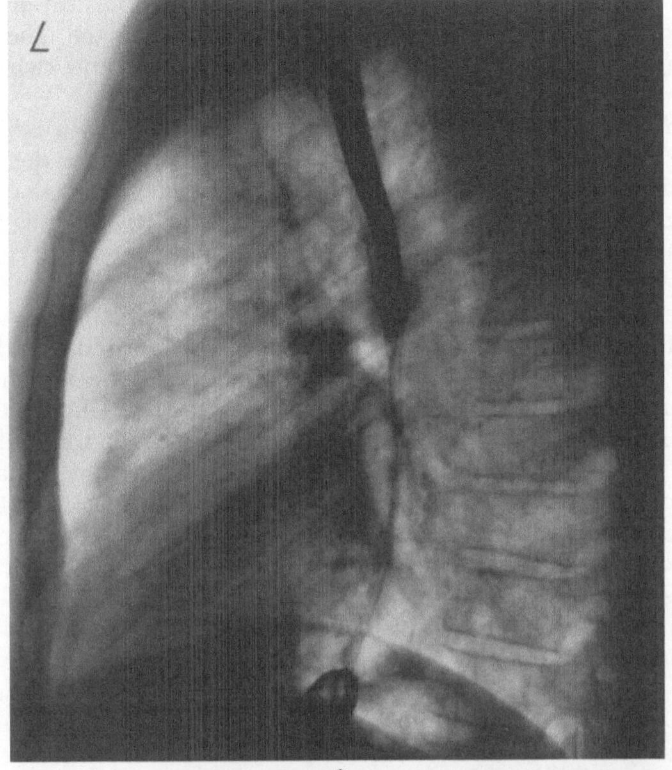

a

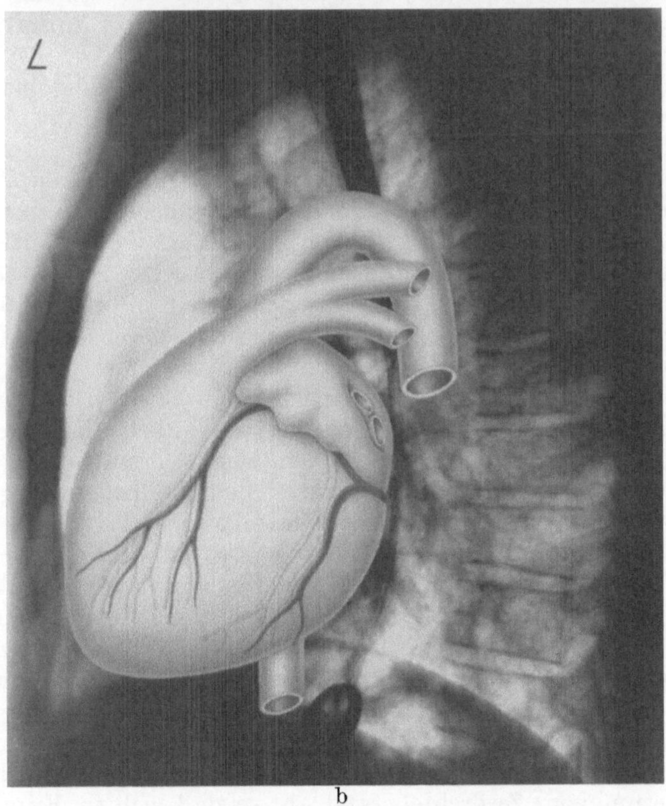

b

Abb. 4a u. b. Normales Herz. Linkes Seitenbild

Bogen randbildend (Abb. 13c), hieran schließt sich nach links unten der Hauptstamm der *Pulmonalarterie* an. In dieser Region zeigt der Mittelschatten eine flache Ausladung nach vorne. Normalerweise bleibt aber ein relativ großer Abstand zwischen der vorderen Gefäßkontur und dem hinteren Sternumrand bestehen.

Der vordere *Herzrand*, der leicht konvexbogig geformt ist, wird bis zum Zwerchfell vom *rechten Ventrikel* eingenommen. In seinem oberen Bereich ist der *Conus pulmonalis* vorne randbildend (ECK; MARKS u. ZIMMERMANN; DOTTER u. STEINBERG; KJELLBERG, MANNHEIMER, RUHDE u. JONSSON; JÖNSSON; FRIEDBERG). Seine Begrenzung nach oben zur Pulmonalis ist im gewöhnlichen Röntgenbild aber nicht exakt markierbar. Die *Pulmonalklappe* ist etwas unterhalb des Punktes anzunehmen, an dem der vertikalgerichtete vordere Herzrand nach dorsal umbiegt.

Zwischen Hinterwand und Wirbelsäule liegt das retrokardiale Feld (*Retrokard*). Es ist normalerweise oben schmäler als epidiaphragmal. Bei normalen Herzen erreicht seine hintere Kontur aber nie den Wirbelsäulenschatten. Die Übersicht über das Retrokard wird durch Nachbarschaftsprozesse der Lungen und Pleura und durch Fett und Muskulatur der Thoraxwand beeinflußt. Nur bei gesunden und schlanken Individuen ist es als heller Raum, in dem sich die hintere Herzkontur deutlich absetzt, klar übersehbar.

Die hintere Kontur des Gefäßbandes wird oben in Höhe des vorderen Trachealrandes von der Hinterwand der oberen Hohlvene begrenzt. Unterhalb davon wird der distale Bereich des Arcus aortae schattengebend, der die Trachea nach hinten überragt. Der Anfangsteil der Aorta descendens — d. h. der Isthmus der Aorta — projiziert sich im Seitenbild immer dorsal von der Trachea. Er ist wie die übrige prävertebral lokalisierte Aorta descendens normalerweise nur selten abzugrenzen, am ehesten noch auf Hartstrahlaufnahmen. Bei älteren Menschen lassen sich allerdings, insbesondere mit Hartstrahltechnik, sowohl der distale Arcus als auch die Aorta descendens prävertebral bis zum Zwerchfell erkennen. Dabei projiziert sich die Vorderwand der Aorta descendens vor die Wirbelsäule. In Höhe oder unmittelbar dorsal der Bifurkation wird die Pulmonalis mit ihren Ästen hinten randbildend.

Die eigentliche *Herzhinterwand* wird im linken Seitenbild im oberen und mittleren Bereich vom *linken Vorhof* eingenommen, an den sich caudal der *linke Ventrikel* anschließt. Die linke Kammer wird also sicher nur im untersten hinteren Herzabschnitt randständig (LAUBRY, COTTENOT, ROUTIER u. HEIM DE BALSAC; EYLER, WAYNE u. RHODENBAUGH). In ihrem Bereich zeigt der hintere Herzrand eine nach vorne spitzwinklige Begrenzung. Die exakte Markierung der Grenze zwischen linkem Vorhof und Ventrikel ist im gewöhnlichen Röntgenbild an der Herzhinterwand nicht möglich. Der Sulcus coronarius bedingt röntgenologisch keine faßbare Incisur. Die Registrierung der unterschiedlichen Pulsationen, z. B. im Kymogramm, ergibt topographisch zuverlässigere Resultate. Oberhalb des Diaphragmas wird bei normalem Zwerchfellstand dorsal des linken Ventrikelrandes die *V. cava inferior* als Dreieckschatten sichtbar (WOLFF). Diese kann relativ weit nach oben reichen, wodurch die Konturbildung des linken Ventrikels an der Herzhinterwand eingeschränkt wird (GÄBERT). Infolge der stärkeren Transparenz des Hohlvenenschattens läßt sich aber die hintere Ventrikelbegrenzung unter normalen Bedingungen ventral des Cavaschattens in der Regel abgrenzen. Bei Zwerchfellhochstand wird die untere Hohlvene vom Diaphragma überlagert, so daß der linke Ventrikel im Zwerchfellbereich hinten allein randständig ist. Hierdurch wird auch der Abstand zwischen Herzhinterwand und Wirbelsäule beeinflußt, da er sich allgemein in Expiration verkleinert.

Das *Septum interventriculare* lokalisiert sich im linken Seitenbild mehr nach vorne als im linken Schrägbild. Es kann normalerweise ungefähr an der hinteren Grenze des vorderen Drittels des Herzschattens angenommen werden.

Das diaphragmale Herzbett wird entsprechend im vorderen Abschnitt vom rechten und in den hinteren zwei Dritteln vom linken Ventrikel eingenommen. Diese Verhältnisse hängen aber wiederum vom Zwerchfellstand ab, so daß sich in Expiration der Anteil des linken Ventrikels etwas vergrößert.

Schwierig und unzuverlässig ist im gewöhnlichen Seitenbild die Aufgliederung des Herzsackes in die eigentlichen Herzhöhlen und herznahen zu- und abführenden großen Gefäßstämme. Dies beruht einerseits auf der teilweise übereinstimmenden Schattenintensität von Herzhöhlen und herznahen Gefäßabschnitten. Andererseits summieren sich Herzhöhlen und Gefäße zu einem homogenen Schatten. Durch die Angiokardiographie wurden hier neue Einblicke gewonnen.

Obere und auch untere *Hohlvene* tauchen relativ weit in den eigentlichen Herzschatten ein (THURN). Sie bilden mit dem Sinus venosus praktisch ein kontinuierliches Band, welches im Seitenbild im hinteren Drittel des Herzschattens verläuft, ohne daß es von den eigentlichen Herzkavitäten, namentlich dem rechten Vorhof, zu trennen ist. Die Einmündungsstelle der V. cava superior ist regelmäßig und deutlich unterhalb der Aufzweigung der Pulmonalis gelegen. Sie dürfte in Höhe des unteren Poles des linken Vorhofes anzunehmen sein.

Der *Aortenursprung* taucht ebenfalls verhältnismäßig tief in den Schatten des röntgenologischen „Herzsackes" ein. Dies wird sowohl im seitlichen Angiokardiogramm als auch bei verkalkten Aortenklappen offensichtlich (THURN). Das Aortenostium ist im Seitenbild etwa in der Mitte des Herzschattens gelegen. Es liegt ungefähr in Höhe des unteren Randes des linken Vorhofes (Ventilebene). Regelmäßig wird es nach oben hinten vom linken Vorhof überragt. Daraus ergibt sich, daß sich der Anfangsteil der Aorta ascendens bis zu ihrer Randständigkeit vorne im Seitenbild (Abb. 13c) auf den Herzschatten projiziert. Dieser Aortenabschnitt kann schon normalerweise mehrere Zentimeter lang sein und ist nur bei Verkalkung der Klappen oder der proximalen Aorta ascendens im gewöhnlichen Röntgenbild vom eigentlichen Herzen zu trennen.

Die Einmündungsstellen der *Lungenvenen* in den linken Vorhof sind im gewöhnlichen seitlichen Röntgenbild nicht genau festzulegen. Sie sind sicher nicht an der röntgenologischen hinteren Kontur des linken Vorhofes, sondern etwas ventral davon unterhalb der Pulmonalarterien gelegen.

Noch am zuverlässigsten, wenn auch nicht exakt, läßt sich das *Pulmonalostium* im Seitenbild lokalisieren, was weiter oben schon ausgeführt wurde.

Aus den Ausführungen ergibt sich, daß der im Röntgenbild dargestellte „Herzsack" inhomogen ist. Er wird einerseits aus den vier Herzhöhlen (Muskulatur und Blut) und andererseits aus den herznahen Abschnitten der zu- und abführenden großen Gefäßstämme gebildet. Eine exakte und den anatomischen Gegebenheiten entsprechende Trennung dieser beiden Komponenten ist namentlich im oberen Bereich des Herzsackes im gewöhnlichen Röntgenbild nicht möglich. Diese Tatsache ist u. E. für röntgenologische Volumenmessungen des Herzens zu beachten.

Im *linken Seitenbild* sind folgende Herz- und Gefäßabschnitte randbildend: Links vorne von oben nach unten: Vorderwand der Aorta ascendens mit Übergang zum Arcus aortae (nicht der klappennahe Anfangsteil der Ascendens), Vorderwand des Hauptstammes der Pulmonalarterie mit Pulmonalostium, Conus pulmonalis und Ausflußbahn des rechten Ventrikels. Rechts hinten von oben nach unten: Distaler Bereich des Arcus aortae und Anfangsteil der Aorta descendens, Äste der Pulmonalarterie (linker Hauptast), Hinterwand des linken Vorhofes, Teile der Hinterwand des linken Ventrikels und epidiaphragmal der intrathorakale Abschnitt der unteren Hohlvene.

Das linke Seitenbild ist also wertvoll für die Beurteilung der Ventralausladung der Aorta ascendens, des Hauptstammes der Pulmonalis, des rechten Ventrikels, speziell des Conus pulmonalis. Sehr wichtig ist das linke Seitenbild für den Nachweis der Vergrößerung des linken Vorhofes (Abb. 12) nach hinten (GÄBERT; DURANT; JACOBSON, POPPEL, HANENSON u. DEWING; KAYE, MEYER, VAN LINGEN, MCGREGOR u. BRAUDO; MCKAY u. AITCHISON; FRIESE; SOLOFF u. ZATUCHNI; THURN; EYLER, WAYNE u. RHODENBAUGH).

Eine Verschattung des oberen retrosternalen Raumes kann neben vielfältigen Prozessen des Mediastinums, der Pleura und der Lungen durch eine Dilatation der Aorta ascendens bedingt sein (Abb. 13c). Der mittlere retrosternale Raum oberhalb des Herzens wird teilweise ebenfalls durch die stark erweiterte Aorta ascendens ausgefüllt. Ebenso kann dieser Abschnitt durch eine Dilatation des Hauptstammes der A. pulmonalis, besonders wenn sie bei einer Verlängerung der Ausflußbahn des rechten Ventrikels nach oben verschoben wird, verschmälert werden. Die Vorderwand der Pulmonalis erreicht dabei aber in der Regel nicht die Hinterwand des Sternums, während die Vorderwand der Aorta ascendens von der stark dilatierten Pulmonalis überragt werden kann. Gewöhnlich weist eine Verschmälerung des mittleren retrosternalen Raumes auf eine Vergröße-

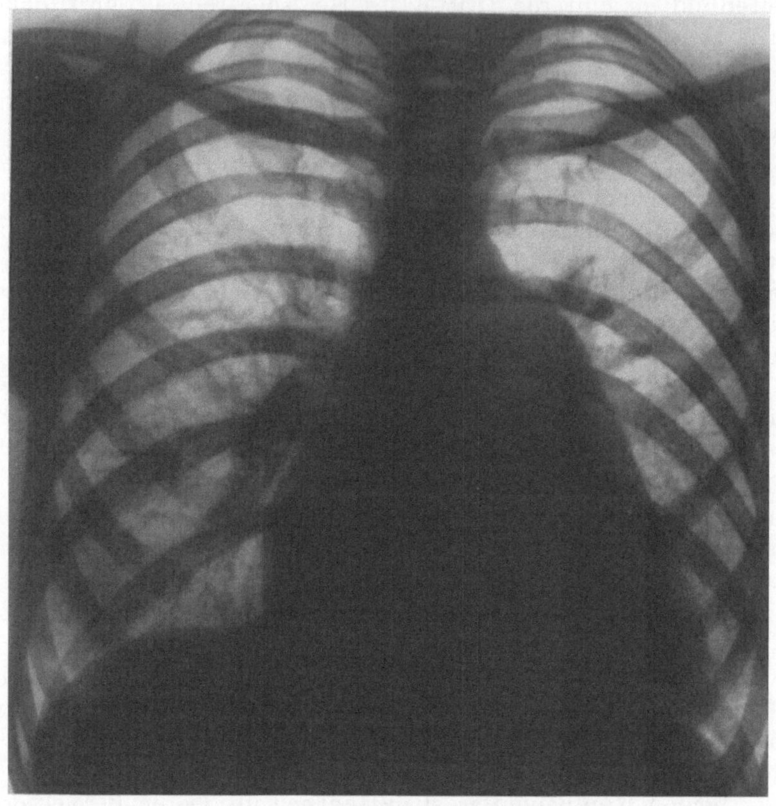

Abb. 5a

Abb. 5a u. b. *Vergrößerung des rechten Ventrikels* bei Mitralstenose. a Dorsoventrales Bild. Herzbucht ausgefüllt durch verlängerte und erweiterte Ausflußbahn des rechten Ventrikels. Pulmonalissegment prominent durch dilatierten Hauptstamm der Pulmonalis. Herzverbreiterung nach links durch Verlängerung der Einflußbahn des rechten Ventrikels nach links. b Linkes Seitenbild. Verschmälerung des retrosternalen Raumes durch dilatierten Conus pulmonalis. Einengung des retrokardialen Raumes durch vergrößerten linken Vorhof, der den Oesophagus nach dorsal verlagert

rung des rechten Ventrikels hin (Abb. 5), was vor allem für eine Dilatation und Ventralausladung des Conus pulmonalis zutrifft. Mit der gleichen Gesetzmäßigkeit wird der freie Spalt zwischen Herzvorderwand und Thoraxwand bei einer Dilatation des rechten Ventrikels ausgefüllt (KJELLBERG, MANNHEIMER, RUDHE u. JONSSON). Man muß allerdings beachten, daß in Ausnahmefällen ein hochgradig dilatierter linker Vorhof den rechten Vorhof und Ventrikel nach vorne verdrängen kann (DOTTER u. STEINBERG; KAPLAN u. ROBINSON; THURN), so daß auch ohne Erweiterung der rechten Kammer der mittlere retrosternale Raum verschmälert werden kann. Ebenfalls führt ein großer Perikarderguß zur Ausfüllung dieses Raumes (STEINBERG, VON GAL u. FINBY).

Verschattungen im dorsalen oberen retrotrachealen Bereich können durch eine Dilatation des distalen Arcus aortae (z. B. Aneurysmen) verursacht sein (Abb. 13c). Eine

Ausfüllung des Aortenfensters wird durch die Dilatation des linken Hauptastes der Pulmonalarterie bedingt. Eine Vergrößerung des linken Vorhofes (Abb. 12) nach hinten führt zur Verschmälerung des retrokardialen Raumes, so daß bei ausgeprägter Vorhofdilatation sein hinterer Rand bis zur vorderen Kontur der Wirbelsäule reicht. Das retrokardiale Feld kann ebenfalls durch eine dilatierte Aorta descendens (Abb. 13c), namentlich Aneurysmen, ausgefüllt werden (HÜLNHAGEN). Selbst ein hochgradig erweiterter linker Vorhof erstreckt sich in der Regel caudal nicht bis zum Zwerchfell. Bei fehlender Vergrößerung des linken Ventrikels verläuft der hintere Herzrand vielmehr

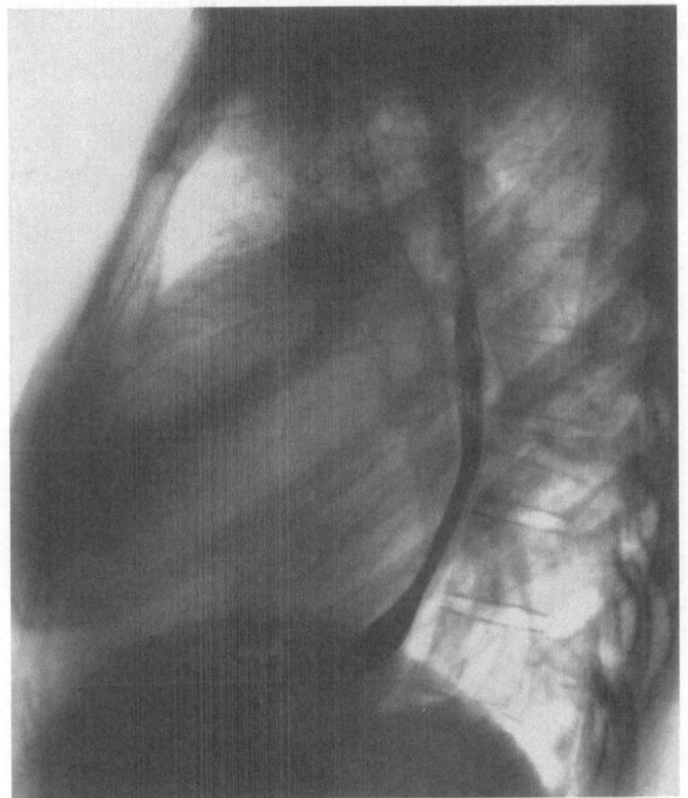

Abb. 5b

nach ventral, so daß der epidiaphragmale Raum zwischen Herzhinterwand und Wirbelsäule hell bleibt. Eine Verschattung dieses Bereiches durch das Herz mit Überlagerung der unteren Hohlvene ist im linken Seitenbild meist Ausdruck einer Dilatation des linken Ventrikels nach hinten (WOLFF; KJELLBERG, MANNHEIMER, RUDHE u. JONSSON; THURN; JÖNSSON). Es kann aber auch ein stark dilatierter rechter Ventrikel, der die normal große linke Kammer nach hinten verdrängt, zur Ausfüllung des dorsalen epidiaphragmalen Raumes führen (ECK). In Ausnahmefällen, z. B. bei der Ebsteinschen Anomalie der Tricuspidalklappen, wird dieser Bereich sogar vom hochgradig dilatierten rechten Vorhof ausgefüllt. Des weiteren ist eine Dilatation der Aorta descendens als Ursache der Verschattung dieses Raumes zu erwähnen. Sie grenzt sich aber von der hinteren Herzwand immer deutlich ab. Ebenfalls führt ein großer oder vorwiegend caudal lokalisierter Perikarderguß zur Ausfüllung dieses Raumes. Bei einer vollständigen Verschattung des retrokardialen Raumes durch den Herzschatten, die sich von der Trachealbifurkation bis zum Zwerchfell erstreckt, ist es schwierig, exakt zu entscheiden, in welchem Ausmaß die einzelnen Herzhöhlen, namentlich der linke Vorhof und Ventrikel, daran beteiligt sind.

2. Größenbeurteilung der Herzhöhlen

Auf Grund der bisherigen Ausführungen ist es verständlich, daß sich für die Größenbeurteilung der einzelnen Herzhöhlen ein unterschiedlicher Rang der verschiedenen Untersuchungspositionen ergibt. Dies gilt sowohl für das normale als auch das pathologisch umgeformte und vergrößerte Herz. Es sollen daher getrennt für jede Herzhöhle die wichtigsten Untersuchungsstellungen nochmals kurz zusammengefaßt werden. Es sei aber erneut betont, daß es im gewöhnlichen Röntgenbild nicht möglich ist, Angaben über die *absolute* Größe einer Herzhöhle zu machen (SCHAEDE u. THURN; THURN). Das bedeutet zwar eine Einschränkung der Röntgenuntersuchung, die in der Methode liegt. Ihr Wert wird dadurch aber nicht geschmälert.

a) Rechter Ventrikel

Für die Größenbeurteilung des rechten Ventrikels sind alle vier Positionen, wenn auch graduell unterschiedlich, von Bedeutung. Im dorsoventralen Bild (Abb. 5a, 9a) sind die Ausdehnung der Einflußbahn (ZDANSKY) der rechten Kammer nach oben und die Verlängerung der Einflußbahn nach links übersehbar, aber nicht absolut meßbar. Eine

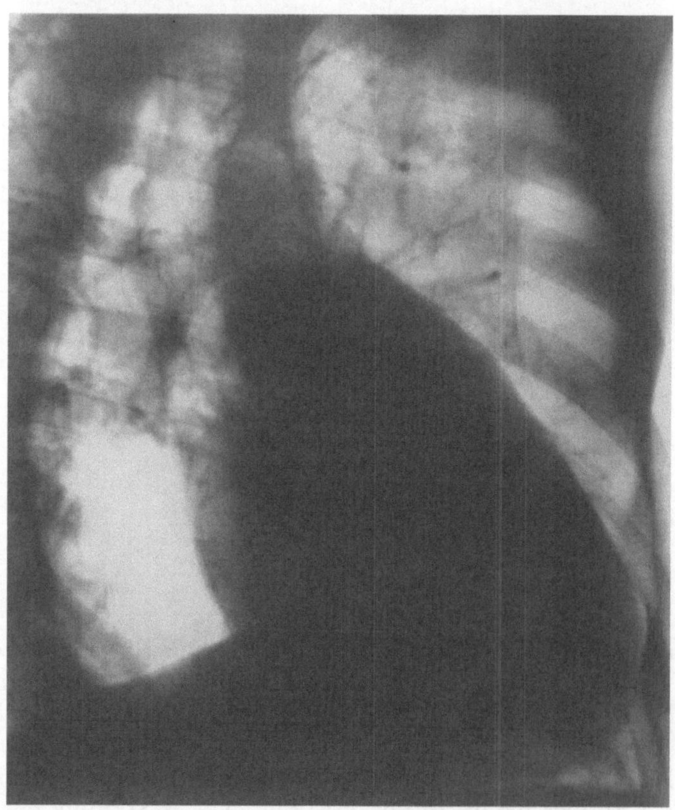

Abb. 6. *Vergrößerung des rechten Ventrikels.* Rechtes vorderes Schrägbild. Vorwölbung des dilatierten Conus pulmonalis an der Herzvorderwand

genaue allseitige Markierung der Vorderfläche des rechten Ventrikels ist im gewöhnlichen dorsoventralen Bild nicht möglich. Ausgefüllte Herzbucht und prominentes Pulmonalissegment sind in der Regel Zeichen einer Vergrößerung der rechten Kammer im Bereich ihrer Ausflußbahn nach oben (Abb. 5a, 9a). Die Vergrößerung des rechten Ventrikels erfolgt in transversaler Richtung immer nach links (ROESLER), so daß er nicht selten bei starker Belastung und Dilatation, namentlich bei einer Volumenbelastung, links randständig werden kann, was in diesen Fällen durch die Rotation des Herzens nach links begünstigt wird. Dies trifft sowohl für das normal breite als auch für das nach links verbreiterte Herz zu (Abb. 5 und 9). Die Entscheidung, ob der rechte Ventrikel den linken Herzrand unterhalb der Pulmonalis bzw. des linken Herzohres nicht, teilweise oder ganz einnimmt, ist im gewöhnlichen Röntgenbild bei einer Herzkonfiguration mit ausgefüllter Taille und vorspringendem Pulmonalissegment nicht sicher zu treffen. Das ändert aber nichts an der Tatsache, daß bei diesen Konfigurationen selbst bei einer ausgeprägten Verbreiterung des Herzens nach links der rechte Ventrikel ausschließlich den linken Herzrand bilden kann (THURN).

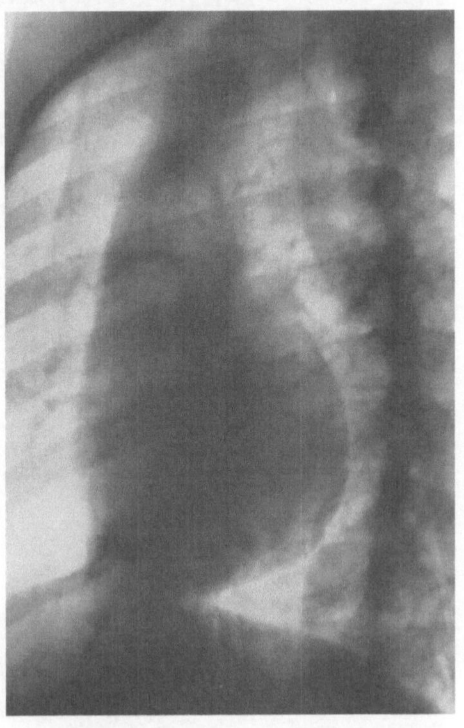

Abb. 7. *Hypoplasie des rechten Ventrikels* bei Tricuspidalatresie. Linkes vorderes Schrägbild. Der vordere Herzrand verläuft vertikal und überragt nicht den Aortenursprung

Im rechten vorderen Schrägbild (Abb. 6) ist besonders die Ausladung des Conus pulmonalis nach vorne zu beurteilen. Außerdem läßt sich die Tiefenausdehnung des rechten Ventrikels in dieser Position übersehen, weil sich seine Einflußbahn von rechts hinten nach links vorne erstreckt; der rechte Ventrikel bietet sich in seiner größten Fläche dar. Im linken Schrägbild ist nur ein Teil der Vorderwand der rechten Kammer zu beurteilen, so daß eine vermehrte Ventralausladung des Herzens im unteren Bereich auf eine Vergrößerung des rechten Ventrikels hinweist (TAUSSIG; ECK; KJELLBERG, MANNHEIMER, RUDHE u. JONSSON).

Für die Beurteilung der Vorderwand des rechten Ventrikels ist das linke Seitenbild (Abb. 5b) geeigneter. Hier weist eine Vorwölbung des vorderen Herzrandes auf eine Dilatation der rechten Kammer, namentlich im Bereich der Ausflußbahn und des Conus pulmonalis hin.

b) Linker Ventrikel

Für die Beurteilung des linken Ventrikels genügen im allgemeinen das dorsoventrale Bild und das linke vordere Schrägbild; das linke Seitenbild ist zusätzlich von Wert. Eine Verbreiterung des Herzens nach links mit erhaltener oder stark ausgeprägter Herzbucht (Abb. 8a) ist Ausdruck einer Vergrößerung des linken Ventrikels (ZDANSKY; HOLZMANN; KJELLBERG, MANNHEIMER, RUDHE u. JONSSON), namentlich im Bereich seiner Ausflußbahn. Diese sog. „aortale Konfiguration“ ist mit Ausnahme der Fallotschen Tetralogie, des Pseudotruncus arteriosus und des Single ventricle allgemein Zeichen einer Vergrößerung der linken Kammer. Eine alleinige Verlängerung der Ventrikelausflußbahn ist im dorsoventralen Bild nicht sicher faßbar.

Die Hinterwand und damit die Dorsalausdehnung des linken Ventrikels ist am besten im linken Schrägbild zu übersehen (GROEDEL, DIETLEN, ROESLER, ZDANSKY, HOLZMANN). Schon bei einer mäßigen und isolierten Dilatation der linken Kammer wölbt sich der hintere Herzrand verstärkt vor, während die vordere Herzkontur geradlinig verläuft und den Aortenursprung nur wenig überragt (Abb. 8b). Die verstärkte Dorsalausladung des linken Ventrikels wird bei seiner Vergrößerung infolge der Lage der Einflußbahn in der Regel wesentlich früher faßbar als im dorsoventralen Bild die Verbreiterung des Herzens nach links, was den Wert der Untersuchung in linker Schrägstellung unterstreicht. Eine Täuschungsmöglichkeit ist durch die Querlagerung des Herzens bei Zwerchfellhochstand gegeben.

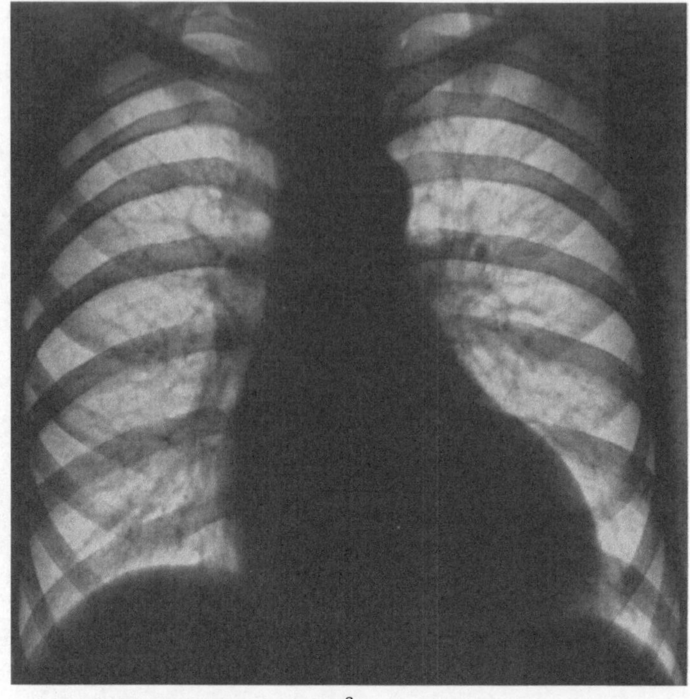

a

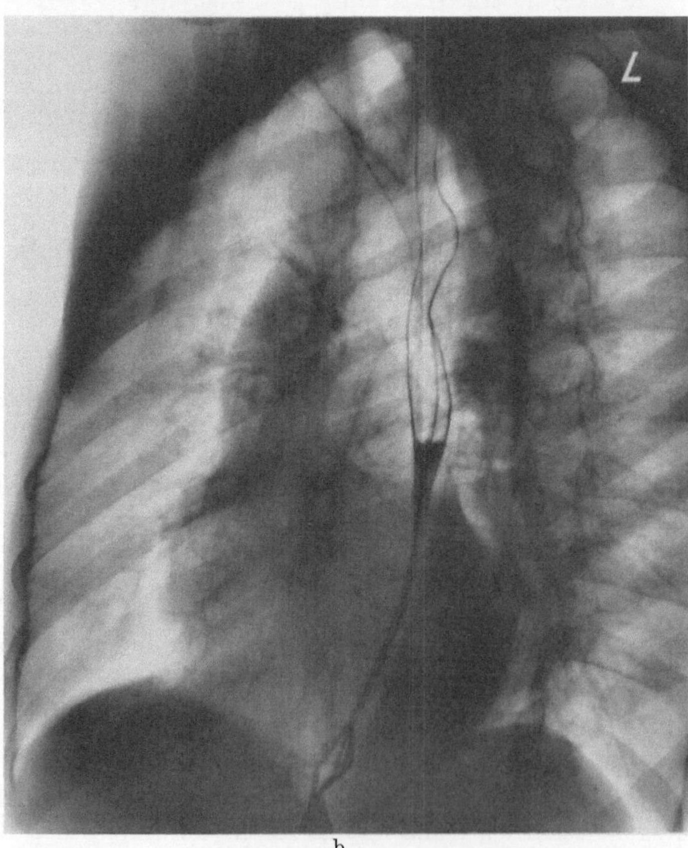

b

Abb. 8a u. b. *Vergrößerung des linken Ventrikels* bei Aorteninsuffizienz. a Dorsoventrales Bild. Verbreiterung des Herzens nach links durch vergrößerten linken Ventrikel. Herzbucht ausgeprägt. b Linkes vorderes Schrägbild. Verstärkte Ausladung des Herzens nach hinten durch vergrößerten linken Ventrikel

c) Rechter Vorhof

Die Größenbeurteilung des rechten Vorhofes erfolgt im dorsoventralen Bild und linken Schrägbild. Eine konvexbogige Ausladung des rechten Herzrandes namentlich im oberen Abschnitt ist Ausdruck einer Dilatation des rechten Vorhofes (Abb. 9 und 10). Andere Ursachen wie z. B. Perikardergüsse und -cysten oder der vergrößerte linke Vorhof sind allerdings auszuschließen. Die Verbreiterung des Herzens nach rechts geht aber dem Ausmaß der Vorhofdilatation nicht parallel, was durch seine Topographie bedingt ist. So kann einerseits trotz erheblicher Vorhofdilatation die Lateralausladung des rechten Herzrandes gering sein, während andererseits geringe oder mäßige Vorhoferweiterungen die rechte Herzkontur nicht verändern. Wertvoller ist die zusätzliche Untersuchung in der linken vorderen Schrägstellung. Hier weist eine deutliche Ausladung des vorderen Herzrandes unterhalb des Aortenursprunges auf eine Dilatation des rechten Vorhofes hin (Abb. 9b), die sich bei hochgradiger Vorhoferweiterung fast bis zum Zwerchfell ausdehnen kann (Abb. 10b).

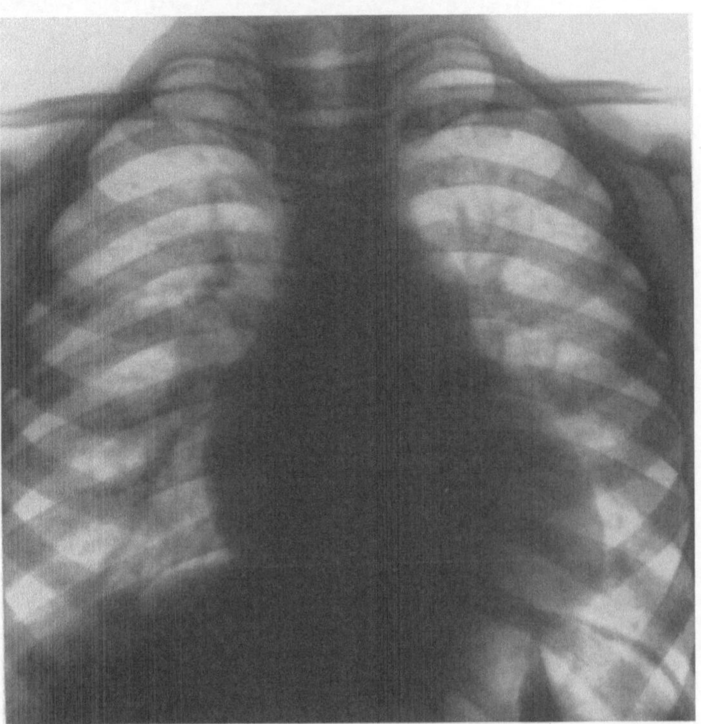

a

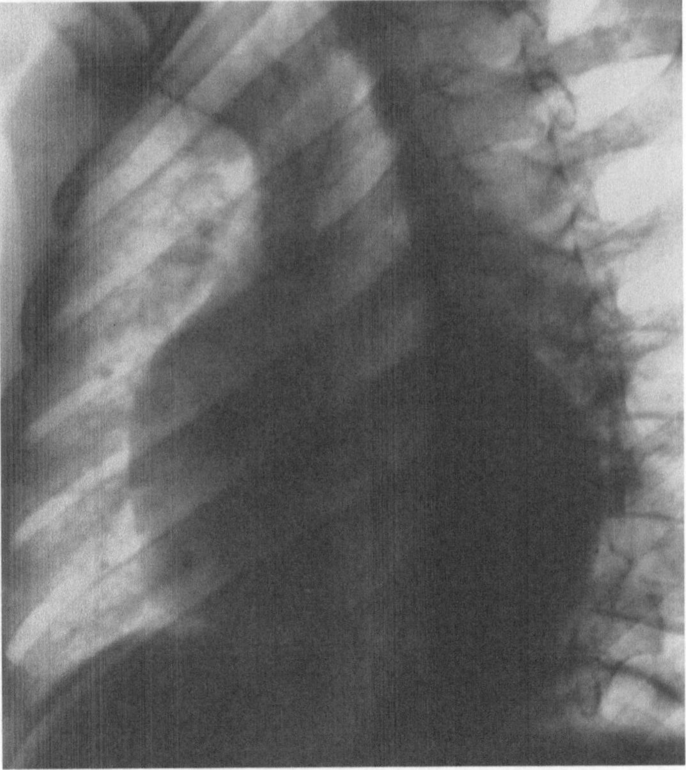

b

Abb. 9a u. b. *Vergrößerung des rechten Vorhofes und Ventrikels* bei Vorhofseptumdefekt. a Dorsoventrales Bild. Ausladung des rechten Herzrandes durch dilatierten rechten Vorhof. Ausfüllung der Herzbucht durch verlängerte und erweiterte Ausflußbahn des rechten Ventrikels. Verbreiterung des Herzens nach links durch verlängerte Einflußbahn des rechten Ventrikels, der links unterhalb der Pulmonalis den ganzen linken Herzrand einnimmt. Erweiterung des Hauptstammes der Pulmonalis und ihrer Äste durch vermehrten Lungendurchfluß. b Linkes vorderes Schrägbild. Vorwölbung des vorderen, oberen Herzrandes durch dilatierten rechten Vorhof. Vergrößerung des Tiefendurchmessers des Herzens durch Dilatation des rechten Vorhofes und Ventrikels. Keine Vergrößerung des linken Ventrikels

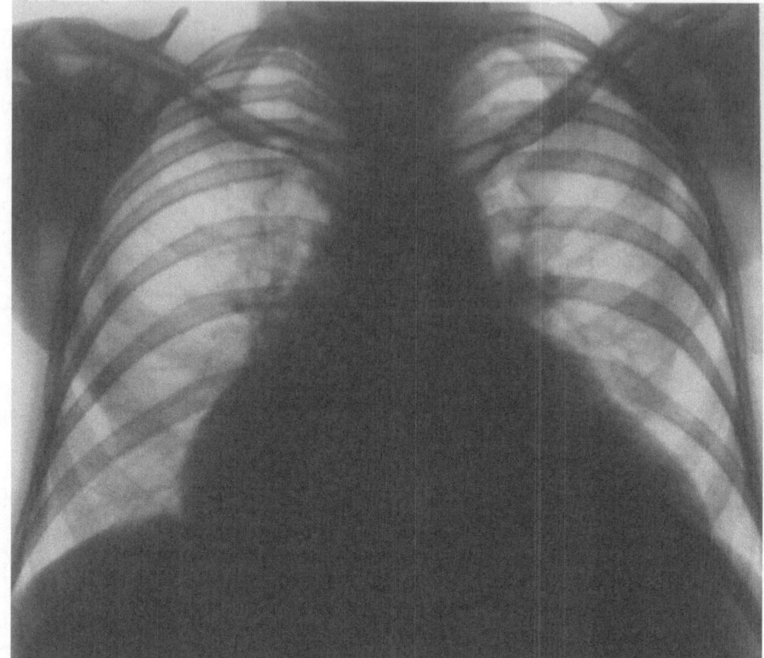

a

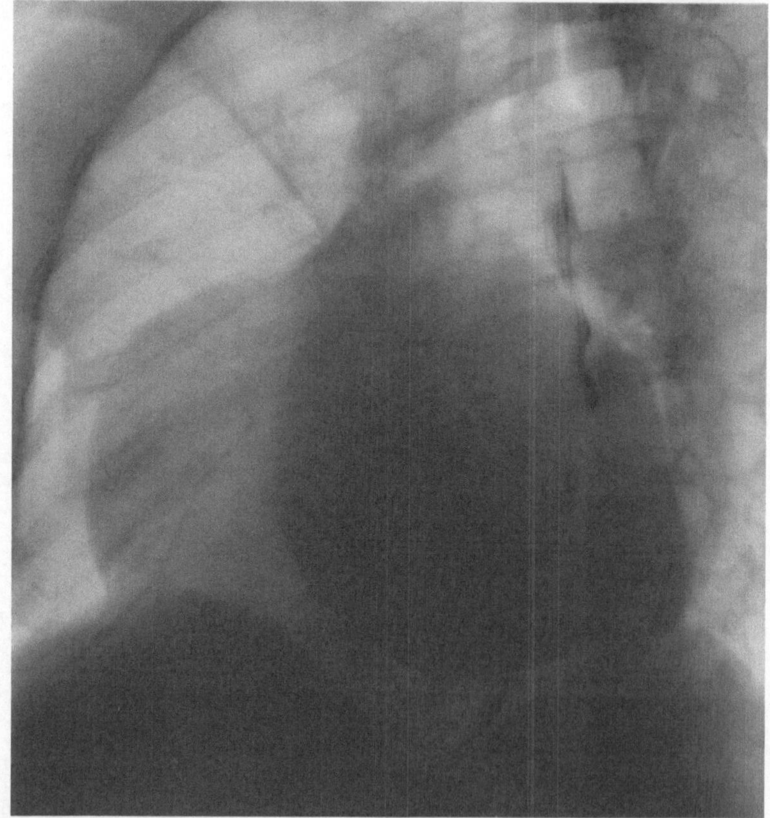

b

Abb. 10a u. b. *Hochgradige Vergrößerung des rechten Vorhofes* und des rechten Ventrikels bei Mitral-Tricuspidalfehler. a Dorsoventrales Bild. Verbreiterung des Herzens nach rechts durch dilatierten rechten Vorhof, nach links durch dilatierten rechten Ventrikel. Vorwölbung des linken Herzohres in der Herzbucht. b Linkes vorderes Schrägbild. Starke Ausladung des vorderen Herzrandes, besonders im oberen Abschnitt, durch stark erweiterten rechten Vorhof; im unteren Bereich auch durch den vergrößerten rechten Ventrikel

d) Linker Vorhof

Für die Größenbeurteilung des linken Vorhofes sind das dorsoventrale, rechte Schräg- und linke Seitenbild geeignet. Im dorsoventralen Bild, namentlich bei Hartstrahltechnik (Abb. 11), ist die Ausdehnung des linken Vorhofes nach links und rechts zu beurteilen. Eine Vergrößerung des linken Atrium wird an einer Doppelkontur oder direkt als dichter Schatten in der rechten oberen Herzhälfte nachweisbar. Bei stärkerer Dilatation kann der linke Vorhof den rechten Herzrand überragen und in Ausnahmefällen sich rechts bis zum Zwerchfell ausdehnen. Am linken Herzrand weist eine markante Vorwölbung in Höhe der Herzbucht unterhalb des Pulmonalissegmentes auf eine Dilatation des linken

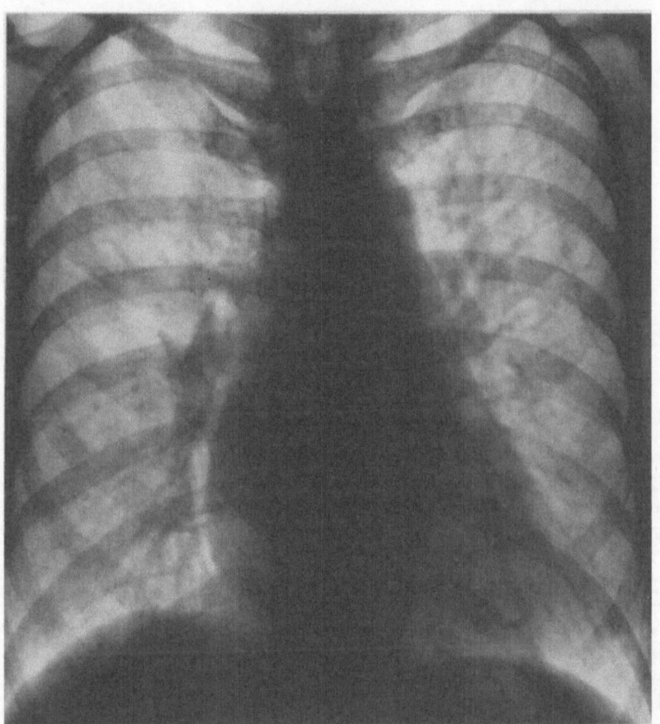

Abb. 11. *Vergrößerung des linken Vorhofes.* Dorsoventrales Bild, Hartstrahltechnik. Der erweiterte linke Vorhof ist rechts oben als runder Schatten abgrenzbar und wird rechts randständig

Vorhofes bzw. Herzohres hin. So kann sich ein stark erweiterter linker Vorhof im dorsoventralen Bild sowohl rechts als auch links vorwölben bzw. randbildend sein. Die Dorsalausdehnung des Atrium sinistrum, die entsprechend seiner Topographie an der Herzhinterwand früher als die Lateralausdehnung faßbar wird, ist im rechten vorderen Schrägbild und linken Seitenbild (Abb. 12) zu beurteilen. Bei einer deutlichen Dilatation wölbt sich in beiden Positionen der Herzschatten unterhalb der Trachealbifurkation verstärkt vor und füllt den Retrokardialraum aus. Dieser Nachweis ist im linken Seitenbild regelmäßiger (Durant; Jacobson, Poppel, Hanenson u. Dewing; McKay u. Aitchison) als im rechten vorderen Schrägbild zu führen. Dies beruht auf der Tatsache, daß der linke Vorhof in rechter Schrägstellung selbst bei leichter Dilatation, nicht regelmäßig an der rechten hinteren Herzkontur randständig wird. Die umgekehrte Situation kann in Einzelfällen ebenfalls vorkommen. Es ist daher ratsam, zum Nachweis einer Vergrößerung des linken Vorhofes Aufnahmen in rechter Schräg- und linker Seitenstellung mit Kontrastfüllung des Oesophagus (s. S. 219) anzufertigen. Im linken Seitenbild bleibt auch bei hochgradiger Dilatation des linken Vorhofes der epidiaphragmale, retrokardiale Raum frei (Abb. 12). Von allen Herzhöhlen ist eine Vergrößerung des linken Vorhofes, namentlich in Verbindung mit einer Kontrastfüllung des Oesophagus (s. S. 219), röntgenologisch am leichtesten und zuverlässigsten nachweisbar.

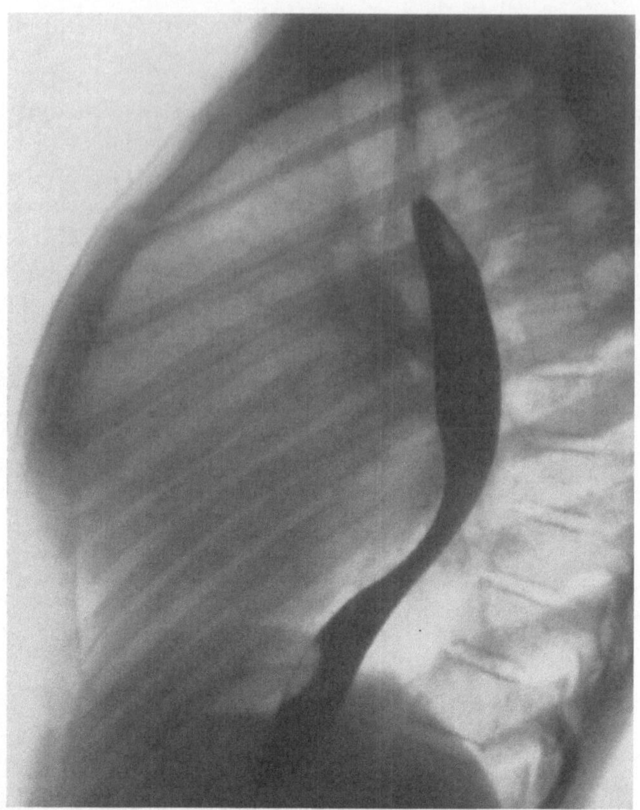

Abb. 12. *Vergrößerung des linken Vorhofes.* Linkes Seitenbild mit kontrastgefülltem Oesophagus, der durch den vergrößerten linken Vorhof nach dorsal verlagert wird. Vorwölbung des vergrößerten rechten Ventrikels nach vorne. Linker Ventrikel nicht vergrößert. (Reine Mitralstenose, Sektionskontrolle)

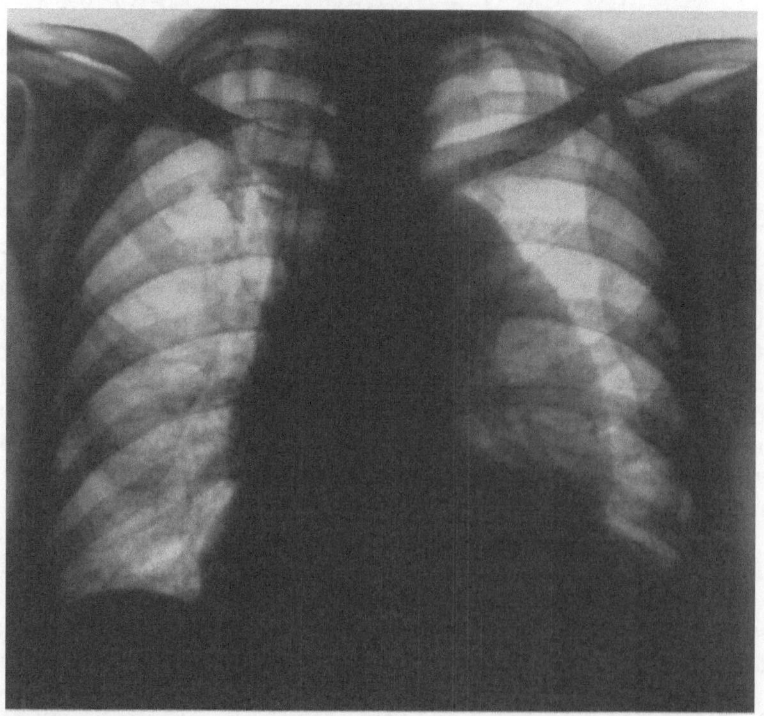

Abb. 13a

Abb. 13a—c. Aortenverlauf, ausgeprägte Dilatation und Sklerose der Aorta (Aortitis luetica). a Dorsoventrales Bild. b Linkes vorderes Schrägbild. Aortenschlinge übersehbar, Verlagerung des Oesophagus nach vorne in Höhe des dilatierten Arcus aortae. c Linkes Seitenbild. Aortenverlauf übersehbar

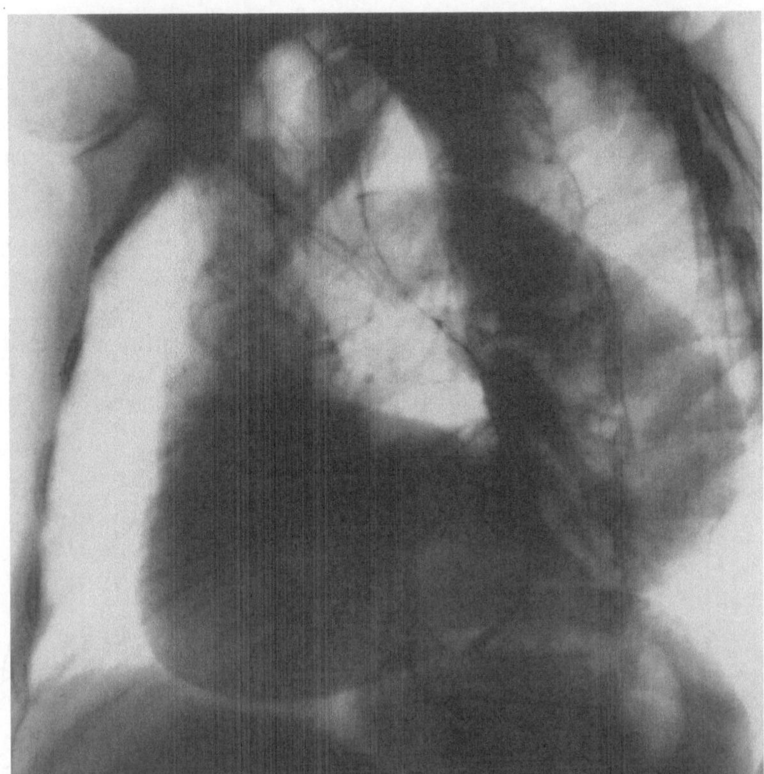

Abb. 13b

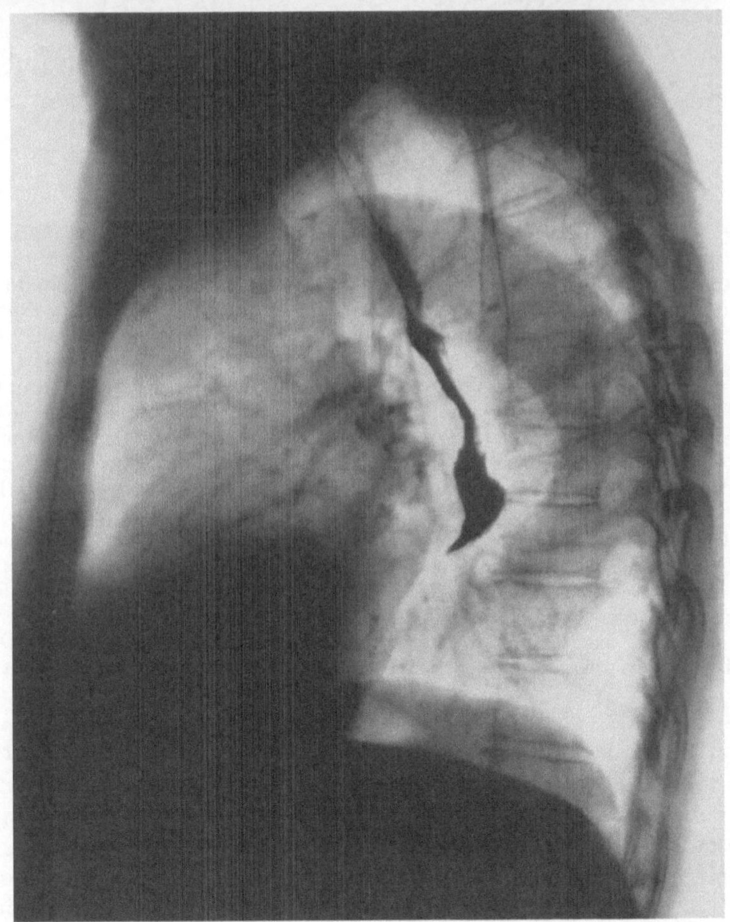

Abb. 13c

3. Die Strombahnen des Herzens

Die Ventrikelhöhlen können physiologisch und anatomisch in eine Ein- und Ausflußbahn bzw. -trakt unterteilt werden. Dieser Unterteilung liegen insofern anatomische Gegebenheiten zugrunde, als man den hinteren Ventrikelabschnitt zwischen atrioventrikulärem Ostium und Ventrikelspitze als Einflußbahn und das vordere Segment zwischen Ventrikel- bzw. Herzspitze und Semilunarostium als Ausflußbahn bezeichnet. Während der Anfang der Einflußbahn in Nähe des Atrioventrikularostiums und das Ende der Ausflußbahn vor dem Semilunarostium exakt markierbar sind, trifft dies für die anatomische Markierung des Überganges zwischen Ein- und Ausflußbahn in Höhe der Ventrikelspitze nicht mit der gleichen Sicherheit zu. Trotz dieser Einschränkung ist die Kenntnis und Projektion dieser Bahnen im Röntgenbild wichtig, weil sich aus

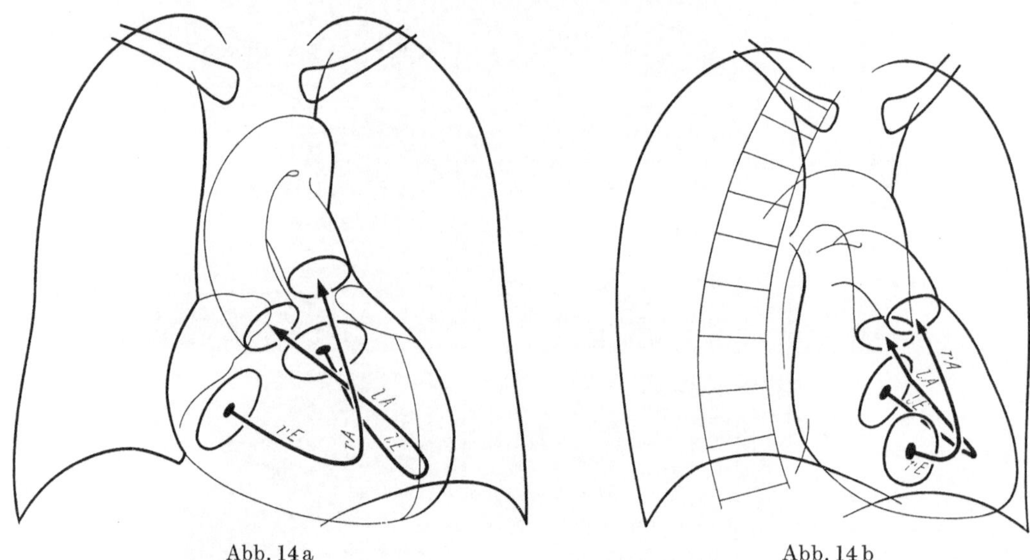

Abb. 14a—c. Schematische Übersicht der Ein- und Ausflußbahnen des Herzens nach Zdansky. Verlaufsrichtung der Ein- und Ausflußbahnen beider Kammern. a Im Ventralbild, b in linker vorderer Schrägstellung, c in rechter vorderer Schrägstellung. *rE* Einflußbahn der rechten Kammer; *lE* Einflußbahn der linken Kammer; *rA* Ausflußbahn der rechten Kammer; *lA* Ausflußbahn der linken Kammer. a Die Einflußbahn der rechten Kammer (*rE*) verläuft nur wenig zur Herzspitze geneigt in fast transversaler Richtung von rechts nach links. Die Ausflußbahn der rechten Kammer (*rA*) zieht von der Herzspitze fast senkrecht zum Pulmonalisostium und findet auf dem Zwerchfell ein festes Widerlager. Die Einflußbahn der linken Kammer (*lE*) verläuft im wesentlichen von hinten oben zur Herzspitze. Die Ausflußbahn der linken Kammer (*lA*) bildet den linken Kammerbogen. Sie erstreckt sich von der Herzspitze nach oben rechts zum Aortenostium. b Die Einflußbahn der linken Kammer (*lE*) erscheint ebenso wie die der rechten (*rE*) stark verkürzt. c Die Einflußbahn der rechten Kammer (*rE*) erscheint in dieser Projektion wegen ihres annähernd transversalen Verlaufs stark verkürzt. Die Ausflußbahn der rechten Kammer (*rA*) ist an der linken vorderen Begrenzung des Herzschattens randbildend. Die Einflußbahn der linken Kammer (*lE*) bestimmt wegen ihres stark dorsoventralen Verlaufs neben der Größe des dorsal an die Kammer angrenzenden Vorhofs die Tiefenausdehnung des Herzschattens. Die Ausflußbahn der linken Kammer (*lA*) erzeugt wegen ihres von links unten vorne nach rechts oben hinten gerichteten Verlaufs bei ihrer Verlängerung in dieser Projektion keine wesentliche Veränderung des Herzschattens, höchstens reicht die Herzspitze tiefer unter das linke Diaphragma herab. Die Querdehnung der Ausflußbahn kann aber zu einer verstärkten Abrundung des linken Herzschattens führen

ihren Vergrößerungen bzw. Verlängerungen jeweils unterschiedliche Herzkonfigurationen ergeben. Dies hat Kirch namentlich für den rechten Ventrikel pathologisch-anatomisch bewiesen und konnte durch topographische Untersuchungen der Herzhöhlen am Lebenden mit dem Herzkatheter und im Angiokardiogramm bestätigt werden.

Ganz allgemein ist festzustellen, daß die *Vergrößerung eines Ventrikels* (d. h. Dilatation und Hypertrophie) im Ausflußtrakt in Nähe des Semilunarostiums beginnt und von hier zur Herzspitze fortschreitet (KIRCH; NEMET u. SCHWEDEL; ZDANSKY), woraus eine Verlängerung der Herzkavität resultiert. Erst bei einer Vergrößerung (Dilatation und Hypertrophie) bzw. Dehnung des Ventrikels im Einflußbahnbereich kommt es zu einer Verbreiterung der Kammer. Der Ausbreitungsmodus einer Vergrößerung der Ventrikel ist von der Art der hämodynamischen Mehrbelastung abhängig. Am übersichtlichsten sind die Verhältnisse bei einer vermehrten Druckbelastung der Kammern, wie sie von KIRCH am rechten Ventrikel untersucht wurden. Hier beginnen Dilatation und Hypertrophie regelmäßig im klappennahen Bereich der Ausflußbahn und schreiten von dort zur Ventrikel- bzw. Herzspitze fort und führen erst bei stärkerer bzw. chronischer Druckbelastung zur Vergrößerung des Einflußtraktes. Bei einer Volumenbelastung der Ventrikel ist dagegen die Situation morphologisch nicht so eindeutig. Das gilt besonders für erhebliche und andauernde Füllungsbelastungen der Ventrikel, gleichgültig ob diese über das Semilunarostium (Klappeninsuffizienz) oder Atrioventrikularostium (Klappeninsuffizienz bzw. intrakardialer Kurzschluß) erfolgen. Zumindest dürfte in diesen Fällen durch den vermehrten Blutzufluß eine Dilatation des ganzen Ventrikels eintreten, ohne daß der Beginn der Kammervergrößerung in Ein- oder Ausflußtrakt rekonstruierbar ist.

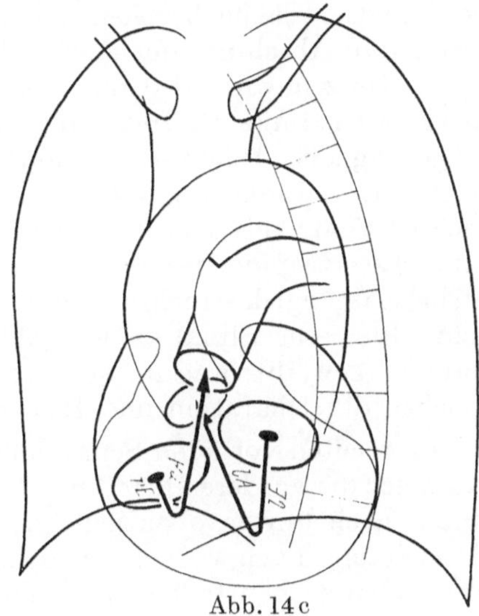

Abb. 14c

Für die *Vorhöfe* gelten diese Überlegungen bzw. Unterteilungen in Ein- und Ausflußbahn weder physiologisch noch anatomisch und damit auch nicht röntgenologisch. Das Blut strömt in die Vorhöfe von mehreren und nach allen Richtungen ein. Eine Vorhofdilatation durch eine vermehrte Füllung erfolgt sowohl bei einem vergrößerten Zufluß als auch bei einer Abflußbehinderung regelmäßig nach allen Richtungen. Die Richtung der Vorhofausdehnung ist allerdings durch seine Topographie und Lagebeziehung zu den Ventrikeln weitgehend präformiert (KJELLBERG, MANNHEIMER, RUDHE u. JONSSON).

Die Kenntnis von Topographie und Projektion der Ein- und Ausflußbahn der Ventrikel in den verschiedenen röntgenologischen Untersuchungsstellungen (ZDANSKY, s. Abb. 14), ist für das Verständnis der Größenänderungen der Kammer ebenso wichtig wie für die Interpretation der auf ihnen beruhenden Konfigurationsänderungen des Herzens. Die von ZDANSKY am gewöhnlichen Röntgenbild entwickelten Vorstellungen (s. Schema in Abb. 14), die durch Angiokardiographie und topographische Untersuchungen mit dem Herzkatheter bestätigt wurden, erlauben folgende Aussagen.

a) Rechter Ventrikel

Die *Einflußbahn* des rechten Ventrikels erstreckt sich im dorsoventralen Bild vom Tricuspidalostium in weitgehend transversaler Richtung nach links. Sie endet am vorderen Abschnitt des Septum interventriculare. Auf die Herzvorderfläche bezogen, ist die Einflußbahn somit im diaphragmalen vorderen rechten bis mittleren Herzabschnitt gelegen. Ihre linke Grenze projiziert sich beim normalen Herzen in Höhe oder etwas lateral des linken Wirbelsäulenrandes, erreicht aber nicht die Herzspitze. Durch ihren Verlauf von rechts hinten nach links vorne ist ihre Projektion im dorsoventralen Bild etwas verkürzt; ihre ganze Ausdehnung also nicht übersehbar. Im rechten vorderen Schrägbild erstreckt sich die Einflußbahn im diaphragmalen Herzabschnitt von rechts hinten nach links vorne zur Ventrikelspitze. Sowohl ihre Länge als auch ihre Tiefenausdehnung sind in dieser Position besser als im dorsoventralen Bild zu übersehen, was im Angiokardiogramm in rechter Schrägstellung sehr deutlich wird. Sie endet an der vorderen Herzkontur. Im linken Schrägbild ist die Einflußbahn des rechten Ventrikels nicht zu übersehen, da ihre Verlaufsrichtung weitgehend sagittal im Strahlengang verläuft. Dadurch erscheint sie in dieser Position stark verkürzt und deckt sich teilweise mit der Ausflußbahn. Im linken Seitenbild verläuft die Einflußbahn oberhalb des Zwerchfelles etwa von der Herzmitte bis zur vorderen Thoraxwand. Auch hier wird sie etwas verkürzt dargestellt.

Die *Ausflußbahn* des rechten Ventrikels erstreckt sich im dorsoventralen Bild vom Zwerchfell steil nach oben zum Pulmonalostium. Sie projiziert sich beim normalen Herzen etwa in die Mitte des Herzschattens und ruht mit ihrem unteren Pol auf dem Zwerchfell, das gewissermaßen als Widerlager dient. Ihre linke Begrenzung, auf die vordere Herzfläche bezogen, deckt sich mit dem vorderen Anteil des Kammerseptums. Der letzte Abschnitt der Ausflußbahn entspricht dem Conus pulmonalis. Bei gewöhnlichen Herzen wird also im dorsoventralen Bild die Ausflußbahn in keinem Abschnitt des Herzens links randbildend, auch nicht im Bereich des Conus pulmonalis. Eine Verlängerung der Ausflußbahn führt zu einer Streckung des Herzens in der Längsachse nach oben. Links randständig wird sie erst bei einer wesentlichen Vergrößerung des rechten Ventrikels oder bei einer Rotation des Herzens nach links, die bei einer Dilatation und Hypertrophie des rechten Ventrikels in der Regel eintritt. Dies kann bei einer Mehrbelastung des rechten Ventrikels schon bei einem normal breiten Herzen der Fall sein. In dieser Situation wird das Septum interventriculare in Ventrikeldiastole nach links vorgewölbt, was im dorsoventralen Angiokardiogramm deutlich zu sehen und ein Zeichen der Dilatation und Hypertrophie des rechten Ventrikels ist.

Im rechten vorderen Schrägbild und im Seitenbild bildet die Ausflußbahn der rechten Kammer die vordere Herzkontur. Ihr Verlauf ist im rechten Schrägbild leicht von vorne unten nach hinten oben geneigt, während sie im Seitenbild mehr steil verläuft. Ihre Ausdehnung nach vorne, zumal im Bereich des Conus pulmonalis, ist in dieser Position am besten zu beurteilen. Im linken Schrägbild projiziert sie sich in die Mitte des Herzschattens und steigt steil von unten nach oben. Sie deckt sich verlaufsmäßig in dieser Position weitgehend mit der Einflußbahn.

b) Linker Ventrikel

Die *Einflußbahn* des linken Ventrikels verläuft im dorsoventralen Bild von links oben hinten nach links unten vorne zur Herzspitze. Sie erreicht somit die Herzvorderfläche nur in Höhe seiner Spitze. Im rechten Schrägbild entspricht ihre Verlaufsrichtung der des rechten Ventrikels in leichter Neigung von oben hinten nach vorne unten zur Herzspitze. Ihr Anfang, das Mitralostium, liegt etwa im mittleren hinteren Drittel des Herzschattens. In dieser Position ist ihre Tiefenausdehnung am besten zu übersehen. Sie bestimmt hier mit der Einflußbahn der rechten Kammer und den dorsal gelegenen Vorhöfen die Tiefenausdehnung des Herzens. Im linken Schrägbild projiziert sich der Einflußtrakt der linken Kammer in den hinteren Herzabschnitt. Er verläuft fast senkrecht von oben nach unten, so daß nur ihre vertikale Ausdehnung zu übersehen ist. In der Tiefenausdehnung erscheint sie hier stark verkürzt. Im linken Seitenbild ist ihr Verlauf von hinten oben nach vorne unten geneigt. Ihr Anfang ist im mittleren oberen Drittel des Herzens und ihr Ende in Höhe der Herzspitze an der vorderen Thoraxwand gelegen.

Die *Ausflußbahn* des linken Ventrikels verläuft im dorsoventralen Bild von der Herzspitze von links unten nach rechts oben zum Aortenostium. Dieses liegt im oberen bis mittleren Drittel des Herzens etwa in Höhe der Wirbelsäule. Ausfluß- und Einflußbahn decken sich in dieser Position weitgehend. Es wird allerdings die Ausflußbahn unterhalb des linken Herzohres links konturbildend. Ihre vordere Wand bildet die linke Hälfte der Herzvorderfläche. Im rechten vorderen Schrägbild verläuft die Ausflußbahn des linken Ventrikels von vorne unten nach hinten oben. Ihr Ende liegt etwa im oberen mittleren Herzbereich. Im unteren Abschnitt deckt sich ihre Verlaufsrichtung fast mit derjenigen des rechten Ventrikels, während sie im oberen Bereich stärker als diese nach hinten geneigt zieht. Ihre Tiefenausdehnung ist wie am rechten Ventrikel in dieser Position sehr übersichtlich. Im linken Schrägbild erstreckt sich die linke Ausflußbahn wie die rechte fast vertikal von unten nach oben, so daß in dieser Position nur ihre Höhe zur Darstellung kommt. Ihr Ende, das Aortenostium, ist in dieser Stellung etwa im mittleren bis oberen Drittel des Herzschattens gelegen. Im linken Seitenbild läßt sich dagegen die Tiefenausdehnung der Ausflußbahn besser übersehen. Sie verläuft hier von der Herzspitze von vorne unten nach hinten oben. Ihr Neigungswinkel ist besonders in dieser Position sehr vom Zwerchfellstand abhängig. Bei Zwerchfelltiefstand ist ihr Verlauf steiler als bei Zwerchfellhochstand.

Literatur

Arkussky, J.: Zur Frage der Röntgendiagnostik der angeborenen Herzfehler. Fortschr. Röntgenstr. **35**, 455—460 (1926).

— Neue Ergebnisse zur Frage der Orthodiagraphie des Herzens. Fortschr. Röntgenstr. **44**, 39—47 (1931).

Assmann, H.: Die klinische Röntgendiagnostik der inneren Erkrankungen, 5. Aufl. Berlin: F. C. W. Vogel 1934.

Camp, de la, O.: Beiträge zur Physiologie und Pathologie der Zwerchfellatmung, einschließlich der zugehörigen Herzbewegungen. Z. klin. Med. **49**, 411—455 (1903).

— Experimentelle Studien über die akute Herzdilatation. Z. klin. Med. **51**, 1—79 (1904).

Ceballos, J., R. Calderon and O. Kargl: The determination of individual enlargement of the ventricles by radiologic methods. Amer. Heart J. **49**, 606—613 (1955).

—, and I. Jairo: Determination of individual enlargement of the ventricles; method based on angiocardiography in the left anterior oblique position. Radiology **58**, 844—849 (1952).

Dietlen, H.: Über die klinische Bedeutung der Veränderungen am Zirkulationsapparat, insbesondere der wechselnden Herzgröße, bei verschiedenen Körperstellungen (Liegen und Stehen). Dtsch. Arch. klin. Med. **97**, 132—164 (1909).

— Zur Frage des „Kleinen Herzens". Münch. med. Wschr. **1**, 47—50 (1919).

— Über Herzgröße und Herzmessung. Klin. Wschr. **42**, 2097—2102 (1922).

— Herz und Gefäße im Röntgenbild. Leipzig: Johann Ambrosius Barth 1923.

Döring, G.: Über linksseitige tonogene Herzdilatation im Tierexperiment. Z. ges. exp. Med. **94**, 766—784 (1934).

Dotter, Ch. T.: Editorial diagnostic cardiovascular radiology: a changing scene. Circulation **14**, 509—511 (1956).

—, and I. Steinberg: Angiocardiography. 3. Printing. New York: Hoeber 1953.

Durant, T. M.: Roentgenology in the diagnosis of heart disease; the value of esophageal visualization. New int. Clin. **4**, 74 (1949).

Eck, S.: Roentgenological examination of Morbus caeruleus. In E. Mannheimer, Morbus caeruleus. Basel: S. Karger 1949.

Elkin, M., M. C. Sosman, D. E. Harken and L. Dexter: Systolic expansion of the left auricle in mitral regurgitation. N. Engl. J. Med. **246**, 958—961 (1952).

Eyler, W. E., D. L. Wayne, and J. E. Rhodenbaugh: The importance of the lateral view in the evaluation of left ventricular enlargement in rheumatic heart disease. Radiology **73**, 56—61 (1959).

Forssmann, W.: Die Sondierung des rechten Herzens. Klin. Wschr. **8**, 2085—2087 (1929).

Fray, W. W.: Mensuration of the heart and chest in the left postero-anterior oblique position. A comperativ study. I. Relation of the transverse diameter of the heart to the thorax. II. Determination of type of cardiac enlargement (right or left.) Amer. J. Roentgenol. **27**, 177—186 (1932).

Friedberg, Ch. K.: Erkrankungen des Herzens. Stuttgart: Georg Thieme 1959.

Friese, G.: Über das Oesophagoatriogramm des Herzgesunden und Herzkranken. Arch. Kreisl.-Forsch. **22**, 288—331 (1955).

Frik, K.: Zur Deutung des Röntgenbildes im ersten schrägen Durchmesser. Fortschr. Röntgenstr. **29**, 723—738 (1922).

— Die normale Aorta im Röntgenbild. Fortschr. Röntgenstr., 16. Kongreßheft zu Bd. 33 (1925), S. 29.

Gäbert, E.: Der hintere Herzrand im Röntgenbild in normalen und kranken Fällen und Veränderungen des Tracheobronchialbaumes durch Erweiterung des linken Vorhofes. Fortschr. Röntgenstr. **32**, 385—409 (1924).

— Die Lagebeziehungen des Oesophagus zur hinteren Herzfläche und ihre Veränderungen durch Erweiterung des linken Vorhofes im Röntgenbild. Fortschr. Röntgenstr. **32**, 410—415 (1924).

Gillmann, H.: Darstellung von Untersuchungen über die Komponenten der Herzsilhouette und die Herzmechanik bei Herzfehlern mittels Komplementärfarben-Phasenbildern. Cardiologia (Basel) **25**, 89—98 (1954).

GROEDEL, F. M.: Erste Mitteilung über die Differenzierung einzelner Herzhöhlen im Röntgenbilde und den Nachweis von Kalkschatten in der Herzsilhouette intra vitam. Fortschr. Röntgenstr. **16**, 337—342 (1910/11).

— Die röntgenanatomische Situsuntersuchung des Herzens und der großen Gefäße. Zweck, Bedeutung und seitherige Leistungen dieses Verfahrens. Dtsch. Arch. klin. Med. **111**, 199—205 (1913).

— Die Röntgenuntersuchung des Herzens. In Lehrbuch und Atlas der Röntgendiagnostik in der inneren Medizin und ihren Grenzgebieten. München: J. F. Lehmann 1938.

— TH., u. F. M. GROEDEL: Über die Form der Herzsilhouette bei den angeborenen Herzkrankheiten. Dtsch. Arch. klin. Med. **103**, 413—422 (1911).

HABBE, J. E.: The influence of posture on size and configuration of the heart as seen teleroentgenographically. Amer. J. Roentgenol. **76**, 706—720 (1956).

HERRNHEISER, G.: Die Tiefenlage der im Orthodiagramm randbildenden Herz-Gefäßpartien. Fortschr. Röntgenstr. **28**, 372—383 (1921/22).

HOLZKNECHT, G.: Das radiologische Verhalten der normalen Brustaorta. Wien. klin. Wschr. **10**, 225 (1900).

— Das radiologische Verhalten pathologischer Prozesse der Brustaorta. Wien. klin. Wschr. **25**, 573 (1900).

— Die röntgenologische Diagnostik der Erkrankungen der Brusteingeweide. Hamburg: Gräfe & Sillem 1901.

HOLZMANN, M.: Erkrankungen des Herzens und der Gefäße. In H. R. SCHINZ, W. E. BAENSCH, E. FRIEDL u. E. UEHLINGER: Lehrbuch der Röntgendiagnostik, Bd. III. Stuttgart: Georg Thieme 1952.

HÜLNHAGEN, O.: Retrocardialraum und Oesophaguskontrastdarstellung im höheren Lebensalter. Fortschr. Röntgenstr. **74**, 187—192 (1951).

JACOBSON, H. G., M. H. POPPEL, J. B. HANENSON and ST. B. DEWING: Left atrial enlargement. The optimum roentgen method for its demonstration. Amer. Heart J. **43**, 423—436 (1952).

JÖNSSON, G.: Über röntgenologische Herzdiagnostik. Sv. Läk.-Tidn. **1957**, 3887—3918. Ref. in Zbl. ges. Radiol. Zbl. Röntgenstr. **58**, 227—228 (1958).

KAPLAN, H. S., and S. I. ROBINSON: Congenital heart disease. New York: McGraw-Hill Book Company, Inc. 1954.

KAUTZ, F. G., and M. PINNER: Extrapericardial fat bodies. Amer. J. Roentgenol. **35**, 40—43 (1936).

KAYE, J., M. J. MEYER, B. VAN LINGEN, M. MCGREGOR and J. L. BRAUDO: The radiological diagnosis of mitral valve disease. J. Radiol. **26**, 242—251 (1953).

KIRCH, E.: Der Einfluß der linksseitigen Herzhypertrophie auf das rechte Herz. Beitr. path. Anat. **73**, 35—54 (1924).

KIRCH, E.: Der Entwicklungsablauf der rechtsseitigen tonogenen Herzdilatation bei Mensch und Versuchstier und seine physiologische Erklärung. Virchows Arch. path. Anat. **291**, 682—694 (1933).

— Über tierexperimentelle Erzeugung von tonogener Dilatation und Hypertrophie des rechten Herzens durch hochdosierte Histamininjektionen. Naunyn-Schmiederberg's Arch. exp. Path. Pharmak. **171**, 691—715 (1933).

KJELLBERG, S. R.: Importance of the prone position in the roentgenologic diagnosis of slight mitral disease. Acta radiol. (Stockh.) **31**, 178—181 (1949).

— E. MANNHEIMER, U. RUDHE and B. JONSSON: Diagnosis of congenital heart disease. Chicago: Year book publishers, Ins. 1955.

LARSSON, H., and S. R. KJELLBERG: Roentgenological heart volume determination with special regard to pulserate and position of the body. Acta radiol. (Stockh.) **29**, 159—177 (1948).

LAUBRY, C. H., P. COTTENOT, D. ROUTIER et R. HEIM DE BALSAC: Radiologie clinique du coeur et des gros vaisseaux. Paris: Masson & Cie. 1939.

MARKS, M. O., and H. A. ZIMMERMANN: The roentgen and differential diagnosis of chronic cor pulmonale. Amer. J. Roentgenol. **66**, 9—28 (1951).

MCKAY, J. M., and J. D. AITCHISON: The left lateral esophagogram in mitral valvular disease. J. Fac. Radiol. (Bristol.) **6**, 209—213 (1955).

MORITZ, F.: Über Veränderungen in der Form, Größe und Lage des Herzens beim Übergang aus horizontaler in vertikaler Körperstellung. Dtsch. Arch. klin. Med. **82**, 1—40 (1905).

— Zur Beurteilung der Herzgröße. Fortschr. Röntgenstr. **38**, 993—999 (1928).

MUSSHOFF, K., u. H. REINDELL: Zur Röntgenuntersuchung des Herzens in horizontaler und vertikaler Stellung. Dtsch. med. Wschr. **82**, 1075—1080 (1957).

NEMET, G., and J. B. SCHWEDEL: Roentgenographic studies of the right ventricle. Amer. Heart J. **7**, 560—573 (1932).

NICE jr., CH. M., and C. W. HALL: The relationship of the left atrium to the opacified esophagus in upright and recumbent positions. Radiology **65**, 61—64 (1955).

O'KANE, G. H., F. D. ANDREW and S. WARREN: A standardization roentgenologic study of the heart and great vessels in the left oblique view. Amer. J. Roentgenol. **23**, 373—383 u. 405—408 (1930).

PAPE, R.: Zur Beurteilung des Fettbürzels und ähnlicher Schatten an der Herzspitze. Wien. klin. Wschr. **18**, (1947).

PARKINSON, J.: The radiology of rheumatic heart disease. Lancet **1949 I**, 895—902.

—, and D. E. BEDFORD: The aortic triangle. Lancet **1936 II**, 909—916.

RIEDER, W.: Das „Panzerherz". Fortschr. Röntgenstr. **20**, 50—57 (1913).

ROESLER, H.: Die Grenzen des Normalen und Pathologischen im Röntgenbild des Herzens und der großen Gefäße. Klin. Wschr. **9**, 607—612 (1930).

— Clinical roentgenology of the cardio-vascular system, 2nd edit. Springfield, Ill.: Ch. C. Thomas 1943.

SCHAEDE, A., u. P. THURN: Größenbestimmungen der Herzhöhlen mit dem Herzkatheter. Fortschr. Röntgenstr. **79**, 21—32 (1953).

SCHORR, S., F. DREYFUSS and M. FRÄNKEL: Evaluation of the recumbent esophagogram in the early detection of left atrial enlargement. Radiology **67**, 186—194 (1956).

— — and H. SCHWARTZ: The recumbent esophagogram, an x-ray method for early detection of left atrial enlargement. Radiology **57**, 208—213 (1951).

SCHWARZ, G.: Die Röntgenuntersuchung des Herzens und der großen Gefäße. Wien: Franz Deuticke 1911.

SCHWEDEL, J. B.: Clinical roentgenology of the heart. New York: Paul B. Hoeber 1951.

SEGERS, M., A. MEYERS, CH. TENZER et R. NYTTERHOEVEN: La retrodéviation de l'oesophage chez les mitraux. I. Différence entre les clichés pris en systole ou en diastole et en position debaut ou couchée. Acta clin. belg. **7**, 289—296 (1952).

SOLOFF, L. A., and I. ZATUCHNI: The relationship of displacement of the esophagus to left atrial volume and heart size in persons with mitral stenosis. Amer. J. Med. **21**, 551—564 (1956).

STEINBERG, I., H. V. v. GAL and N. FINBY: Roentgen diagnosis of pericardial effusion. Amer. J. Roentgenol. **79**, 321—332 (1958).

SUSSMAN, M. L., and A. GRISHMAN: Recent advances in internal medicine, Vol. 2. New York: Interscience Publishers 1947.

TAUSSIG, H. B.: Congenital malformations of the heart. New York: Commonwealth Fund. 1947.

TEUBERN, K. v.: Orthodiagraphische Messungen des Herzens und der Aorta bei Herzgesunden. Fortschr. Röntgenstr. **24**, 549 (1916/17).

THURN, P.: Hämodynamik des Herzens im Röntgenbild. Stuttgart: Georg Thieme 1956.

— Diagnose und Differentialdiagnose der Herzerkrankungen im Röntgenbild. In W. TESCHENDORF, Lehrbuch der röntgenologischen Differentialdiagnostik. Stuttgart: Georg Thieme 1958.

— Zur röntgenologischen Volumenmessung des Herzens. Fortschr. Röntgenstr. **90**, 290—299 (1959).

— Zur Röntgenuntersuchung der Herzhöhlen. Röntgenblätter **12**, 1—14 (1959).

VAQUEZ, H., et E. BORDET: Radiologic du coeur et des vaisseaux de la base. Paris: Baillière (1928).

WEINBERGER, M.: Atlas der Radiographie der Brustorgane. Wien: Engel 1901.

WILSON, M. G., N. EPSTEIN, H. N. HELPER and K. HAIN: Evaluation of routine serial fluoroscopic examinations of the heart in the posteroanterior and oblique views at specific degrees of rotation. Circulation **8**, 879—882 (1953).

WOLFF, A.: Das frontale Herzbild als Mittel zur Beurteilung der einzelnen Herzabschnitte. Fortschr. Röntgenstr. **46**, 275—281 (1932).

ZDANSKY, E.: Röntgendiagnostik des Herzens und der großen Gefäße, 2. Aufl. Wien: Springer 1949.

— Was leistet die Röntgenuntersuchung für die Beurteilung der Herzfunktion des Erwachsenen. Röntgendiagnostik, Ergebnisse, 1952—1956; 104. Stuttgart: Georg Thieme 1957.

ZEHBE, M.: Beobachtungen am Herzen und der Aorta. Dtsch. med. Wschr. **11**, 315—318 (1916).

— Beiträge zur Röntgenuntersuchung des Herzens. Fortschr. Röntgenstr. **26**, 424—438 (1917).

II. Herzmaße

Von

K. Musshoff und H. Reindell

Mit 50 Abbildungen

1. Einleitung

Zur röntgenologischen Bestimmung der Herzgröße werden ein-, zwei- und dreidimensionale Maße verwendet. Die eindimensionalen Maße entsprechen Herzdurchmessern verschiedener Projektionen, i.a. der Sagittal- und Frontalprojektion. Sie sind mit entsprechenden anatomischen Maßen durchweg nicht identisch. Die zweidimensionalen Maße betreffen die ausgemessene oder berechnete Fläche des Röntgenbildes. Grundsätzlich kann die Fläche in jeder Projektionsrichtung annäherungsweise berechnet werden. In der Praxis hat jedoch nur die frontale Fläche der Herzsilhouette als Maß Anwendung gefunden. Das dreidimensionale Maß beruht auf der Ermittlung des Herzvolumens aus mehreren Projektionen, wobei verschiedene Verfahren zur Anwendung kommen.

Die röntgenologisch gemessene Herzgröße kann in absolutem und korrelativem Maß ausgedrückt werden. Die absoluten Maße entsprechen, je nachdem, ob ein-, zwei- oder dreidimensionale Maße verwendet wurden, den gemessenen oder berechneten Werten in Zentimeter, Quadratzentimeter oder Kubikzentimeter. Da die normale Streuung gesunder Herzen sehr groß ist, sind seit den Anfängen der röntgenologischen Herzmessung umfangreiche Untersuchungen über die Abhängigkeit der Herzgröße von anderen Abmessungen, Funktionen und Eigenschaften des Körpers durchgeführt worden. Das Ziel dieser Untersuchungen war und ist es, die große Streubreite der absoluten Herzgröße auf ein weniger breites Maß der individuellen Normgröße einzuengen. An diesen Untersuchungen, die anfänglich in erster Linie von anatomischer, pathologisch-anatomischer, physiologischer und zoologischer Seite erfolgten, hat sich seit Einführung der Röntgenstrahlen in die Herzdiagnostik die röntgenologische Forschung in zunehmendem Maße beteiligt. Solange die Röntgendiagnostik des Herzens sich mit der Feststellung ein- und zweidimensionaler Herzmaße begnügen mußte, von denen keines für die Gesamtgröße repräsentativ ist, blieben die zahlreichen und umfangreichen Bemühungen um die Feststellung einer Normgröße des Herzens unbefriedigend. Erst seit der Einführung brauchbarer röntgenologischer Methoden, die Herzgröße im Volumenmaß zu bestimmen, erhielt die röntgenologische Herzforschung die Voraussetzung, die gestellte Aufgabe mit größerem Erfolg zu behandeln.

Bei Abhandlung des vorliegenden Themas werden wir darum in erster Linie diejenigen Untersuchungsergebnisse der bisherigen Literatur berücksichtigen, welche die Herzgröße im räumlichen Maße angeben. Daneben sollen aus der fast unübersehbaren Fülle der im Schrifttum niedergelegten Ergebnisse der ein- und zweidimensionalen Meßmethoden diejenigen herangezogen werden, die zum Verständnis der historischen Entwicklung beitragen können oder auch heute noch einige praktische Bedeutung haben.

2. Die Methoden der röntgenologischen Herzgrößenbestimmung, die einzelnen Herzmaße und ihre Fehlerbreite

Zur Gewinnung größenrichtiger Herzmaße kommen grundsätzlich drei Verfahren zur Anwendung:

Die *Orthodiagraphie* (MORITZ, 1900). Bei diesem Verfahren wird mit einem klein ausgeblendeten bzw. markierten zentralen Strahlenbündel die Herzkontur umfahren und mittels einer gekoppelten Schreibvorrichtung auf einer Schreibfläche graphisch festgehalten. Das so gewonnene Orthodiagramm zeigt die Herzfläche und deren Durchmesser als unverzeichnete Parallelprojektion und erlaubt bei beliebigem Strahlengang eine exakte, vergleichbare Größenbestimmung. Die Methode wird heute jedoch praktisch nicht mehr angewendet.

Die *Herzfernaufnahme* (*Teleröntgenographie*, A. KÖHLER, 1908) wird mit so großer Fokus-Filmentfernung (1,5—2 m) angefertigt, daß der Gang der Röntgenstrahlen in Beziehung zur Seitenausdehnung des Herzens als annähernd parallel betrachtet werden kann.

Vorteile der Herzfernaufnahme sind nach ZDANSKY (1949) darin zu sehen, daß sie frei von subjektiven Fehlern des Untersuchenden ist, vor allzu langer Strahleneinwirkung schützt und eine einwandfreie Dokumentation erlaubt. Ihr Nachteil liegt darin, daß trotz der relativ großen Fokus-Film-Distanz noch eine gewisse Vergrößerung und Verzeichnung besonders solcher Herzteile eintritt, die weiter vom Film entfernt liegen. Bei einem Fokus-Filmabstand von 150 cm (200 cm) werden 10 cm eines Herzmaßes, welches 15 cm vom Film entfernt liegt, zu 11,1 cm (10,8 cm). Die Orthodiagraphie ist demnach nach MORITZ (1910), DIETLEN (1913), GROEDEL (1911), HAMMER (1917) und LUDWIG (1939) die exaktere Methode für die Bestimmung der absoluten Größe, ihr Nachteil die lange Strahlenbelastung und die starke Abhängigkeit vom subjektiven Können des Untersuchenden.

DIETLEN (1913) kommt in einer eingehenden Abwägung beider Untersuchungsverfahren zu dem Schluß, daß die Herzfernaufnahme für den klinischen Bereich ausreicht und auch für wissenschaftliche Untersuchungen brauchbar ist, da man die Projektionsfehler berechnen kann. Es kommt hinzu, daß in der Praxis die Fernaufnahme die Orthodiagraphie fast vollständig verdrängt hat. Die Industrie stellt schon seit Jahrzehnten keine Orthodiagraphen mehr her. Auch ist mit den modernen Durchleuchtungsgeräten eine Orthodiagraphie kaum mehr möglich. Die Auslösung der Fernaufnahme kann auf elektrischem oder mechanischem Wege durch das EKG oder den Pulsschlag erfolgen, so daß es möglich ist, Herzbilder immer in gleicher, vorher bestimmbarer Bewegungsphase aufzunehmen.

Die *Orthodiametrie* (H. BÜCHNER, 1951) liefert die gleichen, größenrichtigen Herzmaße wie die Orthodiagraphie, nur wird die Herzkontur nicht umfahren und graphisch festgehalten, sondern die Herzmaße werden in ihrer wahren Größe während der Durchleuchtung auf dem Leuchtschirm an einem Maßstab abgelesen. Sie läßt sich mit allen heute gebräuchlichen Durchleuchtungsgeräten im Stehen und Liegen durchführen. Das Orthodiameter besteht aus einem Maßstab, der hinter den Leuchtschirm gegeben wird, und zusammen mit dem Herz als Röntgenschatten erscheint, sowie aus einer Spaltlampe, die auf den Leuchtschirm einen feinen Lichtstrahl projiziert, der nach dem Messen auf dem Maßstab das richtige Herzmaß anzeigt. Da das Herz während des Messens beobachtet werden kann, erhält man mit der Orthodiametrie stets vergleichbare, diastolische Herzmaße in gleicher Atemphase.

Aus den mit diesen Methoden gewonnenen Herzprojektionen im sagittalen und frontalen Strahlengang gewinnt man durch Festlegung bestimmter ein- und zweidimensionaler Herzmaße einen Einblick in die Größe des einzelnen Herzens, bedingt auch einzelner Herzteile. Aus den so gewonnenen Herzmaßen verschiedener Projektionen ist es möglich, das Herzvolumen zu berechnen.

a) Die Maße der Sagittalprojektion[1]

α) Die linearen Maße der Sagittalprojektion

In der Sagittalprojektion (Abb. 1) kommen folgende linearen Abmessungen zur Anwendung:

1. Der *rechte* und *linke Medianabstand* (Mr und Ml). Sie bilden den größten horizontalen Abstand des rechten und linken Herzrandes von der Medianebene. Der rechte Median-

[1] Die Darlegung der Maße der Sagittal-, Transversal- und Vertikalprojektion folgt den Ausführungen von E. ZDANSKY (1949).

abstand liegt höher als der linke, da der Scheitel des rechten Herzrandes höher als derjenige des linken liegt. Das Verhältnis von Mr:Ml beträgt nach DIETLEN (1907) für den erwachsenen Mann durchschnittlich 1:2,1, für die erwachsene Frau 1:2,4; bei Kindern besteht nach Untersuchungen von VEITH (1908) ein Verhältnis von 1:2,2. Das Verhältnis von Mr:Ml ist nach ZDANSKY (1949) vom Zwerchfell abhängig. Infolge der Schräglage des Herzens im Thoraxraum verändert sich bei der Atmung der linke Medianabstand stärker als der rechte, so daß sich das Verhältnis von Mr:Ml bei der Cranialbewegung des Zwerchfells in Richtung gegen $1:>2$ und bei der Caudalbewegung in Richtung gegen $1:<2$ verschiebt (Abb. 2).

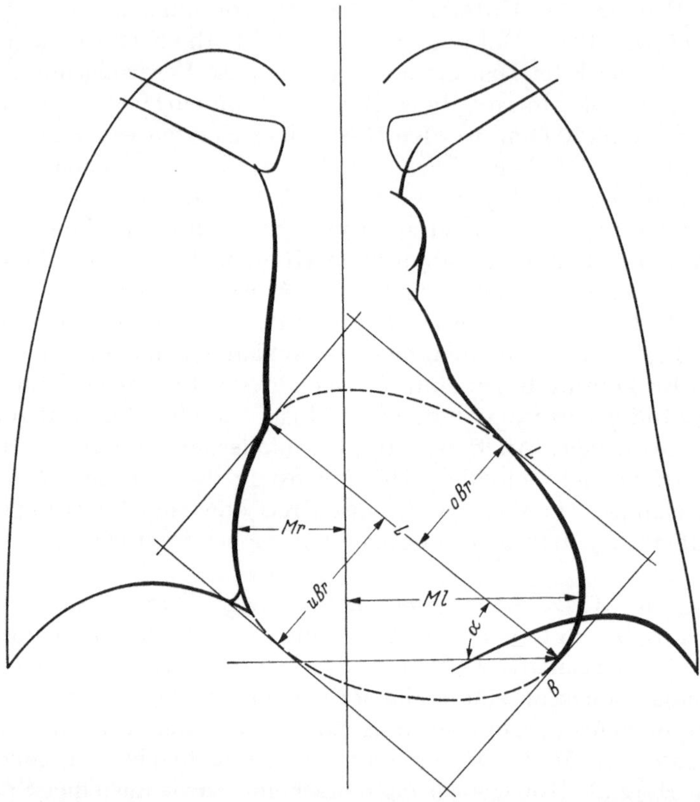

Abb. 1. Röntgenologische Herzabmessungen der Sagittalprojektion. (Aus ZDANSKY, 1949.) *Mr* rechter Medianabstand; *Ml* linker Medianabstand; *Mr*+*Ml* Transversaldurchmesser (*Tr*); *L* Längsdurchmesser; *oBr* oberer Breitendurchmesser; *uBr* unterer Breitendurchmesser; *oBr*+*uBr* Herzbreite (*B*); α Neigungsventrikel des Herzens gegen die Sagittalebene

2. Der *Transversaldurchmesser* des Herzens. Er stellt die Summe des rechten und linken Medianabstandes dar (Mr:Ml). Der Transversaldurchmesser hat, obwohl er mit großen Fehlern belastet ist, die größte Verbreitung gefunden. MORITZ (1928) und BENEDETTI (1939) haben darauf hingewiesen, daß die Transversaldimension des Herzschattens ihre Bezeichnung der Lage im Thorax verdankt und in bezug auf das Herz ein Schrägdurchmesser ist, dessen Größenverhältnis zum Längsdurchmesser von dem variablen Winkel abhängig ist, den er zu diesem bildet. Beide Autoren lehnen darum den Transversaldurchmesser als Herzmaß ab und empfehlen für genauere Untersuchungen an Stelle des Transversaldurchmessers den Breitendurchmesser zu verwenden.

3. Der *Breitendurchmesser* (B) oder die Herzbreite (Hbr) stellt die Summe der größten Abstände des rechten unteren und linken oberen Herzrandes vom Längsdurchmesser (L) dar. Im Gegensatz zum Transversaldurchmesser ist der Breitendurchmesser von der Herzlage im Thoraxraum und vom Neigungswinkel des Herzens weitgehend unabhängig.

4. Der *Längsdurchmesser* (L) oder die *Herzlänge* (Hl) verläuft vom rechten Herzgefäßwinkel zur Herzspitze. In ähnlicher Weise wie der Breitendurchmesser ist auch der Längsdurchmesser des Herzens von der Neigung des Herzens gegen die Horizontalebene (bzw. gegen die Sagittalebene) weniger abhängig als der Transversaldurchmesser. Da jedoch das Herz je nach dem Grad seiner Neigung gegen die Frontalebene eine entsprechende projektionsbedingte Verkürzung erfährt, entspricht der Längsdurchmesser des Herzens nicht genau der anatomischen Längsausdehnung des Herzens.

Das Verhältnis von Herzlänge zu Herzbreite wurde von MORITZ als „Herzschlankheit" bezeichnet und durch den Quotienten $\frac{\mathrm{Hbr}}{\mathrm{Hl}}$ ausgedrückt.

5. Die *Herzhöhe* (Hh) stellt nach O. KIRSCH (1932) den Abstand des rechten Herzgefäßwinkels von der durch die Herzspitze gelegten Horizontalen dar. Die Herzhöhe ist

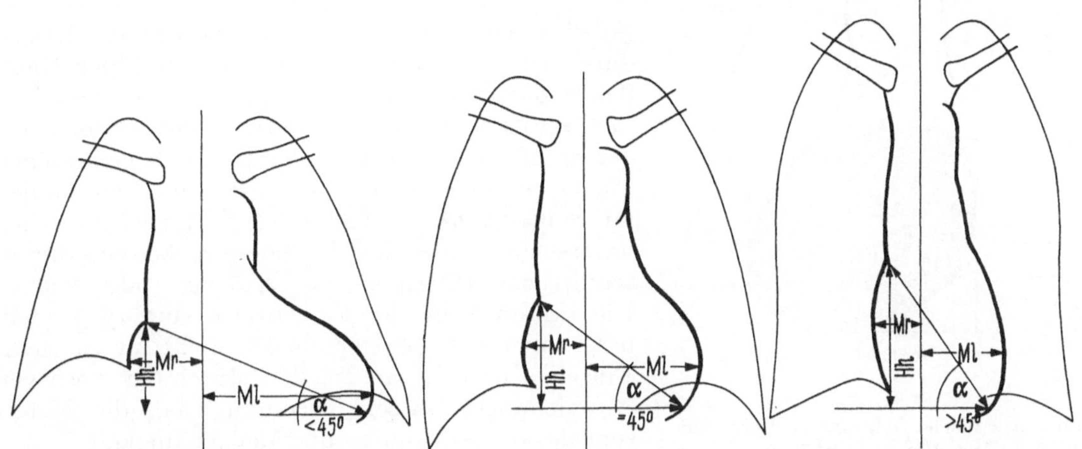

Abb. 2. Abhängigkeit des Herztransversaldurchmessers (*Mr*+*Ml*) und der Herzhöhe (*Hh*) vom Neigungswinkel α des Herzens. (Aus ZDANSKY, 1949)

von dem Neigungswinkel α des Herzens abhängig, sie wird mit zunehmendem Neigungswinkel größer und mit abnehmendem kleiner (Abb. 2).

6. Der *Neigungswinkel des Herzens* (α) ist der Winkel, den die Längsausdehnung des Herzens (L) mit der Horizontalen bildet. Er charakterisiert die Lage des Herzens imThoraxraum gegenüber der Horizontal- bzw. der Medianebene. Die Neigung, die das Herz gegenüber der Frontalebene einnimmt, wird durch den Neigungswinkel nicht erfaßt, sie ist nur im Seitenbild des Herzens erkennbar. Nach der Größe des Neigungswinkels unterscheidet man das Schrägherz mit einem Winkel von etwa 45°, das Querherz mit einem Winkel von kleiner als 45° und das Steilherz mit einem Winkel von größer als 45° (Abb. 2).

β) Die Flächenmaße der Sagittalprojektion

Das vollständigste Maß der Herzsilhouette im sagittalen Strahlengang ist die Ausmessung oder Berechnung des Herzschattens (MORITZ, 1905, 1928; DIETLEN, 1907; HAMMER, 1928). Die folgenden Flächenmaße kommen im einzelnen zur Anwendung:

Die *Herzfläche* (Hfl) stellt nach MORITZ die planimetrisch ausgemessene Fläche des Sagittalorthodiagramms dar. Ihre Bestimmung ist schwierig und erfordert Übung und Erfahrung. Da der Herzschatten nach oben in das Gefäßband und nach unten in den Zwerchfellschatten übergeht, müssen seine oberen und unteren Grenzen konstruiert werden. Erfahrene Untersucher wie MORITZ, DIETLEN, GEIGEL (1914), ROHRER (1916/17), v. BERNUTH (1931), KAHLSTORF (1932) und ZDANSKY (1949) sind der Ansicht, daß die Abgrenzung der Herzfläche auch in diesem Bereich bei ausreichender Erfahrung und entsprechendem Formgefühl des Untersuchers mit großer Genauigkeit möglich ist. Dabei ist auch zu berücksichtigen, daß die obere und untere Begrenzung des Herzens immer in annähernd gleicher Weise verlaufen (ROHRER). Bei richtiger Ausmessung stellt die Herzfläche eine der wichtigsten Herzabmessungen dar. Das Maß der Herzfläche wird gleichzeitig zur Bestimmung des Herzvolumens benötigt, wie sie von ROHRER und KAHLSTORF angegeben wurde (Abb. 3).

Anstelle der planimetrischen Ausmessung kann die Herzfläche nach dem Vorschlag von ZWALUWENBURG (1920) sowie UNGERLEIDER und GUBNER (1942) nach der *Flächenformel der Ellipse* berechnet werden. Dieser Vorschlag geht von der Überlegung aus, daß es sich bei der Herzfläche um eine annähernd elliptische Form handelt. Die Formel lautet dann

$$Fa = \frac{\pi}{4} \cdot l \cdot b$$

wobei l der orthodiagraphisch bestimmte Längsdurchmesser, b der Breitendurchmesser der Herzfläche darstellen. Nach Untersuchungen von UNGERLEIDER und GUBNER beträgt der Unterschied der errechneten von der planimetrisch gemessenen Fläche weniger als 3%. Von MUSSHOFF zusammen mit SCHMIDT-ZANG (1959) durchgeführte Vergleichsuntersuchungen beider Methoden ergeben eine durchschnittliche Differenz von 2,45 cm² oder 2,89%. Die Unterschiede der Einzelwerte sind zwar reell, fallen aber mit weniger als 3% nicht ins Gewicht. Einzelne negativ neben den durchweg positiven Abweichungen lassen vermuten, daß die Unterschiede an der Grenze der Meßgenauigkeit liegen. Die Unterschiede der Mittelwerte sind nicht gesichert (Tabelle 1).

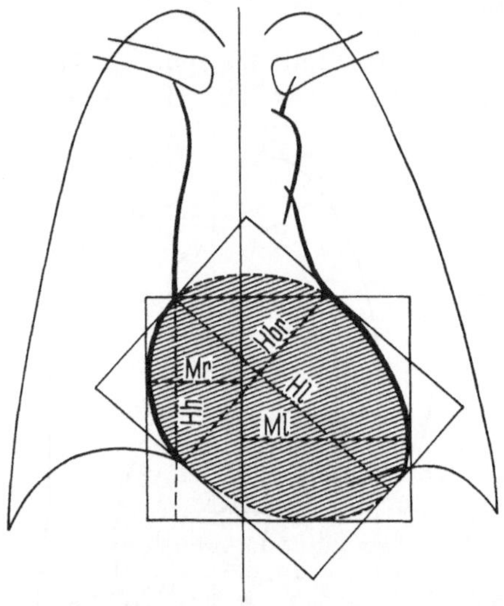

Abb. 3. Herzfläche (schraffiert), Herzrechteck (schräges Herzrechteck) und Herzflächenrechteck (horizontales Rechteck). (Aus ZDANSKY, 1949)

Tabelle 1. *Vergleich der planimetrisch ausgemessenen und nach der Ellipsenformel berechneten Herzfläche bei 11 Fällen.* (Nach MUSSHOFF, gemeinsam mit SCHMIDT-ZANG, 1959)

	$M \pm \varepsilon M$ σ
Planimetrisch gemessene Herzfläche	96,5 ± 6,49 cm² 21,53 cm²
Formelmäßig berechnete Herzfläche	99,0 ± 5,93 cm² 16,67 cm²
Absoluter Unterschied zwischen der errechneten und der planimetrisch gemessenen Herzfläche	2,45 ± 0,74 cm² 2,44 cm²
Sicherung der Unterschiede der Einzelwerte	$t = 3{,}314$ $0{,}01 > P > 0{,}001$
Prozentualer Unterschied zwischen der berechneten und der planimetrisch gemessenen Herzfläche	2,89 ± 0,084 % 2,78 %
Sicherung der Unterschiede der Einzelwerte	$t = 3{,}439$ $0{,}01 > P > 0{,}001$
Sicherung der Unterschiede der Mittelwerte	$t = 0{,}280$ $P > 0{,}1$

Die Bestimmung der Herzfläche nach der Ellipsenformel hat gegenüber der planimetrischen Ausmessung den Vorteil, daß die zeichnerische Ergänzung der Herzfläche im Bereich des Gefäß- und Abdominalschattens entfällt. Wenn auch die genaue Bestimmung des Längs- und Breitendurchmessers Schwierigkeiten bereiten kann, so sind diese Schwierigkeiten doch im allgemeinen geringer als bei der vollständigen Ausmessung der Herzfläche. Zur Bestimmung des Herzvolumens nach der Formel von ROHRER u. KAHLSTORF wird heute durchweg anstelle der planimetrischen Herzfläche die nach der Ellipsenformel berechnete Herzfläche angewandt (siehe dort).

Das *Herzrechteck* (Hr) ist das Produkt aus dem Längs- und Breitendurchmesser (Abb. 3). Es stellt entsprechend demNeigungswinkel des Herzens ein schräggestelltes Rechteck dar, welches von MORITZ als relatives Maß der Herzfläche angegeben wurde. Das durchschnittliche Verhältnis zwischen dem Herzrechteck und der planimetrisch ausgemessenen Herzfläche beträgt nach MORITZ (1931) für den aufrechten Stand 1,31:1 und für die horizontale Rückenlage 1,33:1, d.h. das Herzrechteck ist im Durchschnitt um ein Drittel größer als die Herzfläche.

Das *Herzflächenrechteck* (Hflr) besteht nach O. KIRSCH aus dem Produkt des Transversaldurchmessers mit der Herzhöhe (Abb. 3). Vorteile des Herzflächenrechtecks gegenüber dem Moritzschen Herzrechteck sind nach Ansicht von KIRSCH, daß seine Bestimmung einfacher und objektiver ist. ZDANSKY konnte jedoch zeigen, daß die Beziehungen des Moritzschen Herzrechtecks zur planimetrischen Herzfläche wesentlich konstanter sind als die des Kirschschen Herzflächenrechtecks. Er errechnete in einer größeren Reihe für das Verhältnis von Hfl:Hr eine extreme Streuung von 1,39 bis 1,34 für das Verhältnis von Hfl:Hflr dagegen von 1,3 bis 0,92. Danach ist das Moritzsche Herzrechteck dem Herzflächenrechteck als relatives Maß überlegen.

Alle Flächenmaße der Sagittalprojektion, die Herzfläche, das Herzrechteck und das Herzflächenrechteck sind, wenn auch weniger ausgeprägt als beispielsweise der Transversaldurchmesser, von der Lage des Herzens im Brustkorb und seiner Neigung gegen die Frontalebene des Körpers abhängig. Der Neigungswinkel des Herzens ist nicht nur bei den einzelnen Individuen verschieden, sondern auch beim gleichen Menschen durch die Zwerchfellbewegungen Schwankungen unterworfen. Die Herzfläche, das Herzrechteck und das Herzflächenrechteck sind demnach keine absoluten sondern abhängige und variable Maße. Sie sind um so kleiner, je stärker das Herz gegen die Frontalebene geneigt ist, d.h. je kleiner der Winkel S wird.

b) Die Maße der Transversalprojektion

In der Transversal- oder Frontalprojektion des Herzens, welche das Herz in seiner Tiefenausdehnung im Thoraxraum zur Darstellung bringt, kommen im einzelnen folgende Maße zur Anwendung:

1. Der *Diagonaldurchmesser* (D) entspricht der Achse des Seitenbildes und verläuft von oben-hinten nach unten-vorne. Sein oberes Ende liegt etwa im Schnittpunkt der Projektion, die von der Pulmonalarterie, den oberen Lungenvenen und der Bifurkation gebildet wird. Das untere Ende wird von der Herzspitze gebildet, die im Winkel der vorderen Brustwand mit dem Zwerchfell gelegen ist. Der Diagonaldurchmesser kennzeichnet die Neigung des Herzens gegen die Frontalebene, sowie der Längsdurchmesser des Sagittalorthodiagramms den Grad der Neigung gegen die Sagittalebene anzeigt. Durch den Längs- und Diagonaldurchmesser ist die Lage des Herzens im Thoraxraum eindeutig definiert (Abb. 1 und 4).

2. Der *absolute Tiefendurchmesser* (t), der wie auch der Diagonaldurchmesser von ASSMANN (1921) eingeführt wurde, kennzeichnet die Tiefenausdehnung des Herzens. Man gewinnt ihn, indem man die Lote von den am weitesten entfernten Punkten des vorderen und hinteren Herzschattenrandes auf

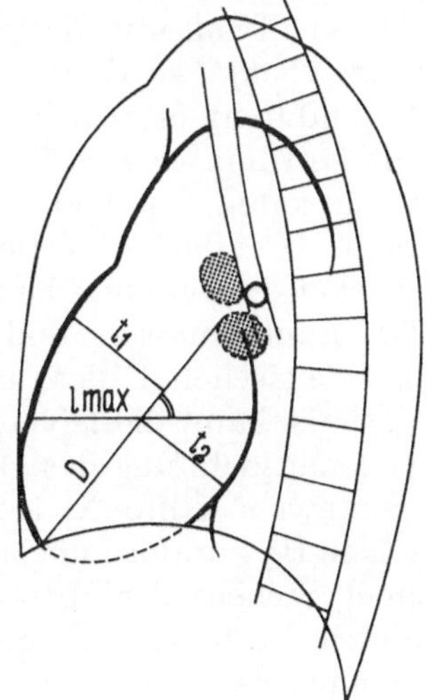

Abb. 4. Röntgenologische Herzabmessungen der Transversalprojektion. (Aus ZDANSKY, 1949.) D Diagonaldurchmesser nach ASSMANN; t_1+t_2 absoluter Tiefendurchmesser nach ASSMANN; l_{max} = größter horizontaler Tiefendurchmesser nach ROHRER; $\sphericalangle \varphi$ = Neigungswinkel des Herzens gegen die Frontalebene

den Diagonaldurchmesser zieht. Die Summe dieser beiden Lote t_1 und t_2 ergibt den absoluten Tiefendurchmesser. Der Tiefendurchmesser des Seitenbildes ist mit dem Breitendurchmesser des Vorderbildes vergleichbar. Wie jener vom Grad des Neigungswinkels des Herzens gegen die Horizontale unabhängig ist, so wird auch dieser vom Neigungswinkel gegen die Frontalebene nicht beeinflußt.

3. Der von ROHRER (1918) angegebene *größte horizontale Tiefendurchmesser* (l max) entspricht bei aufrechtem Stand des Patienten der längsten horizontalen Verbindungslinie des vorderen und hinteren Herzschattenrandes (bei liegendem Patienten nimmt dieses Maß — entsprechend der anderen Körperlage — einen vertikalen Verlauf). Da der größte horizontale Tiefendurchmesser unmittelbar von dem Neigungswinkel des Herzens gegen die Frontalebene abhängig ist, ist er kein absolutes Maß. Er ist bei gleicher absoluter Tiefe des Herzens umso größer, je stärker das Herz gegen die Frontalebene geneigt ist und ist um so kleiner, je steiler das Herz gestellt ist. Das bedeutet, daß der Assmannsche Tiefendurchmesser dem Rohrerschen Tiefendurchmesser als absolutes Maß vorzuziehen ist. Es ist aber zu berücksichtigen, daß diese Abhängigkeit des größten horizontalen Tiefendurchmessers von der Neigung des Herzens gegen die Frontalebene die Voraussetzung für die Brauchbarkeit des Rohrerschen Tiefendurchmessers für die Volumenbestimmung des Herzens nach ROHRER ist, für die sie ja auch von ROHRER angegeben wurde. Die mathematische Anwendbarkeit der Rohrerschen Volumenformel setzt voraus, daß der von ihm verwendete Tiefendurchmesser parallel dem Zentralstrahl des Röntgenlichtbündels verläuft, mit welchem die Übersichtsaufnahme im sagittalen Strahlengang angefertigt wird (s. folgendes Kapitel).

c) Die Maße der Vertikalprojektion

Von KLASON (1930) wurde das *Horizontalorthodiagramm* angegeben, welches den größten horizontalen Querschnitt des Herzens darstellt. Es wird nach der palmierischen radioplastischen Methode konstruiert, kann aber heute nach Einführung der Transversalschichtung (GEBAUER, 1949) einfacher und auch genauer mit dieser Methode bestimmt werden.

d) Zur Fehlerbreite der ein- und zweidimensionalen Maße als Parameter der Gesamtgröße des Herzens

Bei der vorausgehenden Beschreibung ein- und zweidimensionaler Herzmaße wurde schon auf einzelne Fehler aufmerksam gemacht, mit denen diese Maße belastet sind und welche ihren Wert als Maß der Gesamtgröße des Herzens einschränken. Darüber hinaus ist ganz allgemein zu sagen, daß die Maße der einzelnen Herzprojektionen, beispielsweise des Vorder- und Seitenbildes des Herzens in keiner festen Beziehung zueinander stehen (ROHRER, 1916; BORDET und GIROUX, 1924; HAMMER, 1928; KAHLSTORF, 1932; LILJESTRAND, LYSHOLM, NYLIN und ZACHRISSON, 1939; LUDWIG, 1939; MUSSHOFF und REINDELL, 1956). Der Korrelationskoeffizient zwischen Herzrechteck und größtem horizontalen Tiefendurchmesser z.B. ist nach LUDWIG (1939) gleich Null. Das bedeutet, daß ein Herz mit bestimmter Herzfläche sowohl eine geringe wie auch eine große Tiefenausdehnung haben kann. Durch eine große Herzfläche bei flachem Thorax kann ein großes, durch eine kleine Herzfläche bei tiefem Thorax ein kleines Herz vorgetäuscht werden. Selbst beim gleichen Individuum kann eine Vergrößerung der Herzfläche mit einer Verkleinerung des Tiefendurchmessers und umgekehrt einhergehen (MUSSHOFF und REINDELL, 1956). In pathologischen Fällen, insbesondere bei Vergrößerung des linken Ventrikels und linken Vorhofs, kann die Divergenz zwischen den Maßen der sagittalen Herzprojektion und der Tiefenausdehnung des Herzens noch größer sein, als es schon normalerweise der Fall ist (BORDET u. GIROUX, 1924). Das gilt nach eigenen Beobachtungen insbesondere auch für solche Herzumformungen, bei denen es infolge einer Insuffizienz des linken Ventrikels oder einer Stenose der Mitralklappen zu einer Vergrößerung des linken Ventrikels bzw. des linken Vorhofes und damit vorwiegend zu einer Vergrößerung der Tiefenausdehnung kommt. Es verdient dies besonders auch darum betont zu werden, da amerikanische Arbeiten immer wieder von Untersuchungen BARDEENS (1918) ausgehen, durch die dieser Autor nachgewiesen zu haben glaubte, daß die Herztiefe der Herzfläche proportional sei (zit. nach LUDWIG, 1939). Vergleichsuntersuchungen von LILJESTRAND, LYSHOLM, NYLIN und ZACHRISSON (1939) haben dagegen ergeben, daß der mit Hilfe der Formel von BARDEEN allein aus dem Frontalbild errechnete Rauminhalt um 45 % größer, bzw. 23 % kleiner sein kann als das Ergebnis von Volumenbestimmungen, welche die Tiefenausdehnung des Herzens mit berücksichtigen. In Tabelle 2, die wir einer Arbeit von LUDWIG (1939) entnehmen, ist der Grad der Korrelation zwischen einzelnen Herzmaßen und den nach der Rohrer-Kahlstorfschen Formel berechneten Volumina angegeben. Eine Beurteilung der Herzgröße aus dem Vorderbild des Herzens allein kann somit immer nur eine annähernde sein, die große Fehlerquellen einschließt. Aus diesem Grunde sollte die röntgenologische Beurteilung der Herzgröße immer die Tiefenausdehnung des Organs mitberücksichtigen.

Tabelle 2. *Korrelationen zwischen einzelnen Herzmaßen und dem Herzvolumen.* (Aus LUDWIG, 1939)

Beziehungen zwischen Volumen und	Korrelationskoeffizient r
Br	0,51
L	0,56
T	0,60
R	0,72
T_{90h}	0,69

e) Das Herzvolumen

Schon bald nachdem die röntgenologische Diagnostik begonnen hatte, das menschliche Herz zu messen, wurde die Forderung laut, diese Messung in Anbetracht der dreidimensionalen Räumlichkeit des Organs im volumetrischen Maß durchzuführen. Diese Forderung, die zuerst von MORITZ (1906) vorgetragen wurde, ist seitdem immer wieder mit großem Nachdruck erhoben worden (ROHRER, 1916; LYSHOLM, 1926; KAHLSTORF, 1932; NYLIN u. Mitarb., 1933, 1957; LUDWIG, 1939; KJELLBERG u. Mitarb., 1949; ZDANSKY, 1949; BIÖRCK, 1949; LIND, 1950; MUSSHOFF u. Mitarb., 1954, 1956, 1958, 1959, 1964, 1965; REINDELL u. Mitarb., 1957; GEBHARDT, 1957; AMUNDSEN, 1959; BRAUN, 1960; BÜCHNER und GRIESE, 1960; KLEPZIG und FRISCH, 1961, 1964).

α) Die Methoden der röntgenologischen Herzvolumenbestimmung

Das Herzvolumen kann röntgenologisch auf drei Arten ermittelt werden: 1. Durch Herstellung einer plastischen Nachbildung des Herzens und Bestimmung seiner Wasserverdrängung, 2. durch Berechnung aus Abmessungen verschiedener Projektionen des Herzens und 3. durch Bestimmung von Herzquerschnitten.

αα) Herzvolumenbestimmung durch Herstellung einer plastischen Nachbildung des Herzens und Bestimmung seiner Wasserverdrängung. Die Methoden der plastischen Nachbildung des Herzens nach dem Röntgenverfahren wurden von MORITZ (1907), PALMIERI (1920, 1929), LYSHOLM (1926), SCHATZKI (1928) und BREDNOW (1932) angegeben. Bei diesen Verfahren werden aus verschiedenen Herzprojektionen entsprechende Herzpausen aus Karton hergestellt und mittels gekoppelter Drehscheiben auf ein Ton- oder Plastilinmodell übertragen. Dabei werden die räumlichen Untersuchungsverhältnisse von Röhrenfokus, menschlichem Herzen und Röntgenschirm oder Röntgenfilm im gleichen Maßstab wiederhergestellt. Die Übertragung selbst geschieht durch eine Metallsaite, welche den Zentralstrahl des Röntgenlichtbündels ersetzt und diese jeweils entsprechend den Konturen der ausgeschnittenen Herzpausen aus dem Tonblock ausschneidet. Auf diese Weise wird ein Herzmodell in natürlicher Größe erhalten. Alle diese Verfahren zur Herstellung eines plastischen Herzmodells sind umständlich und langwierig und haben sich infolge ihres großen Aufwandes in der Praxis nicht durchsetzen können. Für größere Reihenuntersuchungen sind sie darum nicht geeignet. Die Bedeutung der plastischen Nachbildung des Herzens liegt vor allem im didaktischen Wert der Methode (ZDANSKY).

ββ) Herzvolumenbestimmung durch Berechnung aus Abmessungen verschiedener Herzprojektionen. Der erste Versuch einer *rechnerischen Ermittlung des Herzvolumens* wurde von Geigel (1914) unternommen. Von der Vorstellung ausgehend, daß das Herz ungefähr Kugelgestalt besitze, setzte er die orthodiagraphisch gemessene Moritzsche Herzfläche in die Kugelform ein: $V = F\,3/2 \cdot \frac{4}{3\sqrt{\pi}}$. Unter Weglassung der Konstanten $\frac{4}{3\sqrt{\pi}}$ benützte Geigel den gewonnenen Wert als relatives Herzgrößenmaß, das er in Beziehung zum Körpergewicht setzt. Die Geigelsche Formel wurde von Bardeen (1918) auf die Bedingungen der Herzfernaufnahme übertragen.

In ähnlicher Weise, in welcher Geigel von der Herzfläche ausging, versuchte Salotti (1928) das Herzvolumen aus dem Breiten- und Längendurchmesser mit Hilfe der Kugelformel zu berechnen: $V = \frac{a+b}{2} \cdot (a+b) \cdot (c+d)$, wobei $a+b$ die Herzbreite und $c+d$ die Herzlänge bedeuten.

Den Ergebnissen dieser ersten Methoden, bei welchen das Herzvolumen allein aus Maßen des Herzvorderbildes berechnet wurde, kommt naturgemäß nur der Wert einer ersten groben Annäherung zu.

Es ist das Verdienst von Rohrer (1918/19) und Kahlstorf (1932), daß sie neben den Maßen einer Herzprojektion die Herztiefe als dritte Dimension in die rechnerische Ermittlung der Herzgröße einbezogen haben. Diese heute meist angewandte Methode wurde von Rohrer (1918/19) und Kahlstorf (1932) unabhängig voneinander entwickelt. Ihre Formel beruht auf dem Satze, daß der Inhalt eines Körpers von beliebiger Form dem Produkt aus der Flächengröße einer Parallelprojektion und der mittleren linearen Ausdehnung in der Projektionsrichtung gleich ist. Die Flächengröße ist durch das Orthodiagramm gegeben, (die Rohrer-Kahlstorfsche Formel wurde für orthodiagraphisch gewonnene Herzmaße angegeben). Die mittlere Ausdehnung in der Projektionsrichtung kann nicht direkt gemessen, aber indirekt bestimmt werden, da sie von der Form des Körpers abhängig ist. Rohrer und Kahlstorf kamen in ihren Untersuchungen unabhängig voneinander zu dem empirisch ermittelten Ergebnis, daß die Form des Herzens zwischen einem sphärischen Körper (Kugel, Ellipsoid) und einem quer liegenden Paraboloid gelegen ist. Der von ihnen errechnete Koeffizient beträgt 0,63 und liegt etwa in der Mitte der Werte, welche sich für einen sphärischen Körper (Ellipsoid 0,66) und ein Paraboloid (0,59) ergeben. Der Koeffizient ist eine Konstante, welcher für die Form des Körpers, in diesem Falle des Herzens, charakteristisch ist. Danach lautet die Rohrer-Kahlstorfsche Formel

$V = k \cdot Fa \cdot l_{max}$,
V = Herzvolumen,
Fa = die Herzfläche der Parallelprojektion,
l_{max} = die größte lineare Tiefe in der Projektionsrichtung,
k = ein Korrektionsfaktor (0,63), welcher als Mittel zwischen dem Korrektionsfehler eines sphärischen Körpers (0,667) und eines Paraboloids (0,59) bestimmt wurde.

Nach der Rohrer-Kahlstorfschen Formel ist somit das Herzvolumen gleich dem 0,63fachen des Produktes der Fläche des Sagittalorthodiagrammes (Fa) und der größten in der sagittalen Projektionsrichtung gemessenen Tiefe des Transversalorthodiagrammes (l_{max}). Wird die Fläche in Quadratzentimeter und l_{max} in Zentimeter gemessen, lautet das Volumen in Kubikzentimeter.

Ludwig (1939) setzte in der Rohrer-Kahlstorfschen Formel an die Stelle der Herzfläche das Herzrechteck, wodurch die Konstante 0,63 entsprechend kleiner wird und einen Wert von 0,46 bekommt.

Die Rohrer-Kahlstorfsche Formel wurde — wie schon gesagt — für orthodiagraphisch gewonnene Herzmaße angegeben. Nachdem die Orthodiagraphie immer mehr durch die Fernaufnahme ersetzt wurde, wurde die Formel in der Folgezeit durch eine Reihe von Autoren auf die Belange der Fernaufnahme übertragen (Liljestrand, Lysholm, Nylin u. Zachrisson, 1939; Jonsell, 1939; Larsson u. Kjellberg, 1948; Musshoff u. Reindell, 1956).

Als erste haben LILJESTRAND, LYSHOLM, NYLIN und ZACHRISSON (1939) diese Übertragung vorgenommen. Die Aufnahmen erfolgten synchron mit einer Fokus-Film-Distanz von 2 m für das Frontalbild und 1,5 m für das Seitenbild. Für die Herzform nahmen sie nicht, wie ROHRER und KAHLSTORF, die Mitte eines Paraboloid und Ellipsoid, sondern ein Ellipsoid an, so daß sich ein Korrektionsfehler von 0,67 ergab. Die erhaltenen Werte liegen also 6% höher als die nach der Formel von ROHRER und KAHLSTORF berechneten Werte. Der Projektionskorrektur der 2,0 und 1,5 m Fernaufnahme legten sie eine Herzzentrum-Filmdistanz von 15 cm für die Frontalprojektion und von 23 cm für die Seitenprojektion zugrunde.

Von JONSELL (1939) wurde die Methode von LILJESTRAND, LYSHOLM, NYLIN und ZACHRISSON mit dem Ziel einer praktischen Vereinfachung modifiziert. Es ist die Methode, die seitdem an den meisten schwedischen Krankenhäusern verwendet wird. Die Fokus-Film-Distanz beträgt für beide Aufnahme-Ebenen 1,5 m. Die Belichtung erfolgt nicht synchron. Die frontale Herzfläche wird als Ellipse betrachtet und nicht planimetrisch ausgemessen, sondern nach der Ellipsenformel berechnet. Hierbei werden die geometrischen durch annäherungsweise Achsen ersetzt. Die Längsachse wird im Radiogramm durch die Verbindungslinie des Schnittpunktes der Aorta und des rechten Vorhofes mit der linken unteren Herzspitze, die Transversalachse durch die Verbindung des Schnittpunktes des Pulmonalkonus und linken Ventrikels mit der rechten unteren Begrenzung der Herzsilhouette gebildet (Abb. 5). FRISCH und KALTENBACH (1963) haben mit Recht darauf hingewiesen und nachweisen können, daß bei Verwendung anderer als der geometrischen Achsen der Ellipse l und b, wie sie von MORITZ formuliert wurden, erhebliche Fehler der Herzflächenberechnung auftreten, die im Mittelwert +5,6% in Einzelfällen bis +14% der mittels Planimeter gemessenen Werte betragen.

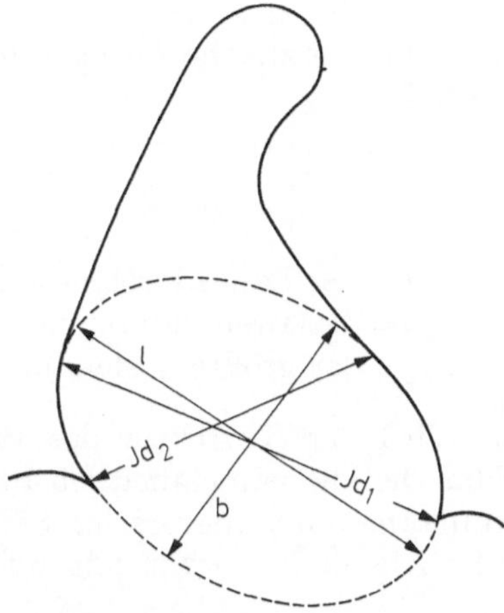

Abb. 5. Maße der Herzfläche, die zur Herzvolumenbestimmung verwendet werden. JONSELL verwendet Id_1 und Id_2, wir selbst l und b des Moritzschen Herzvierecks. (Aus NYLIN, 1957)

In JONSELLs modifizierter Herzvolumenformel wurde der von LILJESTRAND u. Mitarb. eingeführte Ellipsenfaktor von 0,67 (2/3) — anstelle des Rohrer-Kahlstorfschen Faktors von 0,63 — beibehalten. Wird die Ellipsenformel für die Herzfläche

$$\pi \cdot \frac{l}{2} \cdot \frac{b}{2}$$

in die Ellipsoidformel des Herzens eingesetzt, lautet diese

$$\frac{4}{3} \cdot \pi \frac{l}{2} \cdot \frac{b}{2} \cdot \frac{d}{2} .$$

Danach lautet die Formel

$$V = 0{,}52\ (k) \cdot l \cdot b \cdot d .$$

Unter Berücksichtigung der Vergrößerung, welche durch die Fokus-Film und Herz-Film-Distanz bedingt ist, verändert sich die Jonsellsche Konstante von 0,52 auf 0,42. Demnach lautet die endgültige Formel

$$V = 0{,}42 \cdot l \cdot b \cdot d ,$$

l = annähernde Längsachse der projizierten Herzoberfläche,
b = annähernde Transversalachse der projizierten Herzoberfläche,
d = größte horizontale Tiefenachse der Seitenprojektion.

MUSSHOFF und REINDELL (1956) verwenden ebenfalls eine auf die Belange der Fernaufnahme modifizierte Rohrer-Kahlstorfsche Formel, wie sie in ähnlicher Weise von den schwedischen Autoren verwendet wird. Im Gegensatz zu diesen wurde jedoch der Rohrer-

Kahlstorfsche Faktor von 0,63 beibehalten und unterschiedlich von ihnen wurden zur Verkleinerung des Projektionsfaktors beide Aufnahmen mit einer Fokus-Film-Distanz von 2 m angefertigt. Der Korrektur des Projektionsfehlers wurde eine Objekt-Film-Distanz von 10 cm für die Sagittalaufnahme und von 20 cm für die Transversalaufnahme zugrundegelegt. Die Aufnahmen erfolgen nacheinander. Unter diesen Voraussetzungen erfährt die Formel von ROHRER und KAHLSTORF folgende Abänderungen. Die ursprüngliche Rohrer-Kahlstorfsche Formel lautet:

$$V = 0{,}63 \cdot Fa \cdot l_{max}. \tag{I}$$

Wird die Herzfläche Fa nach der Ellipsenformel $\frac{\pi}{4} \cdot l \cdot b$ berechnet, ergibt sich folgende Formel:

$$V = 0{,}63 \cdot \frac{\pi}{4} \cdot l \cdot b \cdot t_{max} \tag{II}$$

$$= 0{,}5 \cdot l \cdot b \cdot t_{max},$$

$l =$ der Längsdurchmesser und
$b =$ der Breitendurchmesser des Moritzschen Herzvierecks (1928),
$t_{max} =$ der größte Tiefendurchmesser in der Projektionsrichtung.

Wird der Korrektur des Projektionsfehlers bei erwachsenen Personen eine Objekt-Film-Distanz von einheitlich 10 cm für die Aufnahme im sagittalen und von 20 cm für die Aufnahme im transversalen Strahlengang zugrundegelegt, so ergibt sich bei einem Fokus-Film-Abstand von 2 m folgende Korrektur der Formel:

$$V = 0{,}5 \cdot \frac{200-10}{200} l \cdot \frac{200-10}{200} b \cdot \frac{200-20}{200} t_{max} \tag{III}$$

$$= 0{,}4 \cdot l \cdot b \cdot t_{max}.$$

Bei Kindern wird infolge Verkleinerung der Objekt-Film-Distanz der Projektionsfehler verändert. Die Konstante beträgt beispielsweise für 8—10jährige 0,42.

Bei der praktischen Durchführung liegt der zu Untersuchende in Rückenlage auf dem Buckytisch. Die Röhre befindet sich zur Anfertigung der Aufnahme im sagittalen Strahlengang unterhalb des Buckytisches im Keller, die Kassette unmittelbar vor dem Sternum. Die Exposition erfolgt im posterio-anterioren Strahlengang (Abb. 6). Zur Anfertigung des Seitenbildes befindet sich eine zweite Röhre rechts seitlich des liegenden Patienten. Die Kassette wird unmittelbar links seitlich des Brustkorbes gelagert. Die Exposition erfolgt unabhängig von der Herzaktion möglichst in gleicher Atemphase während leichter Einatemstellung. Zur Vermeidung einer Valsalvawirkung bleiben die Lippen geöffnet. Die gesamte Versuchsanordnung ist aus Abb. 7 zu ersehen.

Schon ROHRER fand, daß der Faktor in der Formel nicht konstant ist und zwischen den Werten eines Ellipsoid (0,667) und Paraboloid (0,59) schwanken kann. ROHRER behandelte diese beiden Grenzen als extreme Variation des Herzschattens und wählte das Mittel von 0,63. KAHLSTORF wählte ebenfalls 0,63, während LYSHOLM u. Mitarb. und JONSELL den Faktor eines Ellipsoid (0,667) der Berechnung zu Grunde legten. LARSSON und KJELLBERG (1948) haben den Faktor k der Volumenformel einer Prüfung an Modell- und Leichenherzen unterzogen und gefunden, daß er vom Grade einer Herzabflachung (z.B. bei flachem Thorax) und dem Neigungswinkel des Herzens gegen die Frontalebene abhängig ist. Als eine Funktion, welche beiden Komponenten, die den Faktor verändern können, Rechnung trägt, wurde die Beziehung zwischen dem Quadrat der Herztiefe und der Herzfläche d^2/S herangezogen. Der Quotient wurde als Herzindex bezeichnet. Die Beziehungen des Faktors k mit dem Herzindex, wie sie sich als Ergebnis von Vergleichsuntersuchungen an Herzmodellen und Leichenherzen ergaben, wurden in einer Kurve graphisch dargestellt. Aus dieser Kurve kann der Faktor des zu beurteilenden Herzens direkt nach der Größe des Herzindex' entnommen werden (Abb. 8).

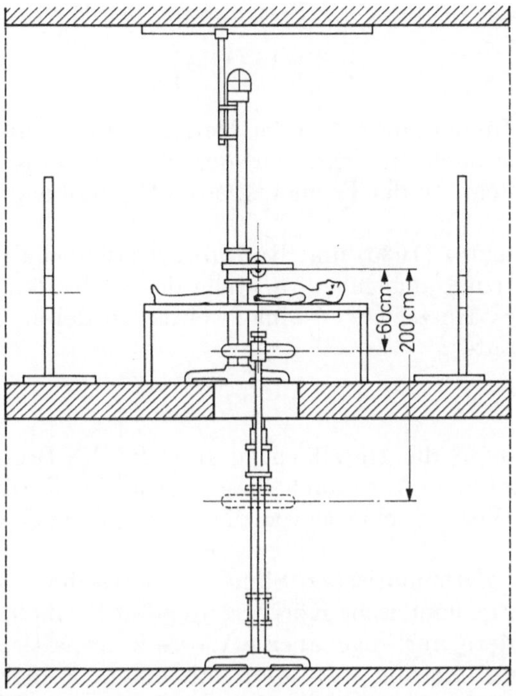

Abb. 6. Vorrichtung zur Herzfernaufnahme am liegenden Menschen nach Einstellung mit Durchleuchtung und mit unter dem Fußboden versenkter Röntgenröhre. (Nach v. BRAUNBEHRENS, 1950)

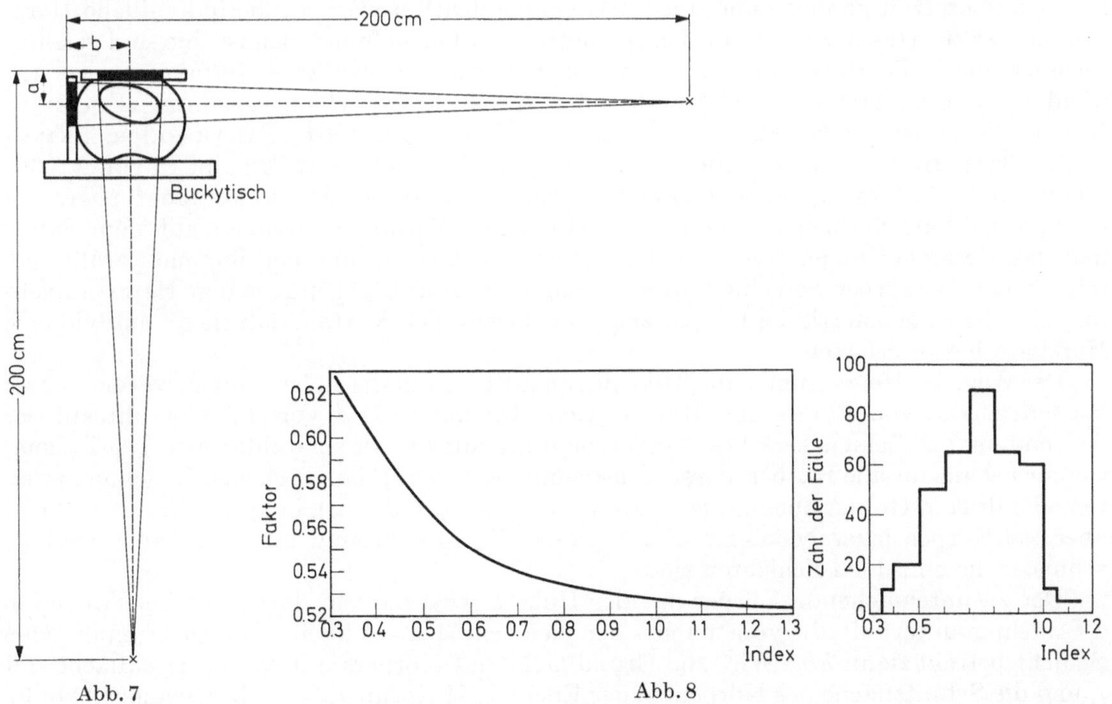

Abb. 7. Versuchsanordnung zur Anfertigung von Herzfernaufnahmen im frontalen und sagittalen Strahlengang bei horizontaler Rückenlage des zu Untersuchenden. (Aus MUSSHOFF, 1959)

Abb. 8. Herzindex nach LARSSON und KJELLBERG (1948)

Eine zweite Formel, die ROHRER zur Bestimmung des Herzvolumens angab:

$$V = \frac{Fs + Ft}{h} \cdot k_2,$$

hat keine Verbreitung gefunden, da neben der Herzfläche im sagittalen Strahlengang (*Fs*) die Bestimmung der Herzfläche im transversalen Strahlengang (*Ft*) durchweg wohl zu große Schwierigkeiten macht. In der Formel ist h die Herzhöhe und k_2 eine Konstante von 0,75.

CIGNOLINI (1928), BOLLINI (1935) und BENEDETTI (1936) haben eine ähnliche Formel wie ROHRER und KAHLSTORF angegeben, anstelle des sagittalen Tiefendurchmessers benutzen sie die Breite des Herzschattens im zweiten vorderen Schrägdurchmesser. Die Formel von CIGNOLINI lautet:

$$V = \frac{4}{3} \cdot \frac{S}{4} \cdot \frac{D\,Pr}{2}.$$

In dieser Formel bedeutet S die Herzfläche und $D\,Pr$ die Breite des Herzschattens in linker vorderer Schrägstellung. Aber auch diese, sowie die Formel von BENEDETTI und BOLLINI haben unseres Wissens, ebenso wie die zweite Formel von ROHRER, keine Verbreitung gefunden.

Da das Herz kein im mathematischen Sinne geometrischer Körper ist, sind von allen mathematischen, d.h. für geometrische Körper geltenden Formeln selbstverständlich keine absolut fehlerfreien, sondern nur angenäherte Werte zu erhalten. Alle angegebenen Formeln zur Herzvolumenbestimmung sind somit mit einem Fehler behaftet, dessen Größe davon abhängt, inwieweit das einzelne Herz von einem geometrischen Körper abweicht. Wir werden auf diese Fehlerbreite noch im einzelnen zurückkommen.

γγ) Herzvolumenbestimmung mit Hilfe von Herzquerschnitten. Nachdem sich die Methoden der plastischen Nachbildung des Herzens wegen ihres großen Aufwandes nicht haben durchsetzen können, sind andere Wege beschritten worden, die individuelle Herzform besser zu erfassen, als es mit den geometrischen Formeln möglich ist. Sie sind gekennzeichnet durch die Herstellung von Herzquerschnitten, wobei zwei Verfahrenswege Anwendung finden, erstens das frontale oder transversale Schichtverfahren (FUCHS u. BAYER, 1953; DUHAMEL, MARTIN, GUILLON u. BROUSSIN, 1954; TAKAHASHI u. SKINOZAKI, 1954; BÉTOULIÈRES; GIRAUD, PELISSIER, BARJON, LATOUR u. PUECH, 1956; GEBHARD, 1957; BRAUN, 1959) und zweitens das sog. dreidimensionale Röntgentopogramm (BÜCHNER 1959; BÜCHNER u. GRIESE, 1960). Beide Verfahren beruhen auf dem Satze, daß das Gesamtvolumen eines beliebig geformten Körpers aus der Summe parallel geschnittener Teilkörper berechnet werden kann. Sie haben gegenüber den Herzvolumenformeln, denen geometrische Körper zugrunde liegen, den Vorteil, daß sie die individuelle Herzform besser erfassen.

Der Weg, das Herzvolumen mit Hilfe des Schnittverfahrens zu berechnen, wurde unseres Wissens zuerst von FUCHS und BAYER (1953) begangen. Das Verfahren beruht auf der Anwendung des Schichtverfahrens in Verbindung mit der Prismatoidformel. Die Prismatoidformel gilt für alle Körper, deren Querschnitt von der Höhe durch eine Gleichung zweiten oder dritten Grades abhängt (z.B. Ellipsoid, Paraboloid u.a.), in approximativer Weise aber für Körper jeder beliebigen Form, wobei die Annäherung um so genauer wird, je schmäler die einzelnen Schichten sind.

Der zu untersuchende Körper mit der Höhe h wird danach durch parallele Ebene in n Schichten unterteilt, die voneinander den gleichen Abstand haben. Die Dicke einer jeden Schicht beträgt dann h/n. Wird die Grundfläche des Körpers mit fn, die Deckfläche mit f_1 und die Schnittfläche des Körpers in der Ebene I, II ... mit f_2, f_3 ... bezeichnet (Abb. 9), so errechnet sich das Volumen wie folgt:

$$V = \frac{h}{3(n-1)} (f_1 + 4f_2 + 2f_3 + 4f_4 + \cdots fn).$$

Die Verfasser schichten in Abständen von 1—3 cm und kommen im allgemeinen mit fünf Schichten aus. Da die Schichtung in Horizontallage durchgeführt wird, fällt die Höhe h mit der größten Tiefenausdehnung des Herzens, die mit ROHRERs l_{max} bezeichnet wird, zusammen, welche orthodiagraphisch bestimmt wird (Abb. 10).

710

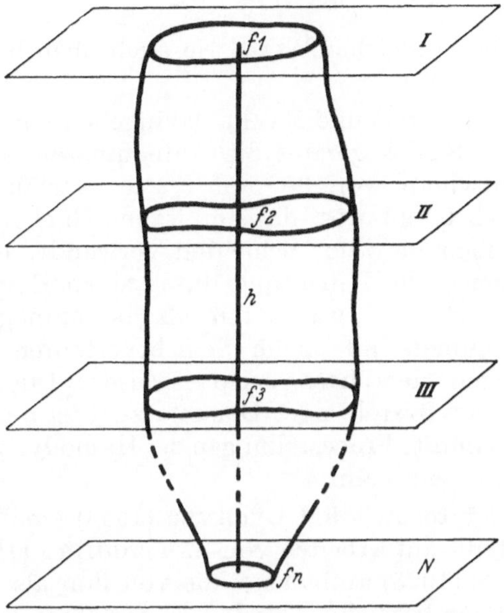

Abb. 9

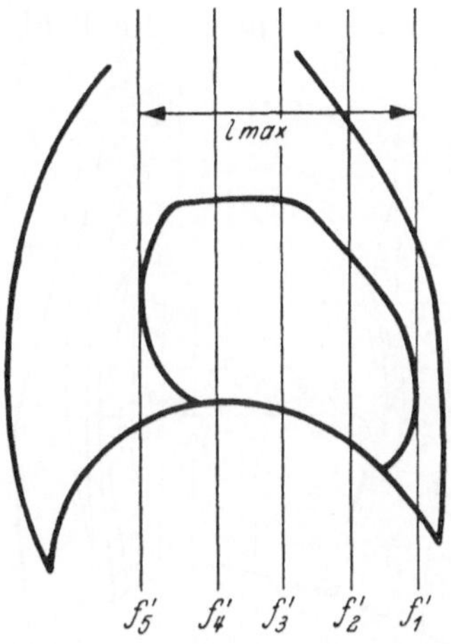

Abb. 10

Abb. 9. Bestimmung eines beliebig geformten Körpers nach der Prismatoidformel von SIMPSON. (Aus FUCHS u. BAYER, 1953)

Abb. 10. Zur Bestimmung des Herzvolumens mit Hilfe des Schichtverfahrens. (Aus FUCHS u. BAYER, 1953)

Da die aus den Schichtaufnahmen gemessenen Herzflächen vergrößert sind, sind sie nach folgender Formel zu reduzieren, in welcher f die planimetrisch gemessene und f' die korrigierte, wahre Größe der Herzfläche ist.

$$f' = f \cdot \frac{(\text{Focus—Schicht-Abstand})^2}{(\text{Focus—Film-Abstand})^2}\,.$$

Danach lautet das Herzvolumen bei Anfertigung von fünf Schichten nach der Prismatoidformel:

$$V = \frac{l_{max}}{12}\,(f'_1 + 4f'_2 + 2f'_3 + 4f'_4 + f'_5)\,.$$

Von GEBHARDT (1957) wurde ebenfalls das Schichtverfahren zur Volumenbestimmung verwendet, wobei er in folgender Weise vorging: Die Schichtuntersuchung wurde in horizontaler Bauchlage mit gleichzeitig sieben Schichten (Simultankassette) in jeweils 1 cm Abstand durchgeführt. In gleicher Körperlage wurde der Tiefendurchmesser l_{max} mittels einer Fernaufnahme im frontalen Strahlengang gewonnen. Zur Ausmessung wurden nur die Schichten mit scharf angeschnittenen Herzkonturen verwendet, die mit Bleistift nachgezogen und komplettiert wurden. Da der Schichtabstand stets 1 cm betrug, wurden die planimetrisch gemessenen Flächenwerte der Schichten in cm² gleich ihrem Volumen in cm³ gesetzt. Die vorn und hinten gelegenen Restvolumina, die bei den Schichten nicht scharf angeschnitten waren, wurden als Rest anterior (R_{ta}) und Rest posterior (R_{tp}) bezeichnet. Sie wurden mit Annäherung als geometrische flache Kegel nach der Formel $V = {}^1/_3$ Grundfläche · Höhe berechnet. Man multipliziert demnach $^1/_3$ der vordersten und hintersten scharf angeschnittenen Schicht mit dem Rest des Tiefendurchmessers, der sich aus der Substraktion der Schichttiefe von dem gemessenen Tiefendurchmesser (t) ergibt. Diese beiden Restvolumina werden noch zu der Summe der scharf angeschnittenen Schichten addiert (Abb. 11). Es ergibt sich danach folgende auf einer Addition von Schichten beruhende Formel:

$$V = S_1 + S_2 + S_3 + \cdots S_n + {}^1/_3\, S_1 \cdot R_{tp} + {}^1/_3\, S_n \cdot R_{ta}.$$

In dieser Formel muß der Projektionsfehler in gleicher Weise wie auch oben bei FUCHS und BAYER korrigiert werden.

BRAUN (1959, 1960) hat das Vorgehen von FUCHS und BAYER dahingehend modifiziert, daß er mit Hilfe eines schnell ablaufenden Schichtgerätes die Aufnahmezeit bei einem Schichtwinkel von 30° auf 0,2 sec verkürzte und, wie auch GEBHARDT, das simultane Schichtverfahren mit sieben bis zehn Schichten verwandt. Indem er gleichzeitig die Belichtung durch einen Herzphasenschalter steuerte, war es ihm als erstem möglich, das Herzvolumen mit einem Schichtverfahren in jeder beliebigen Herzphase, beispielsweise auf dem Höhepunkt der Systole oder Diastole zu bestimmen, was für bestimmte Fragestellungen der Hämodynamik von Interesse sein kann.

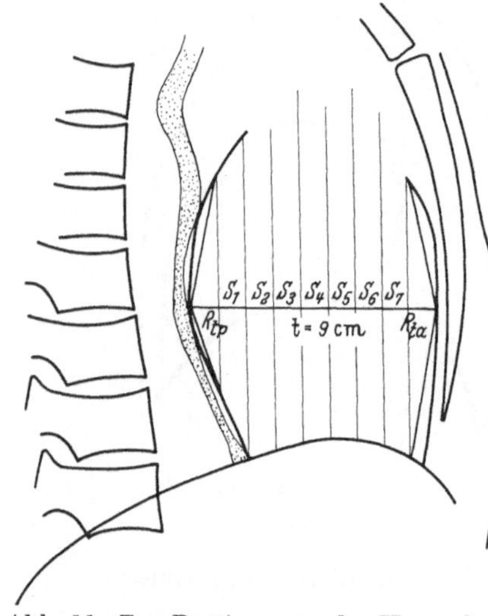

Abb. 11. Zur Bestimmung des Herzvolumens mit Hilfe des simultanen Schichtverfahrens. (Aus GEBHARDT, 1957.) S_1—S_7 scharf angeschnittene Herzschichten; R_{ta} und R_{tp} vorderer und hinterer Rest des Tiefendurchmessers (t)

In letzter Zeit hat BÜCHNER (1959) eine Methode mitgeteilt, auf Arbeiten von SAHATCHIEFF (1925) und KNOTHE (1928) aufbauend, die von ihm als *Röntgentopogramm* bezeichnet wird. Das Verfahren liefert mit Hilfe eines kontrastgebenden Bandmaßes, welches um den Thorax gelegt wird, aus vier gewöhnlichen Aufnahmen bei unterschiedlicher Drehung des Patienten beliebig viele Querschnitte im Verhältnis 1:1. Diese Querschnitte können entweder unmittelbar zu einem Modell zusammengefügt oder planimetrisch gemessen werden. Bei 1 cm Schichthöhe ist dann die Summe aller Flächeninhalte annähernd gleich dem Volumen des Gesamtkörpers in cm³. (Ausführliche Darstellung der Methode s. BÜCHNER = Möglichkeiten zur Messung der wahren Objektgröße, Bd. III dieses Handbuches.)

δδ) Volumenbestimmung von Herzhöhlen. Abschließend sei darauf hingewiesen, daß in den letzten Jahren seit der Einführung wasserlöslicher Kontrastmittel in die Herz- und Gefäßdiagnostik mit gutem Erfolg begonnen worden ist, die Größe der Herzbinnenräume auszumessen. Die ersten Untersuchungen wurden von RUSHMER und CRYSTEL (1951), RUSHMER und THAL (1951), GAUER (1955) und GRIBBE, LIND, LINKO und WEGELIUS (1958) am Tierherzen mit Aufnahmen in einer Ebene durchgeführt. In diesen Untersuchungen wurde die Ventrikelfläche in einer Ebene als einen annäherungsweisen Index für sein Volumen benützt. Die Entwicklung von Aufnahmegeräten in zwei Ebenen und damit der Möglichkeit einer dreidimensionalen Ausmessung der Herzhöhlen war die logische Weiterentwicklung dieser Methode. Dieser Weg wurde in der Folgezeit von ARVIDSSON und ÖDMANN (1957), CHAPMAN, BAKER, REYNOLDS und BONTE (1958) und GRIBBE, HIRVONEN, LIND und WEGELIUS (1958) beschritten. In diesen Untersuchungen erfolgt die Berechnung des Volumens der Herzbinnenräume unter Zuhilfenahme der geometrischen Formeln für sphärische Körper (Kugel, Ellipsoid), bei CHAPMAN u. Mitarb. unter gleichzeitiger Einbeziehung einer modifizierten Simpsonschen Formel.

Es würde zu weit führen, diese durchweg komplizierten Methoden ausführlich darzulegen. Es sei aber darauf hingewiesen, daß mit dieser Arbeitsweise gangbare Wege aufgezeichnet wurden, wichtige Fragen der Herzdynamik, wie etwa die Größe und Funktion der Restblutmenge für die Herzarbeit, weiter zu klären.

β) Die Fehlerbreite der Herzvolumenbestimmung

Die Fehlerbreite der Herzvolumenbestimmung ist in *absolutem Maß* durch Vergleich des röntgenologischen Meßergebnisses mit dem gemessenen Inhalt eines in seiner Größe definierten Phantoms oder Präparates oder in *relativem Maß* durch die Streubreite mehrfacher Meßergebnisse desselben Objektes bestimmt worden. Die Prüfung des absoluten Meßfehlers erfolgte an Herzmodellen sowie fixierten und ausgegossenen Leichenherzen, deren Volumen durch Wasserverdrängung ermittelt wurde. Die Bestimmung des relativen Meßfehlers erfolgte durch Mehrfachbestimmungen am lebenden Objekt.

Für die Beurteilung einer Methode ist naturgemäß vor allem die Kenntnis des absoluten Meßfehlers wichtig. Aber auch die Prüfung des relativen Fehlers ist nicht ohne Interesse, da sie ein Maß für die Reproduzierbarkeit der Methode darstellt. In diesem Kapitel sollen die wichtigsten Untersuchungsergebnisse über die absolute und relative Fehlerbreite der verschiedenen Untersuchungsverfahren zusammengestellt werden. Diese unterteilen sich nach Art ihres methodischen Vorgangs in die Verfahren, die mit geometrischen Formeln und diejenigen, die mit Herzquerschnitten arbeiten. Von der ersten Gruppe haben vor allem die Verfahren von ROHRER und KAHLSTORF und ihre Modifikationen Anwendung gefunden. Sie sollen darum auch zusammenfassend beurteilt werden.

αα) Der absolute Fehler der Herzvolumenbestimmung. 1. *Der absolute Fehler der Rohrer-Kahlstorfschen Methode und ihrer Modifikationen.* Die Fehlerbreite der Rohrer-Kahlstorfschen Methode und ihrer Modifikationen wurde mehrfach geprüft und ist bekannt.

Nach KAHLSTORF sind es vor allem drei Fehlermöglichkeiten, mit denen bei der Volumenberechnung des Herzens nach der vorgezeigten Formel zu rechnen ist. Der erste Fehler liegt in der Annahme begründet, daß die Gestalt des Herzens als Grenzform zwischen derjenigen eines Paraboloid ($k = 0{,}59$) und Ellipsoid ($k = 0{,}667$) schwanken kann. Es ist der Fehler, den LARSSON und KJELLBERG (1948) durch Einführung eines individuellen Faktors in die Volumenformel zu eruieren versucht haben. Er kann theoretisch bis zu 5% angenommen werden. Der zweite Fehler besteht in der annäherungsweisen Vervollständigung der Herzfläche *Fa* des bei sagittalem Strahlengang aufgenommenen Orthodiagramms und endlich der letzte Fehler, der bei der Messung des größten Tiefendurchmessers in der Projektionsrichtung entstehen kann. Nach den Kahlstorfschen Untersuchungen am Orthodiagramm können auch die beiden letzten Meßfehler jeweils bis zu 5% betragen. So ergibt sich bei Berücksichtigung aller methodischen und theoretischen Fehlermöglichkeiten im ungünstigen Falle, d.h. bei Addierung aller Einzelfehler, ein absoluter Fehler von 15%. Da die Wahrscheinlichkeit, daß die Fehler sich gegenseitig teilweise aufheben, sehr viel größer ist, als daß sie sich addieren, kann der Meßfehler im allgemeinen — wie auch die Prüfungen ergeben haben — sehr viel kleiner angenommen werden.

Die ersten Untersuchungen über die absolute Fehlerbreite der röntgenologischen Volumenbestimmung wurden von KAHLSTORF (1932) selbst an den anatomischen Präparaten von 12 menschlichen Herzen, 9 normalen und 3 pathologischen, durchgeführt. Nach der Herausnahme des unsezierten Herzens aus dem Thorax wurde die Herzhöhle von den Vorhöfen aus mit Formalin unter geringem Druck aufgefüllt. Auf diese Weise wurde, auch wenn die durch die postmortale Totenstarre bedingte Größenänderung des Herzens berücksichtigt wird, ein Präparat erhalten, das eine weitgehende Ähnlichkeit mit der Form des Herzens in vivo besitzt. Um den Lagevariationen des Herzens am Lebenden gerecht zu werden, wurde jedes Herzpräparat in drei Hauptlagen, in einer stehenden, einer schrägen und einer queren jeweils zweimal bei verschiedener Drehung des Herzens um die senkrechte Achse orthodiagraphiert. Die auf diese Weise erhaltenen Werte stimmen gut mit dem durch Wasserverdrängung ermittelten Volumen überein. Die Differenz zwischen errechnetem und durch Wasserverdrängung ermitteltem Volumen betrug durchweg nicht mehr als ±5%. Dabei ist, im Hinblick auf die Untersuchungen von LARSSON und KJELLBERG, wichtig, daß das berechnete Volumen von der Herzlage weitgehend unabhängig war.

LYSHOLM, NYLIN und QUARNO (1934) teilen mit, daß STRANDQUIST in einer bisher nicht veröffentlichten Untersuchung Vergleichsuntersuchungen mit der Rohrer-Kahlstorfschen Formel an Herzmodellen durchgeführt hat, die nach der Methode von LYSHOLM angefertigt worden waren und dabei eine Differenz von bis 3% gefunden habe.

Bei den vorgenannten Untersuchungen von KAHLSTORF und STRANDQUIST zur Feststellung des absoluten Fehlers wurde die Herzfläche *Fa* nach der Rohrer-Kahlstorfschen Angabe ausgemessen. In den späteren Untersuchungen wurde die Ausmessung der Herzfläche durch die Berechnung nach der Ellipsenformel ersetzt, eine Methode, die sich in der Praxis allgemein durchgesetzt hat. Der Unterschied der errechneten von der planimetrisch gemessenen Herzfläche beträgt nach Untersuchungen von UNGERLEIDER und GUBNER

Tabelle 3. *Vergleich des röntgenologischen postmortalen Herzvolumens mit der Wasserverdrängung des Herzens bei 45 Fällen.* (Aus FRIEDMAN, 1951)

	$X \pm \varepsilon X$ σ
Röntgenologisches Herzvolumen nach dem Tode	666,0 ± 46,0 cm³ 308,9 cm³
Wasserverdrängung des Herzens	647,6 ± 43,9 cm³ 294 cm³
Prozentualer Unterschied zwischen dem röntgenologischen Herzvolumen nach dem Tode und der Wasserverdrängung des Herzens	2,7 ± 1,1 % 7,4 % (P = 0,014)
Absoluter mittlerer Unterschied zwischen dem röntgenologischen Herzvolumen nach dem Tode und der Wasserverdrängung des Herzens	17,4 cm³

und eigenen Untersuchungen (Tabelle 1) weniger als 3%. Da andererseits die Fläche des Orthodiagramms nach Angaben von DIETLEN (1907) und nach Vergleichsuntersuchungen von KAHLSTORF (1932) ebenfalls nur mit einer Genauigkeit von durchschnittlich etwa 5% bestimmt werden kann, ergibt sich für beide Methoden annähernd dieselbe Fehlergrenze.

Sehr sorgfältige Vergleichsuntersuchungen der röntgenologisch nach der von JONSELL modifizierten Formel und dem durch Wasserverdrängung bestimmten Herzvolumen wurden von FRIEDMAN (1950, 51) an der Nylinschen Klinik durchgeführt: Nachdem das Herzvolumen postmortal in situ mittels der Röntgenmethode errechnet worden war, wurden der Brustkorb und das Perikard eröffnet und die Flüssigkeit, die sich in der Perikardhöhle befindet, durch Aspiration gewonnen und gemessen. Nach Abbindung und Entfernung aller Gefäßstümpfe wurde das Herz entfernt, gereinigt, gewogen und sein Rauminhalt durch Wasserverdrängung gemessen. Mit dieser Methode hat FRIEDMAN das röntgenologisch errechnete und in Zusammenarbeit mit WAHLGREN von der pathologischen Abteilung des Südkrankenhauses Stockholm durch Wasserverdrängung bestimmte Herzvolumen von 45 Fällen verglichen. Die mittlere Differenz des röntgenologischen Herzvolumens betrug in Prozent zur Wasserverdrängung 2,7 ± 1,1 (σ = 7,4%). Der 2-Sigma-Bereich, der 95,5% eines Kollektivs umfaßt, umschließt somit einen oberen Fehler von etwa plus oder minus 15% (Tabelle 3). Bei dem Vergleich des röntgenologischen postmortalen Herzvolumens mit der Wasserverdrängung ist noch die perikardische Flüssigkeit zu berücksichtigen. Diese ist im röntgenologischen Volumen, nicht jedoch in dem durch Wasserverdrängung ermittelten Volumen enthalten. Wird die perikardische Flüssigkeit zum röntgenologisch bestimmten Volumen hinzuaddiert, ergibt sich eine erstaunlich gute Übereinstimmung der Werte (Abb. 12).

Von LIND (1950) wurden Vergleichsuntersuchungen bei Kinderherzen in ähnlicher Weise wie von FRIEDMAN bei erwachsenen Herzen durchgeführt. LIND benutzte ebenfalls die Formel von JONSELL (1939), verwendete aber nicht, wie dieser, als Konstante den Ellipsenfaktor (0,67), sondern den Faktor von ROHRER und KAHLSTORF (0,63). Er fand bei 27 Vergleichsuntersuchungen eine mittlere Differenz von $0{,}45 \pm 0{,}57$ cm³ ($\sigma = 2{,}97$ cm³), die statistisch nicht signifikant war. LIND schloß daraus, daß bei Kindern der Kahlstorfsche Faktor vorzuziehen sei.

THURN (1959) hat nach angiokardiographischen Beobachtungen darauf hingewiesen, daß herznahe Anteile der großen Gefäße mit in das röntgenologisch berechnete Herzvolumen eingehen. Der Höhe des von ihm im Einzelfall veranschlagten Anteils von 75—130 cm³ pro Herzvolumen stehen allerdings die von FRIEDMAN tatsächlich gemessenen Vergleichs-

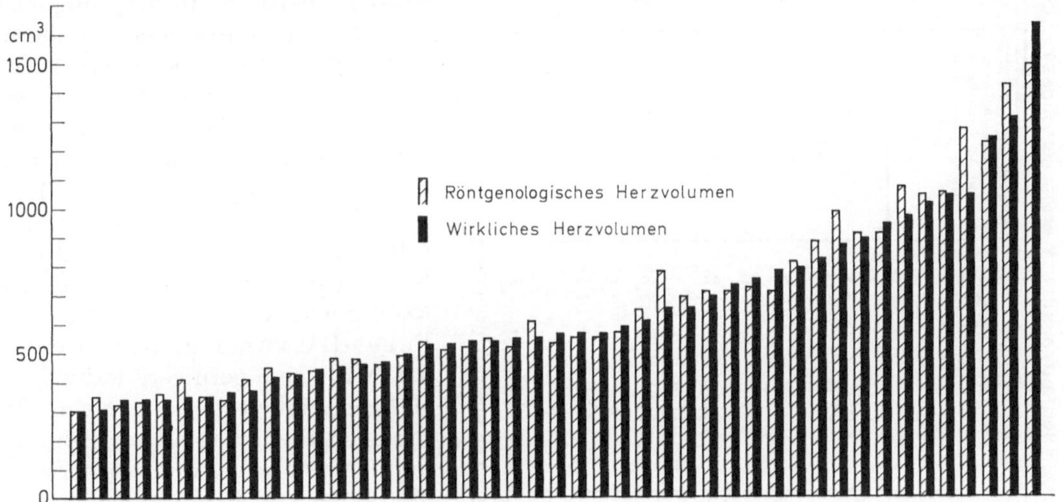

Abb. 12. Vergleich zwischen dem postmortalen röntgenologisch bestimmten Herzvolumen und dem tatsächlichen durch Wasserverdrängung bestimmten Herzvolumen. (Aus FRIEDMAN, 1951)

werte gegenüber: die Differenzen zwischen dem röntgenologischen in situ bestimmten Herzvolumen und dem durch Wasserverdrängung gemessenen der Leiche entnommenen und aller Gefäßstümpfe entledigten Organ betragen im Mittel 17,4 cm³ (Tabelle 3).

GEBHARDT (1957) und BÜCHNER und GRIESE (1960) haben an Hand von Herzmodellen vergleichende Untersuchungen über die Fehlerbreite der Rohrer-Kahlstorfschen Methode der Herzvolumenbestimmung und einige ihrer Modifikationen durchgeführt, deren Ergebnisse in Tabelle 4, 1—4 zusammengafaßt sind. Gleichzeitig mit der Prüfung der geometrischen Methode nach ROHRER-KAHLSTORF erfolgte eine Prüfung der Methoden, die auf der Herstellung von Herzquerschnitten beruhen, zu denen — wie wir schon dargelegt haben — auch die Verfahren der Untersucher selbst gehören (Tabelle 4, 5—7). Aus diesem Grunde sollen diese Untersuchungsergebnisse, unabhängig von der noch vorzubringenden Kritik dieser Untersuchungen, zusammen behandelt und zusammengefaßt werden:

1. Die geometrischen Methoden von ROHRER-KAHLSTORF und ihre Modifikationen von MUSSHOFF-REINDELL weisen keinen systematischen Fehler auf. Die Modifikation von JONSELL weist nach der Prüfung von BÜCHNER und GRIESE, die Modifikation von LARSSON und KJELLBERG nach der Prüfung von GEBHARDT einen wahrscheinlichen systematischen Fehler auf (Tabelle 4, 1—4).

2. Von den mit Herzschichten arbeitenden Methoden weist die Methode von FUCHS und BAYER einen hochgesicherten systematischen Fehler sowohl nach den Prüfungsergebnissen von GEBHARDT wie von BÜCHNER und GRIESE auf. Die Methode von GEBHARDT hat nach eigener Prüfung keine, nach einer ersten Prüfung von BÜCHNER und

Tabelle 4. *Prüfung des systematischen Fehlers einiger Methoden zur Herzvolumenbestimmung bei Verwendung von Herzmodellen.* (Nach den von Gebhardt, 1957 und Büchner und Griese, 1960 mitgeteilten Werten berechnet.) (Aus Musshoff, 1964)

Geprüfte Methode	Geprüft durch	n	Mittlere Abweichung der Prüfungsergebnisse vom Soll-(Modell-)Wert M		Streuung der Prüfungsergebnisse bezogen auf die jeweilige mittlere Abweichung σ	Sicherung der mittleren Abweichung der Prüfungsergebnisse vom Sollwert		
			cm³	%	cm³	t	P	
1. Rohrer und Kahlstorf (1918/1932)	Gebhardt	12	+ 60,8	8,8	119,8	1,758	$P > 0{,}10$	∅
	Büchner und Griese	10	− 170,0	18,0	343,8	1,568	$P > 0{,}10$	∅
2. Larsson und Kjellberg (1948)	Gebhardt	12	+ 135,5	16,9	160,2	2,972	$0{,}02 > P > 0{,}01$	*
3. Jonsell (1939)	Büchner und Griese	10	+ 107	12,6	141,2	2,391	$0{,}05 > P > 0{,}02$	*
4. Musshoff und Reindell (1956)	Büchner und Griese	10	− 14,5	1,3	251,8	0,162	$P > 0{,}10$	∅
5. Fuchs und Bayer (1953)	Gebhardt	12	+ 262,2	53,1	213,4	4,403	$P < 0{,}001$	***
	Büchner und Griese	10	− 55,3	5,8	25,3	6,117	$P < 0{,}001$	***
6. Gebhardt (1957)	Gebhardt	12	+ 3,2	0,7	38,8	0,891	$P > 0{,}10$	∅
	Büchner und Griese	10	− 133,9	14,1	62,1	6,803	$P < 0{,}001$	***
7. Büchner und Griese (1960)	Büchner und Griese	10	− 1,2	0,1	19,1	0,198	$P > 0{,}10$	∅

∅ = Statistisch keine Abweichung. ** = Statistisch gesicherte Abweichung.
* = Statistisch wahrscheinliche Abweichung. *** = Statistisch hochgesicherte Abweichung.

Griese dagegen eine hochgesicherte systematische Abweichung. (Dieser Befund wurde auf Grund einer zweiten Untersuchung von Büchner und Griese dahingehend korrigiert, daß die Ergebnisse der Gebhardtschen Methode seiner eigenen Methode entsprechen, ohne daß allerdings ein definiertes Prüfungsergebnis mitgeteilt wurde. In der von Büchner veröffentlichten Monographie (1963) wurden allerdings die ursprünglichen Prüfungsergebnisse der Gebhardtschen Methode unverändert wieder aufgenommen.) Die Methode von Büchner und Griese weist nach eigener Prüfung keinen systematischen Fehler auf (Abb. 4, 5—7).

3. Nach Gebhardt haben die geometrischen Methoden von Rorer-Kahlstorf und Larsson-Kjellberg sowie die Schichtmethode von Fuchs-Bayer eine größere Streuung, das heißt eine geringere individuelle Meßgenauigkeit als seine eigene Methode (Tabelle 5a). Nach Büchner und Griese haben die geometrischen Methoden von Rohrer-Kahlstorf, Jonsell und Musshoff-Reindell (sowie nach seiner ersten Prüfung) die Schichtmethode von Gebhardt, nicht jedoch die Schichtmethode von Fuchs-Bayer eine größere Streuung, d.h. geringere Meßgenauigkeit als seine eigene Methode (Tabelle 5b).

Die Vergleiche der Prüfungsergebnisse von Gebhardt und Büchner-Griese sind zugleich ein aufschlußreiches Beispiel dafür, wie unterschiedlich die Prüfungsergebnisse der gleichen Methode von verschiedenen Untersuchern gefunden werden können. So wurde von Gebhardt für die Methode von Rohrer-Kahlstorf, Fuchs-Bayer sowie seiner eigenen Methode eine positive mittlere Abweichung vom wahren Wert gefunden, die im einzelnen + 60,8 cm³, + 262,2 cm³ und 3,2 cm³ betragen, während Büchner und Griese für die gleichen Methoden negative mittlere Abweichungen feststellten, die — 170,0 cm³,

—55,3 cm³ und —133,9 cm³ ausmachen. Die Divergenzen werden noch deutlicher, wenn die Zahl der positiven und negativen Ergebnisse gegenübergestellt werden. So fand beispielsweise GEBHARDT bei der Prüfung der Methode von FUCHS und BAYER elf positive und nur eine negative Abweichung, BÜCHNER und GRIESE dagegen nur zehn negative Abweichungen vom Istwert. Statistisch beurteilt weichen die Prüfungsergebnisse

Tabelle 5. *Vergleich der Meßgenauigkeit (Unterschiede der Streuung) einiger Methoden der Herzvolumenbestimmung bei Verwendung von Herzmodellen.* (Nach den von GEBHARDT, 1957 und BÜCHNER und GRIESE, 1960 angegebenen Werten berechnet.) (Aus MUSSHOFF, 1964)

a) Methode von GEBHARDT gegenüber den Methoden von	Prüfungsergebnisse von GEBHARDT	
	F	*P*
1. ROHRER-KAHLSTORF . . .	9,26	$P < 0{,}001$ ***
2. LARSSON-KJELLBERG . . .	16,57	$P < 0{,}001$ ***
3. FUCHS-BAYER	27,50	$P < 0{,}001$ ***
b) Methode von BÜCHNER und GRIESE gegenüber den Methoden von	**Prüfungsergebnisse von BÜCHNER und GRIESE**	
	F	*P*
1. ROHRER-KAHLSTORF . . .	17,99	$P < 0{,}001$ ***
2. MUSSHOFF-REINDELL . . .	13,17	$P < 0{,}001$ ***
3. JONSELL	7,40	$0{,}01 > P > 0{,}001$ **
4. GEBHARDT	3,25	$0{,}05 > P > 0{,}01$ *
5. FUCHS-BAYER	1,33	$P > 0{,}10$ ø

ø = Statistisch kein Unterschied.
* = Statistisch wahrscheinlicher Unterschied.
** = Statistisch gesicherter Unterschied.
*** = Statistisch hochgesicherter Unterschied.

von GEBHARDT und BÜCHNER und GRIESE über die von beiden untersuchten Methoden (ROHRER-KAHLSTORF; FUCHS-BAYER und GEBHARDT) durchweg gesichert voneinander ab. Nur die Streuung bei der Gebhardtschen Methode ergab keinen Unterschied. Diese Ergebnisse von GEBHARDT und BÜCHNER sind zum Teil so unterschiedlich, daß Zweifel an der Verläßlichkeit einzelner Ergebnisse unvermeidbar sind (Tabelle 6). Man

Tabelle 6. *Unterschiede der Meßergebnisse von* GEBHARDT (1951) *und* BÜCHNER *und* GRIESE (1960) *bei Verwendung gleicher Methoden (Material der Tabellen 4 und 5).* (Aus MUSSHOFF, 1964)

Von GEBHARDT sowie BÜCHNER u. GRIESE geprüfte Methode	Vergleich der Prüfungsergebnisse			
	Unterschiede der Mittelwerte		Unterschiede der Streuung	
	t	*P*	*t*	*P*
ROHRER-KAHLSTORF . . .	2,415	$0{,}05 > P > 0{,}01$ **	8,19	$0{,}01 > P > 0{,}001$ **
FUCHS-BAYER	5,792	$P < 0{,}001$ ***	71,0	$P < 0{,}001$ ***
GEBHARDT	6,601	$P < 0{,}001$ ***	2,57	$P > 0{,}05$ ø

ø = Statistisch kein Unterschied.
** = Statistisch gesicherter Unterschied.
*** = Statistisch hochgesicherter Unterschied.

muß wohl annehmen, daß die fremden Methoden im allgemeinen nicht so angewendet werden, wie sie normalerweise benützt werden sollten. Es erscheint uns wichtig ganz allgemein auf diese Fehlermöglichkeiten bei der Prüfung von Methoden hinzuweisen, die dadurch entstehen können, daß die Untersucher bei der Gegenüberstellung eigener und fremder Methoden mit der Anwendung der fremden Methoden weniger vertraut sind als mit der Berechnung ihrer eigenen Methode.

GEBHARDT hat in einer zweiten Untersuchungsreihe die Ergebnisse seiner eigenen Methode mit derjenigen von MUSSHOFF-REINDELL an Hand von 20 normalen Herzen und

20 Vitien verglichen und dabei keinen systematischen Unterschied der Ergebnisse feststellen können. Dabei ist von Interesse, daß die Übereinstimmung der Ergebnisse bei den Vitien größer war als bei normalen Herzen. Dieser Befund weist darauf hin, daß — entgegen den vorausgegangenen theoretischen Überlegungen — die vielgestaltige Form der Vitien von den geometrischen Formen nicht schlechter als diejenigen der normalen Herzen erfaßt wird (Tabelle 7).

Es wurde schon auf die Fehlermöglichkeit der Rohrer-Kahlstorfschen Volumenformel hingewiesen, die dadurch bedingt ist, daß das Herz kein geometrischer Körper ist. Larsson und Kjellberg (1948) haben versucht, diesen durch die individuelle Variabilität der Herzform sowie der Herzlage im Thoraxraum möglichen Fehler mit Hilfe eines variablen Faktors, anstelle des konstanten, zu eruieren. Diese theoretisch und nach dem Ergebnis der Modellversuche von Larsson und Kjellberg berechtigte Forderung scheint jedoch nach den bisher durchgeführten Vergleichsuntersuchungen keine große praktische

Tabelle 7. *Vergleich der Meßergebnisse (Prüfung des systematischen Fehlers) normaler und pathologischer Herzen nach der Methode von* Gebhardt *und* Musshoff-Reindell. (Nach Gebhardt, Danner, Reindell u. König, 1960)

	n	Methode		Sicherung der Unterschiede beider Methoden	
		Gebhardt	Musshoff-Reindell		
		Herzvolumen (cm³) $M \pm \sigma$	Herzvolumen (cm³) $M \pm \sigma$	t	P
Normale Herzen . . .	25	$756 \pm 161{,}2$	$724 \pm 167{,}0$	2,318	$P > 0{,}05$ (kein Unterschied)
Pathologische Herzen .	25	$1011 \pm 301{,}7$	$984 \pm 344{,}9$	1,514	$P > 0{,}10$ (kein Unterschied)

Bedeutung zu haben. Hier sind zuerst die schon angeführten Vergleichsuntersuchungen von Kahlstorf zu nennen, die eine wesentliche Abhängigkeit des berechneten Herzvolumens von der Herzlage nicht feststellen konnten. Friedman (1949) hat in der schon geschilderten Weise Vergleichsuntersuchungen der Larsson-Kjellbergschen und Jonsellschen Methode durchgeführt. Bei neun Leichenherzen ergaben sich im Vergleich zu dem durch Wasserverdrängung gemessenen Volumen bei der Jonsellschen Methode Unterschiede von 1—45 cm³ (+ 0,2 % und —5,7 %), bei der Kjellbergschen Methode von 1—75 cm³ (—0,2 % und 11,7 %). Man kann nach diesem Ergebnis nicht sagen, daß die eine Methode der anderen überlegen ist (Friedman). Lind (1950) hat bei acht präparierten Kinderherzen den Kjellbergschen Herzindex bestimmt und festgestellt, daß er nur sehr geringfügig zwischen 0,53 und 0,55 schwankt. Lind folgert daraus, daß bei Kindern die Verwendung eines variablen Faktors nur ausnahmsweise notwendig ist. Letztlich ist auch der oben angeführte Befund von Gebhardt aufschlußreich, daß die Übereinstimmung der Methode von Musshoff-Reindell mit seiner eigenen Schichtmethode bei Vitien größer ist als bei normalen Herzen.

2. Der absolute Fehler der Herzvolumenbestimmung mit Hilfe von Herzquerschnitten. Über die Fehlerbreite der Methoden zur Herzvolumenbestimmung die mit Herzquerschnitten arbeiten, liegen bisher nur die Ergebnisse vor, die in Tabelle 4, 5—7 zusammengestellt worden sind und von denen das Untersuchungsergebnis von Büchner und Griese über die Gebhardtsche Methode später widerrufen wurde. Unter Berücksichtigung der einschränkenden Kritik, die wir zu diesen Ergebnissen geäußert haben (s. vorangehender Absatz), wird man aus theoretischen Überlegungen annehmen dürfen, daß bei einzelnen pathologisch stark deformierten Herzen die Fehlerbreite dieser Methoden geringer ist als die derjenigen Methoden, die mit geometrischen Formeln arbeiten. Ein zuverlässiges Urteil über die Fehlerbreite dieser Methoden ist nach den bisher vorliegenden Untersuchungsergebnissen aber noch nicht möglich.

3. Der absolute Fehler der Volumenbestimmung der Herzhöhlen. Wir haben bei der Beschreibung der Methode darauf hingewiesen, daß es mit Hilfe der Kontrastfüllung des

Herzens möglich ist, das Volumen der Herzbinnenräume zu berechnen. CHAPMAN u. Mitarb. (1958) geben für ihre Methode, die auf der Anwendung geometrischer Formeln und einer modifizierten Simpsonschen Regel beruht, als Ergebnis von 20 Modellversuchen einen mittleren Fehler von 1,4 % mit einer Schwankungsbreite von + 16 % bis —13 % an.

ββ) Der relative Fehler. Von KAHLSTORF (1932) wurde auch erstmalig der relative Fehler, wie er bei fortlaufenden Bestimmungen am gleichen Patienten entstehen kann, berechnet. Bei zehn Doppelbestimmungen wurde in acht Fällen eine Differenz von unter 5 % gefunden. Nur in zwei Fällen lag der Unterschied mit 7,31 und 6,89 % etwas höher.

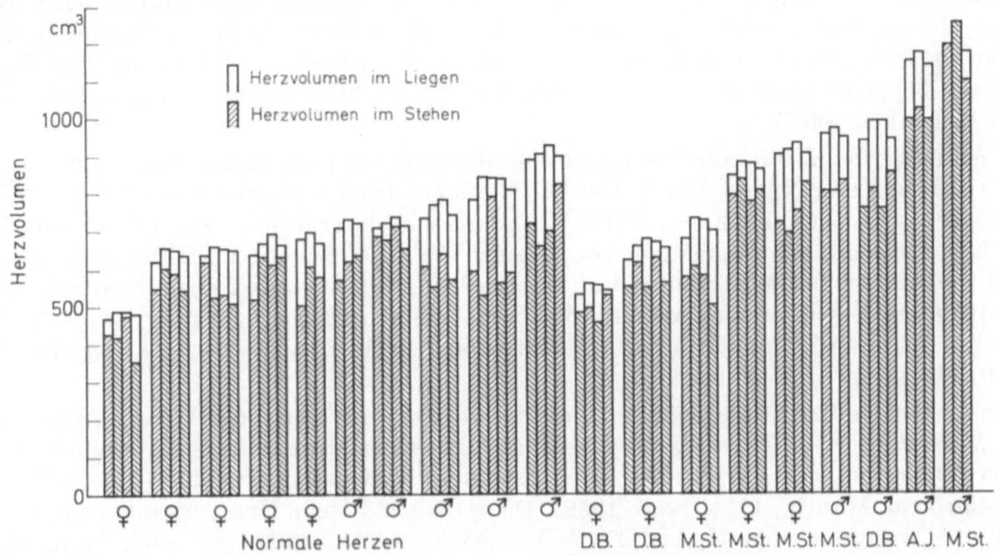

Abb. 13. Das Herzvolumen gesunder Personen und von Patienten mit angeborenen und erworbenen Vitien bei mehrmaliger Bestimmung im Liegen und Stehen und die Differenz Liegen—Stehen. (Nach MUSSHOFF u. REINDELL, 1956)

Weitere Vergleichsuntersuchungen an Lebenden zur Bestimmung des relativen Fehlers wurden in der Folgezeit von LILJESTRAND, LYSHOLM, NYLIN und ZACHRISSON (1939), AXÉN, LINDGREEN und MALMSTRÖM (1946), LIND (1950) und MUSSHOFF und REINDELL (1956) durchgeführt. LILJESTRAND, LYSHOLM, NYLIN und ZACHRISSON (1939) fanden bei zehn Doppelbestimmungen der Herzen gesunder Medizinstudenten, wobei die jeweils benötigten zwei Aufnahmen simultan belichtet wurden, eine Differenz der Mittelwerte von 4,7 %. AXÉN, LINDGREN und MALMSTRÖM (1946) haben Doppelbestimmungen bei 27 gesunden Medizinstudenten durchgeführt. Die Aufnahmen wurden in aufrechter Stellung jeweils mit einem Abstand von nur wenigen Minuten durchgeführt; die beiden Aufnahmen in der frontalen und lateralen Ebene erfolgten nicht synchron. Bei einem mittleren Herzvolumen von 809 cm³ betrug der Variationskoeffizient für die einzelnen Bestimmungen 3,3 % ($\sigma = 26$ cm³). LIND stellte bei 32 Doppelbestimmungen des Herzvolumens von Kindern, welche unabhängig von der Atmung und der Herzphase durchgeführt wurden, einen Fehler von $\pm$ 1,79 cm³ oder 2,73 % fest. MUSSHOFF und REINDELL (1956) errechneten bei zehn gesunden und zehn kranken Herzen, bei denen das Herzvolumen jeweils 3—6mal in gleicher Atemphase, aber ebenfalls unabhängig von der Arbeitsphase des Herzens im Liegen geprüft wurde, bei insgesamt 85 Einzelbestimmungen eine Abweichung vom individuellen Mittelwert von 3—3,5 % bei einer Schwankungsbreite von 2,2—9,1 %. Diese Abweichungen vom individuellen Mittelwert entsprechen einer Gausschen Fehlerverteilung, so daß es naheliegt anzunehmen, daß diese Variation der Herzgröße zum größten Teil auf den Meßfehler zurückzuführen ist. Da aber ein Teil der Variation sehr wohl reell sein kann, ist der relative Meßfehler eher kleiner als 3—3,5 % anzunehmen (Abb. 13).

f) Methodische Fehlermöglichkeiten bei der röntgenologischen Herzgrößenbestimmung

Bei der technischen Durchführung der röntgenologischen Herzgrößenbestimmung ist eine Reihe von Fehlern möglich, die sich aus der Abhängigkeit des Kreislaufs von anderen Faktoren ableiten.

In der Literatur herrscht Übereinstimmung, daß eine gewöhnliche ruhige *Atmung* keinen wesentlichen Einfluß auf die Herzgröße ausübt (GROEDEL, 1911; LE WALD u. TURELL, 1920; COMEAU u. WHITE, 1939a; LIND, 1950). Während des Atemanhaltens zur Exposition des Films kann jedoch, wenn die Lippen geschlossen bleiben, leicht eine Preßatmung mit Valsalvawirkung eintreten, wodurch die Herzgröße verändert wird. KJELLBERG (1949b) hat darauf hingewiesen, daß auf diese Weise Volumenabweichungen von mehr als 100 cm^3 entstehen können. Die Aufnahme wird am besten in leichter Einatemstellung bei geöffnetem Munde unmittelbar mit dem Atemanhalten ausgelöst (MUSSHOFF und REINDELL, 1956).

Während der *Herzrevolution* treten signifikante Volumenunterschiede auf (JONSELL, 1939; LIND, 1950; NYLIN, 1957). Die Differenz zwischen maximaler Systole und Diastole beträgt um 10% (KJELLBERG, 1949b). Andererseits konnte JONSELL (1939) zeigen, daß bei Expositionen, die unabhängig vom Herzrhythmus erfolgen, die Differenzen sehr klein sind, da die Belichtung selten simultan mit der größten systolischen Kontraktion oder diastolischen Erschlaffung gemacht wird. Der Fehler wird noch geringer, wenn die beiden zur Volumenbestimmung benötigten Aufnahmen nacheinander ausgelöst werden (LIND, 1950; MUSSHOFF u. REINDELL, 1956).

Eine der größten Fehlermöglichkeiten ist durch den Wechsel des Herzvolumens infolge der *hydrostatischen Blutverlagerung* bedingt. Das Herz wird im Stehen kleiner (MORITZ, 1905; DIETLEN, 1909; HAMMER, 1928; LARSSON u. KJELLBERG, 1948; ZDANSKY, 1949; MUSSHOFF u. Mitarb., 1954, 1956, 1958). Diese orthostatische Herzverkleinerung ist — sowohl bei verschiedenen Herzen beim Vergleich untereinander als auch beim gleichen Herzen zu verschiedenen Zeiten — unterschiedlich und kann von wenigen bis zu mehreren Hundert Kubikzentimetern betragen. Während die Herzgröße im Liegen — vorausgesetzt, daß keine andersartigen Faktoren auf die Herzgröße wirksam werden — konstant ist, ist sie im Stehen, ohne daß orthostatische Beschwerden aufzutreten brauchen, einem variablen orthostatischen Einfluß unterworfen (MUSSHOFF u. Mitarb., 1954, 1956, 1958). Die Abweichungen vom individuellen Mittelwert des Herzens bei Untersuchung im Liegen entsprechen einer Gausschen Fehlerverteilung, so daß man annehmen kann, daß die Variation der Herzgröße im Liegen zum größten Teil auf den Meßfehler der Methode zurückzuführen ist (Abb. 13). Wenn man mit Recht die Streuung der Herzgrößen im Liegen für einen Meßfehler halten kann, so kann man andererseits die größere Variation im Stehen, weder bei Normalen noch bei Vitien als Meßfehler deuten. Die Mittelwerte der Streubreite im Stehen betragen bei Normalpersonen 114,5 cm^3 (Streubreite = 45—265 cm^3 oder 7,6 bis 43,3%) und bei Vitien 80,9 cm^3 (Streubreite = 28—172 cm^3 oder 2,4—18,7%), im Liegen bei Normalpersonen 38,5 cm^3 (Streubreite 20—66 cm^3 oder 2,8—8%) und bei Vitien 44,4 cm^3 (Streubreite 25—85 cm^3 oder 2,2—9,1%). Das unterschiedliche Verhalten der Herzgröße im Liegen und Stehen ist statistisch gesichert.

Bei allen Größenbestimmungen des Herzens, die in aufrechter Körperstellung durchgeführt werden, spielen somit orthostatische Einflüsse die Rolle einer dritten Variablen, so daß nicht mehr zu unterscheiden ist, ob eine signifikante Größenänderung dem Herzen oder dem orthostatischen Einfluß zuzuschreiben ist, und ebenso wenig, ob ein fehlender Unterschied tatsächlich auf gleichem Verhalten oder einer Änderung beider Größen beruht. Daraus folgt, daß Herzgrößenbestimmungen in aufrechter Körperstellung, insbesondere vergleichende Untersuchungen in der Arbeitsphysiologie zur Beurteilung bestimmter Einflüsse auf die Herzgröße oder Untersuchungen in der Klinik zur Beurteilung der Herzgröße unter krankhaften Einflüssen oder unter der Einwirkung therapeutischer Maßnahmen unzureichend oder häufig sogar falsch sind. Das gilt vor allem für Patienten, die infolge infektiös-toxischer Einflüsse oder längerer Bettruhe über eine schlechte periphere Kreislaufregulation verfügen. Eine einwandfreie und vergleichende Beurteilung der Herzgröße ist somit nur in Horizontallage möglich. Hierbei ist es grundsätzlich gleich, ob die Röntgenaufnahmen in Bauch- oder Rückenlage angefertigt werden. In Bauchlage liegt das Herz der vorderen Brustwand breiter auf, die Herzfläche wird größer, die Tiefenausdehnung des Herzens kleiner als in Rücklage. Das Herzvolumen bleibt aber, wie eigene Vergleichsuntersuchungen ergeben haben, gleich. (Die Volumina weisen eine geringe beidseitige Streuung um den Mittelwert der Streubreite auf. Die t-Werte der Studentschen Verteilung dieser Differenzen sind aber so klein, daß die Volumina in Bauch- und Rückenlage als identisch anzusehen sind.) (MUSSHOFF u. REINDELL, 1956.)

3. Die normalen röntgenologischen Herzmaße

Die Größe des Herzens setzt sich aus den festen Bestandteilen — Muskulatur, Endokard und Perikard, Klappen und Sehnen, Fettgewebe und Herzkranzgefäße — und der Füllung des Herzens zusammen. Die Füllung des Herzens in diastolischer Endstellung besteht aus dem Schlagvolumen beider Ventrikel und der Blutmenge, die nach Auswerfen der Schlagvolumina im Herzen zurückbleibt, sie wird als Restblutmenge bezeichnet. Die Größe des gesamten Herzens wird demnach am Ende der Vorhofsystole durch die Muskelmasse, das Restblut aller Herzhöhlen und die Schlagvolumina beider Ventrikel bestimmt.

Mit den uns zur Verfügung stehenden röntgenologischen Methoden können wir die Gesamtgröße des Herzens mit guter Annäherung bestimmen. Über den Anteil der festen Bestandteile des Herzens, ihrer Verteilung untereinander und ihre Struktur haben Anatomie und pathologische Anatomie eine Vielzahl genauer Untersuchungsergebnisse vorgelegt. Sie vermitteln jedoch, da sich das Herz postmortal verkleinert und Teile seines Restblutes auswirft, kein verläßliches Urteil über die intravitale Größe.

In diesem Kapitel sollen entsprechend dem gestellten Thema die röntgenologischen Befunde über die normalen Herzmaße dargelegt werden. Es würde im Hinblick auf das Thema zu weit führen, näher auf die grundlegenden anatomischen und pathologisch-anatomischen Beiträge zur normalen Herzgröße und damit auch auf das interessante Problem der Beziehungen der Herzanteile (Herzkammern, Vorhöfe, rechtes und linkes Herz) zueinander, sowie der Beziehungen der Muskelmasse zu dem Höhlenraum des Herzens und hier wiederum zu der Relation Schlagvolumen und Restblutmenge näher einzugehen. Sie sind einer eigenen monographischen Darstellung vorbehalten.

Die Herzmaße können im absoluten und korrelativen Maß angegeben werden. Das absolute Maß entspricht, je nachdem ob lineare, Flächen- oder Volumenmaße vorliegen, den gemessenen oder berechneten Werten in Zentimeter, Quadratzentimer oder Kubikzentimeter. Da die normale Streuung gesunder Herzen sehr groß ist, wurden seit den Anfängen der Herzforschung umfangreiche Untersuchungen über die Abhängigkeit der Herzgröße von anderen Körperfaktoren durchgeführt. Das Ziel dieser Untersuchungen war und ist es, die große Streubreite der absoluten Herzgröße auf ein weniger breit gefaßtes Maß der individuellen Normgröße einzuengen. Wir haben einleitend schon darauf hingewiesen, daß diesen Bestrebungen, die besonders in der ersten Epoche der röntgenologischen Herzforschung mit großem Aufwand durchgeführt worden waren, solange ein befriedigender Erfolg versagt bleiben mußte, als der Röntgendiagnostik ein genügend genaues Maß der Gesamtgröße des Herzens nicht zur Verfügung stand. Erst die Einführung brauchbarer röntgenologischer Methoden der volumetrischen Messung bot die Voraussetzungen, die Aufgabe mit größerem Erfolg zu behandeln. Wir werden aus diesem Grunde in erster Linie diejenigen Untersuchungsergebnisse der bisherigen Literatur berücksichtigen, welche die Herzgröße im Volumenmaß angeben. Nur soweit die Ergebnisse ein- und zweidimensionaler Meßmethoden zum Verständnis der historischen Entwicklung beitragen können, sollen sie erwähnt werden.

Tabelle 8. *Das absolute Herzvolumen*

		Alter	Körperstellung	n	Herzvolumen in cm³ $X \pm \varepsilon X$	σ	$X \pm \sigma$ (Variation)
ROHRER (1916/17)	Männer	20—25 Jahre	stehend	6	560		(471—762)
KAHLSTORF (1932)	1. Männer		stehend	70	610		(487—782)
	2. Frauen			50	465		(347—552)
LUDWIG (1939)	Sanitätssoldaten	20—25 Jahre	stehend	120	566 ± 7,5	82,9	(387—755)
LILJESTRAND, LYSHOLM, NYLIN und ZACHRISSON (1939)	1. Medizinstudenten	21—30 Jahre	stehend	70	701 ± 14,6	121,9	457—945
	2. Erwachsene Männer	32—47 Jahre		31	750 ± 19,1	106,5	537—963
	3. Mädchen	12—14 Jahre		12	417		255—375
KJELLBERG, RUDHE u. SJÖSTRAND (1949a und c)	1. a) Männer, Durchschnittsmaterial	17—50 Jahre	liegend	67	738 ± 12,9		
	b) Trainierte Männer			27	1015 ± 19,0		
	2. a) Frauen, Durchschnittsmaterial	16—55 Jahre		55	560 ± 12,7		
	b) Trainierte Frauen			8	790 ± 30,0		
	3. Kinder	8—15 Jahre		44	426 ± 16,9		
LIND (1950)	Kinder, ♂ und ♀		liegend	293	62	27,0	
		1—52 Wochen		280			
		> 52 Wochen		13			
MAUREA, NYLIN und SOLLBERGER (1955)	1. Männer	9—66 Jahre		352	738 ± 7,2	135,8	466—1009
	2. Frauen	13—63 Jahre		336	568 ± 5,4	99,4	389—755
MUSSHOFF und REINDELL (1956)	1. Männer a) im Liegen	20—35 Jahre	liegend	36	733 ± 24,1	144,7	(465—980)
	b) im Stehen		stehend		598 ± 18,9	113,2	(401—863)
	2. Frauen a) im Liegen	20—35 Jahre	liegend	23	585 ± 16,7	78,1	(453—772)
	b) im Stehen		stehend		485 ± 11,8	56,7	(347—561)
	3. Sportler a) im Liegen	19—31 Jahre	liegend	44	1008 ± 21,1	140,2	(724—1437)
	b) im Stehen		stehend		872 ± 21,4	142,2	(530—1317)
HOLMGREN et al. (1957)	1. Radsportler	18—31 Jahre	liegend	10	1016 ± 39,6		
	2. Männer	21—40 Jahre		17	869 ± 39,3		
	3. Frauen	19—36 Jahre		15	617 ± 21,0		
	4. Kinder	9—11 Jahre		16	399 ± 19,1		
MUSSHOFF u. Mitarb. (1958)	1. Schüler	12—17 Jahre	liegend	50	559 ± 21,0	148,4	
	2. Frauen	22—41 Jahre		46	555 ± 11,4	77,3	
	3. Männer	22—35 Jahre		57	710 ± 15,5	116,8	
	4. Sportler	18—32 Jahre		74	922 ± 15,9	136,5	
BRAUN (1960)	Männer		liegend	48	784 ± 17		(493—1060

a) Die absoluten Herzmaße

In der Tabelle 8 sind die hauptsächlichen bisher vorliegenden Untersuchungsergebnisse der Literatur über die Größe des Herzvolumens zusammengestellt. [In einer weiteren Tabelle (Tabelle 9) ist ein nach Jahrgängen geordnetes Freiburger Kollektiv zusammengefaßt.] Die Mittelwerte der Herzvolumina liegen bei gesunden männlichen Normalpersonen zwischen 560 und 800 cm³, bei weiblichen Normalpersonen zwischen 465 und 585 cm³.

Tabelle 9.

Das absolute Herzvolumen männlicher und weiblicher Normalpersonen nach Altersklassen geordnet

Freiburger Untersuchungsgut: 0—6jährige ♂ und ♀: KEUL u. Mitarb. (unveröffentlicht); 8—9jährige, ♂: BLÜMCHEN (1961); 10—20jährige, ♂: MUSSHOFF, REINDELL, KÖNIG, KEUL, ROSKAMM (1961); 20—60jährige, ♂: KÖNIG, REINDELL, MUSSHOFF, ROSKAMM, KESSLER (1961); 60—75jährige, ♂: KÖNIG, REINDELL, ROSKAMM (1962); 10—20jährige, ♀: ROSKAMM u. Mitarb. (unveröffentlicht); 20—40jährige, ♀: KÖNIG u. Mitarb. (unveröffentlicht); 40—60jährige, ♀: ROSKAMM u. Mitarb. (unveröffentlicht). Körperstellung: horizontale Rückenlage.

Lfd. Nr.	Alter Jahre	Geschlecht	n	Herzvolumen (cm³)		Geschlecht	n	Herzvolumen (cm³)	
				$M \pm \varepsilon M$	σ			$M \pm \varepsilon M$	σ
1.	0—1	♂ u. ♀	20	91,8	19,4				
2.	1—2	♂	20	149,8	34,4	♀	11	129,1	21,2
3.	3—4	♂	21	215,7	29,3	♀	20	190,0	20,2
4.	5—6	♂	17	242,8	37,1	♀	18	241,0	29,2
5.	8—9	♂	50	374,5 ± 7,2	50,8				
6.	10—11	♂	42	411,5 ± 9,8	63,5	♀	50	371,5 ± 8,1	56,9
7.	12—13	♂	41	508,6 ± 12,6	80,8	♀	50	499,8 ± 11,0	77,8
8.	14—15	♂	42	610,8 ± 17,7	114,7	♀	50	527,0 ± 11,1	78,5
9.	16—17	♂	49	717,7 ± 14,4	100,2	♀	61	555,0 ± 9,1	70,5
10.	18—19	♂	51	769,5 ± 15,8	112,8	♀	50	578,0 ± 9,8	69,1
11.	20—27	♂	50	797,2 ± 15,1	107,4	♀	50	579,0 ± 8,8	62,5
12.	30—39	♂	50	762,2 ± 18,8	132,8	♀	57	572,0 ± 8,9	67,3
13.	40—49	♂	33	795,8 ± 22,0	120,6	♀	22	684,0 ± 19,9	93,6
14.	50—59	♂	31	800,1 ± 18,3	102,0	♀	25	708,0 ± 19,2	94,4
15.	60—75	♂	42	819,0 ± 19,7	126,2				

Die erheblichen Unterschiede der Mittelwerte sind z.T. auf eine unterschiedliche Untersuchungstechnik im Liegen und Stehen zurückzuführen. ROHRER (1916/17), KAHLSTORF (1932), LUDWIG (1939), LILJESTRAND, LYSHOLM, NYLIN und ZACHRISSON (1939) haben das Volumen im Stehen, MUSSHOFF und REINDELL (1956) im Stehen und Liegen und KJELLBERG, RUDHE und SJÖSTRAND (1949a und c), LIND (1950), HOLMGREN (1957), BRAUN (1960) und die Freiburger Reihenuntersuchungen (Tabelle 9) im Liegen bestimmt.

Fassen wir die Untersuchungsergebnisse nach der Körperstellung zusammen, in welcher sie gewonnen wurden, so liegen bei den einzelnen Untersuchern die Ergebnisse des mittleren Herzvolumens in Horizontallage ziemlich einheitlich, für Männer zwischen 710 und 800 cm³, für Frauen zwischen 550 und 580 cm³. Die im Stehen gewonnenen mittleren Werte liegen für Männer zwischen 560 und 610 cm³, für Frauen zwischen 465 und 485 cm³. Nur die von LILJESTRAND, LYSHOLM, NYLIN und ZACHRISSON für Männer im Stehen ermittelten Werte liegen mit 700 und 750 cm³ deutlich höher.

Sportler haben ein wesentlich größeres Herz als untrainierte Normalpersonen. Die Vergrößerung beträgt bei Männern im Untersuchungsgut von KJELLBERG u. Mitarb. im Mittel 277 cm³ oder 37 % und im Untersuchungsgut von MUSSHOFF u. Mitarb. im Mittel 212 cm³ oder 30 %. In einem kleinen Untersuchungsgut von acht sporttreibenden Frauen fanden KJELLBERG u. Mitarb. eine Vergrößerung von 230 cm³ oder 41 % gegenüber den Mittelwerten des Durchschnittsmaterials. (Wir werden auf die Herzvergrößerung durch Körpertraining noch ausführlich im Kapitel „Herzgröße und Leistung“ zu sprechen kommen.) Die normale Streubreite des absoluten Herzvolumens ist, wie aus den Zahlen über die Streuung und Variation hervorgeht, sehr groß und beträgt beispielsweise bei gesunden

Medizinstudenten nach LILJESTRAND u. Mitarb. 457—945 cm³. Werden die Herzen gesunder, leistungsstarker Sportler in die Betrachtung mit einbezogen, so wird die Streubreite noch wesentlich größer. So ist im Untersuchungsgut von MUSSHOFF und REINDELL (1956) das kleinste Männerherz 465 cm³, das größte Sportherz 1437 cm³ groß. Diese Streubreite wird naturgemäß noch größer, wenn auch noch die jugendlichen Herzen mitbetrachtet werden.

Der großen Variation des absoluten Herzvolumens gesunder Normalpersonen entspricht eine ähnlich große Variation anderer Herzmaße. So fand HAMMER (1917/18) bei gesunden Soldaten im Vertikalorthodiagramm für die Transversaldimension Werte zwischen 10,3 und 15,5 cm und für die Längsdimension zwischen 11,1 und 16,4 cm. In Tabelle 10 sind der arithmetische Mittelwert (M), die mittlere Abweichung (σ) und die Variation (V) für den Längen-, Breiten- und Transversaldurchmesser, die Herzfläche, das Herzrechteck, den absoluten und größten horizontalen Tiefendurchmesser und die Winkel α und φ des Vertikalorthodiagramms angegeben. Im Teleröntgenogramm sind die Maße infolge des Projektionsfehlers größer als im Orthodiagramm. Nach LUDWIG beträgt beispielsweise die Vergrößerung für den Transversaldurchmesser im Mittel 0,9 cm.

Tabelle 10. *Orthodiagraphische Herzmaße.* (Nach LUDWIG, 1939)

	$M \pm m$	σ	V
L	13,4 ± 0,08	0,90	11,1—16,3
Br	10,2 ± 0,06	0,63	8,8—11,8
T	12,0 ± 0,08	0,90	10,0—14,2
Fl	99 ± 0,96	10,5	75—122
R	137 ± 1,3	14,6	107—173
$\sphericalangle\ \alpha$	43,5° ± 0,45	5,0	32—54
T_{90h}	9,0 ± 0,086	0,94	7,0—13,0
T_{90abs}	8,8 ± 0,087	0,81	6,0—11,0
$\sphericalangle\ \varphi$	55° ± 0,5	5,0	42—66

Zusammenfassung. Das absolute Herzvolumen erwachsener Männer beträgt bei Untersuchungen im Liegen im Mittel 700—800 (—820) cm³. Die Streubreite ist groß (Variation etwa 450—1000 cm³). Das Herzvolumen erwachsener Frauen ist im Durchschnitt 150 bis 180 cm³ kleiner, die Streubreite ist gegenüber Männern eingeengt (Variation etwa 450 bis 750 cm³). Das Herzvolumen von Sportlern (und körperlich arbeitenden Menschen) ist vergrößert.

b) Die korrelativen Herzmaße

α) *Herzgröße und Lebensalter*

DIETLEN (1907) hat in einer ersten Untersuchungsreihe von 113 Männern im Alter von 15—69 Jahren und einer weiteren Reihe (1926) von 52 erwachsenen Männern, deren Gewicht zwischen 61 und 65 kg und deren Größe zwischen 165 und 174 cm lag festgestellt, daß die Maße des Sagittalorthodiagramms (Transversal-, Längsdurchmesser und Herzfläche) bis zum siebten Dezennium größer werden, während das Körpergewicht nach dem vierten Dezennium wieder kleiner wird. Die Ursache dieser Herzvergrößerung sieht DIETLEN in der erhöhten Anforderung, welche die Arteriosklerose des Gefäßsystems und die Altersveränderungen der Lunge an das Herz stellen. Er ist der Ansicht, daß diese Vergrößerung durch Hypertrophie der Muskulatur und Dilatation der Herzhöhlen bedingt ist. Unterziehen wir allerdings die Originaltabellen, nach denen DIETLEN eine Volumenzunahme des Herzens jenseits des Wachstumsalters angenommen hatte, einer kritischen Prüfung, so stellen wir fest, daß die mittlere Herzfläche im Alter von 30—39 Jahren 116 cm², im Alter von 60—69 Jahren 118 cm² beträgt, also insgesamt nur um 2 cm² ansteigt. Diese Größenunterschiede der Herzfläche liegen somit — wie in der Besprechung der Methodik dargelegt wurde — im Bereich der methodischen Fehlergrenze. Das mittlere Körpergewicht vermindert sich in der gleichen Zeit von 64 auf 59 kg. Es ist nach diesen Zahlen sehr zweifelhaft, daß die von DIETLEN aus dem Verhalten der Herzfläche geschlossene Altersvergrößerung des Herzens reell ist. Man muß nach den Dietlenschen Befunden vielmehr annehmen, daß die absolute Herzgröße in diesem Altersbereich mehr oder weniger unverändert bleibt, die proportionale Herzgröße in Anbetracht der Abnahme des Körpergewichtes dagegen etwas größer wird. MORITZ hat entgegen der Auffassung von DIETLEN einen Einfluß des Alters auf die Herzgröße verneint.

Beurteilen wir den Grad der Verbundenheit von Alter und Herzgröße ohne Berücksichtigung aller anderen auf die Herzgröße einwirkenden Faktoren mittels des Korrelationskoeffizienten, so stehen uns hier die Untersuchungsergebnisse von LIND (1950) und KEUL u. Mitarb. bei Kleinkindern, von MUSSHOFF, REINDELL, KÖNIG u. Mitarb. (1961) bei Jugendlichen, von MAUREA, NYLIN und SOLLBERGER bei erwachsenen Frauen und Männern und von KÖNIG, REINDELL, MUSSHOFF u. Mitarb. (1961/62) bei erwachsenen Männern zur Verfügung (Tabelle 11). Bei Kleinkindern und Jugendlichen besteht eine relativ enge und gesicherte Verbundenheit des Herzvolumens zum Alter. Aus der Größe der Korrelationskoeffizienten kann geschlossen werden, daß beim Kleinkind etwa 70—80 % und bei Jugendlichen etwa 60—70 % der Variation der Herzgröße altersabhängig ist. Das Herz wird,

Tabelle 11. *Das Verhältnis von Herzvolumen und Alter bei Kleinkindern, Jugendlichen, Frauen und Männern.* (Nach LIND, 1950; MAUREA, NYLIN u. SOLLBERGER, 1955; MUSSHOFF, REINDELL, KÖNIG, KEUL u. ROSKAMM, 1961; KEUL u. Mitarb. [unveröffentlicht])

		Alter	n	Korrelations-koeffizient r	Streuung um die Regressionslinie μ
LIND (1950)	Kleinkinder, ♂ und ♀	100 Tage	202	0,883 ± 0,015	
KEUL et al. (unveröffentlicht)	Kleinkinder, ♂ und ♀	0—1 Jahr	20	0,471	
	Kinder, ♂	1—6 Jahre	58	0,816	
	Kinder, ♀	1—6 Jahre	49	0,809	
MUSSHOFF u. Mitarb. (1961)	Jugendliche, ♂	10—20 Jahre	225	0,809 ± 0,023	
MAUREA, NYLIN u. SOLLBERGER (1955)	Frauen	34,68 ± 0,56 Jahre	330	0,21 ± 0,05	97,0
	Männer	34,62 ± 0,58 Jahre	352	0,26 ± 0,05	135,5

solange der Organismus wächst, größer. Bei Erwachsenen ist die Korrelation im Untersuchungsgut von NYLIN u. Mitarb. sehr locker. Es besteht ein so kleiner Korrelationskoeffizient und eine so hohe Streuung um die Regressionslinie (bei Männern größer als bei Frauen), daß es nach diesen Befunden zweifelhaft ist, ob überhaupt noch eine Verbundenheit besteht. Im Untersuchungsgut von KÖNIG, REINDELL, MUSSHOFF u. Mitarb. (1961) ist jenseits des 20. bis zum 60. Lebensjahr eine sichere Größenänderung des Herzens nicht mehr nachweisbar. Der konstante mittlere Wert des Herzvolumens jenseits des 20. Lebensjahres liegt bei etwa 800 cm³ (Abb. 14, Tabelle 9).

Zum Verständnis der altersabhängigen Herzveränderungen empfiehlt es sich, die umfangreichen und in ihrer Gesamtheit einheitlichen Untersuchungsergebnisse der pathologischen Anatomie den röntgenologischen Untersuchungsbefunden ergänzend beizufügen. Bei der Wertung der Ergebnisse beider Verfahren ist zu berücksichtigen, daß die pathologische Anatomie die Herzmuskelmasse exakt messen, aber keine sichere Aussage über die Gesamtgröße des Herzens intra vitam machen kann. Demgegenüber vermag die Röntgenologie das Gesamtvolumen des Herzens, Muskelmasse plus Blutfüllung, mit relativ großer Genauigkeit zu bestimmen.

Nach den übereinstimmenden Untersuchungsreihen von THOMA (1882), MÜLLER (1883), GEWERT (1929) und ROESSLE und ROULET (1932) nimmt die Masse des Herzens nicht nur während des Körperwachstums, sondern auch nach abgeschlossenem Körperwachstum bis zum 6. bzw. 7. Lebensjahrzehnt zu. Diese Zunahme beträgt im Untersuchungsgut von ROESSLE und ROULET bei Männern in der Zeit von 20—60 Jahren im Mittel mehr als 50 g, im Untersuchungsgut von MÜLLER mehr als 100 g. Sie ist zu einem Teil durch Vermehrung der Muskelmasse, zum anderen — wie aus den Untersuchungen von MÜLLER hervorgeht — durch eine Zunahme des epikardialen Fettes bedingt. Diese Massenzunahme des Herzens vollzieht sich, wenn wir die Konstanz des intravitalen Herzvolumens in diesem Zeitraum berücksichtigen, bei gleichbleibender Herzgröße; sie entwickelt sich als Folge der Altersveränderungen am Gefäßsystem des großen und kleinen Kreislaufs, die für das Herz eine Druckbelastung darstellen, somit in Form einer konzentrischen Hypertrophie. Diese Auffassung steht in Übereinstimmung mit pathologisch-anatomischen (KIRCH, 1938; LINZBACH, 1958) und röntgenologischen Befunden (ZDANSKY, 1949; REINDELL u. Mitarb., 1953, 1956; MUSSHOFF, 1959; AMUNDSEN, 1959), daß eine reine Druckbelastung zu einer konzentrischen Hypertrophie ohne Größenzunahme mit Verkleinerung der Restblutmenge des Herzens führt. Eine Größenzunahme des Herzens bei reiner Druckbelastung ist schon als Zeichen der Insuffizienz des Herzmuskels anzusehen (MORITZ, 1926; DIETLEN, 1926; REINDELL, KLEPZIG u. MUSSHOFF, 1953; LINZBACH, 1958).

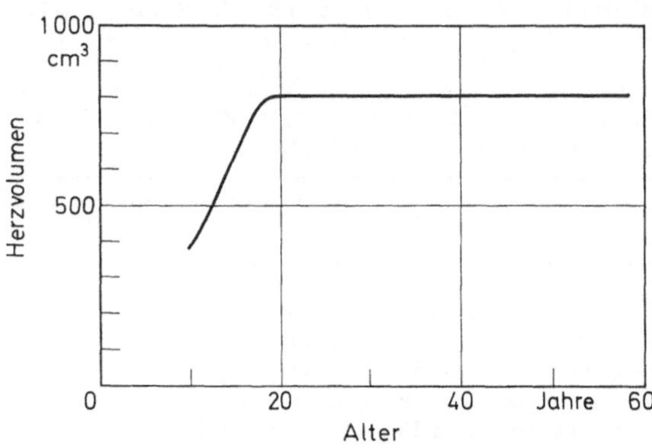

Abb. 14. Das Herzvolumen in Relation zum Alter. Angenäherte Mittelwertskurve ($n = 494$, ♂) mit ausgeglichenen Differenzen. Wird der Relation vom 10. bis 18.—20. Lebensjahr eine lineare Korrelation zugrundegelegt, was in Anbetracht einer wechselnden Zunahme des Herzvolumens nur annäherungsweise für richtig ist, so betragen die statistischen Maßzahlen das Alter von 10—20 Jahren: $r = 0{,}809 \pm 0{,}023$***; $B = 0{,}66$. Eine einfache Gleichung kann in Anbetracht der wechselnden Zunahme nicht angegeben werden. (Nach MUSSHOFF, 1959; in Zusammenarbeit mit REINDELL, KÖNIG, KEUL, ROSKAMM und KESSLER)

Die genannten Befunde weisen darauf hin, daß sich bei normaler Alterung jenseits des 20. Lebensjahres das physiologische Verhältnis von Herzmuskelmasse und Höhlenräumen (MUSSHOFF, REINDELL, KLEPZIG u. KIRCHHOFF, 1956/57; LINZBACH, 1958) verändert: das Herz wird bei gleichem Gesamtvolumen schwerer, der Höhlenraum wird absolut und relativ kleiner (MUSSHOFF, 1959). Da wir in früheren Untersuchungen (MUSSHOFF, REINDELL, KLEPZIG u. KIRCHHOFF, 1956/57; MUSSHOFF, REINDELL u. KLEPZIG, 1958; REINDELL, MUSSHOFF, KLEPZIG, STEIM, FRISCH, METZ u. KÖNIG, 1958) nachgewiesen haben, daß der Höhlenraum der Ventrikel eine potentielle Hubraumreserve und eine Reservekraft des gesunden Herzens darstellt, wird mit diesen Befunden die Abnahme der absoluten Leistungsbreite des Herzens mit Verkleinerung des Schlagvolumens jenseits des dritten Lebensjahrzehntes, auf die wir noch zu sprechen kommen, zu einem Teil allein aus dem Mißverhältnis von Muskelmasse und Höhlenraum quantitativ erklärbar, wobei die selbstredend wesentliche Inotropie des Muskels nicht berücksichtigt ist. Diese Befunde haben für die prophylaktische Medizin und die Bestrebungen, die in dem Begriff der Bewegungstherapie ihren Ausdruck finden, Bedeutung. Dieses wichtige Problem der Jetztzeit kann im Rahmen dieser Darlegungen nur angedeutet sein. Durch Bewegung und Training wird der Höhlenraum des Herzens vergrößert. Die Befunde von MELLEROWICZ (1956) über das Verhältnis von Ruhe- und Belastungsschlagvolumen bei Trainierten und Untrainierten sind indirekte Hinweise dafür, daß die altersbedingte Abnahme der Hubraumreserve durch Einhaltung regelmäßiger Bewegung verzögert oder vermieden werden kann.

Zusammenfassung. Solange der Organismus wächst, besteht eine enge, wenn auch nicht streng lineare Abhängigkeit des Herzvolumens vom Alter ($r = 0{,}8$—$0{,}9$). Jenseits des 20. (bis zum 60.) Lebensjahr bleibt das Herzvolumen mehr oder weniger unverändert, eine Abhängigkeit vom Alter besteht nicht mehr. Während das gesamte Herzvolumen jenseits des 20. Lebensjahres — insbesondere bis zum 60. Lebensjahr — gleich bleibt, nimmt das Herzgewicht weiter zu. Das bedeutet, daß die harmonische Relation von Herzmuskelmasse und Höhlenraum zu Ungunsten des Höhlenraums verändert wird. Die Restblutmenge und damit der potentielle Hubraum des Herzens werden absolut und relativ kleiner.

β) Herzgröße und Körpergewicht

Von DIETLEN (1907), KAHLSTORF (1932) und LUDWIG (1939) wurde festgestellt, daß die Herzgröße mit zunehmender Körpergröße und ansteigendem Körpergewicht größer wird. Die Frage, welcher von beiden Faktoren den entscheidenden Einfluß auf die Größenentwicklung des Herzens ausübt, wurde von den ersten Untersuchern unterschiedlich beurteilt. HAMMER (1928) hatte ziemlich konstante Beziehungen zwischen der Größe der Herzfläche und der Körperlänge, dagegen keine engere Korrelation zum Körpergewicht festgestellt. Auch MORITZ (1928, 1931) kam, zum Teil auf den Ergebnissen von HAMMER fußend, zu der Auffassung, daß für die Prüfung aller ein- und zweidimensionalen Herzabmessungen die Körperlänge das beste Korrelativ abgibt, wohingegen das Körpergewicht abzulehnen sei. In einer späteren Arbeit räumte MORITZ (1932) dagegen dem Körpergewicht einen mitbestimmenden Einfluß ein, indem er als Korrelat den Quotienten Körpergewicht/Körperlänge, das sog. Längengewicht, einführte.

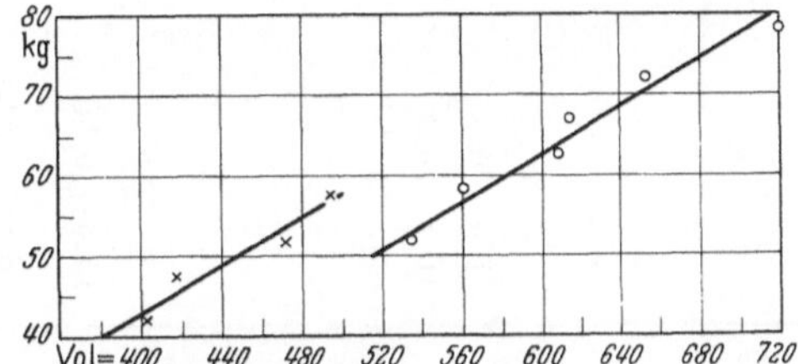

Abb. 15. Beziehungen des Herzvolumens zum Körpergewicht. Mittelwerte von Männern (○) und Frauen (×), gruppenweise nach Gewichtsklassen geordnet. (Aus KAHLSTORF, 1932)

Die Frage nach der entscheidenden Bestimmungsgröße des Herzens, Körpergewicht oder -länge, wurde von DIETLEN (1907), von TEUBERN (1916/17), KAHLSTORF (1932) und LUDWIG (1939) dadurch geklärt, daß sie gleichgeschlechtliche Gruppen gleicher Größe und unterschiedlichen Gewichts und umgekehrt — analog dem Vorgehen der Anatomen MÜLLER (1883) und HIRSCH (1899) — untersuchten, die beiden ersten durch die orthoröntgenographische Bestimmung des Transversal- und Längsdurchmessers, bzw. der Herzfläche, die beiden letzteren durch Volumenbestimmungen. Dabei wurde festgestellt, daß bei gleichbleibender Körpergröße die Herzmaße kontinuierlich mit dem Körpergewicht ansteigen und bei gleichbleibendem Gewicht trotz zunehmender Körpergröße die Herzmaße innerhalb der Fehlergrenzen vollständig gleich bleiben. Diese Befunde beweisen in voller Übereinstimmung mit den anatomischen Untersuchungsergebnissen von W. MÜLLER und HIRSCH, daß der entscheidende Faktor für die Größenzunahme des Herzens nicht die Körpergröße, sondern das Körpergewicht ist.

Die Korrelation des Herzvolumens mit dem Körpergewicht wurde zuerst von KAHLSTORF (1932) aufgestellt. An einem Material von 70 herzgesunden Männern und 50 herzgesunden Frauen, das keine adipösen Personen enthielt, fand er Werte von 8,15 bis 10,90 cm³ ($M = 9{,}50$ cm³) bzw. 7,31—10,88 cm³ ($M = 8{,}88$ cm³) Herzvolumen in cm³ pro kg Körpergewicht (Tabelle 12). Wird dieses Untersuchungsgut nach Gewichtsklassen geordnet und das mittlere Körpergewicht jeder Klasse mit dem zugehörigen mittleren Herzvolumen in Beziehung gesetzt, so ergibt sich für die Mittelwerte beider Größen eine lineare Korrelation (Abb. 15). Auf Grund dieses Ergebnisses kam KAHLSTORF zu der Feststellung, daß das Körpergewicht, sofern es sich um normal gewachsene, nicht fettleibige Individuen handelt, das beste Korrelat zum Herzvolumen sei. Diese Auffassung, daß das Körpergewicht — zusammen mit der Körperoberfläche, auf welche wir im übernächsten Abschnitt noch zu sprechen kommen — einen hohen Grad der Verbundenheit mit der Herzgröße ergeben kann, wurde später von COMEAU und WHITE (1939b) ebenfalls ausgesprochen.

In Übereinstimmung mit pathologisch-anatomischen Aussagen von MÜLLER (1883) und HIRSCH (1899), die besagen, daß das Herzgewicht von der Masse der Skeletmuskulatur bestimmt werde, ist man auch von röntgenologischer Seite immer der Ansicht gewesen, daß das Fettgewebe keinen oder nur einen geringen Einfluß auf das Herzvolumen ausübe. Die Ansicht von KAHLSTORF (1932, 1933), daß das Herzvolumen mit zunehmender Adipositas nicht entsprechend größer werde, schien durch die Feststellung von BIÖRCK (1944)

Tabelle 12. *Die Beziehungen zwischen Herzvolumen und Körpergewicht*

		Körperstellung	n	Herzvolumen X	Herzvolumen in cm³ pro kg Körpergewicht			
					$X \pm \varepsilon X$	σ	$r \pm \varepsilon r$	Sicherung der Korrelation
KAHLSTORF (1932)	1. Männer	stehend	70	610	9,5			
	2. Frauen		50	465	8,88			
LUDWIG (1939)	Sanitätssoldaten, 20—25 Jahre	stehend	120	566			0,57	
LILJESTRAND, LYSHOLM, NYLIN u. ZACHRISSON (1939)	1. Medizinstudenten, 21—30 Jahre	stehend	70	700,7	9,8 ± 0,2	1,6	0,47 ± 0,09	
	2. Erwachsene Männer, 32—47 Jahre	stehend	31	750	10,4 ± 0,2	1,2	0,62 ± 0,11	
BJÖRCK (1944)	1. Männer und Frauen, 11—70 Jahre		136				0,75 ± 0,03	
	2. Gesamtmaterial ohne Fettleibige		120				0,72 ± 0,04	
	3. Vom Gesamtmaterial nur Fettleibige		16				0,4 ± 0,2	
KJELLBERG, RUDHE u. SJÖSTRAND (1949a und c)	1. Männer, Durchschnittsmaterial, 17—50 Jahre	liegend	67	738	11,6 ± 0,165		0,55 ± 0,089	
	2. Frauen, Durchschnittsmaterial, 16—55 Jahre		55	560	9,25 ± 0,19		0,69 ± 0,075	
	3. Kinder, 8—15 Jahre		44	426	11,13 ± 0,16		0,87 ± 0,041	
LIND (1950)	Kleinkinder, ♂ und ♀	liegend	267	72			0,95 ± 0,007	
	1. Frühgeburten (< 2500 g)		26		14,0 ± 0,39	2,0		
	2. 0—12 Wochen		138		14,0 ± 0,16	2,0		
	3. 13—25 Wochen		39		14,0 ± 0,26	1,75		
	4. 26—52 Wochen		64		12,5 ± 0,23	2,0		
MAUREA, NYLIN u. SOLLBERGER (1955)	1. Männer, 9—66 Jahre		352	738			0,41 ± 0,04	
	2. Frauen, 13—63 Jahre		336	568			0,58 ± 0,04	
MUSSHOFF u. Mitarb. (1958)	1. Schüler, 12—17 Jahre	liegend	50	559,0	11,67 ± 0,226	1,60	0,79 ± 0,056	***
	2. Frauen, 22—41 Jahre		46	555,3	9,40 ± 0,146	0,99	0,67 ± 0,084	***
	3. Männer, 22—35 Jahre		57	710,3	10,87 ± 0,312	2,15	0,39 ± 0,125	**
	4. Sportler, 18—32 Jahre		74	922,3	14,19 ± 0,270	2,00	0,19 ± 0,128	keine
MUSSHOFF, SCHMIDT, REINDELL u. Mitarb. (1959/62)	1. Sportler, 18—28 Jahre	liegend	44	927	13,4	1,71	0,56 ± 0,10	***
	2. Männer, 18—19 Jahre		36	780	11,6	1,26	0,68 ± 0,09	***
	3. Männer, 20—40 Jahre		39	751	11,3	1,53	0,58 ± 0,11	***
	4. Frauen, 21—26 Jahre		16	605	10,1	0,94	0,62 ± 0,12	***
ROSKAMM, REINDELL, MUSSHOFF u. KÖNIG (1961)	1. Kurzstreckensportler, ♂	liegend	22	809	11,5 ± 0,31	1,47	0,03 ± 0,218	keine
	2. Mittelstreckensportler, ♂		39	885			0,44 ± 0,131	**
	3. Langstreckensportler, ♂		23	880			0,56 ± 0,174	**
	4. Berufsradrennfahrer, ♂		20	1085			0,57 ± 0,155	**
	Gruppe 1—4		104	906	13,4 ± 0,18	1,87	0,44 ± 0,079	***
	4 Sportlerinnen		37	682	11,2 ± 0,25	1,49	0,48 ± 0,129	**

bestätigt, daß in einem Kollektiv von 16 fettleibigen Personen (11 Männern und 5 Frauen im Alter von 27—59 Jahren) die Korrelation zwischen Herzvolumen und Körpergewicht weniger eng als in einem Vergleichskollektiv von proportional entwickelten Erwachsenen ist (Tabelle 12). Entgegen der Auffassung von Müller und Hirsch vertreten Smith-Willius (1933) nach pathologisch-anatomischen Untersuchungen an 136 fettleibigen Personen die Ansicht, daß mit steigendem Körpergewicht auch das Gewicht des Herzens mit Ausnahme der Fälle extremer Adipositas parallel ansteigt. Sie halten die Erhöhung des Herzgewichtes für eine physiologische Notwendigkeit, wenn die Leistung des Kreislaufes dem erhöhten Körpergewicht und der erhöhten Körperoberfläche angemessen sein soll.

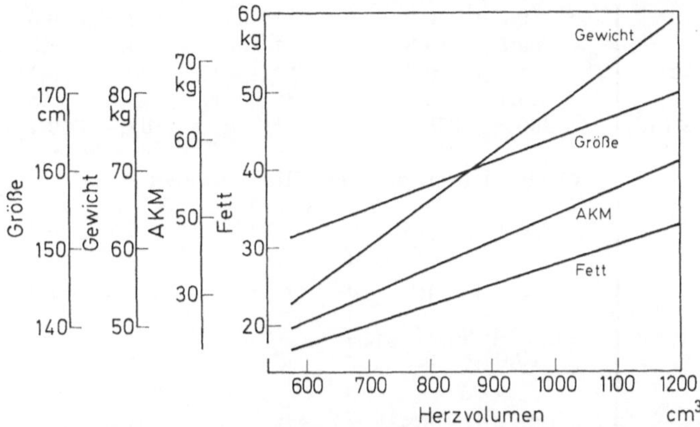

Abb. 16. Die Beziehungen zwischen Herzvolumen, Körpergröße, Körpergewicht, der aktiven Körpermasse (AKM) und Fettmenge des Körpers bei 30 fettleibigen Knaben

Herzvolumen: Körpergröße $y = 0{,}0292479\,x + 134{,}4835$
Herzvolumen: Gewicht $y = 0{,}0586373\,x + 18{,}9772$
Herzvolumen: AKM $y = 0{,}0341795\,x + 15{,}8242$
Herzvolumen: Fett $y = 0{,}0252766\,x + 2{,}3012$

Siehe auch Tabelle 13. (Aus Čermák, 1965)

In letzter Zeit sind nun von Čermák u. Mitarb. (1965) ein sehr bemerkenswerter röntgenologischer Beitrag über den Einfluß der Adipositas auf die Herzgröße geliefert worden. Čermák stellte fest, daß in einer ausgewählten Gruppe von 30 fettleibigen Knaben alimentären Typs, die keine Fälle endokrinen Ursprungs enthielt, das absolute Herzvolumen mit $860{,}8 \pm 155{,}4$ cm³ signifikant größer als bei normalproportionierten Knaben gleichen Alters (und größer als bei Erwachsenen) ist (Tabelle 13a). Auch das relative Herzvolumen pro kg Körpergewicht überschritt mit $12{,}4 \pm 1{,}3$ cm³ dasjenige normal gewachsener Knaben deutlich (Tabelle 13b). Bei der Beurteilung der Beziehungen zwischen Herzvolumen und den somatischen Werten Körpergröße, Körpergewicht, aktive Körpermasse und Fettmenge des Körpers wurden bei fettleibigen Knaben entgegen den Beobachtungen Biörcks bei Erwachsenen hochsignifikante Korrelationen festgestellt. Hierbei ergab sich die engste Korrelation mit dem Gewicht (Tabelle 13c), wie auch der Verlauf der Regressionslinien zeigt (Abb. 16).

Als Ursache der beschriebenen (über die Herzgröße von Normalpersonen hinausgehenden) Herzvergrößerung bei adipösen Knaben kommen nach Ansicht des Verfassers (1.) eine Vergrößerung infolge erhöhter Anforderungen an die Kreislaufarbeit im Sinne einer physiologischen Herzvergrößerung oder (2.) der Einfluß der Adipositas cordis in Frage, die zu einer Vergrößerung des Herzschattens führt. Der letztere Einfluß konnte weitgehend ausgeschlossen werden, nachdem das epi- und parakardiale Fettgewebe mit Hilfe harter Aufnahmetechnik bei der Ausmessung des Herzens eliminiert werden konnte und größere interstitielle Fettansammlungen bei jungendlichen Herzen in Übereinstimmung mit pathologischen Befunden nicht zu erwarten sind. Dagegen sprach auch die Feststellung, daß

Tabelle 13. *Die Beziehungen des Herzvolumens zur Körpergröße, zum Körpergewicht, zur aktiven Körpermasse und zur Fettmenge bei fettleibigen und normal proportionierten Knaben.* (Aus ČERMÁK, 1965)

	Fettleibige Knaben (n = 30)		Sicherung der Unterschiede	Normale Knaben (n = 30)		Relativwerte der fettleibigen gegenüber den normalen Knaben, letztere mit 100% angenommen
	M	σ	P	M	σ	M
a) Absolutwerte						
Alter (Jahre)	13,1 ±	1,0		13,0 ±	0,1	
Körpergröße (cm)	159,7 ±	6,9	***	152,5 ±	6,3	105%
Gewicht (kg)	69,5 ±	10,8	***	43,2 ±	7,0	161%
Aktive Körpermasse (kg)	45,5 ±	9,3	***	36,5 ±	3,5	124%
Fett (kg)	24,1 ±	5,0	***	6,2 ±	3,5	256%
Herzvolumen im Liegen (ml)	860,8 ±	155,4	***	489,9 ±	60,7	176%
b) Quotienten mit dem Herzvolumen						
HV / Körpergröße	5,4 ±	0,8	*	3,2 ±	0,4	
HV / Körpergewicht	12,4 ±	1,3	*	11,5 ±	1,4	
HV / AKM	19,0 ±	2,0	***	13,5 ±	1,6	
HV / Fett	36,4 ±	5,4	***	94,9 ±	45,7	

	Korrelationskoeffizient	Zufallswahrscheinlichkeit		Korrelationskoeffizient	Zufallswahrscheinlichkeit	
	r	P		r	P	
c) Korrelationswerte						
HV:Körpergröße	0,744	***		0,369	*	
HV:Körpergewicht	0,842	***		0,640	***	
HV:AKM	0,744	***		0,509	**	
HV:Fett	0,717	***		0,539	**	

* = $0{,}05 > P > 0{,}01$.
** = $0{,}01 > P > 0{,}001$.
*** = $P < 0{,}001$.

die Leistungsbreite dieser Herzen — gemessen am maximalen O_2-Puls (s. Kapitel „Herzgröße und Leistung") — größer als bei gleichaltrigen Normalpersonen gefunden wurde.

ČERMÁK führt für seine Auffassung, daß es sich bei den großen Herzen adipöser Knaben um eine physiologische Herzvergrößerung im Sinne der regulativen Dilatation von REINDELL und DELIUS (1942) handelt, die folgenden Gründe an:

1. Nach neueren pathologisch-anatomischen Angaben ist das Fettgewebe nicht nur eine bloße Fettablagerung im subcutanen Bindegewebe oder in der Umgebung der Eingeweide, sondern ein Organ, das sich mit einer eigenen Funktion und Vascularisation selbständig entwickelt (WASSERMANN, 1926; WELLS, 1940; SIMON, 1962; SMAHL-CHAVARLÁT, 1964). Die Capillarisation des Fettgewebes ist zwar geringer als die Muskelcapillarisation, das Verhältnis des Capillarraumes zum Volumen des aktiven Protoplasmas dagegen größer als im Muskelgewebe (GERSH und STILI, zit. JELINKOVÁ, 1964). Darüber hinaus wurde festgestellt, daß dem Fettgewebe eine große metabolische Aktivität zukommt und es ständig an Regulationsvorgängen teilhat (JELINKOVÁ, 1964). Bei größerer Fettanhäufung im Körper muß demnach das Herz die basale Ruheblutmenge steigern. Bei zusätzlicher körperlicher Bewegung verursacht das Fettgewebe eine weitere Belastung des Kreislaufes durch sein

eigenes Gewicht, indem es eine zusätzliche Belastung für die arbeitende Muskulatur und die parenchymatösen Organe darstellt. Nach des Autors Auffassung handelt es sich demnach bei dem großen Herzen der Adipösen um eine Herzvergrößerung infolge vermehrter Volumenbelastung.

2. Bei sieben von den untersuchten adipösen Knaben konnte in Zusammenarbeit mit SPRYNAROVÁ und PARIZKOVÁ festgestellt werden, daß der maximale O_2-Puls gegenüber gleichaltrigen Normalpersonen erhöht ist und die Leistungsfähigkeit dieser Herzen vergrößert ist.

Diese Befunde und Argumentation haben eine wesentliche Beweiskraft im Sinne des Autors, daß die von ihm bei adipösen Jugendlichen festgestellte signifikante Vergrößerung

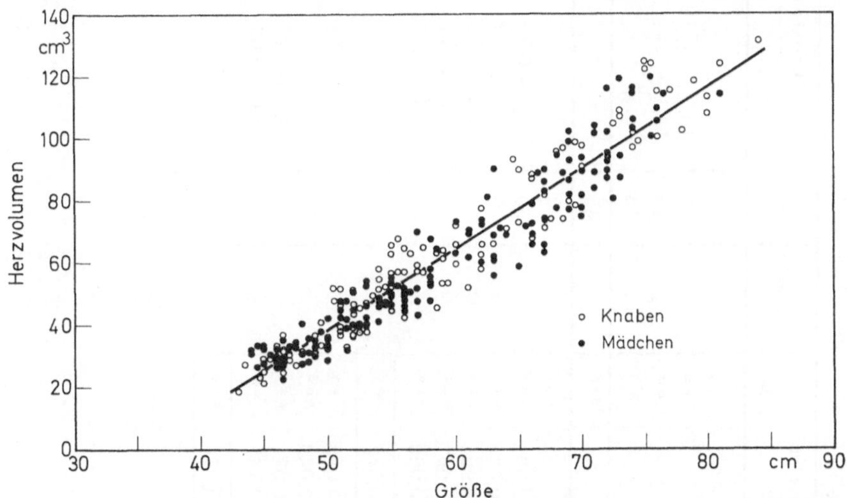

Abb. 17. Die Beziehungen zwischen Herzvolumen und Körpergewicht bei normalen Kleinkindern. (Aus LIND, 1950)

des absoluten und relativen pro kg Körpergewichtes berechneten Herzvolumens eine physiologische Herzvergrößerung mit Leistungssteigerung infolge erhöhter Volumenanforderung an die Herzarbeit darstellt. Die Befunde machen es notwendig, sich noch weiter mit dieser speziellen Frage der Herzvergrößerung, insbesondere auch bei Erwachsenen, zu beschäftigen.

Bei Untersuchungen im Liegen wird der Kahlstorfsche Herzquotient, dem größeren Herzvolumen im Liegen entsprechend, größer. Der mittlere Wert des Herzquotienten ist im ersten Lebenshalbjahr mit 14,0 am größten; im zweiten Halbjahr beträgt er 12,0 und in der zweiten und dritten Lebensdekade liegt er zwischen 11,0 und 12,0. Nach dem 30. Lebensjahr wird er infolge Zunahme des mittleren Körpergewichtes bei gleichbleibender Herzgröße kleiner, er beträgt bis zum 60. Lebensjahr 10,5—11,0. Bei erwachsenen Frauen ist er kleiner, er liegt zwischen 9,0 und 10,0.

Betrachten wir die Beziehungen des Herzvolumens zum Körpergewicht mit Hilfe des Korrelationsverfahrens, so ergeben sich auf Grund der bisher vorliegenden Untersuchungsergebnisse hinsichtlich des Grades der Verbundenheit folgende Befunde: Solange der Organismus wächst, besteht eine enge Verbundenheit des Herzvolumens zum Körpergewicht. Der Korrelationskoeffizient beträgt bei Kleinkindern im ersten Lebensjahr $r = 0{,}95$ (LIND, 1950) und vom 10.—19. Lebensjahr 0,91 (MUSSHOFF u. Mitarb., 1961). Nach abgeschlossenem Körperwachstum werden die Beziehungen etwas lockerer, bleiben aber in allen untersuchten Altersstufen grundsätzlich erhalten (Tabelle 12 und 14, Abb. 17 und 18). Die Auflockerung des Zusammenhanges nach abgeschlossenem Körperwachstum ist einmal durch eine unterschiedliche Vermehrung des Fettgehaltes, zum anderen durch eine

Tabelle 14. *Die Beziehungen zwischen Herzvolumen und Körpergewicht bei männlichen und weiblichen Normalpersonen unter Berücksichtigung des Alters.* (Freiburger Untersuchungsgut. Literatur s. Tabelle 9)

Lfd. Nr.	Alter Jahre	Geschlecht	n	Herzvolumen (cm³) pro kg Körpergewicht				Geschlecht	n	Herzvolumen in cm³ pro kg Körpergewicht			
				$M \pm \varepsilon M$	σ	$r \pm \varepsilon r$	P			$M \pm \varepsilon M$	σ	$r \pm \varepsilon r$	P
1.	0—1	♂ und ♀	20	12,2	1,77	0,822	***						
2.	1—2	♂	20	11,7	2,02	0,601	**	♀	11	10,7	1,51	0,497	*
3.	3—4	♂	21	12,4	1,46	0,633	**	♀	20	12,1	1,84	0,305	∅
4.	5—6	♂	17	11,8	1,41	0,672	**	♀	18	11,5	1,85	0,054	∅
2.—4.	1—6	♂	58			0,853	***	♀	49			0,762	***
5.	8—9	♂	50	12,2 ± 0,02	1,7	0,539	***						
6.	10—11	♂	41	11,6 ± 0,21	1,34	0,675 ± 0,085	***	♀	50	11,1 ± 0,16	1,1	0,81 ± 0,050	***
7.	12—13	♂	35	11,4 ± 0,19	1,15	0,881 ± 0,038	***	♀	50	10,7 ± 0,14	1,0	0,765 ± 0,059	***
8.	14—15	♂	38	11,7 ± 0,24	1,50	0,649 ± 0,094	***	♀	50	9,9 ± 0,15	1,1	0,72 ± 0,069	***
9.	16—17	♂	47	11,4 ± 0,17	1,17	0,603 ± 0,093	***	♀	61	9,8 ± 0,11	0,9	0,73 ± 0,061	***
10.	18—19	♂	51	11,4 ± 0,19	1,33	0,593 ± 0,090	***	♀	50	9,7 ± 0,15	1,1	0,59 ± 0,093	***
6.—10.	10—20	♂	212			0,905 ± 0,012	***						
11.	20—29	♂	49	11,7 ± 0,19	1,35	0,616 ± 0,088	***	♀	50	9,8 ± 0,14	0,9	0,53 ± 0,085	***
12.	30—39	♂	50	10,8 ± 0,17	1,20	0,751 ± 0,062	***	♀	50	9,6 ± 0,15	1,2	0,568 ± 0,091	***
13.	40—49	♂	27	10,6 ± 0,20	1,03	0,761 ± 0,081	***	♀	22	9,6 ± 0,29	1,3	0,44	*
14.	50—59	♂	27	10,7 ± 0,21	1,07	0,500 ± 0,144	**	♀	25	10,1 ± 0,03	1,5	0,54	**
6.—14.	10—59	♂	365			0,882 ± 0,012	***						
15.	60—75	♂	42	11,3 ± 0,25	1,62	0,467	**						
16.	Sportler	♂	104	13,4	1,87	0,431	***	♀	37	11,2	1,5	0,48	**

∅ = Nicht signifikant ($P > 0{,}05$).
* = Wahrscheinlich signifikant ($0{,}05 > P > 0{,}01$).
** = Signifikant ($0{,}01 > P > 0{,}001$).
*** = Hoch signifikant ($P < 0{,}001$).

unterschiedliche Abnahme der Leistungsfähigkeit infolge unterschiedlicher täglicher Arbeitsleistungen im Alter bedingt, die — wie wir noch sehen werden — die Herzgröße mit beeinflußt.

Bei Hochleistungssportlern ist das Herzvolumen bei gleichem Körpergewicht größer als bei gleichaltrigen Normalpersonen. Das bedeutet, daß der Quotient Herzvolumen/Körpergewicht bei Sportlern größer als bei Normalpersonen ist (Tabelle 12). Sportherzen sind bei gleichem Körpergewicht größer als die Herzen untrainierter Personen. Die lineare Abhängigkeit ist erhalten, die Regresionsgerade ist auf ein höheres Niveau und flacher gestellt (Abb. 19). Eine Ausnahme bilden die Kurzstreckensportler. Bewegung über kurze Laufstrecken

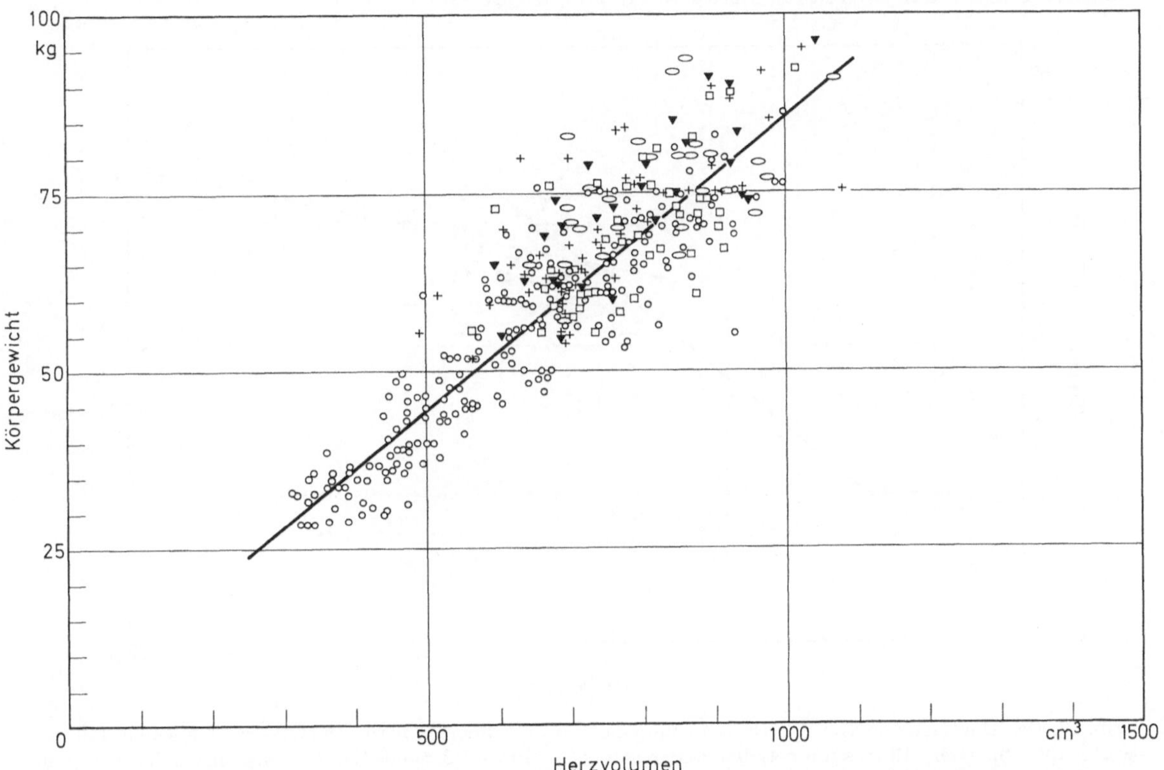

Abb. 18. Das Herzvolumen in Relation zum Körpergewicht bei männlichen Normalpersonen im Alter von 10—60 Jahren. ○ 10—19 Jahre, □ 20—29 Jahre, + 30—39 Jahre, ▽ 40—49 Jahre, ⚬ 50—60 Jahre. Statistische Maßzahlen: $r = 0{,}882 \pm 0{,}012$, $B = 0{,}78$, $y = 3{,}9 + 0{,}081\ x$, $n = 365$. (Nach MUSSHOFF, REINDELL, KÖNIG, KEUL, ROSKAMM, 1961; KÖNIG, REINDELL, MUSSHOFF, ROSKAMM u. KESSLER, 1961)

führt, auch im Bereich höchster Leistungen, zu keiner Herzvergrößerung. Die Abhängigkeit der Herzgröße vom Körpergewicht bleibt aber bei Sportlern — vorausgesetzt, daß Gruppen annähernd gleicher Leistungsfähigkeit untersucht werden — grundsätzlich erhalten. Bei gleicher körperlicher Leistungsbreite ist das Herzvolumen bei Sportlern höheren Gewichts größer als bei Sportlern geringeren Gewichts. Dieser Befund bestätigt gleichzeitig die primäre Bedeutung des Körpergewichts für die Herzgröße. In bezug auf ihre Beziehung zum Körpergewicht unterscheiden sich die Herzen von Sportlern und Normalpersonen dadurch, daß der aus beiden Größen gebildete Quotient bei Sportlern größer als bei Normalpersonen ist, ohne daß die ursprüngliche Abhängigkeit beider Werte voneinander aufgehoben wird. Eine Ausnahme bilden auch hier die Kurzstreckenläufer, bei denen eine Abhängigkeit des Herzvolumens vom Körpergewicht nicht mehr erkennbar ist. Die Ausnahme weist auf eine andere funktionelle Verhaltensweise der Kurzstreckensportler hin, zu welcher bei der Besprechung der Relation von Herzvolumen und Frequenz Stellung genommen wird. Werden in einer Untersuchungsgruppe Sportler aller Leistungsgrade in einer Untersuchungsgruppe zusammengefaßt, wie es in unserer ersten Untersuchung von 1958 geschah (Tabelle 12), so kann infolge der dadurch herbeigeführten Inhomogenität der körperlichen Leistung ihr jeweiliger Einfluß auf die Herzgröße so unterschiedlich sein, daß er die gegebene Abhängigkeit des Herzvolumens vom Körpergewicht bis zur scheinbaren Aufhebung der Beziehung überlagert.

Die Befunde der vorliegenden röntgenologischen Untersuchungen lassen in Übereinstimmung mit den anatomischen Untersuchungsergebnissen über die Beziehungen zwischen Herz- und Körpergewicht keinen Zweifel zu, daß das Körpergewicht ein primär bestimmender Faktor der normalen intravitalen Herzgröße ist.

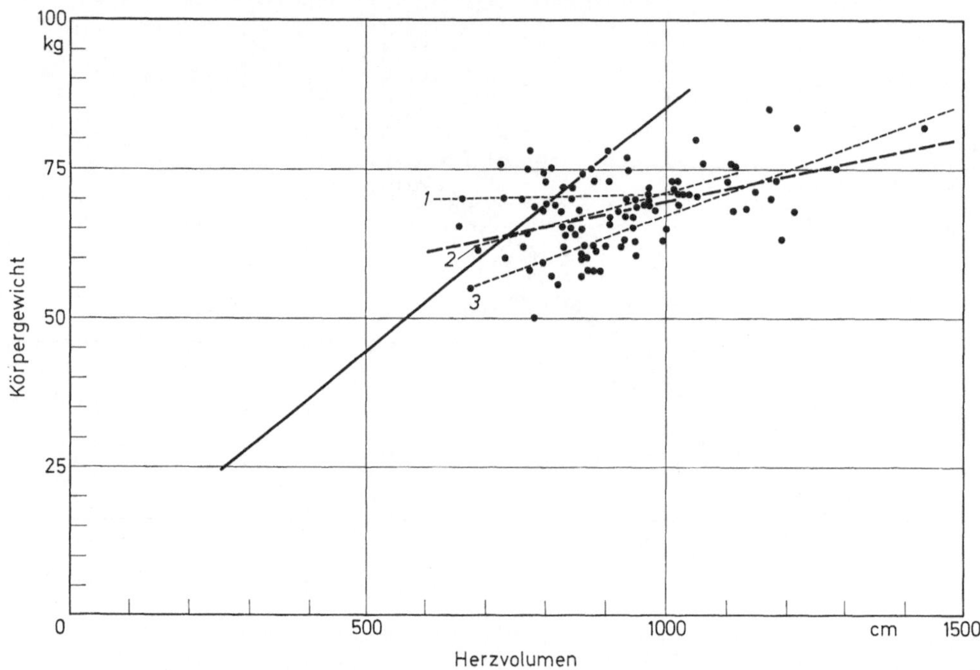

Abb. 19. Das Herzvolumen von Sportlern im Vergleich zu untrainierten männlichen Normalpersonen. [Einzelwerte aller Sportler. Regressionsgeraden der Kurz- (*1*), Mittel- (*2*) und Langenstreckensportler (*3*) (feingestrichelt) und des Gesamtgutes der Sportler (dickgestrichelt) im Vergleich zur Regressionsgeraden der Normalpersonen der Abb. 18 (ausgezogen)]. Statistische Maßzahlen aller Sportler: $r = 0{,}431 \pm 0{,}080$***; $B = 0{,}19$; $y = 48{,}0 + 0{,}0215\, x$; $n = 105$. (Nach ROSKAMM, REINDELL, MUSSHOFF, KÖNIG, 1961)

Zusammenfassung. Die Größe des Herzens wird unmittelbar vom Körpergewicht bestimmt. Die Abhängigkeit des Herzvolumens vom Körpergewicht ist eine lineare Funktion, die für jugendliche und erwachsene Personen gilt. Die basale, das Herzvolumen bestimmende Größe des Körpergewichts ist die Muskelmasse. Der Grad der Abhängigkeit ist am engsten während des Körperwachstums, er nimmt nach abgeschlossenem Wachstum ab, ohne aber seine grundsätzliche Bedeutung zu verlieren. Ursache dieser Lockerung ist vor allem ein unterschiedliches Maß täglicher Bewegung im Alter, welches die Herzgröße mitbeeinflußt. (Auf den Einfluß der physiologischen Altersinsuffizienz auf die Herzgröße wird in Kapitel „Herzgröße und Leistung“ noch eingegangen werden.) Dem Fettgewebe des Körpers kommt nach neueren Untersuchungsergebnissen — im Gegensatz zu früheren Auffassungen — eine wesentliche Einflußnahme auf die Herzgröße (vorerst bei Jugendlichen nachgewiesen) zu. Der Korrelationskoeffizient r der Relation Herzvolumen und Körpergewicht beträgt für Kleinkinder etwa 0,95, für Jugendliche im Alter von 10—20 Jahren etwa 0,8—0,9 und nach abgeschlossenem Körperwachstum bis zum 75. Lebensjahr etwa 0,4—0,8.

Das Herzvolumen von Hochleistungssportlern mit Dauerleistung ist bei gleichem Körpergewicht größer als bei Normalpersonen. Die lineare Abhängigkeit ist, insbesondere bei gleicher Leistungssteigerung, erhalten.

γ) Herzgröße und Körpergröße

Wir haben im vorangehenden Kapitel „Herzgröße und Körpergewicht" dargelegt, daß die Herzgröße mit ansteigendem Körpergewicht größer wird. Da bei normal gewachsenen Personen Körpergewicht und Körpergröße in gegenseitiger Abhängigkeit stehen, wird man bei gesunden Personen grundsätzlich auch eine positive Beziehung zwischen Körper- und Herzgröße annehmen müssen. Die Frage, welcher der beiden Faktoren, Körpergewicht oder -größe, die ursächliche Bestimmungsgröße für die Herzgröße sei, konnte in Analogie zu anatomischen Untersuchungsergebnissen — wie im vorangehendem Kapitel (Herzgröße und Körpergewicht) dargelegt wurde — dahingehend beantwortet werden, daß es das Körpergewicht ist.

Die ersten Untersuchungsergebnisse, die sich mit der Frage einer Abhängigkeit der Herzgröße von der Körpergröße selbst befaßten, waren aber durchaus uneinheitlich:

Schon frühzeitig hat DIETLEN (1907) eine gewisse, aber nicht sehr enge Abhängigkeit der Herzfläche von der Körpergröße festgestellt, dergestalt, daß größere Menschen im allgemeinen ein größeres Herz als kleinere Menschen haben. Der Befund einer nur lockeren Bindung geht aus seinen Zahlen hervor; die größte Herzfläche ist in der kleinsten untersuchten Männergruppe von 145—154 cm Körperlänge größer als die kleinste Herzfläche der größten Männergruppe von 175—187 cm Körperlänge. HAMMER (1928) fand dann, daß zwischen der Größe der planimetrisch bestimmten Herzfläche und der Körperlänge feste Beziehungen bestehen und diese Beziehungen noch enger werden, wenn anstelle der Körperlänge das Produkt aus Körperlänge und Brustumfang oder besser das Produkt aus Körperlänge und Thoraxinnendurchmesser, das sog. Längenbreitenprodukt verwendet wird. Demgegenüber waren die Beziehungen der Herzfläche zu anderen kombinierten Körpermaßen, welche die Körperlänge nicht als Faktor enthielten, weniger eng. MORITZ (1931) stellte ebenfalls eine lineare Abhängigkeit zwischen der röntgenologischen Herzlänge (L) und der Körperlänge fest und war der Auffassung, daß für die Prüfung aller ein- und zweidimensionalen Herzmaße die Körperlänge das beste Korrelat ihrer Normalität sei. Demgegenüber sah v. TEUBERN (1916/17) bei Personen im Alter von 17—40 Jahren keine Abhängigkeit des Transversal- und Längsdurchmessers des Herzens von der Körpergröße. Im Untersuchungsgut von LUDWIG (1939), welcher zur Prüfung der Beziehung zwischen der Herz- und Körpergröße erstmalig das röntgenologisch bestimmte Herzvolumen mit verwendete, konnte weder zum Volumen noch zu den anderen gebräuchlichen Herzmaßen eine Verbundenheit festgestellt werden. Die Korrelation zum Transversaldurchmesser war in diesem Untersuchungsgut sogar negativ.

Erst mit der Verwendung des röntgenologisch gemessenen Volumens als Maß für die Herzgröße und der Anwendung der Variationsstatistik konnten die Beziehungen zwischen Körper- und Herzgröße näher geklärt werden. Im ersten Lebensjahr besteht eine enge Beziehung zwischen Körpergröße und Herzvolumen, für die LIND (1950) einen Korrelationskoeffizienten von 0,92 errechnet hat. Im kindlichen Alter von 1—6 Jahren und im jungendlichen Alter von 10—20 Jahren beträgt der Koeffizient immer noch 0,85 [KEUL u. Mitarb. (unveröffentlicht); MUSSHOFF u. Mitarb., 1961]. Jenseits des Wachstumsalters wird die Beziehung lockerer, der Koeffizient erreicht Werte von 0,4—0,5—0,2 (LUDWIG, 1939; BIÖRCK, 1944; KÖNIG u. Mitarb., 1961) (Tabelle 15). Während im Untersuchungsgut von LIND im frühesten Kindesalter die Abhängigkeit des Herzvolumens von der Körpergröße noch als eine lineare erkennbar ist (Abb. 20), wird sie später in dem von uns untersuchten Alter von 10—60 Jahren eine quadratische (Abb. 21). Das bedeutet, daß der aus Herzvolumen (cm^3) und Körpergröße (cm oder m) gebildete Quotient (H.V./K.Gr.) mit Zunahme des Herzvolumens größer wird. So beträgt der mittlere Wert (bei Verwendung

Tabelle 15. *Das Verhältnis von Herzvolumen und Körpergröße bei Kleinkindern, Jugendlichen, Männern und Frauen*

		Alter	n	Korrelationskoeffizient $r \pm \varepsilon r$		Regressionsgleichung
Lind (1950)	Kleinkinder	1—52 Wochen	202	0,923 ± 0,010		y (H.V.) = 2,63 x (Gr.) − 94,5
Keul et al. (unveröffentlicht)	Säuglinge, ♂ u. ♀	1—52 Wochen	20	0,768	***	
	Kleinkinder, ♂	1—6 Jahre	58	0,864	***	
	Kleinkinder, ♀	1—6 Jahre	49	0,831	***	
Musshoff, Reindell, König et al. (1961)	Schüler, ♂	10—19 Jahre	211	0,85 ± 0,019	***	y (Gr.) = 70 + 0,24 x (H.V.) − 0,000125 x^2
Ludwig (1939)	Sanitätssoldaten	20—25 Jahre	120	0,38		
Björck (1944)	Männer u. Frauen	11—70 Jahre	136	0,52 ± 0,06		
König, Reindell, Musshoff et al. (1961)	Männer	1. 20—29 Jahre	48	0,46 ± 0,112	***	
		2. 30—39 Jahre	50	0,51 ± 0,105	***	
		3. 40—49 Jahre	28	0,45 ± 0,154	**	
		4. 50—60 Jahre	28	0,54 ± 0,134	**	
König, Reindell und Roskamm (1962)	Männer	60—75 Jahre	42	0,226	∅	y (Gr.) = 163,5 + 0,009 x (H.V.)

von m) im 1. Lebensjahr 132, im 2. bis 3. 170, im 5. bis 6. Lebensjahr 210 (Keul u. Mitarb., unveröffentlicht), im Alter von 10—11 Jahren etwa 290 und mit abgeschlossenem Körperwachstum im Alter von 20 Jahren etwa 450 (Musshoff, Reindell, König, Keul, Roskamm, 1961). Mit Abschluß des Körperwachstums bis zum 60. Lebensjahr bleibt der mittlere Wert entsprechend der Konstanz von Herzvolumen und Körpergröße mehr oder weniger unverändert (König, Reindell, Musshoff, Roskamm, Kessler, 1961). Jenseits des 60. Lebensjahres wird er im Mittel etwas größer (König, Reindell, Roskamm, 1962), wobei eine Signifikanz der Veränderung in Anbetracht der beträchtlichen Streuung der Einzelwerte aber nicht anzunehmen ist. Unter Berücksichtigung der quadratischen Funktion beträgt der Korrelationskoeffizient im Alter von 10—60 Jahren $r = 0{,}825 \pm 0{,}016$. Die gleiche Abhängigkeit gilt auch für Mittel- und Lanstreckensportler, bei denen das Herzvolumen pro m Körpergröße entsprechend dem größeren Herzvolumen größer wird. Der Quotient beträgt bei den ersteren im Mittel etwa 500, bei den letzteren 460. Nur bei den Kurzstreckenläufern ist jede Abhängigkeit der beiden Größen voneinander aufgehoben. (Dieser Befund bei den Kurzstreckenläufern steht in Übereinstimmung mit der Beziehung des Herzvolumens zum Körpergewicht und zur Körperoberfläche, auf letztere kommen wir noch zu sprechen.) Die gegenseitige Beziehung ist bei den Sportlern in ihrer Gesamtheit infolge des Verhaltens der Kurzstreckensportler weniger eng als bei den Normalpersonen. Der Korrelationskoeffizient beträgt $r = 0{,}324$; er ist mit $P > 0{,}001$ gesichert (Roskamm, Reindell, Musshoff, König, 1961).

Da die Beziehung zwischen Körpergröße und Herzvolumen eine quadratische Funktion darstellt, bei welcher der aus beiden Größen gebildete Quotient mit den Einzelwerten ebenfalls größer wird, nähert sich die Regressionslinie mit zunehmender Herzvergrößerung dem Verlauf der x-Achse, der Herzvolumenachse, so daß bei den größeren Herzen eine geringfügige Veränderung der einen Größe (der Körpergröße) mit einer sehr erheblichen Veränderung der anderen Größe (des Herzvolumens) einhergeht (Abb. 21).

Zusammenfassung. Es besteht eine positive Beziehung zwischen Herzvolumen und Körpergröße. Die Korrelation ist am engsten in der Kindheit und Jugend während des

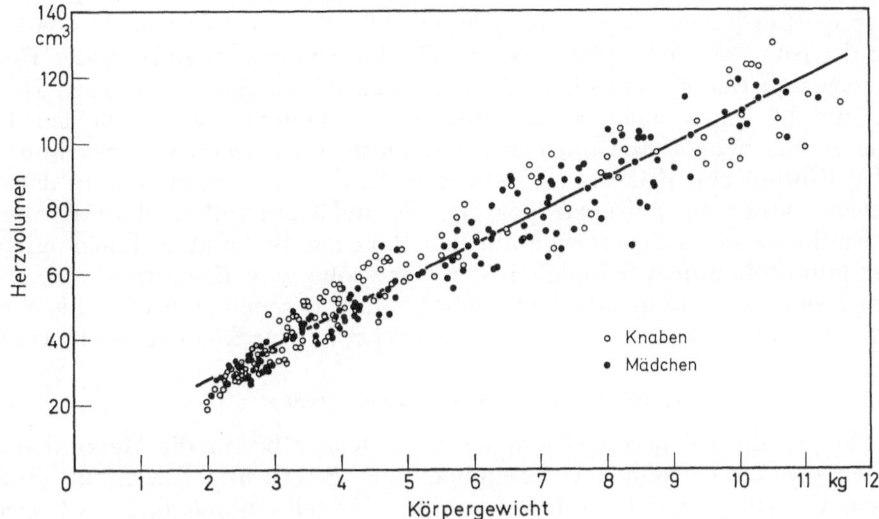

Abb. 20. Die Beziehung zwischen Herzvolumen und Körpergröße bei normalen Kleinkindern. (Aus LIND, 1950)

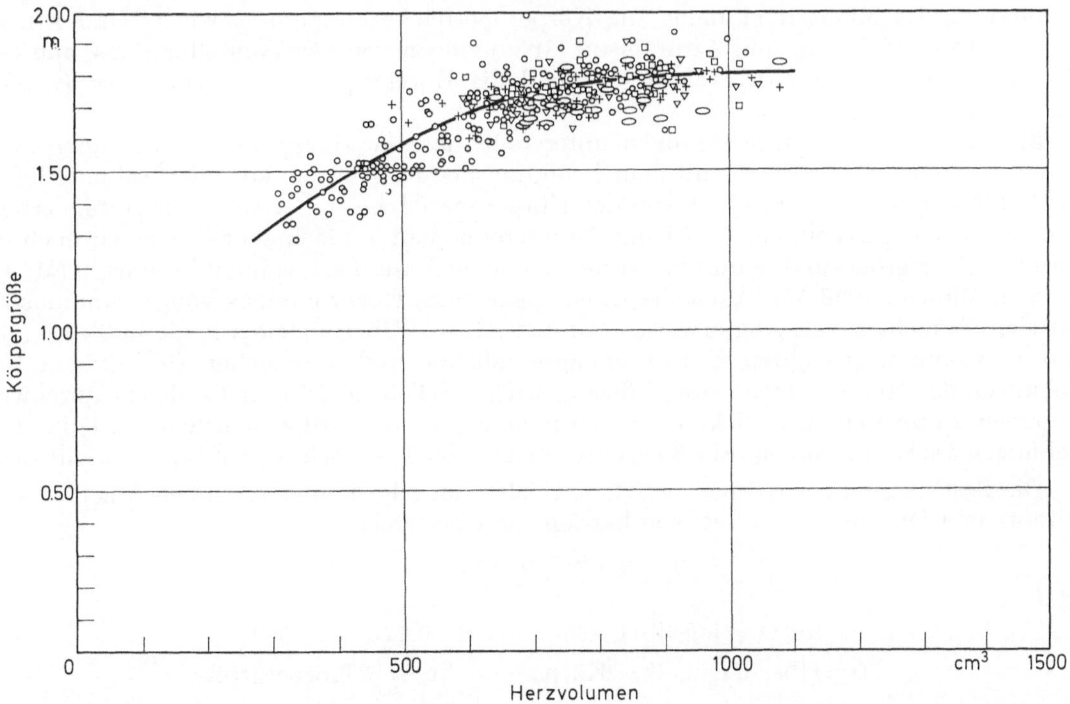

Abb. 21. Das Herzvolumen in Relation zur Körpergröße bei männlichen Normalpersonen im Alter von 10 bis 60 Jahren. ○ 10—19 Jahre, □ 20—29 Jahre, + 30—39 Jahre, ▽ 40—49 Jahre, ⬭ 50—60 Jahre. $r = 0{,}825 \pm 0{,}016$; $B = 0{,}68$; $y = 20 + 0{,}212\,x - 0{,}000112\,x^2$; $n = 367$. (Nach den von MUSSHOFF, REINDELL, KÖNIG, ROSKAMM, KEUL, 1961; KÖNIG, REINDELL, MUSSHOFF, ROSKAMM, KESSLER, 1961; angegebenen Werten berechnet und gezeichnet)

Körperwachstums. Sie ist bei den Erwachsenen weniger eng und wird im höheren Alter immer lockerer. Die Abhängigkeit ist keine lineare, sondern eine quadratische Funktion. Der aus beiden Größen, Herz- und Körpergröße, gebildete Quotient wird mit zunehmender Herz- und Körpergröße ebenfalls größer. Bei den großen Herzen geht eine geringfügige Änderung der Körpergröße mit einer erheblichen Veränderung der Herzgröße einher. (Hochleistungssportler haben bei gleicher Körpergröße ein größeres Herz, so daß die Regressionslinie der Sportler im Vergleich zu den Normalpersonen zugunsten des Herzvolumens verschoben ist.) Der Befund einer nicht linearen Abhängigkeit zwischen Herz- und Körpergröße spricht gegen einen unmittelbaren Zusammenhang der beiden Größen. Diese und die vergleichenden anatomischen und röntgenologischen Untersuchungsergebnisse über den Einfluß von Körpergewicht und -größe auf das Herz, weisen darauf hin, daß die gegebene Beziehung zwischen Körpergröße und Herzgröße nicht Folge eines unmittelbaren Einflusses der Körpergröße auf das Herz ist. Sie sind vielmehr mittelbarer Ausdruck der unmittelbaren Abhängigkeit der Herzgröße vom Körpergewicht. Die Körpergröße eignet sich nur bei jugendlichen, nicht bei erwachsenen Menschen als Normmaß der Herzgröße. An ihrer Stelle wird sinnvoller grundsätzlich das Körpergewicht verwendet.

δ) Herzgröße und Körperoberfläche

Die Anregungen, die Körperoberfläche als Vergleichsgröße für die Herzgröße zu verwenden, gingen von verschiedenen Überlegungen aus. SMITH und BLOEDORN (1922), die als erste diesen Vorschlag machten, gingen von der Vorstellung aus, daß die Körperoberfläche ein besseres Maß für die Summe aktiv tätigen Körpergewebes sei als das Körpergewicht mit seinem Gehalt an Knochen und Fett. KISSANE (1928) nahm an, daß die Körperoberfläche eng mit dem Ausmaß des Capillarnetzes und dieses wiederum mit der Herzgröße verbunden sei. GROLLMANN (1932) und DU BOIS (1936) fanden eine engere Verbindung des Minutenvolumens zur Körperoberfläche als zum Gewicht. Und LILJESTRAND, LYSOLM, NYLIN und ZACHRISSON (1939) gingen von der Vorstellung aus, daß der Grundumsatz von der Körperoberfläche und die Herztätigkeit wiederum vom Grundumsatz abhängig sei.

Es wurde in diesen Überlegungen unterstellt, daß die Herzgröße in Beziehung zum Minutenvolumen stehe, dieses mit dem Grundumsatz des Körpers korreliert sei und dieses wiederum in enger Abhängigkeit von der Körperoberfläche stehe. Die vermutete Verbindung zwischen Herzvolumen und Ruhe-Minutenvolumen hat sich aber — wie wir noch im Kapitel „Herzgröße und Minutenvolumen“ darlegen werden — nicht bestätigt (MUSSHOFF u. Mitarb., 1958/59). Auch die Abhängigkeit des Herzvolumens vom Grundumsatz hat sich als nicht zuverlässig erwiesen (BIÖRCK, 1944). Überblicken wir die in Tabelle 16 und 17 zusammengestellten Untersuchungsergebnisse und vergleichen sie mit den Beziehungen des Herzvolumens zum Körpergewicht in Tabelle 12 und 14, denen durchweg dieselben Untersuchungskollektive zu Grunde liegen, so wird ersichtlich, daß die Beziehungen des Herzvolumens zur Körperoberfläche gleich eng wie zum Körpergewicht sind.

Die Bestimmung der Körperoberfläche erfolgte im allgemeinen nach den Angaben von DUBOIS und DUBOIS (1915). Danach beträgt die Oberfläche:

$$O = W^{0,425} \cdot H^{0,725} \cdot 71,84$$

oder

$$\log O = \log W \cdot 0,425 + \log H \cdot 0,725 + 1,8564,$$

O = Oberfläche, W = Körpergewicht, H = Körpergröße.

Die Gleichung wurde von den Autoren in ein Monogramm überführt, welches die Bestimmung der Körperfläche aus Größe und Gewicht erleichtert (Abb. 22). Die Abhängigkeit des Herzvolumens von der Körperoberfläche wird somit von dem Einfluß bestimmt, den das Körpergewicht und die Körpergröße auf das Herzvolumen ausüben, aus deren Größen sie rechnerisch ermittelt wird. Nachdem die Abhängigkeit des Herzvolumens vom Körpergewicht eine lineare, von der Körpergröße eine quadratische Funktion ist, ist ebenfalls eine quadratische Abhängigkeit des Herzvolumens von der Körperoberfläche zu erwarten. Nur in der frühesten Kindheit nehmen Körperoberfläche und Herzvolumen annähernd im gleichen Maße zu (Abb. 23). Nähert sich die Körperoberfläche dem Maximum

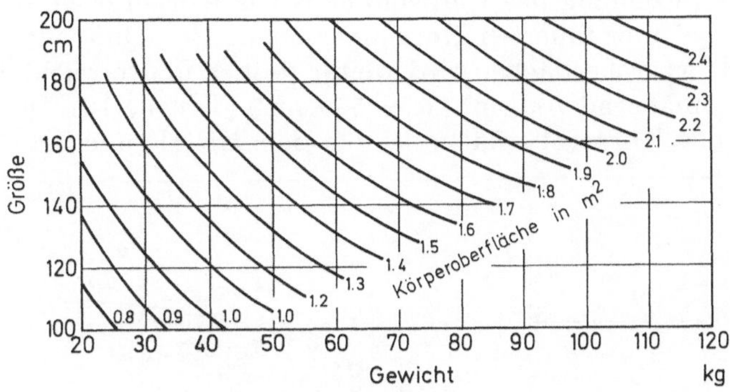

Abb. 22. Nomogramm zur Bestimmung der Körperoberfläche aus Körpergröße und Körpergewicht. (Aus DUBOIS und DUBOIS, 1915)

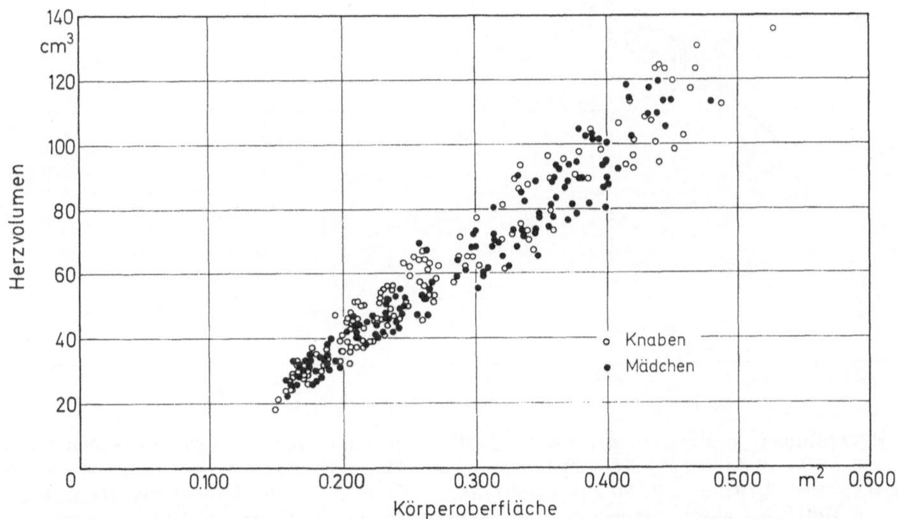

Abb. 23. Beziehung zwischen Herzvolumen und Körperoberfläche bei normalen Kindern im ersten Lebensjahr. $r = 0{,}970 \pm 0{,}003$; $y = 289{,}4\,x - 19{,}1$; $n = 293$. (Aus LIND, 1950)

ausgewachsener Menschen, so geht eine geringfügige Änderung der Körperoberfläche mit einer erheblichen des Herzens einher. Der aus beiden Größen gebildete Quotient

$$\frac{\text{Herzvolumen in cm}^3}{\text{Körperoberfläche in m}^2}$$

wird mit zunehmender Körperoberfläche größer. Die Regressionslinie verläuft — im Vergleich zur Herzvolumenachse — anfangs steil, mit zunehmender Herzgröße immer flacher (Abb. 24). Der Quotient beträgt im Mittel bei der Untersuchung im Liegen in den ersten Lebensmonaten 230, im Alter von 1—2 Jahren 275, im Alter von 10—11 Jahren etwa 350 und im Erwachsenenalter 400—440. Die obere Grenze normaler männlicher Erwachsener liegt über 500.

Der Grad der Korrelation der Körperoberfläche mit der Herzfläche (JOSEPHI, 1935; MARESH u. WASHBURN, 1938) und insbesondere zum Herzvolumen ist eng. Mit zunehmendem Alter wird die Korrelation, ähnlich der Beziehung zur Körpergröße und zum Körpergewicht, lockerer (LUDWIG, 1939; LILJESTRAND, LYSHOLM, NYLIN u. ZACHRISSON, 1939;

BIÖRCK, 1944; KJELLBERG, RUDHE u. SJÖSTRAND, 1949a und c; LIND, 1950; MAUREA, NYLIN u. SOLLBERGER, 1955; MUSSHOFF, REINDELL, KLEPZIG u. Mitarb., 1958, 1961; KLEPZIG u. FRISCH, 1961, 1964; KÖNIG u. Mitarb., 1961) (Tabelle 16 und 17).

Das Herzvolumen von Mittel- und Langstreckensportlern ist bei gleicher Körperoberfläche — analog der Beziehung des Herzvolumens zur Körpergröße und zum Körpergewicht — größer als bei untrainierten Normalpersonen. Der Quotient, das Herzvolumen pro Quadratmeter Körperoberfläche, wird weiter größer und erreicht bei Langstreckensportlern Werte bis annähernd 700 cm³ (M = 559 cm³) (Tabelle 16). Die Abhängigkeit des Herzvolumens von der Körperoberfläche ist bei den Mittel- und Langstreckensportlern

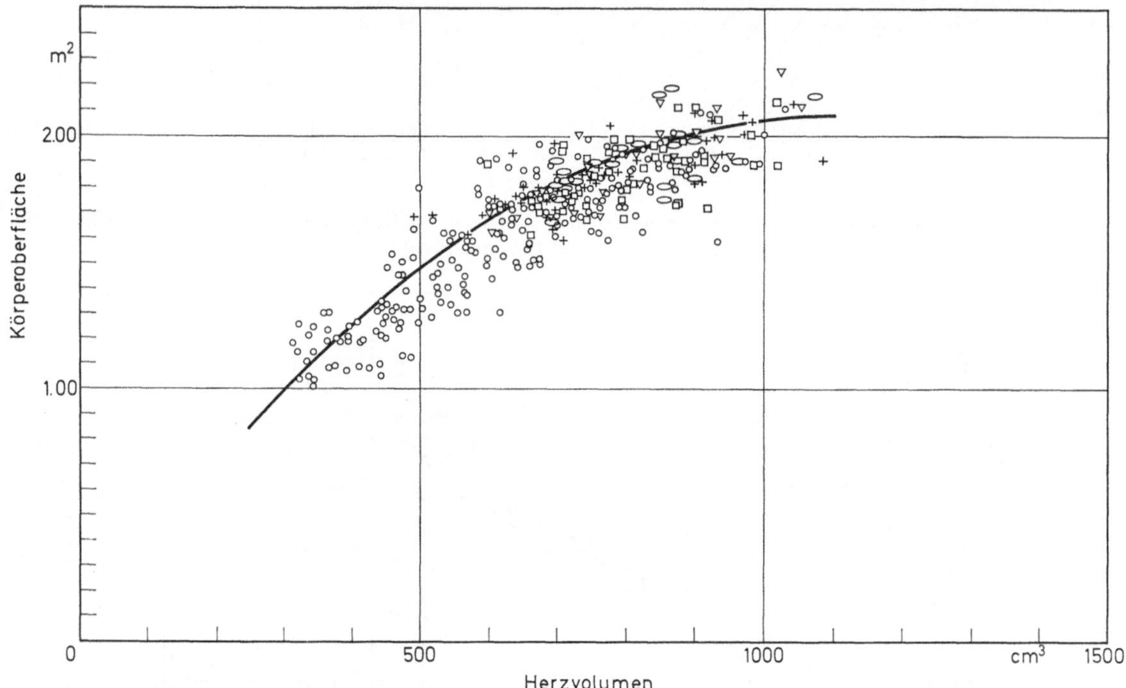

Abb. 24. Das Herzvolumen in Relation zur Körperoberfläche bei männlichen Normalpersonen im Alter von 10—60 Jahren. ○ 10—19 Jahre, □ 20—29 Jahre, + 30—39 Jahre, ▽ 40—49 Jahre, ⬭ 50—60 Jahre. $r = 0{,}887 \pm 0{,}011$; $B = 0{,}79$; $y = 0{,}380\,x - 0{,}000175\,x^2$. (Nach den von MUSSHOFF, REINDELL, KÖNIG, KEUL, ROSKAMM, 1961 und KÖNIG, REINDELL, MUSSHOFF, ROSKAMM, KESSLER, 1961, angegebenen Werten berechnet und gezeichnet)

allerdings in nur lockerer Weise und nicht gesichert. Die Regressionslinie ist, in ähnlicher Weise wie bei der Beziehung des Herzvolumens zum Körpergewicht und zur Körperoberfläche, zu Gunsten des Herzvolumens verschoben und verläuft flacher. Bei den Kurzstreckensportlern findet sich das gleiche Verhalten, wie wir es bei der Beziehung des Herzvolumens zum Körpergewicht und zur Körpergröße kennengelernt haben. Eine Abhängigkeit des Herzvolumens von der Körperoberfläche ist nicht mehr erkennbar (Tabelle 16).

Zusammenfassung. Die Abhängigkeit des Herzvolumens von der Körperoberfläche ist nicht, wie die Beziehung des Herzvolumens zum Körpergewicht eine lineare, sondern eine quadratische Funktion, deren Regressionslinie mit zunehmender Herzgröße zunehmend durch das Herzvolumen und in gleichem Maße abnehmend durch die Körperfläche bestimmt wird. (Dieses Verhalten weist darauf hin, daß die Körperoberfläche, in gleicher Weise wie die Körpergröße, das Herzvolumen nicht unmittelbar bestimmt.)

Im Bereich aller untersuchten Gruppen von Normalpersonen ist eine positive Korrelation nachweisbar, die unter Berücksichtigung der quadratischen Funktion beispielsweise in einem Untersuchungsgut von 363 Männern im Alter von 10—60 Jahren einen Korrelationsfaktor von $r = 0{,}887$ ($P < 0{,}001$) ergibt.

Tabelle 16. *Die Beziehungen des Herzvolumens zur Körperoberfläche*

		Körperstellung	n	Herzvolumen X	Herzvolumen in cm³ pro m² Körperoberfläche			
					$X \pm \varepsilon X$	σ	$r \pm \varepsilon r$	Sicherung der Korrelation
Kahlstorf (1932)	1. Männer	stehend	70	610				
	2. Frauen		50	465				
Ludwig (1939)	Sanitätssoldaten, 20—25 Jahre	stehend	120	566			0,51	
Liljestrand, Lysholm, Nylin u. Zachrisson (1939)	1. Medizinstudenten, 21—30 Jahre	stehend	70	700,7	371,7 ± 7,0	58,9	0,44 ± 0,10	
	2. Erwachsene Männer, 32—47 Jahre	stehend	31	750	394,5 ± 8,2	45,8	0,57 ± 0,12	
Biörck (1944)	1. Männer und Frauen, 11—70 Jahre		136				0,74 ± 0,04	
	2. Gesamtmaterial ohne Fettleibige		120					
	3. Vom Gesamtmaterial nur Fettleibige		16				0,5 ± 0,1	
Grewin (1949)	1. Männer		250		397 ± 3,1	49		
	a) schwer arbeitend		132		419 ± 4,0	46		
	b) leicht arbeitend		28		349 ± 5,3	28		
	2. Frauen		228		342 ± 2,6	40		
	a) schwer arbeitend		57		349 ± 6,4	48		
	b) leicht arbeitend		80		334 ± 4,5	40		
Kjellberg, Rudhe u. Sjöstrand (1949a und c)	1. a) Männer, Durchschnittsmaterial, 17—50 Jahre	liegend	67	738	434 ± 6,68		0,52 ± 0,094	
	b) Trainierte Männer		27	1015	540 ± 9		0,78 ± 0,055	
	2. a) Frauen, Durchschnittsmaterial, 16—55 Jahre		55	560	341 ± 4,76			
	b) Trainierte Frauen		8	790	455 ± 10			
	3. Kinder, 8—15 Jahre		44	426	357 ± 7,2		0,86 ± 0,04	
Lind (1950)	Kleinkinder, ♂ und ♀	liegend	267	72			0,97 ± 0,003	
	1. Frühgeburten (< 2500 g)		26		200 ± 4,3	22,5		
	2. 0—12 Wochen		138		230 ± 2,3	27,5		
	3. 13—25 Wochen		39		260 ± 4,9	32,5		
	4. 26—52 Wochen		64		260 ± 4,9	37,5		
Maurea, Nylin u. Sollberger (1955)	1. Männer, 9—66 Jahre		352	738	390 ± 3		0,44 ± 0,04	
	2. Frauen, 13—63 Jahre		336	568	341 ± 3		0,53 ± 0,04	
Musshoff, Reindell, Klepzig u. Mitarb. (1958)	1. Schüler, 12—17 Jahre	liegend	50	559,0	376 ± 9,0	63,6	0,82 ± 0,047	***
	2. Frauen, 22—41 Jahre		46	555,3	334 ± 5,5	36,9	0,50 ± 0,113	***
	3. Männer, 22—35 Jahre		57	710,3	404 ± 7,7	53,3	0,45 ± 0,118	**
	4. Sportler, 18—32 Jahre		74	922,3	532 ± 10,2	77,2	0,17 ± 0,129	∅
Roskamm, Reindell, Musshoff u. König (1961)	1. Kurzstreckensportler		16		436 ± 13,7	54,6	0,017 ± 0,250	∅
	2. Mittelstreckensportler		27		486 ± 9,2	47,9	0,21 ± 0,175	∅
	3. Langstreckensportler		33		559 ± 13,1	75,0	0,78 ± 0,069	***
	Gruppe 1—3		76				0,425 ± 0,094	**

$\emptyset = P > 0{,}0$. $* = 0{,}05 > P > 0{,}01$. $** = 0{,}01 > P > 0{,}001$. $*** = P < 0{,}001$.

Tabelle 17. *Die Beziehungen zwischen Herzvolumen und Körperoberfläche bei männlichen und weiblichen Normalpersonen nach Altersklassen geordnet.* (Freiburger Untersuchungsgut. Literatur s. Tabelle 9)

Lfd. Nr.	Alter Jahre	Geschlecht	n	Herzvolumen (cm³) pro m² Körperoberfläche				Geschlecht	n	Herzvolumen (cm³) pro m² Körperoberfläche			
				$M \pm \varepsilon M$	σ	$r \pm \varepsilon r$	P			$M \pm \varepsilon M$	σ	$r \pm \varepsilon r$	P
1.	0—1	♂ und ♀	20	253,2	36,0	0,819	***						
2.	1—2	♂	20	274,0	44,8	0,668	**	♀	11	246,0	33,4	0,556	*
3.	3—4	♂	21	309,8	29,5	0,675	**	♀	20	287,9	37,5	0,525	*
4.	5—6	♂	17	298,4	34,7	0,683	**	♀	18	291,5	39,6	0,020	∅
2.—4.	1—6	♂	58			0,871	***	♀	49			0,810	***
5.	8—9	♂	50			0,548	***						
6.	10—11	♂	41	348,4 ± 6,7	43,2	0,555 ± 0,108	***	♀	50	317 ± 4,0	28	0,840 ± 0,042	***
7.	12—13	♂	35	359,1 ± 6,1	36,2	0,830 ± 0,052	***	♀	50	346 ± 4,2	30	0,773 ± 0,058	***
8.	14—15	♂	38	388,0 ± 8,6	53,3	0,582 ± 0,107	***	♀	50	337 ± 5,3	37	0,700 ± 0,07	***
9.	16—17	♂	47	401,0 ± 5,3	36,9	0,563 ± 0,100	***	♀	61	342 ± 4,3	33	0,650 ± 0,08	***
10.	18—19	♂	51	436,0 ± 7,0	50,5	0,531 ± 0,100	***	♀	50	349 ± 5,0	35	0,550 ± 0,10	***
6.—10.	10—19	♂	212			0,906 ± 0,013	***						
11.	20—29	♂	49	430,6 ± 6,6	46,5	0,610 ± 0,090	***	♀	50	349 ± 4,0	28	} 0,616	***
12.	30—39	♂	50	411,5 ± 7,7	54,4	0,770 ± 0,058	***	♀	50	347 ± 4,5	33		
13.	40—49	♂	27	419,6 ± 7,3	38,2	0,765 ± 0,080	***	♀	22			0,559	
14.	50—59	♂	26	424,4 ± 8,4	42,9	0,559 ± 0,135	**	♀	25			0,634	
6.—14.	10—60	♂	363			0,887 ± 0,011	***						
15.	60—75	♂	42	440 ± 9,1	59	0,385	*						

∅ = Nicht signifikant ($P > 0{,}05$).
* = Wahrscheinlich signifikant ($0{,}05 > P > 0{,}01$).
** = Signifikant ($0{,}01 > P > 0{,}001$).
*** = Hochsignifikant ($P < 0{,}001$).

ε) *Herzgröße und Blutvolumen*

Da die Beziehungen der Herzgröße zu den anatomischen Maßen Körpergewicht, -größe und -oberfläche mit zunehmendem Alter lockerer und ihre zugehörigen Quotienten durch Alter, Geschlecht und intensives körperliches Training verändert werden, hat man nach anderen Größen gesucht, die in gleichmäßig enger und quantitativ gleichartiger Verbindung zu allen Herzen stehen, männlichen und weiblichen, trainierten und untrainierten und jeglichen Alters. Diese Untersuchungen wurden in erster Linie von den Stockholmer kardiologischen und röntgenologischen Arbeitsgemeinschaften angeregt und sehr eingehend bearbeitet. Neben dem Einfluß, den das gesamte Blutvolumen auf die Herzgröße ausübt, wurden eine Reihe funktionelle Körper- und Kreislaufgrößen untersucht, auf die wir in den folgenden Abschnitten noch zu sprechen kommen.

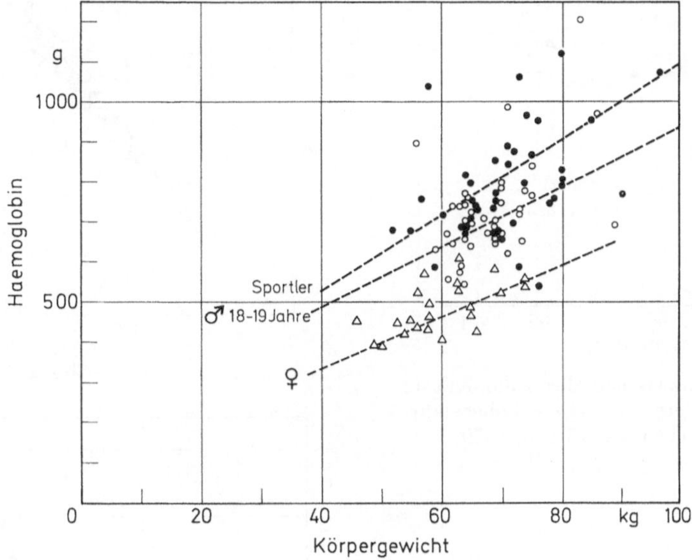

Abb. 25. Die Beziehungen zwischen Körpergewicht und Gesamt-Hämoglobin. △ Frauen ($r = 0{,}560 \pm 0{,}135$; $0{,}01 > P > 0{,}001$). ● 18—19jährige Männer ($r = 0{,}548 \pm 0{,}117$; $P < 0{,}001$). ○ Sportler ($r = 0{,}402 \pm 0{,}125$; $0{,}01 > P > 0{,}001$). (Aus MUSSHOFF, SCHMIDT, REINDELL u. Mitarb., 1962)

Diese Untersuchungen haben unsere Kenntnisse über die Größe des gesunden Herzens und ihre Abhängigkeit von anderen Körperfaktoren erweitert und uns darüber hinaus in die Lage versetzt, die Normgröße jedes Herzens mit größerer Genauigkeit zu bestimmen, als es bisher der Fall war. Sie haben uns allerdings auch dahingehend unterrichtet, daß es eine einzige Bezugsgröße, die für alle Herzen Gültigkeit habe, bisher nicht gibt und nach unserer bisheriger Kenntnis auch nicht zu erwarten ist.

Die Größe des Blutvolumens und die gesamte Hämoglobinmenge sind in erster Linie vom Körpergewicht abhängig. Dabei bestehen geringe quantitative Unterschiede in Abhängigkeit vom Trainingszustand des Organismus und vom Geschlecht. Bei Sportlern ist die gesamte Hämoglobinmenge pro kg Körpergewicht größer als bei untrainierten Männern und bei diesen größer als bei untrainierten Frauen. Innerhalb der einzelnen Gruppen (Männer, Frauen, Sportler) besteht eine gesicherte lineare Beziehung zwischen Körpergewicht und der gesamten Hämoglobinmenge. Die Regressionsgeraden sind, entsprechend der quantitativen Unterschiede, gegeneinander verschoben (Abb. 25). Die Beziehungen des Blutvolumens zum Körpergewicht sind weniger charakteristisch und weniger eng als die Beziehungen des Gesamthämoglobins zum Körpergewicht. Ursache dieses Verhaltens ist die unterschiedliche Hämoglobinkonzentration des Blutes (MUSSHOFF, SCHMIDT, REINDELL u. Mitarb. 1959/62).

Die Beziehungen des Herzvolumens zum Blutvolumen (bzw. Gesamthämoglobin) wurde zuerst von KARLBERG und LIND (1948), KJELLBERG, RUDHE und SJÖSTRAND (1949a und c) und LIND (1950) untersucht, wobei die Hämoglobinmenge mittels der Kohlenmonoxydmethode nach SJÖSTRAND (1948) bestimmt wurde. In diesen Untersuchungen wurde sowohl bei Kleinkindern (Abb. 26) und Kindern als auch bei Männern und

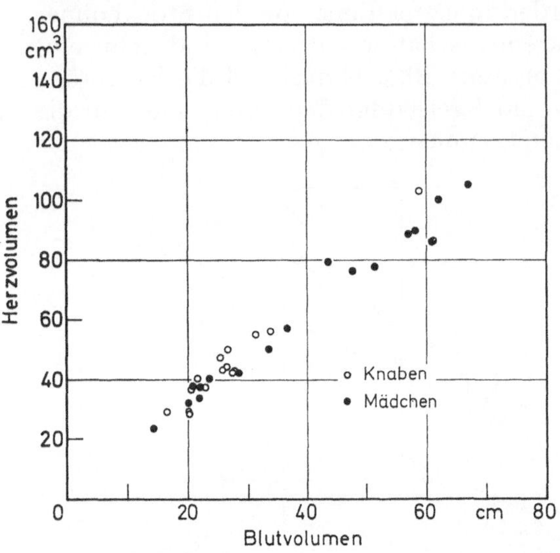

Abb. 26. Die Beziehung zwischen Herzvolumen und Blutvolumen bei Kindern im ersten Lebensjahr. ○ Knaben, • Mädchen. (Aus LIND, 1950)

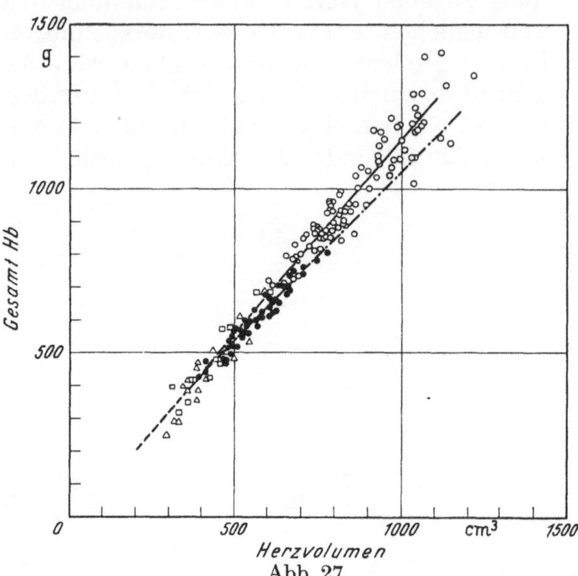

Abb. 27

Abb. 27. Gesamte Hämoglobinmenge in Beziehung zum Herzvolumen bei Knaben (□), Mädchen (△), Frauen (•) und Männern (○). (Aus KJELLBERG, RUDHE und SJÖSTRAND, 1949c)

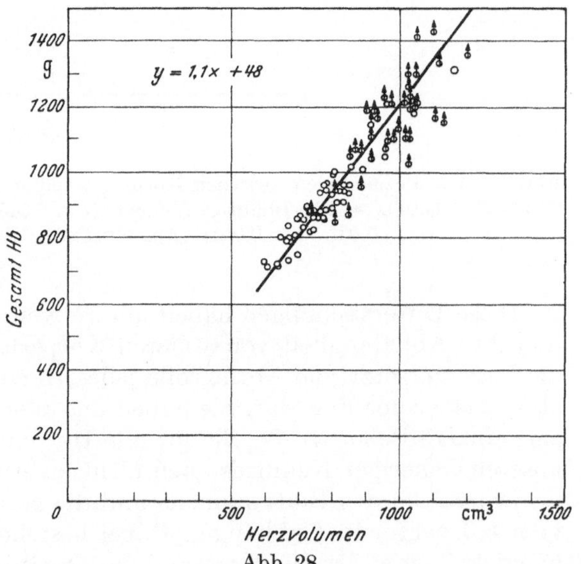

Abb. 28

Abb. 28. Gesamte Hämoglobinmenge in Beziehung zum Herzvolumen des Mannes. ♁ Trainierte Männer. (Aus KJELLBERG, RUDHE und SJÖSTRAND, 1949c)

Frauen (Abb. 27) sowie Athleten (Abb. 28) eine lineare Beziehung zwischen Herzvolumen und der gesamten Hämoglobinmenge festgestellt. Bei allen untersuchten Personengruppen fand sich ein außerordentlich hoher Korrelationskoeffizient, der zwischen 0,99 und 0,96 gelegen war (Tabelle 18). Aus der Abb. 25 geht hervor, daß bei Frauen die Regression etwas zugunsten des Herzvolumens verschoben ist, das Herzvolumen der Frauen ist pro Gramm Hämoglobin etwas größer als bei Männern. Bei trainierten und untrainierten Männern hat die Regressionslinie die gleiche Lage, die Streubreite ist jedoch bei Sportlern etwas größer als bei untrainierten Männern (Abb. 27). KJELLBERG, RUDHE und SJÖSTRAND

(1949a und c) vertreten in Anbetracht der engen Beziehung zwischen Herzvolumen und Blutvolumen, die sie mit ihrer Methode bei Kindern, Frauen, Männern und auch Sportlern fanden, die Auffassung, daß die Größe des Herzens in erster Linie eine Funktion des Blutvolumens ist und haben darum vorgeschlagen, die Korrelation als Normmaß der Herzgröße anstelle der bis dahin gebräuchlichen Beziehung zum Körpergewicht und zur Körperoberfläche zu verwenden.

Nylin (1957) und Musshoff, Schmid, Reindell u. Mitarb. (1959, 1962) haben mit einer anderen Methode der Blutvolumen- und Hämoglobinbestimmung, der radioaktiven Markierung der Erythrocyten, der erstere mittels Radiophosphor (P^{32}), die letzteren mittels Radiochrom ($Na_2Cr^{51}O_4$), die positive Korrelation zwischen dem röntgenologisch bestimmten Herzvolumen und dem Blutvolumen (Gesamthämoglobin) ebenfalls, aber

Tabelle 18. *Die Beziehungen zwischen Herzvolumen und Blutvolumen (Gesamthämoglobin)*

		Alter	n	Herzvolumen pro g Hämoglobin	Korrelationskoeffizient	Sicherung
				$M \pm \varepsilon M$	$r \pm \varepsilon r$	P
Kjellberg, Ruhde u. Sjöstrand (1949a)	1. Kinder	8—15 Jahre	44	0,905 ± 0,01	0,956 ± 0,0145	
	2. Frauen	16—55 Jahre	55	0,942 ± 0,01	0,966 ± 0,0096	
	3. Männer	17—50 Jahre	67	0,86 ± 0,001	0,987 ± 0,0033	
Lind (1950)	Kleinkinder	1—52 Wochen	32		0,985 ± 0,005	
Holmgren, Jonsson, Levander, Linderholm, Sjöstrand u. Ström (1957a)	1. Radsportler	18—31 Jahre	10			
	2. Männer	21—40 Jahre	17			
	3. Frauen	19—36 Jahre	15			
	4. Kinder	9—11 Jahre	16			
	Gruppe 1—4		58		0,93	
Musshoff, Schmidt, Reindell u. Mitarb. (1959/62)	1. Frauen	21—26 Jahre	25	1,26 ± 0,03	0,589 ± 0,128	**
	2. Männer	18—19 Jahre	36	1,09 ± 0,03	0,458 ± 0,132	**
	3. Sportler	18—28 Jahre	44	1,20 ± 0,03	0,575 ± 0,101	***
	Gruppe 1—3		105		0,725 ± 0,045	***

ohne den gleich engen Grad der Verbundenheit feststellen können (Tabelle 18). Nylin hat diesen Befund als Ergebnis seiner Untersuchungen mitgeteilt, aber keine Zahlenwerte beigegeben. Im Untersuchungsgut von Musshoff u. Mitarb. beträgt der Korrelationskoeffizient der Beziehung Herzvolumen : Gesamthämoglobin in den einzelnen Untersuchungsgruppen von Sportlern, Männern und Frauen $r = 0{,}46$—$0{,}59$ und im Gesamtgut $r = 0{,}725$ (Abb. 29). In Übereinstimmung mit Kjellberg u. Mitarb. ist das Herzvolumen pro Gramm Gesamthämoglobin bei Frauen deutlich größer als bei Männern (Tabelle 18), die Regressionsgerade ist dementsprechend bei Frauen etwas zugunsten des Herzvolumens verschoben (Abb. 28). In der Beziehung Herzvolumen : Blutvolumen fällt dieser Unterschied zwischen Frauen und Männern fort. Der Quotient Herzvolumen/Blutvolumen ist bei beiden Geschlechtern indentisch. Ursache dieses divergenten Verhaltens in der Beziehung Herzvolumen zu Gesamthämoglobin und Blutvolumen ist der geringere prozentuale Hämoglobingehalt der Frau. Die Beziehung des Herzvolumens zum Blutvolumen ist in Übereinstimmung mit Kjellberg u. Mitarb. etwas weniger eng als zum Gesamthämoglobin.

In Abb. 30 ist das Verhältnis zwischen dem röntgenologisch im Liegen bestimmten Herzvolumen und dem nach der Kohlenoxydmethode bestimmten Gesamthämoglobin an einem großen von Sjöstrand (1954b) zusammengestellten Material von gesunden trainierten und untrainierten Männern und Frauen und von kreislaufkranken Personen verschiedener Genese aufgeführt. Aus dieser Zusammenstellung ist zu entnehmen, daß bei gesunden Personen nur geringe Abweichungen der Mittelwerte von der Regressionsgeraden im Vergleich zu den Abweichungen bei Kreislaufkranken vorkommen. Bei der Beurteilung dieser Werte ist jedoch zu berücksichtigen, daß die Angabe der Mittelwerte noch nichts über das Ausmaß der Streuung der Einzelwerte aussagt.

Wir müssen hier einige Untersuchungsergebnisse vorwegnehmen, die später noch ausführlich behandelt werden, um einige Details zum Thema Herz — Blutvolumen verständlich zu machen, die geeignet sind, die Zusammenhänge weiterhin zu verdeutlichen. Körper-

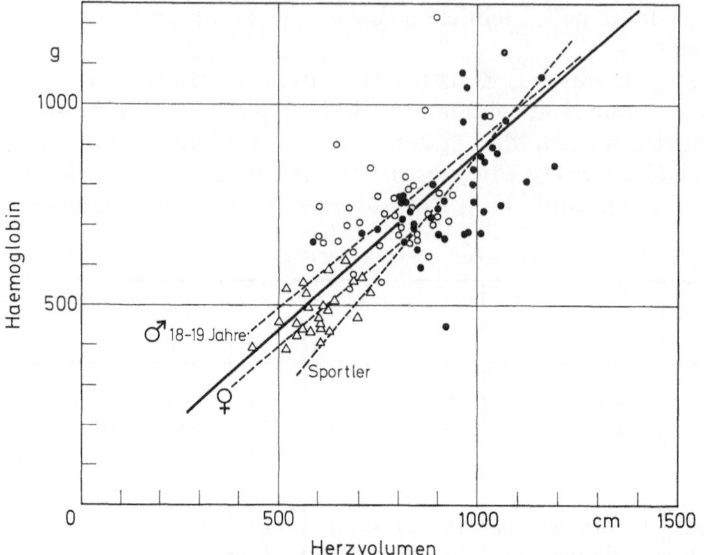

Abb. 29. Die Beziehungen zwischen Herzvolumen und Gesamthämoglobin. △ Frauen ($r = 0{,}589 \pm 0{,}128$; $0{,}01 > P > 0{,}001$). ○ 18—19jährige Männer ($r = 0{,}458$; $0{,}01 > P > 0{,}001$). ● Sportler, ♂ ($r = 0{,}575$; $P < 0{,}001$). Statistische Maßzahlen des Gesamtgutes: $r = 0{,}725 \pm 0{,}045$; $P < 0{,}001$; $y = -2{,}0 + 0{,}88\,x$. (Aus MUSSHOFF, SCHMIDT, REINDELL u. Mitarb., 1962)

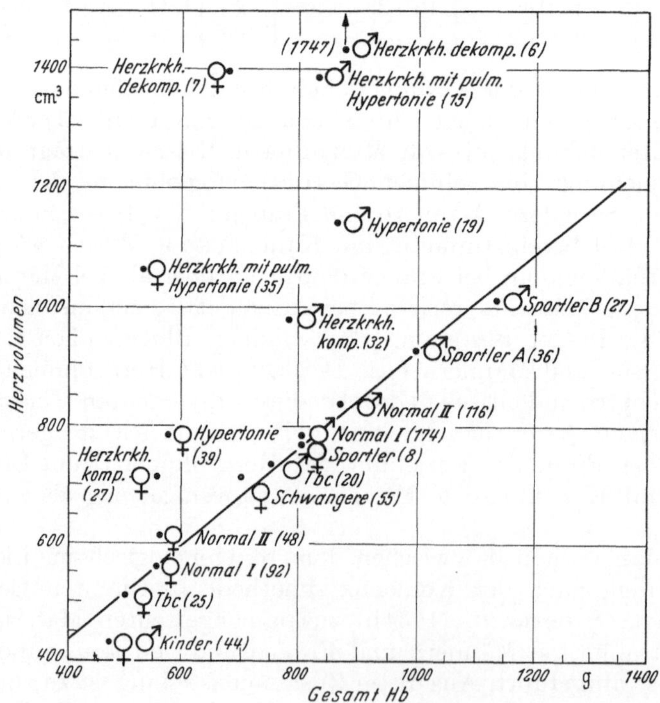

Abb. 30. Verhältnis zwischen dem röntgenologischen Herzvolumen und der gesamten mit der Kohlenmonoxydmethode bestimmten Hämoglobinmenge bei 825 Personen (Normalpersonen, Schwangere, Sportler, Kreislaufkranke und tuberkulöse Kranke). Die Punkte geben die Mittelwerte für die in Klammern gesetzte Anzahl jeder Gruppe an. (Aus SJÖSTRAND, 1954b)

liches Training mit Leistungssteigerung geht nicht nur, wie aus den eben dargelegten Befunden schon zu entnehmen ist, mit einer Vermehrung des Blutvolumens und Gesamthämoglobins einher (Kjellberg, Rudhe und Sjöstrand, 1949; Åstrand, 1952; Musshoff u. Mitarb., 1952) sondern auch mit einer Vergrößerung des Herzvolumens (Kjellberg, Rudhe u. Sjöstrand, 1949a; Sjöstrand, 1954b; Musshoff u. Mitarb., 1956/57, 1958, 1958/59, 1961, 1962; Reindell u. Mitarb., 1958a und b; König u. Mitarb., 1961; Roskamm u. Mitarb., 1961). Andererseits führt eine Leistungsminderung durch körperliche Inaktivität zu einer Verkleinerung des Herzvolumens (s. auch Kapitel Herz und Leistung).

Mit vergleichbarem Ergebnis haben Holmgren u. Mitarb. (1957a und b) bei 8 Personen mit „vasoregulativer Asthenie", die durch eine geringe Arbeitskapazität und eine niedrige arteriovenöse Sauerstoffdifferenz während Körperruhe und Arbeit bei morphologisch normalem Befund gekennzeichnet waren, durch ein systematisches Körpertraining

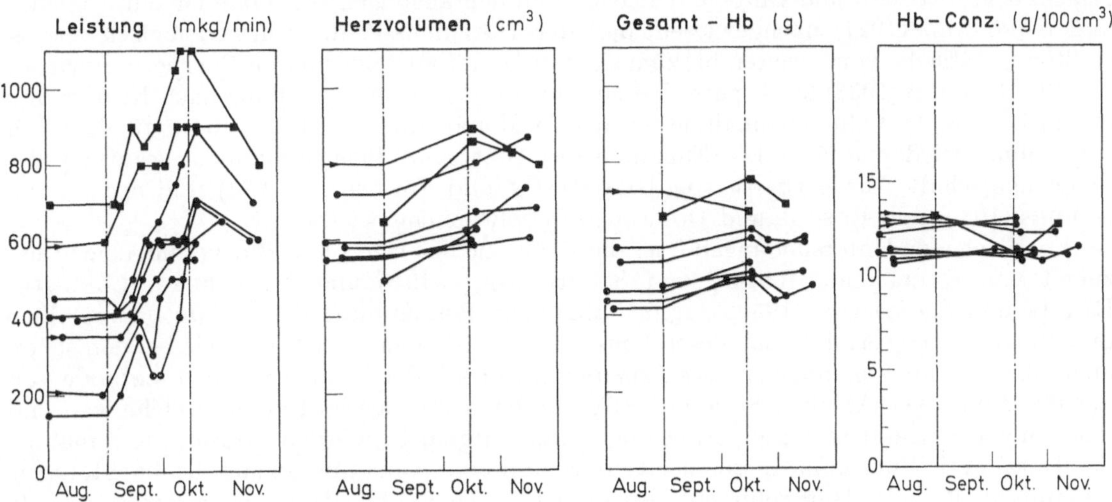

Abb. 31. Der Einfluß körperlichen Trainings auf die Arbeitskapazität, das Herzvolumen, das Gesamthämoglobin und die Hämoglobinkonzentration bei acht Patienten mit „vasoregulativer Asthenie". ○ Frauen, □ Männer. (Aus Holmgren, Jonssen, Levander, Linderholm, Mossfeldt, Sjöstrand u. Ström, 1957b)

von 6 Wochen eine Zunahme des Herz- und Blutvolumens nachweisen können. Dabei betrug die mittlere Zunahme des Blutvolumens 17%, der gesamten Hämoglobinmenge 9%. Da die Hämoglobinkonzentration unverändert blieb, ging die Vermehrung der gesamten Hämoglobinmenge mit einer Vermehrung des Blutvolumens einher (Abb. 31). Andererseits fanden Deitrick, Whedon und Shorr (1948), daß während körperlicher Ruhigstellung und Allbritten, Lipschütz, Miller, Gibbon (1950) und Porat (1951), daß bei chronisch tuberkulösen Patienten, deren körperliche Aktivität vermindert ist, das Blutvolumen abnimmt. Diese Abnahme betrug in einer Untersuchungsreihe von 45 tuberkulosekranken Patienten, die im allgemeinen in einem guten Ernährungszustand waren, 9% im Vergleich zu einer gleichartigen Gruppe von Normalen. Letztlich konnte Bengtson (1956) bei sonst normalen Erwachsenen, die wegen verschiedener Infektionskrankheiten über eine Zeit von 3,6 Wochen im Mittel hospitalisiert worden waren (mittlere Zeit der Bettruhe 2,8 Wochen) ebenfalls eine signifikante Abnahme des Blutvolumens, des Herzvolumens und der Arbeitskapazität im Vergleich zu gesunden nachweisen.

Auch die Größenänderungen des Herzens während der Schwangerschaft, auf die wir im nächsten Abschnitt zu sprechen kommen, sind in enger Abhängigkeit zu der Beziehung Herzvolumen—Blutvolumen zu sehen. Aus den angeführten Untersuchungsergebnissen ist zu entnehmen, daß bei gesunden Normalpersonen eine positive Korrelation zwischen dem röntgenologisch bestimmten Herzvolumen und der mit der Kohlenmonoxydmethode bestimmten Gesamthämoglobinmenge und dem Blutvolumen besteht.

Zusammenfassung. In allen untersuchten Gruppen gesunder Personen, Kleinkindern, Jugendlichen, Frauen, Männern und Sportlern besteht eine positive lineare Verbundenheit der Herzgröße mit dem Blutvolumen und Gesamthämoglobin. Körperliche Aktivierung durch Training führt zu einer Zunahme und körperliche Inaktivierung durch Bewegungsmangel und Bettruhe zu einer Abnahme des Herz- und Blutvolumens. Hinsichtlich des Grades der Verbundenheit bestehen jedoch Unterschiede in Abhängigkeit von der bei der Bestimmung des Blutvolumens angewandten Methode. Die sehr engen Beziehungen, die bei Untersuchungen mit der Kohlenmonoxydmethode gewonnen wurden, konnten mit der Methode der radioaktiven Markierung des Erythrocyten nicht festgestellt werden.

ζ) Herzgröße und Schwangerschaft

Durch eine Reihe von Untersuchungen ist bekannt, daß das Herz während der Schwangerschaft größer wird und Blut- und Plasmavolumen ansteigen. Als erste hatten Jenssen und Norgaard (1927) nachgewiesen, daß der Durchmesser der röntgenologisch festgestellten Herzfläche vom zweiten bis zum siebten Monat ansteigt und im Puerperium wieder abfällt. Binhold (1933) fand später bei 60 schwangeren Frauen, daß die nach Kahlstorf (1932) bestimmte Volumenzunahme im achten Monat annähernd 10% beträgt, die nach der Geburt wieder abfällt. Die Zunahme des Blut- und Plasmavolumens während der Schwangerschaft wurde zuerst von Dieckmann und Wegener (1934) und später von Albers (1939) und Roscoe und Donaldson (1946) nachgewiesen.

Vergleichende Untersuchungen über die Zunahme des Herz- und Blutvolumens wurden zuerst von Kjellberg, Rudhe und Sjöstrand (1949b) und Kjellberg, Lönroth, Rudhe und Sjöstrand (1950) durchgeführt. Die Bestimmung des Gesamthämoglobins und Blutvolumens erfolgte bei diesen Untersuchungen in gleicher Weise wie bei den schon angeführten Untersuchungen dieses Arbeitskreises nach der Kohlenmonoxydmethode von Sjöstrand (1948). An einer Serie von 81 gesunden schwangeren Frauen, welche während der Schwangerschaft und Stillperiode mehrmals untersucht wurden, wurde eine Zunahme des Herz- und Blutvolumens vor der Geburt und eine Abnahme danach beobachtet. Die Gesamtzunahme des Herzvolumens beläuft sich in der Beobachtungszeit von der 10.—40. Woche auf 170 ml im Mittel oder 30—35% des Ausgangsvolumens. Etwa ein Drittel dieser Zunahme findet sich während der ersten und der Rest während der zweiten Hälfte der Schwangerschaft. Die Zunahme des Blutvolumens setzt ebenfalls im zweiten bis dritten Monat ein. Die maximale Volumenzunahme beträgt im Mittel 1500 cm^3 und wird in der 33. Woche erzielt. Bis Ende der Schwangerschaft in der 40. Woche tritt wieder eine geringe Verminderung auf 1300 ml ein, so daß keine einfache Abhängigkeit in der Zunahme des Herz- und Blutvolumens besteht (Abb. 32). Der Anstieg des Totalhämoglobins und Blutvolumens gehen durchweg nicht parallel; es besteht bei Schwangeren im allgemeinen eine relative Anämie. Die Zunahme des Herz- und Blutvolumens sind statistisch gesichert.

Gemzell, Robbe und Ström (1957) konnten durch regelmäßige Untersuchungen von 20 gesunden Schwangeren während und nach der Schwangerschaft nachweisen, daß diese relative Anämie durch tägliche Eisengabe von 600 mg in der zweiten Hälfte der Schwangerschaft vermieden werden kann. Unter dieser Medikation nahmen die mit der Kohlenoxydmethode bestimmte Gesamthämoglobinmenge und das Blutvolumen in der Weise zu, daß die Hämoglobinkonzentration und der Hämoglobingehalt pro kg Körpergewicht sogar etwas größer wurden. Unter Berücksichtigung des anzunehmenden fetalen Hämoglobingehaltes betrug der Anstieg des mütterlichen Hämoglobingehaltes von der 13. bis zur 36. Woche der Schwangerschaft etwa 30%. Das berechnete Blutvolumen vergrößerte sich in dieser Zeit von 3,6 auf 5,3 l und das Herzvolumen von 671 auf 746 ccm. Die Herz- und Blutvolumenzunahme geht mit einer Minutenvolumenzunahme des Kreislaufs einher, die nach Untersuchungen von Luisada (1948) zwischen 40 und 50% beträgt.

Die Herzvergrößerung während der Schwangerschaft kann durch eine Hypertrophie, eine Zunahme der Blutfüllung oder beides bedingt sein. Drysel (1891) setzte das Herzgewicht von Schwangeren, welche kurz vor der Geburt verstorben waren, in Beziehung zum Körpergewicht und verglich diese Ergebnisse mit den von MÜLLER (1883) veröffentlichten Zahlen von nichtschwangeren Frauen. Er fand eine leichte Gewichtszunahme. Eine statistische Überprüfung dieser Zahlen durch KJELLBERG, LÖNROTH, RUDHE und SJÖSTRAND ergab jedoch, daß die Unterschiede nicht signifikant sind. Auch konnten VAN LIERE und SLEETH (1938) im Tierexperiment keinerlei Anstieg des Herzgewichts während der Schwangerschaft nachweisen. Da nach Untersuchungen von KJELLBERG, RUDHE und SJÖSTRAND (1949) die Blutmenge im Herzen der Gesamtblutmenge proportional geht, haben KJELLBERG, LÖNROTH, RUDHE und SJÖSTRAND in Anbetracht der Befunde, daß das Herz- und Blutvolumen während der Schwangerschaft nicht absolut parallel gehen, sondern das Herzvolumen gegen Ende der Schwangerschaft stärker als das Blutvolumen

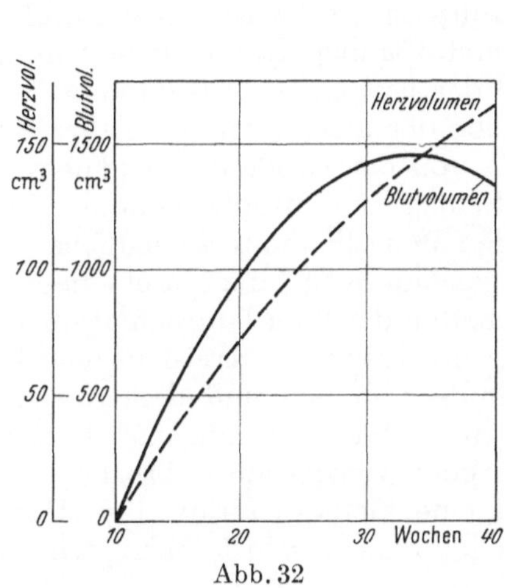

Abb. 32

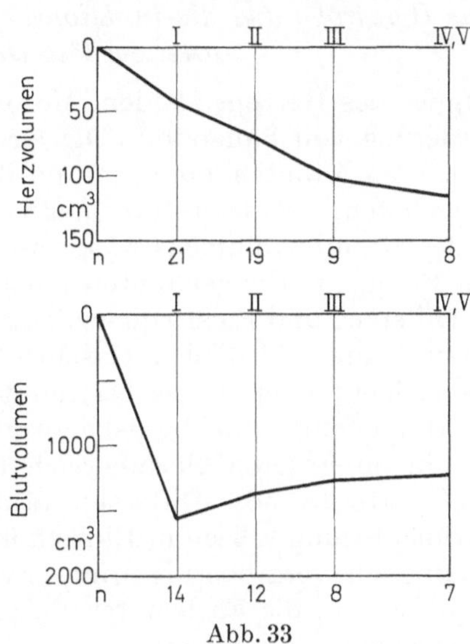

Abb. 33

Abb. 32. Herzvolumen und Blutvolumen während Schwangerschaft. (Aus KJELLBERG, LÖNROTH, RUHDE und SJÖSTRAND, 1950)

Abb. 33. Herzvolumen und Blutvolumen nach der Entbindung. *I—V* 8 Wochen-Perioden, *n* Zahl der Fälle. (Aus KJELLBERG, LÖNROTH, RUDHE und SJÖSTRAND, 1950)

ansteigt, als wahrscheinlich angenommen, daß die Herzvergrößerung neben der Zunahme der Blutfüllung auch durch eine geringere Zunahme der Muskelmasse bedingt ist.

Nach der Geburt nehmen Herz- und Blutvolumen wieder ab (KJELLBERG, LÖNROTH, RUDHE u. SJÖSTRAND; GEMZELL, ROBBE u. STRÖM). Während das Blutvolumen seine größte Verkleinerung und niedersten Stand innerhalb der ersten Acht-Wochen-Periode erreicht, vollzieht sich die Herzverkleinerung allmählich über einen Zeitraum von 32 bis 40 Wochen (Abb. 33). Die Differenzen des unterschiedlichen Verhaltens von Herz- und Blutvolumen nach der Geburt sind statistisch hochsignifikant.

In diesem Verhalten der Herzgröße nach der Entbindung erkennen wir einen grundsätzlich ähnlichen Ablauf der Herzvolumenkurve, wie er nach Unterbindung eines Ductus arteriosus Botalli im Stadium I der Erkrankung beobachtet wurde (KRAUSS, MUSSHOFF, FRISCH, REINDELL u. KLEPZIG, 1958). Der Verlauf der Herzvolumenkurve während und nach der Schwangerschaft, das Fehlen klinischer Zeichen einer Druckerhöhung im kleinen Kreislauf und einer Herzinsuffizienz sprechen dafür, daß es sich bei der Herzvergrößerung während der Schwangerschaft um eine Volumenzunahme im Sinne der regulativen Dilatation oder besser um eine physiologische Herzvergrößerung handelt.

Nach den Untersuchungen von GEMZELL, ROBBE und STRÖM bleibt die absolute physische Leistungskapazität unter den von ihnen untersuchten Bedingungen (Eisenmedikation) während der Schwangerschaft annähernd konstant. Berücksichtigen wir aber die in Abschnitt „Herzvolumen und Leistung" noch zu besprechenden Beziehungen, die zwischen Leistung und Herzvolumen bestehen, so ist die auf diese Größe bezogene relative Leistung in der Schwangerschaft herabgesetzt.

Zusammenfassung. Während der Schwangerschaft werden das Herzvolumen, das Blutvolumen und die gesamte Hämoglobinmenge größer. Die Zunahme dieser drei Größen läuft nicht proportional miteinander. Die Zunahme des Herzvolumens beträgt im Mittel 170 ccm oder 30—35% des Ausgangsvolumens, die des Blutvolumens im Mittel 1500 ccm. Nach der Geburt vollzieht sich die Wiederabnahme des Herzvolumens in einem Zeitraum von 32—40 Wochen, des Blutvolumens innerhalb einer Zeit von 8 Wochen.

η) Die Herzgröße und die funktionellen Kreislaufgrößen, Schlag- und Minutenvolumen, arteriovenöse Differenz und Pulsfrequenz

Aufgabe des Herzens als dem Motor des Kreislaufes ist die Blutförderung und damit die Förderung von Sauerstoff. Die Größe des Sauerstofftransportes wird bestimmt von der Größe des Minutenvolumens und dem Ausmaß der peripheren Ausnützung des vom Blut angebotenen Sauerstoffes, meßbar an der Größe der arteriovenösen Differenz. Die Größe des Minutenvolumens wiederum ist abhängig von der Größe des Schlagvolumens und der Frequenz. Die genannten Kreislaufgrößen Schlag- und Minutenvolumen, arteriovenöse Differenz und Pulsfrequenz lassen bei gesunden Menschen unterschiedlicher Altersklassen und unterschiedlichen Geschlechts eine weitgehende Konstanz mit einem gewissen Streubereich erkennen. Unter bestimmten Besonderheiten der Kreislaufregulation können jedoch Abweichungen nachweisbar werden. So zeigt der trainierte Kreislauf eine Bradykardie, ein im unteren Normbereich liegendes Minutenvolumen und dementsprechend eine große arteriovenöse Differenz während Körperruhe. Patienten mit einer hypertonen Regulationsstörung weisen in Einzelfällen eine mehr oder weniger ausgesprochene Tachykardie auf, ein vergrößertes Minutenvolumen und eine kleine arteriovenöse Differenz, Fehlregulationen, die auch unter Belastung noch nachweisbar sein können (wir werden darauf noch zurückkommen).

Bei der vorliegenden Aufgabe einer korrelativen Herzgrößenbeurteilung werden wir uns die Frage vorlegen müssen, in welchem Ausmaß die Herzgröße in das Zusammenspiel dieser Kreislaufgrößen mit einbezogen ist und in welcher Weise gegebenenfalls Korrelationen des Herzvolumens mit dem Schlag- und Minutenvolumen, der arteriovenösen Differenz und der Pulsfrequenz bestehen.

Nachdem seit den klassischen Herzgesetzen von Frank (1895), Straub (1928) und Starling (1920) die diastolische Herzgröße als eine der wesentlichen Bestimmungsgrößen der Herzarbeit gilt, ist die Kenntnis über die Beziehungen der Herzgröße zu den genannten Kreislaufgrößen auch von großem physiologischen Interesse. Die Kenntnis der Zusammenhänge ist aber unerläßlich, will man die Bedeutung verstehen, welche die röntgenologische Bestimmung der Herzgröße für die Beurteilung dieses Organs hat. Dementsprechend haben einige dieser zu besprechenden Beziehungen auch Aufnahme in die routinemäßige Herzbeurteilung gefunden.

αα) Herzgröße und Schlagvolumen. Die Beziehung des Herzvolumens zum Schlagvolumen wurde erstmalig von Nylin (1933) als Maß der normalen Herzgröße vorgeschlagen. Die Relation wird in der Literatur als Nylin-Index bezeichnet. Der Vorschlag von Nylin geht auf die Arbeiten von Starling zurück, der auf Grund der Beobachtungen am Herz-Lungen-Präparat die Größe des Herzens in diastolischer Endstellung in Beziehung zur geleisteten Arbeit setzte, wobei bei gleicher Druckbelastung die Arbeit durch das Schlagvolumen repräsentiert wird. Die mit jedem Herzschlag entwickelte Energie ist innerhalb physiologischer Grenzen um so größer, je größer das Herz ist („The law of the heart").

Lysholm, Nylin und Quarna (1934) bestimmten an einem Material von 22 erwachsenen Normalpersonen männlichen Geschlechts und 14 Mädchen das Herzvolumen nach Kahlstorf (1932) in aufrechter Körperstellung und das Minutenvolumen nach Groll-

MANN (1932) in liegender oder halbliegender Stellung. Sie fanden, daß das Schlagvolumen um so größer ist, je größer das Herz ist. In ihrem Untersuchungsgut beträgt der Mittelwert des Index $\frac{\text{Herzvolumen}}{\text{Ruhe- Schlagvolumen}}$ bei den Erwachsenen 10,3 ($\sigma = 1{,}6$) und bei den Mädchen 9,2, wobei der Unterschied der beiden Gruppen nicht signifikant ist (Tabelle 19). 95,5% ($M \pm 2\sigma$) des Gesamtmaterials liegen demnach innerhalb einer Streubreite von 7,1—13,5. In diesem Untersuchungsgut von gesunden jugendlichen und erwachsenen Personen im Alter von 14—62 Jahren, deren Herzvolumen eine Spanne von etwa 300—850 cm³ umschließen, findet sich eine lineare Korrelation mit einem Korrelationskoeffizienten von $r = 0{,}84$. Aus der Abb. 34, welche diese Verhältnisse darstellt, geht gleichzeitig hervor, daß die Korrelation nur unterhalb eines Herzvolumens von 500—550 cm³, also bei jugendlichen Herzen sehr eng, während sie beim ausgewachsenen Herzen sehr viel lockerer ist. Wir werden auf diesen Befund noch zurückkommen.

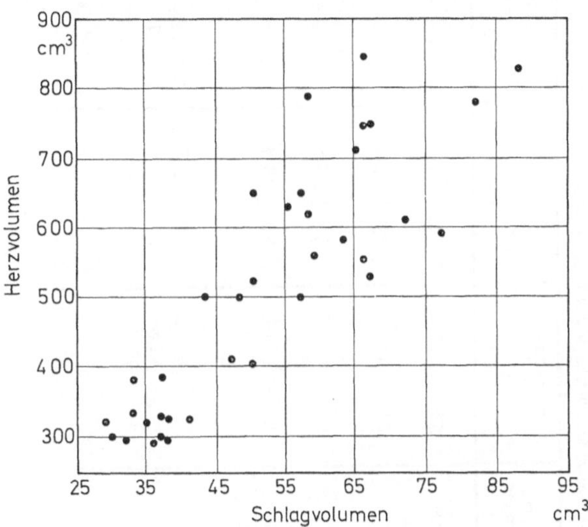

Abb. 34. Die Beziehungen zwischen Herzvolumen und Ruheschlagvolumen bei Jugendlichen und Erwachsenen. (Aus LYSHOLM, NYLIN und QUARNA, 1934)

Da in allen Fällen ausgeprägter Herzinsuffizienz, die von den Autoren unter gleichen Bedingungen untersucht wurden, das Schlagvolumen kleiner und das Herzvolumen größer wird und in Fällen mit kompensierten Klappenfehlern und Hypertonie des Kreislaufs das Schlagvolumen normal, das Herzvolumen aber in einem Teil der Fälle gestiegen ist, ergibt sich eine Erhöhung des Index über die Streubreite des Normalen hinaus. Die relative Konstanz des Index im Nylinschen Untersuchungsgut gesunder Personen und seine Erhöhung bei dekompensierten Herzen und in vielen Fällen von kompensierten Klappenfehlern und Hypertonieen über die normale Streubreite hinaus, veranlaßte die Autoren, ihn als Maß für den funktionellen Zustand des Herzens vorzuschlagen, dessen Größe ein Urteil darüber ermöglicht, in welchem Ausmaß die Reservekräfte des Herzens abgenommen haben. Nach der Auffassung von NYLIN u. Mitarb. spricht ein während Körperruhe gewonnener Index von über 13,5 für eine Inanspruchnahme der Reservekräfte. Bei Einzeluntersuchungen von Hochleistungssportlern fanden die Autoren in einem Falle bei einem gut trainierten schwedischen Radfahrchampion mit einem Herzvolumen von 1200 cm³ (Vs 71 cm³, Frequenz 52/min, Minutenvolumen 3,7 l) einem Index von 17, der als unzweifelhaft pathologisch beurteilt wird. Die Verfasser halten es danach für möglich, daß auch bei Sportherzen der Index ein Maß dafür ist, ob die Reservekräfte infolge Überschreitens der Leistungsgrenze herangezogen worden sind. Wir werden im folgenden Abschnitt darauf zurückkommen.

HAMILTON (1953), SJÖSTRAND (1953a) und MUSSHOFF u. Mitarb. (1956/57, 1958, 1958/59) fanden ebenfalls eine gewisse Abhängigkeit des Ruheschlagvolumens vom diastolischen Herzvolumen, die aber beim erwachsenen Organismus, entgegen dem Starlingschen Gesetz, nicht sehr eng ist: MUSSHOFF u. Mitarb. fanden, daß beim gesunden nicht funktionsgestörten Herzen des Erwachsenen unterschiedlichen Geschlechtes und unterschiedlicher Leistungsbreite die Abhängigkeit des Ruheschlagvolumens (nach BROEMSER u. RANKE, 1930, sowie FICK, 1870, bestimmt) vom Herzvolumen gering ist; der Korrelationskoeffizient hat den niedrigen Wert von nur 0,3 und ist nicht gesichert. Bei der Benutzung des sphygmographisch nach BROEMSER und RANKE bestimmten Schlagvolumens fand sich

Tabelle 19. *Die Beziehungen zwischen Herzvolumen und Ruheschlagvolumen*

		n	Methode der Schlagvolumenbestimmung	Herzvolumen cm³ $M \pm \sigma$	Vs-Ruhe cm³ $M \pm \sigma$	Herzvolumen (cm³) pro cm³ Vs-Ruhe $M \pm \sigma$	$r \pm \varepsilon r$	P
Lysholm, Nylin u. Quarna (1934)	1. Erwachsene, ♂ und ♀ 18—62 Jahre	22	Grollmann	630 ± 118	62 ± 11,1	10,3 ± 1,6	0,84 ± 0,04	
	2. Mädchen, 10—14 Jahre	14	Grollmann	329 ± 34,9	36 ± 5,01	9,2 ± 1,2		
Musshoff, Reindell, Klepzig, Frisch, Emmrich, König, Steim, Baumgarten u. Moser (1958)	1. Männer und Frauen	13 2	Broemser und Ranke	705 ± 104,7	78 ± 25,8	9,4 ± 2,9	0,350	$P > 0,1$
	2. Sportler, ♂	12	Broemser und Ranke	995 ± 136,5	85 ± 33,8	13,4 ± 5,3	0,322	$P > 0,1$
Musshoff, Reindell u. Klepzig (1958/59)	1. Sportler, ♂	9	Fick	986 ± 106,2	92 ± 12,1	10,8 ± 2,2	0,295 ± 0,179	$P > 0,1$
	2. Männer	13	Fick	761 ± 65,8	91 ± 16,6	8,7 ± 2,1		
	3. Frauen	4	Fick	588 ± 99,5	69 ± 6,5	8,5 ± 1,0		
Braun (1960)	Männer und Frauen, 16—60 Jahre	17	Wezler und Böger	780		13,5		

Tabelle 20. *Die Beziehungen zwischen Herzvolumen und Schlagvolumen* [Fick (Vs)] *in Ruhe und während Belastung.* (Nach Musshoff, Reindell u. Klepzig, 1958/59)

	n	Herzvolumen cm³ M	Vs Ruhe cm³ $M \pm \sigma$	Herzvolumen pro cm³ Vs Ruhe cm³ $M \pm \sigma$	Herzvolumen pro cm³ Vs Ruhe $r \pm \varepsilon r$ P	Vs 100 Watt cm³ $M \pm \sigma$	Herzvolumen pro cm³ Vs 100 Watt cm³ $M \pm \sigma$	Herzvolumen pro cm³ Vs 100 Watt $r \pm \varepsilon r$ P	Vs_{max} cm³ $M \pm \sigma$	Herzvolumen pro cm³ Vs_{max} cm³ $M \pm \sigma$	Herzvolumen pro cm³ Vs_{max} $r \pm \varepsilon r$ P
1. Sportler	9	986 ***[1]	92 ± 12,1 ∅	10,8 ± 2,2 *	0,30 ± 0,179 $P > 0,1$	132 ± 19,8 **	7,5 ± 0,9 ∅	0,80 ± 0,071 $P < 0,001$	147 ± 19,5 **	6,8 ± 0,9 ∅	0,84 ± 0,059 $P < 0,001$
2. Männer	13	761 ***[1]	91 ± 16,7 *	8,7 ± 2,1 ∅		107 ± 10,5 ***	7,1 ± 0,9 ∅		121 ± 12,9 **	6,3 ± 0,7 ∅	
3. Frauen	4	588 ***[1]	69 ± 6,5 **	8,5 ± 1,0 ∅		84 ± 11,9 ***	7,1 ± 1,3 ∅		92 ± 2,4 ***	6,5 ± 1,2 ∅	

[1] Sicherung der Unterschiede zwischen der Gruppe 1 u. 2, 2 u. 3 und 3 u. 1. * = Wahrscheinlich signifikanter, ** = signifikanter, *** = hoch signifikanter Unterschied; ∅ = kein Unterschied.

bei gesunden Normalpersonen für den Index ein Mittelwert von 9,4 (σ = 2,89 Variation = 5,4—15,1), bei Sportlern von 13,4 (σ = 5,27 Variation = 6,9—22,8) (Tabelle 19, Abb. 35). Bei Zugrundelegung der blutig nach FICK[1] bestimmten Schlagvolumen fand sich entsprechend der höheren Ruhewerte für das Schlagvolumen ein kleiner Index. Er beträgt bei Männern im Mittel 8,65 (σ = 0,97), bei Sportlern 10,83 (σ = 2,18) und bei Frauen 8,5 (σ = 0,97) (Tabelle 19). Der Mittelwert des Index ist also bei Sportlern infolge gleichen Ruheschlagvolumens bei wesentlich größerem Herzvolumen, ebenso wie die Streuung, wesentlich höher als bei Normalpersonen. Nach diesen Zahlen kann ein Index von über 13,5 nicht als Zeichen einer Inanspruchnahme der Reservekräfte gewertet werden. Aus den statistischen Zahlen wäre die Abhängigkeit des Ruheschlagvolumens vom Herzvolumen mit nur etwa 10 % anzunehmen. Die Ergebnisse weisen in Übereinstimmung mit Befunden von HAMILTON (1953) und SJÖSTRAND (1953a) darauf hin, daß das Ruheschlagvolumen zwar mit der diastolischen Größe des Herzens zusammenhängt, die Beziehungen aber beim erwachsenen Menschen entgegen dem Starlingschen Gesetz nur sehr locker und statistisch auch nicht zu sichern sind.

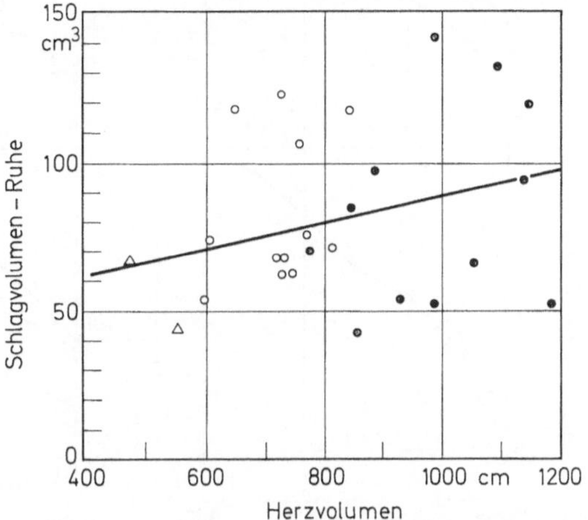

Abb. 35. Die Beziehungen zwischen Herzvolumen und Ruheschlagvolumen (BROEMSER und RANKE) bei Männern (○), Frauen (△) und Sportlern (●). Statistische Maßzahlen des Gesamtgutes $r = 0{,}302$ ($P > 0{,}1$); $B = 0{,}09$; $y = 39{,}0 + 0{,}0504\,x$; $n = 25$. (Aus MUSSHOFF, 1959; in Zusammenarbeit mit BILGER-BURCHARD und EMMRICH)

Die Korrelation Herzvolumen/Schlagvolumen wird mit Belastung schnell besser und erreicht ihren engsten Grad bei einer Belastung von 100 Watt und wird dann wieder lockerer. Der Index Herzvolumen/Schlagvolumen ist bei trainierten und untrainierten Personen beiderlei Geschlechts auf allen Belastungsstufen gleich. Setzen wir das Herzvolumen in Beziehung zum maximalen während Belastung erzielten Schlagvolumen, welches auf unterschiedlichen submaximalen Belastungsstufen im allgemeinen zwischen 100 und 200 Watt erreicht wird, um dann wieder etwas abzufallen (Abb. 36), so erhalten wir die engste Verbundenheit beider Größen mit einem Korrelationskoeffizienten von 0,837 (Tabelle 20, Abb. 37). Aber auch die Schlagvolumenzunahme während Belastung ist um so größer je größer das gesunde Herz ist. Der Korrelationsfaktor für die Beziehung des Herzvolumens zur Schlagvolumenzunahme während Belastung (Differenz Vs_{max}— Vs Ruhe) beträgt in unseren Untersuchungen $r = 0{,}676 \pm 0{,}106$ ($P < 0{,}001$). Das maximale während Belastung erreichbare Schlagvolumen ist somit in erster Linie eine Funktion der Herzgröße (Tabelle 21) (MUSSHOFF, REINDELL, KLEPZIG 1958/59; HOLMGREN, JONSSON, SJÖSTRAND, 1960). Je größer das gesunde Herz ist, um so größer ist die Schlagvolumenzunahme und der Maximalwert des Schlagvolumens während körperlicher Belastung.

Da beim alternden Menschen das Schlagvolumen während Körperruhe (LEWIS, 1938; HARTLEB, 1958; GRANATH, JONSSON, STRANDELL, 1961) auf submaximalen und maximalen Belastungsstufen (GRANATH et al., 1961) kleiner als bei jungen Menschen, das Herzvolumen in diesem Alter aber weitgehend konstant ist, wird die Beziehung Herzvolumen/Schlagvolumen durch das Alter verändert. Nach Untersuchungen von GRANATH und

[1] Bei der Wertung der nach dem Fickschen Prinzip während Körperruhe bestimmten Schlagvolumina ist einschränkend zu berücksichtigen, daß es sich infolge des blutigen Eingriffes nicht um wirkliche Ruhewerte handelt. Vergleichende sphygmographische Schlagvolumenbestimmungen, die einige Stunden vor und gleichzeitig mit der Herzsondierung und Arterienpunktion durchgeführt wurden, haben ergeben, daß die letzteren durchweg höher als die unabhängig vom blutigen Eingriff gewonnenen Werte liegen (SIEDECK, WENGER u. DONEFF, 1952; HAUCH u. DANNEEL, 1954; EMMRICH, STEIM, KLEPZIG u. Mitarb., 1958).

Strandell (1964) bestehen beim alten Menschen im Alter von 61—83 Jahren zwischen Herzvolumen und Ruheschlagvolumen keine und zwischen Herzvolumen und Schlagvolumen während Belastung nur noch eine wahrscheinlich gesicherte Beziehung ($r = 0{,}56$).

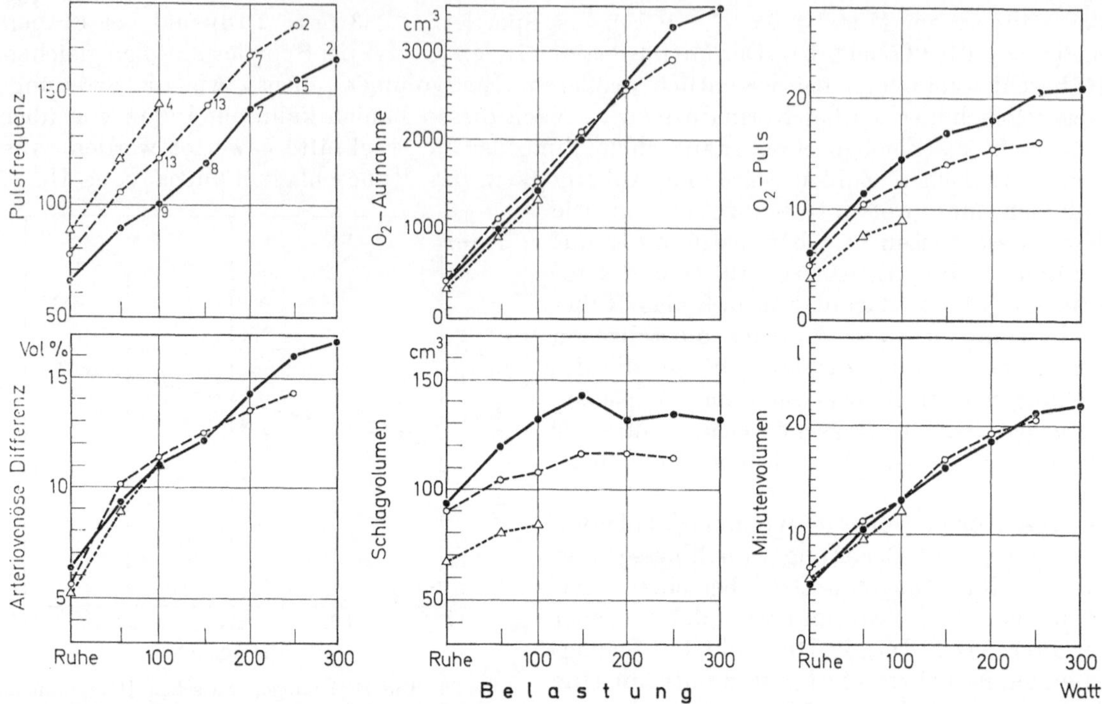

Abb. 36. Pulsfrequenz, Sauerstoffaufnahme, Sauerstoffaufnahme pro Puls (O_2-Puls), arteriovenöse Differenz und Schlag- und Minutenvolumen als Mittelwerte von 13 Männern (○), 4 Frauen (△) und 9 guttrainierten Sportlern (○) in Ruhe und während stufenweiser Belastung. (Aus Musshoff, Reindell u. Klepzig, 1958/59)

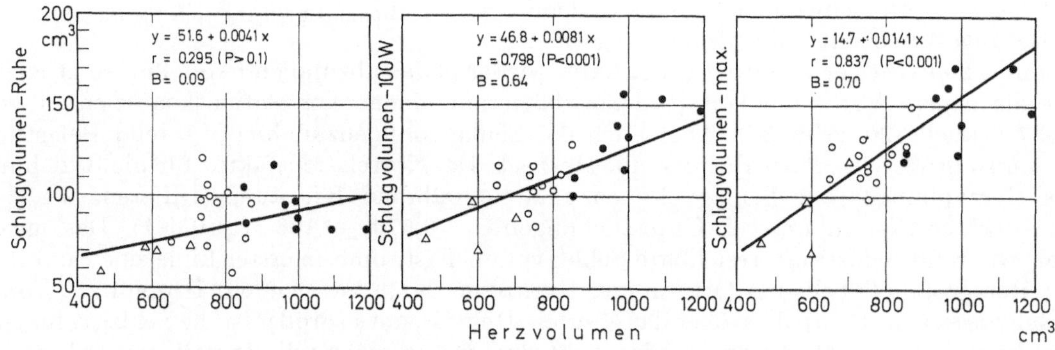

Abb. 37. Die Beziehungen zwischen Herzvolumen und Schlagvolumen (Fick) in Ruhe und während Belastung von 100 Watt und bei maximaler Belastung im „steady state" bei Männern (○), Frauen (△) und Sportlern (●). (Aus Musshoff, Reindell und Klepzig, 1958/59)

Mit der experimentellen Feststellung der altersbedingten Schlagvolumenverkleinerung nicht nur in Körperruhe, sondern auch während sub- und maximaler Belastung durch Granath u. Mitarb. wird unsere Hypothese der Schlagvolumenabnahme im Alter bestätigt, die sich auf quantitative Herzveränderungen im Alter begründete: Während das Herzgewicht auch jenseits der Wachstumsperiode bis zum 70. Lebensjahr weiter zunimmt (nach Roessle u. Roulet, 1932, sowie Müller, 1883, um 60—100 g), bleibt die gesamte Herzgröße (das Herzvolumen) in diesem Zeitraum (insbesondere bis zum 60. Lebensjahr) mehr oder weniger konstant. Das bedeutet, daß die ursprüngliche Relation von Herzmuskelmasse und Höhlenraum zu Ungunsten des Höhlenraumes verändert wird. Die Restblutmenge und damit der potentielle Hubraum des Herzens werden absolut und relativ kleiner (MUSSHOFF, 1959, 1965).

Zusammenfassung. Beim jugendlichen Organismus besteht eine gesicherte Abhängigkeit des Ruheschlagvolumens vom Herzvolumen. Beim erwachsenen Organismus lockert sich diese Beziehung weitgehend auf und ist durchweg kaum noch zu sichern. Entgegen dem Verhalten der Ruhewerte besteht auch beim Erwachsenen eine hochgesicherte Beziehung zwischen Herz- und Schlagvolumen während Belastung. Das maximale Schlagvolumen während Belastung ist in hohem Maße eine Funktion des Herzvolumens. Die Beziehung zwischen Herzvolumen und Schlagvolumen erfährt im Alter eine Auflockerung

Tabelle 21. *Die Beziehung zwischen Herzvolumen und Schlagvolumen während Belastung*

Autoren	Untersuchungsgut	n	Methode der Schlagvolumenbestimmung	Herzvolumen (cm^3) pro cm^3 maximales Schlagvolumen während Belastung			
				$M \pm \sigma$	$r \pm \varepsilon r$	P	Regressionsgleichung
MUSSHOFF, REINDELL, KLEPZIG (1958/59)	Sportler	9	FICK	6,8 ± 0,86	0,837 ± 0,059	***	Vs_{max} = 14,7 + 0,141 HV
	Männer	13		6,3 ± 0,68			
	Frauen	4		6,5 ± 1,18			
				Herzvolumen und mittleres Schlagvolumen während Belastung			
HOLMGREN, JONSSON u. SJÖSTRAND (1960)	Männer	14	FICK		0,86		Vs Belastung = 27 + 0,11 HV
	Frauen	4					

bis zur Aufhebung der Beziehung, die durch eine Verkleinerung des Schlagvolumens bei konstantem Herzvolumen bedingt ist. Es ist anzunehmen, daß diese im hohen Alter nachgewiesene Auflockerung schon im 40. Lebensjahr einsetzt.

ββ) Herzgröße und arteriovenöse Differenz. An dem gleichen Untersuchungsgut, an welchem wir die Beziehungen des Herzvolumens zum Schlagvolumen geprüft haben, wurden auch die Beziehungen zur arteriovenösen Differenz und zum Minutenvolumen untersucht.

Die arteriovenöse Differenz ist während Körperruhe bei untrainierten Männern und Frauen gleich, bei Sportlern erhöht. Die vergrößerte arteriovenöse Differenz des Sportlers während Körperruhe ermöglicht es dem Kreislauf, mit einem — im Vergleich zu Normalpersonen — kleineren Zeitvolumen auszukommen; es kennzeichnet seine besondere ökonomische Einstellung während Körperruhe. (Dieses Verhalten wird durch das Ruheminutenvolumen bestätigt, welches bei Sportlern kleiner als bei untrainierten Männern ist.) Mit zunehmender Belastung wird die arteriovenöse Differenz bei untrainierten Männern und Frauen sowie Sportlern immer größer. Sie ist auf allen Belastungsstufen, welche die drei Gruppen im steady state erreichen, gleich. Die größte arteriovenöse Differenz wird auf der höchsten im steady state erreichten Belastungsstufe erzielt. Sportler, welche die höchste Belastungsstufe erreichen, erzielen auch die größte arteriovenöse Differenz. Die Zunahme der arteriovenösen Differenz ist in allen drei Gruppen gesichert (Tabelle 22).

Die Befunde weisen gleichzeitig darauf hin, daß bei gesunden erwachsenen Personen (in diesem Falle durch gesunde Männer und Frauen einschließlich Sportlern repräsentiert) die durchschnittliche Sauerstoffausnutzung der Peripherie — im Gegensatz zu den Verhältnissen bei der Herzinsuffizienz — unmittelbar von der Arbeitsleistung abhängig ist. Die Beziehung Wattleistung/arteriovenöse Differenz ist auf den einzelnen Belastungsstufen konstant. Da andererseits die Frequenz auf der gleichen Belastungsstufe bei Frauen, Männern und Sportlern unterschiedlich ist (Abb. 36), ist eine gesetzmäßige Abhängigkeit

Tabelle 22. *Die Beziehungen zwischen Herzvolumen und arteriovenöser Differenz in Ruhe und während Belastung.* (Nach MUSSHOFF, REINDELL u. KLEPZIG, 1958/59)

	n	Herz-volumen cm³ M	avD-Ruhe Vol.-% $M \pm \sigma$	Herzvolumen pro Vol.-% avD-Ruhe		avD-100 Watt Vol.-% $M \pm \sigma$	Herzvolumen pro Vol.-% avD-100 Watt		avD_{max} Vol.-% $M \pm \sigma$	Herzvolumen pro Vol.-% avD_{max}	
				cm³ $M \pm \sigma$	$r \pm \varepsilon r$ P		cm³ $M \pm \sigma$	$r \pm \varepsilon r$ P		cm³ $M \pm \sigma$	$r \pm \varepsilon r$ P
1. Sportler	9	986	6,5 ± 0,8	153 ± 15,3		11,9 ± 1,3	90 ± 19,5		15,1 ± 3,2	67 ± 10,7	
		***1	*	∅		∅	***		∅	∅	
2. Männer	13	761	5,5 ± 1,3	146 ± 39,4	0,35 ± 0,172 0,1 > P > 0,05	11,4 ± 1,3	66 ± 6,3	−0,12 ± 0,178 P > 0,1	13,2 ± 1,6	59 ± 8,9	0,58 ± 0,131 0,01 > P > 0,001
		***1	∅	∅		∅	*		*	∅	
3. Frauen	4	588	5,4 ± 1,4	113 ± 30,1		11,1 ± 1,6	54 ± 11,6		11,1 ± 1,6	54 ± 11,5	
		***1	∅	***		∅	**		*	∅	

[1] Sicherung der Unterschiede zwischen der Gruppe 1 u. 2, 2 u. 3 und 3 u. 1. * Wahrscheinlich signifikanter, ** = signifikanter, *** = hoch signifikanter Unterschied; ∅ kein Unterschied.

Tabelle 23. *Die Beziehungen zwischen Herzvolumen und Minutenvolumen* [FICK (Vm)] *in Ruhe und während Belastung.* (Nach MUSSHOFF, REINDELL u. KLEPZIG, 1958/59)

	n	Herz-volumen cm³ M	Vm-Ruhe Liter $M \pm \sigma$	Herzvolumen pro Liter Vm-Ruhe		Vm-100 Watt Liter $M \pm \sigma$	Herzvolumen pro Liter Vm-100 Watt		Vm_{max} Liter $M \pm \sigma$	Herzvolumen pro Liter Vm_{max}		Herzvolumen Differenz Vm-Ruhe—Vm_{max} $r \pm \varepsilon r$ P
				cm³ $M \pm \sigma$	$r \pm \varepsilon r$ P		cm³ $M \pm \sigma$	$r \pm \varepsilon r$ P		cm³ $M \pm \sigma$	$r \pm \varepsilon r$ P	
1. Sportler	9	986	5,8 ± 0,7	170 ± 38,1		13,1 ± 1,9	76 ± 7,0		20,1 ± 3,3	50 ± 8,2		
		***1	∅	***		∅	***		∅	*		
2. Männer	13	761	6,9 ± 1,8	115 ± 27,7	−0,12 ± 0,193 P > 0,1	13,2 ± 1,5	58 ± 8,3	0,17 ± 0,111 P > 0,1	18,4 ± 2,4	42 ± 6,0	0,53 ± 0,141 0,01 > P > 0,001	0,81 ± 0,068 P < 0,001
		***	*	∅		∅	∅		*	∅		
3. Frauen	5	588	6,1 ± 1,2	97 ± 14,5		12,5 ± 2,2	49 ± 12,4		14,0 ± 4,5	44 ± 13,3		
		***1	*	***		∅	***		*	∅		

[1] Sicherung der Unterschiede zwischen der Gruppe 1 u. 2, 2 u. 3 und 3 u. 1. * = Wahrscheinlich signifikanter, ** = signifikanter, *** = hoch signifikanter Unterschied; ∅ = kein Unterschied.

der arteriovenösen Differenz und der Frequenz voneinander nicht grundsätzlich zu erwarten. Somit ist auch anzunehmen, daß die Korrelation dieser beiden Größen als Normtest, wie er von HOLMGREN u. Mitarb. (1958) vorgeschlagen wird, nicht geeignet ist.

Da die arteriovenöse Differenz während Körperruhe bei trainierten Menschen mit großen Herzen im Mittel größer als bei untrainierten ist, besteht während Körperruhe eine positive Abhängigkeit der beiden Größen voneinander. Diese ist aber, ähnlich wie beim Schlagvolumen, nicht sehr eng und nicht zu sichern. Auf allen Belastungsstufen ist — da die arteriovenöse Differenz bei den verschiedenen Gruppen gleich ist — eine Abhängigkeit vom Herzvolumen nicht gegeben. Erst während maximaler Belastung, die für jedes Herz unterschiedlich ist, besteht eine deutliche positive und auch gesicherte Abhängigkeit beider Größen voneinander. Sie ist mit einem Korrelationskoeffizienten von 0,6 mäßig eng (Tabelle 22 und Abb. 38).

Da die arteriovenöse Differenz im Alter während Körperruhe und Belastung signifikant größer als im jugendlichen und mittleren Lebensalter ist (GRANATH, JONSSON u. STRANDELL, 1964), erfährt die Beziehung Herzgröße — arteriovenöse Differenz im Alter eine Änderung.

Zusammenfassung. Bei gesunden erwachsenen Personen mit ungestörter Kreislaufregulation ist die durchschnittliche periphere Sauerstoffausnutzung während Ruhe (mit Ausnahme hochtrainierter Sportler) und auf allen gleichen Belastungsstufen gleich, d.h. die arteriovenöse Differenz ist unmittelbar von der geleisteten Arbeit abhängig. Es besteht somit keine Beziehung zwischen der Größe des Herzens und der arteriovenösen Differenz während Körperruhe und submaximaler Belastung. Da die größten Herzen — wie wir noch darlegen werden — auch die größte Leistung erreichen, besteht über die Leistung auch eine positive Korrelation zwischen Herzvolumen und maximaler arteriovenöser Differenz. Diese Beziehung erfährt im Alter eine Änderung.

γγ) Herzgröße und Minutenvolumen. Die Größe des Minutenvolumens ist abhängig vom Grundumsatz und von der vegetativen Ausgangslage des Organismus. Letztere bringt es mit sich, daß bei gleichen Kollektiven das Minutenvolumen erhebliche Schwankungen aufweisen kann, die beispielsweise bei Männern im Alter von 20—65 Jahren 3,5—8,5 l und bei Frauen gleichen Alters von 3,0—7,0 l beträgt (REINDELL u. Mitarb. 1961; GEBHARDT u. Mitarb., 1962, 1964). Das maximal während der Belastung erreichbare Minutenvolumen ist ein Maß der maximalen Förderleistung und somit ein Maß der Leistungsbreite des Herzens.

Das Ruheminutenvolumen ist bei trainierten Männern (Sportlern) trotz höheren Körpergewichtes etwas kleiner als bei untrainierten Männern und Frauen, wobei die Unterschiede statistisch allerdings nur schwach gesichert sind. In allen drei Gruppen wird das Minutenvolumen während Belastung signifikant größer und ist auf allen Belastungsstufen, die Männer, Frauen und Sportler erreichen, gleich. Das größte Minutenvolumen wird auf der höchsten Belastungsstufe erreicht und ist am größten bei Sportlern, kleiner bei Männern und am kleinsten bei Frauen (Tabelle 23). Die Zunahme des Minutenvolumens während Belastung beträgt bei Sportlern 14,4 l oder 241% des Ruhewertes, bei Männern 10,5 l oder 183% und bei Frauen 7,9 l oder 126% des Ausgangswertes. In ähnlicher Weise wie bei der arteriovenösen Differenz ist eine positive Korrelation zwischen Minutenvolumen und Herzvolumen erst bei maximaler Belastung erkennbar (Tabelle 23, Abb. 39). Diese Korrelation wird am deutlichsten, wenn anstelle des maximalen Minutenvolumens die maximale Minutenvolumenzunahme während Belastung mit dem Herzvolumen in Beziehung gesetzt wird ($r = 0{,}808 \pm 0{,}068$).

Da beim alten Menschen das Minutenvolumen während Ruhe und Belastung vermindert ist (HARTLEB, 1958; GRANATH, JONSSON, STRANDELL, 1964), wird auch die Korrelation Herzvolumen/Minutenvolumen durch das Alter verändert. Die positive Beziehung zwischen Herzvolumen und maximalem Minutenvolumen während Belastung bleibt aber auch im Alter erkennbar (GRANATH u. STRANDELL, 1964). Die Abnahme des

Minutenvolumens im Alter ist während Körperruhe und submaximaler Belastung durch die Verminderung des Schlagvolumens, während maximaler Belastung durch die Verminderung des maximalen Schlagvolumens und der maximalen Frequenz bedingt (s. auch Kapitel „Herzgröße und Schlagvolumen").

Zusammenfassung. Bei gesunden erwachsenen Personen beiderlei Geschlechts besteht eine positive Abhängigkeit des maximalen Minutenvolumens sowie der maximalen Minutenvolumenzunahme während Belastung von der Herzgröße. Die Fähigkeit des

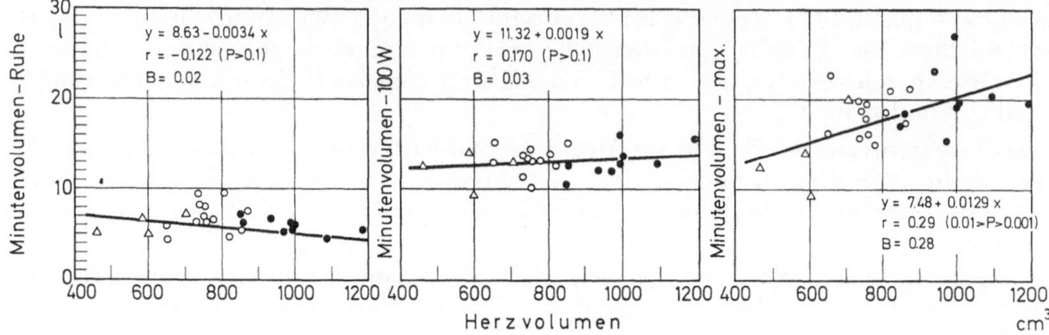

Abb. 38. Die Beziehungen zwischen Herzvolumen und arteriovenöser Differenz in Ruhe und während Belastung von 100 Watt und bei maximaler Belastung im „steady state" bei Männern (○), Frauen (△) und Sportlern (●). (Aus MUSSHOFF, REINDELL und KLEPZIG, 1958/59)

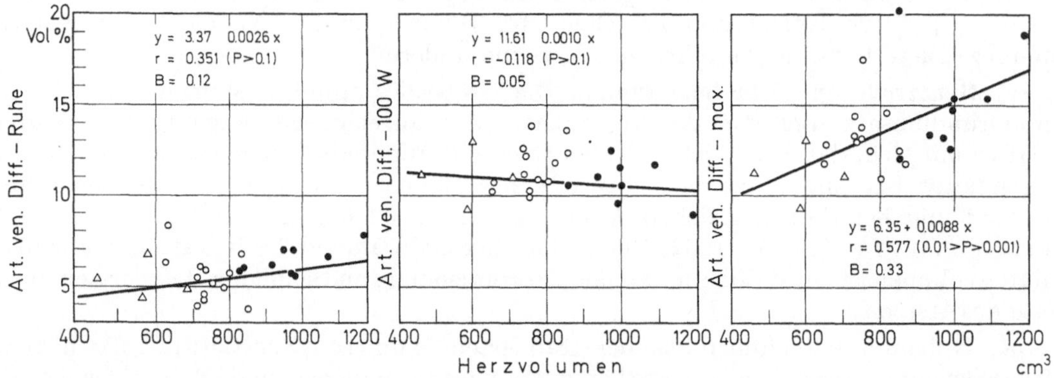

Abb. 39. Die Beziehungen zwischen Herzvolumen und Minutenvolumen (FICK) in Ruhe und während Belastung von 100 Watt und bei maximaler Belastung im „steady state" bei Männern (○), Frauen (△) und Sportlern (●). (Aus MUSSHOFF, REINDELL u. KLEPZIG, 1958/59)

Kreislaufs zur Minutenvolumenzunahme während Belastung ist um so größer, je größer das Herz ist. Die Beziehungen zwischen Herzgröße und Minutenvolumen werden durch das Alter verändert, aber nicht aufgehoben.

δδ) Herzgröße und Pulsfrequenz. Bei gesunden Personen nimmt die Ruhe-Pulsfrequenz bis zum 18.—20. Lebensjahr, solange der Organismus wächst, ab und bleibt dann mehr oder weniger konstant. Auf submaximalen Belastungsstufen nimmt die Frequenz bis zum 18.—20. Lebensjahr deutlich und jenseits des 30.—40. Lebensjahres geringfügig ab. Im Alter von 10—18 Jahren vollzieht sich beispielsweise die Frequenzabnahme bei einer Belastung von 100 Watt in — einander gegensinniger — linearer Abhängigkeit vom Alter, für die ein Korrelationskoeffizient von $r = 0{,}712 \pm 0{,}037$ ($P < 0{,}001$) berechnet wurde (MUSSHOFF, 1959) (Abb. 40). Während Höchstleistungen strebt die maximale Frequenz bei allen Herzgrößen bis zu einem Alter von etwa 30—40 Jahren sowohl unter den Bedingungen des „steady state" wie der „Vita maxima" demselben Grenzwert zu. Jenseits des 30.—40. Lebensjahres verliert jedoch der Kreislauf die Fähigkeit mit hohen Frequenzen bei Höchstleistungen zu regulieren. Die maximal erreichbare Frequenz ist im Alter über 30 Jahren vermindert (ROBINSON, 1939; MORSE, SCHULTZ u. CASSELS, 1948/49; ÅSTRAND, 1954, 1958, 1959, 1960; BENGTSON, 1956; MUSSHOFF, REINDELL, KÖNIG, KEUL u. ROSKAMM 1961; KÖNIG, REINDELL, MUSSHOFF, ROSKAMM u. KESSLER, 1961).

Körperliches Training führt nicht nur zu einer Herzvergrößerung und einer Vermehrung des Blutvolumens, wie wir in den vorangehenden Kapiteln schon dargelegt haben, sondern auch zu einer Verminderung der Pulsfrequenz während Körperruhe und submaximaler Belastung (SJÖSTRAND, 1950; SOINIPERE, 1952; MELLEROWICZ, 1956; PROKOP, 1956; ROSKAMM, REINDELL, MUSSHOFF u. KÖNIG, 1961).

Der negativ ergotrope Einfluß des Trainings auf die Schlagzahl ist wirksamer als der gleichzeitige Wachstumsreiz auf das Herz. Die Frequenz des trainierten Herzens ist im Mittel niedriger als die eines gleich großen untrainierten Herzens. Dieser negativ ergotrope Einfluß des Trainings auf die Frequenz unterscheidet sich grundsätzlich von der altersbedingten Bradykardie. Sie ist nicht wie diese allein Ausdruck der Ökonomisierung des Kreislaufs in Ruhe, sondern auch der erhöhten kardialen Reserve, worauf MELLEROWICZ (1956) besonders hinweist. Die Fähigkeit, bei Höchstleistungen mit hohen Frequenzen zu regulieren, ist beim Sportherzen, entgegen dem Unvermögen des alten nicht trainierten Herzens, voll erhalten.

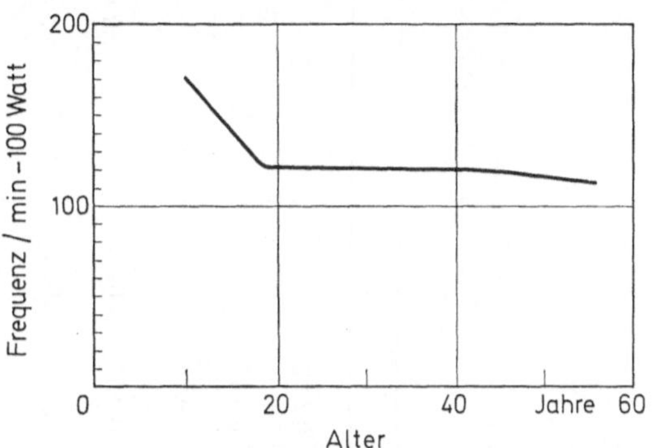

Abb. 40. Die Pulsfrequenz bei 100 Watt-Belastung in Abhängigkeit vom Alter. Statistische Maßzahlen für eine lineare Korrelation von 18—60 (20) Jahren: $r = -0{,}712 \pm 0{,}037$ ($P < 0{,}001$); $y = 232 - 6{,}25\,x$ ($y = 220 - 5\,x$). (Aus MUSSHOFF 1959; in Zusammenarbeit mit REINDELL u. KÖNIG)

Das Herzvolumen und die Pulsfrequenz weisen — wie schon aus den Absolutwerten hervorgeht — eine einander gegensinnige nicht lineare Beziehung während Ruhe und submaximaler Belastung auf (Tabelle 24). Die Beziehungen gelten für untrainierte und trainierte Herzen in gleicher Weise. Da das Sportherz bei gleicher Herzgröße die Ruhearbeit mit niedrigerer Frequenz und erhöhter arteriovenöser Differenz und die submaximalen Arbeitsbelastungen ebenfalls mit niedrigerer Frequenz, aber größerem Schlagvolumen bei gleicher arteriovenöser Differenz leistet, liegt die Regressionslinie der Sportler in Ruhe und auf allen submaximalen Belastungsstufen tiefer als diejenige untrainierter Herzen. Der Grad der Korrelation wird bei Belastung enger, er erreicht bei untrainierten Personen im Mittel bei 100 Watt, bei Sportlern bei 200 Watt den engsten Grad der Verbundenheit. Für die Abhängigkeit beider Größen ergeben sich in Ruhe und während submaximaler Belastung quadratische Funktionen, der Verlauf der Regressionslinie wird mit Zunahme des Herzvolumens flacher (Abb. 41). Dies bedeutet, daß sich auf jeweils gleichen Belastungsstufen die Pulsfrequenzen mit kleiner werdenden Herzvolumina nicht im gleichen Verhältnis erhöhen, die Steigerungsbeträge der Pulsfrequenz während submaximaler Belastung kann theoretisch entweder durch eine positive Beziehung des Herzvolumens zum Schlagvolumen oder zur arteriovenösen Differenz bedingt sein. Da, wie wir in den vorangehenden Abschnitten zeigen können, diese Beziehung nur zum Schlagvolumen, nicht aber zur arteriovenösen Differenz besteht, kann geschlossen werden, daß die Beziehung des Herzvolumens zur Frequenz sich spiegelbildlich zur Beziehung des Herzvolumens zum Schlagvolumen verhält. Das würde bedeuten, daß die relative Bradykardie des großen Herzens während submaximaler Belastung reziproker Ausdruck eines größeren Schlagvolumens ist, eine Ansicht, die auch früher schon von SJÖSTRAND geäußert wurde. Es ist anzunehmen, daß sich diese Verhältnisse jenseits des 30.—40. Lebensjahres mit Einsetzen der physiologischen Altersinsuffizienz, auf die wir noch zu sprechen kommen, ändern.

Tabelle 24. *Die Beziehungen zwischen Herzvolumen und Pulsfrequenz während Körperruhe und Belastung.* (Nach MUSSHOFF, REINDELL, KÖNIG, KEUL u. ROSKAMM, 1961; KÖNIG, REINDELL, MUSSHOFF, ROSKAMM u. KESSLER, 1961; ROSKAMM, REINDELL, MUSSHOFF u. KÖNIG, 1961; KEUL u. Mitarb., unveröffentlicht)

	Untersuchungsbedingung	n	$r \pm \varepsilon r$	P	Regressionsgleichung
0—1 Jahre, ♂ und ♀	Ruhe	15	−0,592	*	
1—6 Jahre, ♂	Ruhe	58	−0,733	***	
1—6 Jahre, ♀	Ruhe	49	−0,572	***	
10—60 Jahre, ♂	Ruhe	384	−0,454 ± 0,041	***	$y = 138 - 145\,x + 0{,}000075\,x^2$
	100 Watt Belastung	330	−0,786 ± 0,021	***	$y = 330 - 0{,}455\,x + 0{,}00025\,x^2$
10—50 Jahre, ♂	maximale Belastung im steady state	347	−0,014 ± 0,056	∅	$y = 160 - 0{,}001\,x$
40—49 Jahre, ♂	maximale Belastung im steady state	23	−0,566 ± 0,124	**	
50—60 Jahre, ♂	maximale Belastung im steady state	27	−0,540 ± 0,136	**	
60—75 Jahre, ♂	Ruhe 100 Watt Belastung maximale Belastung im steady state		−0,229 −0,285 −0,039	∅ ∅ ∅	
Sportler, ♂	Ruhe	104	−0,480 ± 0,076	***	$y = 116 - 0{,}124\,x + 0{,}00005\,x^2$
	100 Watt Belastung	103	−0,686 ± 0,053	***	$y = 181 - 0{,}127\,x + 0{,}00005\,x^2$
	maximale Belastung im steady state	82	−0,207 ± 0,093	∅	$y = 180 - 0{,}020\,x$
Sportler, ♀	Ruhe	37	−0,13 ± 0,164	∅	
	100 Watt Belastung	35	−0,230 ± 0,162	∅	

Da die maximale Frequenz bei allen Herzen bis zur 3.—4. Lebensdekade annähernd gleich ist, ist eine Beziehung der maximalen Frequenz zum Herzvolumen nicht zu erwarten und auch nicht gegeben. Eine Ausnahme machen Personen jenseits des 40. Lebensjahres, bei denen die negative Abhängigkeit der beiden Größen voneinander auch bei maximaler Belastung erhalten ist. Bei Herzen jenseits des 40. Lebensjahres ist somit nicht nur die maximale Frequenz bei Höchstleistungen erniedrigt; auch ihre Fähigkeit, die Pulsfrequenz unter Höchstbelastung zu steigern, ist um so geringer, je größer das Herz in diesem Alter ist.

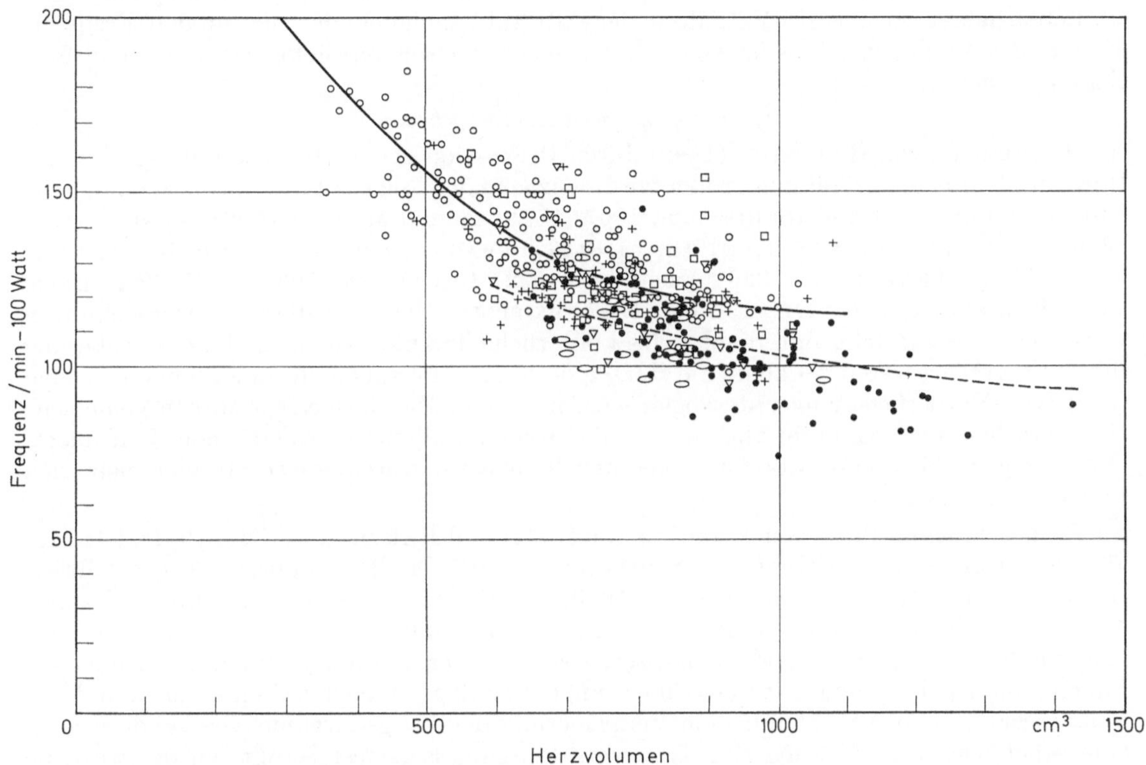

Abb. 41. Die Beziehungen zwischen Herzvolumen und Pulsfrequenz bei einer Belastung von 100 Watt bei männlichen Normalpersonen im Alter von 10—60 Jahren und bei männlichen Sportlern. ○ 10—19 Jahre, □ 20—29 Jahre, + 30—39 Jahre, ▽ 40—49 Jahre, ⬭ 50—60 Jahre, ● Sportler. Statistische Maßzahlen für alle Normalpersonen: $r = 0{,}768 \pm 0{,}021$; $B = 0{,}62$; $y = 330 - 0{,}455\,x + 0{,}00025\,x^2$; $n = 330$. Statistische Maßzahlen für alle Sportler: $r = 0{,}600 \pm 0{,}060$; $B = 0{,}36$; $y = 181 - 0{,}127\,x + 0{,}00005\,x^2$; $n = 105$. (Nach den von MUSSHOFF, REINDELL, KÖNIG, KEUL, ROSKAMM, 1951; KÖNIG, REINDELL, MUSSHOFF, ROSKAMM, KESSLER, 1961 und ROSKAMM, REINDELL, MUSSHOFF, KÖNIG, 1961 angegebenen Werten berechnet und gezeichnet)

Die verminderte Fähigkeit zur Frequenzsteigerung ist zusammen mit der Verkleinerung des Schlagvolumens in Ruhe und während Belastung (LEWIS, 1938; WEZLER, 1958; HARTLEB, 1958; GRANATH, JONSSON, STRANDELL, 1961/1964) Ausdruck der „physiologischen Altersinsuffizienz" des Herzens, unter welcher WEZLER (1942) und SPANG (1954) eine Einschränkung der Leistungsbreite und Reservekraft des alternden Herzens verstehen. Wenn wir berücksichtigen, daß die Kurve der maximalen Pulsfrequenz schon im 30.—40. Lebensjahr abzunehmen beginnt, müssen wir auch den Beginn der physiologischen Altersinsuffizienz für diesen Zeitpunkt ansetzen. Wir werden im Abschnitt über Herzgröße und Leistung noch einmal auf die physiologische Altersinsuffizienz zurückkommen und sehen, daß das Maximum der Leistungsbreite in diesem Alter schon erheblich überschritten ist.

Zusammenfassung. Während Körperruhe und auf allen Belastungsstufen mit Ausschluß der maximalen Belastung besteht eine negative nicht lineare Beziehung zwischen Herzvolumen und Pulsfrequenz. Diese Frequenzabhängigkeit von der Größe des Herzvolumens wird während Belastung enger. Während maximaler Belastung besteht vom 10. bis zum 40. Lebensjahr — in Anbetracht der gleichen Extremwerte der Frequenzen in diesem Alter bei unterschiedlichen Herzvolumina — keine Korrelation. Jenseits des 40. Lebensjahres nimmt die Fähigkeit des Herzens, auf Höchstbelastungen mit höchsten Frequenzen zu reagieren um so mehr ab, je größer das Herz ist. Das findet seinen Ausdruck in einer negativen Abhängigkeit zwischen Herzvolumen und maximaler Pulsfrequenz jenseits des 40. Lebensjahres. In diesem Verhalten der Altersabhängigkeit der maximalen Frequenz jenseits des 40. Lebensjahres ist eine der Ursachen der sog. physiologischen Altersinsuffizienz zu sehen.

ϑ) Herzgröße und Leistungsbreite

Die erstmals von Henschen (1899) durch Perkussion gemachte Feststellung, daß das Herz durch intensives Training größer wird, wurde in der Folgezeit durch röntgenologische Untersuchungen bestätigt (Schieffer, 1907; Dietlen und Moritz, 1908; Wenckebach, 1916; v. Teubern, 1917/18; Klevith, 1918; Kaufmann, 1920; Deutsch u. Kauf, 1924; Hug, 1928; Herxheimer, 1929; Missinro, 1932; Rautmann, 1935, 1951; Reindell, 1940; Fingerhut, 1941; Delachaux, 1947; Koeplin, 1950). In diesen Untersuchungen wurde schon festgestellt, daß nicht jedes körperliche Training zu einer Herzvergrößerung führt. Vergrößert waren vor allem die Herzen derjenigen Personen, die einer langdauernden intensiven Körperbelastung unterzogen worden waren. Die in linearen Maßen gemessene Herzvergrößerung betrug im allgemeinen nur wenige Millimeter bis zu einem Zentimeter und wenig darüber und betraf weniger den Transversaldurchmesser als viel mehr den Längsdurchmesser.

Entgegen diesen Befunden waren Knoll (1932) und Rautmann (1935, 1951), letzterer auf Grund kritischer Sichtung des Schrifttums, indem er die Absolutmaße des Schrifttums in die Relativmaße von Ludwig (1939) überführte, sowie eigener Untersuchungen der Ansicht, daß die Herzmaße nur zu einem Teil zum anderen gar nicht größer, oder, wie insbesondere der Transversaldurchmesser, sogar kleiner werden können. In denjenigen Fällen von Hochleistungssportlern über lange Strecken (Langstreckenläufer und Radrennfahrer), in denen nicht nur eine Vergrößerung des Längsdurchmessers sondern auch eine erhebliche Vergrößerung des Transversaldurchmessers festgestellt wurde, wird die Frage nach der Schädigung dieser Herzen aufgeworfen, die lange Zeit die Autoren bewegt hat, die sich mit dieser Frage beschäftigt haben.

In ihrer Gesamtheit ließen die Befunde jedoch keinen Zweifel an der Gültigkeit der allgemeinen Feststellung, daß Sport und Schwerarbeit, vorausgesetzt, daß sie ein gewisses Ausmaß und eine gewisse Intensität erreichen, zu einer Herzvergrößerung führen. Eine klärende Beurteilung der Zusammenhänge war jedoch erst möglich, nachdem die wirkliche Herzgröße volumetrisch mit ausreichender Sicherheit röntgenologisch gemessen und die Leistungsbreite des Organismus exakt bestimmt und beide Größen nach variationsstatistischen Verfahren verglichen werden konnten. Diese Untersuchungen sind in den letzten 15—20 Jahren an größeren Kollektionen durchgeführt worden.

Die Einführung der körperlichen Leistungsfähigkeit als Korrelat zur Beurteilung der Herzgröße ist das große Verdienst der Stockholmer Schule. Sie hat die funktionelle Betrachtungsweise der korrelativen Herzgrößenbeurteilung außerordentlich befruchtet und auf eine sehr viel breitere Basis gestellt als es bis dahin möglich war. Als Maß der Leistungsbreite wurden in den bisher vorliegenden Vergleichsuntersuchungen des Herzvolumens folgende Größen verwendet:

1. Die geleistete Arbeit in Watt bzw. Meterkilogramm in einer bestimmten Zeit. Dabei verwenden die schwedischen Autoren (Kjellberg, Ruhde u. Sjöstrand, 1949; Åstrand, 1960; Holmgren, Jonsson, Levander-Lindgren, Linderholm, Mossfeldt, Sjöstrand

u. STRÖM, 1957/1958) einen von WAHLUND (1948) eingeführten Leistungstest, welcher die Arbeit in mkg mißt, welche an einem Fahrradergometer bei einer Pulsfrequenz von annähernd 170 pro Minute über eine Zeitdauer von 6 min geleistet wird, wobei bei Erwachsenen die Atemfrequenz 30/min im allgemeinen nicht überschreiten soll. Die (auf diese Weise gemessene) absolute Leistung ist, wie gemeinsame Untersuchungen mit KÖNIG zeigen, vom Alter abhängig. Die Leistung steigt bis zum 20. Lebensjahr an, erreicht hier ihr absolutes Maximum und fällt jenseits des 20. Lebensjahres wieder ab (Abb. 42).

2. Die maximale Sauerstoffaufnahme pro Minute, gemessen in „steady state" oder unter den Bedingungen der „Vita maxima". Die maximale Sauerstoffaufnahme ist nach KNIPPING, BOLT, VALENTIN und VENRATH (1955) der höchste Minutenwert des Sauerstoff-Aufnahmevermögens bei stufenweise gesteigerter Arbeitsbelastung. Ihre Größe ergibt sich aus dem Herzminutenvolumen und der arteriovenösen Sauerstoffdifferenz. Nach den Ergebnissen der Knippingschen Schule erhalten wir durch die Bestimmung der maximalen Sauerstoffaufnahme einen ausreichenden quantitativen Einblick in den unter steigender Arbeitsbelastung möglichen Sauerstofftransport und damit in die Leistungsbreite von Herz und Kreislauf (VALENTIN, 1958). Als Korrelationsgröße für das Herzvolumen haben KNIPPING u. Mitarb. die maximale Sauerstoffaufnahme aber bisher selbst nie benutzt.

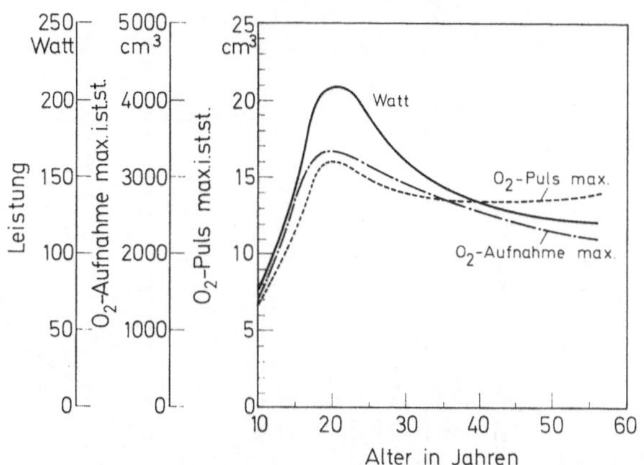

Abb. 42. Die Abhängigkeit der Leistung (Watt), der maximalen O_2-Aufnahme und des maximalen O_2-Pulses im „steady state" vom Alter bei männlichen Normalpersonen im Alter von 10—60 Jahren. Angedeutete statistische Maßzahlen für das Alter von 10 bis 30—40 Jahren. Alter und maximale Wattleistung: $r = 0{,}862 \pm 0{,}017$; $y = 70 + 14\,x - 0{,}375\,x^2$. Alter und maximale O_2-Aufnahme: $r = 0{,}875 \pm 0{,}016$; $y = -3700 + 640\,x - 15\,x^2$. Alter und maximaler O_2-Puls: $r = 0{,}862 \pm 0{,}017$; $y = -20 + 3{,}55 - 0{,}080\,x^2$. (Nach MUSSHOFF, 1959; in Zusammenarbeit mit REINDELL u. KÖNIG)

Die maximale Sauerstoffaufnahme ist — entsprechend der absoluten Leistung — vom Gewicht, Geschlecht, Trainingszustand und Alter des Organismus abhängig. Die Abhängigkeit vom Gewicht ist eine lineare Funktion, für die ÅSTRAND (1952) den hohen Korrelationskoeffizienten von $r = 0{,}87$—$0{,}89$, MUSSHOFF u. Mitarb. (1962) dagegen einen kleineren Koeffizienten von $r = 0{,}4$—$0{,}5$ festgestellt haben. Bei Frauen ist die maximale O_2-Aufnahme absolut und pro kg Körpergewicht kleiner als bei Männern; am größten ist sie bei Hochleistungssportlern (Abb. 44) (ÅSTRAND, 1952; MUSSHOFF u. Mitarb., 1962). Die maximale Sauerstoffaufnahme steigt bis zum Ende des zweiten Dezenniums an, sie erreicht ihren höchsten Wert im Alter von 18—19 Jahren und nimmt im dritten Lebensjahrzehnt wieder ab (VALENTIN, VENRATH, v. MALLINCKRODT u. GURACKER, 1955; MUSSHOFF, REINDELL, KÖNIG, KEUL u. ROSKAMM, 1961; KÖNIG, REINDELL, MUSSHOFF, ROSKAMM und KESSLER, 1961). Der Kurvenverlauf der maximalen O_2-Aufnahme in Abhängigkeit vom Alter entspricht weitgehend dem Verlauf der absoluten Leistungskurve desselben Untersuchungsgutes (Abb. 44). Dieser Befund unterstreicht sehr eindrucksvoll die Bedeutung der maximalen O_2-Aufnahme als Maß der absoluten Leistung. Er wurde von unserem eigenen Arbeitskreis als Korrelat der Herzgröße verwendet.

3. Die Sauerstoffaufnahme pro Pulsschlag, der sog. Pulssauerstoff oder Sauerstoffpuls (O_2-Puls). Wir verstehen darunter die pro Pulsschlag aufgenommene, abtransportierte und an das Gewebe weitergegebene Sauerstoffmenge. Ihre Größe ist bei ungestörter Sauerstoffaufnahme und normaler Sauerstoffkapazität des Blutes von der Größe des Schlagvolumens und der Größe der arteriovenösen Differenz abhängig (SZAKALL, 1944; ÅSTRAND, 1952). Die Abhängigkeit des Pulssauerstoffes von der Größe des Schlagvolumens besteht in Ruhe und während Belastung, gemessen an einem Untersuchungsgut von erwachsenen Frauen, Männern und Sportlern. Die Abhängigkeit wird von Ruhe zu Belastung enger, der Korrelationskoeffizient beträgt bei einer Belastung von 100 Watt $r = 0{,}842$ ($P < 0{,}001$). Das bedeutet, daß die Größe des Pulssauerstoffes während Belastung in hohem Maß eine Funktion des Schlagvolumens ist. Dagegen besteht eine positive Abhängigkeit des Pulssauerstoffes von der arteriovenösen Differenz nur während Körperruhe ($r = 0{,}716 \pm 0{,}096$, $P < 0{,}001$) und bei maximaler Belastung ($r = 0{,}578 \pm 0{,}131$, $0{,}01 > P > 0{,}001$), nicht jedoch auf den einzelnen Belastungsstufen (MUSSHOFF, REINDELL, STEIM u. KÖNIG, 1959). Zwischen maximaler Sauerstoffaufnahme pro Puls und pro Minute besteht bis zum

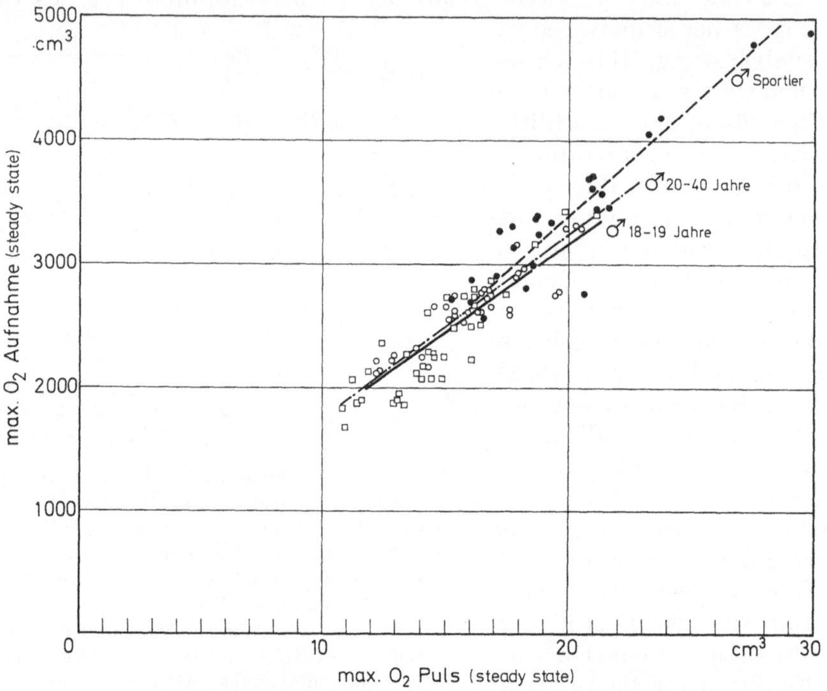

Abb. 43. Die Beziehungen zwischen maximalem Sauerstoffpuls und maximaler Sauerstoffaufnahme pro Minute im „steady state" bei männlichen Normalpersonen im Alter von 18—19 Jahren (○) ($r = 0{,}839$; $y = 134{,}8\,x + 290$), im Alter von 20—40 Jahren (□) ($r = 0{,}860$; $y = 150{,}3\,x + 240$) und bei Sportlern (•) ($r = 0{,}880$; $y = 159{,}1\,x + 250$). (Aus MUSSHOFF, 1959; in Zusammenarbeit mit REINDELL, KÖNIG, BILGER-BURCHARDT)

40. Lebensjahr bei Männern, Frauen und Sportlern eine lineare Korrelation mit einem Korrelationskoeffizienten, der zwischen 0,8 und 0,9 gelegen ist (Abb. 43) (MUSSHOFF, 1959).

Die Größe des Pulssauerstoffes ist in gleicher Weise wie die absolute Leistung und die Sauerstoffaufnahme pro Minute vom Gewicht, Geschlecht und Trainingszustand des Organismus abhängig. Beide (absolute Leistung und Sauerstoffaufnahme pro Minute einerseits und Pulssauerstoff anderseits) unterscheiden sich aber grundsätzlich in ihrer Abhängigkeit vom Alter: Während die maximale Sauerstoffaufnahme jenseits des zweiten Lebensjahrzehntes mit zunehmendem Alter analog der absoluten Leistung abnimmt, bleibt der maximale O_2-Puls nach anfänglicher Verkleinerung jenseits des 40. Lebensjahres unverändert oder nimmt sogar bis zum 60. Lebensjahr wieder etwas zu (Abb. 42), jenseits des 60. Lebensjahres nimmt er dann ab. Bis zum 40. Lebensjahr besteht eine enge Verbundenheit zwischen maximaler Sauerstoffaufnahme pro Minute und pro Puls mit einem Korrelationskoeffizienten von $r = 0{,}8$—$0{,}9$ (MUSSHOFF, 1959). Jenseits des 40. Lebensjahres divergieren das maximale Sauerstoffaufnahmevermögen und der maximale Pulssauerstoff. Das hängt damit zusammen, daß im Alter die Leistung (maximale O_2-Aufnahme) und die maximale Frequenz in annähernd gleicher Weise abnehmen. Die Konstanz des maximalen O_2-Pulses im Alter bis zum 60. Lebensjahr besagt, daß der Sauerstofftransport pro Pulsschlag (nicht pro Minute) unverändert bleibt. Da anderseits das Schlagvolumen im Alter, nicht nur in Ruhe (WEZLER, 1958; HARTLEB, 1958), sondern auch während Belastung (GRANATH, JONSSON, STRANDELL, 1964) abnimmt, nimmt die arteriovenöse Ausschöpfung der Peripherie in gleichem Maße zu (GRANATH, JONSSON, STRANDELL, 1964). Die Erhöhung der arteriovenösen O_2-Differenz gilt aber, ausschließlich der Erhöhung beim ruhenden Hochleistungssportler, als Zeichen einer relativen Kreislaufinsuffizienz (CHRISTENSEN, 1958). Die maximale Sauerstoffaufnahme pro Puls ist somit nur in einem begrenzten Zeitabschnitt Ausdruck der absoluten Leistungsbreite des Herzens. Jenseits des 40. Lebensjahres wird der maximale Pulssauerstoff immer weniger ein Maß der absoluten Leistung und zunehmend ein Maß kompensatorischer Vorgänge zum Ausgleich der

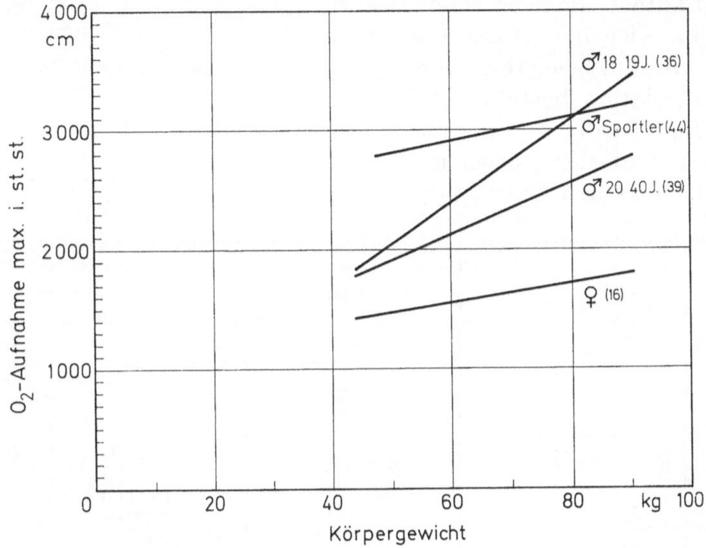

Abb. 44. Die Beziehungen zwischen Körpergewicht und körperlicher Leistung (maximaler Sauerstoffaufnahme im „steady state") bei Frauen, Männern unterschiedlichen Alters und Sportlern. Frauen: $r = 0{,}224$; $P > 0{,}05$; $n = 16$; 18—19jährige Männer; $r = 0{,}545$; $P < 0{,}001$; $n = 36$; 20—40jährige Männer: $r = 0{,}369$; $0{,}05 > P > 0{,}01$; $n = 39$; Sportler: $r = 0{,}164$; $P > 0{,}05$; $n = 44$. (Aus MUSSHOFF, SCHMIDT, REINDELL u. Mitarb., 1959/62)

altersbedingten Involution, die besonders deutlich nach dem 60. Lebensjahr in Erscheinung tritt. Dieser Nachteil des maximalen O_2-Pulses als einem Maß der Herzleistung kann aber in einem gewissen Sinne auch einen Vorteil darstellen, da er, um bei dem Beispiel des alternden Herzens zu bleiben, die erfolgreiche Kompensation der absoluten Leistungsminderung durch andere Regulationen anzeigt. Das würde bedeuten, daß er auch im Alter — im Bereich der „physiologischen Altersinsuffizienz" — ein Maß für den dem Alter entsprechenden physiologischen Zustand des Herzens sein kann. Zur Beurteilung dieser Frage werden noch weitere Vergleichsuntersuchungen von „gesunden älteren Personen" und älteren Patienten mit beginnender „klinischer Insuffizienz" notwendig sein.

Die körperliche Leistungsfähigkeit ist vom Körpergewicht abhängig, die die basale Größe für die Leistungsfähigkeit des Organismus darstellt. Das Verhältnis Körpergewicht/Leistungsfähigkeit wird durch das Geschlecht, das Alter und das Ausmaß körperlichen Trainings entscheidend beeinflußt. Bei Sportlern ist die Leistung pro kg Körpergewicht größer als bei untrainierten Männern und bei diesen größer als bei untrainierten Frauen; bei alten Menschen ist sie geringer als bei jungen. Die Unterschiede sind signifikant. Nicht nur die absolute, sondern auch die relative pro kg Körpergewicht gemessene Leistung ist somit bei Sportlern am größten und bei Frauen am kleinsten; sie nimmt mit dem Alter ab (Abb. 44). Zwischen den Größen Körpergewicht und Leistung (gemessen an der maximalen O_2-Aufnahme pro Minute und Puls) besteht eine lineare Korrelation, die am engsten bei männlichen Normalpersonen ist. Bei Frauen und Sportlern ist sie dagegen locker und nicht oder nur schwach zu sichern (Abb. 44) (MUSSHOFF, SCHMIDT, REINDELL u. Mitarb. 1959/62).

Im folgenden werden die wichtigsten bisher vorliegenden Befunde über die Beziehungen zwischen Herzgröße und der Kapazität für körperliche Leistung dargelegt:

Die unmittelbaren Beziehungen des Herzvolumens zur körperlichen Leistung wurden zuerst von KJELLBERG, RUDHE und SJÖSTRAND (1949a) an einem kleineren Material von erwachsenen Männern und Frauen (Abb. 45) und später von SJÖSTRAND (1954b) an einem größeren Material von Frauen, Männern und Athleten untersucht (Abb. 46), wobei die Leistung nach dem Leistungstest von WAHLUND (1948) bestimmt wurde. In diesen Untersuchungen wurde festgestellt, daß zwischen dem Herzvolumen im Liegen und der bei einer Frequenz von 170/min geleisteten Arbeit eine lineare Korrelation besteht. Die unterschiedliche Herzgröße der Männer im Vergleich zu Frauen und der körperlich Trainierten im Vergleich zu den Untrainierten korrespondiert auf diese Weise mit der größeren Arbeitsleistung bei einer bestimmten Pulszahl, oder auch mit der Arbeitsleistung je Pulsschlag. Für das Material der Abb. 45 wird der Korrelationskoeffizient mit 0,96 angegeben (Tabelle 25).

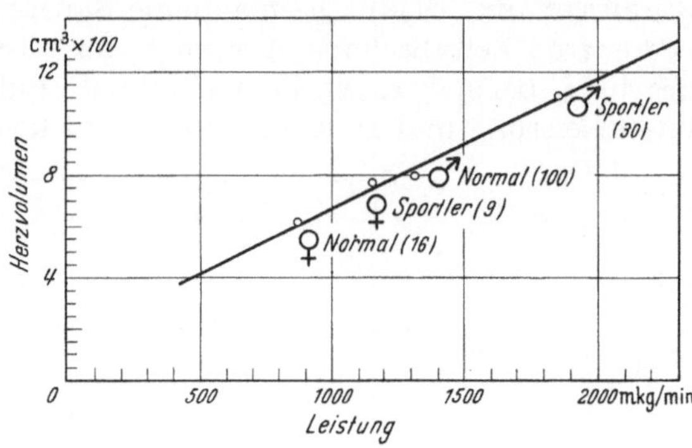

Abb. 46. Die Beziehung zwischen Herzvolumen und Arbeit bei einer Pulsfrequenz von 170 pro Minute. Mittelwerte von Frauen, Männern und guttrainierten Sportlern. (Aus SJÖSTRAND, 1954b)

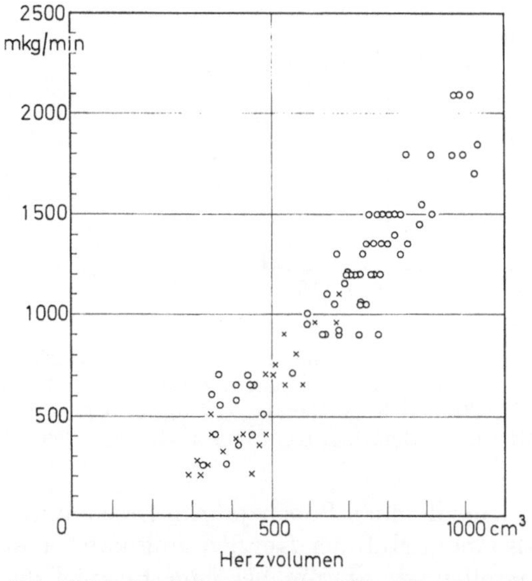

Abb. 45. Das Verhältnis zwischen Herzvolumen und Arbeit bei einer Pulsfrequenz von 170 pro Minute. Männer (○), Frauen (×). (Aus KJELLBERG, RUHDE und SJÖSTRAND, 1949a)

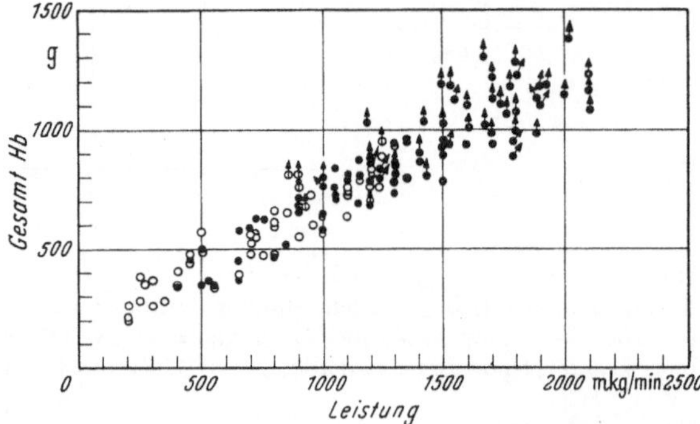

Abb. 47. Die Beziehungen zwischen dem mit der Kohlenmonoxydmethode bestimmten Gesamthämoglobin und der Arbeit bei einer Pulsfrequenz von 170 pro Minute bei Kindern, Frauen und Männern. Weibliche Personen (○), männliche Personen (●), ♁ und ♂ = trainierte Frauen und Männer. (Aus KJELLBERG, RUDHE u. SJÖSTRAND, 1949e)

Nachdem KJELLBERG, RUDHE u. SJÖSTRAND (1949e) aber nicht nur diese enge Beziehung zwischen Herzvolumen und Leistung sondern — wie wir in Kapitel „Herzgröße und Blutvolumen" referiert haben — auch zwischen Herzvolumen und Blutvolumen ($r = 0{,}93$—$0{,}99$) gefunden hatten, war eine ähnliche enge Beziehung auch zwischen Blutvolumen (bzw. Gesamthämoglobin) und Leistung zu erwarten. Für diese Beziehung konnten die Verfasser (1949e) an einem Untersuchungsgut von 136 trainierten und untrainierten Männern und Frauen einen Korrelationskoeffizienten von $r = 0{,}90 \pm 0{,}01$ feststellen (Abb. 47). Die von KJELLBERG u. Mitarb. festgestellte Korrelation zwischen Leistung und Blutvolumen (Gesamthämoglobin) konnte von uns ebenfalls, allerdings nicht

Tabelle 25. *Die Beziehungen zwischen Herzvolumen und Leistung*

Autoren	Untersuchungsgut	Körperstellung	n	Maß der Leistung	Herzvolumen cm³	Korrelationskoeffizient und Sicherung der Korrelation	
					M	$r \pm \varepsilon r$	P
Kjellberg, Rudhe u. Sjöstrand (1949a)	Männer und Frauen	liegend		mkg/min		0,84	
Musshoff, Reindell, Klepzig u. Kirchhoff (1956/57)	1. Männer, 22—35 Jahre	liegend	57	O_2-Puls max.	710	0,663 ± 0,075	***
	2. Sportler, 18—32 Jahre	liegend	74	O_2-Puls max.	922	0,516 ± 0,085	***
Holmgren u. Mitarb. (1957)	Radsportler, 18—31 Jahre	liegend	10	mkg/sec	1016		
	Männer, 21—40 Jahre	liegend	28	mkg/sec	869	0,93	
	Frauen, 19—36 Jahre	liegend	15	mkg/sec	617		
	Kinder, 9—11 Jahre	liegend	16	mkg/sec	399		
Musshoff u. Mitarb. (1958)	Schüler, 12—17 Jahre	liegend	50	O_2-Puls max.	522	0,623 ± 0,096	***
Musshoff, Reindell u. Klepzig (1959)	Männer,	liegend	13	O_2-Puls max.	761		
	Frauen und		4		588	0,770 ± 0,079	***
	Sportler		9		986		
Musshoff, Schmidt, Reindell, König, Bilger-Burchard, Held u. Keul (1959/62)	1. Frauen, 20—30 Jahre	liegend	26	O_2-Aufnahme max.	605	0,264 ± 0,186	∅
				O_2-Puls max.		0,356 ± 0,175	∅
	2. Männer, 18—19 Jahre		36	O_2-Aufnahme max.	780	0,418 ± 0,137	**
				O_2-Puls max.		0,466 ± 0,130	**
	3. Männer, 20—40 Jahre		39	O_2-Aufnahme max.	751	0,611 ± 0,100	***
				O_2-Puls max.		0,680 ± 0,086	***
	4. Sportler, ♂		44	O_2-Aufnahme max.	927	0,409 ± 0,126	**
				O_2-Puls max.		0,630 ± 0,091	***
Roskamm, Reindell, Musshoff u. König (1961)	Sportler, ♂	liegend	89	O_2-Aufnahme max.	913	0,726 ± 0,051	***
				O_2-Puls max.		0,810 ± 0,037	***
	Sportler, ♀		34	O_2-Aufnahme max.	675	0,460 ± 0,137	**
				O_2-Puls max.		0,520 ± 0,127	**

mit dem gleich engen Grade der Verbundenheit festgestellt werden. Bei einem Untersuchungsgut von 36 Männern im Alter von 18—19 Jahren, 39 Männern im Alter von 20—40 Jahren, 25 Frauen und 44 männlichen Hochleistungssportlern fanden wir für die Beziehung Gesamthämoglobin/maximale O_2-Aufnahme einen Korrelationskoeffizienten von $r = 0{,}728 \pm 0{,}004$ (MUSSHOFF, SCHMIDT, REINDELL u. Mitarb., 1959/1962).

In den von KJELLBERG, RUDHE und SJÖSTRAND gewonnenen Untersuchungsergebnissen findet sich somit zusammenfassend eine annähernd gleiche und sehr enge Verbundenheit zwischen dem Herzvolumen, dem Blutvolumen bzw. dem Gesamthämoglobin

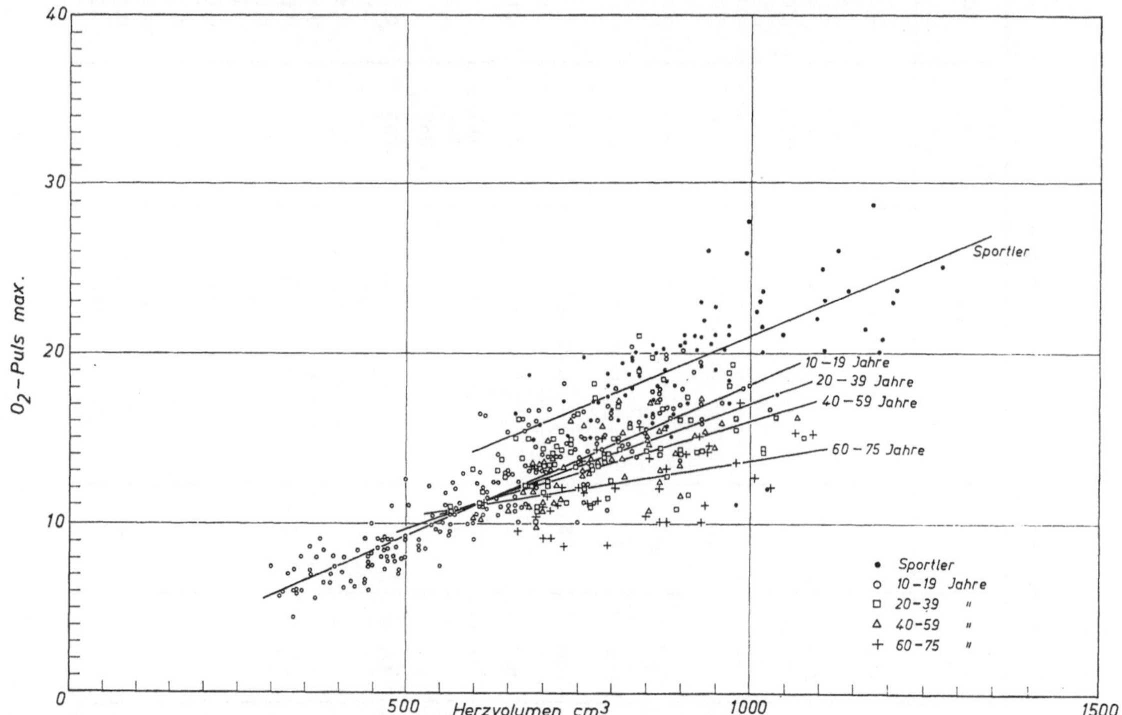

Abb. 48. Die Beziehungen zwischen Herzvolumen und maximalem Pulssauerstoff bei 10—75jährigen männlichen Normalpersonen und Sportlern. (Nach MUSSHOFF, REINDELL, KÖNIG, KEUL, ROSKAMM, 1961; KÖNIG, REINDELL, MUSSHOFF, ROSKAMM, KESSLER, 1961; ROSKAMM, REINDELL, MUSSHOFF, KÖNIG, 1961; KÖNIG, REINDELL, ROSKAMM, 1962)

und der körperlichen Leistungsfähigkeit. Die Verfasser folgern daraus, daß das Gesamthämoglobin und das Blutvolumen die maßgebenden Faktoren sind, welche die beiden anderen Größen, das Herzvolumen — wie schon im entsprechenden Kapitel referiert — und die Arbeitskapazität bestimmen.

In unserem eigenen Arbeitskreis wurde ebenfalls eine lineare Beziehung zwischen Herzvolumen und Leistung festgestellt, wobei als Maß der Leistung die maximale O_2-Aufnahme pro Minute (MUSSHOFF u. Mitarb., 1959, 1961, 1962; KÖNIG u. Mitarb., 1961) und als Maß der Leistung und Ökonomie des Kreislaufes die Sauerstoffaufnahme pro Pulsschlag (O_2-Puls) verwendet wurde (Abb. 48, Tabelle 26) (MUSSHOFF u. Mitarb., 1958; KÖNIG u. Mitarb., 1961, 1962; ROSKAMM u. Mitarb., 1961). Dabei ergab sich aber in Erweiterung der Befunde von KJELLBERG, RUDHE und SJÖSTRAND (1949), daß die Beziehungen zwischen Herzvolumen und Leistung veränderlich sind und definierbaren Einflüssen in offensichtlich gesetzmäßiger Weise unterliegen:

1. Das Herz der Frau erscheint bei gleicher Größe weniger leistungsstark als das Herz des gleichaltrigen Mannes. Das äußert sich darin, daß der maximale Sauerstofftransport pro Herzvolumeneinheit geringer ist; die Quotienten $\frac{\text{Herzvolumen}}{\text{max. } O_2\text{-Aufnahme}}$ und $\frac{\text{Herzvolumen}}{O_2\text{-Puls max.}}$

Tabelle 26a. *Die Beziehungen zwischen Herzvolumen und maximaler Sauerstoffaufnahme pro Minute als Maß der Leistung bei männlichen und weiblichen Normalpersonen nach Altersklassen unterteilt und Sportler.* (Freiburger Untersuchungsgut. Literatur s. Tabelle 9)

Lfd. Nr.	Alter Jahre	Geschlecht	n	Maximale O_2-Aufnahme im steady state M	Herzvolumen (cm³) pro cm³ maximale O_2-Aufnahme				Geschlecht	n	Maximale O_2-Aufnahme im steady state M	Herzvolumen (cm³) pro cm³ maximale O_2-Aufnahme			
					$M \pm \varepsilon M$	σ	$r \pm \varepsilon r$	P				$M \pm \varepsilon M$	σ	$r \pm \varepsilon r$	P
1.	8—9	♂	50	925			0,1615	∅							
2.	10—11	♂	38	1126	0,37 ± 0,034	0,21	0,588 ± 0,106	***	♀	50	1012	0,38	0,052	0,640 ± 0,082	***
3.	12—13	♂	40	1431	0,36 ± 0,011	0,072	0,600 ± 0,100	***	♀	50	1270	0,39	0,062	0,408 ± 0,119	**
4.	14—15	♂	40	1690	0,36 ± 0,034	0,22	0,550 ± 0,111	***	♀	50	1448	0,37	0,010	0,506 ± 0,106	***
5.	16—17	♂	47	2182	0,33 ± 0,025	0,17	0,605 ± 0,092	***	♀	46	1560	0,37	0,057	0,552 ± 0,104	***
6.	18—19	♂	51	2669	0,30 ± 0,005	0,039	0,478 ± 0,108	***	♀	50	1561	0,38	0,053	0,46 ± 0,114	***
2.—6.	10—20	♂	214				0,824 ± 0,021	***							
7.	20—29	♂	46	2373	0,34 ± 0,009	0,059	0,402 ± 0,119	**	♀	43	1627			} 0,352 ± 0,125 (7.—8.)	*
8.	30—39	♂	37	2008	0,38 ± 0,009	0,057	0,555 ± 0,113	***	♀	50	1340				
9.	40—49	♂	23	1848	0,42 ± 0,012	0,060	0,463 ± 0,160	*	♀	22	1176	0,61	0,178	0,020	∅
2.—9.	10—50	♂	349				0,768 ± 0,028	***							
10.	50—60	♂	27	1643	0,50 ± 0,018	0,095	0,059 ± 0,192	∅	♀	25	1128	0,66	0,164	0,243	∅
11.	60—75	♂	42	1510	0,54		0,324	*							
a	Sportler	♂	89	3202	0.30		0,716 ± 0,052	***	♀	34	1871				

Tabelle 26b. *Die Beziehungen zwischen Herzvolumen und maximaler Sauerstoffaufnahme pro Puls (O_2-Puls) als Maß der Leistung und Ökonomie des Kreislaufes bei männlichen und weiblichen Normalpersonen nach Altersklassen unterteilt und Sportler.* (Freiburger Untersuchungsgut. Literatur s. Tabelle 9)

Lfd. Nr.	Alter Jahre	Geschlecht	n	Maximaler O_2-Puls im steady state M	Herzvolumen (cm³) pro O_2-Puls maximal				Geschlecht	n	Maximaler O_2-Puls im steady state M	Herzvolumen (cm³) pro O_2-Puls maximal			
					$M \pm \varepsilon M$	σ	$r \pm \varepsilon r$	P				$M \pm \varepsilon M$	σ	$r \pm \varepsilon r$	P
1.	8—9	♂	50	5,79	64,9 ± 1,34	9,46	0,456	***							
2.	10—11	♂	38	7,2	57,6 ± 1,39	8,52	0,579 ± 0,102	***	♀	50	6,0	62,2	5,71	0,852 ± 0,039	***
3.	12—13	♂	40	9,0	55,6 ± 1,06	6,70	0,771 ± 0,063	***	♀	50	7,6	66,1	8,03	0,600 ± 0,091	***
4.	14—15	♂	39	10,8	56,7 ± 1,42	8,88	0,661 ± 0,090	***	♀	50	8,9	59,1	7,35	0,567 ± 0,097	***
5.	16—17	♂	45	13,5	53,1 ± 0,74	4,98	0,774 ± 0,058	***	♀	46	9,4	60,3	8,33	0,495 ± 0,113	***
6.	18—19	♂	51	16,1	49,7 ± 0,89	6,20	0,553 ± 0,097	***	♀	50	9,4	62,1	11,8	0,451 ± 0,114	***
2.—6.	10—20	♂	214				0,877 ± 0,015	***							
7.	20—29	♂	45	14,7	55,2 ± 1,46	9,79	0,369 ± 0,122	**	♀	43	10,2	59,2	8,7	} 0,583 ± 0,094 (7.—8.)	***
8.	30—39	♂	39	13,5	56,5 ± 1,29	8,04	0,631 ± 0,085	***	♀	50	9,15	62,4	7,82		
9.	40—49	♂	23	13,5	57,9 ± 1,36	6,52	0,736 ± 0,095	***	♀	22	8,83	79,5	18,24	−0,104	∅
.—9.	10—50	♂	346				0,864 ± 0,008	***							
10.	50—60	♂	27	13,8	59,7 ± 1,53	7,94	0,462 ± 0,151	*	♀	25	8,82	84,1	21,25	0,202	∅
11.	60—75	♂	42	12,4	67,6 ± 1,78	11,59	0,379	*							
a	Sportler	♂	89	19.7	46,6	4,6	0,810 ± 0,046	***	♀	34	11,36	57,8	8,3	0,520	**

∅ = Nicht signifikant ($P > 0,05$). ** = Signifikant ($0,01 > P > 0,001$).
* = Wahrscheinlich signifikant ($0,05 > P > 0,01$). *** = Hoch signifikant ($P < 0,001$).

sind bei der Frau signifikant größer als beim Manne und die zugehörigen Regressionslinien entsprechend gegeneinander verschoben (Abb. 49). Das kann einmal damit erklärt werden, daß hier ein spezifisch geschlechtsbedingter unterschiedlicher inotroper Einfluß auf das Herz wirksam ist. Berücksichtigt werden muß aber auch, daß infolge der kleineren Hämoglobinmengen der Frau die gleiche Sauerstoffbeförderung einen größeren Bluttransport erfordert (HEILMEYER, persönliche Mitteilung). Außerdem ist darauf hinzuweisen, daß die Beziehungen zwischen Herzvolumen und Leistung bei der Frau weniger eng als beim Manne sind (MUSSHOFF u. Mitarb., 1959/1962; ROSKAMM u. Mitarb., 1961).

2. Die spezifische Leistung des Herzens, das ist die Leistung pro Herzvolumeneinheit, ist in hohem Maße altersabhängig. Sie nimmt bis zum 18.—19. Lebensjahr zu, erreicht hier ihr absolutes Maximum und nimmt mit dem 3. Lebensjahrzehnt zunehmend mit dem

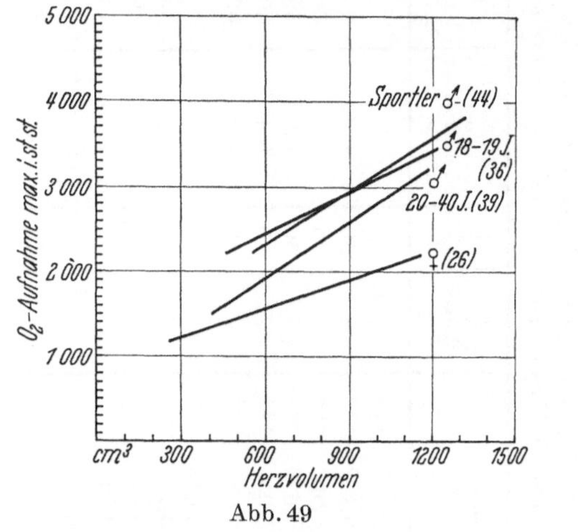

Abb. 49

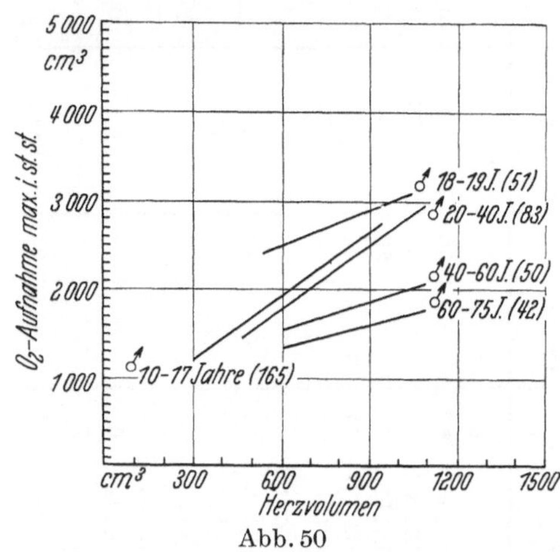

Abb. 50

Abb. 49. Die Beziehungen zwischen Herzvolumen und maximaler Sauerstoffaufnahme im „steady state" als Maß der Leistung bei Männern im Alter von 18—19 und 20—40 Jahren im Vergleich zu Frauen und Sportlern. 18—19jährige Männer: $r = 0{,}418$; $0{,}01 > P > 0{,}001$; $n = 36$. 20—40jährige Männer: $r = 0{,}611$; $P < 0{,}001$; $n = 39$. Sportler, ♂: $r = 0{,}409$; $0{,}01 > P > 0{,}001$; $n = 44$. Frauen: $r = 0{,}264$; $P > 0{,}05$; $n = 26$. (Aus MUSSHOFF, SCHMIDT, REINDELL u. Mitarb., 1959/62)

Abb. 50. Der Alterseinfluß auf die Beziehung Herzvolumen und Leistung (maximale O_2-Aufnahme im „steady state"). Regressionsgleichungen: 10—17jährige: $y = 46 + 2{,}792\,x$ ($n = 165$). 18—19jährige: $y = 1654 + 1{,}31\,x$ ($n = 51$). 20—40jährige: $y = 300 + 2{,}400\,x$ ($n = 83$). 40—60jährige: $y = 880 + 1{,}067\,x$ ($n = 50$). 60—75jährige: $y = 815 + 0{,}85\,x$ ($n = 42$). Untersuchungsgut der Tabelle 26a. (Nach MUSSHOFF, REINDELL, KÖNIG, KEUL, ROSKAMM, 1961; KÖNIG, REINDELL, MUSSHOFF, ROSKAMM, KESSLER, 1961; KÖNIG, REINDELL, ROSKAMM, 1962). (Aus MUSSHOFF, 1965)

Alter ab (Abb. 50). Dieses Verhalten findet seinen Ausdruck in einer Verkleinerung der Quotienten $\frac{\text{Herzvolumen}}{\text{max. } O_2\text{-Aufnahme}}$ und $\frac{\text{Herzvolumen}}{O_2\text{-Puls max.}}$ bis zum 18.—19. Lebensjahr und einer Vergrößerung jenseits des 20. Lebensjahres. Das besagt, daß die Herzen im Alter von 18—20 Jahren im Verhältnis zur Leistung am optimalsten arbeiten. Dafür gibt es theoretisch drei Erklärungen:

a) Es besteht eine bessere Sauerstoffausnutzung in der Peripherie. Gegen diese Annahme spricht aber der Befund, daß die arteriovenöse Differenz auf allen gegebenen Belastungsstufen bei allen gesunden Personen gleich und nur bei hochtrainierten Sportlern während Körperruhe im Vergleich zu Normalpersonen vergrößert ist (s. Kapitel „Herzgröße und arteriovenöse Differenz").

b) Das Restblut der Altersklasse um 18—19 Jahre ist größer als dasjenige älterer Personen. Dafür sprechen die anatomischen Befunde von ROESSLE und ROULET (1932) u.a., daß das Herzgewicht in diesem Alter das kleinste im Erwachsenenalter ist, während das gesamte röntgenologisch gemessene Herz schon seine volle Größe erreicht hat. Die Restblutmenge ist somit im Verhältnis zur Muskelmasse in diesem Alter am größten und optimalsten.

c) Entsprechend der Befunde unter b besteht gemäß der größeren Restblutmenge die Voraussetzung und die Möglichkeit, einen größeren Restblutanteil zu mobilisieren und ein größeres Schlagvolumen zu bilden. Diese 1959 von uns zuerst formulierte These (Musshoff), wurde durch den experimentellen Nachweis der Schlagvolumenverkleinerung im Alter nicht nur in Ruhe, sondern auch während und bis zur Maximalbelastung bestätigt (Granath, Jonsson, Strandell, 1964).

Die spezifische Leistung des Sportherzens entspricht derjenigen der 18—19jährigen (Abb. 49). Da die Sportler älter sind, bedeutet dieser Befund, daß die altersbedingte Abnahme der spezifischen Leistung durch Sport hintangehalten werden kann.

3. Letztlich ist auch der Grad der Korrelation von Herzvolumen und Leistung ebenfalls in hohem Maße vom Alter abhängig. Die Korrelation wird in höherem Alter lockerer und ist jenseits des 50. Lebensjahres in unserem Material statistisch nicht mehr gesichert. Bei Frauen ist die Korrelation weniger eng als bei Männern.

Zusammenfassung. Bei gesunden Personen unterschiedlicher Leistungsbreite und Herzgröße besteht eine enge und hochgesicherte Beziehung zwischen der Größe des Herzvolumens und dem Leistungsvermögen des Körpers und Kreislaufes. Je größer das gesunde, normal große und das durch Sport und Schwerarbeit physiologisch vergrößerte Herz ist, um so größer ist sein Leistungsvermögen.

Die Beziehung der beiden Größen Herzvolumen und Leistung zueinander wird vom Alter beeinflußt und verändert. Die spezifische Leistung des Herzens (Leistung pro Herzvolumeneinheit) nimmt bis zum 18.—20. Lebensjahr zu und mit der dritten Lebensdekade wieder ab, sie ist im Alter um 18—20 Jahre am größten. Ursache sind morphologische Befunde (optimales Verhältnis von Restblutmenge und Muskelmasse des Herzens) und funktionelle Einflüsse (es ist anzunehmen, daß die vergleichsweise große Restblutmenge dieses Alters verstärkt mobilisierbar ist — mobilisierbares Restblut — und damit ein größeres Schlagvolumen ermöglicht — potentielle Hubraumreserve). Körperliches Training erhält diesen Zustand, Trainingsmangel verschlechtert die spezifische Leistung des Herzens.

Das Herz der Frau erscheint bei gleicher Größe weniger leistungsstark als das Herz des gleichaltrigen Mannes. Ursache kann ein spezifisch geschlechtsbedingter unterschiedlich inotroper Einfluß auf das Herz sein, zu berücksichtigen ist allerdings auch die verminderte Hämoglobinmenge der Frau.

4. Abschluß

Eine primäre Voraussetzung für die röntgenologische Beurteilung des Herzens ist die Beschaffung und Kenntnis der Normalwerte der Herzgröße. Entsprechend ihrer Bedeutung hat diese Aufgabe die röntgenologische Herzforschung seit ihren ersten Anfängen beschäftigt. Wie wir schon in der Einleitung betonten, blieben die zahlreichen über Jahrzehnte durchgeführten intensiven Bemühungen solange ohne befriedigendes Ergebnis, als ihnen ein repräsentatives röntgenologisches Maß der Herzgröße nicht zur Verfügung stand. Sie führten letzten Endes zur vollen Resignation und Aufgabe aller Bemühungen, die Aufgabe zu lösen.

Der vorliegende Beitrag erbringt den Nachweis, daß durch die Einführung und Anwendung der dreidimensionalen Herzgrößenbestimmung im volumetrischen Maß in den letzten 20 Jahren ein entscheidender Fortschritt in der röntgenologischen Beurteilung des Herzens erzielt wurde: Die Untersuchungsergebnisse der volumetrischen Herzgrößenbestimmung geben erschöpfende Auskunft über die normale Herzgröße. Mag sich auch für das eine oder andere Problem noch eine differenzierende Bearbeitung empfehlen, als Ergebnis dieser Arbeiten ist die bis dahin ungelöste Frage nach der normalen Herzgröße im

Röntgenbild grundsätzlich beantwortet. Darüber hinaus hat die Möglichkeit, das Herzvolumen am lebenden Menschen röntgenologisch zu bestimmen, zusammen mit anderen methodischen Fortschritten dazu beigetragen, Unstimmigkeiten zwischen den bis dahin in der Herzbeurteilung allein gültigen klassischen Herzgesetzen von FRANK (1895), STRAUB (1928) und STARLING (1920) und Beobachtungen der Klinik und Arbeitsphysiologie aufzuklären, die dadurch entstanden waren, daß die am isolierten Organ gewonnenen Herzgesetze ohne Einschränkung auf das menschliche Herz übertragen worden waren. Damit haben die röntgenologischen Methoden der intravitalen Herzgrößenbestimmung einen bedeutungsvollen Beitrag der aktuellen Herzforschung geliefert.

Im vorliegenden Beitrag sind unsere Kenntnisse über die normale Herzgröße an Hand der im Schrifttum vorliegenden Untersuchungsergebnisse zusammengestellt. Eine solche Übersicht stellt notwendigerweise — entsprechend der Aufgabe eines Handbuchbeitrages über die Herzmaße — eine in gewissem Sinne summarische, oft uniforme und von vornherein nicht grundsätzlich wertende Aneinanderreihung von Ergebnissen dar. Die Auswahl ihrer Anwendbarkeit ergibt sich aus den jeweils vorliegenden klinischen Problemen, wie sie in den einzelnen speziellen Kapiteln dieses Handbuches dargestellt werden.

Abschließend sei betont, daß die röntgenologische Feststellung der Herzgröße im volumetrischen Maß, die Bestimmung ihrer Relativwerte im Vergleich zu anderen anatomischen und funktionellen Körpergrößen und die jeweilige Berücksichtigung des Alterseinflusses auf alle Absolut- und Relativwerte der Herzgröße sich als ein fundamentales Maß der Herzbeurteilung erwiesen hat, das durch andere Maße ergänzt und vervollständigt, aber nicht ersetzt werden kann.

Literatur

ALBERS, H.: Zbl. Gynäk. **63**, 1377 (1939). Ref. S. R. KJELLBERG, H. LÖNROTH, U. RUDHE and T. SJÖSTRAND. Acta med. scand. **138**, 421 (1950).

ALLBRITTEN, F. F., H. LIPPSCHÜTZ, B. J. MILLER, and J. H. GIBBON: J. thorac. Surg. **19**, 71 (1950). Ref. T. SJÖSTRAND. Physiol. Rev. **33**, 202 (1953).

AMUNDSEN, P.: The diagnostik value of conventional radiological examination of the heart in adults. Acta radiol. (Stockh.), Suppl. **181**, 1 (1959).

ARVIDSSON, H., and P. ÖDMAN: Angiocardiography in mitral disease. Acta radiol. (Stockh.) **47**, 97 (1957).

ÅSTRAND, I.: The physical work capacity of workers 50—64 years old. Acta physiol. scand. **42**, 73 (1958).

— Aerobic work capacity in men and women with special reference to age. Acta physiol. scand. **49**, Suppl. 49 (1960).

ÅSTRAND, P. O.: Experimental studies of physical working capacity in relation to sex and age. Kopenhagen: Munksgaard 1952.

AXÉN, O., E. LINDGREN, and G. MALMSTRÖM: Till kännedom om mätfelen vid Liljestrand-Lysholm-Nylin-Zachrissons metod för jhärtvolymbestämming. Nord. Med. **29**, 592 (1946).

BARDEEN, C. R.: Determination of the size of the hearts by means of X-rays. Amer. J. Anat. **23**, 423 (1918).

BENEDETTI, P.: Die klinische Morphologie des Herzens und ihre Auswertungsmethodik bei Herzgesunden und Herzkranken. Ergebn. inn. Med. Kinderheilk. **51**, 531 (1936).

BENGTSON, E.: Working capacity and exercise electrocardiogramm in convalescents after acute infections diseases without cardia complications. Acta med. scand. **154**, 359 (1956).

BÉTOULIERES, P., G. GIRAUD, M. PÉLISSIER, P. BARJON, H. LATOUR et P. PUECH: Arch. Mal. Cœr **49**, 441 (1956). Ref. D. DANNER.

BEVEGARD, S. A.: The effect of body position on the circulation at rest and during exercise with special reference to the influence on the stroke volume. Acta physiol. scand. **49**, 279 (1960).

BEVEGARD, ST.: Studies on the regulation of the circulation in men. With special reference to the stroke volume and the effect of muscular work, body position and artifically induced variations of the heart rate. Acta physiol. scand. **57**, Suppl. 200.

BINHOLD, H.: Arch. Gynäk. **154**, 251 (1933). Ref. S. R. KJELLBERG, H. LÖNROTH, U. RUDHE and T. SJÖSTRAND: Acta med. scand. **138**, 421 (1950).

BIÖRCK, G.: On the relationship between heart volume and various physical factors. Acta radiol. (Stockh.) **25**, 372 (1944).

— Symposium on roentgenologic heart volume determinations 1948. Cardiologia (Basel) **14**, 368 (1949).

—, A. VENDSALU, and S. JOHANSSON: Studies in functional heart disease. Acta med. scand. **159**, 443—452 (1957).

Blümchen, G.: Leistungsfähigkeit und Herzvolumen bei 9—10jährigen Jungen. Diss. Freiburg i. Br. 1961.

Bollini, V.: Note di cardio-volumetria sperimentale. Radiol. e fiscia med. **2**, 193 (1935).

Bordet, E., et R. Giroux: Rapport des acroissements de l'ombre du cœur aux augmentations réelles de son volume. Arch. Mal. Cœur **17**, 494 (1924).

Braun, H.: Das neue Schichtgerät „Tachograph". Röntgen-Bl. **8**, 183 (1960).

— Das Herzvolumen und seine Beziehung zu den anderen hämodynamischen Faktoren unter Anwendung neuer röntgenologischer Untersuchungsmethoden. Arch. Kreisl.-Forsch. **32**, 87 (1960).

Braunbehrens, H. v.: Über die Leistungen des Röntgenverfahrens für die Herzfunktionsprüfung. Verh. dtsch. Ges. inn. Med. **50**, 97 (1938).

— Die Röntgen-Radium-Abteilung der Freiburger Medizinischen Universitätsklinik. Fortschr. Röntgenstr. **75**, 650 (1951).

Brednow, W.: Plastische Darstellung des Herzens. Z. klin. Med. **122**, 382 (1932).

Broemser, P. H., u. O. F. Ranke: Über die Messung des Schlagvolumens des Herzens auf unblutigem Wege. Z. Biol. **90**, 467 (1930).

Büchner, H.: Das Röntgentopogramm. Ein einfaches Hilfsmittel zur räumlichen Orientierung in Diagnostik und Therapie. Fortschr. Röntgenstr. **91**, 252 (1959).

— Radiometrie. Theorie und Praxis röntgenologischer Meßmethoden. Berlin-Göttingen-Heidelberg: Springer 1963.

—, Röntgenologische Herzvolumenbestimmung und Herzmodellierung. Bisherige Methoden und ein neuer Beitrag zur routinemäßigen klinischen Durchführung. Arch. Kreisl.-Forsch. **32**, 292 (1960a).

— — Zur röntgenologischen Herzvolumenbestimmung. Arch. Kreisl.-Forsch. **33**, 388—391 (1960b).

Čermák, J.: Über die mittels Teleröntgenographie festgestellten Herzgröße bei 11jährigen Knaben. Čs. Radiol. **21**, 33—42 (1967).

— Das Herzvolumen und seine Beziehung zur Körpergröße, zum Gewicht und zur Körpermasse bei obesen und proportional entwickelten Knaben. Arch. Kreisl.-Forsch. **47**, 234—245 (1965).

—, Š. Šprynarová et J. Pařízková: Rapport entre le volume du cœur et l'O_2-pouls maximum, la capacité aérobie et les index somatométriques chez garçons de 11 ans. 1. Europäischer Sportärztekongr. Prag 10.—12. Juni 1963.

— , S. Tuma u. A. Zapletal: Das Herzvolumen in Beziehung zur Körpergröße, zum Körpergewicht und zur körperlichen Zusammensetzung bei fettleibigen Knaben. Čs. Pediat. **20**, 867—872 (1965).

Chapman, C. B., O. Baker, J. Reánolds, and F. J. Bonte: Use of biplane cine fluorographie for measurement of ventricular volume. Circulation **18**, 1105 (1958).

Cignolini, P.: Lo studio radiologico della volumetria cardiaca, proposto di un nuovo metodo e suo controllo anatomico. Cuore e Circol. **12**, 405 (1928).

Comeau, W. J., and P. D. White: An evalution of heart volume determination by the Rohrer-Kahlstorf formula as a clinical method of measuring heart size. Amer. Heart J. **17**, 158 (1939a).

— — Body build and heart size. Amer. Heart. J. **17**, 633 (1939b).

Danner, D.: Eine methodische Untersuchung zur Fehlerbreite der röntgenologischen Herzvolumenbestimmung. Diss. Freiburg (1960).

Deitrick, J. E., G. D. Whedon, and E. Shorr: Amer. J. Med. **4**, 3 (1948). Ref. E. Bengtson, Acta med. scand. **154**, 360 (1956).

Delachaux, A.: Le cœur force. Sport und Kreislauf, Sammlung der Referate, gehalten am IV. Sportärztlichen Zentralkurs 1946 in Lausanne. Bern: 1947.

Deutsch, F., u. E. Kauf: Herz und Sport. Wien u. Berlin: 1924.

Dieckmann, W., and C. Wegener: Arch. intern. Med. **53**, 71 (1934). Ref. S. R. Kjellberg, H. Lönroth, H. Rudhe and T. Sjöstrand. Acta med. scand. **138**, 421 (1950).

Dietlen, H.: Über Größe und Lage des normalen Herzens und ihre Abhängigkeit von physikalischen Bedingungen. Dtsch. Arch. klin. Med. **88**, 55 (1907).

— Über die klinische Bedeutung der Veränderungen am Zirkulationsapparat, insbes. der wechselnden Herzgröße bei verschiedener Körperstellung (Liegen und Stehen). Dtsch. Arch. klin. Med. **97**, 132 (1909).

— Ergebnisse des medizinischen Röntgenverfahrens für die Physiologie. In: Ergebn. Physiol. **10**, 598 (1910).

— Orthodiagraphie und Teleröntgenolographie. Münch. med. Wschr. **1913**, 1763.

— Herzgröße, Herzmeßmethoden; Anpassung, Hypertrophie, Dilatation, Tonus des Herzens. In: Handbuch der normalen und pathologischen Physiologie, Bd. VII/1, S. 306. Berlin: Springer 1926.

Dreásel, M.: Über Herzhypertrophie bei Schwangeren und Wöchnerinnen. Münch. med. Abh. **1**, 3 (1891).

Dubois, E. F.: Basal metabolism in health and disease, 3. ed. London: Baillière 1936.

Dubois, D., and E. F. Dubois: Clinical colorimetry. Arch. int. Med. **15**, 868 (1915); **17**, 863 (1916).

Duhamel, J., P. L. Martin, M. Guillon et I. Broussin: La méthode tomographique dans la mésure du volume d'un viscère plein. Application au cœur. Acta radiol. (Stockh.) **41**, 377 (1954).

Emmrich, J., H. Steim, H. Klepzig, K. Musshoff, H. Reindell u. B. Baumgarten: Über den Einfluß blutiger Untersuchungsmethoden auf das Herzminutenvolumen. Z. Kreisl.-Forsch. **47**, 326 (1958).

FICK, A.: Über die Messung des Blutquantums in den Herzventrikeln. Verh. phys.-med. Ges. Würzb. 2, 16 (1870).

FINGERHUT, M.: Über die Auffassung, Erkennung und Beurteilung der Herzhypertrophie unter besonderer Berücksichtigung der Leistungsfähigkeit. Helv. med. Acta 8, 788 (1941).

FRANK, O.: Zur Dynamik des Herzmuskels. Zbl. Biol. 32, 370 (1895).

FRIEDMAN, C.-E.: Symposium on roentgenologic heart volume determination. Discussion. Cardiologia (Basel) 14, 368 (1949).

— The residual blood of the heart. Amer. Heart J. 3, 397 (1950).

— Heart volume, myocardial volume and total capacity of the heart cavities in certain chronic heart diseases. A clinic dilatation and amount of residual blood of the heart. Acta med. scand. 140, Suppl. 257 (1957).

FRISCH, P., u. M. KALTENBACH: Planimetrische Herzfläche und Moritzsches Herzrechteck als Ausgangswert der Herzvolumenbestimmung. Z. Kreisl.-Forsch. 52, 243 (1963).

—, u. H. KLEPZIG: Zur Herzgrößenbestimmung bei Herzkranken. Arch. Kreisl.-Forsch. 33, 215 (1960).

FUCHS, G., u. O. BAYER: Eine neue Methode zur Bestimmung des Herzvolumens. Fortschr. Röntgenstr. 78, 709—713 (1953).

GAUER, O. H.: Volume changes of the left ventricle during blood pooling and exercise in the intact animal. Physiol. Rev. 35, 143 (1955).

— Die Wechselbeziehung zwischen Herz- und Venensystem. Verh. dtsch. Ges. Kreisl.-Forsch. 22, 61 (1956).

GEBAUER, A.: Körperschichtaufnahmen in transversalen (horizontalen) Ebenen. Fortschr. Röntgenstr. 71, 669 (1949).

— Diagnostische Vorteile und Indikationsstellung der Körperschichtaufnahmen in transversalen Ebenen gegenüber denen in vertikalen. Fortschr. Röntgenstr. 75, 9 (1951).

GEBHARDT, W.: Eine neue Methode der röntgenologischen Herzvolumenbestimmung mit Hilfe des simultanen Schichtverfahrens im Vergleich mit den bisher üblichen Methoden. Klin. Wschr. 35, 1119 (1957).

— D. DANNER, H. REINDELL u. K. KÖNIG: Eine vergleichende Untersuchung zur methodischen Fehlerbreite der röntgenologischen Herzvolumenbestimmung. Acta med. scand. 6, 467—476 (1960).

— H. REINDELL u. K. KÖNIG: Zur röntgenologischen Herzvolumenbestimmung. Arch. Kreisl.-Forsch. 33, 382 (1960).

GEIGEL, R.: Die klinische Verwertung der Herzsilhouette. Münch. med. Wschr. 22 (1914).

GEMZELL, C. A., H. ROBBE, and G. STRÖM: Total amount of haemoglobin and physical working capacity in normal pregnancy and puerperium (with iron medication). Acta obst. gynec. scand. 36, 93 (1857).

GERSCH, J., u. M. A. STILL: Zit. JELÍNKOWÁ, Čs. Fysiol. 13, 1 (1964).

GEWERT, M.: Über die Schwankungen des Herzgewichtes in den verschiedenen Lebensaltern unter normalen und pathologischen Verhältnissen. Veröff. Kriegs- u. Konstit. Path., Bd. 23. Jena: Gustav Fischer 1929. Ref. ROESSLE und ROULET 1932.

GOTTHARDT, P. P.: Herzvergrößerung bei Sportlern. Herz und Sport. Münch. med. Wschr. (1929) 1117.

GRANATH, A., B. JONSSON, and T. STRANDELL: Studies on the central circulation at rest and during exercise in supine and sitting body position in old men. Acta med. scand. 169, 125 (1961).

— — — Circulation in healthy old men, studied by right heart catheterisation at rest and during exercise in supine und sitting position. Acta med. scand. (1964). Ref. STRANDELL 1964a.

—, and T. STRANDELL: Relationships between cardiac output, stroke volume and intracardiac pressures at rest and during exercise in supine position and some anthropometic data in haelthy old men. Acta med. scand. (1964). Ref. STRANDELL 1964a.

GRAY, S. J., and K. STERLING: Determination of circulating red cell volume by radioactive chromium. Science 112, 179 (1950).

GREWIN, K. E.: Symposion on roentgenologic heart volume determinations. Stockholm 25. Jan. 1949. Cardiologica (Basel) 14, 378 (1949).

GRIBBE, P., L. HIRVONEN, J. LIND, and C. WEGELIUS: Cineangiocardiographic recordings of the cyclic changes in volume of the left ventricle. Cardiologia (Basel) 34, 348—366 (1959).

— J. LIND, E. LINKO, and C. WEGEILUS: The events of the left side of the normal heart as studied by cineradiography. Cardiologia (Basel) 33, 293—304 (1958).

GROLLMAN, A.: The cardiac output of men in health and disease. London: 1932.

HAMILTON, W. F.: The physiology of the cardiac output. Circulation 8, 527 (1953).

HAMMER, G.: Die röntgenologischen Methoden der Herzgrößenbestimmung nebst Aufstellung von Normalzahlen für das Orthodiagramm und die Tonaufnahme. Fortschr. Röntgenstr. 25, 510 (1917/18).

— Die Herzfläche als Maßstab für die Größenbestimmung. Fortschr. Röntgenstr. 38, 1000 (1928).

HARTLEB, O.: Über Alterswandlungen ballistographischer Befunde. Verh. dtsch. Ges. Kreisl.-Forsch. 24, 220 (1958).

HAUCH, H. J., u. K. TH. DANNEEL: Vergleichende Bestimmung des Herzminutenvolumens zwischen der direkten Fickschen Methode und der physikalischen Methode nach BROEMSER-RANKE. Klin. Wschr. 32, 687 (1954).

HEILMEYER, L.: Persönliche Mitteilung (1960).

HIRSCH, C.: Über die Beziehungen des Herzmuskels und der Körpermuskulatur. Dtsch. Arch. klin. Med. 64, 611 (1899).

HOLMGREN, A., B. JONSSON, M. LEVANDER, H. LINDERHOLM, F. MOSSFELDT, T. SJÖSTRAND, and G. STRÖM: Physical training of patients with vasoregulatory asthenia. Acta med. scand. **158**, 437 (1957a).

— — — — T. SJÖSTRAND, and G. STRÖM: Low physical working capacity in suspected heart cases due to inadequate adjustment of peripheral blood flow (Vasoregulatory asthenia). Acta med. scand. **159**, 413 (1957b).

— — M. LEVANDER-LINDGREN, H. LINDERHOLM, F. MOSSFELDT, T. SJÖSTRAND, and G. STRÖM: Vasoregulative Asthenie und deren Behandlung durch körperliches Training. Ärztl. Forsch. **12**, 424 (1958).

JELÍNKOVÁ, M.: Čs. Fysiol. **13**, 1 (1964).

JENSEN, FR. F., and NORGAARD: Acta Obstet. Gynec. **6**, 67 (1927). Ref. S. R. KJELLBERG, H. LÖNROTH, U. RUDHE and T. SJÖSTRAND. Acta med. scand. **138**, 421 (1950).

JONSELL, S.: A method for the determination of the heart size by teleroentgenography (a heart volume index). Acta radiol. (Stockh.) **20**, 235 (1939).

— Symposium on roentgenologic heart volume determinations. Cardiologia (Basel) **14**, 369 (1949).

KAHLSTORF, A.: Über eine orthographische Herzvolumenbestimmung. Fortschr. Röntgenstr. **45**, 123 (1932).

— Über Korrelationen der linearen Herzmaße und des Herzvolumens. Klin. Wschr. **12**, 262 (1933).

— Möglichkeiten und Ergebnisse röntgenologischer Herzvolumenbestimmungen. Klin. Wschr. **17**, 223 (1938).

KARLBERG, P., et J. LIND: Sur la détermination des volume de sang chez l'enfant. Acta paediat. (Uppsala) **35**, Suppl. 1, 195 (1948).

KAUFMANN, R.: Über die Herzerweiterung. Wien. Arch. inn. Med. **1**, 211 (1920).

KESSLER, M.: Die Beziehungen zwischen dem Herzvolumen und verschiedenen Ventilations- und Kreislaufgrößen als Grundlage einer Herz- und Kreislauffunktionsprüfung. Diss. Freiburg 1959.

KEUL, J.: Herzvolumen, Sauerstoffaufnahme, Pulsfrequenz und Sauerstoffpuls als Grundlage einer klinischen Funktionsprobe des Herzens. Diss. Freiburg 1958.

KIRCH, E.: Dilatation und Hypertrophie des Herzens. Nauheimer Fortbild.-Lehrg. **14**, 47 (1938).

KIRSCH, O.: Grundlagen der orthodiagraphischen Herzgröße und Thoraxbeurteilung im Kindesalter. Berlin: S. Karger 1929.

— Welche Art der Relativität ist der Beurteilung der relativen Herzgröße zugrunde zu legen? Jb. Kinderheilk. **137**, (1932).

KJELLBERG, S. R.: Importance of the prone position in the roentgenologic diagnosis of slight mitral disease. Acta radiol. (Stockh.) **31**, 178 (1949a).

— Symposium on roentgenological heart volume determination. Roentgenologic determination of the cardiac volume and some of its sources of error. Cardiologia (Basel) **14**, 374 (1949b).

KJELLBERG, S. R., H. LÖNROTH, U. RUDHE, and T. SJÖSTRAND: Blood volume and heart volume during pregnancy and the puerperium. Acta med. scand. **138**, 421 (1950).

— — — — The relationship between the heart volume and the blood volume and its physiological and pathological variability. Acta med. scand. **140**, 446 (1951).

— N. RUDHE, and T. SJÖSTRAND: The relation of the cardiac volume to the weight and surface area of the body, the blood volume and the physical capacity for work. Acta radiol. (Stockh.) **31**, 113 (1949a).

— — — The condition of the cardiac volume during pregnancy. Acta radiol. (Stockh.) **31**, 123 (1949b).

— — — The amount of hemoglobin and the blood volume in relation to the pulse rate and cardiac volume during rest. Acta physiol. scand. **19**, 136 (1949c).

— — — Increase of the amount of hemoglobin and blood volume in connection with physical training. Acta physiol. scand. **19**, 146 (1949d).

— — — The amount of hemoglobin and the blood volume in relation to the pulse rate and cardiac volume during rest. Acta physiol. scand. **19**, 136 (1949e).

— — — The correlation of the cardiac volume to the surface area of the body, the blood volume and the physical capacity for work. Cardiologia (Basel) **14**, 371 (1949f).

KLASON, T.: On the horizontal orthoprojection of the heart. Acta radiol. (Stockh.) **11** (1930).

KLEPZIG, H.: Untersuchungen über die Arbeitsweise des menschlichen Herzens bei vermehrter Belastung. Arch. Kreisl.-Forsch. **23**, 96 (1955).

—, u. P. FRISCH: Über die röntgenologische Herzvolumenbestimmung und ihre klinische Bedeutung. Siemens-Reiniger-Werke-Nachrichten **15**, 1 (1961).

— — Die praktische Bedeutung der röntgenologischen Herzvolumenbestimmung. Beitr. inn. Med., herausgeg. von W. KEIDERLING, S. 391. Stuttgart: F. K. Schattauer 1964.

KLEWITZ, F.: Berufsarbeit und Herzvergrößerung bei Frontsoldaten. Münch. med. Wschr. **1918**, 34.

KNIPPING, H. W., W. BOLT, H. VALENTIN u. H. VENRATH: Untersuchung und Beurteilung des Herzkranken. Stuttgart 1955.

KNOLL, W.: Herztransversaldurchmesser bei Skiläufern. Arbeitsphysiologie **5**, 351 (1932).

KNOTHE, W.: Eine einfache Methode zu einer exakten sowohl geometrischen wie anatomischen Tiefenbestimmung von Fremdkörpern, gleichzeitig geeignet, Lage und Tiefendimension schattengebender Organe und Tumoren festzustellen. Münch. med. Wschr. **1928**, 1876.

KÖHLER, A.: Teleröntgenographie des Herzens. Dtsch. med. Wschr. **5** (1908).

König, K., H. Reindell, K. Musshoff, H. Roskamm u. M. Kessler: Das Herzvolumen und die körperliche Leistungsfähigkeit bei 20 bis 60jährigen Männern. Arch. Kreisl.-Forsch. **35**, 37 (1961).

— —, u. H. Roskamm: Das Herzvolumen und die Leistungsfähigkeit bei 60—70jährigen Männern. Ein Beitrag zur Frage der physiologischen Altersinsuffizienz. Arch. Kreisl.-Forsch. **39**, 143 (1962).

Koeplin, F.: Zur Morphologie und Funktion des Sportherzens. Schweiz. med. Wschr. **1053**, 1076 (1950).

Krauss, H., K. Musshoff, P. Frisch, H. Reindell u. H. Klepzig: Größen- und Formänderungen des Herzens und der Lungengefäße nach Untersbindung eines offenen Ductus arteriosus Botalli. Dtsch. med. Wschr. **83**, 530, 557 (1958).

Larsson, H., and S. R. Kjellberg: Roentgenological heart volume determination with special regard to pulse rate and the position of the body. Acta radiol. (Stockh.) **29**, 159 (1948).

Lewis, W. H.: Amer. J. Physiol. **121**, 517 (1938). Ref. K. König et al. Arch. Kreisl.-Forsch. **39**, 143 (1962).

Liere, E. van, and C. Sleeth: Amer. J. Physiol. **122**, 34 (1938). Ref. Kjellberg, Lönroth, Rudhe and Sjöstrand. Acta med. scand. **138**, 421 (1950).

Liljestrand, G., E. Lysholm, G. Nylin, and C. G. Zachrisson: The normal heart volume in man. Amer. Heart. J. **17**, 406 (1939).

Lind, J.: Heart volume in normal infants. Acta radiol. (Stockh.) Suppl. 82 (1950).

Linzbach, A. J.: Struktur und Funktion des gesunden und kranken Herzens. 5. Freiburger Symposion „Die Funktionsdiagnostik des Herzens". Berlin-Göttingen-Heidelberg: Springer 1958.

— Die Lebenswandlungen der Struktur des Herzens. Verh. dtsch. Ges. Kreisl.-Forsch. **24**, 2 (1958).

Ludwig, H.: Röntgenologische Beurteilung der Herzgröße. Fortschr. Röntgenstr. **59**, 1, 139, 250 (1939).

Luisada, A.: Heart, a physiologic and clinical study of cardiovascular disease. Baltimore, 1948.

Lysholm, E., G. Nylin, and K. Quarna: The relation between the heart volume and strike volume under physiological and pathological conditions. Acta radiol. (Stockh.) **15**, 237 (1934).

Maresh, M. M., and A. H. Washburn: Size of the heart in healthy children; roentgen measurements of the cardiac area and transverse diameter for 67 children between birth and the age of 6 years. Amer. J. Dis. Child. **56**, 33 (1938).

Maurea, G. Nylin, and A. Sollberger: Normal heart volume. Acta cardiol. (Brux.) **10**, 336 (1955).

Mellerowicz, H.: Vergleichende Untersuchungen über das Ökonomprinzip in Arbeit und Leistung des trainierten Kreislaufs. Arch. Kreisl.-Forsch. **24**, 70 (1956).

Moritz, F.: Eine Methode um beim Röntgenverfahren aus dem Schattenbilde eines Gegenstandes dessen wahre Größe zu ermitteln (Orthodiagraphie) und die exakte Bestimmung der Herzgröße nach dem Verfahren. Münch. med. Wschr. **29**, (1900).

— Über Veränderungen der Form, Größe und Lage des Herzens beim Übergang aus horizontaler in vertikale Körperstellung. Zugleich ein zweiter Beitrag zur Methodik der Orthodiagraphie, insbesondere zu der Frage, wie die Orthodiagramme auszumessen seien und welche Körperstellung für die Orthodiagrapie des Herzens zu wählen ist. Dtsch. Arch. klin. Med. **82**, 1 (1905).

— Physiologie und Pathologie der Herzklappen. In: Handbuch der normalen und pathologischen Physiologie, Bd. 7/1, S. 158. Berlin: Springer 1926.

— Zur Beurteilung der Herzgröße. Fortschr. Röntgenstr. **38**, 993 (1928).

— Über die Norm der Größe und Form des Herzens beim Manne. Dtsch. Arch. klin. Med. **171**, 431 (1931); **172**, 462 (1932).

Müller, W.: Massenverhältnisse des menschlichen Herzens. Hamburg u. Leipzig: Voss 1883.

Musshoff, K.: Das normale Herzvolumen. Ein Beitrag zur funktionellen Beurteilung der röntgenologisch bestimmten Herzgröße. Habil.-Schr. Freiburg i. B. 1959.

— Indikation zur Operation angeborener und erworbener Herzfehler. Diskussion Kreislauf-Symposion an der Med. Klinik Freiburg i. Br., 14. und 15. 11. 1959; Forum cardiol. **1**, 104 (1960).

— Die Methoden der röntgenologischen Herzvolumenbestimmung und ihre Fehlerbreite. Fortschr. Röntgenstr. **100**, 165 (1964).

— Die Ergebnisse der röntgenologischen Volumenbestimmung über die normale Herzgröße. Versuch einer Einordnung. Fortschr. Röntgenstr. **102**, 237, 380 (1965).

— Radiometrische Probleme der Herzdiagnostik. 5. Freiburger Colloquium über Kreislaufmessungen, 1. u. 2. 4. 1965: Herzinsuffizinez und funktionelle Herzschwäche (Hrsg. H. Reindell und H. Klepzig). München-Gräfelfing: Werk-Verlag Dr. Edmund Banaschewski 1965.

—, u. P. Frisch: Methodische Voraussetzungen der röntgenologischen Herzbeurteilung. Funktionsdiagnostik des Herzens. 5. Freiburger Symposion vom 6.—8. 6. 1957. Berlin-Göttingen-Heidelberg: Springer 1958.

—, u. Ch. Lepke: Die Bedeutung des Restblutes für die Größe und Form des Herzens. Freiburger Med. Ges. vom 9. 2. 1954. Klin. Wschr. **32**, 1023 (1954).

—, u. H. Reindell: Zur Röntgenuntersuchung des Herzens in horizontaler und vertikaler

Körperstellung. I. Mitt.: Der Einfluß der Körperstellung auf das Herzvolumen. Dtsch. med. Wschr. **81**, 1001 (1956).

Musshoff, K., u. H. Reindell: Zur Röntgenuntersuchung des Herzens in horizontaler und vertikaler Körperstellung. II. Mitt.: Der Einfluß der Körperstellung auf die Herzform. Dtsch. med. Wschr. **82**, 1075 (1957).

— —, u. H. Klepzig: Zur Gültigkeit der tonogenen Dilatation. 38. Tagg Dtsch. Röntgenges., Berlin 30. 9.—4. 10. 1956. Fortschr. Röntgenstr., Beiheft zu **86**, 10 (1957).

— — — Zur Frage des systolischen Restblutes beim Menschen. Fortschr. Röntgenstr. **88**, 611 (1958).

— — — Stroke, volume, arterio-venous difference, cardiac output and physical working capacity, and their relationship to heart. 3. Weltkongr. für Cardiologie, Brüssel 14. bis 21. 9. 1958. Acta cardiol. (Brux.) **14**, 427 (1959).

— — — P. Frisch, J. Emmrich, K. König, H. Steim, B. Baumgarten u. F. Moser: Zur Normgröße des gesunden Herzens. Fortschr. Röntgenstr. **88**, 88 (1958).

— — —, u. H. W. Kirchhoff: Herzvolumen, Schlagvolumen und körperliche Leistungsfähigkeit. 2. Europäischer Kongr. für Kardiologie, Stockholm 10.—14. 9. 1956. Cardiologia (Basel) **31**, 359 (1957).

— — —, u. R. Weyland: Die Bedeutung des Restblutes für die Formveränderungen des Herzens bei Klappfehlern. Verh. dtsch. Ges. Kreisl.-Forsch. **20**, 114 (1954).

— — — — Über die Bedeutung der Restblutmenge für die Herzform im Röntgenbild. 36. Tagg Dtsch. Röntgenges., Wiesbaden 5.—8. 9. 1954. Fortschr. Röntgenstr., Beiheft zu **81**, 29 (1954).

— — K. König, J. Keul u. H. Roskamm: Das Herzvolumen und die körperliche Leistungsfähigkeit bei 10—19jährigen gesunden Kindern und Jugendlichen. Arch. Kreisl.-Forsch. **35**, 12 (1961).

— —, u. H. A. E. Schmidt: Untersuchungen über die Beziehungen zwischen Herz- und Blutvolumen mit der Radiochrommethode. IX. Int. Kongr. für Radiologie, München 23.—30. 7. 1959, Zusammenfassungen Nr. 658.

— — H. Steim u. K. König: Die Sauerstoffaufnahme pro Herzschlag (O_2-Puls) als Funktion des Schlagvolumens, der arteriovenösen Differenz, des Minutenvolumens und des Herzvolumens. Z. Kreisl.-Forsch. **48**, 225 (1959).

— H. E. A. Schmidt, H. Reindell, K. König, D. Bilger, E. Held u. J. Keul: Beziehungen zwischen Herzvolumen, Körpergewicht, körperlicher Leistungsfähigkeit und Blutvolumen bei gesunden Männern und Frauen unterschiedlicher Leistungsfähigkeit. Acta radiol. (Stockh.), **57**, 377 (1962).

Nöcker, J., u. V. Böhlau: Der Sauerstoffpuls in Abhängigkeit vom Lebensalter. Verh. dtsch. Ges. Kreisl.-Forsch. **24**, 225 (1958).

Nylin, G.: The relation between heart-volume and cardiac output per beat as a measure of cardiac activity. Svenska Läk.-Tidn. **10**, 1 (1933).

— The relation between heart volume and stroke volume in recumbent and erect position. Skand. Arch. Physiol. **69**, 237 (1934).

— Functional heart tests and their clinical significance. Acta med. scand. **78**, 64 (1936).

— The clinical applicability of roentgenological heart volume. Determination with special reference to the residual blood. President's Lecture at II. European Cardiological Congr. Stockholm Sept. 1956. Acta cardiol. (Brüssel) **12**, 588 (1957).

Palmieri, G. G.: Ortodiagrafia e cardiavolumetria. Studio geometrico, sperimentale e clinico. G. Clin. med. **1**, 146 (1920).

— Über eine Methode der plastischen Darstellung des Herzens am Lebenden. Acta radiol. (Stockh.) **10**, 127 (1929).

Porat, B. v.: Acta med. scand. **140**, Suppl. 256, 1951. Ref. T. Sjöstrand. Physiol. Rev. **33**, 202 (1953).

Prokop, L.: Über Trainingsveränderungen am Kreislauf. Leibesübg u. Leibeserzieh. **7** (1948). Ref. H. Mellerowicz. Arch. Kreisl.- Forsch. **24**, 70 (1956).

Rautmann, H.: Muskelarbeit und Herzgröße. Sportärztl. Mitt. Nr. 4 (1927).

— Zur Physiologie und Klinik des Sportherzens. Verh. dtsch. Ges. inn. Med. **47**, 99 (1935).

— Die Untersuchung und Beurteilung der röntgenologischen Herzgröße. Darmstadt: Dr. Dietrich Steinkopff 1951.

Reindell, H.: Herz und Sport: Unsere heutige Einstellung zur Beurteilung der Herzgröße und zur Frage der Schädigung. Fortschr. Röntgenstr. **60**, 35 (1939).

— Größe, Form und Bewegungsbild des Sportherzens. Arch. Kreisl.-Forsch. **7**, 117 (1940).

—, u. L. Delius: Klinische Beobachtungen über die Herzdynamik beim gesunden Menschen. Dtsch. Arch. klin. Med. **193**, 639 (1942).

— H. W. Kirchhoff, K. Musshoff u. H. Klepzig: Das Sauerstoffäquivalent, ein Maßstab für die Beurteilung der Leistungsbreite von Herz und Kreislauf, Verh. dtsch. Ges. Kreisl.-Forsch. **22**, 108 (1956).

— H. Klepzig u. K. Musshoff: Anpassungsvorgänge des gesunden und kranken Herzens. Verh. dtsch. Ges. inn. Med. **59**, 274 (1953).

— — — H. W. Kirchhoff, H. Steim, F. Moser u. P. Frisch: Neuere Untersuchungsergebnisse über Beziehungen zwischen Größe und Leistungsbreite des gesunden menschlichen Herzens, insbesondere des Sportherzens. Dtsch. med. Wschr. **82**, 613 (1957).

— K. Musshoff u. H. Klepzig: Regulative und myogene Dilatation des Herzens. Fortschr. Röntgenstr. **85**, 385 (1956).

— — — Die physiologische und krankhafte Herzvergrößerung. 5. Freiburger Symposion: Die Funktionsdiagnostik des Herzens, S. 128. Berlin-Göttingen-Heidelberg: Springer 1958.

Reindell, H., K. Musshoff, H. Klepzig, H. Steim, P. Frisch, G. Metz u. K. König: Beitrag zur Funktionsdiagnostik des gesunden und kranken Herzens. Münch. med. Wschr. **100**, 765 (1958).
— — — u. R. Weyland: Über eine Art von Sofortdepots des Kreislaufs. Verh. dtsch. Ges. inn. Med. **60**, 538 (1954).
— R. Weyland, H. Klepzig, K. Musshoff u. E. Schildge: Das Sportherz. Ergebn. inn. Med. Kinderheilk. **5**, 306 (1954).
Robinson, S.: Arbeitsphysiologie **10**, 251 (1939). Ref. König et al. Arch. Kreisl.-Forsch. **39**, 143 (1962).
Rössle, R., u. F. Roulet: Maß und Zahl in der Pathologie. Berlin u. Wien: Springer 1932.
Rohrer, F.: Volumenbestimmung an Körperhöhlen und Organen auf orthodiagraphischem Wege. Fortschr. Röntgenstr. **24**, 285 (1916/17).
Roscoe, M. H., and G. M. M. Donaldson: J. Obstet Gynaec. Brit. Emp. **53**, 527 (1946). Ref. S. R. Kjellberg, H. Lönroth, U. Rudhe, and T. Sjöstrand. Acta med. scand. **138**, 421 (1950).
Roskamm, H. H., K. Reindell, K. Musshoff u. K. König: Die Beziehungen zwischen Herzgröße und Leistungsfähigkeit bei männlichen und weiblichen Sportlern im Vergleich zu männlichen und weiblichen Normalpersonen. Arch. Kreisl.-Forsch. **35**, 67 (1961).
Rushmer, R., and D. Crystal: Changes in configuration of the ventricular chambers during the cardiac cycle. Circulation **4**, 211 (1951).
—, and N. Thal: The mechanics of ventricular contration. A cinefluorographic study. Circulation **4**, 219 (1951).
Sahatchieff, A.: Beitrag zur Röntgenuntersuchung des Herzens. Fortschr. Röntgenstr. **33**, 683 (1925).
Schatzki, R.: Plastische größen- und lagewahre Darstellung des Herzens. Fortschr. Röntgenstr. **37**, 899 (1928).
Schieffer, K.: Über den Wert des Orthodiagramms als diagnostisches Hilfsmittel mit besonderer Berücksichtigung der Herzuntersuchungen des Soldaten. Dtsch. mil.-ärztl. Z. **1906**, 589.
Schmidt, H. A. E., K. Musshoff, H. Reindell, K. König, D. Burchard, E. Held u. J. Keul: Die Beziehungen zwischen Blutvolumen, Herzvolumen und körperlicher Leistung. Z. Kreisl.-Forsch. **51**, 165 (1961).
Schmidt-Zang, F.: Röntgenologische Herzgrößenbeurteilung sowie Herzvolumenbestimmung im Liegen und Stehen an gesunden Erwachsenen, Sportlern und Kreislaufkranken unter Berücksichtigung der historischen Entwicklung. Inaug.-Diss. Freiburg i. Br. 1957.
Siedek, H., R. Wenger u. D. Doneff: Kreislaufveränderungen während der Herzkatheteruntersuchung. Z. Kreisl.-Forsch. **41**, 776 (1952).
Simon, G.: Acta anat. (Basel) **48**, 232 (1962).
Sjöstrand, T.: A method for the determination of carboxy-haemoglobin concentration by analysis of the alveolar air. Acta physiol. scand. **16**, 201 (1948).
— The total quantity of hemoglobin in man and its relation to age, sex bodyweight an heigth. Acta physiol. scand. **18**, 324 (1949).
— Svenska Läk.-Tidn. **47**, 349 (1950). Ref. Sjöstrand. Physiol. Rev. **33**, 202 (1953).
— Volume and distribution of blood and their significance in regulation the circulation. Physiol. Rev. **33**, 202 (1953a).
— The significance of the pulmonary blood volume in the regulation of the blood circulation under normal and pathological conditions. Acta med. scand. **145**, 155 (1953b).
— Reserveblut und Kreislaufregulierung. Verh. dtsch. Ges. inn. Med. **60**, 543 (1954a).
— Regulatory mechanismus relating to blood volume. Minn. Med. **37**, 10 (1954b).
Smith, H. L., and F. A. Willius: Adiposity of heart. A clinical and pathologic study of one hundred and thirty-six obese patients. Arch. intern. Med. **52**, 911 (1933).
Smith, H. W., and W. A. Bloedorn: The size of the normal heart; a teleroentgen study. U.S. nav. med. Bull. **16**, 219 (1922).
Soinipere, D.: Über die Wirkung des Sporttrainings auf Kreislauforgane. Med. Welt **1952**, 1006.
Spang, K.: Altersherz und Kardiosklerose. Dtsch. med. Wschr. **1954**, 318.
Starling, E. H.: Das Gesetz der Herzarbeit. Linacre-Vortrag 1915. Berlin u. Bern: E. Bircher (1920).
Strandell, T.: Circulatory studies on healthy old men. With special reference to the limitation of the maximal physical working capacity. Acta med. scand., Suppl. 414 (1964a).
— Heart volume and its relation to some date in old men. Acta physiol. scand. **60**, 197 (1964b).
Strandquist, M.: Zit. E. Lysholm, G. Nylin and K. Quarna. Acta radiol. (Stockh.) **15**, 237 (1934).
Straub, H.: Die Dynamik des Herzens. Die Arbeitsweise des Herzens in ihrer Abhängigkeit von Spannung und Länge unter verschiedenen Arbeitsbedingungen. In: Handbuch der normalen und pathologischen Physiologie, Bd. VII/I. Berlin: Springer 1928.
— Neue Methoden und Ergebnisse der klinischen Hämodynamik. Dtsch. med. Wschr. **1932**, 568.
Szakall, A.: Maximale Leistung und maximale Arbeit. Arbeitsphysiologie **13**, 9 (1944).
Takahashi, Sh., and T. Skinozaki: Solidography of the heart. Acta radiol. (Stockh.) **41**, 435 (1954).
Teubern, K. Frhr. v.: Orthodiagraphische Messungen des Herzens und des Aortenbogens bei Herz-Gesunden. Fortschr. Röntgenstr. **24**, 549 (1916/17).
Ungerleider, H. E., and R. Gubner: Evaluation of heart size measurements. Amer. Heart J. **24**, 494 (1942).

VALENTIN, H.: Praxis der Funktionsanalyse von Herz u. Kreislauf im Bereich der Vita maxima. 5. Freiburger Symposion an der Mediz. Univ.-Klinik vom 6.—8. Juni 1957. Berlin-Göttingen-Heidelberg: Springer 1958.

— H. VENRATH, H. V. MALLINCKRODT u. M. GÜRAKAR: Die maximale Sauerstoffaufnahme in den verschiedenen Altersklassen. Eine praktisch wichtige Herz-Kreislauf-Funktionsprüfung im Vita-maxima-Bereich. Z. Alternsforsch. **9**, 291 (1955).

VEITH, A.: Über orthodiagraphische Herzuntersuchungen bei Kindern im schulpflichtigen Alter. Jb. Kinderheilk. **68** (1908).

WAHLUND, H.: Determination of physical working capacity. A physiological and clinical study with special reference to standardization of cardio-pulmonary functional tests. Acta med. scand. **132**, Suppl 215 (1948).

WALD, L. T. LE, and G. H. TURELL: The aviator's heart. Roentgen ray studie under conditions simulating high altitudes. Amer. J. Roentgenol. **7**, 67 (1920).

WELLS, H. A.: J. Amer. med. Ass. **114**, 2177, 2284 (1940).

WENCKEBACH, K.: Über Herzkonstatierung im Kriege. Med. Klin. **1916**, Nr. 18.

WEZLER, K.: Altersanpassung im Kreislauf. Z. Alternsforsch. **3**, 199 (1942); **4**, 1 (1942).

— Die physiologische Altersinsuffizienz des Herzens. Verh. dtsch. Ges. Kreisl.-Forsch. **24**, 74 (1958).

ZDANSKY, E.: Röntgendiagnostik des Herzens und der großen Gefäße. Wien: Springer 1949.

ZWALUWENBURG, J. G. VAN: Herzfläche als Ellipse Amer. J. Röntgenol. **7** (1920).

III. Aortenmaße

Von

K. Musshoff und J. Emmrich

Mit 21 Abbildungen

1. Einleitung

Lange gehörte die Aorta zu denjenigen Organen, die einer klinischen Beurteilung nur schwer zugänglich waren, bis die Entdeckung RÖNTGENs die Darstellung und Beobachtung der Aorta selbst ermöglichte. So war das Aortenaneurysma diejenige innere Erkrankung, auf die die Röntgenuntersuchung zu allererst Anwendung fand. Seither ist die Untersuchung der Aorta eine der dankbarsten Aufgaben der röntgenologischen Diagnostik geworden, nachdem vor allem HOLZKNECHT (1900) in sehr gründlichen und noch heute lesenswerten Darstellungen die röntgenanatomischen Verhältnisse aufgezeigt und geklärt hat. Dennoch sind die Untersuchungsbefunde und die Mitteilungen über das Verhalten der gesunden und kranken Aorta im Röntgenbild in ihrer Gesamtheit im Vergleich zu anderen Organen auffallend spärlich. Das Interesse, welches dem Organ anfänglich entgegengebracht wurde, hat bald nachgelassen. Die Mitteilungen beschränken sich vor allem auf Einzelbeobachtungen oder kleinere, oft ziemlich willkürlich zusammengestellte Untersuchungsgruppen; größere systematische Reihenuntersuchungen als Grundlagen einer röntgenologischen Beurteilung der Aorta und ihrer Abhängigkeit von anderen Körperfaktoren sind nur vereinzelt geblieben.

Andererseits hat die Zunahme der Morbidität und Mortalität an Herz- und Kreislauferkrankungen nebem dem Herzen als Motor des Systems auch die Verteilungswege wieder stark in den Vordergrund des medizinischen Interesses gerückt. Die Erkrankungen des Gefäßsystems gewinnen in neuerer Zeit in allen Forschungsrichtungen zunehmende Bedeutung. Anatomische, pathologisch-anatomische und physiologische Untersuchungen der letzten Jahrzehnte haben dabei die große Bedeutung der Aorta bzw. des sog. aortalen Windkessels als zentralen Blutverteiler herausgestellt.

In Anbetracht der in ihrer Gesamtheit unbefriedigenden röntgenologischen Befunde mag es bei der Bedeutung dieses Organs daher sinnvoll sein, im folgenden das, was an gesicherten anatomischen, pathologisch-anatomischen und, soweit es für die Röntgenologie der Aorta wichtig erschien, auch physiologischen Befunden vorliegt, ausführlicher darzustellen, um aufzuzeigen, über welche Wege unser Wissen über die Aorta noch erweitert und ergänzt werden sollte. Der modernen röntgenologischen Gefäßdiagnostik stellt sich hier eine wesentliche Aufgabe, auf die wir abschließend in der zusammenfassenden Betrachtung noch einmal zurückkommen wollen.

2. Topographie der Aorta

Die Aorta ist das Hauptgefäß des arteriellen Schenkels des großen Kreislaufes. Aus ihr gehen alle den Organismus versorgende Schlagadern hervor. Sie entspringt aus der linken Herzkammer und steigt in der Brusthöhle zunächst nach rechts cranial und ventral an, verläßt dann den Herzbeutel und krümmt sich über dem linken Stammbronchus nach links und dorsal zur linken Seite der Wirbelsäule. Von hier zieht sie ventral nach abwärts und gelangt durch den Hiatus aorticus des Zwerchfelles in die Bauchhöhle. Sie verläuft dann weiter entlang der Wirbelsäule abwärts und endet vor dem Kreuz- bzw. Steißbein. Die einzelnen Abschnitte der Aorta haben ihrer Richtung und Lage nach verschiedene Benennungen erhalten. Der Anfangsteil der Aorta wird als Aorta ascendens, der folgende, sich über die linke Lungenwurzel krümmende Teil der Aorta als Arcus aortae, und der der Wirbelsäule entlang nach caudal verlaufende Teil wird Aorta descendens bezeichnet. Am Ende des Arcus aortae findet sich eine verengte Stelle, der Isthmus aortae. Sie entspricht der Insertion des Ligamentum Botalli, dem Rest des ursprünglichen Ductus Botalli, der im intrauterinen Leben die notwendige Verbindung zwischen Lungen- und Körperkreislauf herstellt. Die Aorta descendens wird je nach ihrer topographischen Lage im Brustraum als Aorta thoracica und in der Bauchhöhle als Aorta abdominalis und hier wiederum der im Becken liegende Teil als Aorta caudalis benannt (KOPSCH, 1942).

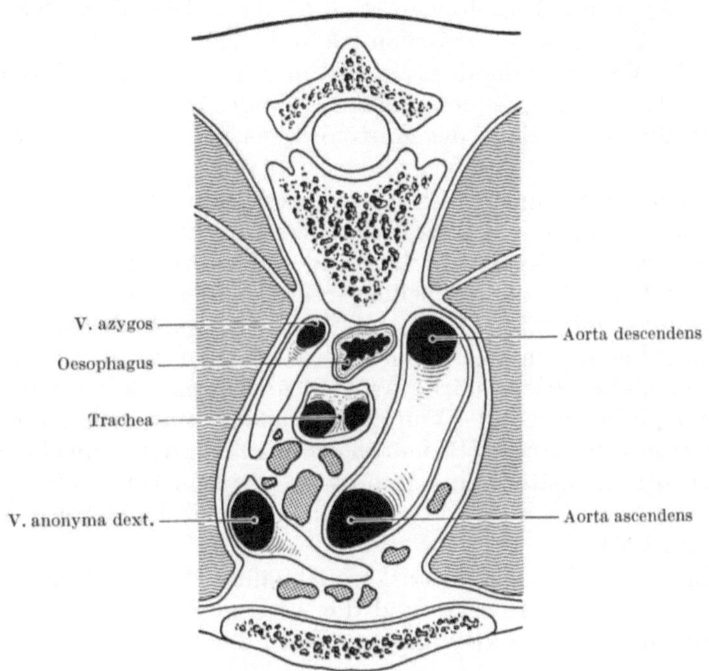

Abb. 1. Querschnitt durch den Thorax in Höhe des 4. Brustwirbelkörpers mit Einzeichnung der Projektion des Aortenbogens zur Bestimmung des Aortendurchmessers nach ZDANSKY (1949)

Die Aorta ascendens erstreckt sich vom Ostium arteriosum sinistrum bis zum Austritt aus dem Herzbeutel. An dem cranialen, ventralen Ende der linken Herzkammer in Höhe des 3. Zwischenrippenraumes dorsal vom Brustbein beginnend steigt sie rechts, cranial und ventral dem Brustbein zu und schließt in der Höhe der Sternalinsertion der 2. Rippe rechts mit einem nach rechts gewendeten, das Brustbein seitlich überragenden, oval ausgebuchteten Stück des Gefäßes ab, das zugleich den Übergang in den Arcus aortae bildet (TÖNDURY, 1951). Der unmittelbar an die Aortenklappen anschließende Anfangsteil der Aorta ascendens wird — entsprechend den drei Taschenklappen des Aortenostiums — durch drei Sinus gebildet. Dieser kolbig erweiterte Anfangsteil, auch Bulbus aortae genannt, liegt dorsal von der Arteria pulmonalis.

Die Aorta ascendens ist gemeinsam mit der Arteria pulmonalis vollständig in das Perikard eingeschlossen (KOPSCH, 1942). An ihrem Beginn ist sie ventral von der Arteria pulmonalis, seitlich vom rechten Vorhof, dorsal vom rechten Hauptast der Arteria pulmonalis umgeben. Weiter cranial liegt die Arteria pulmonalis an ihrer linken Seite, während die Vena cava cranialis rechts von ihr liegt. Die topographischen Verhältnisse möge Abb. 1 veranschaulichen.

Als erste Äste entspringen aus der Aorta ascendens im Bereich der Sinus Valsalvae dexter bzw. sinister die beiden den Herzmuskel versorgenden Arteriae coronariae (SOBOTTA, 1928; TÖNDURY, 1951).

Die Aorta ascendens geht in der Höhe des 2. rechten Sternocostalgelenkes in den Arcus aortae über. Dieser wendet sich in leichtem, cranial konvexem Bogen nach links und dorsal, wo er in Höhe des 4. Brustwirbels die Wirbelsäule erreicht. Die Höhe der Konvexität des Bogens entspricht etwa dem cranialen Rand der Sternalinsertion der 1. Rippe. Der Bogen zieht über die Teilungsstelle der Luftröhre hinweg, wobei die Luftröhre rechts und etwas dorsal von ihr gelegen ist. Er ist auf der linken Seite von der mediastinalen Pleura sowie von der Lunge bedeckt. An den cranialen Rand des Bogens legt sich die Vena bracheocephalica sinistra an, unter dem Bogen zieht der rechte Ast der Arteria pulmonalis von links nach rechts und der Nervus recurrens von ventral nach dorsal. Die Länge des Aortenbogens beträgt beim Erwachsenen etwa 5—6 cm. Die Weite der Aorta am Beginn des Arcus liegt beim Erwachsenen zwischen 2,5 und 3 cm, am Ende zwischen 2 und 2,5 cm (Kopsch, 1942). Die Verringerung des Lumens im Aortenbogen ist durch den Abgang der großen Kopf und Arme versorgenden Gefäße bedingt. Das Lumen der Aorta ascendens verhält sich gegenüber dem Ende des Aortenbogens in seiner Weite wie 4:3 (Weiss u. Lauda, 1921).

Der Aortenbogen geht dann in die Aorta descendens mit ihren Abschnitten: Aorta thoracica, Aorta abdominalis und Aorta caudalis über. Die Aorta thoracica zieht an der ventralen Fläche der Wirbelsäule abwärts und folgt deren Krümmungen. Sie liegt an ihrem Beginn der linken Seite der Wirbelkörper an, wendet sich dann allmählich der Mitte derselben zu und biegt mit ihrem Hauptteil wieder etwas nach links zurück, so daß sie einen leichten, nach rechts konvexen Bogen beschreibt. In der Brusthöhle gibt das Gefäß zahlreiche, aber nicht besonders starke Äste ab und vermindert dadurch seinen Durchmesser auch nur in geringem Grade. Von diesen Gefäßen haben in der Röntgendiagnostik besonders die Arteriae intercostales Bedeutung erlangt. Mit dem benachbarten Oesophagus, der zunächst rechtsseitig, später ventral und kurz vor dem Durchtritt durch das Zwerchfell links der Aorta liegt, ist die Aorta thoracica durch ein lockeres Bindegewebe verbunden (Töndury, 1951).

Erst in der Bauchhöhle folgt eine stärkere Abnahme des Gefäßlumens infolge der Abgabe starker Äste für die Eingeweide und die unteren Extremitäten, so daß schließlich die Aorta caudalis nur noch ein kleinlumiges Gefäß darstellt.

3. Anatomische, pathologisch-anatomische und physiologische Befunde zur Aortengröße

Die Aufgabe der Aorta besteht in der Umwandlung der von der Herzpumpe erzeugten kinetischen Energie in potentielle Energie. Durch diese dem Windkesselprinzip vergleichbare Tätigkeit der Aorta wird der durch die rhythmisch pulsierende Beschleunigungsarbeit des Herzens erzeugte, unterschiedlich starke Blutstrom in einen annähernd gleichmäßigen Strom verwandelt. Der „Windkessel der Aorta" ist der zentrale Blutverteiler.

Die Windkesselfunktion der Aorta ist von der Dehnbarkeit ihrer Wandung, d.h. ihrer morphologischen Beschaffenheit, und von ihrem Gesamtvolumen abhängig. Beide Größen, die Struktur der Aortenwandung (Gewicht, Wandstärke und Feinstruktur) und das Gesamtvolumen des Aortenrohres (lichte Weite und Länge) machen im Laufe des Lebens Veränderungen durch, die sich einmal im Zuge des allgemeinen Körperwachstums vollziehen, zum anderen aber auch jenseits des abgeschlossenen Körperwachstums vor sich gehen. Die Veränderungen nach abgeschlossenem Körperwachstum sind nicht nur Ausdruck einer Abnutzung der Aortenwandung im Rahmen der physiologischen Alterung, sondern zu einem Teil auch durch zusätzliche pathologische Gegebenheiten, wie eine Hypertonie des großen Kreislaufes oder eine über die physiologische Alterung hinausgehende herdförmige Arteriosklerose der Aorta bedingt.

Die verschiedenen Einflüsse — allgemeines Körperwachstum, physiologische Alterung, Hochdruck und Arteriosklerose — bestimmen die Morphologie und Funktion der Aorta bis zu einem gewissen Grade in gesetzmäßiger Weise. Dieser morphologische und funktionelle Aortenwandel ist durch eine Reihe von Maßen charakterisierbar, von denen für die Erfordernisse der Röntgendiagnostik das Gewicht und die Struktur, sowie die Weite, Länge, das Volumen und die Dehnbarkeit der Aorta die wichtigsten sind. Die Beziehungen, die sich zwischen Alter, Hochdruck und Arteriosklerose einerseits und den genannten morphologischen und funktionellen Größen der Aorta andererseits ergeben, sollen aus diesem Grunde den Röntgenbefunden vorangestellt werden. Ihre Kenntnis ist für die Deutung und ätiologische Beurteilung röntgenologischer Befunde von nicht zu unterschätzendem Wert.

Die Aorta ist ein elastisches Rohr, dessen Weite und Länge nicht nur vom morphologischen Substrat, sondern maßgeblich vom Innendruck mitbestimmt wird (Abb. 2).

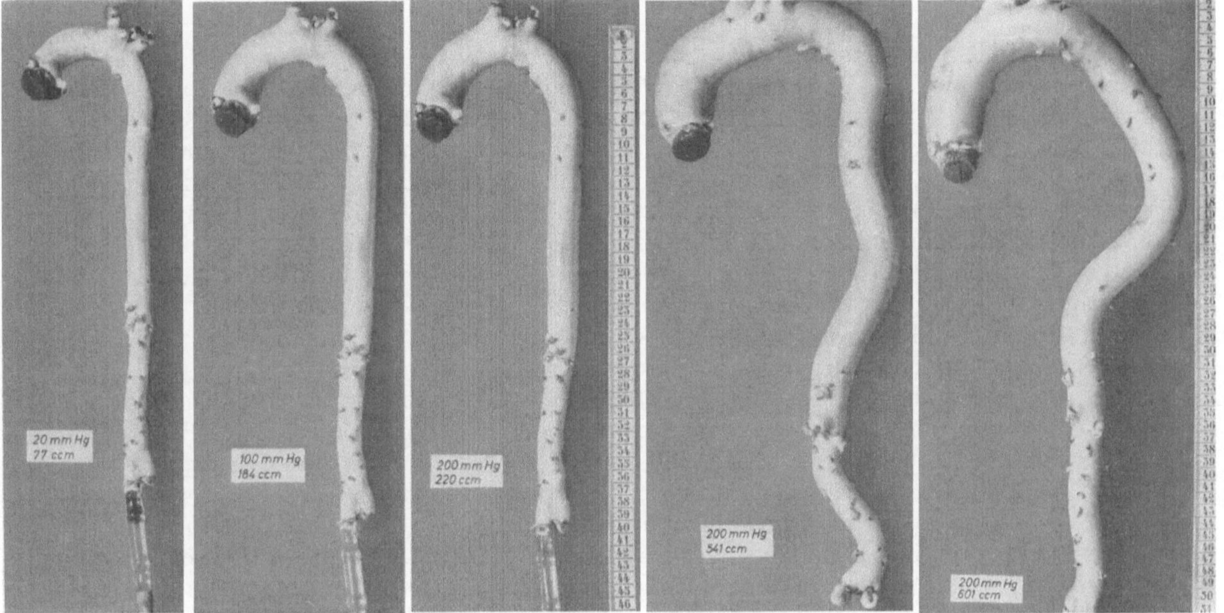

Abb. 2. Normal große Aorta eines 35jährigen Mannes bei verschiedenen Füllungsdrucken. (Nach Simon u. Meyer, 1958)

Bei der Wertung der an der Leichenaorta gewonnenen Maße ist einschränkend zu berücksichtigen, daß die dem Körper entnommene und nicht mehr unter dem physiologischen Betriebsdruck stehende und entspannte Aorta zusammenschnurrt; sie wird kürzer und schmäler. Die Verkürzung beträgt beispielsweise bei Jugendlichen bis 40% der Aortenlänge in situ (Rollhäuser, 1954). Dieser Sachverhalt hatte zu der irrigen Auffassung geführt, daß die Aorta in der Längsrichtung des Körpers ausgespannt sei (Schwalbe, 1878; Hiller, 1884; Scheel, 1908). Erst die Aortenmessung unter physiologischen Füllungsdrucken ermöglichte die Gewinnung von Meßwerten, die den intravitalen Verhältnissen entsprachen. Auf diese Weise konnten Simon und Meyer (1958) feststellen, daß die Aorta unter einem Füllungsdruck, der einer normalen intravitalen Druckbelastung entspricht, nahezu spannungsfrei im Körper verankert ist. Nur eine anatomische Größe der Windkesselarterie ist von ihrer postmortalen Reaktion unabhängig, ihr Gewicht (Meyer, 1951).

Nachdem die ersten Untersucher ausnahmslos die postmortal entspannte Aorta gemessen haben, sind in der Folgezeit auch Druck-Volumenbestimmungen an Teilstücken des Aortenrohres (Strassburger, 1907, 1909; Reuterwall, 1921, 1922; Hallock u. Benson, 1937; Wagner u. Kapal, 1951—1954; Moret, Cuénod u. Duchosal, 1957) und an der ganzen Aorta durchgeführt worden (Böhmig, 1943; Bader, 1956; Bader u. Kapal, 1957; Karnbaum, 1957, 1961; Karnbaum u. Sperling, 1957; Meyer zusammen mit Richter, Schollmeyer u. Simon, 1957, 1958, 1959; Kapal u. Bader, 1958). Neben den wichtigsten Ergebnissen der großen Reihenuntersuchungen der früheren Jahre sind für das Verständnis der röntgenologisch gewonnenen Aortenwerte vor allem die letztgenannten Befunde von Interesse, die experimentell an der gesamten thorakalen und abdominellen Aorta unter Füllungsdrucken erhoben wurden, die der normalen Innendruckbelastung entsprechen.

Die Berücksichtigung der umfangreichen sphygmographischen Untersuchungsergebnisse würde den Rahmen der gestellten Aufgaben überschreiten und ist auch für das Verständnis des zu besprechenden Themas nicht erforderlich.

a) Aorta, Alter und Geschlecht

Die Aorta unterliegt einem altersabhängigen Wandel, welcher sowohl die morphologisch-anatomischen, als auch die funktionellen Maße der Aorta betrifft.

Mit zunehmendem Alter nehmen *alle anatomischen Maße*, das *Aortengewicht*, die *Dicke der Aortenwandung*, die *Länge* und die *Weite* (Umfang, Durchmesser, Querschnitt) des Aortenrohres zu (Beneke, 1878, 1879; Schiele-Wiegand, 1880; Thoma, 1882; Suter, 1897; Roessle, 1910, 1919; Kani, 1910; Jaffée u. Sternberg, 1919; Kaufmann, 1919; Hueck, 1920, 1937; Mönckeberg, 1921; Kirch, 1921; Husten, 1931; Böhnig, 1943; Schoenmackers, 1948, 1949; Selberg, 1951; Meyer, 1951, 1955, 1957, 1958; Frucht, 1953; Meyer, Richter, Schollmeyer u. Simon, 1957, 1958; Karnbaum, 1957, 1961; Moret, Cuénod u. Duchosal, 1957). Diese Zunahme der morphologischen Aortenmaße vollzieht sich nicht nur während des allgemeinen Körperwachstums, sondern hält auch jenseits des abgeschlossenen Wachstums ständig an, wobei die Zunahme im Vergleich zur Wachstumsperiode nur langsamer erfolgt.

Nach Untersuchungen von Meyer (1951) und Simon und Meyer (1958) beträgt das *Gewicht* der gesamten Aorta bei einem Neugeborenen im Durchschnitt 1,9 g. Es wird im Laufe des ersten Lebensjahres verdoppelt und erreicht in der Mitte der dritten Lebensdekade bei Männern im Durchschnitt 25 g, bei Frauen 22 g. Insgesamt ergibt sich somit in der Zeit des Körperwachstums eine Zunahme von 1,9 g auf 25 g. Nach Abschluß des Körperwachstums nimmt das Aortengewicht ständig weiter zu. Vom 25. bis zum 65. Lebensjahr wird es, auch ohne Hinzukommen stärkerer herdförmiger Sklerosen, allein durch die diffusen Veränderungen des Aortenrohres (Erweiterung, Verlängerung, Wandverdickung und Ablagerung von Ballaststoffen) mehr als verdoppelt. Im Alter von 60 Jahren wiegt eine normale männliche Aorta im Durchschnitt 50 g, eine normale weibliche Aorta 40 g. Daraus ergibt sich für diese Zeit nach Abschluß des Körperwachstums eine durchschnittliche Gewichtszunahme von 5—6 g pro Jahrzehnt. Bei Berücksichtigung des Gesamtmaterials, einschließlich der schweren herdförmigen Intimasklerosen des höheren Alters findet sich bei Männern zwischen dem 3. und 8. Lebensjahrzehnt eine Verdreifachung des durchschnittlichen Aortengewichtes (Abb. 3). Diese gesetzmäßige starke Gewichtszunahme jenseits des abgeschlossenen Körperwachstums ist nicht nur für die Aorta, sondern für das ganze arterielle Gefäßsystem charakteristisch. Diese, durch die ständige mechanische Beanspruchung bedingte Gewichtszunahme der Aorta ist mit der altersgebundenen Zunahme keines anderen Organes vergleichbar. Der fehlende weitere Ansteig jenseits des 80. Lebensjahres ist darauf zurückzuführen, daß Personen mit schwersten Arteriosklerosen das 80. Lebensjahr selten überschreiten. Der steilere Anstieg der Aortengewichtskurve bei Männern jenseits der 6. Lebensdekade weist auf eine durchweg verstärkte, herdförmige Sklerose hin. Bei Frauen steigt die Gewichtskurve im höheren Alter etwas langsamer als bei Männern. Das Gewicht einer Frauenaorta im höheren Alter ist etwa derjenigen einer 10 Jahre jüngeren Männeraorta gleich (Meyer, 1951, 1958). Die Zunahme des Aortengewichtes über das Wachstumsalter hinaus ist durch eine Zunahme der *Aortenweite* (Umfang, Durchmesser, Querschnitt), der *Aortenlänge* und der *Wanddicke der Aorta* bedingt. Nach den Untersuchungsergebnissen von Beneke (1881), die später von Kani (1910), Suter (1897) und Roessle (1910, 1919) im wesentlichen bestätigt wurden, ist der Aortenumfang bei den Frauen in allen Lebensaltern kleiner als bei den Männern.

Den Ergebnissen von BENEKE über den Aortenumfang in Abhängigkeit vom Alter und Geschlecht, welche in Abb. 4 graphisch dargestellt sind, liegt ein Material von 615 Fällen zugrunde. SUTER und FRUCHT (1953) haben in ihren Untersuchungen über die Altersabhängigkeit des *Aortenquerschnittes* neben dem Einfluß des Geschlechtes das Gewicht, beziehungsweise — wie in Abb. 5 — die Größe mit berücksichtigt. Ihre Ergebnisse beruhen auf einem Untersuchungsgut von 2719 Fällen.

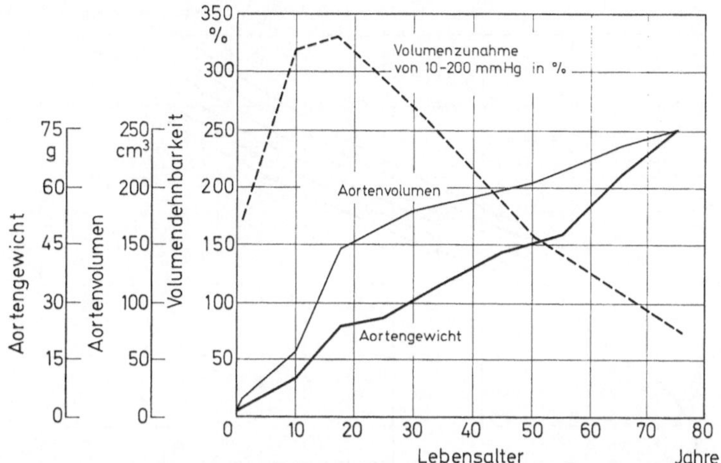

Abb. 3. Die Abwandlung des Gewichtes (dick ausgezogene Linie), des Volumens bei 100 mm Hg Füllungsdruck (dünn ausgezogene Linie) und der Volumendehnbarkeit der Aorta (gestrichelte Linie) im Verlauf des Lebens. Die Volumendehnbarkeit der Aorta ist in Prozent der Zunahme bei einer Drucksteigerung von 10 auf 200 mm Hg dargestellt. (Nach MEYER, 1951, 1958; SIMON u. MEYER, 1958)

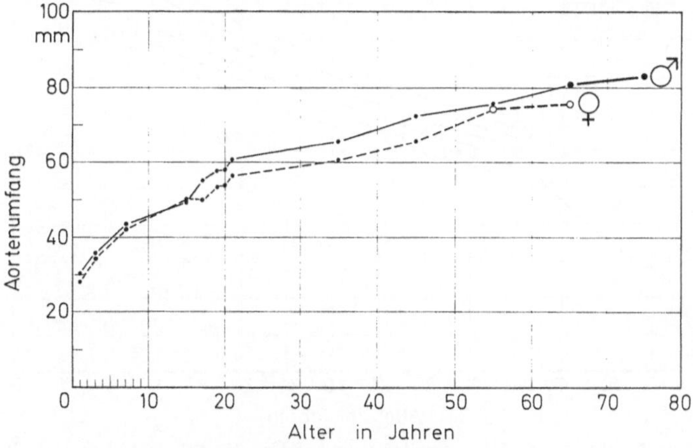

Abb. 4. Der Aortenumfang, über den Klappen gemessen, bei Männern und Frauen in Abhängigkeit vom Alter. (Nach BENEKE, 1881)

Beide Größen, Körpergröße und Körpergewicht, werden — wie wir später auch noch im röntgenologischen Teil sehen werden — als Bestimmungsgrößen der Aortengröße angesehen. Es ist aber in Analogie zu den pathologisch-anatomischen (W. MÜLLER, 1883; HIRSCH, 1899) und röntgenologischen Befunden der Herzgröße (DIETLEN, 1907; KAHLSTORF, 1932; LUDWIG, 1939; MUSSHOFF u. Mitarb., 1961) wahrscheinlich, daß auch hier nicht die Körpergröße, sondern das Körpergewicht der primär bestimmende Faktor für die Aorta ist. Diese Auffassung wurde von anatomischer Seite schon von SUTER, von röntgenologischer Seite vor allem von DEDIĆ (1934) vertreten. Bei der Beurteilung dieser Frage ist zu berücksichtigen, daß bei normalen Personen Körpergewicht und Körpergröße in gegenseitiger Abhängigkeit stehen (s. auch Kapitel II ,,Herzmaße", Seite 71).

Mit der altersabhängigen *Erweiterung* jenseits des abgeschlossenen Körperwachstums geht die altersabhängige *Verlängerung* der Aorta einher (KARNBAUM, 1957; MORET, CUÉNOD u. DUCHOSAL, 1957; SIMON u. MEYER, 1958). Die Messungen von SIMON und MEYER (1958) ergeben vom Abschluß des Körperwachstums bis zum 80. Lebensjahr für die entspannte Aorta eine Verlängerung von 38,1 cm auf 51 cm (= 33,9%) und für die Aorta unter einem Füllungsdruck von 100 mm Hg. eine Verlängerung von 48,3 auf 55,6 cm

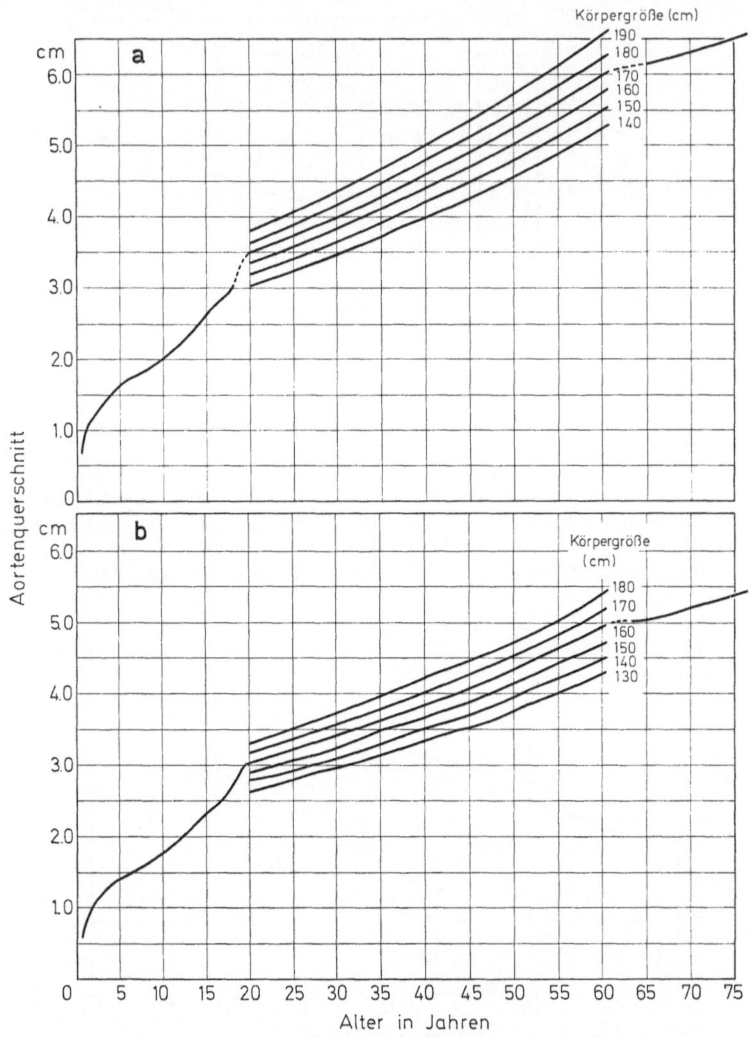

Abb. 5a u. b. Der Aortenquerschnitt bei Männern (a) und bei Frauen (b) in Abhängigkeit vom Alter und von der Körpergröße nach Befunden von SUTER (1897), FRUCHT (1953) und von MEINERS (1958) zusammengestellt. (Nach LINKE, 1958)

(= 15,1%) (Tabelle 1). Aus diesen Befunden geht gleichzeitig hervor, daß die altersbedingte Längenzunahme der Aorta geringer ist, als es nach den Befunden an der entspannten Leichenaorta den Anschein hat (SIMON, 1955).

Aber nicht nur die Weite und Länge und damit das Fassungsvermögen, sondern auch die *Wanddicke* nehmen nicht nur während des Wachstums, sondern auch jenseits des Wachstumsalters zu (KANI, 1910; KARNBAUM, 1961). Nach KARNBAUM (1961) beträgt die mittlere, oberhalb der Klappen gemessene Wanddicke bei Normotonikern im Alter von 40—50 Jahren 1,37 mm, im Alter von 66—80 Jahren 1,56 mm und oberhalb des Zwerchfells gemessen 1,01 bzw. 1,12 mm. Die Gefäßwand von Hypertonikern ist stärker als diejenige von Normotonikern (s. Tabelle 5).

Die Zunahme der Weite und Länge des Aortenrohres führt mit fortschreitendem Alter unmittelbar zu einer Zunahme des *Fassungsvermögens* der Aorta (HWILIWITZKAJA, 1926; MEYER, RICHTER, SCHOLLMEYER u. SIMON, 1957; SIMON u. MEYER, 1958). Nach den Untersuchungen von SIMON und MEYER faßt die Aorta von Neugeborenen bei 100 mm Hg Füllungsdruck durchschnittlich 8,1 cm³; das Fassungsvermögen wird im Verlauf des 1. Lebensjahres etwa verdoppelt und erreicht mit Abschluß des Wachstums mit 150 cm³ etwa das Zwanzigfache ihres anfänglichen Volumens (Tabelle 2). Wie aus den Werten von Aortenumfang und Aortenlänge schon zu entnehmen ist, nimmt das Fassungsvermögen auch nach Abschluß des Körperwachstums weiter zu. Berücksichtigt man in allen Altersstufen nur die Volumina von Normotonikern, so ergibt sich für die Erwachsenen ein annähernd linearer Anstieg des Aortenvolumens mit fortschreitendem Alter, wobei zwischen dem 20. und 75. Lebensjahr das Volumen von Gesamtaorten um mindestens 60 % auf 250 cm³ im Mittel zunimmt (MEYER, 1958). Bei Hypertonikern, auf die wir noch zu sprechen kommen, beträgt die Zunahme über 100 % (Tabelle 2).

Tabelle 1. *Die Länge der gesamten Aorta, gemessen vom Aortenostium bis zur Bifurkatio aortae, bei verschiedenem Innendruck in verschiedenen Altersstufen.* (Nach SIMON u. MEYER, 1958)

Alter	Gesamtlänge der Aorta in cm		
	0 mm Hg	100 mm Hg	200 mm Hg
16—36	38,1	48,3	51,5
40—59	45,1	52,8	54,7
60—69	48,7	56,7	59,1
70—83	51,0	55,6	57,4

Aus den genannten Befunden über das Aortengewicht und das Fassungsvermögen der Aorta geht gleichzeitig hervor, daß das Aortenfassungsvermögen während des Körperwachstums wesentlich stärker zunimmt als das Aortengewicht. Einer Zunahme des Aortenvolumens um das Zwanzigfache in den ersten beiden Lebensdekaden steht ein Anstieg des Aortengewichtes auf das Zehnfache gegenüber. Zwischen dem 25. und 75. Lebensjahr ist die Zunahme des Aortengewichtes mit 200 % dagegen wesentlich höher als die altersbedingte Volumenzunahme von etwas über 60 % (s. auch Abb. 3). Die Relation Aortenvolumen/Aortengewicht ändert sich somit im Verlauf des Lebens. Der auf eine bestimmte Aortenmasse kommende Volumenanteil nimmt von der Geburt bis zur 2. Lebensdekade zu und mit der 3. Lebensdekade bis zum Tode ständig ab (Abb. 6).

Tabelle 2. *Das Fassungsvermögen der Gesamtaorta in verschiedenen Lebensaltern bei 100 mm Hg Innendruck (Männer, ausschließlich und einschließlich Hypertoniker).* (Nach SIMON u. MEYER, 1958)

Alter	Durchschnittliches Volumen in cm³ bei 100 mm Hg			
	ausschließlich Hypertoniker		einschließlich Hypertoniker	
	n	M	n	$M \pm \sigma M$
Neugeborene	3	8,1		
3 Monate	1	12,3		
7—15 Monate	3	14,6		
10 Jahre	1	56,0		
16—19 Jahre	2	147,3		
20—39 Jahre	8	179	9	182 ± 9,9
40—59 Jahre	9	204	12	222 ± 12,7
60—69 Jahre	5	236	11	322 ± 32,5
über 70 Jahre	6	250	9	268 ± 14,5

Mit dem Wandel, den die anatomischen Maße der Aorta im Laufe des Lebens durchmachen, ist ein *Wandel funktioneller Maße* unmittelbar verbunden. Von diesen Größen ist für das Verständnis röntgenologischer Aortenbefunde die Volumendehnbarkeit und die Größe des Speichervolumens der Aorta und ihre Abwandlungen im Laufe des Lebens von Interesse.

Die *Volumendehnbarkeit* stellt die Beziehung zwischen Innendruck und Fassungsvermögen der Aorta dar. Die relative Volumenzunahme (prozentuale Zunahme des Aortenvolumens bei steigendem Innendruck) steht in enger Abhängigkeit von der morphologischen Struktur und Wandstärke sowie dem Rauminhalt des Aortenrohres. Da die relative Volumendehnbarkeit um so größer ist, je größer der Volumenanteil im Vergleich zur Aortenwandmasse, verläuft die altersabhängige Kurve der Volumendehnbarkeit annähernd gleichsinnig mit der durch die Relation Aortenvolumen/Aortengewicht gebildeten

Kurve, wie sie in Abb. 6 dargestellt wurde. Die Volumendehnbarkeit der Aorta wird entsprechend der Größe des Quotienten Aortenvolumen/Aortengewicht nach der Geburt zunächst größer, erreicht in der zweiten Hälfte der 2. Lebensdekade ihr Maximum und nimmt mit Ende der 2. Lebensdekade in enger Altersabhängigkeit wieder ab (Strasburger, 1907, 1909; Hwiliwitzkaja, 1926; Broemser u. Ranke, 1930; Wezler u. Böger, 1937; Hallock u. Benson, 1937; Boehmig, 1943; Wagner u. Kapal, 1951, 1952, 1954; Bader, 1956; Meyer, Richter, Schollmeyer u. Simon, 1957; Moret, Cuénod u. Duchosal, 1957; Karnbaum u. Sperling, 1957; Bader u. Kapal, 1957; Meyer, 1958; Simon u. Meyer, 1958). Bei Neugeborenen und Kleinkindern im 1. Lebensjahr weist die Aorta im Druckbereich von 10—200 mm Hg eine Volumenzunahme von 17% auf und entspricht damit der relativen Aortendehnbarkeit eines 40jährigen Menschen. Auf dem Höhepunkt der Dehnbarkeit in der zweiten Hälfte der 2. Lebensdekade beträgt die Zunahme 330%, in der 3. Dekade 250—300% und in der 6. Dekade noch 100—150%. Im höchsten Alter verhält sich die Aorta annähernd wie ein starres Rohr (s. auch Abb. 3). Trotz der erheblichen Abnahme der Aortendehnbarkeit beim erwachsenen Menschen jenseits der 2. Lebensdekade bleibt das Speichervolumen der Aorta — die Blutmenge, welche der aortale Windkessel im Bereich der Blutdruckamplitude aufnimmt — infolge der altersbedingten Zunahme des Aortenvolumens und Vergrößerung der Blutdruckamplitude bis zum 50. Lebensjahr annähernd auf gleicher Höhe. Das durchschnittliche Speichervolumen der Aorta beträgt in Grenzen der physiologischen Blutdruckamplitude — wie aus Tabelle 3 hervorgeht — sowohl in der Wachstumsperiode als auch mit Abschluß des Wachstums bis zum Alter von 50 Jahren etwa das halbe Schlagvolumen (Wezler u. Böger, 1937; Simon u. Meyer, 1958).

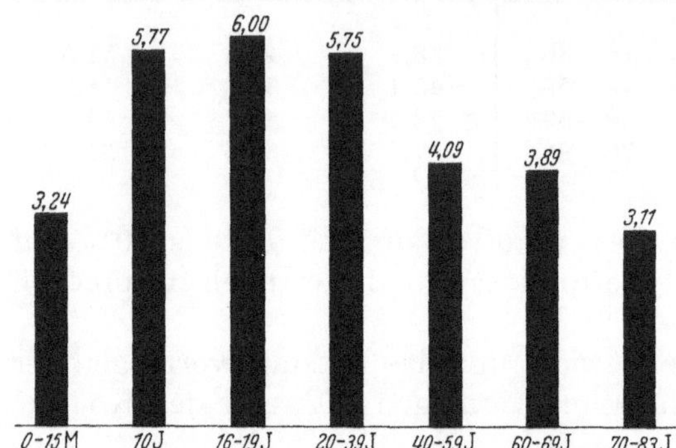

Abb. 6. Abwandlung der Relation Aortenvolumen/Aortengewicht im Verlauf des Lebens. Es sind die Anteile des Aortenvolumens in Kubikzentimetern an je 1 g Aortenwandmasse dargestellt. (Nach Simon u. Meyer, 1958)

Der erhebliche altersgebundene Rückgang der Aortendehnbarkeit des erwachsenen Menschen wird somit bis zum 50. Lebensjahr durch die gleichzeitige Zunahme des Aortenvolumens fast vollständig ausgeglichen. Im weiteren Alter übernimmt dann ein immer größerer Anteil des arteriellen Gefäßsystems die Funktionen des Windkessels, weil die Volumenvermehrung der Aorta und der großen Gefäße auf die Dauer mit dem Elastizitäts-

Tabelle 3. *Das Speichervolumen des Aorten-Windkessels in den altersentsprechenden Druckamplituden, verglichen mit dem Herzschlagvolumen bei Normotonikern.* (Nach Simon u. Meyer, 1958)

Alter	Volumen der Aorta in cm³					Speichervolumen	Schlagvolumen nach Bolt, Graser bzw. Böger und Wezler in cm³
	60 mm Hg	80 mm Hg	100 mm Hg	120 mm Hg	140 mm Hg		
Neugeborene	6,9	—	8,1			1,2	1. Monat: 2,7
7 Monate	9,8	—	12,0			2,3	6. Monat: 4,7
10 Monate	13,3	—	16,3			3,0	1 Jahr: 6,3
15 Monate	11,8	—	15,5			3,7	
10 Jahre		44,5		64,0		19,5	10 Jahre: 32,5
16—19 Jahre		120,0		158,0		38,0	
20—39 Jahre		160,6		192,2		31,6	Erwachsene: 61—71
40—49 Jahre		175,1			202,8	27,7	
50—59 Jahre		215,8			237,3	21,5	
60—69 Jahre		226,6			248,5	21,9	
70—83 Jahre		241,2			259,8	18,6	

verlust nicht Schritt hält (Hwiliwitzkaja, 1926; Wezler u. Böger, 1937; Selberg, 1951; Moret, Cuénod u. Duchosal, 1957). Die dem Dehnbarkeitsverlust funktionell entgegenwirkende Aortenerweiterung und die spätere Einbeziehung der großen Gefäße in den Windkessel sind als ein Kompensationsvorgang aufzufassen, der eine Mehrbelastung des Herzens verhindert. Dafür sprechen auch die pathologisch-anatomischen Feststellungen, daß das relative, pro kg Körpergewicht berechnete Herzgewicht in der 6. und 7. Lebensdekade nur wenig zunimmt (W. Müller, 1883; Roessle u. Roulet, 1932). Eine solche Zunahme wäre bei einer stärkeren Druckbelastung des Herzens zu erwarten.

b) Aorta und Hochdruck

Die Hypertonie des großen Kreislaufes führt zu einer Reihe von Aortenveränderungen, die denen der physiologischen Alterung qualitativ gleichen, sich aber im Hinblick auf ihr quantitatives Ausmaß von ihr abheben. Bei Bestehen einer Hypertonie treten die Altersveränderungen der Aorta, wie die Zunahme der Aortenwandmasse und des Fassungsvermögens der Aorta früher auf (Hueck, 1920, 1937; Schoenmackers, 1949; Meyer, 1951; Selberg, 1951; Karnbaum, 1957, 1961; Simon u. Meyer, 1958). Die Wanddicke, Weite und Länge der Aorta sind bei Hypertonikern gegenüber gleichaltrigen Normotonikern wesentlich vergrößert (Abb. 7). Durch die Vergrößerung des gesamten Organs und die überdurchschnittliche Wanddicke (s. auch Tabelle 5) sind das Fassungsvermögen und das Gewicht der Hochdruckaorta vermehrt (Meyer, 1951; Simon u. Meyer, 1958, 1959; Karnbaum, 1961). Nach Meyer und Simon haben die Hypertonikeraorten in der 7. Lebensdekade im Mittel ein um 67% (158 cm^3) größeres Volumen und ein um 49% (29 g) höheres Gewicht als die Normotonikeraorten (Tabelle 4). Es übersteigt somit bei den Hypertonikeraorten die Zunahme des Aortenvolumens die Zunahme des Gewichtes deutlich: Bei Normotonikern der 7. Lebensdekade fallen auf 1 g Aortenmasse 3,9 cm^3 des Aortenvolumens, bei Hypertonikern dagegen 4,4 cm^3.

Infolge ihres größeren Volumens zeigen die Hochdruckaorten trotz der verstärkten Wanddicke niedrigere Volumenelastizitätskoeffizienten als die gleichaltrigen Aorten von Normotonikern. Die Zunahme ihres Fassungsvermögens um eine Volumeneinheit erfordert einen geringeren Druckanstieg, als dies für den gleichen Volumenzuwachs einer kleineren Aorta von Nichthypertonikern der Fall wäre. Daher sind auch die Speichervolumina der Hypertonikeraorten im Mittel etwas höher als die der Nichthypertonikeraorten. Wenn auch die Unterschiede gering und infolge einer starken Streuung und Überschneidung der Einzelwerte auch nicht zu sichern sind, so kann man trotzdem schließen, daß die Hochdruckerkrankung auf das systolische Speichervolumen der Aorta keinen wesentlichen und sicher keinen einschränkenden Einfluß ausübt (Simon u. Meyer, 1958) (Tabelle 4).

Die Untersuchungsergebnisse über die Dehnbarkeit des Wandmaterials der Hypertonikeraorten sind nicht einheitlich. Karnbaum (1957, 1961) und Karnbaum und Sperling (1957a und b) waren auf Grund ihrer Dehnbarkeitsprüfungen an der Aorta thoracica und an der ganzen Aorta zu dem Ergebnis gekommen, daß der Hochdruck über die altersmäßig bedingte Starre der Aortenwand hinaus zu einer zusätzlichen Minderung der Dehnbarkeit des Aortenrohres führt. Demgegenüber haben Simon und Meyer (1958) bei den Hypertonikeraorten eher eine gering erhöhte Dehnbarkeit ihres Wandmaterials mit erniedrigtem Volumenelastizitätsmodul gefunden. Die größere Speicherfähigkeit der Hypertonikeraorten wäre demnach nicht nur durch ihr größeres Volumen, sondern teilweise auch durch eine erhöhte Dehnbarkeit ihrer Wandung verursacht.

Bei der Hochdruckerkrankung führt die arterielle Hypertonie nicht nur zu einer wesentlich über das Altersmittel hinausgehenden Vergrößerung des Aortenvolumens, sie führt gleichzeitig zu einer Herzmuskelhypertrophie. Nach den Befunden von Simon und Meyer (1958) und Karnbaum (1961) ist anzunehmen, daß bei der Hochdruckerkrankung zwischen der Blutdruckhöhe, dem Aortenvolumen und der Herzmuskelhypertrophie eine direkte Beziehung besteht (Abb. 8 und Tabelle 5).

Diese letzten Befunde unterscheiden sich von dem Verhalten des Herzens und der Aorta bei den Normotonikern. Wir haben im vorangehenden Abschnitt ,,Aorta und Alter" dargelegt, daß das Aortenvolumen und das Aortengewicht auch bei Normotonikern jenseits des Wachstumsalters erheblich mit dem Alter zunehmen (s. Tabelle 1 und 2 und Abb. 3). Demgegenüber ist die Zunahme des Herzgewichtes in diesem Zeitraum bei Normotonikern vergleichsweise geringfügiger (Müller, 1883; Roessle u. Roulet, 1932 u.a.), und das röntgenologisch intra vitam gemessene Herzvolumen mehr oder weniger konstant (s. auch

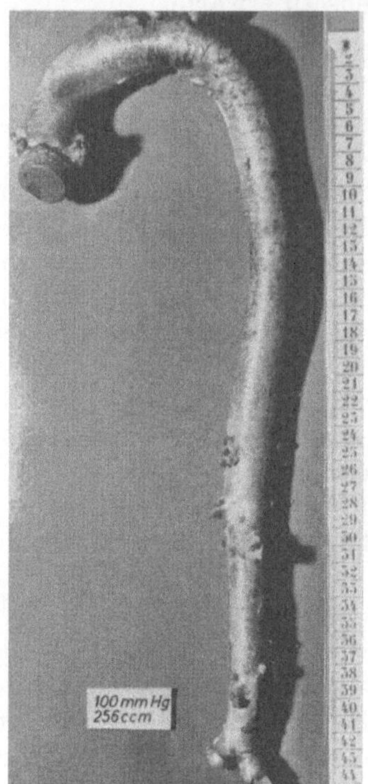

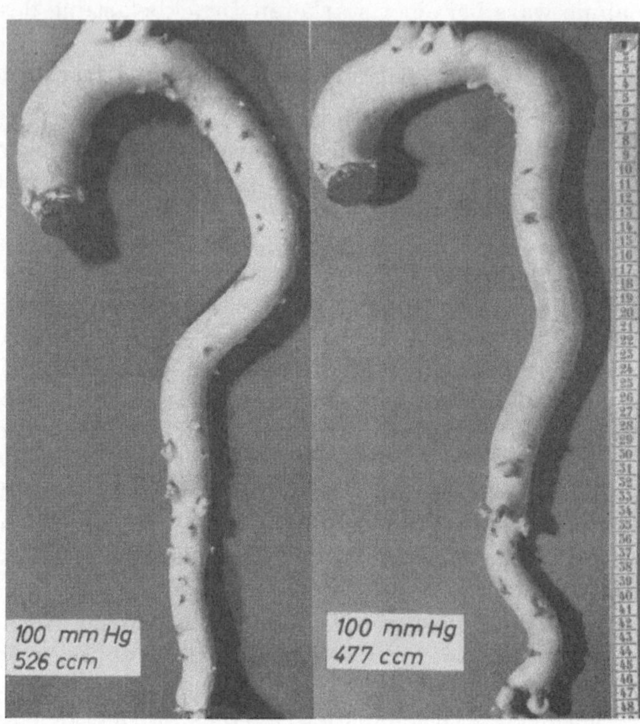

Abb. 7. Altersaorten von einem Normotoniker und zwei Hypertonikern bei 100 mm Hg Füllungsdruck. a Normal große Aorta eines 71 Jahre alten Mannes. b Aorta eines 60 Jahre alten Mannes, Herzgewicht 725 g, bei unveränderten Herzklappen und narbenfreiem Myokard. c Aorta eines 65 Jahre alten Mannes, Blutdruck 200/120 mm Hg, Herzgewicht 520 g. (Nach Simon, 1959)

Tabelle 4. *Herz- und Aortengewichte, Volumen und relative Volumenzunahme der Aorta bei Normotonikern und Hypertonikern der 7. Lebensdekade.* (Nach Simon, 1959)

	n	Alter in Jahren M	Herzgewicht (g) $M \pm \sigma$	Aortengewicht (g) $M \pm \sigma$	Herdförmige Sklerose	Volumen bei 100 mm Hg cm³ $M \pm \sigma$	Relative Volumenzunahme 10—200 mm Hg % $M \pm \sigma$
Normotoniker	5	64,2	$335 \pm 28,3$	$60,6 \pm 10,53$	I—III	$236 \pm 21,7$	$111,2 \pm 25,83$
Sicherung der Unterschiede nach van der Waerdens X[1]			$P < 0,001$	$P < 0,001$		$P < 0,001$	$P > 0,1$
Hypertoniker	6	64,3	$545 \pm 95,9$	$89,7 \pm 9,81$	II—III	$394 \pm 67,5$	$124,2 \pm 21,83$

[1] Die Sicherung der Unterschiede erfolgte nach den von Karnbaum angegebenen Einzelwerten. Die Sicherung mit Students t ergibt ähnliche Werte.

Kapitel II ,,Herzmaße", Seite 60, Abb. 62). Im Alter erfährt somit beim normotonen Menschen die Aorta eine zunehmende Erweiterung, während das Herz gleich groß bleibt. Dadurch erfährt der gesamte Mittelschatten eine charakteristische Veränderung, die durch eine Verbreiterung und Umbildung des Aortenbandes bei gleichbleibender Breite des Herzschattens

Tabelle 5. *Blutdruck, Herzgewicht und Herzwanddicke sowie die Wanddicke der Aorta bei Normo- und Hypertonie im Alter von 40—85 Jahren.* (Nach KARNBAUM, 1961)
HG = Herzgewicht, HD = Herzwanddicke, AD = Aortenwanddicke, oberhalb des Zwerchfells gemessen.

		n	Blutdruck RR	M	HG (g) $M \pm \sigma$	HD (mm) $M \pm \sigma$	AD (mm) $M \pm \sigma$
40—50 Jahre	Altersherzen	6	124/83	104	275 ± 43,7	12 ± 1,1	1,01 ± 0,102
	Sicherung der Unterschiede nach VAN DER WAERDENs X[1]				$P < 0{,}001$	$P < 0{,}05$	$P < 0{,}005$
	Hochdruckherzen	6	189/113	151	393 ± 42,3	15 ± 1,5	1,19 ± 0,066
51—65 Jahre	Altersherzen	7	127/85	106	303 ± 48,0	13 ± 1,8	1,05 ± 0,087
	Sicherung der Unterschiede nach VAN DER WAERDENs X[1]				$P < 0{,}001$	$P < 0{,}005$	$P < 0{,}01$
	Hochdruckherzen	7	205/113	159	468 ± 87,4	17 ± 2,8	1,19 ± 0,069
66—85 Jahre	Altersherzen	7	134/78	106	323 ± 55,6	13 ± 1,2	1,12 ± 0,103
	Sicherung der Unterschiede nach VAN DER WAERDENs X[1]				$P < 0{,}001$	$P < 0{,}001$	P 0,005
	Hochdruckherzen	7	201/101	151	420 ± 17,3	147 ± 3,2	1,26 ± 0,092

[1] Die Sicherung der Unterschiede erfolgte nach den von KARNBAUM angegebenen Einzelwerten. Die Sicherung mit STUDENTs t ergibt ähnliche Werte.

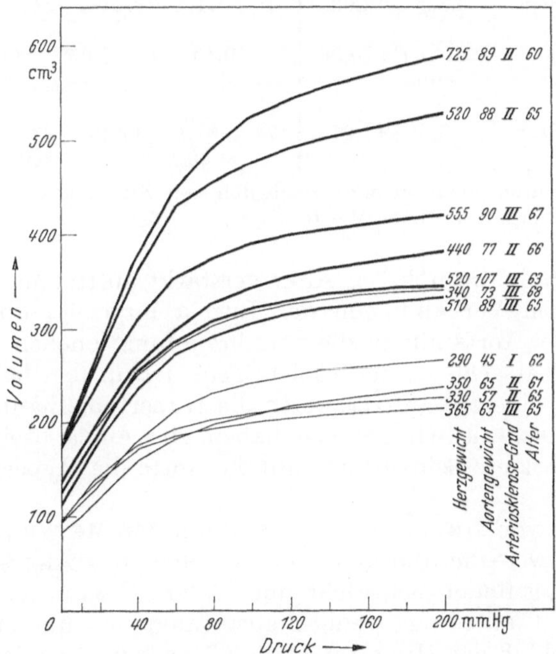

Abb. 8. Druck-Volumendiagramme der Aorta von Hypertonikern (dick ausgezogene Linie) und von Nichthypertonikern (dünn ausgezogene Linie) der 7. Lebensdekade, sowie Herz- und Aortengewichte und Grad der Arteriosklerose. (Nach SIMON u. MEYER, 1958)

charakterisiert ist. Der Herzschatten kann durch gleichzeitige Verlängerung der Aorta eine geringe Umbildung infolge Querlagerung des Herzens erhalten. Andererseits führt auch eine erhebliche Hypertonie des großen Kreislaufes, solange der Herzmuskel suffizient ist, zu keiner Vergrößerung des Herzens (ROMBERG, 1906; VOLHARD, 1908; ZDANSKY, 1949; REINDELL, KLEPZIG u. MUSSHOFF, 1953; AMUNDSEN, 1959; STEIM, REINDELL, EMMRICH u. BILGER, 1959), während die Aorta entsprechend der Höhe des Blutdrucks eine über das

Altersmittel hinausgehende Erweiterung erfährt. Die Berücksichtigung dieser Zusammenhänge ist für die röntgenologische Beurteilung des Herzens und der Aorta aufschlußreich. Liegt klinisch eine Hypertonie vor, so weist der röntgenologische Befund einer über das Alter hinausgehenden Aortenerweiterung auf eine Muskelhypertrophie des linken Ventrikels hin, auch wenn diese röntgenologisch noch nicht erkennbar ist (konzentrische Hypertrophie).

c) Aorta und Arteriosklerose

Wir haben im Abschnitt „Aorta und Alter" darauf hingewiesen, daß dem Lebensalter, in welchem sich eine verstärkte herdförmige Sklerose entwickelt — im allgemeinen dem 6. Lebensjahrzehnt —, schon ein beträchtlicher Alterswandel der Aorta vorausgeht, welcher sowohl die morphologischen als auch die funktionellen Maße der Aorta betrifft.

Tabelle 6. *Aortengewicht, Aortenvolumen und relative Volumenzunahme der Aorta bei unterschiedlicher Ausprägung einer herdförmigen Arteriosklerose.* (Nach SIMON, 1959)
Gruppe I und II = vereinzelte geringe Intimapolster und mittelstark ausgeprägte herdförmige Sklerose, Gruppe III = schwerste arteriosklerotische Intimaveränderungen.

	Gesamtgut einschließlich Hypertoniker			Gesamtgut ausschließlich Hypertoniker: Normotoniker			
	n	Alter M	Aortengewicht (g) $M \pm \sigma$	n	Aortengewicht (g) $M \pm \sigma$	Volumen bei 100 mm Hg (cm³) $M \pm \sigma$	Relative Volumenzunahme 10—200 mm Hg (%) $M \pm \sigma$
Gruppe III	9	65,8	83,5 ± 13,63	4	71,4 ± 8,21	247,5 ± 53,61	89,5 ± 20,73
Sicherung der Unterschiede nach VAN DER WAERDENs X[1]			$0{,}01 > P > 0{,}001$		$0{,}10 > P > 0{,}05$	$P > 0{,}1$	$0{,}10 > P > 0{,}05$
Gruppe I—II	10	64,1	68,0 ± 14,91	7	61,1 ± 11,49	233,7 ± 35,52	119,4 ± 20,02
Normalwerte		65			60	230	120

[1] Die Sicherung der Unterschiede erfolgte nach den von SIMON angegebenen Einzelwerten. Die Sicherung mit STUDENTs t ergibt ähnliche Werte.

Es fragt sich daher, ob die im höheren Alter verstärkt auftretende herdförmige Arteriosklerose mit sekundären Verkalkungen der Intima ihrerseits über die gesetzmäßigen Altersveränderungen der Aorta hinaus diese in ihrem funktionellen Verhalten beeinflussen kann. Hierbei ist die Tatsache zu berücksichtigen, daß in den höheren Altersstufen, in denen die herdförmige Sklerose auftritt, auch die Hypertonie häufiger ist. Da die Hochdruckkrankheit ebenfalls, wie wir gesehen haben, die Aorta beeinflußt, wird man zur Beurteilung der Arterioskleroseeinwirkung auf die Aorta die Hypertoniefälle ausschließen müssen.

Nach den Befunden von MEYER (1951) und SIMON und MEYER (1958) wird das *Aortengewicht* durch eine schwere herdförmige Sklerose über das Altersmittel hinaus erhöht. Diese Gewichtserhöhung findet sich nicht nur in dem Gesamtgut ihres Untersuchungsmaterials, sondern auch, allerdings weniger ausgeprägt und nur mit Wahrscheinlichkeit zu sichern, nach Ausschluß der Hypertoniefälle (Tabelle 6). Das Aortengewicht der Fälle mit leichter und mittlerer herdförmiger Sklerose (Gruppe I und II) entspricht den durchschnittlichen Alterswerten (diese wurden zum Vergleich in der Tabelle 6 mitaufgeführt. Sie entsprechen den der Abb. 3 zugrunde liegenden Daten). Die Gewichtszunahme der Aorta, die durch eine fortgeschrittene, herdförmige Intimasklerose entsteht, ist jedoch deutlich geringer als die durch eine Hypertonie verursachte Gewichtszunahme (s. auch Tabelle 4).

Auf die *Weite des Aortenrohres* hat die herdförmige Sklerose dagegen keinen nachweisbaren Einfluß. Das Fassungsvermögen der Aorta ist bei leichter und schwerer herdförmiger Sklerose annähernd gleich (statistisch gleich) und entspricht bei den Normotonikern dem Altersmittel (s. Tabelle 6).

Die *elastischen Eigenschaften der Aorta* werden von der herdförmigen Sklerose nur wenig beeinflußt. YATER und BIRKELAND (1930) fanden bei Dehnbarkeitsprüfungen an Aortenstreifen keinen Einfluß der Intimaveränderungen auf die Dehnbarkeit. WILENS (1937), welcher dieser Befunde im wesentlichen bestätigte, konnte nur bei schwerer generalisierter Intimaverdickung mit teilweiser Verkalkung nach maximaler Dehnung eine Retraktionsminderung nachweisen, die er auf die erschwerte Dehnbarkeit der rigiden Intima zurückführte. Auch SIMON und MEYER (1958) fanden, daß die Dehnbarkeit der Aorta bei schweren herdförmigen Arteriosklerosen gegenüber Aorten mit leichter Sklerose und Aorten ohne wesentliche Sklerose im Mittel etwas herabgesetzt ist. So ist die relative Volumenzunahme bei den schweren Sklerosen ihres Gesamtgutes, sowie der Normotoniker im Mittel um etwa 30 % geringer als bei den leichten und mittleren arteriosklerotischen Aorten (s. Tabelle 6). Da aber die Unterschiede statistisch nur zweifelhaft sind und die Streubreite des Verhaltens sehr groß ist, schließt auch eine schwere Arteriosklerose eine dem Alter entsprechende Dehnbarkeit nicht aus. So kommen auch MEYER und SIMON zu dem Ergebnis, daß die elastischen Eigenschaften des Aortenrohres von den Intimaveränderungen der herdförmigen Arteriosklerosen weitgehend unabhängig sind. Der mit dem Alter fortschreitende Dehnbarkeitsverlust der Aortenwand vollzieht sich demnach in relativ gesetzmäßiger Abhängigkeit vom Alter. Er wird von zusätzlichen, über das Alter hinausgehenden krankhaften Aortenveränderungen, wie der herdförmigen Sklerose, nur in geringem Maße beeinflußt (SIMON, 1959).

Berücksichtigen wir die dargelegten Befunde, daß die herdförmige Arteriosklerose der Aortenwand auf die Weite der Aorta und die Dehnbarkeit der Aortenwandung und somit auch auf die Windkesseleigenschaft der Aorta keinen signifikanten Einfluß ausübt, so ergeben sich daraus wichtige Rückschlüsse für die Deutung röntgenologischer Aortenbefunde. Die röntgenologische Feststellung einer dem Alter entsprechenden Weite und Länge der Aorta und einer normalen Pulsation schließt eine schwere Arteriosklerose nicht aus. Erst der Nachweis von Kalkschatten erlaubt die röntgenologische Diagnose.

4. Röntgenologie der Aorta

Eine Beurteilung der Aorta hinsichtlich ihrer Weite, ihrer Länge und ihres Verlaufs sowie ihrer grob anatomischen Beschaffenheit ist während des Lebens nur röntgenologisch möglich. Die Röntgenologie der Aorta hat aus diesem Grunde, ähnlich der Röntgenologie des Herzens, schon frühzeitig wesentliche Bedeutung erlangt. Neben dem Studium der morphologischen Verhältnisse ermöglicht sie die Beobachtung der Bewegungsvorgänge der Aorta. Für die Beurteilung der Bewegungsvorgänge vermag bereits die Durchleuchtung einen guten Überblick zu geben. Sollen die Aortenrandbewegungen einer genaueren räumlichen und zeitlichen Analyse unterworfen werden, so stehen hier die Flächenkymographie von STUMPF (1928, 1951) und die Elektrokymographie (Aktinokardiographie) von HECKMANN (1936, 1959) zur Verfügung. Über beide Verfahren wird an anderer Stelle ausführlich berichtet. Die Beobachtung und vor allem die Beurteilung der Bewegungsvorgänge der Aorta sollte immer in vergleichender Betrachtung mit den Bewegungsvorgängen des Herzens erfolgen.

Für die röntgenologische Darstellung der Blutgefäße im Durchleuchtungs- und Nativbild ist neben der Weite des Gefäßrohres und der Beschaffenheit der Gefäßwandung in erster Linie die Dichte der umgebenden Medien maßgeblich. Dies gilt in besonderem Maße für die Aorta.

a) Topographie der Aorta im Röntgenbild

Die aufsteigende Aorta wird im dorso-ventralen Strahlengang meist nicht abzugrenzen sein, da ihr rechter Rand vom Schatten der großen, oberen Hohlvene überragt wird, ihr linker Rand im Herz- bzw. Mittelschatten verschwindet. Vom Aortenbogen ist meist nur der distale Abschnitt mit seiner linken Begrenzung in Form des sog. Aortenknopfes erkennbar, ebenso der linke Rand des Anfangs der absteigenden Aorta. Die übrigen Begrenzungen der Aorta verschwinden im Mittelschatten bzw. im Herzschatten. Bei Hartstrahltechnik kann allerdings der linke laterale Rand der Aorta descendens auch im Herzen mitunter noch gut verfolgt werden. Für die Darstellung des Aortenbandes ist zudem der Zwerchfellstand, d.h. die Atemstellung und die Größe des sagittalen Herzbildes von Bedeutung, da hierdurch sowohl die Lage der Aorta wie auch der oberen Hohlvene und des Pulmonalisbogens verändert werden (WELTZ, 1934). Während also normalerweise besonders Wirbelsäule und Herz die Darstellung der Aorta im dorso-ventralen Strahlengang behindern, hebt sich das hauptsächlich von der Aorta ascendens gebildete Gefäßschattenband bei Durchleuchtung in rechter vorderer Schrägstellung (Fechterstellung) gegenüber dem linken Lungenfeld einerseits und dem hellen Mittelraum andererseits deutlich ab. Dies ist die klassische, auf den grundlegenden Studien von HOLZKNECHT (1900) aufgebaute Untersuchungsstellung für die Aorta, bei welcher größere Verbreiterungen des Querschnittes am besten erkannt werden. Einer genauen Bestimmung der Aortenbreite stehen aber auch hier mannigfache Umstände entgegen, auf die vor allem FRIK (1922) hingewiesen hat. Neben der Aorta ascendens spielen nämlich noch andere schattengebende Einflüsse bei der Bildung des Gefäßschattenbandes eine Rolle. Es handelt sich einmal um Gefäße, namentlich die Vena cava superior (DENEKE, 1924) und Aorta descendens, zum anderen um die aufhellende Wirkung durch die Luftsäule der Trachea und des linken Hauptbronchus. Bei einer Schrägstellung in Linksdrehung um 30—35 Grad liegen auf- und absteigender Schenkel der Aorta bei normalem Verlauf annähernd in einer Ebene und decken sich daher zu großen Teilen (HOLZMANN, 1952). FRIK (1922) hat als optimalen Drehwinkel für die Deckung von Aorta ascendens und descendens 45 Grad angegeben. LIPPMANN und QUIRING fanden dagegen eine optimale Drehung bei Drehwinkel zwischen 30 und 45°. Eine vollständige Deckung ist allerdings aus anatomischen Gründen deshalb nicht möglich, weil der Verlauf der Aorta in mehrfacher Beziehung von einer einfachen Ebene abweicht (TÖNDURY, 1951). Außerdem sieht man in einer Stellung von 45° Linksdrehung nicht in größtmöglichster Verkürzung im Profil von vorn auf den Aortenbogen; dies ist bei einem weit geringeren Drehungswinkel, nämlich bei 30°, gegeben (FRIK, 1922). In dieser Stellung gelingt aber eine deutliche Abgrenzung des Gefäßbandes von der Wirbelsäule wiederum meist nicht. Dies ist erst bei stärkerer Drehung, etwa bei 50—60°, möglich, wobei der Herzhinterraum (Holzknechtsche Raum) zwischen Wirbelsäule und Herz am breitesten geöffnet wird. Wenn demnach bei der theoretisch günstigen Linksdrehung von fast 45° die Aorta descendens nicht oder jedenfalls nicht vollständig durch die Aorta ascendens gedeckt, sondern teilweise daneben projiziert ist, so wird doch andererseits eine Verbreiterung der Aorta ascendens durch die Aorta descendens außer bei einer an sich leicht kenntlichen Erweiterung und Wandverdichtung derselben kaum hervorgerufen, da der normale Descendensschatten durch die genannten Einflüsse der Lungenfelder und der Luftröhre weitgehend aufgehellt wird. Dagegen ist an der Entstehung des Gefäßschattenbandes bei 45° Linksdrehung außer der Aorta ascendens noch die Vena cava superior beteiligt. Diese stellt den innersten Rand dieses Schattenbandes dar, während der Außenrand von der Aorta ascendens gebildet wird. Erhält somit die Aorta ascendens medialwärts einen Schattenzuwachs, so kann andererseits ein Teil dieses von der Vena cava superior und der Aorta ascendens zusammen gebildeten Schattenbandes durch die aufhellende Wirkung der Trachea und des im stumpfen Winkel von der Bifurkation abwärts ziehenden linken Stammbronchus abgeschnitten werden, so daß die Breite des Bandes bei zunehmender Drehung über 45 Grad hinaus verringert wird (HOLZMANN, 1952). Bei Kenntnis dieser möglichen Einflüsse auf die Darstellung des Gefäßbandes kann letztlich aber doch als wesentliches Moment im Auge behalten werden, daß der hauptsächliche Anteil an der Bildung des Gefäßschattenbandes in linker vorderer Schrägstellung sowohl hinsichtlich Breite wie auch Schattentiefe auf Rechnung der Aorta ascendens zu setzen ist. Einer genauen zahlenmäßigen Messung der isolierten Aortenbreite in dieser Stellung setzen die genannten Fehlerquellen allerdings meist erhebliche Schwierigkeiten entgegen.

Bei einer Durchleuchtungsrichtung im rechten Winkel zur vorigen, also in linker vorderer Schrägstellung (Boxerstellung) liegt der vorher ungefähr in Profilstellung gesehene Aortenbogen nunmehr annähernd in einer Ebene parallel zum Durchleuchtungsschirm. Hier kann der Aortenbogen deshalb in seinem ganzen Verlauf am besten übersehen werden (Reich, 1926; Quaresma, 1937). Eine Schwierigkeit stellt auch hier die Abgrenzung der Ascendenshinterwand dar, da diese vom Schatten der rechten Pulmonalarterie verdeckt wird. Die obere Begrenzung des distalen Bogenabschnittes wird außerdem von dem hellen Band der lufthaltigen Trachea mit den beiden schräg durchquerten Lungenfeldern im Verein weggeleuchtet. Der absteigende Schenkel fällt häufig in den Wirbelsäulenschatten. Dennoch gewährt die Untersuchung in linker vorderer Schrägstellung, am besten bei einem Drehungswinkel von 55—60° (Reich, 1926), gute Einblicke in die grobanatomische Beschaffenheit der Aorta thoracica und hat deshalb durchaus ihre Berechtigung.

b) Methoden der röntgenologischen Größenbestimmung der Aorta

Die ersten Versuche einer Aortenmessung gehen auf Holzknecht (1900) zurück. Er gibt als beste Methode zur Bestimmung der Aortenbreite an, den Patienten in rechte vordere Schrägstellung zu drehen, so daß sich Aorta ascendens und Aorta descendens übereinander projizieren. Die Aortenbreite ist dann orthodiagraphisch relativ leicht zu ermitteln. Eine Schwierigkeit entsteht jedoch dadurch, daß sich die Gefäßschatten in den Wirbelsäulenschatten projizieren können, wodurch eine exakte Bestimmung der Abgrenzung der hinteren Ascendenswand erschwert ist (Levy-Dorn, 1902). Lippmann und Quiring (1912/13) haben die Bestimmung der Ascendensbreite ebenfalls in rechter vorderer Schrägstellung, aber nicht orthodiagraphisch, sondern auf Fernaufnahmen mit 1,50 m Abstand vorgenommen (Abb. 9).

Die Aortenbreite im dorso-ventralen Thoraxübersichtsbild hat wohl als erster Zehbe (1916) auf Fernaufnahmen bestimmt. Er mißt als Aortenbreite (AB) die Distanz, die zwischen dem Winkel, den der Aortenkopf mit dem Pulmonalbogen bildet, und dem horizontal rechts gegenüberliegenden Punkt des Gefäßbandes besteht. Er ist sich dabei darüber im Klaren, daß er bei Bestimmung der Aortenbreite sowohl Aorta ascendens als auch einen Teil der Breite der Aorta descendens zusammen mißt. V. Teubern (1916/17) hat dieses Verfahren der Aortenmessung dadurch ergänzt, daß er zusätzlich noch die Aortenlänge (AL) im Sagittalbild bestimmt. Sie entspricht der Distanz vom Fußpunkt der Aorta im Herzgefäßbandwinkel rechts und dem ihm am entferntesten liegenden Punkt des Aortenknopfes (Abb. 10). Er benutzte dazu Vertikalorthodiagramme und bestimmt die Aortenbreite auf diesen in Anlehnung an Zehbe (1916).

Einen völlig anderen, neuen Weg zur Beurteilung des Aortenmaßes gingen Vaquez und Bordet (1916). Sie benutzten für ihr Verfahren der sog. volumetrischen Analyse (Verfahren der drei Dimensionen) eine Reihe orthodiagraphisch ermittelter Maße:

1. Zunächst bestimmt man in rechter vorderer Schrägstellung von 50° im Stehen die Gerade, die durch die beiden parallelen Randlinien der Aorta im mittleren Ascendensteil begrenzt wird.

2. In frontaler Stellung im Liegen wird der Querdurchmesser des Aortenbogens bestimmt, gekennzeichnet durch den größten Abstand zwischen rechtem und linkem Rand des Aortenschattens. Man nimmt, da beide Begrenzungspunkte nicht in gleicher Höhe liegen, die bis zur Mittellinie verlaufenden Halbmesser t und t' (Abb. 11).

3. Außerdem wird im Liegen die Sehne des Aortenbogens bestimmt. Sie ist gekennzeichnet durch einen Punkt A', in welchem die konvexe Randlinie des Aortenbogens den Mediastinalschatten verläßt und durch einen Punkt A'', der dem Schnittpunkt des Aortenbogens mit der Randlinie der Arteria pulmonalis entspricht (s. Abb. 11).

Vaquez und Bordet betonen, daß es sich bei den von ihnen ermittelten Maßen nicht um anatomisch einwandfreie, sondern nur um relative Werte handelt.

Groedel (1918) hat gegen diese Methode der Aortenmessung — unbeachtet der Einschränkung durch die Autoren selbst — weitere erhebliche Einwände vorgebracht. Sie betreffen vor allem das sog. Maß des Querdurchmessers des Aortenbogens (t plus t'), das nach Ansicht Groedels in gar keiner Relation zum anatomischen Aortenbogen stehen kann und deshalb ebenso zu verwerfen sei wie die Bestimmung der Sehne des Aortenbogens (S). Auch die Methode v. TEUBERNs hält GROEDEL nicht für einwandfrei, insbesondere das Maß der Aortenbreite (AB), da der Übergangspunkt des Aortenbogens zum Pulmonalbogen infolge häufig ungenügender Sichtbarkeit des letzteren nur selten exakt zu bestimmen sei. GROEDEL hat stattdessen in Analogie zum Transversaldurchmesser

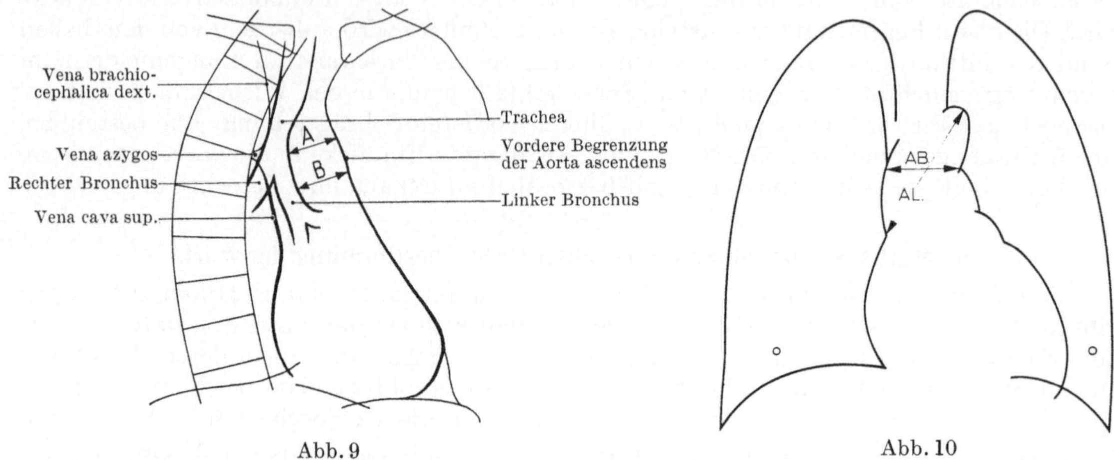

Abb. 9. Bestimmung des Aortendurchmessers in rechter vorderer Schrägstellung nach VAQUEZ und BORDET sowie LIPPMANN und QUIRING (A) und nach ASSMANN und DE ABREU (B). (Nach ZDANSKY, 1949)

Abb. 10. Aortenmaße nach ZEHBE und v. TEUBERN. (Nach v. TEUBERN, 1916/17)

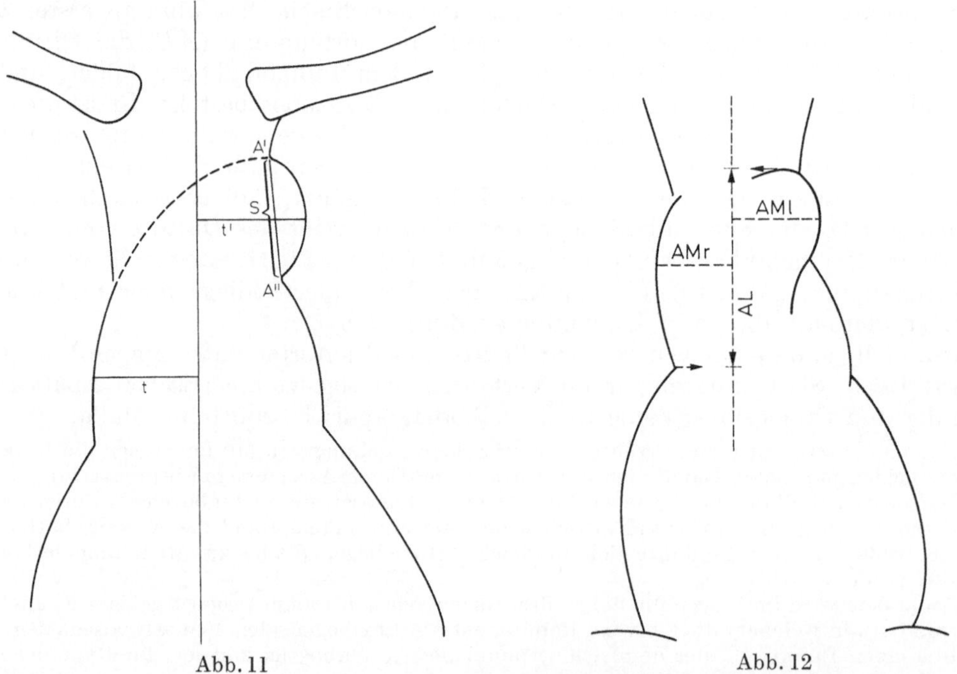

Abb. 11. Maße des Aortenschattens nach VAQUEZ und BORDET (1916). t transversaler Halbmesser des Aortenschattens rechts; t' transversaler Halbmesser des Aortenschattens links; A' Beginn des Aortenvorsprungs; A'' Schnittpunkt des Aortenbogens mit der Randlinie der Arteria pulmonalis; S Sehne des Aortenvorsprungs (A'—A'')

Abb. 12. Aortenmaße nach GROEDEL (1918). AMr Aortenmedianabstand rechts; AMl Aortenmedianabstand links; AMr plus $AMl = AT$ Transversaldurchmesser des Aortenschattens; AL Länge des Aortenschattens (Ascendenslänge)

des Herzschattens (MORITZ, 1900) den Begriff des Transversaldurchmessers des Aortenschattens (AT) eingeführt. Dieser wird in gleicher Weise wie der Transversaldurchmesser des Herzens von der Summe des rechten und linken Medianabstandes gebildet ($AMr + AMl = AT$). Neben dem Transversaldurchmesser benutzt auch GROEDEL einen Längsdurchmesser der Aorta (AL) (Abb. 12). Unterschiedlich vom Längsdurchmesser von v. TEUBERN wird der Längsdurchmesser von GROEDEL durch den Vertikalabstand des Aortenscheitels zum Fußpunkt der Aorta ascendens gebildet, entsprechend der Horizontalen, die durch die rechte Herzgefäßbandgrenze bestimmt ist. Sie wird beeinflußt vom Zwerchfellstand. Als Vergleichsmaß dient der Abstand rechter Herzzwerchfellwinkel— rechte Herzgefäßbandgrenze, der unter normalen Bedingungen bis ins mittlere Alter ein Verhältnis 1:1 aufweist. Da bei Gesunden eine Beziehung von AT zu AL dahingehend besteht, daß AT groß, wenn AL klein ist und umgekehrt, verwendet GROEDEL zur Beurteilung der Aorta im allgemeinen die Summe beider Maße (AL plus AT). Nach GROEDEL ergibt $^1/_2\,AT$ ein ungefähres Maß für den Durchmesser des Anfangsteiles der Aorta ascendens. GROEDEL ist sich dabei wohl bewußt, daß auch gegen sein Maß des Transversaldurchmessers des Aortenschattens bezüglich der Exaktheit zahlreiche Einwände vorgebracht werden können (Thoraxform, Thoraxdeformierungen, Zwerchfellstand, Herzgröße u.a.), glaubt aber, daß dieses Maß ein zumindest wertvolles Vergleichsmaß darstellt.

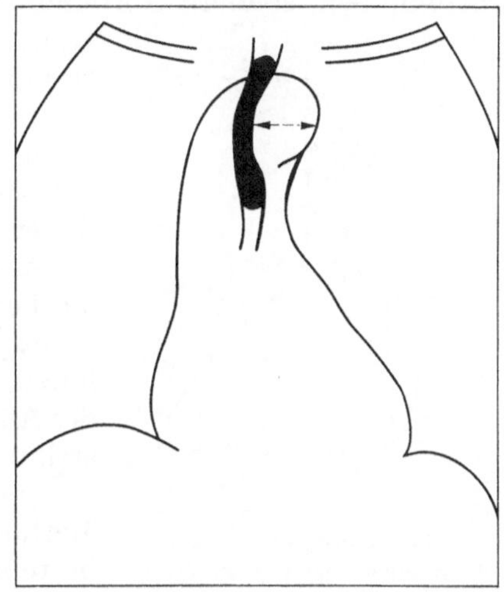
Abb. 13. Messung des Durchmessers des Aortenbogens nach KREUZFUCHS (1920)

Sehr intensiv hat sich dann lange Jahre KREUZFUCHS (1916, 1920, 1921, 1935, 1936) mit den Aortenmeßmethoden beschäftigt. Seine Messung beruht auf der anatomischen Gegebenheit, daß die Aorta am Arcus aortae, kurz nach dem Abgang der großen Gefäße, in der Gegend des Isthmus aortae eine Eindellung in den Oesophagus verursacht, welche KREUZFUCHS das Aortenbett nennt. Er bestimmt nun die Entfernung zwischen der tiefsten Eindellung des Oesophagus, der durch Einnahme von Kontrastbrei kenntlich gemacht ist, und dem am meisten auswärts gelegenen Punkt am lateralen Rande des Aortenschattens bei sagittaler Durchleuchtung und erhält somit orthodiagraphisch den Querschnitt der Aorta (Abb. 13). Nach vergleichenden anatomischen Untersuchungen von WEISS und LAUDA (1921) gibt dieses Maß den Aortendurchmesser annähernd genau wieder, unter der Voraussetzung, daß die genannten beiden Punkte, die tiefste Eindellung des Aortenbettes und der am meisten auswärts gelegene Punkt am lateralen Rande der Aorta, in einer Horizontalebene liegen. Ist dies nicht der Fall, so entstehen Fehlerquellen, die bei starker Neigung dieser Verbindungslinie gegenüber der Horizontalen eine erhebliche Größe erreichen können. Ein wesentlicher Vorzug dieser Meßmethode liegt darin, daß nur die Breite des einfachen, orthoröntgenograd getroffenen Aortenrohres am Isthmus aortae gemessen wird und Fehler infolge Überschneidung benachbarter Verschattungen oder Aufhellungen vermieden werden. Für die Beurteilung der Aortenbreite ist jedoch zu berücksichtigen, daß die Aorta am Isthmus stets enger ist als die Ascendens und daß gerade das praktisch Wichtigste, weil am ehesten krankhaften Veränderungen unterworfene Maß der Ascendensbreite hierdurch nicht bestimmt wird. Aus den genannten Gründen hat ZDANSKY (1932) die Kreuzfuchssche Methode, zumindest für alle Fälle, die die Bedingung des horizontalen Verlaufs der Kreuzfuchsschen Messung nicht erfüllen, dahingehend variiert, daß er den Patienten solange in rechte vordere Schrägstellung dreht, bis der Aortenknopf deutlich hervortritt, d.h. orthoröntgenograd getroffen ist (Abb. 14), ein Verfahren, auf das besonders bei älteren Patienten schon FLEISCHNER (1926) hingewiesen hatte. Dieser sog. „korrigierte Kreuzfuchs" ist bis heute weitgehend die klinische Standardmethode zur

Beurteilung der Aorta geblieben (ASSMANN, 1934; TESCHENDORF, 1950; HOLZMANN, 1952). KREUZFUCHS (1935, 1936) hat später seine Methode noch zu verbessern versucht, indem er mittels transparenter Kreise auf durchsichtigem Papier den sog. Aortenkuppenbogen zum Kreis ergänzte. Der so gewonnene Durchmesser war nach vergleichenden Untersuchungen exakter als die sogenannte Aorten-Oesophagusdistanz. Sie ließ sich außerdem auch für Fernaufnahmen verwenden, wenn man die Verzeichnung durch die Projektion korrigiert. Man multipliziert dazu den Durchmesser des deckenden Kreises (in mm) mit einem Bruch, dessen Nenner dem Focus—Film-Abstand (in cm) entspricht und dessen Zähler um 10 (cm) kleiner als der Nenner ist (diese 10 cm entsprechen dem geschätzten Abstand der Aorta vom Film. Anmerkung der Verfasser). Bei der Wertung der nach KREUZFUCHS ermittelten Meßgrößen muß man sich bewußt sein, daß nicht das eigentliche Aortenlumen, sondern Aortenlumen plus zweimal Wanddicke der Aorta und — bei der Kontrastdarstellung des Oesophagus — einmal Wanddicke des Oesophagus gemessen werden. Hinzu kommt noch die Mitmessung der Dicke der mediastinalen Pleura und des subpleuralen Bindegewebes (ZDANSKY, 1949). Jedoch ist bislang noch jede Methode der Aortenmessung mit diesen oder einem Teil dieser Fehlerquellen behaftet.

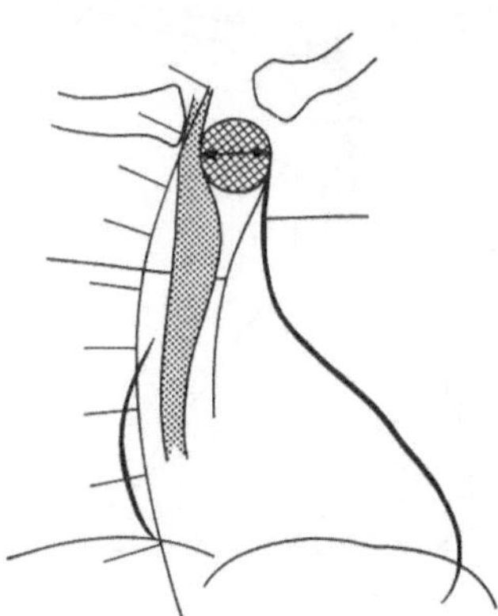

Abb. 14. Korrigierte Kreuzfuchssche Aortenmessung. (Nach ZDANSKY, 1932)

Auch von REICH (1926) wurde gegen die Kreuzfuchssche Methode eingewandt, daß bei dieser Messung der Isthmus als engster Teil des Aortenbandes gemessen werde. Es kommt hinzu, daß bei vergleichsweisen Untersuchungen mit Messung des Aortendurchmessers in rechter und linker vorderer Schrägstellung und nach der Methode von KREUZFUCHS ein annähernd konstantes Verhältnis der Maße zwischen der Kreuzfuchsschen Methode und den anderen Methoden nicht nachzuweisen ist. Es besteht außerdem eine große physiologische Variationsbreite in der Ausbildung des Isthmus, wobei die Differenzen zwischen dem Durchmesser des Isthmus und der Aorta ascendens schon physiologischerweise um 5 mm schwanken. Auf Grund seiner Untersuchungen hat er zudem den Eindruck, daß sich der isthmische Aortendurchmesser bei pathologischen Vorgängen nicht immer proportional zum Ascendensdurchmesser verändert. Zur Ermittlung des klinisch wichtigsten Maßes, der Breite der Aorta ascendens bei ihrem Ursprung aus dem Herzen empfiehlt REICH, die Entfernung zwischen dem stets deutlichen Außenrand der Ascendens und dem Innenrand, der sich innerhalb der Aufhellung des rechten Bronchus im zweiten schrägen Durchmesser meist deutlich abhebt, zu messen (Abb. 15). Leider gelingt die genaue Bestimmung des Innenrandes innerhalb des hellen Bandes des rechten Bronchus häufig jedoch nicht in sicherer Weise, zumal auch andere Schatten, z.B. das Sternum, die Klarheit des Bildes nicht selten stören. Aus diesen Gründen hat sich diese Methode in der Diagnostik nicht einbürgern können. Auf die weitgehende Übereinstimmung der röntgenologischen Aortenmessung sowohl in rechter wie in linker vorderer Schrägstellung im Vergleich mit den anatomischen Maßen nach THOMA (1882) haben LAUBER und PRZYWARA (1930) und LAUBER (1932) hingewiesen.

BICKENBACH (1931) hat eine Methode zur Aortenmessung mit Hilfe der Flächenkymographie nach STUMPF (1928) angegeben. Er fertigte Flächenkymogramme mit wandernder Röhre im ersten schrägen Durchmesser an. Durch die parallel zu den Kymogrammschlitzen um 6 cm bewegte Röhre gelingt es vor allem, den genauen Aorten-Filmabstand zu bestimmen und mit Hilfe der Formel

$$D_r = \frac{D_k (a - b)}{a}$$

den reduzierten, wahren Aortendurchmesser zu ermitteln. In der Formel bedeuten D_k = Aortendurchmesser auf dem Kymogramm, a = Röhren—Filmabstand, b = Aorten—

Filmabstand. Von dem ermittelten Wert D_r werden noch 10% für die doppelte Wanddicke der Aorta abgezogen. Die Messung des Aortenquerschnitts in dieser Weise gelang BICKENBACH allerdings nur bei grazilen Personen (bedingt durch die Grenze der Röhrenbelastungsfähigkeit). Meßwerte hat er leider nicht mitgeteilt. Die Methode ermöglicht außerdem eine Bestimmung des Aortendurchmessers während der Aortensystole und -diastole.

Von v. ENGELMAYER (1935) stammt der Vorschlag, mittels einer Fallkassette Aufnahmen am Zielgerät anzufertigen und die Kreuzfuchssche Messung dergestalt vorzunehmen, daß der Zentralstrahl auf den lateralsten Punkt des Aortenknopfes gebracht wird. Dieser Punkt wird durch ein kleines Metallkreuz auf der Brustwand markiert. Dann wird der Zentralstrahl auf den medialsten Punkt des Aortenknopfes gerichtet und die Aufnahme nach Breischluck angefertigt. Der Abstand der Bleimarke vom kontrastgefüllten Oesophagus ergibt das Kreuzfuchssche Maß.

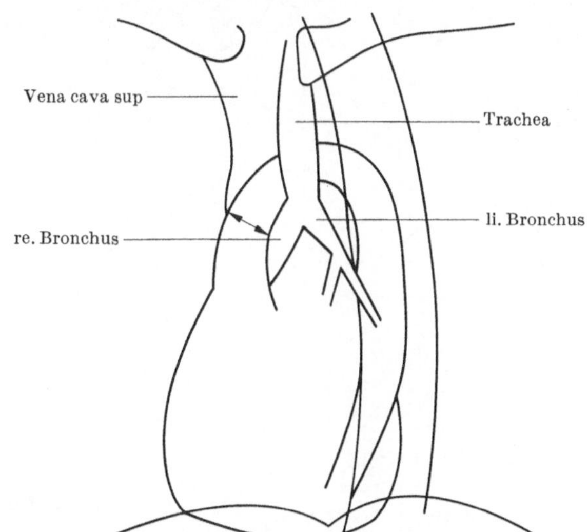

Abb. 15. Bestimmung des Aortendurchmessers in linker vorderer Schrägstellung nach REICH (1926)

DE ABREU (1926), LIAN und MARCHAL (1936) und QUARESMA (1937) haben schließlich versucht, den Radius des Aortenknopfes geometrisch zu bestimmen, ohne hierbei allerdings eine wesentliche Verbesserung der Meßergebnisse zu erzielen. Die mathematischen Voraussetzungen für dieses Vorgehen und der dabei auftretenden Problematik hat QUARESMA (1937) in einer ausführlichen Diskussion dargestellt.

Einen gänzlich anderen, neuen Weg geht IRSY (1941), der eine schattengebende Duodenalsonde durch den Oesophagus legt und Aufnahmen in rechter und linker vorderer Schrägstellung anfertigt. Er mißt dann jeweils die Breite des Aortenbandes in rechter und linker vorderer Schrägstellung. Die Differenz der wirklichen Sondenbreite zur Sondenbreite der Aufnahme ermöglicht ihm, den Fehler der Verzeichnung des wirklichen Aortendurchmessers auf der Aufnahme zu bestimmen.

Neuerdings haben LODWICK und GLADSTONE (1957) eine Meßmethode angegeben, die auf der Berechnung eines Aortenindex aus Höhe und Breite des Gefäßbandes sowie dem Radius des Aortenknopfes auf der Thoraxaufnahme beruht (Abb. 16 und 17).

Abschließend sei darauf hingewiesen, daß fast alle angegebenen Methoden zur Größenbestimmung der Aorta auf Untersuchungen am stehenden Menschen beruhen. Lediglich VAQUEZ und BORDET (1916) haben bei ihrem Verfahren zur Aortengrößenbestimmung die Untersuchung — wenn auch nur zum Teil, nämlich nur zur Bestimmung des sog. Querdurchmessers und der Aortenbogensehne — in Horizontallage durchgeführt. ZDANSKY (1949) hat jedoch zeigen können, daß es unter dem Einfluß orthostatischer Füllungsschwankungen in Analogie zu den Größenänderungen des Herzens (MORITZ, 1905; DIETLEN, 1909; LARSSON u. KJELLBERG, 1948; ZDANSKY, 1949; MUSSHOFF u. Mitarb. 1954, 1956, 1958) zu deutlichen Weiteänderungen auch der Aorta kommt. Die orthostatische Verkleinerung des Aortendurchmessers kann 3—4 mm betragen. Allerdings liegen unseres Wissens bisher noch keine systematischen Untersuchungsreihen hierüber vor. Die Beurteilung der Aorta auch in Horizontallage gewinnt dann Bedeutung, wenn im Stehen eine schmale Aorta festgestellt wird. Nur durch eine Untersuchung in Horizontallage kann in solchen Fällen entschieden werden, ob es sich dabei nur um eine Verkleinerung infolge orthostatisch verminderter Blutfüllung, oder um eine echte Hypoplasie handelt. Auch bei

Vorliegen einer Blutdruckerkrankung sollte deshalb stets, insbesondere bei Vergleichsuntersuchungen über einen längeren Zeitraum, der orthostatische Füllungseinfluß nicht nur auf das Herz, sondern auch auf die Aorta ausgeschlossen werden.

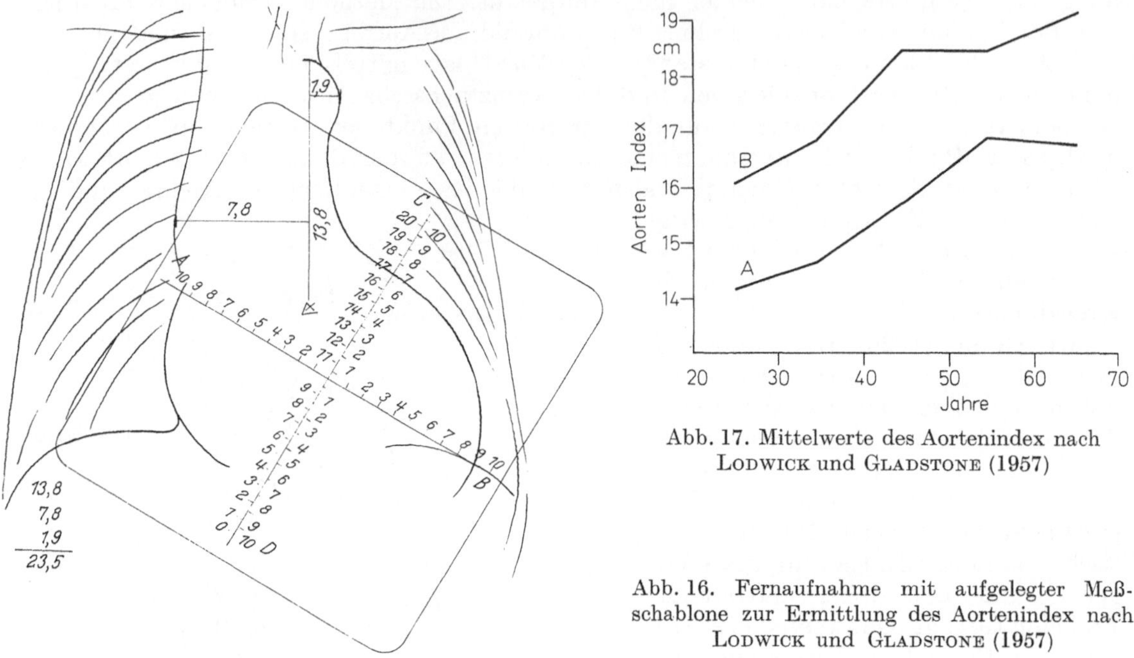

Abb. 17. Mittelwerte des Aortenindex nach Lodwick und Gladstone (1957)

Abb. 16. Fernaufnahme mit aufgelegter Meßschablone zur Ermittlung des Aortenindex nach Lodwick und Gladstone (1957)

c) Aortenmaße

Die Feststellung der Aortenmaße ist eine wichtige Aufgabe der röntgenologischen Beurteilung des Organs. Mittels verschiedener Meßmethoden (Bestimmung der Aortenbreite in verschiedenen Positionen, z.B. in rechter vorderer Schrägstellung, in linker vorderer Schrägstellung oder bei dorso-ventralem Strahlengang) kann der Durchmesser der Aorta im Thoraxraum mit guter Annäherung ermittelt werden. Diese Maße bestimmen dabei stets den äußeren Durchmesser, der sich aus der Weite des Lumens und der zweimaligen Wanddicke zusammensetzt. Eine entsprechend gleichwertige Bestimmung der absoluten Aortenlänge ist mit röntgenologischen Mitteln bisher nicht durchgeführt worden. Die Bestimmung der sog. Aortenlänge (*AL*) vermittelt zwar ein angenähertes Maß der Aorta ascendens, und die Feststellung einer Ausweitung des Aortenbogens und einer Schlängelung des Pars descendens der Aorta weisen auf eine Verlängerung der Gesamtaorta hin, ein absolutes röntgenologisches Längenmaß für das ganze Gefäß liegt aber nicht vor.

Die röntgenologischen Voraussetzungen, die Gesamtlänge und den effektiven (inneren) Durchmesser der Aorta zu erfassen, sind an sich heute durch die Kontrastmitteldarstellung der Aorta gegeben. Dieser Weg wurde bisher nicht gegangen; es müßte aber theoretisch mit dieser Methode möglich sein, die Länge und den inneren Durchmesser und damit auch den Rauminhalt des gesamten aortalen Windkessels sehr genau festzustellen.

Wenn auch die Bestimmung des Aortenvolumens für die allgemeine Klinik weniger bedeutsam als die Bestimmung des Herzvolumens sein dürfte, so ist keine Frage, daß die Kenntnis ihres absoluten Wertes und ihrer Änderungen während der Herzrevolution großes physiologisches Interesse hätte. So gehen bekanntlich der Aortenquerschnitt und die Aortenlänge stets in die Methoden zur unblutigen Bestimmung der Kreislaufgrößen (Minutenvolumen, Schlagvolumen) mit ein. Diese werden in der Regel aus den anatomischen Werten der Tabellen von Suter und Frucht bzw. aus Abmessungen auf der Körperoberfläche bestimmt, die aber — wie wir in Kapitel 2 dargelegt haben — gegenüber den intravitalen Maßen mit einem erheblichen Fehler behaftet sind. Auf die Bedeutung der sich hieraus ergebenden Fehlermöglichkeiten haben neben SUTER (1887) und BICKENBACH (1931) letzthin noch einmal STEIM, EMMRICH, GEBHARDT und REINDELL (1961) eindringlich hingewiesen. Hier steht der röntgenologischen Forschung ein interessantes Aufgabengebiet noch offen.

Die Aortenmaße können in gleicher Weise wie die Herzmaße in absolutem und korrelativem Maß angegeben werden. Das absolute Maß, beispielsweise die Aortenbreite und -länge, wird in Millimeter oder Zentimeter, der Querschnitt in Quadratzentimeter angegeben. Die im absoluten Wert angegebenen Maße sind selbstredend mit dem Meßfehler der Methode belastet.

Da aber die Aortenmaße noch mehr als die Herzmaße einem steten Wandel unterliegen, vermittelt das absolute Aortenmaß noch weniger als das absolute Herzmaß ein Urteil über die Normalität des gemessenen Wertes. In offensichtlich klarer Erkenntnis dieser Gegebenheit haben schon die ersten Untersucher, die sich mit der Größenbestimmung der Aorta beschäftigten, die Meßwerte in Beziehung zu anderen Körperfaktoren gesetzt. Es ist uns in der ganzen Literatur nur eine Arbeit bekannt geworden, welche die Aortenmaße ohne Bezug auf andere Körpergrößen, d.h. also nur im absoluten Maß, mitgeteilt hat. Als Korrelat wird durchweg das Alter verwendet, welches — wie wir im Vorangehenden gesehen haben — einen wesentlichen und das ganze Leben andauernden Einfluß auf die Aortenweite und Aortenlänge ausübt. Später sind dann Arbeiten erschienen, die außer dem Alter weitere Körperfaktoren, anatomische wie funktionelle, mitberücksichtigt haben.

Die röntgenologischen Bemühungen um die Erfassung der Aortenmaße und ihre Abhängigkeit von anderen Körperfaktoren sind aber in ihrer Gesamtheit, gemessen an dem Arbeitsaufwand, welcher vergleichsweise den Herzmaßen gewidmet wurde, gering. Sehr viele Fragen sind hier noch nicht endgültig geklärt.

α) *Absolute Aortenmaße*

Die Aorta im absoluten Maß wurde von REICH (1926) angegeben. Zwar ist das Alter der Untersuchungsgruppe mitgeteilt, faßt aber mit einem Zeitraum von 15 bis 51 Jahren eine so weite Spanne zusammen, daß man nicht von einem korrelativen, in Abhängigkeit vom Alter gesehenen Maß sprechen kann. In Tabelle 7 sind die von REICH in einer vergleichenden Untersuchungsreihe ermittelten Durchmesser der Aorta von 40 Männern und Frauen mit normaler Aorta nach der Methode von HOLZKNECHT sowie seiner eigenen und — in einer kleineren Gruppe von 11 Personen — nach der Methode von KREUZFUCHS zusammengestellt. Nach diesen Untersuchungen ergibt sich eine gute Übereinstimmung des Aorta ascendens-Durchmessers, gemessen nach HOLZKNECHT im ersten Schrägdurchmesser und REICH im zweiten Schrägdurchmesser. Die Streubreite liegt zwischen 1,8—3,0 cm. Der nach KREUZFUCHS gemessene Aortendurchmesser im Bereich des Isthmus ist — wie zu erwarten — kleiner. Er beträgt 1,8—2,5 cm, einem Maß, von dem außerdem die Oesophaguswanddicke noch abzuziehen ist.

Tabelle 7. *Zusammenstellung der mittels verschiedener Methodik von* REICH (1926) *gemessenen Aortenmaße*

	Methodik	Orthodiagraphisch gemessener Aortendurchmesser in cm
Aorta ascendens	nach HOLZKNECHT	1,8—3,0
Aorta ascendens	nach REICH	1,9—2,9
Isthmus aortae	nach KREUZFUCHS	1,8—2,5[1]

[1] Abzüglich Wanddicke des Oesophagus.

Überblicken wir die in der Literatur insgesamt mitgeteilten Zahlen, so kann man als obere Grenze einer normalen, d.h. dem Alter entsprechenden Aorta, die keine zusätzlichen krankhaften Veränderungen aufweist, einen Wert von 4,0 cm für den Durchmesser annehmen. Ob der Aortendurchmesser jenseits des 70. Lebensjahres im gleichen Maße wie vor dieser Zeit zunimmt oder aber andere Faktoren, wie etwa die allgemeine Altersinvolution, wirksam werden, muß offen bleiben, da entsprechende röntgenologische Untersuchungen fehlen. Die untere Grenze der röntgenologisch gemessenen Aortenbreite ist, da röntgenologische Untersuchungen über die Aortenbreite im Säuglings- und Kindesalter nicht vorliegen, nicht bekannt. Sie ist aber in Übertragung der pathologisch-anatomischen Befunde (Beneke, 1878; Thoma, 1882; Rössle, 1910, 1932) mit 1 cm und weniger anzunehmen. Die natürliche Streubreite des Aortendurchmessers während des gesamten Lebens beträgt somit 1—4,0 cm oder 1—300% bezogen auf den Mindestwert. Für die anderen Aortenmaße gelten vergleichsweise ähnliche Werte.

β) Korrelative Aortenmaße

Um die große Streubreite der Aortenmaße einzuengen, ist es notwendig, das absolute aus dem Röntgenschatten ermittelte Maß in Beziehung zu anderen Körperfaktoren zu setzen. Die bisher vorliegenden, nicht sehr zahlreichen Ergebnisse beruhen im wesentlichen auf Einzelbeobachtungen, systematische Untersuchungen an größeren Kollektiven liegen nur vereinzelt vor. Als Vergleichsgrößen der Aorta werden in erster Linie das Alter, daneben auch einzelne anatomische und funktionelle Körpermaße verwendet.

αα) Aorta und Alter. Der von Anatomen und Pathologen erhobene Befund, daß die Weite der Aorta auch jenseits des Wachstumsalters zunimmt, ist auch durch röntgenologische Untersuchungen immer wieder bestätigt worden (Lippmann u. Quiring, 1912/13; Kreuzfuchs 1916; v. Teubern 1916/17 Vaquez u. Bordet, 1916; Groedel, 1918; Lauber u. Przywara, 1930; Dedić, 1934; Magaraševič, 1953).

Als erste haben Lippmann und Quiring darauf hingewiesen, daß die Aorta sich mit zunehmendem Alter nicht nur nach Form, Lage und Schattentiefe verändert, sondern auch an Breite zunimmt. Nach diesen Untersuchungen wird die Breite der im ersten schrägen Durchmesser in einem Drehwinkel von 30—40° gemessenen Aorta ascendens im Alter von 15—71 Jahren von 2,5 auf 3,8 cm größer. Während die jugendliche Aorta auf Sagittalaufnahmen den Wirbelschatten nicht oder nur wenig nach rechts überragt, tritt sie mit zunehmendem Alter stärker nach rechts hervor. Sie nimmt allmählich eine stärker gekrümmte, die sog. Coopersche Scherenform an. Diese Umbildung des Aortenbandes im Alter ist sowohl Folge der zunehmenden Erweiterung und Verlängerung des Aortenrohres als auch die Vergrößerung des Aortenbogens durch die Erhöhung des intravasalen Druckes. Die Coopersche Scherenform ist ein charakteristisches Röntgenzeichen der Altersaorta. Während beim jugendlichen Menschen der Aorten-Herzschatten vorwiegend vom Herzanteil bestimmt wird und der Aortenanteil weitgehend im Mittelschatten sich verbergen kann, tritt dieser mit zunehmendem Alter immer deutlicher hervor. Berücksichtigen wir gleichzeitig, daß das alternde Herz, solange es suffizient ist, nicht größer wird, so ist damit ein wesentliches Merkmal der altersbedingten Änderungen des Mittelschattens gegeben, nämlich die zunehmende Vergrößerung des Aortenanteils am Gesamtanteil des Mittelschattens. Diese Veränderung von Aorten- und Herzanteil am Mittelschatten kann noch verstärkt werden, wenn infolge eines Altersemphysems das Zwerchfell tiefer tritt und der Herzschatten durch Steilstellung zunehmend schmaler wird. Erst wenn eine manifeste Herzmuskelinsuffizienz eintritt, wird auch der Herzschatten im allgemeinen wieder größer.

Die Feststellung von Lippmann und Quiring wurde in der Folgezeit mehrfach bestätigt. Vaquez und Bordet (1916), Kreuzfuchs (1920), Dedić (1934) und Magaraševič (1953) stellten eine Zunahme des Aortendurchmessers, Zehbe (1916), Vaquez und Bordet (1916), v. Teubern (1916/17) und Groedel (1918) durchweg eine Zunahme der Aortenbreite, der Aortenlänge oder beider Maße fest (Tabelle 8—11). Während im Untersuchungsgut von v. Teubern die Zunahme der Aortenlänge die Zunahme der Aortenbreite übersteigt, findet sich bei Groedel eine stärkere Zunahme des Transversaldurchmessers gegenüber der Aortenlänge. In seinem Untersuchungsgut wird die Aortenlänge vom 18. bis 33. Lebensjahr sogar kleiner. Diesen divergenten Aussagen kommt aber unseres Erachtens keine wesentliche Bedeutung zu, da es sich bei den verwendeten Maßen, insbesondere dem Breitendurchmesser nach v. Teubern und dem Transversaldurchmesser nach Groedel, nicht um nur anatomische sondern auch topographisch bestimmte Maße handelt. Nach Untersuchungen von Lauber und Przywara (1930) vollzieht sich die altersbedingte Zunahme der Aortenbreite weitgehend in Übereinstimmung mit den Maßen, die Thoma (1882) in den verschiedenen Altersstufen an der präparierten Aorta festgestellt hat.

Tabelle 8. *Aortenbreite gesunder männlicher Normalpersonen (Soldaten) in verschiedenem Alter, gemessen nach Fernaufnahmen im p-a-Strahlengang.* (Nach Zehbe, 1916)

Alter Jahre	Aortenbreite (AB) cm
Bis 25	4,6—4,9
Bis 35	5,0—5,4
Bis 50	5,5—5,9

Tabelle 9. *Normwerte der Aortenmaße von gesunden Männern nach der Methode von* Vaquez und Bordet *in drei Dimensionen in verschiedenen Altersgruppen (Maße s. Abb. 11).* (Nach Vaquez u. Bordet, 1916)

Alter Jahre	Transversaldurchmesser in Rückenlage ($t + t'$) cm	Sehne in Rückenlage (S) cm	Durchmesser der Aorta ascendens in rechter vorderer Schrägstellung im Stehen cm
16—20	4—5	0—2,5	1,5—2
20—30	5	2,5	2
30—40	5—6	2,5—3	2—2,5
40—50	5,5—7	2,5—3,5	2,5—2,8
50—60	6—7,5	3—3,7	2,5—3
über 60	6—8,5	3—4	3

Die bisher umfassendsten Untersuchungen über die Abhängigkeit der Aortenbreite vom Alter verdanken wir Dedić (1934) und Magaraševič (1953). Dedić hat als erster sein Untersuchungsgut nicht nur nach dem Alter, sondern gleichzeitig auch nach anatomischen Körpereigenschaften geordnet. Auf diese Weise konnte er den Einfluß des Alters auf die Aortenbreite unter gleichen oder zumindest ähnlichen anatomischen Voraussetzungen beurteilen. Magaraševič ist diesem methodischen Vorgehen im wesentlichen gefolgt.

Tabelle 10. *Aortenlänge und Aortenbreite in verschiedenen Altersgruppen eines Untersuchungsgutes von 272 männlichen Rekonvaleszenten, orthodiagraphisch ermittelt.* (Nach v. Teubern, 1916/17)

Alter Jahre		Aortenlänge (AL) cm	Aortenbreite (AB) cm
17—20	Minimal	6,4	3,5
	Durchschnitt	*8,4*	*4,6*
	Maximal	9,5	5,7
21—30	Minimal	6,3	3,5
	Durchschnitt	*8,5*	*4,5*
	Maximal	11,3	6,0
31—40	Minimal	7,0	3,8
	Durchschnitt	*9,2*	*4,7*
	Maximal	13,0	6,0

Tabelle 11. *Aortendurchmesser bei aortengesunden Normalpersonen in verschiedenem Alter, gemessen am Isthmus aortae.* (Nach Kreuzfuchs, 1920)

Alter Jahre	Geschlecht	Orthodiagraphisches Maß in cm
21	weiblich	1,8
23	weiblich	1,9
30	männlich	2,0
35	männlich	2,0
38	männlich	2,2
38	männlich	2,3
53	männlich	2,4

Als anatomisches Maß benutzt Dedić — und ihm folgend auch Magaraševič — die untere Thoraxbreite. Auf die Gründe, die Dedić zu diesem Maß bestimmten, werden wir noch im übernächsten Kapitel „Aorta und anatomische Körpermaße" zurückkommen. Als Maß der Aortenbreite verwendet er das Mittel aus der Messung im sagittalen Strahlengang nach Kreuzfuchs und im rechten schrägen Strahlengang von 30° nach Holzknecht. Auch Magaraševič verwendet als Aortenmaß ein Mittel aus zwei Messungen, wobei er, unterschiedlich von Dedić, die rechte und linke Schrägstellung von jeweils 30° benutzt.

Magaraševič hat seine Meßergebnisse, die an einem Material von 410 Personen im Alter von 18 bis 50 Jahren gewonnen wurden, einer eingehenden statistischen Prüfung unterzogen. Da Dedić alle Einzelwerte seines Untersuchungsgutes mitgeteilt hat, war es uns möglich, dieses Untersuchungsergebnis ebenfalls statistisch auszuwerten und so mit den Ergebnissen von Magaraševič zu vergleichen. Das Untersuchungsgut von Dedić umfaßt nach Herausnahme der von ihm selbst als krankhaft

Tabelle 12. *Die Aortenbreite in Abhängigkeit vom Alter und der Thoraxbreite.* (Nach den von DEDIĆ, 1934, angegebenen Zahlen berechnet)

	Altersgruppen (Jahre)		Thoraxbreite (cm) 22	23	24	25	26	27	28	Korrelationskoeffizient der Beziehung Aortenbreite und Thoraxbreite bei gegebenem Alter	Prozentuale Abweichung der Aortenbreite gegenüber der Gruppe der 20—30jährigen	
		(n)	(50)	(53)	(64)	(60)	(34)	(34)	(23)			
			$M \pm \sigma$	$M \pm \sigma$	$M \pm \sigma$	$M \pm \sigma$	$M \pm \sigma$	$M \pm \sigma$	$M \pm \sigma$	$r \pm \varepsilon r$	M	Variation des Mittelwertes
Aortenbreite bei gegebenem Alter (cm)	20—30	(93)	2,2 ±0,17	2,3 ±0,15	2,4 ±0,14	2,5 ±0,13	2,6 ±0,16	2,7 ±0,14	2,8 ±0,13	0,737 ±0,047	—	—
	31—40	(94)	2,4 ±0,13	2,6 ±0,16	2,7 ±0,15	2,8 ±0,16	2,9 ±0,18	3,0 ±0,17	3,1 ±0,15	0,733 ±0,048	+10,5	6,8—17,0
	41—50	(51)	2,7 ±0,11	2,8 ±0,16	2,9 ±0,19	3,0 ±0,25	3,2 ±0,15	3,9 ±0,26	3,4 ±0,18	0,778 ±0,051	+22,5	16,8—30,0
	51—60	(51)	3,0 ±0,23	3,1 ±0,23	3,2 ±0,16	3,5 ±0,22	3,7 ±0,26	3,8 ±0,35	3,8 ±0,40	0,750 ±0,065	+38,0	21,0—42,0
	61—70	(29)	3,3 ±0,26	3,4 ±0,60	3,4 ±0,35	3,4 ±0,19	4,0 ±0,42	3,9 ±0,22	3,8 ±0,00	0,596 ±0,120	+46,3	32,4—56,0
Korrelationskoeffizient der Beziehung Aortenbreite und Alter bei gegebener Thoraxbreite	$r \pm \varepsilon r$		0,927 ±0,019	0,843 ±0,040	0,855 ±0,030	0,892 ±0,026	0,908 ±0,026	0,911 ±0,028	0,870 ±0,050			

bezeichneten Werte 318 Personen, welche dem Alter von 20—70 Jahren angehören (Tabelle 12). Da beide Untersuchungsergebnisse gut übereinstimmen und zusammen ein Beobachtungsgut von 728 Fällen darstellen, vermitteln sie ein verläßliches Urteil über den Einfluß, den das Alter und — als anatomisches Maß — die basale Thoraxbreite in dem genannten Zeitraum von 18—70 Jahren auf die Aortenbreite ausüben.

Die Untersuchungen von DEDIĆ und MAGARAŠEVIĆ weisen darauf hin, daß die Aortenbreite in dem genannten Zeitraum von 18—70 Jahren in linearer Abhängigkeit vom Alter steht. Der Korrelationskoeffizient der Beziehung Alter/Aortenbreite beträgt nach DEDIĆ (bzw. MAGARAŠEVIĆ) $r = 0{,}771 \pm 0{,}022$ (0,742) und bei Ausschaltung des mitbestimmenden Einflusses der Thoraxbreite $r = 0{,}877 \pm 0{,}013$ (0,866). Aus den statistischen Meßzahlen geht gleichzeitig hervor, daß der äußere Aortendurchmesser im Alter von 20—70 Jahren nach dem Untersuchungsgut von DEDIĆ (bzw. im Alter von 18 bis 50 Jahren nach dem Untersuchungsgut von MAGARAŠEVIĆ) pro Jahr um 0,26 mm (0,25 mm) größer wird. Wird auch hier der mitbestimmende Einfluß der Thoraxbreite ausgeschaltet, so lauten die Werte 0,34 mm pro Jahr (0,26 mm pro Jahr). Das bedeutet mit anderen Worten, daß der Aortendurchmesser des Erwachsenen in einem Zeitraum von 30 bis 40 Jahren allein als Folge der physiologischen Alterung um einen Zentimeter größer wird.

Die Werte der Korrelationskoeffizienten weisen darauf hin, daß die physiologische Zunahme der Aortenbreite im Erwachsenenalter in enger Abhängigkeit vom Alter vor sich geht und in erster Linie von ihr bestimmt wird. HOLZMANN bringt in seinem Beitrag im Lehrbuch von SCHINZ, BAENSCH, FRIEDL und UEHLINGER (1952) seine Ansicht dahingehend zum Ausdruck, daß der Aortendurchmesser in merklicher Weise nur vom Alter abhängig sei und man sich somit bei der Beurteilung dieses Durchmessers auf eine Bezugnahme zum Alter beschränken könne. Wir stimmen damit überein, daß das Alter eine sehr entscheidende, wahrscheinlich sogar *die* entscheidende Einflußnahme auf den Aortendurchmesser ausübt und somit auch als wichtigstes Vergleichsmaß anzusehen ist. Wir werden aber noch sehen, daß neben dem Alter auch weitere Faktoren die Aortenbreite mitbestimmen.

ββ) Aorta und Geschlecht. Röntgenologische Untersuchungsergebnisse, die unmittelbare Auskunft über den Einfluß des Geschlechts auf die Aortenbreite geben, sind spärlich und widersprechen einander. VAQUEZ und BORDET (1916) weisen nur ganz allgemein darauf hin, daß die Werte für die Aortenmaße der Frauen durchweg etwas niedriger sind als für Männer. Dieser Ansicht ist auch HOLZMANN (1952). Von DEDIĆ (1934) wurde dagegen ein geschlechtsbedingter Unterschied nicht gefunden und auch ausdrücklich in Abrede gestellt. Vergleichende röntgenologische Zahlenwerte über die Aortenmaße von Frauen sind bisher allerdings nicht mitgeteilt worden.

Ziehen wir in Anbetracht dieser unzureichenden Aussagen direkter röntgenologischer Befunde weitere Ergebnisse in die Betrachtung dieser Frage mit herein, die geeignet sind mittelbare Auskunft zu geben, so ergeben sich eine Reihe wesentlicher röntgenologischer Hinweise, die dafür sprechen, daß die Aorta des Mannes bei sonst gleichen Voraussetzungen weiter ist als bei der Frau.

Berücksichtigen wir einerseits die Tatsache, daß beim Manne nicht nur das Herzvolumen (KAHLSTORF, 1932; LILJESTRAND, LYSHOLM, NYLIN und ZACHRISSON, 1939; GREWIN, 1949; KJELLBERG, RUDHE und SJÖSTRAND, 1949; MUSSHOFF u. Mitarb., 1956, 1958, 1961) sondern auch das Blutvolumen (SJÖSTRAND, 1949; MUSSHOFF, SCHMIDT, REINDELL u. Mitarb., 1962) absolut und pro Kilogramm Körpergewicht gegenüber der Frau vermehrt sind, und andererseits die Tatsache, daß die Größe des Herzens, die Weite der Lungengefäße und die gesamte Blutmenge miteinander in Beziehung stehen (KJELLBERG, RUDHE u. SJÖSTRAND, 1949; SJÖSTRAND, 1953, 1956; REIDNELL, MUSSHOFF, KLEPZIG u. WEYLAND, 1954; MUSSHOFF, SCHMIDT, REINDELL u. Mitarb., 1961), so ist auch ein entsprechender geschlechtsabhängiger Einfluß auf das Aortenvolumen anzunehmen. Zur Sicherung dieser mittelbaren röntgenologischen Beweisführung sind allerdings weitere röntgenologische Untersuchungen notwendig. Hierzu bietet die in letzter Zeit entwickelte Kontrastmitteldarstellung der Aorta die besten Voraussetzungen. Dabei wird man in Anbetracht der geringen Unterschiede, die zwischen den Geschlechtern zu erwarten sind, alle anderen Faktoren mitberücksichtigen müssen, die neben dem zu untersuchenden Geschlechtseinfluß auf die Größe der Aorta einwirken.

Unter Berücksichtigung des bisherigen, auch in seiner Gesamtheit unbefriedigenden röntgenologischen Untersuchungsbeitrages wird man sich die postmortalen Befunde über den geschlechtsbedingten Einfluß auf die Aorta vergegenwärtigen müssen. Die anatomischen Untersuchungen von BENEKE (1879), KANI (1910), SUTER (1897), FRUCHT (1953), ROESSLE (1910) und MEYER (1951, 1958) haben einhellig festgestellt, daß die Aortabei Frauen schmaler als bei Männern ist (s. Seite 121ff.).

γγ) Aorta und anatomische Körpermaße. Als erster hat v. TEUBERN (1916) versucht, die Aortenmaße in Beziehung zu anderen anatomischen Körpermaßen zu setzen. Er stellte fest, daß die Aortenlänge (*AL* nach v. TEUBERN) mit dem Körpergewicht und der Körpergröße deutlich zunimmt, die Aortenbreite (*AB* nach v. TEUBERN) dagegen unverändert ist oder sogar kleiner wird. Zwischen der Länge des Aortenbogens und der Herzgröße fand er dagegen bei Herzgesunden keine Beziehungen.

Die von v. TEUBERN erhobenen Befunde über die Beziehungen zwischen Aorta, Körpergröße und -gewicht und dem Herzen wurden von GROEDEL (1918) im wesentlichen bestätigt. Bei 100 gesunden Rekruten im Alter von 18—24 Jahren nimmt die Aortenlänge (*AL* nach GROEDEL) mit der Körpergröße und dem Körpergewicht zu, während der Aortentransversaldurchmesser (*AT* nach GROEDEL), in ähnlicher Weise wie die Aortenbreite nach v. TEUBERN, kleiner wird. Da die aus der Aortenlänge und dem Aortentransversaldurchmesser gebildete Summe ($AL + AT$) dabei proportional der Körpergröße und dem Körpergewicht zunimmt, folgert GROEDEL, daß die röntgenologisch gemessene thorakale Aorta sich analog den pathologisch-anatomischen Befunden SUTERS proportional der Körpergröße (und dem Körpergewicht) verändert.

Im Vergleich zum Herzen verändert sich der Transversaldurchmesser der Aorta (*AT* nach GROEDEL) gleichsinnig mit dem Moritzschen Transversaldurchmesser des

Herzens, während — analog den Befunden von v. TEUBERN — die Aortenlänge (*AL* nach GROEDEL) unverändert oder sogar eine Tendenz der Verkleinerung zeigt. Da aber auch hier die Zunahme des Aortentransversaldurchmessers die Abnahme des Längsdurchmessers überwiegt, verändert sich die Summe von *AT* und *AL* gleichsinnig mit der Transversaldimension des Herzens.

Von GROEDEL wurde erstmalig auch die basale Thoraxbreite als Vergleichsmaß der Aorta verwendet. Mit zunehmender Thoraxbreite steigt die Aortenlänge (*AL* nach GROEDEL) nicht unerheblich an, während die Aortenbreite (*AB* nach GROEDEL) nur bis zu einer Durchschnittsbreite der basalen Thoraxbreite ansteigt und dann konstant bleibt. Aber auch hier verändert sich die aus der Aortenlänge und -breite gebildete Summe ($AL + AT$) gleichsinnig mit der basalen Thoraxbreite, wobei sich die Summe von *AT* und *AL* zur basalen Thoraxbreite wie 1:2 verhält.

Ein einfaches und rasch zu ermittelndes korrelatives Maß für den Aortendurchmesser hat KREUZFUCHS (1936) angegeben. Nach KREUZFUCHS ist der nach seiner Methode bestimmte Aortendurchmesser im Alter von 20 Jahren gleich zwei Drittel des transversalen Durchmessers des 5. Brustwirbelkörpers, mit 50 Jahren soll er genau der Wirbelkörperbreite entsprechen. In diesem Verhalten kommt gleichzeitig auch der Alterseinfluß auf die Aortenbreite zum Ausdruck.

Die bisher wichtigsten Untersuchungsergebnisse über den Einfluß anatomischer Körperfaktoren auf die Aorta verdanken wir wiederum DEDIĆ (1934) und MAGARAŠEVIĆ (1953), auf deren Untersuchungen wir schon bei der Abhandlung des Alterseinflusses auf die Aorta hingewiesen haben. Auch hier stimmen beide Ergebnisse gut miteinander überein.

DEDIĆ hat an seinem großen Untersuchungsgut neben der schon besprochenen Abhängigkeit des Aortendurchmessers vom Alter und Geschlecht, die Abhängigkeit vom Körpergewicht, von der Körpergröße und der basalen Thoraxbreite untersucht. Er findet dabei neben der schon beschriebenen Abhängigkeit vom Alter eine direkte Abhängigkeit vom Körpergewicht und der Thoraxbreite, nicht dagegen von der Körpergröße: „Die großen Menschen sind entweder von einem robusten Körperbau, und dann hängt in solchen Fällen die Aortenbreite von der gleichzeitigen Thoraxvergrößerung ab; oder die großen Menschen sind zu schlank, also asthenisch, dann steht aber ihre Aortenbreite in einer geraden Proportion mit eben ihrem engen Thorax" [DEDIĆ hat für seine große Reihenuntersuchung anstelle des Körpergewichts aus Gründen, die noch zu besprechen sind, die Thoraxbreite verwendet (Anm. d. Ref.)]. Große und körperlich schwere und breite Menschen haben eine weitere Aorta als große asthenische Menschen.

Wir finden also hier die gleiche Feststellung, wie sie von anderen Autoren für das Herz (DIETLEN, 1907; v. TEUBERN, 1916/17; KAHLSTORF, 1932; LUDWIG, 1939; MUSSHOFF, REINDELL, KÖNIG, KEUL u. ROSKAMM, 1961) getroffen wurde; in gleicher Weise wie die Herzgröße wird auch die Aortenbreite unmittelbar nicht von der Körpergröße sondern vom Körpergewicht bestimmt. Da bei normal gewachsenen Personen zwischen Körpergewicht und Körpergröße eine relativ feste Beziehung besteht, ist eine ähnliche Beziehung auch zwischen Körpergröße und Aortenbreite zu erwarten. Diese ist aber — wie auch beim Herzen — als eine mittelbare vom Körpergewicht abzuleitende Beziehung anzusehen.

Trotz seiner Feststellung, daß die Aortenbreite vom Körpergewicht bestimmt wird, hat DEDIĆ als proportionales Aortenmaß nicht das Körpergewicht, sondern die untere Thoraxbreite verwendet. Er bevorzugte dieses Maß gegenüber dem Körpergewicht einmal, weil es ihm bei der praktischen Durchführung der Methode am Röntgenfilm einfacher erschien, zum anderen weil er von der Überlegung ausging, daß bei Verwendung des Gewichtes der unterschiedliche Fettanteil bei den einzelnen Menschen, die Korpulenzgröße, zu berücksichtigen sei. (Es ist in Analogie zum Herzen zu erwarten, daß der Fettanteil am Gesamtkörpergewicht keinen wesentlichen Einfluß auf die Aortenbreite nimmt). DEDIĆ konnte feststellen, daß im Schulalter (nach allerdings nur wenigen untersuchten Fällen zu urteilen) und im Alter von 20—30 Jahren die Aortenbreite durchschnittlich $^1/_{10}$ der unteren Thoraxbreite mißt (Tabelle 12). In diesem Alter nimmt somit die Aortenbreite im gleichen Verhältnis wie die Thoraxbreite zu, eben im Verhältnis 1:10. Die von uns vorgenommene statistische Bearbeitung aller von Dedić angegebenen Einzelwerte ergibt, daß nicht nur im Alter von 20—30 Jahren, sondern auch in allen anderen untersuchten Altersgruppen bis zum 70. Lebensjahr eine lineare Beziehung zwischen Thoraxbreite und Aortenbreite besteht. Entsprechend dem schon dargelegten Alterseinfluß liegen die Werte mit zunehmendem Alter höher, so daß die Regressionslinien der Beziehung Thoraxbreite/Aortenbreite mit zunehmendem Alter zugunsten der Aortenbreite verschoben werden. In gleicher Weise verändert sich das ursprüngliche Verhältnis Aortenbreite zu Thoraxbreite von 1:10 cm in Richtung auf 1: <10 und beträgt beipsielsweise im Alter von 61—70 Jahren etwa 1:7.

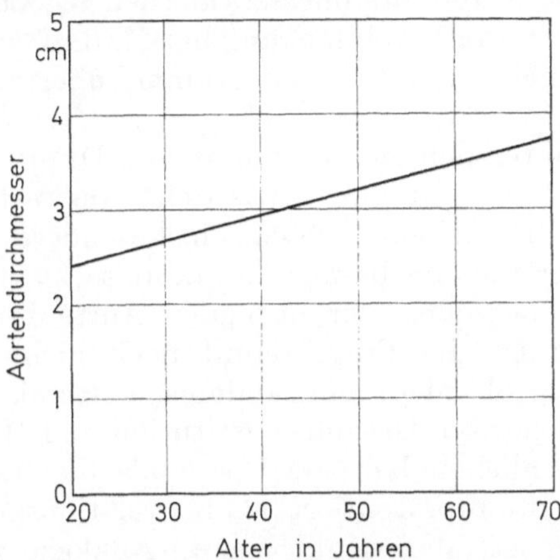

Abb. 18. Der Aortendurchmesser in Abhängigkeit vom Alter. Regressionsgleichung y 0,026x + 1,904. (Nach den von Dedić, 1934 angegebenen Zahlen gezeichnet)

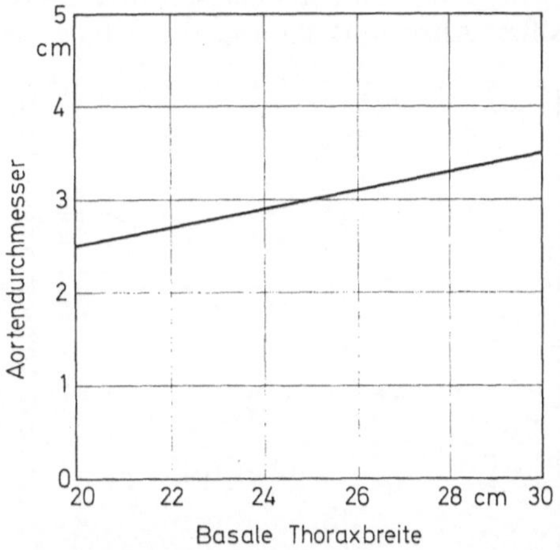

Abb. 19. Der Aortendurchmesser in Abhängigkeit von der basalen Thoraxbreite. Regressionsgleichung $y = 0{,}097x + 0{,}577$. (Nach den von Dedić 1934 angegebenen Zahlen gezeichnet)

Innerhalb der einzelnen nach *Dezennien* zusammengefaßten Altersgruppen ist die Abhängigkeit der Aortenbreite bis zur sechsten Lebensdekade gleich eng, in der siebten Dekade wird sie etwas lockerer, ohne aber ihre grundsätzliche Bedeutung zu verlieren (Tabelle 12). Insgesamt ist aber die Abhängigkeit der Aortenbreite von der Thoraxbreite weniger eng als die Abhängigkeit der Aortenbreite vom Alter. Die Ergebnisse von Magarašević stimmen sehr gut mit diesen Werten von Dedić überein.

Die Korrelationskoeffizienten der Beziehung Aortenbreite/basale Thoraxbreite der beiden Untersuchungskollektive betragen nach Dedić (Magarašević) $r = 0{,}375 \pm 0{,}047$ (0,504) und nach Ausschaltung des mitbestimmenden Alterseinflusses $r = 0{,}741 \pm 0{,}025$ (0,766). Nach der Neigung der Regressionsgeraden (R) wird der Aortendurchmesser pro Zentimeter Thoraxbreite im Alter von 20—70 Jahren um durchschnittlich 0,97 mm (Dedić) und im Alter von 18—50 Jahren um durchschnittlich 0,93 mm (Magarašević) größer (Abb. 18 u. 19).

Die Untersuchungsergebnisse weisen darauf hin, daß die Aortenbreite im Erwachsenenalter in linearer Abhängigkeit von der basalen Thoraxbreite steht. Diese Abhängigkeit ist allerdings weniger eng als die gleichzeitige, im vorletzten Kapitel beschriebene Abhängigkeit der Aortenbreite vom Alter.

Stellen wir eine Korrelation aller drei Größen, der Aortenbreite, der Thoraxbreite und des Alters auf, so ergibt sich für das Dedićsche Untersuchungsgut ein Korrelationskoeffizient von $r = 0{,}955 \pm 0{,}005$ und ein Bestimmtheitsmaß von $B = 0{,}913$. Dieser sehr hohe Wert der Dreierkorrelation weist darauf hin, daß Alter und Thoraxbreite praktisch die ganze Variation der Aortenbreite im Erwachsenenalter, statistisch gesehen zu etwa 90%, bedingen.

MAGARAŠEVIĆ (1953) hat für die gleiche Dreierkorrelation die folgende Gleichung angegeben.

$$A = 0{,}026\,G + 0{,}096\,T - 0{,}52 \pm V$$

$$V = \frac{\mathrm{A\,TG}}{\mathrm{M}_A} \times 100 = \frac{0{,}134 \times 100}{2\,625} = \pm\,5{,}1\,\%$$

$$A = 0{,}026\,G + 0{,}096\,\mathrm{T} - 0{,}52 \pm 5{,}1\,\%\,A$$

oder vereinfacht

$$A = \frac{0{,}1\,\mathrm{G}}{4} + 0{,}1\,T - 0{,}6 \pm 5{,}1\,\%\,A \text{ in Zentimeter}$$

(In der Formel bedeutet A Aortendurchmesser, G Alter, T basale Thoraxbreite, V Variation).

Nach dieser Formel lassen sich die Sollwerte des Aortendurchmessers aus den gegebenen Größen Alter und Thoraxbreite berechnen. Zur weiteren Vereinfachung hat MAGARAŠEVIĆ die Formel in ein Nomogramm übertragen (Abb. 20).

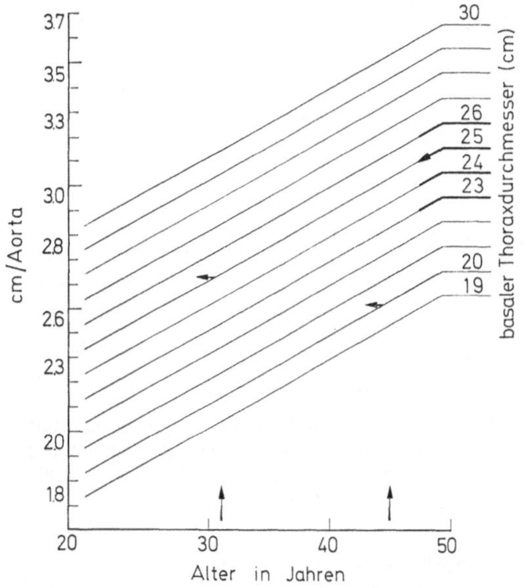

Abb. 20. Nomogramm zur Bestimmung des normalen Aortendurchmessers nach der basalen Thoraxbreite und dem Alter. (Nach MAGARAŠEVIĆ, 1953)

Die Untersuchungsergebnisse von DEDIĆ und MAGARAŠEVIĆ und ihre statistische Auswertung machen die beiden Größen, insbesondere das Alter, aber auch die basale Thoraxbreite, zu guten Korrelationsgrößen der normalen Aortenbreite. Trotzdem ist die Frage damit noch nicht beantwortet, ob nicht ein anderes anatomisches Maß, welches die Gesamtkonstitution und Masse des menschlichen Körpers besser als die basale Thoraxbreite repräsentiert, als Korrelationsgröße geeigneter ist. Man denkt hier in Analogie zum Herzen in erster Linie an das Körpergewicht als stellvertretende Größe für die Masse der Muskulatur und der durchbluteten Organe. Wir möchten glauben, daß sie insbesondere bei normalgewachsenen, nicht fettleibigen Personen eine ätiologisch sinnvollere Vergleichsgröße darstellt. DEDIĆ hat als ein Ergebnis seiner Untersuchungen ihre grundsätzliche Bedeutung als Bestimmungsgröße für den Aortendurchmesser bejaht. Leider hat er in seiner Mitteilung die Werte über das Körpergewicht nicht mitangegeben, so daß uns eine statistische Prüfung über den Grad der Abhängigkeit des Aortendurchmessers vom Körpergewicht und ein Vergleich mit der Abhängigkeit von der Thoraxbreite nicht möglich ist. Diese Untersuchungen stehen noch aus.

δδ) Aorta und funktionelle Körpermaße. Die Weite und Länge der Aorta ist nicht nur — wie schon aus den dargelegten anatomischen und pathologisch-anatomischen Untersuchungsergebnissen hervorgeht — vom Wachstum, Alter, Geschlecht und von anatomischen Körperfaktoren, sondern auch von funktionellen Faktoren abhängig. Solche Faktoren sind die Höhe des in der Aorta herrschenden Blutdruckes, die Menge des aus dem Herzen in die Aorta ausgeworfenen Blutes, die gesamte Blutmenge, sowie die Elastizität des Aortenrohres und der Tonus seiner muskulären Wandbestandteile. Der Einfluß dieser Faktoren auf die Weite des Aortenrohres ist zu einem Teil aber auch nur durch theoretische Überlegungen und einzelne Beobachtungen wahrscheinlich gemacht. Folgendes ist nach unserem heutigen Wissen darüber zu sagen.

Die Beziehungen zwischen den Aortenmaßen und der Höhe des Blutdruckes hat von röntgenologischer Seite GROEDEL (1918) als erster systematisch untersucht. An Hand eines Materials von 96 Rekruten im Alter von 18—24 Jahren stellt er fest, daß der Aortentransversaldurchmesser (AT), sowie die Summe aus Aortentransversaldurchmesser und

-länge ($AT + AL$) bei steigendem Blutdruck, der nach der auskultatorischen Methode von RECKLINGHAUSEN ermittelt wurde, ebenfalls größer werden. Wird dieses Untersuchungsgut nach der Höhe des Blutdruckes geordnet, wie es GROEDEL in Tabelle 13 getan hat, und der Blutdruck mit den zugehörigen mittleren Aortenmaßen in Beziehung gesetzt, so ergeben sich für die Korrelation des Blutdruckes mit dem Aortentransversaldurchmesser (bzw. mit der Summe aus Aortentransversaldurchmesser und Aortenlänge) folgende statistische Werte:

Korrelationskoeffizient $r = 0{,}963 \pm 0{,}029$ ($0{,}905 \pm 0{,}074$);
Bestimmtheitsmaß $B = 0{,}929$ ($0{,}820$);
Regressionsgleichung $y = 61{,}2x - 170{,}2$ ($y = 45{,}8x - 433{,}3$);
Sicherung der Korrelation $= P < 0{,}001$ ($0{,}01 > P > 0{,}001$) (Abb. 21).

Tabelle 13. *Die Aortenmaße in Abhängigkeit vom Blutdruck bei Rekruten im Alter von 18—24 Jahren.* (Nach GROEDEL, 1918)

Anzahl der Fälle	Blutdruck mm H_2O	Aortenmaße cm		
		AT	AL	TA+AL
11	bis 134,5	5,0	7,6	12,6
17	bis 144,5	5,3	7,5	12,8
33	bis 154,5	5,3	7,5	12,8
22	bis 164,5	5,4	7,5	12,9
9	bis 174,5	5,5	7,5	12,9
4	bis 200,0	6,1	7,8	13,9

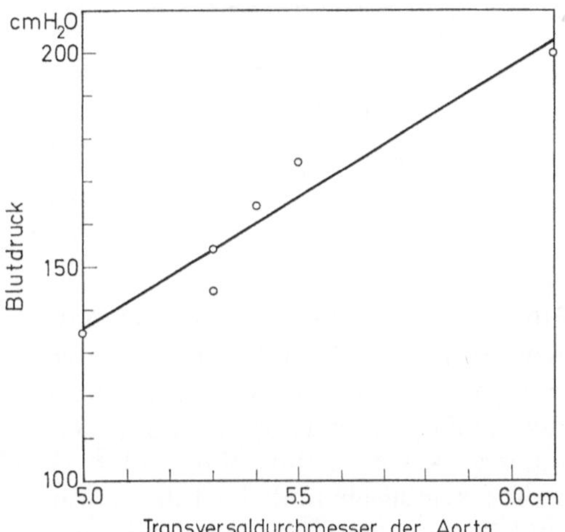

Abb. 21. Der Transversaldurchmesser des Aortenschattens (AT nach GROEDEL) in Abhängigkeit vom Blutdruck. Mittelwerte eines Untersuchungsgutes von 96 Rekruten im Alter von 18—24 Jahren, welche nach der Höhe des Blutdruckes in 6 Gruppen unterteilt wurde. Regressionsgleichung $y = 61{,}2x - 170{,}2$. Korrelationskoeffizient der Mittelwerte $r = 0{,}963 \pm 0{,}029$. Bestimmtheitsmaß $B = 0{,}929$. (Nach den von GROEDEL 1918 angegebenen Werten berechnet und gezeichnet)

Wenn auch angenommen werden darf, daß der Grad der Abhängigkeit bei Korrelation aller Einzelwerte, anstelle der von GROEDEL mitgeteilten mittleren Gruppenwerte, weniger eng ausfallen würde und auch berücksichtigt, daß es sich bei den Groedelschen Aortenmaßen nicht um gleichwertige anatomische Maße handelt, so lassen die Zahlen doch auf eine grundsätzliche Abhängigkeit der Aortenbreite von der Höhe des Blutdruckes schließen. Diese Folgerung erscheint uns um so schlüssiger, als sie mit den experimentellen Ergebnissen von SIMON und MEYER (1958) und KARNBAUM (1961) übereinstimmen. GROEDEL hat darauf hingewiesen, daß die Beziehungen des Blutdruckes mit den Aortenmaßen bei verschiedenen Altersgruppen verschieden ausfallen dürften und darum bei weiteren Untersuchungen über diese Frage empfohlen, den Alterseinfluß mit zu berücksichtigen. An der Richtigkeit dieser Vermutung von GROEDEL ist nach den Befunden, die uns heute über den Alterseinfluß vorliegen, nicht zu zweifeln. Diese von GROEDEL seinerzeit angeregte größere systematische Reihenuntersuchung über die Abhängigkeit der Aortenmaße von der Höhe des Blutdruckes bei unterschiedlichem Alter wurde aber bisher nicht durchgeführt.

Die Zunahme des Aortendurchmessers bei Blutdrucksteigerungen wurde in der Folgezeit durch Einzelbeobachtungen bestätigt (BAYLEY, 1933; TSCHILOW u. CHRISTOFF, 1933; PURKS, 1934; ZDANSKY, 1949). Sie ist, wie ZDANSKY an Einzelbeispielen beobachten konnte, beim Absinken des Blutdruckes rückbildungsfähig (Tabelle 14).

Ist der Blutdruck nur in einem Teilgebiet der Aorta erhöht, so wird dieser Teil der Aorta ebenfalls weiter. Eine solche partielle Blutdrucksteigerung findet sich bei der Isthmusstenose der Aorta (Coarctatio aortae), bei welcher der aufsteigende Ast bis zur Einengung im Bereich des Aortenbogens oder seinem Ende erweitert ist. In diesem Zusammenhang ist auch die poststenotische Erweiterung der Aorta ascendens bei der Stenose der Aortenklappe zu erwähnen, die allgemein als Folge der hohen Strömungsgeschwindigkeit angesehen wird, mit welcher das Schlagvolumen durch das eingeengte Ostium in den Aortenbulbus gepreßt wird, wobei es im Gefolge dieses Preßstrahles zur Wirbelbildung im Bulbus kommt. Dabei ist der mittlere Druck in der Aorta nicht erhöht. Diese Veränderungen der Aorta im Gefolge der Aortenstenose und der Aortenisthmusstenose können hier bei der Darlegung der funktionellen Einflüsse auf die Aortenbreite nur hinweisend und der Vollständigkeit halber erwähnt werden. Ihre ausführliche Darstellung mit Literaturnachweis erfolgt im Kapitel der Herzvitien. Neben dem Einfluß des intraaortalen Druckes ist vor allem der Einfluß zu nennen, den die aus dem Herzen in die Aorta ausgeworfene

Tabelle 14. *Der Aortendurchmesser bei wechselndem Blutdruck.* (Nach ZDANSKY, 1949)

		Blutdruck in mm Hg	Aortendurchmesser nach KREUZFUCHS
N. R., Nephritis subacuta	22. IV. 1936	175/95	3,2 cm
	29. V. 1936	110/70	2,7 cm
R. E., Nephritis acuta	6. V. 1935	170/75	2,7 cm
	16. V. 1935	155/60	2,4 cm nach Gewichtsabnahme um 7 kg

Blutmenge auf die Weite des Gefäßes ausübt. Um diesen Einfluß zu beurteilen, müssen wir grundsätzlich und aus theoretischen Erwägungen zwischen der Größe des einzelnen Schlagvolumens und der Größe des Minutenvolumens unterscheiden. Eine Vergrößerung des Schlagvolumens führt nur zu einer systolischen Erweiterung, die ihren Ausdruck in einer verstärkten Pulsation findet, bei einer Vergrößerung des Minutenvolumens wird die Aorta systolisch und diastolisch weiter. Sehr oft sind allerdings beide Formen, Schlag- und Minutenvolumenvermehrung miteinander verbunden. (Wir finden solche Erweiterungen bei der Insuffizienz der Aortenklappen, beim Ductus arteriosus Botalli und den übrigen arterio-venösen Anastomosen, bei der Hyperthyreose und andere mehr). Andererseits führt eine Verkleinerung der Auswurfleistung des Herzens zu einer Verringerung der Aortenbreite. Hier seien als Beispiel die schweren Formen der Mitral- und Aortenstenose, bei letzteren allerdings mit Ausnahme der poststenotischen Dilatation, und der Vorhofseptumdefekt genannt.

Untersuchungen über den Einfluß, den die gesamte Blutmenge auf die Aortenbreite ausübt, sind unseres Wissens bisher nicht durchgeführt worden.

Es fragt sich, ob nicht der aortale Windkessel dem gesamten Blutvolumen in gleicher Weise angepaßt ist, wie es das Herzvolumen und die Füllung des Herzens (KJELLBERG, RUDHE u. SJÖSTRAND, 1949a und b; NYLIN, 1957; MUSSHOFF u. Mitarb. 1960, 1962), sowie der kleine Kreislauf (SJÖSTRAND, 1953a und b) sind.

Wenn man zweifellos am Herzen und kleinen Kreislauf gewonnene Ergebnisse auch nicht ohne weiteres auf die Aorta übertragen kann, so sind sie in Parallele doch von Interesse und Hinweis, diesen Beziehungen weiter nachzugehen. In diesem Sinne möchten wir den Hinweis verstanden wissen.

Über den Einfluß, den die Elastizität des Aortenrohres und des Tonus seiner muskulären Wandbestandteile auf die Weite des Aortenrohres ausüben, vermag die röntgenologische Untersuchung keine unmittelbaren Aussagen zu machen. Wir haben den Einfluß der Elastizität der Aortenwandung, soweit er experimentell untersucht wurde und für uns von Interesse ist, in Kapitel 3 dargelegt. Diese pathologisch-anatomischen Untersuchungsergebnisse weisen darauf hin, daß die anatomisch-pathologische Beschaffenheit der Aorta und ihrer Wandung — und somit auch ihre Elastizität und Dehnbarkeit — sich in relativ enger Abhängigkeit vom Alter entwickelt. Das bedeutet aber, daß der mitbestimmende Einfluß derElastizität bei normaler Alterung altersabhängig ist.

ZDANSKY weist in seinem bekannten Lehrbuch über die Röntgendiagnostik des Herzens und der großen Gefäße (1949) darauf hin, daß neben der anatomischen Beschaffenheit der Aorta vor allem auch ein unterschiedlicher Tonus der muskulären Wandbestandteile die Weite der Aorta bestimmt. Nach dieser Auffassung wirkt der muskuläre Tonus einer Überdehnung der Aorta wirkungsvoll entgegen, seine Herabsetzung kann dazu führen, daß das Gefäßrohr schon durch den normalen Blutdruck stark erweitert wird. Diese Erweiterung, die als dynamische Dilatation bezeichnet worden ist, soll besonders bei Thyreotoxikose, Gefäßneurosen, Tabes dorsalis, Infektionskrankheiten, beim Morbus Addison und gelegentlich auch bei Blutdruckregulationsstörungen vorkommen (ZDANSKY, 1932, 1949; BAYLEY, 1933; PURKS, 1934).

5. Abschluß

Zusammenfassende Betrachtung

Trotz der zahlreichen und z.T. mühevollen Arbeiten, die sich mit der röntgenologischen Bestimmung der Aortenmaße beschäftigen, ist das Ergebnis der röntgenologischen Befunde dieser Meßmethoden in ihrer Gesamtheit im Gegensatz zu den Ergebnissen der röntgenologischen Größenbestimmung des Herzens wenig befriedigend. Dabei dürfte die zunehmende Bedeutung von Herz-Kreislauferkrankungen in Zukunft sicher auch das Interesse für eine exaktere Bestimmung der nur röntgenologischen faßbaren Größenänderungen der Aorta vertiefen.

Die große Bedeutung der Aorta als zentralem Blutverteiler ist durch zahlreiche physiologische, anatomische und pathologisch-anatomische Untersuchungen hinreichend aufgezeigt. Für die röntgenologische Größenbestimmung der Aorta ergeben sich dabei folgende Tatsachen:

1. Von den möglichen Maßen der Aorta gibt es eingehendere Untersuchungen und Ergebnisse nur über die Messung des Aortendurchmessers. Es fehlen bisher Untersuchungen über die Möglichkeit einer Längenbestimmung der Aorta, insbesondere der thorakalen Aorta mit röntgenologischen Methoden.

2. Die meisten Untersuchungsergebnisse basieren auf Untersuchungen im Stehen, nur wenige Untersuchungen berücksichtigen die Tatsache der orthostatischen Füllungsschwankungen auch der Aorta bei unterschiedlichen Untersuchungsbedingungen, wie sie für die Volumenschwankungen des Herzens bei Untersuchungen im Stehen und Liegen bekannt sind.

3. Von den Meßmethoden zur Bestimmung des Aortendurchmessers ist die bekannteste noch immer die sog. Kreuzfuchssche Methode. Sie gibt nur absolute Aortenmaße an. Dabei fehlen exakte Meßergebnisse aus dem Säuglings- und Kindesalter sowie jenseits des 70. Lebensjahres.

4. Es liegen kaum exakte Zahlenwerte über die Aortenmaße bei Frauen vor, im wesentlichen beschränken sich die bisherigen Untersuchungsergebnisse auf Befunden an Männern. Dabei müssen aufgrund anatomischer bzw. pathologisch-anatomischer Untersuchungsergebnisse geschlechtsspezifische Unterschiede hier ebenso angenommen werden wie bei den Herzmaßen.

5. Da die absoluten Aortenmaße eine außerordentliche Streubreite zeigen, zwingt sich notwendigerweise die Suche nach korrelativen Aortenmaßen auf. Hierbei sind bisher nur Korrelationen zum Alter sichergestellt, wobei zu sagen ist, daß das Alter sicher eine sehr entscheidende, wahrscheinlich sogar die entscheidende Einflußnahme auf den Aortendurchmesser ausübt, jedoch sicherlich nicht der einzige Faktor ist, der auf das Aortenmaß Einfluß nimmt. Exakte Ergebnisse über Korrelationen von Aortenmaßen und Geschlecht liegen bei den spärlichen Untersuchungen über die Aortenmessung bei Frauen nicht vor oder sind bisher bei der Kleinheit der Zahl eher widersprüchlich. Als weiteres anatomisches Vergleichsmaß wurde bisher nur die basale Thoraxbreite, die röntgenologisch gut zu messen ist, untersucht, wobei aber auf das Körpergewicht nicht eingegangen ist. Vergleichende Untersuchungen über Aortenmaße und Körpergewicht bzw. basale Thoraxbreite stehen noch aus.

6. Über die Beziehungen von Aorta und funktionellen Körpermaßen liegen bisher nur wenige Untersuchungsergebnisse vor, die sich im wesentlichen mit der Höhe des Blutdrucks befassen. Sie basieren zum größten Teil nur auf Einzeluntersuchungen, größere Gruppenuntersuchungen fehlen.

7. Untersuchungen über den Einfluß, den die gesamte Blutmenge auf die Aortenbreite ausübt, sind unseres Wissens ebenfalls bisher nicht bekannt.

Daraus ergibt sich, daß unsere Kenntnisse, wie schon von GROEDEL angeregt worden ist, durch größere Reihenuntersuchungen mit Bestimmung korrelativer Aortenmaße noch erweitert und vertieft werden müssen. Sicher wäre auch eine Möglichkeit zur röntgenologischen Längenbestimmung der Aorta von großer Bedeutung. Dies könnte eventuell durch Kontrastmitteldarstellung dieses Gefäßes, wie sie mit modernen Untersuchungsmethoden möglich ist, verwirklicht werden, wobei sowohl die Länge wie auch der effektive (= innere) Aortendurchmesser bestimmt werden könnte. Für eine exakte Bestimmung der intravitalen physiologischen und pathologischen Veränderungen an der Aorta wären solche Ergebnisse von großer Bedeutung.

Literatur

ABREU, M. DE: Essai sur une nouvelle radiologie vasculaire. Paris: Masson & Cie. 1926.
AMUNDSEN, P.: The diagnostic value of conventional radiological examination of the heart in adults. Oslo 1959.
ASSMANN, H.: Die klinische Röntgendiagnostik der inneren Erkrankungen, 5. Aufl. Berlin: F. C. W. Vogel 1934.
BADER, H.: Vergleich der Charakteristik von thorakaler und abdominaler Aorta. Z. Biol. **108**, 321—329 (1956).
—, u. E. KAPAL: Über die Bedeutung der Wandmuskulatur für die elastischen Eigenschaften des aortalen Windkessels. Z. Biol. **109**, 250—261 (1957).
BAYER, O., F. LOOGEN u. H. H. WOLTER: Der Herzkatheterismus bei angeborenen und erworbenen Herzfehlern. Stuttgart: Georg Thieme 1954.
BAYLEY, R. H.: Dynamic dilatation of the thoracic aorta. Amer. Heart. J. **8**, 585—594 (1933).
BENEKE, F. W.: Über das Volumen des Herzens und die Weite der Arteria pulmonalis und Aorta ascendens in den verschiedenen Lebensaltern. Gesellschaft zur Beförderung der gesamten Naturwissenschaften, Marburg, **11**, Suppl. II (Kassel 1879).
— Über die Weite der Aorta thoracica und abdominalis in den verschiedenen Lebensaltern. Gesellschaft zur Beförderung der gesamten Naturwissenschaften, Marburg, **11**, Suppl. IV (Kassel 1879).
BICKENBACH, O.: Die Messung des Querschnitts der Aorta ascendens. Dtsch. Arch. klin. Med. **171**, 647—656 (1931).
BÖHMIG, R.: Die konstitutionell bedingten Schwankungen der Aortenweite. Virchows Arch. path. Anat. **311**, 25—52 (1943).
BRUWER, A., and D. G. PUGH: A neglected roentgenologic sign of coarctation of the aorta. Proc. Mayo Clin. **27**, 377—382 (1952).
DEALY jr., I. B.: Mitral valve disease: A radiologic approach to a physiologic diagnosis. New. Engl. J. Med. **254**, 825—829 (1956).
DEDIĆ, ST.: Die proportionale Aortenmessung in der Röntgenologie. Fortschr. Röntgenstr. **50**, 42—52 (1934).
DENEKE, TH.: Die Aorta im Röntgenbild. Dtsch. med. Wschr. **50**, 293—296 (1924).
DIETLEN, H.: Über Größe und Lage des normalen Herzens und ihre Abhängigkeit von physiologischen Bedingungen. Dtsch. Arch. klin. Med. **88**, 55—122 (1907).
— Über die klinische Bedeutung der Veränderungen am Zirkulationsapparat, insbesondere der wechselnden Herzgrößen bei verschiedenen Körperstellungen (Liegen und Stehen). Dtsch. Arch. klin. Med. **97**, 132—164 (1909).
DOERR, W.: Pathologische Anatomie der angeborenen Herzfehler. In: Handbuch der inneren Medizin, 4. Aufl. IX/1, S. 1—104. Berlin-Göttingen-Heidelberg: Springer 1960.
ENGELMEYER, E. v.: Aortenmessung mittels Fallkassette. Röntgenpraxis **7**, 197—198 (1935).
ERDÉLYI, J.: Die Bedeutung der Röntgenuntersuchung der Aorta in der klinischen Diagnostik. Fortschr. Röntgenstr. **35**, 958—963 (1927).
ERNSTENE, A. C., and S. A. ROBINS: The roentgenographic diagnosis of stenosis of the descending arch (coarctation) of the aorta. Amer. J. Roentgenol. **25**, 243—246 (1931).
FIGLEY, M. M.: Accessory roentgen signs of coarctation of the aorta. Radiology **62**, 671—687 (1954).
FLEISCHNER, F.: Aussprachebemerkung Wien. Röntgenges. vom 2. 3. 1926. (Korrigierte Kreuzfuchs'sche Messung.) Fortschr. Röntgenstr. **34**, 778 (1926).
FRIK, K.: Zur Deutung des Röntgenbildes im ersten schrägen Durchmesser. Fortschr. Röntgenstr. **29**, 723—738 (1922).
FRUCHT, A. H.: Der Aortenquerschnitt des Menschen in Abhängigkeit von Alter, Geschlecht. Körpergröße und mittlerem Blutdruck. Z. Kreisl.-Forsch. **42**, 401—415 (1953).
GLADNIKOFF, H.: The roentgenologic picture of the coarctation of the aorta and its anatomical basis. Acta radiol. (Stockh.) **27**, 8—19 (1946).
GREWIN, K. E.: Symposion on roentgenological heart volume determination, Stockholm 25. Jan. 1949. Cardiologia (Basel) **14**, 378—379 (1949).
GROEDEL, F. M.: Die Dimensionen des normalen Aorten-Orthodiagramms. Berl. klin. Wschr. **14**, 327—332 (1918).
HALLOCK, PH., and J. BENSON: Studies on the elastic properties of human isolated aorta. J. clin. Invest. **16**, 595—602 (1937).
HAMMER, G.: Die Herzfläche als Maßstab für die Herzgrößenbestimmung. Fortschr. Röntgenstr. **38**, 1000—1015 (1928).
HECKMANN, K.: Über das Verfahren der Aktinokardiographie. Klin. Wschr. **15**, 757—758 (1936).
— Elektrokymographie. Berlin-Göttingen-Heidelberg: Springer 1959.
HILLER, R.: Über die Elastizität der Aorta. Inaug.-Diss. Halle a. d. Saale 1884.
HIRSCH, C.: Über die Beziehungen zwischen dem Herzmuskel und der Körpertemperatur und sein Verhalten bei der Herzhypertrophie. Dtsch. Arch. klin. Med. **64**, 597—634 (1899).
HOLZKNECHT, G.: Das radiographische Verhalten der normalen Brustaorta. Wien. klin. Wschr. **13**, 226—231 (1900).
HOLZMANN, M.: Erkrankungen des Herzens und der Gefäße. In: SCHINZ, BAENSCH, FRIEDL u. UEHLINGER, Lehrbuch der Röntgendiagnostik. Stuttgart: Georg Thieme 1952.
HUECK, W.: Anatomisches zur Frage nach Wesen und Ursache der Arteriosklerose. Münch. med. Wschr. **67**, 535—538, 573—576, 606—609 (1920).
— Morphologische Pathologie. Leipzig 1937.
HUSTEN, K.: Anatomische und histologische Untersuchungen über Weite und Wand der Hohlvenen unter physiologischen und pathologischen Kreislaufbedingungen. Jena: Gustav Fischer 1926.

HWILITZKAJA, M.: Über Elastizität, Kontraktilität und Volumen der menschlichen Leichenaorta. Virchows Arch. path. Anat. **261**, 543—564 (1926).

IRSY, J.: Uj egyszerü es pontos módszer a mellkasi aorta mereteinek meghatározására. Magy. Röntg. Közl. **15**, 88—91 (1941).

JAFFÉ, R., u. H. STERNBERG: Über die physiologischen Schwankungen des Aortenumfangs. Med. Klin. **15**, 1311—1313 (1919).

KAHLSTORF, A.: Über eine orthodiagraphische Herzvolumenbestimmung. Fortschr. Röntgenstr. **45**, 123—146 (1932).

KANI, I.: Systematische Lichtungs- und Dickenmessungen der großen Arterien und ihre Bedeutung für die Pathologie der Gefäße. Virchows Arch. path. Anat. **201**, 45—78 (1910).

KAPAL, E., u. E. BADER: Über die elastischen Eigenschaften des Aortenwindkessels. Untersuchungen an ganzen menschlichen Aorten. Z. Kreisl.-Forsch. **47**, 66—73 (1958).

KARNBAUM, S.: Kreislaufanalytische Untersuchungen bei Normotonikern. Z. Kreisl.-Forsch. **46**, 709—717 (1957).

— Aortenelastizität und Widerstandshochdruck. Z. Kreisl.-Forsch. **46**, 743—749 (1957).

— Innendruckabhängige Umfangmessungen bei Alters- und Hochdruckaorten. Z. ges. exp. Med. **128**, 510—519 (1957).

— Elastizität und Morphologie des Aortenwindkessels beim Bluthochdruck. Arch. Kreisl.-Forsch. **34**, 18—74 (1961).

—, u. M. SPERLING: Die elastischen Eigenschaften thorakaler Hochdruckaorten. Z. ges. exp. Med. **128**, 482—497 (1957).

— — Die elastischen Eigenschaften ganzer menschlicher Hochdruckaorten. Z. ges. exp. Med. **128**, 498—509 (1957).

KAUFMANN, L.: Zur Frage der „Aorta angusta". Veröff. Kriegs- u. Konst. path. Jena 1919. Zit. nach ROESSLE u. ROULET.

KIRCH, E.: Über gesetzmäßige Verschiebung der inneren Größenverhältnisse des normalen und pathologisch veränderten menschlichen Herzens. Z. angew. Anat.-Konstit.-Lehre **7**, 235—384 (1921).

KJELLBERG, S. R., U. RUDHE, and T. SJÖSTRAND: The relation of the cardiac volume to the weight and surface area of the body, the blood volume and physical capacity for work. Acta radiol. (Stockh.) **31**, 113—122 (1949a).

— — — The amount of hemoglobin and the blood volume in relation to the pulse rate and cardiac volume during rest. Acta physiol. scand. **19**, 136—145 (1949b).

KÖNIG, K., H. REINDELL, K. MUSSHOFF, H. ROSKAMM u. M. KESSLER: Das Herzvolumen und die körperliche Leistungsfähigkeit bei 20-bis 60jährigen gesunden Männern. Arch. Kreisl.-Forsch. **35**, 37—67 (1961).

KOPSCH, F.: Lehrbuch und Atlas der Anatomie des Menschen, 16. Aufl., Bd. II. Leipzig: Georg Thieme 1941.

KREUZFUCHS, S.: Die Brustaorta im Röntgenbild. Wien. klin. Wschr. **29**, 701—705 (1916).

— Über eine neue Methode der Aortenmessung. Med. Klin. **16**, 36—39 (1920).

— Über die Topographie der Region der Aortenkuppe. Münch. med. Wschr. **68**, 1011—1013 (1921).

— Aortenisthmusmessung mittels transparenter Kreise. Med. Klin. **31**, 1274—1275 (1935).

— Die einfachste Aortenmessung und ihre physiologisch-klinische Bedeutung. Münch. med. Wschr. **78**, 681—683 (1936).

— Aortométrie précise. Presse méd. **44**, 2013—2014 (1936).

LARSSON, H., and S. R. KJELLBERG: Roentgenheart volume determinations with special regard to pulse rate and positions of body. Acta radiol. (Stockh.) **29**, 159—177 (1948).

LAUBER, H.: Über die arterielle Blutströmung in normalem und krankhaftem Zustand. Ergebn. inn. Med. Kinderheilk. **44**, 678—799 (1932).

—, u. E. L. PRZYWARA: Über physikalische Schlagvolumenbestimmungen. Z. klin. Med. **114**, 96—110 (1930).

LEVY-DORN, M.: Sternum, Brustaorta und Wirbelsäule im Röntgenbild. Dtsch. med. Wschr. **28**, 612—613 (1902).

LIAN, C., et M. MARCHAL: L'examen radiologique de l'aorte en position frontale. Presse méd. **1936 I**, 841—844.

LILJESTRAND, G., E. LYSHOLM, G. NYLIN, and C. G. ZACHRISSON: The normal heart volume in man. Amer. Heart J. **17**, 406—415 (1939).

LINKE, H.: Meßmethoden zur Analyse der Herz- und Kreislaufdynamik. I. Freiburger Colloquium über Kreislaufmessungen. München-Gräfelfing: Banaschewski 1958.

LIPPMANN, A., u. W. QUIRING: Die Röntgenuntersuchung der Aortenerkrankungen mit spezieller Berücksichtigung der Aortenlues. Fortschr. Röntgenstr. **19**, 253—258 (1912/13).

LODWICK, G. S., and W. S. GLADSTONE: Correlation of anatomic and roentgen changes in arteriosclerosis and syphilis of the ascending aorta. Radiology **69**, 70—78 (1957).

LUDWIG, H.: Röntgenologische Beurteilung der Herzgröße. Fortschr. Röntgenstr. **59**, 1—52, 139—160, 250—273 (1939).

MAGARAŠEVIĆ, M.: Le diamètre de l'aorte normale. Arch. Mal Cœur **46**, 1128—1130 (1953).

MEINERS, S.: Zit. H. LINKE.

MEYER, W. W.: Über das normale und pathologische Gewicht der Aorta erwachsener Menschen in seiner Beziehung zur Arteriosklerose. Virchows Arch. path. Anat. **320**, 67—79 (1951).

— Zur Morphologie der hypertonischen Arteriosklerose im kleinen und großen Kreislauf. Bull. schweiz. Akad. med. Wiss. **13**, 115—126 (1957).

—, u. H. BECK: Das röntgenanatomische und feingewebliche Bild der Arteriosklerose im intracranialen Abschnitt der Arteria carotis interna. Virchows Arch. path. Anat. **326**, 700—731 (1955).

MEYER, W. W., H. RICHTER, P. SCHOLLMEYER u. E. SIMON: Das Fassungsvermögen und die Volumendehnbarkeit des aortalen Windkessels und der Pulmonalis in Abhängigkeit von Alter, Arteriosklerose und Hochdruck. Verh. dtsch. Ges. Kreisl.-Forsch. **23**, 346—352 (1957).

—, u. P. SCHOLLMEYER: Die Volumendehnbarkeit und die Druck-Umfang-Beziehungen des Lungenschlagader-Windkessels in Abhängigkeit von Alter und pulmonalem Hochdruck. Klin. Wschr. **35**, 1070—1076 (1957).

—, u. E. SIMON: Die phasenartige Abwandlung der Pulmonalis-Volumendehnbarkeit im Verlauf des Lebens in ihrer Beziehung zur Struktur der Arterienwand. Arch. Kreisl.-Forsch. **31**, 95—112 (1959).

MÖNCKEBERG, G.: Das Gefäßsystem und deren Erkrankungen. Handbuch der ärztlichen Erfahrungen im Weltkrieg, Bd. 8. Leipzig: Johann Ambrosius Barth: 1921.

MORET, P., C. L. CUÉNOD et P. W. DUCHOSAL: L'élasticité artérielle et ses rapports avec l'hémodynamique. Cardiologia (Basel) **31**, 258—271 (1957).

MORITZ, F.: Über Veränderungen in der Form, Größe und Lage des Herzens beim Übergang aus horizontaler in vertikale Körperstellung. Dtsch. Arch. klin. Med. **82**, 1—40 (1905).

— Zur Beurteilung der Herzgröße. Fortschr. Röntgenstr. **38**, 993—999 (1928).

MÜLLER, E. M.: Das Altern der menschlichen Aorta. Z. Kreisl.-Forsch. **35**, 41—53 (1943).

MÜLLER, W.: Massenverhältnisse des menschlichen Herzens. Hamburg u. Leipzig 1883.

MUSSHOFF, K., u. P. FRISCH: Methodische Voraussetzungen der röntgenologischen Herzbeurteilung. 5. Freiburger Symposion. Die Funktionsdiagnostik des Herzens. Berlin-Göttingen-Heidelberg: Springer 1958.

—, u. CH. LEPKE: Die Bedeutung des Restblutes für die Größe und Form des Herzens. Klin. Wschr. **1954**, 1023.

—, u. H. REINDELL: Zur Röntgenuntersuchung des Herzens in horizontaler und vertikaler Körperstellung. I. Mitt.: Der Einfluß der Körperstellung auf das Herzvolumen. Dtsch. med. Wschr. **81**, 1001—1008 (1956).

— — H. KLEPZIG, P. FRISCH, J. EMMRICH, K. KÖNIG, H. STEIM u. F. MOSER: Zur Normgröße des gesunden Herzens. Fortschr. Röntgenstr. **88**, 88—97 (1958).

— — K. KÖNIG, J. KEUL u. H. ROSKAMM: Das Herzvolumen und die körperliche Leistungsfähigkeit bei 10—19jährigen gesunden Kindern und Jugendlichen. Arch. Kreisl.-Forsch. **35**, 12—36 (1961).

— — u. H. E. A. SCHMIDT: Untersuchungen über die Beziehungen zwischen Herz- und Blutvolumen mit der Radiochrommethode. IX. Int. Kongr. für Radiologie, München 23. bis 30. 7. 1959. Zusammenfassung (Abstract) Nr 658.

— H. E. A. SCHMIDT, H. REINDELL, K. KÖNIG, D. BILGER-BURCHARD, E. HELD u. I. KEUL: Die Beziehungen zwischen Herzvolumen, Körpergewicht, körperlicher Leistungsfähigkeit und Blutvolumen bei gesunden Männern Frauen unterschiedlicher Leistungsbreite. Acta radiol. (Stockh.). **57**, 377—400 (1962).

PURKS: Dynamic dilatation of the thoracic aorta. Amer. Heart J. **9**, 655—663 (1934).

QUARESMA, L.: Geometrische Messung des Aortendurchmessers. Fortschr. Röntgenstr. **56**, 743—756 (1937).

REICH, L.: Das Röntgenbild und die orthodiagraphische Messung der Aorta im 2. schrägen Durchmesser. Fortschr. Röntgenstr. **34**, 322—333, 472—481 (1926).

REINDELL, H., H. KLEPZIG u. K. MUSSHOFF: Anpassungsvorgänge des gesunden und kranken Herzens. Verh. dtsch. Ges. inn. Med. **59**, 274—283 (1953).

— K. MUSSHOFF, H. KLEPZIG u. R. WEYLAND: Über eine Art von Sofortdepot des Kreislaufs. Verh. dtsch. Ges. inn. Med. **60**, 538—543 (1954).

REUTERWALL, O. P.: Über die Elastizität der Gefäßwände und die Methoden ihrer näheren Prüfung. Acta med. scand., Suppl. **2**, 1—175 (1921).

— Zur Frage der Arterienelastizität. Virchows Arch. path. Anat. **239**, 363—381 (1922).

ROESSLE, R.: Wachstum und Alter der großen Arterien und ihre Beziehungen zur Pathologie des Gefäßsystems. Münch. med. Wschr. **57**, 993—995 (1910).

—, u. F. ROULET: Maß und Zahl in der Pathologie. Berlin: Springer 1932.

ROLLHÄUSER, H.: Zur Elastizität der menschlichen Aorta. Morph. Jb. **93**, 170—191 (1954).

ROMBERG, E.: Lehrbuch der Krankheiten des Herzens und der Blutgefäße. Stuttgart: 1906.

SCHATZKI, R., u. W. HALLERMANN: Über die Isthmusstenose der Aorta. Fortschr. Röntgenstr. **42**, 324—333 (1930).

SCHEEL, O.: Gefäßmessungen und Arteriosklerose. Virchows Arch. path. Anat. **191**, 135—167 (1908).

SCHIELE-WIEGAND, V.: Über Wanddicke und Umfang der Arterien des menschlichen Körpers. Virchows Arch. path. Anat. **82**, 27—39 (1880).

SCHMIDT, F., u. E. MANNHEIMER: Diagnostik der angeborenen valvulären und subvalvulären Aortenstenosen. Arch. Kreisl.-Forsch. **18**, 107—111 (1952).

SCHOENMACKERS, J.: Die arterio-cardiale Hypertrophie, ein morphologisches Substrat der Hypertonie. Verh. dtsch. Ges. Kreisl.-Forsch. **15**, 124—129 (1949).

— Die Herzkranzschlagadern bei der arteriocardialen Hypertrophie. Z. Kreisl.-Forsch. **38**, 321—336 (1949).

SCHWALBE, G.: Über Wachstumsverschiebungen und ihren Einfluß auf die Gestaltung des Arteriensystems. Jena. Z. Med. Naturw. **12**, 268—301 (1878).

SELBERG, W.: Beiträge zur Anatomie und Pathologie der menschlichen Konstitution. Beitr. path. Anat. **111**, 163—235 (1951).

SIMON, E.: Untersuchungen über das Fassungsvermögen und die Volumendehnbarkeit des gesamten Aortenwindkessels beim Menschen und über Länge und Umfang des Aortenrohres in Abhängigkeit vom Aorteninnendruck. Inaug.-Diss. Marburg a.d. Lahn 1959.

—, u. W. W. MEYER: Das Volumen, die Volumendehnbarkeit und die Druck-Längen-Beziehungen des gesamten aortalen Windkessels in Abhängigkeit von Alter, Hochdruck und Arteriosklerose. Klin. Wschr. **36**, 424—432 (1958).

SJÖSTRAND, T.: A method for the determination of carboxyhaemoglobin concentration by analysis of the alveolar air. Acta physiol. scand. **16**, 211—231 (1948).

— The total quantity of hemoglobin in man and its relation to age, sex, bodyweight and heigh. Acta physiol. scand. **18**, 324—336 (1949).

— Volume and distribution of blood and their significance in regulating the circulation. Physiol. Rev. **33**, 201—228 (1953a).

— The significance of the pulmonary blood volume in the regulation of the blood circulation under normal and pathol. conditions. Acta med. scand. **145**, 155—168 (1953b).

— Blutverteilung und Regulation des Blutvolumens. Klin. Wschr. **1956**, 561—569.

SOBOTTA, J.: Atlas der deskriptiven Anatomie des Menschen, 6. Aufl., Bd. IV. München: J. F. Lehmann 1928.

STEIM, H., J. EMMRICH, W. GEBHARDT u. H. REINDELL: Zur Beurteilung von Herzminutenvolumenbestimmungen in der Klinik bei Herzvitien. 3. Freiburger Colloquium über Kreislaufmessungen. München-Gräfelfing: Banaschewski 1961.

— H. REINDELL, J. EMMRICH u. R. BILGER: Die Diagnostik und Pathophysiologie der Pulmonalstenose mit intaktem Septum. Münch. med. Wschr. **101**, 1033—1040 (1959).

STRASBURGER, J.: Über den Einfluß der Aortenelastizität auf das Verhältnis zwischen Pulsdruck und Schlagvolumen des Herzens. Dtsch. Arch. klin. Med. **91**, 378—427 (1907).

— Physikalisch-anatomische Untersuchungen zur Lehre von der allgemeinen Enge des Aortensystems. Frankfurt. Z. Path. **3**, 283—316 (1909).

STUMPF, P.: Die Gestaltänderung des schlagenden Herzens im Röntgenbild. Fortschr. Röntgenstr. **38**, 1055—1067 (1928).

— Kymographische Röntgendiagnostik zur Beurteilung des Herzens. Stuttgart: Georg Thieme 1957.

SUTER, E.: Über das Verhalten des Aortenumfangs unter physiologischen und pathologischen Bedingungen. Naunyn-Schmiedebergs Arch. exp. Path. Pharmak. **39**, 289—332 (1897).

TESCHENDORF, W.: Lehrbuch der röntgenologischen Differentialdiagnostik, Bd. I. Stuttgart: Georg Thieme 1952.

TEUBERN, K. V.: Orthodiagraphische Messungen des Herzens und des Aortenbogens bei Herzgesunden. Fortschr. Röntgenstr. **24**, 549—560 (1916/17).

THOMA, R.: Untersuchungen über die Größe und das Gewicht der anatomischen Bestandteile des menschlichen Körpers. Leipzig 1882.

TÖNDURY, G.: Angewandte und topographische Anatomie. Stuttgart: Georg Thieme 1951.

TSCHILOW u. CHRISTOFF: Die Wirkung des Aderlasses auf die Herzgröße. Z. ges. exp. Med. **89**, 173—176 (1933).

VAQUEZ, H., u. E. BORDET: Herz und Aorta. Leipzig: Georg Thieme 1916.

VOLHARD, F.: Demonstration. Verh. dtsch. Ges. inn. Med. **25**, 688 (1908).

WAGNER, R., u. E. KAPAL: Über Eigenschaften des Aortenwindkessels. Z. Biol. **104**, 169—202 (1951).

— — Über Eigenschaften des Aortenwindkessels. II. Mitt. Z. Biol. **105**, 263—292 (1952).

— — Über die elastischen Eigenschaften des Aortenwindkessels. Klin. Wschr. **30**, 1—8 (1952).

— — Über die Aortenelastizität und deren Altersveränderungen. Naturwissenschaften **41**, 29—33 (1954).

WEISS, K., u. E. LAUDA: Die Kreuzfuchssche Methode der Aortenmessung. Dtsch. med. Wschr. **47**, 322—324 (1921).

WELTZ, G. A.: Die Bewegungen des sagittalen Herz- und Aortenbildes bei der Atmung. Fortschr. Röntgenstr. **50**, 153—161 (1934).

— Die pulsatorischen Bewegungen der Brustaorta. Fortschr. Röntgenstr. **51**, 152—169 (1935).

WEZLER, A., u. A. BÖGER: Über einen neuen Weg zur Bestimmung des absoluten Schlagvolumens des Herzens beim Menschen auf Grund der Windkesseltheorie und seine experimentelle Prüfung. Naunyn-Schmiedebergs Arch. exp. Path. Pharmak. **184**, 482—505 (1937).

WILENS, S.: The postmortem elasticity of the adult human aorta. Its relation to age and to the distribution of intimal atheroms. Amer. J. Path. **13**, 811—834 (1937).

WOLKE, K.: Two cases of coarctation (stenosis of the isthmus) of the aorta. Acta radiol. (Stockh.) **18**, 319—329 (1937).

YARTER, W. M., and J. W. BIRKELAND: Elasticity (Extensibility) of the aorta of human beings. Amer. Heart J. **5**, 781—786 (1930).

ZDANSKY, E.: Zur Kritik der Kreuzfuchsschen Aortenmessung. Fortschr. Röntgenstr. **45**, 40—45 (1932).

— Änderungen des Aortendurchmessers bei Störungen der Blutdruckregulation. Wien. klin. Wschr. **45**, 1248—1250 (1932).

— Röntgendiagnostik des Herzens und der großen Gefäße. Wien: Springer 1949.

ZEHBE: Beobachtungen am Herzen und der Aorta. Dtsch. med. Wschr. **42**, 315—318 (1916).

IV. Röntgenkymographie

1. Flächenkymographie

Von

R. Haubrich und K. Heckmann

Mit 20 Abbildungen

a) Technische Vorbemerkung

Das Flächenkymogramm (Stumpf) entsteht dadurch, daß eine photographische Schicht durch einen zwischen Objekt und Röntgenfilm oder zwischen Röntgenröhre und Objekt angebrachten Vielschlitzraster belichtet wird. Der Raster wird während der Strahlenexposition um eine dem Schlitzabstand entsprechende Strecke gleichmäßig bewegt. Durch die Rasterbewegung wird bewirkt, daß die einzelnen Objektanteile, also die einzelnen Abschnitte des Herz- und Gefäßrandes, nur in demjenigen Augenblick zur Abbildung gelangen, wo sich einer der Schlitze an ihnen vorbeibewegt. Dadurch werden alle unbewegten Objektanteile wie bei einer Momentaufnahme ohne Raster scharf abgebildet; die *bewegten Objektteile* schreiben in dieses Bild mit ihren *Rändern Bewegungskurven*. Die heute gebräuchlichen Ausführungen des Flächenkymographen haben eine Schlitzbreite von 1,0—1,2 mm und einen Schlitz- oder Rasterabstand von 6 und 12 mm; für das Herzkymogramm ist eine Ablaufzeit von 2—3 sec zweckmäßig. Bei dieser Technik sind die Bewegungskurven der Herzränder für mehrere Herzaktionen auf 12 mm zusammengedrängt und daher relativ klein. Wird die Ablaufzeit verkürzt, so werden die Kurven stärker auseinandergezogen, so daß z. B. bei einer Herzfrequenz von 60/min und einer Ablaufzeit von 1 sec jede Rasterbreite nur eine einzige Herzaktionskurve einschließt. Diese Kurve setzt sich aus den Bewegungen aller während des Rasterablaufs in den kontinuierlich verschobenen Schlitz projizierten Randpunkte zusammen, wird also nicht eigentlich vom gleichen Objektpunkt geschrieben, wie es für die Einschlitzkymographie gegeben ist. Natürlich bleibt die pulsatorische Verschiebung jedes Einzelpunktes der Herzoberfläche durch Achsenverlagerung und Rotation des Herzens hier unberücksichtigt. Für die Praxis spielt es keine Rolle, daß sich während der Rasterbewegung der Darstellungsort um einige Millimeter verlagert, weil sich innerhalb dieser Distanz die Bewegungen nicht wesentlich verlagern. Prinzipiell wird also die räumliche Verschiebung des Schlitzes in eine zeitliche Verschiebung der Objektbewegung umgewandelt. Alle Punkte gleichen Abstandes von der Anfangs- bzw. Endstellung des parallelgestellten Schlitzes sind daher im Flächenkymogramm synchron, wodurch auch ihre synchronoptische Zuordnung gewährleistet ist. Allerdings erschweren Kleinheit und zeitlich-räumliche Begrenzung der Bewegungskurven die Detailerkennbarkeit, ihre Synchronisierung und damit auch ihre Interpretation (Stumpf, Vieten, Haubrich, Thurn).

Das Flächenkymogramm kann nur diejenigen Bewegungen wiedergeben, die gleiche Richtung wie die Rasterschlitze haben bzw. senkrecht oder fast senkrecht zum Rasterablauf vor sich gehen; von einer dreidimensionalen Bewegung werden also nur zwei Dimensionen erfaßt. Wo die Bewegung nicht senkrecht oder schräg zum Rasterablauf erfolgt, sondern in gleicher Richtung, bleibt sie kymographisch stumm. Ziel der röntgenkymographischen Technik muß es also sein, Stellung und Ablauf des Rasters so zu variieren, daß eine richtungs- und amplitudengerechte Darstellung der Bewegung erzielt wird. Da sich dies in vollem Umfang immer nur für einige wenige Objektpunkte erreichen läßt, kann die kymographische Randkurve eines bewegten Objektes nicht von *Verzer-*

rungen freigehalten werden. Die bis jetzt gebräuchlichen Ausführungen des Flächenkymographen begegneten dieser Schwierigkeit dadurch, daß sich der Raster mit waagerechter, schräger und senkrechter Schlitzstellung gebrauchen ließ. So hat sich für das sagittale Herzkymogramm eine waagerechte und für das seitliche Herzkymogramm eine beliebig schräge Schlitzstellung eingebürgert.

Das Flächenkymogramm des Herzens wird in seinem methodischen Wert nicht dadurch beeinträchtigt, daß sich die einzelnen Randkurven im Grunde aus der Bewegung verschiedener Herzrandpunkte zusammen setzen. Sofern das in seiner Bewegung untersuchte Objekt, und das trifft für die Herzuntersuchung immer zu, im Vergleich zum Schlitzabstand relativ groß ist, kann die Einzelkurve als Abbild einer reellen Randbewegung gelten (Kontinuitätskymogramm, JANKER). Allerdings ist die Einzelkurve dabei das Ergebnis mehrerer Bewegungsfaktoren, von denen am Herzen außer pulsatorischen Volumenschwankungen auch Rotation, Pendelung, Muskelkontraktion und Achsenverlagerung als sog. Sekundärbewegungen eine große Rolle spielen (HECKMANN). Es handelt sich bei der Randzacke im Flächenkymogramm also um eine *Interferenzkurve*, deren Einzelfaktoren manchmal leicht, oft schwer und mitunter gar nicht mehr zu analysieren sind. Das ist auch der Grund, weshalb bei der Bewegungsanalyse des Röntgenkymogramms besser nicht von systolischer und diastolischer Randbewegung des Herzens gesprochen wird, sondern von Medial- und Lateralbewegung. Die Summe aller Einzelkurven macht einen kontinuierlichen ,,Bewegungsraum", d. h. eine zweidimensionale Wiedergabe bzw. Bewegungsfläche der dreidimensionalen Herzbewegung aus. Die Elektrokymographie hat bestätigt, was bereits seit langem bekannt war, daß der laterale und mediale Umkehrpunkt (Ränder des ,,Bewegungsraumes") *nicht* dem Beginn der Systole und Diastole zu entsprechen brauchen (HECKMANN, LUDWIG 1936). Dies ist die Folge der Lokomotions- und Umformungsbewegungen des Herzens. BREDNOW und SCHAARE haben die variable Lage dieser Umkehrpunkte mittels des gleichzeitig geschriebenen EKG's nachgewiesen. Die Übertragung des ,,Bewegungsraums in der Bildfläche" auf die reelle Größe des Organvolumens ist natürlich nicht oder nur in kaum brauchbarer Annäherung möglich.

b) Normales Herzkymogramm

Für die Analyse des normalen (und krankhaften) Herzkymogramms müssen folgende Kriterien herangezogen werden: 1. die Größe der Bewegungszacken (Bewegungsraum); 2. die Zackenform an einzelnen Herzrandabschnitten; 3. die Zahl und der zeitliche Ablauf der Randzacken, d. h. die Zuordnung zu bestimmten Herzphasen und bestimmten Herzhöhlen bzw. Gefäßbandanteilen; 4. Dichteänderungen im Herzschatten; 5. die peripheren Gefäßpulsationen (STUMPF, THURN).

Was zunächst die *Größe der Bewegungszacken* anbelangt, so beginnt die Auswertung mit der Bestimmung des Randanteils der *linken Kammer*. Er läßt sich im normalen Herzkymogramm (Abb. 1) leicht daran erkennen, daß alle seine Bewegungskurven Zacken mit sog. Nasen- oder Hakenform (STUMPF) bilden, die sich deutlich von den nach kranial anschließenden Zackenformen des Vorhofs, der Pulmonalis und der Aorta unterscheiden. Man verbindet die Zackenspitzen am linken Kammerrand miteinander, ferner die Zackenfußpunkte des Kammerrandes. Zwischen diesen beiden Bewegungslinien ist der ,,kymographische Bewegungsraum" festgelegt. Im Beispiel der Abb. 1 entspricht er weitgehend der wahren pulsatorischen Volumenschwankung des Herzens, weil auch am rechten unteren Herzrand die Pulsationsbewegung in gleicher Weise voll überwiegt. In anderen Fällen erscheint der Bewegungsraum durch ein Herzpendeln zu groß oder zu klein, und auch die anderen Sekundärbewegungen des Herzens können die Amplitude der Randpulsation und damit die Größe des Bewegungsraums oft erheblich verändert erscheinen lassen (HECKMANN). Ein systolisches Rechtspendeln muß den Bewegungsraum am linken Herzrand vergrößern, ein systolisches Linkspendeln ihn verkleinern. Diastolisches Rechtspendeln des rechten Ventrikels, wie es bei vermehrter Volumarbeit der linken Kammer vorliegt, kann am rechten Herzrand eine große Amplitude des rechten Herzens vortäuschen (HECKMANN, THURN). Umgekehrt kann die Randbewegung verkleinert werden oder aufgehoben sein, ohne daß die Volumarbeit verringert wäre, wie etwa beim systolischen Linkspendeln des Septum interventriculare bei Perikardkonkretion (HAUBRICH u. THURN). Aus der Exkursionsbreite der Randbewegung kann also nicht unmittelbar auf die Größe des Schlagvolumens geschlossen werden. Das gleiche Schlagvolumen bedingt beim kleinen Herzen eine große, beim erweiterten Herzen

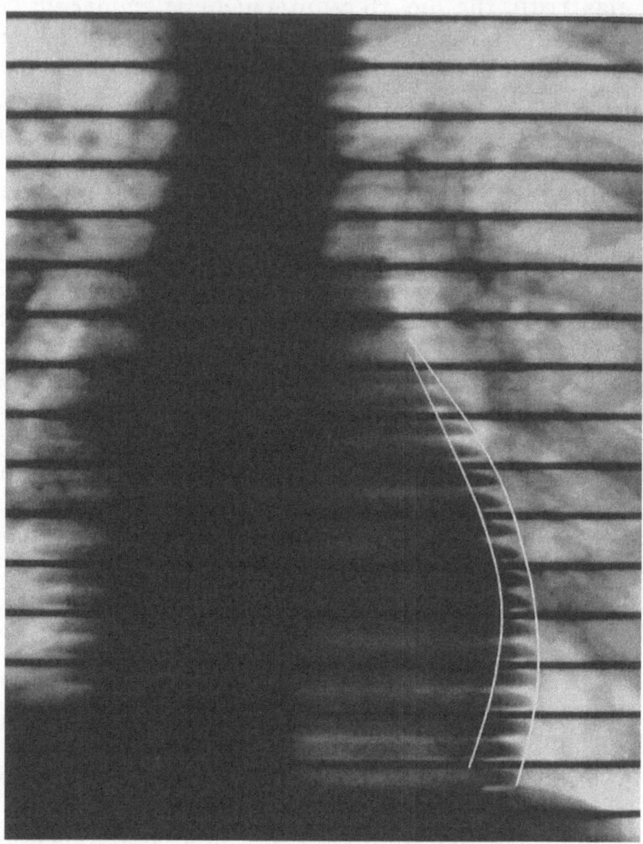

Abb. 1. Normales Herzkymogramm (Bewegungsraum Typ I)

eine kleine Randbewegung. So kann beim steilgestellten Herzen die ventrikuläre Randbewegung größer als normal erscheinen, ohne daß auch eine größere Volumleistung gegeben ist. Umgekehrt braucht beim stark oder mäßig erweiterten Herzen eine kleine Randbewegung keinerlei Einschränkung des Schlagvolumens zu bedeuten. Voraussetzung dafür ist, daß in beiden Fällen die Zackengröße an der Aorta normal und annähernd gleich groß ist, was nach später noch zu besprechenden Gesichtspunkten eine normale Volumleistung wahrscheinlich macht. Die Beurteilung der Bewegungsamplitude am Kammerrand muß also stets die Größe der Gefäßbewegungen berücksichtigen.

Wenn die Bewegungsausschläge herzspitzenwärts stetig größer werden, spricht man nach STUMPF vom *Bewegungstyp I*. Er entspricht im Beispiel der Abb. 1 einer annähernd konzentrischen Herzkontraktion (BÖHME). Aber auch ein Bewegungsraum vom Typ II (Abb. 2) *kann noch normal* sein. Hier nimmt die Amplitude der Kammerzacken herzspitzenwärts wiederum ab, so daß die größte Bewegung an der stärksten Konvexität oder wenig oberhalb davon zu verzeichnen ist. STUMPF hat angegeben, daß nach Belastung der Bewegungstyp II bei nichtgeschädigter Herzmuskulatur sich in den Bewegungstyp I umwandelt, wie es auch im Beispiel der Abb. 3 angedeutet ist. Wo sich der Befund eines Bewegungsraums vom Typ II auch nach Belastung nicht ändert, wie im Beispiel der Abb. 4, soll nach STUMPF eine muskuläre Insuffizienz wahrscheinlich sein, die REINDELL mit der Erhöhung des Restbluts gleichsetzt. Wenn sich in solchen Fällen auch andere Zeichen einer Leistungsstörung finden wie die nach Belastung auftretende Arrhythmie im Beispiel der Abb. 4, kann man dieser Erklärung folgen. In vielen anderen Fällen jedoch findet sich klinisch trotz der Konstanz eines Bewegungsraumes vom Typ II kein Anhalt für eine Muskelschädigung. Wir können also in Übereinstimmung mit HECKMANN, THURN den genannten Befund nicht als be-

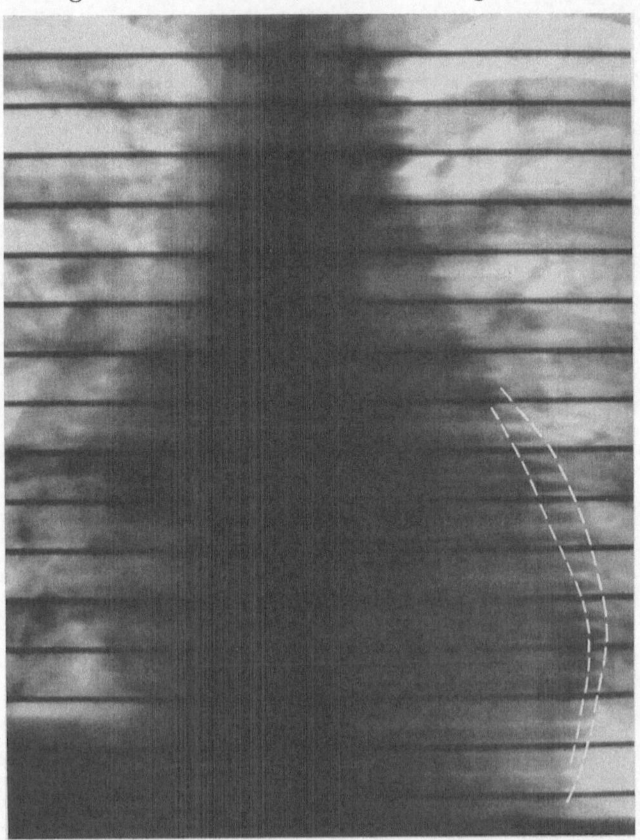

Abb. 2. Normales Herzkymogramm (Bewegungsraum Typ II)

weiskräftig für das Vorliegen einer muskulären Insuffizienz ansehen. In dieser Meinung werden wir unterstützt durch die Ergebnisse der elektrokymographischen Untersuchungen von HECKMANN, der mit der Phasenanalyse die pulsatorische Verformung des Herzens, seine systolische Steilstellung, die Verlagerung der Herzspitze und den in den einzelnen Kammerabschnitten verschiedenen zeitlichen Ablauf der Kontraktion unter Elimination jeder Störung durch die Sekundärbewegungen prinzipiell geklärt hat. Im übrigen ist darauf hinzuweisen, daß die Bestimmung des Bewegungsraumes herzspitzenwärts dadurch außerordentlich erschwert sein kann, daß sich die systolischen Aufhellungsstreifen im Kammergebiet so weit in die Randzacken hinein fortsetzen, daß deren Fußpunkt nicht mehr genau bestimmt werden kann.

Die *Bewegungsgröße am rechten Herzrand* ist stärker variabel und infolge von Sekundärbewegung oder Überlagerung der Vorhofsbewegung durch die der Kammer schlechter beurteilbar. Die Zackengröße spielt daher für die Interpretation des Kymogramms nur insofern eine Rolle, als an ihr — unter Berücksichtigung eventueller zeitlicher Verschiebung der Randzacken — das Ausmaß der Pendel- und Rotationsbewegung abgelesen

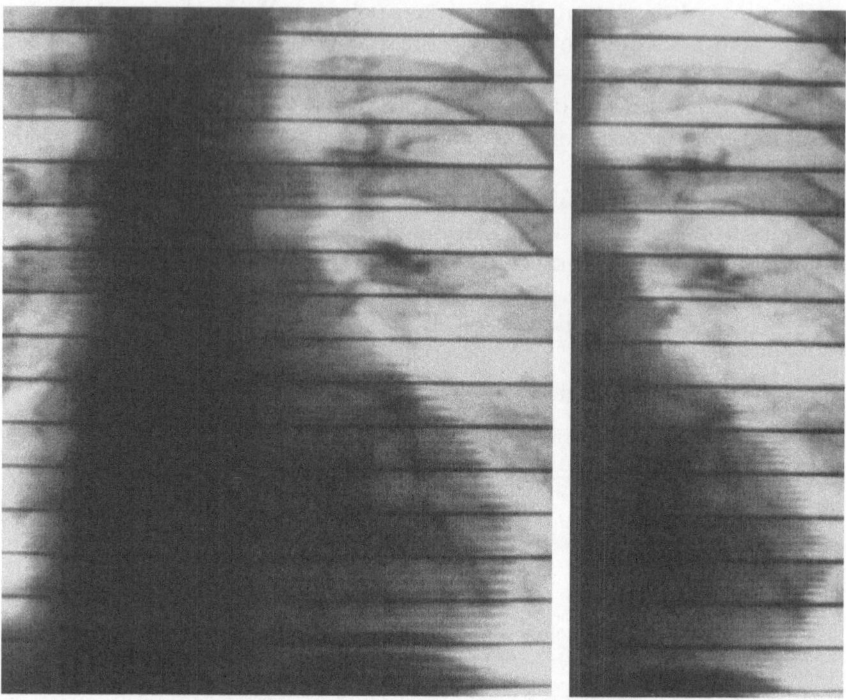

Abb. 3. Herzkymogramm (Bewegungsraum Typ II), nach Belastung Bewegungsraum Typ I (rechts)

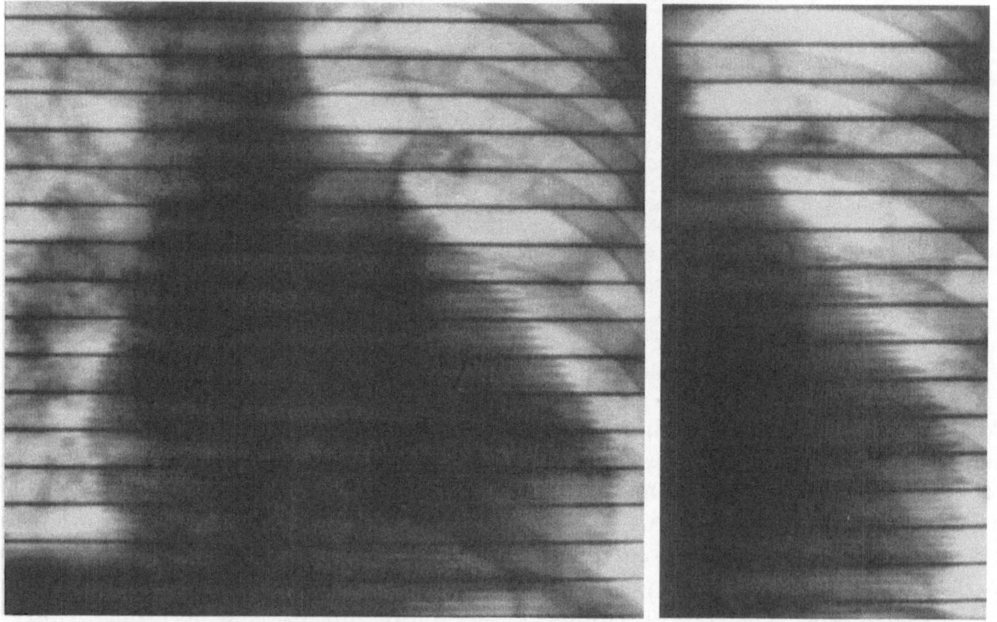

Abb. 4. Fixierter Bewegungsraum (vom Typ II) auch nach Belastung bei muskulärer Insuffizienz

und so der reelle Bewegungsraum des linken Herzrandes sicherer beurteilt werden kann. Eine derartige Pendelbewegung läßt sich auch im Beispiel der Abb. 4 durch einen Vergleich der Stellung bzw. zeitlichen Zuordnung der Randzacken am rechten und linken Herzrand erkennen. Hier ist rechts der Abstand der Zackenspitzen vom Rasterstreifen, mit dem Zirkel am Original abgegriffen, zeitlich gegenüber der linken Seite gering versetzt. In anderen Fällen ist diese Pendelung noch stärker ausgesprochen. In den mittleren

Abschnitten des rechten wie des linken Herzrandes läßt sich die Zackengröße meist am schlechtesten beurteilen. Entweder liegt hier eine Überlagerung der Vorhofsbewegung mit der Gefäßbandpulsation vor, wie im Beispiel der Abb. 1 und 2, oder eine verstärkte Bewegung des Ascendensrandes überdeckt jede Vorhofsbewegung (Abb. 3). In der Herzbucht links resultiert gleichfalls eine sog. Vorhofs-Mischbewegung von kleiner Amplitude; auch sie ist bedingt durch Überlagerung der Gefäßbewegung der Pulmonalis und des linken Herzohres. Außer Mischbewegungen kleinen Ausmaßes wie in Abb. 1 und 2 kommen hier auch durch Interferenz annähernd stumme Randabschnitte zur Abbildung wie in Abb. 3 links.

Wichtiger ist die Bewegungsgröße am Rand der großen Gefäße, vorwiegend also am linken Rand der Aorta bzw. des Aortenbogens. Es kann heute als sicher angenommen werden, daß der *Bewegungsausschlag an der Aorta* im wesentlichen durch die rhythmischen Volumenschwankungen bestimmt wird, aber Blutdruckamplitude, Elastizitätsmodul bzw. peripherer Strömungswiderstand und systolische Streckbewegung der Aorta (Lokomotion) nur zweitrangig sind, auch wenn sie sich gegenseitig beeinflussen können. Der Nachweis einer echten Eigenbewegung (Distension) an der Aorta ist daran erbracht worden, daß sich im Gefäßband ventrikeldiastolische Aufhellungsstreifen und gegensinnige Bewegungen an den Gegenrändern in zeitlicher Übereinstimmung darstellen ließen. Gleiches gilt sinngemäß für die Randbewegung an der Pulmonalis (2. linker Herzbogen).

Die *Form der Randzacken* ist im Normalfall relativ regelmäßig. Abb. 1 und 2 zeigen, daß im Gebiet des linken Kammerrandes die diastolischen Lateral- und systolischen Medialbewegungen zusammen die Bewegungskurve einer haken- oder nasenförmigen Randzacke ergeben. Sie pflegt meist herzspitzenwärts etwas stumpfer zu werden, was sich jedoch bei längerer Expositionszeit oder bei größerer Herzschlagfrequenz an den dann enger zusammengestellten und schmäleren Bewegungszacken schlechter ablesen läßt (Abb. 3). Diese Zackenform versinnbildlicht, daß die diastolische Lateralbewegung etwas langsamer und zum Schluß abgebremst verläuft, während die systolische Medialbewegung meist in einem Zuge und schneller erfolgt. Dem entspricht am linken Rand des Aortenbogens die Form der Gefäßzacke. Hier ist die ventrikelsystolische Lateralbewegung horizontal bzw. steil, während die ventrikeldiastolische Medialbewegung der Aortenzacke abgeschrägt bzw. zeitlich langsamer verläuft. Ähnlich sind die Bewegungszacken auch im Randgebiet des Conus pulmonalis bzw. der A. pulmonalis geformt. Wo die Vorhöfe randständig werden, zeigen sie entweder infolge Mitbewegung die reine Kammerform der Bewegungszacke wie im unteren Abschnitt des rechten Herzrandes der Abb. 1 und 2 oder weisen eine Mischbewegung auf. Sie kann als Zackendoppelung oder mit Einschaltung kleinerer Zwischenzacken erscheinen, um in bestimmten Fällen aber auch durch Interferenz mit den Sekundärfaktoren der Herzbewegung oder der benachbarten Herzhöhlenabschnitte ganz oder fast ganz ausgelöscht zu werden, wodurch dann eine sog. stumme Zone resultiert, die nicht pathologisch zu sein braucht. Die Analyse der Vorhofsrandbewegung hat also stets zu berücksichtigen, daß hier für die Entstehung der Kurve mehrere qualitativ und quantitativ verschiedene Faktoren eine Rolle spielen. Nur in außerordentlich seltenen Fällen kann daher die Bewegungsform am Vorhofsrand ein diagnostisch brauchbares Kriterium abgeben. Wichtig bleibt, daß die komplexe Vorhofsrandbewegung im Kymogramm die Abgrenzung gegenüber benachbarten Herzrandabschnitten erleichtert.

Die *zeitliche Analyse* der Randzacken im Kymogramm basiert auf der Bestimmung des Austreibungsbeginns der linken Kammer, kenntlich am steilen Anstieg der Lateralbewegung des Aortenbogens; die Laufzeit der Pulswelle kann dabei vernachlässigt werden. Überall da, wo die Kammerrandbewegung gegenläufig zur Aortenrandbewegung abläuft, die laterale Zackenspitze der Kammer in der Diastole also dem medialen Fußpunkt der Aortenzacke zeitlich voll entspricht (gleicher Abstand zum nächsten Rasterstreifen), ist die Koordination der Herzaktion normal. Als Beispiel für die zeitliche

Bewegungsbestimmung wird auf Abb. 2 verwiesen. Hier ist im 4. Raster von oben die stärkste Konvexität des Aortenbogens erfaßt. Sie zeigt genau in der Mitte der Rasterbreite eine am waagerechten Schenkel der Bewegungszacke erkennbare steile kammersystolische Lateralbewegung an. Im gleichen Zeitpunkt — Mitte des Rasterstreifens — stellen sich am Rand der linken Kammer jeweils die systolischen End- bzw. Fußpunkte der Bewegungszacken dar, welche den systolischen Aufhellungsstreifen im Herzinnern voll entsprechen. Im Original-Kymogramm kann also die Synchronisation mit dem Zirkelabstand des einzelnen Zackenabschnitts vom Rasterschlitz vorgenommen werden.

Die genannten *Dichteänderungen* stellen sich am besten in der ventrikulären Basis des Herzschattens dar, gelegentlich auch im rechten Abschnitt des Herzschattens (Abb. 2) und am Gefäßband. Sie sind Ausdruck der rhythmischen Volumenschwankungen. In Ventrikelsystole werden im Kammerbereich des Kymogramms weniger Strahlen absorbiert, so daß hier Aufhellungsstreifen entstehen. In den Vorhöfen und großen arteriellen Gefäßen entstehen umgekehrt zum gleichen Zeitpunkt Verschattungsbänder. Die alternierenden Dichteänderungen korrespondieren mit den Randbewegungen, wie schon betont wurde. Oft gehen die systolischen Aufhellungsstreifen in der linken Kammer so sanft in den systolischen Fußpunkt der Ventrikelzacken über, daß dieser schlecht abzugrenzen und die Randamplitude daher nur annähernd zu bestimmen ist. Bedeutung haben diese Dichteänderungen innerhalb des Herzschattens vor allem für die zeitliche Zuordnung von zeitlich versetzten Randabschnitten korrespondierender Rasterhöhe; an den großen Gefäßen lassen sie die Eigenbewegungen in Fällen von krankhaft vermehrtem Durchflußvolumen leichter abgrenzen. Sie machen es auch möglich, dem Herzrand dicht angelagerte Gebilde dadurch als extrakardial zu entlarven, daß in ihnen die im Herzschatten deutlichen Dichteänderungen fehlen. Auf diese Weise sind links angelagerte Fettbürzel, rechts angelagerte Perikardcoelomcysten, basale Pleuraschwielen oder Zwerchfellbuckel abzugrenzen.

Zur kompletten Auswertung des Flächenkymogramms des Herzens gehört auch die Betrachtung der *Mitbewegung der großen Lungengefäße.* In jedem Normalkymogramm sind die hilus- und herzrandnahen Unterlappengefäße in ihrer pulsatorischen Lokomotion typisch verzeichnet. Die Mitbewegung stellt sich als zickzackartig verlaufender Gefäßbandstreifen dar, dessen Breite gleichbleibt, weil der innere und der äußere Rand gleiche Bewegungen aufweisen. Dadurch ergibt sich ein charakteristischer Unterschied zur sog. Eigenbewegung oder Distension, wo der mediale und der laterale Rand des Gefäß-Schattens eine gegensinnige Bewegung aufzeigen, wie später an mehreren Beispielen noch dargelegt wird, und was stets ein Zeichen für einen krankhaft vermehrten Lungendurchfluß darstellt.

c) Pathologisches Herzkymogramm

α) In der flächenkymographischen Diagnostik haben die *Myokarderkrankungen* schon immer eine besondere Rolle gespielt. Außer der bereits erwähnten Konstanz des Bewegungsraumes vom Typ II auch nach Belastung galten Verkleinerung, Abstumpfung, Aufsplitterung, Umkehrung oder Stillstand der Randbewegung bzw. der Bewegungszacken an umschriebener Stelle des Herzrandes oder über größere Herzrandanteile hinweg als typische Symptome der muskulären Insuffizienz oder einer umschriebenen Wandschädigung (Stumpf, v. Braunbehrens, Heier, Reindell u. a.). Die klinische Erfahrung ließ den Rang dieser kymographischen Einzelsymptome zwar immer strittig erscheinen, doch erst die Elektrokymographie hat im Verein mit der Phasenanalyse gezeigt, wie unspezifisch, vieldeutig und irreführend diese Symptomatologie ist (Heckmann; Schneider; Gillick; Luisada und Fleischner; Haubrich). Es kann heute als sicher angenommen werden, daß gegenüber dem Elektrokymogramm das Flächenkymogramm nur viel seltener und *nur in recht schweren Stadien* der muskulären Insuffizienz sichere Befunde liefert. Die Gründe hierfür liegen in der Methode selbst. In dem kleinen Maßstab des Flächenkymogramms werden viele Bewegungsanomalien gar nicht abgebildet oder durch nicht eliminierbare Sekundärbewegungen überdeckt. Andererseits können pathologische Bewegungen auch an gesunder Stelle dadurch vorgetäuscht werden, daß die Bewegungen mehrerer benachbarter Herzrandabschnitte sich zu einer Interferenzkurve übereinanderlagern. Dazu kommt, daß die zeitliche Zuordnung der einzelnen Bewegungsabläufe im Flächenkymogramm immer nur recht grob sein kann. Hier gilt ja der Beginn der Lateralbewegung am Aortenbogen als Marke für den Beginn der Austreibungszeit; der Systolenanfang bleibt unbestimmt. Es hat sich aber gezeigt, daß zahlreiche pathologische Ventrikelbewegungen gerade in der Anspannungszeit liegen, deren Analyse im Flächenkymogramm aus methodischen Gründen gar nicht möglich ist. Die diagnostische Treffsicherheit des Flächenkymogramms bleibt daher zwangsläufig auf schwerere und infarktähnliche Veränderungen beschränkt.

Von der früheren umfangreichen kymographischen Symptomatologie bleiben nur zwei einzelne Symptome der Bewegungsstörung am Ventrikelrand wichtig. Das eine ist die umschriebene systolische Bewegungsparadoxie, das andere die Diskoordination der diastolischen oder der systolischen Ventrikelbewegung (oder beider Herzaktionsphasen) im ganzen. Alle anderen kymographischen Bewegungsanomalien sind uncharakteristisch oder methodische Kunstprodukte. Nur das Symptom der sog. „stummen Zone" hat unter gewissen Voraussetzungen noch diagnostischen Rang.

Der Myokardschaden drückt sich in der Herzbewegung als *Störung des Bewegungsablaufs* einzelner Randabschnitte oder als *Störung der Bewegungskoordination* des ganzen Ventrikelrandes aus. Diastole und Systole können allein oder zusammen betroffen sein. Um zunächst muskuläre Anomalien in der diastolischen Auffüllung abzuhandeln, sei daran erinnert, daß die Form des Herzens in jedem Zeitpunkt der Herzaktion eine Funktion von Innendruck und Wandspannung darstellt. Beim gesunden Herzen paßt sich das Myokard an die diastolisch einströmende Blutmenge an. Steigt der Druck im Ventrikel rasch an, so wird dessen Form mehr kugelig, um bei Absinken des Druckes wieder mehr beutelförmig zu werden. Im allgemeinen wird dabei die diastolische Lateralbewegung an allen Abschnitten erhalten bleiben, wenn auch die Auffüllung von Ein- und Ausflußbahn alternieren kann, d. h. die Lateralbewegung nicht überall gleichmäßig erfolgt. Spannungsänderungen der muskelgeschädigten Ventrikelwand bedingen von einem bestimmten Dilatationsgrad an statt konzentrischer Lateralbewegung jedoch stärkeres Alternieren von Ein- und Ausflußbahn und rückläufige Bewegungen einzelner Randabschnitte. So kann als Zeichen der muskulären Insuffizienz ein verstärkter Kollaps in den kranialen Anteil des Ventrikelrandes resultieren. Für die Systole gilt Entsprechendes. Im allgemeinen erfolgt die Kontraktion konzentrisch, wenn auch nicht an allen Abschnitten gleichmäßig. Das ändert sich, wenn die Restblutmenge erhöht ist, oder wenn einzelne Wandabschnitte den rasch ansteigenden systolischen Innendruck nicht überwinden können, sondern statt dessen gedehnt werden und ihre Bewegung systolisch zentrifugal statt zentripetal erfolgt. Im ersten Fall drückt sich die Nichtbewältigung des vermehrten Restblutes in einer frustranen Umwälzbewegung aus. Diese Zeichen der Diskoordination sind nur durch eine subtile Analyse der Randbewegung im Originalkymogramm zu erhalten; in der verkleinerten Reproduktion kommen sie nicht zur Darstellung, weshalb auf Beispiele verzichtet werden muß. Auffälliger sind umschriebene systolische Lateralbewegungen, also „paradoxe" zentrifugale Randverschiebungen. In schweren Fällen kann es, wie Heckmann gezeigt hat, auch zu mehrfachen und gehäuften Rücklaufbewegungen kommen, so daß wellenförmige Randpulsationen an der Herzspitze oder über den ganzen Ventrikel hinweglaufen. Das gilt für die Diastole mehr noch als für die Systole. Kugel- und Beutelform des Herzens scheinen sich, wie das Elektrokymogramm dieser Fälle gezeigt hat, in schneller Folge abzuwechseln, als Abbild der je nach Innendruck ständig wechselnden Reaktion der verschieden stark geschädigten Muskelabschnitte. Die Kombination größerer Umwälzbewegungen mit umschriebenen systolischen superponierten Ausstülpungen kann als schwerstes Symptom der muskulären Insuffizienz angesehen werden. Sie zeigt nämlich eine Erhöhung der Restblutmenge zusammen mit umschrieben malacischer Wandschädigung an. Gerade in solchen Fällen liefert oft das Flächenkymogramm ein unzureichendes oder auch täuschendes Bild der Bewegungsstörung, wie sich aus dem Vergleich mit den entsprechenden elektrokymographischen Befunden dann sehr deutlich ergibt. Hier wird dann oft eine stumme Randzone gefunden, die früher als Äquivalent eines reellen umschriebenen Bewegungsstillstandes und als Symptom einer schweren muskulären Degeneration oder einer derben begrenzten Herzmuskel- oder Herzbeutelschwiele galt. Mit der Elektrokymographie hat sich für diese Fälle aber zeigen lassen, daß es sich oft um ein methodisches Kunstprodukt handelt und die *„stumme" Zone keineswegs immer bewegungslos* ist (HAUBRICH).

Das gilt für den Spezialfall des Herzinfarktes ebenso wie für das Gros der schweren muskulären Herzinsuffizienz. Hier kann eine im Flächenkymogramm stumme Zone in der subtilen Technik des Elektrokymogramms nicht nur deutliche Randbewegungen aufweisen, sondern entspricht auch oft topographisch gar nicht dem Ort der Läsion.

Dafür sollen zwei verschiedene Beispiele angeführt werden. In Fall A der Abb. 5 erscheint der größte Teil des linken Herzrandes oberhalb der Herzspitze flächenkymographisch völlig bewegungslos. Elektrokymogramm und Phasenanalyse ergeben aber (Abb. 5b links), daß eine ausgesprochene Wellenbewegung bei Tachykardie über den Ventrikelrand hinwegläuft — ein Phänomen, das HECKMANN als Zeichen schwerster Muskelstörung beschrieben hat. In Fall B erscheint der Bereich der stärksten Ventrikelkonvexität flächenkymographisch stumm (Abb. 5a rechts). Die Phasenanalyse des Elektrokymogramms zeigt hier aber deutlich, daß die Bewegung gerade dieser Randanteile normal ist (Abb. 5b rechts, Ableitung *b* und *c*), während die Gebiete ober- und unterhalb davon eine systolische Paradoxie aufweisen. Die angeblich stumme Randzone ist also muskulär normal, und ihre flächenkymographische Bewegungsruhe ist durch Überlagerung bzw. Interferenz von der tatsächlich pathologischen Umgebung hier nur vorgetäuscht. Ganz ähnlich ist es übrigens auch oft mit dem flächenkymographischen Symptom der Zackenaufsplitterung. Im Elektrokymogramm tritt hier am Ventrikelrand meist keine entsprechende Doppelbewegung auf, sondern die Zweigipfligkeit der Randbewegung erweist sich auch hier als Interferenzsymptom bzw. als Summationseffekt zweier gegenläufiger Randbewegungen der Umgebung (HAUBRICH).

Abb. 6 gibt drei Beispiele von umschriebener Bewegungsruhe am linken Ventrikelrand wieder. Die kymographisch stumme Zone erstreckt sich im ersten Ausschnitt über einen größeren supraapikalen Bereich und läßt im Original kleinste flimmerartige Randausschläge in mehr als doppelter Frequenz erkennen. Hier handelt es sich, ein Jahr nach einem Herzinfarkt, sicher um eine große Muskelschwiele. Sie wird von der Kontraktion der kranial anschließenden, muskelgesunden Nachbarschaft nicht mitgenommen, sondern nur sekundär durch ein geringes systolisches Linkspendeln mit Rotation in eine passive Mehrfachbewegung kleinster Amplitude versetzt. Dieser Befund entspricht der üblichen Deutung als Infarktsymptom durchaus. Im Fall des mittleren Randausschnitts der Abb. 6 findet sich die stumme Zone an der stärksten Konvexität des Ventrikelrandes und ist caudal und kranial von Randbezirken mit normaler Kammerbewegung eingeschlossen. Hier liegt eine derbe Schwielenplatte vor, ohne daß klinisch-anamnestisch ein Infarkt vorausgegangen wäre. Im dritten Fall — rechter Randausschnitt der Abb. 6 — ist die noch weiter kranialwärts sichtbare stumme Zone zwar gleichfalls von Randabschnitten mit normaler Ventrikelbewegung eingefaßt, doch läßt sich an ihrem unteren Rand (im markierten Rasterstreifen) eine kleine paradoxe Bewegung erkennen; ihre lateralen Zackenspitzen liegen genau wie am Aortenrand an der gleichen Rasterstelle wie die systolischen Aufhellungsstreifen innerhalb der Kammer und wie die medialen Fußpunkte der normalen Ventrikelrandzacken. Hier ist die schwächste Stelle der geschädigten Muskelwand anzunehmen, die im Sinne eines „dynamischen Herzwandaneurysma" systolisch ausgestülpt wird. Diese paradoxe Bewegung überlagert sich mit der regulären Bewegung muskelgesunder Randabschnitte nach kranial zur stummen

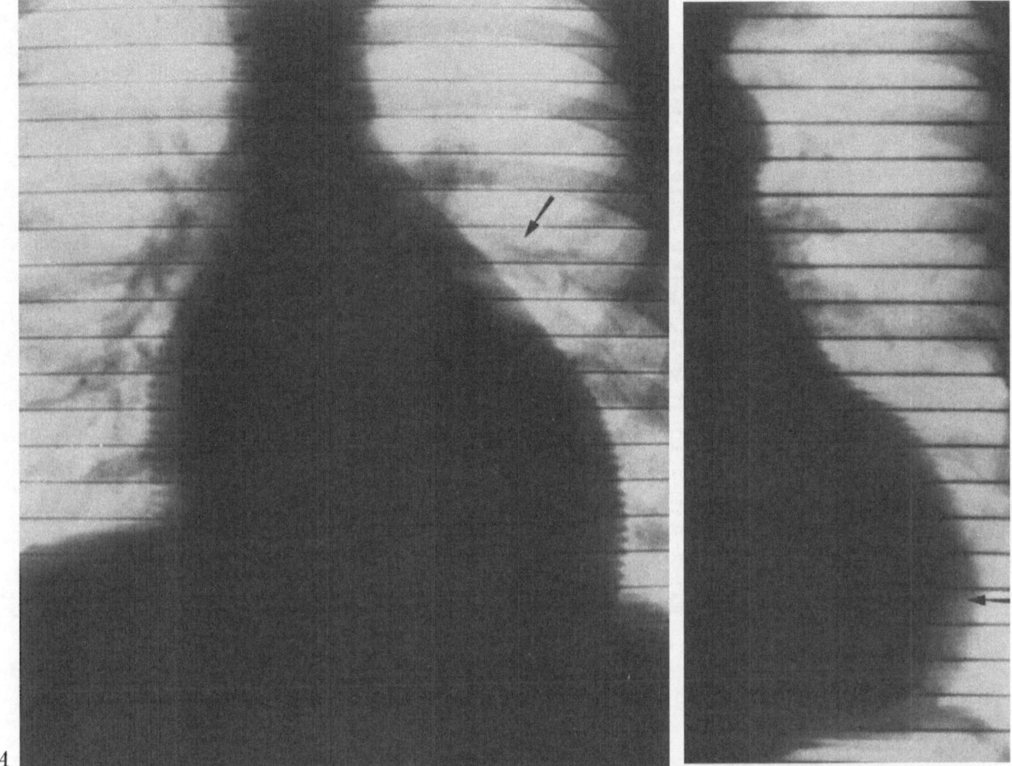

Abb. 5a. Links: „Stumme Zone“ am ganzen kranialen Herzrand bei schwerer Myopathie (*A*). Rechts: „Stumme Zone“ am caudalen Ventrikelrand bei schwerer Myopathie (*B*).

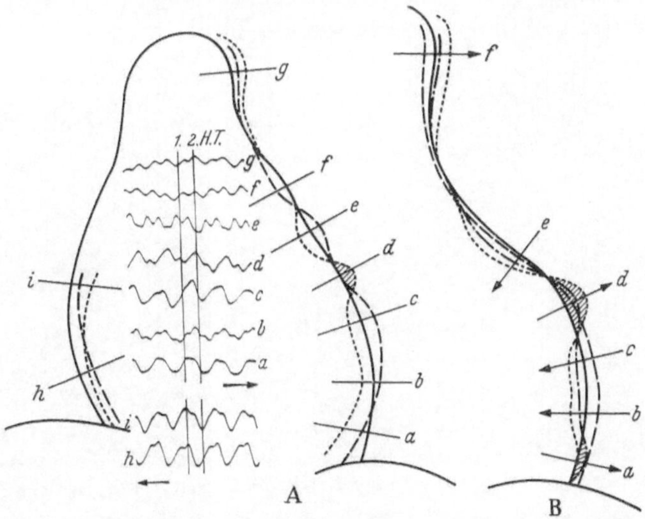

Abb. 5b. Elektrokymographische Phasenanalyse (Systole) der gleichen Fälle. Links: Wellenbewegung bei Tachykardie (*A*). Rechts: Polytope Paradoxie (*B*). Nach HAUBRICH, Erg. inn. Med., N.F. **6**, S. 640

Zone, nach caudal zur Zackenaufsplitterung. Beidemal handelt es sich also um ein Kurveninterferenz. Sie läßt je nach Einfluß gleichzeitiger rotatorischer Randverschiebung einmal das Symptom einer stummen Zone, zum andern das einer Aufsplitterung entstehen. Das Zentrum der geschädigten Randpartie liegt also im Bereich der paradoxen Bewegung, nicht in der stummen Zone und nicht in der Zone der aufgesplitterten und abgestumpften Randzacken.

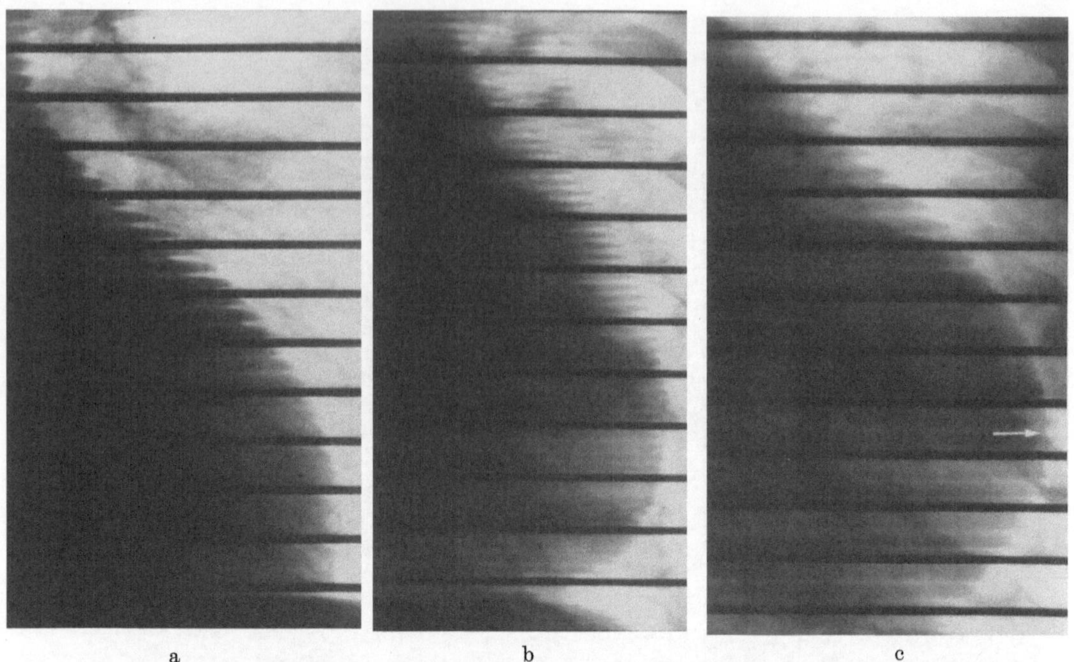

Abb. 6. „Stumme Zone" an verschiedenen Ventrikelrandabschnitten bei großer Muskelschwiele nach Herzinfarkt (a), derber Schwielenplatte ohne Infarkt (b) und „dynamischem Herzwandaneurysma" (c)

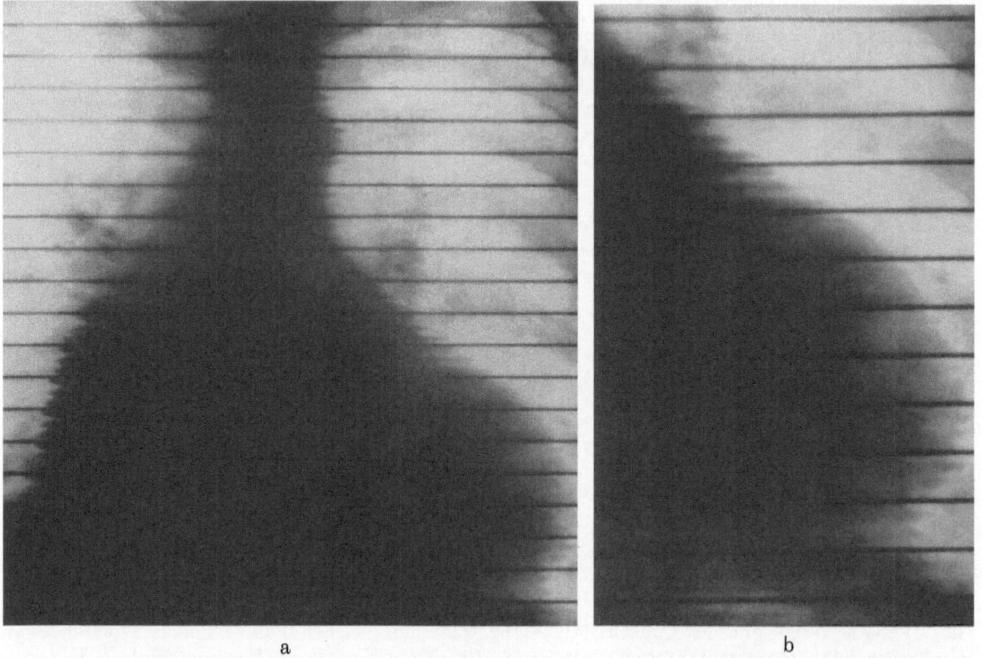

Abb. 7. Großes Herzwandaneurysma des linken Ventrikels, mit supraapikaler Bewegungsparadoxie und kranial anschließender stummer Zone (Interferenz). Übersicht und Ausschnitt

Sicher gibt es fließende Übergänge von der symptomlos mitbewegten über die bewegungsschwache und die leicht gegenläufig bewegte Myokardschwiele zum deutlich malacischen, in der Systole ausgestülpten größeren Wandbereich des Infarkts und zum eigentlichen Herzwandaneurysma, von der Abb. 7 ein Beispiel wiedergibt. Hier ist die ganze Konvexität des Ventrikelrandes in ihrer Bewegung schwer gestört. Nur im obersten ventrikulären Randanteil ist eine normale Kammerbewegung sichtbar, dann folgt ein großer stummer Randabschnitt, und herzspitzenwärts ist die Bewegung über mehrere Rasterbreiten hinweg paradox. Der Bereich des Herzwandaneurysmas erstreckt sich hier von der Herzspitze bis etwa zur Mitte des bewegungslosen Randabschnitts. Entscheidendes kymographisches Symptom des großen Infarkts und des Herzwandaneurysmas ist also die Bewegungsparadoxie, nicht die stumme Zone — die zwar augenfällig ist, aber wie hier sehr oft nur als Interferenzerscheinung an demjenigen gesunden oder weniger geschädigten Randabschnitt auftritt, an dem sich zwei gegenläufige Bewegungen überlagern.

Auch das kleine Herzwandaneurysma der Abb. 8 zeigt als charakteristisches Symptom eine systolisch zentrifugale Randbewegung. Oberhalb der markierten Rasterbreite mit dem größten paradoxen Bewegungsausschlag entsteht hier wiederum eine kleine Interferenzzone mit aufgesplitterter bzw. fast stummer Randbewegung, während sich nach unten hin die Paradoxie langsam verliert.

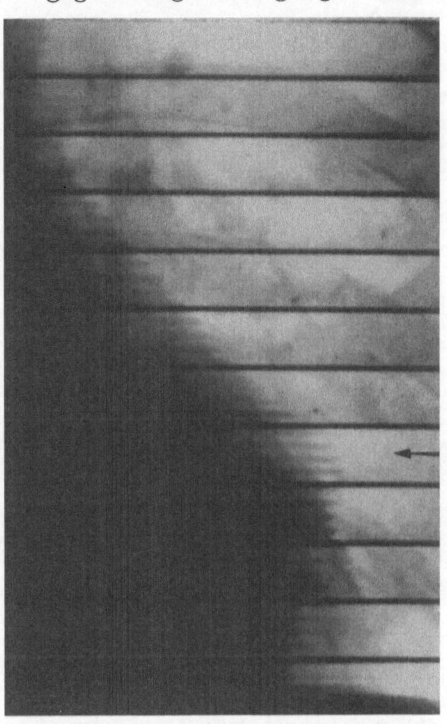

Abb. 8. Kleineres Herzwandaneurysma mit zentraler Bewegungsparadoxie (Pfeil)

Das für den *Herzinfarkt* und das *Herzwandaneurysma typische kymographische Symptom* ist also die *Bewegungsparadoxie*, während die sog. stumme Randzone entweder ein methodisches Kunstprodukt darstellt oder dem Ausnahmefall der sehr großen und derben Myokardschwiele entspricht. Diese Erkenntnis steht in Übereinstimmung mit den neueren Ergebnissen der Elektrokymographie (Luisada u. Fleischner; Dussaillant; Haubrich; Heckmann) und muß manche altgewohnten Vorstellungen der flächenkymographischen Diagnostik revidieren lassen.

β) Auch die *Perikardaffektionen* sind der kymographischen Analyse gut zugänglich (Assmann; Cramer u. Stehr; Stumpf; Berner; Heckmann; Haubrich u. Thurn). Bei der exsudativen Perikarditis werden die Randbewegungen von einer bestimmten Größe des Ergusses an verkleinert, der Bewegungsablauf gedämpft und die Zacken abgestumpft. Dieser kymographische Befund ist oft schwer gegen ähnliche Bewegungsstörungen bei myopathischer Herzdilatation oder auch beim Cor bovinum abzugrenzen. Hier spielt das Kymogramm nur eine diagnostisch unterstützende Rolle. Die Bewegungsanomalien durch pleuroperikardiale Adhäsionen und Verschwielungen sind meist im Zusammenhang mit den Auswirkungen der inneren Schwielenbildung behandelt worden (Dietlen u. Schwarz; Fleischner u.a.). Das rührt daher, daß meist eine Accretio mit einer Concretio pericardii zusammen auftritt, und daß andererseits die Feststellung einer pleuroperikardialen Affektion ohne kardiale Symptome ein banales Vorkommnis ist. Selbst größere Perikardadhäsionen weisen oft eine völlig unbehinderte Herzaktion auf. Mitunter ist die diastolische Lateralbewegung an der Adhäsionsstelle durch den Zug der äußeren Schwiele anfänglich beschleunigt. Eine Behinderung der Systole allein ist schon sehr viel seltener, vorausgesetzt, daß eine gleichzeitige innere Synechie tatsächlich fehlt und eine muskuläre Wandschädigung gleichfalls vermißt wird. Rhythmus- oder Reizleitungsstörungen durch pleuroperikardiale Narbenzüge am Vorhofsgebiet spielen kymographisch keine wesentliche Rolle.

Klinisch ungleich wichtiger ist die *innere Herzbeutelverschwielung*, die zu recht genau bekannten Abweichungen der Herzbewegung führt. Da die Perikardobliteration anatomisch stark variieren kann, die meist gleichzeitig vorhandene Herzmuskelschädigung den Bewegungsablauf erheblich abändern und schließlich die Sekundärfaktoren der Herzbewegung das ganze Bewegungsbild stark maskieren können, sind die flächenkymographischen Symptome lange strittig gewesen. Durch die Elektrokymographie (Gillick u. Reynolds; Heyer; McKusick) sind aber die alten flächenkymographischen Ergebnisse der deutschen Autoren voll bestätigt worden. Das Hauptsymptom einer Perikardobliteration ohne und mit panzerbildender Kalkeinlagerung ist die Ausbildung eines *lateralen diastolischen Plateaus* der Ventrikelbewegung. Es ist das Äquivalent der erschwerten diastolischen Auffüllung. Diese konstriktive Hemmung der Diastole kann verschieden stark oder auf einzelne Randabschnitte beschränkt sein, muß aber als obligates kymographisches Symptom gelten. Es manifestiert sich als Abstumpfung der Ventrikelzacke, die bis zu einem breiten, lateralen Plateau gedehnt sein und schließlich einen völligen Bewegungsstillstand vortäuschen kann. Abb. 9 zeigt das diastolische Plateau bei einem Fall von Perikardobliteration ohne Kalkimprägnation im linken Teilbild. Im Beispiel rechts macht die kelchartig die Herzspitze einhüllende Kalkschale den Herzrand stumm, während oberhalb davon eine scharnierartige Unterbrechung des Kalkpanzers noch eine kleine Bewegung mit stark ausgeprägtem lateralem diastolischem Plateau gestattet. Da sehr viel öfter das rechte Herz von einer Perikardkonstriktion betroffen ist, kann das Kymogramm in einem schrägen Durchmesser die Bewegungsruhe am Rand des rechten Herzens deutlicher zeigen (Abb. 10a). Überall da, wo im sagittalen Kymogramm der Herzrand weitgehend bewegungslos bleibt, zeigen Kymogramme in anderer Aufnahmerichtung eine kompensatorisch verstärkte oder ausreichende Bewegung an anderen Randschnitten des Herzens — so im Beispiel der Abb. 10b, wo die Kalkschale an der Herzhinterwand eine stark gedämpfte Bewegung entstehen läßt, die durch eine verstärkte Randbewegung der Vorderwand kompensiert wird. Dort ist gleichzeitig ein systolisches mediales Plateau ausgebildet. Es gilt nach Heckmann als eindeutiges Zeichen der Perikardobliteration. Alle die genannten kymographischen Symptome der Perikardkonstriktion pflegen sich nach operativer Perikardektomie weitgehend zurückzubilden (Haubrich). Eine genauere differentialdiagnostische Abgrenzung der Bewegungsstörungen bei dünneren, wenig ausgedehnten und kalklosen inneren Verschwielungen von den ähnlichen Bewegungsanomalien bei schwerer Myokardschädigung, besonders zusammen mit absoluter Arrhythmie, beim bradykarden Sportherzen oder gelegentlich auch bei Mitralfehlern, ist jedoch nur elektrokymographisch möglich. Hier ist nämlich der diastolische Kurvenanstieg der Auffüllung flacher, der systolisch absteigende Kurvenschenkel erheblich steiler als die entsprechenden Abschnitte der Bewegungskurve bei der Perikardobliteration. Das Elektrokymogramm läßt außerdem eine gleichzeitige Behinderung der beiden Herzhälften daran erkennen, daß die Bewegungskurven des Pulmonalis- und Aortenrandes ein diastolisches Medialplateau auf-

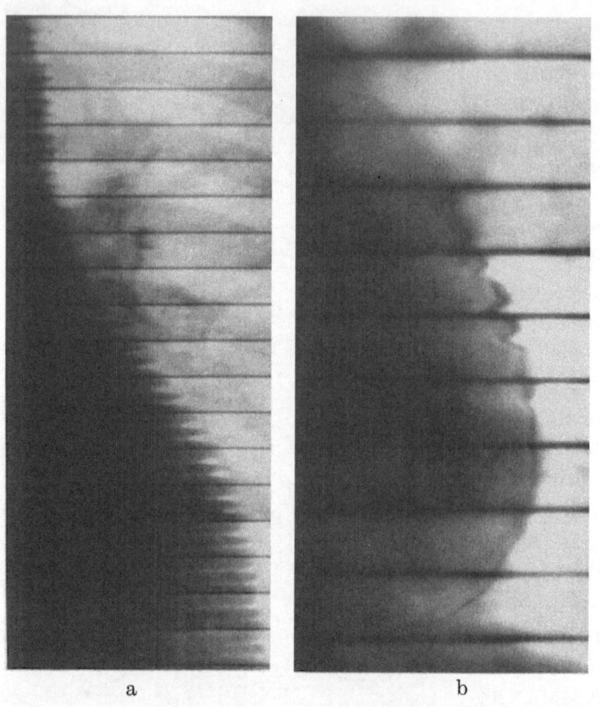

Abb. 9. Laterales diastolisches Plateau der Ventrikelbewegung bei Perikardkonstriktion (a). Gleicher Befund und Bewegungsstillstand bei Panzerherz (b)

weisen und so die konstriktive Behinderung beider Ventrikel anzeigen (HAUBRICH u. THURN). Wo andererseits ein diastolisches Lateralplateau des Kammerrandes Folge einer größeren Pendelblutmenge ist, erscheint im Gegensatz zur Pericardobliteration die Aortenpulsation stark vergrößert (vgl. S. 108).

γ) Bei den Herzklappenfehlern bietet das Flächenkymogramm den Vorteil, die Abgrenzbarkeit der einzelnen Herzanteile zu fördern, so vor allem des linken Vorhofs, und eine gewisse Hilfe auch durch die Darstellung der Pulsationsgröße bestimmter Abschnitte des Herz- und Gefäßbandrandes zu geben. Die differentialdiagnostischen Möglichkeiten der Flächenkymographie sind jedoch bei den Klappenfehlern begrenzt. Die älteren flächen-

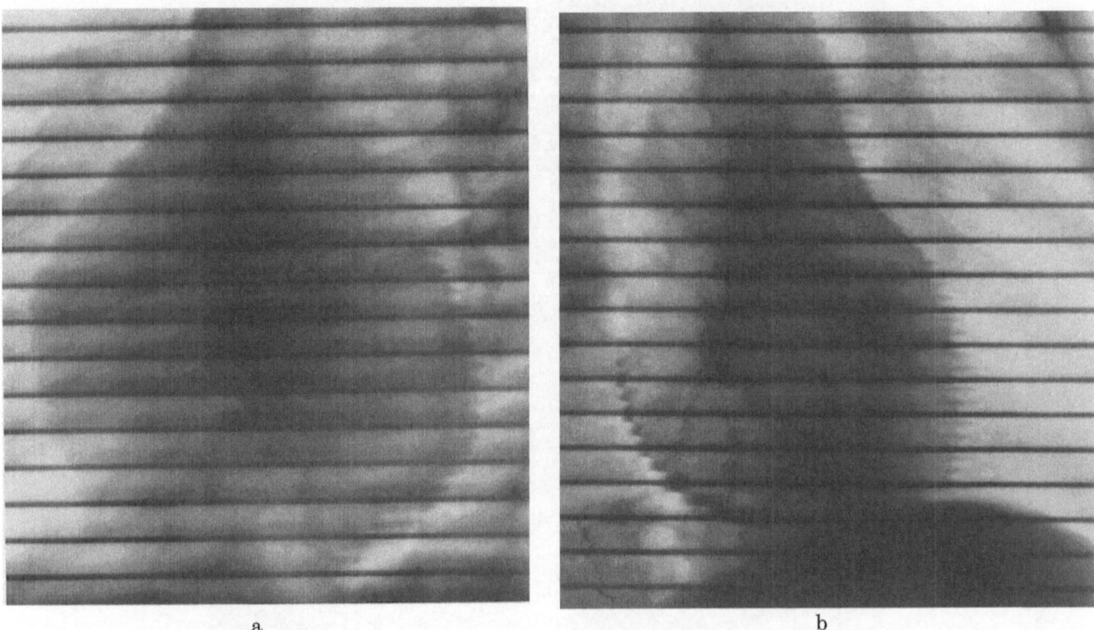

Abb. 10. Fast aufgehobene Randbewegung am rechten Herzen bei Perikardobliteration (a). Panzerherz mit gedämpfter Randbewegung an der Hinterwand; verstärkte Bewegung und systolisches Medialplateau an der Vorderwand (b)

kymographischen Bewegungsstudien bei Mitralvitien haben vorzugsweise die Anomalien der Herzohrbewegung zum Gegenstand ihrer Untersuchungen gemacht (STUMPF; ZDANSKY u. ELLINGER). Neuere Autoren berücksichtigen auch die eigentliche Vorhofsbewegung an der Herzhinterwand (BÖHME, HECKMANN, SCHLEGEL). Dabei zeigt es sich, daß die Herzohrbewegung stark durch Überlagerung von den Kammern und großen Gefäßen her gestört wird. Diese Fragen mögen jedoch hier außer Betracht bleiben, da die Analyse der Vorhofsbewegung gerade auch zur Differentialdiagnose der Mitralstenose und der Mitralinsuffizienz selbst im Elektrokymogramm noch problematisch geblieben ist.

Zur Abgrenzbarkeit der einzelnen pathologisch vergrößerten Herzhöhlen bei Mitralvitien ist das Beispiel der Abb. 11 wiedergegeben. Der stark vergrößerte Vorhof wird beiderseits im mittleren Abschnitt des Herzrandes randbildend, seine Bewegungsausschläge sind beiderseits klein und unterscheiden sich von der Bewegung des Ventrikelrandes außerdem durch die geringere Ausprägung der Zeichen einer absoluten Arrhythmie. Am Rand des Aortenbogens ist die Bewegung gedämpft, aber noch nicht so stark wie bei der reinen Mitralstenose verkleinert. Die verstärkten Hilusgefäße zeigen eine normale Mitbewegung. Das Kymogramm der Aorteninsuffizienz von Abb. 12 läßt bis hoch in die Herztaille hinauf verstärkte Kammerbewegungen erkennen, die zusammen mit der stark vergrößerten Amplitude am Aortenrand (Schleuderzacken) typisch für dieses Vitium sind. Ganz ähnlich stellt sich die verstärkte Bewegung am Rand der in der Herzbucht stark prominenten Pulmonalis z. B. auch beim kombinierten Pulmonalvitium

Abb. 11. Mitralvitium (s. Text)

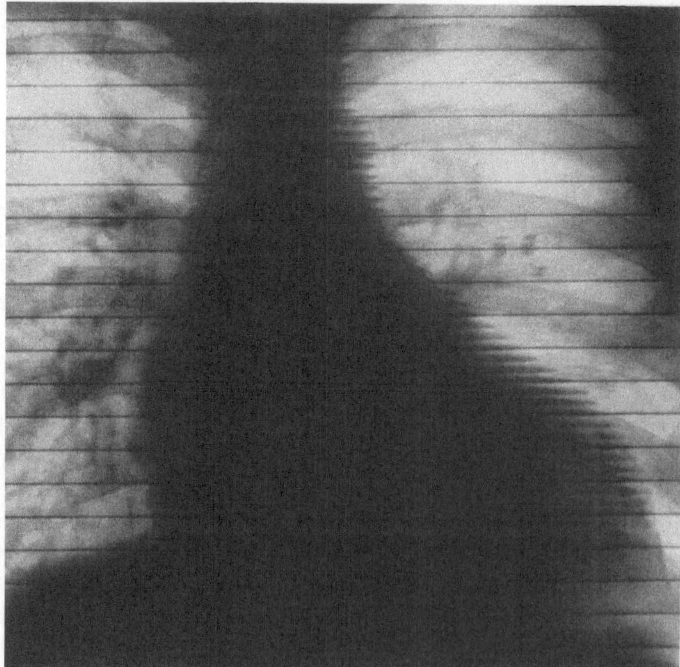

Abb. 12. Aorteninsuffizienz (s. Text)

dar. Für die hochgradige Vergrößerung des rechten Vorhofs bei der Tricuspidalinsuffizienz ist Abb. 13 ein Beispiel. Hier ist die Randbewegung ventrikulär bestimmt und weicht von der normalen Bewegung am rechten unteren Herzrand augenfällig ab.

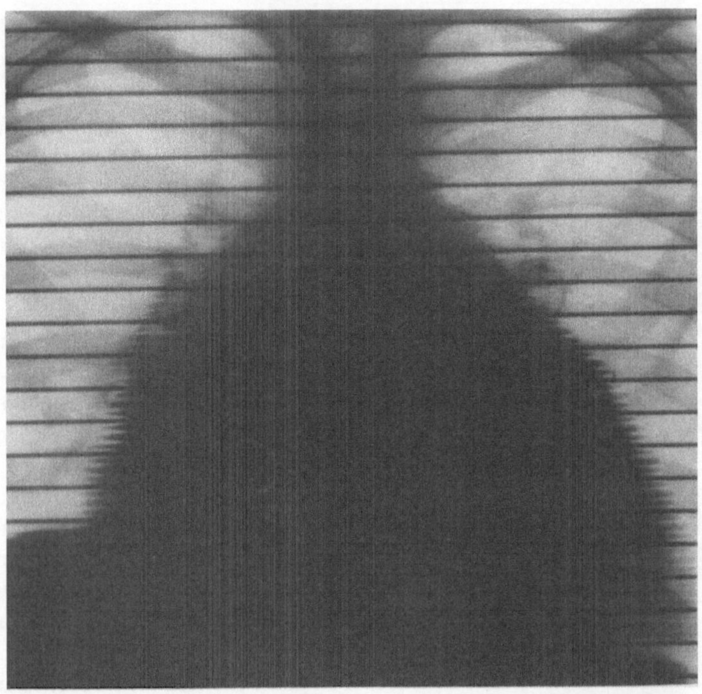

Abb. 13. Tricuspidalinsuffizienz (Mitralvitium) mit ventrikulärer Vorhofsbewegung rechts

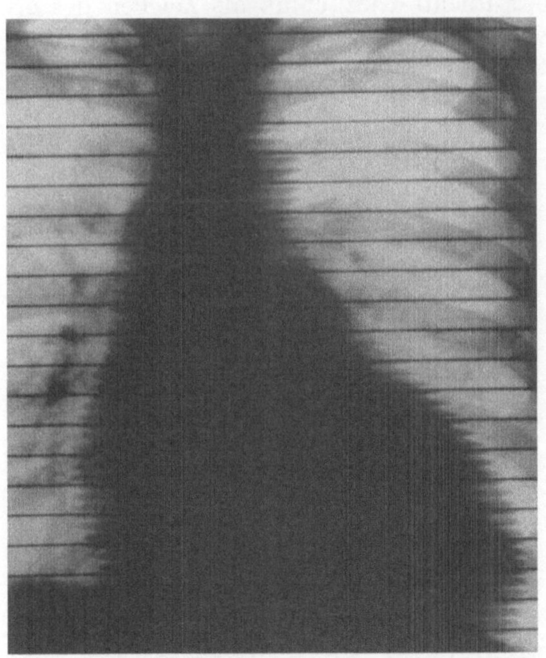

Abb. 14. Hoher Ventrikelseptumdefekt mit Aorteninsuffizienz (s. Text)

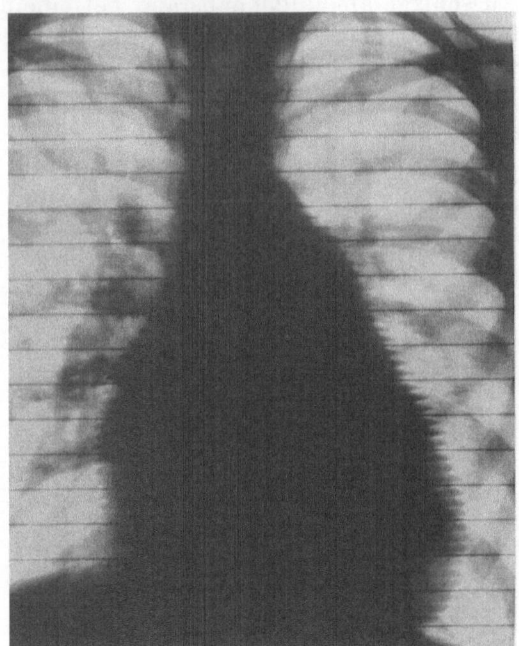

Abb. 15. Vorhofseptumdefekt (s. Text)

δ) Für die flächenkymographischen Befunde bei *angeborenen Herzfehlern* muß auf die Arbeit von THURN im gleichen Handbuch verwiesen werden, da die Darstellung der Symptomatologie im einzelnen hier zu viel Raum beanspruchen würde. Die Grundsätze der Auswertung des Flächenkymogramms sollen aber an zwei typischen Beispielen erläutert werden. Abb. 14 gibt das Kymogramm eines Falles von hohem Ventrikel-Septum-Defekt mit Aorteninsuffizienz wieder. Hier sind infolge der vermehrten Volumen-

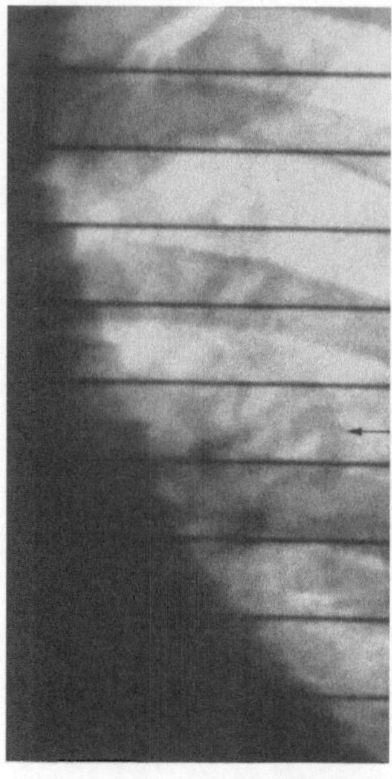

Abb. 16. Diastolische Zwischenzacke am Pulmonalisrand bei offenem Ductus arteriosus

belastung der linken Kammer am linken Herzrand große Amplituden sichtbar, die im Spitzenbereich ein diastolisches Plateau zeigen können, welches Folge der beschleunigten diastolischen Ventrikelfüllung (Pendelblut) sein kann. Verstärkte Kammerpulsationen am rechten Herzrand sind durch eine Verschiebung des rechten Ventrikels in der Diastole nach rechts bedingt (diastolisches Rechtspendeln). Die an der erweiterten Aorta stark vergrößerten Pulsationen entsprechen dem großen Auswurfvolumen der linken Kammer. Gleichzeitig sind auch an den Halsgefäßen arterielle Pulsationen zu verzeichnen. Am Pulmonalissegment können diastolische Zwischenzacken sichtbar werden; sie werden durch den diastolischen Blutzufluß über den hohen Septumdefekt aus dem linken Ventrikel direkt in den Hauptstamm der A. pulmonalis erklärt (Thurn). Beim Vorhof-Septum-Defekt der Abb. 15 sind die Pulsationen des linken Herzrandes entsprechend der vermehrten Volumenbelastung des links randständigen rechten Ventrikels verstärkt. Am rechten Herzrand prägen sich Vorhofs-Mischbewegungen oder infolge Pendelung ebenfalls große Kammerzacken aus. Charakteristisch ist der Unterschied in der Pulsationsgröße am Aorten- und Pulmonalisrand. Die Randzacken an der Aorta sind infolge des verringerten Stromvolumens im großen Kreislauf meist auffallend klein, während die Ausschläge am Pulmonalisrand bei einem Links-Rechts-Kurzschluß als Zeichen des erhöhten Lungendurchflusses stark vergrößert sind. Die Diskrepanz zwischen Aorten- und Pulmonalispulsation ist nach Thurn differentialdiagnostisch ein eindeutiges Zeichen des

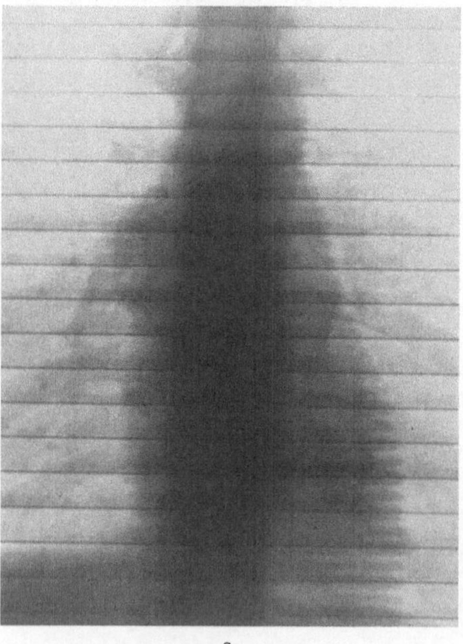

a

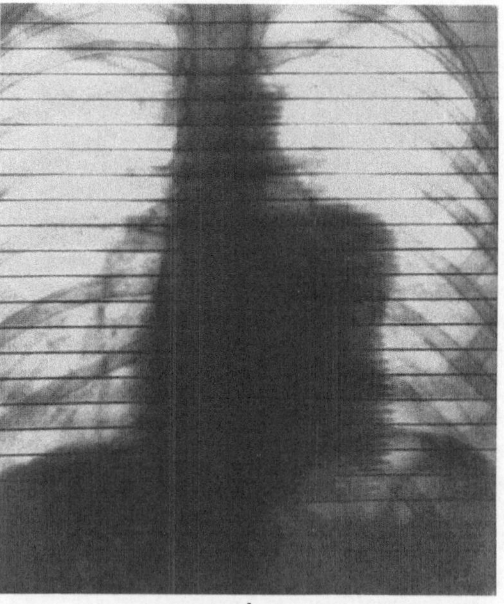

b

Abb. 17. a Aneurysma der Aorta ascendens. b Gleiche Bewegungsphänomene bei operativ bestätigtem Tumor

Vorhofseptumdefektes gegenüber dem offenen Ductus arteriosus. Die hier an den erweiterten Hilusarterien sichtbaren pulsatorischen Eigenbewegungen sind gleichfalls Folge des erhöhten Lungendurchflusses und gestatten die Abgrenzung gegenüber ähnlicher Herzkonfiguration bei Mitralfehlern (Thurn). Die gleichen Eigenbewegungen sind bei allen

Herzfehlern zu finden, die mit einer Erhöhung des Lungen-Durchflußvolumens einhergehen. Wo sich im Flächenkymogramm im Bereich des Hauptstammes der Pulmonalarterie am diastolischen Schenkel der Bewegungszacke Zwischenzacken auffinden lassen

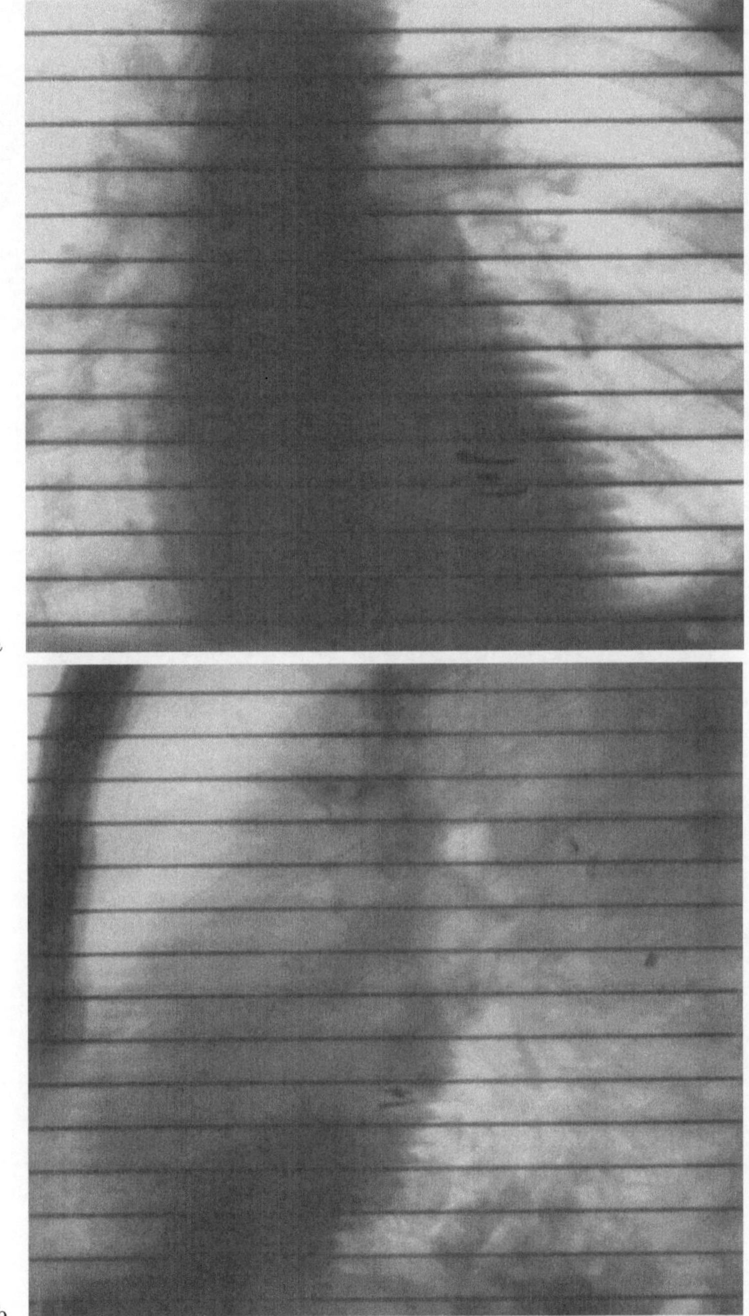

Abb. 18. Stecksplitter in der Hinterwand der linken Kammer

(Abb. 16), kann auf einen Zufluß von Blut aus der Aorta in die Pulmonalarterie, also auf einen offenen Ductus arteriosus geschlossen werden (HECKMANN, THURN); dies Symptom ist aber fakultativ.

ε) Hier sei auch eingeschaltet, daß das Flächenkymogramm in vielen Fällen Aufschluß über den Charakter eines *hilären oder mediastinalen Prozesses* gibt (LISSNER). Wo bei einer

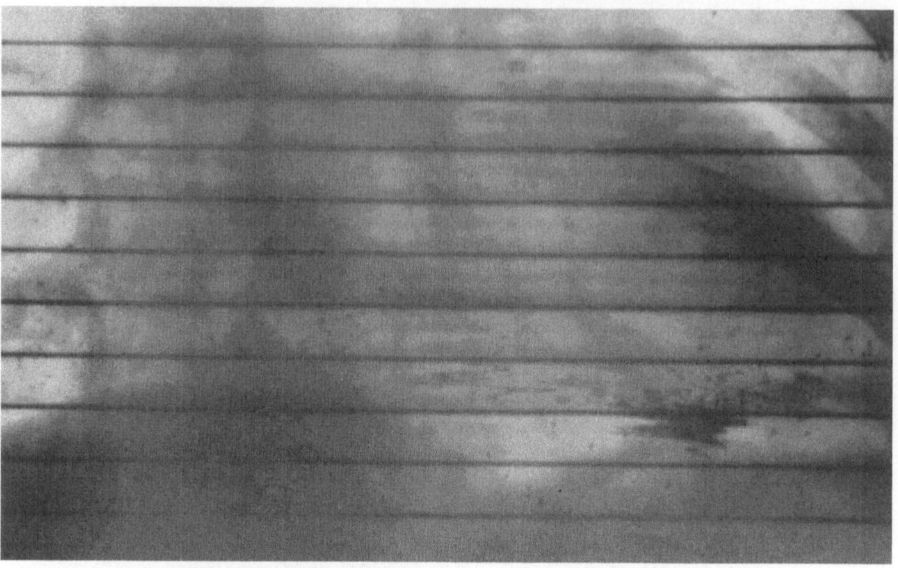

Abb. 19. Quecksilberablagerungen im Herzinnern, teils frei, teils endokarditisch fixiert

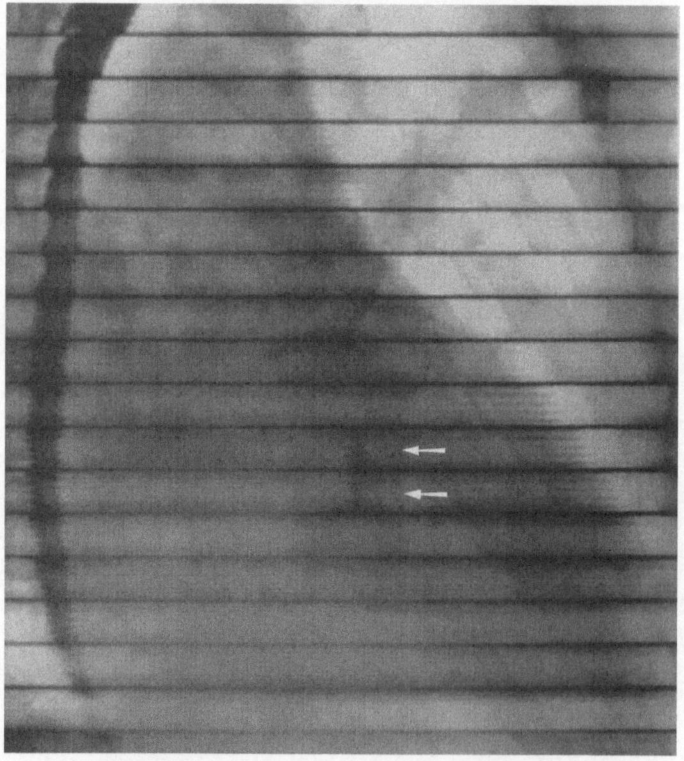

Abb. 20. Bewegung der verkalkten Mitralklappe

Hilusverdichtung eine entzündliche oder tumoröse Infiltration diskutiert wird, kann der Befund einer normalen Mitbewegung der großen Hilusgefäße eine Infiltration unwahrscheinlich machen. Handelt es sich um Infiltrationen im oberen Mediastinum, dann kann allerdings die Kymographie differentialdiagnostisch oft versagen. Große Drüsentumoren oder expansive Malignome können an ihrem Rand eine fortgeleitete Aortenbewegung zeigen oder gedämpfte Ausschläge aufweisen oder schließlich auch völlig stumm bleiben. Flächenkymogramme mit harter Technik lassen jedoch nicht selten innerhalb des Tumorschattens noch Randzacken der normalen Aorta erkennen. Gelegentlich zeigen auch große substernale Strumen an ihren Rändern noch aortale Mitbewegungen, so daß sie differentialdiagnostisch gegenüber Aortenaneurysmen Schwierigkeiten machen können. Hier ist das Elektrokymogramm methodisch überlegen. Wo sich am Rand eines Aneurysmas Gefäßbewegungen zeigen (Abb. 17a), kann es sich um mitgeteilte oder eigene Pulsation handeln; ist der Rand des fraglichen Gebildes stumm, kann nicht entschieden werden, ob ein Tumor oder ein thrombosiertes Aneurysma einer bewegungsarmen Stelle des Gefäßrandes angelagert ist. Als geradezu typisches Beispiel für eine kymographische Täuschungsmöglichkeit sei Abb. 17b wiedergegeben. Hier ließen die der Kammerbewegung entgegengerichtete Randbewegungen an der Prominenz des mittleren linken Herzrandes ein Aneurysma annehmen, obwohl das später stark vergrößerte Gebilde sich operativ als angelagerter semimaligner Tumor erwies.

Auch zur Lokalisation *intrakardialer Fremdkörper* kann das Kymogramm entscheidende Beiträge liefern. So zeigt der Stecksplitter im Fall der Abb. 18 bei beiden kymographischen Aufnahmerichtungen eine rein ventrikuläre Mitbewegung, kann also eindeutig in die Hinterwand des linken Ventrikels lokalisiert werden. Bei Abb. 19 handelt es sich um die seltene Beobachtung von Quecksilberembolien der Lunge und von teils freien, teils endokarditisch fixierten Quecksilber-Ablagerungen im Herzinnern. Im Kymogramm ist sowohl die Mitbewegung des frei im Ventrikelfundus gelegenen wie auch des endokarditisch fixierten Quecksilbers gut zu erkennen. Dieser Befund ruft ebenso wie die kymographische Fixierung der Mitbewegung einer verkalkten Mitralklappe in Abb. 20 die Erinnerung an die Untersuchungen von Böhme wach, der kymographisch die pulsatorische Verschiebung der Ventilebene des Herzens nachweisen konnte.

2. Elektrokymographie

Von

K. Heckmann und **R. Haubrich**

Mit 56 Abbildungen

a) Entwicklung des Verfahrens

Die Grundzüge des Verfahrens gehen auf das Jahr 1936 zurück (HECKMANN). Verbessert wurde es durch die Einführung des Multipliers (HENNY, BOONE, CHAMBERLAIN, MORGAN, LUISADA, FLEISCHNER u. a.) um 1945 sowie durch die Phasenanalyse (HECKMANN) 1952. Eingehend bearbeitet wurde dieses Gebiet außer von den erwähnten Autoren von DUSSAILLANT; LIAN und MINOT; SEGERS; MARCHAL; DEUTSCH u. Mitarb. sowie in den letzten Jahren besonders von HAUBRICH, GADERMANN, MOLL u. a. Die Zahl der Veröffentlichungen ist in fast allen Ländern zuletzt sehr angestiegen und kaum noch zu übersehen.

b) Die Apparatur

Die Abb. 1 zeigt die von der Röntgenröhre ausgehende Strahlung, die den Körper (O) durchsetzt und auf den Leuchtschirm L fällt. Zwischen beiden befindet sich das *Aufnahmegerät A*. Es enthält in einem strahlenundurchlässigen Behälter die Photozelle (Sekundärelektronenvervielfacher). Der Behälter trägt auf der dem Körper zugekehrten Seite einen Schlitz, der unter Schirmkontrolle mittels einer Visiervorrichtung senkrecht auf den Herzrand eingestellt wird. Die durch den Schlitz in das Aufnahmegerät fallende Strahlung bringt einen Fluorescenzschirm (*Fl*) zum Aufleuchten, dessen Licht die Photozelle (Multiplier) erregt. Es werden also durch die pulsatorischen Bewegungen des Herzrandes Lichtschwankungen in der Zelle hervorgerufen und von dieser in Stromschwankungen umgewandelt, die mittels des *Netzgerätes N* abgenommen und einem Elektrokardiographen zugeleitet werden.

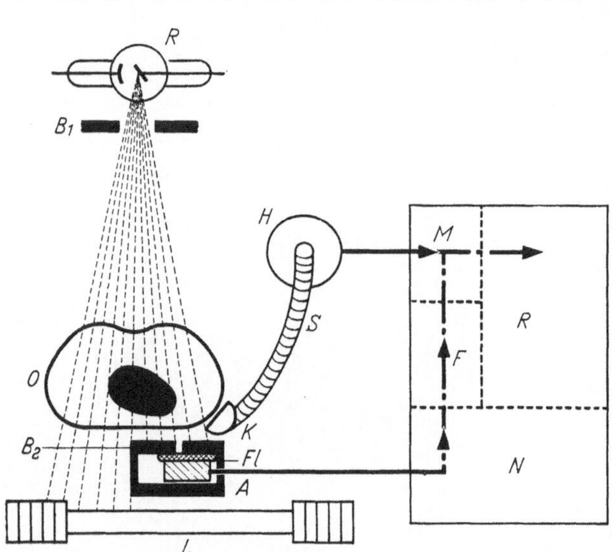

Abb. 1. Schema der Apparatur

Gleichzeitig wird die *Synchronisierung der Herztätigkeit* in der Weise vorgenommen, daß mit der strahlendurchlässigen Kapsel K, dem Mikrophon H und dem beide verbindenden Luftschlauch S der Herzschall aufgenommen wird.

Im Netzgerät wird die zum Betrieb des Multipliers notwendige Spannung von etwa 1000 V transformatorisch erzeugt, gleichgerichtet, gesiebt und durch eine Serienschaltung von Glimmspannungsstabilisatoren konstant gehalten. Die stabilisierte Gleichspannung kann in Stufen geregelt werden, um die Empfindlichkeit den Aufnahmebedingungen anzupassen. Im Multiplier werden durch das Licht des Fluorescenzschirmes Photoelektronen auf der Photokathode ausgelöst, welche durch die Dynodenstufen verstärkt werden, so daß sich an der Anode des Multipliers eine Gesamtverstärkung bis zu 500000 ergibt.

Die abgenommenen Spannungsänderungen werden einem Registriergerät zugeleitet. Wir erhalten so eine Kurve, welche die Bewegung des Herzrandes in beliebiger Vergrößerung wiedergibt.

Außer dieser Kurve, die mit einem beliebigen EKG-Apparat neben der Kurve des Herzschalls geschrieben werden kann, ist es zweckmäßig, noch das Elektrokardiogramm zu registrieren.

Steht ein Gerät zur Verfügung, welches nur einen Kanal besitzt, so kann man mittels einer Potentiometerschaltung die Herzschallkurve der Photokurve beimischen.

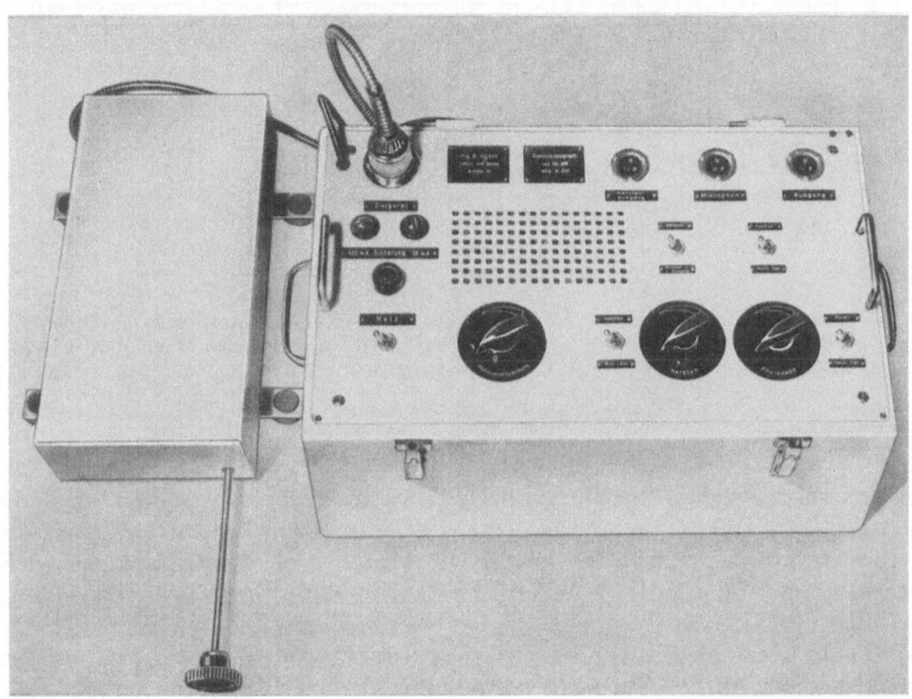

Abb. 2. Abbildung unseres Apparates, links die Zielvorrichtung, rechts das Netzgerät

Auch andere Herzkurven können zur *Synchronisierung* herangezogen werden, z. B. der Carotispuls. Man muß in diesem Fall die Verspätung der Pulswelle abziehen. Auch die durch das Filter bewirkte Verspätung der Photokurve (0,03 sec) muß berücksichtigt werden.

Die genaue Einstellung der Photozelle auf den Herzrand erfolgt mittels des *Zielgeräts* (HECKMANN), das in der Abb. 2 links sichtbar ist. Es wird mittels Saugnäpfen an der Patientenseite des Leuchtschirms befestigt (Abb. 3). Es enthält die runde Scheibe a, auf der ein Bleirahmen befestigt ist, dessen Form der Öffnung des Multipliers entspricht. Der Schatten dieses Rahmens ist auf dem Leuchtschirm sichtbar. Auf der Scheibe b ist die Bleikapsel, die den Multiplier enthält, befestigt. Durch Drehen des Knopfes c werden beide Scheiben gemeinsam über ein Schneckengewinde gedreht. Der Bleirahmen a wird senkrecht auf den Herzrand eingestellt, dann wird der Knopf bis zum Anschlag in die Visiervorrichtung hineingeschoben; die Scheibe a gelangt dadurch nach a_1 und der Multiplier nimmt die Stelle ein, die vorher der Visierrahmen innehatte.

Die Aufnahme des Elektrokymogramms erfolgt bei Atemstillstand am stehenden oder liegenden Untersuchten.

Genauere Angaben über Bau und physikalische Eigenschaften des Gerätes finden sich bei HECKMANN, Elektrokymographie (Springer-Verlag, 1959).

Angaben über die *Strahlenbelastung* erübrigen sich u. E., da diese hinsichtlich der Untersuchungsdauer wie der verwendeten Strahlenqualität einer sorgfältigen Thoraxdurchleuchtung entsprechen, über die genaue Untersuchungen vorliegen (s. u. a. PAPE). Es wird stets mit enger Blende gearbeitet (etwa 8×8 cm).

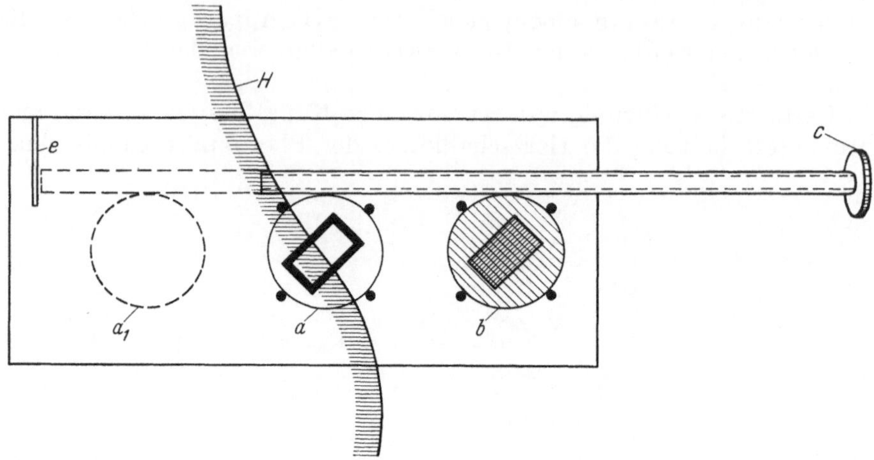

Abb. 3. Einrichtung des Zielgerätes. *a* Visiereinrichtung. *b* Kapsel des Multipliers. *c* Drehknopf für die Einstellung der Visiereinrichtung auf den Herzrand. Durch Hineinschieben desselben wird *b* an die Stelle von *a* verschoben

c) Synchronisierung der Pulsationskurve

Abb. 4 gibt die zeitlichen Beziehungen der Kurven wieder. Sie können durch die Untersuchungen WEBERS, LEWISS, WIGGERS, LUISADAS, HOLDACKS u. a. als gesichert angesehen werden. Der *Beginn der Systole* ist danach markiert durch die Q-Zacke des EKG. Die Hauptschwingung des ersten Herztones erfolgt 0,05—0,06 sec später (von einzelnen Autoren wird noch die Präsystole, beginnend mit dem niederfrequenten Vorsegment, unterschieden). Es hat sich als zweckmäßig erwiesen, nicht die Q-Zacke, sondern den Gipfel der R-Zacke als Beginn der Systole anzunehmen, da wir damit die oben erwähnte Verspätung der EKY-Kurven (0,03 sec) *ausgleichen*. Das *Ende der Systole* ist markiert durch das Ende der T-Zacke im EKG und den Beginn des 2. Herztones.

Zur genauen Bestimmung der EKY-Verspätung mißt man die Zeit vom Beginn des zweiten Herztones bis zur Inzisur an der A. pulmonalis.

d) Übliche Ableitungsstellen

Abb. 5 gibt die von uns angewandten *Abgriffspunkte* an. Sie stimmen in der Hauptsache mit denen ausländischer Autoren überein. Am linken Herzrand wird das deutsche, am rechten Herzrand das griechische Alphabet zur Bezeichnung der Ableitungen angewendet. Dazu werden kleine Buchstaben verwendet. Die großen Buchstaben, die davorgesetzt werden können, legen die Strahlenrichtung fest und zwar bedeutet *A* Ableitung in *sagittaler* Richtung, *B* in rechter vorderer Schrägstellung, *C* in linker vorderer Schrägstellung. Bei den schrägen Durchmessern bezeichnen die kleinen Buchstaben dieselben Organabschnitte wie im sagittalen Durchmesser; so bedeutet *Ce* Ableitung des linken Vorhofes in linker vorderer Schrägstellung, *Bf* Stamm der A. pulmonalis in rechter vorderer Schrägstellung, *Cg* Einstellung auf den Aortenbogen im zweiten schrägen Durchmesser, Cg_1 Einstellung auf die Aorta descendens usw.

An der *Zwerchfellfläche* des Herzens kann man die Ableitungen a_1 und α_1 schreiben. Die Herzkontur ist hier in der Regel nicht sichtbar (außer in a_1 bei großer Magenblase).

Der Multiplier nimmt dann Dichteänderungen auf, es handelt sich also um *direkte Densogramme*. Diese kann man auch von anderen Stellen des Herzschattens ableiten (F. G. GILLICK u. a.).

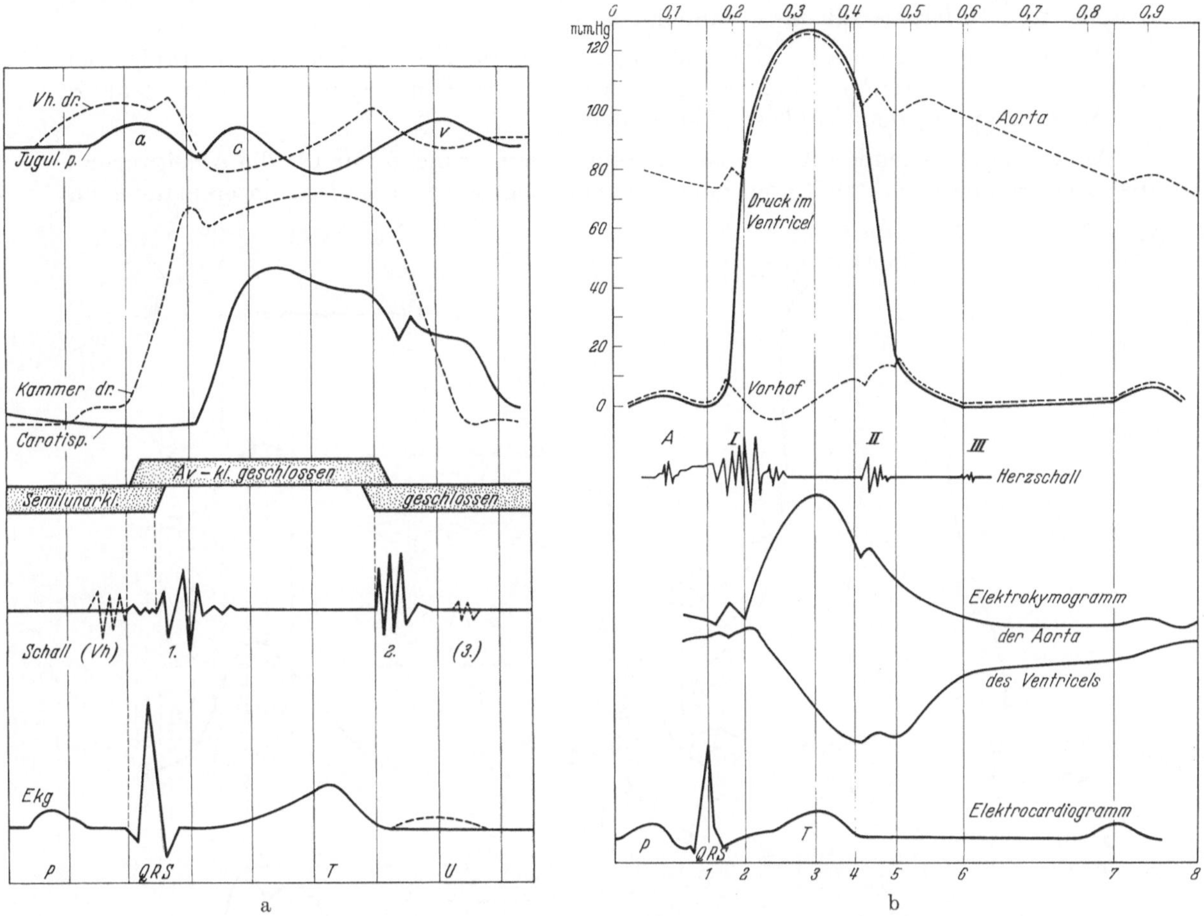

a b

Abb. 4a u. b. Druckkurven, Herzschall und EKG. (Nach HOLZMANN und WIGGERS)

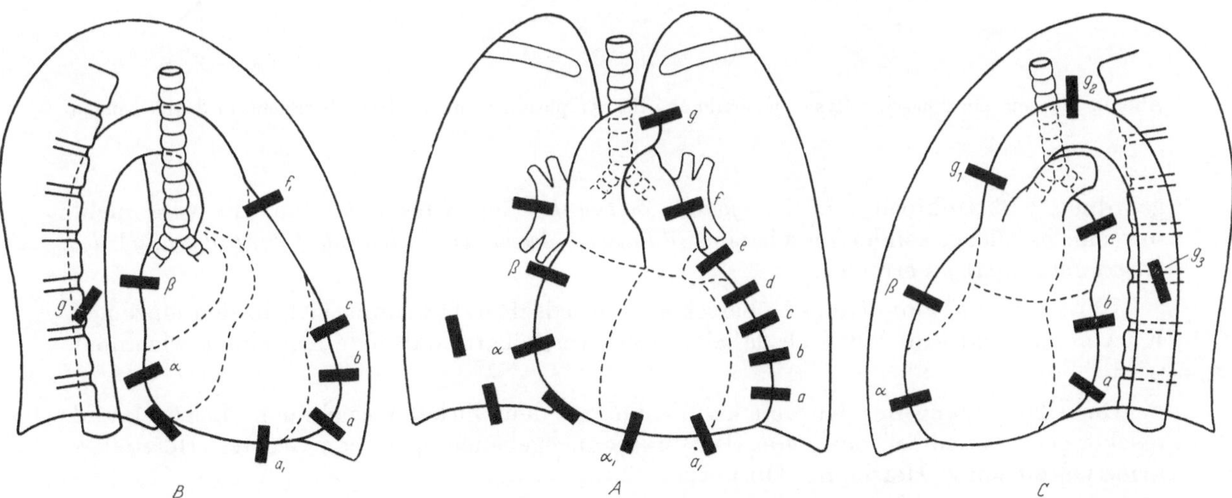

Abb. 5. Gebräuchliche Ableitungsstellen, *A* bei sagittalem Strahlengang, *B* in rechter vorderer Schrägstellung, *C* in linker vorderer Schrägstellung

e) Die Phasenanalyse

Sie vereinigt die einzelnen Kurven zur räumlich vergrößerten Darstellung des *Gesamtbewegungsvorganges*. Ohne die Phasenanalyse bleiben viele Kurvenbilder unverständlich bzw. ist ihre Differentialdiagnose unmöglich.

Wesen der Phasenanalyse: Übertragung der *Amplituden* der elektrokymographischen Kurven auf die Herzfigur. Zeitlich übereinstimmende Kurvenpunkte werden dann zu neuen Herzfiguren, den *Isophasen* verbunden.

An der untenstehenden Abb. 6 ist aus räumlichen Gründen nur für die Ableitungen a die Übertragung der Amplituden eingezeichnet. Die Kurven sind so untereinander an-

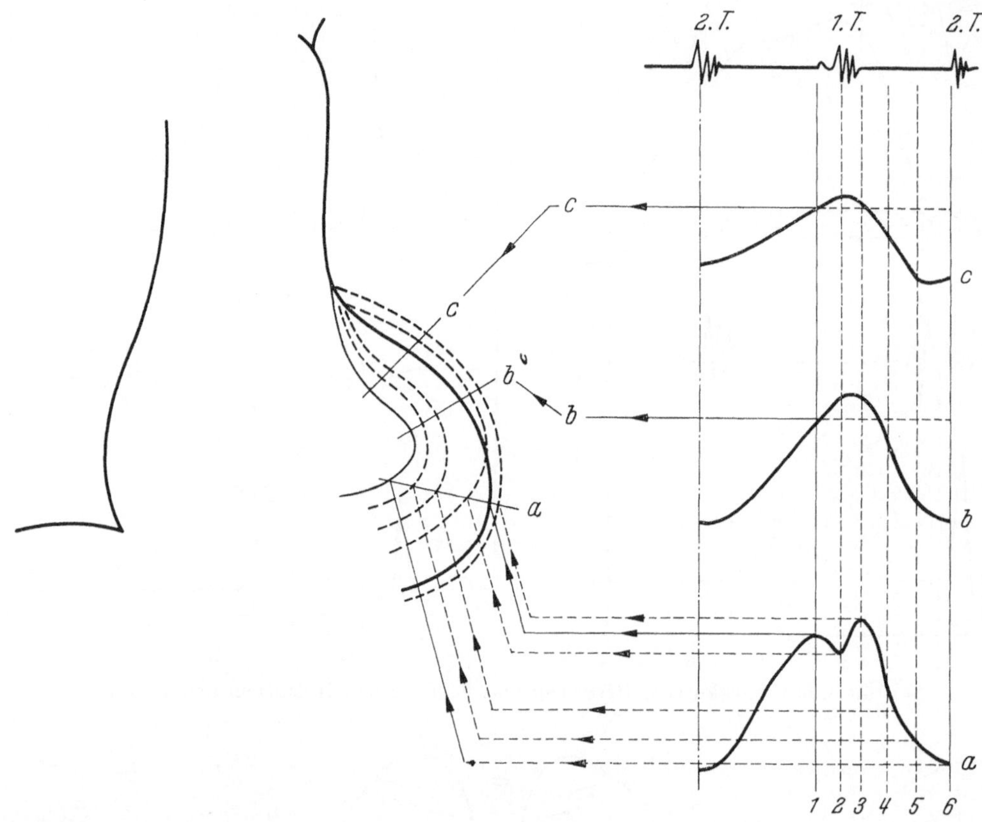

Abb. 6. Schema der Phasenanalyse. Übertragung der Amplituden auf die Herzoberfläche in 3 Ableitungen

geordnet, daß senkrechte Linien *gleiche Zeitpunkte* der Kurven treffen. Es wird nicht nur eine zeitliche, sondern auch eine *räumliche Auseinanderziehung (Vergrößerung) des Bewegungsvorganges* erreicht.

Wir können so unmittelbar übersehen, wie jede Herzbewegung sich in den einzelnen Kurven auswirkt. Sie läßt sich dabei so stark vergrößern, daß jede Einzelheit erkennbar wird.

Die Übertragung der Kurven kann man mit dem Zirkel vornehmen. Leichter und rascher geht das mittels eines von HECKMANN angegebenen optischen Gerätes (Herstellerfirma Optotechnik, Hersching, Ob.).

Die Abb. 7 und 8 zeigen die Phasenanalyse beim Herzgesunden in der Systole und Diastole.

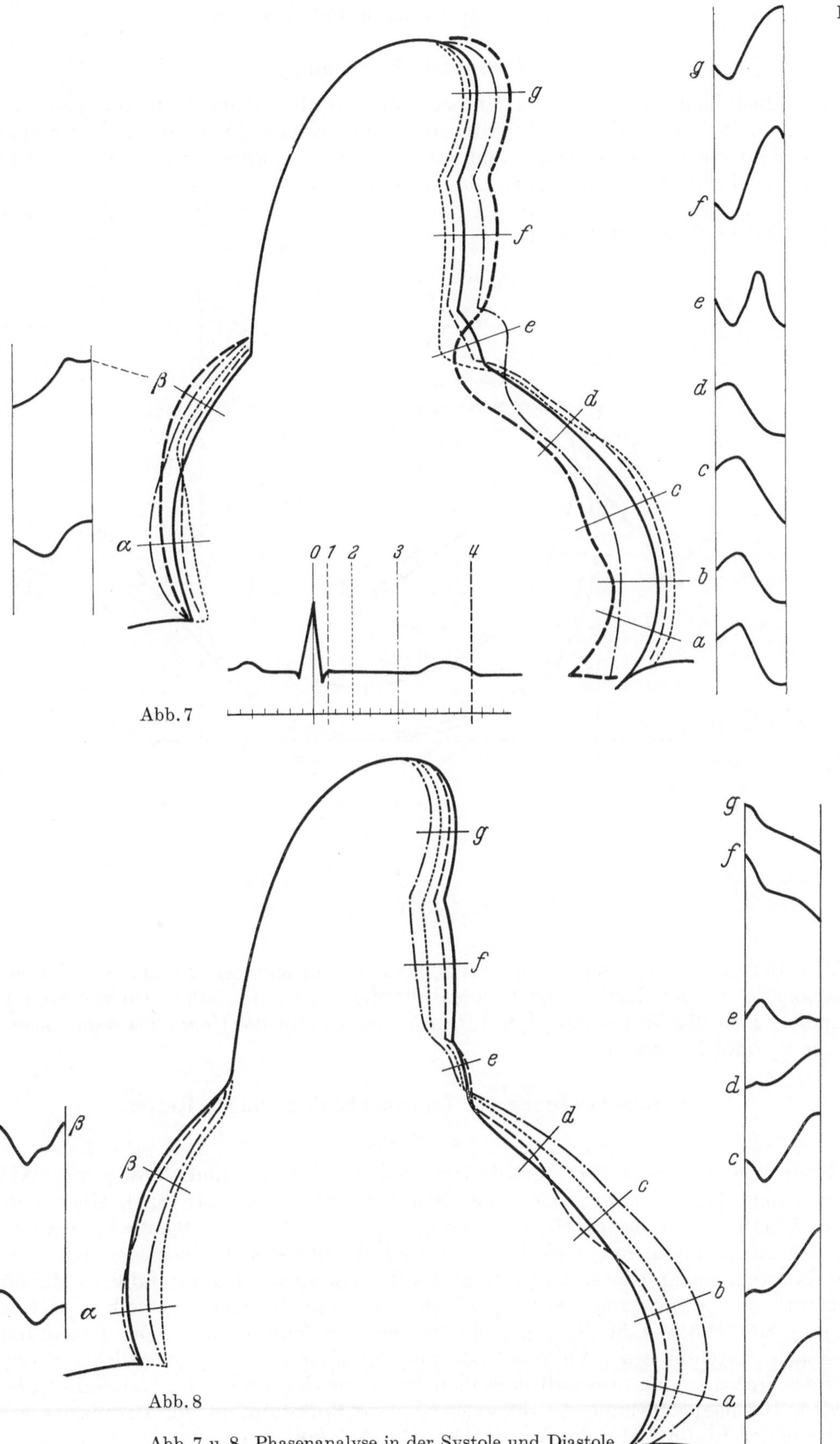

Abb. 7 u. 8. Phasenanalyse in der Systole und Diastole

f) Horizontale Phasenanalyse

Bei allmählicher Drehung des Untersuchten werden Kurven in der gleichen Horizontalebene in verschiedenen Durchmessern geschrieben (Abb. 9). Die verschiedenen Strahlenrichtungen sind als Tangenten auf den Herzrand angegeben (numerierte Linien). An den Berührungspunkten werden die Amplituden auf die Tangenten aufgetragen und zeitlich übereinstimmende Punkte verbunden. Man erhält so die vergrößerte Bewegung des Herzens im Horizontalschnitt.

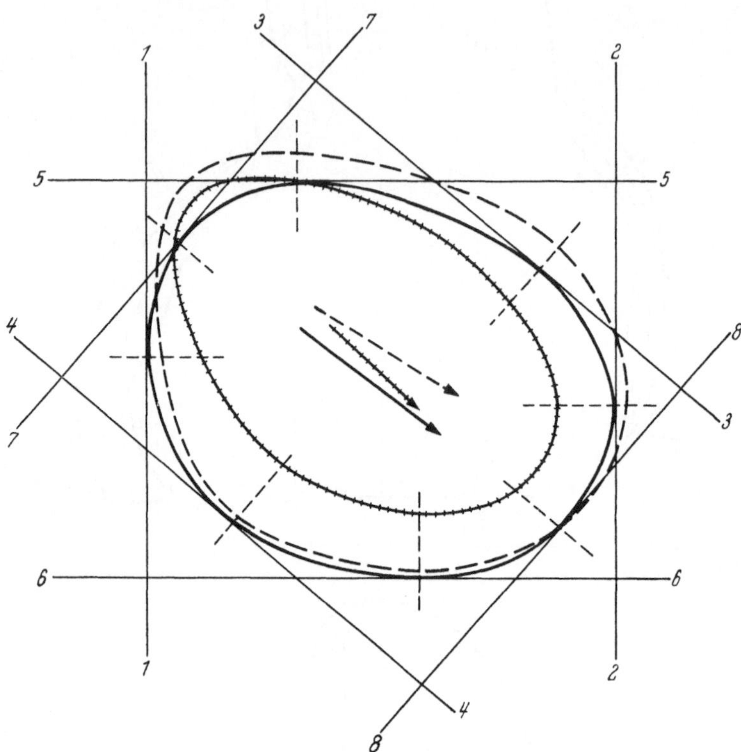

Abb. 9. Horizontale Phasenanalyse

Am Beginn der Systole erfolgt eine *kurze* (durchschnittliche Dauer 0,12 sec) *Verschiebung* des ganzen Herzens nach dorsal, häufig auch nach links. Im weiteren Verlauf verschiebt sich der Massenmittelpunkt *nach ventral*, und die Herzachse stellt sich steiler auf die vordere Brustwand.

g) Randbewegung der Ventrikel beim gesunden Herzen

α) Systole

Hauptbewegung: steiler, geradliniger Kurvenabstieg (Medialbewegung, Abb. 10). Diese erfolgt jedoch nicht sofort (mit dem 1. Herzton), sondern nach einer *Latenzzeit*, die variabel ist. Durchschnittliche Dauer 0,12 (0,04—0,16) sec. (Sie deckt sich also nicht mit der Anspannungszeit). Während derselben entweder horizontaler Kurvenverlauf oder Kurvenanstieg (Lateralbewegung des Herzrandes). Häufig fällt in diesen Zeitabschnitt die pS-Senkung, *protosystolische Senkung*. Ursache derselben ist die Umformung des Herzens in der Anspannungszeit, sie fehlt häufig. Die Latenzzeit wird verursacht durch eine der Volumenänderung der Kammer entgegengerichtete *Lageänderung des Herzens*. Das Ausmaß derselben kann aus der Dauer der Latenzzeit abgelesen werden. Ihr liegt zugrunde die intraventrikuläre Pulsation: in der Latenzzeit wird das Blut aus der Einflußbahn der Ventrikel in die Ausflußbahn verlagert.

Je nach dem Einfluß der Lokomotionsbewegungen des ganzen Herzens und der Umformung der Ventrikel werden folgende Haupttypen beobachtet (HECKMANN):

Reine Umformungsbewegung. Dabei erfolgt während der Anspannungszeit in den caudalen Herzabschnitten (Abl. A a und b) eine Medialbewegung, während kranial (Abl. A c und d) der Herzrand sich nach lateral bewegt. Es handelt sich also um die aus der Physiologie (W. R. HESS) bekannte Annäherung des Herzens an eine *Kugelform* in der Anspannungszeit (gegenüber der Ovoidform in der Diastole).

Der Typ A. Er wird bei mittlerem Zwerchfellstand beobachtet. Es erfolgt caudal eine bis in die Austreibungsperiode anhaltende *Lateralbewegung der caudalen Ventrikelabschnitte*, während kranial die Medialbewegung früher einsetzt. Dies kommt durch die Lokomotionsbewegung des Herzens zustande. Wie die horizontale Phasenanalyse zeigt,

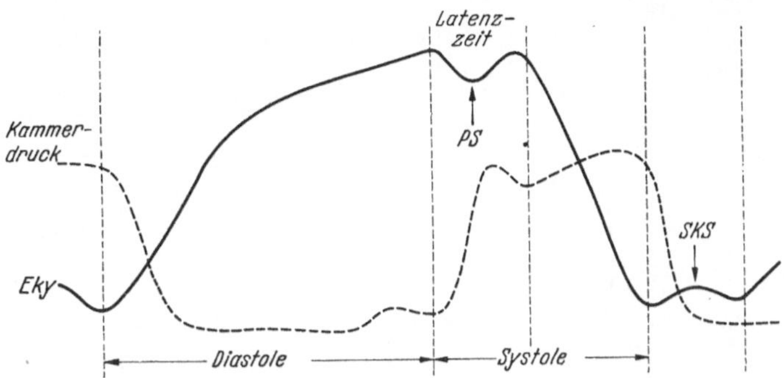

Abb. 10. EKY-Kurve des Ventrikels zusammen mit der Druckkurve und dem Herzschall aufgezeichnet

tritt in der ersten Hälfte der Systole eine *Querstellung des Herzens* ein, der Herzschatten wird dadurch in den caudalen Abschnitten breiter. In der späteren Systole bewegen sich alle Ventrikelränder zentripetal. Man darf die „paradoxe" Lateralbewegung zu Beginn der Systole also nicht für etwas Pathologisches halten.

Der Typ B. Er findet sich in der Regel beim Zwerchfelltiefstand. Dabei tritt in den kranialen Herzabschnitten eine Lateralbewegung auf, während die caudalen sich zentrifugal bewegen. Diese Bewegung hält bis in die späte Systole an. Die Phasenanalyse ergibt, daß sich der Massenmittelpunkt des Herzens nach kranial bewegt, die *Herzachse rotiert nach kranial*, das Herz hebt sich nach oben („Kranialpendeln").

Pulsationsvorgang bei Zwerchfellhochstand. *Das Herz bohrt sich* dabei in der Systole *tiefer in das Zwerchfell ein.* Es erfolgt dabei an der Unterfläche der Ventrikel eine zentrifugale „paradoxe" systolische Bewegung, die entweder innerhalb der Magenblase oder als Densogramm aufgezeichnet werden kann.

Die Form der Herzpulsation ist also weitgehend abhängig vom Zwerchfellstand. Sie wird bestimmt durch die Lokomotionsbewegung. Diese wieder hängt ab von den Druck- und Zugkräften der umgebenden Organe, indem das Herz in der Diastole diesen nachgibt, in der Systole in seine „Eigenposition" zurückzukehren bestrebt ist.

β) Diastole

Beim gesunden Herzen erfolgt, wie die Abb. 11 erkennen läßt, in den caudalen Kammerabschnitten ein anfangs rascher, später langsamer Kurvenanstieg. Umgekehrt sehen wir kranial einen anfangs langsamen, später raschen Kurvenanstieg. Wir ersehen daraus das *unterschiedliche Verhalten der Ein-* und *Ausflußbahn.* Nur an der ersteren können wir vom „rapid inflow" STARLINGs sprechen, letztere füllt sich dagegen erst gegen Ende der Diastole rascher auf. Die Diastole endet mit dem Beginn des 2. Herztones. Angaben über die Zeitdauer erübrigen sich wegen ihrer Frequenzabhängigkeit.

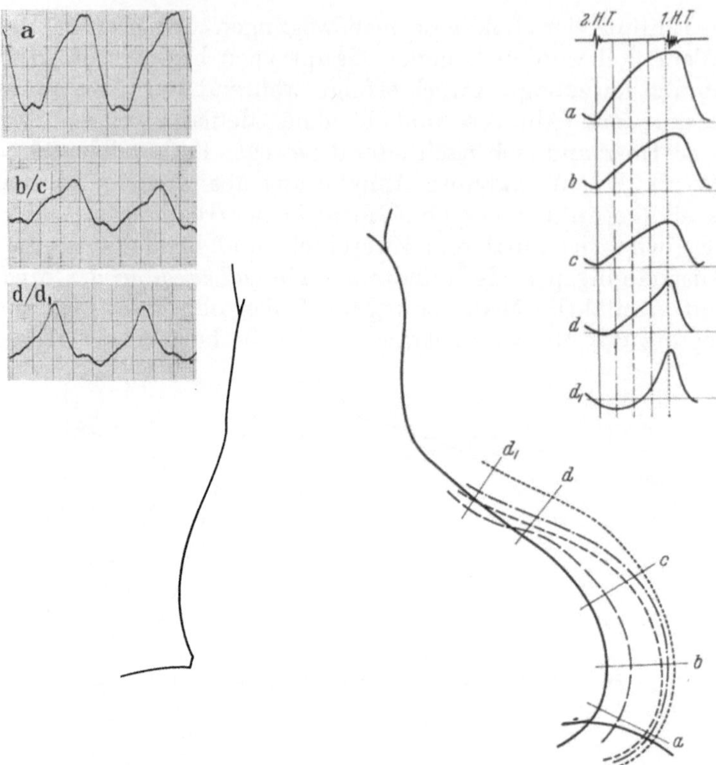

Abb. 11. Diastole der linken Kammer. Unterschiedliches Verhalten der Ein- und Ausflußbahn

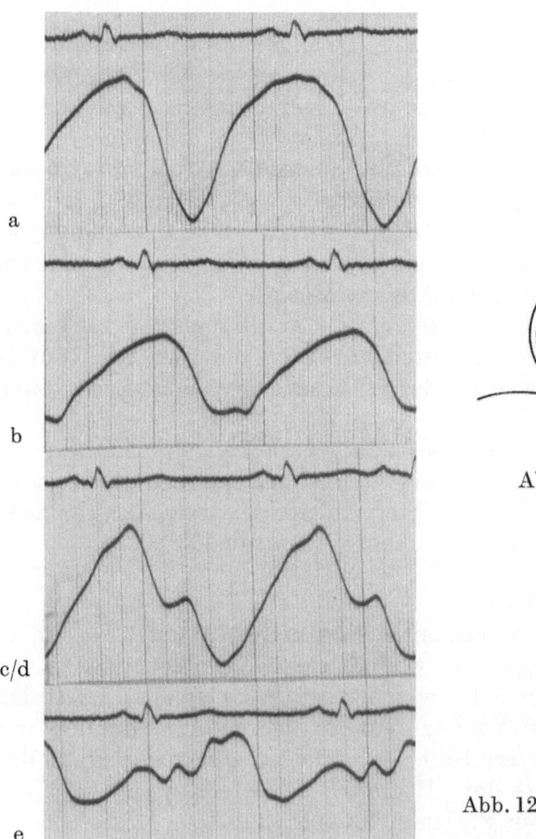

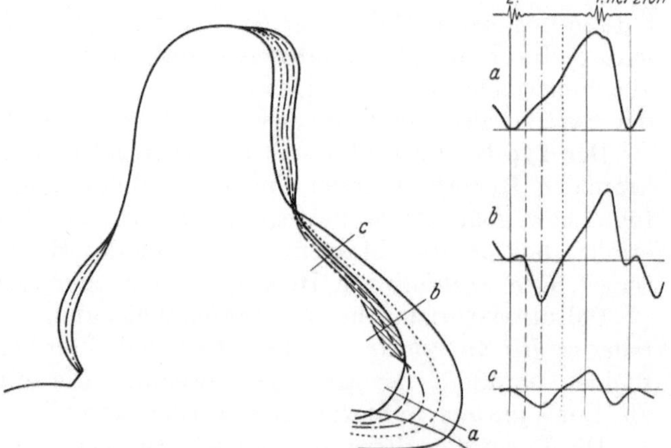

Abb. 13. Phasenanalyse bei diastolischem Kollaps der kranialen Ventrikelabschnitte

Abb. 12. Protodiastolische Negativität der kranialen Abschnitte der linken Kammer

Mitunter wird die *protodiastolische (pd) Welle oder* SKS-Zacke (Semilunarklappenschluß) beobachtet (HECKMANN). Meist ist dies in den kranialen Ventrikelabschnitten der Fall. Sie dürfte dadurch zustande kommen, daß zwar am ganzen linken Ventrikelrand die diastolische Volumenzunahme sofort eintritt, daß sie aber in den kranialen Abschnitten durch eine *latente Rechtsverschiebung* des ganzen Herzens für einen kurzen Augenblick ausgelöscht und in eine paradoxe Bewegung umgewandelt wird. Dadurch entsteht die kurze, dieser Welle folgende Senkung. Caudal überwiegt in jeder Phase die diastolische Volumenzunahme die Lokomotionsbewegung, diese Welle entsteht daher hier nicht.

Das eben geschilderte *Alternieren* der beiden Kammerabschnitte tritt in zahlreichen Fällen noch wesentlich stärker in Erscheinung. Die elektrokymographischen Kurven (Abb. 12) zeigen kranial (Abb. c und d) einen diphasischen Verlauf der Diastole, diese beginnt mit einer tiefen und langdauernden *Negativität*, dann erst erfolgt der diastolische Anstieg, der in den caudalen Abschnitten sofort einsetzt und kontinuierlich verläuft. Auch in den schrägen Durchmessern (bei leichter Drehung) ist dieses Phänomen noch erkennbar. Die Phasenanalyse der Diastole ergibt das charakteristische Bild der Abb. 13. Man sieht, daß die kranialen Abschnitte des linken Herzrandes im Ventrikelbereich in der schraffierten Zone in der ersten Hälfte der Diastole *einsinken* und sich erst in der zweiten Hälfte auffüllen. Anders verhält sich die Einflußbahn, wo es sofort zu einer Auffüllung kommt. Der Vorgang ist darauf zurückzuführen, daß die Ventrikelwand plötzlich erschlafft und das Blut aus dem Vorhof nur allmählich einströmt. Das muß zu einem Einsinken der kranialen Abschnitte der linken Kammer (Ausflußbahn) führen, während die herzspitzenwärts gelegene Einflußbahn sich rascher auffüllt. Ein- und Ausflußbahn unterscheiden sich also auch funktionell. Bereits in der „Verharrungszeit" kommt es zu einer Verlagerung des Restblutes aus der Ausflußbahn in die Einflußbahn.

h) Pathologische Bewegungsformen der Ventrikel

α) *Systole*

Kontraktionsinsuffizienz der Kammern. Wenn die Kontraktionsleistung der Kammer nachläßt, kommt es zu charakteristischen Veränderungen.

Zunächst sehen wir, daß in der Anspannungszeit alle Kurvenmerkmale, die durch die Umformung der Ventrikel und durch die Rotation des Herzens hervorgerufen werden,

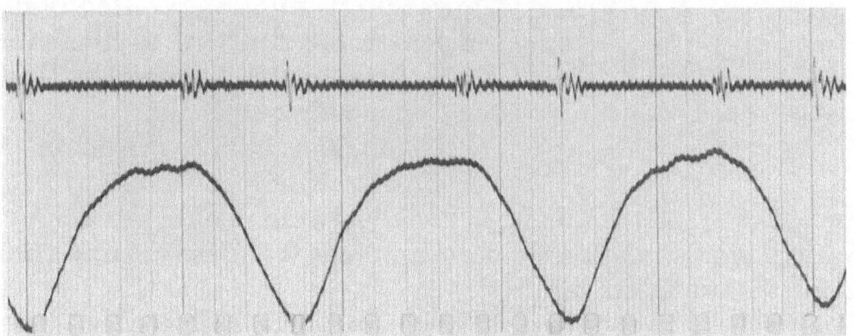

Abb. 14. Kurve bei Kontraktionsinsuffizienz der linken Kammer

kleiner werden oder aufhören: Abb. 14. Daher *verschwindet* häufig die ps-*Senkung*, und die *Latenzzeit verkürzt* sich bis auf den Wert der Anspannungszeit (HECKMANN).

Allerdings kommt auch das Gegenteil vor, nämlich eine *Vertiefung der* ps-*Senkung* (Abb. 15), was als Ausdruck einer *verstärkten Umformung* aufgefaßt wird. Wir dürfen wohl annehmen, daß dem eine Hypertrophie der Ventrikel zugrunde liegt.

In der Austreibungsperiode beobachtet man oft eine Änderung des Gradienten des Kurvenabstieges, die zu einer *Knickbildung* führt (Abb. 16), oder die Systole verläuft S-förmig (HECKMANN). Da dann auch die Diastole S-förmig wird, erhält man eine *Sinus-*

kurve, d. h. die Randbewegung entspricht der eines physikalischen Pendels. Wir sehen darin den Ausdruck der Massenträgheit der erhöhten Blutmenge in den Ventrikeln.

Bei der *Mitralinsuffizienz* und beim *Ventrikelseptumdefekt* beobachtet man eine noch *weitergehende Verkürzung der Latenzzeit.* Sie hat zur Folge, daß die Medialbewegung im ganzen Gebiet des linken Ventrikels bereits in der Anspannungszeit sofort nach dem ersten Herzton einsetzt (HECKMANN). Dies wird ermöglicht durch den mangelnden Schluß der

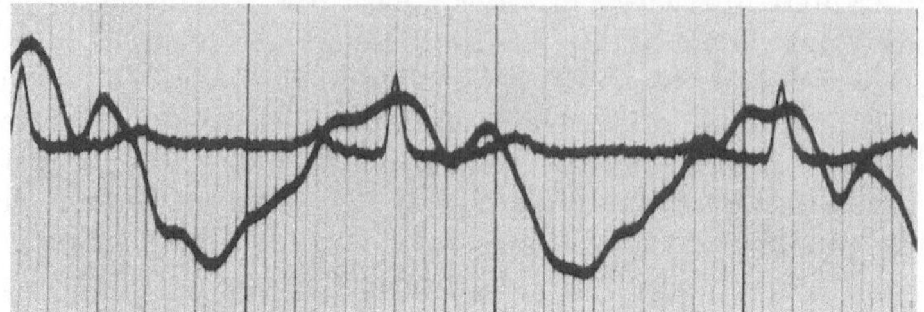

Abb. 15. Vertiefte ps-Senkung bei Kammerhypertrophie

Mitralklappe bzw. durch den Defekt im Ventrikelseptum. Der linke Ventrikel kann also bereits in der Anspannungszeit sein Volumen verkleinern. In einzelnen Fällen mag auch eine Lokomotionsbewegung diesen Befund bewirken; so ist bei der *Mitralinsuffizienz* eine systolische *Ventralrotation* zu beobachten.

Am Conus pulmonalis findet sich bei allen Fällen, welche mit einer *Drucksteigerung im Lungenkreislauf* einhergehen, besonders beim Cor mitrale, eine systolische Auswärtsbewegung, die bereits in der Anspannungszeit einsetzt (HECKMANN, GADERMANN).

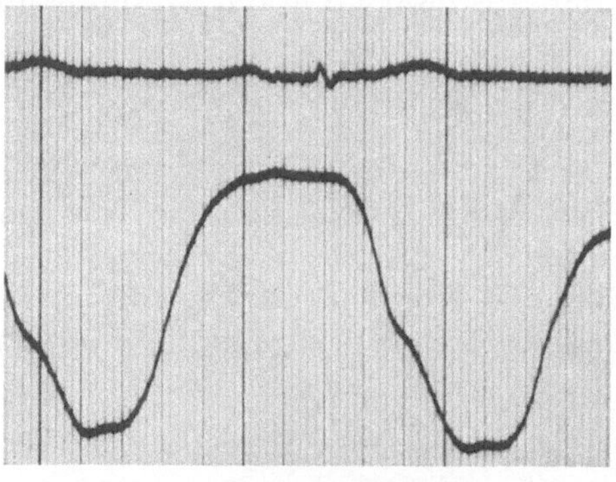

Die Phasenanalyse (Abb. 17) ergibt ein charakteristisches Bild. Während die caudalen Abschnitte der Ventrikel sich kontrahieren, wird der Conus pulmonalis vorgewölbt. Es besteht also ein Alternieren der Ein- und Ausflußbahn der rechten Kammer. Das Blut wird in der Systole aus der ersteren in die letztere geworfen (intraventrikuläre Umwälzung). Infolge erhöhten Widerstandes in der Lungenstrombahn wird es aber nur unvollständig in die A. pulmonalis getrieben und baucht daher den Conus pulmonalis aus.

Abb. 16. Änderung des Gradienten des systolischen Abstieges

In seltenen Fällen wurde im Ventrikelgebiet am linken Herzrand eine „*fortlaufende Welle*" beobachtet (HECKMANN). Es handelt sich dabei wohl nicht um eine dyskoordinierte Tätigkeit der Ventrikelmuskulatur, sondern um eine Wellenbewegung in der vermehrten Perikardflüssigkeit (Stauungstranssudat).

Bei besonders hochgradiger Kontraktionsinsuffizienz beobachtet man in der Gegend der Herzspitze eine systolische Auftreibung („zentrifugale Pulsation" nach HECKMANN, „myopathische Bewegungsparadoxie" HAUBRICHs, „reversal of pulsation" der amerikanischen Autoren) (Abb. 18). Es handelt sich um eine hernienartige Ausstülpung der Herzwand in der Zone der von KIRCH beschriebenen *Spitzenatrophie.* Zeichen eines Myokardinfarktes fehlen dabei (F. G. GILLICK und J. SCHNEIDER).

Der Herzinfarkt. Die dabei auftretende *systolische Ausbuchtung* der Ventrikelwand wurde von LUISADA und FLEISCHNER; DACK; GILLICK und SCHNEIDER u.a. beschrieben. Eine zusammenfassende Schilderung wurde von HAUBRICH und ODENTHAL gegeben.

Häufig werden alle in der Systole nach lateral gerichteten Bewegungen als Infarktzeichen angesehen. Wir haben aber bereits gesehen, daß dies völlig unzulässig ist, da solche Lateralbewegungen sogar beim gesunden Herzen vorkommen. Ein Infarkt kann nur dann angenommen werden, wenn die Vorwölbung der Herzwand in der Systole durch den Innendruck erkennbar ist. Folgende Merkmale müssen vorhanden sein, wenn eine Infarktdiagnose gestellt werden soll: 1. Die Zentrifugalbewegung in der Systole muß

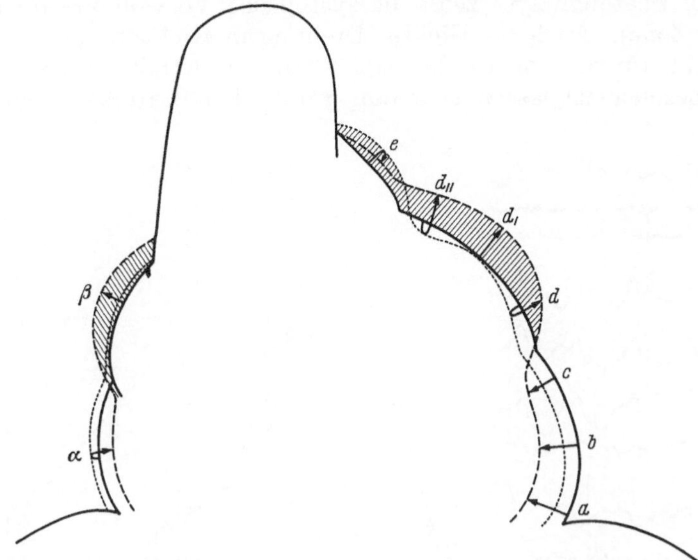

Abb. 17. Systolische Vorwölbung des Conus pulmonalis bei pulmonaler Drucksteigerung

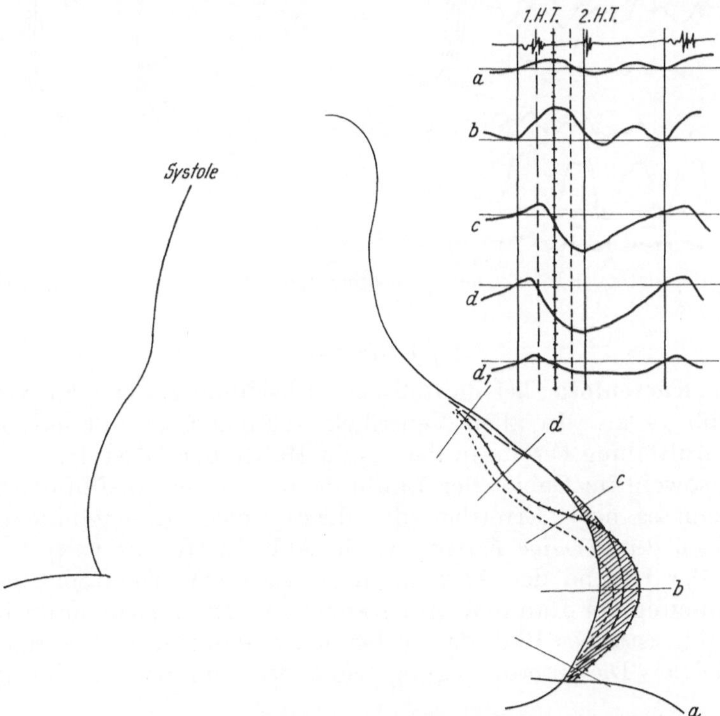

Abb. 18. Zentrifugale Pulsation in der Systole (Herzspitze). Entnommen aus HECKMANN, Fortschr. Röntgenstr. **76**, 337 (1952)

eine größere Amplitude haben als die Randbewegung in der Diastole, bzw. sie muß in einer reinen Lateral-, die Diastole in einer Medialbewegung bestehen. 2. Der Herzrand im Infarktgebiet muß am Ende der Systole weiter lateral stehen als am Beginn derselben. Die Abb. 19 gibt die elektrokymographischen Kurven und die Phasenanalyse eines 6 Wochen alten, hohen, Lateralinfarktes wieder (nach HAUBRICH und ODENTHAL). Wir finden vor allem in Abl. c und d eine steile Lateralbewegung im Beginn der Systole, die gegen Ende der Systole nicht völlig rückgängig gemacht wird. Es liegt also eine typische *Ausstülpungsbewegung* vor. Die Phasenanalyse zeigt die systolische Vorwölbung im infarzierten Bereich (schraffierte Zone). Auch bei leichter Drehung in Richtung auf die rechte vordere Schrägstellung (Ableitungen von caudal nach kranial abweichend von unserer Nomenklatur mit h—l bezeichnet) lassen sich die systolischen Lateralbewegungen noch gut erkennen.

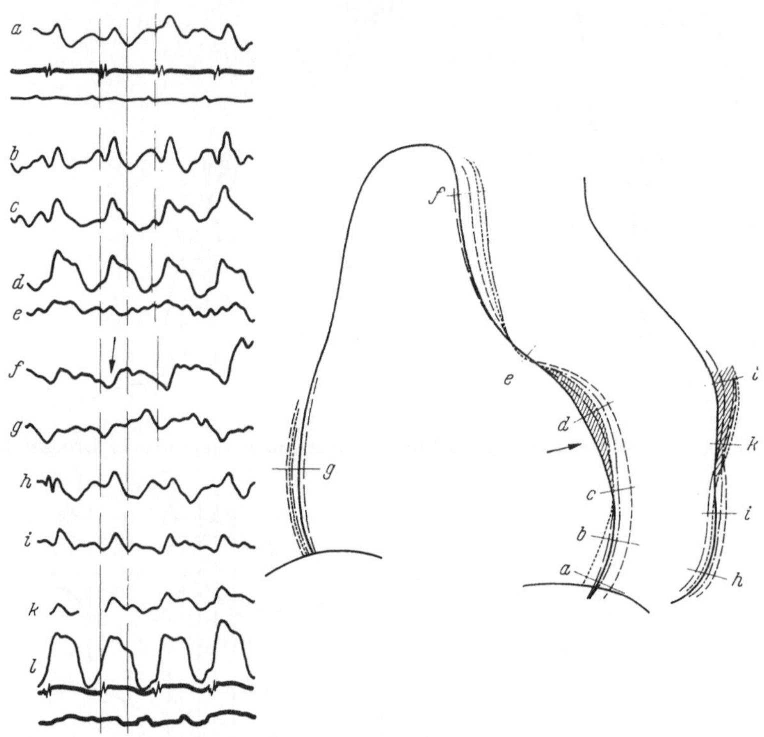

Abb. 19. Hoher antero-lateraler Infarkt mit systolischer Zentrifugalbewegung des infarzierten Gebietes

β) Diastole

Änderung der Kurvenform bei diastolischer Überfüllung. Die Kurven nehmen das Aussehen der Abb. 14 an. In allen Ventrikelabschnitten kommt es zu einem „rapid inflow" zu einer Auffüllung bereits in der ersten Hälfte der Diastole.

Es entstehen sowohl im Gebiet der Einflußbahn wie der Ausflußbahn *kuppelförmige Kurven* oder, wenn es nach Erreichen der diastolischen Endstellung zu Bewegungsstillstand kommt, *plateauförmige Kurven* wie in Abb. 16 (HECKMANN).

Besonders in der Gegend des Apex kann es bei stark erhöhtem Restblut zu einer fast völligen Hemmung der Randbewegung kommen. Man erhält dann bei der Phasenanalyse ein charakteristisches Bild, da die Isophasen dann in den caudalen Abschnitten eng zusammenrücken. Die Randbewegung erfolgt fast nur noch in den kranialen Herzabschnitten.

Diphasische Auffüllung der Einflußbahn und rückläufige Bewegungen. Aus der Flächenkymographie ist das signe l'M (DELHERM u. FISCHGOLD) oder Kamelrückenkymogramm (PRESSMANN u. WORONESCH) bekannt. Es besteht in einer *doppelgipfligen Randbewegung* in den caudalen Abschnitten des linken Herzrandes. Durch die Phasenanalyse konnte von HECKMANN das Zustandekommen dieses Phänomens geklärt werden.

Die Abb. 20 zeigt, daß die Volumzunahme in der Einflußbahn beginnt, daß dann aber hier eine „*rückläufige Bewegung*" einsetzt und gleichzeitig sich die Ausflußbahn bzw. die kranialen Ventrikelabschnitte rasch auffüllen. Wir beobachten also eine vorübergehende *Annäherung an die Kugelform*, wahrscheinlich als Ausdruck erhöhten Innendruckes. Erst als Abschluß der Diastole tritt die zweite Phase der Füllung der Einflußbahn ein. Die Folge dieser diphasischen Füllung der Einflußbahn ist die M-förmige Kurve in Abl. a. Wir sehen also, daß sich die Einfluß- und die Ausflußbahn alternierend verhalten.

In anderen Fällen erhalten wir ein mehrfaches Überkreuzen der Isophasen und einen *treppenförmigen diastolischen Kurvenanstieg.* Es ist also so, daß im Verlauf der Diastole die Herzform sich bald mehr einer Kugel, bald mehr einem Ovoid nähert. Die Herzform ist in jedem Zeitpunkt der Diastole der Ausdruck des Verhältnisses des Innendrucks zur Wandspannung. Der Übergang beider Formen ineinander führt zu den rückläufigen Bewegungen.

Mummenthaler fand bei ,,diastolischem Galoppton" (drittem Herzton), daß dieser zeitlich genau einer rückläufigen Bewegung entspricht. Er bringt diesen Ton mit einer ,,Tonusänderung" in Zusammenhang, was durchaus den obigen Vorstellungen gleichkommt.

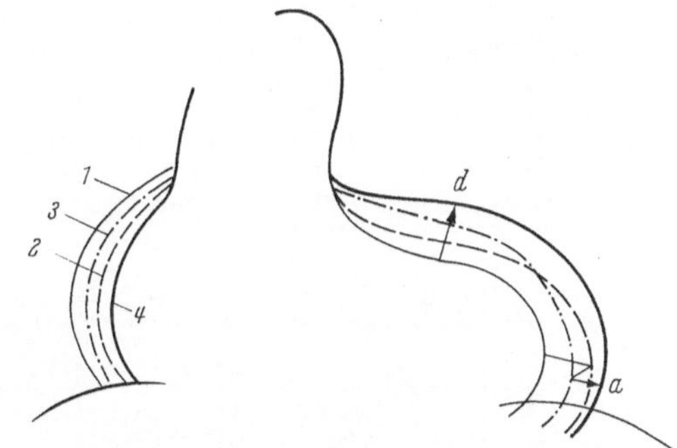

Abb. 20. Rückläufige Bewegungen der caudalen Ventrikelabschnitte durch Umformung während der Diastole (Kamelrückenkymogramm)

Die Perikardobliteration. Bereits mittels der Flächenkymographie waren von zahlreichen Untersuchern charakteristische *laterale Plateaus* im Gebiet der Ventrikel beschrieben worden. Gillick und Reynolds, Heyer, MacKusik haben die gleiche Kurvenform im Elektrokymogramm festgestellt. Ausführlich wurde darüber von Haubrich berichtet, der auch an den großen Gefäßen in der Diastole mediale Plateaus nachweisen konnte.

Die erwähnten Plauteauformen kommen auch in den mit dem Herzkatheter gewonnenen *Druckkurven* zum Ausdruck (Abb. 21 nach Bayer und Wolter).

Die Diastole beginnt mit einer fast zum Nullwert abfallenden Senkung, dem ,,Cournand-dip". Sie wird mit den ,,elastischen Rückstellkräften" des fibrösen Perikardmantels erklärt, welche eine Art aktiver Diastole bewirken. Der dip findet sich am Ventrikel (in c) und am Vorhof (in d). Daran schließt sich das diastolische Plateau an, das dadurch entsteht, daß die Diastole infolge der konstriktiven Umschnürung der Ventrikel vorzeitig gehemmt wird. Auch an der A. pulmonalis (a) ist ein diastolisches Plateau (fast horizontaler Verlauf des Zwischenstückes) zu erkennen, das infolge des verringerten Druckgefälles in der Pulmonalarterie entstehen soll.

Die Abb. 22 zeigt einen elektrokymographischen Status bei *Perikardsynechie*, der die diastolischen Plateaus an Ventrikel und Gefäßkurven erkennen läßt.

Nach Koppermann, Wagner u. Stender wurde auch ein dem dip der Druckkurven entsprechendes Ansteigen der Kurve über das diastolische Plateau hinaus beobachtet.

Nach Heckmann ist die Latenzzeit in der Regel abnorm lang, was mit der anfangs unsichtbar verlaufenden Systole, wobei es nur zu Änderungen der Muskelarchitektonik der Ventrikel kommt, erklärt wurde.

Die Merkmale der Kurven bei Perikardobliteration gegenüber den Plateaubildungen, wie sie auch bei Kontraktionsinsuffizienz der Kammern und vermehrtem Restblut beobachtet werden können, sind folgende: 1. Die Plateaubildung tritt uniform in allen Ventrikelabschnitten auf, 2. der diastolische Kurvenanstieg erfolgt abnorm rasch, der systolische Abstieg ist dagegen verlangsamt, die Kurvenneigung in der Systole ist geringer als in der Diastole, 3. die Latenzzeit ist verlängert (wesentlich größer als die Dauer der Anspannungszeit), 4. an den großen Gefäßen besteht ebenfalls ein diastolisches Plateau (das Zwischenstück verläuft mehr oder minder horizontal).

An den Vorhöfen beobachtet man nach Gillick und Reynolds, Heyer und McKusik eine W-förmige Kurve. Zu Beginn der Diastole erfolgt eine tiefe Senkung infolge des schwallartigen Einströmens des Blutes in die Ventrikel, daran schließt sich ein Plateau, da nun die Kammereinströmung gedrosselt ist. Die präsystolische Senkung ist aus dem gleichen Grunde abgeflacht.

Der diastolische Extraton (Wasserhammerton) fällt mit dem Ende der raschen Kammerfüllung zusammen.

Der Ventrikelseptumdefekt. Die bisherigen Beobachtungen an einzelne Herzhöhlen ermöglichten die Diagnose nicht. So wurden am rechten Vorhof als Zeichen der Überfüllung eine Verlängerung der präsystolischen Senkung beschrieben. An der A. pulmonalis

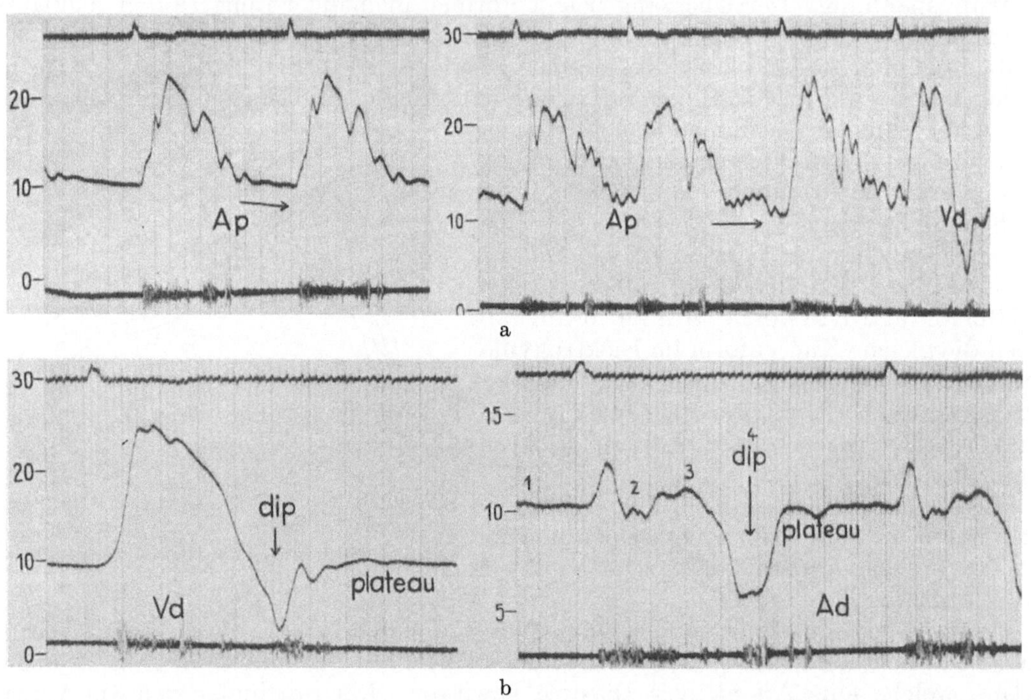

Abb. 21. Druckkurven bei Perikardobliteration nach Bayer und Wolter. *Ap* A. pulmonalis; *Vd* rechter Ventrikel; *Ad* rechter Vorhof, Plateaubildung; *dip* „Cournand"-dip.

fand man eine große Amplitude mit tiefsitzender Incisur (Donzelot u. Mitarb.). Dies ist der Ausdruck der Rezirkulation im Lungenkreislauf, die ebenso beim Vorhofseptumdefekt vorkommt.

Von Heckmann wurde die folgende Symptomen-Trias beschrieben, die jetzt in vielen Fällen die Diagnose des Ventrikelseptumdefektes mit Links-Rechts-Shunt ermöglicht:

1. *Vorzeitiger* systolischer *Kurvenabstieg* mit *Knick* oder Stufenbildung während desselben im Bereich der *linken Kammer*.

2. Am Stamm der *A. pulmonalis* findet sich ein *vorzeitiger*, spitzer *Gipfel* und *tiefsitzende Incisur* bei großer Amplitude.

3. An den *Pulmonalästen* (rechter Hilus) *beschleunigter Kurvenanstieg* mit vorzeitigem Gipfel.

Abb. 23 zeigt die charakteristischen Kurven.

Im einzelnen ist zu diesem Symptomenkomplex folgendes zu sagen.

Ad 1: Der Kurvenabstieg an der linken Kammer beginnt bereits in der Anspannungszeit (gleichzeitig mit dem ersten Herzton), also bei Schluß aller Klappen. Eine Volumenverkleinerung ist dann nur durch Ausströmen des Kammerblutes durch das Leck im Septum möglich. Ob eine Lokomotionsbewegung hinzukommt, ist dabei nicht von Wichtigkeit.

Der Knick im Kurvenabstieg entspricht dem Beginn der Austreibung in die Aorta, die Steilheit der Kurvensenkung nimmt dann zu.

Ad 2: Die rechte Kammer erhält ein vermehrtes Blutvolumen in der Systole. Dieses Blut wird mit *erhöhter Kraft* ausgeworfen, da die große Kontraktionskraft der linken Kammer mitwirkt. Dies hat zur Folge, daß die *Auffüllung* der A. pulmonalis in der Austreibung vergrößert ist und *beschleunigt* erfolgt. Der Kurvengipfel wird daher beschleunigt erreicht. In der Phase der reduzierten Austreibung kommt es, da die verstärkt angespannte Wandung des Gefäßrohres zu einer *beschleunigten Abströmung in die*

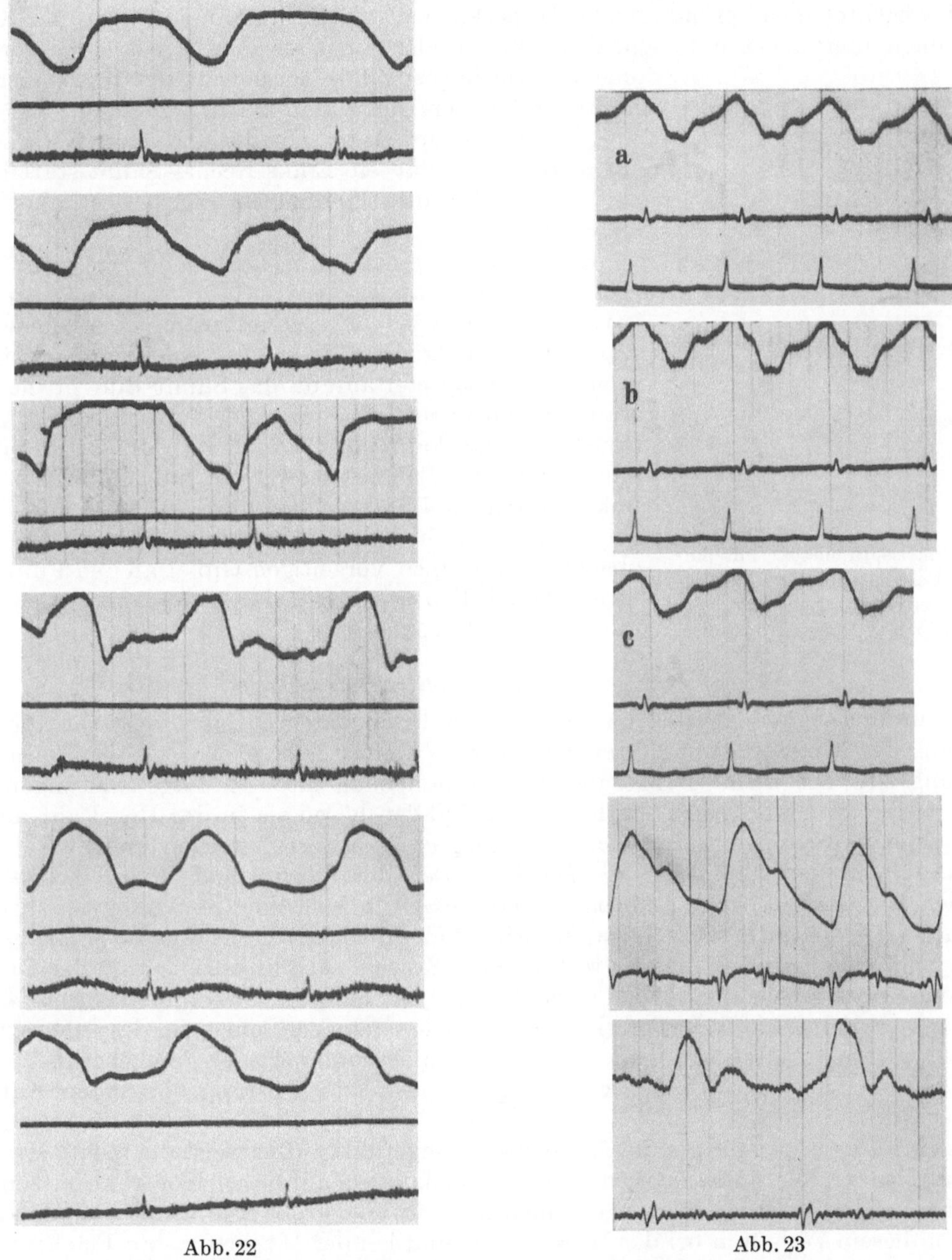

Abb. 22 Abb. 23

Abb. 22. Elektrokymographische Kurven bei Perikardobliteration

Abb. 23. Ventrikelseptumdefekt. Vorzeitiger systolischer Abstieg und Stufe im Ventrikelbereich (a—c), vorzeitiger spitzer Gipfel und tiefliegende Incisur an der A. pulmonalis (f)

Peripherie führt, zu einem steilen Abfall, so daß der tiefste Teil der Kurve schon beinahe erreicht ist, wenn die Semilunarklappen schließen und die Incisur auftritt. Es liegt also eine gestörte Ostienfunktion (nach BAYER und WOLTER) vor, d. h. infolge Vermehrung des Schlagvolumens der rechten Kammer besteht ein Mißverhältnis zwischen Pulmonalöffnungsfläche und Durchströmungsvolumen. Es liegen die gleichen Verhältnisse vor wie beim Vorhofseptumdefekt.

Ad 3: In den Pulmonalästen erfolgt infolge *Erhöhung des Schlagvolumens* ein rascherer Anstieg als in der Norm, der Gipfel wird daher vorzeitig erreicht, in der Regel bereits am Ende der Systole mit dem 2. Herzton (Abb. 24). Das gleiche Verhalten der Kurvengipfel beobachtet man bei pulmonaler Hypertension. Diese kann man mittels der Kurve des Pulmonalisstammes unterscheiden. Man findet dann nie eine tiefsitzende, sondern eine abnorm hochsitzende Incisur, da der Klappenschluß sofort erfolgt, wenn der Kammerdruck nachläßt.

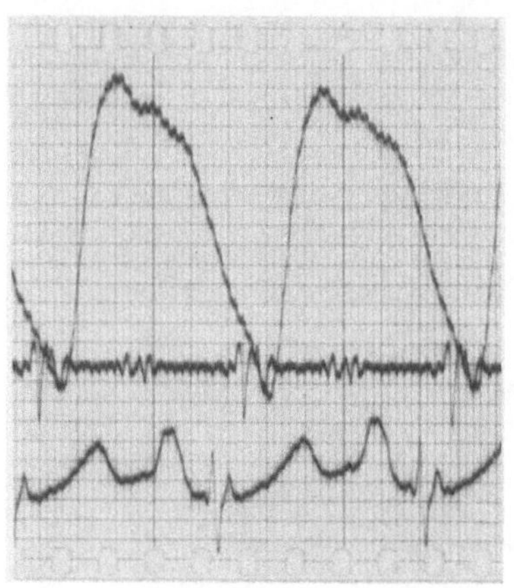

Abb. 24. Kurve des rechten Hilus bei Ventrikelseptumdefekt mit pulmonaler Rezirkulation. Beschleunigter Austreibungsanstieg und vorzeitiger Gipfel (vor dem 2. Herzton)

Die Kurven der A. pulmonalis und ihrer Äste zeigen uns also nur an, daß ein Links-Rechts-Shunt stattfindet, während der Ort desselben an der Kurve des linken Ventrikels erkennbar ist.

Kommt es zu einem *pulmonalen Hochdruck* und einer *Shunt-Umkehr*, so ändert sich das Kurvenbild in charakteristischer Weise, wie von HECKMANN beschrieben wurde. Am linken Ventrikel tritt in der Anspannungszeit ein zweiter Kurvengipfel auf, da das Shunt-Blut in die linke Kammer einströmt. Eine parallel verlaufende Lokomotionsbewegung kann hinzukommen. An der A. pulmonalis sitzt die *Incisur sehr hoch* (im Gegensatz zum unkomplizierten VSD), da der diastolische Druck in der Pulmonalarterie hoch ist. Aus dem gleichen Grund beobachtet man einen vorzeitigen Gipfel an den Pulmonalästen, deren Kurve nimmt das Aussehen der Stammkurve an (Abb. 25).

γ) *Pathologische Lokomotionsbewegungen*

Wir unterscheiden latentes und manifestes Herzpendeln, je nachdem, ob die Verschiebung des Massenmittelpunktes des Herzens kleiner oder größer als die Pulsationsbewegung ist. Die beim Herzgesunden vorkommenden latenten Lageänderungen sind bereits besprochen worden. In pathologischen Fällen hören sie in der Regel auf, und es treten neue Bewegungen auf, welche zur Diagnose verwertet werden können.

Ändert sich das *Verhältnis der Muskelmassen* der *rechten und linken Kammer* zu einander, so *verschiebt sich das Kontraktionszentrum* in Richtung auf die muskelkräftige Kammer (HECKMANN). Beispielsweise wird bei gut kompensiertem Hypertonus, die hypertrophische linke Kammer die rechte in der Systole nach links ziehen; in der Diastole kehrt diese nach rechts zurück. Man erhält daher am rechten Herzrand eine große Randbewegung, während die Pulsation links eine zunehmende Verkleinerung des „Bewegungsraumes" aufweist. Man darf also nicht — wie dies immer wieder geschehen ist — aus dem letzteren Umstand auf eine geschädigte Kontraktionsleistung der linken Kammer schließen.

Als ein anderes Beispiel sei die *Mitralstenose* angeführt. Hier weist die rechte Kammer eine vergrößerte, die linke eine atrophische Muskulatur auf. Das Kontraktionszentrum rückt nach rechts, und am linken Ventrikelrand tritt eine große Amplitude auf. Man kann sich von diesem Verhalten bei der Mitalstenose und bei der Hypertonie an Flächenkymogrammen überzeugen.

Bei der Mitralstenose beobachtet man auch noch eine andere, sehr eigentümliche Totalverschiebung (HECKMANN). Die Abb. 26 zeigt, daß am ganzen linken Herzrand *in der*

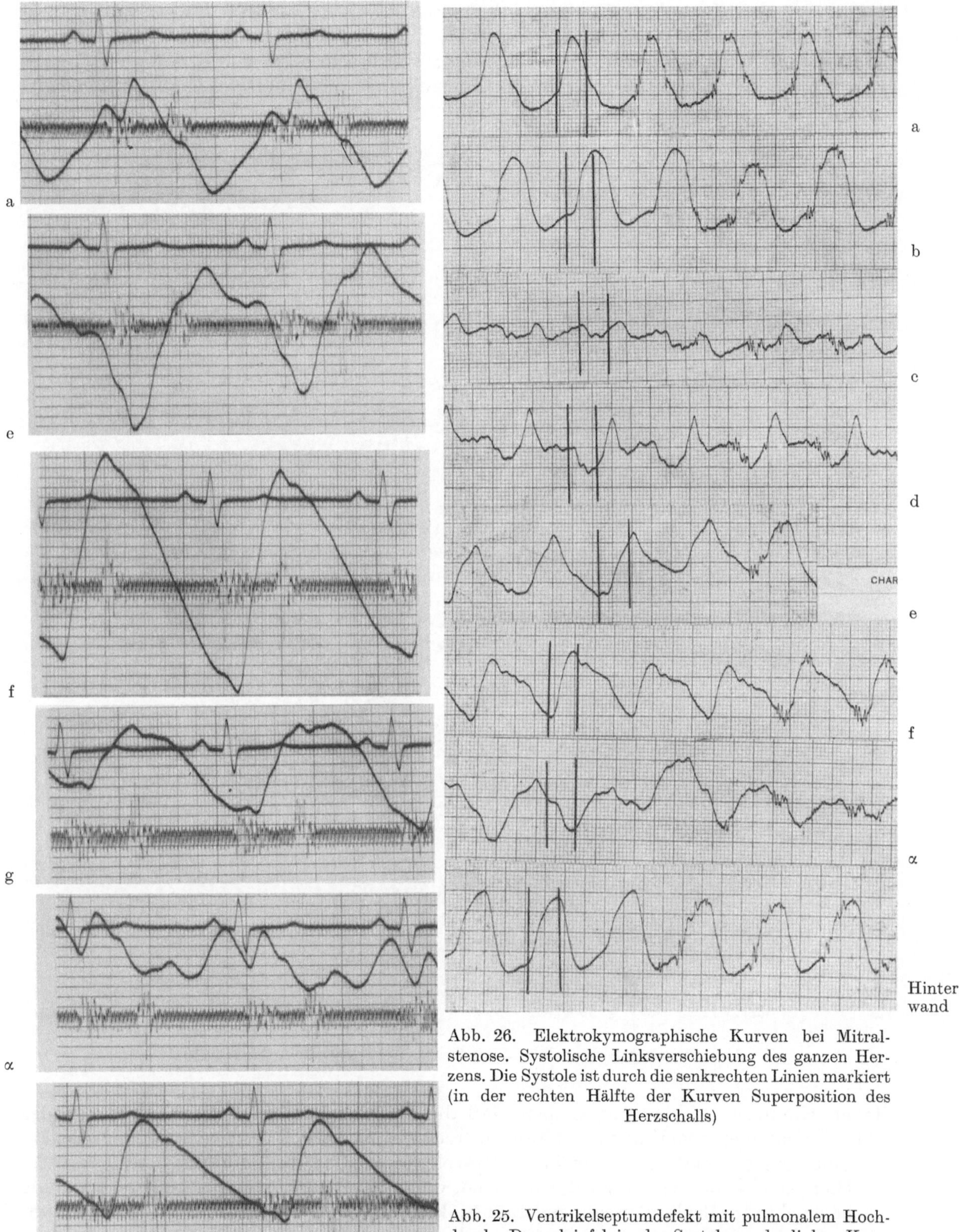

Abb. 26. Elektrokymographische Kurven bei Mitralstenose. Systolische Linksverschiebung des ganzen Herzens. Die Systole ist durch die senkrechten Linien markiert (in der rechten Hälfte der Kurven Superposition des Herzschalls)

Abb. 25. Ventrikelseptumdefekt mit pulmonalem Hochdruck. Doppelgipfel in der Systole an der linken Kammer (a), hochsitzende Incisur an der A. pulmonalis (f), vorzeitiger Gipfel am rechten Hilus

Systole nach lateral gerichtete Bewegungen auftreten. Die Phasenanalyse läßt erkennen, daß das Herz sich nach links und hinten verschiebt. In anderen Fällen ist diese Verschiebung weniger stark, führt aber dazu, wie von GADERMANN beschrieben wurde, daß die Lateralbewegung an der Spitze bis weit in die Austreibungszeit anhält. GADERMANN macht die mangelnde diastolische Füllung und die infolgedessen verminderte Faserspannung der

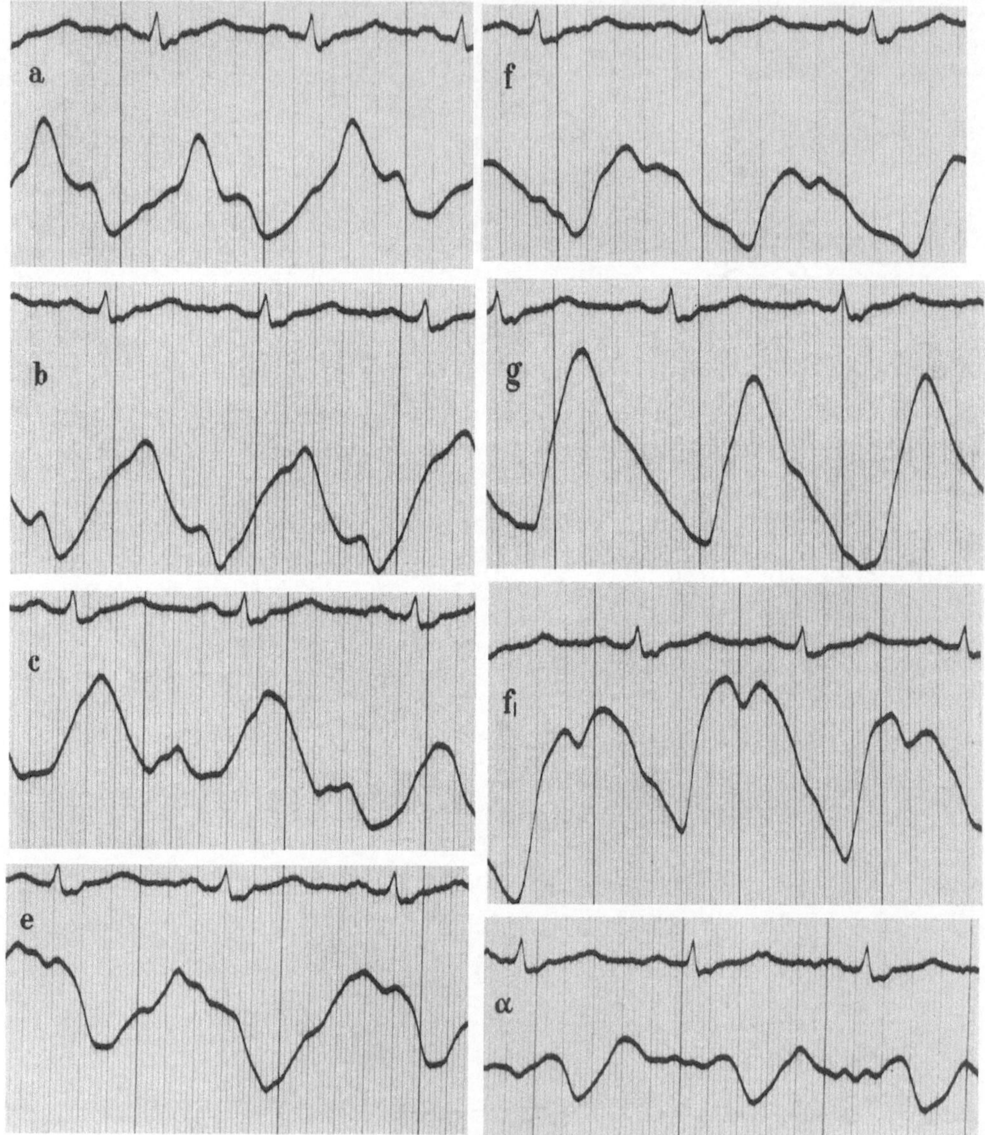

Abb. 27. Rechtsschenkelblock. Systolisches Linkspendeln des Herzens

linken Kammer dafür verantwortlich, daß die dadurch herabgesetzte Kontraktion des linken Ventrikels dem hypertrophischen rechten Ventrikel kein genügendes Gegengewicht entgegensetzt und dieser in der Systole nach lateral und dorsal verschoben wird.

Hier ist also das Gegenteil der oben bei der Mitralstenose beschriebenen Bewegung zu beobachten. Beide Bewegungsvorgänge kommen vor. Es ist noch nicht bekannt, unter welchen Bedingungen es zu dieser oder jener Bewegung kommt.

Eine weitere Lokomotionsbewegung des Herzens kommt bei *Aortensklerose* mit elongierter Aorta vor (HECKMANN). Dabei verschiebt sich das *Herz in toto* in der ersten

Hälfte der Systole *nach links*. Die Kurven des linken Herzrandes zeigen einen lang anhaltenden Anstieg, die des rechten unteren Herzbogens gegensinniges Verhalten. Es ist anzunehmen, daß die in der Austreibungsperiode *sich streckende* und verlängernde *Aorta* das Herz nach links verschiebt und stärker querstellt. Es ist dies das funktionelle Gegenstück zur anatomischen Veränderung, welche in der Form der phrygischen Mütze zum Ausdruck kommt. Sie kommt durch die Querstellung und Linksverschiebung des Herzens durch die elongierte Aorta zustande.

Beim *Schenkelblock* sind ebenfalls charakteristische Lokomotionsbewegungen festzustellen (HECKMANN). Da der Ventrikel, dessen Reizleitungsschenkel blockiert ist, sich verspätet kontrahiert, erfolgt im Beginn der Systole die Kontraktion ausschließlich im nicht blockierten Ventrikel, während der andere sich noch im Zustand der diastolischen Erschlaffung befindet. Das Herz wird dabei so lange *nach der Seite des nicht blockierten*

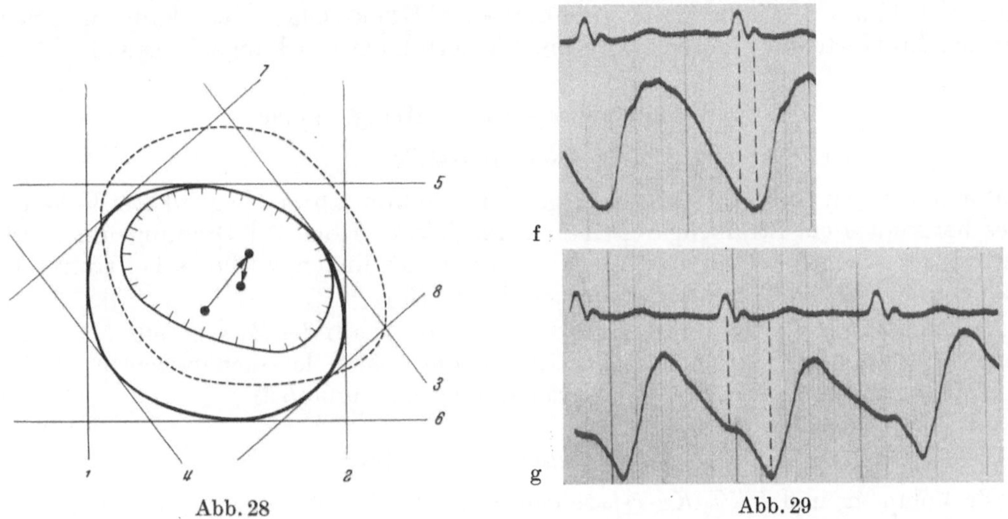

Abb. 28 Abb. 29

Abb. 28. Horizontale Phasenanalyse des Falles der Abb. 27

Abb. 29. Linksschenkelblock. f A. pulmonalis; g Aorta. Der Austreibungsanstieg links setzt verspätet ein

Ventrikels gezogen, bis die Erregung auf die blockierte Kammer übergegriffen hat. Dem entsprechend erfolgt beim Rechtsschenkelblock eine Verschiebung des ganzen Herzens nach links. Im Elektrokymogramm (Abb. 27) ergibt die Aortenkurve (Abl. g) den Beginn der Austreibung nach 0,10 sec. Demgegenüber erfolgt der Beginn der Austreibung an der A. pulmonalis (Abl. f) 0,15 sec nach der R-Zacke des EKG. Am ganzen linken Herzrand (Abl. a—d) im Ventrikelbereich Lateralbewegung, am rechten Herzrand (Abl. α) ist die systolische Hauptbewegung eine Medialverschiebung. Es erfolgt demnach eine Verschiebung des Massenmittelpunktes in der ersten Hälfte der Systole nach links.

Besonders eindeutig zeigt die horizontale Phasenanalyse eines solchen Falles die Lokomotionsbewegung (Abb. 28).

Beim Linksschenkelblock bekommt man dementsprechend eine Totalverschiebung nach rechts, da die rechte Kammer sich früher kontrahiert als die linke. Am linken Rand setzt daher die Medialbewegung sofort mit der Systole ein, am rechten Rand tritt dagegen eine Auswärtsbewegung auf.

In Abb. 29 ist erkennbar, daß der Beginn der Austreibung in beiden Gefäßen nicht gleichzeitig erfolgt. Er ist in dem Gefäß der blockierten Kammer verspätet. SAMET, MEDNIC und SCHWEDEL haben dieses Phänomen mitgeteilt. Sie geben an, daß in 30% der Fälle der elektrische Asynchronismus von einem mechanischen begleitet war. HECKMANN fand einen weit höheren Prozentsatz (um 60%). DACK u. Mitarb., SEGERS u. a. haben sich ebenfalls mit diesem Symptom beschäftigt.

Eine ähnliche Beobachtung wie beim Schenkelblock kann man bei der *ventrikulären Extrasystolie* machen. Von HECKMANN wurde gefunden, daß das Herz dabei eine *Pendelbewegung* nach der Seite ausführt, auf der die Extrasystole entsteht. Beim Ursprung der Extrasystole in der rechten Kammer pendelt das Herz nach rechts, da diese sich zuerst kontrahiert, beim Ursprung in der linken Kammer erfolgt eine Verschiebung in toto im Beginn der Extrasystole nach links.

Dies ist der Hauptgrund für die abweichende Form der Extrasystole gegenüber dem Normalschlag im EKY, ein weiterer Grund ist die geringere Blutfüllung der Kammern, die zu einer Verlängerung der Anspannungszeit (verspätete Austreibung in den großen Gefäßen) führt (DEUTSCH u. Mitarb.).

Frustrane Extrasystolen geben sich ohne weiteres zu erkennen. Mitunter verlaufen sie nur an einem Gefäß frustran (etwa in der Aorta), am anderen dagegen bewirken sie eine Ausströmung (A. pulmonalis) (GADERMANN, HECKMANN). Dies kann zu einer veränderten Blutverteilung führen; etwa einer Überfüllung des Lungenkreislaufes.

i) Vorhofspulsation beim Herzgesunden

α) *Ableitungsstellen*

Wir leiten den *linken Vorhof* an folgenden Punkten ab: 1. Gegend des linken Herzohres bei sagittalem Strahlengang (*Ae*), 2. in gleicher Höhe bei Drehung um 10° in die linke vordere Schrägstellung (*Ce*), 3. Hinterwand des linken Vorhofes bei transversalem Strahlengang, 4. rechte vordere Schrägstellung (*Be*).

Rechter Vorhof: 1. Rechter Herzrand sagittal oberhalb des Zwerchfells (α), 2. rechter Herzrand etwa $1^1/_2$ Querfinger höher (β), 3. die beiden letztgenannten Einstellungen bei Drehung in die rechte vordere Schrägstellung (*Bα* und *Bβ*).

β) *Dynamik der Vorhöfe*

Die Volumen- und *EKY-Kurven* zeigen in der Präsystole einen gegensinnigen Verlauf (*aktive Phase* nach HECKMANN), während im ganzen übrigen Teil der Systole und Diastole der Ventrikel die Volumen- und Druckkurven parallel gehen *(passive Phase)*. Dies geht auch aus den Kurven LUISADAs hervor.

Zu erwähnen wäre noch, daß häufig am linken Herzohr ein präsystolischer Kurvenanstieg erfolgt, wahrscheinlich weil dem Herzohr eine Art Pufferfunktion zukommt und bei der Kontraktion des Vorhofes Blut in dieses hineinströmt.

γ) *Kurvenverlauf*

Die Nomenklatur ist nicht übereinstimmend. Man kann die einzelnen Kurvenabschnitte bezeichnen (HECKMANN) oder die Kurvenpunkte angeben, in denen der Kurvenverlauf sich ändert (BOOTH u. Mitarb.). Dabei werden häufig zu beobachtende Kurvenpunkte mit großen, die selteneren mit kleinen Buchstaben belegt. A und a entsprechen der Vorhofsperiode, S und s der Ventrikelsystole, D und d der Diastole (Abb. 30a und b).

Der Vorhofskontraktion entspricht die „*präsystolische Senkung*" oder die Strecke A_1—A_2. Die Kontraktion des rechten Vorhofes erfolgt im Durchschnitt 0,04 sec früher als die des linken (nach O. BAYER und H. WOLTER). Auch in den elektrokymographischen Kurven ist dies zu beobachten (DEUTSCH u. Mitarb., MEDNICK u. a.).

Es folgt der „*erste systolische oder isometrische Anstieg*", s_1—S_2. Der Anstieg entspricht dem Schluß der Atrioventrikularklappen und der gleichzeitig erfolgenden Aufstauung des in den Vorhof einströmenden Blutes. Eine geringe Rückströmung des Blutes oder eine Vorwölbung der Klappen in den Vorhof kann dabei eine Rolle spielen (LUISADA u. a.).

Daran schließt sich die steile „*systolische Senkung*", die verursacht wird durch die Verschiebung des Atrioventrikulartrichters in Richtung auf die Herzspitze, (S_2—S_3). Es folgt der „*zweite systolische Anstieg*" (S_3—S_6), der bis zum „*proto-diastolischen Gipfel*" (S_6)

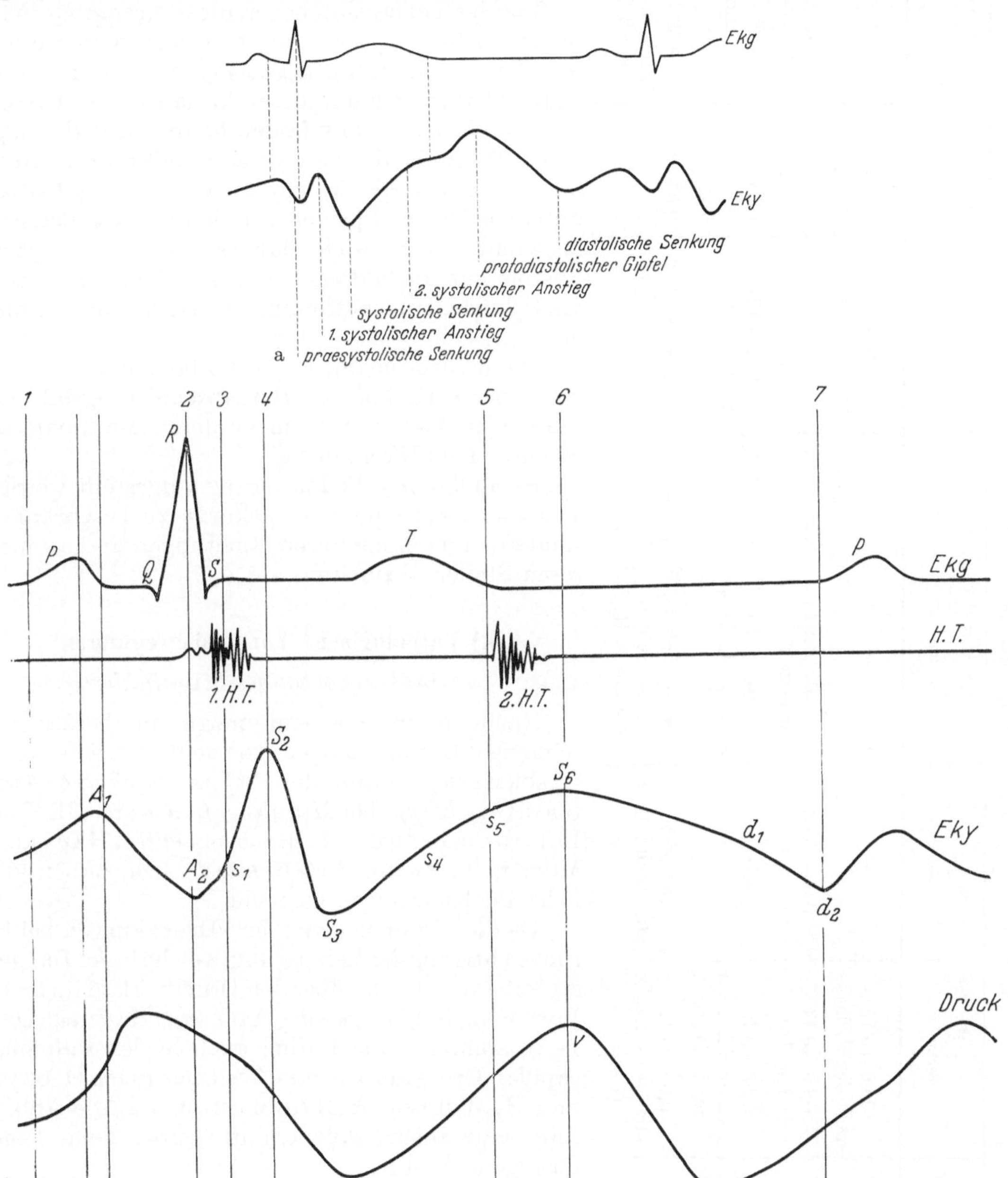

Abb. 30a u. b. Nomenklatur der Vorhofskurven. a Nach HECKMANN. b Nach BOOTH

anhält. Diese Strecke entspricht der Einströmung in den Vorhof unter Druckanstieg. Mitunter markiert sich der Schluß der Semilunarklappen (Ende der T-Welle des EKG und Beginn des zweiten Herztones) als s_5.

Der Gipfel (S_6) entspricht der Öffnung der Atrioventrikularklappen. Anschließend fallen Druck- und EKY-Kurven gemeinsam ab. s_5—S_6 entsprechen also der *Relaxationsphase.* d_1 soll dem Ende der „rapid filling" der Kammern entsprechen. DACK u. Mitarb. fanden diesen Kurvenpunkt gleichzeitig mit einem 3. Herzton.

Tabelle 1. *Vorhofscyclus nach den Angaben verschiedener Autoren*

Autor	Ableitungsstelle	Vorhofskontraktion		Isometrische Kontraktion		Rasche Austreibung		Öffnung der Atrioventrikularklappen
		Beginn sec	Dauer sec	Beginn sec	Dauer sec	Beginn sec	Dauer sec	sec
BOOTH u. Mitarb.	re. Vorhof	0,08—0,15 nach der P-Zacke	—	—	—	0,10—0,12 nach der Q-Zacke	—	—
DEUTSCH u. Mitarb.	Vorhöfe	0,06—0,14 vor dem 1. H.T.	0,05—0,08	0,01—0,03 vor dem 1. H.T.	0,05—0,07	—	0,05—0,08	0,05—0,10 nach dem 2. H.T.
PER ÖDMANN	re. Vorhof	0,08—0,15 nach dem Beginn der P-Zacke	0,04—0,10	0,04—0,10 nach der Q-Zacke	0,05—0,10	0,14—0,16 nach Q-Zacke	0,03—0,10	0,06—0,10 nach dem T-Ende
HECKMANN	Vorhöfe	0,07—0,12 nach der P-Zacke (Beginn)	0,06—0,12 (durchschn. 0,09)	gleichzeitig mit der zweiten Schwingung des 1. H.T.	0,05—0,08	durchschn. 0,12 nach der Q-Zacke	0,05—0,08	0,06—0,09 nach dem Ende der T-Zacke

Über die Zeitdauer der einzelnen Abschnitte des Vorhofscyclus nach den Angaben verschiedener Autoren orientiert die Tabelle 1.

Von der hier beschriebenen Idealkurve gibt es häufig Abweichungen, der Grundtyp bleibt jedoch erhalten. HAUBRICH; MOLL u. TUMMELEY; TAHAN; OOSTHUIZEN haben sich mit diesen Varianten beschäftigt.

MOLL u. TUMMELEY finden häufig statt der typischen Dreiwellenkurve eine Zweiwellenkurve sowie plateau- und kegelförmige Kurven. Dieses Plateau unterscheidet sich jedoch von den bei Mitralstenose beobachteten dadurch, daß es erst in der späten Systole zur Ausbildung kommt und mit der Atrioventrikularklappenöffnung sofort ein Kurvenabfall einsetzt.

Schließlich nehmen die Vorhofskurven in der Nähe der benachbarten Herzabschnitte (große Gefäße, Ventrikel) immer mehr deren Merkmale an, es entstehen Mischkurven.

Es muß daher die Forderung aufgestellt werden, sich nicht auf eine Vorhofskurve zu beschränken, sondern stets in mehreren Richtungen und an mehreren Stellen abzuleiten.

k) Pathologische Vorhofsbewegungen

α) Linker Vorhof bei Mitralfehlern

Nachdem im Flächenkymogramm bereits einschlägige Beobachtungen gemacht worden waren (HECKMANN), wurde der *Reflux durch die Atrioventrikularklappe* bei *Mitralinsuffizienz* im EKY von LUISADA u. FLEISCHNER u. a. beobachtet. HAUBRICH; MOLL u. TUMMELEY; GADERMANN u. a. haben ähnliche Beobachtungen gemacht.

Da die „Pulmonalcapillar"-Druckkurven bei Berücksichtigung der Verspätung, welche in der Lungenstrombahn entsteht, über den Druckverlauf im linken Vorhof Aufschluß geben (HELLENS, HAYNES, DEXTER), kommt dieser Reflux auch in den Pulmonalcapillar-Druckkurven zum Ausdruck (nach O. BAYER und H. WOLTER, A. BÜHLMANN u. a.). Die Abb. 31 zeigt eine solche Kurve mit systolischem, kegelförmigem Anstieg.

Die Abb. 32a stammt von einem Kranken mit schwerer Mitralinsuffizienz und wurde bei Untersuchung im Stehen vom rechten Herzrand, wo der stark dilatierte *linke Vorhof* randbildend war, abgeleitet. Man sieht, daß bereits in der Anspannungszeit ein *steiler Kurvenanstieg* beginnt und bis zum Ende der Systole anhält. Nach einem kuppelförmigen Gipfel erfolgt dann in der frühen Diastole ein ebenso steiler Kurvenabfall. Die Ähnlichkeit mit der obigen Druckkurve ist eklatant.

Es kann wohl keinem Zweifel unterliegen, daß der systolische Wellenberg durch das in den linken Vorhof zurückflutende Pendelblut bewirkt wird. Aber es wird mit Recht besonders von HAUBRICH darauf hingewiesen, daß in anderen weniger typischen Fällen angesichts der so außerordentlich häufigen Variabilität der normalen Vorhofskurven große Täuschungsmöglichkeiten bestehen. Diese sind darauf zurückzuführen, daß dem Vorhof oft unkontrollierbare Bewegungen der Nachbarorgane und des Massenmittelpunktes des Herzens beigemischt sind. Wir haben es jedoch in der Hand, diese auszuschalten, wenn wir, was entscheidend wichtig zu sein scheint, *an mehreren Stellen des linken Vorhofes ableiten* und übereinstimmend die Refluxkurve nachweisen können. Das ist hier geschehen. Es wurde außer der obigen Kurve des rechten Herzrandes noch vom linken Herzohr (Abb. 32b) und von der Hinterwand des linken Vorhofes (Abb. 32c)

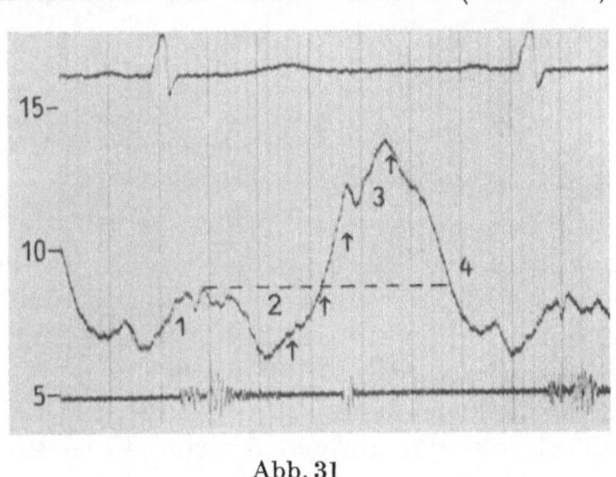

Abb. 31

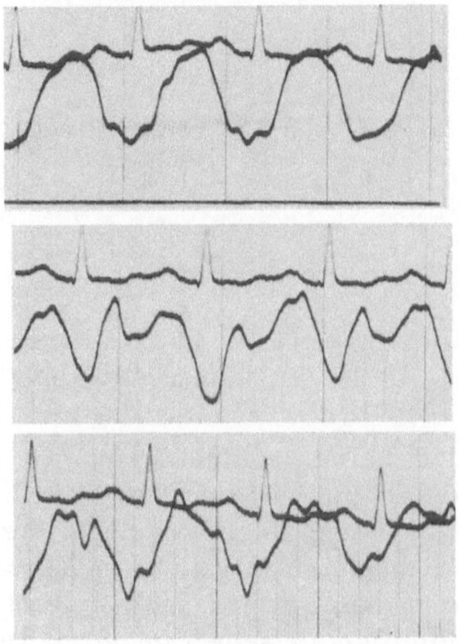

a

b

c

Abb. 32

Abb. 31. „Pulmonalkapillar“-Druckkurve des linken Vorhofes bei Mitralinsuffizienz (nach BAYER und WOLTER) Hohe, kegelförmige, systolische, zweite Welle (3). Anhebung der systolischen Negativität (2). (Die zeitliche Verschiebung der Kurven muß berücksichtigt werden)

Abb. 32. Elektrokymographische Kurven vom linken Vorhof bei Mitralinsuffizienz mit frühsystolischem, kegelförmigem Anstieg

abgeleitet. Interessant ist besonders die Ableitung des Herzohres (b), man erhält hier eine doppelgipflige Kurve, wie sie DAVISON und EPPS beschreiben. Sie kommt hier unseres Erachtens durch die elastische Pufferwirkung des Herzohres zustande, indem das Refluxblut einen steilen systolischen Gipfel bewirkt, der infolge Zurückflutens aus dem Herzohr zunächst absinkt, um dann nochmals anzusteigen. Auch im übrigen linken Vorhof (Hinterwand) sehen wir den steilen, frühsystolischen Kurvenanstieg.

Diese im ganzen *kegelförmigen Kurven* sind in hohem Maße charakteristisch, da die Unterscheidung der beim Herzgesunden vorkommenden Kurven keine Schwierigkeiten bietet. Erstere beginnen *sofort mit dem Beginn der Kammerkontraktion* und erreichen ihren Gipfel bereits in der Mitte der Systole, während die Kegelkurve des Herzgesunden erst in der zweiten Hälfte der Systole ansteigt und den Gipfel in der Diastole erreicht (MOLL und TUMMELEY, LISSNER).

In manchen Fällen weist der Kurvenanstieg im Beginn der Austreibungszeit eine *Stufe* oder auch eine kurze Senkung auf infolge der in diesem Zeitpunkt erfolgenden raschen Bewegung des Atrioventrikularseptums. In anderen Fällen beobachtet man im Anschluß an den Kurvenanstieg in der zweiten Hälfte der Systole ein *Plateau*, welches bis zur Atrioventrikularklappenöffnung dauert.

Die *Mitralstenose* macht in den Pulmonalcapillar-Druckkurven (Abb. 33) nach BAYER und WOLTER eine Erhöhung des Mitteldruckes (durchschnittlich 25 mm Hg), eine Vergrößerung des ersten Gipfels (1). Wenn keine Insuffizienz der Klappe hinzukommt, ist der systolische Druckabfall (2) tief. Die zweite Welle (3) ist mitunter ebenfalls erhöht.

Die *elektrokymographischen Kurven* sind meist charakteristisch. Es kann auch hier gesagt werden, daß charakteristische Kurven *am häufigsten am linken Herzohr* abgeleitet werden können, daß man aber verlangen muß, daß sie auch an der Hinterwand des linken Vorhofes und wenn möglich am rechten Herzrand bei leichter Drehung des Untersuchten

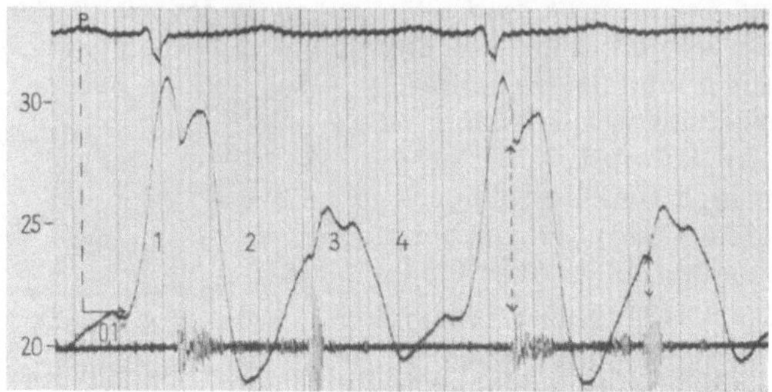

Abb. 33. „PC"-Druckkurve des linken Vorhofes (nach BAYER und WOLTERS) bei reiner Mitralstenose. Überhöhung des ersten Gipfels (1): Verstärkte Vorhofskontraktion. Erhöhter Mitteldruck

gefunden werden sollten, wenn hier der linke Vorhof abgeleitet werden kann. Ist das nicht der Fall, so ist der Nachweis, daß es sich um echte Bewegungen des Vorhofes und nicht um induzierte Bewegungen der Nachbarschaft (A. pulmonalis usw.) handelt, mitunter nicht zu erbringen. Der *Kurvenabfall in der Präsystole* ist besonders ausgeprägt, die Dauer dieser Periode ist in typischen Fällen bei diesem Vitium *verlängert* (über 0,12"). Die Amplitude derselben im Verhältnis zur Kurvenhöhe der übrigen Abschnitte ist groß

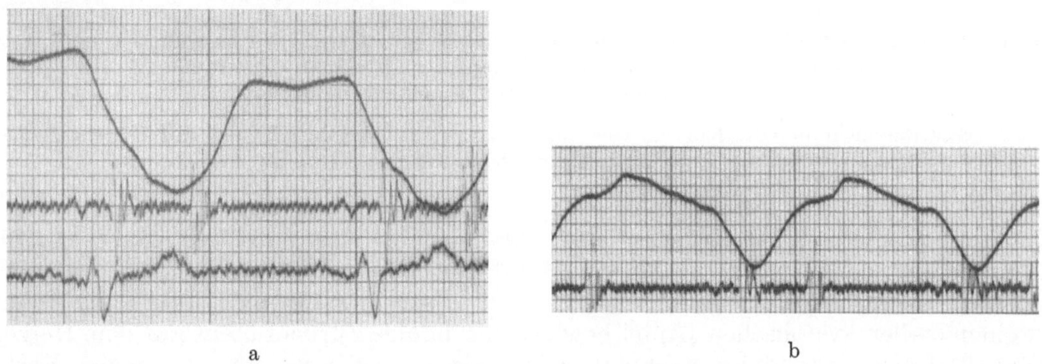

Abb. 34a u. b. Elektrokymographische Kurven des linken Vorhofes bei Mitralstenose. Systolisch-diastolisches Plateau, vertiefte und verlängerte Präsystole

(über die absolute Amplitude läßt sich meist nichts aussagen). *In der Systole* erfolgt sofort ein Kurvenanstieg, der in ein *Plateau* übergeht. In der Diastole schließt sich ein allmählicher oder stufenförmiger Abfall an. Der *diastolische Abfall ist geringer als normal*, oder es besteht auch hier ein Plateau.

Abb. 34 stammt vom linken Herzohr zweier Fälle von einer Mitralstenose. Die vermehrte Tätigkeit (Hypertrophie) des linken Vorhofes ist an der Verlängerung und Vertiefung des präsystolischen Abstieges erkennbar. Sie fehlt völlig bei Vorhofflimmern bzw. -flattern. Die systolische Plateaubildung ist der Ausdruck der Blutüberfüllung des Vorhofs, der fehlende diastolische Abfall zeigt Behinderung des Blutübertritts in den linken Ventrikel an. Es ist häufig so, daß die präsystolische und systolische Medialbewegung zu einem gemeinsamen Abstieg verschmelzen, an den sich sofort eine rasche Lateralbewegung anschließt. Danach bleibt der Rand des Vorhofes in *maximaler Lateralstellung* (Plateau). Es ist also offenbar so, daß der überfüllte linke Vorhof sein Volumen nur kurzdauernd während der Präsystole und der ersten Hälfte der Systole verkleinert, um dann sofort wieder maximal aufgefüllt zu werden. Die Kurven werden auch wegen ihres Aussehens als *Cañon-Kurven* bezeichnet.

An Stelle des Plateaus findet man nicht selten eine *doppelgipflige Kurve* (Kamelrückenform). Der erste der beiden Gipfel dürfte der systolischen Aufstauung, der zweite, der in den Beginn der Diastole fällt, der behinderten Einströmung in den linken Ventrikel entsprechen (DAVISON und EPPS, HAUBRICH). Diese Kurvenform kommt, wie bereits gezeigt wurde, auch bei Mitralinsuffizienz vor.

Von HAUBRICH wurden bei der Mitralstenose auch sonst Kurven gefunden welche völlig denen der Mitralinsuffizienz gleichen, d. h. also lediglich einen steilen Kurvenanstieg zeigen, der in der Anspannungszeit beginnt und bis zum Ende der Systole dauert.

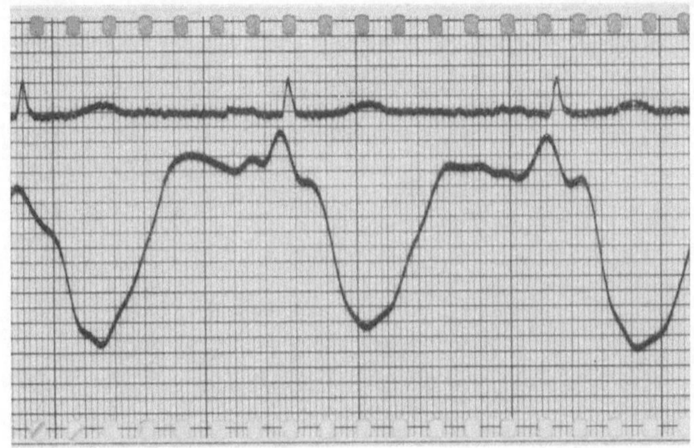

Abb. 35. Mitralstenose-Kurve mit dem diastolischen Plateau aufgesetztem präsystolischem Kegel

Abb. 35 stammt ebenfalls vom linken Vorhof in der Gegend des Herzohres bei Mitralstenose. Es handelt sich um ein *diastolisches Plateau*, dem im Augenblick der Vorhofskontraktion ein kleiner Kegel aufgesetzt ist: Er entsteht dadurch, daß die Einströmung in die linke Kammer stark gedrosselt ist, so daß die Kontraktion des Vorhofs zu einer Auftreibung des Herzohres führt. Eine diastolische Plateaubildung kommt jedoch auch gerade bei geringer Vorhofsfüllung (bei Pulmonalstenose) vor, wohl infolge des verringerten Volumänderung des Vorhofes (HECKMANN).

β) Flimmern und Flattern

In diesen Fällen *hört* stets die *präsystolische Kurvensenkung auf* (LUISADA und FLEISCHNER). Es bleibt die durch die Ventrikeltätigkeit bedingte Vorhofsbewegung übrig. Bei Vorhofflattern und -flimmern sind der Kurve deutliche *kleinere Wellen überlagert.* Abb. 36 stammt von einem Patienten mit kombiniertem Mitralfehler und absoluter Arrhythmie. Die Flimmerwellen haben eine Frequenz von etwa 480. Sie entsprechen den Flimmerwellen des EKG. Interessanterweise sind sie am linken Herzohr am deutlichsten (a), während sie am rechten Vorhof nur caudal (b) angedeutet, kranial (c) nicht mehr sichtbar sind.

γ) Pathologische Veränderungen am rechten Vorhof

Bei erschwerter Entleerung in die rechte Kammer (Rückstauung) erhält man hier Kurven, welche denen des linken Vorhofes bei Mitralfehlern ähneln. Sie finden sich bei Tricuspidalstenose, valvulärer und infundibulärer Pulmonalstenose, Vorhof- und Ventrikelseptumdefekt, Mitralstenose, Mitralinsuffizienz, Hypertension im kleinen Kreislauf,

Perikardsynechie, sowie allen Vorgängen, welche zu ungenügender Leistung der rechten Kammer führen.

Bei der *Ebsteinschen Tricuspidalklappenanomalie* bekommt man EKY-Kurven, welche von Heckmann beschrieben wurden (Abb. 37). Die Kurven sind vom *proximalen Teil der rechten Kammer* abgeleitet (bei stärkerer Drehung, so daß man sicher im Ventrikelbereich war). Sie weisen eine sehr charakteristische *Dreigipfligkeit* auf und sind der Ausdruck dafür, daß dieser Teil der rechten Kammer „*atrialisiert*" ist. Die Ähnlichkeit mit den Druck-

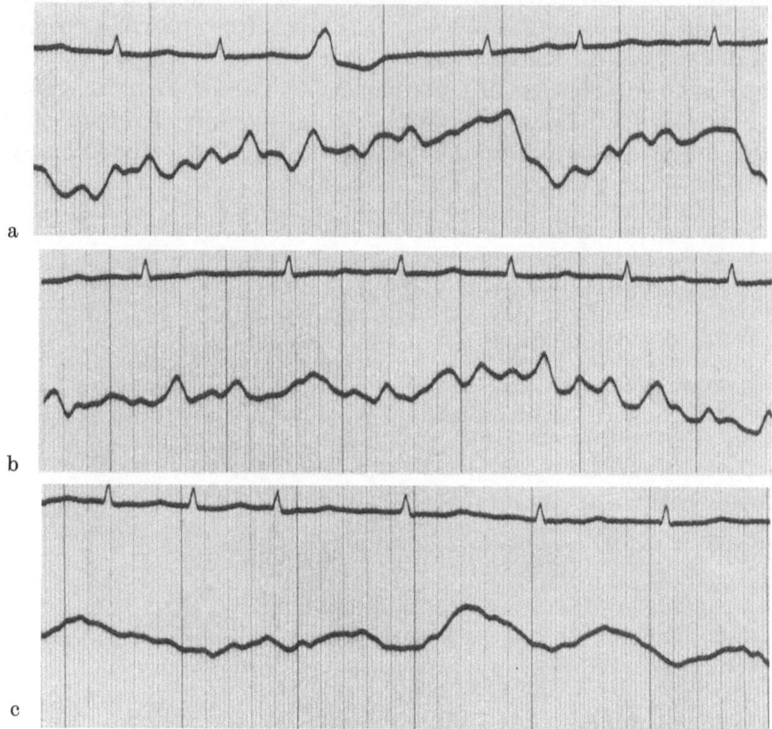

Abb. 36. Flimmerwellen der Vorhöfe. a linkes Herzohr

kurven der rechten proximalen Kammerabschnitte zeigt die Abb. 38 (nach Bayer und Wolter). Hier führt die Mitkontraktion der zur Ventrikelmuskulatur gehörenden Wandabschnitte zu einer systolischen positiven Welle.

δ) Der Vorhofseptumdefekt

Die Diagnose ist nur dann zu erreichen, wenn man sich nicht auf einzelne Herzabschnitte beschränkt, wie dies meist geschehen ist, sondern von sämtlichen Abschnitten elektrokymographische Kurven aufnimmt (Heckmann und Haubrich).

Zunächst findet man an den *großen Gefäßen* das *Syndrom der Rezirkulation* im Lungenkreislauf, wie dies bereits beim Ventrikelseptumdefekt (S. 188) beschrieben wurde, solange ein Links-Rechts-Shunt besteht. Solange der Widerstand in der Lungenstrombahn nicht erhöht ist, beobachtet man am *Stamm der A. pulmonalis* einen *raschen Anstieg* mit *vorzeitigem, spitzem Gipfel.* Infolgedessen kommt es am Ende der Systole zu einem Steilabfall mit *tiefliegender* und *vertiefter Incisur.* Die Hämodynamik, die zu dieser Kurvenform führt, wurde auf S. 188 geschildert. In dem Maße wie ein *pulmonaler Hochdruck* hinzukommt, *rückt der Kurvengipfel an das Ende der Systole* und die *Incisur höher*, da infolge des hohen diastolischen Druckes der Semilunarklappenschluß sofort mit dem Ende der Austreibung erfolgt. Wesentlich für die Diagnose ist die Beobachtung der *Pulmonaläste* (rechter Hilus) (Heckmann). Hier erfolgt ein rascher Kurvenanstieg mit *sehr frühem Gipfel,* dieser rückt vor den zweiten Herzton oder fällt mit diesem ungefähr zusammen.

An den *Ventrikelkurven* fehlen natürlich die Zeichen des Septumdefektes, die auf S. 187 und 188 beschrieben wurden. Sie sind unverändert oder weisen am linken Herzrand den diastolischen Kollaps der kranialen Abschnitte auf (infolge der verminderten Einströmung aus dem linken Vorhof).

Über das Verhalten der Vorhöfe geben die *Druckkurven* derselben Aufschluß. Abb. 39 gibt diese Kurven nach BAYER und WOLTER wieder, wie man sie erhält, wenn bei großem Vorhofseptumdefekt der Herzkatheter aus dem linken (*As*) in den rechten Vorhof (*Ad*) zurückgezogen wird. Die präsystolische Welle ist links wesentlich größer, ihr folgt eine negative Welle. Die zweite Welle, welche in die Protodiastole fällt, ist gegenüber der Norm stark verkleinert, da durch das Loch im Septum ein *Druckausgleich* erfolgt. Man spricht von einem gemeinsamen „venösen Windkessel". Der mesosystolische Druck ist daher in beiden Vorhöfen gleich.

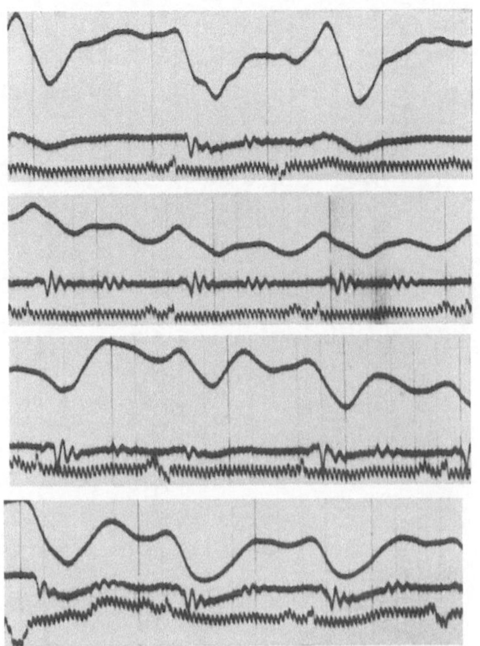

Abb. 37. Elektrokymographische Kurven der rechten Kammer bei Ebsteinscher Tricuspidalklappen-Anomalie. Typische dreigipflige Kurve

In der Abb. 40 ist der Druckverlauf in beiden Vorhöfen schematisch angegeben. Da, wie wir gesehen haben, in der passiven Phase (bei Vorhoferschlaffung) Druck- und Volumenkurven im wesentlichen gleiches Verhalten zeigen, kann man die EKY-Kurven daraus ableiten.

Anders ist es bei der aktiven Phase (Vorhofskontraktion). Hier findet man an *beiden Vorhöfen einen vertieften* und *verlängerten Abstieg*. Am linken Vorhof ist er verursacht durch die vermehrte Abströmung sowohl in die linke Kammer wie durch das „Leck" im Septum. Am rechten Vorhof ist die Ursache der vergrößerten Präsystole die erhöhte Blutmenge, die unter Vorhofshypertrophie befördert werden muß. Eine verstärkte

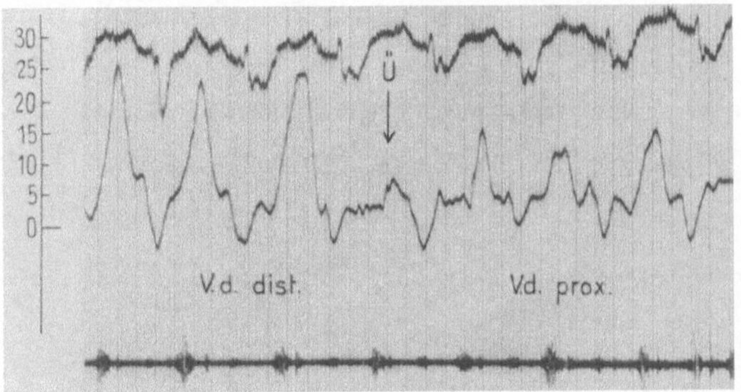

Abb. 38. Druckkurven bei Ebsteinscher Anomalie (nach BAYER und WOLTER). *V. d. dist.* distaler Anteil der rechten Kammer; *V. d. prox.* proximaler Anteil. Dreistufige Kurve

Vorhofssystole rechts wurde von zahlreichen Autoren (LUISADA, GRISHMAN u. Mitarb., PER ÖDMANN u. a.) bei verschiedenen Veränderungen beobachtet. Sie ist nur dann zu verwerten, wenn ihr die Kurve des linken Vorhofs gegenübergestellt wird.

Die Abb. 41a zeigt links eine Kurve des *rechten Vorhofes* mit *verstärkter Präsystole* und *verringertem diastolischem Abfall*, bei welcher der präsystolisch-systolische Abstieg groß, der diastolische Abstieg gering ist. Umgekehrt zeigt die Kurve des *linken Vorhofes* (Abb. 41b) ein Überwiegen des diastolischen Abfalls (Entleerungskurve).

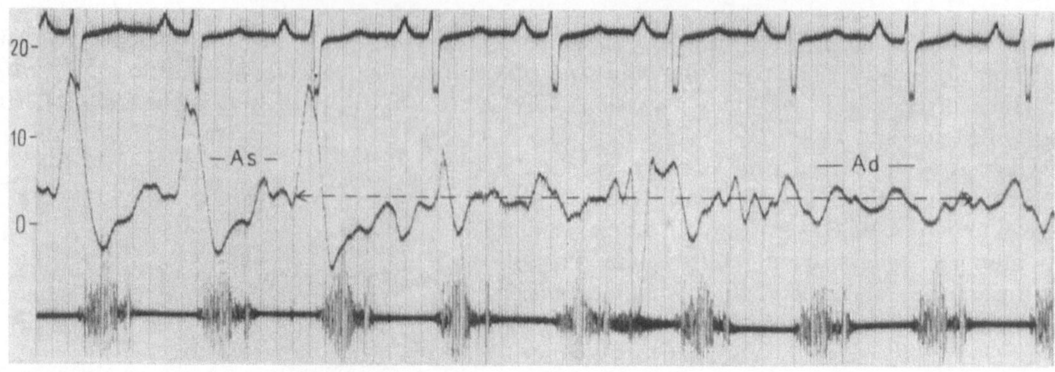

Abb. 39. Druckkurven beider Vorhöfe bei großem Vorhofseptumdefekt. (Nach BAYER und WOLTER)

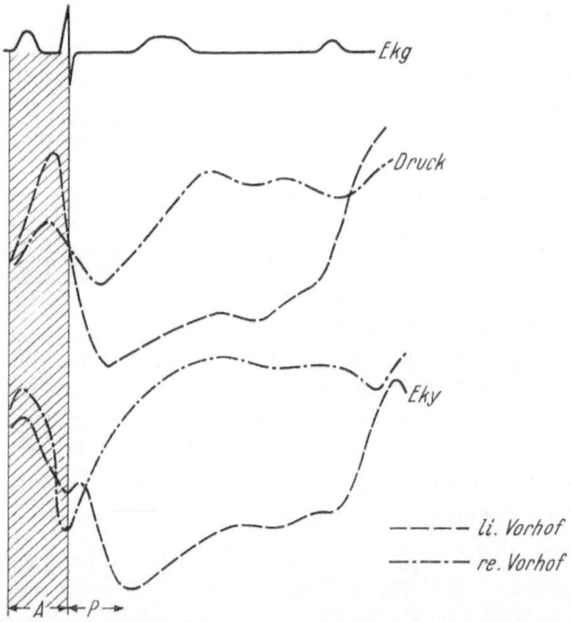

Abb. 40. Druck- und elektrokymographische Kurven in beiden Vorhöfen bei Vorhofseptumdefekt.

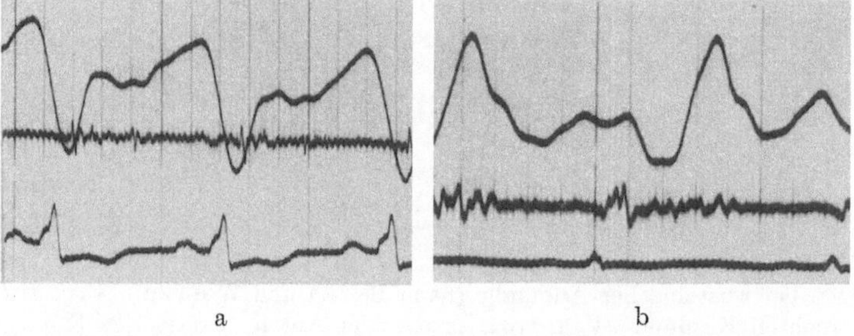

a b

Abb 41. Elektrokymographische Kurven des rechten Vorhofes (a) und des linken Vorhofes (b) bei Vorhofseptumdefekt. Gegensätzliches Verhalten beider Vorhöfe. c Flächenkymogramm dazu

Von HECKMANN wurden beim Vorhofseptumdefekt Kurven beschrieben, die am rechten Vorhof eine kegelförmige, positive Welle zeigten, der zeitlich eine ebensolche negative Welle am linken Vorhof entsprach *(shunt-Welle)*. Sie fällt mit dem Maximum des Geräusches zusammen und entspricht dem aus dem linken Vorhof abströmenden, im rechten Atrium zuströmenden Blut.

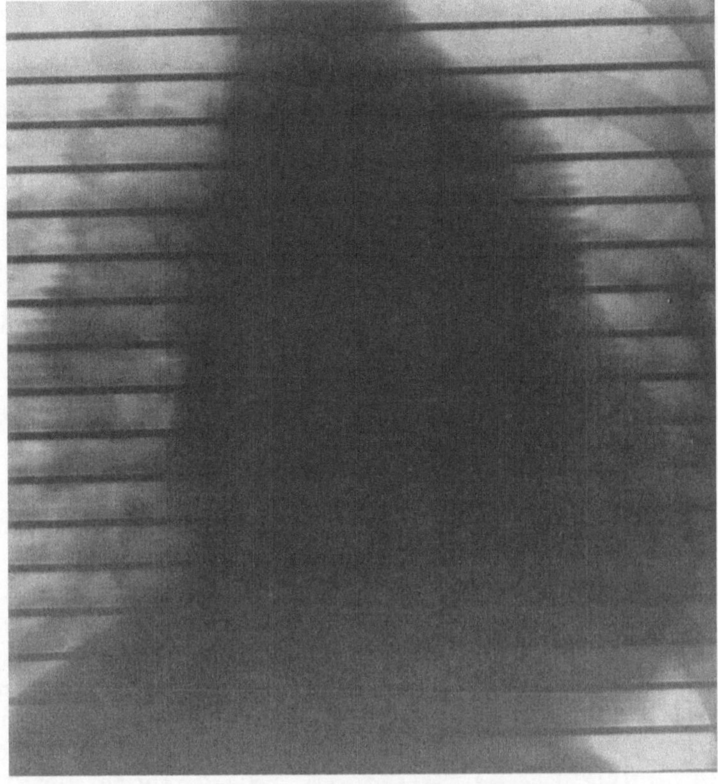

Abb. 41 c

l) Pulsation der großen Gefäße

α) *Ableitungsstellen*

Die gebräuchlichste Ableitung der Aorta erfolgt am *Aortenbogen* (*Ag*). Diese Stelle wird von uns bevorzugt, weil hier die Lokomotionsbewegungen der Aorta und die pulsatorische Volumenänderung parallel gehen. Wir unterscheiden an der Aorta eine *longitudinale* und eine *exzentrische Pulsation.* Erstere besteht in einer systolischen Verlängerung und Streckung der Aorta (Gartenschlauchphänomen), die zu einer Verschiebung des Arcus nach links führt. Mit zunehmendem Alter nimmt die exzentrische Pulsation ab und die longitudinale Pulsation zu. Diese ist stärker gedämpft, daher vermißt man im Alter öfter die Incisur.

Ferner ist mitunter die Einstellung des Multiplierschlitzes *senkrecht auf den oberen Rand des Aortenbogens* im zweiten schrägen Durchmesser (*Cg*) von Nutzen.

Die *Aorta descendens* wird in beiden schrägen Durchmessern abgeleitet (vgl. S. 175, Abb. 5).

Die von anderen Untersuchern oft angewendete Ableitung der *Aorta ascendens* am rechten Rand verwenden wir nur ausnahmsweise, da hier die Lokomotionsbewegung zu Täuschungen führen muß. Die Aorta ascendens wird durch den in der isometrischen Anspannung sich aufrichtenden Ventrikel nach rechts verlagert (Ventrikelfaktor nach WELTZ).

Der *Stamm der A. pulmonalis* wird am Pulmonalsegment eingestellt (*Af*) oder bei leichter Drehung in die rechte vordere Schrägstellung in gleicher Höhe (*Bf*, Drehung um 10°). Es können drei Ableitungen in zunehmender Entfernung von der Pulmonalklappe gemacht werden.

Die *Klappenebene* der A. pulmonalis führt in der Systole eine *herzspitzenwärts* gerichtete Bewegung aus (Haycraft, Gillmann), ferner erfolgt eine *Rotation im entgegengesetzten Uhrzeigersinn* (Heckmann). Diese Bewegungen können die Amplitude der Randbewegung ändern, führen jedoch zu keiner sonstigen Deformierung der Kurve, da kein Phasenunterschied zwischen diesen Bewegungen und der reinen Pulsation besteht. Dies geht daraus hervor, daß die Druckkurven die gleiche Beschaffenheit zeigen wie die EKY-Kurven. Dies gilt für die Untersuchung beim Herzgesunden; die Fälle, in denen unter pathologischen Bedingungen die Lokomotionsbewegung und die eigentliche Pulsation nicht übereinstimmen, werden an anderer Stelle besprochen.

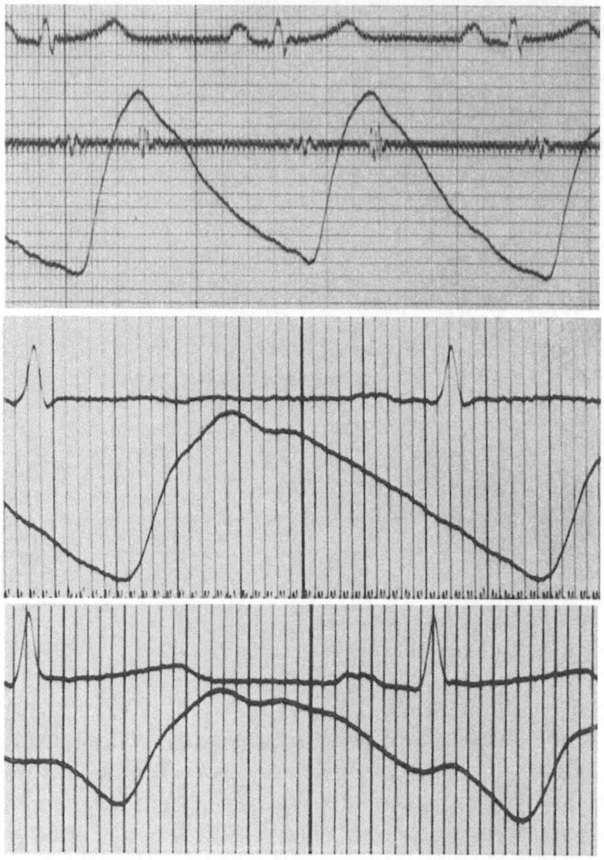

Abb. 42. Elektrokymographische Kurven der Aorta. Papierablauf in a 40 mm/sec, in b und c 100 mm/sec.

β) Kurvenformen

An der *Aorta* ist die *Pulswellenlaufzeit* von der Semilunarklappe bis zum Arcus abzuziehen, sie beträgt etwa 0,015 sec.

Die Abb. 42 gibt Kurven der Aorta, die Abb. 43 der A. pulmonalis wieder.

In der isometrischen Kontraktionsphase beobachtet man eine flache Welle in der Anspannungszeit *(„isometrische Welle“* oder *„Fußzacke“)*. Sie entspricht der zweiten Vorwelle der Druckkurven und wird durch die Stoßwirkung der sich anspannenden Kammern und wahrscheinlich auch durch die sich vorwölbenden Semilunarklappen bewirkt. An der A. pumonalis ist sie ausgeprägter und häufiger als an der Aorta.

Es folgt der steile Kurvenanstieg der *Hauptwelle*, „rasche Austreibung“. Er beginnt 0,08—0,16 sec nach der Q-Zacke des EKG und gleichzeitig mit der zweiten Komponente des ersten Herztones (Luisada, Dack und Paley). Der Druckanstieg in den großen Gefäßen soll 0,01—0,02 sec früher erfolgen, was mit der Massenträgheit und der Viscosität des Blutes erklärt wird. Wahrscheinlicher ist mir aber, daß die Verspätung der EKY-Kurven nicht berücksichtigt wurde.

Anfangs ist der Kurvenanstieg an der *A. pulmonalis* mitunter weniger steil (Dauer dieses Abschnittes 0,03—0,04 sec). Dies wird auf die herzspitzenwärts gerichtete Bewegung der Pulmonalklappen bezogen. An der *Aorta* weist dagegen das Ende des Steilanstieges einen etwas geringeren Gradienten auf. Die gesamte Dauer des Steilanstieges beträgt 0,12—0,18 sec.

Durchschnittlich 0,08 sec vor dem Ende der Systole geht der Steilanstieg an der A. pulmonalis in den *Kurvengipfel* über, der meist kuppelförmig ist. An der Aorta ist der Kurvengipfel im allgemeinen spitzer und fällt mit dem Beginn des zweiten Herztones zusammen. Von einer „verlangsamten Austreibung“ kann man nur bei kuppelförmigem Gipfel sprechen. Der Zustrom des Blutes aus dem Ventrikel und der Abstrom in die Peripherie halten sich dann die Waage.

Der folgende Kurvenabfall fällt in die Diastole (Relaxationsphase), er dauert 0,03 bis 0,06 sec (Incisur). Danach erfolgt ein neuerlicher Anstieg zum *dikroten Gipfel.* An der Aorta sitzt die Incisur hoch oben am Kurvenabhang und ist flach. An der A. pulmonalis ist sie tief und sitzt weiter unten, jedoch stets in der oberen Hälfte.

Die *Diastole* zeigt einen meist gleichmäßigen Kurvenabstieg von 0,14—0,50 sec Dauer und mehr. Er ist mitunter von flachen Wellen überlagert, die als Schwingungen des Gefäßrohres anzusehen sind.

Es ist möglich für beide Gefäße getrennt eine Unterteilung der Systole nach BLUMBERGER und HOLLDACK in Umformungszeit, Druckanstiegszeit, Anpassungszeit, Austreibungszeit, Pulswellenanstiegszeit und Systolendauer vorzunehmen (s. u.). Dazu muß

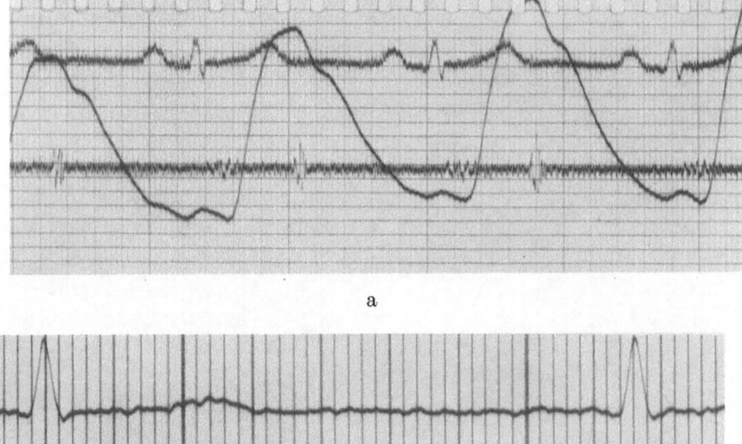

a

b

Abb. 43. Elektrokymographische Kurven des Stammes der A. pulmonalis

die Verspätung der EKY-Kurven berücksichtigt werden. Sie entspricht dem Abstand: Beginn des zweiten Herztones—Inicsur der EKY-Kurve.

Die *Pulmonaläste* werden am besten am *rechten Hilus* abgeleitet (LUISADA, KARPATI, HECKMANN) (Abb. 44). Die Strecke bis zum Beginn des Kurvenanstieges ist um die Laufzeit der Pulswelle gegenüber der Kurve des Pulmonalissegmentes verzögert. Der *Kurvenanstieg* beginnt ziemlich scharf, durchschnittlich 0,14 sec nach dem Beginn des ersten Herztones. Vorausgeht mitunter eine niedrige Welle, die auf Vorhofeinflüsse bezogen wird (KARPATI). Der Anstieg erfolgt langsamer als am Pulmonalisknopf (durchschnittliche Dauer 0,22 sec); er ist von einer oder mehreren flachen Schwingungen überlagert. Der *Gipfel* ist meist spitz, kann auch abgerundet sein. Aufspaltungen des Gipfels wurden von uns nicht beobachtet. Er fällt in die Protodiastole. Die *Incisur* ist flach und sitzt hoch am absteigenden Schenkel, dieser ist oft von kleinen Wellen überlagert, die von KARPATI als stehende Wellen (Reflexwellen) angesehen werden.

Nach HECKMANN findet sich bei *pulmonaler Hypertension* und bei *Vermehrung des pulmonalen Schlagvolumens* (Rezirkulation) ein steilerer Anstieg und *vorzeitiger Gipfel* (zusammen mit dem 2. Herzton oder *vor* demselben), das Gegenteil (*Verspätung* des Gipfels bis in die zweite Hälfte der Diastole) bei *Pulmonalstenose.*

Über die Kurven der *Lungenperipherie*, die Bestimmung der Pulswellengeschwindigkeit an den Pulmonalarterien und des Blutdruckes derselben finden sich Angaben bei HECKMANN „Elektrokymographie".

γ) *Asynchronismus an den großen Gefäßen*

Der Abstand der R-Zacke im EKG vom Steilanstieg zeigt an beiden Gefäßen beim Herzgesunden nur geringe Differenzen. Mit steigender Füllung der Kammern im Liegen verkürzt er sich.

Wie S. 191 ausgeführt wurde, treten erhebliche Differenzen beim *Schenkelblock* auf, da auf der Seite des blockierten Ventrikels die Austreibung später einsetzt. Von Bedeutung ist aber auch ein *Asynchronismus*, der *nicht* von einem elektrischen Asynchronismus begleitet ist (HECKMANN). Nachlassende Kontraktionsleistung einer Kammer ver-

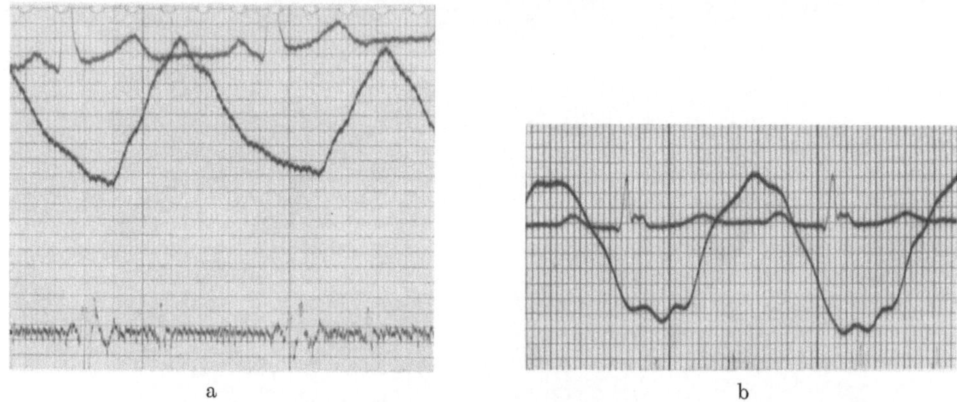

a b

Abb. 44. Elektrokymographische Kurven der Pulmonaläste (rechter Hilus)

längert die Zeit bis zum Steilanstieg im zugehörigen Gefäß, im gleichen Sinn wirkt erhöhter diastolischer Druck in diesem Gefäß oder herabgesetzte Füllung des entsprechenden Ventrikels (etwa in der linken Kammer bei Mitralstenose). Umgekehrt wirkt erhöhte Ventrikelfüllung oder herabgesetzter diastolischer Gefäßdruck. Maßgebend ist dabei nicht der absolute Wert, sondern der Vergleich mit dem anderen Gefäß. Der Unterschied kann bis 0,09 sec betragen (Abb. 45 zeigt einen Fall von Austreibungsverzögerung in der Aorta).

Sehr charakteristisch für das Nachlassen der Kontraktionsleistung eines Ventrikels ist auch die *Verkürzung der Dauer der raschen Austreibung* (Pulswellenanstiegszeit) in einer Gefäßkurve im Vergleich mit der anderen (HECKMANN), Abb. 46 gibt die Verkürzung der raschen Austreibung in der A. pulmonalis wieder.

δ) *Pathologische Aortenkurven*

Von besonderer Bedeutung ist die *Aorteninsuffizienz*. Untersuchungen, 1950 von HEYER, POULOS und ACKER ausgeführt, neuerdings von HAUBRICH, ANGERBRAND u. MOLL, DEUTSCH u. Mitarb., WENGER u. Mitarb., BLUMBERGER u. a., hatten auf die *Verkürzung der isometrischen Phase* hingewiesen, die durch den niedrigen diastolischen Aortendruck und die daher vorzeitige Öffnung der Aortenklappen zustande kommt.

Die Merkmale dieses Vitiums sind folgende: 1. Vorzeitiger Beginn des Steilanstieges an der Aorta (die Anspannungszeit kann auf 0,02—0,01 sec herabgesetzt sein). Bei Nachlassen der Kraft der linken Kammer fehlt dieses Zeichen. 2. Rascher Steilanstieg von großer Schlagweite (pulsus celer). 3. Verlängerte „rasche Austreibung". 4. Später und spitzer Kurvengipfel (erhöhtes Schlagvolumen). Die „verzögerte Austreibung" ist nicht mehr erkennbar. 5. Rascher Kurvenabfall, da die Abströmung in die linke Kammer und die Peripherie beschleunigt ist. 6. Fehlen bzw. Verkleinerung der Incisur. Infolge

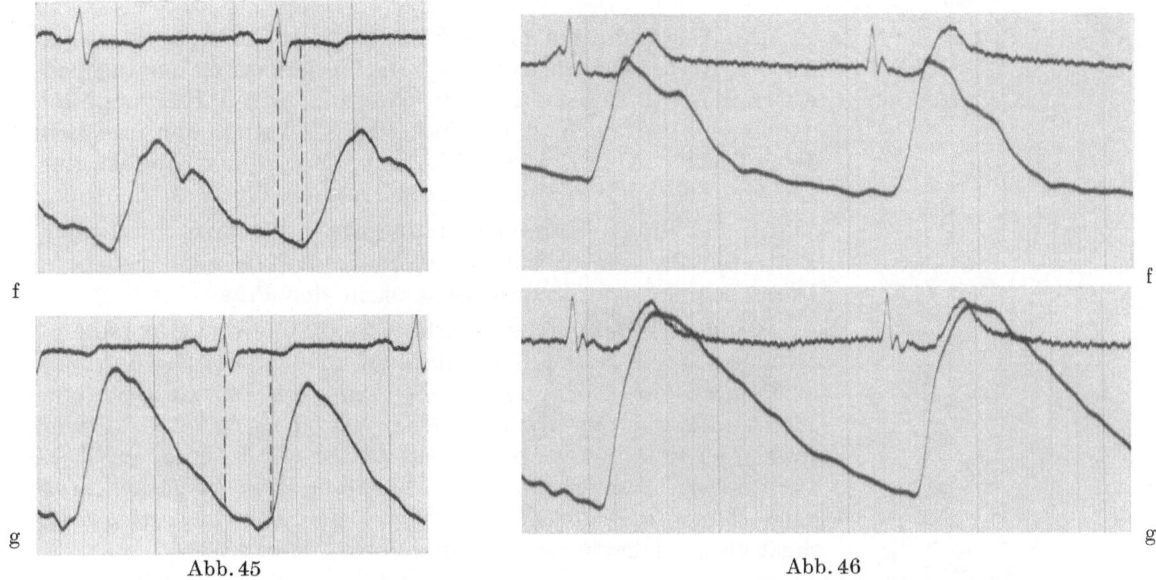

Abb. 45. Verspätete Austreibung der linken Kammer bei Kontraktionsinsuffizienz derselben (g)

Abb. 46. Verkürzung der raschen Austreibung an der A. pulmonalis (f) bei nachlassender Kontraktionsleistung der rechten Kammer

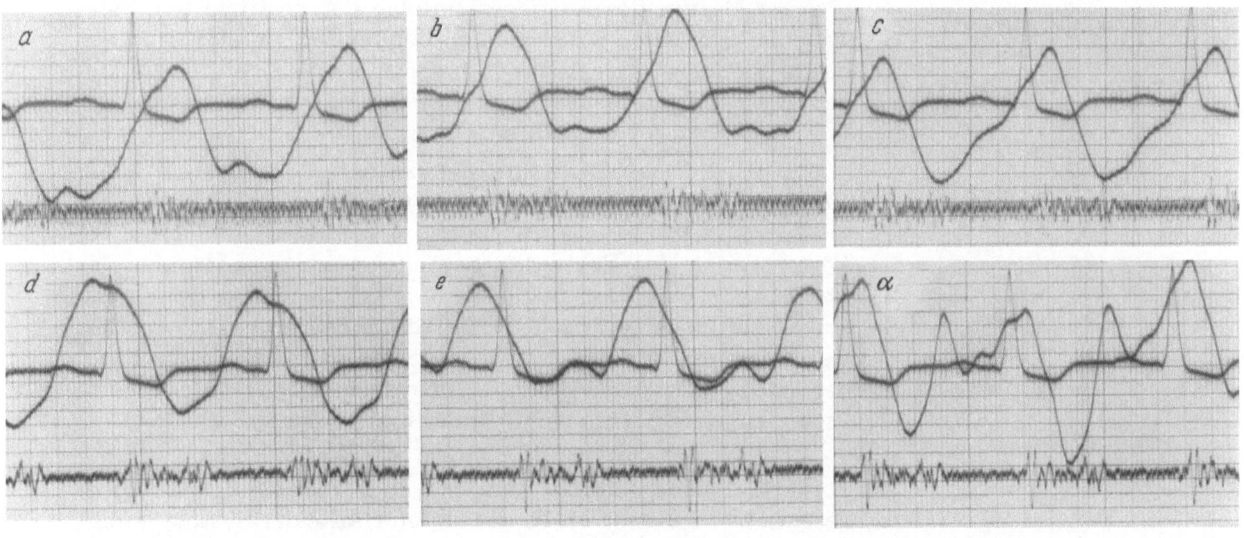

Abb. 47a

Abb. 47. Fall von Aorteninsuffizienz: An der Aorta (*Ag*, *Cg*, *Aγ*) steiler, vorzeitig beginnender Austreibungsanstieg; später, spitzer Kurvenzipfel (Fehlen der verlangsamten Austreibung), steiler diastolischer Abfall, Fehlen der Incisur (b). An der linken Kammer (*Aa*—*Ad*): verzögerte diastolische Auffüllung (a)

des Defektes der Aortenklappen ist der Rückstoß auf die Klappen verringert. 7. An der Kurve des linken Ventrikels diastolisches Plateau infolge beschleunigter Auffüllung desselben durch das zurückströmende Blut.

Interessanterweise *fehlt* die letztgenannte Erscheinung nicht nur in manchen Fällen, sondern es ist im Gegenteil ein Plateau am Fuß der Kurve, also eine *Verzögerung der diastolischen Füllung* zu beobachten (Heckmann). Wir denken dabei an einen Kompensationsvorgang, welcher das aus der Aorta zurückströmende Blut hemmt (diastolischer Kontraktionsrückstand des linken Ventrikels).

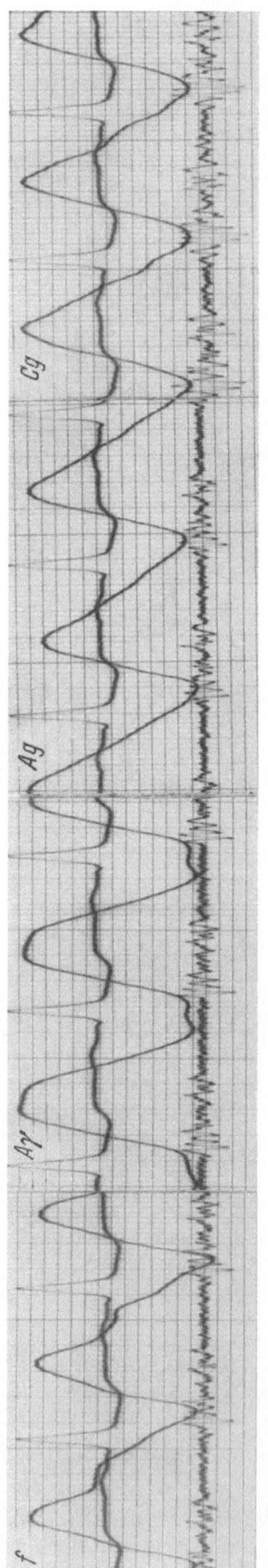

Abb. 47 b

Abb. 47 stammt von einem Patienten mit Aorteninsuffizienz. An den Aortenkurven sieht man die Verlängerung der raschen Austreibung (0,20 sec), den verspäteten, spitzen Kurvengipfel (0,06—0,08 sec nach dem Ende der T-Welle), den raschen diastolischen Abfall und schließlich das völlige Fehlen der Incisur. Die Verkürzung der isometrischen Phase ist deutlich.

An der linken Kammer ist das oben erwähnte verzögerte Eintreten der diastolischen Volumenzunahme sehr deutlich. Diese beginnt paradoxerweise erst in der Präsystole.

Bei der *Aortenstenose* wurde von HAUBRICH, DEUTSCH u. Mitarb. u. a. ein träger Kurvenablauf beobachtet. Der Kurvenanstieg an der Aorta erfolgt *S-förmig*, die Periode der *„verzögerten Austreibung" am Schluß der Systole ist verlängert*, ferner *fehlt die Incisur* (dies wurde bereits von K. WEZLER im Tierversuch bei Aortenstenose beobachtet). Die Ventrikelkurve zeigt dementsprechend einen S-förmigen Kurvenabstieg und diastolische Überfüllung (Kuppelform, Abb. 48).

Bei der *Isthmusstenose* der Aorta (Abb. 49) erhalten wir ganz ähnliche Kurven am Aortenbogen und der linken Kammer. An der *Aorta descendens* beobachtet man dagegen die Merkmale der poststenotischen Gefäßkurve: 1. kleine Amplitude, 2. verzögerter Beginn des Anstieges (infolge der verlängerten Pulswellenlaufzeit, etwa 0,18 sec nach Beginn der Systole), 3. geradliniger verlangsamter Anstieg, 4. *später Kurvengipfel*, 5. Fehlen der Incisur. Die gleichen Merkmale finden wir übrigens bei der Pulmonalstenose am rechten Hilus.

Bei der *Aortensklerose* hört die exzentrische Pulsation völlig auf, dafür nimmt die longitudinale Pulsation zu, so daß zunächst am Arcus vergrößerte Amplituden vorkommen können, die bei Fortschreiten der Erkrankung wieder abnehmen. Infolge der *starken Dämpfung der Randbewegung* ist die Kurve detailarm. Die Fußzacke (isometrische Welle) sowie die *Incisur fehlen* daher. Der Kurvengipfel ist spitz. Die Unterscheidung der raschen und der reduzierten Austreibung ist nicht mehr möglich. Der diastolische Kurvenabstieg erfolgt geradlinig (HECKMANN).

Charakteristisch ist die Kurve der Abb. 50, die in linker vorderer Schrägstellung vom *oberen Rand des Aortenbogens* geschrieben wurde (*Cg*). In der ersten Hälfte der Systole erfolgt hier eine paradoxe Senkung, die in der zweiten von einem steilen Anstieg gefolgt ist. Die Kurve ist doppelgipflig. Dies ist wohl mit der Streckung des Aortenrohres zu erklären. In der ersten Hälfte der Systole erfährt dieses eine Verlängerung (größerer Krümmungsradius). Dadurch und infolge Rückwirkung der sich ebenfalls streckenden brachiocephalen Gefäße erfolgt zunächst eine Abwärtsbewegung des Aortenrandes (Kurvensenkung), der dann erst mit weiterer Verlängerung wieder eine Kranialbewegung folgt.

Mit den Befunden beim *Aortenaneurysma* haben sich besonders KOURILSKY u. Mitarb., BARCELLO-ROUSSEAU sowie HAUBRICH beschäftigt. Sie fanden dabei stark gedämpfte Kurven, kleine Amplituden. Sekundäre Wellen fehlten. Die Randbewegung war durch *Lageänderungen* des Aneurysmas verursacht. Im Densogramm erhält man infolgedessen mitunter eine Kurvenumkehr (systolischer Kurvenabstieg).

Demgegenüber fand man bei *Lungen-* und *Mediastinaltumoren* fehlende Dichteänderungen und mitgeteilte Pulsationen. HAUBRICH hat in einem Falle in der Periode der systolischen Aortenfüllung eine Caudalverschiebung des Tumors gesehen.

ε) Pathologische Kurven der A. pulmonalis

Befunde bei der sehr seltenen *Pulmonalisinsuffizienz* sind nur vereinzelt beschrieben worden (ENGSTRÖM u. Mitarb.). Es finden sich dabei ähnliche Kurven am Pulmonalsegment wie an der Aorta bei Aorteninsuffizienz: vorzeitiger Beginn des Steilanstiegs (Verkürzung der isometrischen Phase), verlängerte Dauer desselben (große Amplitude), spitzer Kurvengipfel, steiler diastolischer Abfall und Fehlen der Incisur.

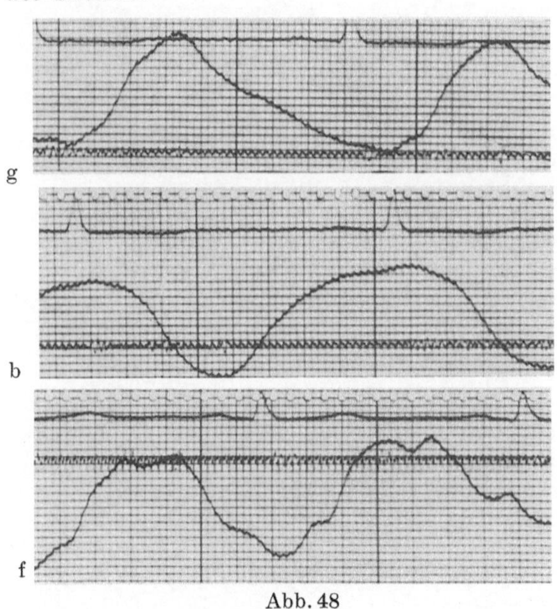

Abb. 48

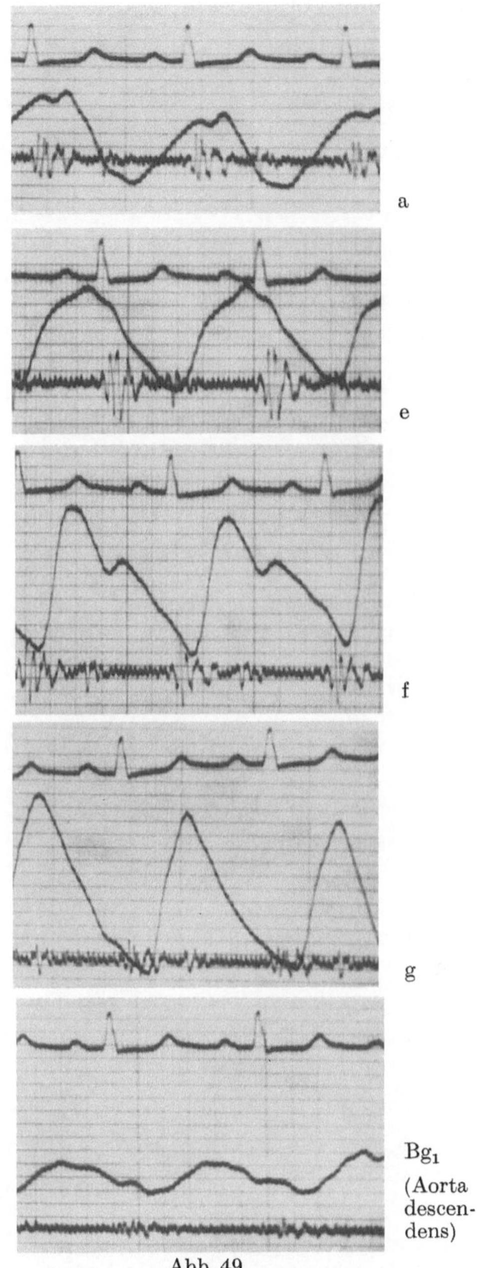

Abb. 49

Abb. 48. Aortenklappenstenose. g Aorta; b linke Kammer; f A. pulmonalis; S-förmiger Kurvenverlauf an der Aorta und der linken Kammer, verlangsamte Austreibung, Fehlen der Incisur, Verspätung des Kurvengipfels

Abb. 49. Isthmusstenose der Aorta. a Linke Kammer; e linker Vorhof; f A. pulmonalis; g Aorta vor der Stenose; Bg_1 Aorta hinter der Stenose

Dagegen ist die *valvuläre Pulmonalstenose* eingehend untersucht worden (ANDERSSON, DACK u. PALEY, RUHDE, DONZELOT u. Mitarb., HAUBRICH, HECKMANN).

Abb. 51 gibt einen solchen Fall einer mittelschweren Pulmonalstenose in Klappenebene wieder. Am *Pulmonalsegment* (*Af*) findet sich ein deutliches *anakrotes Segment*. Sein Beginn fällt mit dem Einsetzen des systolischen Geräusches zusammen. Es wird mit der Vorwölbung der Pulmonalklappen in die Arterie unmittelbar vor ihrer Öffnung erklärt. Nach WIGGERS

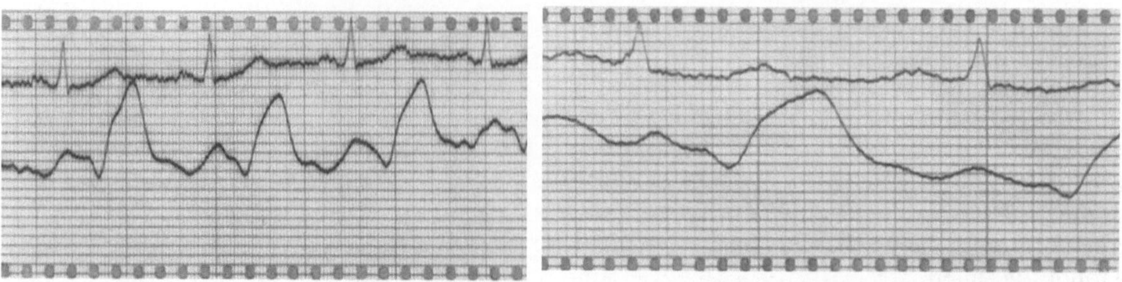

Abb. 50. Kurve vom oberen Rand des Aortenbogens in linker vorderer Schrägstellung (*Cg*) bei Aortensklerose. Doppelgipfel in der Systole

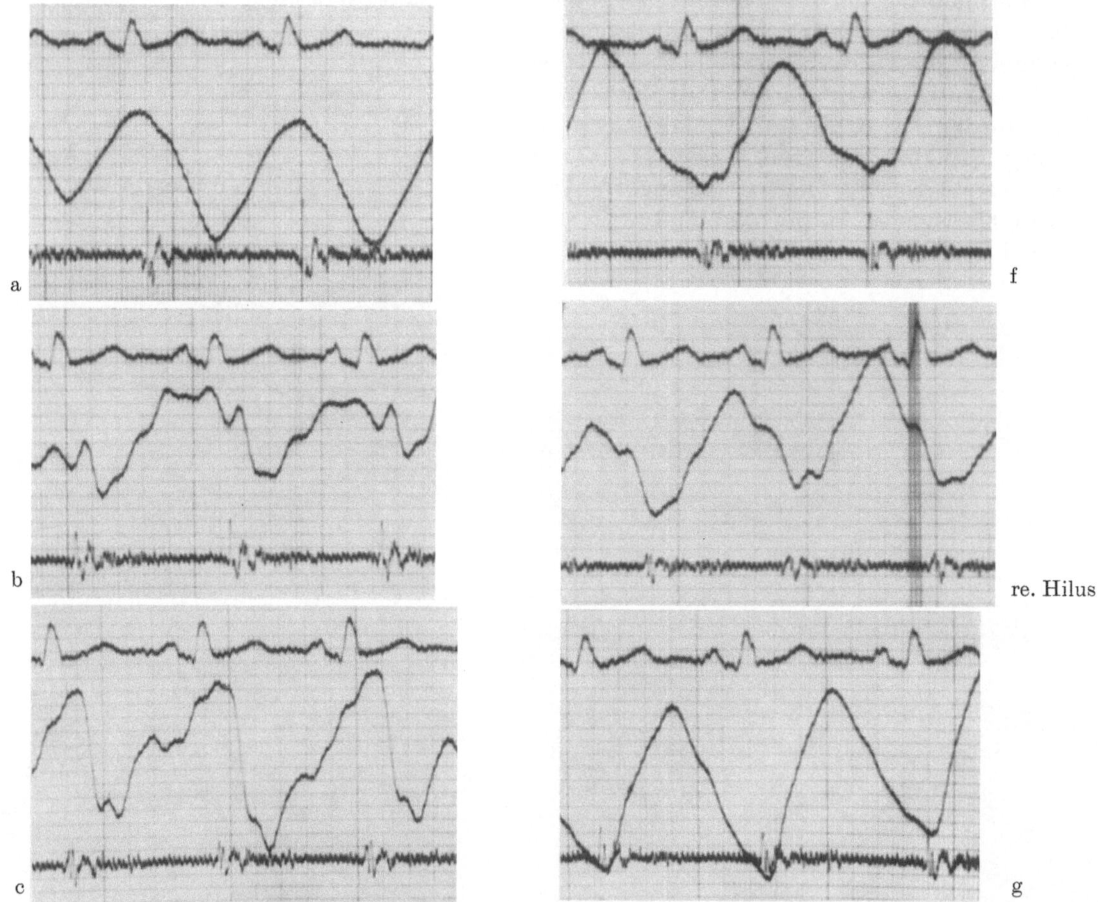

Abb. 51. Valvuläre Pulmonalstenose. An der A. pulmonalis (f) anakrote Welle im aufsteigenden Ast, verspäteter, gerundeter Gipfel (in der Protodiastole), Fehlen der Incisur. Am rechten Hilus verlängerter Kurvenanstieg, starke Verspätung des Gipfels

kommt diese Welle jedoch durch den Druckanstieg ohne Bluteinströmung zustande. Die unmittelbar folgende Senkung sei die Folge des Zurückschwingens der Blutsäule infolge des Druckverlustes, der durch die Beschleunigung des Blutstromes bewirkt werde. Die anakrote Welle verändert ihre Lage zum Hauptanstieg der Kurve je nach der Ableitungsstelle, und zwar rückt sie um so höher hinauf, je weiter distal abgeleitet wird. Dies kommt dadurch zustande, daß sie eine geringere Wellengeschwindigkeit hat als die Welle des Hauptanstiegs. Je weiter distal abgeleitet wird, umso später tritt sie im Verhältnis zur Hauptwelle auf und klettert dabei gewissermaßen an dieser herauf.

Der Hauptanstieg zeigt eine konkave Einsenkung, was mit der Preßstrahlwirkung hinter der Stenose erklärt wird.

Der *Kurvengipfel* ist infolge Verlängerung der Austreibung *verzögert* (nach der Aortenkomponente des zweiten Tones), er ist meist abgerundet.

Die *dikrote Welle* (und damit die Incisur) *fehlt* oder ist gering. Normalerweise erfolgt gegen Ende der Systole ein rascher Druckabfall in der Kammer, die zu einem aprupten Klappenschluß und ausgeprägter dikroter Welle führt.

Bei der Klappenstenose ist der Druckabfall vor dem Klappenschluß geringer, da die Austreibung bis zum Klappenschluß anhält. Daher ist die Energie des Klappenschlusses reduziert. Hinzu kommt die anatomische Veränderung der Klappen und mitunter die Herabsetzung des diastolischen Druckes in der Pulmonalarterie.

Der diagnostische Wert der Pulmonalkurve wird aber erheblich dadurch herabgesetzt, daß die *pulmonale Drucksteigerung*, wie wir sie beispielsweise bei Mitralfehlern beobachten, ähnliche Eigentümlichkeiten aufweist. Dies ist wohl darauf zurückzuführen, daß dann der Conus pulmonalis sich in der Systole vorwölbt und damit der Stamm der A. pulmonalis nach lateral verschoben wird. Den gleichen Vorgang finden wir bei der Pulmonalstenose, daher ähneln sich die Kurven weitgehend.

Eine Unterscheidung ist jedoch in der Regel möglich, wenn man die *Pulmonaläste* (also etwa den rechten Hilus) ableitet (HECKMANN). Diese Ableitung zeigt bei der Pulmonalstenose klar die Merkmale der poststenotischen Kurve: langsamer Anstieg (etwa 0,20 sec) und *spät erreichter Gipfel* (etwa 0,16 sec nach Beginn des zweiten Herztones). Sie ähnelt der Kurve der absteigenden Aorta bei Isthmusstenose und weist gegensätzliches Verhalten zur pulmonalen Hypertension auf, bei der rascher Anstieg und vorzeitiger Gipfel (etwa gleichzeitig mit dem zweiten Herzton) beobachtet werden. Das gleiche Verhalten wie bei Hypertension zeigt übrigens diese Kurve bei Vermehrung des pulmonalen Schlagvolumens (bei l-r-shunt). Die Kurve der Pulmonaläste ist demnach von entscheidender diagnostischer Bedeutung und wurde zu Unrecht bisher vernachlässigt.

Erhebliche Unterschiede zeigt die Pulmonalisstammkurve bei der *Infundibulumstenose* (RUDHE): 1. Vorzeitiger, kurz nach dem ersten Ton einsetzender Kurvenanstieg (infolge des relativ zur rechten Kammer niedrigen Druckes in der Pulmonalarterie). 2. Systolisches Plateau in der zweiten Hälfte der Systole (Blutzustrom und Abströmung in die Peripherie halten sich in dieser Phase die Waage). 3. Mitunter sieht man eine flache Einsenkung auf der Höhe des Plateaus (möglicherweise ein Einziehungseffekt infolge der Preßstrahlwirkung hinter der Stenose). 4. Verlängerter absteigender Schenkel und hohe dikrote Welle (infolge Druckabfalls im Infundibulum und dadurch verstärkten Rückpralls des Blutes auf die Pulmonalklappen). 5. Überlagerung des systolischen Kurvenabschnittes mit kleinen Wellen (möglicherweise Vibrationen infolge Wirbelbildung hinter der Stenose).

Die poststenotische Kurve (rechter Hilus) zeigt keinen Unterschied gegenüber der valvulären Stenose.

Die Befunde bei der *Fallotschen Tetralogie* sollen an einem Fall HECKMANNs geschildert werden. Es handelt sich um einen 15jährigen Jungen mit starker zentraler Blausucht, Trommelschlägelfingern und Uhrglasnägeln. Er wies eine Polyglobulie auf (Hb 140%, 8,3 Mill. Erythro.). Das Herz zeigte eine starke Verbreiterung der rechten Kammer und des Pulmonalsegmentes, Herzspitze angehoben, Hili verkleinert, Lungenzeichnung herabgesetzt. Über allen Ostien holosystolisches Geräusch (Punctum maximum im 2. Intercostalraum links), auch über dem Rücken zu hören; Austreibungsklick, Doppelung des zweiten Tones. Im EKG Rechtshypertrophie, P-pulmonale, ST-Senkung in aVL und aVF (Volum- und Druckbelastung). Herzkatheter: Sondierung einer reitenden Aorta gelang nicht, ebenso kein Eindringen in den linken Vorhof, Druckwerte: rechter Ventrikel 125/0 mm Hg, A. pulmonalis 14/9 (nur einmaliger Drucksprung, wiederholtes Zurückziehen des Katheters in den rechten Ventrikel ergab immer gleiche Druckverhältnisse).

Femoralisdruck 124/75 mm Hg. Sauerstoffwerte: Pulmonalisstamm 19/1 Vol.-%, rechter Ventrikel 19,8 Vol.-% (66%), A. femoralis 22,6 Vol.-% (67%) bei einer Kapazität von 29,6 Vol.-%. Minutenvolumen nach dem Fickschen Prinzip berechnet im kleinen Kreislauf 3,4 l/min, für den großen Kreislauf 8,6 l/min. Demnach Rechts-Links-Shunt von 5,2 l/min (61%).

Die elektrokymographischen Befunde sind ungemein aufschlußreich (Abb. 52). Zunächst sieht man am *Pulmonalsegment* (Abl. Af) eine Kurve die völlig einer normalen

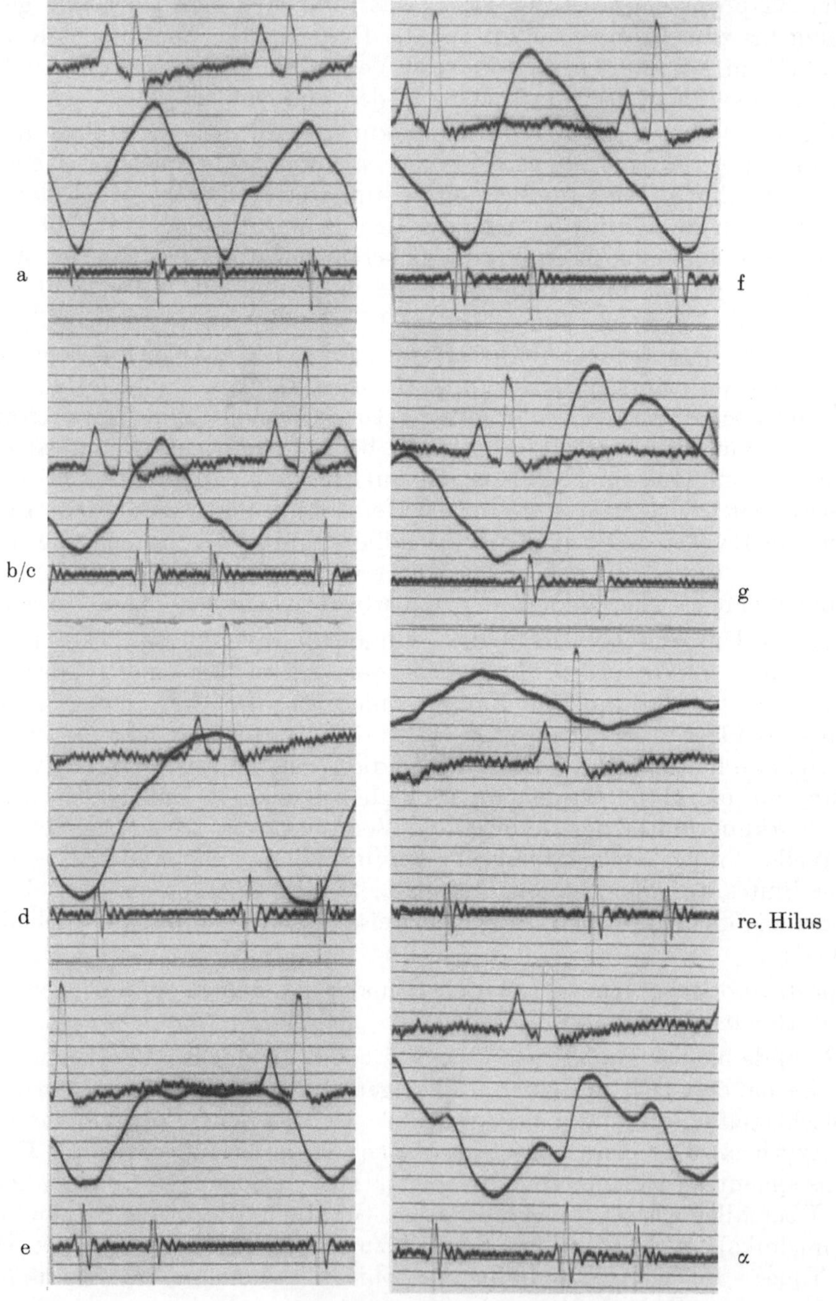

Abb. 52. Fallotsche Tetralogie. An der linken Kammer (a) vorzeitiger Kurvenabstieg mit Stufe infolge des Septumdefektes. An der A. pulmonalis (f) prästenotische Kurve, am rechten Hilus poststenotische Kurve mit stark verspätetem Gipfel, an der Aorta (g) Kurvenform der A. pulmonalis, am linken Vorhof (e) diastolisches Plateau (geringe Volumänderung)

Aortenkurve gleicht: spitzer Kurvengipfel und sehr flache, *hochsitzende Incisur.* Am *rechten Hilus* findet sich die charakteristische poststenotische Kurve (träger Anstieg, *später Kurvengipfel*). Es liegt demnach eine valvuläre Pulmonalstenose vor (die infundibuläre Stenose zeigt einen ganz anderen, oben beschriebenen Kurvenverlauf am Pulmonalsegment s. S. 30).

An der *Aorta* (Abl. Ag) sieht man dagegen eine Kurve, welche weitgehend der normalen Pulmonaliskurve ähnelt *(Symptom der Kurvenvertauschung der großen Gefäße,* HECKMANN*).* In die Augen fallend ist die verstärkte Incisur bei hoher dikroter Welle. Sie kommt zustande durch die Vermehrung des Schlagvolumens bei durchschnittlichen Druckverhältnissen. Dies führt zu einem *vermehrten Rückprall* auf die Aortenklappen nach dem Klappenschluß.

Über den Ort des Shunts gibt die *Ventrikelkurve* Aufschluß. In Abl. Aa sieht man, daß der *Kurvenabstieg vorzeitig beginnt* (synchron mit dem ersten Herzton). Gleichzeitig mit dem Beginn der Austreibung (Kurvenanstieg an den großen Gefäßen) erfolgt eine *Stufe,* an die sich der Hauptteil des systolischen Abstieges anschließt. Diese Stufe wurde beim *Ventrikelseptumdefekt* beobachtet. Oberhalb der Stufe, also vor der Semilunarklappenöffnung, erfolgt bereits ein Blutaustausch der Ventrikel durch das Loch im Septum, der meist mit einer Einwärtsbewegung des Herzrandes verbunden ist. Diese Medialbewegung erfolgt auch dann, wenn die Strömungsrichtung wie in diesem Fall von rechts nach links gerichtet ist.

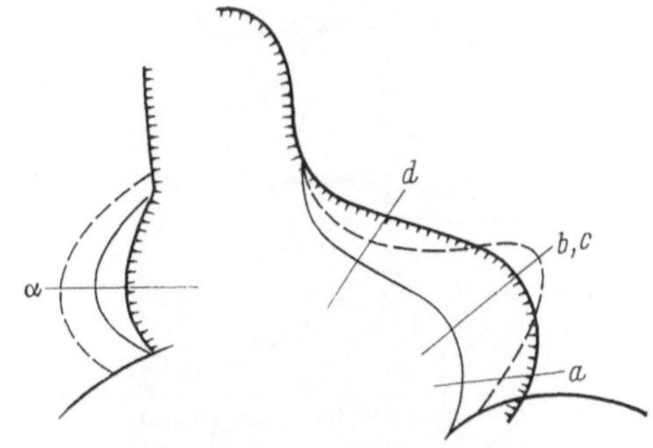

Abb. 53. Phasenanalyse zu Abb. 52

Wenn man die übrigen Ventrikelableitungen (Ab/c und Ad) berücksichtigt und eine Phasenanalyse vornimmt (schematisch in Abb. 53), so sieht man, daß in der Protosystole eine Aufrichtung der Herzspitze erfolgt. Dies entspricht der bereits anatomisch zu beobachtenden Aufrichtung der Herzspitzengegend. Man kann immer wieder die Beobachtung machen, daß die Funktionsänderung der anatomischen Veränderung parallel geht.

Am *rechten Vorhof* (α) beobachtet man eine große diastolische und eine geringe präsystolische Senkung, d. h. die Entleerung in die Kammer ist unbehindert und eine Volumenbelastung (Überfüllung) besteht nicht, ein Vorhofseptumdefekt ist damit unwahrscheinlich.

Die Kurve des *linken Vorhofes* (Ae) ist gekennzeichnet durch ein *während der Diastole anhaltendes Plateau,* in der Präsystole erfolgt eine Volumenabnahme, in der Systole eine Zunahme. Wir sehen daraus, daß ein diastolisches Plateau, wie es sonst bei extremer Überfüllung des Vorhofes (bei Mitralstenose) zu beobachten ist, auch dann vorkommen kann, wenn der linke Vorhof wie hier *zu wenig Blut erhält.* Die *Volumenänderungen* infolge des Blutzustroms aus den Lungen und Abstroms in die linke Kammer *hören dann auf* (Plateau), es bleibt übrig die aktive Phase der Vorhofstätigkeit in Form der präsystolischen Kontraktion und der darauffolgenden Erschlaffung. Wir können daraus entnehmen, daß ein diastolisches Plateau nicht nur Ausdruck einer Überfüllung, sondern auch, was bisher nicht bekannt war, einer reduzierten Füllung des Vorhofes sein kann.

Beim *Ductus arteriosus persistens Botalli* ergeben sich ebenfalls charakteristische Kurven. Von DONZELOT u. Mitarb. wurde an der A. pulmonalis in der Protodiastole statt des normalen Kurvenabfalles ein weiterer Kurvenanstieg beobachtet und auf die Einströmung des Blutes aus der Aorta in die A. pulmonalis bezogen.

Von HECKMANN wurden folgende Merkmale als kennzeichnend beschrieben (Abb. 54a und b): 1. An der *A. pulmonalis distal* ein *protodiastolischer Kurvengipfel,* 2. *proximal* (in Klappennähe) im Gegenteil steiler protodiastolischer Abfall mit *tiefsitzender Incisur* und erhöhter dikroter Welle, 3. an den *Pulmonalisästen* kommt mitunter ein *doppelter Gipfel*, an der Aorta ein systolisches Plateau vor. Man darf wohl annehmen, daß die verstärkte Dikrotie in Klappennähe ein Ausdruck des *vermehrten Rückpralles* des aus der Aorta einströmenden Blutes auf die Pulmonalklappen ist, welches zu verstärkten Lokomotionsbewegungen führt (Pulmonaliswedeln, Janker). Weiter distal hört diese Lageänderung auf, und der Verlauf der Druckkurve kommt rein zum Ausdruck. Hier erfolgt dann infolge der *Bluteinströmung* aus der Aorta in die Pulmonalarterie der protodiastolische Gipfel. Die Pulswellengeschwindigkeit der Hauptwelle und der Welle des über den Ductus eingeströmten Blutes können verschieden sein, so daß man an den Pulmonalästen u. U. ein *Auseinanderlaufen beider Wellen* (Doppelgipfligkeit), in anderen Fällen ein Verschmelzen beider Gipfel beobachten kann. Das systolische Plateau an der Aorta besagt, daß bereits in der zweiten Hälfte der Systole der Blutabstrom dem Zustrom die Waage hält, offenbar infolge des Abstromes sowohl in die Aorta descendens wie in die A. pulmonalis.

Af_1 distal

Bf

Af proxim.

Ad

Ab

a

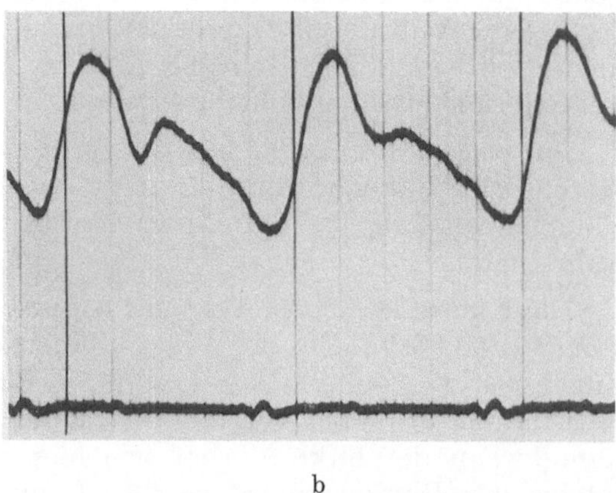

b

Abb. 54a u. b. Ductus arteriosus persistens Botalli. a A. pulmonalis Bf_1, Bf und Af, kraniale Abschnitte des linken Herzrandes im Ventrikelbereich Ad, caudale Abschnitte Ab. An der A. pulmonalis zweiter Anstieg in der Protodiastole. b A. pulmonalis bei einem anderen Fall in Klappennähe („Pulmonaliswedeln")

m) Elektrokymographische Befunde bei Lungen- und Mediastinaltumoren

Nach früheren Beschreibungen französischer Autoren (Kourilsky u. Mitarb., Dussaillant u. Mitarb., M. Marchal, Barcello-Rousseau u. a.) hat sich Haubrich mit der Abgrenzung der Aortenaneurysmen von *Mediastinaltumoren* und der Symptomatologie der letzteren befaßt. Seine Befunde wurden von LISSNER bestätigt. Bei soliden Tumoren zeigen sich stark *gedämpfte, mitgeteilte Pulsationen*, das Densogramm vom *Innern des Tumors* weist *keine Ausschläge* auf. Es kann eine abnorme pulsatorische *Lokomotionsbewegung* auftreten, die sich mit der Phasenanalyse nachweisen läßt. Die Abb. 55 (nach HAUBRICH) zeigt einen solchen Fall. Die Pulsationsdämpfung wird um so ausgeprägter, je stärker der Tumor infiltratives Wachstum zeigt, sie kann bei benignen Tumoren (Cysten) völlig fehlen.

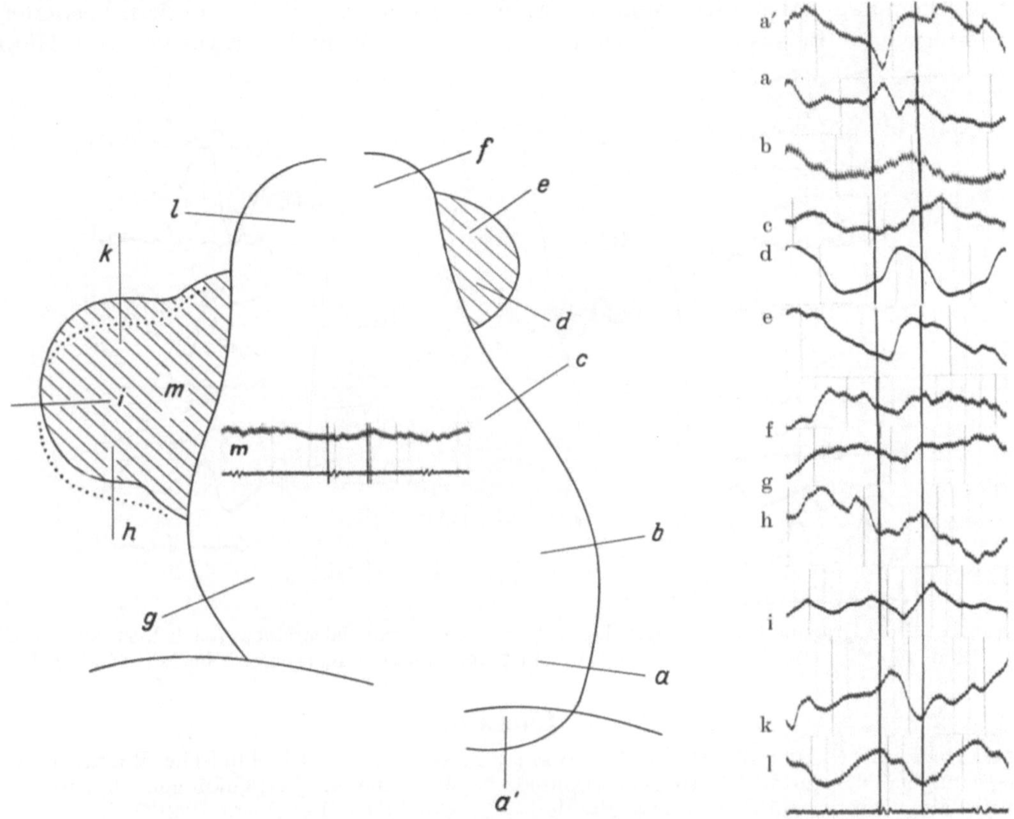

Abb. 55. Mediastinaltumor und mit gedämpfter und mit geteilter Randbewegung und Lokomotionsbewegung des Tumors

Peripher vom Tumor finden sich in sehr charakteristischer Weise eine *Verkleinerung der Amplitude* und eine Deformierung der Kurvenform. Wenn symmetrische Bereiche beider Lungen aufgezeichnet werden (Densogramm), läßt sich dies leicht nachweisen. Es handelt sich dabei stets um maligne Tumoren, vor allem Bronchialcarcinome (die erwähnten französischen Autoren, LISSNER). Die Zone der gehemmten, peripheren Pulsation geht dabei weit über die Nachbarschaft des Tumors hinaus, ja sie kann die vom Tumor in Mitleidenschaft gezogenen Gefäß- und Bronchialäste überschreiten. Es hat sich gezeigt, daß die periphere Pulsationshemmung auch dann auftreten kann, wenn eine zentrale Ummauerung und Drosselung der Gefäße nicht besteht. Sie entsteht dann offenbar auf dem Umweg über die durch die Tumorstenose verursachte *Ventilationsstörung*. Daß eine solche reflektorisch zu einer sekundären Durchblutungsstörung führen kann, ist seit langem bekannt. Interessant ist, daß eine völlige Kurvenumkehr in dem gedrosselten Gebiet auftreten kann, was darauf zurückzuführen ist, daß die Eigenpulsation (Distension) aufhört und nur die eventuell gegensinnig verlaufende (parallel mit dem Herzrand erfolgende) Mitbewegung im Elektrokymogramm zum Ausdruck kommt. Die Abb. 56 zeigt an einem Oberlappenbronchialcarcinom rechts das

Aufhören der Pulsation in den peripher gelegenen Lungenabschnitten (nach LISSNER). Die Abnahme der Amplitude erkennt man vor allem an dem in diesen Kurven auftretenden, regellosen, überlagernden Wellen, welche durch das „Rauschen" des Multipliers hervorgerufen werden. Dieser „Dunkelstrom" tritt auf, wenn die pulsatorischen Helligkeitsänderungen zu klein werden.

Die Untersuchung der Lungenperipherie bei anderen Erkrankungen (entzündlichen Prozessen, Fibrosen, Emphysem usw.) stellt ein Gebiet dar, das erst in Angriff genommen wird, es kommen dabei nicht nur die Änderung der Amplitude, sondern besonders die Kurvenform, die Pulswellengeschwindigkeit u. a. in Betracht (KARPATI und EBERLE).

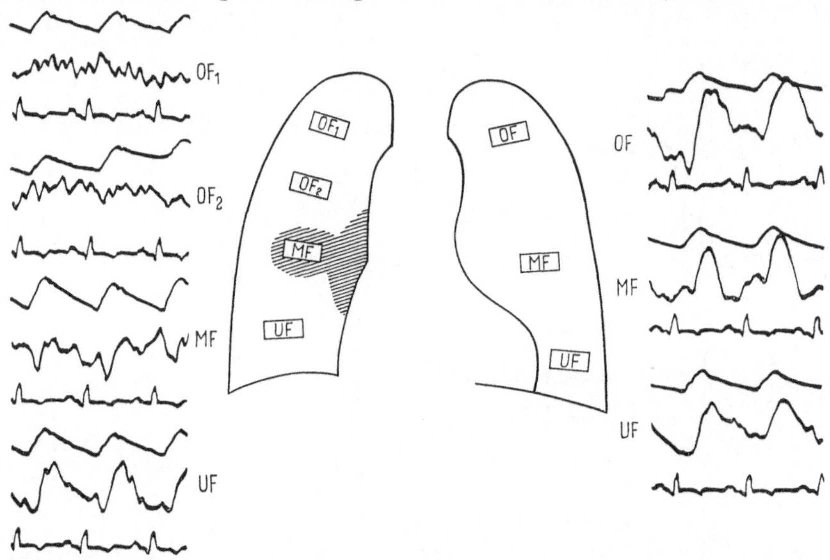

Abb. 56. Densogramme beider Lungen bei rechtsseitigem Bronchialcarcinom (nach LISSNER). Starke Dämpfung im Oberfeld (OF_1 und OF_2) rechts, Änderung der Kurvenform im Mittelfeld (MF)

Literatur

ALESSANDRI, N., G. DUSAILLANT et J. GOMEZ: Aspect hypercinètique de l'électrokymogramme auriculaire droit par suite de la difficulté de la fidange auriculaire. Acta cardiol. (Brux.) **9**, 690 (1945).

ANDERSON, T.: Elektrokymography with simultaneous electrocardiography. Acta radiol. (Stockh.) **30**, 36 (1948).

— Electrokymographic recording of auricular movements. Acta radiol. (Stockh.) **32**, 121 (1949a).

— A design for an electrokymograph and some fundamental consideration on the electrokymogram. Acta radiol. (Stockh.) **32**, 276 (1949b).

— Electrokymographic studies in pulmonary stenosis and tetralogy of Fallot. Acta radiol. (Stockh.) **36**, 345 (1951).

— Electrokymographic studies of the left auricular movement in mitral stenosis and insufficiency. Acta radiol. (Stockh.) **38**, 81 (1952).

— Electrokymographic examination in the mitral valve disease. Acta radiol. (Stockh.) Suppl. **106** (1953).

ANGEBRAND, W., u. A. MOLL: Das Elektrokymogramm der Aorta bei Herzgesunden und bei Kranken mit Aorteninsuffizienz. Arch. Kreisl.-Forsch. **23**, 282—300 (1955).

ASSMANN, H.: Die klinische Röntgendiagnostik der inneren Erkrankungen, 6. Aufl. Berlin-Göttingen-Heidelberg 1949/50.

BARCELLO, J.: Cinédensigraphie, Thése Faculté de Méd., Paris, Nr 396 (1950).

BARCELO-ROUSSEAU, G.: Diagnostic des tumeurs médistainales par la cinédensigraphie; comparaison avec l'angiographie. Thése Faculté de Med., Nr 1084, 1951.

BARTLEY, O.: Patologisk förmakskontraktion, registrered med elektrokymografi (schwedisch). Paper read at the meeting of the northern association of radiology. Gothenburg Juni 1955.

BAYER, O. F., F. GROSSE-BROCKHOFF, L. LOOGEN u. H. WOLTER: Die hämodynamischen Rückwirkungen der Pericarditis constrictiva im großen und kleinen Kreislauf. Z. Kreisl.-Forsch. **45**, 697 (1956).

— F. LOOGEN u. H. WOLTER: Der Herzkatheterismus bei angeborenen und erworbenen Herzfehlern. Stuttgart: Georg Thieme 1954.

—, u. H. WOLTER: Atlas intracardialer Druckkurven. Stuttgart: Georg Thieme 1959.

BAYLISS, R. I. S., M. J. ETHERIDGE and A. L. HYMANS: Pulmonary hypertension in mitral stenosis. Lancet **1950 II**, 889.

BEDFORD, D. E., C. PAPP and J. PARKINSON: Atrial septal defect. Brit. Heart J. **8**, 37 (1941).

BERNER, F.: Die Kymographische Untersuchung der Pericarditis calculosa. Langenbecks Arch. klin. Chir. **194**, 458 (1939).

BLUMBERGER, K.: Die Dynamik des Herzens bei der Endokarditis und die Entwicklung der endgültigen Klappenfehler. Med. Mschr. **1952**, 284.

— Die Herzdynamik bei erworbenen Klappenfehlern. Verh. Dtsch. Ges. für Kreislaufforsch., 20. Tagg, S. 43. Darmstadt: Dr. Dietrich Steinkopff 1954a.

— Untersuchungen über die Dynamik des Herzens beim Herzalternans. Arch. Kreisl.-Forsch. **20**, 25 (1954b).

BÖHME, W.: Über die physiologischen und pathologischen Bewegungen der Vorhöfe, S.-B. nordwestdtsche Ges. Inn. Med. 1934, S. 120.

— Zur Physiologie des Herzens mit besonderer Berücksichtigung seiner Funktion als Saugpumpe während der Systole. Klin. Wschr. **1935**, 17.

— Kymographische und röntgenkinematographische Untersuchungen der Herzfunktion. Röntgenblätter **3**, 288 (1950); **4**, 12 (1951).

BOONE, B. R., F. G. GILLIK, W. E. CHAMBERLAIN and M. J. OPPENHEIMER: Electrokymograms of heart border motions. Principles of recording interpretation. Proc. Fed. Amer. Soc. exp. Biol. **5**, 9 (1946).

BOOTH, E., K. WILLIS, T. J. REEVES and T. HARRISON: The right auricular elektrokymogram of normal subjects. Circulation **7**, 916 (1953).

BORDET, E., et H. FISCHGOLD: La radiokymographie du cœur. Paris 1937.

BRANDFONBRENER, M., and H. EISENBERG: The aortic electrokymogram in normal subjects and patients with syphilitic aortic insufficiency. Amer. Heart J. **48**, 54 (1954).

BRAUNBEHRENS, H. v.: Röntgenkymogramme des Herzens. Münch. med. Wschr. **1933**, Nr 38.

— Die Röntgenkymographie und ihre derzeitige praktische Bedeutung für die Diagnostik. Z. ärztl. Fortbild. H. 22 (1934a).

— Die Herzmuskelschwiele und das Herzwandaneurysma. Fortschr. Röntgenstr. (50. Kongreßh.) **25**, 15 (1934b).

CHAMBERLAIN, E.: Roentgen-Elektrokymographia. Acta radiol. (Stockh.) **28**, 847 (1947). — Proc. first Conf. on Electrokymography 1950; Mat. Heart Inst. Publ. Health Serv. Publication No 59.

— B. R. BOONE, F. G. ELLINGER, G. C. HENNY and M. J. OPPENHEIMER: Asynchronism of ejection of the ventricles as measured with the electrokymogram. Fed. Proc. **6**, 88 (1947). Zit. nach HEYER.

—, and W. DOCK: Motion of the heart in disease of the mitral valve, Cinematographic roentgenray studies. Arch. intern. Med. **40**, 521 (1927).

CIGNOLINI, P.: Roentgenmiografia cardiaca. Radiol. med. (Torino) Nr 4 (1932).

— Die Röntgenkymographie mit unterbrochenem Schlitz. Fortschr. Röntgenstr. H. 3, Nr 49 (1934).

CIGNOLINI, P.: La roentgenchimografia cardiaca. Atti XIX. Congr. naz. ital. Radiol. med. **1** (1—38) Rel. I.

— Analytic roentgenkymography (RKA). Acta radiol. (Stockh.) Suppl. **116** (1954).

— Diagnostic value of kymoanalysis in cardiovascular diseases. Soc. Suisse Radiol. **25**, Nr 5 (1956).

CRAMER, H., u. L. STEHR: Ergebnisse der Kymographie bei Herzbeutelaffektionen. Fortschr. Röntgenstr. **56**, 404 (1937).

DACK, S.: Proc. of first conference of electrokymography. Fed. Sec. Agency 1950. Discussion p. 116.

—, and D. H. PALEY: Electrokymographie. I. The ventricular electrokymogram. Amer. J. Med. **12**, 321 (1952).

— — Electrokymography. II. The great vessels and auricular electrokymography. Amer. J. Med. **12**, 447 (1952).

— — and M. L. SUSSMAN: A comparison of electrokymography and roentgenkymography in the study of myocardial infarction. Circulation **1**, 551 (1950).

DAVISON, P. H., and G. R. EPPS: The left auricular electrokymogram in mitral stenosis. Brit. Heart J. **16**, 49 (1954).

DELHERM, P., THOYER-ROZAT, CODET et FISCHGOLD: Note sur une nouvelle méthode d'inscription radiographique des battements du cœur et des vaisseaux. Bull. Acad. Méd. (Paris) **108**, 971—974 (1932).

— — — — La kymographie et ses applications cliniques. Arch. Élect. méd. (1933a).

— — — — La radiokymographie. Aperçus cliniques dans les affections cardiovasculaires. Paris méd. (1933b).

DEUTSCH, E., E. GMACHL, H. SIEDECK u. R. WENGER: Die Elektrokymographie. Z. Kreisl.-Forsch. **40**, 129 (1951).

DIETLEN: Herz und Gefäße im Röntgenbild. Leipzig 1923.

DONZELOT, E., A. I. ANTONY, H. BUSTANG, C. METIANO et R. HEIM DE BALSAC: Etude électrokymographique de la cinét. art. pulm. dans les cardiopath. congén. Arch. Mal. Cœur **48**, 1009 (1955).

—, et F. D'ALLAINES (éd.): Traité des cardiopathies congénitales. Paris: Masson & Cie. 1954.

DUSAILLANT, G. A., N. ALESSANDRI et A. LEPE: Applications clinique de la méthode électrokymographique. Acta cardiol. (Brux.) **7**, 474 (1952).

—, y A. LEPE: Rev. méd. Chile **77**, 5 (1949).

ELLINGER, G. F., F. G. GILLICK, B. R. BOONE and W. E. CHAMBERLAIN: Electrokymographic studies of asynchronism of ejection from the ventricles. Amer. Heart J. **35**, 971 (1948).

ENGSTRÖM, B., S. R. KJELLBERG, L. PERSSON and U. RUDHE: Some aspects of the use of electrokymography in cardiac investigation. Acta radiol. (Stockh.) **31**, 435 (1949).

FLEISCHNER, F. G., and A. A. LUISADA: Temporal relation between contraction of right and left sides of the normal human heart. Proc. Soc. exp. Biol. (N.Y.) **66**, 436 (1947).

FLEISCHNER, F. G., F. J. ROMANO and A. A. LUISADA: Studies of fluorocardiographie in normal subjects. Proc. Soc. exp. Biol. (N.Y.) **67**, 533 (1948).
— The value of the atrial electrokymogram in the diagnosis of mitral regurgation. Circulation **10**, 1 (1954).
GADERMANN, E.: Elektrokymographische Untersuchungen über das Verhalten der Herzpulsation bei Mitralvitien. Verh. dtsch. Ges. Kreisl.-Forsch. **20**, 137 (1954).
— Über Beziehungen zwischen regressiven Wandveränderungen der großen Gefäße und Herzfunktion. Verh. dtsch. Ges. Kreisl.-Forsch. **22**, 224 (1956).
—, u. H. GROTH: Elektrokymographische Untersuchungen über die Bewegungsabläufe in den verschiedenen Herzabschnitten. Arch. Kreisl.-Forsch. **22**, 374—387 (1955).
GILLICK, F. G., and W. F. REYNOLDS: Clinical applications of electrokymography. Calif. Med. **70**, 407 (1949).
— — Electrokymographic observations in constrictive pericarditis. Radiology **55**, 77 (1950).
—, and J. SCHNEIDER: Electrokymographic studies of lung field pulsations with exhalation against pressure. J. appl. Physiol. **2**, 30 (1949).
— — Abnormal electrokymograms from the wall of the ventricle with and without evidence of myocardial infarction. Amer. J. med. Sci. **219**, 500 (1950).
GROSSE-BROCKHOFF, G. F., G. NEUHAUS u. A. SCHAEDE: Diagnostik und Differentialdiagnostik der angeborenen Herzfehler. Dtsch. Arch. klin. Med. **197**, 610 (1951).
HAUBRICH, R.: Zur Differentialdiagnose atypischer Aortenaneurysmen. Fortschr. Röntgenstr. **74**, 142 (1951a).
— Über Häufigkeit und Nachweis der Perikardobliteration. Dtsch. Arch. klin. Med. **199**, 79 (1951b).
— Über die Herzveränderungen bei der Silikose. Fortschr. Röntgenstr. **75**, 303 (1951c).
— Röntgenkymographische Studien an operierten Panzerherzen. Acta radiol. (Stockh.) **37**, 543 (1952).
— Der heutige Stand der Elektrokymographie. Ergebn. inn. Med. Kinderheilk. **6**, 640 (1955).
—, u. H. ODENTHAL: Der Herzinfarkt im Flächenkymogramm und Elektrokymogramm: Cardiologia (Basel) **24**, 225 (1954).
—, u. P. THURN: Zur Röntgensymptomatologie der Perikardverschwielung. Fortschr. Röntgenstr. **73**, 288 (1950).
— — Über das Flächenkymogramm und Elektrokymogramm der Perikardobliteration. Fortschr. Röntgenstr. **80**, 355 (1954).
– Klinische Röntgendiagnostik innerer Krankheiten, Bd. I (Thorax), Berlin-Göttingen-Heidelberg: Springer 1963.
— Glanz und Elend der Kymographie. Radiologe **3**, 243 (1963).
— Über die Kymographie bei Herzmuskel- und Herzbeutelkrankheiten. Radiologe **3**, 277, 288 (1963).
HAUBRICH, R.: Über den diagnostischen Rang der Röntgenkymographie, Forschung, Praxis, Fortbildung **17**, 51 (1966).
HAYCRAFT, J. B.: The movement of the heart within the chest cavity and the cardiogramm. J. Physiol. (Lond.) **12**, 438 (1891).
HECKMANN, K.: Kymographische Untersuchungen normaler und pathologischer Aktionsformen der Ventrikel. Klin. Wschr. **1935**, 700.
— Ein Verfahren zur Untersuchung der Pulsationen des Herzens und anderer Organe mittels Röntgenstrahlen (Ein Versuch zur Registrierung von Volumänderungen der Organe während der Herzpulsation). Klin. Wschr. **1936**a, 13.
— Über das Verfahren der Aktinokardiographie. Klin. Wschr. **1936**b, 757.
— Graphische Darstellung der Helligkeitsänderungen des Leuchtschirmbildes des Herzens (Aktinokardiogramm) bei Mitralfehlern. Klin. Wschr. **1936 I**, Nr 26, 928.
— Die Symptome des Perikardergusses. Münch. med. Wschr. **60** (1937a).
— Moderne Methoden zur Untersuchung der Herzpulsation mittels Röntgenstrahlen. Ergebn. inn. Med. Kinderheilk. **52**, 545 (1937b).
— Symptome des Myokardschadens im Kymogramm. Wien. Z. inn. Med. **10**, 424 (1946).
— Elektrokymographie. Z. Kreisl.-Forsch. **40**, 449 (1951).
— Die Untersuchung der Herzpulsation mittels der Elektrokymographie und Phasenanalyse. Z. Kreisl.-Forsch. **41**, 2 (1952a).
— Die „rückläufigen Bewegungen" in der Systole und Diastole des dilatierten Ventrikels. Untersuchungen mittels der Elektrokymographie und Phasenanalyse. Fortschr. Röntgenstr. **76**, 332 (1952b).
— Die systolische zentrifugale Pulsation der Ventrikel und ihr Nachweis mittels der elektrokymographischen Phasenanalyse. Fortschr. Röntgenstr. **76**, 337 (1952c).
— Die Umformung der Ventrikel während der Herzaktion. Untersuchungen mittels der elektrokymograpischen Phasenanalyse. Fortschr. Röntgenstr. **76**, 513 (1952d).
— Pathologische Pulsationsformen der Ventrikel. Untersuchungen mittels der Elektrokymographie und der Phasenanalyse. Fortschr. Röntgenstr. **76**, 518 (1952e).
— Die dyskoordinierte Tätigkeit der Ventrikel (Elektrokymographische Untersuchungen). Fortschr. Röntgenstr. **77**, 343 (1952f).
— Grundriß der Elektrokymographie. Stuttgart: Georg Thieme 1952g.
— Elektrokymographie (Aktinokardiographie) und Phasenanalyse des Herzens. Fortschr. Röntgenstr. **76**, 60 (1952h).
— Grundsätzliche Betrachtungen zur Elektrokymographie. Fortschr. Röntgenstr. **77**, 723 (1952i).
— Kritisches zur Elektrokymographie. Fortschr. Röntgenstr. **77**, 443 (1952k).
— Die elektrokymographischen Befunde bei Mitralfehlern. Kongr.-Heft inn. Med. 1954a.

HECKMANN, K.: Die elektrokymographischen Befunde bei Mitralfehlern. Verh. dtsch. Ges. inn. Med. **60**, 552—557 (1954b).
— Elektrokymographie. Springer 1959.
— Ergebnisse der Elektrokymographie der Ventrikel und der großen Gefäße. Radiologe **3**, 248 (1963).
—, u. R. HAUBRICH: Der Vorhofseptumdefekt im EKG. Fortschr. Röntgenstr. **91**, 2, 172 (1959).
HEIER, H.: Herzwandveränderungen im Flächenkymogramm. Fortschr. Röntgenstr. **53**, 895 (1936).
HENNY, G. C., and B. R. BOONE: Electrokymograph for recording heart motion utilizing the roentgenoscope. Amer. J. Roentgenol. **54**, 217 (1945).
HEYER, H. E., and B. R. BOONE: The present status of electrokymography. Amer. Heart J. **44**, 458 (1952).
— E. PAOLUS and J. A. ACKER: Electrokymographic studies in insufficiency of the aortic and pulmonic valvues. Circulation **1**, 1037 (1950).
HOCHREIN, M.: Nachweis und Behandlung der Pericarditis adhaesiva. Z. Kreisl.-Forsch. **27**, 22 (1935).
HOLDACK, G.: Lehrbuch der Phonokardiographie. Stuttgart 1955.
—, u. T. D. GERTH: Über die zeitliche Verschiedenheit der Aktion des rechten und linken Ventrikels, untersucht mit der Herzschallregistrierung. Dtsch. Arch. klin. Med. **199**, 2 (1952).
HOLZMANN, M.: Klinische Elektrokardiographie. Stuttgart: Georg Thieme 1954.
JANKER, R.: Zit. nach VIETEN.
KAISER, K., u. P. THURN: Beitrag zur Röntgenkymographie der Aorta. Fortschr. Röntgenstr. **77**, 28 (1952).
KARPATI, A., u. H. EBERLE: Das elektrokymographische Kurvenbild der Art. pulmonalis und ihrer Zweige. Med. Mschr. **7**, 7 (1953).
— — u. F. WALTER: Zur ionographischen Registrierung von Lungenfeldern beim Preßdruckversuch. Ärztl. Forsch. **7**, 239 (1953).
KATZ, L. N.: The asynchronisms of right and left contraction and the independent variations in their duration. Amer. J. Physiol. **72**, 655 (1925).
—, and H. S. FEIL: Clinical observations on the dynamics of ventricular systole: III Aortic stenosis and insufficiency. Heart J. **12**, 171 (1925).
KAY, C. F., J. W. WOODS, H. F. ZINSER and J. M. BENJAMIN: The validity of the electrokymograpie method for measurement of diameter change of the aorta and pulmonary artery during circulatory disturbance. J. clin. Invest. **28**, 228 (1949).
KENNER, TH., u. G. ALTH: Zur Beurteilung elektrokymographischer Kurven. Z. Kreisl.-Forsch. **47**, 15 (1958).
KJELLBERG, S. R.: Elektrokymography of the pulmonary art. in case of pulmonary stenosis. Acta radiol. (Stockh.) **36**, 133 (1951).
—, and U. RUDHE: Electrokymographical studies of coarctation of the aorta. Acta radiol. (Stockh.) **34**, 145 (1950).
KOPPERMANN, E., E. WAGNER u. M. ST. STENDER: Elektrokymographische kreislaufanalytische Untersuchungen bei Panzerherzen. Ärztl. Forsch. **11** (I), 474 (1957).
KOURILSKY, R.: Etude cinédensigraphique de la circulation artérielle du poumon dans différentes affections pathologiques du poumon, des bronches et du mediastin. J. franç. Méd. Chir. thor. **7**, 2 (1953).
—, et M. MARCHAL: La contribution de la cinédensigraphie au diagn. du cancer du poumon. Presse méd. **1954**, 1296.
LAUBRY, C., P. COTTENOT et R. HEIM DE BALSAC: Étude kymographique du cœur normal. Bull. Soc. med. Hôp. Paris **49**, 867—879 (1933).
LEQUIME, J.: Isolierte Vorhofs- und Kammerseptumdefekte. Triangel (Sandez) **3**, 5 (1958).
— P. COURTOY, H. DENOLIN et J. KENIS: La dynamique circulatoire an cours des communications interventriculaires isolées. Cardiologia (Basel) **21**, 529 (1952).
LISSNER, J.: Elektrokymographie bei pathologischen Verschattungen im Mediastinum und in Hilusnähe. Fortschr. Röntgenstr. **84**, 5, 526 (1956).
— Verhalten der Lungengefäße bei Brochialca. Fortschr. Röntgenstr. **89**, 5, 534 (1958).
— Flächen- und Elektrokymographie bei Mediastinal- und Lungenprozessen. Radiologe **3**, 295 (1963).
LUISADA, A. A., and CHI KONG LIU: Left atrial electrokymograms and pressure pulses in mitral valve disease. Amer. J. Cardiol. **1**, 68 (1958).
—, and F. G. FLEISCHNER: Dynamics of the left auricle in mitral valve lesions. Amer. Heart J. **4**, 791 (1948a).
— — Studies of fluorocardiography: Tracings of the left ventricle in myocardial infarction. Acta cardiol. (Brux.) **4**, 308 (1948b).
— — Simultaneous fluorocardiography and recording of intracardiac pressure. Proc. Soc. exp. Biol. (N.Y.) **70**, 730 (1949).
MARCHAL, M.: Nouvelle méthode de diagnostic diff. des tumeurs du mediastin par la cinédensigraphie. C.R. Acad. Sci. (Paris) **228**, 268 (1949).
MAGESTRETTI, M., et A. FINK: L'électrokymographie dans les cardiopathies congénitales et acquises. Acta cardiol. (Brux.) **11**, 5 (1956).
MARIOUS, O., u. P. ÖDMAN: Eletrokymographic observations in myxoma of the left atrium. Acta radiol. (Stockh.) **47**, 6 (1757).
MCKUSICK, V. A.: Chronic constrictive pericarditis I. Some clinical and laboratory observations. Bull. Johns Hopk. Hosp. **90**, 3 (1952a).
— Chronic constrictive pericarditis II. Electrokymographic studies and correlations with roentgenkymography, phonocardiography, and right ventricular pressure vurves. Bull. Johns Hopk. Hosp. **90**, 27 (1952b).
— The study of mitral regurgitation by roentgenkymography. Amer. J. Roentgenol. **71**, 961 (1954).
MUMMENTHALER, M.: La radio-électrokymographie et son application à l'étude des bruits de galop. Cardiologia (Basel) **26**, 6 (1955).

OPPENHEIMER, B. S., W. M. HITZIG and H. NEUHOF: Chronic. constrictive pericarditis. Medical and surgical aspects. J. Mt Sinai Hosp. **7**, 270 (1941).
PAPACHARALAMPOUS, N., u. H. U. ZOLLINGER: Morphologie und Pathogenese des subtotalen und totalen Coronarverschlusses. Schweiz. med. Wschr. **1953**, 859.
POZZI, L., P. GAMBACCINI e G. GIANNARDI: La fluorografia cardiopolmonare. Registratione e studio analitico dei tracciati fluorografici nel normale. Nunt. radiol (Firenze) **20**, 3 (1954).
REINDELL, H.: Diagnostik der Kreislauffrühschäden. Stuttgart 1949.
RIGLER, L. G., O. H. WANGENSTEIN and H. L. FRIEDELL: Roentgenkymograph in contrictive pericarditis. Amer. J. Roentgenol. **46**, 765 (1941).
RUDHE, U.: Electrokymography with special reference to valvular and infundibular stenosis. Acta radiol. (Stockh.) Suppl. 134 (1956).
SAMET, P., H. MEDNICK and J. SCHWEDEL: Electrokymographic studies of electrical and mechanical asynchronism in the cardiac cycle. Proc. first conference of electrokymography 1950, p. 83.
— — — Electrokymographic studies of the relationship between electrical and mechanical asynchronism in the cardiac cycle. Amer. Heart J. **39**, 841 (1950).
SCHAEDE, A., u. P. THURN: Zur röntgenologischen Diagnose der angeborenen Herzfehler mit vorspringendem Pulmonalisbogen. Fortschr. Röntgenstr. **76**, 306 (1952).
— — Röntgenologische Diagnose der angeborenen Herzfehler mit vorspringendem Pulmonalisbogen (Zyanotische Formen). Fortschr. Röntgenstr. **78**, 253 (1953).
SCHLEGEL, B.: Röntgenkymographische Untersuchungen des linken Vorhofs bei Lagewechsel. Z. Kreisl.-Forsch. **42**, 213 (1953).
SCHNEIDER, J., u. F. G. GILLICK: Elektrokymographie. Cardiologia (Basel) **14**, 110 (1949).
SIEDECK, H., R. WENGER u. E. GMACHL: Elektrokymographische Untersuchungen am kleinen Kreislauf. Verh. dtsch. Ges. Kreisl.-Forsch. **17**, 170 (1951).
STEHR, L.: Röntgenbeobachtung, Pathologie und Klinik des Panzerherzens. Z. klin. Med. **133**, 371 (1938).
STUMPF, P.: Die kontraktile Dysfunktion des Herzens im Kymogramm. Fortschr. Röntgenstr. **74**, 487 (1951).
— Kymographische Röntgendiagnostik zur Beurteilung des Herzens. Stuttgart 1951.
— H. H. WEBER u. G. A. WELTZ: Röntgenkymographische Bewegungslehre innerer Organe. Leipzig 1936.
SUSSMAN, M. L., and A. M. MASTER: The roentgenkymogram in myocardialinfarction. I. The abnormalities in left ventricular contraction. Amer. Heart J. **19**, 453 (1940).
TAHAN, P.: Electrokymography. S. Afr. med. J. **24**, 52 (1950).
— Electrokymography: A study of heart border motions in health and disease. Radiology **27**, 45 (1953).
TAHAN, R. J., and S. F. OOSTHUISEN: S. Afr. med. J. **27**, 1005 (1953).
THOYER-ROZAT, P., P. H. CODET et G. BONTE: L'étude radiokymographique de la configuration cardio-vasculaire et mediastinale. Ref. 4. Int. Radiol. Kongr., Zürich Juli 1934.
THURN, P.: Röntgenkymographische Befunde bei kongenitalen Herzfehlern. Fortschr. Röntgenstr. **74**, 151 (1951).
— Diagnose und Differentialdiagnose der Herzerkrankungen im Röntgenbild. In W. TESCHENDORF, Lehrbuch der röntgenologischen Differentialdiagnostik, 4. Aufl., Bd. I. Stuttgart 1957.
— Kymographie bei erworbenen und angeborenen Herzfehlern. Radiologe **3**, 259 (1963).
—, u. A. SCHAEDE: Zur röntgenologischen Diagnostik der angeborenen Herzfehler mit vorspringendem Pulmonalisbogen (Pseudoformen.) Fortschr. Röntgenstr. **79**, 476 (1953).
TUMMELEY, G.: Diss. Erlangen 1956.
VIETEN, H.: Die röntgendiagnostischen Darstellungs- und Untersuchungsmethoden. In Handbuch der Thoraxchirurgie, Bd. I, S. 463. Berlin-Göttingen-Heidelberg 1957.
WETTERER, E.: Quantitative Bestimmungen zwischen Stromstärke und Druck im natürlichen Kreislauf bei zeitlich variabler Elastizität des arteriellen Windkessels. Z. Biol. **100**, 260 (1940).
—, u. B. DEPPE: Vergleichende tierexperimentelle Untersuchungen zur physikalischen Schlagvolumbestimmung. Z. Biol. **99**, 307, 320 (1939).
WEZLER, K., u. A. BÖGER: Zur Mechanik der Aortenstenose. Naunyn-Schmiedeberg's Arch. exp. Path. Pharmak. **183**, H. 4/5 (1936).
—, u. W. SINN: Das Strömungsgesetz des Blutkreislaufs. Aulendorf: Ed. Cantor 1953.
WOOD, P.: Congenital heart diseases. A review of its clinical aspects in the light of experience gained by means of modern techniques. Brit. med. J. **1950 II**, 639.
— Pulmonary hypertension. Brit. med. Bull. **8**, 348 (1952).
ZDANSKY, E.: Röntgenologie des Herzens und der großen Gefäße, 2. Aufl. Wien: Springer 1949.
— Röntgendiagnostik. Ergebnisse 1952—1956. In SCHINZ u. Mitarb. Stuttgart: Georg Thieme 1957.
—, u. E. ELLINGER: Röntgenkymographische Untersuchungen am Herzen. Fortschr. Röntgenstr. **49**, 240 (1934).

V. Kontrastmitteldarstellung des Oesophagus in der Herzdiagnostik

Von

P. Thurn

Mit 17 Abbildungen

Die engen Lagebeziehungen zwischen Oesophagus und Aorta einerseits und Herzhinterwand andererseits machen es verständlich, daß Lage- und Lumenänderungen der Aorta sowie Vergrößerungen des Herzens im Bereich des linken Vorhofes den Oesophagusverlauf beeinflussen müssen. Dadurch bedingte Verlaufsänderungen der Speiseröhre sind röntgenologisch durch ihre Kontrastfüllung einwandfrei darstellbar und geben wichtige und oft eindeutige Hinweise für bestimmte angeborene oder erworbene Veränderungen im Bereich der Aorta und des Herzens. So werden durch die Kontrastuntersuchung des Oesophagus z. B. im Bereich des Aortenbogens und seiner Gefäße Anomalien faßbar, die mit keiner anderen gewöhnlichen röntgenologischen Methode zu erkennen sind. Dies trifft in gewisser Hinsicht auch für Vorwölbungen der Herzhinterwand, namentlich im Bereich des linken Vorhofes, zu. Aus diesen Gründen gehört eine Kontrastuntersuchung des Oesophagus zu einer ordnungsgemäßen röntgenologischen Herzuntersuchung.

1. Normaler Befund

Der thorakale Oesophagus, der hier nur von Interesse ist, erstreckt sich von der unteren Begrenzung des Hypopharynx unter zunehmender Entfernung von der Wirbelsäule (Abb. 4) bis zum Hiatus des linken Zwerchfelles. Er ist unter normalen Bedingungen in einem lockeren Bindegewebe verschieblich eingebaut. Seine Länge beträgt beim Erwachsenen 25—30 cm. Im oberen thorakalen Abschnitt liegt der Oesophagus direkt vor der Wirbelsäule und wird von der Trachea überlagert. Etwas weiter caudal weicht er etwas nach links ab und hat hier unmittelbaren Kontakt mit dem Aortenbogen. Direkt unterhalb der Trachealbifurkation kreuzt der Oesophagus den linken Hauptbronchus, der ventral vor ihm liegt. Fast geradlinig verläuft die Speiseröhre dann neben der links von ihr gelegenen Aorta descendens, um sich in Höhe des oberen bis mittleren Herzabschnittes zwischen Aorta descendens und Herzhinterwand zu schieben. Schließlich kreuzt der Oesophagus die dorsal von ihm gelegene Aorta descendens, so daß er im epiphrenischen Abschnitt links von dieser lokalisiert ist (Abb. 1). Da die Aorta descendens oberhalb des Zwerchfelles zwischen Wirbelsäule und Oesophagus gelegen ist, wird sein Abstand von der Wirbelsäule hier deutlicher als im kranialen Bereich (Abb. 4d).

Normalerweise finden sich am Oesophagus vier *physiologische Engen,* die röntgenologisch faßbar sind: 1. Ringknorpelenge, 2. Aortenbogenenge, 3. Bronchusenge, 4. Zwerchfellenge. Für die kardiologische Röntgenologie ist die Kenntnis der Aorten- und Bronchusenge, die besonders beim Erwachsenen markant sind, wichtig. Sie sind im Oesophagogramm an einer leichten Eindellung erkennbar (Abb. 1, 2, 3 und 4). Die oberste Impression ist die wichtigste und durch den normalerweise von rechts nach links kreuzenden Aortenbogen, d. h. seinen distalen Abschnitt, verursacht. Die zweite Impression, etwas tiefer gelegen und weniger konstant, ist durch den linken Hauptbronchus bedingt, der den Oesophagus an der Stelle, wo er diesen kreuzt, leicht komprimiert.

Für die genaue Beschreibung und röntgenologische Lokalisation von Veränderungen erscheint es nach dem Vorschlag von Segers und Brombart zweckmäßig, den Oesophagus für kardiologische Belange in verschiedene Segmente, die sich durch seine Lagebeziehung zu den Nachbarorganen ergeben, zu unterteilen (Abb. 1).

1. Das *Tracheal- bzw. supraaortale Segment* erstreckt sich zwischen unterem Rand des Ringknorpels und der oberen Begrenzung des Aortenbogens etwa vom 6. Halswirbel bis zum 4. Brustwirbel. Im unteren Abschnitt dieses Segmentes haben die Gefäße des Aortenbogens Kontakt mit dem Oesophagus. Ursprungs- und Verlaufsanomalien sowie Aneurysmen der Halsgefäße manifestieren sich durch Verlagerungen und Impressionen des Oesophagus in diesem Segment.

2. Das *Aortenbogensegment* entspricht dem Oesophagusabschnitt, der vom Aortenbogen gekreuzt wird. Es hat normalerweise eine Länge von 2—3 cm, die dem Durch-

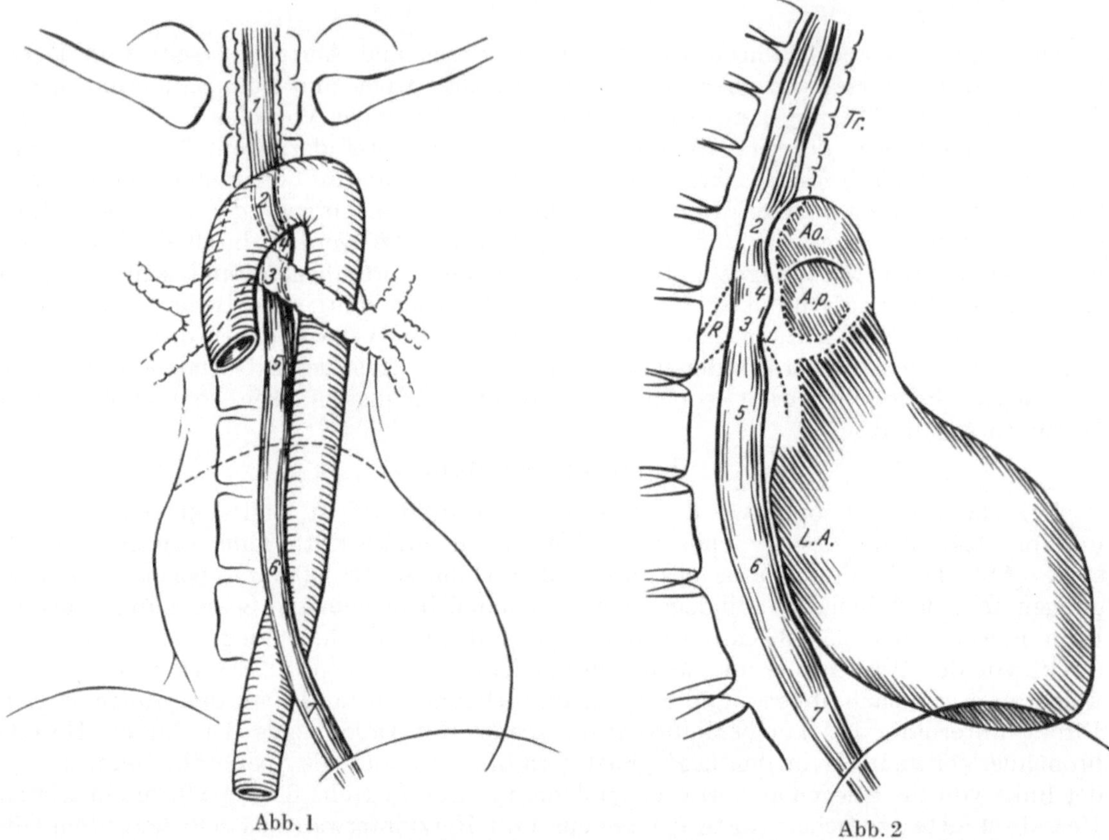

Abb. 1. Schematische Darstellung der Oesophagussegmente im dorsoventralen Bild. (Nach SEGERS u. BROMBART.) *1* Trachealsegment; *2* Aortenbogensegment mit Aortenbogenimpression; *3* Bronchialsegment mit Bronchusimpression; *4* Dreieck zwischen Aortenbogen und linkem Hauptbronchus; *5* Interbronchialsegment; *6* retrokardiales Segment; *7* epiphrenisches Segment

Abb. 2. Schematische Darstellung der Oesophagussegmente im rechten vorderen Schrägbild. (Nach SEGERS u. BROMBART.) Numerierung der Segmente wie in Abb. 1. Die Vorderwand des Oesophagus hat in dieser Position Kontakt mit der Trachea (*Tr*), dem Aortenbogen (*Ao*), dem linken Hauptbronchus (*L*) und dem linken Vorhof (*LA*)

messer des Aortenbogenlumens entspricht. In dieser Höhe erfährt der Oesophagus eine umschriebene Eindellung seiner Wand. Bei normaler Lage und Verlauf des Aortenbogens sieht man im dorsoventralen Bild eine leichte Eindellung der linken Kontur (Abb. 4a), der im rechten vorderen Schrägbild eine geringe Impression von vorne (Abb. 4b) und im linken vorderen Schrägbild von hinten entspricht (Abb. 4d). Es besteht also in Höhe des Aortenbogens eine halbkreisförmige Eindellung der linken Oesophaguswand. Bei Erwachsenen und normaler Lage des Arcus aortae ist die Impression der linken Oesophaguswand immer vorhanden. Ihr Fehlen auf der linken Seite weist auf eine

Lageanomalie des Aortenbogens hin (z. B. Dextroposition). Bei Säuglingen oder Kleinkindern ist dagegen entsprechend dem engeren Lumen des Arcus aortae diese Impression weniger deutlich und wird manchmal erst im rechten vorderen Schrägbild sichtbar. Ihre Abwesenheit im dorsoventralen Oesophagogramm ist im Gegensatz zum Erwachsenen noch kein Beweis für eine abnorme Lage des Aortenbogens. Dies kann manchmal erst in den schrägen Positionen entschieden werden. Bei älteren Menschen mit einer Sklerose und Dilatation der Aorta ist die Arcusimpression am Oesophagus besonders stark ausgeprägt. Durch eine im hohen Alter bestehende bindegewebige Fixierung zwischen Oesophagus und Aorta folgt die linke Wand des Oesophagus der Aortenwand an der Unterseite des Bogens, so daß eine divertikelartige Ausbuchtung entsteht (FLEISCHNER, HÜLNHAGEN), die nicht mit einem echten Divertikel verwechselt werden darf.

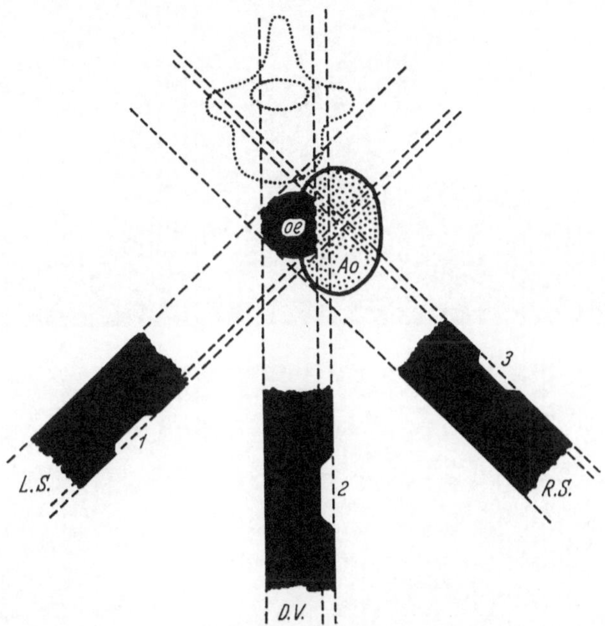

Abb. 3. Schematische Darstellung der Aortenbogenimpression am Oesophagus in linker Schrägstellung (*1*), dorsoventraler Position (*2*) und rechter Schrägstellung (*3*). (Nach SEGERS u. BROMBART.) Oben Horizontalschnitt durch die Aorta, den Oesophagus und einen Wirbel. Im Laufe der zweiten Lebenshälfte wird etwa der halbe Durchmesser des Oesophagus von der Aorta umgriffen. Es wird dann im dorsoventralen Bild die Impression an der linken Oesophagusflanke (*2*), im rechten Schrägbild (*3*) an der linken vorderen Oesophagusflanke und im linken Schrägbild (*1*) an der linken hinteren Oesophagusflanke sichtbar. Bei jungen Menschen ist die Eindellung weniger deutlich, so daß die Impression nur im dorsoventralen und rechten Schrägbild sichtbar wird. Beim Kind tritt die Aorta mit der linken Vorderfläche des Oesophagus in Berührung, ohne aber die linke laterale oder die linke hintere Oesophagusfläche einzudellen; die Impression des Aortenbogens wird dann nur im rechten Schrägbild deutlich. Form und Richtung der Impression sind in allen Fällen verändert, in denen die Aorta oder der Oesophagus verlagert ist

3. Das *bronchiale Segment* ist in Höhe der Trachealbifurkation unterhalb des Aortenbogens gelegen. Der linke Hauptbronchus liegt hier unmittelbar vor dem Oesophagus. Der Abdruck des Bronchus ist beim Erwachsenen im dorsoventralen Bild (Abb. 5) gewöhnlich an einer umschriebenen leichten Eindellung der Vorderwand des Oesophagus, die im rechten Schrägbild (Abb. 4b) an der linken vorderen Kontur deutlicher ist, zu erkennen. Die Richtung der Impression entspricht dem Bronchusverlauf etwas schräg von rechts oben nach links unten. Sie kann markanter werden, wenn der linke Hauptbronchus nach hinten verdrängt wird, z. B. durch die erweiterte Pulmonalarterie oder sehr selten durch den dilatierten und nach oben ausgedehnten linken Vorhof. Die dilatierte Pulmonalis wird dann im rechten Schrägbild vor dem linken Hauptbronchus

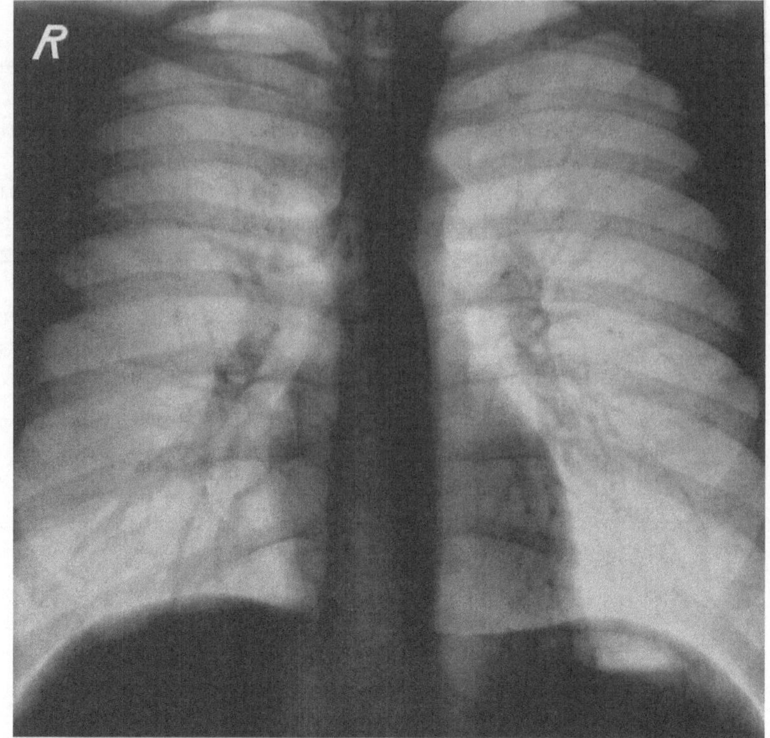

a

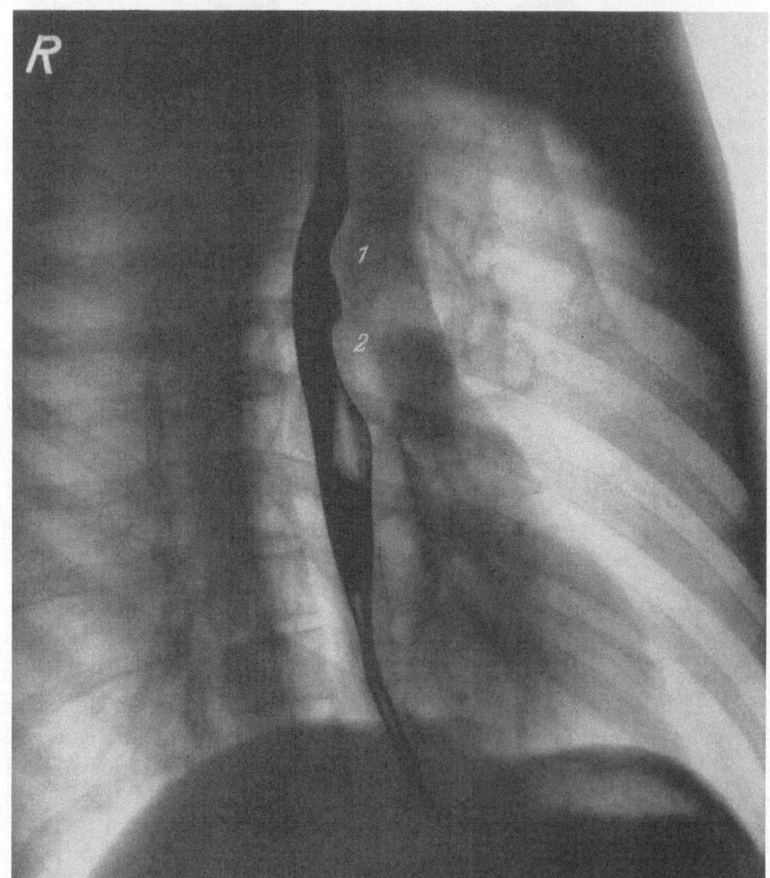

b

Abb. 4a—d. Oesophagusverlauf bei normalem Herz- und Aortenbefund. Hartstrahlaufnahmen. a Dorsoventrales Bild. Oesophagusimpression in Höhe des Aortenbogens und des linken Hauptbronchus. b Rechtes

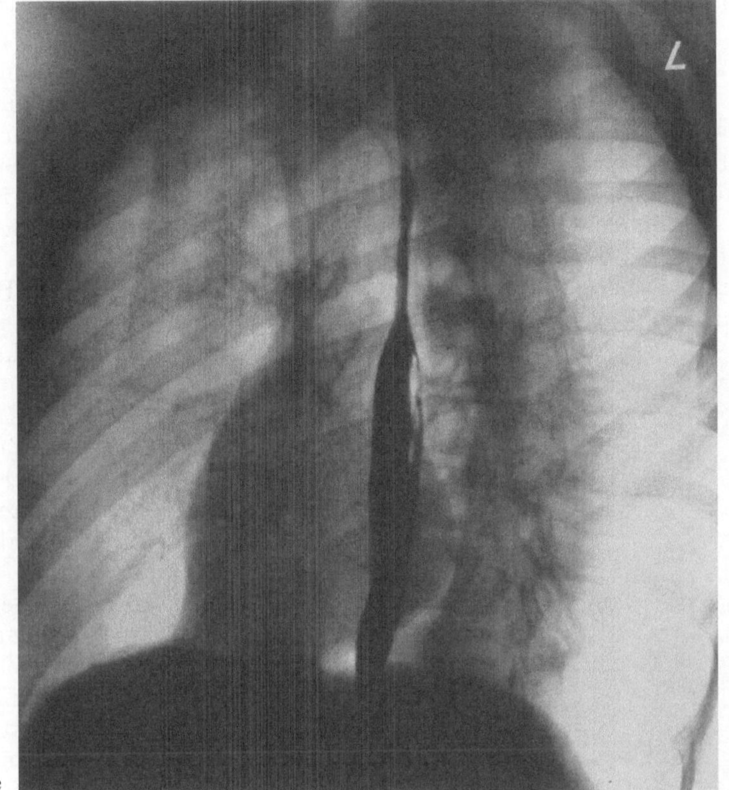

c

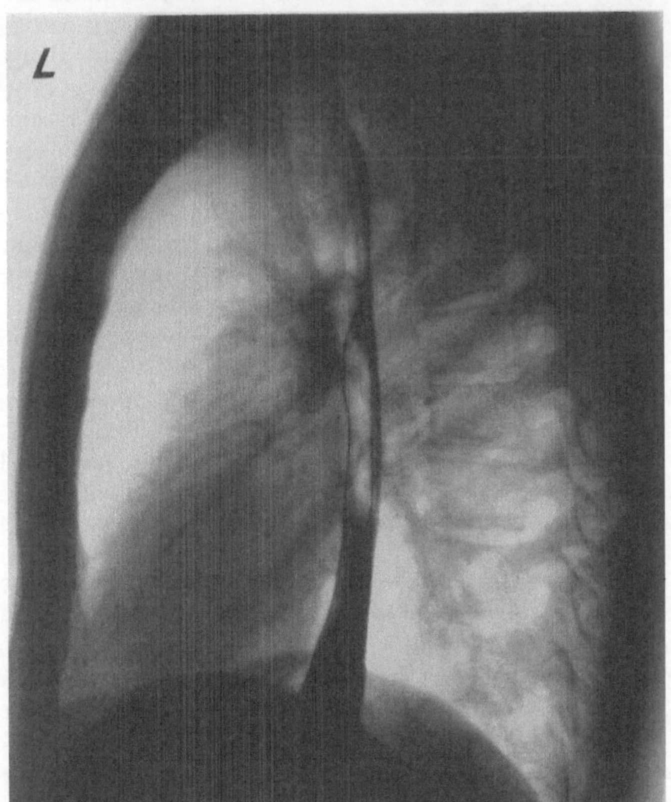

d

vorderes Schrägbild. Impression der Oesophagusvorderwand durch den Aortenbogen (*1*) und den linken Hauptbronchus (*2*). c Linkes vorderes Schrägbild. d Linkes Seitenbild

abgrenzbar. Eine verstärkte Impression durch den Hauptbronchus kann also ein indirekter Beweis für eine Dilatation der Pulmonalarterie sein, wenn ein vergrößerter linker Vorhof als Ursache auszuschließen ist. Sowohl im dorsoventralen Bild als auch in den schrägen Bildern wird die Ursache der Bronchusimpression an einer umschriebenen Aufhellung in Höhe der Eindellung nachweisbar. Dies ist wichtig, weil in der gleichen Region kleinere Eindellungen in der Oesophaguswand, z. B. durch dilatierte Bronchialarterien vorkommen, bei denen die Bronchusaufhellung fehlt.

4. Das Dreieck zwischen unterem Rand des Aortenbogens und linkem Hauptbronchus weist für die Kardiologie keine interessierenden Besonderheiten auf. In ihm sind allerdings häufig Oesophagusdivertikel lokalisiert (PANNHORST).

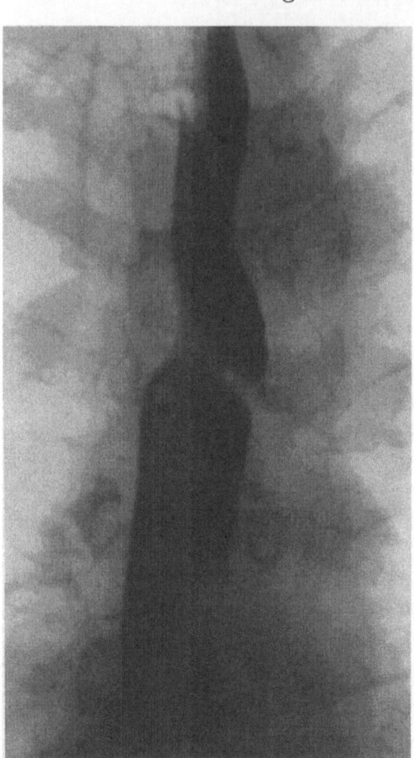

Abb. 5. Oesophagusimpression durch den linken Hauptbronchus. Die Impression ist unterhalb des Aortenbogens gelegen

5. Das *interbronchiale Segment* erstreckt sich zwischen dem unteren Rand der Bifurkation und dem oberen Rand des linken Vorhofes. Der Oesophagus liegt hier zwischen der Gabel des linken und rechten Hauptbronchus. Erweiterte Bronchialarterien, z. B. bei angeborenen Herzfehlern mit vermindertem Lungendurchfluß, führen in diesem Segment zu umschriebenen Impressionen am Oesophagus, die besonders in den schrägen Positionen sichtbar werden. Vorne rechts gewinnt der Oesophagus in dieser Höhe Kontakt mit der rechten A. pulmonalis (PARKINSON u. BEDFORD; GRAY; SEGERS u. BROMBART). Der hintere linke Rand der Speiseröhre steht in Verbindung mit dem vorderen rechten Rand der Aorta descendens. Eine umschriebene Erweiterung dieses Aortenabschnittes wird im dorsoventralen Bild als Eindellung der linken und im linken vorderen Schrägbild der linken hinteren Oesophagusflanke nachweisbar. In anderen Fällen gehen ausgeprägte und generalisierte Dilatationen der Aorta descendens mit einer Verlagerung des Oesophagus parallel, die nach rechts und links erfolgen kann. Bei lockerem Bindegewebe kann diese Oesophagusverlagerung, z. B. bei der Atmung, einen Seitenwechsel zeigen, indem die Speiseröhre gewissermaßen nach seitlich über die Aorta abrutscht. Da im höheren Alter offensichtlich eine stärkere bindegewebige Fixation zwischen Aorta und Oesophagus besteht, folgt dieser den Verlagerungen einer stärker geschwungenen oder geschlängelten Aorta descendens. Es kann dann im Seitenbild unterhalb des Arcus aortae eine Dorsalverlagerung des Oesophagus nachweisbar sein (Abb. 15b und 17). Diese ist ausschließlich durch die vermehrte Krümmung der Aorta descendens, die den Oesophagus nach hinten verzieht, bedingt.

6. Das *retrokardiale Segment* des Oesophagus steht an der vorderen oberen Fläche mit dem linken Vorhof und im unteren Abschnitt mit dem linken Ventrikel in Berührung. Das Studium dieses Abschnittes (Retrokard) ist für den röntgenologischen Nachweis einer Vergrößerung des linken Vorhofes, der den Oesophagus nach hinten, rechts und seltener links verlagert, sehr wichtig. Dagegen beeinflußt der linke Ventrikel den Oesophagusverlauf nicht. An der Hinterfläche hat die Aorta descendens Kontakt mit der Speiseröhre. Sie kreuzt diese dorsal von links oben nach rechts unten. Erweiterungen der Aorta in diesem Bereich führen daher neben einer Seitenverlagerung zu einer Verdrängung des Oesophagus nach vorne.

7. Das *epiphrenische Segment* ist der letzte Oesophagusabschnitt zwischen Herz und Zwerchfell. Die Speiseröhre verläuft hier etwas schräg nach vorne und links. Zwischen

Herz und Oesophagus besteht an dieser Stelle normalerweise keine enge Verbindung mehr. Wichtig ist aber der Kontakt der hinteren Oesophagusfläche mit dem unteren vorderen Abschnitt der thorakalen Aorta descendens, die bei Erweiterung die Speiseröhre nach vorne verlagert (Abb. 15b und 17). Zu beachten ist auch, daß bei normaler Größe des Herzens bzw. der Ventrikel sich in diesem Abschnitt zwischen Oesophagushinterwand und Wirbelsäule im Seitenbild ein freier Raum findet, der vom Herzschatten nicht verdeckt wird. Eine Ausfüllung dieses Raumes ist entweder durch den vergrößerten linken Ventrikel oder durch eine hochgradige Dilatation des rechten Ventrikels, der dann den linken nach hinten verdrängt, verursacht.

2. Untersuchungstechnik

Die Kontrastuntersuchung des Oesophagus kann für kardiologische Belange wie allgemein entweder durch Übersichtsaufnahmen mit Buckyblende in den 4 Standardprojektionen (dorsoventrales, rechtes Schräg-, linkes Schräg-, linkes Seitenbild) oder am Zielgerät unter rotierender Durchleuchtungskontrolle durchgeführt werden. Die Durchleuchtung hat den Vorzug, eventuell flüchtige Passagestörungen zu erkennen. In jedem Falle sind auch bei der Durchleuchtung Abweichungen vom Normalbefund durch Aufnahmen in den günstigsten Positionen zu fixieren. Als Kontrastmittel wird eine dickflüssige Bariumpaste verwandt, die schluckweise zu trinken ist. Bei ungezielten Übersichtsaufnahmen mit Buckyblende ist die Aufnahme wenige Sekunden nach dem Schluckakt zu machen, weil bei früherer Exposition nur der obere Oesophagus dargestellt wird.

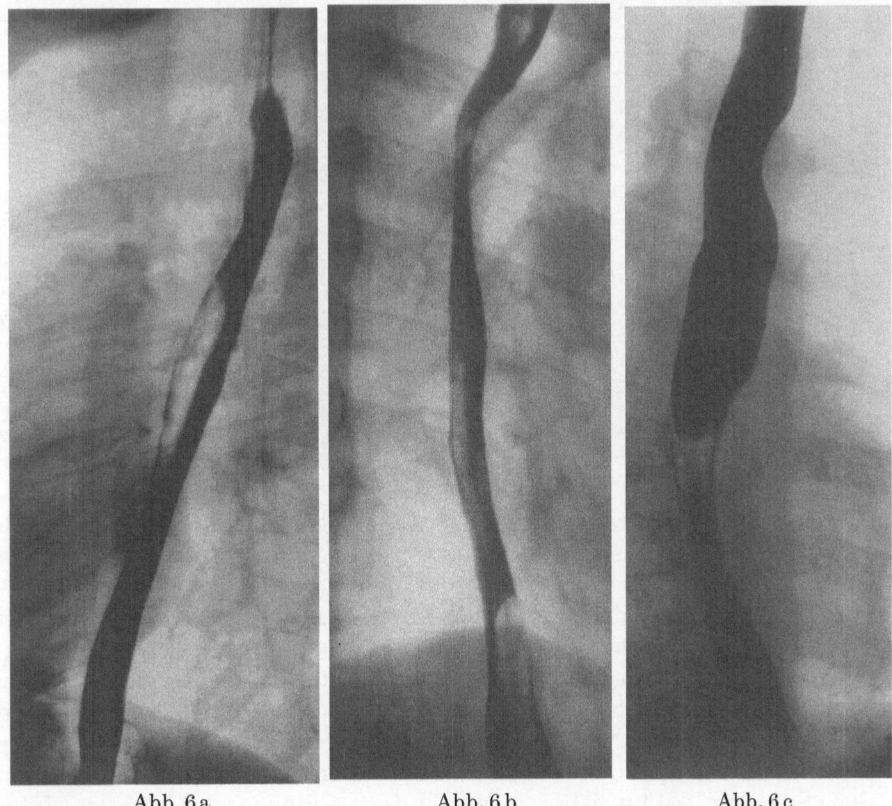

Abb. 6a Abb. 6b Abb. 6c

Abb. 6a—g. Normaler Oesophagusverlauf. a u. b Im Stehen und in Inspiration (a linkes Seitenbild, b rechtes vorderes Schrägbild). Keine Verlagerung des Oesophagus in Höhe des linken Vorhofes nach hinten. c—e Im Liegen und in Inspiration (c Dorsoventralbild, d rechtes Schrägbild, e linkes Seitenbild). Seitliche Verlagerung des Oesophagus nach rechts und hinten bei normal großem linken Vorhof. f u. g Im Stehen und in Exspiration (f linkes Seitenbild, g rechtes Schrägbild). Verlagerung des Oesophagus nach hinten in Höhe des normal großen linken Vorhofes

Im dorsoventralen Übersichtsbild wird der kontrastgefüllte Oesophagus im Herzschatten nur bei Hartstrahltechnik abgrenzbar. Diese Technik ist auch für die schrägen und seitlichen Bilder vorteilhaft, weil sich der Aortenverlauf besser abgrenzt. In der Herzdiagnostik soll man es sich zur Regel machen, Seiten- und Schrägbilder gleichzeitig mit einer Beschlagfüllung des Oesophagus anzufertigen. Dadurch wird die räumliche Beurteilung des Herzens nicht behindert, vielmehr im Bereich der Herzhinterfläche erleichtert.

Position des Patienten. Wenn der Zustand des Patienten es erlaubt, wird die Kontrastuntersuchung des Oesophagus, im Gegensatz zu anderen Fragestellungen, in der kardiologischen Röntgenologie gewöhnlich im Stehen durchgeführt. Dies ist deshalb

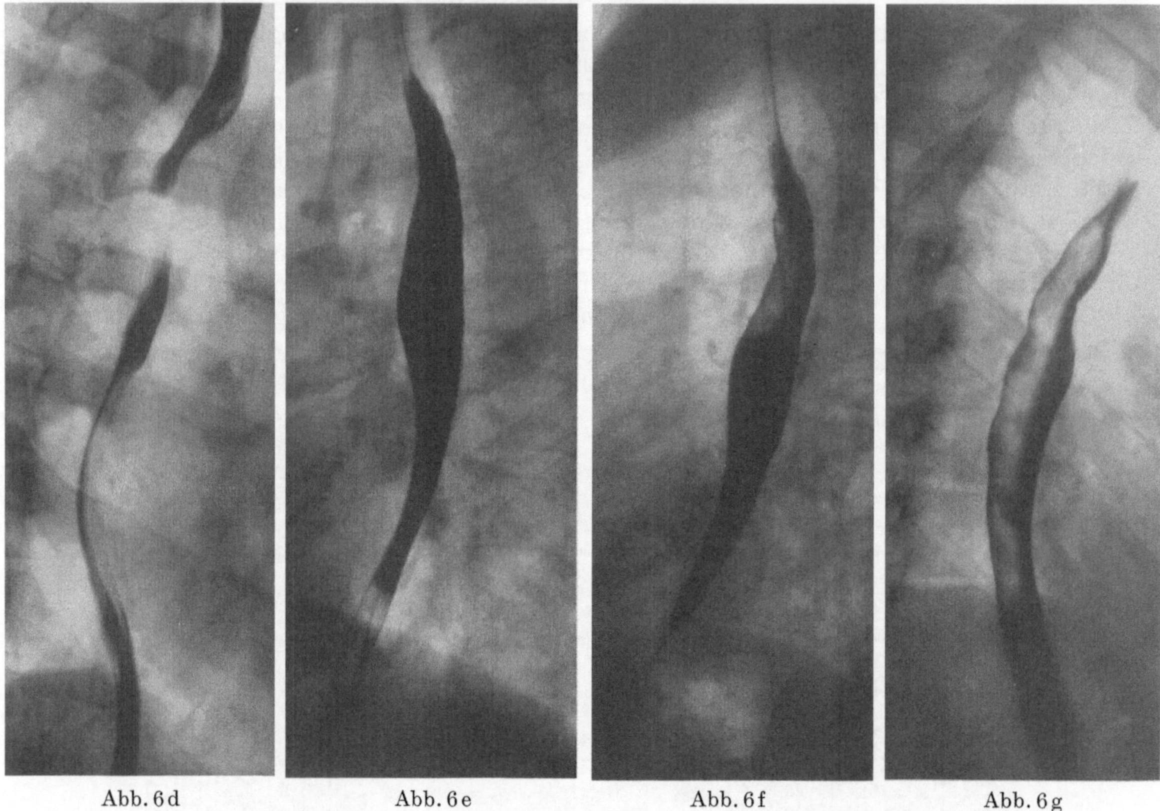

Abb. 6d Abb. 6e Abb. 6f Abb. 6g

notwendig, weil im Stehen Kranial- und Dorsalverlagerungen des Herzens oder Stauchungen des Gefäßbandes, wie sie sowohl durch die Lageänderung des Herzens im Liegen als auch durch den meist höheren Zwerchfellstand vorkommen, ausgeschaltet werden. Von verschiedenen Autoren (MORITZ; LARSSON u. KJELLBERG; KJELLBERG; ZDANSKY; SCHORR, DREYFUSS u. SCHWARTZ; SEGERS, MEYERS, TENZER u. UYTTERHOEVEN; HABBE; SCHORR, DREYFUSS u. FRÄNKEL) ist aber, namentlich für den Nachweis der Vergrößerung des linken Vorhofes, die Kontrastuntersuchung der Speiseröhre im Liegen angegeben worden. Im Liegen soll eine Vergrößerung des linken Vorhofes früher, sicherer und deutlicher als im Stehen an der Dorsal- oder Seitenverlagerung des Oesophagus im retrokardialen Segment nachweisbar sein. Untersuchungen der letzten Jahre haben aber gezeigt (NICE u. HALL; MUSSHOFF u. REINDELL; THURN), daß auch beim herzgesunden Menschen, ohne klinische Ursache für eine Vergrößerung des linken Vorhofes, im Liegen sowohl eine Seitenverlagerung nach rechts als auch eine umschriebene retrokardiale Dorsalverlagerung des Oesophagus relativ häufig nachzuweisen ist (Abb. 6c—e). Dies hat folgende Gründe: 1. ist im Liegen der linke Vorhof infolge eines vermehrten venösen Rückflusses stärker gefüllt; 2. fällt das Herz in Rückenlage etwas nach hinten; 3. wird durch den meist höheren Zwerchfellstand trotz Inspiration das Herz im Liegen zusätzlich nach hinten verlagert. Verlagerungen des Oesophagus im Liegen im retrokardialen Segment sind demnach nicht beweisend für eine Vergrößerung des linken Vorhofes, wenn der Oesophagusverlauf im Stehen unauffällig ist. Auch können markante Verlagerungen im Liegen, die sich im Stehen eben andeuten, nur dann als Zeichen einer Vergößerung des linken Vorhofes gewertet werden, wenn die klinischen Befunde dafür einen Anhalt bieten. Röntgenologisch allein ist somit nur eine deutliche und umschriebene retrokardiale Dorsal- und Seitenverlagerung des Oesophagus im Stehen beweisend für

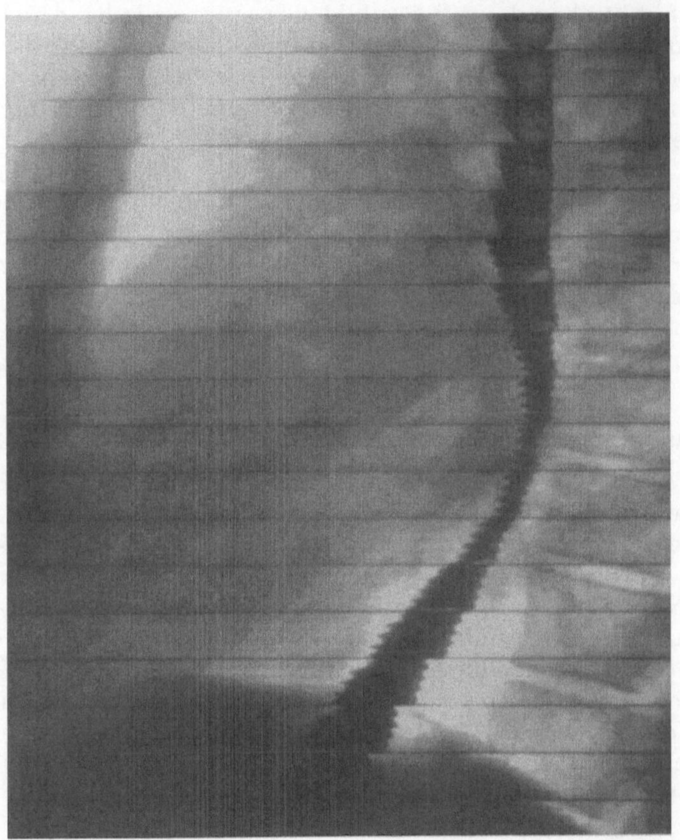

Abb. 7. Oesophagokymogramm bei Mitralfehler. Geringe Lageverschiebung der Herzhinterwand bei der Herzaktion. Normale Peristaltik des Oesophagus. Dorsalverdrängung des Oesophagus in Höhe des vergrößerten linken Vorhofes

die Vergrößerung des linken Vorhofes. Da bei klinisch manifesten Mitralfehlern die Oesophagusverlagerung durch den linken Vorhof im Stehen fast regelmäßig nachzuweisen ist, erübrigt sich in dieser Fragestellung die Untersuchung im Liegen.

Im Bereich des Aortenbogens bzw. im Segment oberhalb sind Oesophagusverlagerungen ebenfalls im Stehen meist zu erkennen. Sie können aber infolge der schnellen Passage des Kontrastmittels flüchtig sein und dem Nachweis leicht entgehen. Demnach ergibt z. B. bei der Suche nach Verlaufsanomalien der Halsgefäße beim Erwachsenen und vor allem bei Kindern oder zur Lagebestimmung des Aortenbogens bei Kindern die Untersuchung im Liegen oft erst ein positives Resultat.

Des weiteren ist die *Atemphase* zu beachten. In tiefer Exspiration oder bei Zwerchfellhochstand aus anderen Ursachen wird der Oesophagus stärker nach hinten abgedrängt (Segers, Brombart u. Laurent), so daß er retrokardial schon beim normalen Herzen eine Dorsalverlagerung aufweisen kann (Abb. 6f und g). Diese erstreckt sich dann manchmal bis zum Zwerchfell und ist nicht nur auf den Bereich des linken Vorhofes begrenzt. Sie beruht auf der Verlagerung des Herzens nach hinten und entspricht nicht einer Vergrößerung des linken Vorhofes. Dagegen wird in tiefer Inspiration der Oesophagus gestreckt und verläuft ohne Ausbiegung an der Herzhinterwand (Abb. 6a und b). Es ist also nur die retrokardiale Ausladung der Speiseröhre in *Inspiration* für die Vergrößerung des linken Vorhofes beweisend (Abb. 13). Zudem bietet die Inspirationsaufnahme den Vorteil, daß man sowohl den dorsalen epiphrenischen Herzabschnitt (linker Ventrikel) als auch den Oesophagus in diesem Bereich übersehen kann. Eine Oesophagusverlagerung durch den linken Vorhof ist nämlich auf den mittleren Herzabschnitt beschränkt, während im Seitenbild der epiphrenische Abschnitt der Speiseröhre auch bei einer Dilatation des linken Vorhofes etwas nach ventral verläuft. Vereinzelt kann es bei der Atmung zu einem Seitenwechsel einer Oesophagusverlagerung durch den dilatierten linken Vorhof von rechts nach links oder umgekehrt kommen, ohne daß sich hieraus klinische Konsequenzen ergeben.

Die *Peristaltik* beeinflußt die Oesophaguskonturen. Sie kann besonders bei der Suche nach Gefäßimpressionen störend sein, weil leichte Eindellungen der Oesophaguswand durch die ablaufende Peristaltik verschwinden können. Es ist daher ratsam, Aufnahmen zum Nachweis von Gefäßimpressionen nach dem Schlucken anzufertigen. Diese sind auf Beschlagbildern manchmal deutlicher als bei der Prallfüllung. Oesophagusverlagerungen durch die Aorta oder den linken Vorhof werden von der Peristaltik nicht beeinflußt, sie sind bei Prallfüllungsaufnahmen genau so ausgesprochen wie auf Beschlagbildern (Abb. 7).

3. Veränderungen des Oesophagus in den verschiedenen Aufnahmepositionen

Das *dorsoventrale Bild*, das oft vernachlässigt wird, ist für den Nachweis von Seitenverlagerungen und Kompressionen des Oesophagus wichtig oder sogar ausschlaggebend. Die Interpretation des dorsoventralen Oesophagogrammes verlangt neben der Beachtung des Herzbefundes die Berücksichtigung von Veränderungen der Aorta, des Mediastinums und der Lunge. Nur dann ist eine ätiologische Deutung der Oesophagusbefunde möglich.

Im supraaortalen Segment sind Veränderungen am Oesophagus durch die Arcusgefäße bedingt. Eine beetförmige Eindellung unmittelbar oberhalb oder noch in Höhe des Aortenbogens, die von links unten nach rechts oben oder fast horizontal verläuft, ist durch eine Ursprungs- und Verlaufsanomalie der A. subclavia dextra (BAYFORD; HOLZAPFEL; COBEY; GOLDBLOOM; SPESCHILOW; ANSON; KOMMERELL; DAHM; COPLEMAN; STAUFFER u. POTE; DALTON u. ALEXANDER; BREAN u. NEUHAUSER; RAVELLI; ZDANSKY; FELSON, COHEN, COURTER u. MCGUIRE; WAGNER u. PRICE; RAPHAEL, SCHNABEL u. LEOPOLD; PATTINSON) bzw. seltener des Truncus brachiocephalicus verursacht (Abb. 8). Diese Gefäße entspringen dann, im Gegensatz zum Normalzustand, am weitesten links aus dem Aortenbogen oder sogar aus dem Anfangsteil der Aorta descendens. Um auf die rechte Seite zu gelangen, müssen sie den Oesophagus kreuzen. Man bezeichnet diesen Zustand seit langem, zumal bei Schluckstörungen, als „Dysphagia lusoria", was aber nichts über die anatomischen Gegebenheiten aussagt. Die Gefäßkreuzung erfolgt meist retrooesophageal, seltener vor dem Oesophagus (NEUHAUSER; SEGERS u. BROMBART; SCHMIDT; POKER, FINBY u. STEINBERG), was durch Aufnahmen in rechter Schrägstellung (Abb. 8b) oder im Seitenbild zu klären ist. In den Fällen, in denen das Gefäß vor der Trachea nach rechts kreuzt, ist der Oesophagusbefund unauffällig. Bei einer ausgeprägten Rechtslage des Aortenbogens müssen die linksseitigen Halsgefäße Oesophagus und Trachea kreuzen (HANKE). Dies erfolgt meist vor der Trachea und wird dann im Oesophagogramm nicht faßbar. Verläuft dagegen die linke A. subclavia oder bei einem Arcus aortae dexter ein linksseitiger Truncus brachiocephalicus prä- oder retrooesophageal von rechts nach links, so entsteht eine Impression am Oesophagus, die von rechts nach links oben gerichtet ist. Der gleichzeitige Nachweis des Aortenbogens auf der rechten Seite klärt die Situation. Auch besteht bei einem doppelten Aortenbogen die Möglichkeit, daß die Gefäße nur aus dem Arcus einer Seite entspringen. Die kontralateralen Gefäße müssen dann wiederum Trachea oder Oesophagus kreuzen, so daß oberhalb der beidseitigen Aortenimpression eine Eindellung am Oesophagus von rechts nach links oben oder umgekehrt vorkommen kann. Die Entscheidung, ob das kreuzende Gefäß ganz allgemein der A. subclavia oder dem Truncus brachiocephalicus entspricht, ist im Oesophagogramm nicht zu fällen. Hier ist eine Kontrastfüllung des Aortenbogens erforderlich (GROSSE-BROCKHOFF, LOTZKES, SCHAEDE u. THURN). In den meisten Fällen, vor allem bei Verlaufsanomalien der rechtsseitigen Gefäße, entspricht die Oesophagusimpression unmittelbar oberhalb oder noch in Höhe des Aortenbogens der am weitesten links entspringenden A. subclavia

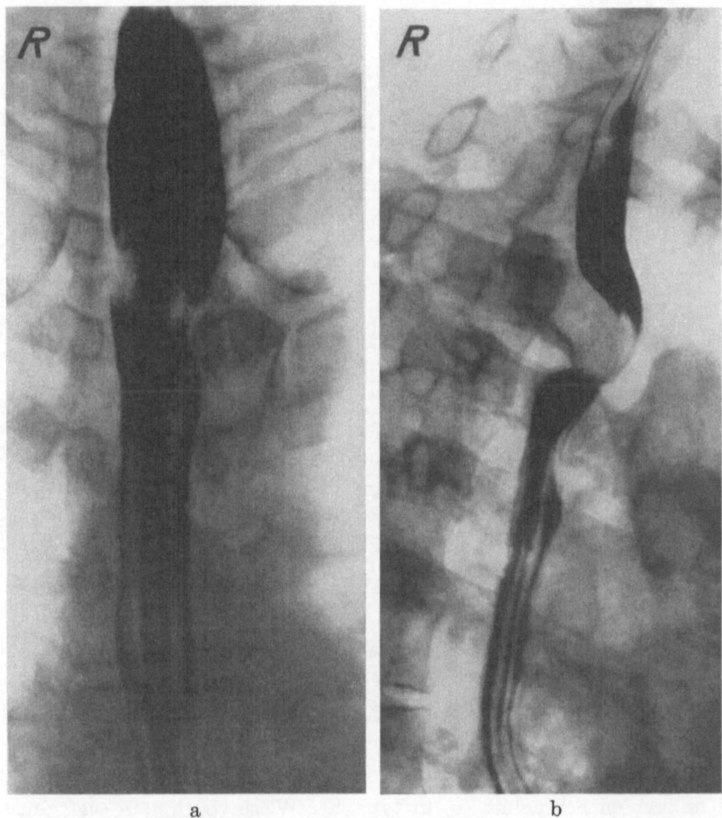

Abb. 8a u. b. Typische Oesophagusimpression bei links entspringender und retrooesophageal kreuzender A. subclavia dextra. Impression an der Oesophagushinterwand im rechten Schrägbild (b)

dextra. Klinisch ist dieser Befund meist bedeutungslos. Schluckbeschwerden sind selbst in höherem Alter selten. Ursprungs- und Verlaufsanomalien der Arcusgefäße kommen isoliert und häufiger in Kombination mit angeborenen Herzfehlern vor.

Des weiteren können im dorsoventralen Bild Aneurysmen im intrathorakalen Bereich der Halsgefäße (HALSTED u. REID; WRIGHT-SMITH; GRAHAM; LINDSKOG u. HOWES; KAMPMEIER; EDEN; MCFEE; STEINBERG u. DOTTER; TEMPLE; DANIEL; IMLER, HAYME u. STOWELL; ERMAN; STEINBERG; RICHARDS u. ELLIOTT) zu Oesophagusverlagerungen und -kompressionen führen. Die Richtung der Verlagerung ist der Lage des Aneurysmas entgegengerichtet. Ihre Höhenausdehnung ist größer als bei normalen Gefäßverläufen. Da mediastinaleTumoren zu gleichartigen Oesophagusveränderungen führen können, ist eine exakte Trennung zwischen Mediastinaltumor und Aneurysma der Halsgefäße oft nur angiokardiographisch oder im Aortogramm möglich.

Im *Aortenbogensegment* ist im dorsoventralen Bild die Eindellung der linken Oesophagusflanke (Abb. 4a) regelmäßig durch den linksseitigen distalen Abschnitt des Arcus aortae bedingt. Nur bei Säuglingen kann sie fehlen. Durch die gleichzeitige Kontrastfüllung des Oesophagus läßt sich auf 2 m-Aufnahmen die Weite der Aorta im Bogenbereich messen (KREUZFUCHS). Es entspricht die linke Oesophaguswand der rechten Begrenzung der Aorta. Die horizontale Verbindung des äußersten Punktes der Oesophagusimpression (linke Oesophagusflanke) mit dem seitlichsten linken Punkt des Aortenknopfes ergibt ein brauchbares Maß für den Aortendurchmesser im Bogenbereich. Voraussetzung ist allerdings, daß der Aortenbogen orthograd getroffen ist, d. h. die beiden Markierungspunkte der Verbindungslinie müssen auf einer horizontalen Ebene liegen. Nach Abzug von rund 2—3 mm für die Aortenwand schwankt die Aortenweite normalerweise zwischen 20—30 mm.

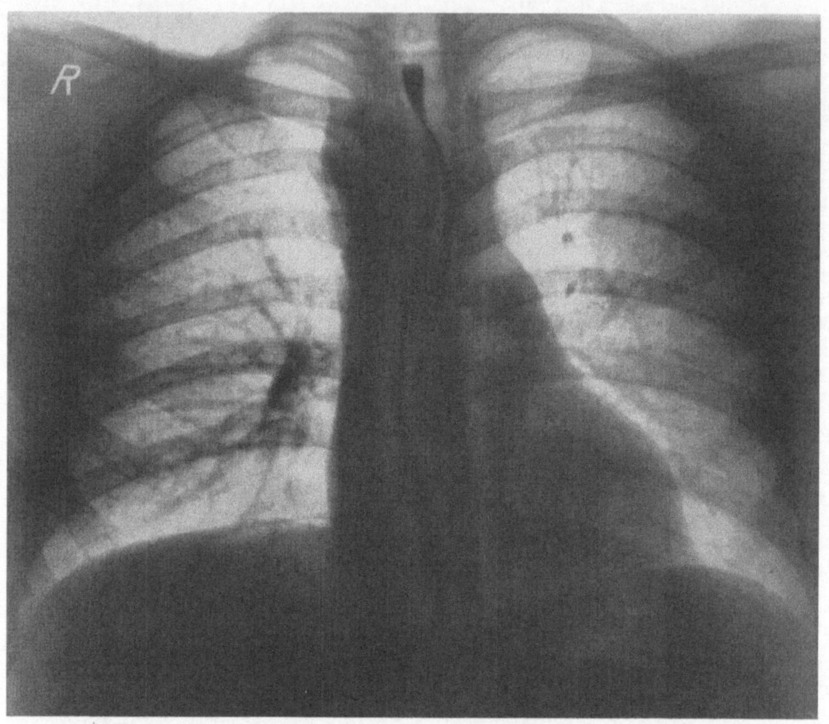

Abb. 9a

Abb. 9a u. b. Arcus aortae dexter circumflexus. Im Dorsoventralbild (a) Impression des Oesophagus von rechts und im rechten Schrägbild (b) in typischer Weise von hinten (vgl. mit Abb. 4b)

Eine Impression des Oesophagus von rechts verursacht im Aortenbogensegment der *Arcus aortae dexter* (SPRONG u. CUTLER; MARDERSTEIG; BIEDERMANN; SPRAGUE, ERNLUND u. ALBRIGHT; ASSMANN; KUHLMANN; BEDFORD u. PARKINSON; FRAY; GARLAND; GÜNSEL; HANKE; GEFFERTH; EISEN; EIBACH; HALPERT, SNODDY, BOHAN u. FREEDE; SEGERS u. BROMBART; FRANKE; GROSS; SCHMIDT) (Abb. 9a). Der einfache Typ dieser Lageanomalie, bei der die Aorta rechts absteigt, führt lediglich im dorsoventralen Bild zu einer Verlagerung des Oesophagus nach links, während das rechte Schrägbild einen unauffälligen Verlauf der Speiseröhre zeigt. Es fehlt aber in dieser Position die normale Oesophaguseindellung von vorne. Im linken Schrägbild wird im Gegensatz zum normalen Befund eine leichte Eindellung der vorderen Oesophagusflanke sichtbar. Das Oesophagogramm ist für den Nachweis des rechtsseitigen Aortenbogens oft ausschlaggebend. Dies trifft besonders für Kinder zu, weil hier der Aortenbogen den Wirbelsäulenschatten nicht überragt. Auch beim Erwachsenen führt der Arcus aortae dexter im Nativbild nicht immer zu einer Vorwölbung nach rechts, während die Eindellung der rechten Oesophagusflanke regelmäßig nachweisbar ist. Da ein rechtsseitiger Aortenbogen namentlich bei einer Dilatation die obere Hohlvene nach rechts verlagert, kann die Verbreiterung des Mediastinalschattens irrtümlich als Tumor angesehen werden was im Oesophagogramm durch die typischen Arcusimpressionen auszuschließen ist. Indirekt weist die Abwesenheit des Aortenbogens auf der linken Seite — auch oder gerade bei einer Verbreiterung des oberen Mediastinums nach rechts — auf eine rechtsseitige Lage hin. Wenn am Oesophagus neben der Eindellung der rechten Flanke gleichzeitig im rechten Schrägbild oder im Seitenbild eine sehr markante Verlagerung nach vorne (Abb. 9b) sichtbar ist, so kann dies zwei Ursachen haben. Es liegt entweder ein Divertikel im hinteren Bereich des Aortenbogens vor, oder der Arcus aortae kreuzt retrooesophageal nach links, um links abzusteigen (Arcus aortae dexter circumflexus) (SAUPE; ARKIN; HERZOG u. FIRNBACHER; KOMMERELL; GREINEDER). Ein hinteres Aortenbogendivertikel führt auch in linker Schrägstellung zu einer Ventralverlagerung des Oesophagus, während der nach links kreuzende Aortenbogen in dieser Position unauffällig verlaufen kann. Nur bei einer Dilatation verursacht der Arcus aortae dexter circumflexus auch im linken Schrägbild eine Ventralverlagerung des Oesophagus. In jedem Falle weist aber die Ventralverlagerung der Speiseröhre im rechten Schräg- oder Seitenbild auf eine zusätzliche Anomalie, die entweder einem Arcus dexter oder sinister circumflexus entsprechen kann. Der Arcus aortae dexter kommt isoliert vor. Wesentlich häufiger wird er bei angeborenen Herzfehlern (z. B. bei der Fallotschen Tetralogie in 25% der Fälle) mit hochgelegenem Ventrikelseptumdefekt gefunden. Schluckbeschwerden sind selbst beim Arcus circumflexus sogar in hohem Alter Ausnahmen.

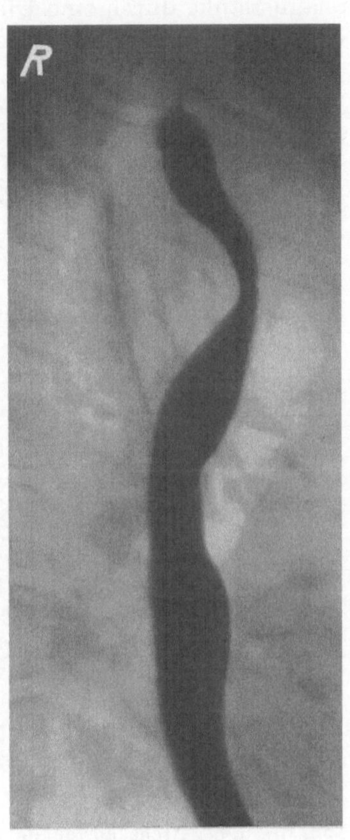

Abb. 9b

Eine beidseitige Eindellung der Oesophagusflanken ist im dorsoventralen Bild in Aortenbogenhöhe (Abb. 10) durch den *Arcus aortae duplex* (ARKIN; BLINCOE, LOWANCE u. VENABLE; WOLMAN; HERBUT u. SMITH; NEUHAUSER; CRYSTAL, EDMONDS u. BETZOLD; GORDON; POTTS, GIPSON u. ROTHWELL; EXALTO, DICKE u. AALSMEER; FRANKE; SEGERS u. BROMBART; STOREY u. CRITTENDEN; EKSTRÖM u. SANDBLOM; D'ABREU, ASTLEY u. PARKES; MATHEY, FACQUET, ALHOMME u. COMBAZ; BROMBART, SEGERS, CHAIDRON, LAURENT u. VAN HOUTE; MORTIMER, LUMBERT u. Mitarb.; KIVES u. EICHLER) verursacht. Bei gleichmäßiger Ausprägung der Aortenbögen sind die Impressionen annähernd symmetrisch. Sie können aber genau so gut unterschiedlich sein. Dann entspricht die markantere Oesophaguseindellung dem stärker entwickelten Aortenbogen. Die Impressionen können auf der gleichen Höhe sein, oder es finden sich leichte Höhendifferenzen. Da ein Bogen den Oesophagus kreuzt, um in die gemeinsame Descendens zu gelangen, kann neben der Flankeneindellung im dorsoventralen Bild, besonders im Beschlagbild, zusätzlich in derselben Region eine bandförmige, horizontal gerichtete Aussparung am Oesophagus resultieren. Parallel der beidseitigen Eindellung der Oesophagusflanken geht in den schrägen und seitlichen Bildern eine Impression von vorne und hinten (Abb. 10b), so daß eine circumskripte ringförmige Einschnürung des Oesophagus sichtbar wird. Bei entsprechender Lumeneinengung kann es zu Passagestörungen und leichter praestenotischer Dilatation des Oesophagus kommen, selten aber zu klinischen Stenosezeichen. Die ringförmige Einschnürung ist nur dann nachweisbar, wenn beide Aortenbögen den Oesophagus umgreifen. Verläuft ein Bogen vor der Trachea, so fehlt die Impression der Vorderwand. In diesem Falle kann eine Trachealkompression mit stridorösen Erscheinungen auftreten.

Aneurysmen des Aortenbogens verursachen bei normaler Topographie des Arcus häufig eine seitliche Oesophagusverlagerung und Kompression. Im proximalen Bogenbereich führen sie vorwiegend zu einer Links-, im distalen Arcusabschnitt zu einer Rechtsverlagerung. Die erste Lokalisation ist in beiden Schrägbildern mit einer Dorsalverlagerung gepaart. Distale Bogenaneurysmen verursachen dagegen im linken Schrägbild eine stärkere Ventralausladung des Oesophagus.

Unterhalb des Aortenbogens wird eine umschriebene Impression der linken Oesophagusflanke durch eine Dilatation der Aorta descendens, wie sie bei der Isthmusstenose vorkommt, verursacht. Ihre Lage oberhalb des linken Hauptbronchus grenzt sie von der

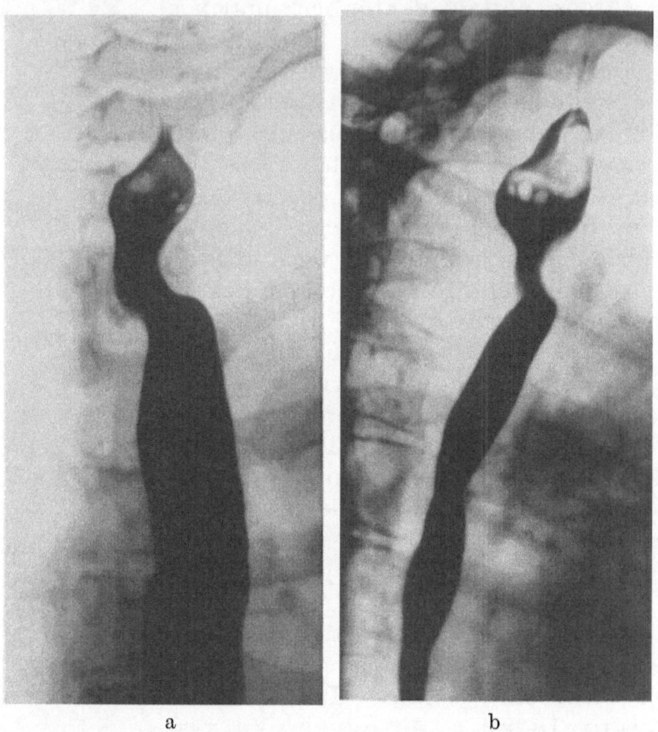

a b

Abb. 10a u. b. Arcus aortae duplex. Im Dorsoventralbild (a) Eindellung beider Oesophagusflanken, im rechten Schrägbild (b) ringförmige Einschnürung des Oesophagus durch doppelten Aortenbogen, von denen der eine prä- und der andere retrooesophageal verläuft

physiologischen Bronchusimpression ab. Zudem ist sie meist ausgedehnter und markanter als die Bronchuseindellung. Im linken Schrägbild ist die Dilatation der oberen Aorta descendens an einer Ventralverlagerung des Oesophagus zu erkennen (Abb. 11). Bei Aneurysmen in diesem Abschnitt ist die Oesophagusverlagerung sowohl nach der Seite als auch nach vorne ausgeprägter als bei der poststenotischen Dilatation der Isthmusstenose.

Im interbronchialen und retrokardialen Segment ist eine Oesophagusverlagerung nach rechts (Abb. 13a) und selten nach links (Abb. 14a) entweder durch den dilatierten linken Vorhof oder die Aorta descendens verursacht. Die Unterscheidung gelingt immer, wenn die übrigen röntgenologischen Zeichen der Vergrößerung des linken Vorhofes bzw. der Aortendilatation beachtet werden. So schließt eine dilatierte Aorta in der Regel einen Mitralfehler als Ursache einer Vergrößerung des linken Vorhofes und damit der Oesophagusverlagerung aus. Die Seitenverlagerung der Speiseröhre durch den linken Vorhof tritt später in Erscheinung als die Dorsalverlagerung (LUTEMBACHER). Ihr Nachweis in Inspiration ist Ausdruck einer mittel- bis höhergradigen Dilatation des linken Vorhofes. Die Richtung der Seitwärtsverlagerung hängt von der Ausdehnung des linken

Vorhofes ab, ohne daß sich hieraus bindende Hinweise für die Art des Mitralfehlers ergeben. Eine Dilatation des rechten Vorhofes beeinflußt den Oesophagusverlauf nicht. Das gilt auch für den linken Ventrikel. Reicht die Seitenverlagerung der Speiseröhre weit nach caudal, so weist dies auf eine Ausdehnung des linken Vorhofes nach unten hin und nicht ohne weiteres auf eine gleichzeitige Vergrößerung des linken Ventrikels.

Im epiphrenischen Segment kann der Oesophagus durch die dilatierte Aorta descendens nach rechts und häufiger nach links bogenförmig verlagert werden (Abb. 15a). Es kann dann eine halbkreisförmige Ausbiegung an der Speiseröhre nachweisbar sein,

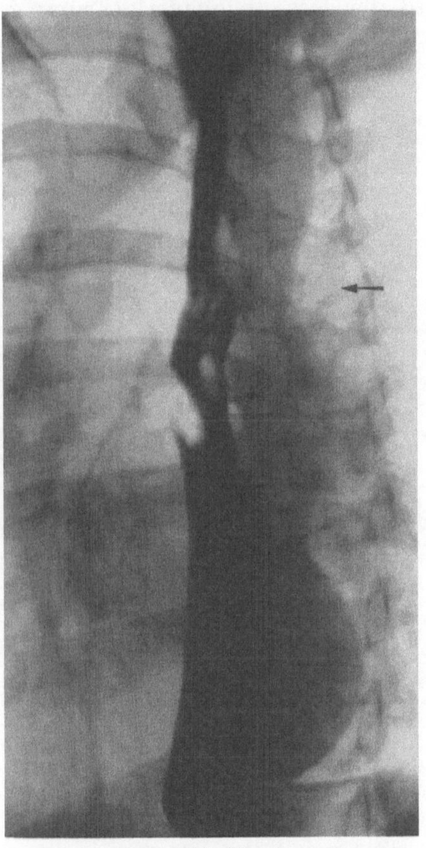

Abb. 11

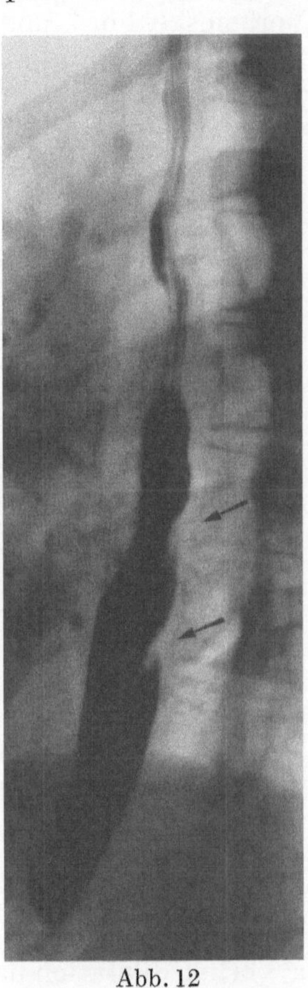

Abb. 12

Abb. 11. Aortenisthmusstenose. Linkes vorderes Schrägbild. Stenose der Aorta (←) an typischer Stelle. Verlagerung des Oesophagus nach vorne durch poststenotisch dilatierte Aorta descendens

Abb. 12. Linkes Schrägbild. Impressionen an der Oesophagushinterwand durch dilatierte Bronchialarterien (←)

die nicht mit Tumoren im hinteren Mediastinum bzw. Unterlappen der Lunge zu verwechseln ist. Aufnahmen mit Hartstrahltechnik sind hier wertvoll, da man auf ihnen neben der Oesophagusverlagerung den Aortenverlauf übersehen kann. Man spricht bei dieser aufgerollten und epiphrenisch nach rechts ausladenden Aorta auch von „tiefer Rechtslage der Aorta“. Vergrößerungen der diaphragmalen Herzabschnitte, namentlich des linken Ventrikels, beeinflussen den epiphrenischen Oesophagusverlauf nicht.

In der *rechten vorderen Schrägstellung* projiziert sich der Oesophagus bei einer Drehung von 45—60° vor die Wirbelsäule, sein Verlauf im hinteren Mediastinum zwischen Wirbelsäule und Herzhinterwand ist übersichtlich. Diese Position läßt im supraaortalen Segment Verlaufsanomalien der Halsgefäße nachweisen, die eine Impression der Vorder- oder Hinterwand bedingen (Abb. 8b). Im Aortenbogensegment (Abb. 9b) weist eine Ventralverlagerung des Oesophagus auf einen retrooesophageal kreuzenden Aortenbogen (dexter oder sinister), ein hinteres Divertikel des Aortenbogens oder einen Arcus aortae dexter mit linksseitigem retrooesophagealem Lig. arteriosum hin. Der Arcus aortae sinister circumflexus (PAUL; EDWARDS; HEINRICH u. TAMAYO) ist durch die physiologische Impression des Oesophagus von links im dorsoventralen Bild vom Arcus dexter circumflexus, der eine Eindellung der rechten Oesophagusflanke zeigt, abzugrenzen. Eine Impression der Vorder- und Hinterwand ist Zeichen eines doppelten Aortenbogens, der den Oesophagus ringförmig umgreift. Im retrokardialen Segment ist eine Dorsalverlagerung in Inspiration und im Stehen ein sicheres Zeichen der Vergrößerung des linken Vorhofes (Abb. 7 und 13). Das Ausmaß der Oesophagusverlagerung geht dem

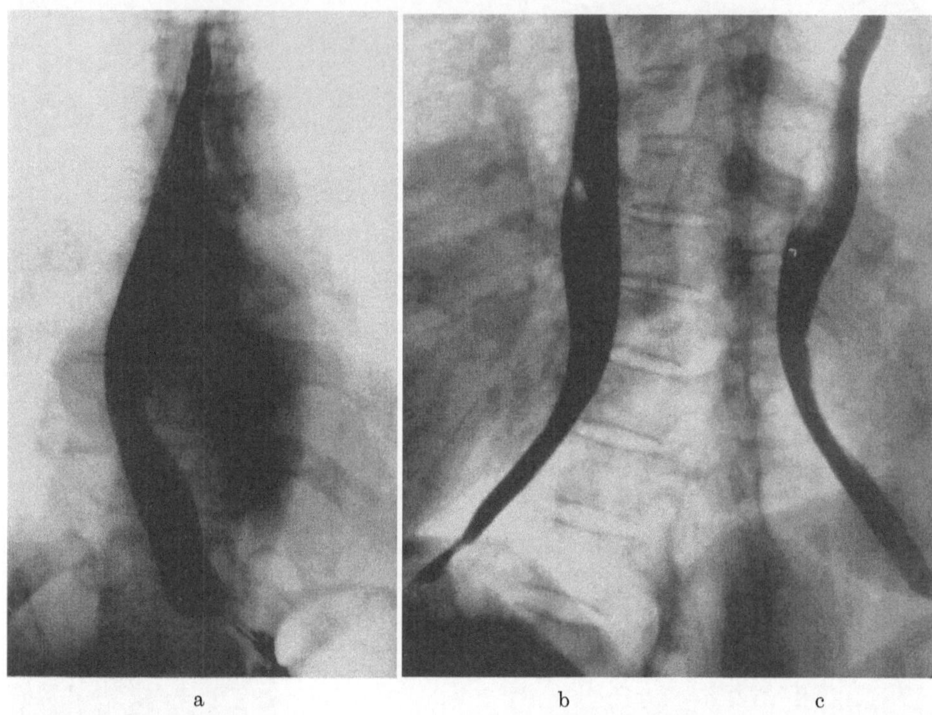

Abb. 13a—c. Oesophagusverlagerung nach rechts (a) und hinten (b u. c) durch den vergrößerten linken Vorhof bei Mitralstenose. Aufnahmen im Stehen und bei Inspiration

Grad der Vorhofsdilatation nach hinten parallel. In Einzelfällen kann im rechten Schrägbild trotz einer Dilatation des linken Vorhofes der Oesophagus noch unauffällig verlaufen. Auch wird die Dorsalverlagerung in rechter Schrägstellung nur dann nachweisbar, wenn sich der linke Vorhof nach rechts ausdehnt. Verlagert der linke Vorhof den Oesophagus nach links (Abb. 14a—c), so wird die Dorsalverdrängung in rechter Schrägstellung (Abb. 14a) nicht faßbar. Es projiziert sich nämlich in dieser Position der nach hinten verlagerte Oesophagusbereich in die geradlinige Fortsetzung seines oberen Abschnittes (ZDANSKY). Bei hochgradiger Dilatation des linken Vorhofes kann der Oesophagus komprimiert werden, so daß röntgenologisch ein temporärer Stop des Kontrastmittels zu sehen ist. Im epidiaphragmalen Segment kann in rechter Schrägstellung die dilatierte Aorta descendens den Oesophagus nach vorne verlagern, wenn er gleichzeitig nach links verdrängt wird.

Im *linken vorderen Schrägbild* überragen im oberen Bereich der Aortenbogen und im unteren das Herz (linker Ventrikel) den Oesophagus nach hinten. In dieser Position werden besonders Eindellungen an seiner vorderen rechten und linken hinteren Wand nachweisbar, wie sie z. B. durch dilatierte Bronchialarterien vorkommen. Diese Impressionen liegen immer unterhalb des Aortenbogens (Abb. 12). Sie kommen einzeln oder multipel vor, dadurch unterscheiden sie sich von der solitären Halsgefäßimpression oberhalb oder in Höhe des Aortenbogens. Im Gegensatz zur normalen Ventralverlagerung wird eine leichte Dorsalverlagerung des Oesophagus in Höhe des Aortenbogens im linken Schrägbild beim einfachen Arcus aortae dexter sichtbar. Stärkere Ventralverlagerungen im Aortenbogensegment sind bei der Aortendilatation (Falkenhausen; du Mesnil de Rochemont; Rösler u. White; Pape; Schatzki; Mucklow u. Smith; Keates u. Magidson; Harders u. Meier-Siem) (Abb. 16) oder bei einem Aneurysma des distalen Arcus zu erkennen. Die poststenotische Dilatation der Aorta descendens bei der Isthmusstenose bedingt in dieser Position fast regelmäßig unterhalb des Aortenbogens eine umschriebene Eindellung der Oesophagushinterwand (Abb. 11). Diese ist

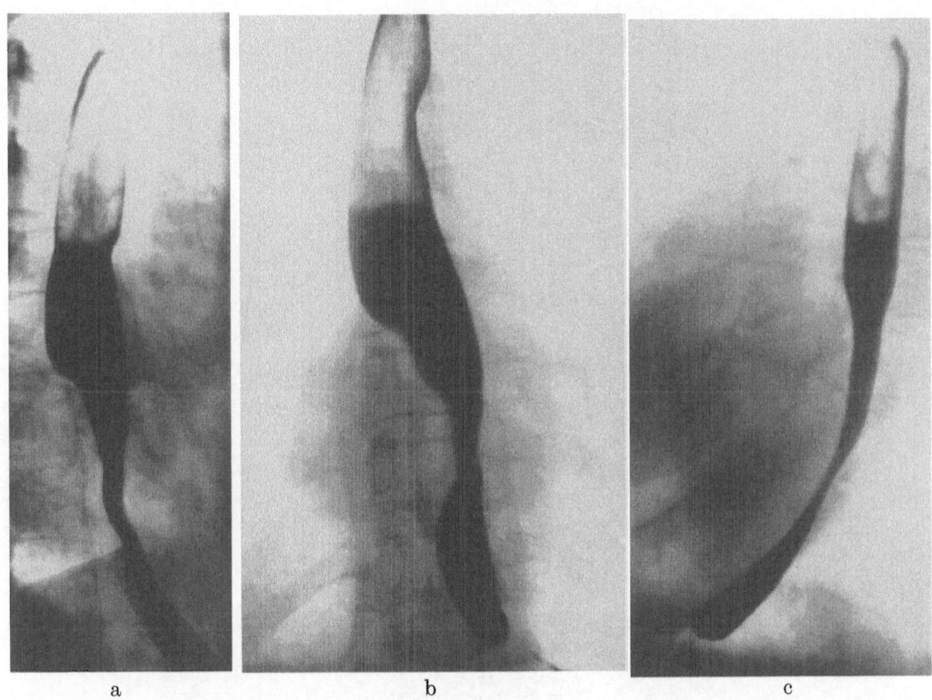

Abb. 14a—c. Oesophagusverlagerung nach links (b) und hinten (c) durch vergrößerten linken Vorhof bei Mitralfehler. Die Dorsalverlagerung wird im rechten Schrägbild (a) nicht faßbar. Aufnahmen im Stehen und in Inspiration

breitflächiger als die Impressionen durch dilatierte Bronchialarterien (Abb. 12). Die dilatierte, stark gekrümmte und aufgerollte Aorta verursacht im Bogenbereich eine Ventralverlagerung und unterhalb davon eine Dorsalausbiegung bzw. -verziehung des Oesophagus (Abb. 16). Letztere erscheint durch die Ventralverlagerung im Bogenbereich besonders auffällig. Sie darf nicht mit einer Oesophagusverlagerung nach hinten durch den linken Vorhof verwechselt werden (Hülnhagen). Die Unterscheidung ist leicht, da bei der aufgerollten und stärker gekrümmten Aorta in linker Schrägstellung in Höhe der Oesophagusausbiegung ein Herzschatten nicht zu sehen ist; das Aortenfenster ist hell (Abb. 16). Für die Beurteilung des linken Vorhofes ist die linke Schrägstellung wenig geeignet, insbesondere wenn der Oesophagus durch den vergrößerten linken Vorhof nach rechts verdrängt wird. Oberhalb des Zwerchfelles wird bei einer ausgeprägten Dilatation der Aorta descendens im linken Schrägbild eine Ventralverdrängung des Oesophagus erkennbar.

Im *linken Seitenbild*, das für kardiologische Belange dem rechten vorzuziehen und regelmäßig anzufertigen ist, wird der Oesophagus zwischen Wirbelsäule und Herzhinterwand übersichtlich. In Höhe des Aortenbogens ist normalerweise, namentlich beim

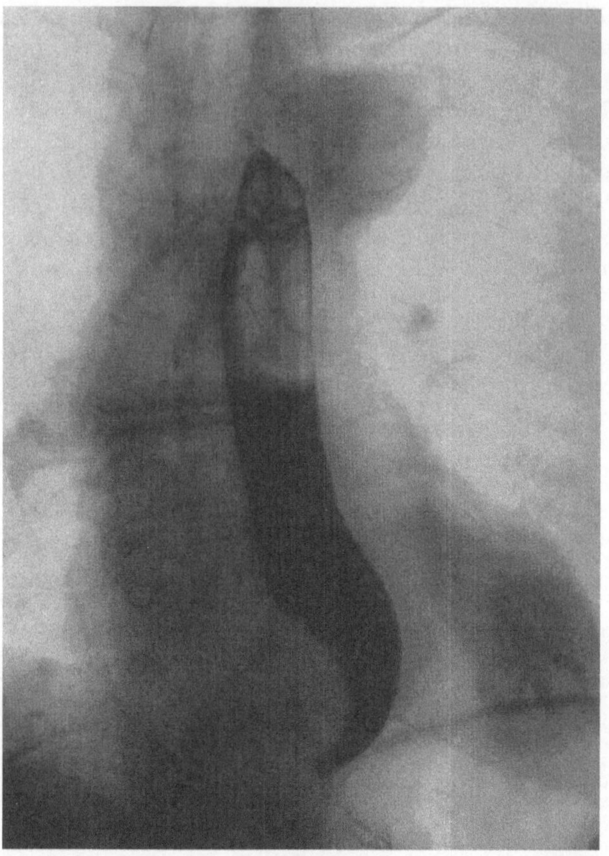

a

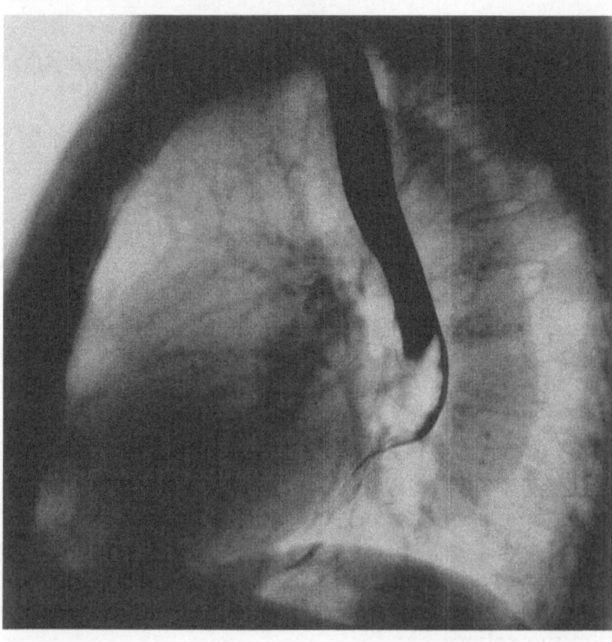

b

Abb. 15a u. b. Verlängerung, Erweiterung und Aufrollung der Aorta. Im Dorsoventralbild (a) epiphrenische Verlagerung des Oesophagus nach links durch die dilatierte Aorta descendens. Im linken Seitenbild (b) in derselben Region Ventralverlagerung des Oesophagus

Erwachsenen, eine leichte Eindellung der Oesophagusvorderwand vorhanden. Ventralverlagerungen können in diesem Abschnitt durch einen retrooesophageal kreuzenden Aortenbogen (z. B. Arcus aortae dexter aut sinister circumflexus), ein Divertikel des distalen Arcus und eine retrooesophageal verlaufende A. subclavia (dextra) bedingt sein. Dorsalverlagerungen in diesem Bereich mit gleichzeitiger Kompression werden von Aneurysmen des Arcus verursacht. Im retrokardialen Segment verlagert der vergrößerte linke Vorhof regelmäßig den Oesophagus nach hinten. Das linke Seitenbild (Abb. 7, 13b und 14c) ist für den Nachweis der Vergrößerung des linken Vorhofes (GABERT; DURANT; JAKOBSEN, POPPEL, HANENSON u. DEWING; KAYE, MEYER, VAN LINGEN, MCGREGOR

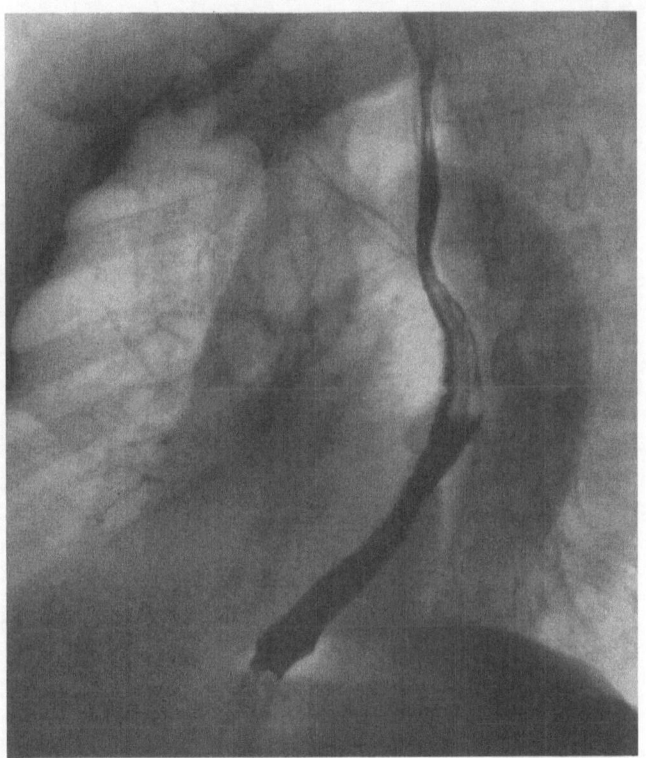

Abb. 16. Erweiterung und Aufrollung der Aorta. Linkes Schrägbild. Verstärkte Ventralverlagerung des Oesophagus im Arcusbereich und Dorsalverziehung unterhalb davon

u. BRAUDO; MCKAY u. AITCHISON; FRIESE; SOLOFF u. ZATUCHNI) deshalb besonders wertvoll, weil das Atrium im rechten Schrägbild bei geringer Dilatation oder Ausdehnung nach links sich nicht regelmäßig nach hinten vorwölbt. Das Ausmaß der Oesophagusverlagerung nach hinten geht im linken Seitenbild dem Grad der Vorhofvergrößerung nach dorsal, kranial und caudal parallel. Man muß aber bedenken, daß sich der linke Vorhof, besonders bei hochgradiger Dilatation auch nach vorne (DOTTER u. STEINBERG; DOTTER; THURN) ausdehnt, so daß die Dorsalverlagerung des Oesophagus keinen Anhalt über die absolute Größe des linken Vorhofes ergibt. Im Oesophagokymogramm (Abb. 7) läßt sich an der unterschiedlichen und mitgeteilten Pulsation die untere Grenze zwischen linkem Vorhof und Ventrikel relativ genau markieren. Da die Herzhinterwand, namentlich bei Pleuraergüssen oder ausgeprägten Lungenstauungen, nicht scharf abgrenzbar ist, sollte man grundsätzlich das linke Seitenbild mit kontrastgefülltem Oesophagus anfertigen. Zudem bietet es bei Kontrolluntersuchungen, z. B. bei der Größenbeurteilung des linken Vorhofes nach Sprengung der Mitralis, den Vorzug, daß es jederzeit exakt reproduzierbar ist. Dadurch werden Täuschungen durch eine unterschiedliche Drehung ausgeschaltet. Oberhalb des Zwerchfelles verläuft der Oesophagus, selbst bei sehr großem linken Vorhof, wieder in leichter Biegung nach vorne. Bleibt zwischen Oesophagushinterwand und Wirbelsäule diaphragmal ein freier Raum, d. h. ist hier kein Herzschatten sichtbar, so weist dies z. B. bei Mitralfehlern auf einen normal großen bzw. kleinen linken Ventrikel im Sinne einer Mitralstenose hin. Eine isolierte oder auch zusätzliche Vergrößerung des linken Ventrikels verlagert im Seitenbild den Oesophagus nicht nach hinten.

Neben dem linken Vorhof kann die stark geschlängelte und aufgerollte Aorta descendens im Seitenbild Ursache einer Oesophagusverlagerung nach hinten sein (Abb. 15b

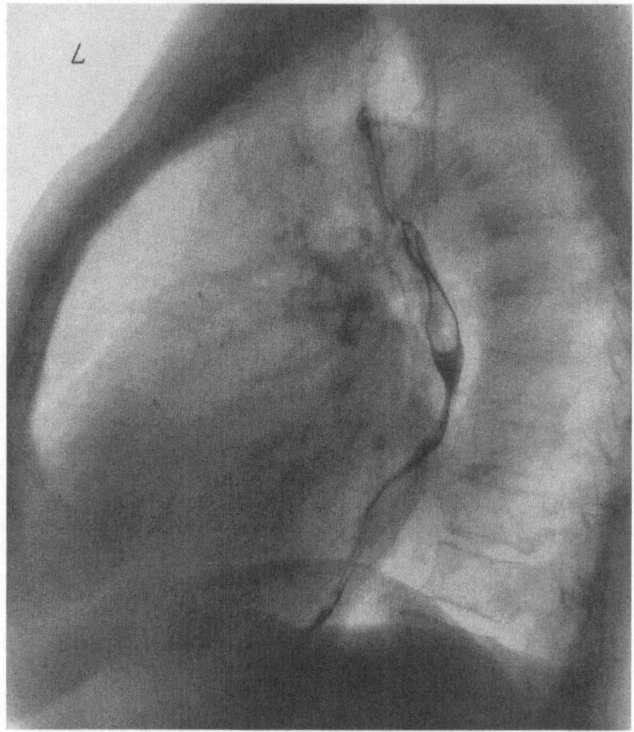

Abb. 17. Erweiterung und Aufrollung der Aorta. Linkes Seitenbild. Der Oesophagus wird in Arcushöhe nach vorne verdrängt, unterhalb davon im Anfangsteil der Aorta descendens nach hinten verzogen und epiphrenisch nach vorne verlagert. S-förmiger Oesophagusverlauf

und 17). Man spricht exakterweise hierbei besser von einer Oesophagusverziehung, da die Ursache des abnormen Oesophagusverlaufes dorsal von diesem gelegen ist. Durch die bindegewebige Fixierung zwischen Aorta und Oesophagus folgt im höheren Alter die Speiseröhre dem Gefäßverlauf. Die Unterscheidung zwischen einer Dorsalverlagerung des Oesophagus durch den linken Vorhof oder die Aorta descendens ist einfach, wenn man den Herzschatten beachtet, was schon ausgeführt ist. Außerdem läßt sich die erweiterte und sklerosierte Aorta dorsal vom Oesophagus gut abgrenzen.

Ventralverlagerungen der Speiseröhre in Herzhöhe weisen im Seitenbild auf ein Aneurysma der Aorta descendens hin. Im epidiaphragmalen Abschnitt wird dieser Befund bei einer Dilatation der Aorta descendens nachweisbar. Bei generalisierter Aortendilatation kann der Oesophagus im Seitenbild dann einen S-förmigen Verlauf zeigen (Abb. 17).

Die *Pulsationen* von Aorta und linkem Vorhof sind für den Nachweis von Lageänderungen des Oesophagus durch diese Organe ohne Bedeutung. Das gilt namentlich für den linken Vorhof, weil dessen Hinterwand sich in Systole und Diastole nur um wenige Millimeter verschiebt (Abb. 7). Volumenbedingte Veränderungen durch die Herzaktion laufen beim linken Vorhof fast ausschließlich im Bereich der Ventilebene ab (WEGELIUS u. LIND; KJELLBERG, MANNHEIMER, RUDHE u. JONSSON; THURN; GRIBBE, LIND, LINKE u. WEGELIUS). Der Einfluß der Vorhofsystole bzw. -diastole kann daher für den Größennachweis des linken Atriums vernachlässigt werden. Dies zeigt eindeutig das Oesophagokymogramm (Abb. 7), in dem sich die Dorsalverdrängung der Speiseröhre während der Herzaktion nur gering ändert. Vorteile bietet dagegen das Oesophagogramm bei der kymographischen bzw. elektrokymographischen Registrierung und Analyse der Hinterwandbewegungen des linken Vorhofes.

Literatur

ANSON, B. J.: Anomalous right subclavian artery. Surg. Gynec. Obstet. **62**, 708 (1935).

ARKIN, A.: Totale Persistenz des rechten Aortenbogens im Röntgenbild. Wien. Arch. inn. Med. **12**, 385—416 (1926).

— Double aortic arch with total persistence of the right and isthmus stenosis of the left arch. Amer. Heart J. **11**, 444—474 (1936).

ASSMANN, A.: Die klinische Röntgendiagnostik der inneren Erkrankungen, 5. Aufl. Berlin: Vogel 1934.

BAYFORD, D.: An account of a singular case of obstructed deglutition. Mem. Med. Soc., London **2**, 275—286 (1794).

BEDFORD, E., and J. PARKINSON: Right-sided aortic arch. Brit. J. Radiol. **9**, 776—798 (1936).

BIEDERMANN, F.: Der rechtsseitige Aortenbogen im Röntgenbild. Fortschr. Röntgenstr. **43**, 168—187 (1931).

BLINCOE, H., M. LOWANCE and J. VENABLE: A double aortic arch in man. Anat. Rec. **66**, 505 (1936).

BREAN, H. P., and E. B. D. NEUHAUSER: Syndrome of aberrant right subclavian artery with patent ductus arteriosus. Amer. J. Roentgenol. **58**, 708—716 (1947).

BOMPIANI, G. E., e P. GAMBACCINI: Sulla sporgenza reale o fittizia del II arco del profilo sinistro dell' ombra cardiovascolare. Nuntius radiol. (Firenze) **23**, 753—783 (1957).

BROMBART, M., M. SEGERS, E. CHAIDRON, Y. LAURENT et O. VAN HOUTE: La crosse aortique double. J. belge Radiol. **35**, 457—474 (1952).

COBEY, J. E.: An anomalous right subclavian artery. Anat. Rec. **8**, 1 (1914).

COPLEMAN, B.: Anomalous right subclavian artery. Amer. J. Roentgenol. **54**, 270 (1945).

CRYSTAL, D. K., H. W. EDMONDS and D. F. BETZOLD: Symmetrical double aortic arch. West. J. Surg. **55**, 389 (1947).

D'ABREU, A. L., R. ASTLEY and A. PARKES: Double aortic arch treated surgically. Brit. J. Surg. **40**, 70—73 (1952).

DAHM, M.: Zur Eindellung der Speiseröhre bei links entspringender Art. subclavia dextra. Fortschr. Röntgenstr. **62**, 108—114 (1940).

DALTON, A., and W. F. ALEXANDER: Anomalous right subclavian artery originating from the descending aorta. Anat. Rec. **97**, 328 (1947).

DANIEL, R. A.: Syphilitic aneurysm of the subclavian artery. Ann. Surg. **134**, 251—258 (1951).

DOTTER, C. T.: Diagnostic cardiovascular radiology: a changing scene. Circulation **14**, 509—511 (1956).

—, and J. STEINBERG: Angiocardiography. New York: P. B. Hoeber 1953.

DU MESNIL DE ROCHEMONT, R.: Zur Differentialdiagnose der Mediastinaltumoren. Ungewöhnliche Schlängelung der Aorta (tiefe Rechtslage). Röntgenpraxis **3**, 463—466 (1931).

DURANT, T. M.: Roentgenology in the diagnosis of heart disease; the value of esophageal visualization. New int. Clin. **4**, 74 (1949).

EDEN, K. C.: The vascular complications of cervical ribs and first thoracic rib abnormalities. Brit. J. Surg. **27**, 111—139 (1939).

EDWARDS, J. E.: Retroesophageal segment of left aortic arch, right ligamentum arteriosum and right descending aorta causing congenital vascular ring about trachea and esophagus. Proc. Mayo Clin. **23**, 108—116 (1948).

EIBACH, E.: Beitrag zu den Lageanomalien der Aorta. Fortschr. Röntgenstr. **71**, 736—742 (1949).

EISEN, D.: Right aortic arch with report of eight cases. Radiology **42**, 570 (1944).

EKSTRÖM, G., et TH. SANDBLOM: Arc aortique double. Acta chir. scand. **102**, 183—202 (1951).

ERMAN, E. D.: Syphilitic aneurysm of the third portion of the subclavian artery. U. S. armed. Forces med. J. **3**, 1673—1678 (1952).

EXALTO, J., DICKE and AALSMEER: Congenital stricture of trachea and esophagus by double aortic arch. Arch. chir. neerl. **2**, 170—187 (1950).

FALKENHAUSEN, M. v.: Zur Röntgendiagnose der Aortitis luica im unteren Teil der Aorta thoracica. Fortschr. Röntgenstr. **38**, 672—674 (1928).

FELSON, B., S. COHEN, S. R. COURTER and J. MCGUIRE: Anomalous right subclavian artery. Radiology **54**, 340 (1950).

FLEISCHNER, F.: Die Divertikel der Speiseröhre, Haft- oder Adhäsionsdivertikel. Fortschr. Röntgenstr. **45**, 627—664 (1932).

FRANKE, H.: Über Entwicklungs- und Lageanomalien der Aorta. Fortschr. Röntgenstr. **73**, 267—280 (1950).

FRANKE, H.: Doppelter Aortenbogen bei Menschen. Fortschr. Röntgenstr. **73**, 280—284 (1950).
FRAY, W. W.: Right aortic arch. Radiology **26**, 27—36 (1936).
FRIESE, G.: Über das Ösophagoatriogramm des Herzgesunden und Herzkranken. Arch. Kreisl.-Forsch. **22**, 288—331 (1955).
GÄBERT, E.: Die Lagebeziehungen des Oesophagus zur hinteren Herzfläche und ihre Veränderung durch Erweiterung des linken Vorhofs im Röntgenbild. Fortschr. Röntgenstr. **32**, 385—409 (1924).
GARLAND, L. H.: Persistent right-sided aortic arch. Amer. J. Roentgenol. **39**, 713—719 (1938).
GEFFERTH, K.: Über Dextropositio aortae im Kindesalter. Röntgenpraxis **14**, 86—93 (1942).
GOLDBLOOM, A. A.: Anomalous right subclavian artery and its possible clinical significance. Surg. Gynec. Obstet. **34**, 378 (1922).
GORDON, S.: Double aortic arch. J. pediat. **30**, 428—437 (1947).
GRAHAM, J. M.: A case of bilateral subclavian and axillary aneurysms associated with cervical ribs. Trans. med.-chir. Soc. Edinb. **42**, 164—166 (1927).
GRAY, H.: Anatomy of the human body. Philadelphia: Lea & Febiger 1943.
GREINEDER, K.: Die umklammernde hohe Rechtslage des Aortenbogens und ihre differentialdiagnostische Bedeutung. Fortschr. Röntgenstr. **57**, 535—539 (1938).
GRIBBE, P. O., J. LIND, E. LINKO and C. WEGELIUS: The events of the left side of the normal heart as studied by cineradiography. Cardiologia (Basel) **33**, 293—304 (1958).
GROSS, R. E.: Arterial malformations, which cause compression of the trachea and esophagus. Circulation **11**, 124—134 (1955).
GROSSE-BROCKHOFF, F., H. LOTZKES, A. SCHAEDE u. P. THURN: Verlaufsanomalien des Aortenbogens und der Arcusgefäße. Fortschr. Röntgenstr. **80**, 314—329 (1954).
GÜNSEL, E.: Dysphagia lusoria bei Arcus aortae dexter and sinister. Röntgenpraxis **12**, 346—348 (1940).
HABBE, J. E.: The influence of posture on size and configuration of the heart as seen teleroentgenographically. Amer. J. Roentgenol. **76**, 706—720 (1956).
HALPERT, B., W. T. SNODDY, K. E. BOHAN and C. L. FREEDE: Right aortic arch with a vascular ring constricting esophagus and trachea. Arch. Path. (Chicago) **47**, 429—434 (1949).
HALSTED, W. S., and M. R. REID: Experimental study of circumscribed dilatation of artery immediately distal to partially occluding band, and its bearing on dilatation of subclavian artery observed in certain cases of cervical rib. J. exp. Med. **24**, 271—286 (1916).
HANKE, R.: Über einen Fall von rechtsläufiger Aorta mit tiefem Ursprung der Arteria subclavia sinistra. Z. Kreisl.-Forsch. **33**, 882—887 (1941).
HARDERS, H., u. M. MEIER-SIEM: Gleichzeitiges Vorkommen der sogenannten tiefen Rechtslage der Brustoarta bei eineiigen Zwillingen. Radiol. clin. (Basel) **26**, 187—198 (1957).
HEINRICH, W. D., and R. P. TAMAYO: Left aortic arch and right descending aorta. Amer. J. Roentgenol. **76**, 762—766 (1956).
HERBUT, P. A., and T. T. SMITH: Constricting double aortic arch. Arch. Otolaryng. (Chicago) **37**, 558 (1943).
HERZOG, F., u. E. FIRNBACHER: Beitrag zu den Anomalien der Aorta und des Oesophagus. Fortschr. Röntgenstr. **35**, 1236—1243 (1927).
HOLZAPFEL, G.: Ungewöhnlicher Ursprung und Verlauf der arteria subclavia dextra. Anat. H. **12**, 369—524 (1899).
HÜLNHAGEN, D.: Retrocardialraum und Oesophaguskontrastdarstellung im höheren Lebensalter. Fortschr. Röntgenstr. **74**, 187—192 (1951).
IMLER jr., R. L., R. A. HAYME and STOWELL: Aneurysm of subclavian artery associated with cervical rib; report of two cases. Ann. Surg. **17**, 478—485 (1951).
JAKOBSON, H. G., M. H. POPPEL, J. B. HANENSON and ST. B. DEWING: Left atrial enlargement, the optimum roentgen method for its demonstration. Amer. Heart J. **43**, 423—436 (1952).
KAMPMEIER, R. H.: Saccular aneurysm of thoracic aorta; a study of 633 cases. Ann. intern. Med. **12**, 624—651 (1938).
KAYE, J., M. J. MEYER, B. VAN LINGEN, M. MC GREGOR and J. L. BRAUDO: The radiological diagnosis of mitral valve disease. J. Radiol. **26**, 242—251 (1953).
KEATES, P. G., and O. MAGIDSON: Dysphagia associated with sclerosis of the aorta. Brit. J. Radiol. **28**, 184—190 (1955).
KIOES, C., et R. EICHLER: Crosse aortique double. Aspect radiologique et clinique. A prospos de deux cas diagnostiques sur le vivant. J. Radiol. **36**, 186—188 (1955).
KJELLBERG, S. R.: Importance of the prone position in the roentgenologic diagnosis of slight mitral disease. Acta radiol. (Stockh.) **31**, 178—181 (1949).
— E. MANNHEIMER, U. RUDHE and B. JONSSON: Diagnosis of congenital heart disease. Chicago: Year Book Publishers, Inc. 1955.
KOMMERELL, B.: Die Rechtslage des Aortenbogens. Ergebn. med. Strahlenforsch. **7**, 1—41 (1936).
— Verlagerung des Oesophagus durch eine abnorm verlaufende arteria subclavia dextra (art. lusoria). Fortschr. Röntgenstr. **54**, 590—595 (1936).
KREUZFUCHS, S.: Die einfachste Aortenmessung und ihre physiologische Bedeutung. Münch. med. Wschr. **1**, 681—683 (1936).
— Aortenverlauf und Meßbarkeit im Kindesalter. Fortschr. Röntgenstr. **54**, 396—404 (1936).
KUHLMANN, F.: Tiefe Rechtslage der Aorta. Röntgenpraxis **6**, 728—730 (1934).

LARSSON, H., and S. R. KJELLBERG: Roentgenological heart volume determination with special regard to pulserate and position of the body. Acta cardiol. (Stockh.) **29**, 159—177 (1948).

LINDSKOG, G. E., and E. L. HOWES: Cervical rib associated with aneurysm of subclavian artery of case and review of recent literature. Arch. Surg. (Chicago) **34**, 310—319 (1937).

LUTEMBACHER, P.: Le Rétrécissement mitral. Paris 1950.

MARDERSTEIG, K.: Persistenz des rechtsseitigen Aortenbogens im Röntgenbild. Fortschr. Röntgenstr. **44**, 163—169 (1931).

MATHEY, J., J. FACQUET, P. ALHOMME et J. COMBAZ: La crosse aortique double incomplète. (A propos de 2 cas ayant necessitè l'intervention chirurgicale). Presse méd. **60**, 1583—1585 (1952).

MCFEE, W. F.: Cervical rib causing partial occlusion and aneurysm of subclavian artery. Ann. Surg. **111**, 549—553 (1940).

MCKAY, J. M., and J. D. AITCHISON: The left lateral esophagogram in mitral valvular disease. J. Fac. Radiol. (Bristol) **6**, 209—213 (1955).

MORITZ, F.: Über Veränderungen in der Form, Größe und Lage des Herzens beim Übergang aus horizontaler in verticale Körperstellung. Dtsch. Arch. klin. Med. **82**, 1—40 (1905).

MORTIMER, L., H. C. EPSTEIN, H. MENDELSOHN and S. O. FRIEDLÄNDER: An unusual variant of double aortic arch. Amer. J. Roentgenol. **67**, 763—776 (1952).

MUCKLOW, E. H., and O. E. SMITH: Dysphagia and unusual radiographic appearances associated with the variable relationships of the aorta and lower oesophagus. J. Fac. Radiol. (Lond.) **6**, 88—95 (1954).

MUSSHOFF, K., u. H. REINDELL: Zur Röntgenuntersuchung des Herzens in horizontaler und vertikaler Stellung. Dtsch. med. Wschr. **82**, 1075—1080 (1957).

NEUHAUSER, E. B. D.: Roentgendiagnosis of double arotic arch and other anomalies of great vessels. Amer. J. Roentgenol. **56**, 1—12 (1946).

NICE jr., CH. M., and C. W. HALL: The relationship of the left atrium to the opacified esophagus in upright and recumbent positions. Radiology **65**, 61—64 (1955).

PANNHORST, R.: Gehäufte Divertikelbildung und Störung der Motorik an Oesophagus. Röntgenpraxis **14**, 292—296 (1942).

PAPE, R.: Über einen abnormen Verlauf (tiefe Rechtslage) der mesaortischen Aorta descendens. Fortschr. Röntgenstr. **46**, 257—269 (1932).

PARKINSON, J., and D. E. BEDFORD: The pulmonary artery impression on the esophagus. Lancet **1931 II**, 337—341.

PATTINSON, J. N.: Anomalous right subclavian artery. Brit. Heart J. **15**, 150—153 (1953).

PAUL, R. N.: New anomaly of aorta; left aortic arch with right descending aorta. J. Pediat. **32**, 19—29 (1948).

POKER, N., N. FINBY and I. STEINBERG: The subclavian arteries: Roentgen study in health and disease. Amer. J. Roentgenol. **80**, 193—216 (1958).

POTTS, W. J., S. GIPSON and R. ROTHWELL: Double aortic arch; report of two cases. Arch. Surg. (Chicago) **57**, 227 (1948).

RAPHAEL, R. L., T. G. SCHNABEL and S. S. LEOPOLD: A new method for demonstrating an aberrant right subclavian artery. Radiology **58**, 89—93 (1952).

RAVELLI, A.: Die arteria lusoria im Röntgenbild. Fortschr. Röntgenstr. **73**, 285—288 (1950).

RICHARDS, W. C. D., and C. E. ELLIOTT: Aneurysm of an anomalous right subclavian artery. Brit. Heart J. **19**, 141—143 (1957).

RÖSLER, H., and P. D. WHITE: Unusual variations of the roentgen shadow of the elongated thoracic aorta. Amer. Heart J. **6**, 768—777 (1931).

SAUPE, E.: Über Dysphagia lusoria. Fortschr. Röntgenstr. **33**, 740—743 (1925).

SCHATZKI, R.: Reliefstudien an der normalen und krankhaft veränderten Speiseröhre. Acta cardiol. (Stockh.) Suppl. **18**, 1—149 (1933).

SCHMIDT, J.: Die Arteria lusoria. Arch. Kreisl.-Forsch. **19**, 1—37 (1953).

— Röntgenologische Besonderheiten der arteria lusoria. Fortschr. Röntgenstr. **86**, 188—192 (1957).

— Besonderheiten der Gefäßfigur im sagittalen Röntgenbild beim Rechtsaortenbogen. Fortschr. Röntgenstr. **87**, 597—604 (1957).

SCHORR, S., F. DREYFUSS and M. FRÄNKEL: Evaluation of the recumbent esophagogram in the early detection of left atrial enlagement. Radiology **67**, 186—194 (1956).

— — and H. SCHWARTZ: The recumbent esophagogram, an x-ray method for early detection of left atrial enlargement. Radiology **57**, 208—213 (1951).

SEGERS, M.: La double crosse aortique. Acta cardiol. (Brux.) **5**, 623 (1950).

— La crosse aortique à droite. Acta cardiol. (Brux.) **5**, 431 (1950).

—, et M. BROMBART: L'oesophage en cardiologie. Etude radiologíque de l'oesophage dans les cardiopathies congénitales et acquises. Paris: Masson & Cie. 1953.

— — et Y. LAURENT: La rétrodéviation de l'oesophage chez les mitraux. II. Différence entre les clichés pris en exspiration ou en inspiration et au cours ou en dehors de la déglutition. Acta clin. belg. **7**, 297 (1952).

— A. MEYERS, CH. TENZER et R. UYTTERHOEVEN: La rétrodéviation de l'oesophage chez les mitraux. I. Différence entre les clichés pris en systole ou en diastole et en position debout ou couchée. Acta clin. belg. **7**, 289 (1952).

SOLOFF, L. A., and J. ZATUCHNI: The relationship of displacement of the esophagus to left atrial volume and heart size in persons with mitral stenosis. Amer. J. Med. **21**, 551—554 (1956).

SPESCHILOW, W.: Über die Varietäten der Aortenbogenzweige (Anormaler Ursprung der Art. subclavia dextra.). Z. Kreisl.-Forsch. **22**, 41—69 (1930).

SPRAGUE, H. B., C. H. ERLUND and F. ALBRIGHT: Clinical aspects of persistent right aortic root. New Engl. J. Med. **209**, 679—686 (1933).
SPRONG, D. H., and N. L. CUTLER: A case of human right aorta. Anat. Rec. **35**, 365 (1930).
STAUFFER, H. M., and H. H. POTE: Anomalous right subclavian artery originating on the left as the last branch of the aortic arch. Amer. J. Roentgenol. **56**, 13 (1946).
STEINBERG, I.: A true and a false arteriosclerotic aneurysm of the subclavian artery. Amer. J. Roentgenol. **78**, 1007—1012 (1957).
— Poststenotic dilatation (aneurysm) of the subclavian artery associated with cervical rib; report of two cases visualized by angiocardiography. New Engl. J. Med. **256**, 242—244 (1957).
— Chronic traumatic aneurysm of the thoracic aorta; report of five cases with a plea for conservative treatment. New Engl. J. Med. **257**, 913—918 (1957).
—, and C. T. DOTTER: The differentiation of mediastinal tumor and aneurysm. Brit. J. Radiol. **22**, 567—572 (1949).
STOREY, C. F., and J. W. CRITTENDEN: Double aortic arch. Dis. Chest **20**, 611—629 (1951).
TEMPLE, L. J.: Aneurysm of the first part of the left subclavian artery; review of literature and a case history. J. thorac. Surg. **19**, 412—421 (1950).
THURN, P.: Haemodynamik des Herzens im Röntgenbild. Stuttgart: Georg Thieme 1956.
— Diagnose und Differentialdiagnose der Herzerkrankungen im Röntgenbild. In W. TESCHENDORF, Lehrbuch der Röntgenologischen Differentialdiagnostik. Stuttgart: Georg Thieme 1958.
— Zur Röntgenuntersuchung der Herzhöhlen. Röntgenblätter **12**, 1—14 (1959).
WAGNER, B. M., and W. S. PRICE: Dysphagia lusoria; an unusual case. Amer. Heart J. **44**, 452—457 (1952).
WEGELIUS, C., and J. LIND: The dynamics of the heart: observations by angiocardiography. J. Fac. Radiol. (Lond.) **3**, 193 (1952).
WOLMAN, I. J.: Syndrome of constricting double aortic arch in infancy. J. Pediat. **14**, 527—533 (1939).
WRIGHT-SMITH, R. J.: Left subclavian aneurysm; intrathoracic ligature. Med. J. Aust. **1**, 754—755 (1927).
ZDANSKY, E.: Röntgendiagnostik des Herzens und der großen Gefäße. Wien: Springer 1949.

VI. Methodik der Herzkatheterisierung

Von

F. Loogen und U. Gleichmann

Mit 41 Abbildungen

1. Allgemeine Vorbemerkungen

Bei der Herzkatheterisierung werden die Herzinnenräume und die dem Herzen angeschlossenen großen Gefäße mit Hilfe einer Sonde, die von einem peripheren Gefäß aus vorgeführt wird, ausgetastet. Durch die Druckmessung und Blutgasanalysen können Rückschlüsse auf die Hämodynamik gezogen werden. Im folgenden wird ein Überblick über die gebräuchlichen Methoden zur Katheterisierung des linken und des rechten Herzens gegeben. Vom Röntgenologen wird die Herzkatheteruntersuchung in erster Linie mit dem Ziel der Angiokardiographie durchgeführt. Deswegen sollen die Katheteruntersuchung ergänzende Untersuchungsverfahren (Blutgasanalyse, Atemgasanalyse, Druckregistrierung, Auswertung von Druckkurven, Indicatorverdünnungsmethode usw.) nur kurz geschildert werden. Hierzu sei auf die ausführliche Darstellung dieser Methoden durch Bayer, Loogen u. Wolter (1967), Hegglin, Rutishauser, Kaufmann, Lüthy u. Scheu (1962) sowie Zimmermann (1966) hingewiesen.

Diese Einschränkung erscheint um so mehr berechtigt, als jeder Katheteruntersuchung eine eingehende klinische und röntgenologische Untersuchung vorangehen muß. Die Arbeitsgebiete des Kardiologen und des Röntgenologen werden sich hier stets überschneiden.

2. Einrichtung des Untersuchungsraumes

Eine Herzkatheterisierung ist in der Regel nur unter röntgenologischer Durchleuchtungskontrolle möglich. Sie muß deswegen in einem speziell eingerichteten röntgenologischen Untersuchungsraum vorgenommen werden, in dem auch die Durchführung einer Angiokardiographie möglich sein sollte. Die Untersuchung erfolgt im allgemeinen am liegenden Patienten. Der Untersuchungstisch sollte deswegen eine Schaumgummiauflage besitzen. Bei Patienten mit Lungenstauung ist die Untersuchung mit angehobenem Oberkörper (Keilkissen) erforderlich, was bei der Einrichtung der Durchleuchtungseinheit berücksichtigt werden muß. Üblich ist heute die Verwendung eines *Röntgenbildwandlers* mit *Fernsehkette*. Die Untersuchung kann dadurch in einem nur mäßig abgedunkelten Raum ohne Adaptation vorgenommen werden. Dadurch wird die erforderliche Strahlendosis gegenüber der reinen Schirmdurchleuchtung erheblich vermindert. Außerdem kann die Katheterlage ständig nicht nur vom Untersucher, sondern auch von allen Mitarbeitern verfolgt werden, was für den reibungslosen Ablauf der Untersuchung vorteilhaft ist. Auch für Lehrzwecke hat sich die Fernsehübertragung und besonders auch die Wiedergabe des magnetisch gespeicherten Durchleuchtungsbildes bewährt. Die Durchleuchtungseinrichtung sollte nach Möglichkeit auch die Untersuchung des liegenden Patienten im seitlichen Strahlengang ermöglichen, weil dadurch die Katheterlage besser beurteilt werden kann.

Neben dieser Röntgeneinrichtung muß ein direktschreibender *Registrierverstärker* zur Verfügung stehen, der die simultane Registrierung von 1—3 Extremitätenableitungen des Elektrokardiogramms, einer oder mehrerer Druckkurven sowie von Phonokardiogrammen und eventuell von Indicatorverdünnungskurven erlaubt. Im allgemeinen sind deswegen mindestens 4—6 Schreibkanäle erforderlich.

Ergänzt wird diese Registriereinrichtung durch einen *Kathodenstrahl-Oscillographen*, der mindestens zwei Vorgänge (z.B. EKG und Druckkurve) gleichzeitig wiedergeben kann. Zur Erleichterung der im Verlauf der Untersuchung ständig erforderlichen Beobachtungen dieser Kurven soll der Oscillograph neben dem Fernsehschirm Platz finden. Technisch ist es möglich, Röntgenfernsehbilder zweier Ebenen gleichzeitig auf einem Monitor zur Darstellung zu bringen und weitere Kreislaufdaten analog (z.B. EKG, Druckkurven, Indicatorkurven) oder digital (z.B. Herzfrequenz, systolischer und diastolischer Blutdruck) auf dem gleichen Monitor abzubilden (Osypka u. Heintzen, 1968). Alle Meßgrößen können dadurch in örtlicher und zeitlicher Zuordnung erfaßt, archiviert und reproduziert werden. Es bleibt jedoch abzuwarten, ob diese Vorteile den relativ großen technischen Aufwand rechtfertigen.

Zur Grundausrüstung des Herzkatheterraumes gehört weiterhin ein *DC-Defibrillator* in Kombination mit einem *elektrischen Schrittmacher*. Diese Apparate sind ebenso wie ein *Beatmungsgerät* zur Beherrschung von Zwischenfällen (Tachykardien, Kammerflimmern, Asystolien) dringend erforderlich.

Für solche Notfälle muß sich außerdem im Katheterraum eine *Notapotheke* mit sterilen Spritzen, Infusionsflaschen und diversen Herz- und Kreislaufmitteln (Digitalispräparate, Noradrenalin, Adrenalin, Hypertensin, Novocamid, Lidocain, Ajmalin, Isoproterenol, β-Receptorenblocker, Na-Bircarbonat, TRIS-Puffer, Analgetica, Narkotica usw.) befinden. Die Grundeinrichtung des Katheterraumes wird durch einen *Instrumententisch* mit *Operationslampe* und *Infusionsstativ* vervollständigt.

3. Katheterisierung des rechten Herzens

a) Historische Vorbemerkungen

Bleichröder führte 1905 Stoffwechseluntersuchungen der Leber durch, bei denen er bei Hunden zur Gewinnung von venösem Leberblut dünne Ureterenkatheter von der V. femoralis aus in die V. cava inferior bis unmittelbar vor den rechten Vorhof vorschob. Erst 1912 berichtete er über diese Untersuchungen und propagierte damit die Sondierung von Gefäßen zur intraarteriellen Infusion von Medikamenten.

Damals ließ er sich in einem Selbstversuch von einem Kollegen nach Punktion einer Vene des Unterarmes durch die dicke Punktionskanüle einen Ureterenkatheter bis in die Axilla vorschieben. In keinem seiner Versuche konnte er die Bildung von Blutgerinnseln feststellen.

Röntgenologische Untersuchungsverfahren zur Bestimmung der Katheterlage standen Bleichröder nicht zur Verfügung. Die Untersuchungen blieben unbeachtet. 1929 führte dann Forssmann ohne Kenntnis der Arbeiten von Bleichröder seine bekannten Selbstversuche durch.

Zunächst stellte er in einem Vorversuch an einer Leiche fest, daß es ohne Schwierigkeiten möglich war, von verschiedenen Armvenen aus den rechten Vorhof zu sondieren. Auf Grund dieser Erkenntnis ließ er sich bei einem ersten Selbstversuch von einem Kollegen eine rechte Ellenbogenvene mit einer dicken Nadel punktieren und durch die Kanüle einen Ureterenkatheter von vier Charière bis in die Axilla (35 cm) vorschieben. Danach wurde der Versuch abgebrochen, weil er dem Kollegen zu gefährlich erschien. Eine Woche später wiederholte Forssmann den Versuch alleine mit Unterstützung einer Krankenschwester. Da ihm die Venenpunktion am eigenen Arm zu schwierig erschien, machte er sich eine Venae sectio an der linken Ellenbeuge und führte von hier den Katheter 65 cm weit vor. Im Anschluß daran ging er zu Fuß in die entfernt liegende Röntgenabteilung und beobachtete das Vorschieben des Katheters bis in den rechten Vorhof auf dem Durchleuchtungsschirm mit Hilfe eines von der Krankenschwester gehaltenen Spiegels. Danach fertigte er die erste Röntgenaufnahme eines intrakardial liegenden Herzkatheters an. Wesentliche Beschwerden oder Komplikationen hat Forssmann bei seinen Untersuchungen nicht festgestellt, insbesondere ergaben sich auch für ihn keine Hinweise für die Bildung von Blutgerinnseln.

Ziel der Untersuchungen von Forssmann war ursprünglich die intrakardiale Injektion und Infusion von Medikamenten bei Kreislaufversagen. Er hatte jedoch schon erkannt, welche Möglichkeiten sich aus dem neuen Verfahren für das Studium der Herzphysiologie ergaben. FORSSMANN schloß 1929 seine erste Arbeit mit den Worten: „Zum Schluß möchte ich darauf hinweisen, daß die von mir angewandte Methode zahlreiche Ausblicke auf neue Möglichkeiten für Stoffwechseluntersuchungen und Untersuchungen der Herztätigkeit eröffnet, denen ich bereits nachgehe".

Die Bedeutung der Methode wurde damals nicht erkannt. Lediglich KLEIN in Prag griff 1930 das Verfahren zur Bestimmung des Herzminutenvolumens nach dem Fickschen Prinzip auf, wobei er bei Patienten erstmals mit Hilfe eines Herzkatheters gemischtes venöses Blut aus dem rechten Vorhof entnahm.

Gleichartige Untersuchungen wurden unabhängig davon 1931 von PEREZ-ARA durchgeführt. MONIZ u. Mitarb. veröffentlichten 1931 die ersten erfolgreichen Kontrastmitteldarstellungen der Lungengefäße beim Menschen, wozu nach dem Vorgehen von FORSSMANN (1929) der rechte Vorhof sondiert wurde. FORSSMANN selbst berichtet im gleichen Jahr über weniger erfolgreiche Tierversuche zur Darstellung der Lungengefäße mit Kontrastmittel. Weite Verbreitung bekam das Verfahren jedoch erst durch die Arbeiten von COURNAND und RANGES (1941, 1947), welche die noch heute übliche Standardmethode zur Katheterisierung des rechten Herzens ausarbeiteten. BRANNON, WEENS und WARREN (1945) waren die ersten, die das Verfahren zur Diagnostik von Herzfehlern benutzten: Sie berichteten bereits 1945 über die veränderte Hämodynamik bei Patienten mit Vorhofseptumdefekt. Entsprechende Untersuchungen bei Patienten mit Ventrikelseptumdefekt veröffentlichten 1 Jahr später BALDWIN, MOORE und NOBLE (1946). Marksteine in der weiteren stürmischen Entwicklung des neuen Untersuchungsverfahrens waren die indirekte Erfassung des Druckes im linken Vorhof mit Hilfe der sog. Pulmonalcapillarkurve durch HELLEMS, HAYNES u. DEXTER (1949) sowie die Angabe von Formeln zur Berechnung von Klappenöffnungsflächen durch GORLIN u. GORLIN (1951).

b) Instrumentarium

Das Instrumentarium für die venöse Herzkatheterisierung umfaßt die für eine Venaesectio allgemein notwendigen Bestecke, Nadeln für die arterielle Punktion und ein Sortiment von Herzkathetern.

Zum Venaesectio-Besteck gehören: je 1 große und kleine chirurgische Pinzette, je 1 große und kleine anatomische Pinzette, 1 mittelgroße Klemme, 2 gebogene Moskitoklemmen, 1 Skalpell, 1 gebogene Operationsschere, 1 Gefäßschere, 1 Wundspreizer bzw. 2 kleinere Wundhaken, 1 Nadelhalter mit chirurgischen Nadeln und Nahtmaterial (Catgut und Seide), atraumatisches Gefäßnahtmaterial, Tupfer, Nabelschnurbändchen, eine 5 ml-Spritze (für Lokalanaesthesie), zwei 20 ml-Spritzen (zum Katheterspülen während der Sondierung), Kanülen, Abdecktücher, Staubinde und physiologische Kochsalzlösung mit Schale (ca. 1 l).

Als *Herzkatheter* werden üblicherweise Cournand-Katheter aus gewebtem Dacron oder Teflon verwendet. Neuerdings sind auch Katheter mit eingewebtem feinmaschigen Drahtnetz (Positrol-Katheter, Hersteller United States Instruments Corporation = USCI, Glens Falls, USA) erhältlich, wodurch eine verstärkte Stabilität beim Drehen des Katheters um seine Längsachse erreicht wird. Die Cournand-Katheter haben eine leicht abgebogene Spitze mit endständiger Öffnung ohne seitliche Löcher (Abb. 1a), was für die Registrierung des sog. Pulmonalcapillardruckes besonders wichtig ist. Die Katheter stehen in Längen von 50—150 cm und in Stärken von 4—10 Charière (F = french) zur Verfügung. Für die meisten Untersuchungen bei Erwachsenen und Kindern wird man mit der Stärke 6 oder 7 F und 100 cm Länge auskommen. Bei Kleinkindern und Säuglingen kann es erforderlich werden, dünnere Katheter von 5F, selten von 4F (nur in 50 cm Länge erhältlich) zu benutzen.

Die Katheter stehen in zwei verschiedenen Wandstärken zur Verfügung (Tabelle 1). Die Katheter mit dünnerer Wandung werden in der Regel nur für die Angiokardiographie verwendet, um eine schnellere Kontrastmittelinjektion zu erreichen. Sie sind meist endständig verschlossen und haben im Bereich ihrer Spitze seitliche Öffnungen (Abb. 1). Dadurch wird vermieden, daß es bei der Injektion durch einen zentralen Kontrastmittel-

Tabelle 1. *Maßangaben über den inneren und äußeren Durchmesser von Herzkathetern in inch und in mm*[1]. *Die Katheter mit dünner Wand werden in erster Linie für die Angiokardiographie verwendet. Sie sind bei der Durchbuchtung weniger röntgenkontrastgebend*

Standardausführung					Dünne Ausführung				
Kathetergröße	Innerer Durchmesser		Äußerer Durchmesser		Kathetergröße	Innerer Durchmesser		Äußerer Durchmesser	
	inch	mm	inch	mm		inch	mm	inch	mm
3 F	0,014	0,36	0,039	1,00	4 F	0,023	0,58	0,052	1,33
4 F	0,018	0,46	0,052	1,33	5 F	0,034	0,86	0,065	1,67
5 F	0,026	0,66	0,065	1,67	6 F	0,046	1,17	0,078	2,00
6 F	0,036	0,91	0,078	2,00	7 F	0,058	1,47	0,091	2,33
7 F	0,046	1,17	0,091	2,33	8 F	0,068	1,73	0,104	2,67
8 F	0,056	1,42	0,104	2,67	9 F	0,078	1,98	0,118	3,00
9 F	0,064	1,63	0,118	3,00	10 F	0,088	2,24	0,131	3,33
10 F	0,072	1,83	0,131	3,33	11 F	0,098	2,49	0,144	3,67
11 F	0,083	2,11	0,144	3,67	12 F	0,108	2,74	0,157	4,00
12 F	0,094	2,39	0,157	4,00	14 F	0,128	3,25	0,183	4,67
14 F	0,114	2,90	0,183	4,67					

[1] Nach Angaben der USCI, Glens Falls, USA.

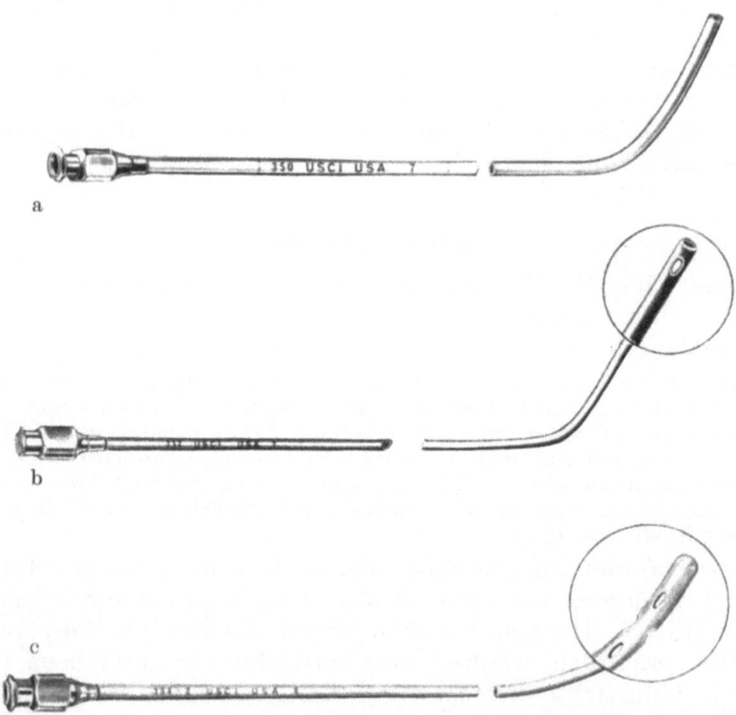

Abb. 1a—c. Herzkatheter für die venöse Sondierung. a Katheter nach COURNAND mit abgebogener Spitze und endständiger Öffnung. b Katheter nach GOODALE-LUBIN mit einer endständigen und zwei seitenständigen Öffnungen, wodurch Blutaspiration und Druckmessung erleichtert werden können. c Endständig verschlossener Katheter mit sechs seitenständigen Öffnungen für die venöse Angiokardiographie

strahl zu Endokard- oder Intimaläsionen kommt. Durch die dünnere Katheterwand sind diese Katheter jedoch bei der Durchleuchtung weniger kontrastgebend. Für die transcutane Einführung von Kathetern in das Venensystem sind in der Regel endständig offene Katheter mit ausgezogener Spitze erforderlich (s. S. 262).

Nach unseren Erfahrungen wird die Katheterführung durch Verwendung unterschiedlich starker Mandrins aus rostfreiem Stahldraht, die je nach Bedarf ausgewechselt werden, mehr erleichtert als durch die Verwendung von Kathetern abgebogener Spitze.

Es empfiehlt sich daher, für jeden Katheter eine Reihe unterschiedlich starker Mandrins anzuschaffen oder selbst aus Meterware anzufertigen.

Für die gezielte Katheterführung wurde kürzlich eine spezielle Apparatur entwickelt. Dieses Müller-USCI-Führungssystem (Hersteller USCI, Glens Falls, USA) besteht aus einem speziellen Handgriff (Rotoflektor), speziellen Führungsdrähten (Pilotip) und speziellen Kathetern aus gewebtem Dacron (Positrol) (Abb. 2). Der Pilotip-Mandrin setzt sich aus einer äußeren flexiblen Spirale aus Stahl und einem inneren Stahldraht zusammen. Dieser ist an der Spitze der im Spitzenbereich stärker flexiblen Spirale befestigt. Durch Zug am inneren Draht kann die Spitze des Mandrins infolgedessen unterschiedlich stark abgebogen werden (von 0—180°). Die Zugbewegungen werden durch den Rotoflektor-Handgriff, in welchen Katheter und Pilotip-Mandrin eingespannt werden,

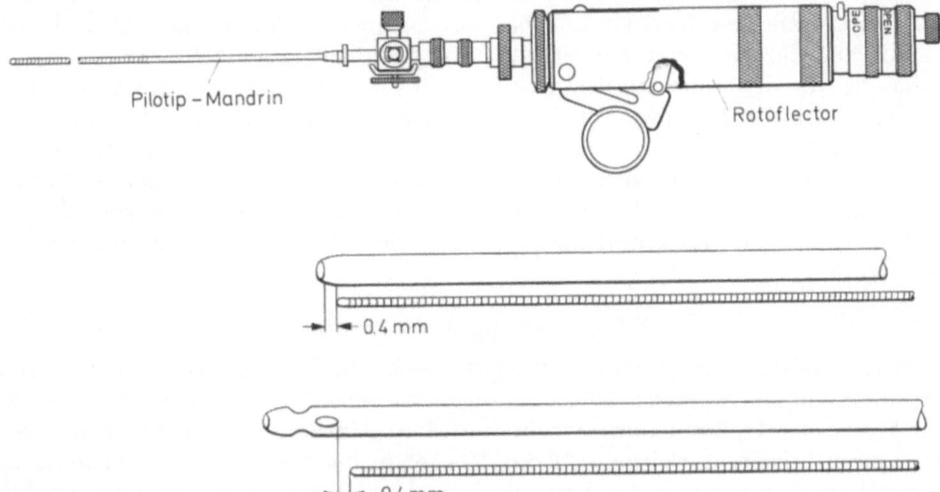

Abb. 2. Müller-USCI-Führungssystem zur gezielten Katheterführung (s. Text). Oben: Rotoflektor mit aufgeschraubtem Pilotip-Mandrin. Unten: zwei verschiedene Katheter, in die der Mandrin nicht ganz bis zur Spitze vorgeschoben wird. Für die Kontrastmittelinjektion wird der Mandrin noch weiter zurückgezogen

gesteuert. Variabel ist dabei nicht nur der Winkel, sondern auch die Länge der Abbiegung. Gleichzeitig kann das ganze System gut um seine Längsachse gedreht werden. Durch dieses System gelingt es sehr gut, die Katheterspitze an die gewünschte Stelle (z.B. Gefäßabgänge) zu bringen. Die Verwendung des Systems verlangt jedoch einige Übung. Die Auswahl der Katheter ist beschränkt. Es stehen endständig offene oder endständig geschlossene Katheter (für die Angiokardiographie) zur Verfügung. Ein ähnliches, jedoch etwas einfacheres System ist der sog. Rotator-Deflector (Hersteller Fa. Cordis, Miami, USA). Im Gegensatz zu dem Müller-USCI-Führungssystem finden für dieses System Kunststoffkatheter mit vorgefertigten Kurven (DUCOR-Katheter) Verwendung, die durch einen relativ starren Führungsmandrin mit dem Rotator-Deflector unterschiedlich stark gestreckt werden können (VIAMONTE u. STEVENS, 1965). Durch eine eingewebte Stahldrahtverstärkung haben diese Katheter auch die für Drehbewegungen erforderliche Längsstabilität. Beide Systeme (Müller-USCI und Rotator-Deflector-Ducor) können nicht nur zur venösen Katheterisierung des Herzens und der großen Gefäße, sondern insbesondere auch zur gezielten arteriellen Sondierung verwendet werden.

Die *Sterilisation der Katheter* geschieht am einfachsten durch 20 min langes Einlegen in Detergizide-Lösung (1:1000) (Hersteller USCI, Glens Falls, USA). Die Detergizide-Lösung wurde speziell für diesen Zweck entwickelt. Dabei muß auch das Katheterlumen mit Detergizide gefüllt werden. Vor dem Einführen in die Blutbahn müssen die in Detergizide sterilisierten Katheter ausreichend in sterilem, pyrogenfreiem Aqua bidestillata innen und außen gespült werden. Unmittelbar nach dem Gebrauch ist sofort ein erneutes Durchspülen der Katheter mit physiologischer Kochsalzlösung erforderlich, um Blutreste zu entfernen. Danach werden die Katheter kurz mit Detergizide durchspült. Vor der Aufbewahrung der Katheter muß am gleichen Tage nochmals ein kräftiges Durchspülen mit Wasser für etwa 20—30 min erfolgen, um letzte Blut- und eventuell Farbstoffreste zu entfernen, die als pyrogene Substanzen sonst nach Wiederverwendung Fieberreaktionen hervorrufen können. Danach werden die Katheter mit Preßluft getrocknet. Die Aufbewahrung erfolgt in Glasröhren. Vor Wiederverwendung ist erneute Sterilisation in Detergizide-Lösung erforderlich.

Neben der Sterilisierung in Detergizide ist auch die im Autoklaven (15 min bei 120° C) möglich. Auch eine Gassterilisation mit Äthylenoxyd ist gebräuchlich. In eiligen Fällen kann eine ausreichende Sterilisation durch 5 min langes Einlegen in kochende Detergizide-Lösung erreicht werden, ohne daß die Lebensdauer des Katheters dadurch wesentlich beeinflußt wird. Längeres Kochen ist aber zu vermeiden. Aus diesem Grunde ist auch alleiniges Kochen der Katheter zur Sterilisation nicht zu empfehlen.

Unabhängig von den angewandten Sterilisationsverfahren muß man sich stets darüber im klaren sein, daß die Lebensdauer der Katheter nicht unbegrenzt ist. Durch längeren Gebrauch kommt es zum Elastizitätsverlust mit Ausbildung von Rauhigkeiten und Bruchstellen an der Katheteroberfläche. Eine Wiederverwendung solcher Katheter sollte nicht erfolgen, weil dadurch Venenspasmen und Thrombosen hervorgerufen werden können. Vor Gebrauch müssen deswegen stets derartige Wandveränderungen ausgeschlossen werden.

c) Vorbereitung des Patienten

Der Patient sollte nach Möglichkeit spätestens am Vortage vor der Untersuchung stationär aufgenommen werden; das ist schon meist deshalb wünschenswert, weil mit den einfachen klinischen Untersuchungsmethoden eine „Vordiagnose“ gestellt werden muß. Die Vordiagnose bestimmt weitgehend das Vorgehen bei der Herzkatheteruntersuchung. Durch ausgiebige Erläuterung des Untersuchungsverfahrens muß versucht werden, dem Patienten die Furcht vor dem Eingriff zu nehmen. Dies kann nach unseren Erfahrungen auch gut dadurch geschehen, daß man den Patienten mit bereits untersuchten Patienten zusammenführt. Es hat sich bewährt, dem Patienten zu Beginn der Untersuchung die verschiedenen Untersuchungs- und Kontrollapparaturen kurz zu erklären. Der Patient sollte 4—6 Std vor der Untersuchung nüchtern bleiben. Bei Kleinkindern und Säuglingen ist jedoch eine zu starke Flüssigkeitseinschränkung vor der Untersuchung zu vermeiden, da die Kinder dadurch nur verstärkt unruhig und ungeduldig werden.

Im allgemeinen erfolgt die Untersuchung des rechten Herzens in Lokalanaesthesie. Bei ruhigen und einsichtigen Erwachsenen und älteren Kindern ist eine medikamentöse Vorbehandlung meist nicht erforderlich. Bei empfindlichen, unruhigen Patienten empfiehlt es sich aber, bereits am Vorabend sowie vor der Untersuchung ein Sedativum zu verabreichen. Wir bevorzugen dabei Barbiturate (z.B. 0,1—0,2 g Luminal® am Vorabend, 0,03 g 1 Std vor der Untersuchung). Im angelsächsischen Sprachraum wird zur Sedierung eine Mischung aus Promethazin (z.B. Atosil®), Chlorpromazin (z.B. Megaphen®) und Meperidinhydrochlorid (= Demerol®, das ist ein Pethidinabkömmling, entspricht etwa dem Dolantin®) empfohlen (SMITH u. Mitarb., 1956; RUDOLPH u. CAYLER, 1958; MOFFIT u. Mitarb., 1961). Von einer Lösung, die 25 mg Demerol®, 6,25 mg Promethazin und 6,25 mg Chlorpromazin pro ml enthält, werden 0,7—1,4 ml/10 kg Körpergewicht verabfolgt. Dadurch wird ein tiefer Schlaf mit Erwachen bei Anruf und bei Beginn der etwas schmerzhaften Lokalanaesthesie erzielt. Für die Sedierung von Kindern wurde auch die rectale Applikation von Penthotal angegeben (INGLIS, 1954; ZIMMERMANN, 1966). Manche Autoren führen jedoch die gesamte Untersuchung in Inhalationsnarkose durch (NORTON u. KUBOTA, 1960; KEATS u. Mitarb., 1958; EGGERS u. Mitarb., 1959; ADAMS u. Mitarb., 1960), andere verwenden die Inhalationsnarkose nur bei Bedarf zusätzlich zu den sedierenden Maßnahmen (MOFFIT u. Mitarb., 1961). Wir selbst geben bei kleineren Kindern seit Jahren stets eine Mischung von Scopolamin (0,0005 g/ml), Oxycodon (0,01 g/ml) und Ephedrin (0,025 g/ml) (Handelspräparat Scophedal®, früher SEE®), und zwar pro Lebensjahr etwa 0,1 ml, sofern die körperliche Entwicklung altersgemäß ist (BAYER, LOOGEN u. WOLTER, 1967). Bei guter Analgesie wird dadurch eine ausreichende Schlaftiefe erreicht. Es empfiehlt sich außerdem, zur Heterotopieprophylaxe Erwachsenen etwa 2 Std vor Beginn der Untersuchung Novocamid (1 g per os) zu verabfolgen (Kindern entsprechend weniger). Bei Patienten mit absoluter Arrhythmie infolge Vorhofflimmerns kommt außerdem eine Vorbehandlung mit Reserpin und Digitalis in Frage. Eine generell durchgeführte Penicillinprophylaxe, wie sie von ZIMMERMANN 1966 empfohlen wird, ist nach unseren Erfahrungen nicht erforderlich. Wenn bei Patienten auf Grund klinischer oder serologischer Befunde der Verdacht auf eine rheumatische Aktivität besteht, sollte die Untersuchung bis zur Normalisierung der Befunde aufgeschoben und danach unter Penicillinschutz durchgeführt werden.

d) Technik der venösen Herzkatheterisierung

Vor Beginn der Venaesectio ist auf richtige Lagerung des Patienten zu achten. Nach Möglichkeit wird eine horizontale Untersuchungslage bevorzugt. Bei Patienten mit Mitralfehlern wird man jedoch häufig zur Vermeidung von Ruhedyspnoe die Untersuchung bei angehobenem Oberkörper durchführen müssen. Vor Beginn der Untersuchung müssen die Extremitätenkabel für die kontinuierliche EKG-Kontrolle angelegt werden. Wenn bei Säuglingen die Untersuchung von der V. saphena bzw. V. femoralis durchgeführt werden soll, ist es zu empfehlen, die unteren Extremitäten so zu fixieren, daß eine Beugung der Oberschenkel im Hüftgelenk unmöglich wird. Wir verwenden dazu eine der Körperform des Kindes angepaßte Schiene aus ca. 1 cm starkem, nicht röntgenkontrastgebendem Plexiglas, an welcher die Beine leicht mit einer Mullbinde festgewickelt werden können.

α) Wahl der Vene

Der Katheter kann von verschiedenen Stellen aus in das Venensystem eingeführt werden. In Frage kommen: 1. die ulnar gelegenen (medianen) Venen in der Ellenbeuge des rechten oder linken Armes (V. basilica, V. mediana cubiti, V. mediana antebrachii vor Einmündung in die V. mediana cubiti), 2. V. axillaris, 3. V. subclavia (LOSKOT u. Mitarb., 1965), 4. V. jugularis externa, 5. V. saphena magna, 6. V. femoralis. Die unter 1., 2., 4. und 5. genannten Venen kommen für eine Venaesectio in Frage, die unter 3. und 6. genannten Venen werden im allgemeinen nach der Seldinger-Technik (s. später) transcutan punktiert. Weniger zu empfehlen ist am Arm die V. cephalica, weil sie oft stumpfwinkelig in die V. axillaris einmündet, wodurch die Katheterpassage erheblich behindert sein kann. Die Wahl der Vene richtet sich sowohl nach den anatomischen Verhältnissen als auch nach dem Untersuchungsplan. Die Vorteile der Venaesectio bestehen in der Möglichkeit, auch endständig geschlossene Katheter für die Angiokardiographie benutzen zu können. Meist gelingt es auch ohne Schwierigkeiten, bei Bedarf sogar zwei Katheter in eine Vene einzuführen (z.B. zur Shuntdiagnostik). Der Vorteil der Seldinger-Punktionstechnik liegt darin, daß die Unterbindung einer peripheren Vene nicht erforderlich wird und die Untersuchung deswegen durch die gleiche Vene wiederholt werden kann. Außerdem treten Venenspasmen seltener auf, da nur größere Venen benutzt werden. Auch kommt es seltener zur Thrombophlebitis und Thrombose. Im allgemeinen benutzen wir bei Erwachsenen und Kindern über 2 Jahren die V. mediana cubiti bzw. die V. basilica des linken Armes. Beim Vorgehen vom linken Arm gelingt es meist leicht, den Katheter in das rechte Herz und in die Pulmonalarterie vorzuführen, da er dabei einen einzigen Bogen bilden kann und nicht stärker abgeknickt wird. Darauf haben bereits FORSSMANN (1929) sowie COURNAND u. RANGES (1941) hingewiesen. Demgegenüber ist es unseres Erachtens von geringerer Bedeutung, daß beim Vorgehen vom linken Arm gelegentlich die Untersuchung durch eine linkspersistierende obere Hohlvene erschwert sein kann, über die der Katheter dann zwar häufig den rechten Vorhof erreicht

(Abb. 4), die Katheterisierung des rechten Ventrikels und der Pulmonalarterie jedoch erschwert oder unmöglich ist. RUDOLPH u. CAYLER (1958) empfehlen aus diesem Grunde nach Möglichkeit, Venen des rechten Armes zu benutzen.

Die V. saphena magna wird man immer dann wählen, wenn die Armvenen zu klein sind (wie bei Kleinkindern) oder wenn im Anschluß an die rechtsseitige Katheterisierung auch eine transseptale durchgeführt werden soll. Auf diesem Wege ist es auch leichter, das linke Herz über einen Vorhofseptumdefekt zu erreichen. Bei Säuglingen kann sogar das Lumen der V. saphena magna für die Einführung eines Katheters zu klein sein. Es empfiehlt sich dann, die V. femoralis distal der Einmündungsstelle der V. femoralis profunda zu benutzen. Wird bei Säuglingen die V. femoralis proximal der Einmündungsstelle der V. femoralis profunda benutzt und anschließend an dieser Stelle unterbunden, so ist mit stärkeren venösen Stauungen für einige Tage zu rechnen. Dauerhafte Beeinträchtigungen des venösen Abflusses treten jedoch in der Regel nicht auf (RUDOLPH u. CAYLER, 1958). Wird die Venaesectio sorgfältig durchgeführt und die Vene im weiteren Verlauf der Sondierung schonend behandelt, so besteht große Aussicht, das Lumen der V. saphena magna nach Verschluß mit einer Gefäßnaht dauerhaft offen zu halten. Der Hauptnachteil des Vorgehens vom Bein besteht darin, daß es häufig schwierig, manchmal sogar unmöglich ist, die Pulmonalarterie zu erreichen, weil der Katheter dann im Herzen einen S-förmigen Verlauf nehmen muß. Außerdem kann das Aufsuchen der Vene besonders bei stärkerem subcutanem Fettgewebe schwieriger und für den Patienten unangenehmer als beim Vorgehen vom Arm aus sein.

In einer neueren Sammelstatistik aus 16 kardiologischen Zentren in den USA (BRAUNWALD und GORLIN, 1968) wurde für die Sondierung des rechten Herzens in rund 80% der 11130 Fälle der Katheter über eine Venaesectio eingeführt, bei den übrigen durch transcutane Technik (s. unter δ). In über der Hälfte der Fälle (51%) wurde dafür die V. basilica verwendet, bei 16% die V. saphena, bei 7% die V. axillaris und bei 5% die V. femoralis. Die V. femoralis wurde fast ausschließlich bei Kindern mit einem Alter unter 6 Monaten benutzt.

β) Venaesectio

Der Arm des Patienten, an dem die Venaesectio vorgenommen werden soll, wird in abduzierter, außenrotierter Stellung bequem gelagert. Nach Anlegen einer Staubinde markiert man sich eine geeignete Vene am Arm (am einfachsten mit einem Kugelschreiber). Ober- und Unterarm werden ausreichend mit Jod, Sepso-Tinktur oder ähnlichen Substanzen gereinigt; danach wird der Arm mit einem sterilen Tuch abgedeckt.

Die Lokalanaesthesie wird mit Novocain (2%) ohne Adrenalinzusatz und mit kleiner Kanüle durchgeführt. Am Bein ist zusätzlich eine tiefere Anaesthesie mit Novocain (1%) angezeigt. Ein wenige Millimeter langer Hautschnitt erfolgt quer zum Verlauf der Vene an der vorbezeichneten Stelle. Die Vene wird durch Spreizen einer Pinzette oder Klemme in Längsrichtung vom umgebenden Bindegewebe frei präpariert. Die mobilisierte Vene läßt sich dann leicht mit einer gebogenen kleinen Klemme oder einer Pinzette unterfahren und durch den Hautschnitt an die Oberfläche holen. Sie wird nach distal mit Catgut unterbunden. Mit einer kleinen Gefäßschere wird sie durch einen Froschmaulschnitt eröffnet. Nur wenn die Vene nach Abschluß der Sondierung durch eine Gefäßnaht verschlossen werden soll, empfiehlt es sich, einen Längsschnitt anzulegen. Nach Einführung des Katheters in die Vene wird proximal vom Einschnitt in das Gefäß um die Vene ein Nabelschnurbändchen gelegt, wodurch ein Blutaustritt aus der Vene entlang dem Katheter vermieden wird. Für die Freilegung der V. saphena muß der Hautschnitt etwa 2—3 cm caudal und 1—2 cm medial vom Kreuzungspunkt des Leistenbandes mit der Femoralarterie parallel zum Leistenband angelegt werden.

In analoger Weise wird bei Wahl der V. axillaris ein 2—3 cm langer Hautschnitt quer oder parallel zum Gefäßverlauf in der Tiefe der Achselhöhle gelegt. Wegen der engen Nachbarschaft zur Arterie und den großen Armnerven muß die Präparation mit aller Vorsicht erfolgen.

γ) *Katheterführung*

Vor dem Einführen in die Vene muß der Katheter mit einer Kochsalz-Heparinlösung (2000 E Heparin auf 1000 ml 0,9 % NaCl-Lösung) gefüllt und befeuchtet werden. Der Stahlmandrin wird nicht ganz bis zur Katheterspitze vorgeführt. Auf das Katheterende wird eine 20 ml-Spritze mit Kochsalz-Heparinlösung zum ständigen Durchspülen des Katheters aufgesetzt, wobei das aus dem Katheter herausragende Ende des Mandrins in die Spritze mit eingeführt wird. Es ist auch möglich, an das Katheterende eine Dauerinfusion mit Kochsalz-Heparinlösung anzuschließen. Allerdings ist dann die Verwendung eines Mandrins im Verlauf der weiteren Untersuchung erschwert. Der Katheter läßt sich meist ohne besondere Schwierigkeiten bis in die V. subclavia vorschieben. Gelingt dies nicht, so

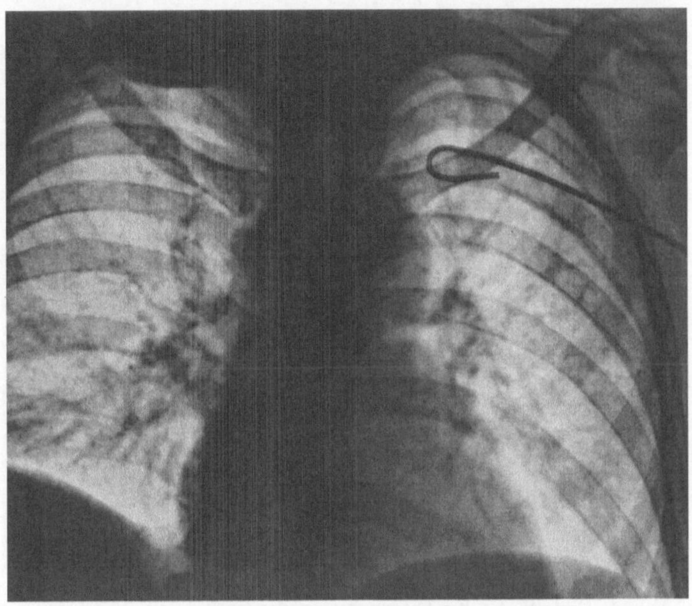

Abb. 3. Katheterschlaufe in der linken V. subclavia. Durch die Schlaufenbildung wird die Gefäßpassage erleichtert. Deutlich ist der bis dicht vor die Katheterspitze vorgeschobene Mandrin zu erkennen

muß man versuchen, durch Zurückziehen und Drehen des Katheters um seine Längsachse oder durch Abduktion und Drehung des Armes die Passage zu ermöglichen. Auch durch Druck von außen auf die Weichteile des Armes kann das Vordringen des Katheters erleichtert werden. Häufiger tritt die Katheterspitze auch in eine Jugularvene ein (Abb. 4). Man kann durch Drehen des Kopfes oder tiefe Inspiration des Patienten versuchen, den Katheterverlauf zu beeinflussen. Meist gelingt dann die Passage in die obere Hohlvene dadurch, daß nach geringem Zurückziehen des Mandrins die flexibler gewordene Katheterspitze bei erneutem Vorschieben eine Schlaufe bildet (Abb. 3). In jedem Fall muß vermieden werden den Katheter gegen stärkeren Widerstand vorzuschieben, weil es dadurch zu Verletzungen der Gefäßintima mit Perforationen und zu Abknickungen des Katheters kommen kann. Zu heftige Manipulationen werden von dem Patienten als schmerzhaft empfunden und können zu einem Venenspasmus führen. Ein Venenspasmus kann auch durch schadhafte Katheter mit rauher Oberfläche oder durch Verwendung eines für die Vene zu großen Katheters ausgelöst werden. Auch bei nicht schonend vorgenommener Venaesectio kann es zum Venenspasmus kommen. Nervöse, unruhige Patienten neigen mehr zum Venenspasmus als ruhige Patienten. Kommt es bereits beim Einführen des Katheters zum Spasmus, so kann man versuchen, den Katheter unter gleichzeitigem Durchspülen mit Kochsalzlösung vorzuschieben. Die Venenwand wird dadurch leicht und schmerzlos gedehnt. Auch das Einspritzen von Kontrastmittel hat sich wie beim Auftreten von Hindernissen anderer Art (Venenabknickungen, durchgemachte Thrombophlebitiden) zur Beurteilung der Situation bewährt. Gelingt das Vorführen nicht, so kann man noch versuchen, den Katheter gegen einen dünneren auszutauschen. Unter Umständen muß an anderer Stelle erneut eine Venaesectio durchgeführt werden. Man sollte dann jedoch möglichst eine große Vene wählen, z.B. die V. saphena magna. Gelingt es beim Vorschieben vom linken Arm aus nicht, den Katheter über den linken Sternalrand vorzuschieben, so ist an das Vorliegen einer linkspersistierenden oberen Hohlvene zu denken. Durch Schlaufenbildung an der Katheterspitze in der oben geschilderten Weise kann man dann versuchen, die Katheterspitze in die linksseitige obere Hohlvene eintreten zu lassen (Abb. 5). Dann wird die Passage bis zum rechten

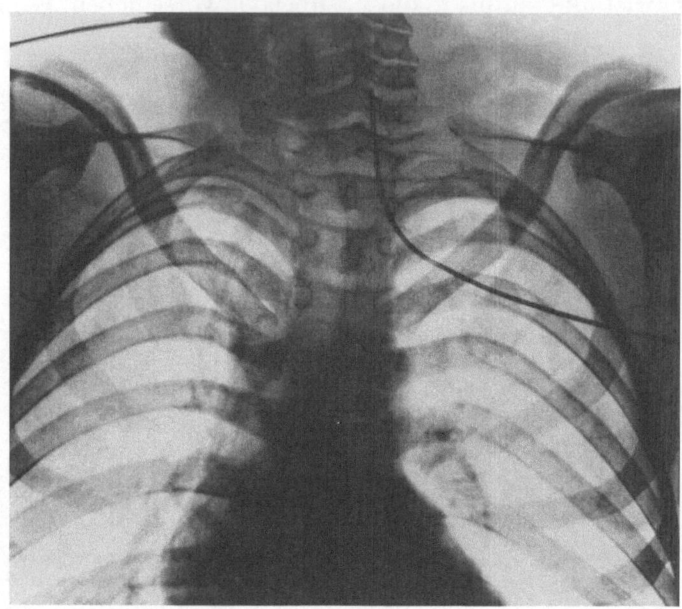

Abb. 4. Eintritt der Katheterspitze in die linke V. jugularis interna

Vorhof leicht gelingen. Schwierigkeiten bereitet jedoch die Sondierung des rechten Ventrikels und der Pulmonalarterie. Gelegentlich ist man deswegen gezwungen, am rechten Arm oder am Bein eine neue Venaesectio anzulegen.

Beim Vorschieben des Katheters von der Vena saphena aus kommt es nur selten zum Auftreten eines stärkeren Venenspasmus. Schwierigkeiten kann das Vordringen an der Teilungsstelle von V. iliaca externa und V. iliaca interna machen. Auch am Übergang der Vena iliaca communis in die untere Hohlvene oder beim Vorgehen vom linken Bein an der Kreuzungsstelle der V. iliaca mit der A. iliaca sinistra kann die Katheterspitze hängenbleiben. In jedem Fall ist, wie bei dem Vorgehen vom Arm aus zu versuchen, den Katheter durch Zurückziehen, Drehen um seine Längsachse oder durch Schlaufenbildung im Bereich der Katheterspitze an dem Hindernis vorbei zu manipulieren. Von der unteren Hohlvene erreicht man oft unbeabsichtigt die V. renalis oder andere Venenabgänge. Hat die Katheterspitze den rechten Vorhof erreicht (Abb. 6), so sollte zunächst eine Druckkontrolle vorgenommen werden. Gleichzeitig sollten die ersten Blutproben aus dem rechten Vorhof und anschließend nach Möglichkeit auch aus der oberen und unteren Hohlvene entnommen werden. Hieraus können sich schon wichtige Rückschlüsse für das weitere Vorgehen ergeben. Nach jeder Blutentnahme ist der Katheter sorgfältig und unter Vermeidung einer Injektion von Luftblasen mit Kochsalz-Heparinlösung zu spülen.

Für das weitere Vorgehen können keine starren Richtlinien aufgestellt werden; es wird weitgehend von der Art des vorliegenden Fehlers bestimmt. Man sollte versuchen,

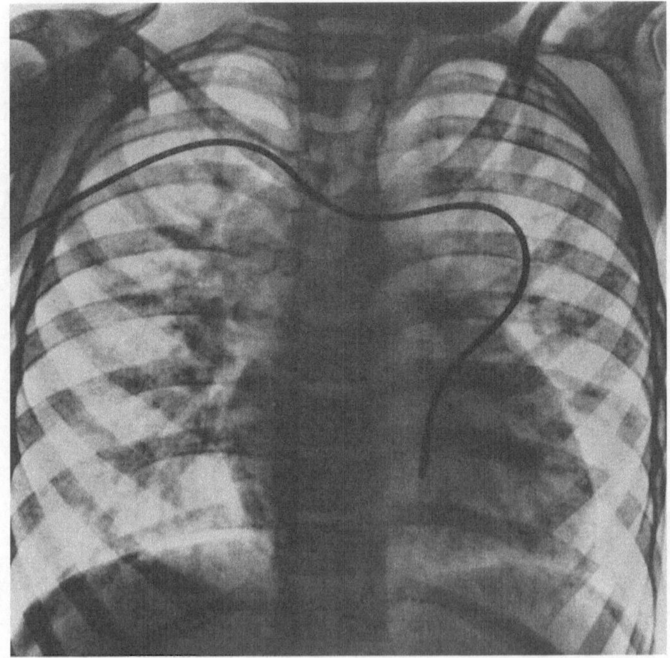

Abb. 5a

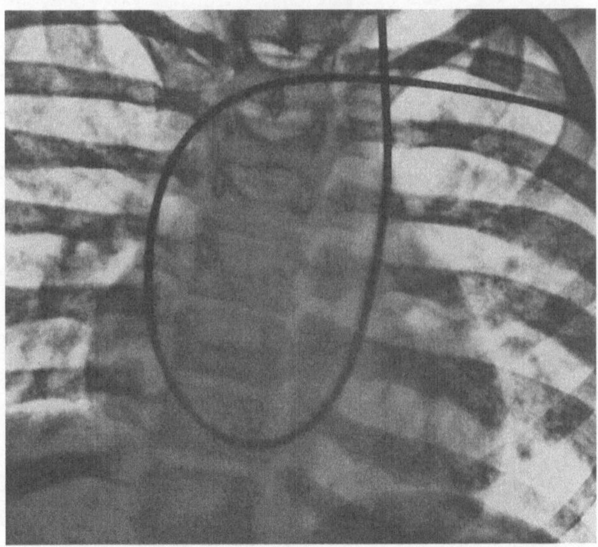

Abb. 5b

Abb. 5. a Katheterlage in einer linkspersistierenden oberen Hohlvene. Vom rechten Arm wurde der Katheter über die rechte V. subclavia in die linke V. subclavia und von dort in die links persistierende obere Hohlvene vorgeschoben. Die Katheterspitze liegt im Bereich des rechten Vorhofes. b Katheter in einer links persistierenden oberen Hohlvene. Vom linken Arm wurde der Katheter bis in den rechten Vorhof vorgeschoben. Die Katheterspitze liegt im Bereich der links persistierenden, in den rechten Vorhof einmündenden Hohlvene. c Katheterlage in einer linkspersistierenden oberen Hohlvene. Vom linken Arm wurden die links persistierende obere Hohlvene und der rechte Vorhof passiert. Vom rechten Vorhof gelangte der Katheter in die rechte obere Hohlvene und von dort in die in die obere Hohlvene einmündende untere Hohlvene. d Seitliches Bild zu Abb. 5c. Die Katheterschlaufe liegt in dem hinten gelegenen rechten Vorhof, die Katheterspitze in der noch weiter dorsal gelegenen unteren Hohlvene

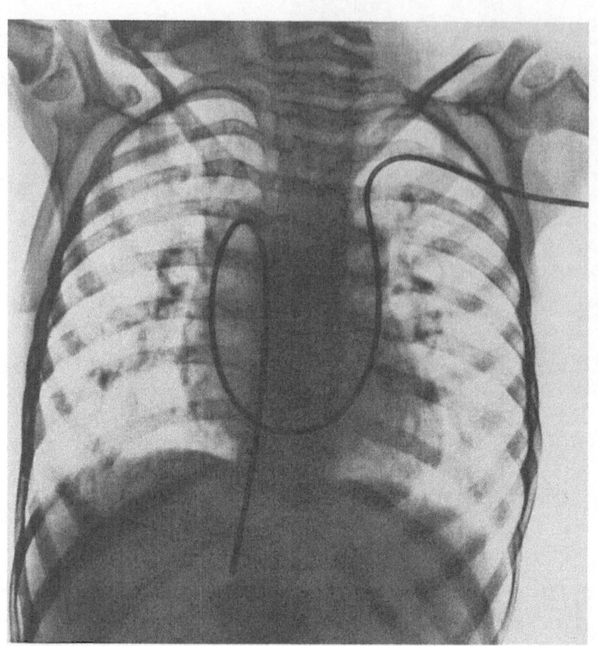

Abb. 5c

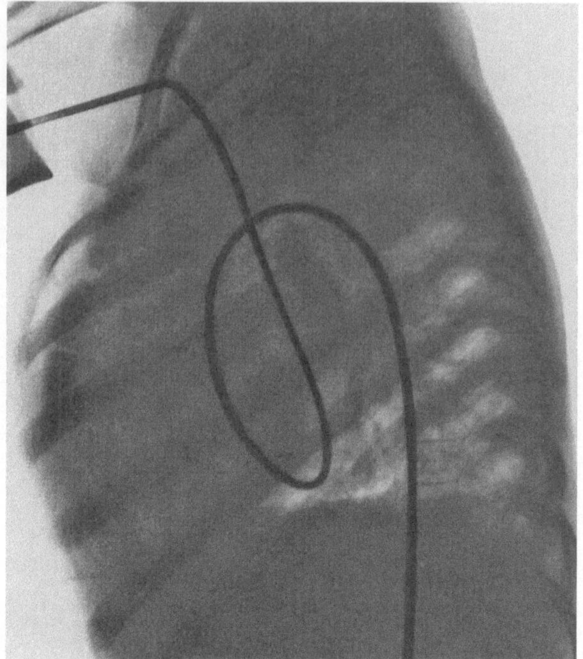

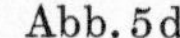

Abb. 5d

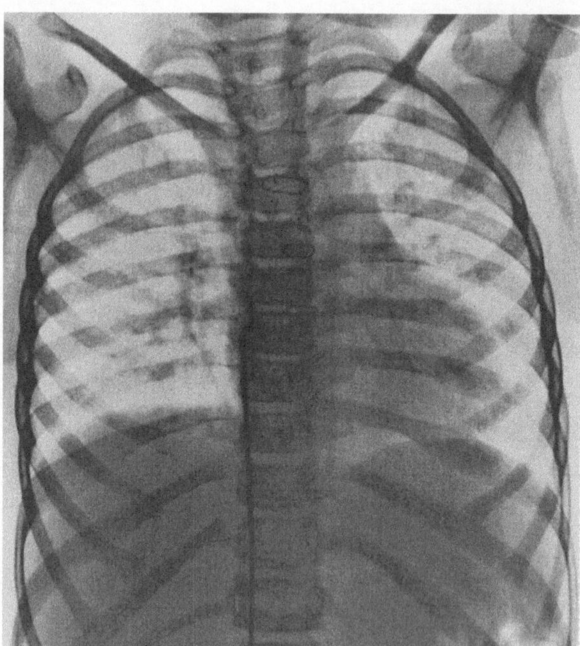

Abb. 6. Katheterlage im rechten Vorhof. Der Katheter wurde von der V. saphena aus durch die untere Hohlvene vorgeschoben

möglichst viele Herzhöhlen zu erreichen und in ihnen den Blutdruck zu messen sowie Blut für die Gasanalysen zu entnehmen. In jedem Fall sollte man sich die Spontanbewegung des Katheters nutzbar machen und zuerst Wege einschlagen, die sich ohne besondere Manipulationen anbieten. Häufig gelingt es (besonders beim Vorgehen vom linken Arm aus), den Katheter ohne Schwierigkeiten durch den rechten Ventrikel in die

Pulmonalarterie vorzuschieben (Abb. 8 und 9). Man sollte dann versuchen, während einer tiefen Inspiration des Patienten den Katheter bis in eine Endverzweigung des Pulmonalarteriennetzes vordringen zu lassen, um den sog. Pulmonalcapillardruck (PC) zu registrieren (Abb. 10); er ist bei korrekter Sondierung mit dem Druck im linken Vorhof praktisch

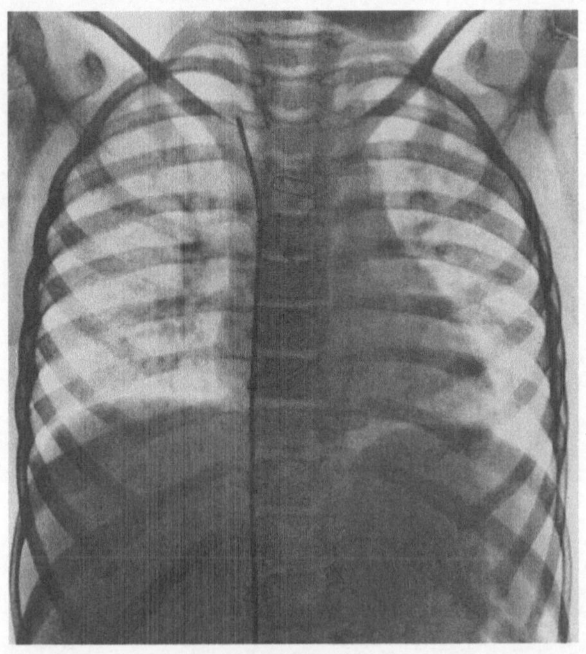

a

b

Abb. 7. a Katheterlage in der oberen Hohlvene. Gleicher Patient wie Abb. 6. Der Katheter wurde von der V. saphena aus bis in die obere Hohlvene vorgeschoben. b Katheterlage in der unteren Hohlvene. Der Katheter wurde vom linken Arm aus vorgeschoben

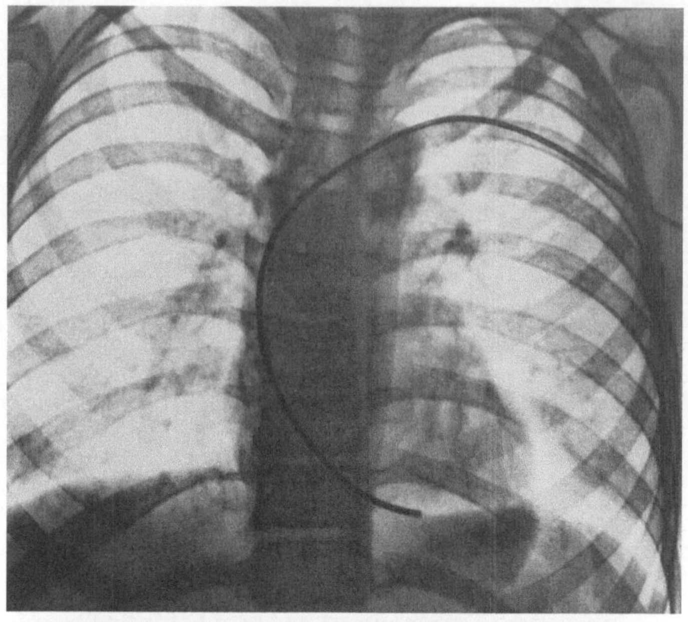

a

b

Abb. 8. a Katheterspitze in der Spitze des rechten Ventrikels. b Seitliche Aufnahme zu a. Die Katheterspitze liegt ganz vorne, wodurch sich eine Katheterlage im Coronarvenensinus ausschließen läßt

identisch. Danach lassen sich bei Zurückziehen des Katheters Druckregistrierungen und Blutentnahmen in allen passierten Gefäßabschnitten durchführen.

Die gezielte Führung des Katheters kann durch Verwendung von unterschiedlich harten Mandrins erheblich erleichtert werden. Dies gilt um so mehr dann, wenn bei Erwärmung des Katheters auf Körpertemperatur das Kathetermaterial weicher und dadurch die Führung erschwert werden. Durch unterschiedlich weite Einführung des

Mandrins wird einerseits die Flexibilität der Katheterspitze variabel, andererseits lassen sich dadurch unerwünschte Abknickungen aufrichten. Wenn z.B. der Katheter in den rechten Ventrikel mit einer Schlaufe eintritt und diese beibehält, weil die Katheterspitze noch im rechten Vorhof liegt, kann durch gleichzeitiges Vorschieben des Mandrins und Zurückziehen des Katheters die Spitze so ausgerichtet werden, daß sie in die Ausflußbahn des rechten Ventrikels und die Pulmonalarterie eintritt (Abb. 9). Durch einen mit einem Führungsdraht verstärkten Katheter läßt sich auch leicht ein sonst nicht oder nur mühevoll passierbarer Ductus arteriosus apertus sondieren, und die untere Hohlvene wird beim Vorgehen vom Arm aus schneller erreicht. Die erforderlichen Durchleuchtungszeiten lassen sich auf diese Weise erheblich verkürzen.

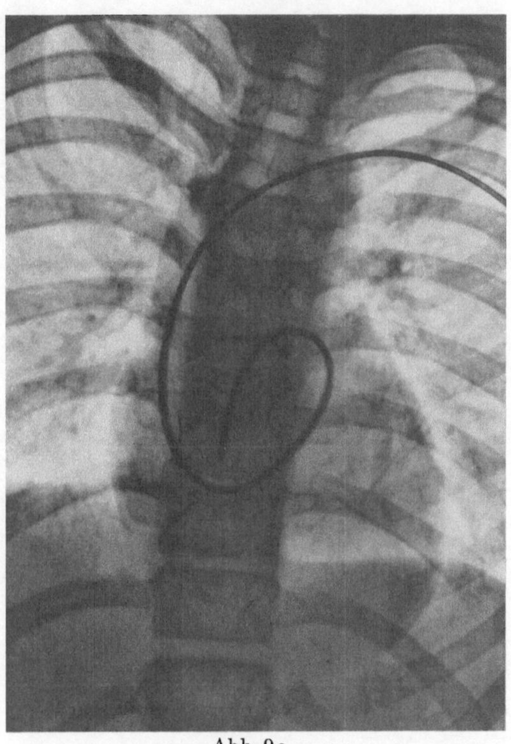

Abb. 9a

Abb. 9. a Katheterschlaufe im rechten Ventrikel. Die Spitze des Katheters liegt noch im rechten Vorhof. Durch Vorschieben eines Mandrins bis in den Bogen der Schlaufe und gleichzeitiges, langsames Zurückziehen des Katheters läßt sich die Schlaufe auflösen. Die Katheterspitze tritt dann in die Ausflußbahn des rechten Ventrikels bzw. in den Pulmonalarterienstamm (Abb. 9b) ein

Die Lage der Katheterspitze ist in den verschiedenen Herzhöhlen so typisch, daß sie meist schon aus dem Durchleuchtungsbild bestimmt werden kann (s. Abb. 6—10). In jedem Fall ist es aber angebracht, die Lage des Katheters durch Druckmessung zu sichern. Dies gilt besonders dann, wenn intrakardiale Blutentnahmen aus einzelnen Herzhöhlen vorgenommen werden sollen. Nur durch Druckmessung läßt sich z.B. oft entscheiden, ob sich die Katheterspitze in der Ausflußbahn des rechten Ventrikels oder aber bereits in der Pulmonalarterie befindet. Andererseits kann auch wieder das Ergebnis der Blutgasanalyse die Interpretation der Druckwerte erleichtern. So kann man bei manchen angeborenen Herzfehlern über einen Vorhofseptumdefekt den linken Ventrikel erreichen. Besteht gleichzeitig ein Druckangleich zwischen großem und kleinem Kreislauf, so ist die Entscheidung, ob die Katheterspitze im linken oder rechten Ventrikel liegt, manchmal nur durch die Gasanalyse zu erzielen (höherer Sauerstoffgehalt im linken Ventrikel).

Auch ohne Vorliegen eines Vorhofseptumdefekts wird es durch planmäßiges Suchen bei einem Großteil der Patienten, besonders bei Kindern, gelingen, über ein offenes Foramen ovale den linken Vorhof und möglicherweise auch den linken Ventrikel zu erreichen (Abb. 11). Das Foramen ovale ist bei ca. 20—30% der Erwachsenen offen (Hackenseliner, 1956; Patten, 1931). Am einfachsten gelingt seine Sondierung vom Bein aus, wobei die Katheterspitze nach hinten und oben auf die Fossa ovalis auszurichten ist. Dies ist relativ leicht durch Einschieben eines an der Spitze abgebogenen starken Mandrins zu erreichen. Erfolgt die Sondierung vom Arm aus, so ist die Passage eines offenen Foramen ovale oder eines Vorhofseptumdefektes schwieriger. Bei Lage der Katheterspitze im rechten Vorhof wird die Sondierung des Defektes dadurch erleichtert, daß man in den Katheter einen Mandrin nicht ganz bis zur Spitze (ca. 5—10 cm von dieser entfernt) einführt. Durch Vorschieben des Katheters läßt sich dann mit der weicheren Katheterspitze auf dem Boden des rechten Vorhofs eine Schlaufe bilden, welche in die untere Hohlvene eintritt. Der Katheter wird dann so zurückgezogen, daß sich die Spitze wieder nach oben und hinten auf das Vorhofseptum ausrichtet (Abb. 12).

In ähnlicher Weise läßt sich auch der Coronarsinus sondieren (BRUCE u. BING, 1966). Häufig wird er auch unbeabsichtigt sondiert beim Versuch, den rechten Ventrikel zu erreichen. Für den Erfahrenen ist die Lage im Coronarsinus typisch (Abb. 13a, b). Je nach Lage der Katheterspitze kann jedoch eine Lage im rechten Ventrikel, linken Vorhof

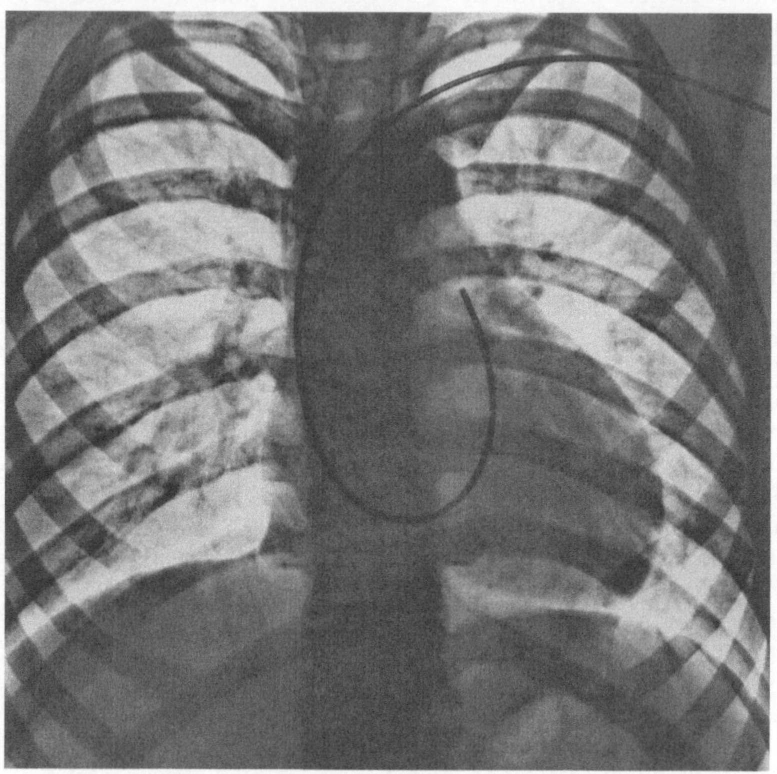

Abb. 9b

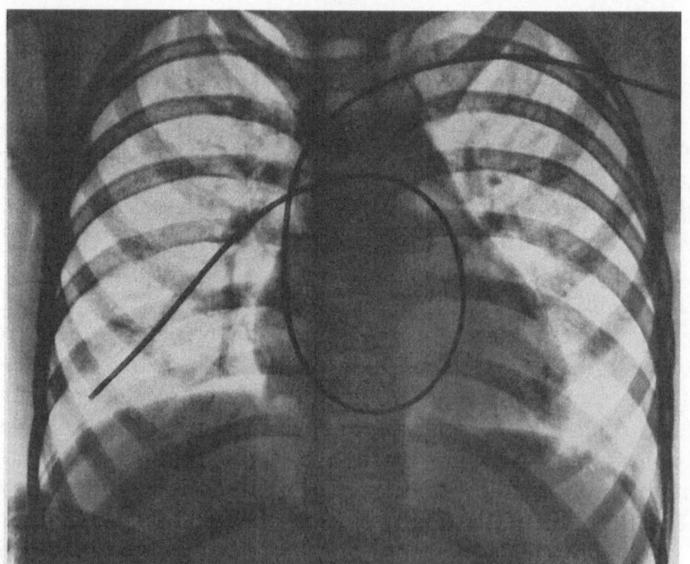

Abb. 10. Katheterlage bei Messung des „Pulmonalcapillardruckes". Der Katheter wurde vom linken Arm durch den rechten Vorhof, den rechten Ventrikel und die Pulmonalarterie bis in eine endständige Verzweigung der rechten Pulmonalarterie vorgeschoben

oder in der Pulmonalarterie vorgetäuscht werden. Bei der Durchleuchtung in seitlicher Projektion ist im Gegensatz zur Lage im rechten Ventrikel die Abweichung der Katheterspitze nach hinten meist deutlich zu erkennen (Abb. 13b). Weitere typische Kennzeichen für

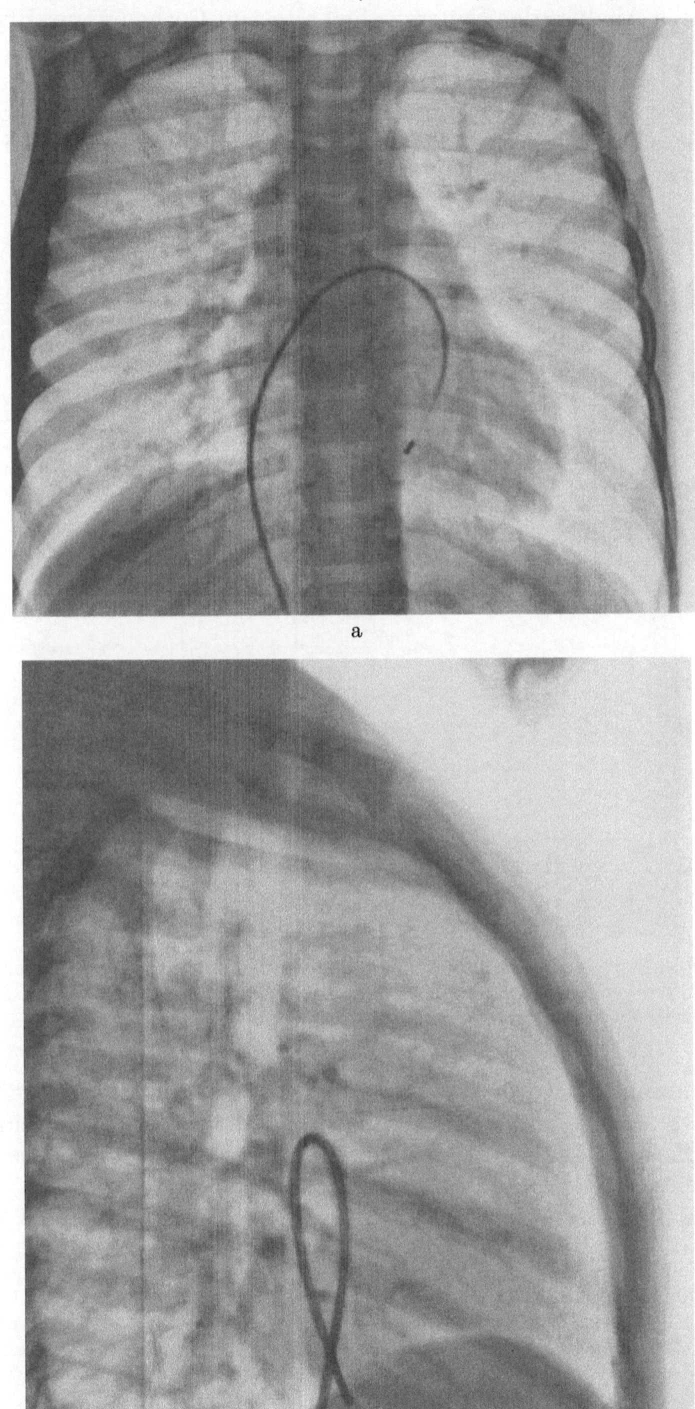

Abb. 11. a Katheterlage im Bereich des linken Ventrikels. Durch ein Foramen ovale wurde ein endständig verschlossener Katheter über den linken Vorhof bis in den linken Ventrikel vorgeführt. b Seitliche Aufnahme zu Abb. 11a. Die Katheterspitze liegt dorsal, wodurch die Lage im rechten Ventrikel auszuschließen ist (vgl. Abb. 8c)

die Lage im Coronarsinus sind: die pulssynchronen Schleuderbewegungen der Katheterspitze sind meist geringer als bei der Lage im rechten Ventrikel oder in der Pulmonalarterie; die Beweglichkeit ist deutlich eingeschränkt. Wichtigster Hinweis zur Sicherung der Katheterlage ist jedoch die Analyse des Sauerstoffgehaltes im Coronarsinus-Blut (niedriger als in allen anderen Gefäßabschnitten des Herzens, weniger als 30% O_2-Sättigung, Sauerstoffdruck kleiner als 25 mm Hg). Bei Messung des Blutdrucks im Coronarsinus kann man eine venöse Druckkurve erhalten, wenn der Katheter nicht zu weit vorgeschoben ist; im anderen Fall lassen sich Kurven registrieren, die Ähnlichkeit mit Ventrikeldruckkurven haben. Das weitere Vorschieben des Katheters im Coronarsinus kann zu erheblichen

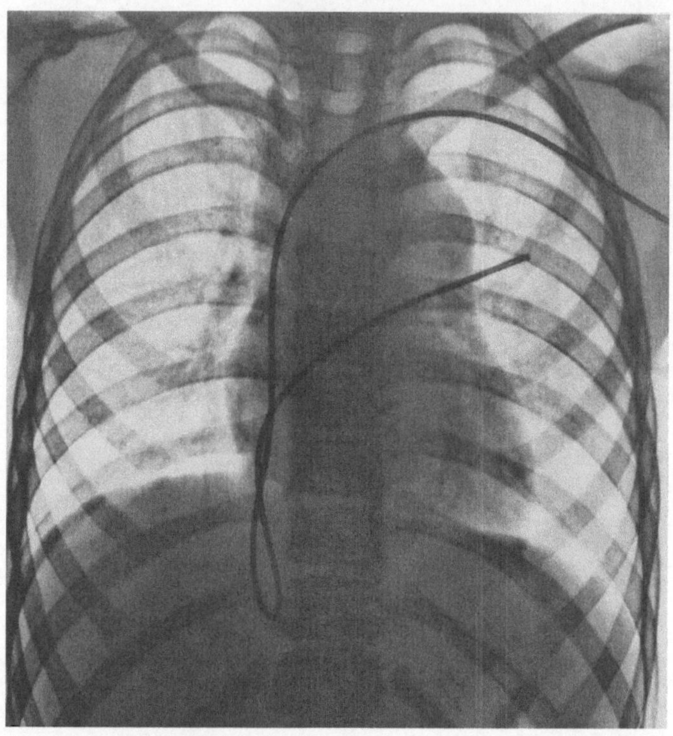

Abb. 12. Katheterlage im Bereich einer normal in den linken Vorhof einmündenden Lungenvene. Nach Schlaufenbildung im Bereich des rechten Vorhofes bzw. der unteren Hohlvene passierte die Katheterspitze nach Zurückziehen durch einen Vorhofseptumdefekt den linken Vorhof und trat von dort in eine Lungenvene ein

Komplikationen führen. So wurde das Auftreten von Angina pectoris mit ST-Hebungen von uns beobachtet. Auch kann bei Mißdeutung der Katheterlage ein unvorsichtiges Nachdrücken die Perforation des Gefäßes zur Folge haben und somit eine weitere schwere Komplikation auslösen (BAYER, LOOGEN u. WOLTER, 1967).

Bei *Neugeborenen* kann die Sondierung des rechten Herzens auch von der V. umbilicalis vorgenommen werden (PECK u. LOWMAN, 1967). Auch die angiographische Darstellung des rechten Herzens ist auf diesem Wege möglich (SAPIN u. Mitarb., 1963). Das Vorgehen ist jedoch nicht ungefährlich. Unter 200 Untersuchungen kam es bei 6 Säuglingen zu tödlichen Komplikationen, deren Ursache Phlebitiden, Pyämien, Umbilicalvenen- und Lebernekrosen sowie eine große Lungenembolie waren (SCOTT u. Mitarb., 1965). Die Hauptschwierigkeit des Vorgehens besteht darin, von der Umbilicalvene aus über den fetalen Ductus venosus die untere Hohlvene zu erreichen. Häufig gelingt es mit dem Katheter nur, das Pfortadersystem zu sondieren (PECK u. LOWMAN, 1967).

Für die Katheterisierung des rechten Ventrikels zum Einführen *permanenter transvenöser Schrittmacherkatheter* nach dem Vorgehen von LAGERGREN u. JOHANSSON (1963 und 1965) wird eine ähnliche Technik verwendet wie beim Einführen diagnostischer Herzkatheter. Der Katheter wird meist durch die V. jugularis oder besser durch die V. cephalica bis in den rechten Ventrikel vorgeführt. Es wird dann im Gegensatz zum Vorgehen bei diagnostischer Katheterisierung versucht, durch weiteres Vorschieben die Katheterspitze im Trabekelsystem des rechten Ventrikels zu fixieren. Beim Vorgehen von der Jugularvene aus sind zwei Hautschnitte erforderlich: einer supraclaviculär zur Venaesectio, ein weiterer infraclaviculär zur subcutanen Implantation des Schrittmachers. Von der Venaesectiostelle wird die Schrittmachersonde dann durch einen Hauttunnel zum Schrittmacher geführt. Beim Vorgehen von der V. cephalica, welche meist zum Einführen des Stimulationskatheters ausreichend weit ist, genügt ein infraclaviculärer Hautschnitt (SYKOSCH u. Mitarb., 1968).

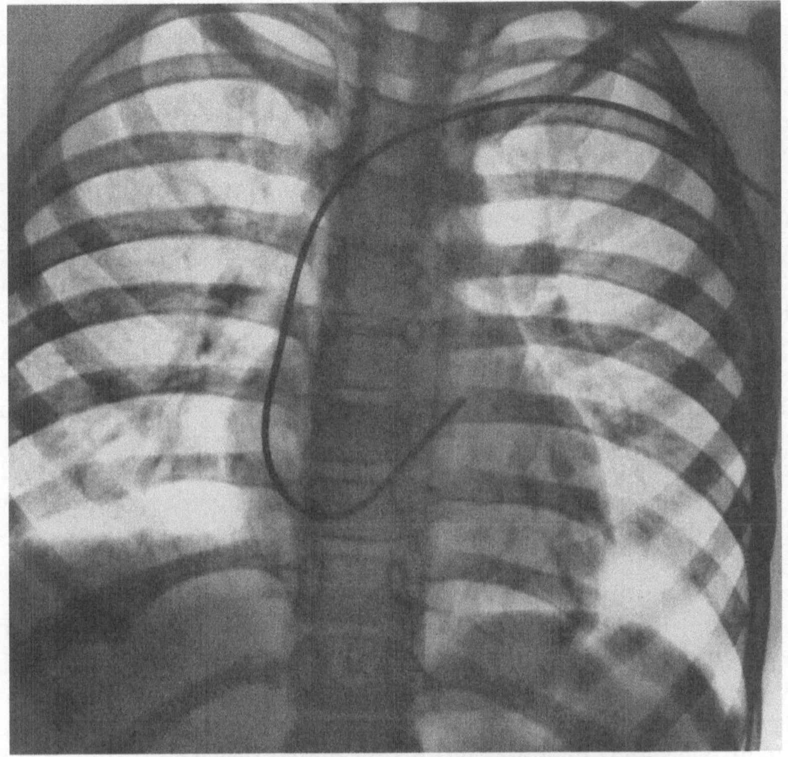

a

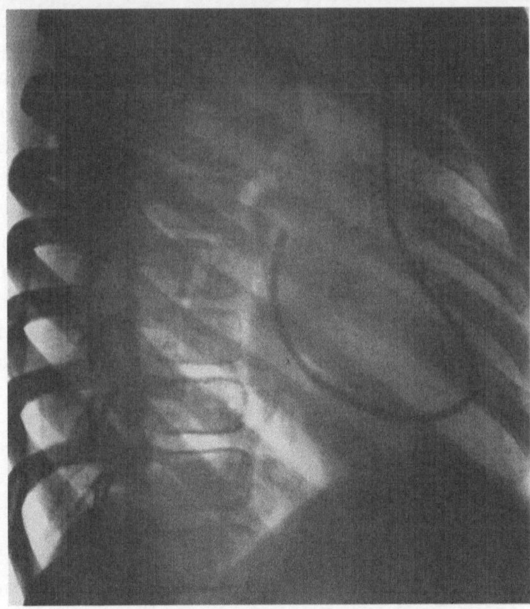

b

Abb. 13. a Lage des Katheters im Coronarsinus. In der a.p.-Projektion kann eine Lage der Katheterspitze im Bereich der Ausflußbahn des rechten Ventrikels vorgetäuscht werden. b Seitliche Aufnahme zu a. Die Spitze des Katheters liegt im Bereich des hinteren Herzschattens, wodurch die Lage im rechten Ventrikel ausgeschlossen werden kann

Für die transvenöse Einführung von Elektrodenkathetern zur *vorübergehenden Stimulierung* des Herzens gelten genau die gleichen Richtlinien wie für die Einführung diagnostischer Herzkatheter in den rechten Ventrikel. Durch Verwendung von Mandrins wird die Einführung der Katheter in den rechten Ventrikel erleichtert.

δ) Transcutane venöse Herzkatheteruntersuchung

Obwohl bereits Bleichröder (1912), Forssmann (1929) und Wood (1953) transcutane venöse Katheterisierungen beim Menschen durchgeführt haben, stand diese Art der Untersuchung lange Zeit im Schatten der Venaesectio-Technik. Die transcutane venöse Herzkatheteruntersuchung wird üblicherweise von der V. femoralis (Bevegard u. Mitarb., 1961; Porstmann u. Burgemeister, 1962; Endrys, 1961), auch oft von der V. subclavia (Loskot, Michaljanic u. Musil, 1965) aus vorgenommen. Es besteht jedoch durchaus die Möglichkeit, auch Armvenen zu punktieren und von hier Katheter einzuschieben (Endrys, 1961). Dies geschah nach einer neueren Sammelstatistik aus den USA in 15,5% der Fälle, bei welchen eine einfache Rechtsherzkatheterisierung durchgeführt wurde, in 5,4% wurde dagegen die Femoralvene transcutan punktiert (Braunwald u. Gorlin, 1968). Wird die Punktion an der Femoralarterie vorgenommen, so kann im Anschluß an die Untersuchung des rechten Herzens nach Auswechseln des Katheters durch die gleiche Punktionsstelle eine transseptale Katheterisierung des linken Herzens durchgeführt werden (Bevegard u. Mitarb., 1961; Brockenbrough u. Mitarb., 1962a; Endrys u. Steinhart, 1962). Der Hauptvorteil besteht darin, daß eine Unterbindung der Vene (wie meist bei der Venaesectio) nicht durchgeführt werden muß. Dadurch sind von der gleichen Vene aus Kontrolluntersuchungen möglich. Venenspasmen treten selbst bei Verwendung weiter Katheter nur sehr selten auf, da viel größere Venen als bei der Venaesectio benutzt werden. Thrombophlebitiden und Thrombosen sind jedoch entgegen der häufig vertretenen Ansicht nicht seltener, sondern häufiger als beim Vorgehen von der V. saphena mittels Venaesectio (Swan, 1968a).

Ein Nachteil des Vorgehens liegt darin, daß es bei der üblichen Technik nicht möglich ist, endständig verschlossene Katheter einzuführen, wie sie bevorzugt für die Angiokardiographie verwendet werden, um Kontrastmittelläsionen des Endo- und Myokards zu vermeiden. Porstmann (1962) hat mit Erfolg versucht, diesen Nachteil der transcutanen Technik durch Verwendung kleiner, in den Katheter injizierbarer Verschlußbolzen zu beseitigen (Abb. 14a). Der aus Stahldraht gefertigte Verschlußbolzen verschließt dabei das sorgfältig ausgezogene und eigens dafür hergerichtete Katheterende. Das Vorgehen verlangt jedoch eine subtile Technik. Ein besserer Weg, diesen Nachteil zu umgehen, scheint jedoch in dem kürzlich von Desilets u. Hoffmann 1965 angegebenen Verfahren zu bestehen. Diese Autoren führen zunächst einen endständig offenen Katheter in üblicher Weise transcutan in das Gefäß ein. Über diesen Katheter wird eine 0,05 mm dünne Scheide aus einem sehr festen Polyäthylen (Mylar ®) oder Teflon in das Gefäß vorgeführt. Danach kann der zuerst benutzte Katheter ohne Schwierigkeiten gegen einen endständig verschlossenen Katheter ausgetauscht werden. Die Scheide ist 18 cm lang und paßt genau auf einen Katheter der Größe 6F. Neuerdings sind vorgefertigte Scheiden für die Kathetergrößen 5—7 F erhältlich (Hersteller USCI, Glenns Falls USA) (Abb. 14c). Sie werden jedoch nur für die transcutane Punktion von Venen, nicht für die von Arterien empfohlen. Auch mit der von Hettler (1960) angegebenen vierteiligen Punktionskanüle können endständig geschlossene Katheter eingeführt werden, da auch sie eine äußere Scheide aus Teflon enthält (s. Kapitel 4c). Diese Kanüle wurde jedoch bisher nur für arterielle Punktionen verwendet.

Ein weiterer gewisser Nachteil der transcutanen Technik besteht darin, daß nicht wie bei einer Venaesectio leicht in eine Vene ein 2. Katheter (z.B. bei Verwendung von Indikatorverdünnungsmethoden) eingeführt werden kann; dann muß eine erneute Punktion vorgenommen werden, was allerdings an derselben Vene möglich ist (Endrys u. Steinhart, 1962).

Für das transcutane Vorgehen können Katheter aus kontrastgebendem Polyäthylen, wie sie aus Meterware selbst hergestellt werden können, aus kontrastgebendem Teflon oder Dacron (GENSINI, 1963) oder aber auch übliche Cournand-Katheter (ENDRYS, 1961) verwendet werden. Die eigentliche Punktionstechnik wird meist nach dem Verfahren durchgeführt, das SELDINGER 1953 zur Punktion der Femoralarterie angegeben hat und später noch ausführlich beschrieben wird (s. Kapitel 4c). Beim Vorgehen vom Bein aus empfiehlt es sich dabei, eine Kompression des Bauches im Bereich der unteren Hohlvene vorzunehmen, um eine ausreichende Stauung der Femoralvene zu erzielen; die Punktion wird dadurch erleichtert (ENDRYS u. STEINHART, 1962). Sie erfolgt 0,5—1 cm medial der Femoralarterie dicht unterhalb des Leistenbandes.

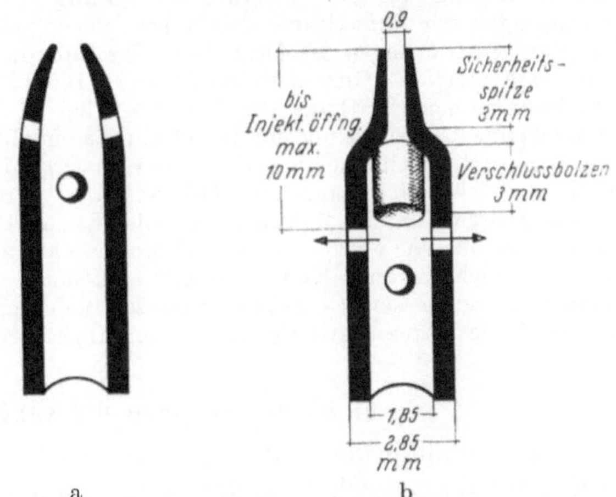

Abb. 14. a Normale Katheterspitze für das transcutane Vorgehen. b Präparation der Katheterspitze für den endständigen Verschluß mit einem injizierbaren Bolzen. Die Angaben beziehen sich auf die weitlumigen gelben Kifa-Katheter. [Nach PORSTMANN: Fortschr. Röntgenstrahlen **97**, 12 (1962)]

Die Punktion der V. subclavia wird nach LOSKOT u. Mitarb. (1965) etwa 2 cm caudal der Clavikel an der Grenze ihres medialen und mittleren Drittels durch-

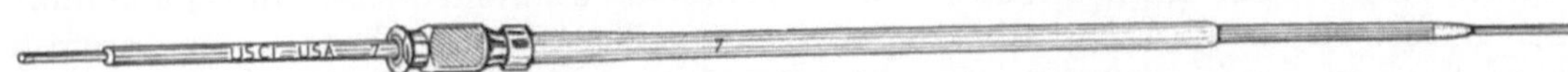

Abb. 14c. Scheide zum percutanen Einführen eines Katheters in das Venensystem. Nach Punktion der Vene mit einer Seldinger-Kanüle wird zunächst der innere Mandrin in die Vene eingeführt; danach wird über diesen der Katheter mit der äußeren Scheide in die Vene vorgeschoben

geführt (Abb. 15). Die Nadel wird in Richtung auf die obere Kante des Sternoclaviculargelenkes und etwas nach dorsal vorgeführt. Auch die supraclaviculäre Punktion von der rechten Seite (etwa 3—5 cm lateral des Sternoclaviculargelenkes) ist möglich. Diese supraclaviculäre Punktionsstelle sollte vor allem dann gewählt werden, wenn beabsichtigt ist, an die venöse Untersuchung eine transseptale auf dem gleichen Wege anzuschließen. Bei Kleinkindern wird man in der Regel eine transcutane venöse Untersuchung wegen der kleinen Venen nicht durchführen können.

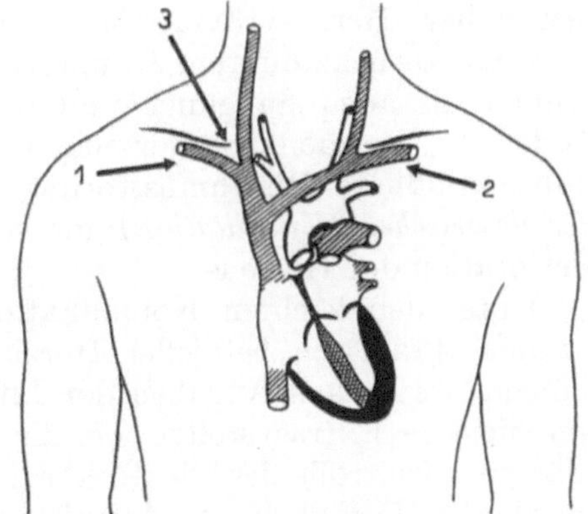

Abb. 15. Verschiedene Zugangswege für die transcutane Punktion der V. subclavia. *1* und *2* Punktionsstellen für die ausschließlich venöse Sondierung des Herzens; *3* Punktionsstelle für die transseptale Untersuchung. [Nach LOSKOT u. Mitarb.: Cardiologica **46**, 114 (1965)]

Neben der Sondierung des rechten Herzens mit Standard-Herzkathetern besteht auch die Möglichkeit, dünne Plastikschläuche in das Venensystem zur Messung des zentralen Venendruckes oder Injektion von Indicatoren einzuführen (HOLMGREN, 1956). Wenn die Katheter dünn genug sind, gelingt es mit ihnen, *ohne Röntgenkontrolle* den rechten Ventrikel und die Pulmonalarterie zu sondieren (DOTTER u. STRAUBE, 1962; BRADLEY, 1964; FIFE u. LEE, 1965; VOGEL u. Mitarb., 1965). Der Katheter kann dabei durch den Blutstrom bis in die Endverzweigungen der Pulmonalarterie vorgeschwemmt werden. Je weicher und biegsamer der Katheter ist, um so leichter gelingt die blinde Sondierung der Pulmonalarterie. Neuerdings steht ein speziell für diese Untersuchungstechnik entwickelter *Plastik-Mikrokatheter* (Pulmocath-Katheter, Hersteller Philips AG) zur Verfügung, der *percutan* in eine Armvene eingeführt wird und mit dem es in einem hohen Prozentsatz (95—97%) gelingt, die Lungenarterie zu sondieren (GRANDJEAN, 1968). In etwa $^{2}/_{3}$ konnte der Pulmonalcapillardruck registriert werden (GRANDJEAN, 1968).

Die Untersuchungstechnik ist relativ einfach. Da ein röntgenologischer Untersuchungsplatz nicht erforderlich ist, kann sie bei entsprechender apparativer Ausrüstung am Patientenbett durchgeführt werden. Wichtig ist, daß der Katheter ständig mit Hilfe eines Druckspülsystems gespült wird, um Dämpfungen der Druckkurve durch Luftblasen oder Blutgerinnsel zu vermeiden. Es sind so auch Langzeitregistrierungen des Druckes in der Pulmonalarterie oder im rechten Ventrikel über Stunden und Tage möglich (Grandjean u. Hahn, 1967). Die Eigenfrequenz des Systems Mikrokatheter-Druckaufnehmer (Statham P 23 Db) liegt bei 25—30 Hz (Grandjean, 1968), so daß eine formal ausreichende Registrierung der Druckkurven möglich ist. Inwieweit die Eigenfrequenz des Systems bei längerer Verweildauer des Katheters im Organismus durch Erweichung des Plastikmaterials gesenkt wird, ist nicht bekannt. Der Mikrokatheter wird durch eine Punktionskanüle in Lokalanaesthesie in eine Armvene (meist V. brachialis) relativ schnell (5—10 cm/sec) unter Druckkontrolle eingeführt, wobei man sich nach Erreichen des Thorax die atembedingten Druckänderungen im kleinen Kreislauf zunutze machen kann. Kontrastmittelinjektionen zur Angiokardiographie sind wegen des geringen Katheterdurchmessers (Außendurchmesser 0,85 mm) nicht möglich. Auch die Entnahme von Blutproben ist deswegen schwierig, jedoch bei langsamem Saugen möglich.

e) Komplikationen der venösen Herzkatheterisierung

Die Komplikationen, die im Verlauf der venösen Katheteruntersuchung des Herzens auftreten können, sind größtenteils harmlos. Todesfälle sind selten; nach zahlreichen Sammelstatistiken kann für die venöse Katheterisierung der Prozentsatz bei Erwachsenen mit 0,07—0,09 angegeben werden. So berichtete das amerikanische Komitee für Herzkatheterisierung und Angiokardiographie 1953 über vier Todesfälle bei 5691 Untersuchungen (Cournand u. Mitarb., 1953). Nach einer schwedischen Statistik von Bagger u. Mitarb. (1957) wurden fünf Todesfälle bei 5859 Patienten in einen sicheren ursächlichen Zusammenhang mit der Katheteruntersuchung gebracht, während weitere drei Fälle unklar blieben. Bei Kindern ist das Risiko besonders in den ersten Lebensjahren wesentlich höher. Die Angaben liegen bei Kindern über 2 Jahren zwischen 0,2 und 0,3 %, bei Kindern unter 1 Jahr zwischen 0,9 und 1,4 % (Keith u. Mitarb., 1958). Am größten ist die Mortalität bei Säuglingen unter 2 Monaten. Sie beträgt nach Angaben einer neueren Sammelstatistik aus 16 kardiologischen Zentren der USA 5,2 % (25 Todesfälle bei 480 Patienten) (Braunwald, 1968a). Bei Säuglingen im Alter bis zu 1 Monat ist die Mortalität mit 9,8 % (7 Todesfälle bei 71 Patienten) noch größer (Krovetz u. Mitarb., 1968). Ursächlich waren die Todesfälle auf eine Perforation des Herzens oder der großen Arterien, auf nicht beherrschbare Herzrhythmusstörungen und auf nicht beherrschbares Herz- und Kreislaufversagen zurückzuführen. In unserem gemischten Krankengut, das sowohl Erwachsene, Kinder als auch Säuglinge umfaßt, hatten wir bei über 11 000 Untersuchungen acht Todesfälle. Bei den Todesursachen im engeren Sinne handelte es sich um therapeutisch unbeeinflußbare Rhythmusstörungen, insbesondere Kammerflimmern *(vor Einführung der elektrischen Defibrillation)*, um schwere Lungenödeme bei Mitralstenosen und um eine Perforation des Herzens.

Unter den leichten Komplikationen sind an erster Stelle *Reizbildungsstörungen* zu nennen. Praktisch bei jeder Herzkatheteruntersuchung kommen nach eigenen Erfahrungen sowie nach Angaben der Literatur (Hellerstein, 1966) supraventrikuläre oder ventriculäre Extrasystolen vor, die ohne Bedeutung sind. Vor Einführung der routinemäßigen Kontrolle des Elektrokardiogramms mit Hilfe des Kathodenstrahloscillographen wurde die Häufigkeit von Arrythmien während der Katheteruntersuchung mit 37—64 % deutlich niedriger veranschlagt (Dexter u. Mitarb., 1947; Cournand u. Mitarb., 1949; Michel u. Mitarb., 1950; Carlotti u. Mitarb., 1954). Die Extrasystolen werden durch mechanische Irritationen der Innenwand des Vorhofs oder Ventrikels, vorwiegend durch die Katheterspitze, hervorgerufen. Supraventriculäre Extrasystolen (Abb. 16a, b) treten vor allem auf, wenn die Katheterspitze im Vorhofgebiet liegt, insbesondere bei allen Bewegungen, die zu einer Berührung der Vorhofwand führen, zu denen man beispielsweise beim Aufsuchen eines Vorhofseptumdefektes genötigt ist. Für die supraventriculären Extrasystolen gilt, daß sie seltener als ventriculäre auftreten und Gruppenbildungen weniger häufig sind. Gelegentlich kann allerdings trotzdem ein Übergang in eine supraventriculäre paroxysmale Tachykardie oder in ein Vorhofflattern bzw. -flimmern beobachtet werden (Abb. 17a, b). Die gleiche Ursache kann aber auch zu einer aktiven Heterotopie im Vorhof führen, deren Frequenz etwa der des Sinusknotens entspricht. Hieraus kann das Bild einer einfachen atrioventriculären Dissoziation resultieren (Abb. 18). Häufig wird auch vorübergehend ein Av-Knotenrhythmus beobachtet (Abb. 19). Es kann auch

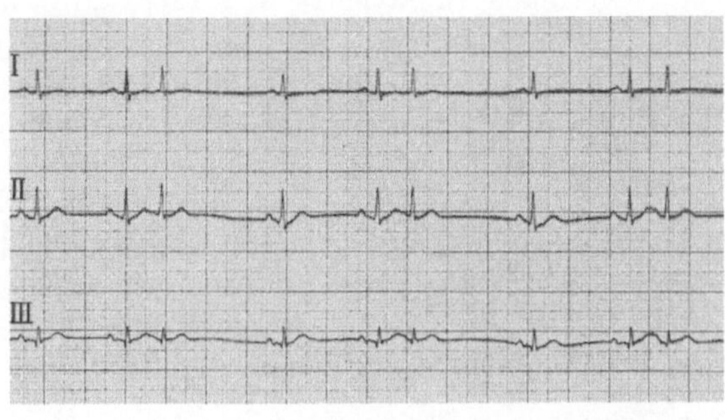

a

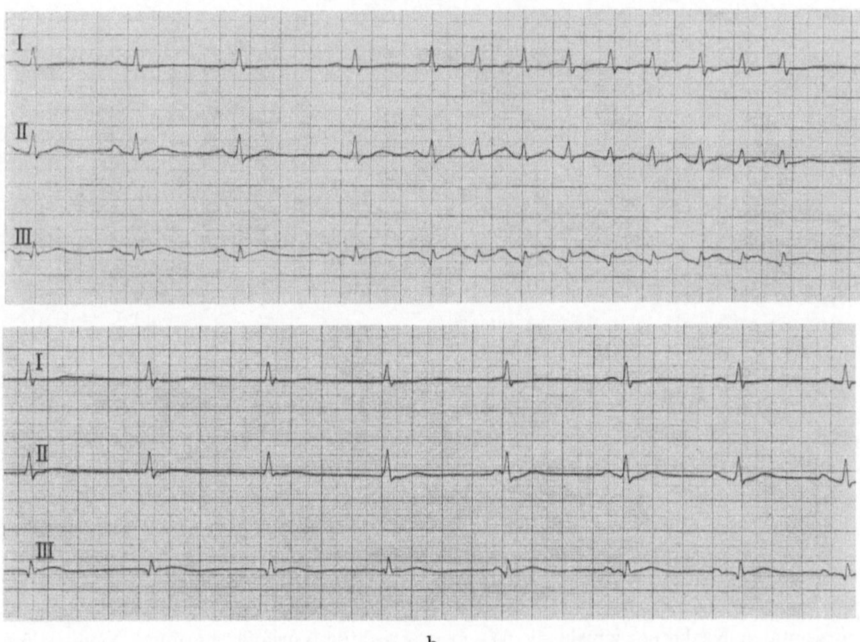

b

Abb. 16. a Supraventrikuläre Extrasystolen in Bigeminie-Form bei Berührung der rechten Vorhofwand durch die Katheterspitze. b Supraventriculäre Extrasystolen in Salvenform bei Berührung der Vorhofwand. Der Extrasystolie (oben) folgt zunächst ein Knotenrhythmus (unten). Erst danach wird der normale Sinusrhythmus wieder erreicht

zur Interferenzdissoziation kommen, wobei eine zusätzliche retrograde Blockierung angenommen werden muß (Episcopo, 1952; Björk u. Krook, 1951; Bayer, Drewes u. Effert, 1952). Auch nach Durchtritt des Katheters durch die Tricuspidalklappe werden ventriculäre Extrasystolen registriert. Sie können einzeln, in Form eines Bigeminus oder in Gruppen auftreten (Abb. 20a, b, c); sie werden durch mechanische Irritation der Ventrikelwand, vor allem aber des Septums verursacht. Auch beim Zurückziehen des Katheters aus der Pulmonalarterie in den Ventrikel werden häufig ventriculäre Extrasystolen, teilweise in Salvenform ausgelöst (Abb. 21), was offensichtlich mit einer besonderen Empfindlichkeit der Ausstrombahn in Verbindung zu bringen ist. Die in Salven auftretenden Extrasystolen werden vielfach auch als paroxysmale Kammertachykardien angesprochen. Analog den Vorhofheterotopien sind auch hier Übergänge zum Kammerflimmern und -flattern möglich (BRUCE u. Mitarb., 1950; GOLDMAN u. Mitarb., 1950; WOOD, 1953).

Fast alle diese Störungen lassen sich aber durch einfache Lageänderungen der Katheterspitze, am sichersten durch Zurückziehen in den Vorhof beseitigen. Andererseits kann man häufig mit Erfolg eine während der Katheterisierung aufgetretene supraventriculäre Tachykardie dadurch unterbrechen, daß

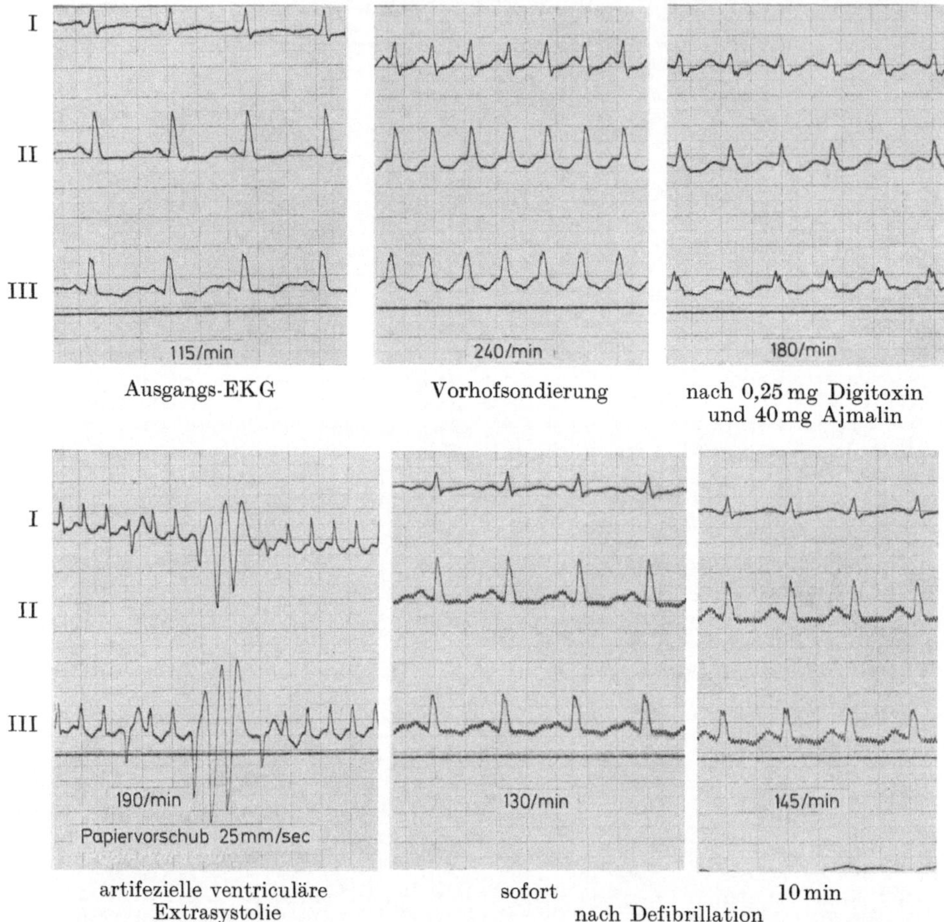

Abb. 17. Supraventriculäre Tachykardie bei Vorbereitung zur transseptalen Katheteruntersuchung. Mit der Spitze des transseptalen Katheters wurde die Wand des rechten Vorhofes berührt. Nach 0,25 mg Digitoxin und 40 mg Ajmalin i.v. Frequenzabfall von 240 auf 180/min. Durch artifizielle ventriculäre Extrasystolen (Einführung des Katheters in den rechten Ventrikel) keine Durchbrechung der supraventriculären Tachykardie. Nach Elektroreduktion normaler Sinusrhythmus (Patient M.Rö., 17 J., ♀)

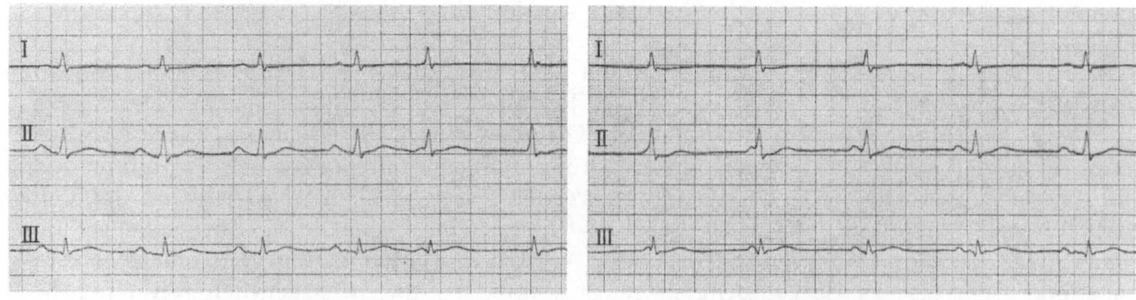

Abb. 18. Kurzfristige einfache Av-Dissoziation nach Berührung der Vorhofwand (die Frequenz des Sinusknotens fällt kurzfristig unter die des Av-Knotens ab)

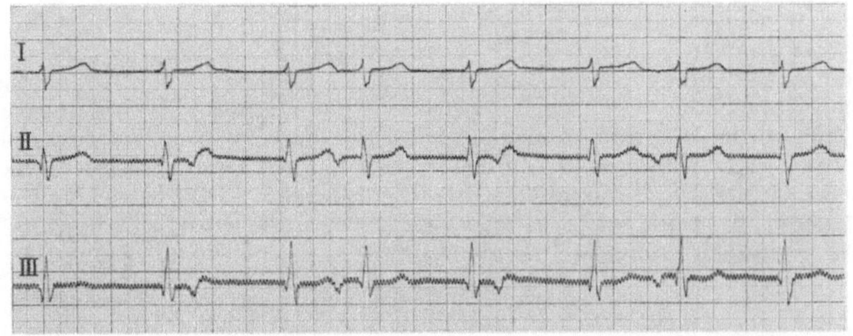

Abb. 19. Wechsel zwischen oberem Av-Knotenrhythmus (negative p-Wellen in Ableitung II und III) und unterem Av-Knotenrhythmus (p-Wellen nicht eindeutig abzugrenzen)

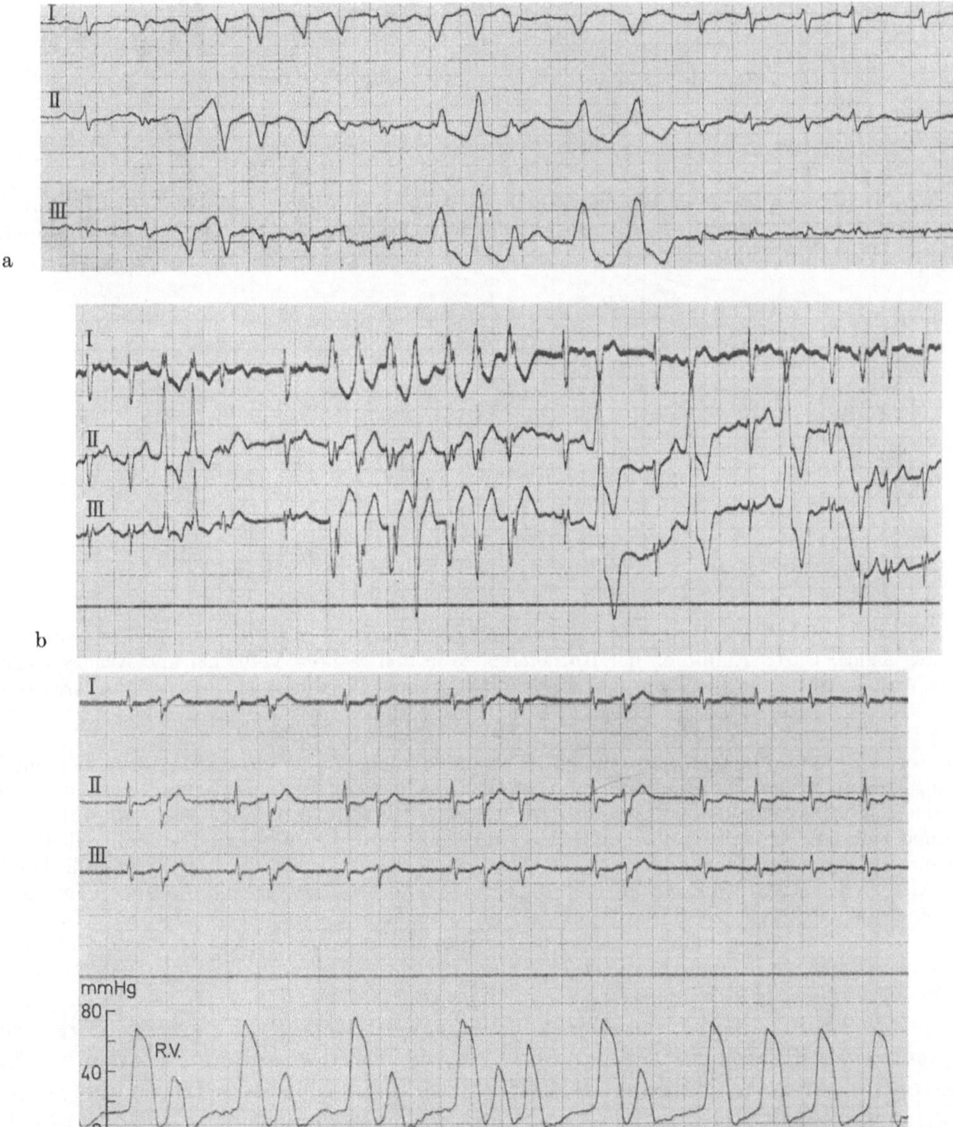

Abb. 20. a Ventriculäre Extrasystolen in Salvenform bei Lage des Katheters im rechten Ventrikel, von zwei verschiedenen Zentren ausgehend. b Polytope ventriculäre Extrasystolen aus verschiedenen Zentren bei Lage der Katheterspitze im rechten Ventrikel, teilweise in Salvenform. c Ventriculäre Extrasystolen in Bigeminie- bzw. Trigeminie-Form. Lage der Katheterspitze im rechten Ventrikel (R.V.)

man den Katheter in den rechten Ventrikel vorschiebt und eine ventriculäre Extrasystole auslöst (Abb. 22). Gelingt dies nicht, so kann man medikamentös eine Unterbrechung der Tachykardie versuchen. In erster Linie kommt ein Therapieversuch mit Digitalis, β-Receptorenblockern und Ajmalin in Frage. Bei bedrohlichem Zustandsbild sollte man mit langen medikamentösen Behandlungsversuchen jedoch keine unnötige Zeit verlieren, sondern möglichst bald in intravenöser Kurznarkose eine Kardioversion mit einem DC-Defibrillator herbeiführen. Dies gilt auch beim Auftreten einer bedrohlichen ventriculären Tachykardie. Die Anwendung eines Elektroschocks ist das sicherste und wirksamste Behandlungsverfahren für beide Tachykardieformen. Sie ist die einzig wirksame Behandlungsform beim Auftreten von Kammerflimmern. Bei der ventriculären Tachykardie kommt zu den genannten

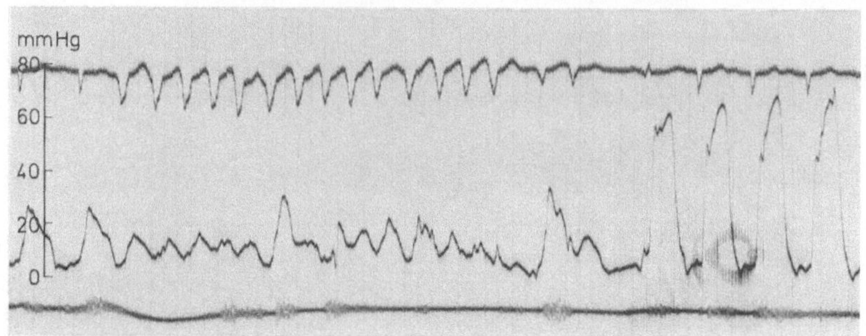

Abb. 21. Ventriculäre Extrasystolen in Salvenform beim Rückzug des Katheters aus der Pulmonalarterie in den rechten Ventrikel (8jährige Patientin B.Be. mit infundibulärer Pulmonalstenose und Ventrikelseptumdefekt)

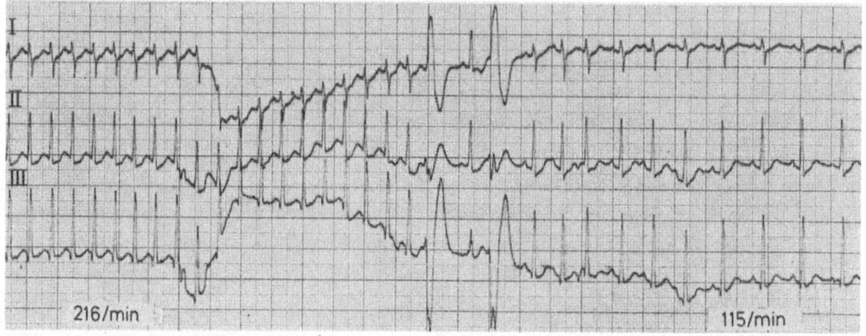

Abb. 22. Supraventriculäre Tachykardie bei Lage der Katheterspitze im rechten Vorhof (Frequenz 216/min, 3 Monate altes Kind). Durch Einführen der Katheterspitze in den rechten Ventrikel und Auslösen von zwei ventriculären Extrasystolen wird ein normaler Sinusrhythmus (Frequenz 115/min) wiederhergestellt

medikamentösen Behandlungsmaßnahmen ein Therapieversuch mit Novocamid oder besser mit Lidocain ® (1 mg/kg) in Frage. Besonders gefährlich ist das Auftreten von ventriculären oder supraventriculären Tachykardien bei Säuglingen. Bei ihnen sollte man mit einer Elektroreduktion nicht zögern, zumal sich bei schlechtem Allgemeinzustand unter einer Tachykardie schnell das Bild eines irreversiblen kardiogenen Schocks entwickeln kann. So sind erst kürzlich zwei Todesfälle bei Säuglingen im Alter von 2 bzw. 7 Monaten trotz aller moderner Behandlungsmaßnahmen infolge einer ventriculären bzw. supraventriculären Tachykardie beschrieben worden (MCINTOSH, 1968). Nach erfolgreicher medikamentöser oder elektrischer Kardioversion kann es durchaus möglich sein, die Untersuchung fortzusetzen. Diese Frage muß jedoch im Einzelfall vom Zustand des Patienten abhängig gemacht werden.

Eine zweite Gruppe elektrokardiographischer Veränderungen umfaßt *Störungen der Erregungsüberleitung* sowie der *Erregungsausbreitung*. Bei den ersteren können alle Grade der atrioventriculären Blockierung registriert werden. Allerdings treten die leichteren Av-Blockierungen (Av-Block 1., 2. Grades) häufiger als der totale Av-Block (Av-Block 3. Grades) auf. Während den leichteren Av-Blockierungen (Abb. 23a, b) für den weiteren Untersuchungsablauf meist keine besondere Bedeutung zukommt, kann durch das Auftreten eines totalen Av-Blocks (Abb. 24) eine ernste Situation eintreten, die meist nur durch die sofortige Anwendung eines externen Schrittmachers oder besser noch einer intrakardialen Schrittmachersonde zu beherrschen ist. Gelingt es, das akute Zustandsbild zu beherrschen, so ist die Prognose dieser Überleitungsstörungen jedoch in jedem Falle als gut zu bezeichnen. In praktisch allen Fällen erfolgt eine vollständige Rückbildung dieser Veränderungen, die bei den leichteren Blockierungsformen bereits während der Sondierung eintreten kann. In Fällen mit totalem Av-Block kommt es mitunter erst nach Stunden oder Tagen zur Normalisierung (McIntosh, 1968). In seltenen Fällen kommt es erst nach Abschluß der Herzkatheterisierung zur Rhythmusstörung, unter Umständen mit Auftreten eines totalen Av-Blockes. Wir verfügen über eine entsprechende Beobachtung bei einer 20jährigen Patientin mit Vorhofseptumdefekt.

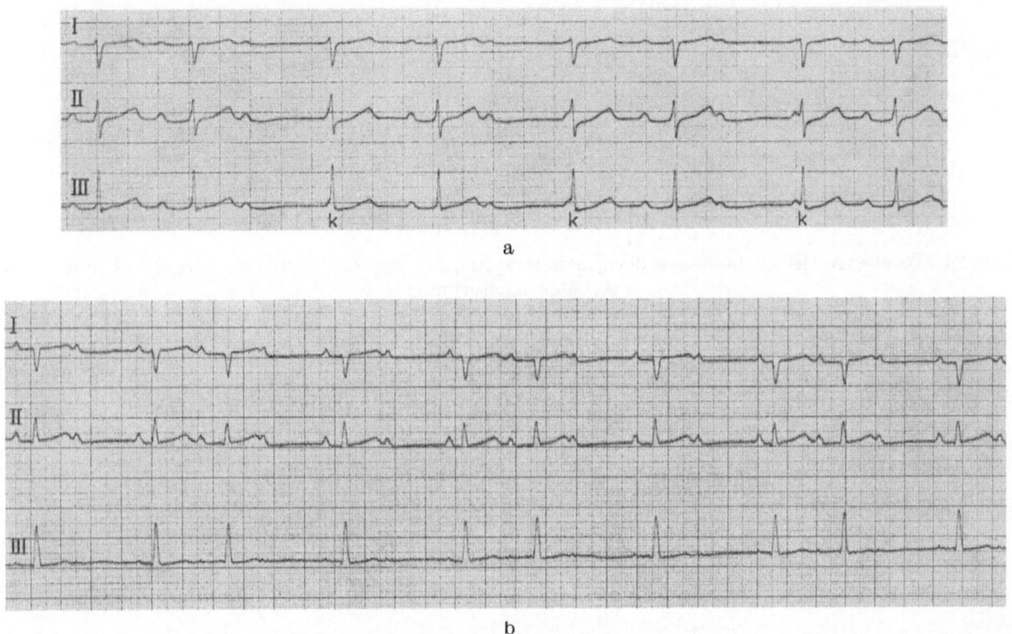

Abb. 23. a Av-Block 1. Grades (Typ I: Wenckebachsche Periodik). Zunächst normale Av-Überleitung (1. Systole), Verlängerung der Av-Überleitung auf 0,22 sec (2. Systole), danach fehlende Überleitung der Sinuserregung mit Knotenextrasystole (K). b Kurzfristiger Av-Block 2. Grades mit 2:1-Überleitung (Typ II); dabei geringe Änderungen der Av-Überleitungszeit wie bei Wenckebachscher Periodik

Die Ursache des Av-Blockes blieb unklar. Die Rückbildung erfolgte spontan nach einigen Stunden. Extreme Bradykardien mit Blutdruckabfall sind bei Erwachsenen relativ selten. Sie kommen häufiger bei Kleinkindern und Säuglingen vor und können in einer tödlichen Asystolie enden (McIntosh, 1968), falls nicht sofort eine intensive Therapie eingeleitet wird. Bradykardien können Folge von zu reichlich oder versehentlich intravenös appliziertem Lokalanaestheticum sein.

Die häufigste Form der Störung der Erregungsausbreitung ist der intermittierend auftretende vollständige oder unvollständige Rechtsschenkelblock (Abb. 25a, b). Er ist besonders häufig bei Patienten zu beobachten, deren Herzfehler mit einer vermehrten Rechtsbelastung einhergeht. Seine Prognose ist meist günstig; die Rückbildung erfolgt ohne besondere Maßnahmen im allgemeinen schnell. Gefährlich kann die Situation jedoch werden, wenn es bei einem Patienten mit bestehendem vollständigen Linksschenkelblock im Verlauf der Rechtsherzkatheterisierung zum Auftreten eines vollständigen Rechtsschenkelblocks kommt. Dann entsteht hämodynamisch die Situation eines totalen Av-Blocks, der die sofortige Einführung einer Schrittmachersonde in den rechten Ventrikel erforderlich macht. Bei einem unserer Patienten, einem 26jährigen Mann mit Linksschenkelblock infolge hochgradiger Aortenstenose wurde der Av-Block sofort beim

Eintritt der Katheterspitze in den rechten Ventrikel durch Berührung des Ventrikelseptums ausgelöst. Dieser Av-Block bildete sich erst am 6. Tag nach der Untersuchung zurück. Während der gesamten Zeit war die Stimulierung der Kammern durch eine Schrittmachersonde erforderlich. Es hat den Anschein, daß Patienten mit Linksschenkelblock besonders dazu neigen, bei der Katheterisierung des rechten Herzens einen totalen Av-Block zu entwickeln (STEIN u. Mitarb. 1966). Diese Autoren beobachteten fünf gleichartige Fälle. Auf Grund ihrer Erfahrungen empfehlen sie bei Patienten mit vollständigem

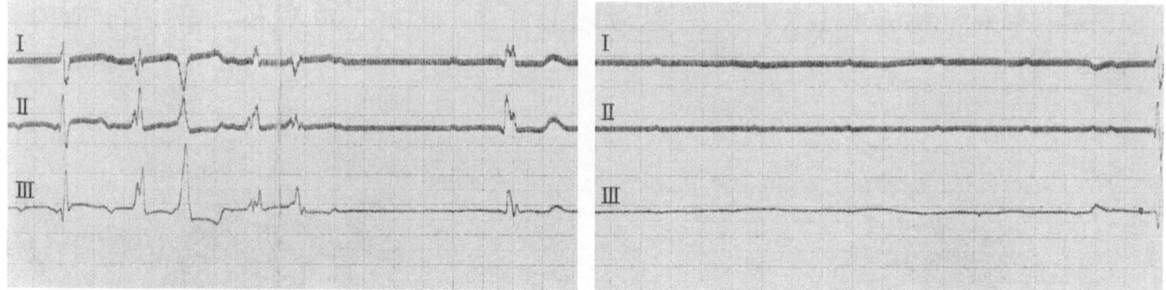

Abb. 24. Totaler Av-Block bei Lage der Katheterspitze im rechten Ventrikel, ausgehend von einem Av-Knotenrhythmus

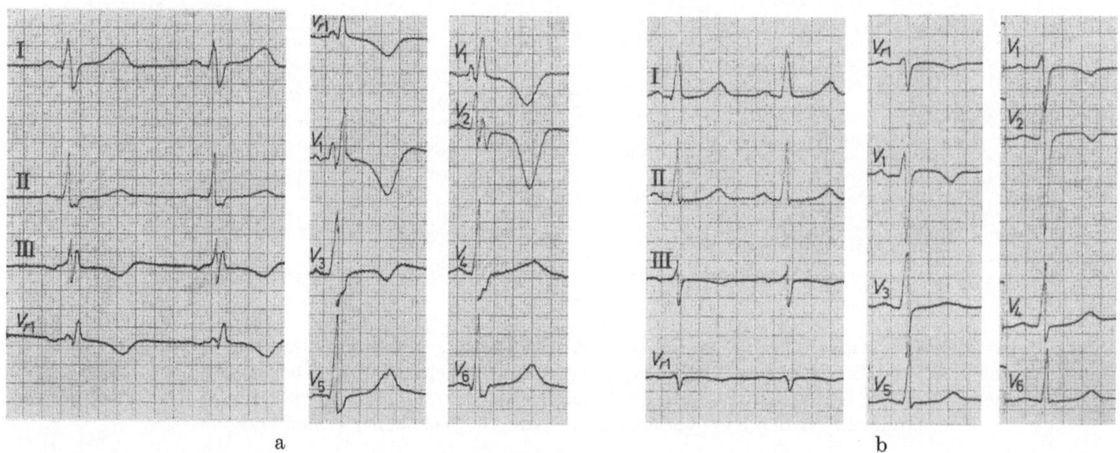

Abb. 25. a Unvollständiger Rechtsschenkelblock (Wilson-Block) 1 Std nach venöser Herzkatheteruntersuchung (10jähriger Patient S.Ke. mit kombiniertem Aortenfehler). b Ein Tag nach der Herzkatheteruntersuchung vollständige Normalisierung der Erregungsausbreitung

Linksschenkelblock, stets zu Beginn der Untersuchung zunächst einen Stimulationskatheter in den rechten Ventrikel einzuführen.

In praktisch allen Fällen muß als Ursache für diese Störungen der Erregungsausbreitung und der Erregungsleitung eine mechanische Irritation oder sogar eine Läsion des Endo- bzw. Myokards mit Ödem- bzw. Hämatombildung durch den Herzkatheter angenommen werden (SANCETTA u. Mitarb., 1953). Der Av-Knoten ist dabei besonders gefährdet, da er unmittelbar medial und etwas ventral von der Einmündung des Coronarsinus in den rechten Vorhof gelegen ist (HELLERSTEIN, 1966).

Es bedarf kaum besonderer Erwähnung, daß die vielfältigen elektrokardiographischen Veränderungen in wechselnder Kombination bei ein und demselben Patienten zur Beobachtung gelangen können.

Eine weitere elektrokardiographische Beobachtung, die aber die Registrierung aller Extremitätenableitungen zur Voraussetzung hat, ist die sog. *Ischämiereaktion*, die offenbar mit einer Irritation im Bereich des linken Vorhofs in Zusammenhang zu bringen ist.

Hierbei kommt es zu starken monophasischen Kammerendteilveränderungen im Bereich der Ableitungen II und III (EFFERT u. LOOGEN, 1961) (Abb. 26 a, b). Dabei bestehen meist stenokardische oder andere Beschwerden, die mit einer Kollapsneigung verbunden sein können. Die Erscheinungen bilden sich spontan innerhalb weniger Minuten zurück und hinterlassen keine Folgen. Bei einem unserer Patienten entwickelte sich als Folge der genannten Vorhofirritation eine Asystolie, die erst nach externer Herzmassage und Verabfolgung von Isoproterenol verschwand.

Über die Häufigkeit kleiner endokardialer Läsionen oder subendokardialer Blutungen an den Anstoßstellen des Katheters ist wenig bekannt. Tierexperimentelle Untersuchungen von ELLIS, ESSEX u. EDWARDS (1950) ergaben bei 9 von 16 katheterisierten Hunden

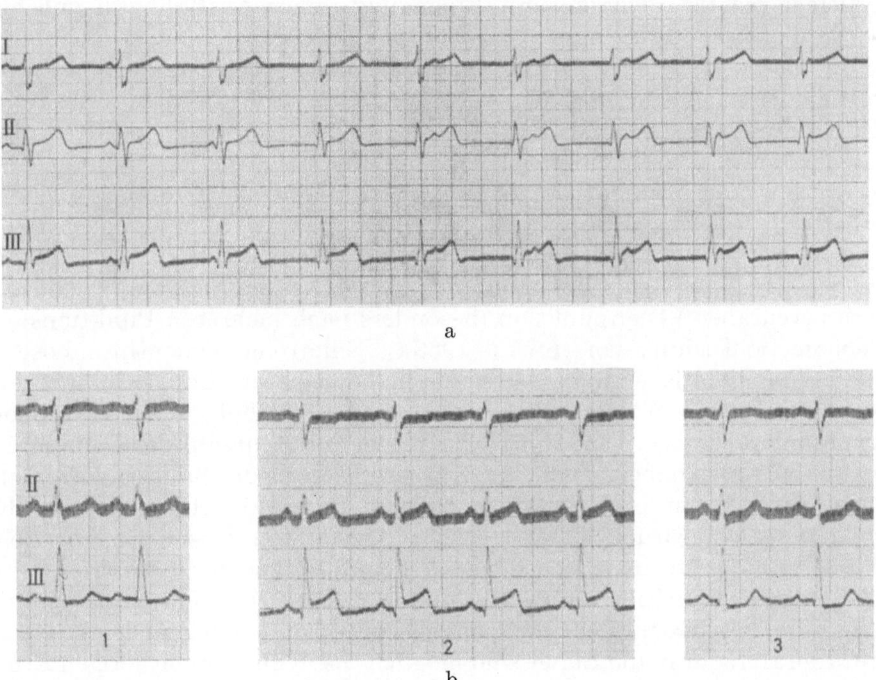

Abb. 26. a Sog. „Ischämiereaktion" bei Vorhofseptumdefekt; der Katheter wurde von der unteren Hohlvene durch den Vorhofseptumdefekt in den linken Vorhof vorgeführt. Plötzliche, langsam zunehmende ST-Hebung in Ableitung II und III verbunden mit einfacher Av-Dissoziation. b „Ischämiereaktion" bei Vorhofseptumdefekt; die Katheterspitze wurde von der unteren Hohlvene durch den Vorhofseptumdefekt in den linken Vorhof vorgeführt. *1* Ausgangsbefund; *2* ST-Hebung in Ableitung II und III; *3* sofortige Normalisierung nach Zurückziehen des Katheters in den rechten Vorhof

Verletzungen des Endokards im rechten Vorhof oder Ventrikel mit Bildung von wandständigen Thromben. In einigen Fällen waren hiermit Nekrosen des subendokardialen Myokards verbunden. Ähnliche Beobachtungen wurden von GOODALE u. Mitarb. (1948), BANFIELD u. Mitarb. (1950) auch erhoben, wenn die Katheterisierung mit größter Sorgfalt durchgeführt worden war. Im Gegensatz hierzu stehen die Berichte über autoptische Befunde beim Menschen, die aus anderer Ursache kurze Zeit nach Durchführung der Herzkatheterisierung starben. In weitaus der Mehrzahl der Fälle zeigten sich keine nachweisbaren Residuen irgendwelcher traumatischer Läsionen (BING, 1952; COURNAND, 1947; MCMICHAEL u. MOUNSEY, 1951; COELHO u. Mitarb., 1956; BAYER u. Mitarb., 1952). Eine Ausnahme machen lediglich die Beobachtungen von JOHNSON, WOLLIN u. ROSS (1947), HOLLING u. ZAK (1950), GOODWIN (1953) sowie SANCETTA u. Mitarb. (1953); die je einen Fall mit kleinen Endokardläsionen beschrieben. Einer Zusammenstellung aus zwölf schwedischen Kliniken ist zu entnehmen, daß eine nachweisbare Schädigung des Endomyokards in sechs von 5859 Fällen gesetzt wurde (BAGGER u. Mitarb., 1957). Gelegentlich werden durch die Sondierung auch Veränderungen an verengten Klappen hervorgerufen. Wir verfügen über eine entsprechende Beobachtung bei einem 7 Wochen alten Säugling mit hochgradiger Pulmonalstenose, bei dem 4 Tage nach der Sondierung intraoperativ frische Hämatome am Pulmonalklappenapparat festgestellt wurden.

Gelegentlich kommen *Perforationen*, besonders im Bereich dünner Wandungen, etwa des rechten Vorhofs (SCEBAT u. Mitarb., 1957) oder des Coronarvenensinus vor (STERN u. Mitarb., 1952; DOUKAS, 1960; BAYER u. Mitarb., 1967). Häufiger als bei Erwachsenen werden Perforationen bei Kleinkindern und Säuglingen beobachtet. Bei Säuglingen sind Perforationen nicht nur von peripheren oder zentralen Venen und des rechten Vorhofes, sondern auch der Ausflußbahn des rechten Ventrikels beschrieben worden (RUDOLPH, 1968). Ein kleiner rechter Ventrikel mit Einengung seiner Ausflußbahn und ein steifer Katheter sowie die Katheterisierung vom Bein aus prädisponieren bei Kleinkindern zur Perforation in dieser Gegend (GORLIN, 1968). Die Komplikation braucht keineswegs schwere Folgen oder sogar einen tödlichen Ausgang zu haben. Es besteht aber die Gefahr der Herzbeuteltamponade und einer Rhythmusstörung, die ihrerseits die Komplikationen verschlimmern können. Durch entsprechende Maßnahmen, wie Beseitigung des Hämoperikards (s. S. 286) oder Elektrotherapie der Rhythmusstörung, können solche Komplikationen beherrscht werden.

Infolge leichter Intimaläsionen der Venen kann es zur Ausbildung einer *Thrombose* bzw. *Thrombophlebitis* kommen. Diese Komplikation ist selten. Sie kommt jedoch deutlich häufiger nach percutaner Venenpunktion (besonders nach mehreren Punktionsversuchen) als nach Venaesectio-Technik vor (SWAN, 1968a). Eine reine Venenthrombose ohne begleitende Thrombophlebitis wird nur sehr selten beobachtet. Lungeninfarkte, die nach Herzkatheteruntersuchungen festgestellt werden, sind selten Folge einer Thrombophlebitis oder Venenthrombose (SWAN, 1968a). Sie dürften in der Mehrzahl der Fälle ihre Ursache in örtlichen Gefäßlesionen haben, die bei der Katheterisierung der Pulmonalarterie und ihrer Verzweigungen gesetzt wurden. Vor allem besteht diese Möglichkeit bei der Registrierung des Pulmonalcapillardruckes (ROSS, 1968). Auch wenn diesem Ereignis keine große Bedeutung zukommt, sollte man sich dennoch bemühen, bei der Registrierung des Pulmonalcapillardruckes vorsichtig vorzugehen und den Katheter nicht zu lange am Ort der Registrierung liegen zu lassen. Verschleppungen von thrombotischem Material aus Venen oder dem rechten Herzohr in die Lunge sind möglich; nach unseren bisherigen Erfahrungen spielen sie aber praktisch keine Rolle. Man wird allerdings grundsätzlich für die Katheterisierung keine Gefäße benutzen, bei denen sich einige Zeit vorher entzündliche Veränderungen abgespielt haben.

Seltener noch als Thromboembolien sind *Luftembolien* bei der Herzkatheterisierung. Das Eintreten kleiner Luftbläschen durch den Katheter in das rechte Herz ist ohne Bedeutung, wenn eine abnorme Verbindung zwischen großem und kleinem Kreislauf fehlt. Bei einem intrakardialen Kurzschluß mit überwiegender Strömung von rechts nach links sowie bei arteriellem oder transseptalem Vorgehen besteht die Möglichkeit cerebraler Luftembolien. Da derartige Komplikationen schwere Folgen haben können, ist vor allem bei Kontrastmitteldarstellungen eine sorgfältige Überprüfung der Apparaturen kurz vor der Injektion erforderlich.

Es sei erwähnt, daß unter bestimmten Bedingungen durch die Blockierung von Stromengen Komplikationen heraufbeschwört werden können. Dies gilt vor allem für die Okklusion eines stark verengten Pulmonalostiums bei isolierter Pulmonalstenose. Hierbei kann es infolge akuter Verkleinerung des Herzminutenvolumens zu einer cerebralen Hypoxie kommen (PAUL u. RUDOLPH, 1958). Bei hochgradigen isolierten Pulmonalstenosen mit Druckwerten von über 200 mm Hg im rechten Ventrikel sollte daher auf eine Katheterisierung der Pulmonalarterie verzichtet werden, da sie ohnehin keine wesentlichen Aufschlüsse bringt.

Bei Lage des Katheters im Coronarvenensinus ist es durch ein zu weites Vorschieben möglich, daß ein peripherer Ast dieses Gefäßes verschlossen und hierdurch eine Durchblutungsstörung des Myokards hervorgerufen wird. McMichael u. Mounsey (1951) sowie Smith u. Mitarb. (1951) führten in mehreren Fällen unbeabsichtigt den Verschluß eines Coronarvenenastes herbei, ein Ereignis, das bei unseren ersten Untersuchungen auch einige Male eintrat.

Auf eine Komplikation rein technischer Art, die *Schlingen-* oder *Knotenbildung des Katheters* im Herzen bzw. in den großen Gefäßen, sei abschließend noch kurz eingegangen. Abknickungen und Schlingenbildungen an der Katheterspitze sind bei der Katheterführung häufig und oft sogar gewollt, um den Katheter in eine bestimmte Richtung zu dirigieren. Dabei muß allerdings darauf geachtet werden, daß sich kein echter Knoten in einem Herz- oder Gefäßabschnitt bildet und der Katheter nicht doppelläufig in einem zu engen Gefäßabschnitt zurückgezogen wird, da es hierbei zu Einklemmungen der Schlinge kommen kann, die dann u.U. eine Freilegung des Gefäßes erfordern (Swan, 1968b). Dazu kam es z.B. bei einem Selbstversuch, der 1949 anläßlich der Einführung der Methode an unserer Klinik vorgenommen wurde. Eine echte Knotenbildung im Herzen, die eine Kardiotomie erforderlich macht, ist extrem selten.

Schlingenbildungen sind für den Erfahrenen keineswegs gefahrvoll und meist leicht zu beseitigen. Man erreicht praktisch immer durch geringe Lageänderungen des Katheters oder durch Einschieben eines Mandrins seine Aufrichtung. Ist die Lagekorrektur im Vorhof durch einfache Manipulationen jedoch nicht zu erreichen, so kann der gewünschte Erfolg dadurch erzielt werden, daß man die Katheterspitze bei kontinuierlichem Zurückziehen in eine Gefäßverzweigung eintreten läßt, danach läßt sich der Katheter unter Auflösung der Schlinge zurückziehen. Dabei muß aber vermieden werden, daß die Schlinge innerhalb des gleichen Gefäßes bis zur Einklemmung gezogen wird.

Als weitere seltene Komplikationen werden gelegentlich *bakterielle Endocarditiden* (Muller u. Kauder, 1967) und ausgedehnte *lokale Infektionen* an der Eintrittsstelle des Katheters beobachtet (Swan, 1968a). Sie können durch prophylaktische Antibiotikagabe nicht sicher vermieden werden. Häufig sind es Schmierinfektionen bei Säuglingen, bei welchen die Untersuchung von der Leistenbeuge aus durchgeführt wurde.

Stärkere *Blutungen* kommen selten bei rein venöser Herzkatheterisierung vor. Sie können jedoch bei Säuglingen und Kleinkindern infolge Verletzung einer großen Vene so stark werden, daß eine Transfusion erforderlich wird (Swan, 1968b). Nach percutaner Punktion einer Femoralvene wurde ein tödliches, retroperitoneales Hämatom beschrieben (Swan, 1968b). Die percutane venöse Punktionstechnik sollte deswegen bei verstärkter Blutungsneigung sowie bei Patienten, welche Antikoagulantien erhalten, nach Möglichkeit nicht durchgeführt werden. In einzelnen Fällen wurden jedoch erfolgreiche transcutane Punktionen unter Antikoagulantien mitgeteilt (Bristow u. Mitarb., 1968). In der Regel ist es bei diesen Patienten jedoch aufgrund unserer Erfahrungen bei vorsichtigem Vorgehen ohne größeres Risiko möglich, auch unter Antikoagulantiengabe eine Herzkatheterisierung mittels Venaesectio vorzunehmen. Wird unmittelbar *nach* transcutaner Herzkatheterisierung jedoch eine Antikoagulantienbehandlung mit Heparin eingeleitet, so kann es noch nach Tagen infolge Auflösung der Fibringerinnsel zu massiven Blutungen aus der Punktionsstelle kommen (Bristow u. Mitarb., 1968).

Eine besondere Komplikationsmöglichkeit betrifft *dünne Kunststoffkatheter* aus Polyethylen oder Teflon, die aus diagnostischen oder therapeutischen Gründen meist percutan zur Sondierung des rechten Herzens oder der großen Körpervenen von Arm- oder Beinvenen in das Gefäßsystem eingeführt werden. Diese Katheter können durch den scharfen Kanülenrand der zur Einführung benutzten Kanüle abgeschnitten werden oder sich vom äußeren Verbindungssystem lösen und als „Katheterembolus" in das Gefäßsystem bis in die Pulmonalarterie verschleppt werden. In der Literatur sind mehr als 40 derartige Fälle beschrieben worden (Übersicht bei Doering u. Mitarb., 1967; Wellmann u. Mitarb., 1968). Das längste Katheterstück, welches intravasal verschleppt wurde, war 72 cm lang (Borgeskov u. Mitarb., 1966). In den meisten Fällen ergeben sich aus der Katheterembolie keine akuten Gefahren. In einzelnen Fällen, in denen der Katheter nicht entfernt wurde, konnte auch Jahre nach dem akuten Ereignis keine Komplikation beobachtet werden (2 bzw. 3 Jahre in den Fällen von Borgeskov u. Mitarb., 1966; $6^1/_2$ Jahre in dem Fall von Lamprecht, 1965). Andererseits besteht jederzeit die Möglichkeit schwerwiegender, u.U. sogar tödlicher Komplikationen. So kann es bereits nach wenigen Tagen oder Wochen zur tödlichen Thrombusbildung um den Katheter im rechten Herzen (TURNER u. SOMMERS, 1954; KNUTSON u. STERNBERG, 1959) oder zur Perforation des rechten Herzens mit nachfolgendem tödlichem Hämoperikard (BROWN u. KENT, 1956; JOHNSON, 1966) kommen. In einem Fall von WELLMANN u. Mitarb. (1968) entwickelte sich auf dem Boden einer subakut verlaufenden Endokarditis des rechten Herzens infolge der Katheterembolie nach 1 Jahr eine tödlich verlaufende Candida-Sepsis. Bei einem anderen Patienten, einem 8jährigen Jungen, kam es mehr als $4^1/_2$ Jahre nach einer nicht erkannten Katheterembolie zu einer tödlichen Rechtsherzinsuffizienz, welche durch den von der V. cava superior bis zur Ausflußbahn des rechten Ventrikels reichenden stark verkalkten Mikrokatheter hervorgerufen wurde (PIERSON u. Mitarb., 1962). Aus diesen Beispielen ergibt sich die dringliche Forderung, das verschleppte Katheterfragment möglichst umgehend aus dem Gefäßsystem zu entfernen. Dazu sind meist chirurgische Maßnahmen, u. U. sogar eine Thorakotomie erforderlich. Nur gelegentlich gelingt es durch Einführung spezieller Katheter ein intrakardial gelegenes Katheterfragment über eine Venaesectio zu entfernen (HUTNAGEL, 1967; MASSUMI u. ROSS, 1967). Die genaue röntgenologische Lagebestimmung des nur wenig röntgenkontrastgebenden Kunststoffkatheters ist schwierig, meist unmöglich. COBLENTZ (1966) empfiehlt bei Untersuchung der Extremitäten 60—70 kV nicht zu überschreiten und möglichst weitgehend einzublenden, um Streustrahlen zu vermeiden. Bei Aufnahmen des Thorax sollten nicht mehr als 90 bis 120 kV verwendet werden, da die Kontrastdichte der Kunststoffkatheter bei Verwendung von mehr als 90 kV abnimmt. Gelegentlich gelingt auch die Darstellung mit Hilfe eines Venogrammes (Injektion distal von der Punktionsstelle), obwohl das Katheterfragment dadurch verschleppt werden kann (WELLMANN u. Mitarb., 1968). Bei der Angiokardiographie können sich die Katheterfragmente als Füllungsdefekte darstellen. In der Regel gelingt es jedoch durch röntgenologische Untersuchungsmethoden nicht, die genaue Lage des verschleppten Katheters zu bestimmen. Meist ist deswegen eine Thorakotomie mit genauer palpatorischer Kontrolle der großen Venen, des rechten Herzens und der Pulmonalarterie erforderlich. IRMER (1964 und 1968) konnte auf diese Weise bei drei Patienten einen röntgenologisch nicht darstellbaren Katheterembolus aus der Pulmonalarterie bzw. ihren Verzweigungen entfernen.

4. Katheterisierung des linken Herzens

a) Historische Vorbemerkungen

Die Katheterisierung des linken Ventrikels beim Menschen wurde erstmals 1950 von ZIMMERMANN u. Mitarb. durchgeführt. Sie führten den Katheter von der A. ulnaris aus retrograd bis in den linken Ventrikel vor. Aus verschiedenen Gründen wurden jedoch in der Folgezeit zur Erfassung der hämodynamischen Größen des linken Herzens in erster Linie direkte Punktionsverfahren entwickelt. Im allgemeinen konnte mit diesen Methoden nur *eine* linksseitige Herzhöhle (Vorhof oder Ventrikel) erreicht werden. BJÖRK gab 1954 ein Verfahren zur direkten Punktion des linken Vorhofes vom Rücken aus an. RADNER (1954) entwickelte im gleichen Jahre sein Verfahren zur suprasternalen Vorhofpunktion. FAQUET u. Mitarb. hatten bereits 1952 den linken Vorhof transbronchial punktiert, ein Verfahren, das von ALLISON u. LINDEN (1953) weiterentwickelt und von MORROW u. Mitarb. (1957) bei einer größeren Patientenzahl benutzt wurde. Neben diesen Methoden zur direkten Punktion des linken Vorhofs wurden auch Verfahren zur direkten Punktion des linken Ventrikels angegeben. Zunächst wählte man dabei den Weg vom Schwertfortsatz aus (PONSDOMONECH u. NUNEZ, 1951; SMITH u. Mitarb., 1954; CREGG u. Mitarb., 1955; MCCAUGHAN u. PATE, 1957), später wurde die Punktion des Ventrikels von der Herzspitze aus bevorzugt (BROCK u. Mitarb., 1956; YU u. Mitarb., 1958). Praktisch von allen Autoren wurden neben Druckmessungen auch Kontrastmitteldarstellungen des linken Ventrikels und der Aorta durchgeführt.

Neben diesen Methoden der direkten Punktion verschiedener Herzabschnitte von außen wurden zwei prinzipiell neue Methoden zur Katheterisierung des linken Herzens entwickelt, die in den Folgejahren die eben angeführten Methoden zunehmend in den Hintergrund drängten.

SELDINGER entwickelte 1953 eine Technik zur transcutanen retrograden arteriellen Katheterisierung.

Zwar hatten schon BLEICHRÖDER (1912), sowie JÖNSSON (1949) und BRODEN u. Mitarb. (1949) transcutan Katheter in das Arteriensystem eingeführt, doch gingen sie dabei so vor, daß ein dünner Katheter durch die Punktionskanüle vorgeschoben wurde. Im Gegensatz dazu führte SELDINGER (1953) durch die Punktionskanüle zunächst einen dünnen Führungsdraht in die Arterie ein. Über diesen Führungsdraht ließ sich dann der eigentliche Katheter in das Gefäß vorschieben.

Dieses Verfahren erwies sich in der Folgezeit als technisch so ausgereift und zuverlässig, daß es heute das Standardverfahren zur retrograden Darstellung der Aorta ist und weite Verbreitung zur retrograden Sondierung des linken Ventrikels gefunden hat. Neben diesem retrograden Zugangswege zum linken Herzen fand die Methode der transseptalen Sondierung des linken Herzens ebenfalls schnell weite Verbreitung. Sie geht auf Cope (1959) sowie auf J. Ross (1959) zurück, die das Verfahren unabhängig voneinander ent wickelten. Cope (1959) führte allerdings die ersten Untersuchungen am Menschen mit dieser Methode durch. In der Folgezeit ist das Verfahren mehrfach modifiziert worden. Die heute gebräuchliche Technik wurde durch Brockenbrough u. Braunwald (1960) sowie Steinhart u. Endrys (1960) ausgearbeitet. Wie Cope bereits 1959, Bevegard u. Mitarb. 1961 und McIntosh u. Mitarb. 1961, so benutzten auch diese beiden Arbeitsgruppen bei ihrem Vorgehen die Seldingersche Punktionstechnik für die transcutane Einführung der Herzkatheter durch die Femoralvene. Eine weitere Modifikation dieser Technik erfolgte durch Loskot u. Mitarb. (1965), die als Zugang für die transseptale Punktion transcutan die rechte V. subclavia punktierten. Bevegard u. Mitarb. hatten von der rechten V. jugularis externa bereits 1960 mittels Venaesectio transseptale Katheter in das linke Herz vorgeführt.

b) Technik der transseptalen Herzkatheteruntersuchung

Prinzip der Methode. Der für die transseptale Punktion an seiner Spitze stark gebogene Katheter wird mit Hilfe eines relativ starren Mandrins gestreckt und über die untere oder obere Hohlvene in den rechten Vorhof vorgeführt. Nach Entfernung des Führungsmandrins wird eine lange, relativ starre und an der Spitze etwas abgebogene Punktionskanüle, die etwas länger als der Katheter ist, in den Katheter bis zu dessen Spitze eingeführt. Die Katheterspitze wird auf das Vorhofseptum ausgerichtet; durch Vorschieben der Punktionskanüle wird dann das Septum perforiert. Über die Punktionskanüle wird der Katheter transseptal vorgeführt. Danach wird die Perforationskanüle entfernt. Die gebogene Spitze des Katheters gestattet es, nicht nur den Vorhof, sondern auch den linken Ventrikel zu erreichen.

α) Entwicklung der Methode

Das Verfahren geht auf Untersuchungen von Cope (1959) und Ross (1959) zurück, und wurde zunächst zur Sondierung des linken Vorhofs angegeben. Während Cope bereits über Erfahrungen bei zwei Patienten berichtete, wurden von Ross zunächst Untersuchungen an Hunden mitgeteilt. Im gleichen Jahre (1959) hatten Ross, Braunwald u. Morrow das neue Untersuchungsverfahren bei 13 Patienten erfolgreich angewendet. Mit einem dünnen röntgenologisch nicht schattengebenden Polyäthylenkatheter, der durch die starre im linken Vorhof liegende Perforationskanüle vorgeschoben wurde, konnten sie bei entsprechender Manipulation auch den linken Ventrikel erreichen. Im Gegensatz zu dem Vorgehen von Ross u. Mitarb. (1959), die nur mit der starren Punktionskanüle den linken Vorhof sondierten und den Katheter mittels Venaesectio von der V. saphena aus einführten, wurde von Cope (1959) der Katheter bereits transcutan nach einer modifizierten Seldinger-Technik eingeführt und über die Perforationskanüle bis in den linken Vorhof vorgeschoben. Wie sich während der weiteren Entwicklung herausstellte, hat dieses Verfahren zwei wesentliche Vorteile gegenüber der Ross-Technik. Nachdem nämlich andere Untersuchergruppen (Singleton u. Mitarb., 1960; McGaff, 1961; McGuire u. Mitarb., 1961; Soulié u. Mitarb., 1961) größere Erfahrungen mit der von J. Ross (1959) angegebenen Perforationstechnik gemacht hatten, stellten sich trotz der guten und relativ gefahrlosen Anwendbarkeit des Verfahrens einige Nachteile heraus.

a) Die Ergebnisse der Kontrastmitteldarstellung waren unbefriedigend, weil das Lumen der Perforationskanüle zu klein war. Durch Verwendung einer Perforationsnadel mit seitenständigen Öffnungen an der Spitze, wie sie von Ross, Braunwald und Morrow (1959) angegeben worden war, wurde keine wesentliche Verbesserung in dieser Hinsicht erzielt.

b) Bei der Kontrastmitteldarstellung war nur die Injektion des Kontrastmittels in den linken Vorhof, nicht aber in den linken Ventrikel möglich.

c) Die Sondierung des linken Ventrikels war durch die Verwendung des dünnen, nicht schattengebenden und relativ weichen Polyäthylen-Katheters erschwert.

d) Die Venaesectio führte zu Komplikationen (Thrombophlebitis, Thrombose u. U. Lungenembolie) und ließ nur beschränkt ergometrische Belastungsuntersuchungen zu (HAGHIGI u. ZIMMERMANN, 1966). 1960 gaben BROCKENBROUGH u. BRAUNWALD sowie STEINHART u. ENDRYS gleichartige Modifikationen der ursprünglichen Ross-Technik an, wie sie heute allgemein Verwendung finden.

1962 lagen von beiden Arbeitsgruppen größere Erfahrungen mit beiden Verfahren vor (BROCKENBROUGH, BRAUNWALD u. ROSS, 1962a; ENDRYS u. STEINHART).

β) Instrumentarium

Zur Durchführung der transseptalen Untersuchung werden benötigt:

1. Katheter. Im allgemeinen werden Katheter verwendet, wie sie von BROCKENBROUGH u. Mitarb. (1960) sowie von STEINHART u. ENDRYS (1960) angegeben wurden (Abb. 27a u. b). Die Katheterspitze ist von der Katheterachse um ca. 270° abgewinkelt. Der Durchmesser der Abbiegung der Katheterspitze soll 2—3,5 cm betragen, wobei die Krümmung des Bogens in erster Linie von der Größe des linken Vorhofes bei dem zu untersuchenden Patienten abhängt. Ein Katheter mit großem Bogen ist dann zu verwenden, wenn es bei einem großen linken Vorhof gelingen soll, den linken Ventrikel zu erreichen. Für die Untersuchung muß deswegen stets ein Sortiment von Kathetern mit unterschiedlich stark abgebogener Katheterspitze zur Verfügung stehen. Der gestreckte Katheter muß mindestens 1,5 cm kürzer als die Perforationskanüle sein. Die Katheter nach BROCKENBROUGH u. Mitarb. (1960) sind 70 cm lang, die von STEINHART u. ENDRYS (1960) etwa 78 cm und die von BEVEGARD u. Mitarb. (1961) etwa 73 cm. Im allgemeinen werden für Erwachsene Katheterstärken von $8^{1}/_{2}$F, für Kinder solche von 6 oder 7F benutzt.

Es können vorgefertigte Katheter aus strahlenundurchlässigem Teflon oder gewebtem Dacron verwendet werden. Teflon ist wegen seiner glatten Oberfläche besonders gleitfähig. Aus diesem Grunde und wegen ihrer relativ festen formstabilen Spitze sind Teflonkatheter besonders für das transcutane Vorgehen geeignet. Die abgebogene Spitze der Katheter bleibt darüber hinaus auch bei Körpertemperatur besser erhalten. Die vorgefertigten Katheter haben an ihrer Spitze sechs seitliche Öffnungen, wodurch sich ein Zurückschlagen der Katheterspitze bei der Kontrastmittelinjektion weitgehend vermeiden läßt. Neben der Verwendung vorgefertigten Kathetermaterials besteht jedoch die Möglichkeit, Katheter aus dem von ÖDMAN (1956) angegebenen röntgenkontrastgebenden Polyäthylen selbst herzustellen. Dabei wird die Anfertigung aus relativ billiger Meterware (Fa. Kifa, Stockholm, Schweden) vorgenommen (Abb. 28a—e). Die Spitzen der Katheter werden über einer Alkoholflamme konisch ausgezogen und verengt, wobei der Innendurchmesser an der Spitze etwa dem Außendurchmesser der Perforationsnadel entsprechen muß. Danach wird die Spitze des Katheters durch Einführen eines vorgeformten Drahtstückes in der gewünschten Weise gebogen. Der Katheter wird in kochendem Wasser erweicht und anschließend in kaltem Wasser abgekühlt. Er behält die ausgebildete Bogenform bei Körpertemperatur (37° C) für ca. 1 Std bei (ausführliche Anweisung s. ÖDMAN, 1959 bzw. Herstellungsanweisung der Fa. Kifa). Die Meterware steht in drei Stärken zur Verfügung: a) *stark* (gelb oder grau), Außendurchmesser 2,85 mm (etwa $8^{1}/_{2}$F), Innendurchmesser 1,5 mm; b) *mittel* (grün), Außendurchmesser 2,4 mm (etwa 7F), Innendurchmesser 1,3 mm; c) *fein* (rot), Außendurchmesser 2,0 mm (etwa 6F), Innendurchmesser 1,15 mm. Für Erwachsene verwenden wir meist die stärkste Qualität (gelb).

An der Katheterspitze können zusätzlich (0,5—1,5 cm von der Spitze) für die Angiokardiographie kleine seitenständige Löcher gebohrt werden (Abb. 28c).

Neben diesen üblicherweise verwendeten, und nur in einer Ebene abgebogenen transseptalen Kathetern haben ENDRYS u. STEINHART (1962) eine Katheterform angegeben, bei der die Katheterspitze zur Längsachse des Katheters um mehr als 360° abgewinkelt ist. Außerdem ist das Katheterende nicht nur in einer, sondern auch noch in einer zweiten

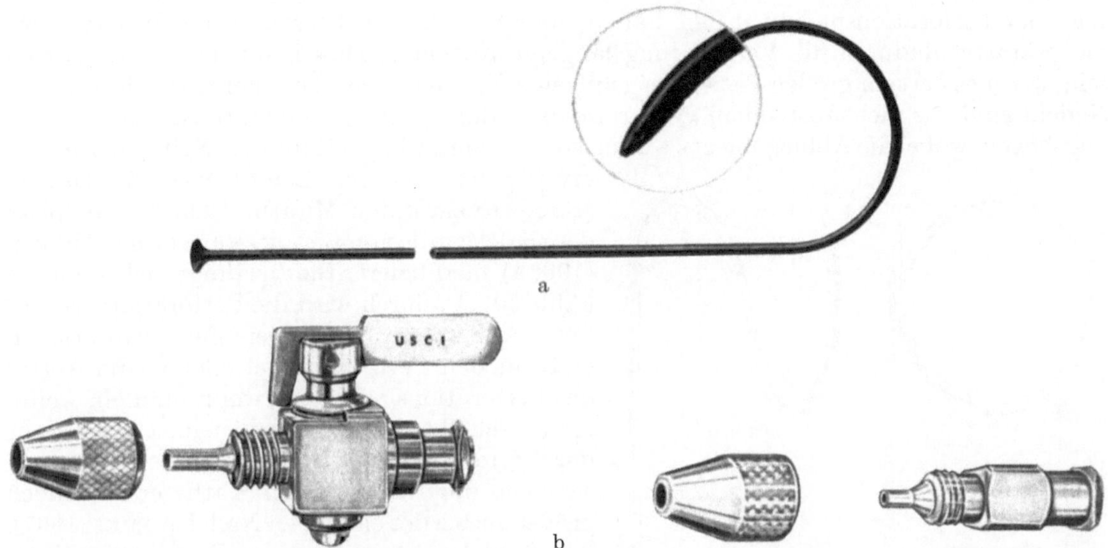

Abb. 27. a Vorgefertigter Teflon-Katheter nach BROCKENBROUGH für die transseptale Katheterisierung; im Bereich der Katheterspitze seitenständige Öffnungen zur Kontrastmittelinjektion. b Adaptionsstücke für das Katheterende zum Aufsetzen von Spritzen, Anschluß eines Infusionsschlauches oder Anschluß der Kontrastmittelinjektionsspritze

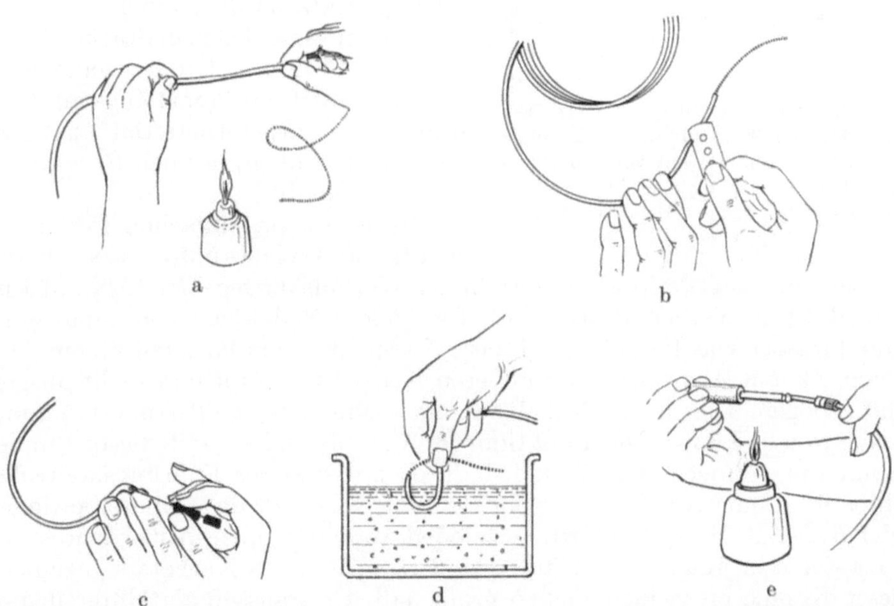

Abb. 28a—e. Schematische Darstellung der Selbstanfertigung von transseptalen Kathetern aus Meterware. a Nach Einführen eines Seldinger-Führungsdrahtes vorsichtiges Erwärmen des Kathetermaterials über einer Alkoholflamme, danach Ausziehen des Kathetermaterials. b Durchtrennen des Katheters mit einer Rasierklinge zur Herstellung der Katheterspitze. c Herstellung der seitenständigen Öffnungen an der Katheterspitze durch Bohren mit einer scharfen Kanüle. d Anfertigung der gewünschten Katheterbiegung durch Erwärmen in kochendem Wasser, danach Abkühlen unter kaltem Wasser. e Aufbörteln des Katheterendes mit konischem Spezialinstrument. [Nach P. ÖDMAN: Acta Radiol. **52**, 52 (1959)]

Ebene abgebogen (Abb. 29). Im Gegensatz zu dem Katheter von BROCKENBROUGH u. BRAUNWALD (1960) soll dadurch nicht nur der Eintritt in den linken Ventrikel, sondern auch in die Aorta ermöglicht werden.

2. Perforationsnadel. Die Originalnadel von ROSS ist 61 cm, die Nadel von BROCKENBROUGH u. Mitarb. 70 cm lang (Abb. 30). Die von STEINHART und ENDRYS (1960) angegebene Perforationsnadel hat eine Länge von 80 cm und ca. 1,2 mm Außendurchmesser. Sie gestattet dadurch die Verwendung längerer Katheter. Dies kann dann von Vorteil sein, wenn es bei sehr großen Patienten gelingen soll, den linken Ventrikel zu erreichen. Alle Nadeln sind aus nicht rostendem verchromten Stahlrohr hergestellt; ihre Spitze ist etwas abgebogen, wobei die Abbiegung etwa 4 cm vor der Spitze beginnt und die Spitze insgesamt etwa 2 cm von der Längsachse entfernt ist (BROCKENBROUGH u. Mitarb., 1962a). Die Spitze der Nadel wurde von BROCKENBROUGH u. Mitarb. (1962a) modifiziert. Sie verjüngt sich deutlich (Abb. 30). Dadurch wird die Perforation erleichtert. Außerdem bleibt bei Fehlperforationen (z.B. in den Perikardbeutel oder in die Aorta) das Perforationsloch klein, wenn man ein weiteres Vorschieben der Nadel vermeidet. Die Gefahr der Perforation der Katheterspitze beim Vorschieben der Nadel in den Katheter ist jedoch größer als bei der einfachen Nadel (VEREL, 1967). Alle Nadeln haben an ihrem Ende einen Hahn mit Luer-Lok oder Recordansatz sowie eine Markierfahne welche die Richtung der Abbiegung der Nadelspitze anzeigt. Die Nadeln von ROSS sowie von BROCKENBROUGH u. Mitarb. sind im Gegensatz zu der Nadel von STEINHART u. ENDRYS in verschiedenen Stärken käuflich (Hersteller: USCI). Für Kinder verwenden wir eine kleinere Nadel von 56 cm Länge mit entsprechend dünnerem Kathetermaterial (z.B. Ödman-Katheter rot, s. oben) (s. auch BROCKENBROUGH u. Mitarb., 1962b).

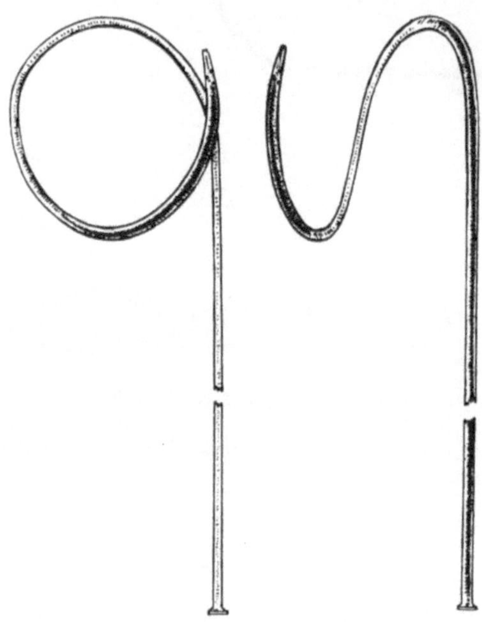

Abb. 29. Katheter nach ENDRYS u. STEINHART [Cardiologia **41**, 47 (1962)] für die transseptale Untersuchung; Darstellung von vorn und von seitlich. Durch die Abbiegung in zwei Ebenen soll die Passage des Aortenostiums erleichtert werden

Neben diesen einfachen Perforationsnadeln wurde von BEVEGARD, JONSSON u. KARLÖF (1963) eine Doppelnadel zur Perforation des linken Vorhofs angegeben (Abb. 31a u. b) (Hersteller: A. B. Stille-Werner, Stockholm). Die äußere Nadel ist 75 cm lang und hat einen Außendurchmesser von 1,4 mm; die innere Nadel ist 77 cm lang mit einem Außendurchmesser von 0,9 mm. Die Spitze der äußeren Nadel ist stumpf und nicht ausgezogen. Sie ist leicht gebogen. Die innere Nadel hat eine schmalere, außen nur 0,5 mm messende Spitze von 15 mm Länge. Die Punktion der Vorhofwand ist mit dieser dünnen inneren Kanüle mit nur geringem Druck und dadurch mit besserer Führungskontrolle möglich. Bei Fehlperforationen ist die Punktionsöffnung so klein, daß Komplikationen schwerwiegender Art (z.B. Hämoperikard) vermieden werden können. Außerdem ist die stumpfe äußere Kanüle sehr gut zum Vorführen und Dirigieren des Katheters geeignet. Die Vorteile dieser Kanüle erscheinen uns so groß, daß wir transseptale Untersuchungen jetzt fast ausschließlich mit dieser Doppeinadel vornehmen, nach dem wir über 800 Untersuchungen mit der Nadel nach STEINHART u. ENDRYS durchgeführt haben.

3. Seldinger-Führungsdraht, Seldinger-Punktionsnadel, fester Stahlmandrin. Der Führungsdraht sowie die Punktionskanüle nach SELDINGER sind für das transcutane Vorgehen erforderlich. Auch nach Venaesectio der V. saphena kann der Führungsdraht zum Vorschieben des Katheters benutzt werden; BROCKENBROUGH u. Mitarb. (1960, 1962a) verwenden zum Vorschieben des Katheters einen speziellen Stahlmandrin aus dünnem Stahlrohr, der 0,5 cm kürzer als der verwendete Katheter ist (Abb. 30c). Die stumpfe äußere Kanüle der Doppelnadel nach BEVEGARD u. Mitarb. (1963) ist ebenfalls sehr gut zum Vorführen des Katheters geeignet.

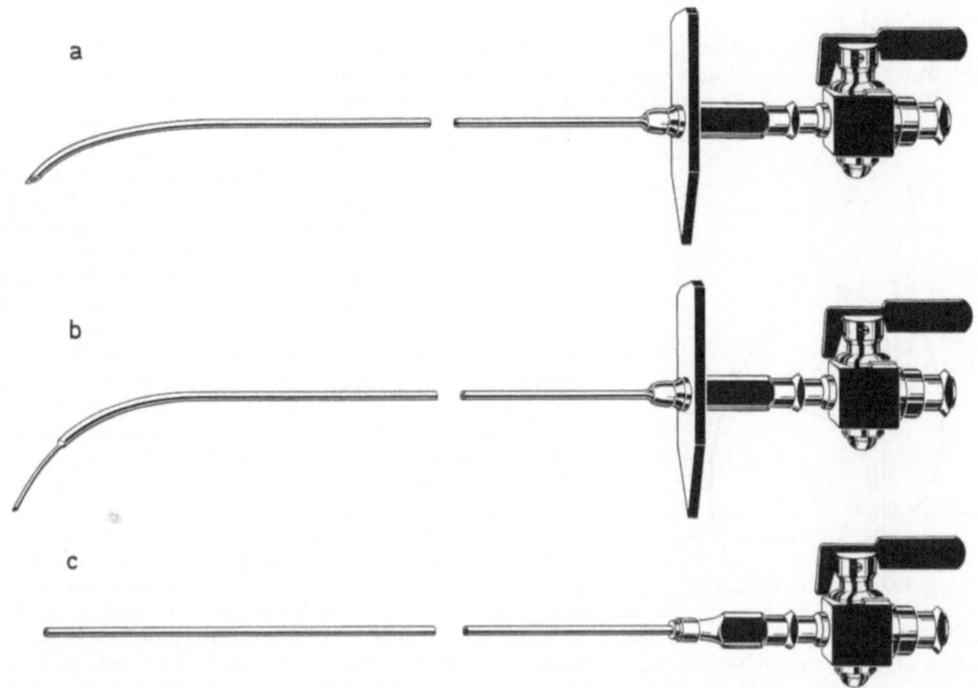

Abb. 30a—c. Instrumentarium für die transseptale Herzkatheteruntersuchung. a Perforationsnadel nach Ross u. Mitarb. (1959). b Perforationsnadel nach BROCKENBROUGH u. Mitarb. (1962a) mit ausgezogener Spitze. c Starrer Mandrin zum Verschieben des transseptalen Katheters. [Nach BROCKENBROUGH u. Mitarb. (1962a)]

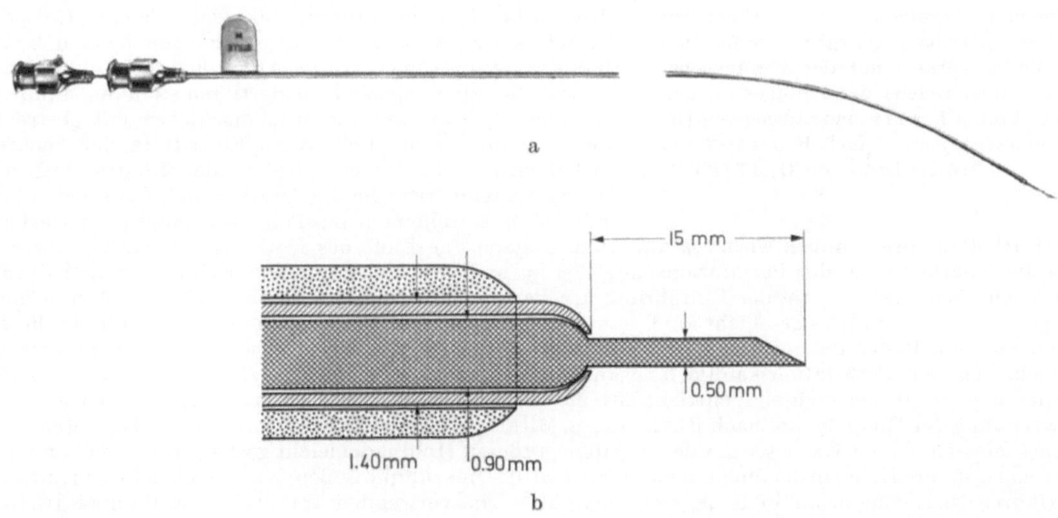

Abb. 31a u. b. Transseptale Perforationsnadel nach BEVEGARD u. Mitarb. [Scand. J. Clin. Lab. Invest. **15**, 436 (1963)]. a In die äußere Perforationskanüle mit stumpfer Spitze (75 cm Länge) ist die innere dünne, scharfe Kanüle mit scharfer Spitze (zur Perforation des Vorhofseptums) eingeführt. b Darstellung der Katheterspitze; die Spitze der inneren Kanüle ist verjüngt

γ) Methodisches Vorgehen

Im allgemeinen erfolgt die transseptale Herzkatheteruntersuchung von der rechten V. femoralis aus, und zwar meist in Lokalanaesthesie.

Die Vorbereitung des Patienten und die Sterilisation des Kathetermaterials entsprechen dabei dem Vorgehen, wie bei der Sondierung des rechten Herzens (s. S. 247). Zur Technik der Venaesectio der V. saphena vgl. S. 250.

Für das transcutane Einführen des Katheters in die Femoralvene nach der Seldinger-Technik wird dicht unterhalb des Leistenbandes ca. 0,5—1 cm medial von der (palpablen) Femoralarterie in Lokalanaesthesie ein ca. 2—3 mm breiter Hautschnitt angelegt. Durch ihn wird die Seldinger-Punktionskanüle in die Femoralvene vorgeschoben, wobei sich die Technik des Vorgehens nicht von der Punktion der Femoralarterie nach SELDINGER unterscheidet (s. S. 290). ENDRYS u. STEINHART (1962) empfehlen vor Beginn der Punktion eine Kompression des Bauches im Bereich der unteren Hohlvene, um eine bessere venöse Stauung zu erzielen. Bevor der Katheter zur transseptalen Untersuchung über den Seldinger-Führungsdraht in die Vene eingeführt wird, nimmt man im allgemeinen erst einen an der Spitze nur gering oder gar nicht abgebogenen Katheter (z.B. Gensini-Katheter, Hersteller US-Catheter Corporation Glens Falls für die zunächst durchzuführende Untersuchung des rechten Herzens. Nach Beendigung der Untersuchung des rechten Herzens und der Lungenstrombahn wird erneut durch den Katheter der Seldinger-Führungsdraht in die Vene vorgeschoben und der Katheter herausgezogen. Der transseptale Katheter läßt sich dann über den Führungsdraht in der üblichen Seldinger-Technik einführen. Vorher müssen nochmals Perforator und Katheter überprüft werden. Die Perforationsnadel muß in den Katheter vorgeführt werden und einwandfrei durch die Spitze des Katheters gleiten. Diese muß glatt die Perforationsnadel umschließen. Unter Durchleuchtungskontrolle wird der Führungsdraht bis dicht hinter die Katheterspitze zurückgezogen; beide können dann bis in den rechten Vorhof vorgeführt werden (ENDRYS u. STEINHART, 1962). Dabei empfiehlt es sich, nach Eintritt in die untere Hohlvene den Mandrin erneut etwa 5 bis 6 cm zurückzuziehen, so daß sich die Katheterspitze nach caudal umbiegt. Dadurch wird die Passage der unteren Hohlvene erleichtert, da die Katheterspitze nicht im Gefäßrohr hängen bleiben kann. BROCKENBROUGH u. BRAUNWALD (1960) empfehlen zum Vorschieben einen speziell angefertigten steiferen Mandrin, mit dem der Katheter für das Vorschieben gut gestreckt werden kann (Abb. 30c). Nach Eintritt in den rechten Vorhof wird der Führungsdraht bzw. der Mandrin entfernt. An seine Stelle tritt die Perforationsnadel, die vorsichtig und unter Durchleuchtungskontrolle langsam innerhalb des Katheters vorgeschoben wird. Da durch das abgebogene Ende des Katheters die Gefahr besteht, daß die scharfe Spitze der Perforationsnadel bei zu heftigem Vorschieben die Katheterwand durchbohrt, empfiehlt es sich, bei der Einführung der Perforationsnadel das Katheterende nach und nach langsam zu strecken. Dies geschieht am besten dadurch, daß man die nach caudal gerichtete Katheterspitze auf dem Boden des rechten Vorhofs aufsitzen läßt und dann den Katheter unter gleichzeitigem Vorschieben der Perforationskanüle langsam entgegensetzt nach caudal zieht. Ein Eintreten der Katheterspitze in den rechten Ventrikel löst meist salvenartige, ventriculäre Extrasystolen aus. Bei Verwendung der Doppelnadel nach BEVEGARD u. Mitarb. (1963) ist eine Perforation der Katheterspitze ausgeschlossen, da der Katheter mit der stumpfen äußeren Hohlnadel leicht gestreckt werden kann und die scharfe innere Nadel in der äußeren vorgeführt wird. Die stumpfe äußere Nadel läßt sich auch gut zum Vorführen des Katheters an Stelle eines Seldinger-Mandrins verwenden. Hat der Perforator die Katheterspitze ungefähr erreicht, so wird diese durch den Vorhof in Richtung auf die obere Hohlvene vorgeschoben. Die Ausrichtung der Katheterspitze auf das Vorhofseptum geschieht, indem die primär meist nach lateral weisende Perforatspitze zunächst entgegen dem Uhrzeigersinn nach hinten und dorsal (ca. 45°) gedreht und langsam nach caudal gezogen wird. Dabei sind häufig ein spontaner Eintritt in die Fossa ovalis zu beobachten und der Limbus fossae ovalis deutlich zu tasten (BLOOM-

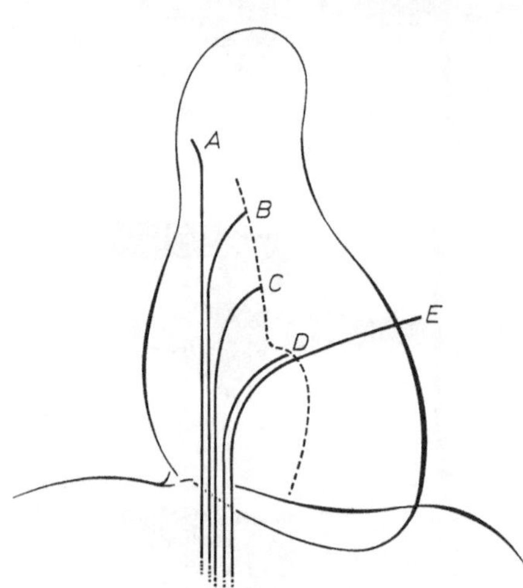

Abb. 32. Schematische Darstellung der transseptalen Herzkatheteruntersuchung. Zunächst wird der Katheter in die obere Hohlvene vorgeführt (*A*), danach wird er entgegen dem Uhrzeigersinn nach dorsal und medial ausgerichtet, wodurch die Katheterspitze mit dem Vorhofseptum in Berührung kommt (*B*). Der Katheter wird vorsichtig bis zum Eintritt der Katheterspitze in das Foramen ovale zurückgezogen (*C* und *D*). Danach erfolgt die Perforation des Vorhofseptums mit der Perforationskanüle, über welche der Katheter in den linken Vorhof bzw. in eine Lungenvene (*E*) vorgeschoben wird. [Nach BLOOMFIELD u. SINCLAIR-SMITH: Circulation **31**, 103 (1965)]

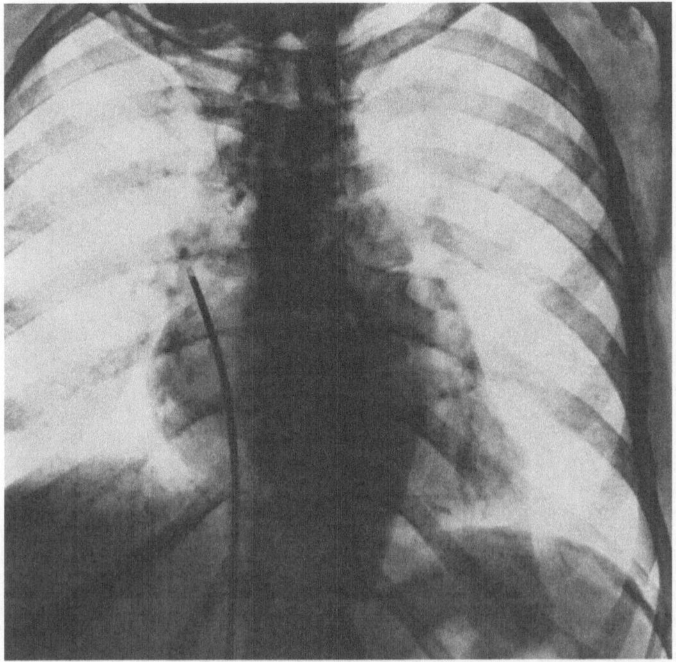

Abb. 33a

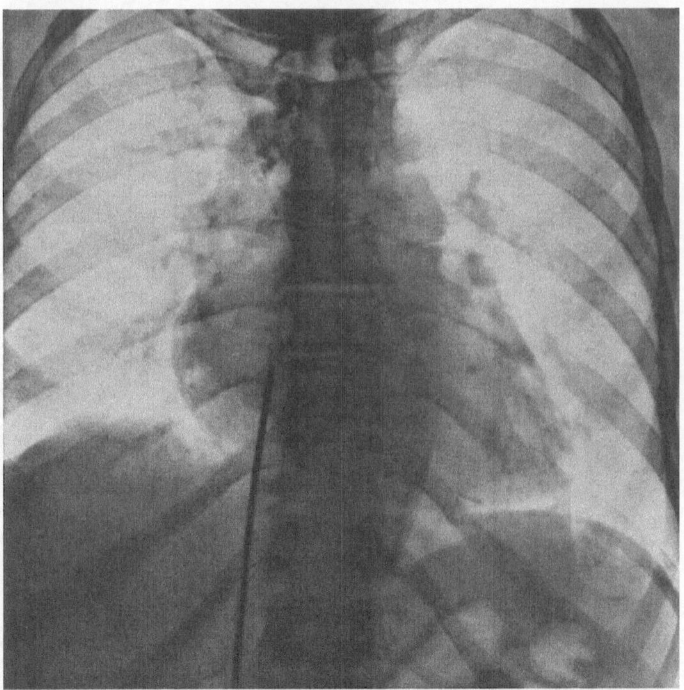

Abb. 33b

Abb. 33a—d. Darstellung einer transseptalen Katheterisierung des linken Vorhofes (46jähriger Patient A.Schw. mit kombiniertem Mitralfehler). a Lage der Katheterspitze in der oberen Hohlvene. Deutlich ist die bis fast zur Spitze vorgeschobene stumpfe Perforationskanüle nach BEVEGARD u. Mitarb. (1963) zu erkennen. b Durch Drehung der Katheterspitze nach dorsal und medial bekommt die Katheterspitze Kontakt mit dem Vorhofseptum. Der linke Vorhof ist vergrößert (Doppelkontur im Bereich des rechten Herzrandes). Bei dieser Lage sind deutlich die Pulsationen des linken Vorhofes durch den Katheter zu spüren. c Nach Perforation ist der Katheter in den linken Vorhof vorgeführt. d Lage der Katheterspitze im Bereich des linken Ventrikels

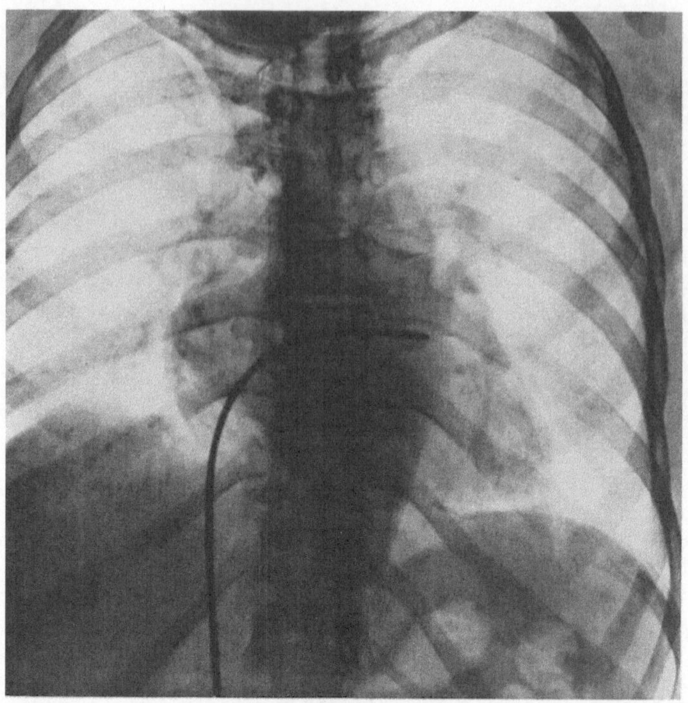

Abb. 33 c, Legende s. S. 281

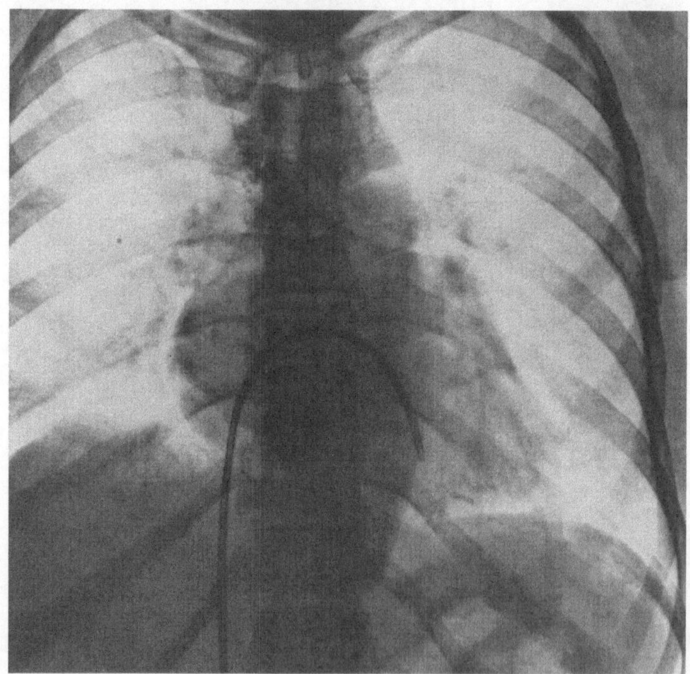

Abb. 33 d, Legende s. S. 281

FIELD u. SINCLAIR-SMITH, 1965). In jedem Falle wird in dieser Stellung mit der Katheterspitze eine Abtastung des Vorhofseptums vorgenommen (Abb. 32). Bei vorsichtigem Vorschieben des Katheters ist meist der weiche und etwas pulsierende Widerstand des Septums gut für den Untersucher zu fühlen. Dabei ist zu berücksichtigen, daß die Vorhofscheidewand nicht parallel zur Körperlängsachse, sondern in einer nach rechts unten und vorn geneigten Ebene steht (COPE, 1959). Die scharfe Spitze der Perforationsnadel darf während dieser Manipulationen das Katheterende nicht überragen.

Unter sorgfältiger Beibehaltung der eingenommenen Richtung auf das Vorhofseptum, die auch durch die am äußeren Ende des Perforators angebrachte Markierfahne erleichtert wird, und bei gleichzeitiger kontinuierlicher Druckregistrierung durch den Perforator, wird die Nadel über das Katheterende hinaus gegen die Septumwand und durch sie hindurch in den linken Vorhof vorgeschoben (Abb. 32, 33). Der Augenblick der Perforation wird als geringer Ruck gefühlt und kann am plötzlichen Wechsel der Vorhofdruckkurve erkannt werden. Durch eine Blutentnahme wird die Lage der Perforationsnadel weiter gesichert. Danach wird der Perforator im linken Vorhof mit seiner Spitze etwas nach medial gedreht und der Katheter mit dem Perforator in den linken Vorhof vorgeschoben. Die Katheterspitze wird dann über den Perforator weiter in den linken Vorhof geführt, wobei diese häufig in eine gegenüberliegende Lungenvene eintritt. Der Perforator kann dann entfernt werden. Bei der Doppelnadel von BEVEGARD u. Mitarb. wird über die kleine scharfe Kanüle zunächst die stumpfe äußere Kanüle vorgeschoben; danach kann die innere Kanüle zurückgezogen und der Katheter in üblicher Weise in den linken Vorhof über die äußere Kanüle vorgeführt werden.

Die Punktion des Vorhofseptums ist die kritische Phase der Untersuchung. Fehlperforationen in die Perikardhöhle oder in die Aorta sind möglich. Wird durch die Vorhofwand der Perikardsack punktiert, so ist meist ein weiterer Widerstand nach der Perforation festzustellen. Es gelingt nicht, Blut zu aspirieren. Meist läßt sich etwas blutig-seröse Flüssigkeit ansaugen. Eine Fehlpunktion der Aorta ist schnell an dem arteriellen Druck festzustellen.

Gerade wegen dieser möglichen Fehlpunktionen ist die kontinuierliche Druckmessung während der Punktion wichtig. Bevor die Lage der Perforatorspitze nicht eindeutig zu bestimmen ist, sollte man den Katheter nicht vorschieben, um das Perforationsloch nicht unnötig zu erweitern.

Die Perforation des Vorhofseptums wird von dem Patienten kaum gespürt. Gelegentlich wird jedoch ein kurzdauernder Druck oder ein Stechen hinter dem Sternum angegeben. Wenn stärkere Schmerzen auftreten und länger andauern, besteht immer der Verdacht auf eine Fehlperforation.

Bei Mitralfehlern mit Vergrößerung des linken Vorhofs kann die Punktion des Septums erschwert sein. Es wölbt sich dann mehr oder weniger in den rechten Vorhof vor. Dies ist meist deutlich auf dem Bildschirm zu erkennen. Durch die konvexbogige Vorwölbung des Septums in den rechten Vorhof ist die Fossa ovalis verstrichen, wodurch ihre Bestimmung mit der Katheterspitze sehr erschwert oder unmöglich ist. Die Perforation des Septums sollte dann am unteren Rand seiner Vorwölbung und mit mehr nach dorsal gerichteter Perforatorspitze durchgeführt werden. Die Vorwölbung des Septums fällt meist bereits deutlich bei der Austastung des rechten Vorhofs mit der Perforatorspitze auf. Bei der Perforation muß die Perforatornadel besonders sorgfältig und sicher geführt werden, da sie leicht nach oben oder seitlich abrutschen kann und somit die Gefahr von Fehlperforationen (besonders der Aorta) groß ist. Bei Patienten mit stark vergrößertem linken Vorhof kann es nach unseren eigenen Erfahrungen sowie denen anderer Autoren (HAGHIGHI u. ZIMMERMANN, 1966; ENDRYS u. STEINHART, 1962; VEREL, 1967) in seltenen Fällen unmöglich sein, den linken Vorhof zu erreichen. Nach Angaben von BROCKENBROUGH, BRAUNWALD u. ROSS (1962b) gelang die Perforation des Septums nur in zwei von 450 Fällen nicht. MCGUIRE (1961) fand bei zwei Patienten, bei welchen eine Perforation mißlang, bei einer später durchgeführten Obduktion massive wandständige und bereits organisierte Thromben im linken Vorhof.

Die *stumpfe Perforation* des Vorhofseptums gelang GORLIN u. Mitarb. (1961) bei einer Reihe von Patienten zufällig. Systematisch wurde sie erstmals von ALDRIDGE (1964) durchgeführt. Sie gelang ihm bei 68 von 78 Patienten (87 %). Der Autor betont, daß die Häufigkeit, mit der die stumpfe Septumperforation gelingt, nicht allein durch ein jeweils vorliegendes offenes For. ovale erklärt werden kann, wie es etwa in 20—25 % der Erwachsenen und in ca. 30 % der Kinder besteht (HACKENSELLNER, 1956; PATTEN, 1931). BLOOMFIELD u. SINCLAIR-SMITH (1965) halten es auf Grund ihrer Untersuchungen für wahrscheinlich, daß bei einem Teil der Patienten ein papierdünnes Septum im Bereich der Fossa ovalis vorliegt, das leicht stumpf zu durchbohren ist. Ihnen gelang die stumpfe Perforation in 106 von 145 Fällen (73 %). Die höchste Erfolgsquote bei der stumpfen Perforation wurde von BETTE u. Mitarb. (1964, 1966) angegeben. Bei 248 Patienten im Alter von 1—59 Jahren (davon 42 Kinder), war es 236mal (95 %) möglich, den linken Vorhof ohne spitzen Perforator zu erreichen. Neunmal konnte die Fossa ovalis mit der Katheterspitze nicht getastet werden, weswegen die Autoren auf eine transseptale Untersuchung verzichteten.

VEREL (1967) führt durch die Ross-Nadel zunächst erst einen Seldinger-Draht von 180—200 cm Länge in den linken Vorhof vor. Nach Entfernen der Perforationsnadel läßt sich dann transcutan ein Katheter bis in den linken Vorhof vorschieben. Es können dadurch dünnere Katheter verwendet werden.

Die *transseptale Untersuchung von der V. subclavia dextra aus* geschieht nach LOSKOT u. Mitarb. (1965) folgendermaßen: Die Punktionsstelle wird 3—5 cm lateral vom rechten Sternoclaviculargelenk und ca. 3 cm dorsal in der rechten Supraclaviculargrube gewählt (Abb. 15). Transcutan wird mittels der Seldinger-Technik ein ca. 37 cm langer Ödman- oder Teflon-Katheter bis in den rechten Vorhof vorgeführt. Zur Punktion des Vorhofseptums wird eine 40 cm lange Ross-Nadel in den Katheter eingeführt, deren Spitze eine etwas stärkere Abbiegung als üblich haben kann. Die Nadel wird dann im Uhrzeigersinn auf das Vorhofseptum zu gedreht. Die Punktion wird so durchgeführt, daß die Nadel mit der Sagittalebene einen Winkel von 45—60° bildet. Die transseptale Punktion erfolgt in üblicher Weise. Danach wird die Nadel entgegen dem Uhrzeigersinn gedreht, wodurch der Katheter leicht in den linken Ventrikel vorgeführt werden kann. Der Vorteil des Verfahrens besteht darin, daß beim Vorgehen von der V. subclavia aus ergometrische Untersuchungen leichter durchgeführt werden können als bei der üblichen transseptalen Untersuchungstechnik vom Bein aus. BEVEGARD u. Mitarb. haben aus diesem Grunde bereits 1960 ein ähnliches Verfahren für die transseptale Untersuchung von der rechten V. jugularis externa angegeben. Bei diesem Verfahren wird zunächst ein s-förmig gebogenes Metallrohr (Länge 25 cm, Außendurchmesser 3,0 mm, Innendurchmesser 2,5 mm) von der Jugularvene bis in den rechten Vorhof vorgeschoben. Seine olivenförmig aufgetriebene Spitze wird in Kontakt mit dem Vorhofseptum gebracht. Durch das Metallrohr wird die eigentliche Perforationsnadel (70 cm Länge, Außendurchmesser 1,1 mm) vorgeführt (Abb. 34). Über die Nadel ist ein röntgenkontrastgebender Teflonkatheter gezogen (Außendurchmesser 2,1 mm). Die Perforation erfolgt in der üblichen Weise. Die Autoren weisen selbst darauf hin, daß durch Verwendung des Metallrohres das Verfahren etwas kompliziert wird. Das Vorgehen von LOSKOT u. Mitarb. erscheint uns deswegen einfacher und praktikabler zu sein. Weite Verbreitung hat keines der beiden Verfahren gefunden.

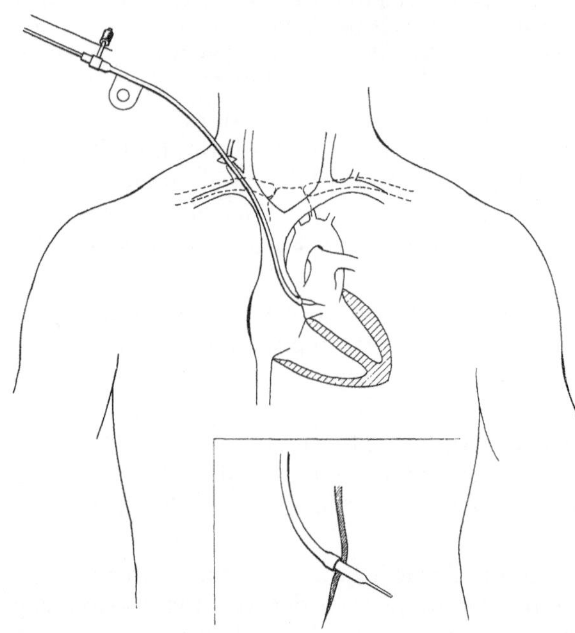

Abb. 34. Transseptale Punktion des linken Vorhofes von der rechten V. jugularis externa aus. Die transseptale Perforationsnadel wird durch ein s-förmig gebogenes Stahlrohr geführt. Der untere Bildausschnitt zeigt die olivenförmig aufgetriebene Spitze des Führungsrohres auf dem Vorhofseptum; die innen gelegene Perforationsnadel ist bereits transseptal vorgeschoben. [Nach BEVEGARD u. Mitarb.: Thorax **15**, 299 (1960)]

Sondierung des linken Ventrikels. Nach BROCKENBROUGH, BRAUNWALD u. ROSS (1962a) war es bei 8% der Patienten nicht möglich, auf transseptalem Wege den linken Ventrikel zu erreichen. Dies war besonders bei stärkeren Mitralstenosen und Mitralinsuffizienzen der Fall. BROCKENBROUGH u. Mitarb. (1962a) heben drei wichtige Punkte für die erfolgreiche Sondierung des linken Ventrikels hervor:

a) die Größe des Katheterbogens muß der Größe des linken Vorhofs angepaßt sein;

b) durch Verwendung der Perforationsnadeln auch für die Ventrikelsondierung kann der Katheter leichter in die geeignete antero-posteriore Richtung gebracht werden;

c) der Katheter ist so tief wie möglich im linken Vorhof zu halten, d.h. bei hoher Septumperforation ist die Sondierung des Ventrikels erschwert.

Anstelle der Verwendung der Perforationsnadel zur Verstärkung des Katheters hat es sich auch bewährt (COPE, 1963; sowie ENDRYS u. STEINHART, 1962), die Sondierung des linken Ventrikels durch Einführung des Seldinger-Mandrins bis in den Bogen des Katheters zu erleichtern.

Die simultane Registrierung des Ventrikel- und des Vorhofdruckes kann durch einen dünnen, mit einem Stahlmandrin versehenen Teflon- oder Polyäthylenkatheter erreicht werden, der durch den im linken Ventrikel liegenden Katheter bis zu dessen Spitze vorgeführt wird. Der Ödman-Katheter wird dann in den Vorhof zurückgezogen und beide Katheter werden über einen speziell ausgebildeten Adapter an die Statham-Kapsel angeschlossen (COPE, 1963; BROCKENBROUGH u. Mitarb., 1962a). Zur einwandfreien Druckregistrierung bei Verwendung des dünnen Teflonkatheters müssen selbstverständlich Luftblasen und Blutgerinnsel in dem System vermieden werden. Eine Simultanregistrierung von Ventrikel- und Vorhofdruck kann auch durch einen gleichzeitig retrograd durch die Aorta in den linken Ventrikel vorgeführten zweiten Katheter vorgenommen werden (McINTOSH u. Mitarb., 1961; PORSTMANN u. Mitarb., 1962).

Die *Sondierung der Aorta* auf transseptalem Wege gelingt mit dem üblicherweise verwendeten Kathetermaterial nicht. ENDRYS u. STEINHART (1962) verwenden einen Katheter mit speziell gebogener Spitze (Abb. 29). Es gelang ihnen damit bei 28 von 148 Patienten, die Aorta zu erreichen. Bei einem dieser Patienten lag eine mittelgradige Aortenstenose (Druckgradient 76 mm Hg) vor. Gelegentlich gelingt es auch mit einem kleinen, durch den Ödman-Katheter vorgeschobenen Polyäthylenkatheter die Aorta zu sondieren (BROCKENBROUGH u. Mitarb., 1962a).

Die transseptale Katheterisierung des linken Herzens kann auch *bei Kindern* durchgeführt werden (BROCKENBROUGH u. Mitarb., 1962b). Die hierfür verwendeten Perforationsnadeln sind dünner und kürzer (ca. 56 cm). Sie sind sowohl für die Brockenbrough-Technik wie für das Vorgehen nach BEVEGARD u. Mitarb. (1963) erhältlich. Die verwendeten Katheter entsprechen etwa 7 F. Sie können aus Meterware (grüner Polyäthylenschlauch nach ÖDMAN, s. S. 276) selbst hergestellt werden. Unser jüngster Patient, der erfolgreich transseptal untersucht wurde, war $2^1/_2$ Jahre alt. Auch in einer größeren Sammelstatistik von insgesamt 1765 transseptalen Untersuchungen war kein Patient jünger als 2 Jahre, nur 9 Patienten waren 2—5 Jahre alt (BRAUNWALD, 1968b). Die Technik unterscheidet sich nicht grundsätzlich vom Vorgehen bei erwachsenen Patienten. Bei Kleinkindern wird die transseptale Untersuchung durch die kleinen Venenverhältnisse erschwert. Bei ihnen gelingt es dagegen beim gezielten Suchen mit einem durch einen Mandrin verstärkten Katheter auch häufiger als bei älteren Patienten, das Vorhofseptum durch ein offenes Foramen ovale zu passieren.

δ) *Komplikationen bei der transseptalen Herzkatheteruntersuchung*

Die transseptale Katheterisierung bringt spezifische Komplikationsmöglichkeiten mit sich. Am häufigsten ist zweifellos die *Perforation einer freien Wandung*, besonders der Wand des rechten Vorhofes, mit Austritt des Perforators, eventuell auch des Katheters in den Perikardsack (SINGLETON u. SCHERLIS, 1960; ALDROUNY u. Mitarb., 1963; PAULIN, 1966; BRAUNWALD, 1968b). Diese Komplikation ist im allgemeinen harmlos, auch wenn in einigen Fällen bei einer später erfolgten Operation kleine Mengen Blut im Perikardbeutel gefunden wurden (BROCKENBROUGH u. Mitarb., 1962a). In einer neueren amerikanischen Sammelstatistik wurden bei 1765 Patienten 43 Perforationen einer freien Wandung beobachtet (BRAUNWALD, 1968b). Nur bei 21 Patienten kam es zur Herzbeuteltamponade, welche bei 16 Patienten behandlungsbedürftig war. Bei 7 von diesen 16 Patienten war eine Therapie mit vasopressorischen Substanzen, zweimal in Kombination mit einer Bluttransfusion ausreichend, bei weiteren 7 Patienten mußte jedoch eine Perikardpunktion durchgeführt werden, bei 2 Patienten zusätzlich eine Perikardiotomie. Zwei Patienten verstarben an den Folgen der Herzbeuteltamponade. Auch in einem von ALDROUNY u. Mitarb. (1963) beobachteten Fall sowie bei einem eigenen Patienten kam es zur Herztamponade mit Exitus letalis. Ein ähnlicher Fall mit tödlicher Herzbeuteltamponade infolge Fehlperforation bei anomal hoher Lage des linken Vorhofs wurde von BEUREN u. APITZ (1962) mitgeteilt. Auch BETTE u. HARBAUER (1964) berichteten über einen tödlich verlaufenden Fall von Herzbeuteltamponade. Die Fehlperforation wurde dadurch hervorgerufen, daß der Perforator bei Lage des Katheters vor dem Vorhofseptum aus einer der seitlichen Öffnungen heraustrat. Von RUSSEL u. Mitarb. (1964) wird ebenfalls eine tödliche

Herzbeuteltamponade bei einem Patienten mit kombiniertem Mitral-Tricuspidalvitium und vergrößertem rechtem Vorhof beschrieben. Bei wiederholten Perforationsversuchen kam es einmal zur Fehlperforation der hinteren oberen Vorhofwand (Durchmesser der Öffnung 2 mm), als der Katheter vom stark vorgewölbten Vorhofseptum beim Punktionsversuch abrutschte. Daneben fanden sich zahlreiche Endokardverletzungen. Die Autoren führen die irreversible Herzbeuteltamponade auf den vergrößerten, strukturell veränderten rechten Vorhof zurück, dessen Wandveränderungen zusammen mit der Flimmerarrhythmie und einem erhöhten Vorhofdruck von 16/10 mm Hg einen spontanen Verschluß des Perforationsloches verhindert hatten.

Nicht ganz selten kommt es auch zur *Fehlperforation in die Aorta.* Während Brockenbrough u. Mitarb. (1962b) unter 450 Punktionen kein Ereignis dieser Art anführen, hatten wir bei 1000 transseptalen Sondierungen viermal eine Aortenpunktion. Singleton u. Scherlis (1960) haben zweimal bei 74, Endrys u. Steinhart (1962) einmal bei 148 und Paulin (1966) einmal bei 500 transseptalen Untersuchungen mit dem Perforator die Aorta punktiert. Bei den 1765 Patienten der erwähnten Sammelstatistik wurde die Aorta 12mal punktiert (Braunwald, 1968b). Einmal wurde dabei die Aorta erst nach erfolgreicher Punktion des linken Vorhofes erreicht und der Katheter durch die Aorta retrograd in den linken Ventrikel vorgeführt. In den meisten Fällen bleibt eine derartige ungewollte Punktion der Aorta ohne weitere Komplikationen. Da jedoch meist die Aorta in ihrem noch im Perikardsack verlaufenden Anteil punktiert wird, besteht bei dem hohen Druckgefälle leichter die Möglichkeit der Herzbeuteltamponade als bei der Perforation einer Vorhofwand. Auch Aldridge (1964) konnte einen Patienten, bei dem sowohl mit dem Perforator als auch mit dem Katheter die Aortenwurzel punktiert worden war, trotz chirurgischer Behandlung der Herzbeuteltamponade nicht mehr retten. Auch Perforationen der Wand des linken Vorhofes oder des linken Ventrikels werden gelegentlich beobachtet (Braunwald, 1968b).

Bei der Behandlung der Herzbeuteltamponade ist es empfehlenswert, durch eine im Herzbeutel liegende Punktionskanüle einen dünnen Plastikkatheter in die Perikardhöhle vorzuschieben. Dadurch kann besser eine vollständige Entfernung des Blutes erreicht werden, da sich der Katheter der Perikardhöhle anpaßt und man mit ihm auch die dorsalen Abschnitte der Höhle beim liegenden Patienten von vorne erreichen kann (Massumi u. Mitarb., 1968). Dieses Verfahren wurde von Nordenström (1966) angegeben und erfolgreich sowohl experimentell als auch bei vier Patienten erprobt. Unabhängig davon bediente sich Petrosjan (1967) dieser Methode bei zwei Patienten. In einem seiner Fälle blieb der Katheter 10 Std, im anderen 24 Std liegen und ermöglichte so wiederholtes Absaugen während dieses Zeitraumes. Im allgemeinen wird es jedoch bei einer unkomplizierten Perforation nicht erforderlich sein, die Untersuchung abzubrechen. Bei Lageanomalien des linken Vorhofes, ausgeprägter Kyphoskoliose der Brustwirbelsäule oder ausgeprägter Aortenektasie muß jedoch auf Grund eigener Erfahrungen wie derjenigen anderer Untersucher (Braunwald, 1968b) empfohlen werden, nach ein oder zwei erfolglosen Perforationsversuchen die Untersuchung abzubrechen, da das Risiko von ernsten Komplikationen in derartigen Fällen erhöht erscheint.

Obwohl alle Autoren die Sicherheit und niedrige Komplikationsquote der stumpfen Septumperforation hervorheben, kam es in einem Fall von Bette u. Mitarb. (1966) bei vergrößertem linken Vorhof eines Kindes zur Fehlperforation in die dorsale Vorhofwand mit nachfolgendem Hämoperikard. Aortenperforationen sind jedoch nie beobachtet worden. Ein wesentlicher Vorteil des Verfahrens scheint darin zu liegen, daß sehr viel bewußter und gezielter versucht wird, durch Austastung des Vorhofseptums die Fossa ovalis zu finden. Hat man diese mit Sicherheit erreicht, sehen wir in dem stumpfen Vorgehen gegenüber der scharfen Perforation keinen entscheidenden Vorteil. Die größere Komplikationsquote der scharfen Perforation scheint darin mitbegründet zu sein, daß man sich auch oft zu einem Perforationsversuch entschließt, wenn die Fossa ovalis nicht eindeutig getastet werden kann.

Ähnlich wie bei Katheterisierung von Vorhofseptumdefekten vom Bein aus (Effert u. Loogen, 1961) kann es auch bei der transseptalen Katheterisierung des linken Vorhofs zu Ischämiereaktionen mit entsprechenden *EKG-Veränderungen* kommen. Auch die von Brockenbrough u. Mitarb. (1962a) sowie Beuren u. Apitz (1962) in vereinzelten Fällen beobachteten vorübergehenden Kollapszustände dürften hierin ihre Erklärung finden. Wir haben ausgeprägte ST-Hebungen mit entsprechend starken pectanginösen Beschwerden bei drei von 1000 Patienten, die transseptal untersucht wurden, gesehen. Diese Veränderungen haben sich jedoch 5—10 min nach dem Rückzug des Katheters in den rechten Vorhof normalisiert. Auch Aldrouny (1963) beschreibt einen ähnlichen Fall, bei welchem die EKG-Veränderungen nach 3 Std verschwunden waren. Diese EKG-Veränderungen finden ihre wahrscheinlichste Erklärung in der Reizung von reflexogenen Zonen im Bereich des linken Vorhofs. Auch die Reizung des Coronarsinus ist dabei ursächlich zu diskutieren. Neben diesen EKG-Veränderungen werden auch Rhythmusstörungen in Form einzelner Extrasystolen bis zum vorübergehenden Vorhofflimmern (Brockenbrough u. Mitarb., 1962a) (zwei eigene Beobachtungen) oder totaler atrioventrikulärer Blockierung (Braunwald, 1968b) registriert. Im Anschluß an zwei transseptale Untersuchungen konnte Bevegard u. Mitarb. (1961) vorübergehende EKG-Veränderungen finden, wie sie für eine Perikarditis typisch sind. Auch Bette u. Mitarb. (1966) berichten über einen gleichgelagerten Fall nach stumpfer Perforation der Vorhofwand.

Beim transcutanen Vorgehen kann es besonders dann, wenn die Punktion der Femoralvene erst nach wiederholten Versuchen gelingt, zu ausgedehnten *Thrombophlebitiden* kommen. Unter 1668 derartigen Untersuchungen einer Sammelstatistik wurde diese Komplikation zweimal beobachtet, bei einem dieser Patienten führte sie zu einer tödlichen Lungenembolie (Braunwald, 1968b). *Arterielle Embolien* sind selten. Sie können durch Gerinnselbildungen im Katheter hervorgerufen werden, welche in das Gefäßsystem gespült werden. Gelegentlich werden sie auch erst Stunden oder Tage nach der Untersuchung beobachtet (Braunwald, 1968b). Ein ursächlicher Zusammenhang mit der Untersuchung kann dabei jedoch nicht in jedem Fall gesichert werden. Bei Patienten mit nachgewiesenen embolischen Ereignissen auf dem Boden einer absoluten Arrhythmie infolge Vorhofflimmerns sollte die Untersuchung jedoch äußerst vorsichtig durchgeführt werden. Nach Möglichkeit sollte man sich darauf beschränken, den Vorhof nur mit dem Perforator zu punktieren, ohne den Katheter transseptal vorzuführen. Bei Patienten mit Vorhofflimmern kann die Untersuchung nach unseren Erfahrungen jedoch ohne wesentlich erhöhtes Risiko unter Fortführung der Therapie mit Antikoagulantien durchgeführt werden. Man sollte dann jedoch den Katheter über eine Venaesectio der V. saphena vorführen und auf eine transcutane Punktion der Femoralvene verzichten. Soll bei einem Patienten in einem Untersuchungsgang eine transcutane transseptale Untersuchung über die Femoralvene und eine transcutane retrograde Untersuchung über die Femoralarterie durchgeführt werden, so ist es besser, die arterielle und die venöse Untersuchung von verschiedenen Extremitäten vorzunehmen, da es insbesondere nach wiederholten Punktionsversuchen zur Ausbildung eines arterio-venösen Aneurysmas zwischen Femoralarterie und Femoralvene kommen kann (Braunwald, 1968b).

Von verschiedenen Untersuchergruppen wurde sowohl experimentell (J. Ross, 1959) als auch nach transseptalen Untersuchungen bei Patienten (Ross u. Mitarb., 1959; Singleton u. Mitarb., 1960; Brockenbrough u. Mitarb., 1962a; Endrys u. Steinhart, 1962) mit Hilfe von Indikatorverdünnungsmethoden die *Intaktheit des Vorhofseptums* untersucht. In keinem Fall ließ sich ein Shunt nachweisen. Auch bei der postmortalen Untersuchung 24 Std nach der Katheterisierung (Brockenbrough u. Mitarb., 1962a) fanden sich keine Perforationen im Vorhofseptum. Nur Edwards u. Mitarb. (1961) konnten offene Perforationen bei drei Patienten feststellen, die 6—9 Tage nach der Untersuchung operiert wurden. Entsprechende Untersuchungen nach stumpfer Septumperforation liegen nicht vor. Sehr selten wurde bisher die Ausbildung eines wandständigen Thrombus im linken Vorhof an der Stelle der Punktion beobachtet. Dieser Befund wurde bei einem Patienten von PINKERSON u. Mitarb. (1963) 7 Tage nach der Untersuchung autoptisch erhoben, nachdem der Patient bei der Operation verstorben war. Bei einer Angiokardiographie mit Injektion des Kontrastmittels in eine retrokardial gelegene Lungenvene, wodurch eine Lage im linken Ventrikel vorgetäuscht wurde, kam es bei einem Patienten von ENDRYS u. STEINHART (1962) zur spontanen Ausbildung eines reversiblen Lungenödems. Der Patient hatte einen Ventrikelseptumdefekt, kombiniert mit einer Aorteninsuffizienz. Beim Vorführen des Seldinger-Führungsdrahtes von der Femoralvene aus hatten DUKE u. FIFE (1963) eine Perforation im Bereich der V. iliaca communis beobachtet, welche zu einem retroperitonealen Hämatom von 2500 ml führte, was eine Laparotomie erforderlich machte.

Bei der transseptalen Untersuchung von der Jugularvene aus konnten LOSKOT u. Mitarb. (1965) bei 103 Patienten keine ernsteren Komplikationen beobachten, insbesondere kam es nicht zur Entstehung eines Pneumothorax.

Eine Komplikation rein technischer Art kann dadurch zustande kommen, daß die Perforationsnadel den Katheter im Bereich der präformierten Biegung durchbohrt, und damit die weitere Durchführung der Untersuchung mit demselben Katheter unmöglich wird. Sowohl BEUREN u. APITZ (1962) als auch wir selbst haben dieses Ereignis anfänglich mehrfach erlebt. Es ist dadurch zu vermeiden, daß bei Einführung der Perforationskanüle in den Führungskatheter eine vorherige Aufrichtung des gekrümmten Katheterendes in der geschilderten Weise vorgenommen wird. Man kann auch einen Perforator verwenden, der aus zwei ineinander geschobenen Hohlnadeln besteht, von denen die äußere Nadel eine stumpfe Spitze hat (BEVEGARD u. Mitarb., 1963). COPE (1962) benutzt einen dünnen Draht mit einer etwas dickeren Spitze, der in die Perforationsnadel eingeführt wird und diese um 2 cm überragt. Man muß auch darauf achten, daß beim Aufsetzen des Katheters auf das Vorhofseptum die Spitze der Perforationsnadel nicht zu weit zurückgezogen ist, da sonst das freie Katheterende über der Spitze der Nadel abknickt. Dann kann der Katheter leicht perforiert werden. Eine Amputation des Katheterendes, wie sie bei dem ursprünglichen Vorgehen von ROSS mit Verwendung eines durch die Punktionskanüle eingeführten Polyäthylenkatheters vorkam (CHENG, 1962), ist bei dem heutigen Verfahren nicht mehr zu befürchten. Dagegen kann es auch bei der transseptalen Untersuchung zum Bruch des Seldinger-Führungsdrahtes kommen, wie es von COPE (1963) in zwei Fällen beschrieben wurde. Bei einem Patienten mußte das verbliebene Drahtstück aus der unteren Hohlvene durch Laparotomie entfernt werden, bei dem zweiten Patienten, bei dem es zur Perforation der V. iliaca gekommen war, ließ man das abgebrochene Stück ohne weitere Folgen für den Patienten im Becken zurück. Auch BETTE u. Mitarb. (1966) berichten über einen Patienten, bei dem die abgebrochene Spitze eines fabrikneuen Führungsdrahtes aus der V. iliaca operativ entfernt werden mußte. Ein ähnlicher Fall wurde von SWAN (1968c) mitgeteilt. Von diesem Autor stammt auch die Beobachtung über den Abbruch der Spitze einer transseptalen Nadel nach BROCKENBROUGH, was jedoch nicht zu folgenschweren Komplikationen führte.

Angesichts der zahlreichen, häufig sehr ernsten oder sogar tödlichen Komplikationsmöglichkeiten, muß für jede transseptale Herzkatheteruntersuchung eine strenge Indikation gefordert werden. Insbesondere bei Patienten mit vergrößertem linken Vorhof infolge eines Mitralfehlers sollte nur dann eine transseptale Untersuchung erfolgen, wenn sich therapeutische Konsequenzen und Informationen ergeben, die durch andere Untersuchungsverfahren nicht zu gewinnen sind.

c) Technik der arteriellen retrograden Herzkatheterisierung

Prinzip der Methode. In der Regel wird mit einer Spezialkanüle (Seldinger-Kanüle) eine periphere Arterie (meist Femoralarterie) *percutan* punktiert. Durch die Kanüle wird ein Führungsdraht in die Arterie eingeführt und danach die Kanüle aus der Arterie über das freie Ende des Mandrins herausgezogen. Über den im Gefäß verbleibenden flexiblen

Mandrin wird dann ein Herzkatheter in die Arterie und retrograd bis in das Herz vorgeschoben (vgl. auch Kapitel SELDINGER in Bd. X/3). Wenn die percutane Arterienpunktion nicht möglich ist, so kann der Katheter nach Freilegung der Arterie über eine Arteriotomie eingeführt werden.

α) *Entwicklung der Methode*

Bereits 1912 führte BLEICHRÖDER bei Patienten über die freigelegte Femoralarterie dünne Katheter bis in die Bauchaorta vor, um intraarteriell Medikamente zu infundieren. FARINAS (1941) benutzte ein ähnliches Verfahren zur angiographischen Darstellung der Bauchaorta: er punktierte bei Patienten die freigelegte Femoralarterie mit einer dicken Kanüle und schob durch sie dünne Ureterenkatheter bis in die Aorta vor. Die Technik der *percutanen* Kathetereinführung durch eine im Gefäß liegende dicke Kanüle wurde in den folgenden Jahren in einer Reihe von Untersuchungen zur Darstellung der thorakalen Aorta oder ihrer Nebenäste erprobt. JÖNSSON (1949) und BRODEN u. Mitarb. (1949) benutzten dabei die Carotis als Zugangsweg, LINDGREN (1950) die A. brachialis und die A. subclavia. Die erste transcutane Punktion der Femoralarterie auf diese Art wurde dabei von PEIRCE (1951) ausgeführt. Daneben wurden von anderen Untersuchern zur retrograden arteriellen Sondierung der thorakalen Aorta oder ihrer Äste (CASTELLANOS u. PEREIRAS, 1940; RADNER, 1948; PEARL u. Mitarb., 1950; Di GUGLIELMO u. GUTTADAURA, 1956) und des linken Herzens (ZIMMERMANN u. Mitarb., 1950; LIMON LASON u. BOUCHARD, 1950) Katheter über eine Arteriotomie in periphere Arterien eingeführt. 1953 berichtete SELDINGER über seine oben geschilderte Technik der percutanen Punktion der Femoralarterie zur retrograden Einführung eines Katheters. Wegen seiner technischen Zuverlässigkeit drängte dieses Verfahren in der Folgezeit alle anderen Methoden zur retrograden arteriellen Untersuchung in den Hintergrund. Die Seldinger-Technik ist in ihrer ursprünglichen Form oder mit nur geringen Modifikationen das Standardverfahren zur transcutanen Einführung von Kathetern in das Arterien- und Venensystem geworden (s. auch SELDINGER, dieses Handbuch, Bd. X, 3).

β) *Instrumentarium*

Zur Durchführung der arteriellen retrograden Katheterisierung werden benötigt:

1. Seldinger-Punktionskanüle. Diese Kanüle besteht aus drei Teilen: einem inneren, scharf und schräg angeschliffenen Mandrin, einer inneren, ebenfalls scharfen Kanüle und einer äußeren stumpfen Kanüle (Abb. 35a). Der Mandrin verschließt die innere Kanüle, die ihrerseits in die äußere stumpfe Kanüle eingeführt wird. Zusätzlich gibt es noch zum Verschluß der Kanüle bei intraarterieller Lage einen stumpfen Mandrin. Die äußere stumpfe Kanüle ist auch aus flexiblem Teflon zu erhalten, was für die Technik von Vorteil sein kann. Außerdem kann eine vereinfachte Kanüle verwendet werden, die nur aus einem scharfen, schräg angeschliffenen Verschlußmandrin und einer stumpfen äußeren Kanüle besteht. Die Kanüle ist im allgemeinen 70 mm lang. Sie ist in verschiedenen Stärken (Außendurchmesser 1,1; 1,25 und 1,65 mm) erhältlich, wobei der Innendurchmesser der stumpfen äußeren Kanüle den unterschiedlich starken Führungsmandrins angepaßt ist.

2. Seldinger-Führungsdraht. Der flexible Führungsmandrin besteht aus einer feinen, flexiblen Metallspirale, die innen durch einen rostfreien Stahldraht verstärkt ist (Abb. 35b). Es gibt Mandrins mit fixiertem und solche mit nicht fixiertem inneren Stahldraht. Die Mandrins sind üblicherweise entweder 120 oder 145 cm lang und haben für die verschiedenen Punktionskanülen einen unterschiedlich starken Durchmesser (0,64; 0,89 und 1,14 mm). Es sind jedoch auch Mandrins in den Längen 30, 50, 70, 100, 135, 150, 180 und 200 cm erhältlich. Bei den Mandrins mit fixiertem Stahldraht endet dieser an einer Seite 3 cm vor der Spitze der Spirale, so daß die Spitze mehr flexibel ist. Da die Seldinger-Führungsdrähte aus einer Metallspirale bestehen, ist nach Gebrauch eine intensive mechanische Reinigung erforderlich, um alle Blutreste zu entfernen. Aus diesem Grunde wird auch empfohlen, sie nur einmal zu verwenden. Das ist bei Nylon-überzogenen Führungsdrähten nicht erforderlich. Die Oberfläche des normalen Seldinger-Führungsdrahtes ist relativ rauh. Schonender für die Gefäßwand ist es deswegen, Führungsdrähte mit polierter Oberfläche zu verwenden, wie sie seit einiger Zeit zur Verfügung stehen (Hersteller: Fa. MEDIMEX, Hamburg) (Abb. 36).

3. Katheter. Verwendet werden können unterschiedlich starke Ödman-Katheter aus röntgenkontrastgebendem Polyäthylen, wie sie aus Meterware selbst hergestellt werden können (s. S. 276). SELDINGER hat ursprünglich nicht röntgenkontrastgebende Polyäthylenkatheter benutzt. Erhältlich sind auch Katheter aus Teflon oder Dacron mit oder

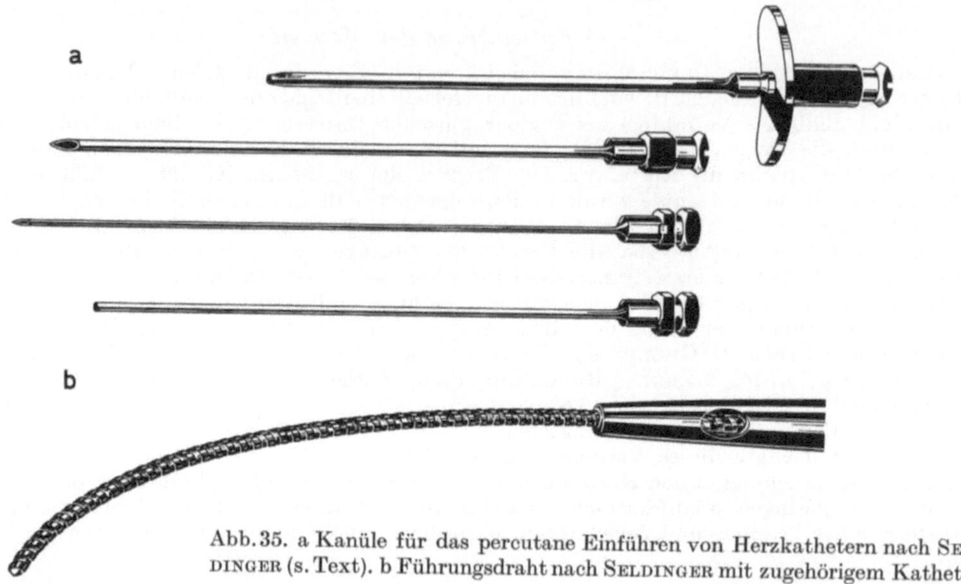

Abb. 35. a Kanüle für das percutane Einführen von Herzkathetern nach SELDINGER (s. Text). b Führungsdraht nach SELDINGER mit zugehörigem Katheter

ohne seitliche Öffnungen am Ende. Die Katheter haben ein konisch zulaufendes Ende mit leichter Verengung des Innendurchmessers, damit der zugehörige Mandrin exakt hindurchpaßt (z.B. Gensini-Katheter). Dadurch entsteht ein fast stufenloser Übergang vom Mandrin zum Katheter, wodurch eine einwandfreie Passage des Katheters über den Mandrin in das Gefäß gewährleistet ist (Abb. 35b). Die Gensini-Katheter haben außerdem einen fest montierten weiblichen Luerlock-Ansatz, durch welchen der Mandrin ohne Schwierigkeiten hindurchgeführt werden kann. Die selbst hergestellten Ödman-Katheter müssen mit einem aufschraubbaren Adapterstück versehen werden (s. Abb. 27b). Dazu ist zunächst das proximale Ende mit Hilfe eines speziellen Trichterformers aufzuweiten (s. Abb. 28e). Die Ödman-Katheter können je nach Fragestellung an der Spitze unterschiedlich angebogen werden. Für die Herstellung verschiedener Kurven sind Spezialmandrins lieferbar (z.B. S-Form, Schäferkrücken-Form oder Form nach LITTMANN u. Mitarb., 1960 oder MIKAELSON, 1965; s. Abb. 37). Für die Katheterisierung des linken Ventrikels wird am Ende des Katheters eine Biegung von Aortenbogenweite verliehen und die Spitze im Biegungssinn zusätzlich abgewinkelt, um eine leichtere Passage durch die Aortenklappe zu gewährleisten.

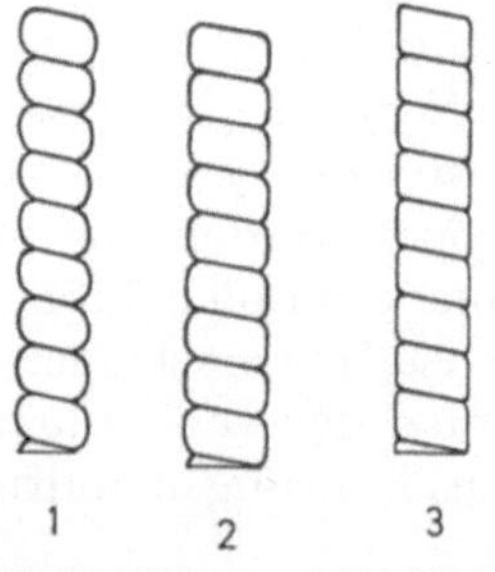

Abb. 36. Schematische Darstellung der Spiralmandrins nach SELDINGER. *1* Normale Ausführung; *2* Ausführung mit halbglatter Oberfläche; *3* Ausführung mit vollständig geglätteter Oberfläche

Die Reinigung und Sterilisation des Kathetermaterials erfolgt in der auf. S. 247 geschilderten Weise. Vor Einführung des Katheters sind dieser sowie der Mandrin sorgfältig auf Bruchstellen zu prüfen.

γ) Methodisches Vorgehen

Die Vorbereitung des Patienten entspricht der für die Sondierung des rechten Herzens (s. S. 248). Beim Vorgehen von der Femoralarterie aus muß die Haut in der Inguinalgegend rasiert sein. Die Haut wird in der üblichen Weise jodiert. Nach Lokalanaesthesie wird dicht unterhalb des Leistenbandes über der palpablen Femoralarterie mit einem spitzen Skalpell ein etwa 2 mm breiter Hautschnitt gemacht. Die Arterie wird mit der Seldinger-Nadel punktiert und die intraarterielle Lage durch Entfernung des inneren Mandrins gesichert. Danach wird die innere Nadel entfernt und der Seldinger-Führungsmandrin durch die Nadel in die Arterie ausreichend weit (ca. 10 cm) vorgeführt, um die spätere Nachführung des Katheters ohne Schwierigkeiten zu ermöglichen. Dann kann

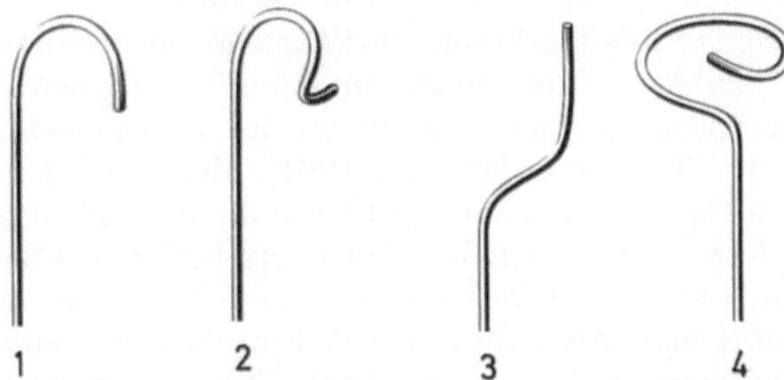

Abb. 37. Verschiedene Krümmungen der Katheterspitze, wie sie für percutan einzuführende Herzkatheter mit Spezialmandrins selbst hergestellt werden können. *1* J-Form (zur Sondierung von Gefäßabgängen und zur retrograden Sondierung des linken Ventrikels; *2* Schäferkrückenform (z.B. für selektive Darstellung der A. renalis, der A. mesenterica); *3* S-Form (für retrograde Untersuchung des linken Ventrikels); *4* Form nach LITTMANN (für Darstellung der Coronararterien)

die Kanüle über den Seldinger-Draht zurückgezogen und entfernt werden. Zur Vermeidung eines Hämatoms wird in dieser Phase die Punktionsstelle von außen durch Fingerdruck komprimiert, da der Führungsdraht einen geringeren Durchmesser als die Punktionsöffnung in der Arterienwand hat. Anschließend wird ein Ödman- oder Gensini-Katheter über den als Leitschiene dienenden Mandrin bis zur Hautöffnung vorgeschoben.

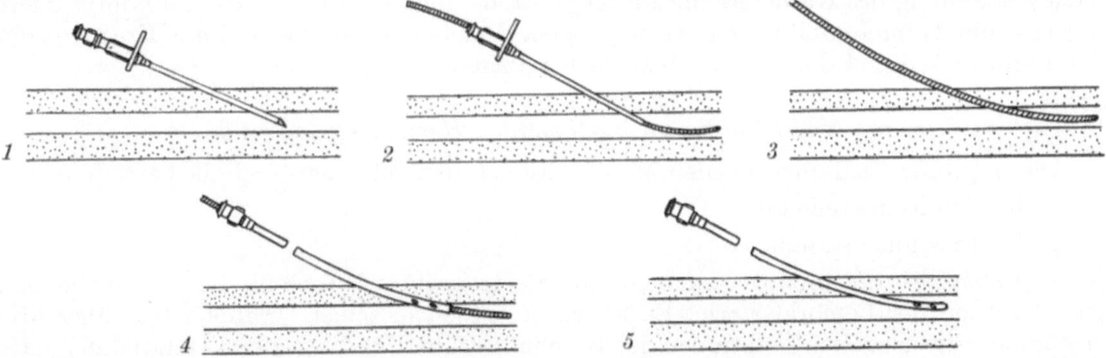

Abb. 38. Schematische Darstellung der transcutanen Gefäßpunktion (nach SELDINGER, 1953). *1* Punktion des Gefäßes mit der Seldinger-Kanüle. Die freie Lage im Gefäß wird durch Entfernen des inneren Mandrins überprüft; *2* nach Entfernen der inneren Kanüle Einführen des Seldinger-Führungsdrahtes durch die Kanüle; *3* Herausziehen der äußeren Kanüle über den im Gefäß liegenden Mandrin; *4* transcutanes Einführen eines endständig offenen Katheters über den Mandrin in das Gefäßlumen; *5* Entfernen des flexiblen Mandrins

In der Endstellung muß der Führungsdraht am hinteren Katheterende so weit vorragen, daß er bequem gefaßt und später herausgezogen werden kann. Unter Nachlassen der Kompression werden nun Katheter und Mandrin subcutan vorgeschoben, bis der Katheter in das Gefäßlumen eingetreten ist. Durch den Katheter, der somit im Punktionskanal an die Stelle der Kanüle tritt, wird die Öffnung in der Gefäßwand vollständig ausgefüllt und damit eine Abdichtung erreicht. Jetzt kann der Katheter mit oder ohne Führungsdraht in der Arterie so weit wie nötig vorgeschoben werden (Abb. 38). Nach Entfernung des Führungsdrahtes ist zur Vermeidung einer Blutgerinnung innerhalb des Katheters ständiges Spülen mit Kochsalz-Heparinlösung erforderlich.

Je nach Fragestellung wird die Spitze des Katheters in die gewünschte Gefäßregion vorgeschoben. Dabei können verschiedenartige Verformungen des Katheterendes eine Hilfe sein. Zur Passage des Aortenbogens ist es notwendig, den Ödman-Katheter vor dem Eingriff so zu formen, daß er sich dem Verlauf der Aorta anpaßt. Hierzu erhält das vordere Ende eine Krümmung, die etwa dem Aortenbogen entspricht. Zur Sondierung des Aortenostiums empfiehlt es sich, bei Mitverwendung des Führungsdrahtes diesen etwa 3—4 cm aus der Spitze des Katheters zurückzuziehen, um das Ende im Verhältnis zum übrigen Katheter flexibler werden zu lassen. Eine durch Anstoßen erzeugte Schlaufe kann ein Verfangen der Spitze in einem Sinus oder den unbeabsichtigten Eintritt in eine Coronararterie verhindern (Thurn u. Mitarb., 1961). Bei Vorliegen einer Aortenstenose ist die Passage des engen Ostiums mit einer Schlaufe nicht möglich, so daß es hier zweckmäßiger erscheint, die letzten 3—4 cm des Katheters schärfer abzuknicken, so daß die Spitze fast rechtwinklig zum Auslauf des Bogens steht. Auf diese Weise kann verhindert werden, daß die Katheterspitze stets am äußeren Ende des Aortenbogens entlang gleitet und sich dabei in einem Sinus Valsalvae verfängt. Dennoch kann es schwierig oder unmöglich sein, die zentral gelegene Öffnung, von der die Katheterspitze im Preßstrahl abgedrängt wird, zu passieren.

Der gesamte Weg des Katheters wird mit Röntgenkontrolle und Druckmessung verfolgt und der Eintritt der Katheterspitze in den linken Ventrikel auch auf diese Weise objektiviert. Röntgenologisch wird die Passage des Aortenostiums daran erkannt, daß die Spitze plötzlich meist ruckartig nach links unten vorschnellt. Im Elektrokardiogramm treten zu diesem Zeitpunkt meist ventriculäre Extrasystolen auf.

Die Seldinger-Technik erlaubt ein Auswechseln des Katheters. Dafür ist zunächst erneut der Führungsdraht durch den Katheter in die Arterie einzuführen. Danach kann der liegende Katheter über den Führungsdraht herausgezogen und durch einen anderen Katheter in der üblichen Weise ersetzt werden. Nach Beendigung der Sondierung muß nach Entfernung des Katheters die Punktionsstelle noch für ca. 20—30 min komprimiert werden, um Hämatombildungen vorzubeugen. Danach sollte eine weitere Kompression der Punktionsgegend durch einen Sandsack erfolgen.

δ) *Modifikationen der retrograden Herzkatheterisierung*

Die in großer Zahl angegebenen Modifikationen der Seldinger-Technik betreffen:

1. die Punktionsstelle und
2. das Instrumentarium.

1. Punktionsstelle. Seldinger benutzte die transcutane Technik fast ausschließlich zur Punktion der Femoralarterie. Er berichtet jedoch in seiner Originalarbeit über drei erfolgreiche transcutane Punktionen der Brachialarterie. Für die gezielte Darstellung jedes Gefäßgebietes eignet sich der percutane Zugang von der A. femoralis aus wegen ihres relativ großen Gefäßkalibers, ihrer oberflächlichen Lage und ihrer leichten Fixierbarkeit zweifellos am besten. Muß man aber aus irgendeinem Grund auf diesen Zugang verzichten (Leriche-Syndrom, Stenosierung oder vielfache Windungen der Beckenarterien, Aneurysma der Bauchaorta), so kommen zur Punktion die A. carotis communis und die A. brachialis in Frage. Beide Punktionsstellen haben jedoch Nachteile. Man scheut eine Katheterisierung der Halsarterien nach percutaner Punktion oder gar nach Freilegung selbst unter Verwendung einer Tabaksbeutelnaht (Porstmann u. Mitarb., 1958), um jede Störung des Gehirnkreislaufs durch mögliche Gefäßschäden zu vermeiden. Die A. brachialis bietet ebenfalls einen bequemen Zugang. Verschiedene Autoren (Amplatz, 1962; Dotter, 1960; Henry u. Mitarb., 1961) benutzen diesen Weg zur retrograden Sondierung des linken Herzens oder des Aortenbogens und seiner großen Nebenäste (Sheehan u. Mitarb., 1960). Nachteilig ist jedoch dabei der kleinere Gefäßdurchmesser. Außerdem liegt diese Arterie in losem Bindegewebe und weicht deshalb der vordringenden Punktionsnadel trotz Fixationsversuche mit dem palpierenden Finger oft aus. Die Folgen wiederholter Punktionsversuche können erhöhte Neigung zur Hämatombildung, Gefäßspasmus und die Gefahr einer Thrombosierung sein. Liegen schon krankhafte Gefäßveränderungen vor, so ist dieses Gefahrenmoment für die Durchblutung des Armes nicht zu unterschätzen. HANAFEE (1963), NEWTON (1963), ROY (1965) u.a. schlugen die percutane Punktion der A. axillaris in Supination der Hand und Abduktion des Oberarmes nach Stichincision der Haut in der Achselhöhle unmittelbar am lateralen Rande des M. pectoralis vor. Auch bei diesem Zugang ist mit Gefäßschäden nach der Katheterisierung zu rechnen. ROY (1965) beobachtete nach 475 percutanen Punktionen der A. axillaris in acht Fällen (1,7%) einen temporären, in acht weiteren Fällen (1,7%) einen dauernden Ausfall des Radialispulses. Bei drei von diesen Kranken (0,6%) mußte eine Thrombarteriektomie der A. axillaris durchgeführt werden.

2. *Modifikationen des Instrumentariums.* Die meisten Vorschläge zur Überwindung der bei der retrograden Herzkatheterisierung auftretenden Schwierigkeiten beziehen sich auf das Instrumentarium von SELDINGER zur percutanen Arterienpunktion, das die weiteste Verbreitung gefunden hat.

Da man bei etwa einem Fünftel aller Menschen jenseits des 40. Lebensjahres mit einer verstärkten Torsion der Beckenarterien rechnen muß (BAUM und ABRAMS, 1964), kann die retrograde Sondierung der Aorta von der A. femoralis aus mit dem verhältnismäßig starren Seldinger-Mandrin Schwierigkeiten bereiten. (GOLLMANN 1957) ersetzte deshalb den festen Verstärkungsdraht durch verschiebliche und auswechselbare, an der Spitze mit verschieden starken Krümmungen versehene, elastische Führungsdrähte, um auf diese Weise stärkere Biegungen der Beckenarterien passieren zu können. Auch zur gezielten Sondierung der von der Aorta abgehenden Gefäßäste hat sich dieses Verfahren bewährt, da man dem Führungsdraht durch Verschieben des elastischen, an der Spitze verschieden stark gekrümmten Verstärkungsdrahtes während der Untersuchung eine wechselnde Krümmung geben kann. GOLLMANN empfahl außerdem die Verwendung eines Metallführers mit Stäbchenkette an der Spitze, durch deren Längsbohrung ein Nylonfaden gezogen wurde. Durch Zug an dem Nylonfaden kann die Krümmung der Stäbchenkette an der Spitze des Metallführers variiert werden, so daß torquierte Beckenarterien passierbar werden, die mit den üblichen Metallführern nicht sondiert werden können. Den gleichen Effekt erreichen BAUM und ABRAMS (1964) mit einem hirtenstabähnlichen elastischen Kunststoffkatheter (s. Abb. 37). Er wird über den vor der Gefäßbiegung liegenden Metallführer gestreift und dann weitergeschoben, so daß die elastische Katheterspitze das Hindernis torquierter Arterienabschnitte allein überwinden kann. Beim Auftreten derartiger Schwierigkeiten kann die gezielte Katheterführung durch die bereits beschriebenen Katheterführungssysteme (Müller-USCI-System und Rotator-Reflektor) erheblich erleichtert werden (s. S. 247).

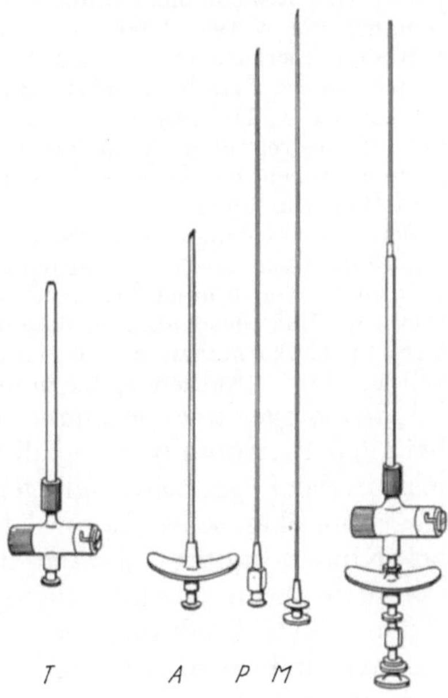

Abb. 39. Vierteilige Arterienpunktionskanüle nach HETTLER (1960). *M* Stumpfer vorspringender Mandrin; *P* innere Punktionskanüle; *A* äußere Ausgleichskanüle; *T* Teflonkanüle mit automatischem Verschlußventil

HETTLER (1960) hat eine vierteilige Arterienpunktionskanüle zur percutanen Einführung von Kathetern angegeben (Abb. 38, Hersteller: Fa. Krauth, Hamburg). Sie besteht aus einem inneren stumpfen Mandrin, einer langen inneren dünnen Punktionskanüle, einer kurzen äußeren Punktionskanüle (Ausgleichkanüle) und einer kurzen äußeren Teflonkanüle. Letztere dient dem Katheter nach Entfernung der beiden inneren Kanülenteile als Leitschiene. Bei der Punktion der Arterie entsteht also zunächst ein relativ kleines Loch, das durch Überschieben zweier weiterer Kanülen stufenweise ausgeweitet wird. Die Übergänge zwischen Metall- und Kunststoffkanülenteilen sind praktisch stufenlos. Das Metallansatzstück, das den Teflonschlauch mit den übrigen Kanülenteilen verbindet, hat einen Ventilmechanismus, der nach Entfernung der beiden Innenkanülen den Austritt von Blut verhindert. Der Vorteil des Verfahrens liegt in der Tatsache, daß man mit diesem Instrumentarium sofort einen endständig verschlossenen Katheter einführen kann und daß die elastische Teflonkanüle längere Zeit in der Arterie liegenbleiben kann, ohne daß eine Verletzung der Arterie oder eine Thrombosierung zu befürchten ist. Während der Untersuchung können Katheter verschiedener Form und Größe ohne Mühe ausgewechselt werden, die Wiedereinführung des Drahtführers in die Arterie zum Zwecke eines Katheterwechsels, wie bei der Seldinger-Technik, entfällt. Als Nachteil ist anzusehen, daß es gelegentlich zu einer Aufstauchung oder „Aufkrempelung" der Teflonkanüle an der Spitze kommen kann, wenn die Haut vor der Punktion nicht durch eine Stichincision durchtrennt wurde oder wenn arteriosklerotische Gefäßwandveränderungen das Eindringen der nicht optimal anliegenden Teflonkanüle erschweren. An der relativ weitlumigen A. femoralis mag die Einführung einer dreiteiligen Kanüle noch nicht zu ernsthaften Schwierigkeiten führen. Problematischer erscheint dies schon an der dünneren A. brachialis oder bei Kindern. Dafür ist das der Methode von HETTLER sehr ähnliche Verfahren von DESILETS u. HOFFMANN (1965) besser geeignet (s. S. 262). Die von diesen Autoren benutzte Scheide aus Mylar ® für das Einführen von endständig geschlossenen Kathetern ist dünner. Das Verfahren wurde von DESILETS u. Mitarb. (1966) auch zur percutanen Punktion bei Kindern benutzt.

GEBAUER (1967) behält das Seldinger-Prinzip bei. Er führt einen Ödman-Ledin-Katheter in die Arterie ein, der zuvor an seinem distalen Ende mit einer 6 cm langen Teflon-Kanüle armiert wurde. Die Teflon-Kanüle bleibt zunächst außerhalb der Arteriostomie. Ergibt sich während der Untersuchung die Notwendigkeit, von einem endständig offenen auf einen endständig verschlossenen Katheter überzugehen, so wird die Teflon-Kanüle unter Benutzung des Ödman-Katheters als Leitschiene in die Arterie eingeführt und der Katheter ausgetauscht.

LEHMANN, DEBBAS und BOYLE (1963) konstruierten „rückstoßfreie" Katheter, um speziell den bei der retrograden Katheterisierung auftretenden Schwierigkeiten beim Passieren stenosierter Aortenklappen begegnen zu können. Der Katheter besitzt ein spitz zulaufendes, röntgendichtes Endstück von 3,5 cm Länge ohne Lumen. Das Kontrastmittel tritt durch rechtwinklig zur Katheterlängsachse vor dem verschlossenen Segment angebrachte Löcher aus. Da das Hindurchschnellen der Katheterspitze durch die Aortenklappen von der Aorta ascendens aus in der Regel durch eine U-förmige Verformung des Katheterendstückes im Bulbus aortae vor sich geht, soll das stark elastische Ende des Katheters diesen Vorgang begünstigen. Die Autoren hatten aber trotz Verwendung ihres Spezialkatheters bei 100 retrograden Lävokardiographien in zehn Fällen ernsthafte Schwierigkeiten, mit der Katheterspitze in den linken Ventrikel zu gelangen.

Retrograde, nicht percutane Katheterisierung des Herzens (Arteriotomie-Technik). Nicht bei allen Patienten ist es möglich, den Katheter percutan in die Arterie einzuführen. Dies wird in der Regel bei Säuglingen und Kleinkindern der Fall sein. So wurde nach Angaben einer amerikanischen Sammelstatistik bei 585 retrograden arteriellen Katheterisierungen bei Kindern unter 3 Jahren nur in einem Fall percutan die Axillararterie punktiert (BRAUNWALD u. GORLIN, 1968). 455mal wurde bei dieser Patientengruppe dagegen nach chirurgischer Freilegung eine Arteriotomie der Arteria femoralis, 111mal der Arteria axillaris und 18mal der Arteria brachialis durchgeführt. Darüber hinaus wird für die vom Arm aus vorgenommene retrograde Katheterisierung der Coronararterien nach der Technik von SONES regelmäßig auch bei erwachsenen Patienten eine Arteriotomie der Brachialarterie durchgeführt (SONES u. SHIREY, 1962).

Technik der Arteriotomie

Präparation der Arterie. Die Arteriotomie kann an der Arteria brachialis, Arteria axillaris oder Arteria femoralis vorgenommen werden (VENGSARKAR u. SWAN, 1962; HAGHIGI u. ZIMMERMAN, 1966). Die Präparation erfolgt wie bei der Venae sectio in Lokalanaesthesie. Die Orientierung wird durch die Pulsation des Gefäßes erleichtert. Die *Brachialarterie* wird an der ulnaren Seite der Ellenbeuge aufgesucht. In der Regel wird die rechte Brachialarterie bevorzugt, da von hier der Eintritt des Katheters in die ascendierende Aorta leichter ist. Der Hautschnitt von 1—1,5 cm Länge wird quer zum Gefäßverlauf gelegt. Die Arterie wird durch stumpfe Präparation unter Schonung des Nervus medianus in einer Länge von ca. 1—2 cm rundherum frei präpariert. Meist muß dafür der Lacertus fibrosus gespalten werden. Die *Axillararterie* wird in Abduktions- und Supinationshaltung des Armes in der Axilla aufgesucht. Der Hautschnitt wird in der Regel parallel zum Gefäßverlauf gelegt. Die Präparation muß auch hier sehr vorsichtig und unter Schonung des Nervus medianus erfolgen. Für die Präparation der *Femoralarterie* wird ein 2—3 cm langer Hautschnitt parallel zum Leistenband ca. 2 cm unterhalb der Kreuzungsstelle der Arterie mit dem Ligamentum inguinale gelegt. Die Fascie wird parallel zur Arterie gespalten und die Arterie unter sorgfältiger Schonung der Femoralvene in einer Länge von ca. 2 cm mobilisiert.

Einführung des Katheters. Nach der Präparation wird die Arterie mit einer gebogenen Pinzette oder einer geschlossenen Gefäßklemme unterfahren und sowohl proximal wie distal mit einem Nabelbändchen umschlungen. Die Gefäßwand wird mit einer dünnen Kanüle punktiert und in den distalen Gefäßabschnitt werden ca. 20 ml einer Heparinlösung injiziert. Nach proximal wird dabei das Gefäß verschlossen gehalten. Mit einem feinen, spitzen Skalpell wird dann bei kleineren Gefäßen eine 1 bis 2 mm lange, quere Incision angelegt, durch die der Katheter eingeführt werden kann. In der Regel schließt sich die Gefäßwand vollständig um den Katheter, so daß an der Incisionsstelle kein Blut austritt. Zur Sicherung wird jedoch die Schlinge des proximalen Nabelbändchen etwas angezogen. Bei größeren Gefäßen wird vor der Incision mit feinem Nahtmaterial eine Tabaksbeutelnaht in die

Adventitia gelegt (PORSTMANN, 1958). Nach Entfernung des Katheters braucht diese dann nur zugezogen zu werden. Die Einführung des Katheters kann durch ein S-förmig gebogenes und mit einem Halteplättchen versehenes Metallrohr, durch welches der Katheter vorgeführt wird, erleichtert werden (HOHN u. VLAD, 1959). Bei kleineren Gefäßen erfolgt der Verschluß durch eine fortlaufende Gefäßnaht oder besser durch eine einfache, evertierende Matratzennaht mit atraumatischem Gefäßnahtmaterial. In jedem Fall muß man vorher eventuelle Blutgerinnsel im distalen Gefäßabschnitt u.U. unter Verwendung des Ballonkatheters nach FOGARTY u. Mitarb. (1963 und 1965) entfernen und sich von einem freien Blutfluß aus beiden Gefäßenden überzeugen. Bei sehr kleinen Gefäßen kann man vor Anlegen der Gefäßnaht das proximale und distale Gefäßende durch Einführen und Spreizen einer gebogenen Klemme vorsichtig dehnen, um stärkeren Stenosen im Nahtbereich vorzubeugen (HAGHIGHI u. ZIMMERMAN, 1966). Kleinere Blutungen aus dem Nahtbereich werden durch leichte digitale Kompression beherrscht. Bei starken Blutungen muß die Naht kontrolliert und eventuell weitere Matratzennähte angelegt werden. Nach der Hautnaht ist in der Regel eine stärkere Kompression nicht erforderlich.

ε) Komplikationen

Die bei der retrograden arteriellen Katheterisierung mittels Seldinger-Technik beobachteten Komplikationen sind zahlreich. In einer Sammelstatistik von LANG (1963) über 11402 Patienten wurde eine Mortalität von 0,06% festgestellt. In weiteren 0,07% kam es zu ernsthaften, jedoch nicht tödlichen, in 3% zu leichteren Komplikationen. Auch bei einer von BAYER, LOOGEN u. WOLTER (1967) bei deutschen Untersuchergruppen durchgeführten Umfrage fand sich eine Mortalität von weniger als 0,1%. FEINDT u. HAUCH (1953) hatten bei 2200 Untersuchungen zwei Todesfälle, SEIDENBERG u. HURWITT (1966) bei 1500 Untersuchungen einen Todesfall. In einer neueren amerikanischen Sammelstatistik, welche 1577 percutane retrograde Katheterisierungen (in 1452 Fällen von der Femoralarterie aus) ohne Coronarographie umfaßt, werden 3 Todesfälle angeführt (BRAUNWALD, 1968a). PORSTMANN (1962) hatte unter 700 Linksherzuntersuchungen drei Todesfälle, die sich alle im Anschluß an die nach der Katheterisierung durchgeführte Angiographie ereigneten. Daraus wird ersichtlich, daß die Komplikationsrate der retrograden Herzkatheterisierung durch eine ergänzende Angiographie beträchtlich erhöht wird (MELNICK u. GILBERT, 1965). Die auf die Kontrastmitteldarstellung zu beziehenden Komplikationen sind ausführlich auf S. 429ff. besprochen. Die Mortalität bei Säuglingen bis zum Alter von 7 Monaten, bei denen eine retrograde arterielle Katheterisierung mittels Arteriotomie vorgenommen wurde, ist noch größer. So wurden unter 289 entsprechenden Untersuchungen einer Sammelstatistik 5 Todesfälle (1,9%) beobachtet (BRAUNWALD, 1968a). Dabei handelt es sich um Perforationen der Aorta oder ihrer Nebenäste bzw. des linken Ventrikels mit nachfolgender Herzbeuteltamponade.

αα) Komplikationen an der Punktionsstelle

Hämatome. Geringe Blutungen an der Punktionsstelle mit Ausbildung von kleinen subcutanen Hämatomen sind praktisch regelmäßig zu beobachten. Stärkere Blutungen kommen besonders bei Patienten mit hochgradiger Atherosklerose und Hypertonie vor (LANG, 1963; MORTENSEN, 1967). Weiterhin gehören unzureichende manuelle Kompression der Punktionsstelle während oder nach Abschluß der Untersuchung, Verwendung zu großer Katheter- und Punktionskanülen, zu lange Verweildauer der Katheter (SEIDENBERG u. HURWITT, 1966; ROSS, 1968) sowie zu reichliche Verabfolgung von Heparin im Verlauf der Manipulation (AMPLATZ, 1962) zu begünstigenden Faktoren für verstärkte Blutungen. Nur selten ist dabei jedoch der Blutverlust so stark, daß Bluttransfusionen erforderlich werden, wie dies in Fällen von AAGAARD u. Mitarb. (1960), sowie von SEIDENBERG u. HURWITT (1966) beschrieben wurde.

Im allgemeinen erfolgt immer eine spontane Resorption der Hämatome unter konservativer Behandlung. Durchblutungsstörungen infolge Kompression der Gefäßwand durch das Hämatom kommen jedoch vor (STAMPBACH u. JOSS, 1959; SUTTON, 1959; DOTTER, 1960; AMPLATZ, 1962). Chirurgische Interventionen sind aber nur dann angezeigt, wenn es distal vom Hämatom zu stärkeren und anhaltenden arteriellen Durchblutungsstörungen kommt. In einer Serie von 400 transfemoralen Untersuchungen nach der Seldinger-Technik durch Haghighi u. Zimmermann (1966) war dies einmal erforderlich. Die Hämatome können sich auch sekundär infizieren, wie das von uns in zwei Fällen beobachtet wurde. Bei Patienten, die Antikoagulantien erhalten, sollte eine transcutane arterielle Untersuchung wegen der stark erhöhten Blutungsgefahr nicht durchgeführt werden.

Aneurysmen und arteriovenöse Fisteln. Differentialdiagnostisch sind von den Hämatomen falsche Aneurysmen (Aneurysma spurium) abzutrennen (Templeton u. Mitarb., 1960; Lang, 1963). Bei 1500 percutanen Untersuchungen wurde von Seidenberg u. Hurwitt (1966) fünfmal ein Aneurysma spurium beobachtet. In zwei von diesen Fällen manifestierte es sich erst 6 bzw. 7 Wochen nach dem Eingriff. Diese Zahl entspricht gut den Angaben von Ross (1968), welcher in einer Sammelstatistik bei 1506 percutanen retrograden Katheterisierungen (1452 davon an der Femoralarterie) fünfmal die Entwicklung eines Aneurysma spurium feststellte. Solche Aneurysmen treten bevorzugt bei Hypertonikern und nach mehreren, dicht zusammenliegenden Punktionen der Arterie auf. Auch Patienten mit Aorteninsuffizienz sind wegen der erhöhten Blutdruckamplitude besonders gefährdet (Ross, 1968). Die Behandlung ist stets chirurgisch. Das ist auch bei den nicht ganz seltenen arteriovenösen Fisteln (meist zwischen Femoralarterie und Femoralvene) notwendig (Peirce u. Ramey, 1951; McAfee, 1957; Aldman, 1959; Gregg, 1960; Lang, 1963; Gremmel u. Vieten, 1965; Ross, 1968). Sehr selten entwickelt sich ein Aneurysma spurium im Anschluß an eine mittels Arteriotomie durchgeführte retrograde arterielle Untersuchung. Sie wurde nach 5803 Arteriotomien einmal im Bereich der Axillararterie (Ross, 1968) durchgeführt.

Arterieller Spasmus. Wie bei der venösen, so ist auch bei der arteriellen Katheterisierung ein Gefäßspasmus meist Folge von zu ausgedehnten und nicht schonend genug vorgenommenen Manipulationen bei der Gefäßsondierung (Bell, 1962; Luke u. McGraw, 1963). Auch wiederholte Punktionen der gleichen Arterie oder unzureichende Lokalanaesthesie können zu dieser Komplikation führen (Radner, 1948; Lindbom, 1957; Wickbom u. Bartley, 1957). Bei einem Mißverhältnis zwischen Katheterstärke und Weite der Arterie kann es ebenfalls zum Spasmus kommen. Er tritt deswegen häufiger nach Punktionen der Brachialarterie als nach Punktionen der Femoralarterie auf und kann so erheblich sein, daß eine weitere Untersuchung unmöglich wird. Im allgemeinen ist der arterielle Spasmus keine folgenschwere Komplikation und bei etwa 1—3% der untersuchten Patienten zu beobachten (Lang, 1963; Mortensen, 1967). Er äußert sich in leichteren und nur kurzfristig anhaltenden Durchblutungsstörungen der betroffenen Extremität. Bei vorsichtigem Vorgehen während der Untersuchung läßt sich jedoch der arterielle Spasmus sowohl bei der percutanen Punktionstechnik wie bei der Arteriotomie-Technik praktisch immer vermeiden. Ross (1968) verfügt bei einem größeren Patientengut (1506 transcutane Punktionen, 5803 Untersuchungen mittels Arteriotomie) über keine entsprechende Beobachtung.

Arterielle Thrombose. Die arterielle Thrombose gilt als eine der ernsthafteren Komplikationen der Seldinger-Technik. Sie kommt bei etwa 0,5—1,1% der untersuchten Patienten vor (Lang, 1963; Seidenberg u. Hurwitt, 1966; Bergentz u. Mitarb., 1966; Ross, 1968) und entsteht im Gefolge stärkerer Verletzungen der Gefäßintima. Patienten mit Gefäßsklerose sind wesentlich mehr gefährdet als Patienten mit nicht pathologisch veränderter Gefäßintima (Lang, 1963). Die Thrombose tritt nicht selten nach einer prolongiert durchgeführten Untersuchung mit mehrfachen Punktionen auf. Ursächlich ist weiterhin in einer Reihe von Fällen eine zu starke Kompression der Arterie an der Punktionsstelle nach Entfernung des Katheters verantwortlich zu machen, besonders wenn wiederholte Arterienpunktionen vorausgegangen sind. Die Häufigkeit der Thrombose ist bei retrograder Untersuchung mittels Arteriotomie-Technik mit 0,3% (15 Fälle bei 4700 Untersuchungen) deutlich geringer (Ross, 1968). Im allgemeinen entwickelt sich die Thrombose unmittelbar im Anschluß oder nur wenige Stunden nach der Untersuchung; gelegentlich manifestiert sie sich jedoch erst einige Tage später (HAGHIGHI u. ZIMMERMANN, 1966). Regelmäßig finden sich Zeichen peripherer Durchblutungsstörungen (Abschwächung der peripheren Pulse, Blässe und Kühle der Haut). In den meisten Fällen ist die Indikation zur Thrombektomie gegeben (BELL, 1962; SEIDENBERG u. HURWITT, 1966; BERGENTZ u. Mitarb., 1966; ROSS, 1968), die so früh wie möglich durchgeführt werden sollte, da nur so Spätfolgen vermieden werden können. Auch eine sofort eingeleitete Antikoagulantientherapie kann zur Rekanalisation führen; bleibende Durchblutungsstörungen der betroffenen Extremität (z. B. Claudicatio intermittens) werden jedoch häufiger als bei der Thrombektomie beobachtet. Gelegentlich kann die Durchblutungsstörung so stark sein, daß eine Amputation erforderlich wird (MANDELBAUM, 1962; ROSS, 1968). Im allgemeinen sind beim Vorgehen von der Brachialarterie aus die Folgen der arteriellen Thrombose in den meisten Fällen, in denen keine Thrombektomie durchgeführt wird, geringer als in entsprechenden Fällen nach Punktion der Femoralarterie (BJÖRCK u. Mitarb., 1960; ROSS, 1968).

Arterielle Embolie. Eine arterielle Embolie kann durch abgelöste atherosklerotische Plaques oder durch Thromben hervorgerufen werden, die sich an der verletzten Gefäßintima gebildet haben (LANG, 1963; LEVIN u. Mitarb., 1967). Bei ernsthafteren Durchblutungsstörungen ist meist eine Embolektomie angezeigt, bei leichteren sollte zumindest eine Antikoagulantientherapie eingeleitet werden.

ββ) Komplikationen beim Vorschieben des Katheters

Beim Vorschieben des Katheters oder des Führungsdrahtes kann es zu Verletzungen der Gefäßintima kommen. Die Häufigkeit dieser Komplikation wird mit 0,2% (16 von 7309 Fällen) angegeben (ROSS, 1968). Besonders beim Vorliegen arteriosklerotischer Wandaufbrüche besteht dabei die Gefahr des Einbruchs des Katheters in die Wand mit Ausbildung eines Aneurysma dissecans. Solche Aneurysmen sind von einer Reihe von Autoren beschrieben worden (TEMPLETON u. Mitarb., 1960; ABRAMS, 1957; SEIDENBERG u. HURWITT, 1966). Gefährlich wird die Situation besonders, wenn die intramurale Katheterlage nicht erkannt wird und bei Durchführung einer Angiographie Kontrastmittel unter Druck in die Aortenwand injiziert wird (ABRAMS, 1957; HURWITT u. SEIDENBERG, 1966), wodurch eine operative Behandlung erforderlich werden kann (TEMPLETON u. Mitarb., 1960; TORI u. GARUSI, 1960; SEIDENBERG u. HURWITT, 1966). Auch Perforationen der Arteria iliaca oder der Aorta, meist an der Stelle eines arteriosklerotischen Plaques mit nachfolgenden schweren retroperitonealen oder mediastinalen Blutungen kommen vor (VOGLER u. HERBST, 1958; LITTMANN u. Mitarb., 1960; SEIDENBERG u. HURWITT, 1966). In einem eigenen Fall wurde dadurch ein operativer Eingriff erforderlich. Bei Eindringen des Führungsdrahtes in die Arterienwand kann es zu einem Bruch des Drahtes, besonders beim Vorschieben des flexiblen Endes kommen (GENSINI u. ECKER, 1960; LANG, 1963; VOGLER u. HERBST, 1958; COPE, 1962; SWAN, 1968c). In allen Fällen konnte das Drahtstück jedoch erfolgreich chirurgisch entfernt werden. In einem Fall von MCAFEE (1957) brach der Führungsdraht beim Einführen in die Arterie. Das abgebrochene Ende wurde in die Peripherie verschleppt, wodurch bei dem nachfolgenden chirurgischen Eingriff die Amputation eines Beines erforderlich wurde. JONES u. Mitarb. (1960) berichteten über eine Knotenbildung des Katheters, die eine chirurgische Intervention erforderlich machte. Zwei entsprechende Beobachtungen wurden von SWAN (1968c) mitgeteilt.

Diese Erfahrungen lehren, daß man beim Vorschieben des Katheters oder des Führungsdrahtes überaus vorsichtig verfahren muß. In keinem Fall sollte man die Überwindung eines auch nur leichter erscheinenden Widerstandes erzwingen.

Wird die Seldinger-Technik zur Katheterisierung des linken Ventrikels angewandt, so ist darauf zu achten, daß bei der beabsichtigten Passage des Aortenostioums die Aortenklappen nicht verletzt werden. Auch das Eindringen des Katheters in ein Coronarostium muß vermieden werden, da schwere nachfolgende Komplikationen mit teils tödlichem Ausgang beobachtet worden sind (BRODEN u. Mitarb., 1949; HANSON u. Mitarb., 1959; ABRAMS, 1957; ROSS, 1968; EVANS, 1968). In diesem Zusammenhang berichten

ZIMMERMANN (1950) über Exitus durch Kammerflimmern und LEHMANN (1959) über eine Ruptur der rechten Coronararterie, die aber folgenlos abheilte, nachdem anfangs im Elektrokardiogramm Infarktzeichen sichtbar waren.

Beim Eintritt des Katheters in den linken Ventrikel gehören Extrasystolen zu den nahezu regelmäßigen Begleiterscheinungen. Besonders zahlreich sind sie, wenn die Katheterspitze im Bereich der Ausstrombahn des linken Ventrikels die Wand berührt. Der Untersucher muß sich daher bemühen, den Katheter möglichst frei in das Lumen zu bringen. In einem Falle kam es zu einem Herzstillstand beim Eintritt des Katheters in den linken Ventrikel (AMPATZ, 1962).

Neben diesen Komplikationen, die der retrograden Herzkatheterisierung selbst zur Last gelegt werden müssen, kommen weitere in Verbindung mit der Angiokardiographie vor (vgl. S. 429ff.).

d) Technik der transthorakalen Punktion des linken Ventrikels

Prinzip der Methode. Mittels einer langen Spezialkanüle wird entweder vom Epigastrium oder von der Herzspitze aus der linke Ventrikel punktiert. Im Anschluß an die Druckmessung wird im allgemeinen zur Darstellung des Ventrikels und der Aorta Kontrastmittel injiziert.

α) Entwicklung der Methode

Die ersten Ventrikelpunktionen beim Menschen wurden vom Epigastrium subxiphoidal aus durchgeführt. Dabei wurde meist zunächst der rechte Ventrikel punktiert und dann die Kanüle durch das Ventrikelseptum hindurch in den linken Ventrikel vorgeführt (PONSDOMONECH u. NUNEZ, 1951; SMITH u. Mitarb., 1954 und 1956; MCCAUGHAN u. PATE, 1957; LEHMAN u. Mitarb., 1957). Im Gegensatz dazu wählten BROCK u. Mitarb. (1956) die Gegend des Herzspitzenstoßes als Punktionsstelle des linken Ventrikels. Dabei traten weniger Komplikationen auf als bei der subxiphoiden Punktion. Die Methode setzte sich daher in der Folgezeit mehr und mehr durch. Ihr Indikationsbereich wurde durch die transseptale Herzkatheteruntersuchung jedoch eingeengt. Sie wird aber heute noch angewandt, wenn die transseptale Untersuchung nicht gelingt oder aus anderen Gründen nicht durchführbar ist und wenn gleichzeitig die retrograde Passage des Aortenostiums schwierig oder unmöglich ist.

β) Instrumentarium

Das Instrumentarium und das technische Vorgehen bei der *subxiphoidalen* Ventrikelpunktion ist ausführlich in den Arbeiten von SMITH u. Mitarb. (1954), MCCAUGHAN u. PATE (1957) sowie LEHMAN u. Mitarb. (1957) beschrieben. Da dieses Verfahren heute praktisch keine Verwendung mehr findet, braucht an dieser Stelle nicht näher darauf eingegangen zu werden.

Für die *apikale* Ventrikelpunktion benutzten BROCK, MILSTEIN u. ROSS (1956) eine endständig offene Nadel, die zur Druckregistrierung während der Punktion an ein Elektromanometer angeschlossen wurde. Dieses Vorgehen wurde von verschiedenen Untersuchergruppen modifiziert. FLEMING u. Mitarb. (1958) sowie D. N. ROSS (1959) benutzten eine etwas weitere Kanüle, durch die ein dünner Teflonkatheter bis in die Aorta vorgeschoben werden konnte. So lassen sich Rückzugskurven aus der Aorta in den linken Ventrikel gewinnen und die Art der Stenose bestimmen. BJÖRCK u. Mitarb. (1961) verwendeten eine stumpfe Kanüle mit scharfem Mandrin für die Punktion. Nach Entfernung des Mandrins bei intraventriculärer Lage der Kanülenspitze war die Gefahr von Endokardläsionen geringer. LEVY u. Mitarb. (1962) führten über eine stumpfe Nadel mit scharfem Mandrin gleichzeitig einen die Punktionskanüle fest umschließenden Teflonkatheter bis in den Ventrikel vor. Die starre Punktionsnadel wurde mit dem Mandrin bei Lage der Spitze im Ventrikel entfernt, der biegsame Teflonkatheter verblieb zur Druckmessung und zur Angiokardiographie. LURIE u. Mitarb. (1961) gingen bei der apikalen Ventrikelpunktion ähnlich wie bei der transcutanen Gefäßpunktion nach SELDINGER vor. Durch die Punktionskanüle wurde ein dünner Mandrin mit flexibler Spitze in den Ventrikel und von dort bis in die Aorta vorgeschoben und die Kanüle entfernt. Über den Führungsdraht ließ sich dann ein dünner Teflonkatheter bis in die Aorta vorführen, so daß Rückzugskurven aus der Aorta in den linken Ventrikel für die intrakardiale Druckmessung gewonnen werden konnten. BROCKENBROUGH u. Mitarb. (1962c) sowie YU u. Mitarb. (1958) armierten das äußere Kanülenende mit einem Dreiwegehahn, wodurch die dauernde Überprüfung der Nadelspitze durch Druckkontrolle erleichtert wurde. GRAVIER u. Mitarb. (1961) punktierten mit einer Kanüle die für die Kontrastmittelinjektion mit seitenständigen Öffnungen versehen war. Im deutschen Schrifttum wurde die Methode ausführlich von GROSSE-BROCKHOFF u. Mitarb. (1959) beschrieben. Auf Grund der Tatsache, daß die Nadelspitze beim Anschließen des Injektionsschlauches an die Punktionskanüle leicht verlagert werden kann und dadurch die Gefahr einer intramuskulären Kontrastmittelinjektion entsteht, wurde dann von LOOGEN u. Mitarb. (1963) das Verfahren weiter modifiziert. Die folgende Darstellung lehnt sich daran an.

Die Punktion erfolgt mit einer 15 cm langen Kanüle, deren innerer Durchmesser 1,3 mm beträgt. Bei Kleinkindern hat sich eine kürzere Kanüle mit gleichem Innendurchmesser bewährt. Die Kanüle ist endständig geschlossen und hat mehrere seitliche Öffnungen. Dadurch lassen sich gegenüber der endständig offenen Kanüle am ehesten Endokardläsionen durch den Preßstrahl des Kontrastmittels vermeiden. In jedem Falle muß die Spitze der Nadel kurz geschliffen sein. Bei Verwendung einer Kanüle mit endständiger Öffnung muß die Punktion der Wand des linken Ventrikels mit vorgeschobenem Mandrin erfolgen. Er ist so geschliffen, daß er mit dem schrägen Anschliff der Nadel eine glatte Fläche bildet. Auf Grund der Erfahrung, daß die Nadelspitze beim Anschließen des Injektionsschlauches an die Punktionskanüle leicht verlagert werden kann und dadurch die Gefahr einer intramuskulären Injektion entsteht, empfiehlt es sich, einen Dreiwegehahn zu benutzen. Dadurch läßt sich unmittelbar vor der Kontrastmittelinjektion die freie Lage der Injektionsöffnung im Ventrikellumen durch Druckmessung sichern.

γ) *Methodisches Vorgehen*

Die Untersuchung wird am zweckmäßigsten in Intubationsnarkose vorgenommen, kann aber auch in Lokalanaesthesie erfolgen. Die Vollnarkose hat zwei Vorteile: einmal wird die psychische Belastung des Patienten während der Untersuchung ausgeschaltet, zum anderen ermöglicht sie das sofortige Eingreifen unter optimalen Bedingungen bei schweren Zwischenfällen. Allerdings hat das Vorgehen in Narkose den Nachteil, daß der Ventrikeldruck infolge der Druckdepression des Narkotikums häufig etwas zu tief gemessen wird, was bei idiopathischen hypertrophischen subaortalen Stenosen von besonderer Bedeutung ist.

Als Punktionsstelle wird am besten die Gegend der Herzspitze gewählt. Nach Bestimmung des Herzspitzenstoßes wird die Nadel an einer Stelle etwa daumenbreit lateral hiervon angesetzt und von hier aus durch die Haut und Pleura soweit vorgeführt, daß die Aktionen des Herzens spürbar werden. Um ein Abgleiten der Nadel von der bewegten Kammerwand zu verhindern, wird sie möglichst senkrecht zur Oberfläche des Herzens ausgerichtet. Die Nadel liegt richtig, wenn sie entgegengesetzt zur Punktionsrichtung pulsiert. Jetzt wird die Nadel mit leichtem Druck durch die Ventrikelwand geführt. Der Eintritt der Nadelspitze in den Kammerraum wird daran erkannt, daß bei Entfernung des Mandrins rhythmisch pulsierend arterielles Blut austritt. Bei Verwendung vorne geschlossener Nadeln ist ein Mandrin überflüssig, so daß die Punktion mit einer außen aufgesetzten und mit Kochsalzlösung gefüllten Spritze vorgenommen werden kann. Dies hat den Vorteil einer unmittelbaren Beobachtungsmöglichkeit des Bluteinschießens in die Spritze.

Bei dieser Lage der Nadel wird die Druckregistrierung nach Möglichkeit in Verbindung mit der gleichzeitigen Aufzeichnung des peripheren arteriellen Druckes vorgenommen. Wenn eine Kontrastmittelinjektion angeschlossen werden soll, muß der Untersucher sicher sein, daß alle Öffnungen frei im Ventrikelraum liegen, damit partielle Injektionen in das Myokard verhindert werden. Um eine spätere Verlagerung der Kanülenspitze beim Anschließen des Injektionsschlauches zu verhindern, wird die Nadel hautnah durch eine Kornzange fixiert. Nach Anschluß des Injektionsschlauches wird die freie Lage der Kanüle im Ventrikellumen durch Druckmessung über den Dreiwegehahn nochmals überprüft. Danach erfolgt die Kontrastmittelinjektion.

Die technischen Schwierigkeiten bei der Punktion der linken Kammer sind vor allem von Ventrikelgröße und Myokarddicke abhängig. Die Punktion gelingt um so leichter, je größer das Ventrikellumen und je geringer die Wandstärken sind. Bei Kleinkindern mit hochgradiger Aortenstenose und konzentrischer Hypertrophie ist die Punktion wegen des kleinen Ventrikellumens deshalb am schwierigsten. Aus demselben Grund ist es schwer, für die Dauer der Untersuchung eine korrekte Lage der Nadelspitze im Ventrikellumen beizubehalten. Unser jüngster Patient, bei dem eine apikale Punktion des linken Ventrikels durchgeführt wurde, war 4 Jahre alt. LEVY u. Mitarb. (1962) berichten über erfolgreiche Punktionen und angiographische Darstellung des linken Ventrikels und der Aorta bei drei Kindern zwischen $1^1/_2$—2 Jahren und bei 20 Kindern zwischen 3 bis 10 Jahren. Mit einer kleinen Punktionsnadel führten BROCKENBROUGH u. Mitarb. (1962c) bei 51 Kindern zwischen 6 Wochen und 12 Jahren apikale Ventrikelpunktionen durch. Von 260 Patienten einer Sammelstatistik, bei denen eine Ventrikelpunktion durchgeführt wurde, waren fünf jünger als 1 Jahr, davon drei jünger als 6 Monate; alle übrigen waren älter als 3 Jahre (BRAUNWALD u. GORLIN, 1968).

Trotz der genannten Schwierigkeiten gelingt es fast immer, den linken Ventrikel zu erreichen; bei unserem Untersuchungsgut von fast 200 Fällen gelang die Punktion nur einmal nicht. Es handelte sich um eine klinisch mittelschwere Aortenstenose bei einem Erwachsenen aus der ersten Untersuchungsreihe von 20 Patienten. Mangelnde Routine halten wir in diesem Fall für die wahrscheinliche Ursache des Mißlingens. In der Mehrzahl der Fälle war die Punktion beim ersten Versuch erfolgreich; in etwa 10% der Fälle gelang sie erst nach mehrmaligen Versuchen.

δ) *Komplikationen*

Bei der transthorakalen Ventrikelpunktion können zwei Gruppen von Komplikationen unterschieden werden:

1. leichtere und flüchtige Komplikationen als unmittelbare Folge der Punktion,
2. schwere Komplikationen, meist als Folge der Kontrastmittelinjektion.

Leichtere Komplikationen. Hierzu sind in erster Linie leichtere und nur kurzfristige EKG-Veränderungen zu zählen. Sobald die Nadelspitze bei der Punktion das Herz berührt, treten stets Extrasystolen auf. Sie sind monotop und haben ihren Ursprung an der Berührungsstelle. In der Regel treten sie einzeln ohne Kettenbildung auf. Nur in sechs von 177 Fällen konnten LOOGEN u. Mitarb. (1963) kurzdauernde Salven von Extrasystolen registrieren, zweimal kam es zu kurzfristigen Bigeminus, einmal zum Linksschenkelblock und viermal zur vorübergehenden ST-Senkung.

Als eine weitere häufige Komplikation hat ein Pneumothorax unterschiedlicher Stärke zu gelten, wie er von verschiedenen Untersuchern beschrieben wurde (MCCAUGHAN u. Mitarb., 1957; D. N. ROSS, 1959; HANSEN u. Mitarb., 1960; BJÖRK u. Mitarb., 1961). Im eigenen Untersuchungsgut trat er viermal unter 177 Punktionen auf (LOOGEN u. Mitarb., 1963). BROCKENBROUGH u. Mitarb. (1962c) berichteten über 12 von 200 Fällen. Selten ist der Pneumothorax so groß, daß er eine aktive Behandlung (Saugdrainage) erfordert (BROCKENBROUGH u. Mitarb., 1962c; BRAUNWALD, 1968c) meist ist er nur röntgenologisch zu diagnostizieren.

Pulmonale Komplikationen als Punktionsfolge sind selten. GREENE u. Mitarb. (1958) haben zwei Fälle mit Hämoptysen im Anschluß an eine Ventrikelpunktion beobachtet; sie waren wahrscheinlich Folge der Verletzung des Bronchialgefäßsystems. Etwas häufiger kommt es zur Ausbildung kleinerer Pleuraergüsse.

Kleinere Blutungen in das Perikard (Hämoperikard) sind nicht ganz selten. Klinisch machen sie meist keine Erscheinungen. Sie werden durchweg erst bei einer im Anschluß an die Punktion durchgeführten Operation festgestellt (Björck u. Mitarb., 1961; Hansen u. Mitarb., 1960; Levy u. Mitarb., 1962; Gravier u. Mitarb., 1961). Die Punktionsstelle im Myokard ist in solchen Fällen nur noch bei einem kleineren Teil der Patienten intraoperativ zu sehen (Brock u. Mitarb., 1956).

Schwere Komplikationen. Zu den schweren, unmittelbar durch die Punktion hervorgerufenen Komplikationen gehört die Herzbeuteltamponade. Björk u. Mitarb. (1961) sahen unter 459 Punktionen sechsmal eine Tamponade, zweimal war sie tödlich. Brockenbrough u. Mitarb. (1962c) beobachten bei 200 Punktionen einmal eine Tamponade. Loogen u. Mitarb. (1963) hatten dagegen bei 177 Punktionen kein einziges Mal diese Komplikation. Unter 260 Patienten einer neueren Sammelstatistik kam es zweimal zu einem Hämoperikard (Braunwald, 1968c). Bei einem weiteren Patienten dieser Untersuchungsreihe bildete sich nur deswegen keine Herzbeuteltamponade aus, weil das Perikard bei einer vorangehenden Aortenklappenoperation entfernt worden war. Es entwickelte sich deswegen bei ihm ein Hämotothorax. Dieser Patient erhielt Antikoagulantien. Wie bei den anderen percutanen Punktionsverfahren ist deswegen vor der Durchführung der Ventrikelpunktion unter Antikoagulantien dringend zu warnen. Meist wird die Tamponade durch Blutungen aus dem Stichkanal hervorgerufen. Wiederholte Punktionen (Bothham, 1959) oder die Verwendung von Punktionskanülen mit größeren Durchmessern (Fleming u. Mitarb., 1958; Levy u. Mitarb., 1962) gelten als Hauptursache des Hämoperikards. Die Blutungsgefahr ist besonders groß, wenn der Ventrikel nicht hypertrophiert ist. Die Verletzung einer Coronararterie ist dagegen bei der apikalen Ventrikelpunktion selten die Ursache einer Herzbeuteltamponade. Björck u. Mitarb. (1961) haben einen solchen Fall beobachtet, bei dem der Ramus descendens der rechten Coronararterie infolge einer massiven Hypertrophie des rechten Herzens im Spitzenbereich verlief und bei einer Punktion des linken Ventrikels verletzt wurde. Ein genau gleichartiger Fall wurde von Braunwald (1968c) mitgeteilt.

Eine weitere schwere Komplikationsmöglichkeit ist das Kammerflimmern, wenngleich durch die Möglichkeit der elektrischen Defibrillation die Gefahr eines tödlichen Ausgangs heute weitgehend gebannt ist. In einem Untersuchungsgut von 300 Fällen hatten Bayer, Loogen u. Wolter (1967) diese Komplikation einmal zu verzeichnen. Die rechte Kammer wurde versehentlich dreimal punktiert, ohne weitere Folgen. Zwei weitere Fälle von Kammerflimmern sind von Smith u. Mitarb. (1956) und Björck u. Mitarb. (1961) mitgeteilt worden. Komplikationen sind bei der percutanen Punktion des linken Ventrikels nach Loogen u. Mitarb. (1963) vor allem dadurch zu vermeiden, daß

1. endständig verschlossene Punktionskanülen mit nur seitlichen Öffnungen verwandt werden;

2. die Lage der Kanüle durch Druckregistrierung unmittelbar vor der Injektion mit Hilfe eines Dreiwegehahnes einer nochmaligen Kontrolle unterzogen wird;

3. im Augenblick der Injektion die Nadel in ihrer Position fixiert wird, um eine Fehlinjektion durch Verschiebung zu vermeiden. Diese Fixation soll jedoch nur kurz aufrechterhalten werden, um eine Ausweitung des Stichkanals durch die Pendelbewegung der Herzaktion und damit die Gefahr der Tamponade zu verringern;

4. weiterhin ist es wichtig, daß die Kontrastmittelinjektion bei Atemstillstand erfolgt;

5. darüber hinaus ist es ratsam, den Patienten nach dem Eingriff für die Dauer von 12 Std genau zu beobachten, damit eventuell sich entwickelnde Komplikationen, wie eine Herzbeuteltamponade, rechtzeitig erkannt werden. Dabei ist auf klinische Zeichen mehr Wert zu legen als auf elektrokardiographische Veränderungen (Björck u. Mitarb., 1961).

e) Technik der Punktion des linken Vorhofs

Zur direkten Punktion des linken Vorhofs sind mehrere Verfahren beschrieben worden; sie beziehen sich hauptsächlich auf zwei Zugangswege: die transbronchiale und die transcutane Technik. Beim transbronchialen Weg, ursprünglich von Faquet u. Mitarb. (1952)

angegeben, wird ein Bronchoskop in Rückenlage des Patienten eingeführt, wobei in der Modifikation nach Morrow u. Braunwald (1958) 1 cm links von der Bifurkation die Punktionsnadel in den linken Vorhof eingestochen wird. Durch die Nadel kann ein dünner Polyäthylenkatheter bis in den linken Ventrikel vorgeschoben werden.

Von den transcutanen Punktionsmethoden wird vor allem das von Björck u. Mitarb. (1953) beschriebene transthorakale, paravertebrale Vorgehen angewandt. Hierzu wird der Patient auf dem Röntgentisch in Bauchlage gebracht; nach Bestimmung der Lage des linken Vorhofs wird die für die Punktion günstigste Einstichstelle an der Haut markiert. Im allgemeinen liegt sie im 8.-9. Intercostalraum, 3—4 Querfinger rechts paravertebral (Abb. 40). Nach Lokalanaesthesie der Haut erfolgt die Einführung einer 16—20 cm langen und 1,1 mm weiten Kanüle unter Röntgenkontrolle. Die Nadelspitze

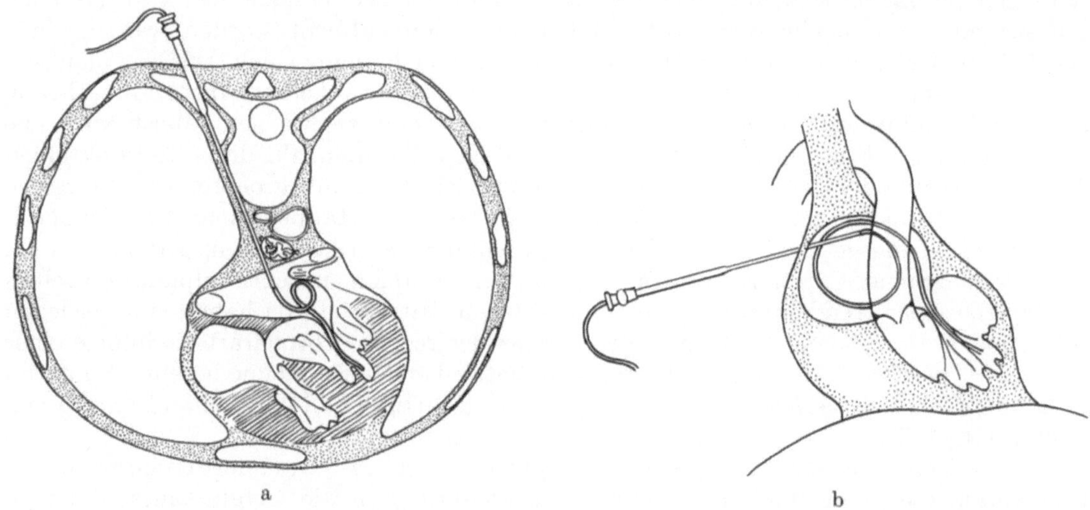

Abb. 40a u. b. Schematische Darstellung der paravertebralen transthorakalen Punktion des linken Vorhofes. Durch die mit der Spitze im linken Vorhof liegenden Punktionskanüle wird ein dünner Plastikkatheter vorgeführt, mit welchem der linke Ventrikel erreicht werden kann. Bei nicht vergrößertem linken Vorhof erfolgt die Punktion nicht streng paravertebral, sondern mehr von lateral, wobei die rechte Lunge passiert wird. [Nach Bagger u. Mitarb.: Am. Heart J. **53**, 1 (1957)]

wird bis zur Berührung mit dem pulsierenden Vorhof vorgeschoben und dann mit einem kleinen Ruck durch die Wand gestoßen. Anschließend wird der Mandrin entfernt und die Lage der Nadel durch Druckkontrolle objektiviert. Wenn die Untersuchung auf den linken Ventrikel ausgedehnt werden soll, kann durch die Nadel ein dünner Polyäthylenkatheter vorgeschoben und durch vorsichtige Manipulation in den Ventrikel eingeführt werden. Dabei ist darauf zu achten, daß das untere Katheterende bei Vor- und Rückbewegungen nicht durch die scharfe Nadelspitze amputiert wird.

Gegenüber dieser von Björck u. Mitarb. (1953) vorgeschlagenen Methode wandte Radner (1954) ein anderes Verfahren an, wobei er vom Jugulum aus die Nadel hinter dem Sternum bis zum linken Vorhof führt. Dabei werden vorher die Aorta und Pulmonalarterie passiert (Abb. 41). Dieses Verfahren hat nur eine geringe Verbreitung gefunden (Hansen u. Mitarb., 1960 u. 1963).

Komplikationen. Alle direkten Punktionsmethoden des linken Vorhofs sind heute durch die transseptale Katheterisierung weitgehend verdrängt worden, da die Komplikationsrate bei den direkten Punktionen größer ist und die erhaltenen Aufschlüsse weniger umfassend sind.

Bei den transthorakalen oder transbronchialen Punktionen des linken Vorhofs kommen Komplikationen in einem relativ hohen Prozentsatz vor. Für die paravertebrale Technik wird die Mortalitätsquote von Björck u. Mitarb. mit 0,5% angegeben. Unter 510 Fällen von MUSSER u. GOLDBERG (1957) sowie BJÖRCK u. Mitarb. traten 77 Komplikationen auf. Dabei handelte es sich im einzelnen um Pneumothorax, Pleuraerguß, Mediastinalblutungen, Perikarderguß und Herztamponade.

Bei der suprasternalen Methode nach RADNER (1954) hatten HANSEN u. Mitarb. (1960) im Verlauf von 500 Untersuchungen zwar zahlreiche Komplikationen (Pneumothorax, Lungeninfarkt, Mediastinalblutungen, leichtes Hämoperikard usw.), jedoch keinen tödlichen Zwischenfall. Auch bei transbronchialem Vorgehen verzeichnete MORROW u. Mitarb. (1958) bei 1200 Punktionen keinen Todesfall.

Alle direkten Punktionsmethoden des linken Vorhofes werden heutzutage jedoch praktisch nicht mehr verwendet. In der Regel erfolgt die Vorhofpunktion auf transseptalem Wege. Die direkte Punktion des linken Vorhofes wird auf seltene Sonderfälle beschränkt bleiben.

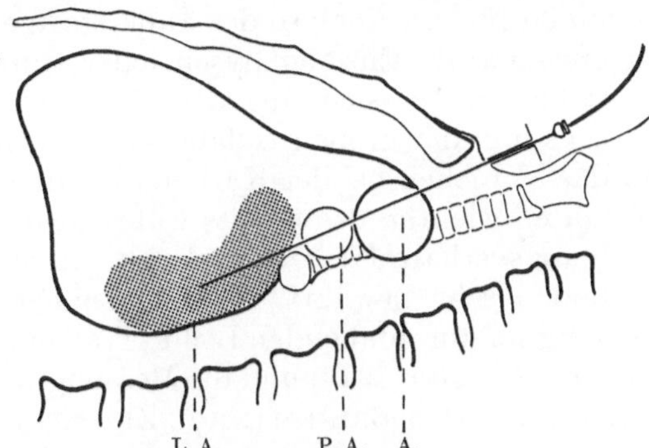

Abb. 41. Schematische Darstellung der suprasternalen Punktion des linken Vorhofes nach RADNER. Vor Erreichen des linken Vorhofes (L. A.) passiert die Nadel zunächst den Aortenbogen (A) und die Pulmonalarterie (P. A.) [Nach HANSEN u. Mitarb.: Am. Heart J. **63**, 443 (1963)]

5. Ergänzende Methoden für die Herzkatheterisierung

Wie eingangs gesagt wurde, sollen im Rahmen der vorliegenden Ausführungen die ergänzenden Verfahren der Katheteruntersuchung nur im Prinzip besprochen werden. Zur eingehenden Darstellung des jeweiligen Vorgehens bei der Untersuchung sei auf Originalarbeiten und zusammenfassende Darstellungen verwiesen.

a) Druckregistrierung

Die intrakardiale Druckregistrierung über den Herzkatheter erfolgt durch Aufsetzen des Katheterendes auf einen Druckwandler. Dieser wandelt mechanische Schwingungen in elektrische Stromschwankungen um. Üblicherweise wird hierzu ein Dehnungsmeßstreifenaufnehmer verwendet. Der Dehnungsmeßstreifen hat die Eigenschaft, seinen elektrischen Widerstand bei Verformung zu ändern. Er bildet im elektrischen Druckwandler einen Teil einer Wheatstoneschen Brücke, an die eine Speisespannung von einigen Volt angelegt ist. Bei Druckänderung ändert der Druckwandler seinen Widerstand und führt damit zur „Verstimmung" der Brücke. Die entstehende Spannungsänderung ist der Druckänderung proportional. Sie wird verstärkt und in ein Registriergerät eingespeist.

Der Druckwandler wird am besten an einem Stativ befestigt, damit er dem Untersucher jederzeit leicht zugänglich ist. Zur korrekten Bestimmung der Nullpunktlage für die Druckmessung muß der Druckwandler in der Höhe des rechten Vorhofs fixiert werden. Sein Meßkopf, auf den der Katheter aufgesetzt wird, muß blasenfrei mit steriler physiologischer Kochsalzlösung gefüllt werden, um Dämpfungserscheinungen durch Luftpolster zu vermeiden. Die Eichung erfolgt im allgemeinen durch Vergleich mit einem elektrischen Eichsignal, das seinerseits durch Vergleich mit einem Quecksilbermanometer geeicht worden ist. Zur einwandfreien Registrierung von Druckkurven muß das Manometersystem (Druckwandler + Herzkatheter) alle Frequenzanteile möglichst amplituden- und phasengerecht wiedergeben. Kriterien für eine Beurteilung des Manometersystems sind seine Eigenschwingung und sein Dämpfungsfaktor. Die Eigenschwingung des Systems sollte 25—30 Hz nicht unterschreiten. Sie wird entscheidend durch die Wahl des Katheters mitbestimmt. Eine zusammenfassende Übersicht wurde von SCHAEDER u. ULRICH (1960) sowie GAUER (1960) und NEUHAUS (1958) gegeben.

b) O_2-Bestimmung im Blut

Die klassische volumetrische Bestimmung der Blutgase nach VAN SLYKE ist im allgemeinen für die Analyse des Sauerstoffgehaltes während der Herzkatheterisierung nicht geeignet, da die Einzelanalysen jeder Blutprobe zu viel Zeit in Anspruch nehmen (etwa 15—20 min). Da sich aus der Sauerstoffsättigung in den einzelnen Abschnitten des Herzens und der großen Gefäße schon während der Untersuchung wichtige Rückschlüsse auf das Vorgehen bei der Katheterisierung ergeben können, ist ein zeitsparendes Analyse-Verfahren wichtig, das bereits während der Untersuchung Aufschluß über die Sauerstoffsättigungsverhältnisse geben kann. Hierfür haben sich photometrische Bestimmungsmethoden sehr bewährt. Zwei verschiedene Meßprinzipien stehen zur Verfügung: die Messung im durchfallenden Licht (Transmissionsmethode; MATTHES, 1934; KRAMER, 1935; WOOD u. GERACI, 1949) und die Messung im zurückgeworfenen Licht (Reflektionsmethode; MILLIKAN, 1942; BRINKMANN u. ZIJLSTRA, 1949).

Die *Transmissionsmethode*, bei der Lichtquelle und Photozelle auf verschiedenen Seiten des Substrates liegen, erfordert stets zwei Messungen in verschiedenen Spektralbereichen, da außer dem Farbwert des Oxyhämoglobins auch die Dichte des Mediums, also die Hämoglobinkonzentration Einfluß auf den Meßwert gewinnen. Durch gleichzeitige Messung im Rot-Bereich (600—640 mμ), dem Schwerpunkt für die Änderungen des Oxyhämoglobins, und im Infrarot-Bereich (um 800 mμ) für die Erfassung der optischen Dichte der vom Sauerstoffgehalt weitgehend unabhängigen Hämoglobinkonzentration, lassen sich Sauerstoffsättigung und Hämoglobingehalt getrennt erfassen.

Dagegen wird bei der *Reflektionsmethode* das von der Blutoberfläche zurückgeworfene Licht gemessen, wobei die Lichtquelle auf der gleichen Seite wie das Photoelement liegt. Da bei diesem Vorgehen die Dichte des Blutes praktisch keine Rolle spielt, kann in gewissen Grenzen die Hämoglobinkonzentration vernachlässigt werden, so daß die Messung in nur einem Spektralbereich (600—680 mμ) genügt (Brinkmann-Hämoreflektor). Bei Verwendung der üblichen Kompensationsschaltung in zwei Spektralbereichen tritt eine erhebliche Unabhängigkeit der Messung von Hämoglobingehalt, Dispersion und Strömungsphänomenen der Erythrocyten auf, so daß Messungen im unpräparierten Vollblut möglich werden. Der Logarithmus der reflektierten Lichtmenge stellt im physiologischen Bereich eine annähernd lineare Funktion der Sauerstoffsättigung dar (Exponentialfunktion). Neben der blutigen Messung mit Hilfe von Küvetten ist auch bei der Reflektionsmethode eine unblutige Registrierung an der Haut (Cyclop) möglich. Der Nachteil der Methode, daß eine Kapazitätsmessung im reflektierten Licht nicht erfolgen kann, sondern eine zusätzliche Hämoglobinbestimmung notwendig wird, erscheint bei der Bequemlichkeit und Genauigkeit der Reflektionsoxymetrie nicht erheblich. Übersichtsdarstellungen siehe NILSSON (1960), BAYER u. Mitarb. (1967).

c) Atemgasanalyse

Die Analyse der Atemgase wird in der Regel zur Bestimmung des Sauerstoffverbrauchs eines Patienten vorgenommen. Aus dem Sauerstoffverbrauch kann dann mit Hilfe des Fickschen Prinzips das Herzminutenvolumen bestimmt werden. Die Bestimmung wird volumetrisch vorgenommen. Das früher gebräuchliche Makroverfahren nach HALDANE wurde dabei durch das Mikroverfahren nach SCHOLANDER (1942) verdrängt. Das Prinzip beider Methoden beruht auf der Absorption von CO_2 und O_2 einer Atemluftprobe und Messung der entstehenden Volumendifferenzen. Druck und Temperatur werden stets konstant gehalten. Ein bestimmtes Volumen der Ausatmungsluft wird dabei mit spezifischen Absorptionslösungen in Berührung gebracht. Das Verfahren von SCHOLANDER ist relativ schnell. Eine Analyse dauert etwa 5 min. Reproduzierbarkeit und Genauigkeit der Methode sind gut ($\pm$ 0,03 Vol.-% O_2, $\pm$ 0,05 Vol.-% CO_2). Einzelheiten des Vorgehens siehe bei OPITZ u. BARTELS (1955) und BAYER u. Mitarb. (1967).

d) Indikatorverdünnungsmethoden zur Bestimmung des Herzminutenvolumens und pathologischen Veränderungen der Blutströmung (Shunt-Bestimmungen)

Das Prinzip der Methode besteht darin, daß ein Teststoff (Indikator) in die Blutbahn gebracht wird und sein Erscheinen an einem bestimmten Ort (Shunt-Bestimmung, Bestimmung von Kreislaufzeiten) und/oder seine Zeitkonzentrationskurve (Bestimmung des Herzminutenvolumens) registriert werden. STEWART hat bereits 1893 die ersten Versuche mit Indikatorinjektionen durchgeführt. Zahlreiche technische und methodische Schwierigkeiten standen jedoch der praktischen Verwirklichung entgegen. Erst die Verbindung mit der Herzkatheterisierung ermöglichte die Überprüfung der Fehlerbreite (MOORE u. Mitarb. 1929, HAMILTON u. Mitarb. 1948, WERKÖ u. Mitarb. 1949) und brachte neue Impulse für die Anwendung des Verfahrens. Zahlreiche Indikatoren kamen dabei zur Anwendung. Einen für alle Situationen idealen Indikator gibt es nicht. Die Wahl des Teststoffes richtet sich nach der jeweiligen Meßaufgabe. Der Indikator soll nicht toxisch sein, pharmakologisch keine Eigenwirkung haben, quantitativ und kontinuierlich leicht meßbar sein. Vor Ende der Messung soll es nicht zum Indikatorverlust kommen; danach ist eine möglichst rasche Elimination wünschenswert. Eine wichtige Voraussetzung für die Genauigkeit der Messungen ist eine über die Meßdauer hin bestehende Konstanz der Blutströmungsgeschwindigkeit sowie der Gefäßvolumina. Außerdem muß es zur vollständigen Mischung des Indikators mit dem Blut gekommen sein.

In den meisten Fällen wird der Indikator durch eine einmalige Injektion appliziert. Für die Bestimmung des Herzminutenvolumens liegt der Injektionsort meist zentral (im rechten oder linken Herzen); gemessen wird strömungsabwärts (Pulmonalarterie, Femoralarterie oder bei den unblutigen Meßverfahren am Ohrläppchen). Für die Bestimmung von Links-Rechts-Kurzschlüssen auf Vorhof- oder Ventrikelebene liegt dagegen der Injektionsort in der Pulmonalarterie oder im linken Herzen, die Meßstelle dagegen im rechten Vorhof oder im rechten Ventrikel, entsprechend der zu erwartenden oder auszuschließenden Shunt-Stelle.

Als Indikatoren werden in erster Linie Farbstoffe [der Azofarbstoff Evansblue nach GIBSON und EVANS (1937) oder Indozyanin-Cardiogreen nach FOX u. Mitarb. (1957)], Kälte (kalte Kochsalzlösung) oder Elektrolyte (Elektrolytmischverfahren) benutzt. Farbstoffe werden photometrisch gemessen, Kälte mittels Thermistoren oder Thermoelementen. Beim Elektrolytmischverfahren wird die Änderung der elektrischen Leitfähigkeit des Blutes gemessen.

Für die Shunt-Bestimmung haben sich außerdem Ascorbinsäure und Wasserstoff bewährt. Letzterer kann im Gegensatz zu allen anderen Indikatoren eingeatmet werden, was unter manchen Bedingungen vorteilhaft sein kann. Sowohl Ascorbinsäure als auch Wasserstoff werden polarographisch mit Platin-Elektroden-Kathetern nachgewiesen. Auch Röntgenkontrastmittel können als Indikatoren benutzt werden und im Röntgenbild densitometrisch bestimmt werden. Zusammenfassende Darstellungen siehe bei HEGGLIN u. Mitarb. (1962), WOOD (1953), FOX u. Mitarb. (1957 und 1966), KAPLAN u. Mitarb. (1966).

Untersuchungsverfahren mit *radioaktiven Isotopen* werden in Band XV dieses Handbuches besprochen.

Literatur

AAGAARD, P., H. G. DAVIDSEN, and M. G. ANDREASSEN: Complication in percutaneous arteriography. Acta chir. scand. **119**, 186 (1960).

ABRAMS, H. L.: Radiologic aspects of operable heart disease. III. The hazards of retrograde thoracic aortography ,a survey. Radiology **68**, 812 (1957).

ADAMS, A. K., and J. PARKHOUSE: Anesthesia for cardiac catheterization in children. Brit. J. Anaesth. **32**, 69 (1960).

ALDMAN, A.: Hirudoidbehandling av Kateteriseringstrombophlebiter. Svenska Läk.-Tidn. **56**, 1692 (1959).

ALDRIDGE, H. E.: Transseptal left heart catheterization without needle puncture of the interatrial septum. Amer. J. Cardiol. **13**, 239 (1964).

ALDROUNY, Z. A., D. W. SUTHERLAND, H. E. GRISWOLD, and L. W. RITZMANN: Complications with transseptal left heart catheterization. Amer. Heart J. **65**, 327 (1963).

ALLISON, P. R., and R. S. LINDEN: The bronchoscopic measurement of left auricular pressure. Circulation 7, 669 (1953).

AMPLATZ, K.: Percutaneous arterial catheterization and its applications. Amer. J. Roentgenol. 87, 265 (1962).

— R. ERNST, R. G. LESTER, A. THEVENET, and C. W. LILLEHEI: Left retrograde cardioangiography in rheumatic heart disease. Ninth Int. Congr. of Radiology 1959, p. 230.

BAGGER, M., G. BJÖRCK, V. O. BJÖRK, B. BRODEN, L. E. CARLGREN, A. CARLSTEN, I. EDLER, B. EJRUP, H. ELIASCH, A. GUSTAFSON, A. GYLLENSWARD, H. E. HANSON, A. HOLMGREN, H. IDBOHRN, S. R. JOHNSSON, B. JONSSON, G. JÖNSSON, J. KARNELL, S. R. KJELLBERG, H. KROOK, H. LARSSON, L. LINDEN, E. LINDER, H. LINDERHOLM, H. LODIN, G. MALMSTRÖM, E. MANNHEIMER, T. MÖLLER, J. PHILLIPSSON, S. RADNER, U. RUDHE, G. STRÖM, B. SÖDERHOLM, F. ULFSPARRE, and L. WERKÖ: On methods and complications in catheterization of heart and large vessels, with and without contrast injection. Amer. Heart J. 54, 706 (1957).

— V. O. BJÖRK, and G. MALMSTRÖM: Technique and sequelae of catheterization of the left side of the heart. Amer. Heart J. 53, 1 (1957).

BALDWIN, E. DE F., L. V. MOORE, and R. P. NOBLE: The demonstration of ventricular septal defect by means of right heart catheterization. Amer. Heart J. 32, 152 (1946).

BANFIELD, W. G., D. B. HACKEL, and W. T. GOODALE: Cardiac lesions following venous catheterization of the right auricle and coronary sinus of dogs. J. Lab. clin. Med. 35, 287 (1950).

BAUM, S., and H. L. ABRAMS: A J-shaped catheter for retrograde catheterization of tortuous vessels. Radiology 83, 438 (1964).

BAYER, O., J. DREWES u. S. EFFERT: Der Katheterismus des rechten Herzens. Technik, Zwischenfälle, Indikation. Münch. med. Wschr. 94, 801 (1952).

— F. LOOGEN u. H. H. WOLTER: Die Herzkatheterisierung bei angeborenen und erworbenen Herzfehlern, 2. Aufl. Stuttgart: Georg Thieme 1967.

BELL, J. W.: Treatment of post-catheterization arterial injuries. Ann. Surg. 155, 591 (1962).

BERGENTZ, S.-E., L. O. HANSSON, and B. NORBÄCK: Surgical management of complications to arterial puncture. Ann. Surg. 164, 1021 (1966).

BETTE, L., and G. HARBAUER: Transseptal catheterization of the left heart. Observations in 200 cases. Jap. Heart J. 5, 301 (1964).

— H. BLAISE, P. DOENECKE, J. EBELING, H. HEINZ, K. HOFFMANN, T. KOBAYASHI u. H. SCHIEFFER: Stumpfe transseptale Katheterisierung des linken Herzens. Dtsch. med. Wschr. 91, 1440 (1966).

BEUREN, A. J., u. J. APITZ: Die transseptale Katheterisierung des linken Herzens. Erfahrungen bei 220 Punktionen. Z. Kreisl.-Forsch. 52, 649 (1962).

BEUREN, A. J., J. APITZ u. J. STOERMER: Transseptale Katheterisierung des linken Herzens. Z. Kreisl.-Forsch. 50, 644 (1961).

BEVEGARD, S., E. CARLENS, B. JONSSON, and I. KARLÖF: A technique for transseptal left heart catheterization via the right external jugular vein. Thorax 15, 299 (1960).

— B. JONSSON, and I. KARLÖF: Percutaneous technique for transseptal left heart catheterization via the right femoral vein. Scand. J. clin. Lab. Invest. 13, 439 (1961).

— — — A modified instrument for percutaneous transseptal catheterization of the left atrium. Scand. J. clin. Lab. Invest. 15, 436 (1963).

BING, R. J.: Catheterization of the heart. Advanc. intern. Med. 5, 59 (1952).

BJÖRCK, G., and H. KROOK: Myocardial injury at cardiac catheterization. Acta cardiol. (Brux.) 6, 101 (1951).

BJÖRCK, V. O.: Direct pressure measurement in the left atrium, the left ventricle and the aorta. Acta chir. scand. 107, 466 (1954).

— I. CULLHED, A. HALLEN, H. LUDIN, and E. MALERS: Sequelae of left ventricular puncture with angiocardiography. Circulation 24, 204 (1961).

— H. LODIN, and E. MALERS: The evaluation of the degree of mitral insufficiency by selective left ventricular angiocardiography. Amer. Heart J. 60, 691 (1960).

— G. MALMSTRÖM, and L. G. UGGLA: Left auricular pressure measurements in man. Ann. Surg. 138, 718 (1953).

BLEICHRÖDER, F.: Intraarterielle Therapie. Berl. klin. Wschr. 49, 1503 (1912).

BLOOMFIELD, A. D., and B. C. SINCLAIR-SMITH: The limbic ledge. A landmark for transseptal left heart catheterization. Circulation 31, 103 (1965).

BORGESKOV, S., P. LAURIDSEN, and I. H. RYGG: Iatrogene fremmedlegemer i cor og de store kar. Nord. Med. 76, 828 (1966).

BOTHAM, R. J., G. G. ROWE, and W. P. YOUNG: Pericardial tamponade following percutaneous left ventricular pressure. Circulation 19, 741 (1959).

BRADLEY, R. D.: Diagnostic right heart catheterization with miniature catheters in severely ill patients. Lancet 1964 II, 941.

BRANNON, E. S., H. S. WEENS, and J. V. WARREN: Atrial septal defect. Study hemodynamics by the technique of right heart catheterization. Amer. J. med. Sci. 210, 480 (1945).

BRAUNWALD, E.: Deaths related to cardiac catheterization. Cooperative study on cardiac catheterization. Circulation 37, Suppl. 3, 17 (1968a).

— Transseptal left heart catheterization. Cooperative study on cardiac catheterization. Circulation 37, Suppl. 3, 74 (1968b).

— Percutaneous left ventricular puncture. Cooperative study on cardiac catheterization. Circulation 37, Suppl. 3, 80 (1968c).

—, and R. GORLIN: Total population studied, procedures employed and incidence of complications. Cooperative study on cardiac catheterization. Circulation **37**, Suppl. 3, 8 (1968).

BRINKMANN, R., and W. G. ZIJLSTRA: A method for continuous observation of percentage oxygen saturation in patients. Arch. chir. neerl. **1**, 177 (1949).

BRISTOW, J. D. A., A. J. SEAMAN, F. E. KLOSTER, R. H. HERR, and H. E. GRISWOLD: Late, heparin-induced bleeding after retrograde arterial catheterization. Circulation **37**, 339 (1968).

BROCK, R., B. B. MILSTEIN, and D. N. ROSS: Percutaneous left ventricular puncture in the assessment of aortic stenosis. Thorax **11**, 163 (1956).

BROCKENBROUGH, E. C., and E. BRAUNWALD: A new technique for left ventricular angiocardiorgaphy and transseptal left heart catheterization. Amer. J. Cardiol. **6**, 1062 (1960).

— —, and J. ROSS: Transseptal left heart catheterization. A review of 450 studies and description of an improved technic. Circulation **25**, 15 (1962a).

— — —, and A. G. MORROW: Left heart catheterization in infants and children. Pediatrics **253**, 261 (1962b).

— — J. ROSS jr., and A. G. MORROW: Left heart catheterization in infants and children. Pediatrics **253**, 261 (1962c).

BRODEN, B., G. JÖNSSON, and J. KARNELL: Thoracic aortography. Observations on technical problems connected with the method and various risks involved in its use. Acta radiol. (Stockh.) **32**, 498 (1949).

BRUCE, A. TH., and R. J. BING: Catheterization of the coronary sinus. In: Intravascular catheterization, second ed., ed. by H. A. ZIMMERMANN. Springfield (Ill.): Ch. C. Thomas 1966.

BRUCE, R. A., P. N. G. YU, F. W. LOVEJOY, M. E. MCDOWELL, and R. PEARSON: Ventricular tachycardia during cardiac catheterization of patient with Wolff-Parkinson-White syndrome. Circulation **2**, 245 (1950).

CARLOTTI, J., P. SOANIDES, S. BIRSBAUM, and J. R. SOUT: Electrocardiographic disturbances during intracardiac catheterization. Arch. Mal Cœur **47**, 833 (1954).

CASTELLANOS, A., and R. PEREIRAS: Counterpart aortography. Rev. cuba Cardiol. **2**, 187 (1940).

CHENG, T. O.: Intracardiac amputation of a plastic catheter during left heart catheterization. Amer. J. Cardiol. **7**, 879 (1962).

CHERNOFF, H. L., and M. B. KREIDBERG: Disposable guide for introducing catheters into small vessels. Amer. Heart J. **73**, 716 (1967).

COBLENTZ, D. R.: Radiographic detection of plastic catheter embolus. Calif. Med. **105**, 357 (1966).

COELHO, E., F. PADUA, E. PAIVA et V. H. MAGALHAES: Les indications et les risques du cathéter.sme cardiaque et de l'angiokardiographie. Verh. 2. Europ. Kongr. Cardiologie, Stockholm 1956.

COPE, C.: Technique for transseptal catheterization of the left atrium: Preliminary report. J. thorac. Surg. **37**, 482 (1959).

COPE, C.: Intravascular breakage of Seldinger spring guide wires. J. Amer. med. Ass. **180**, 1061 (1962).

— Newer technics of transseptal left heart catheterization. Circulation **28**, 758 (1963).

COURNAND, A.: Cardiac catheterization in the diagnosis of congenital heart disease. A report. Int. Congr. of Pediatrics New York 1947.

— J. BALDWIN, and A. HIMMELSTEIN: Cardiac catheterization in congenital heart disease, p. 12. New York: Commonwealth Fund 1949.

— R. J. BING, L. DEXTER, CH. DOTTER, L. N. KATZ, J. v. WARREN, and E. H. WOOD: Report of Commitee on cardiac catheterization and angiocardiopathy of the American Heart Association. Circulation **7**, 769 (1953).

—, and H. A. RANGES: Catheterization of the right auricle in man. Proc. Soc. exp. Biol. (N.Y.) **46**, 462 (1941).

CREGG, H. A., P. W. SMITH, C. W. WILSON, and J. W. BULL: Cardioangiography. Radiology **65**, 386 (1955).

DESILETS, D. T., and R. HOFFMANN: A new method of percutaneous catheterization. Radiology **85**, 147 (1965).

— H. D. RUTTENBERG, and R. B. HOFFMAN: Percutaneous catheterization in children. Radiology **87**, 119 (1966).

DEXTER, L., F. W. HAYNSE, C. S. BURWELL, E. C. EPPINGER, R. E. SEIBEL, and J. M. EVANS: Studies on congenital heart disease. I. Technique of venous catheterization as a diagnostic procedure. J. clin. Invest. **26**, 547 (1947).

DOERING, R. B., E. A. STEMMER, and J. E. CONNOLLY: Complications of indwelling venous catheter: with particular reference to catheter embolus. Amer. J. Surg. **114**, 259 (1967).

DI GUGLIELMO, L., and M. GUTTADAURO: A roentgenologic study of the coronary arteries in the living. Acta radiol. (Stockh.), Suppl. **97**, 1 (1956).

DOTTER, C. T.: Left ventricular and systemic arterial catheterization. A simple percutaneous method using spring guide. Amer. J. Roentgenol. **83**, 969 (1960).

—, and K. R. STRAUBE: Flow guided cardiac catheterization. Amer. J. Roentgenol. **88**, 27 (1962).

DOUKAS, C.: Über Komplikationen bei der venösen Katheterisierung des Herzens. Diss. Berlin 1960.

DUKE, M., and J. FIFE: Massive retroperitoneal hemorrhage. A complication of attempted percutaneous transseptal left heart catheterization. Amer. Heart J. **65**, 327 (1963).

EDWARDS, A. E., M. E. SANMARCO, I. CHRISTLIEB, G. VOCI, M. V. ALLAN y J. C. DAVILA: Cateterismo de la aurícula izquierda por la vía transseptal. Arch. Int. Cardiol. México **31**, 313 (1961).

EFFERT, S., u. F. LOOGEN: Flüchtige Ischämiereaktion vom Hinterwandtyp im EKG während der Herzkatheteruntersuchung. Z. Kreisl.-Forsch. **50**, 814 (1961).

EGGERS, G. W. N., H. G. E. STOECKLE, and C. R. ALLEN: General anesthesia for cardiac catheterization. Anesthesiology **20**, 817 (1959).

ELLIS, E. J., H. E. ESSEX, and J. E. EDWARDS: Lesions of heart in dogs following cardiac catheterization. Proc. Mayo Clin. **25**, 73 (1950).

ENDRYS, J.: Methode der percutanen Einführung von Cournandschen und Polyethylenkathetern beim Herzkatheterismus mit besonderer Berücksichtigung ihrer Einführung in die Femoralvene. Cardiologia (Basel) **39**, 183 (1961).

—, and L. STEINHART: Transseptal catheterization and cardioangiography of the left heart by a percutaneous route through the femoral vein. Cardiologia (Basel) **41**, 47 (1962).

EPISCOPO, U.: Observations on arrhythmias during catheterization of the heart in man. Acta cardiol. (Brux.) **7**, 618 (1952).

EVANS, D. W.: Traumatic right coronary artery occlusion incident to retrograde left ventricular catheterization with a Stiff catheter. Amer. J. Cardiol. **22**, 119 (1968).

FACQUET, J., J. M. LEMOINE, P. ALHOMME et J. LEFEBURE: La mesure de la pression auriculaire gauche par voie transbronchique. Arch. Mal Cœur **45**, 741 (1952).

FARINAS, P. L.: A new technique for the arteriographic examination of the abdominal aorta and its branches. Amer. J. Roentgenol. **46**, 641 (1941).

— Retrograde abdominal aortography. Radiology **47**, 344 (1946).

FEINDT, H. R., u. H. J. HAUCH: Über drei Fälle von doppelter oberer Hohlvene. Beitrag zur Diagnostik dieser kongenitalen Mißbildung. Z. Kreisl.-Forsch. **42**, 53 (1953).

FIFE, W. P., and B. S. LEE: Construction and use of self-guiding, right heart and pulmonary artery catheter. J. appl. Physiol. **20**, 148 (1965).

FLEMING, H. A., E. W. HANCOCK, B. B. MILSTEIN, and D. N. ROSS: Percutaneous left ventricular puncture with catheterization of the aorta. Thorax **13**, 97 (1958).

FOGARTY, T. J., and J. J. CRANLEY: Catheter technic for arterial embolectomy. Ann. Surg. **161**, 325 (1965).

— — R. J. KRAUSE, E. S. STRASSER, and C. D. HAFNER: A method for extraction of arterial emboli and thrombi. Surg. Gynec. Obstet. **116**, 241 (1963).

FORSSMANN, W.: Die Sondierung des rechten Herzens. Klin. Wschr. **8**, 2085 (1929).

— Über die Kontrastdarstellung der Höhlen des lebenden rechten Herzens und der Lungenschlagader. Münch. med. Wschr. **78**, 489 (1931).

FOX, I. J.: Indicators and detectors for dilution studies in the circulation and their application to organ or regional blood-flow measurement. In: Intravascular catheterization (ed. H. A. ZIMMERMAN), 2. ed. Springfield (Ill.): Ch. C. Thomas 1966.

— L. G. S. BROOKER, D. W. HESELTINE, H. E. ESSEX, and E. H. WOOD: A tricarbocyanine dye for continuous recording of dilution curves in whole blood independent of variations of blood oxygen saturation. Proc. Mayo Clin. **32**, 478 (1957).

GAUER, O. H.: Kreislauf des Blutes: Die Messung von Druck, Volumen und Stromstärke im Kreislauf. In: LANDOIS-ROSEMANN, Lehrbuch der Physiologie des Menschen, 28. Aufl. München u. Berlin 1960.

GEBAUER, K. A.: Über eine Modifikation der perkutanen Femoralarterienpunktionstechnik zur Katheteruntersuchung der Aorta. RöntgenBl. **20**, 588 (1967)

GENSINI, G., and A. ECKER: Percutaneous aortocerebral angiography. Radiology **75**, 885 (1960).

GENSINI, G. G.: A new teflon catheter for percutaneous catheterization and contrast material injection. Radiology **81**, 939 (1963).

GIBSON, J. G., and W. A. EVANS: Clinical studies of the blood. I. Clinical application of a method employing the azo dye "Evans blue" and the spectrophotometer. J. clin. Invest. **16**, 301 (1937).

GOLDMAN, R. J., S. G. BLOUNT, A. L. FRIEDLICH, and R. J. BING: Electrocardiographic observation during cardiac catheterization. Bull. Johns Hopk. Hosp. **38**, 141 (1950).

GOLLMANN, G.: Eine Modifizierung der Seldingerschen Kathetermethode zur isolierten Kontrastfüllung der Aortenäste. Fortschr. Röntgenstr. **87**, 211 (1957).

GOODALE, W. T., M. LUBIN, W. G. BANFIELD, and D. B. HACKEL: Catheterization of the coronary sinus, right heart, and other viscera with a modified venous catheter. Science **109**, 117 (1949).

— — H. E. ECKENHOFF, J. H. HAFKENSCHIEL, and W. G. BANFIELD: Coronary sinus catheterization for studying coronary blood flow and myocardial metabolism. Amer. J. Physiol. **152**, 340 (1948).

GOODWIN, J. T.: Fatality following cardiac catheterization injury. Brit. Heart J. **15**, 330 (1953).

GORLIN, R.: Perforations and other cardiac complications. Cooperative study on cardiac catheterization. Circulation **37**, Suppl. 3, 36 (1968).

—, and S. G. GORLIN: Hydraulic formula for calculation of the area the stenotic mitral valve, other cardiac valves and central circulatory shunts. Amer. Heart J. **41**, 1 (1951).

— N. KRASNOW, H. J. LEVINE, N. A. NEILL, R. J. WAGMAN, and J. V. MESSER: A modification of the technic of the transseptal left heart catheterization. Amer. J. Cardiol. **7**, 580 (1961).

GRANDJEAN, T.: Une microtechnique du cathétérisme cardiaque droit praticable au lit du malade sans contrôle radiologique. Cardiologia (Basel) **51**, 184 (1968).

—, et C. HAHN: La mesure continue de la pression artérielle pulmonaire en chirurgie cardiacque. Cardiologia (Basel) **50**, 221 (1967).

GRAVIER, J., A. SCHLIENGER, R. N. VERNEY et CI. DALLOZ: Interet de la ponetion ventriculaire gauche en radiologie cardio-vasculaire. J. Radiol. Électrol. **42**, 267 (1961).

GREENBERG, B. E., and F. H. KNOX: Faulty contrast medium injection in percutaneous ventricular puncture. Amer. J. Radiol. **75**, 85 (1960).

GREENE, D. G., J. T. SHARP, G. T. GRIFFITH, I. L. BUNELL, and J. E. MACMANUS: Surgical applications of anterior percutaneous left heart puncture. Surgery **43**, 1 (1958).

GREGG, D. M.: Thoracic aortography in adults — technical aspects. Symposion: Thoracic aortography. Brit. J. Radiol. **33**, 531 (1960).

GREMMEL, H., u. H. VIETEN: Persönliche Mitteilung 1965.

GROSSE-BROCKHOFF, F., H. H. LÖHR, F. LOOGEN u. H. VIETEN: Die Punktion des linken Ventrikels zur Kontrastmitteldarstellung seiner Abflußbahn. Fortschr. Röntgenstr. **90**, 300 (1959).

HACKENSELLNER, H. A.: Über einige typische Varietäten, Anomalien und Mißbildungen des Herzens und der herznahen Gefäße unter 1234 Obduktionen. Acta morph. Acad. Sci. hung. **6**, 403 (1956).

HAGHIGHI, D., and H. A. ZIMMERMAN: Catheterization of the left heart. In: Intravascular catheterization, ed. by H. A. ZIMMERMAN, sec. ed. Springfield (Ill.): Ch. C. Thomas 1966.

HAMILTON, W. F., R. L. RIDLEY, A. M. ATTYAH, A. COURNAND, D. M. FOWELL, A. HIMMELSTEIN, R. P. NOBLE, J. W. REMINGTON, D. W. RICHARDS jr., N. C. WHEELER, and A. C. WITHAM: Comparison of the Fick and dye injection methods of measuring the cardiac output in man. Amer. J. Physiol. **153**, 309 (1948).

HANAFEE, W.: Axillary artery approach to carotid, vertebral, abdominal aorta, and coronary angiography. Radiology **81**, 559 (1963).

HANSEN, A. T., J. FABRICIUS, A. PEDERSEN, and E. SANDOE: Suprasternal puncture of the left atrium and the great vessels. Experiences from 500 punctures. Amer. Heart J. **63**, 443 (1963).

— P. F. HANSEN, E. SONDOE, and K. WINKLER: Percutaneous diagnostic puncture of the heart and great vessels. Acta med. scand. **169**, 273 (1960).

HANSON, H. E., G. JÖNSSON, and J. KARNELL: Catheterization and selective roentgenographic demonstration of the left ventricle of the heart. Acta radiol. (Stockh.) **52**, 33 (1959).

HEGGLIN, R., W. RUTISHAUSER, G. KAUFMANN, E. LÜTHY u. H. SCHEU: Kreislaufdiagnostik mit der Farbstoffverdünnungsmethode. Stuttgart: Georg Thieme 1962.

HELLEMS, H. K., F. W. HAYNES, and L. DEXTER: Pulmonary "capillary" pressure in man. J. appl. Physiol. **2**, 24 (1949).

HELLERSTEIN, K. H.: Contributions of cardiac catheterization to electrocardiography. In: Intravascular catheterization, ed. by H. A. ZIMMERMANN, sec. ed. Springfield (Ill.): Ch. C. Thomas 1966.

HENRY, E. I., L. A. KUHN, L. STEINFELD, and A. J. GORDON: Percutaneous catheterization of the aorta. In the differential diagnosis of left-to-right shunts at the base of the heart. J. Mt Sinai Hosp. **28**, 283 (1961).

HETTLER, M. G.: Angiographische Probleme und Möglichkeiten. II. Der perkutane Arterienkatheterismus mit an der Spitze verschlossenem Katheter als Grundlage Etagen-Aortographie. Fortschr. Röntgenstr. **92**, 420 (1960).

HOHN, A. R., and P. VLAD: A guide for introducing catheters when cannulating small vessels. Pediatrics **24**, 636 (1959).

HOLLING, H. E., and G. A. ZAK: Cardiac catheterization in the diagnosis of congenital heart disease. Brit. Heart J. **12**, 153 (1950).

HOLMGREN, A.: Circulatory changes during muscular work in man. With special reference to arterial and central venous pressures in the systemic circulation. Scand. J. clin. Lab. Invest. 8, Suppl. **24**, 1 (1956).

HUTNAGEL, G. A.: Tube lodged in heart removed without surgery. Med. World News 8, No 32, 56 (1967).

INGLIS, J. M.: Anaesthesia for cardiac catheterisation in children. Anaesthesia **9**, 25 (1954).

IRMER, W.: Entfernung eines embolisch von der linken Kubitalvene eingeschwemmten Polyäthylenkatheters aus dem Pulmonalisstamm. Zbl. Chir. **89**, 1078 (1964).

— Persönliche Mitteilung 1968.

JÖNSSON, G.: Thoracic aortography by means of a cannula inserted percutaneously into the common carotid artery. Acta radiol. (Stockh.) **31**, 376 (1949).

JOHNSON, A. L., D. G. WOLLIN, and J. B. ROSS: Heart catheterization in the investigation of congenital heart disease. Canad. med. Ass. J. **56**, 249 (1947).

JOHNSON, C. E.: Perforation of right atrium by a polyethylen catheter. J. Amer. med. Ass. **195**, 584 (1966).

JONES, T. W., R. R. VETTO, L. C. WINTERSCHEID, D. H. DILLARD, and K. A. MERENDINO: Arterial complications incident to cannulation with special reference to the femoral artery. Ann. Surg. **152**, 969 (1960).

KAPLAN, S., L. C. CLARK, JR., and L. M. BARGERON: Intravascular polarographic and potentiometric electrodes. In: Intravascular catheterization, ed. by H. A. ZIMMERMANN, second ed. Springfield (Ill.): Ch. C. Thomas 1966.

KEATS, A. S., J. TELFORD, Y. KUROSU, and J. R. LATSON: Providing a steady state for cardiac catheterization under anesthesia. J. Amer. med. Ass. **166**, 215 (1958).

KEITH, J. D., R. D. ROWE, and P. VLAD: Heart disease in infancy and childhood. New York: Macmillan & Co. 1958.

KLEIN, O.: Zur Bestimmung des zirkulatorischen Minutenvolumens beim Menschen nach dem Fickschen Prinzip. Münch. med. Wschr. **77**, 1311 (1930).

Knutson, H., and K. Stenberg: Lungenemboli efter kateterbrott. Nord. Med. **62**, 1491 (1959).

Kramer, K.: Bestimmung des Sauerstoffgehaltes und der Hämoglobinkonzentration in Hämoglobinlösung und hämolysiertem Blut auf lichtelektrischem Wege. Z. Biol. **95**, 126 (1934).

Krovetz, L. J., D. R. Shanklin, and G. L. Schiebler: Serious and fatal complications of catheterization and angiocardiography in infants and children. Amer. Heart J. **76**, 39 (1968).

Lagergren, H., and L. Johansson: Intracardiac stimulation for complete heart block. Acta chir. scand. **125**, 562 (1963).

— L. Johnsson, J. Landegren, and O. Edhag: One hundred cases of treatment of Adams-Stokes syndrome with permanent intraveneous pacemaker. J. thorac. cardiovasc. Surg. **50**, 710 (1965).

Lamprecht, W.: Zur Kasuistik iatrogener intrakardialer Fremdkörper. Chirurg **36**, 182 (1965).

Lang, E. K.: A survey of the complications of percutaneous retrograde arteriography: Seldinger technique. Radiology **81**, 257 (1963).

— Complication of retrograde percutaneous arteriography. J. Urol. (Baltimore) **90**, 604 (1963).

Lehman, J. S.: Cardiac ventriculography: Practical considerations. Progr. cardiovasc. Dis. **2**, 749 (1959).

— J. N. Debbas, and J. J. Boyle, Jr.: Cardiac ventriculography. Transaortic catheter opafication of the left ventricle. Amer. J. Roentgenol. **89**, 295 (1963).

— G. B. Musser, and H. D. Lykens: Cardiac ventriculography. Direct transthoracic needle puncture opacification of the left (or) right ventricle. Amer. J. Roentgenol. **77**, 207 (1957).

Levin, H. S., J. V. Messer, and J. Pines: Repeated venous and arterial catheterization in man. Amer. Heart J. **73**, 475 (1967).

Levy, M. J., K. Amplatz, and C. W. Lillehei: Transthoracic left heart catheterization and angiocardiography for combined assessment of mitral and aortic valves. Amer. J. Radiol. **78**, 638 (1962).

—, and C. W. Lillehei: Percutaneous direct cardiac catheterization. A new method with result in 122 patients. Dept. of Surgery, University of Minn. Med. School.

Limon Lason, R., y A. Bouchard: El cateterismo intracardíaco; cateterización de las cavidades izquierdas en el hombre. Registro simultáneo de presión y electrocardiograma intracavitarios. Arch. Inst. Cardiol. México **21**, 271 (1950).

Lindbom, A.: Arterial spasm caused by puncture and catheterization. A study of patients not suffering from arterial disease. Acta radiol. (Stockh.) **47**, 449 (1957).

Lindgren, E.: Percutaneous angiography of the vertebral artery. Acta radiol. (Stockh.) **33**, 398 (1950).

Littmann, D., O. E. Starobin, J. H. Hall, R. J. Matthews, and J. A. Williams: A new method of left ventricular catheterization. Circulation **21**, 1150 (1960).

Loogen, F., B. Bostroem u. H. Kreuzer: Erfahrungen und Beobachtungen bei der transkutanen Punktion des linken Ventrikels mit Kontrastmittelinjektion. Z. Kreisl.-Forsch. **52**, 17 (1963).

Loskot, F., A. Michaljanic, and J. Musil: Right and left heart catheterization via the subclavian veins. Cardiologia (Basel) **46**, 114 (1965).

Luke, J. G., and J. V. McGraw: Complications following catheter angiography. Arch. Surg. **86**, 414 (1963).

Lurie, P. R., R. M. Armer, and E. C. Klatte: An apical technic for catheterization of the left side of the heart applied to infants and children. New Engl. J. Med. **264**, 1182 (1961).

Mandelbaum, I., and H. B. Shumacker: Percutaneous arterial catheterization — arterial complications. Arch. Surg. **85**, 39 (1962).

Massumi, R. A., J. C. Rios, A. M. Ross, and G. A. Ewy: Technique for insertion of an indwelling intrapericardial catheter. Brit. Heart J. **30**, 333 (1968).

—, and A. M. Ross: Atraumatic, nonsurgical technic for removal of broken catheters from cardiac chamber. New Eng. J. Med. **277**, 195 (1967).

Matthes, K.: Untersuchungen über die Sauerstoffsättigung des menschlichen Arterienblutes. Naunyn-Schmiedebergs Arch. exp. Path. Pharmak. **176**, 683 (1934).

McAfee, J. G.: A survey of complications of abdominal aortography. Radiology **68**, 825 (1957).

McCaughan jr., J. J., and J. W. Pate: Aortography utilizing percutaneous left ventricular puncture. Arch. Surg. **75**, 746 (1957).

McGaff, Ch. J.: An experience with transseptal left heart catheterization. Amer. Heart J. **61**, 161 (1961).

McGuire, L. B., J. W. Hyland, D. C. Harrison, F. W. Haynes, and L. Dextel: Experience with transseptal left heart catheterization. Amer. Heart J. **62**, 288 (1961).

McIntosh, H. D.: Arrhythmias. Cooperative study on cardiac catheterization. Circulation **37**, Suppl. 3, 27 (1968).

— J. C. Sleeper, H. K. Thompson, and R. E. Whalen: Simplification of left heart catheterization of percutaneous techniques for catheter insertions. J. Amer. med. Ass. **177**, 600 (1961).

— R. E. Whalen, R. R. Hernandez, J. J. Morris, and D. E. Miller: A potential hazard of the transseptal left atrial catheterization. Amer. J. Cardiol. **8**, 835 (1961).

McMichael, J., and J. P. D. Mounsey: A complication following coronary sinus and cardiac vein catheterization in man. Brit. Heart J. **13**, 397 (1951).

Melnick, G. S., and G. J. Gilbert: Editorial. Mechanical hazards in catheter aortography. Circulation **32**, 876 (1965).

MICHEL, J., A. D. JOHNSON, W. C. BRIDGES, J. H. LEHMANN, F. GRAY, L. FIELD, and D. M. GREEN: Arrhythmias during intracardiac catheterization. Circulation 2, 240 (1950).

MIKAELSON, C. G.: Polythene catheter of new shape for percutaneous selective catheterization. Acta radiol. (Diagnosis) 3, 581 (1965).

MILLIKAN, G.: The oximeter, an instrument for measuring the oxygen saturation of the arterial blood in man. Rev. Sci. Instr. 13, 434 (1942).

MOFFITT, E. A., B. DAWSON, and N. C. O'NEILL: Anesthesia for pediatric cardiac catheterization and angiocardiography. Anesth. Analg. Curr. Res. 40, 483 (1961).

MONIZ, E., L. DE CARVALHO et A. LIMA: Angiopneumographie. Presse méd. 39, 996 (1931).

MOORE, J. W., J. M. KINSMAN, W. F. HAMILTON, and G. SPURLING: Studies on the circulation. II. Cardiac output determination; comparison of the injection method with the direct Fick procedure. Amer. J. Physiol. 89, 331 (1929).

MORROW, A. G., and E. BRAUNWALD: Transbronchial left heart catheterization: an unproved technique and new application in clinical research. III. Weltkongr. Kardiol. Brüssel 1958.

— —, J. A. HALLER, and E. H. SHARP: Left atrial pressure pulse in mitral valve disease. Circulation 16, 399 (1957).

— — — — Left heart catheterization by the transbronchial route. Circulation 16, 1033 (1957).

MORTENSEN, JD.: Clinical sequelae from arterial needle puncture, cannulation and incision. Circulation 35, 1118 (1967).

MÜLLER, S., u. H. KAUDER: Tödlich verlaufende Staphylokokkensepsis nach Herzkatheteruntersuchung. Z. Kreisl.-Forsch. 56, 515 (1967).

MUSSER, B. G., and H. J. GOLDBERG: Left heart catheterization: An evaluation of its clinical application in 450 cases. J. thorac. Surg. 34, 414 (1957).

NEUHAUS, G.: Die technischen Voraussetzungen für die intracardiale Druckmessung und ihre Fehlerquellen. Freiburger Colloquium für Kreislaufmessungen 1958, S. 187.

NEWTON, T. H.: The axillary artery approach to arteriography of the aorta and its branches. Amer. J. Roentgenol. 89, 275 (1963).

NILSSON, N. J.: Die Oxymetrie aus der Sicht des Physiologen. In: Kreislaufmessungen, herausgeg. von L. HEILMEYER, A. WEBER u. H. KLEPZIG. München-Gräfeling 1960.

NORDENSTRÖM, B.: Percutaneous catheterization of the pericardium. Acta radiol. (Stockh.) 4, 662 (1966).

NORTON, M. L., and Y. KUBOTA: Experiences with cardiac catheterization using halothane-compressed-air anesthesia. Anesthesiology 21, 374 (1960).

ODMAN, P.: Radiopaque polyethylene catheter. Acta radiol. (Stockh.) 52, 52 (1959).

ÖDMAN, P.: Thoracic aortography by means of a radiopaque polyethylene catheter inserted percutaneously. Acta radiol. (Stockh.) 45, 117 (1956).

OPITZ, E., u. H. BARTELS: Gasanalyse. In: HOPPE-SEYLER/THIERFELDER, Bd. II. Berlin-Göttingen-Heidelberg: Springer 1955.

OSYPKA, P., u. P. HEINTZEN: Neue elektronische Verfahren zur Verbesserung der Herzkatheterisierungstechnik und Angiokardiographie. Verh. dtsch. Ges. Kreisl.-Forsch. 34 (1968).

PATTEN, B. M.: The closure of the foramen ovale. Amer. J. Anat. 48, 19 (1931).

PAUL, M. H., and A. M. RUDOLPH: Pulmonary valve obstruction during cardiac catheterization. Circulation 18, 53 (1958).

PAULIN, S.: Unveröffentlichte Ergebnisse. Zit. nach D. HAGHIGHI and H. A. ZIMMERMAN, Intravascular catheterization, ed. by H. A. ZIMMERMAN, sec. ed. Springfield (Ill.): Ch. C. Thomas 1966.

PEARL, F., N. GRAY, and B. FRIEDMANN: Retrograde aortography with a special catheter, including demonstration of the coronary arteries. Ann. Surg. 132, 959 (1950).

PECK, D. R., and R. M. LOWMAN: Roentgen aspects of umbilical vascular catheterization in the newborn. Radiology 89, 874 (1967).

PEIRCE, E. C.: Percutaneous arterial catheterization in dogs with special reference to aortography. Ann. Surg. 133, 544 (1951).

—, and W. P. RAMEY: Percutaneous femoral artery catheterization in man with special reference to aortography. Surg. Gynec. Obstet. 93, 56 (1951).

PEREZ-ARA, A.: El sondaje del corazón derecho. Su técnica y aplicaciones. Rev. Med. Cirug. Habana 36, 491 (1931).

PETROSJAN: Institut für Herzchirurgie, Moskau. Persönliche Mitteilung 1967.

PIERSON, M., G. LASCOMBES, C. PERNOT et B. JEANNIN: Asystolie irreductible due a la presence d'un catheter en polythene dans les cavites cardiaques. Arch. franç. Pédiat. 19, 231 (1962).

PINKERSON, A. L., G. A. KELSER jr., and P. C. ADKINS: Mural thrombus in the left atrium secondary to transseptal catheterization of the left side of the heart. New Engl. J. Med. 268, 367 (1963).

PONSDOMENECH, E. R., and V. B. NÚNEZ: Heart puncture in man for diodrast visualization of the ventricular chambers and great vessels. Amer. Heart J. 41, 643 (1951).

PORSTMANN, W.: Modifikation der Seldingerschen perkutanen Katheteraortographie durch Anwendung eines in der Blutbahn endständig verschließbaren Katheters. Fortschr. Röntgenstr. 97, 12 (1962).

—, u. W. GEISSLER: Die retrograde Katheterisierung des linken Ventrikels von der Arteria femoralis und der Arteria carotis communis dextra aus. Zwei sich ergänzende Methoden, ihre Modifikationen und Ergebnisse. Fortschr. Röntgenstr. 91, 14 (1959).

PORSTMANN, W., W. GEISSLER, u. G. BURGEMEISTER: Die perkutane Katheterisierung der vier Herzhöhlen. Fortschr. Röntgenstr. **97**, 449 (1962).
— — u. W. WOLF: Die retrograde Lävokardiographie in Verbindung mit der intrakardialen Druckmessung. Fortschr. Röntgenstr. **89**, 397 (1958).
RADNER, S.: Thoracic aortography by catheterization from the radial artery. Acta radiol. (Stockh.) **29**, 178 (1948).
— Suprasternal puncture of the left atrium for flow studies. Acta med. scand. **148**, 57 (1954).
ROSS, D. N.: Percutaneous left ventricular puncture in the assessment of the obstructed left ventricle. Guy's Hosp. Rep. **108**, 159 (1959).
ROSS, J.: Transseptal left heart catheterization. A new method of left atrial puncture. Ann. Surg. **149**, 395 (1959).
— E. BRAUNWALD, and A. G. MORROW: Transseptal left atrial puncture: New technique for measurement of left atrial pressure in man. Amer. J. Cardiol. **3**, 653 (1959).
ROSS, R. S.: Arterial complications. Cooperative study on cardiac catheterization. Circulation **37**, Suppl. 3, 39 (1968).
ROY, P.: Percutaneous catheterization via the axillary artery: a new approach to some technical roadblocks in selective arteriography. Amer. J. Roentgenol. **94**, 1 (1965).
RUDOLPH, A. M.: Complications occuring in infants and children. Cooperative study on cardiac catheterization. Circulation **37**, Suppl. 3, 59 (1968).
—, and G. G. CAYLER: Cardiac catheterization in infants and children. Pediatric Clinics of North America. Cardiology **5**, 907 (1958).
RUSSELL, O. R., J. F. CARROLL, and W. G. HOOD: Cardiac tamponade. A complication of the transseptal technic of left heart catheterization resulting in a fatality. Amer. J. Cardiol. **13**, 558 (1964).
SANCETTA, S. M., D. B. HACKEL, and R. B. LYNN: Subendocardial trauma produced by right-sided catheterization of the heart in man. Amer. Heart J. **45**, 491 (1953).
SAPIN, S. O., L. M. LINDE, and G. C. EMMANOUILIDES: Umbilical vessel angiocardiography in the newborn infant. Pediatrics **31**, 946 (1963).
SCEBAT, L., J. RENAIS et L. MEEUS-BITHE: Accidents, indications et contreindications du cathéterisme des cavités du cœur. Publ. du Serv. Cardiol. Paris 1957.
SCHAEDER, J. A., u. G. J. ULLRICH: Technisch-physikalische Betrachtungen zum Entwurf und zur Anwendung von Elektromanometern. In: Kreislaufmessungen, herausgeg. von L. HEILMEYER, A. WEBER u. H. KLEPZIG. München-Gräfeling 1960.
SCHOLANDER, P. F.: Analyzer for one ml of respiratory gas. Rev. Sci. Instr. **27**, 13 (1942).
SCOTT, J. M.: Iatrogenic lesions in babies following umbilical vein catheterization. Arch. Dis. Childh. **40**, 426 (1965).
SEIDENBERG, B., and E. S. HURWITT: Retrograde femoral (Seldinger) aortography: Surgical complications in 26 cases. Ann. Surg. **163**, 221 (1966).
SELDINGER, S. J.: Catheter replacement of the needle in percutaneous arteriography. Acta radiol. (Stockh.) **39**, 368 (1953).
— Technik der Arteriographie. In: Handbuch der medizinischen Radiologie, Bd. X/3, herausgeg. von O. OLSSON, F. STRNAD, H. VIETEN u. A. ZUPPINGER. Berlin-Göttingen-Heidelberg-New York: Springer 1964.
SHEEHAN, S., R. B. BAUER, and J. S. MEYER: Vertebral artery compression in cervical spondylosis. Neurology (Minneap.) **10**, 968 (1960).
SINGLETON, R. T., and L. SCHERLIS: Transseptal catheterization of the left heart. Observations of 56 patients. Amer. Heart J. **60**, 879 (1960).
SMITH, P. W., H. A. CREGG, and K. P. KLASSEN: Diagnosis of mitral regurgitation by cardioangiography. Circulation **14**, 847 (1956).
— C. W. WILSON, H. A. CREGG, and K. P. KLASSEN: Cardioangiography. J. thorac. Surg. **28**, 273 (1954).
SMITH, W. W., R. E. ALBERT, and B. RADER: Myocardial damage following inadvertent deep cannulation of the coronary sinus during right heart catheterization. Amer. Heart J. **42**, 661 (1951).
SONES, M. F., and E. K. SHIREY: Cine coronary arteriography. Med. Concepts cardiovasc. Dis. **31**, 735 (1962).
SOULIÉ, P., M. SEVELLE, J. FORMAN, J. OSTY, P. BALEDENT et C. C. P. EAGLE: Le cathétérisme des cavités gauches par voie transseptale. Arch. Mal. Cœur **54**, 481 (1961).
STAMPBACH, O., u. E. JOSS: Der Katheterismus des linken Herzens. Unter besonderer Berücksichtigung des retrograden arteriellen Weges. Cardiologia (Basel) **35**, 382 (1959).
STEIN, P. D., V. S. MAHUR, and M. V. HERMAN: Complete heart block induced during cardiac catheterization of patients with pre-existent bundle-branch block. The hazard of bilateral bundle-branch block. Circulation **34**, 783 (1966).
STEINHART, L., u. J. ENDRYS: Die transseptale Lävographie. Fortschr. Röntgenstr. **93**, 753 (1960).
STERN, T. N., H. S. TACKET, and E. C. ZACHARY: Penetration into pericardial cavity during cardiac catheterization. Amer. Heart J. **44**, 448 (1952).
STEWART, G. N.: Researches on the circulation time in organs and on the influences which affect it. Amer. J. Physiol. **15**, 31 (1893).
SUTTON, D.: Vertebral arteriography by percutaneous brachial artery catheterization. Brit. J. Radiol. **32**, 283 (1959).
SWAN, H. J. C.: Infections, inflammatory and allergic complications. Cooperative study on cardiac catheterization. Circulation **37**, Suppl. 3, 49 (1968a).
— Hemorrhage. Cooperative study on cardiac catheterization. Circulation **37**, Suppl. 3, 52 (1968b).

SWAN, H. J. C.: Complications related to equipment failure. Cooperatives tudy on cardiac catheterization. Circulation **37**, Suppl. 3, 57 (1968c).

SYKOSCH, J., M. BÜCHNER u. S. EFFERT: 6 Jahre Schrittmachertherapie. Dtsch. med. Wschr. **93**, 777 (1968).

TEMPLETON, J. Y., R. G. JOHNSON, and J. R. GRIFFITH: Dissecting aneurysm of the thoracic aorta as a complication of catheter aortography. J. thorac. cardiovasc. Surg. **40**, 209 (1960).

THURN, P., A. SCHAEDE, H. H. HILGER u. A. DÜX Ventrikelseptumdefekt und Canalis atrio-ventricularis communis im selektiven Laevokardiogramm. Verh. dtsch. Ges. inn. Med. **67**, 119 (1961).

TORI, G., and G. F. GARUSI: Left cardiac ventriculography by means of percutaneous catheterization of a femoral artery in the diagnosis of mitral insufficiency. Acta radiol. (Stockh.) **54**, 170 (1960).

TURNER, D. D., and S. C. SOMMERS: Accidental passage of a polyethylene catheter from cubital vein to right atrium. New Engl. J. Med. **251**, 744 (1954).

VENGSARKAR, A. S., and H. S. SWAN: Arteriotomy for cardiac catheterization and angiocardiography in infants and children. Proc. Mayo Clin. **37**, 619 (1962).

VEREL, D.: Catheterization of the left atrium by Ross needle and Seldinger wire techniques. Brit. Heart J. **29**, 380 (1967).

VIAMONTE, M., JR., and R. C. STEVENS: Guided angiography. Amer. J. Roentgenol. **94**, 30 (1965).

VOGEL, J. H. K., L. L. KELMINSON, and E. K. COTTON: Prolonged observation of pulmonary arterial pressure. Amer. Heart J. **70**, 428 (1965).

VOGLER, E., u. R. HERBST: Angiographie der Nieren. Stuttgart: Georg Thieme 1958.

WELLMANN, K. F., A. REINHARD, and E. P. SALAZAR: Polyethylene catheter embolism. Review of the literature and report of a case with associated fatal tricuspid and systemic candidiasis. Circulation **37**, 380 (1968).

WERKÖ, L., H. LAGERLÖF, H. BUCHT, B. WEHLE, and A. HOLMGREN: Comparison of the Fick and Hamilton methods for the determination of cardiac output in man. Scand. J. clin. Lab. Invest. **1**, 109 (1949).

WICKBOM, I., and O. BARTLEY: Arterial "spasm" in peripheral arteriography using the catheter method. Acta radiol. (Stockh.) **47**, 433 (1957).

WOOD, E. H.: Special technics of value in the cardiac catheterization laboratory. Proc. Mayo Clin. **28**, 58 (1953).

—, and J. E. GERACI: Photoelectric determination of arterial oxygen saturation in man. J. Lab. clin. Med. **34**, 387 (1949).

YU, P. N., F. W. LOVEJOY jr., B. F. SCHREINER, R. H. LEAHY, C. A. STANFIELD, and H. WALTHER: Direct left ventricular puncture in the evaluation of aortic and mitral stenosis. Amer. Heart J. **55**, 926 (1958).

ZIMMERMAN, H. A.: Intravascular catheterization, second ed. Springfield (Ill.): Ch. C. Thomas 1966.

ZIMMERMANN, H. A.: Left ventricular pressures in patients with aortic insufficiency studied by intracardiac catheterization. J. clin. Invest. **29**, 1601 (1950).

— R. W. SCOTT, and N. O. BECKER: Catheterization of the left side of the heart in man. Circulation **1**, 357 (1950).

VII. Darstellung der Herzhöhlen, der Gefäßlumina und des Blutstromes

Von

H. H. Löhr, H. Gremmel, F. Loogen und H. Vieten

Mit 90 Abbildungen

1. Allgemeine angiographische Technik

Bei allen Methoden der Kontrastmitteldarstellung des Herzens und der großen Gefäße injiziert man in die Blutstrombahn eine strömungsfähige Substanz, d.h. im allgemeinen eine Flüssigkeit, deren Strahlenabsorption sich wesentlich von der des Körpergewebes, namentlich der Weichteile, unterscheidet, so daß im Röntgenbild Schwärzungsunterschiede entstehen, die das Lumen der Herzhöhlen und der Gefäße erkennen lassen. Der Durchfluß eines solchen Kontrastmittels durch die einzelnen Kreislaufabschnitte wird dann durch Serienaufnahmen mit schneller Bildfolge röntgenographisch erfaßt.

a) Kontrastmittel

Band III dieses Handbuches enthält ausführliche Beiträge über die chemischen, pharmakologischen und toxikologischen Eigenschaften der Kontrastmittel (Hecht u. Gloxhuber). Dort ist auch das Wesentliche über den klinischen Gebrauch der Kontrastmittel besprochen (Olsson). An dieser Stelle erübrigt sich deswegen ein Eingehen auf diese Einzelheiten.

Gebräuchlich sind heute ausschließlich dreifach jodierte Kontrastmittel, und zwar wäßrige Lösungen in Konzentrationen um 70%. Spezielle Präparate sollen hier nicht genannt werden, weil doch immer wieder neue Mittel verfügbar werden.

Neben einer hohen Kontrastdichte (Jodgehalt) ist vor allem auch eine möglichst geringe Viscosität des Kontrastmittels wichtig, damit die Injektion der erforderlichen Gesamtmenge genügend schnell erfolgen kann.

Auch nach intravasaler Injektion der an sich sehr gut verträglichen modernen trijodierten Kontrastmittel können *Überempfindlichkeitsreaktionen* auftreten. Sie sind aber äußerst selten und im allgemeinen leichterer Art. Trotzdem muß auch heute noch immer mit der Möglichkeit einer schweren Reaktion mit Erbrechen, Kreislaufkollaps, Bewußtlosigkeit und Krämpfen gerechnet werden. Da solche Überempfindlichkeitsreaktionen tödlich sein können, müssen alle Maßnahmen zu ihrer unverzüglichen Behandlung bekannt und bei jeder Kontrastmittelapplikation vorbereitet sein. Darauf wird bei der Besprechung der Komplikationen noch näher eingegangen werden.

Ob die Möglichkeit solcher Zwischenfälle sog. *Vorproben*, namentlich in Form des intravenösen Testes mit einer kleinen Menge (0,5—1 ml) des gleichen (!) Kontrastmittels, erforderlich macht, wird sehr unterschiedlich beurteilt. Die Ansichten reichen von der strikten Forderung einer Vortestung über die Auffassung, daß ihre Anwendung *nur aus forensischen Gründen* zweckmäßig sei, bis zur völligen Ablehnung. Einige Autoren sehen in der Vortestung sogar eine Gefahr, weil — allerdings äußerst selten — sogar Todesfälle durch die Testinjektion selbst eingetreten sind.

Der gesamte Fragenkomplex ist oft diskutiert worden. Verwiesen sei z.B. auf die diesbezügliche Diskussion aus jüngster Zeit in der Zeitschrift „Der Radiologe" [5, 149—192 (1965)] mit Beiträgen aus zahlreichen Kliniken, die über große Erfahrungen mit Kontrastmitteln verfügen (Schoen; Du Mesnil de Rochemont u. Stender; Maurer, Doepfner, Bartsch, Vahlensieck u. Vleugels; Stolze; Oeser u. Taenzer; Stuart; Zsebök; Wieners; Svoboda; Schmidt; Vieten) (s. auch „Die Kontrastmittelanwendung in forensischer Sicht. Ein Beitrag zur Aufklärungspflicht des Arztes". Symposium, Heidelberg, 14. November 1964. Byk-Gulden-Lomberg, Konstanz).

Einig sind sich alle Autoren in der Notwendigkeit, jederzeit auf einen Kontrastmittelzwischenfall gefaßt zu sein und alles für eine dann erforderliche Schockbekämpfung vorbereitet zu haben. Gesichert ist auch die Tatsache, daß selbst ein „negatives" Ergebnis aller Vorproben die Möglichkeit einer Überempfindlichkeitsreaktion keineswegs ausschließt.

Wenn man nun noch bedenkt, daß auch bei einem „positiven" Testergebnis in vielen Fällen die Hauptinjektion großer Kontrastmittelmengen ohne weiteres vertragen worden ist, so wird die Problematik der Vortestung erst recht deutlich.

Kohlendioxyd als Kontrastmittel. Untersuchungen über die Gasembolie (Jacobi, Janker und Schmitz, 1932; Moore und Bradelton, 1940; D'Errico, 1952; Lemaire, 1952; Durant, Oppenheimer und Stauffer, 1956; Stauffer, Durant und Oppenheimer, 1956; Oppenheimer, Durant, Stauffer, Stewart, Lynch und Barrera, 1956; Vieten, 1956; Stauffer, Oppenheimer, Soloff und Stewart, 1957; Paul, Durant, Oppenheimer und Stauffer, 1957; Durant, Stauffer, Oppenheimer und Paul, 1957; Hienert und Strasser, 1957; Grosse-Brockhoff, Koch, Loogen, Rotthoff, Vieten und Willmann, 1957; Hoeffken, Junghaus und Zylka, 1957; Thevenet, Colin, Pelissier und Vialla, 1957; Winters, 1958, 1960; Oppenheimer, Durant, Stauffer und Soloff, 1959; Hoeffken, 1959; Scatliff, Kummer und Janzen, 1959; Martin, Meredith und Johnston, 1960; Viamonte, 1962; Bilgutay, Wingrove und Lillehei, 1962, 1964) haben ergeben, daß Kohlendioxyd als „negatives Kontrastmittel" im Gegensatz zu anderen Gasen oder Gasgemischen (z.B. Luft, Sauerstoff, Stickstoff) in größeren Mengen in die Blutbahn injiziert werden kann, ohne daß die sonst bei Gasembolien gefürchteten Störungen des Kreislaufs auftreten.

Diese unterschiedliche Verträglichkeit verschiedener Gase hat im wesentlichen physikalische Gründe, wobei die *Löslichkeit* im Blut der ausschlaggebende Faktor ist.

Der Bunsensche Löslichkeits- bzw. Absorptionskoeffizient, d.h. die Gasmenge in ml, die bei einem Druck von 760 mm Hg von 1 ml Flüssigkeit absorbiert wird, ist bei Kohlendioxyd viel höher als beispielsweise bei Sauerstoff oder Stickstoff. Für die Löslichkeit im Blut (37° C) beträgt er bei Kohlendioxyd 0,510, dagegen bei Sauerstoff nur 0,024. Kohlendioxyd ist also im Blut 21,3mal besser löslich als Sauerstoff.

Ausmaß und Geschwindigkeit der *Diffusion* von Gasen verhalten sich nach dem Grahamschen Gesetz umgekehrt proportional zur Quadratwurzel des Molekulargewichtes:

$$\text{Diffusionskoeffizient} = \frac{1}{\sqrt{\text{Molekulargewicht}}}.$$

Er beträgt für Kohlendioxyd 0,023 und für Sauerstoff 0,026. Die Diffusionsfähigkeit von Kohlendioxyd ist also kleiner als die von Sauerstoff.

Die Gesamtsituation ergibt sich aber erst bei Betrachtung der *Diffusionskonstanten*, die als Produkt des Absorptions- und Diffusionskoeffizienten ausdrückt, wieviel Gas (ml) bei konstantem Druck die Flächeneinheit (1 cm²) einer Flüssigkeitsschicht pro min durchdringt.

Je größer die Löslichkeit des Gases in einer Flüssigkeit ist, um so steiler wird bei der Diffusion das Gefälle zwischen der Gaskonzentration in einer oberflächlichen und einer tieferen Flüssigkeitsschicht. Dieser „Konzentrationsgradient" beeinflußt seinerseits Ausmaß und Geschwindigkeit der Diffusion, die deshalb proportional zur Löslichkeit zu- oder abnimmt.

Die Diffusionskonstante ergibt sich durch Kombination des Bunsenschen und Grahamschen Gesetzes:

$$\text{Diffusionskonstante} = \text{Absorptionskoeffizient} \times \text{Diffusionskoeffizient}$$

$$\text{Diffusionskonstante} = \frac{\text{Absorptionskoeffizient}}{\sqrt{\text{Molekulargewicht}}} \quad \text{(Exnersches Gesetz).}$$

Dieser Wert ist für Kohlendioxyd in Blut trotz der an sich geringeren Diffusionsfähigkeit rund 21mal größer als für Sauerstoff und sogar rund 24mal größer als für Stickstoff.

Kohlendioxyd kann deswegen in Mengen, die bei Luft oder Sauerstoff absolut tödlich wären, ohne wesentliche Reaktion gezielt oder ungezielt intravenös injiziert werden. Die Herzinnenräume lassen sich auf diese Weise gleichsam „durchsichtig" darstellen (Abb. 1). Im Tierexperiment wurden bis 7 ml CO_2/kg Körpergewicht, beim Menschen 100 bis 150 ml CO_2 innerhalb von 1—2 sec injiziert. Das EKG zeigte keine sicheren Veränderungen, die Herzschlagfolge blieb unbeeinflußt.

Gasanalytische und blutchemische Untersuchungen in Tierversuchen (DURANT, STAUFFER, OPPENHEIMER u. Mitarb., 1956; THEVENET, COLIN, PELISSIER und VIALLA, 1957; GROSSE-BROCKHOFF, KOCH, LOOGEN, ROTTHOFF, VIETEN und WILLMANN, 1957; HOEFFKEN, JUNGHAUS und ZYLKA, 1957, 1959; HIENERT und STRASSER, 1957) zeigten unmittelbar nach intrakardialer CO_2-Injektion einen kurzdauernden Abfall des arteriellen Druckes im großen Kreislauf und einen Anstieg des pulmonalen Arteriendruckes. Außerdem war eine Zunahme des CO_2-Gehaltes im Blut um etwa 5—10 Vol.-% festzustellen, während sich der Sauerstoffgehalt um 1—2 Vol.-% verringerte. Diese Veränderungen waren aber nur von ganz kurzer Dauer. Das Maximum lag bei 15—30 sec. Nach 1 bis längstens 2 min waren die Ausgangswerte wieder erreicht.

Das Tierexperiment zeigte außerdem, daß die Toleranzdosis von CO_2 von der Größe des Herzminutenvolumens abhängt (HOEFFKEN, 1959, Tabelle 1). Beim Menschen mit einem durchschnittlichen Gewicht von 70 kg und einem mittleren Herzminutenvolumen von 4000 ml verursacht die schnelle Injektion von 100 ml CO_2 keine nennenswerten Reaktionen. Die Injektion kann ohne Bedenken 10 min nach der ersten Injektion wiederholt werden. Die Einhaltung dieser Pause ist aber erforderlich, da sich während der CO_2-Injektion im Herzen an höchster Stelle eine „Restblase“ aus freiwerdenden Blutgasen (Sauerstoff, Stickstoff) bildet, die vom Blut nur langsam wieder aufgenommen werden.

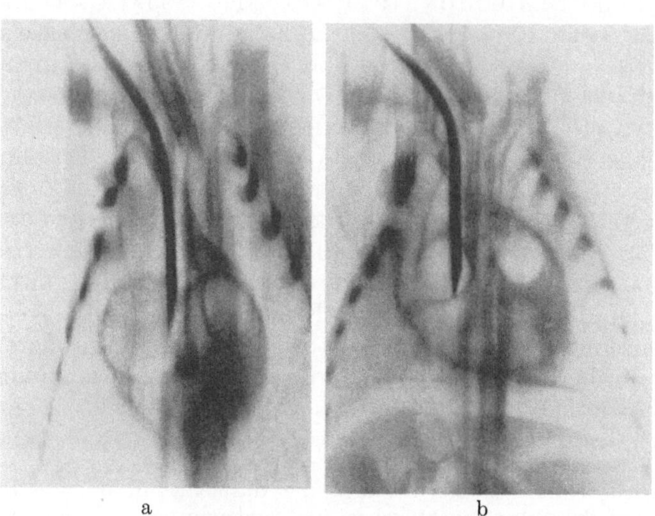

Abb. 1a u. b. Kohlendioxyd-Füllung eines Hundeherzens über einen im rechten Vorhof liegenden Katheter. (Aus GROSSE-BROCKHOFF, KOCH, LOOGEN, ROTTHOFF, VIETEN u. WILLMANN, 1957.) a Diastolische Phase: Tricuspidalklappe geöffnet. b Systolische Phase: Tricuspidalklappe geschlossen

Technik. Der Kranke liegt in Linksseitenlage mit leichter Beckenhochlagerung (10 bis 15°). Zur anatomischen Orientierung und zum Vergleich sollten vor der Untersuchung sagittale und seitliche Thoraxübersichtsaufnahmen im Liegen in tiefer Einatmungsstellung angefertigt werden. An die Punktionskanüle wird ein luftdichtes Schlauchsystem angeschlossen, das mit einem Zweiwegehahn zu einer luftdichten 100 ml-Spritze bzw. zur CO_2-Flasche mit Manometer-Reduzierventil führt. VIAMONTE (1962) empfiehlt die Punktion der Ellbogenvene durch eine Kanüle mit Luer-Lok-Ansatz und Dreiwegehahn, dessen Ansätze zur Verbindung mit der CO_2-Flasche, einer Luer-Lok-Injektionsspritze zu 100 ml und einer Dauertropf-Infusion dienen. Das Instrumentarium muß so angeordnet sein, daß ein direkter Übertritt von CO_2 aus der Vorratsflasche in die Punktionskanüle

Tabelle 1. *Toleranzdosis von CO_2.* (HOEFFKEN, 1959)

	Hund 10 kg	Mensch 65 kg	Mensch 80 kg
	Minutenvolumen in ml		
	2000	4000	6000
Leichte Reaktion			
CO_2-Vol. = $^1/_{40}$ bzw. 2,5% des Min.-Vol.	50 ml CO_2	100 ml CO_2	150 ml CO_2
Mittlere Reaktion			
CO_2-Vol. = $^1/_{20}$ bzw. 5,0% des Min.-Vol.	100 ml CO_2	200 ml CO_2	300 ml CO_2
Schwere Reaktion			
CO_2-Vol. = $^1/_{13}$ bzw. 7,5% des Min.-Vol.	150 ml CO_2	300 ml CO_2	450 ml CO_2
Letale Reaktion			
CO_2-Vol. = $^1/_{10}$ bzw. 10% des Min.-Vol.	200 ml CO_2	400 ml CO_2	600 ml CO_2

mit Sicherheit vermieden wird. Die Kohlensäure kann auch gezielt durch einen Herzkatheter intrakardial injiziert werden. Zur Untersuchung darf nur chemisch reines CO_2 verwendet werden. Darauf ist besonders zu achten, da die handelsüblichen CO_2-Flaschen geringe Beimengungen von Sauerstoff und Stickstoff enthalten und deshalb für die Angiokardiographie ungeeignet sind. Innerhalb von 2—3 sec injiziert man 100 ml CO_2. Neben gezielten Einzelaufnahmen unter Durchleuchtungskontrolle können Serienaufnahmen mit schneller Bildfolge simultan in zwei Ebenen (direkte Großaufnahmen oder kinematographischer Film) angefertigt werden.

Komplikationen. Die intravenöse oder intrakardiale Injektion von CO_2 erscheint beim Bestehen eines Shunts zwischen rechtem und linkem Herzen nicht unbedenklich, da hierbei die Gefahr einer kurzzeitigen Ischämie des Herzmuskels trotz der an sich schnellen Resorption des Kohlendioxyds nicht von der Hand zu weisen ist. DURANT u. Mitarb., HOEFFKEN u. Mitarb. haben zwar im Tierexperiment, VIAMONTE (1962) auch beim Menschen, nach direkter Injektion üblicher Mengen CO_2 in das linke Herz keine Zwischenfälle beobachtet. Das schließt aber eine Gefährdung des Patienten keineswegs sicher aus. GROSSE-BROCKHOFF, KOCH, LOOGEN, ROTTHOFF, VIETEN und WILLMANN (1957) sowie THEVENET, COLIN, PELISSIER und VIALLA warnen nachdrücklich vor der Gefahr des Einströmens größerer CO_2-Mengen bzw. der „Restgasblase" (O_2, N_2) in den arteriellen Schenkel des Kreislaufs.

Schon 1956 hatte VIETEN aufgrund der Erfahrungen der Düsseldorfer Arbeitsgruppe auf diese Gefahr hingewiesen. Bei einer thorakalen Aortographie hatte nämlich ein Patient, offenbar infolge des Einströmens von CO_2 ins Gehirn einen generalisierten cerebralen Krampfanfall bekommen, der allerdings in wenigen Minuten folgenlos abklang.

Bei einem Patienten mit Vorhofseptumdefekt wurde dieser deswegen durch gezielte CO_2-Injektion in den rechten Ventrikel umgangen.

Wenn bei angeborenen Herzvitien ein Scheidewanddefekt nicht mit Sicherheit ausgeschlossen werden kann, darf die CO_2-Angiokardiographie nicht ausgeführt werden.

Eine Kontraindikation bildet auch das Vorliegen eines schweren Lungenemphysems mit ausgedehnter Fibrose, da bei diesen Kranken wahrscheinlich infolge einer Verminderung der Puffersubstanzen die Gefahr einer verlangsamten Resorption des CO_2 aus dem Blut besteht (VIAMONTE, 1962).

MEYERS und JACOBSON (1961) berichteten über einen Todesfall nach einer mit CO_2 ausgeführten Angiokardiographie bei einer 48jährigen Frau mit Herzinsuffizienz. Die Untersuchung sollte dem Nachweis oder Ausschluß eines Perikardergusses dienen. 3 min nach ungezielter intravenöser Injektion von 100 ml CO_2 in die Armvene kam es zum Herzstillstand. Durch Herzmassage und elektrische Defibrillation konnte die Herztätigkeit wieder in Gang gesetzt werden, der Tod trat jedoch 4 Std später ein. Als Todesursache diskutieren die Autoren Verschiebungen des pH des Blutes nach der sauren Seite oder eine Gasembolie durch Diffusion von Stickstoff in die intrakardiale CO_2-Blase.

Indikationen. Nach den Erfahrungen der genannten Autoren kann die CO_2-Angiokardiographie eine gute Darstellung der Hohlvenen und der Innenräume des rechten Herzens ergeben, besonders unter Verwendung von Serienaufnahmen (Kinematographie). Die Bewegungen der Papillarmuskeln, der Tricuspidal- und der Pulmonalklappen können genau verfolgt werden. Nach schneller Injektion von 100 ml CO_2 bleibt die Gasfüllung des Vorhofs und der rechten Kammer etwa 12—15 sec lang bestehen; dann wird das Gas rasch resorbiert.

DURANT, STAUFFER, OPPENHEIMER und PAUL berichteten 1957 über angiokardiographische Untersuchungen bei sechs Kranken mit Mitralstenose und Aortenisthmusstenose. THEVENET, COLIN und PELISSIER (1957) konnten mit Hilfe von Schichtaufnahmen nach CO_2-Injektion Veränderungen der Tricuspidalklappen nachweisen. 1961 teilte DURANT Erfahrungen an 80 Patienten mit Herzklappenfehlern und Erkrankungen des Perikards mit, allerdings waren Kranke mit cyanotischen Herzfehlern oder Verdacht auf einen Septumdefekt von der Indikationsstellung ausgeschlossen. VIAMONTE (1962) führte auch gezielte CO_2-Injektionen in das linke Herz beim Menschen ohne Zwischenfälle aus. Schließlich wird in letzter Zeit die Doppelkontrast-Darstellung der Herzinnenräume mit trijodierten Kontrastmitteln und unmittelbar anschließender CO_2-Injektion empfohlen (BILGUTAY, WINGROVE und LILLEHEI, 1962, 1964).

Die Autoren, die sich mit der experimentellen Entwicklung und klinischen Anwendung der CO_2-Angiokardiographie beschäftigt haben, nennen eine Reihe von Indikationen: Thrombosierungen der oberen und unteren Hohlvene, Bestimmung der Wanddicke und des Volumens der Herzkammern, Nachweis perikarditischer Herzwandauflagerungen, Thromben der Herzkammern, Herzwandtumoren und -aneurysmen, angeborene und erworbene Veränderungen der Tricuspidal- und Pulmonalklappen.

Daß die CO_2-Angiokardiographie im Rahmen der kardiologischen Röntgendiagnostik eine größere Rolle spielen wird, ist allerdings wenig wahrscheinlich. Ein Gesichtspunkt erscheint aber wichtig: Die Möglichkeit der Untersuchung von Kranken mit Kontrastmittelüberempfindlichkeit. Wenn Anamnese und eventuell Voruntersuchungen bei einem

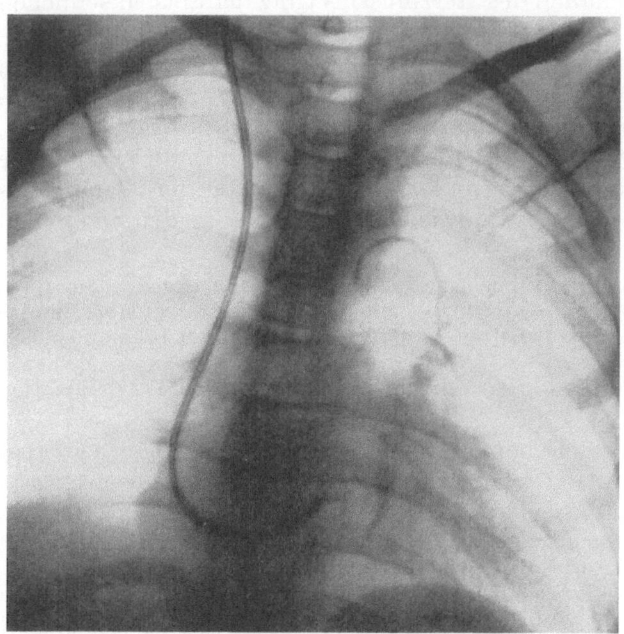

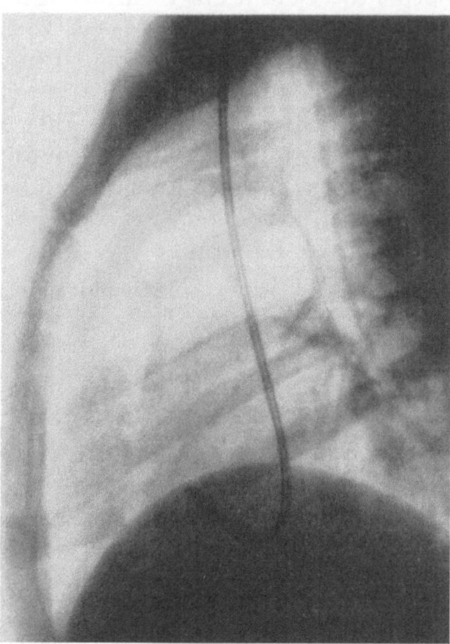

Abb. 2a u. b. Gezielte Kohlendioxyd-Angiokardiographie bei einem Patienten mit isolierter valvulärer Pulmonalstenose (150 ml CO_2)

Kranken mit einer Kardiopathie den Verdacht auf eine Kontrastmittelüberempfindlichkeit ergeben, so kann ein Versuch mit Kohlendioxyd gerechtfertigt sein. Grosse-Brockhoff, Koch, Loogen, Rotthoff, Vieten und Willmann (1957) gelang die Klärung einer isolierten valvulären (Abb. 2) und einer hohen infundibulären Pulmonalstenose bei Patienten mit Kontrastmittelüberempfindlichkeit nach gezielter Injektion von 150 ml CO_2 in den rechten Ventrikel.

b) Vorbereitung des Patienten

Kontrastmitteluntersuchungen des Herzens und der großen Arterien sollten nur in Ausnahmefällen ambulant durchgeführt werden. Zur Beobachtung der Reaktionen des Kranken auf die Untersuchung und etwa auftretender Allgemeinreaktionen ist die stationäre Aufnahme kaum zu umgehen, zumal solche differenzierten Methoden in der Regel im Rahmen anderer klinischer Untersuchungen mit der Fragestellung eines operativen Eingriffs durchgeführt werden.

Zur einer ausreichenden Vorbereitung des Kranken gehört auch die psychische Führung. Eine behutsame und zielbewußte Orientierung am Tage vor der Untersuchung über Zweck und Art des beabsichtigten Vorgehens erspart dem Kranken falsche Vorstellungen und damit verbundene Angst, dem Arzt — von rechtlichen Folgen abgesehen — unter Umständen manche Belastung während der Untersuchung.

Die *Allgemeinbetäubung* hat für die Kontrastmitteldarstellung des Herzens und der großen Gefäße wesentliche Vorteile: Sie bedeutet eine psychische Schonung des Kranken und bietet die Möglichkeit, Nebenerscheinungen durch das Kontrastmittel auf ein Minimum zu reduzieren. Es empfiehlt sich, bei der schnellen Injektion größerer Kontrastmittelmengen (unter erheblichem Druck immer) vor der Einleitung der Narkose eine Kanüle intravenös einzulegen, um jederzeit die Möglichkeit einer Infusion von Flüssigkeit (z.B. physiologische Kochsalzlösung, 5%ige Glucoselösung) und Medikamenten zu haben. In intratrachealer Narkose können Serienaufnahmen in absoluter Ruhigstellung des Kranken, wenn nötig unter Atemstillstand, ausgeführt werden. Man erhält zuverlässig scharfe Aufnahmen; unwillkürliche Bewegungen des Kranken entfallen. Außerdem schaltet die Allgemeinbetäubung eine eventuell vorhandene Spasmenbereitschaft des arteriellen Systems aus, da die Narkose gefäßerweiternd wirkt. Schließlich vermittelt die Allgemeinbetäubung infolge Ausschaltung der Muskelspannung des Kranken dem punktierenden Arzt ein sicheres Gefühl für die Lage der Kanülenspitze, was z.B. bei der percutanen Ventrikulographie besondere Bedeutung hat.

Als Nachteil der Allgemeinbetäubung ist die Tatsache zu werten, daß der Kontakt des Arztes mit dem Patienten während der Untersuchung verlorengeht. Eine Rolle spielt auch noch der größere Aufwand an Zeit und Personal.

Als Nachteil der *Lokalanaesthesie* muß man die Möglichkeit in Kauf nehmen, daß der Kranke bei der Kontrastmittelinjektion u.U. nicht ganz schmerzfrei bleibt. Der Schmerz durch Reizung der Gefäßwand infolge des hypertonen Kontrastmittels und der plötzlichen Dehnung bei seiner Injektion, besonders bei Verwendung eines Druckgerätes, ist um so stärker, je konzentrierter das Kontrastmittel ist und je ausgedehnter eine durch Verschlußkrankheiten oder angeborene Anomalien eventuell vorliegende Einengung des Gefäßabschnittes sind. Die Gefahr unwillkürlicher Bewegungen des Kranken und damit der Bewegungsunschärfe der Aufnahmen bleibt bei der örtlichen Betäubung mehr oder weniger immer bestehen.

Zwischen den Vor- und Nachteilen der Lokalanaesthesie und der Allgemeinbetäubung wird man im einzelnen Falle je nach der speziellen Situation des Kranken sowie nach Umfang und Bedeutung der Untersuchungsmethode sorgfältig abwägen. Die thorakale Aortographie unter Einführung eines Kunststoffkatheters von einer Arm- oder Beinvene *kann* in Lokalanaesthesie ausgeführt werden, zumindest benötigt man zur percutanen Punktion durch eine Kanüle oder zur Freilegung einer Extremitätenarterie und zum Einlegen eines Kunststoffkatheters keine Allgemeinbetäubung. Kurz vor der Kontrastmittelinjektion, die unter hohem Druck erfolgen muß, wird von einigen Autoren eine Narkose nach intratrachealer Intubation für zweckmäßig gehalten (Jönsson, Broden und Karnell, 1951).

Untersuchungsverfahren, die eine *Herzkatheterisierung* erforderlich machen (gezielte Angiokardiographie, Darstellung des linken Ventrikels, Lungenangiographie) können in Lokalanaesthesie ausgeführt werden (s. Loogen u. Gleichmann im vorhergehenden Kapitel).

c) Kontrastmittelinjektion

Bei jeder Kontrastmitteluntersuchung des Herzens und der großen Gefäße muß man sorgfältig abwägen zwischen den technischen Erfordernissen, die zur ausreichenden Darstellung einer vermuteten Erkrankung nötig sind, und der Größe des Risikos für den Kranken, das man durch die Möglichkeit von Komplikationen zu verantworten hat. Die einzelnen Faktoren, die an einer ausreichenden Kontrastmitteldarstellung beteiligt sind, müssen in bezug auf den Patienten wie von der technisch-physikalischen Seite aus beurteilt werden, d.h. die Überlegungen gipfeln in der Frage: Was ist dem Patienten in seinem augenblicklichen Zustand zuzumuten und wie kann man unter den gegebenen physikalisch-technischen Voraussetzungen ein optimales Ergebnis erzielen? Größere Kontrastmittelmengen und höhere Konzentrationen erhöhen im allgemeinen die Wahrscheinlichkeit für das Auftreten unerwünschter Nebenwirkungen wesentlich. Physiologische und patho-physiologische Wirkungen der Kontrastmittelinjektion und ihre Komplikationen werden später beschrieben. Hier sollen zunächst die für eine ausreichende Kontrastmitteldarstellung wichtigen physikalisch-technischen Voraussetzungen besprochen werden.

α) Kontrastmittelmenge

Die *statthafte Kontrastmittelmenge* wird in erster Linie durch das Körpergewicht bestimmt. Bei den heute gebräuchlichen trijodierten Kontrastmitteln wird im allgemeinen eine Gesamtmenge von 1,5 ml/kg Körpergewicht als Maximaldosis angenommen. Aber selbst wenn danach das Körpergewicht eines Erwachsenen eine größere Menge zuließe, sollen bei einmaliger schneller Injektion 100 ml möglichst nicht überschritten werden. In den meisten Fällen wird man jedoch mit weniger als 1,5 ml/kg auskommen und auch dann ausreichende Kontraste erzielen (Tabelle 2).

Tabelle 2. *Zweckmäßige Kontrastmittelmengen nach Angaben der Literatur*

Autor	Ungezielte	Gezielte	Aortographie	Kontrastmittelpräparat
	Angiokardiographie			
ABRAMS (1961)	45—50 ml	40 ml	30—40 ml	Hypaque 90 %
HERBST, BOCK, SCHLEUSING und URSINUS (1961) . . .	1—2 ml/kg	1—2 ml/kg	1—2 ml/kg	Triopac 400
KJELLBERG, MANNHEIMER, RUDHE u. JÖNSSON (1959)	1,2 ml/kg	1,2 ml/kg	0,8—1,0 ml/kg	Urografin 76 %
MARSHALL u. LING (1963) .		1,3 ml/kg	0,5—0,88 ml/kg	Angio-Conray 80 %
PORSTMANN, GEISSLER u. WOLF (1958)	1 ml/kg	1 ml/kg	1 ml/kg	Triopac 400
SANDERSON u. GROSS (1961)		0,5—0,6 ml/kg		Ditriokon 68 %

Die im Einzelfalle *erforderliche Kontrastmittelmenge* richtet sich nach der jeweiligen Darstellungsmethode, d.h. vorwiegend nach dem Ort der Injektion und nach dem Umfang des darzustellenden Herz- und Gefäßgebietes. Sie ist geringer, wenn die Injektion gezielt erfolgt, und wenn bestimmte Abschnitte des Kreislaufs selektiv dargestellt werden. Natürlich spielen Allgemeinzustand, Alter und Gewicht des Patienten sowie zusätzliche Befunde, wie Hypertonus, Thrombosen, Infarkte in der Anamnese, eine entscheidende Rolle.

Für die *einmalige* schnelle Injektion zur Angiokardio- bzw. Aortographie sind bei Berücksichtigung der genannten Faktoren etwa folgende Kontrastmittelmengen erforderlich und statthaft:

Säuglinge	5—10 ml
Kleinkinder (2—4 Jahre)	15—20 ml
Kinder (4—10 Jahre)	20—30 ml
Kinder (10—14 Jahre)	30—40 ml
Jugendliche (über 14 Jahre) und Erwachsene	40—60—80 ml

Durch die intermittierende herzphasengesteuerte Kontrastmittelinjektion nach STUCKY, SCHAD und WELLAUER (s. später) können die Kontrastmittelmengen weiter herabgesetzt werden.

Falls aus irgendwelchen Gründen eine *Zweitinjektion* von Kontrastmittel erforderlich ist, so ist folgendes zu beachten: Wenn die Reinjektion kurze Zeit, d.h. etwa innerhalb der 1. Std nach der Erstinjektion erfolgt, darf die Gesamtmenge des Kontrastmittels *beider* Injektionen die angegebene Höchstdosis von 1,5 ml/kg nicht überschreiten, weil sonst die Gefahr einer Schädigung, namentlich der Nieren und des Gehirns, besteht.

Liegen jedoch ohnehin schon klinische Zeichen einer Nierenerkrankung oder einer Schädigung des Gehirnkreislaufs vor, so muß man mit einer Wiederholung der Kontrastmittelinjektion sehr zurückhaltend sein; zumindest muß die Reinjektion einige Tage verschoben werden. Das gleiche gilt bei primär schwer geschädigten Herzen.

β) *Injektionsgeschwindigkeit*

αα) *Kontinuierliche Kontrastmittelinjektion*

Damit das Kontrastmittel zur Erzielung ausreichender Schwärzungsunterschiede zwischen den Herz- und Gefäßlumina und ihrer Umgebung durch das Blut nicht zu sehr verdünnt wird, sondern möglichst als kontinuierliche „Kontrastmittelsäule" die darzustellenden Strombahnabschnitte passiert, muß die Injektion sehr schnell erfolgen. Die erforderliche *Injektionsgeschwindigkeit* wird maßgebend von der Herzfrequenz und vom Schlagvolumen bestimmt, so daß je nach dem Ort der Injektion unter Umständen mehr als 50 ml des Kontrastmittels möglichst in 1—$1^1/_2$ sec gespritzt werden müssen. Im Durchschnitt rechnet man bei kontinuierlicher Kontrastmittelinjektion mit einer erforderlichen Injektionsgeschwindigkeit von 25—30 ml/sec.

Der dazu notwendige *Injektionsdruck* ist besonders hoch, wenn die Injektion durch einen verhältnismäßig dünnen Katheter erfolgen muß, vor allem bei Verwendung von Kontrastmitteln, die in entsprechender Konzentration eine gegenüber Wasser beträchtliche Viscosität besitzen. Mit dem Problem der Größe des Kontrastmitteldurchflusses pro Zeiteinheit bei der Angiokardiographie beschäftigten sich unter anderem: COOLEY, 1957; RODRIGUEZ-ALVAREZ und MARTINEZ DE RODRIGUEZ, 1957; KJELLBERG, MANNHEIMER, RUHDE und JÖNSSON, 1959; LAW und FOX, 1960; KEATS, LODWICK und KOENIG, 1960; HALLERBACH und LUSTER, 1960; SANDERSON und GROSS, 1961; SHIPPS, 1962; SWART und DINGENDORF, 1962; COOLEY und BEENTJES, 1963; FISCHER, ROLLER und HUBBARD, 1964; WILLIAMSON, 1965.

Ausschlaggebend für den erforderlichen Injektionsdruck ist in erster Linie der Querschnitt der Kanülen- oder Katheterlichtung, weil nach dem Hagen-Poiseuille'schen Gesetz der Strömungswiderstand umgekehrt proportional der 4. Potenz ihres Radius zunimmt, während er nur einfach proportional der Länge der Strombahn steigt. Aus dem gleichen Gesetz geht hervor, daß trotz hohen Druckes in der Spritze, der aber im Katheter bereits abfällt, der Druckanstieg innerhalb des Gefäßes verhältnismäßig gering ist, weil der Querschnitt am Übergang von Kanüle zum Gefäß plötzlich größer wird.

Aus diesen Gründen ist die Injektion mit der Hand im allgemeinen nicht möglich. Deshalb wurden mehrere, zum Teil automatisch arbeitende Druckgeräte angegeben (DOS SANTOS, LAMAS und CALDAS, 1931; NELSON, 1942; DOSS, 1942; RUSSELL und MORGAN, 1950; JÖNSSON, BRODEN und KARNELL, 1951; PÄSSLER, 1952, 1958; BREDA, 1953; RODRIGUEZ-ALVAREZ und DORBECKER, 1955; PATTINSON und SOMERVILLE, 1958; GIDLUND, 1956; VIETEN, 1954, 1957; SHIPPS, 1958, 1962; AMPLATZ, 1960, 1964; SCHAD, 1967).

Wir haben mit einem von FISCHER (1951) konstruierten Druckinjektionsgerät, das dem Gerät von JÖNSSON ähnelt, gute Erfahrungen gemacht. Dabei wird der Stempel einer Metallspritze, die in ein Stahlgestell eingesetzt wird, durch ein manuell bewegtes Hebelsystem in die Metallspritze hineingedrückt. Vergleichende Untersuchungen mit Herzkathetern verschiedener Größe und Länge zeigten, daß mit diesem Gerät annähernd die gleichen Kontrastmittelmengen pro Zeiteinheit injiziert werden können wie mit dem automatisch arbeitenden Druckgerät von GIDLUND. Allerdings ist der Kontrastmittelfluß pro Zeiteinheit kaum dosierbar. Man hat aber mit diesem Gerät den Vorteil, daß die Druckinjektion bei etwa auftretenden Störungen sofort unterbrochen werden kann.

Besonders bewährt hat sich das pneumatisch arbeitende automatische Druckgerät nach GIDLUND (Abb. 3), das heute wohl am häufigsten benutzt wird. Der Injektionsdruck ist zwischen 0—13 kg/cm² genau dosierbar. Dadurch ist die exakte Injektion einer vorher festgelegten Kontrastmittelmenge innerhalb einer bestimmten Zeit möglich. Die Injektion kann durch einen Hand- oder Fußschalter oder automatisch vom Serienaufnahmegerät ausgelöst werden.

Der Zusammenhang zwischen Dauer der Druckinjektion und Höhe des erforderlichen Injektionsdruckes (kg/cm²) bei vorgegebener Menge, Viscosität und Temperatur eines Kontrastmittels wurde experimentell ermittelt von GIDLUND, 1956; VIETEN, 1957;

KJELLBERG, MANNHEIMER, RUDHE und JÖNSSON, 1959; HALLERBACH und LUSTER, 1960; LAWS und FOX, 1960; DOTTER und STRAUBE, 1961; SANDERSON und GROSS, 1961; SWART und DINGENDORF, 1962; COOLEY und BEENTJES, 1963; FISCHER, ROLLER und HUBBARD, 1964; WILLIAMSON, 1965; SCHAD, 1967.

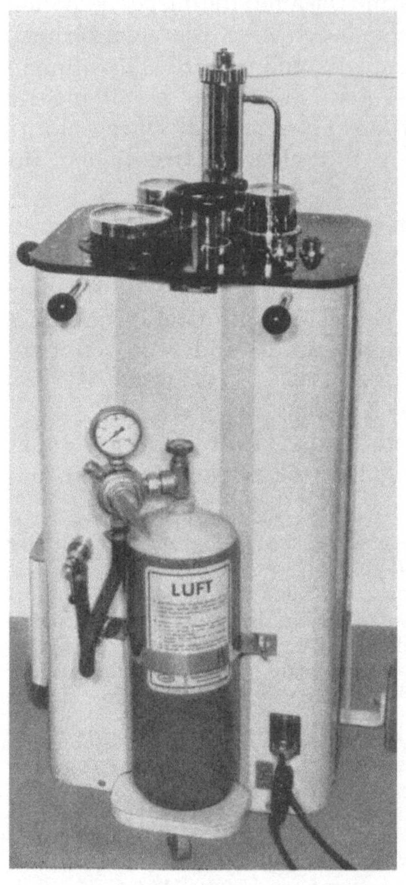

a

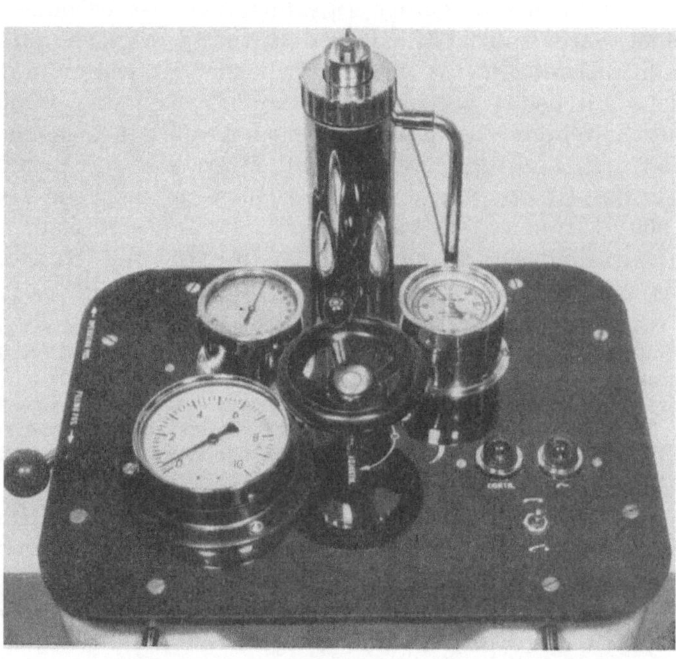

b

Abb. 3a u. b. Pneumatisch mit Preßluft betriebenes Druckgerät für die Kontrastmittelinjektion. (Nach GIDLUND.) a Gesamtansicht, b Bedienungspult

ββ) Intermittierende Kontrastmittelinjektion

Seit etwa 10 Jahren mehren sich die Stimmen, welche die bisher übliche kontinuierliche Injektion der gesamten erforderlichen Kontrastmittelmenge durch eine diskontinuierliche intermittierende Injektion ersetzt wissen wollen (RICHARDS u. THAL, 1958; MICHELL u. JEFFERSON, 1962; SCHAD, STUCKY u. WELLAUER, 1965; HETTLER, 1959, 1960, 1961, 1965, 1967; SCHAD, 1967). Diese Bestrebung geht aus von der Vorstellung, die Gesamtmenge des Kontrastmittels in kleine Quanten zu unterteilen und diese jeweils in den für die Darstellung günstigsten Herzphasen automatisch injizieren zu lassen. Das Programm für Zeitpunkt und Größe der zu injizierenden Einzelfraktionen liefert das Herz selbst, indem es die Automatik elektrokardiographisch steuert.

Diese „*intermittierende, herzphasengesteuerte Kontrastmittelinjektion in das Herz*" wurde von der Züricher Arbeitsgruppe, der Ärzte, Physiker und Mechaniker angehören, zu einer vorher nicht erreichten Perfektion ausgebaut. Das Prinzip der Methode, ihre Vorteile und Indikationen hat SCHAD in seiner kürzlich (1967) erschienenen Monographie eingehend geschildert.

Voraussetzung für die intermittierende Kontrastmittelinjektion ist ein *Injektor*, der steuerbar ist, verzögerungsfrei arbeitet und einen steilen Druckanstieg gewährleistet. Wie sehr die Größe der in einer bestimmten Zeit injizierbaren Kontrastmittelmenge vom initialen Druckanstieg abhängt, geht aus Abb. 4 hervor. Für den von STUCKY, SCHAD und WELLAUER entwickelten High-Speed-Injector „*Contrac*" (Fa. Contraves, Zürich) beträgt die Druckanstiegszeit 20—25 msec, entspricht also der rechten Kurve in Abb. 4.

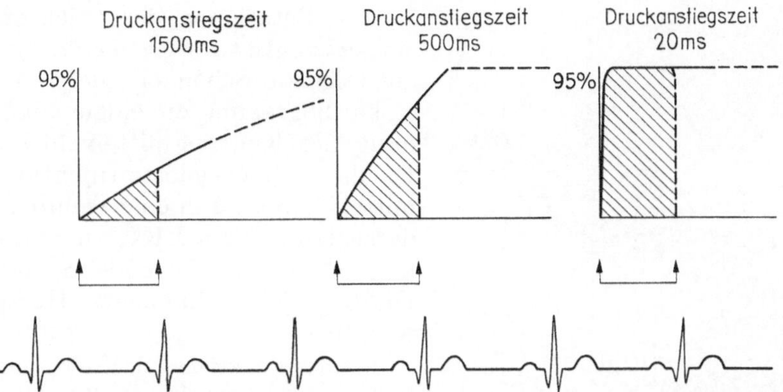

Abb. 4. Vergleich des Druckanstieges einer pneumatischen (links) und einer motorisch angetriebenen Spritze (Mitte) mit dem Druckanstieg des High-Speed-Injectors (rechts). (Nach SCHAD, 1967)

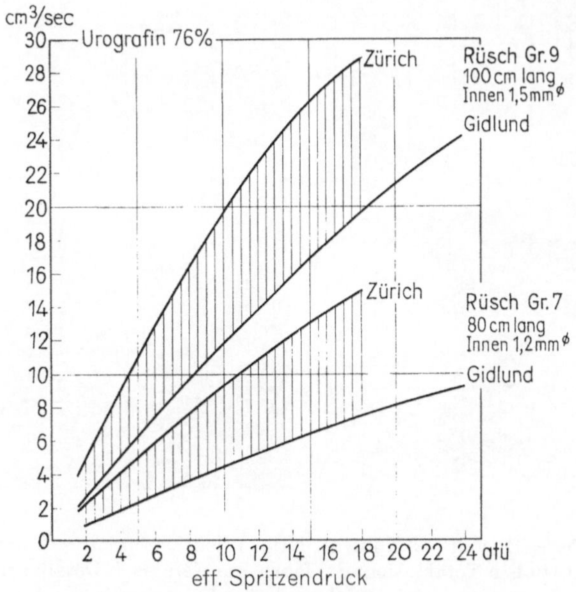

Abb. 5. Vergleich des Kontrastmitteldurchflusses bei einer Kolbenspritze (GIDLUND) und der hydropneumatischen Spritze (Zürich) durch verschieden lange und verschieden breite Rüsch-Katheter. Schraffierte Fläche: Gewinn an Durchflußmenge pro Sekunde bei gleichem effektivem Spritzendruck. (Aus WELLAUER, 1966)

Dieser steile Druckanstieg wurde zunächst erreicht durch ein hydropneumatisches System: Der Druck eines komprimierten Gases wird über eine Flüssigkeit auf einen elastischen Kontrastmittelbehälter übertragen, der durch ein Ventil verschlossen ist, das elektromagnetisch geöffnet und geschlossen werden kann und so eine vorher bestimmbare Menge des unter hohem Druck stehenden Kontrastmittels freigibt. Dieses System arbeitet weniger träge als eine Kolbenspritze (GIDLUND) mit ihrer verhältnismäßig großen zu bewegenden Masse und der dabei zu überwindenden Reibung. Die in der Zeiteinheit durch gleiche Katheter injizierbare Kontrastmittelmenge ist dementsprechend bei der hydropneumatischen Spritze wesentlich größer (Abb. 5).

In allerjüngster Zeit haben WELLAUER und SCHAD (Angiographiekongreß Berlin 1968) mitgeteilt, daß sich das hydropneumatische Prinzip in der Praxis nicht recht bewährt habe, weil das System verhältnismäßig störanfällig sei. Man ist deshalb wieder zur Kolbenpumpe zurückgekehrt. Die bereits genannten Nachteile des Kolbenprinzips werden jedoch durch einen besonderen Kolbenantrieb beseitigt: Ein kräftiger Antriebsmotor läuft bereits vor Injektionsbeginn. Durch eine praktisch trägheitslose Magnetkuppelung wird dann im gewünschten Augenblick und für eine wählbare Zeit die Kraft des bereits laufenden Motors auf die Antriebsspindel des Kolbens übertragen. Auf diese Art wird ein gleich steiler Anstieg des Injektionsdruckes erreicht wie beim hydropneumatischen Prinzip.

Die Betätigung des Injektors erfolgt über ein *elektronisches Steuergerät.* In ihm wird der aufsteigende Schenkel einer R-Zacke des Elektrokardiogramms zu einem Signal für die Öffnung des Kontrastmittelventils umgewandelt. Die dadurch ausgelöste Injektion des Kontrastmittels kann durch eine wählbare Verzögerung, deren Länge dem EKG zu entnehmen ist, genau in die nachfolgende Systole oder in die Diastole (oder in beide Herzphasen) gelegt werden.

Weitere Funktionen der Steuerung und Automatik sind: Vorwahl der Dauer des einzelnen Injektionsimpulses und der Anzahl der Injektionsstöße. In der neuesten Ausführung des High-Speed-Injectors sorgt eine „Automatic Flow control" für die genaue Einhal-

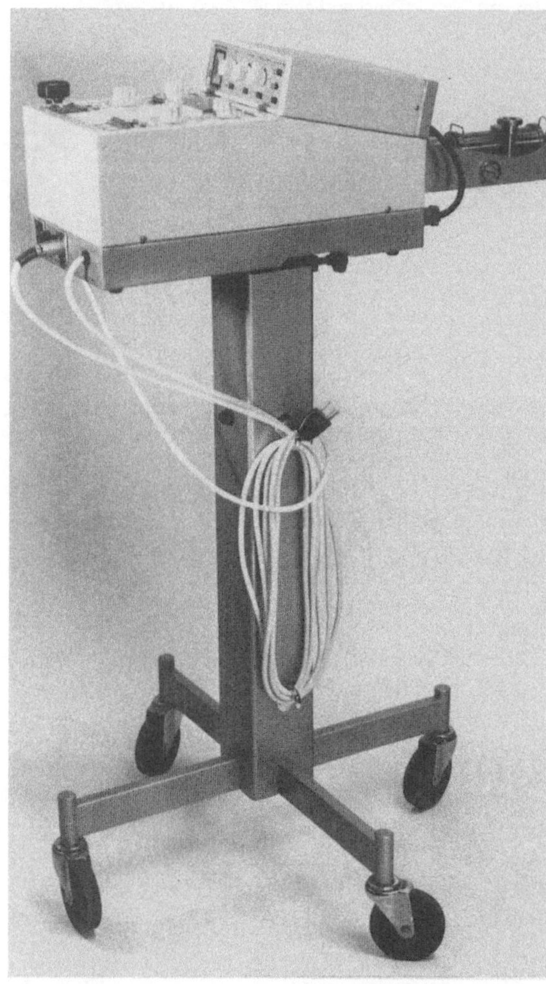

a

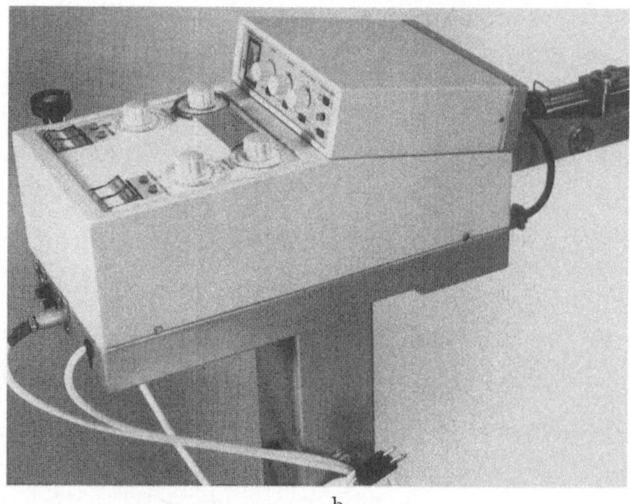

b

Abb. 6a u. b. Steuerbare Hochdruck-Kontrastmittel-Injektionsspritze: Contrac High-Speed-Injector nach STUCKY, SCHAD u. WELLAUER. a Totalansicht des fahrbaren Gerätes. b Detailansicht der Mimik mit aufgesetzter elektronischer Steuerung

tung der vorgewählten Injektionsgeschwindigkeit $\left(\text{Injektions-Flow} = \frac{\text{Kontrastmittelvolumen (ml)}}{\text{Zeiteinheit (sec)}}\right)$ unabhängig von Länge und Lumen des Katheters sowie von der Viscosität des Kontrastmittels. Die Kontrastmittelmenge pro Einzelinjektion ergibt sich somit aus deren Dauer und der Injektionsgeschwindigkeit.

Vom Steuergerät ausgehende Signale können zur Auslösung anderer Apparaturen oder Programme dienen.

Die Abb. 6 zeigt den *Contrac* High-Speed-Injector mit Programmwähler (Mimik) und elektronischer Steuerung.

Die intermittierende, herzphasengesteuerte Kontrastmittelinjektion hat, wie die genannten Autoren zeigen konnten, wesentliche Vorteile: Wenn z.B. während der Systole kein Kontrastmittel injiziert wird, kann Kontrastmittel in großen Mengen eingespart werden, was besonders bei der Durchführung von Angiokardiographien im Kindes- und Säuglingsalter von großer Bedeutung ist. Außerdem ist die Gefahr einer intramuralen Kontrastmittelinjektion erheblich verringert. In der Regel entstehen intramurale Kontrastmitteldepots während der Systole, wenn sich Ventrikelwand und Öffnung des Katheters während des intrakardialen Druckanstieges einander nähern. Die alleinige diastolische Kontrastmittelinjektion stört die Herzaktion weniger als die kontinuierliche Injektion; infolgedessen sind Extrasystolen und besonders schwere Reizleitungsstörungen des Herzens seltener. Kinematographische Serienaufnahmen mit schneller Bildfolge zeigen das schrittweise, diskontinuierliche Vordringen der „Kontrastmittelsäule" durch die verschiedenen Herz- und Gefäßabschnitte, wodurch physiologische und patho-physiologische Untersuchungen der Klappen- und Kammermotilität sowie Korrelationsstudien über Bewegungsvorgänge des Herzens — kombiniert mit phonokardiographischen und elektrokardiographischen Untersuchungen — ermöglicht werden.

γ) Das Strömungsverhalten verschiedener Kontrastmittel

Sehr aufschlußreich sind Untersuchungen über das Verhalten verschiedener üblicher Kontrastmittel bei schneller Injektion durch verschiedene Herzkatheter unter hohem Druck. COOLEY und BEENTJES (1963) zeigten, daß unter den üblichen Bedingungen der schnellen Kontrastmittelinjektion durch Herzkatheter unter hohem Druck eine laminare Strömung relativ häufig in eine turbulente Strömung übergeht, daß die verschiedenen Kontrastmittel dann dem Strömungsgesetz von HAGEN-POISEUILLE nicht mehr gehorchen und daß bei Vernachlässigung dieser Tatsache beträchtliche Fehler bei der Berechnung des Kontrastmitteldurchflusses durch Katheter unterlaufen können.

Tabelle 3. *Wert des Quotienten* $\frac{C}{\eta} = \frac{\text{Jodgehalt (g/ml)}}{\text{Viscosität (g/cm}\cdot\text{s)}}$ *für verschiedene gebräuchliche Kontrastmittel* (COOLEY u. BEENTJES, 1963)

Kontrastmittel	$\frac{\text{Jodgehalt (g/ml)}}{\text{Viscosität (g/cm}\cdot\text{s)}} = \frac{C}{\eta}$
Hypaque 50%	12,8
Urokon 70%	10,7
Miokon 50%	10,6
Diodrast 70%	9,0
Ditriokon	7,7
Renografin 60%	7,5
Renovist	6,1
Renografin 76%	4,1
Miokon 90%	2,0

Das Grundgesetz der Strömungsdynamik von Flüssigkeiten durch Röhren nach HAGEN und POISEUILLE lautet:

$$F = \frac{\pi \cdot P \cdot r^4}{k \cdot 8 \cdot \eta}$$

[F = „Volumengeschwindigkeit" (V/t) = pro Zeiteinheit durch den Katheter durchfließende Kontrastmittelmenge; $P = p/l$; p = Injektionsdruck (kg/cm²); l = Länge des Katheters (cm); r = Radius des Katheterinnenquerschnittes (cm); η = Viscosität (g/cm · s); k = experimentelle Konstante = 0,0664].

Die Formel zeigt, daß der Radius des Katheterlumens der wichtigste die Größe der Volumengeschwindigkeit beeinflussende Faktor ist, da er in der 4. Potenz steht. Injektionsdruck, Länge des Katheters und Viscosität des Kontrastmittels haben lediglich linearen Einfluß. Wäre das Gesetz von HAGEN-POISEUILLE für alle Fälle von Injektionen verschiedener Kontrastmittel mit Hilfe verschieden großer und verschieden langer Katheter unter hohem Druck anwendbar, so ergäbe das Verhältnis

$$\frac{\text{Jodgehalt des Kontrastmittels (g/cm}^3\text{)}}{\text{Viscosität des Kontrastmittels (g/cm}\cdot\text{s)}} = \frac{C}{\eta}$$

einen Index, der zur Durchflußgeschwindigkeit des Jods (als für die Kontrastgebung entscheidenden Faktor) durch einen Katheter in linearer Beziehung stünde. Dieser Index hat für verschiedene gebräuchliche Kontrastmittel die in Tabelle 3 aufgeführten Werte (COOLEY und BEENTJES, 1963).

Die experimentelle Nachprüfung des Kontrastmitteldurchflusses durch 1 m lange Katheter durch COOLEY und BEENTJES (1963) ergab aber, daß Miokon 90% als einziges der in der Tabelle 3 aufgeführten Kontrastmittel dem Gesetz von HAGEN-POISEUILLE folgt.

Bei einem Injektionsdruck von $1{,}9 \cdot 10^6$ newton/m² (= 4 kg/cm² auf der Skala der Hochdruckinjektionsspritze von GIDLUND = 19,4 kg/cm² im Innern des Injektionszylinders = 275 lb/inch²) *errechneten* sie für die roten, grünen und gelben Ödman-Katheter (innerer Durchmesser: 1,15; 1,3; 1,5 mm) aufgrund des Gesetzes von HAGEN und POISEUILLE einen Kontrastmitteldurchfluß von 2,5 ml/sec; 3,3 ml/sec; und 11,9 ml/sec, die *gemessenen* Werte waren 2,5 ml/sec, 3,2 ml/sec und 11,0 ml/sec.

Für alle anderen Kontrastmittel zeigte sich, daß unter den bei der gezielten Angiokardiographie bestehenden Voraussetzungen turbulente Strömung im Katheter herrscht, daß also das Gesetz von BLASIUS (1913) für turbulente Strömung zugrunde gelegt werden muß:

$$F = \frac{\pi \cdot P^{\frac{4}{7}} \cdot r^{\frac{19}{7}}}{k^{\frac{4}{7}} \cdot \varrho^{\frac{3}{7}} \cdot \eta^{\frac{1}{7}}}$$

[F = „Volumengeschwindigkeit" (V/t) = pro Zeiteinheit durch den Katheter hindurchfließende Kontrastmittelmenge; $P = p/l$; p = Injektionsdruck (kg/cm²); l = Länge des Katheters; r = Radius des Katheterinnenquerschnittes; η = Viscosität des Kontrastmittels (g/cm · s); ϱ = Dichte des Kontrastmittels; k = experimentelle Konstante = 0,0664].

Tabelle 4. *Jodgehalt und Viscosität gebräuchlicher Kontrastmittel.* (FISCHER, ROLLER u. HUBBARD, 1964)

	Jodgehalt (mg/ml)	Viscosität	
		25°	38°
Conray 60%	280	6,10	4,00
Renografin (= Urografin) 60%	293	5,60	3,92
Hypaque 50%	300	3,25	2,34
Renografin (= Urografin) 76%	370	13,94	9,10
Renovist	372	9,10	6,12
Hypaque M 75%	385	13,40	8,35
Ditriokon	400	8,15	5,33
Cardiografin 85%	400	23,40	13,72
Triosil 75%	440	10,80	6,60
Hypaque M 90%	462	33,75	18,70
Angio-Conray 80%	480	14,40	8,40

Der Wert P geht also nicht linear, sondern mit dem Exponenten $\frac{4}{7}$ in die Formel ein. Daß Renografin (= Urografin) 60%, Urokon und Ditriokon dem Gesetz von BLASIUS für turbulente Strömung gehorchen, geht daraus hervor, daß die diesbezüglichen Abhängigkeitsverhältnisse für die genannten Kontrastmittel in den Diagrammen a—d der Abb. 7 nicht eine Steigung von 1, sondern von $\frac{4}{7}$ haben.

Ebenso ergab der Vergleich zwischen experimentell bestimmten und nach dem Gesetz von BLASIUS berechneten Volumengeschwindigkeiten eine genaue Übereinstimmung: so waren z.B. bei einem Injektionsdruck von $1{,}9 \cdot 10^6$ newton/m² die *berechneten* Volumengeschwindigkeiten für Ditriokon bei Verwendung 1 m langer, roter, grüner und gelber Ödman-Katheter 6,7 ml/sec; 8,1 ml/sec; 19,3 ml/sec; die *experimentell gemessenen* Werte waren: 7,0 ml/sec; 8,6 ml/sec; 19,0 ml/sec.

In Abb. 7d sind alle Punkte der Geraden für Katheter Nr. 7 *berechnet.* Diese Werte fallen genau mit den experimentell ermittelten Werten zusammen. Daraus schließen die Autoren, daß die Gesetze von HAGEN und POISEUILLE und von BLASIUS für die Beschreibung des Verhaltens der Volumengeschwindigkeiten der verschiedenen Kontrastmittel ausreichen.

Weitere Untersuchungen zeigten, daß Urografin 76% je nach den gewählten Bedingungen laminar oder turbulent durch den Katheter fließt.

Der Widerstand R des Katheters gegenüber dem durchfließenden Kontrastmittel kann definiert werden als das Verhältnis

$$\frac{\text{Injektionsdruck } P}{\text{Volumengeschwindigkeit } F}; \quad \left(R = \frac{P}{F}\right),$$

wobei entsprechend den Gesetzen von HAGEN-POISEUILLE und BLASIUS der Wert P für Kontrastmittel mit laminarer Strömung (Miokon) linear, für Kontrastmittel mit turbulenter Strömung (Ditriokon, Renografin = Urografin 60%, Urokon 70%) als $P^{\frac{4}{7}}$ eingesetzt werden muß. Tabelle 5 zeigt die Werte für R bei Verwendung von 1 m langen Kathetern verschiedener innerer Durchmesser.

Tabelle 5. *Werte für R = Widerstand verschiedener Katheter (1 m Länge) bei Verwendung verschiedener Kontrastmittel.* (COOLEY u. BEENTJES, 1963)

	Ödman-Katheter			Lehman-Katheter Nr. 7
	rot	grün	gelb	
Ditriokon	0,32	0,25	0,12	0,14
Renografin 60%	0,31	0,25	0,11	0,14
Urokon 70%	0,32	0,25	0,12	0,14
Miokon 90%	1,55	1,24	0,45	0,37

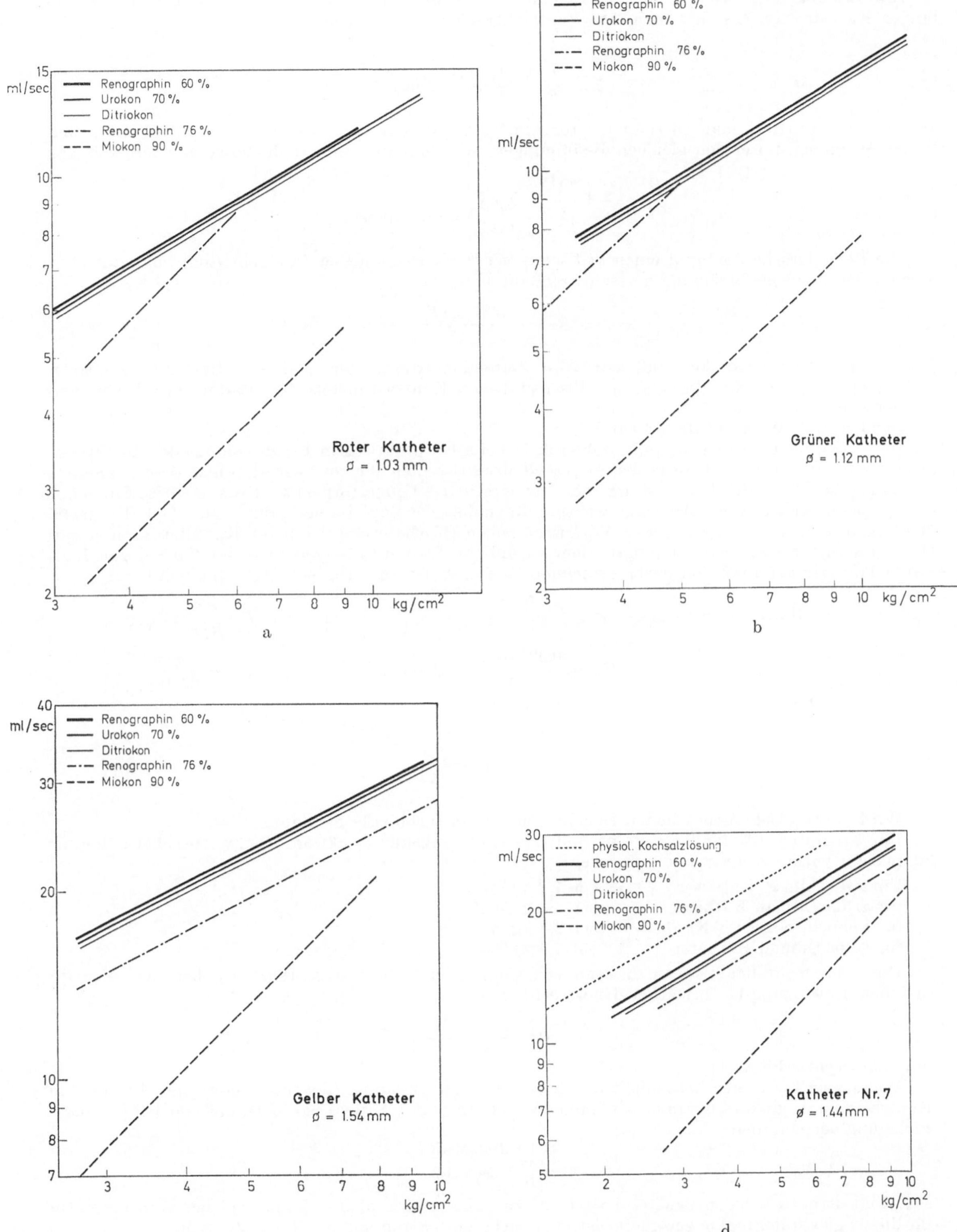

Abb. 7a—d. Experimentell und rechnerisch ermittelte Werte für den Zusammenhang von Injektionsdruck und Durchflußgeschwindigkeit verschiedener Kontrastmittel und Katheterinnendurchmesser. (Nach COOLEY u. BEENTJES, 1963)

Injiziert man z.B. Miokon 90% unter einem Injektionsdruck von 7 kg/cm² durch einen 130 cm langen Katheter Nr. 7, so hat man eine Volumengeschwindigkeit von

$$F = \frac{\frac{p}{l}}{R} = \frac{\frac{7}{1,3}}{0,45} = 12 \text{ ml/sec}$$

zu erwarten. Injiziert man Ditriokon, Urografin 60%, Urokon 70%, also Kontrastmittel mit turbulenter Strömung, unter den gleichen Bedingungen, so erhält man eine Volumengeschwindigkeit von

$$F = \frac{\left(\frac{p}{l}\right)^{\frac{4}{7}}}{R} = \frac{2,62}{0,14} = 18,7 \text{ ml/sec}.$$

Die Reynoldssche Zahl gibt einen kritischen Wert, *unterhalb* dessen in einem Rohr *laminare, oberhalb* dessen *turbulente* Strömung herrscht. Sie lautet:

$$\text{Re} = \frac{0,637 \cdot \varrho \cdot F}{r \cdot \eta}$$

[F = Volumengeschwindigkeit (ml/sec) = pro Zeiteinheit durch den Katheter fließende Kontrastmittelmenge; ϱ = Dichte (kg/m³); η = Viscosität des Kontrastmittels; r = Radius des Innenquerschnittes des Katheters].

Der kritische Wert für Re = 2000.

Im Experiment ergab sich, daß Miokon 90% bei allen praktisch in Frage kommenden Injektionsdruckwerten und Herzkathetergrößen *unterhalb* des kritischen Wertes liegt, daß also *immer* laminare Strömung herrscht. Bei Verwendung von Renografin (= Urografin) 60%, Urokon 70%, Ditriokon und physiologischer Kochsalzlösung war die Reynoldssche Zahl immer größer als 2000. Urografin 76% kann je nach den bestehenden Voraussetzungen (Katheterlänge, innerer Katheterdurchmesser, Höhe des Injektionsdruckes) laminare oder turbulente Strömung zeigen. Aus der Formel von Reynolds läßt sich der Injektionsdruck errechnen, oberhalb dessen turbulente Strömung eintritt:

Hagen-Poiseuille: $F = \frac{\pi \cdot P \cdot r^4}{8 \cdot \eta}$; (1) $P = F \cdot \frac{8\eta}{\pi \cdot r^4}$;

$\text{Re} = \frac{0,637 \cdot \varrho \cdot F}{r \cdot \eta} = 2000$; (2) $F = 2000 \cdot \frac{r \cdot \eta}{0,637 \cdot \varrho}$;

(2) in (1): $P = \frac{2000 \cdot r \cdot \eta \cdot 8 \cdot \eta}{0,637 \cdot \varrho \cdot \pi \cdot r^4}$; $\pi \cdot 0,637 = 2,0$.

$$P = \frac{8000 \cdot \eta^2}{r^3 \cdot \varrho}.$$

Wird der Injektionsdruck höher, so geht laminare in turbulente Strömung über.

Für Urografin 76% fanden Cooley und Beentjes folgende Injektionsdruckwerte, oberhalb derer laminare in turbulente Strömung übergeht:

Für rote Ödman-Katheter	bei 7,2 kg/cm²,
für grüne Ödman-Katheter	bei 5,8 kg/cm²,
für Lehman-Katheter Nr. 7	bei 2,7 kg/cm²,
für gelbe Ödman-Katheter	bei 2,2 kg/cm².

Die experimentellen Untersuchungen von Cooley und Beentjes (1963) ergaben, daß sich die turbulente Strömung bei Injektionsdruckwerten von

$$P > \frac{11\,800 \cdot \eta^2}{r^3 \cdot \varrho}$$

selbst aufrecht erhält.

Wenn man die in der Zeiteinheit durch den Katheter hindurchfließende Jodmenge als einen die Kontraste im Angiokardiogramm bestimmenden Hauptfaktor ansieht, so folgt, daß nur bei laminarer Strömung der Quotient

$$\frac{C}{\eta} = \frac{\text{Jodgehalt}}{\text{Viscosität}}$$

des Kontrastmittels als geeignetes Kriterium zur Beurteilung dienen kann, welches Kontrastmittel für die Angiokardiographie geeigneter ist. Für turbulente Strömung ist dieser Quotient

$$\frac{\text{Joddurchfluß}}{\text{sec}} = \frac{C}{\varrho^{\frac{3}{4}} \cdot \eta^{\frac{1}{7}}} = m$$

(m = „Gütefaktor" des Kontrastmittels).

Begründung: $m =$ Joddurchfluß/Zeit (g/sec) = Jodkonzentration des Kontrastmittels × Volumengeschwindigkeit $= C \cdot F$;

$$\text{Blasius:}\quad F = \frac{\pi \cdot r^{2\frac{5}{7}} \cdot P^{\frac{4}{7}}}{k^{\frac{4}{7}} \cdot \varrho^{\frac{3}{7}} \cdot \eta^{\frac{1}{7}}}\ ; \quad \text{also} \quad m = C \cdot \frac{\pi \cdot r^{2\frac{5}{7}} \cdot P^{\frac{4}{7}}}{k^{\frac{4}{7}}} \cdot \frac{1}{\varrho^{\frac{3}{7}} \cdot \eta^{\frac{1}{7}}}.$$

Da der Faktor

$$\frac{\pi \cdot r^{2\frac{5}{7}} \cdot P^{\frac{4}{7}}}{k^{\frac{4}{7}}}$$

durch die technischen Voraussetzungen bei der Durchführung der Angiokardiographie gegeben ist, kann er als Konstante betrachtet werden, also

$$m = \frac{C}{\varrho^{\frac{3}{7}} \cdot \eta^{\frac{1}{7}}}\ ;$$

Wenn eine turbulente Kontrastmittelströmung sich durch Änderung der praktischen Voraussetzungen bei der Durchführung einer Angiokardiographie nicht in eine laminare Strömung umwandeln läßt, so erhält man im Röntgenbild um so bessere Kontraste, je höher die Jodkonzentration des Kontrastmittels ist, vorausgesetzt, daß die Änderung dieses Faktors nicht eine größere Änderung der Viscosität oder der Dichte des Kontrastmittels verursacht. Kann die Jodkonzentration eines Kontrastmittels z. B. um den Faktor 1,5 gesteigert werden, selbst um den Preis einer Zunahme der Viscosität *und* der Dichte je um den Faktor 1,5, so erhält man trotzdem bessere Kontraste, da die Faktoren η und ϱ nicht linear, sondern nur mit den Exponenten $\frac{1}{7}$ bzw. $\frac{3}{7}$ in die Gleichung eingehen. Tabelle 6 zeigt die Werte des Quotienten

$$\frac{C}{\varrho^{\frac{3}{7}} \cdot \eta^{\frac{1}{7}}} = \text{durch den Katheter pro Zeiteinheit durchfließende Kontrastmittelmenge}$$

in relativen Einheiten für verschiedene Kontrastmittel bei turbulenter Strömung. Die rechte Spalte enthält die Reynoldsschen Zahlen für einen Injektionsdruck von 5 kg/cm² bei Verwendung gelber Ödman-Katheter (innerer Durchmesser = 1,54 mm) von 1 m Länge. Unter diesen Voraussetzungen ist Miokon 90 % das einzige Kontrastmittel mit laminarer Strömung.

Tabelle 6. *„Gütefaktoren" und Reynoldssche Zahlen verschiedener Kontrastmittel für einen Injektionsdruck $P = 5$ kg/cm² und einen Katheter mit innerem Durchmesser von 1,54 mm und 1 m Länge. Näheres s. Text.* (Cooley u. Beentjes, 1963)

Kontrastmittel	$\frac{C}{\varrho^{\frac{3}{7}} \cdot \eta^{\frac{1}{7}}}$	Reynoldssche Zahl
Urokon 70 %	4,42	6100
Ditriokon	3,78	4900
Diodrast	3,50	6700
Renovist	3,46	4100
Miokon 90 %	3,40	825
Hypaque 50 %	3,31	11700
Renografin (= Urografin) 76 %	3,25	2600
Miokon 50 %	3,10	9800
Renografin (= Urografin) 60 %	2,98	6500

Zur Beurteilung der Frage, ob bei laminarer oder bei turbulenter Kontrastmittelströmung ein besseres Ergebnis hinsichtlich der im Angiokardiogramm zu erwartenden Kontraste zu erzielen ist, kann folgender Ansatz verwendet werden:

$$\boxed{f = 0{,}048 \cdot (\mathrm{Re}_2)^{\frac{3}{7}} \cdot \frac{C_2}{\varrho_2^{\frac{3}{7}} \cdot \eta_2^{\frac{1}{7}}} \cdot \frac{\varrho_1^{\frac{3}{7}} \cdot \eta_1^{\frac{1}{7}}}{C_1}\ ;}$$

Dabei sind 1 der Index für das Kontrastmittel mit *turbulenter*, 2 der Index für das Kontrastmittel mit *laminarer* Strömung.
Re_2 ist die Reynoldssche Zahl für das Kontrastmittel mit laminarer Strömung:

$$\mathrm{Re} = \frac{\varrho \cdot r^3 \cdot P}{4\eta^2}\ ; \quad \frac{C}{\varrho^{\frac{3}{7}} \cdot \eta^{\frac{1}{7}}} = m \quad \text{(„Gütefaktor" des Kontrastmittels).}$$

Es soll sein:

$$(1)\quad f = \frac{m_2}{m_1}\ ;$$

wobei m_1 = pro Zeiteinheit durch den Katheter durchfließende Jodmenge des Kontrastmittels 1 mit *turbulenter* Strömung;

m_2 = pro Zeiteinheit durch den Katheter durchfließende Jodmenge des Kontrastmittels 2 mit *laminarer* Strömung.

(2) $m_1 = C_1 \cdot F_1 =$ Jodkonzentration$_1 \times$ Volumengeschwindigkeit$_1$

(3) $m_2 = C_2 \cdot F_2 =$ Jodkonzentration$_2 \times$ Volumengeschwindigkeit$_2$

HAGEN-POISEUILLE: (4) $F_2 = \dfrac{\pi \cdot P \cdot r^4}{8 \cdot \eta_2}$;

BLASIUS: (5) $F_1 = \dfrac{\pi \cdot r^{\frac{19}{7}} \cdot P^{\frac{4}{7}}}{k^{\frac{4}{7}} \cdot \varrho_1^{\frac{3}{7}} \cdot \eta_1^{\frac{1}{7}}}$;

(5) in (2): $$\boxed{(6) \quad m_1 = \frac{\pi \cdot r^{\frac{19}{7}} \cdot P^{\frac{4}{7}}}{k^{\frac{4}{7}}} \cdot \frac{C_1}{\varrho_1^{\frac{3}{7}} \cdot \eta_1^{\frac{1}{7}}};}$$

REYNOLDS: (7) $\mathrm{Re} = \dfrac{\varrho \cdot r^3 \cdot P}{4\,\eta^2}$;

nach BLASIUS ergibt sich aus (7): $(\mathrm{Re}_2)^{\frac{3}{7}} = \dfrac{\varrho^{\frac{3}{7}} \cdot r^{3 \cdot \frac{3}{7}} \cdot P^{\frac{3}{7}}}{4^{\frac{3}{7}} \cdot \eta^{2 \cdot \frac{3}{7}}} = \dfrac{\varrho^{\frac{3}{7}} \cdot r^{\frac{9}{7}} \cdot P^{\frac{3}{7}}}{4^{\frac{3}{7}} \cdot \eta^{\frac{6}{7}}}$.

Hieraus folgt: $$\boxed{(8) \quad \frac{\varrho^{\frac{3}{7}}}{\eta^{\frac{6}{7}}} = (\mathrm{Re}_2)^{\frac{3}{7}} \cdot \frac{4^{\frac{3}{7}}}{r^{\frac{9}{7}} \cdot P^{\frac{3}{7}}};}$$

(4) in (3): (9) $m_2 = C_2 \cdot \dfrac{\pi \cdot P \cdot r^4}{8 \cdot \eta_2} = \dfrac{\pi \cdot P \cdot r^4}{8} \cdot \dfrac{C_2}{\varrho_2^{\frac{3}{7}} \cdot \eta_2^{\frac{1}{7}}} \cdot \dfrac{\varrho_2^{\frac{3}{7}}}{\eta_2^{\frac{6}{7}}}$;

(8) in (9): (10) $m_2 = \dfrac{\pi \cdot P \cdot r^4}{8} \cdot \dfrac{C_2}{\varrho_2^{\frac{3}{7}} \cdot \eta_2^{\frac{1}{7}}} \cdot (\mathrm{Re}_2)^{\frac{3}{7}} \cdot \dfrac{4^{\frac{3}{7}}}{r^{\frac{9}{7}} \cdot P^{\frac{3}{7}}}$;

(10) $m_2 = \pi \cdot P^{\frac{4}{7}} \cdot r^{\frac{19}{7}} \cdot \left(\dfrac{4^{\frac{3}{7}}}{8}\right) \cdot \dfrac{C_2}{\varrho_2^{\frac{3}{7}} \cdot \eta_2^{\frac{1}{7}}} \cdot (\mathrm{Re}_2)^{\frac{3}{7}}$;

$$\boxed{(10) \quad m_2 = 0{,}226 \cdot \pi \cdot P^{\frac{4}{7}} \cdot r^{\frac{19}{7}} \cdot (\mathrm{Re}_2)^{\frac{3}{7}} \cdot \frac{C_2}{\varrho_2^{\frac{3}{7}} \cdot \eta_2^{\frac{1}{7}}};}$$

(6) und (10) in (1): $f = \dfrac{m_2}{m_1} = 0{,}226 \cdot \pi \cdot P^{\frac{4}{7}} \cdot r^{\frac{19}{7}} \cdot (\mathrm{Re}_2)^{\frac{3}{7}} \cdot \dfrac{C_2}{\varrho_2^{\frac{3}{7}} \cdot \eta_2^{\frac{1}{7}}} \cdot \dfrac{k^{\frac{4}{7}}}{\pi \cdot r^{\frac{19}{7}} \cdot P^{\frac{4}{7}}} \cdot \dfrac{\varrho_1^{\frac{3}{7}} \cdot \eta_1^{\frac{1}{7}}}{C_1}$;

$k = 0{,}0664$; $\quad 0{,}0664^{\frac{4}{7}} \cdot 0{,}226 = 0{,}048$;

also wird

$$\boxed{(11) \quad f = \frac{m_2}{m_1} = 0{,}048 \cdot (\mathrm{Re}_2)^{\frac{3}{7}} \cdot \frac{C_2}{\varrho_2^{\frac{3}{7}} \cdot \eta_2^{\frac{1}{7}}} \cdot \frac{\varrho_1^{\frac{3}{7}} \cdot \eta_1^{\frac{1}{7}}}{C_1}.}$$

Ist $f > 1$, so ergibt das Kontrastmittel mit laminarer Strömung einen größeren Joddurchfluß pro Zeiteinheit durch den Katheter und deshalb bessere Kontraste als das in turbulenter Strömung fließende Kontrastmittel und umgekehrt.

Da die Reynoldssche Zahl vom Injektionsdruck und von der 3. Potenz des Katheterdurchmessers direkt abhängig ist, wird die laminare Kontrastmittelströmung günstiger, wenn Katheterdurchmesser und Injektionsdruck steigen. Aus den Kurven der Abb. 7a—d ist dieser Zusammenhang abzulesen: Die Kurve für Miokon 90% (als Typ eines Kontrastmittels mit laminarer Strömung) liegt den Kurven der anderen Kontrastmittel um so näher, je größer Katheterdurchmesser und Injektionsdruck sind. Dies gilt natürlich nur, solange die Reynoldssche Zahl unter 2000 liegt, da sonst die laminare Strömung aufhört. Die beiden Faktoren

$0{,}048 \cdot (\mathrm{Re})^{\frac{3}{7}}$ sind gleich 1, wenn $\mathrm{Re} = 1200$; sie sind gleich 1,25, wenn $\mathrm{Re} = 2000$.

Haben zwei Kontrastmittel den gleichen „Gütefaktor“

$$m = \frac{C}{\varrho^{\frac{3}{7}} \cdot \eta^{\frac{1}{7}}},$$

hat das eine Kontrastmittel aber eine Reynoldssche Zahl über 2000, das andere eine Reynoldssche Zahl zwischen 1200 bis 2000, so ist das letztere Kontrastmittel für die Kontrastgebung im Angiokardiogramm günstiger. Tritt laminare Strömung schon bei einer Reynoldsschen Zahl von weniger als 1200 ein, so hat die turbulente Strömung mehr Vorteile für die Kontrastbildung im Angiokardiogramm, wenn die beiden zu vergleichenden Kontrastmittel den gleichen „Gütefaktor" m haben.

Andererseits kann laminare in turbulente Strömung übergehen, selbst wenn der Gütefaktor für das laminar strömende Kontrastmittel einen niedrigeren Wert hat. Dieser Fall tritt nur ein, wenn der Gütefaktor

$$m_2 = \frac{C_2}{\varrho_2^{\frac{3}{7}} \cdot \eta_2^{\frac{1}{7}}}$$

für das laminar strömende Kontrastmittel, multipliziert mit

$$0{,}048 \cdot (\mathrm{Re})^{\frac{3}{7}}$$

größer ist als der Gütefaktor

$$m_1 = \frac{C_1}{\varrho_1^{\frac{3}{7}} \cdot \eta_1^{\frac{1}{7}}}$$

für das turbulent strömende Kontrastmittel.

Daraus geht hervor, daß ein Kontrastmittel mit laminarer Strömung nur dann günstiger für die Kontrastgebung im Angiokardiogramm ist, wenn sein Gütefaktor m höher liegt als 80 % des Gütefaktors eines turbulent strömenden Kontrastmittels. So ergibt z.B. Miokon 90 % günstigere Kontraste als Ditriokon bei Verwendung eines Katheters Nr. 8 (innerer Durchmesser = 1,73 mm) und eines Injektionsdruckes von 8 kg/cm². Miokon 90 % ist aber unter diesen technischen Voraussetzungen ungünstiger als Urokon 70 %, da

$$0{,}8 \cdot 4{,}42 = 3{,}54.$$

Dieser Wert ist größer als 3,40 (vgl. Tabelle 6).

Keats, Lodwick und Koenig (1960) bemühten sich um die Klärung der Frage, ob sich die durch Steigerung des Jodgehaltes eines Kontrastmittels erreichbare Verbesserung der Kontraste im Röntgenbild angesichts des eindeutig erhöhten Risikos für den Patienten rechtfertigen läßt. Sie verglichen an Herzmodellen, in experimentellen Angiokardiographien an Hunden und angiokardiographischen Untersuchungen am Menschen die Kontraste von Kontrastmitteln mit 50—85 % Jodgehalt bei Aufnahmespannungen zwischen 80—140 kV unter sonst gleichen Aufnahmebedingungen. Dabei kamen sie zu dem bemerkenswerten Ergebnis, *daß die Erhöhung des Jodgehaltes eines Kontrastmittels in der Regel eine Steigerung der Viscosität bedingt, welche die Injektionszeiten für gleiche Volumina höher konzentrierter Kontrastmittel erheblich verlängert.* Zumindest war der Unterschied in der Kontrastgebung von niedriger und höher konzentrierten Kontrastmitteln nicht so eindeutig wie erwartet. Die relativ kürzeren Injektionszeiten weniger konzentrierter Kontrastmittel ermöglichen einen ausreichenden Joddurchfluß pro Zeiteinheit durch den Herzkatheter, so daß die Ergebnisse bei vermindertem Risiko für den Patienten diagnostisch durchaus befriedigen.

Ähnliche Ergebnisse hatten Fischer, Roller und Hubbard (1964) bei Experimenten, die der Klärung der Frage dienten, in welcher Weise die pro Zeiteinheit durch den Katheter fließende Jodmenge von Durchmesser und Länge des Katheters sowie von Jodgehalt, Viscosität und Temperatur des Kontrastmittels im Augenblick der Druckinjektion beeinflußt werden. Sie fanden, daß sich gerade bei Herzkathetern mit kleinem Durchmesser, wie sie zur Durchführung von Angiokardiographien bei Kindern erforderlich sind, der Einfluß der höheren Viscosität sehr nachteilig bemerkbar macht. *Unter Umständen kann die Verwendung eines hochkonzentrierten und damit stärker viscösen Kontrastmittels sogar ungünstiger sein als die Injektion eines weniger konzentrierten Kontrastmittels,* da die pro Zeiteinheit durch kleine Katheter hindurchfließende Jodmenge im letzteren Falle oft größer ist. Bei den Untersuchungen dieser Autoren hatte das neue Kontrastmittel Angio-Conray die besten Ergebnisse hinsichtlich guter Verträglichkeit und optimaler Kontraste.

Williamson (1965) arbeitete aufgrund experimentell ermittelter Kurven, die den Zusammenhang zwischen Injektionszeit und Größe des Injektionsdruckes beim Kontrastmitteldurchfluß durch Herzkatheter verschiedener Längen und verschiedener Querschnitte wiedergeben, für praktische Zwecke leicht zu handhabende Nomogramme aus, die den Zusammenhang zwischen den genannten Größen sofort abzulesen gestatten. Untersucht wurden die Kontrastmittel Hypaque 60 und 75 %, Angio-Conray, Ditriokon und Urografin 60 und 75 %. Dabei wurde allerdings der Einfluß der verschiedenen Viscosität der Kontrastmittel aufgrund der Beobachtung von Lehman und Debbas (1961) vernachlässigt, wonach bei Kontrastmitteln mit einer Viscosität zwischen 3 und 9 cp keine praktisch ins Gewicht fallenden Unterschiede der Volumengeschwindigkeiten zu finden sein sollen. Bemerkenswert ist auch die experimentelle Feststellung von Williamson (1965), daß *Unterschiede in der Volumengeschwindigkeit der genannten Kontrastmittel bei Kathetern mit endständigem Loch und bei Kathetern mit seitlich in der Nähe der Spitze angebrachten Austrittslöchern für die Praxis vernachlässigt werden können.*

In ihrem umfassenden „experimentellen Beitrag zur optimalen Gefäßdarstellung" hatten SWART und DINGENDORF bereits 1962 die physikalisch faßbaren Faktoren bei der Herz- und Gefäßdarstellung eingehend untersucht.

Danach bestimmt nicht der absolute *Jodgehalt* eines Kontrastmittels unmittelbar den Kontrast im Gefäß beim Lebenden. So verhält sich z.B. Urografin 60% zu Urografin 30% bezüglich des Jodgehaltes wie 292:146 mg Jod/ml = 2:1. Die Viscositätswerte verhalten sich aber wie 7,16:2,20, also ungefähr wie 3:1. Unter gleichen Versuchsbedingungen würde von Urografin 60% wegen der dreifach höheren Viscosität nur ein Drittel der Volumenmenge von Urografin 30% den Katheter durchfließen. Trotzdem wäre der Kontrast im Gefäß praktisch der gleiche.

Neben dem Jodgehalt sind *kinematische* und *dynamische Viscosität* sowie die *Dichte* wesentliche Charakteristika eines Kontrastmittels.

Es besteht folgende Beziehung:

Dynamische Viscosität η (centi Poise) = Kinematische Viscosität ν (centi Stokes)·Dichte ϱ (g/ml):

$$\eta = \nu \cdot \varrho .$$

Da die Dichte der Kontrastmittel größer ist als die Dichte von Wasser oder Blut, kommt es in diesen Medien zur *Sedimentierung* des Kontrastmittels.

Dafür gilt die Sedimentierungsformel von STOKES:

$$v = \frac{2 r^2 (\Delta \varrho)}{9 \cdot \eta} \cdot g .$$

v = Sedimentationsgeschwindigkeit eines Kontrastmittelpartikels vom Radius r;
$\Delta\varrho$ = Dichtedifferenz des Flüssigkeitsgemisches;
η = Viscosität der im Gefäß strömenden Flüssigkeit;
g = Erdbeschleunigung.

„Danach scheint die wichtigste Voraussetzung für die Ausschaltung der Sedimentation die Injektion der größtmöglichen Menge Kontrastmittel pro cm^3 Gefäßflüssigkeit zu sein, da die Sedimentationsneigung abnimmt, wenn das Mengenverhältnis Kontrastmittel/ Wasser bzw. Kontrastmittel/Blut zugunsten des Kontrastmittels verschoben wird. Füllt das pro Zeiteinheit injizierte Kontrastmittel-Volumen das Gefäß ganz mit Kontrastmittel aus, besteht keine Möglichkeit zur Sedimentation mehr" (a.a.O. S. 639).

Nach der Sedimentierungsformel (STOKES) führt eine Zunahme der Blutviscosität, wie bei Polyglobulie, zur Abnahme der Sedimentationsneigung. Außerdem verbessert die bei höherer Viscosität verlangsamte Blutströmung die Kontrastmittelmischung pro ml Gefäßinhalt.

Die sich aus der Sedimentierungsformel ergebenden Konsequenzen wurden von SWART und DINGENDORF experimentell überprüft. Dabei ergab sich ebenfalls, daß der entscheidende Faktor für die Sedimentationsneigung das Mengenverhältnis Kontrastmittel/ strömendes Medium im Gefäß pro ml ist. Die höchste Kontrastmittelanreicherung im strömenden Medium erhält man:

1. durch Verminderung der Strömungsgeschwindigkeit,
2. durch Erhöhung des Injektionsdrucks und
3. durch Verminderung der Viscosität des Kontrastmittels mit konsekutiver Erhöhung der Injektionsgeschwindigkeit.

Die Sedimentationsgeschwindigkeit in Wasser beträgt (rechnerisch nach STOKES) für Triopac 200 (ϱ = 1,20 g/ml) = 2,87 cm/sec; Urografin 76% (ϱ = 1,423 g/ml) = 5,74 cm/sec.

Der geringe Dichteunterschied von 0,223 führt also zur Verdoppelung der Sedimentationsgeschwindigkeit.

SWART und DINGENDORF weisen allerdings darauf hin, daß die Sedimentation für die bildliche Darstellung keine große Rolle spielt: „Entweder ist so viel Kontrast da, daß man das Gefäß beurteilen kann, oder man sieht das Gefäß praktisch nicht. Ob der Kontrast aber inhomogen ist, ist dann nicht mehr wichtig" (a.a.O. S. 646).

Die Sedimentation ist natürlich die Ursache des sog. *Schichtungsphänomens* nach Kontrastmittelinjektionen.

SWART und DINGENDORF haben unter anderem auch die *Bedeutung von Lage und Anordnung der Ausflußöffnungen am Katheterende* untersucht. Es ergab sich, daß die Lage der endständigen Öffnungen für das pro Zeiteinheit injizierte Flüssigkeitsvolumen keine Bedeutung hat. Katheter mit nur einem endständigen Loch, Katheter mit seitlichen Öffnungen und verschlossener Spitze sowie Katheter mit seitlichen Öffnungen und endständigem Loch hatten praktisch die gleiche Durchflußmenge/Zeiteinheit.

Dagegen beeinflußt die Anordnung der Ausflußöffnungen am Katheterende die Durchmischung von Blut und Kontrastmittel beträchtlich. Die beste Durchmischung erreicht man mit Kathetern, die lediglich eine Öffnung am Ende haben, während Katheter mit mehreren seitlichen Öffnungen eine ausgesprochen inhomogene Kontrastmitteldurchmischung bewirken.

d) Darstellung des Kontrastmittelstromes

Aufnahmetechnisch besteht die Notwendigkeit, den Kontrastmittelstrom durch den diagnostisch wichtigen Bereich der Strombahn zu erfassen. Dazu müssen Serien von Röntgenaufnahmen in kurzen Zeitabständen angefertigt werden.

Daß für die Erfassung von Bewegungsvorgängen solcher Art und namentlich für deren Analyse, d.h. für die Zuordnung ihrer diagnostischen Wertigkeit die *subjektive Beobachtung* höchstens ausnahmsweise ausreicht, braucht hier wohl kaum näher begründet zu werden. In besonderem Maße gilt das natürlich für die *konventionelle Durchleuchtung*. Bildverstärkung und Fernsehübertragung (einschließlich der Möglichkeit einer Kontrastanhebung) erleichtern zwar die Beobachtung solcher Vorgänge und ermöglichen auch die Wahrnehmung feinerer Details, unverändert bleibt aber auch dann die Zeit, die für die diagnostische Erfassung und Analyse des subjektiv Gesehenen zur Verfügung steht.

Je mehr Vorgänge zufällig und einmalig auftreten und je schneller die damit verbundenen Bewegungen ablaufen, um so größer wird demnach die Notwendigkeit, sie *objektiv zu registrieren*. Dafür gibt es heute bekanntlich verschiedene Möglichkeiten.

Betrachtet man die beiden Extreme, so steht der *ausschließlich subjektiven Beobachtung* auf dem Leuchtschirm ohne, oder auf dem Monitor mit elektronischer Bildverstärkung, die *objektive Registrierung*, d.h. die *photographische Fixierung* der einzelnen Bewegungsphasen auf Filmen gegenüber. Dazwischen liegt die Möglichkeit einer *Speicherung des Durchleuchtungsbildes auf Magnetbändern*, die als *vorübergehende* Maßnahme ausschließlich der Wiederholbarkeit und Kontrolle des Beobachteten, aber auch der *dauernden* Registrierung dienen kann.

Diese Methode der Bildaufzeichnung dürfte bereits in naher Zukunft an Bedeutung sehr gewinnen. Das gespeicherte Bild ist sofort reproduzierbar, und neben dem Durchleuchtungsbild können auch noch weitere Informationsträger, wie EKG, Herzton- und Druckkurven, aufgezeichnet werden. Außerdem ist beim Bildbandspeicher eine elektronische Auswertung seines Informationsgehaltes durch Computer möglich oder auch z.B. durch die Videodensitometrie (LISSNER, 1966).

Trotzdem ist die Durchleuchtung, namentlich bei allen Methoden der selektiven Darstellung mittels gezielter Kontrastmittelinjektion unerläßlich beim Vorschieben des Katheters und zur Kontrolle seiner richtigen Lage.

Es ist eigentlich selbstverständlich, daß auch derartige Durchleuchtungen heute nur noch mit Bildverstärkern und Fernsehketten erfolgen sollten (vgl. Abb. 8 und 9). Das erleichtert nicht nur die Untersuchung selbst, sondern erspart auch dem Patienten und besonders dem Untersucher, der solche Durchleuchtungen sehr oft durchführt, unnötige Strahlenbelastungen.

Die *erforderlichen Bildserien* können nach dem direkten Aufnahmeverfahren oder indirekt durch photographische bzw. elektronische Verkleinerung des Leuchtschirmbildes gewonnen werden. In beiden Fällen sollen gleichzeitig Aufnahmen in zwei senkrecht zueinander verlaufenden Projektionsrichtungen (im allgemeinen entweder sagittal und seitlich oder in den beiden schrägen Durchmessern) erfolgen, weil nur dann eine räumliche Zuordnung der einzelnen Herzabschnitte möglich ist.

α) Aufnahmeverfahren

Technische Einzelheiten der verschiedenen Möglichkeiten zur Darstellung von Bewegungsvorgängen, insbesondere zur Anfertigung von Aufnahme-Serien mit schneller Bildfolge sind in Band III dieses Handbuches von FREDZELL und MAGNI ausführlich besprochen. Verwiesen sei auch auf die Ausführungen von BOUWERS u. VISSER in Band I/1

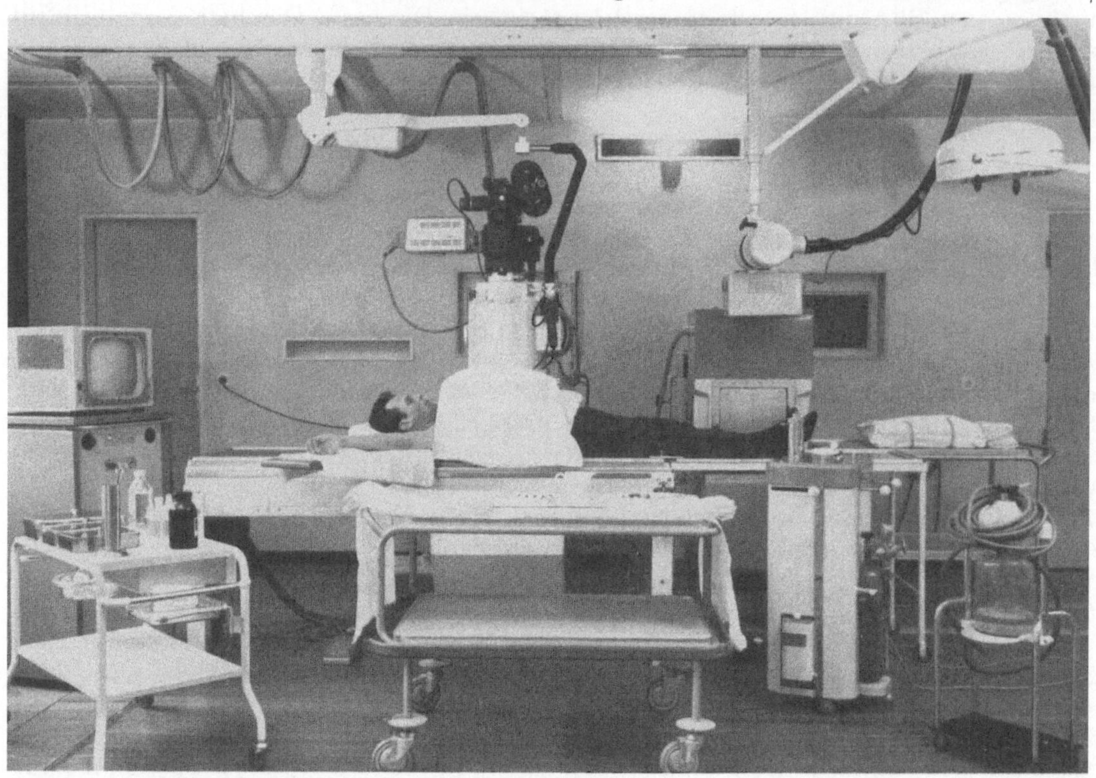

Abb. 8a

Abb. 8a—c. Angiographischer Arbeitsplatz (Röntgendiagnostik in der Chirurgischen Klinik, Düsseldorf). Untersuchungstisch UGF (C. H. F. Müller). a Durchleuchtungsposition (Untertischröhre) mit 9″-Bildverstärker und Fernsehkette. Möglichkeit der indirekten Röntgenkinematographie mit 35 mm Ariflex-Filmkamera. b Position für Serienaufnahmen im Großformat mit Elema-Rollfilmwechsler. c Anordnung für Serienaufnahmen im Mittelformat mit 2 Odelca-Schirmbild-Kameras

sowie auf die Arbeiten von BOUWERS (1951, 1954), GAJEWSKI (1954, 1962), JANKER (1954), HIEMSCH und LACKNER (1956) sowie VIETEN (1953—1965) u.a.

An dieser Stelle genügt es deshalb, auf einige, speziell für die thorakale Angiographie wichtige Gesichtspunkte hinzuweisen.

Für die Anfertigung von Serien *direkter Großaufnahmen* gibt es verschiedenartige Film- bzw. Kassettenwechselgeräte (JANKER, 1954; TAYLOR, 1949; TEMPLE, STEINBERG u. DOTTER, 1948; WENTWORTH, 1951; THOMPSON, FIGLEY u. HODGES, 1949, 1951; VIETEN, 1958). Am gebräuchlichsten sind heute wohl die Geräte der Fa. Elema/Schoenander (Stockholm). Bei dem Rollfilmgerät (GIDLUND, 1956) (Abb. 8b) werden die Bildserien simultan in zwei Projektionsrichtungen auf 30 cm breite und 25 m lange Filmbänder belichtet. Die möglichen Aufnahmefrequenzen reichen bis zu 12 Bildern/sec. Das gleiche gilt für den AOT-Wechsler dieser Firma (Abb. 9), bei dem in entsprechende Magazine Einzelfilme eingelegt werden.

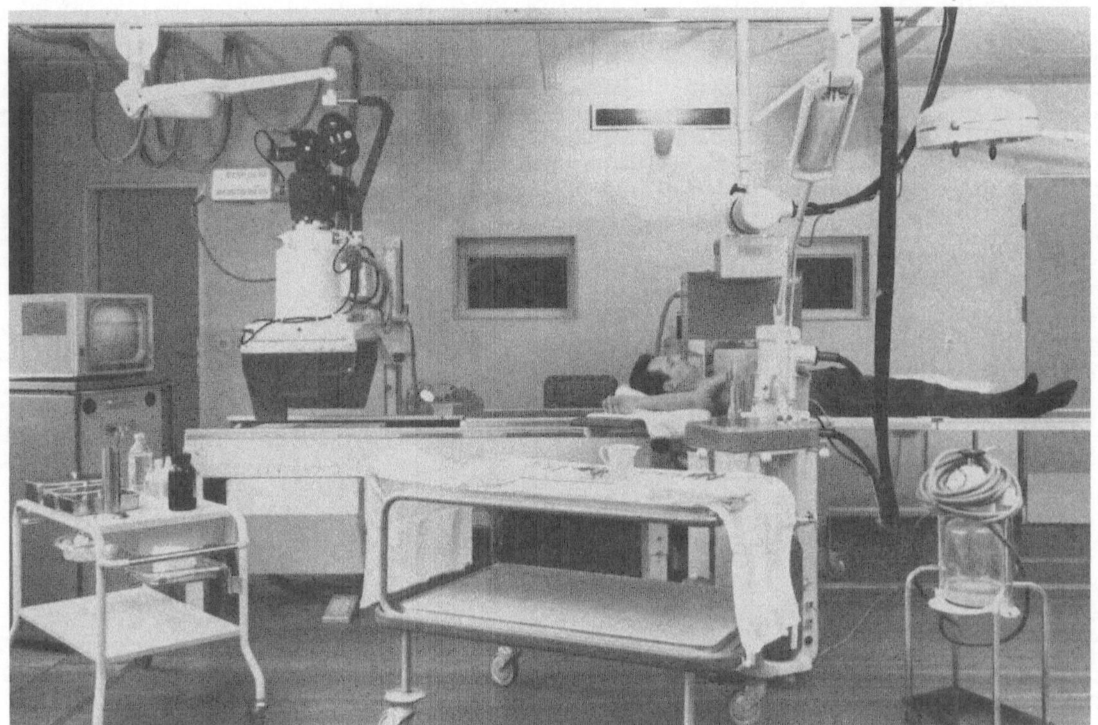

Abb. 8b

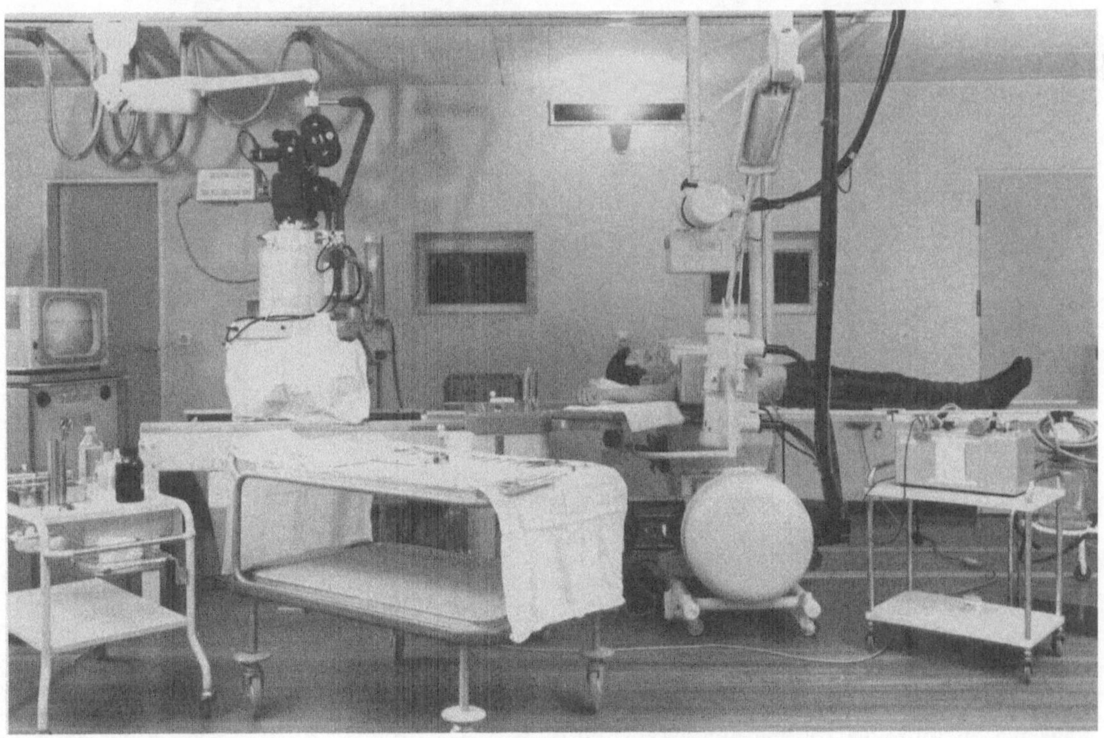

Abb. 8c

Es ist schwer zu sagen, welches der beiden Prinzipien (Filmrolle oder Einzelblatt-Film) man bevorzugen soll, nachdem heute beide Filmarten in automatischen Entwicklungsmaschinen bearbeitet werden können. Eines spricht allerdings für die Methode der Einzelblatt-Filme:

Bei der Simultanbelichtung in zwei Projektionsrichtungen ist es trotz bester Streustrahlenblenden nicht ganz zu vermeiden, daß ein gewisser Streustrahlenanteil der einen Projektion jeweils den Film der anderen Richtung trifft. Die dadurch bedingte Verschlechterung der Bildqualität kann man verhindern, wenn die Aufnahmen in beiden Strahlenrichtungen nicht genau simultan, sondern mit zwei getrennten Generatoren *alternierend belichtet* werden. Das führt hinsichtlich des darzustellenden

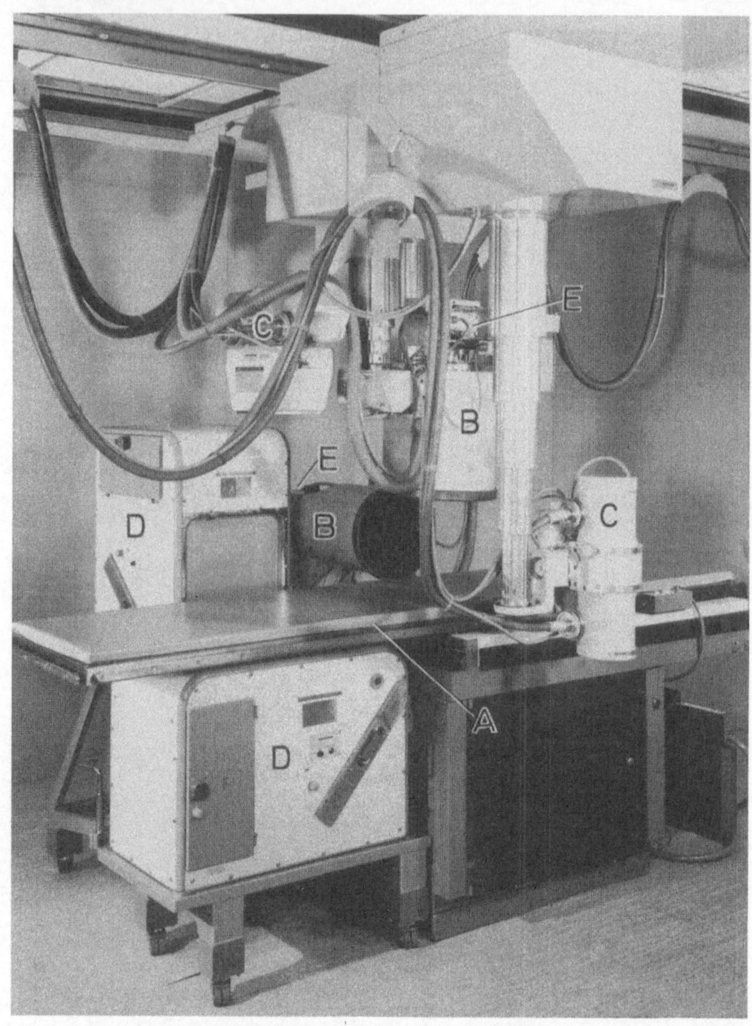

Abb. 9. Arbeitsplatz für Herzkatheteruntersuchungen und Kontrastmitteldarstellungen des Herzens und der großen herznahen Gefäße. Die Anlage ermöglicht Fernseh-Durchleuchtungen in 2 Projektionsrichtungen und — ebenfalls simultan in 2 Ebenen — die Anfertigung von Serien direkter Großaufnahmen oder die Röntgenkinematographie. *A* Untersuchungsgerät „Diagnost A" (C. H. F. Müller) mit Untertisch-Röntgenröhre; *B* 9″/5″ Röntgenbildverstärker; *C* Röntgenröhre an Deckenstativen; *D* AOT-Blattfilmwechsler (Elema-Schoenander); *E* Fernseh- bzw. Kinokameras

Bewegungs- bzw. Strömungsvorganges zwar zu einer „Phasenverschiebung" zwischen den Aufnahmen in beiden Richtungen, die aber diagnostisch ohne praktische Bedeutung ist; sie wird jedenfalls durch die verbesserte Bildqualität kompensiert.

Dieses Prinzip der alternierenden Belichtung [vgl. VIETEN/LIEBSCHNER: Deutsche Patentschrift Nr. 882752 (1951/1953)] kann natürlich bei beiden Geräten durchgeführt werden. Bei synchron laufenden Filmbändern verliert man dann aber in jeder Strahlenrichtung die Hälfte der Filme, weil diese nicht von der ihnen zugeordneten Röhre aus belichtet werden. Andererseits kann man in die Magazine für Einzelblatt-Filme nur jeweils die 1., 3., 5. usw. bzw. die 2., 4., 6. usw. Filme einlegen, resp. die fehlenden durch „alte" unbrauchbare Filme ersetzen. Dadurch spart man — unabhängig von der Bildfrequenz — in jedem Falle gegenüber den Filmbändern die Hälfte der ohnehin immensen Filmkosten, die alle Verfahren direkter Großaufnahmen mit großen Aufnahmezahlen mit sich bringen.

Serien *indirekter, verkleinerter Bilder* im sog. *Mittelformat* können mit entsprechenden Schirmbildkameras aufgenommen werden. Wir selbst haben dafür längere Zeit die äußerst lichtstarke Odelca-Kamera mit konzentrischer Spiegeloptik nach BOUWERS verwendet (vgl. Abb. 8c). Die Einzelbilder haben Größen von 70×70 mm bzw. heute im allgemeinen von 100×100 mm. Die möglichen Bildfrequenzen gleichen denen der Großformat-Geräte.

Trotzdem hat sich das Mittelformat in Form dieser „*unmittelbaren*" Photographie des Leuchtschirmbildes nicht durchsetzen können. Die Gründe dafür werden im nächsten Abschnitt noch dargelegt werden.

Neuerdings besteht aber wieder Aussicht, dem Mittelformat größere Bedeutung für die Registrierung schnell ablaufender Vorgänge zu verschaffen, und zwar durch Kombination der *elektronischen* Bildverstärkung und -verkleinerung und Aufnahme mit 60 mm-Mittelformat-Kameras, die ähnliche Bildfrequenzen (um 6 Bilder/sec) ermöglichen wie die vorher erwähnten Methoden.

Gegenüber dem Großformat läge der wesentliche Vorteil des Mittelformates in den bei gleicher Bildfrequenz wesentlich geringeren Filmkosten. Die jährlichen Kosten der Filme für unsere Großformat-Geräte liegen nämlich höher als die Kosten aller übrigen, z.B. in der Röntgendiagnostik der Düsseldorfer Chirurgischen Klinik bei rund 120000 sonstigen diagnostischen Einzelleistungen verbrauchten Filme. Allein dieser wirtschaftliche Gesichtspunkt rechtfertigt weitere Versuche, das Mittelformat mit modernen Mitteln auch für Angiokardiographien usw. brauchbar zu machen.

Für die Registrierung sehr schnell ablaufender Vorgänge, z.B. der Bewegung der Herzklappen, benötigt man u.U. noch wesentlich höhere Bildfrequenzen (24—100 und mehr Bilder/sec). Sie sind dann nur noch mit der *indirekten Röntgenkinematographie* im 35 bzw. 16 mm-Format möglich.

Auch in diesem Falle ist die „unmittelbare" kinematographische Aufnahme des üblichen Leuchtschirmbildes, wie sie ursprünglich von JANKER entwickelt wurde, heute überholt. Nur die elektronische Bildverkleinerung, d.h. die Kombination von Bildverstärker und Filmkamera (vgl. Abb. 8) (ohne oder mit Zwischenschaltung einer Fernsehkette) kann den heutigen diagnostischen Ansprüchen an die Bildqualität noch gerecht werden.

Die verschiedenen Verfahren dieser Röntgenkinematographie sind in letzter Zeit an anderen Stellen oft ausführlich besprochen worden (vgl. z.B. BALFANZ, GAJEWSKI u. SCHOTT, 1963, 1964 sowie die entsprechenden Kapitel in den Bänden I/1 und III dieses Handbuches).

β) Klinische Gesichtspunkte

Obgleich auf die vielen schwierigen technischen und photographischen Fragen, die sich bei der Bewertung der verschiedenen Methoden zur Registrierung schnell ablaufender Vorgänge mittels Röntgenstrahlen hier nicht eingegangen werden kann, müssen die heutigen Möglichkeiten doch kurz unter dem Aspekt der *klinischen Diagnostik* betrachtet werden. Ausschlaggebend für die diagnostische Leistungsfähigkeit jeder Methode zur Darstellung von Bewegungsvorgängen sind im wesentlichen drei Faktoren:

1. die Erkennbarkeit feiner Objektdetails im Einzelbild jeder Serie,
2. die erreichbaren Bildfrequenzen und
3. die Möglichkeit kurzzeitiger Belichtung des Einzelbildes.

Bei Angiokardiographien usw. besteht außerdem noch die Notwendigkeit der Anfertigung von Simultanaufnahmen in verschiedenen Projektionsrichtungen.

Die beste *Detailerkennbarkeit* gewährleisten zweifellos Serien *direkter Großaufnahmen*, wenigstens solange die durch den darzustellenden Bewegungsablauf verursachte *Bewegungsunschärfe* kleiner bleibt als die geometrische Unschärfe.

Da es also im wesentlichen auf die Geschwindigkeit des Bewegungsablaufs ankommt, stellt hinsichtlich der notwendigen Bildfrequenzen und maximal zulässigen Belichtungszeiten gerade die Kontrastmitteldarstellung des Herzens und der großen Gefäße aus klinischer Sicht praktisch die *Maximalforderungen*.

Schon vor mehr als 15 Jahren haben namentlich schwedische Autoren (FREDZELL, LIND, OHLSON u. WEGELIUS) für die Angiokardiographie *Frequenzen* bis zu 12 Bildern/sec gefordert. Bei einer Pulszahl von 180/min, die bei Kindern mit angeborenen Herzfehlern nicht selten ist, erfolgen pro Sekunde drei vollständige Herzaktionen. Da man drei Bilder pro Herzaktion benötigt, um Vorhöfe und Ventrikel sowohl in Systole als auch in Diastole darzustellen, ergeben sich für eine Pulsfrequenz von 180/min mindestens 9 Bilder/sec. Um auch bei eventuellen Extrasystolen noch die ganze Herzaktion zu erfassen, wurden die bereits genannten 10—12 Bilder/sec gefordert. Bei Erwachsenen mit Pulszahlen von 90 oder weniger genügen dann 5—6 Bilder/sec.

Auf dieser Maximalforderung beruhen die genannten Geräte zur Anfertigung von Serien direkter Großaufnahmen auf Filmbändern oder Einzelblatt-Filmen.

Mit einer Frequenz von etwa 10 Bildern/sec sind aber auch die Möglichkeiten der Großformat-Methode praktisch erschöpft, wenn nicht sogar bereits überschritten. Der intermittierende Transport der verhältnismäßig großen Filmmasse läßt nämlich für den Film-Stillstand, in dem die Belichtung erfolgen muß, nur noch eine Zeit von etwa $^2/_{100}$ sec übrig. Bei Berücksichtigung eines genügenden Sicherheitsfaktors bleiben dann Belichtungszeiten von etwa $^1/_{100}$ sec.

Wenn man berücksichtigt, daß bei Serienaufnahmen die Röhren für jedes Einzelbild nur einen Teil (etwa $^2/_3$) der Nomogrammlast erhalten dürfen, so ergeben sich heute selbst bei den leistungsstärksten Röntgenröhren Belichtungswerte um 5—10 mAs. Das erklärt die Belichtungsschwierigkeiten bei erwachsenen Patienten und höheren Bildfrequenzen.

Eine weitere Herabsetzung der Belichtungszeit ist natürlich erst recht unmöglich. Dies hat aber zur Folge, daß auch das optimale Auflösungsvermögen der Großaufnahmen von 30 Linienpaaren oder Perioden/cm kaum diagnostisch ausgenutzt werden kann. Die Darstellung von nur 25 Perioden/cm setzt nämlich bereits voraus, daß die Bewegungsunschärfe kleiner als 0,2 mm bleibt.

Die verschiedenen Bewegungen im Herzen laufen mit Geschwindigkeiten zwischen 5 und 50 cm/sec ab. Der gesamte Pulmonalklappenring verschiebt sich z.B. gemeinsam mit der Ventilebene des Herzens bei jeder Aktion um je 1,5—2 cm hin und her. Selbst wenn es sich dabei um eine gleichmäßige Bewegung handeln würde, entspräche das bei einer Herzfrequenz von 90/min schon einer Geschwindigkeit von 4,5—6 cm/sec. Nicht krankhaft veränderte Aorten- und Pulmonalklappen erreichen sogar nahezu 50 cm/sec.

Eine Belichtungszeit von $^1/_{100}$ sec bedingt aber bereits bei Geschwindigkeiten von 2 cm/sec eine Bewegungsunschärfe von 0,2 mm. Alle schnelleren Bewegungsvorgänge machen dann schon die Ausnutzung eines Auflösungsvermögens von 25 Perioden/cm unmöglich. Selbst bei einer Millisekunde ($^1/_{1000}$ sec) läßt nur eine Objektbewegung von höchstens 20 cm/sec eine Darstellungsschärfe zu, die 25 Perioden/cm entspricht.

Trotzdem haben die Erfahrungen vieler Jahre inzwischen gezeigt, daß mit der Großformat-Methode alle, namentlich die für eine präoperative Diagnostik wesentlichen Fragen, beantwortet werden können.

Es mag Fälle geben, wo z.B. eine Shunt-Strömung selbst bei Aufnahmefrequenzen von 20 Bildern/sec und mehr nur auf einem einzigen Bild zu erkennen ist. Das kann aber allein noch kein zwingender Grund zur generellen Heraufsetzung der Bildfrequenz sein. Ein derart flüchtiger intra- oder extrakardialer Kurzschluß hat nämlich hämodynamisch nur untergeordnete Bedeutung; er ist klinisch belanglos und braucht deswegen auch nicht angiographisch dargestellt zu werden.

Wir sind sogar der Meinung, daß die bei der Großformat-Methode möglichen Maximalfrequenzen im allgemeinen nicht erforderlich sind, besonders wenn den Kontrastmitteldarstellungen Herzkatheteruntersuchungen mit Druckmessung und Blutgasanalysen in bzw. aus den einzelnen Herz- und Gefäßabschnitten vorausgehen und darüber hinaus auch noch Indicatorverdünnungsmethoden weitere Aufschlüsse geben.

In Übereinstimmung mit anderen Autoren glauben wir deshalb, daß für *klinische* Zwecke 3—6 Bilder/sec praktisch ausreichen. Jedenfalls haben wir in Düsseldorf im Rahmen der kardiologischen Diagnostik vor immerhin weit über 6000 Herzoperationen bei direkten Serienaufnahmen im Großformat noch nie 6 Bilder/sec überschritten.

Die enormen Filmkosten bei der Großformat-Methode könnten durch die *Leuchtschirmphotographie im Mittelformat*, d.h. auf 70×70 bzw. 100×100 mm große Filme bei gleichen Aufnahmefrequenzen erheblich gesenkt werden. Wir haben dafür anfangs die bekannten Odelca-Kameras benutzt und entsprechende Serienaufnahmen mehrfach demonstriert. Die Detailerkennbarkeit entspricht, namentlich beim 100 mm-Format, immerhin einem Auflösungsvermögen von 25 Perioden/cm und steht damit den 30 Perioden/cm des Großformates kaum nach. Heute muß aber diese „*unmittelbare*" Photographie des Leuchtschirmbildes als Methode für die radiologische Registrierung schnell ablaufender Bewegungsvorgänge als überholt angesehen werden, weil bei ihr die vorher erwähnten, schon bei der direkten Großformat-Methode bestehenden Belichtungsschwierigkeiten bei höheren Aufnahmefrequenzen noch wesentlich größer werden und auch durch gewisse Kunstgriffe, z.B. höher empfindliche Filme, besondere Entwicklungsverfahren oder sekundäre chemische Bildverstärkung (vgl. z.B. CHANTRAINE u. VIETEN, 1958), nicht kompensiert werden können.

Trotzdem könnte das *Mittelformat* bei Serienaufnahmen wieder sehr an Bedeutung gewinnen. Begründet ist dieser Optimismus durch die Tatsache, daß speziell die alle früheren Methoden limitierenden Belichtungsschwierigkeiten durch die *elektronische Bildverstärkung* praktisch gelöst werden konnten.

Die Photographie des Anodenbildes eines elektronischen Bildverstärkers erlaubt

1. eine wesentliche Herabsetzung der für die Bildgebung erforderlichen Strahlenmenge und damit der *Belichtungszeit*;

2. eine Erhöhung der *Bildfrequenz* und der *Gesamtbildzahl* einer Serie und somit schließlich

3. die echte *Röntgenkinematographie* mit Bildfrequenzen, welche die üblichen 24 Bilder/sec erheblich übersteigen.

Die Röntgenkinematographie ist zweifellos ein ganz ausgezeichnetes Mittel für eine beliebig oft wiederholbare Beobachtung und vor allem für die *Demonstration* der registrierten Bewegungsabläufe. Ihre Möglichkeiten überschneiden sich weitgehend mit denen der *Bildspeicherung* auf Magnetbändern, die natürlich die zusätzliche Zwischenschaltung einer *Fernsehkette* zur Voraussetzung hat. Darüber hinaus kann die Röntgenkinematographie der *wissenschaftlichen Forschung* gute Dienste leisten.

Obgleich infolge der elektronischen Bildverstärkung röntgenkinematographische Aufnahmen heute auf verhältnismäßig feinkörnige Negativ- und auch auf Umkehrfilme erfolgen können, erreichen die Einzelbilder solcher 35 oder sogar nur 16 mm breiten Filmstreifen natürlich nicht das Auflösungsvermögen direkter Großaufnahmen.

Die photographische Registrierung des Anodenbildes eines 9″-Bildverstärkers auf 35 mm breiten Filmen ergibt ein Auflösungsvermögen von weniger als der Hälfte gegenüber einer Aufnahme im Großformat. Bei 16 mm-Filmen ist dieses Verhältnis naturgemäß noch schlechter.

In der Kinematographie kommt es aber bekanntlich nicht, oder zumindest nicht ausschließlich, auf die Detailerkennbarkeit der einzelnen, als Standbild betrachteten Aufnahme an. Bei der Wiedergabe eines mit hoher Bildfrequenz registrierten Vorganges lassen die, u.U. in verschiedenen Richtungen und mit unterschiedlichen Geschwindigkeiten ablaufenden Einzelbewegungen Details erkennen, die auf einem Einzelbild auch bei besserem Auflösungsvermögen kaum zu diagnostizieren wären. Trotzdem erhöht natürlich jede Steigerung der Detailerkennbarkeit im Standbild auch die Möglichkeit der Analyse von Einzelvorgängen im Bewegungsbild.

In der klinischen Praxis, namentlich für die Kontrastmitteldarstellung des Herzens und der großen Gefäße benötigt man im allgemeinen die gesamte Bildgröße eines 9″-Bildverstärkers (BV). Bei speziellen Fragestellungen, d.h. zur Analyse von Bewegungen bestimmter Organabschnitte können aber auch *kleinere Bildausschnitte* ausreichen. In solchen Fällen kann das Auflösungsvermögen der Kinematographie verbessert werden, und zwar durch Verwendung eines 5"-BV mit geringerer Verkleinerung des Leuchtschirmbildes bzw. durch *elektronische Vergrößerung* eines entsprechenden Ausschnittes beim 9"-BV. Das Auflösungsvermögen erreicht dann Werte, die eine Bewegungsunschärfe bis maximal 0,4 mm zulassen. Bei Objektbewegungen mit Geschwindigkeiten zwischen 4 und 40 cm/sec entspricht das zulässigen Belichtungszeiten von $^1/_{100}$ bzw. $^1/_{1000}$ sec.

Da solche Belichtungszeiten bei der BV-Kinematographie ausreichen, besteht die Möglichkeit einer erheblichen Steigerung der Bildfrequenz und damit sogar einer *Zeitlupen-Wiedergabe* der registrierten Vorgänge. Bei 100 Bildern/sec und einem Blendensektor der Aufnahme-Kamera von 180° bleiben immerhin noch 5 Millisekunden für die Belichtung. In dieser Hinsicht ergeben sich also keine Schwierigkeiten. Theoretisch könnten bei Belichtungszeiten von 1 Millisekunde bis zu 500 Bilder/sec aufgenommen werden.

Es ist verständlicherweise sehr schwer zu sagen, welche *maximalen Bildfrequenzen* noch sinnvoll sind. Das hängt im wesentlichen von der Geschwindigkeit des zu analysierenden Bewegungsvorganges ab. Eine obere Grenze wird aber sicher auch durch das Auflösungsvermögen der Aufnahme-Kombination gesetzt.

Man kann z.B. folgendes überlegen: Wenn ein Bewegungsablauf eine bestimmte Geschwindigkeit hat und mit einer ebenfalls bestimmten Bildfrequenz registriert wird, so kommt auf jeden Zentimeter Bewegung eine definierte Anzahl von Aufnahmen. Wenn man weiterhin annimmt, daß die mit steigender Bildfrequenz zunehmende Anzahl von Aufnahmen/cm bei einem gleichbleibenden Bewegungsablauf nur einen Gewinn bringt, solange das Auflösungsvermögen der dazu verwendeten Einrichtung nicht überschritten wird, so kann dies ein *Annäherungswert* für die maximale Bildfrequenz sein. Es ist leicht zu errechnen, daß bei einem Auflösungsvermögen von beispielsweise 15 Perioden/sec für eine Bewegungsgeschwindigkeit von 20 cm/sec — also etwa einem Mittelwert der wirklich schnellen Bewegungsabläufe im Organismus — etwa 200 Bilder/sec für die Analyse solcher Vorgänge noch sinnvoll sein können.

Die gleiche Überlegung besagt aber auch, daß bei langsamen, etwa mit 1 cm/sec ablaufenden Bewegungen und gleichem Auflösungsvermögen im Film die in der Kinematographie üblichen 24 Bilder/sec das definierte Maximum bereits übersteigen und deshalb eigentlich unnötig, allerdings bildmäßig auch unschädlich sind.

Für die Analyse schneller Organbewegungen sind Aufnahmefrequenzen bis zu 200/sec wissenschaftlich sicher interessant. Die technischen Voraussetzungen dafür sind heute bereits gegeben. Eine weitere Erhöhung der Bildzahlen erscheint für die genannten Bewegungsgeschwindigkeiten allerdings nur bei gleichzeitiger Verbesserung des Auflösungsvermögens sinnvoll.

Röntgenröhren mit *Feinstfocus* ermöglichen zwar zusätzlich zur elektronischen auch noch eine *geometrische Vergrößerung* des darzustellenden Objektes und damit durch relative „Kornverkleinerung" der Registrierungsorgane eine Zunahme des Auflösungsvermögens und gleichzeitig sogar eine Kontraststeigerung infolge Herabsetzung der Streustrahlung. Die geringere Belastbarkeit solcher Röhren macht jedoch die geometrische Vergrößerung bei der photographischen Registrierung von Bewegungsvorgängen nur für geringere Bildfrequenzen aktuell.

Schließlich besteht noch die Möglichkeit einer *photographischen Vergrößerung* des BV-Anodenbildes. Sie bewirkt eine relative Kornverkleinerung des Aufnahmematerials. Das setzt natürlich wieder ein *größeres Filmformat* voraus.

Serienaufnahmen im sog. Mittelformat, d.h. auf 70 mm breite Filme, begrenzen die Bildfrequenz erheblich. Dafür schafft diese Begrenzung die Möglichkeit einer Bildverbesserung durch geometrische Vergrößerung des darzustellenden Objektes und gleichzeitiger Kontraststeigerung. Die Belastbarkeit moderner Feinstfocus-Röhren ermöglicht heute bereits Belichtungszeiten im Bereich von Millisekunden und trotzdem noch Aufnahmeserien mit Frequenzen bis zu 6 Bildern/sec.

Damit sind aber aus klinischer Sicht die Voraussetzungen gegeben, namentlich auch bei der wichtigsten Indikation für Serienaufnahmen, nämlich der Kontrastmitteldarstellung des Herzens und der großen Gefäße, erneut den generellen Einsatz der *Mittelformat-Methode* ernsthaft zu erwägen, zumal — wie zu Beginn bereits begründet — Aufnahmefrequenzen bis zu 6 Bildern/sec für die klinische Diagnostik ausreichen.

FEDDEMA (1965) hat mitgeteilt, daß bei der BV-Kinematographie die Kombination von elektronischer, geometrischer und photographischer Vergrößerung ein Auflösungsvermögen von 25 Perioden/cm ergeben kann; das würde sogar dem einer 100 mm-Odelca-Kamera entsprechen. Bei Angiokardiographien ist allerdings — wie bereits gesagt — wegen der Größe der darzustellenden Organe die gleichzeitige Ausnutzung aller drei Vergrößerungsfaktoren nicht möglich. Man kann heute aber auch bereits mit zwei der genannten Faktoren ein Auflösungsvermögen erreichen, das sicher bei 20 Perioden/cm liegt und damit den auch mit Feinstfocus-Röhren möglichen Belichtungszeiten hinsichtlich der Bewegungsunschärfe bei schnell ablaufenden Vorgängen adäquat ist.

e) Nachbehandlung des Patienten

Eine spezielle Nachbehandlung des Patienten ist nach der Kontrastmittelinjektion im allgemeinen nicht erforderlich. Erfolgt die Untersuchung in Narkose, so verbleibt der Kranke so lange unter der Aufsicht des Anaesthesisten, bis er wieder voll ansprechbar ist. Bei Anwendung der intratrachealen Narkose ist dies in der Regel unmittelbar nach Abschluß der Kontrastmitteluntersuchung der Fall.

Auf die erforderlichen Maßnahmen bei den möglichen Komplikationen wird bei deren Besprechung noch näher eingegangen.

2. Die Methoden der thorakalen Angiographie

Abgesehen von den verschiedenen aufnahmetechnischen Möglichkeiten unterscheiden sich die Methoden der thorakalen Angio- und Kardiographie im wesentlichen durch die *Art und den Ort der Kontrastmittelinjektion*. Sie kann je nach Fragestellung in den *venösen* oder *arteriellen* Schenkel des Kreislaufes und in beiden Fällen entweder *ungezielt* oder *gezielt* erfolgen. Bei der gezielten Kontrastmittelinjektion an einen bestimmten Ort des arteriellen Schenkels des Kreislaufs gibt es hinsichtlich der Art des Vorgehens zwei Möglichkeiten, und zwar *primär arteriell* und *primär venös* (transseptale Lävographie).

Daraus ergeben sich viele Möglichkeiten. Von den zahlreichen vorgeschlagenen Methoden haben manche nie größere Bedeutung erlangt, andere wurden inzwischen wieder verlassen. Trotzdem ist es erforderlich, auch solche Verfahren in einem Handbuch wenigstens kurz zu erwähnen.

Bei den heute gebräuchlichen Methoden wird auf die jeweiligen Indikationsbereiche näher eingegangen werden.

a) Intravenöse ungezielte Kontrastmittelinjektion

α) *Angiokardiographie*

Die ungezielte intravenöse Angiokardiographie wurde 1937 zum ersten Mal von CASTELLANOS, PEREIRAS und GARCIA (Kuba) bei Kindern durchgeführt und als „Auriculographie" bezeichnet. Die Autoren konnten mit Hilfe eines organischen Kontrastmittels vor allem das rechte Herz und die Lungenarterien darstellen, während man vorher auf das anorganische Natriumjodid angewiesen war, das zu den gefürchteten Reaktionen des Jodismus führte. Seit 1936 begannen ROBB und STEINBERG (New York), die Methode der ungezielten intravenösen Angiokardiographie systematisch auszubauen. ROBB hatte seit 1928 hämodynamische Untersuchungen an Herz und Kreislauf mit Farbstoffmethoden ausgeführt. 1933 versuchte er die Kontrastmitteldarstellung des Herzens und der großen Gefäße, indem er eine intravenöse Injektion von 35%igem Uroselektan an sich selbst ausführen ließ, was von SMEDAL am Boston City Hospital auf dem Leuchtschirm beobachtet wurde (SCOTT, 1951).

Um ein hochkonzentriertes Kontrastmittel zu erhalten, dampften sie 35%iges Diodrast zu einer 70%igen Lösung ein. Außerdem verwendeten sie möglichst starke Kanülen zur Venenpunktion und stellten sorgfältige Beobachtungen der Lungenzirkulationszeiten mit Hilfe der Ätherprobe an, um die Expositionszeiten der Serienaufnahmen mit der Kontrastmittelfüllung der Herzhöhlen und des Lungenkreislaufs in Übereinstimmung zu bringen.

Die erste erfolgreiche Darstellung des rechten Herzens und des Lungenkreislaufs am Menschen gelang im Februar 1937, die erste Darstellung des linken Herzens und der Aorta im Mai des gleichen Jahres. In einer vorläufigen Mitteilung (1938) berichteten Robb und Steinberg bereits über 238 intravenöse Angiokardiographien. In den folgenden Jahren wurden die angiokardiographischen Veränderungen bei angeborenen und erworbenen Herzfehlern und Veränderungen der Aorta von vielen Autoren systematisch untersucht (Steinberg u. Robb, 1939; Janker, 1936, 1939, 1950, 1951, 1952, 1953, 1954, 1955; Steinberg, Grishman u. Sussman, 1943; Steinberg u. Mitarb., 1952, 1955, 1956, 1961, 1962, 1964; Beuren, 1966 u.a.).

Technik. Bei der Angiokardiographie im eigentlichen Sinne wird das Kontrastmittel in eine Vene, mehr oder weniger peripher, injiziert, und zwar im allgemeinen in die V. mediana cubiti bzw. V. basilica der Ellenbeuge, bei Säuglingen und Kleinkindern in die V. saphena magna oder in die V. jugularis externa (Rossi und Prader, 1948). Das Kontrastmittel kann auch, wie Steinberg 1961 erneut vorgeschlagen hat, von beiden Armen aus gleichzeitig intravenös injiziert werden, um eine größere Kontrastmitteldichte zu erreichen. Er empfiehlt dieses Verfahren besonders bei dicken Patienten, bei Verdacht auf große Aortenaneurysmen und bei Herzdilatation.

Haben die Venen ein großes Kaliber, so kann man sie mit einer kurzgeschliffenen Flügelkanüle percutan punktieren (Cusmano u. Gallagher, 1963). Um eine paravenöse Injektion nach Möglichkeit zu vermeiden, erscheint es jedoch zweckmäßiger, die Vene in Lokalanaesthesie freizulegen und die Kanüle mit einem Catgut-Faden fest einzubinden. Dabei soll man die Kanüle mehrere Zentimeter weit in das Lumen der Vene vorschieben, um ein Herausgleiten durch den Rückstoß während der Kontrastmittelinjektion zu vermeiden. Die freie Lage der Kanüle innerhalb des Lumens prüft man zunächst durch Injektion weniger ml physiologischer Kochsalzlösung.

Zur Kontrastmittelinjektion und Anfertigung der Serienaufnahmen läßt man den Patienten (außer bei der Injektion in die V. saphena magna) den Atem in möglichst tiefer Inspiration anhalten, da der Zwerchfelltiefstand den Blutzufluß von der V. cava inferior drosselt und so die Verdünnung des durch die obere Hohlvene einfließenden Kontrastmittels verringert. Wird die Angiokardiographie in Narkose durchgeführt, so kann man einen Sauerstoffüberdruck von 5—20 cm H_2O geben. Auf diese Weise erhält man bessere Kontraste, da die Erhöhung des intrathorakalen Druckes die Blut- und Kontrastmitteldurchströmung des rechten Herzens und der Lunge verlangsamt. Die intrathorakale Druckerhöhung muß aber sofort nach Ablauf der Aufnahmeserie wieder beseitigt werden, da es sonst zu einem Abfall des Systemblutdruckes kommen kann.

Das Kontrastmittel soll vor der Injektion auf Körpertemperatur erwärmt werden. Für die Kontrastmittelinjektion ist immer ein Druckgerät erforderlich, da die Injektion des Kontrastmittels innerhalb weniger (1—2) Sekunden erfolgen muß.

Zur *Frage der Anaesthesie bei der Angiokardiographie*. Nach unseren Erfahrungen benötigt man selbst bei Kindern nur in Ausnahmefällen eine Allgemeinbetäubung. Selbstverständlich bietet sie die besten Voraussetzungen für einen störungsfreien Ablauf der Untersuchung, da die psychische Belastung ausgeschaltet ist und die Gefahr unwillkürlicher Bewegungen während Kontrastmittelinjektion und Ablauf der Aufnahmeserie wegfällt. Andererseits ist das Risiko einer Allgemeinbetäubung gerade bei Kindern mit cyanotischen Herzfehlern, bei denen die Narkose am ehesten gerechtfertigt wäre, höher als im Durchschnitt. Mit diesem Problem haben sich Taylor und Stoelting (1959), Cope (1953) u.a. eingehend befaßt. Wenn eine Allgemeinbetäubung nicht zu umgehen ist, dann sollte sie immer in Form der Gasnarkose nach endotrachealer Intubation durchgeführt werden, da man dann etwaigen Zwischenfällen besser gewachsen ist.

Es hat sich nicht bewährt, nach einer zum Zweck der Druck- und Sauerstoffmessung vorgenommenen Herzkatheterisierung eine ungezielte intravenöse Angiokardiographie unmittelbar anzuschließen, da selbst nach vorsichtigster Ausführung der Katheterisierung ein Spasmus der V. axillaris auftreten kann (hier 34mal bei 807 Untersuchungen), so daß sich das Kontrastmittel in den Kollateralgefäßen der Schulter staut und keine verwertbare Füllung des Herzens zustande kommt.

Nach ungezielter intravenöser Injektion füllen sich, wie Abb. 10 zeigt, über die V. cava zunächst die Höhlen des rechten Herzens und die — venöses Blut führenden — Lungenarterien. Diese Füllungsphase entspricht dem *Dextrogramm*. Nach Passage des kleinen Kreislaufs kommt es dann zum sog. *Lävogramm* mit Füllung des linken Herzens und der Aorta. Manchmal kann man während des Lävogramms zwei Füllungsphasen unterscheiden, und zwar ein Lävogramm I mit Füllung des linken Vorhofs und linken Ventrikels (Abb. 11a) und ein Lävogramm II, bei dem linker Ventrikel und Aorta Kontrastmittel enthalten, der linke Vorhof aber schon wieder entleert ist (Abb. 11b). Im allgemeinen ist diese Trennung in Lävogramm I und II, wie in den gezeigten Bildern, aber nur nach selektiver Kontrastmittelinjektion so deutlich. Außerdem ist für die Darstellung dieser beiden Phasen eine verhältnismäßig hohe Bildfrequenz erforderlich.

Indikationsbereich. Besonders geeignet ist die ungezielte intravenöse Angiokardiographie für die Darstellung von Anomalien oder Veränderungen der großen herznahen Venen. Eine links persistierende obere Hohlvene (Abb. 12) ist z.B. auf diese Art gut darstellbar, wozu sogar die Kontrastmittelinjektion möglichst in eine Vene des linken Armes erfolgen muß.

Bei Verdacht auf eine Verlaufsanomalie der unteren Hohlvene, der sich bereits auf sagittalen Thoraxübersichtsaufnahmen oft aufgrund einer Vorwölbung der rechten Gefäßbandkontur in Form des sog. V. cava-Knopfes ergibt, muß natürlich die Kontrastmittelinjektion von einer Beinvene aus erfolgen. So zeigt z.B. Abb. 13 eine in die obere Hohlvene einmündende V. cava inferior.

Zweifellos kann man mit dieser ungezielten intravenösen Methode auch bei angeborenen Herzfehlern gute Darstellungen erreichen, und zwar in erster Linie bei den cyanotischen Herzfehlern, bei denen infolge eines Scheidewanddefektes eine Veränderung der Blutströmung im Sinne eines Rechts-Links-Shunts besteht.

Sehr deutlich sieht man einen derartigen Rechts-Links-Shunt auf dem Angiokardiogramm einer Tricuspidalatresie mit einem — in diesem Falle lebensnotwendigen — Vorhofseptumdefekt (Abb. 14). Als weiteres Beispiel seien die Fehler der Fallot-Gruppe genannt. Das ungezielte Angiokardiogramm läßt z.B. bei einer Fallotschen Tetralogie (Abb. 15) die Durchströmung des Ventrikelseptumdefektes von rechts nach links daran erkennen, daß sich praktisch gleichzeitig mit der A. pulmonalis auch die Aorta mit Kontrastmittel füllt. Man sieht in diesem Fall auch die infundibuläre Pulmonalstenose. Außerdem gibt das venöse Angiokardiogramm Auskunft über die Gefäßversorgung der Lungen.

Trotz der geschilderten Möglichkeiten ist die ungezielte Kontrastmitteldarstellung für die Diagnostik der intrakardialen Fehlbildungen heute weitgehend verlassen. Die gezeigten Beispiele sollen aber daran erinnern, daß in Situationen, die eine schnelle diagnostische Entscheidung erfordern, andererseits langwierige und sonstige eingreifende Untersuchungen (Herzkatheterismus usw.) wegen der bedrohlichen Situation nicht mehr zulassen, auch mit der ungezielten, relativ ungefährlichen Methode noch eine für therapeutische Folgerungen diagnostisch ausreichende Klärung erreicht werden kann. In diesem Zusammenhang ist vor allem an schwerstkranke Säuglinge und Kleinkinder in lebensbedrohlichem Krankheitszustand zu denken.

Gerade bei Kindern ergibt die ungezielte Angiokardiographie in der Regel diagnostisch gut verwertbare Aufnahmen, da die Strahlenabsorption der Gewebe verhältnismäßig geringer ist als bei Erwachsenen, so daß man mit kleineren Kontrastmittelmengen auskommt. Dagegen ist die Darstellung des linken Herzens und der Aorta bei Erwachsenen hauptsächlich wegen der starken Kontrastmittelverdünnung oft nicht ausreichend.

Von den vorgeschlagenen untersuchungs- oder darstellungstechnischen Varianten der ungezielten intravenösen Angiokardiographie seien hier noch einige Methoden kurz angeführt.

Bei Patienten mit schwer zugänglichen Arm- und Beinvenen empfehlen Aubaniac (1952, 1954), Aubaniac, Sendra, Viallet, Combe und Chevrot (1954), Lepp (1954),

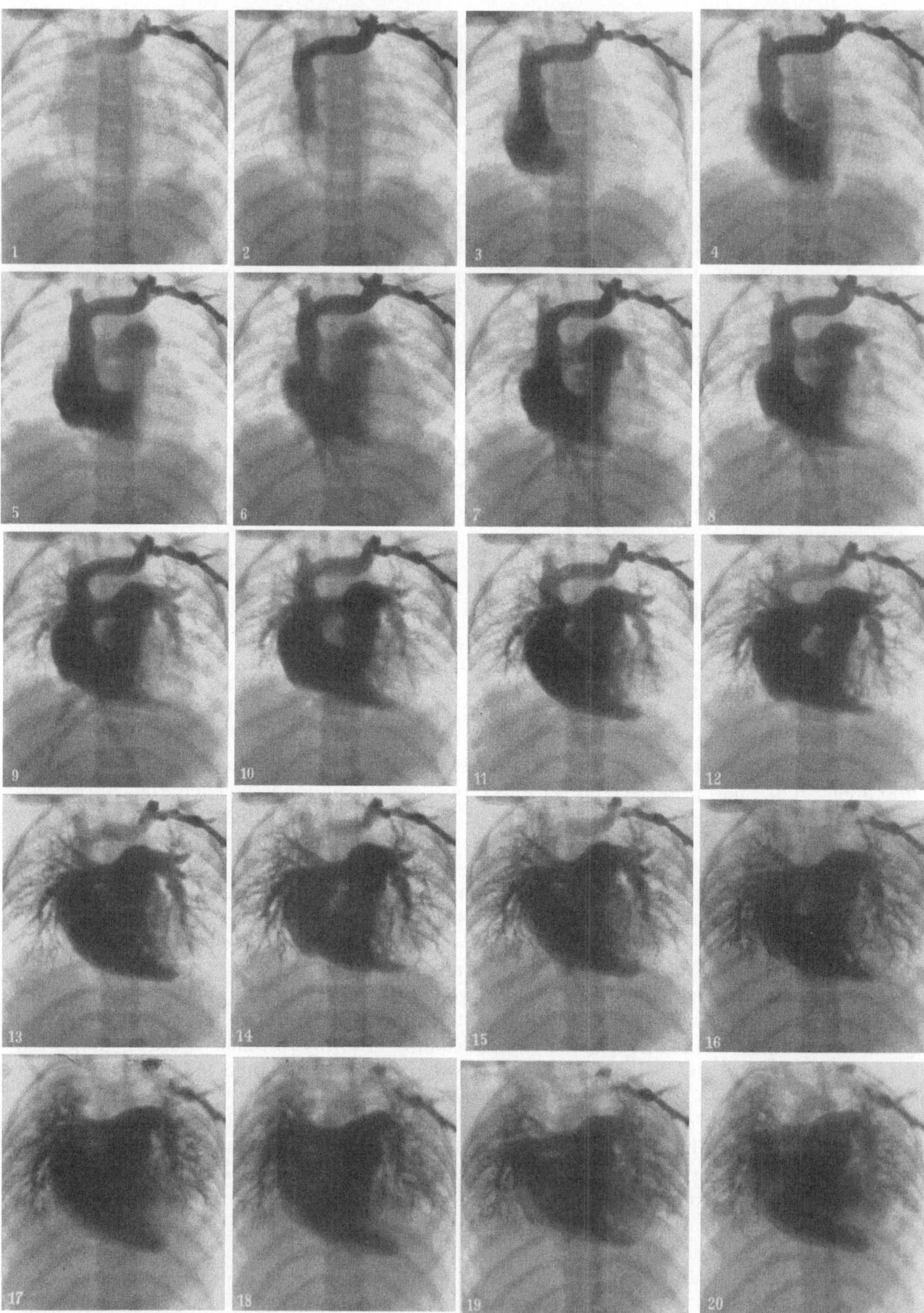

Abb. 10. Intravenöses ungezieltes Angiokardiogramm eines normalen (kindlichen) Herzens. Serienaufnahmen im Mittelformat (Odelca): 5 Bilder/sec

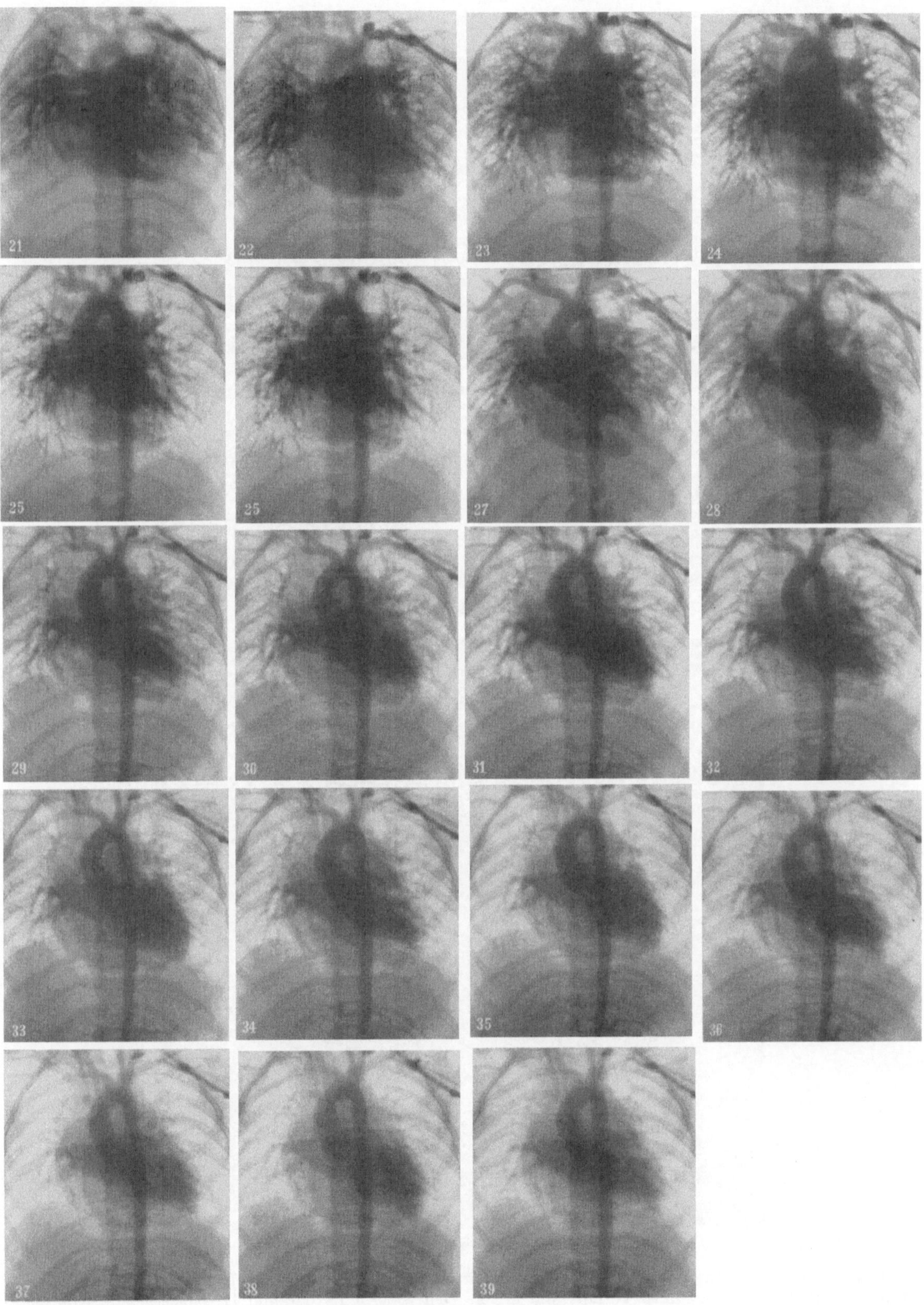

Abb. 10

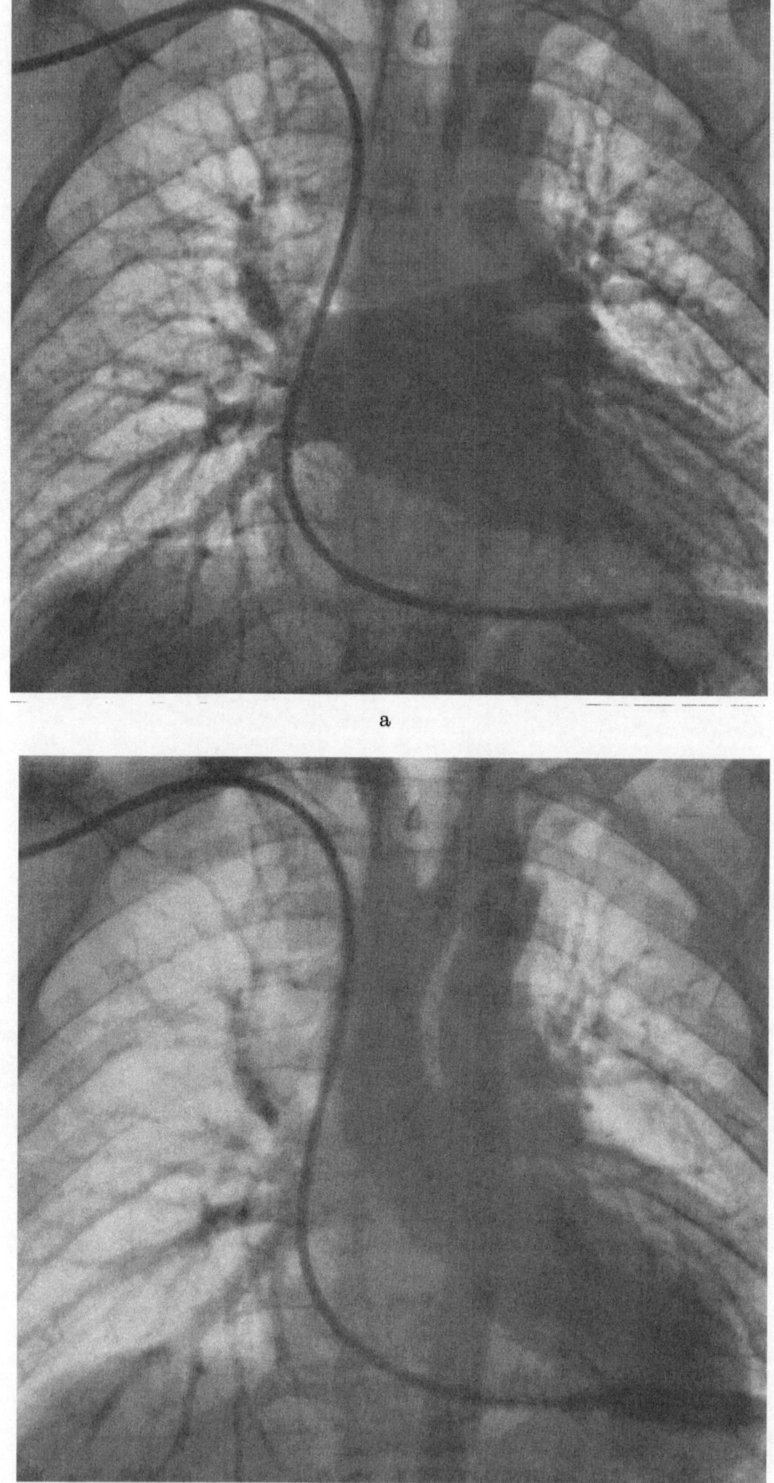

Abb. 11a u. b. Lävogramm nach gezielter Kontrastmittelinjektion in den rechten Ventrikel. a Lävogramm I: Kontrastmittelfüllung des linken Vorhofs und linken Ventrikels. b Lävogramm II: Vorwiegende Kontrastmittelfüllung des linken Ventrikels und der Aorta. Kontrastmittel im linken Vorhof nur angedeutet. (Zustand nach Operation einer Aortenisthmusstenose)

Pineda, Gammel und Slater (1965) sowie Riess (1967) die Kontrastmittelinjektion nach *infraclaviculärer Punktion der V. subclavia.*

Technik. Die Punktion erfolgt in Rückenlage des Patienten auf der rechten Seite. Dort ist die V. anonyma im medialen Winkel der Regio infraclavicularis am leichtesten erreichbar, da sie hier zwischen Schlüsselbein und erster Rippe, nur von der Fascia coraco-cleidopectoralis und dem M. pectoralis major bedeckt, dicht unter der Haut verläuft. Man sucht mit dem Zeigefinger die mediale Begrenzung der Infraclaviculargrube in dem Winkel zwischen Schlüsselbein und erster Rippe auf, wobei ein deutlicher Vorsprung, das Tuberculum musc. scaleni der ersten Rippe, zu tasten ist. Vor der Spitze des Zeigefingers führt man dann die mit einer Injektionsspritze armierte Punktionskanüle unter ständigem Ansaugen in einem Winkel von 45° zur Hautoberfläche ein. Die Nadelspitze zeigt

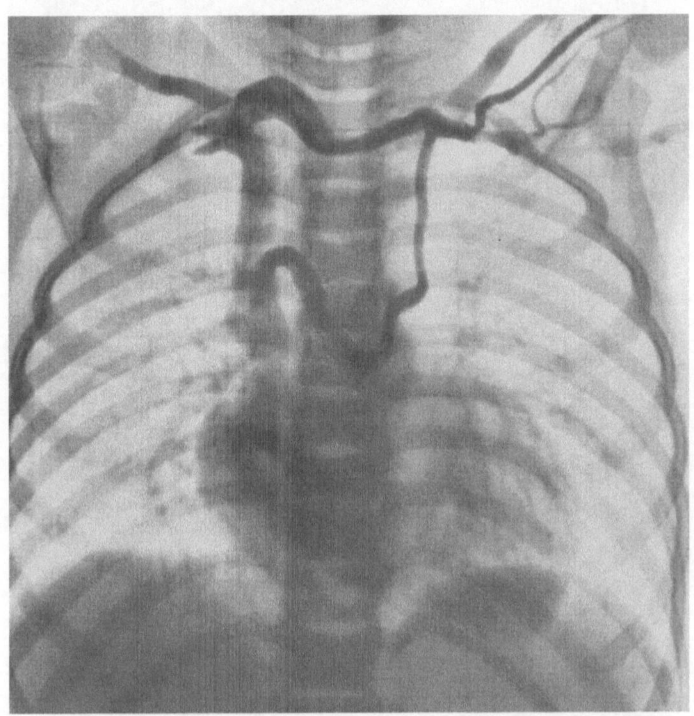

Abb. 12. Intravenöse ungezielte Kontrastmittelinjektion vom linken Arm aus bei einem Patienten mit persistierender linker oberer Hohlvene und breiter Gefäßverbindung zwischen rechter und linker Hohlvene

dabei auf die Einmündungsstelle der V. subclavia in die V. brachiocephalica (anonyma) dextra, die man in 3—4 cm Tiefe erreicht. Manchmal kommt man beim Vorschieben der Nadel mit der ersten Rippe in Berührung, dann muß man die Kanüle etwas weiter cranial einführen. Verletzungen der Pleurakuppel, der A. subclavia oder des Plexus brachialis sind möglich. Sie lassen sich ebenso wie eine paravenöse Injektion vermeiden, wenn man die Punktionsnadel unter ständigem Zurückziehen des Spritzenstempels bis zur Blutaspiration langsam vorschiebt und dabei genau die Einstichrichtung nach medial oben beobachtet.

Dieses als „einfach und relativ gefahrlos" (Lepp) bezeichnete Verfahren wurde von Aubaniac ursprünglich zur Flüssigkeitsinfusion bei kollabierten Patienten, bei denen die peripheren Venen schwierig zu punktieren sind, angegeben, aber auch für die Angiokardiographie empfohlen. Eigene Erfahrungen liegen nicht vor.

Riess (1967) empfiehlt diese Injektionstechnik erneut als bequemen intravenösen Zugang unmittelbar vor dem Herzen, wenn die peripheren Venen aus irgendwelchen Gründen schwierig zu punktieren sind. Die Gefahr einer Luftembolie wird für sehr gering gehalten, da der Druck in der V. anonyma nie den Atmosphärendruck unterschreitet. Die V. anonyma thrombosiert selbst nach Injektion stark hypertoner Lösungen nicht. Nach den Erfahrungen von Riess an über 400 solchen Injektionen eignet sich die Methode infolge der idealen anatomischen Lage der V. anonyma unmittelbar vor dem Herzen nicht nur zur Injektion von Arzneimittellösungen, etwa bei der Behandlung des Schocks (Kontrastmittelzwischenfälle!) oder komatöser Zustände, sondern auch zur Injektion von Farbstofflösungen (zur Bestimmung des Herzminutenvolumens) bzw. speziell von Kontrastmitteln zur Angiokardiographie (vor allem bei Kindern).

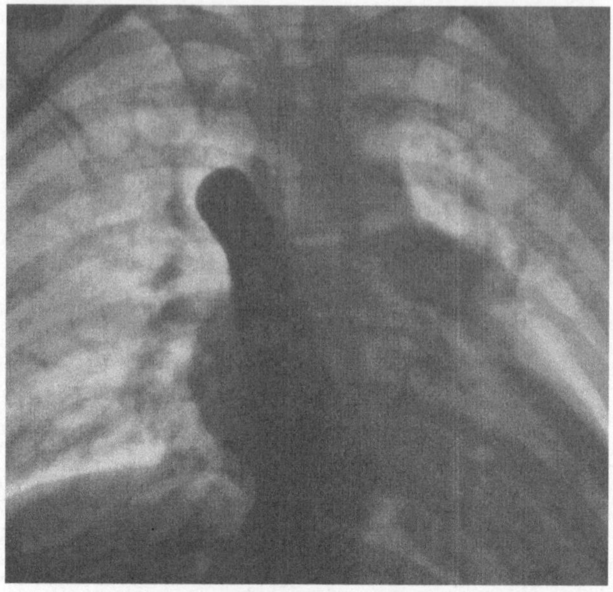

a

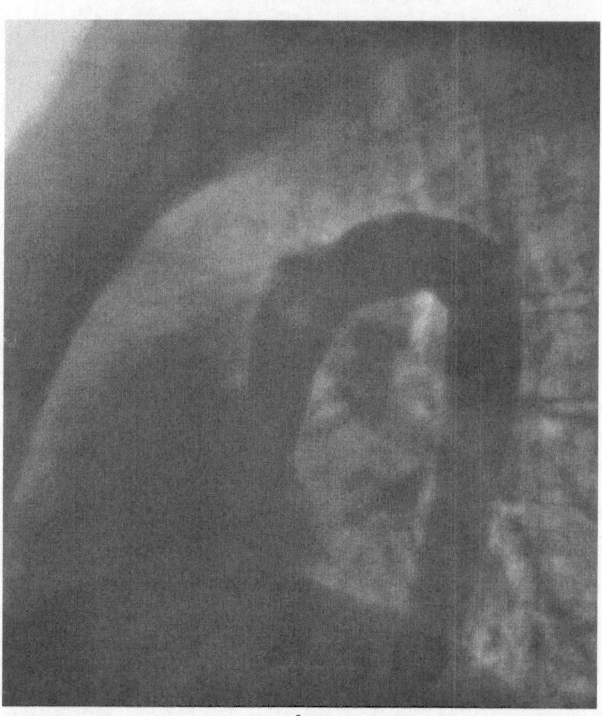

b

Abb. 13a u. b. Intravenöse ungezielte Angiokardiographie von einer Vene am Oberschenkel aus. Einmündung der V. cava inferior in die obere Hohlvene unter Bildung eines V. cava-Knopfes

Eine darstellungstechnische Variante stammt von Finby (1961). Sie dient der besseren Darstellung der großen Gefäße.

Nach gleichzeitig beidseitiger Injektion großer Kontrastmittelmengen (80 ml) wird *nur eine Aufnahme mit langer Belichtungszeit* angefertigt. Der Zeitpunkt der Belichtung wird vorher durch Decholintest bestimmt. Die Methode soll sich besonders für die Darstellung von Aortenaneurysmen, Verletzungen der großen Gefäße im Mediastinum und von arterio-venösen Pulmonalfisteln eignen. Praktische Bedeutung hat sie heute nicht mehr.

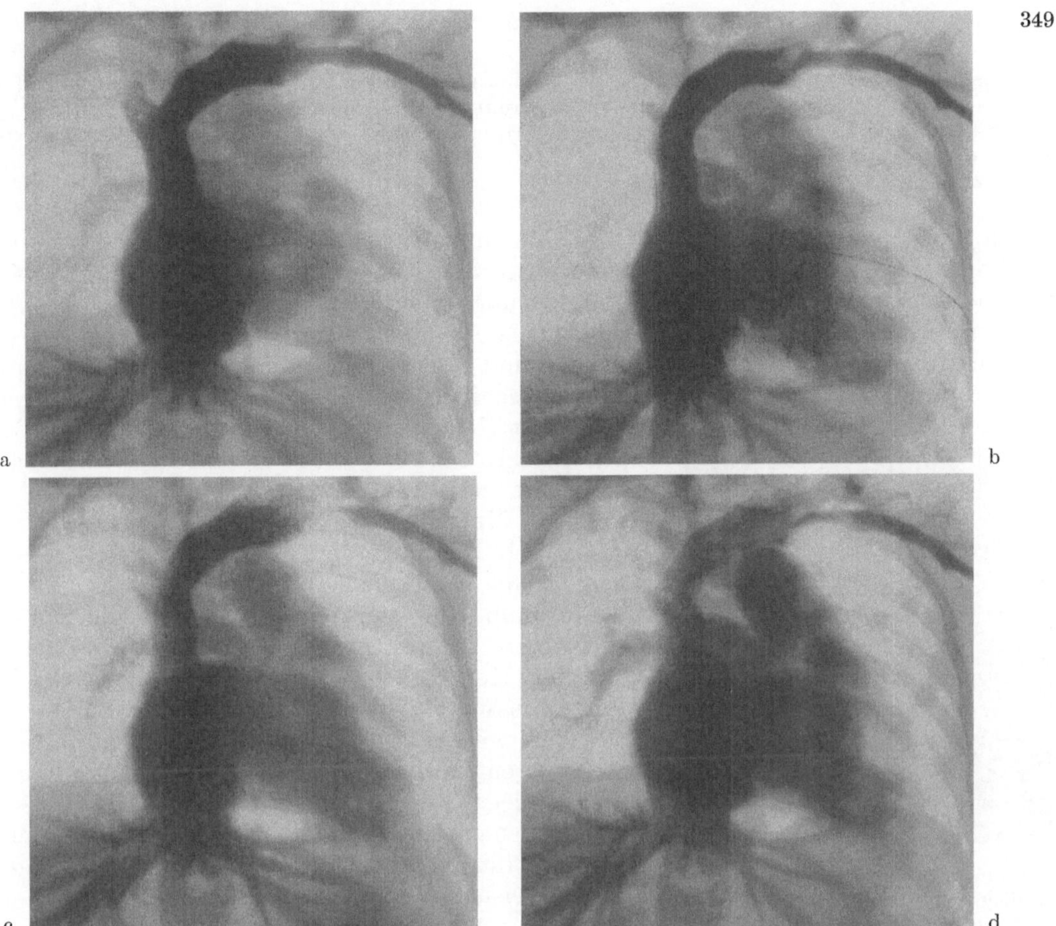

Abb. 14a—d. Intravenöse ungezielte Angiokardiographie. Serienaufnahmen im Mittelformat (Odelca): 5 Bilder/sec. Hochgradige Tricuspidalstenose mit Vorhofseptumdefekt. Das Kontrastmittel fließt aus dem stark vergrößerten rechten Vorhof durch den Vorhofseptumdefekt unmittelbar in das linke Herz. Gleichzeitige Füllung von Aorta und Pulmonalis. Lumen der Pulmonalis deutlich enger als das der Aorta

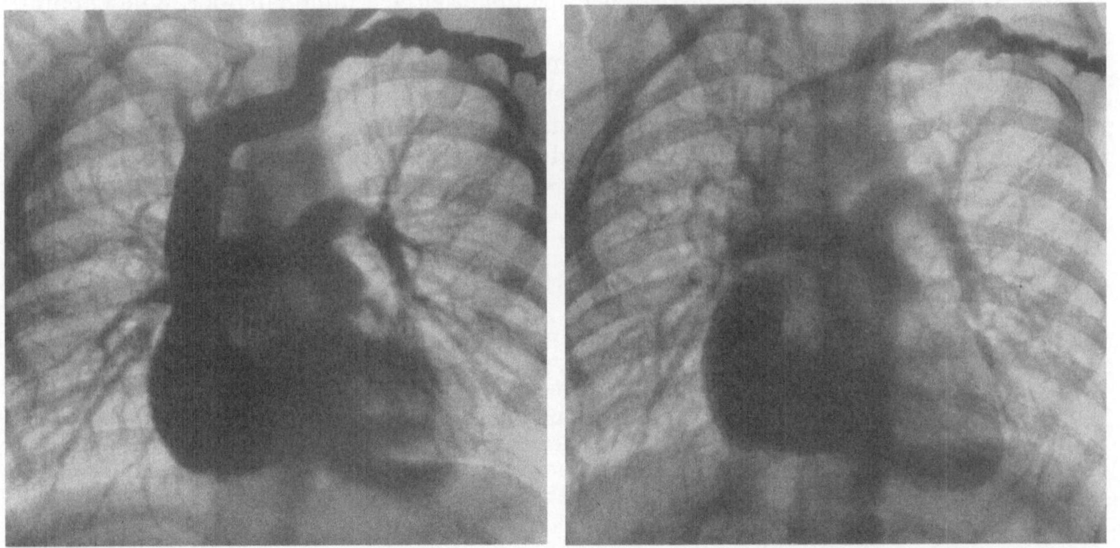

Abb. 15a u. b. Intravenöse ungezielte Angiokardiographie: Fallotsche Tetralogie. Gleichzeitige Füllung der Pulmonalis und Aorta bei Ventrikelseptumdefekt mit Rechts-Links-Shunt. Infundibuläre Pulmonalstenose. Serienaufnahmen mit Kassettenwechselgerät: 1 Bild/sec

ROSSI und PRADER (1948) empfehlen bei Kleinkindern mit schwer zugänglichen Arm- und Beinvenen die Injektion des Kontrastmittels nach percutaner Punktion der rechten oder linken V. jugularis externa. Die Kontrastmitteldarstellung der Herzhöhlen sei wegen des kürzeren Weges intensiver als bei der Injektion in eine Armvene.

β) Pulmonangiographie

In ihrer ersten Mitteilung über Technik und Anwendungen der intravenösen Angiokardiographie (1938) wiesen ROBB und STEINBERG schon darauf hin, daß sich das Verfahren auch zur Darstellung von Veränderungen des Lungenkreislaufs bei Tuberkulose, Lungenfibrose, Bronchiektasen und Bronchialcarcinom verwenden läßt. In den folgenden Jahrzehnten wurden die morphologischen und funktionellen Veränderungen des Lungenkreislaufs mit dieser Methode bei den verschiedensten Lungenerkrankungen eingehend untersucht (ROBB und STEINBERG, 1939, 1940; STEINBERG und ROBB, 1938, 1939; SUSSMAN, STEINBERG und GRISHMAN 1942, 1947; DOTTER und STEINBERG, 1949; SUSSMAN, NEUHOF und NABATOFF, 1949; STEINBERG, McCOY und DOTTER, 1950, 1951, 1952; STEINBERG und FINBY, 1956 u.a.).

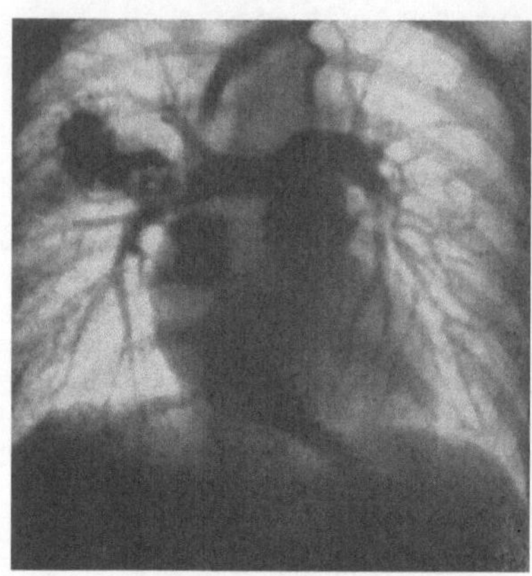

Abb. 16. Intravenöse ungezielte Angiokardiographie: Während der dextrographischen Phase Kontrastmittelfüllung einer arterio-venösen Lungenfistel. Serienaufnahmen im Mittelformat (Odelca): 5 Bilder/sec

Die Pulmonangiographie wird heute allerdings im allgemeinen als gezielte Kontrastmittelinjektion mit Hilfe eines Herzkatheters in die A. pulmonalis ausgeführt, wie es FORSSMANN 1929, 1930, DE CARVALHO, MONIZ, LIMA und SALDANHA 1932 ursprünglich angegeben hatten. Sie bezeichneten damals ihr Verfahren als „Angiopneumographie“. Die Katheterspitze wird dabei bis in den Stamm der Lungenarterie vorgeführt. Die Methode der ungezielten intravenösen Kontrastmitteldarstellung des Lungenkreislaufs nennt man heute „Angiokardiopneumographie“, „Angiopulmographie“ bzw. „Pulmonangiographie“. Sprachlich nicht gut erscheinen die Bezeichnungen „Pneumangiographie“ oder „Pneumokardiographie“, weil darunter eigentlich eine Angiographie mit Luft als Kontrastmittel zu verstehen wäre.

Die Kontrastmittelinjektion erfolgt bei der ungezielten Pulmonangiographie ebenfalls mit einem Druckinjektionsgerät.

Im allgemeinen genügen Serienaufnahmen in nur einer Projektionsrichtung, und zwar sagittal, weil sich in seitlicher Projektion ohnehin die Lungengefäße beider Seiten überlagern. Mit einem Programmwähler kann man die Phase der höchsten Bildfrequenz in den Zeitabschnitt der stärksten Strömung des Kontrastmittels durch die Lungengefäße (bei Erwachsenen etwa die 4.—7. sec nach Injektionsbeginn, bei Kindern mit höherer Herzfrequenz etwas früher) legen. In der Regel genügen 3 Aufnahmen/sec für die Zeit der Lungenzirkulation.

Als Beispiel zeigt Abb. 16 eine mit dieser Methode dargestellte arterio-venöse Lungenfistel.

LINDEMANN (1950), TOMISELLI (1953), SIMONETTI und GIGANTE (1956) sowie WESTRA (1964) empfehlen die Darstellung der Lungengefäße mit Simultan-Schichtaufnahmen zum Zeitpunkt maximaler Kontrastmitteldurchströmung hauptsächlich zur Differenzierung unklarer Hilusvergrößerungen. Nachdem eine Schichtuntersuchung des Hilus ohne Kontrastmittel vorausgegangen ist, injiziert man intravenös 40 ml Kontrastmittel. Die Schichtaufnahmen werden zeitlich so belichtet, daß sie entweder das rechte Herz mit den Lungenarterien oder das linke Herz mit den Lungenvenen darstellen. Man kann dann den Anteil vergrößerter Lymphknoten von dem der Gefäße am Summationsbild des Hilus trennen.

γ) Mediastinale Phlebographie

Die Kontrastmitteldarstellung der großen Venen des Mediastinums, d.h. der Vv. anonymae, der V. cava superior und ihrer Zuflüsse, ist an sich die erste Phase der Angiokardiographie (vgl. Abb. 10). In den letzten Jahren entwickelte sich die mediastinale

Phlebographie aber zu einer selbständigen Untersuchungsmethode, die bei allen zu einer Strombahnbehinderung führenden, entzündlichen und expansiv wachsenden Prozessen des Mediastinums wertvolle Aufschlüsse gibt (LINDBLOM, 1946; FISCHER, 1951; ABBOTT, HOPKINS und LEIGH, 1951; LIAN und COBLENTZ, 1951; KRALL, HOFFHEINZ und WILHELM, 1952; GVOZDANOVIC und OBERHOFER, 1953; DOTTER und STEINBERG, 1953; ROSWITH, KAPLAN und JACOBSON, 1953; STILLER, 1954; VIETEN und WILLMANN, 1956). Man kann das Kontrastmittel von der Ellbogenvene einer Seite aus ungezielt oder durch einen bis in die V. subclavia bzw. in die V. anonyma (V. brachiocephalica) eingeführten Herzkatheter gezielt injizieren. Mit dieser Methode erhält man eine Darstellung der mediastinalen Venen hauptsächlich einer Seite, was bei vorwiegend nach rechts oder links sich entwickelnden Tumoren des Mediastinums oder einer Lunge durchaus genügen kann, zumal es bei erheblicher Einengung der V. cava superior auch bei einseitiger Kontrastmittelinjektion zu einer Rückstauung in die andere Seite kommt. Zur Darstellung der Ausdehnung entzündlicher Thrombosen und zur Beurteilung der Operabilität von Mediastinal- und Lungengeschwülsten ist eine vollständige Darstellung des gesamten mediastinalen Venensystems aber zweckmäßiger, weshalb die meisten Autoren (vgl. Beitrag ANACKER in Bd. X/2) eine *simultane Kontrastmittelinjektion von den Ellbogenvenen beider Seiten aus* empfehlen. Man erhält dann ein Bild der Vv. subclaviae, der V. anonyma, der V. cava superior, der Vv. jugulares externa und interna, des Arcus venosus juguli und der Vv. azygos und hemiazygos.

Obgleich bei der *einseitigen* Darstellung die Kontrastmittelinjektion häufig durch einen unter Durchleuchtungskontrolle bis in die V. axillaris bzw. V. anonyma vorgeschobenen Herzkatheter erfolgt, möchten wir dieses Vorgehen doch zu den „ungezielten" Methoden rechnen, zumindest aber in diesem Zusammenhang schon besprechen.

Technik. Die Verwendung des Herzkatheters bei der einseitigen Technik hat den Vorteil, daß man vor der Kontrastmittelinjektion eine Druckmessung in den verschiedenen Abschnitten des Venensystems vornehmen kann. Beim Vorliegen einer mechanisch bedingten Einengung im Bereich der oberen Hohlvene, wie sie beim oberen V. cava-Syndrom z.B. durch ein infiltrierend wachsendes Bronchialcarcinom des rechten Oberlappens entsteht, läßt sich an dieser Stelle ein Drucksprung nachweisen (KRALL, HOFFHEINZ und WILHELM, 1952). Der normale Venendruck beträgt in der Ellenbeuge 7—8 mm Hg; er sinkt herzwärts kontinuierlich bis auf einen Wert von 2—3 mm Hg im rechten Vorhof ab. Das obere Vena cava-Syndrom oder ausgedehnte Thrombosierungen der mediastinalen Venen können zur Erhöhung der peripheren Venendruckwerte über 20 mm Hg führen, wobei die Werte von der Peripherie bis zur cranialen Begrenzung der Obstruktion unverändert hoch bleiben, um erst dahinter auf das Normalniveau abzufallen. Dieses Verhalten des Venendrucks ermöglicht die Unterscheidung einer mechanisch bedingten Venendruckerhöhung gegenüber einem kardial bedingten venösen Hochdruck. Eine genaue Vorstellung über die Ausbreitung des obstruierenden Prozesses ergibt aber erst die Kontrastmitteldarstellung. Es empfiehlt sich, bei einer venösen Hypertonie mit der — dann ohnehin überflüssigen — Druckinjektion zurückhaltend zu sein, um die Gefahr einer Verletzung der gestauten Venen zu vermeiden. In solchen Fällen ist es vorteilhafter, sich unter Durchleuchtungskontrolle durch Injektion einer kleineren Kontrastmittelmenge (mit der Hand) zunächst einen Überblick über die Abflußverhältnisse zu verschaffen und erst dann die eigentliche Darstellung mit Serienaufnahmen vorzunehmen.

Für die *doppelseitige* Kontrastmittelinjektion kann man die Venen in beiden Ellenbeugen mit Kanülen von etwa 1 mm Querschnitt punktieren; sicherer ist es jedoch, in Lokalanaesthesie die Kanülen in die Venen einzubinden, besonders wenn das Kontrastmittel mit einem Druckgerät injiziert werden soll.

Die erforderliche Kontrastmittelmenge wird natürlich durch viele Faktoren bestimmt und kann eigentlich nur für jeden Einzelfall, mitunter sogar erst nach der erwähnten Probeinjektion einer kleinen Menge festgelegt werden. Sie beträgt im allgemeinen bei einseitiger Darstellung 40—60—80 ml und für die beiderseitige Injektion 30—40 ml pro Seite. Bei peripheren Stenosen wird man natürlich weniger Kontrastmittel nehmen.

Für die Serienaufnahmen genügt im allgemeinen wiederum die sagittale Projektion mit einer Bildfrequenz von 1 Aufnahme/1—2 sec. Aufnahmen in zwei Projektionsrichtungen vereinfachen aber die Beurteilung, insbesondere wenn ein Cava-Verschluß vorliegt. Die Gesamtzahl der Bilder kann gering sein; jedoch sollen mindestens 4—6 Aufnahmen angefertigt werden, wobei die erste Belichtung am Ende der Kontrastmittelinjektion erfolgt.

Indikationsbereich. Indikationen für die mediastinale Venographie bilden alle Krankheitsbilder, bei denen der Verdacht auf eine Strombahnbehinderung im Bereich der oberen Hohlvene oder ihrer Zuflußgebiete besteht. Meist handelt es sich dabei um eine Wandinfiltration durch maligne Blastome, seltener um reine Kompressionseffekte durch gutartige Tumoren, Aneurysmen der großen Gefäße, Strumen, Lymphknotenvergrößerungen spezifischer oder unspezifischer Genese oder um primäre und sekundäre Thrombosen.

Für die normale röntgenologische Symptomatologie ist die in Höhe des Schlüsselbeines sichtbare Einengung der V. subclavia wichtig, die einem durch Schlüsselbein und erste Rippe hervorgerufenen Pelotteneffekt entspricht. Bei einseitiger Kontrastmittelinjektion kann außerdem durch Zufluß von nicht mit Kontrastmittel untermischtem Blut an der Einmündungsstelle der kontralateralen V. anonyma eine unscharfe Konturierung der oberen Hohlvene auftreten.

Im allgemeinen kann man sagen, daß benigne, expansiv wachsende Prozesse (gutartige Tumoren, intrathorakale Strumen, Cysten, Aneurysmen) zunächst zu Verlagerungen und Einengungen der mediastinalen Venen und erst dann zur Obstruktion führen, während entzündliche Veränderungen und maligne Tumoren primär eine Thrombosierung und Infiltration der Venenwand verursachen. Bei gutartigen, verdrängenden Prozessen sind die Grenzen der Venen mitunter scharf, während sie bei einer Thrombose und Infiltration meist unregelmäßig und unscharf erscheinen. Die durch eine große intrathorakale Struma verlagerten Venen des oberen Mediastinums können jedoch ebenfalls unscharf begrenzt sein, wie FISCHER (1951) in einer ausgedehnten Untersuchungsreihe gezeigt hat. Gleiche Veränderungen am mediastinalen Venensystem sind durch substernal wachsende Schilddrüsencarcinome möglich. Multiple, polycyclische Impressionen deuten auf pathologische Veränderungen von Lymphknoten. Unregelmäßig begrenzte Stenosen und vollständige, zapfenförmige Gefäßverschlüsse sind dann auf maligne Blastome verdächtig, wenn die betroffenen Gefäße verhältnismäßig wenig verdrängt oder in die Tumorverschattung miteinbezogen sind (VIETEN und WILLMANN, 1956). Aber selbst ein vollständiger Verschluß der oberen Hohlvene ist für das Vorliegen eines malignen Tumors nicht unbedingt beweisend (DOTTER und STEINBERG, 1953). Auch vergrößerte Lymphknoten können das Venensystem ganz oder teilweise stenosieren, wobei ein direkter Schluß auf Gut- oder Bösartigkeit des zugrunde liegenden Prozesses nicht gerechtfertigt ist. Auf ein Unterscheidungsmerkmal haben VIETEN und WILLMANN (1956) aufmerksam gemacht: Bei Gefäßverlegungen im Vena cava-System, die durch gutartige Prozesse hervorgerufen werden, besteht im allgemeinen ein ausgedehntes, großkalibriges Anastomosennetz, weil dem Gefäß-System wegen der langsamen Entwicklung des Strombahnhindernisses Zeit zur Anpassung bleibt. Dagegen bilden sich bei schnell wachsenden und sehr frühzeitig zur Einflußstauung führenden bösartigen Geschwülsten nur verhältnismäßig spärliche Anastomosennetze aus.

Wertvolle Hinweise gibt das mediastinale Venogramm in Verbindung mit Serienaufnahmen auch für die Operationstechnik, da kaum eine andere Methode Lokalisation, Form und Ausdehnung maligner Tumoren, das Ausmaß der Infiltration im Mediastinum oder der im Mediastinum lokalisierten Lymphknotenmetastasen so genau wiedergeben kann. Oft sind im Phlebogramm schon Kompressionen nachweisbar, bevor Stauungserscheinungen klinisch in Erscheinung treten. Systematische Untersuchungen mit dieser relativ einfachen Methode können auch Kranken mit Bronchialcarcinomen, vor allem der Oberlappen, durch den Nachweis der über die Lungengrenzen hinausgehenden Infiltrationserscheinungen eine Probethorakotomie ersparen. Es muß betont werden, daß nur der positive Befund am Venensystem beweisend ist, d.h. es kann, wie auch durch andere röntgenologische Untersuchungsverfahren (Lungenangiographie, Veratmungsbronchogramm, Oesophaguskymogramm) nur die *Inoperabilität* eines Tumors festgestellt werden. Berücksichtigt man, daß der Prozentsatz wirklich radikal resezierbarer Bronchialcarcinome selbst bei verhältnismäßig geringen intrapulmonalen Veränderungen ohne röntgenologisch nachweisbare Mitbeteiligung des Mediastinums trotz aller Bemühungen um die Frühdiagnose auch heute noch verhältnismäßig gering ist, so wird man jede einwandfrei nachgewiesene Strombahnveränderung im Mediastinum als Zeichen der Inoperabilität ansehen müssen. Macht man davon Ausnahmen, so überschreitet man u.E. die Leistungsfähigkeit der Methode, weil man dann versucht, sie für den Nachweis der Operabilität heranzuziehen.

b) Intravenöse gezielte Kontrastmittelinjektion

Für die Röntgendiagnostik des Herzens und der großen herznahen Gefäße, aber auch für die Angiographie der Lungengefäße haben heute die Methoden der gezielten Kontrastmittelinjektion und der nur damit möglichen selektiven Darstellung bestimmter Herz- bzw. Gefäßabschnitte die weit größere Bedeutung. Obgleich diese „gezielten" Methoden eigentlich eine Einheit bilden, unterscheiden sie sich doch hinsichtlich ihrer Indikationsbereiche durch den (wählbaren) Ort der Kontrastmittelinjektion.

α) *Selektive Angiokardiographie (Dextrokardiographie)*

Obwohl die ungezielte Angiokardiographie bei der Diagnostik und Lokalisation von Veränderungen vor allem des rechten Herzens und der Lungenstrombahn oft gute Ergebnisse liefert, haften ihr doch verschiedene Nachteile an. Deshalb ist man fast allgemein zur gezielten Kontrastmittelinjektion mit Hilfe eines Herzkatheters übergegangen, die Forssmann schon im Jahre 1931 angestrebt hatte (Ameuille, Ronneaux, Hinault, Degrez u. Lemoine, 1936; Chavez, Dorbecker und Celis, 1947; Jönsson, Broden und Karnell, 1949; Janker, 1954; Kjellberg, Mannheimer, Rudhe und Jönsson, 1955, 1959; Rowe, Vlad und Keith, 1956; Hilbish und Morrow, 1958; Holesch und Coles, 1958; McFall, Dowdy und O'Loughin, 1958; Werkö und Kjellberg, 1958; Lind, Boesen und Wegelius, 1960; Kirkpatrick u. Carter, 1964; Youker, Mauck, Robinson u. Lester, 1965; Schad, Stucky u. Wellauer u.a.).

Bei der ungezielten intravenösen Injektion erreicht das Kontrastmittel die linke Seite des Herzens und die Aorta, besonders bei Erwachsenen, nur in starker Verdünnung, so daß die Kontraste oft zur Beurteilung nicht ausreichen. Die Darstellungsmöglichkeiten verschlechtern sich noch, wenn das linke Herz erweitert ist oder wenn ein Links-Rechts-Shunt vorliegt. Außerdem fließt das Kontrastmittel bei der ungezielten Injektion in einem während der Passage durch die zuführenden Venen verlangsamten Strom, dagegen bei der Injektion durch den Herzkatheter in einem konzentrierten „Kontrastmittelembolus", so daß es in höherer Konzentration die Stelle erreicht, wo die zu erwartenden Veränderungen lokalisiert sind. Dadurch werden die Herzhöhlen besser nacheinander überlagerungsfrei dargestellt. Da eine Herzkatheteruntersuchung mit Druckregistrierung und Sauerstoffmessung bei der Untersuchung der meisten angeborenen und erworbenen Fehler des Herzens und der großen Gefäße sowieso unentbehrlich ist, kann die gezielte Kontrastmitteldarstellung dieser Untersuchung unmittelbar angeschlossen werden.

Die **Technik** der Katheterisierung des rechten Herzens ist im vorhergehenden Kapitel von Loogen und Gleichmann ausführlich besprochen.

Von der richtigen Lage der Katheterspitze an der gewünschten Stelle kann man sich durch eine Probeinjektion einer kleinen Kontrastmittelmenge mit der Hand unter Durchleuchtungskontrolle vergewissern. Dann wird der Patient durch horizontale Verschiebung seiner Lagerungsplatte vom Durchleuchtungsgerät auf die Serienaufnahmeapparatur umgelagert.

Obgleich bei der gezielten Methode im allgemeinen auch eine wesentlich geringere Kontrastmittelmenge injiziert wird, muß wegen des relativ engen Katheterlumens der Injektionsdruck besonders hoch sein. Die Injektion muß deswegen immer mit einem der bekannten Druckgeräte erfolgen.

Die Kontrastmittelinjektion kann ohne Allgemeinbetäubung ausgeführt werden, jedoch kommt es gelegentlich vor, daß der Patient infolge des plötzlich auftretenden Wärmegefühls und durch Hustenanfälle diagnostisch wichtige Phasen der Darstellung durch unbeabsichtigte Bewegungen unbrauchbar macht. Falls die Untersuchung in Narkose durchgeführt werden muß, soll die Kontrastmittelinjektion im apnoischen Stadium in Inspirationsstellung erfolgen, da dadurch der Kontrastmittelfluß durch Herz und große Gefäße etwas verlangsamt wird, so daß man bessere Kontraste erhält.

Die Serienaufnahmen werden im allgemeinen in Rückenlage des Patienten, also simultan in sagittaler und seitlicher Projektion angefertigt. Für spezielle Fragestellungen, besonders für die Darstellung intrakardialer Shunts oder von Veränderungen des Aortenbogens kann die rechte Halbschräglage (linke Schulter der Röntgenröhre genähert) vorteilhaft sein.

Als Aufnahmefrequenz haben sich routinemäßig 3—6 Bilder/sec bewährt. Wenn in speziellen Fällen höhere Frequenzen wünschenswert erscheinen, dann geht man besser von dem direkten Aufnahmeverfahren im Großformat zur indirekten Kinematographie über.

Besteht die Möglichkeit, ein Aufnahmeprogramm mit verschiedenen Bildfrequenzen zu wählen, dann bestimmt die Lokalisation der vermuteten Veränderung den Zeitpunkt der Maximalfrequenz, z. B. am Anfang der Serie bei Veränderungen innerhalb des rechten Herzens oder der Lungenarterie bzw. am Ende der Serie für die Darstellung des linken Herzens und der Aorta.

Bei Kindern ist die Passage des Kontrastmittels infolge der höheren Herzschlagzahl beschleunigt.

Indikationsbereiche. *Eine gezielte Injektion in die herznahen Abschnitte der oberen oder unteren Hohlvene* ist nur selten erforderlich; sie ist aber z. B. sehr geeignet bei anomaler Einmündung einer Hohlvene in den linken Vorhof (Abb. 17). Auch bei einer Tricuspidalatresie und beim Ebstein-Syndrom ist es ratsam, nicht unmittelbar in den rechten Vorhof, sondern in die V. cava kurz vor ihrer Einmündung zu injizieren. Wegen der Dünnwandigkeit des meist stark dilatierten Vorhofs bei den genannten Fehlern ist bereits beim Herzkatheterismus die Gefahr einer Perforation besonders groß. Durch die Vergrößerung des Volumens um die injizierte Kontrastmittelmenge wird die Perforations- bzw. Rupturgefahr noch weiter gesteigert. Die Darstellung des Kontrastmittelübertritts vom rechten in den linken Vorhof wird durch die selektive Injektion in die V. cava nicht nennenswert beeinträchtigt.

Eine *gezielte Kontrastmittelinjektion in den rechten Vorhof* ist nur selten indiziert. Sie kann als Kompromiß angewandt werden, wenn es nicht möglich ist, die Katheterspitze über die Tricuspidalis hinaus in den Ventrikel vorzuschieben bzw. störungsfrei dort zu halten. Die Injektion in den rechten Vorhof ist angezeigt, wenn man von der voraufgegangenen Herzkatheteruntersuchung her weiß, daß bei Irritation des Ventrikelendokards leicht Kammertachykardien ausgelöst werden.

Das Anwendungsgebiet der *selektiven Kontrastmittelinjektion in den rechten Ventrikel* ist verhältnismäßig groß. Hauptindikationsgebiet sind Stenosen im Bereich der Ausflußbahn (Abb. 18 und 19). Ein weiteres wichtiges Indikationsgebiet sind alle Herzfehler mit Ventrikelseptumdefekt und Rechts-Links-Shunt, insbesondere die Fallotsche Tetralogie (Abb. 20).

Die Kontrastmittelinjektion in den rechten Ventrikel erlaubt nicht nur eine Erkennung der vorliegenden Stenoseform, sie vermittelt auch über die Relation der

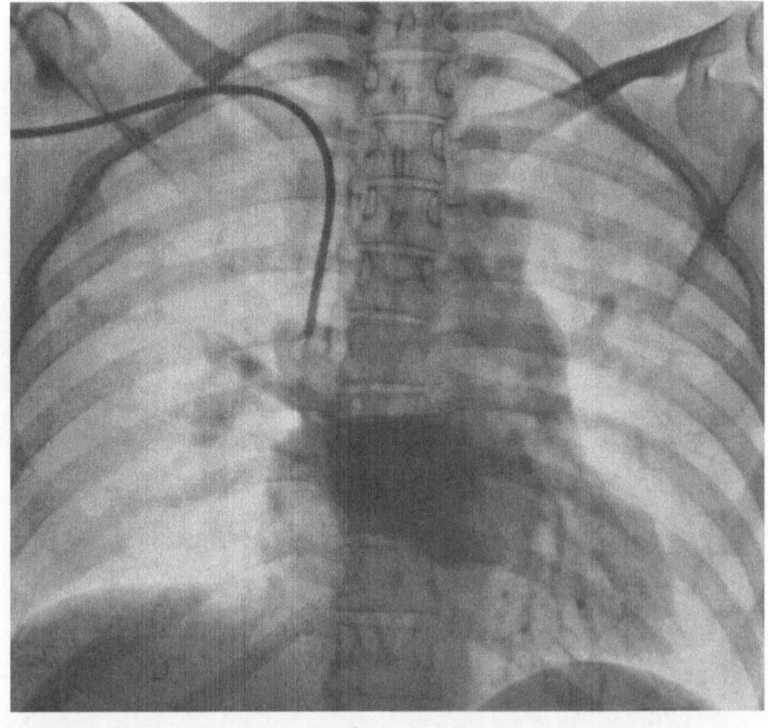

a

b

Abb. 17a u. b. Intravenöse gezielte Angiokardiographie mit Kontrastmittelinjektion in den herznahen Bereich der oberen Hohlvene: Einmündung der oberen Hohlvene in den linken Vorhof nach Operation eines Vorhofseptumdefektes mit Lungenvenentransposition. a Kontrastmittelfüllung des herznahen Abschnittes der V. cava superior und des linken Vorhofs. b Kontrastmittelfüllung des linken Herzens und der Aorta ohne vorherige Darstellung eines Dextrogramms

Kontrastmittelverteilung in der Pulmonalarterie und in der Aorta eine Vorstellung über die Größe des Rechts-Links-Shunts. Weiterhin gibt sie eine Darstellung der Lageverhältnisse der großen Gefäße und gestattet dadurch die Abgrenzung der Fallotschen Tetralogie von einer Transposition der großen Gefäße mit Ventrikelseptumdefekt und Pulmonalstenose,

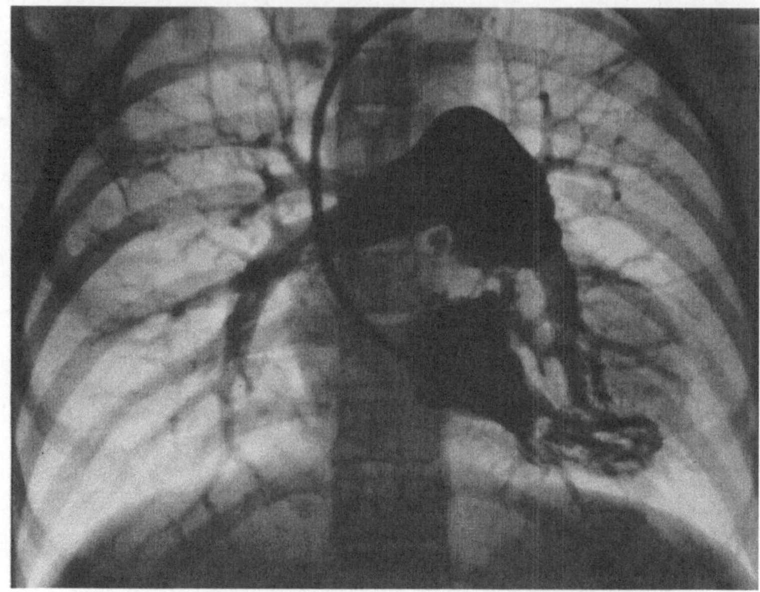

a

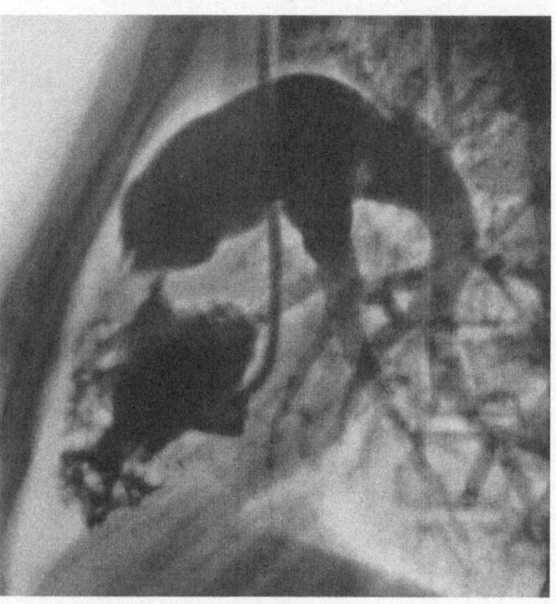

b

Abb. 18a u. b. Intravenöse gezielte Angiokardiographie mit Kontrastmittelinjektion in den rechten Ventrikel: Infundibuläre Pulmonalstenose. Darstellung der über 1 cm langen hochgradigen Stenose

die sich aufgrund der üblichen klinischen und röntgenologischen Untersuchung von einer Fallotschen Tetralogie manchmal nicht trennen läßt.

Außerdem gehören in diesen Indikationsbereich Veränderungen zwischen großem und kleinem Kreislauf mit Shunt-Umkehr, z. B. der Ductus arteriosus apertus, bzw. der aortopulmonale Septumdefekt.

Bühlmeyer wies 1967 auf die Bedeutung der gezielten Dextrokardiographie im Rahmen der präoperativen Diagnostik der Ebsteinschen Anomalie hin, nachdem Barnard (1963), Bahnson (1964) und Lillehei (1964) über den erfolgreichen Tricuspidalklappenersatz berichtet hatten. Die präoperative Kontrastmitteldarstellung hat die Aufgabe,

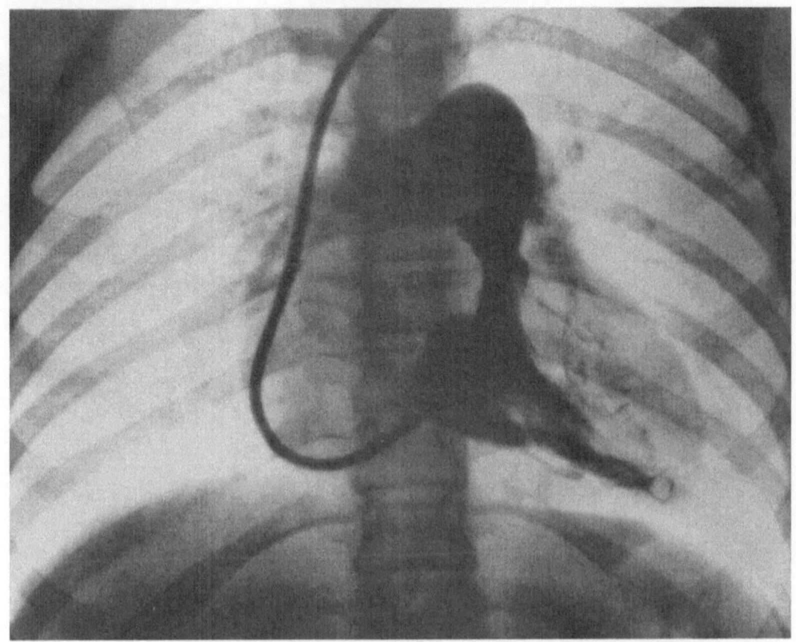

a

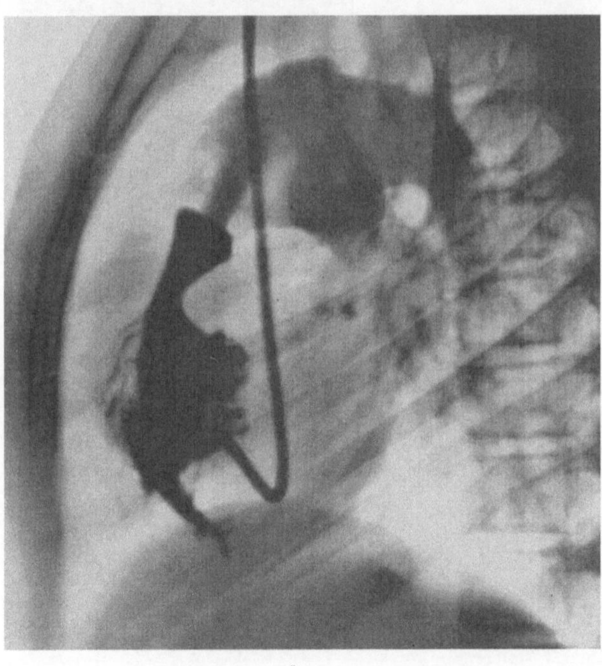

b

Abb. 19a u. b. Intravenöse gezielte Angiokardiographie mit Kontrastmittelinjektion in den rechten Ventrikel: Valvuläre Pulmonalstenose: a Sagittalbild: Sichelförmige Einschnürung im Bereich der Pulmonalklappen. b Seitenbild: Deutliche Darstellung der valvulären Stenose. Starker Kontrast vor und geringer Kontrast hinter dem stenosierten Ostium. Kontrastmittelstrahl durch die Stenose gut erkennbar

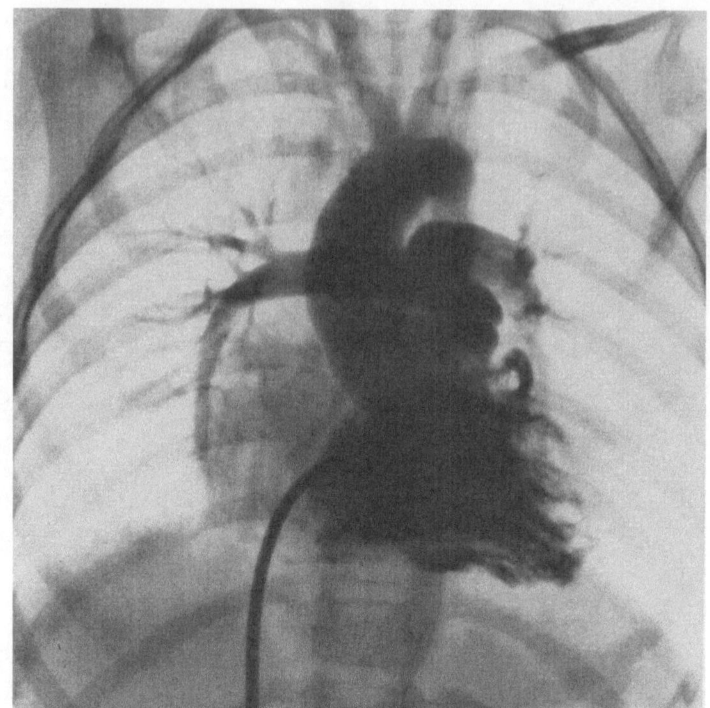

a

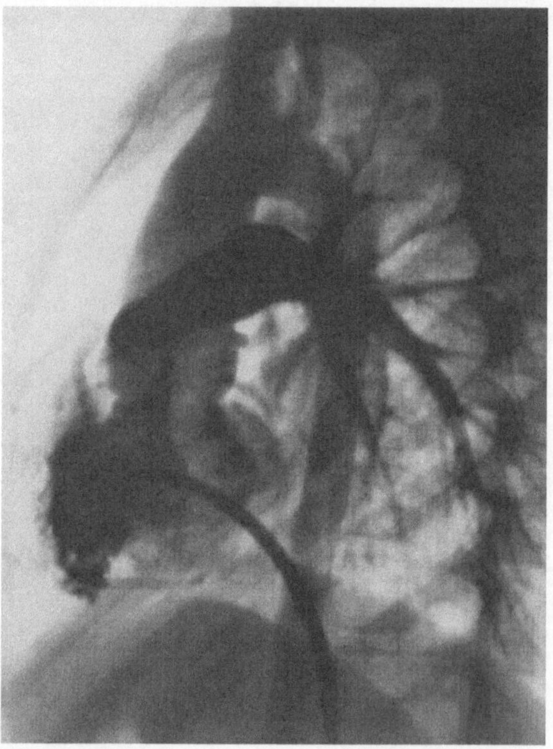

b

Abb. 20a u. b. Intravenöse gezielte Angiokardiographie mit Kontrastmittelinjektion in den rechten Ventrikel: Fallotsche Tetralogie (Pulmonalstenose mit Ventrikelseptumdefekt des klinischen Schweregrades III). a) Sagittalbild in der dextrographischen Phase: Lumen der Pulmonalarterien kleiner als das der (größer als normalen) Aorta. Valvuläre und infundibuläre Pulmonalstenose. b Seitenbild: Das Pulmonalostium projiziert sich in die anteponierte Aorta. Kontrastmittelübertritt in den linken Ventrikel

die Dystopie des in den rechten Ventrikel verlagerten Tricuspidalklappen-Ansatzes zu lokalisieren und Aufschluß über die Größenverhältnisse des supra- und infravalvulären Ventrikelanteils zu geben.

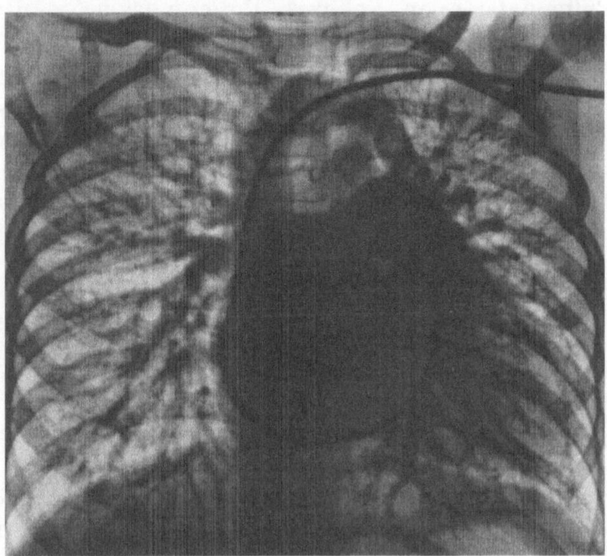

Abb. 21. Intravenöse gezielte Angiokardiographie mit Kontrastmittelinjektion in den Pulmonalarterienstamm. Partielle Lungenvenentransposition beider Oberlappenvenen sowie der Lingulavenen mit Einmündung in eine links persistierende obere Hohlvene

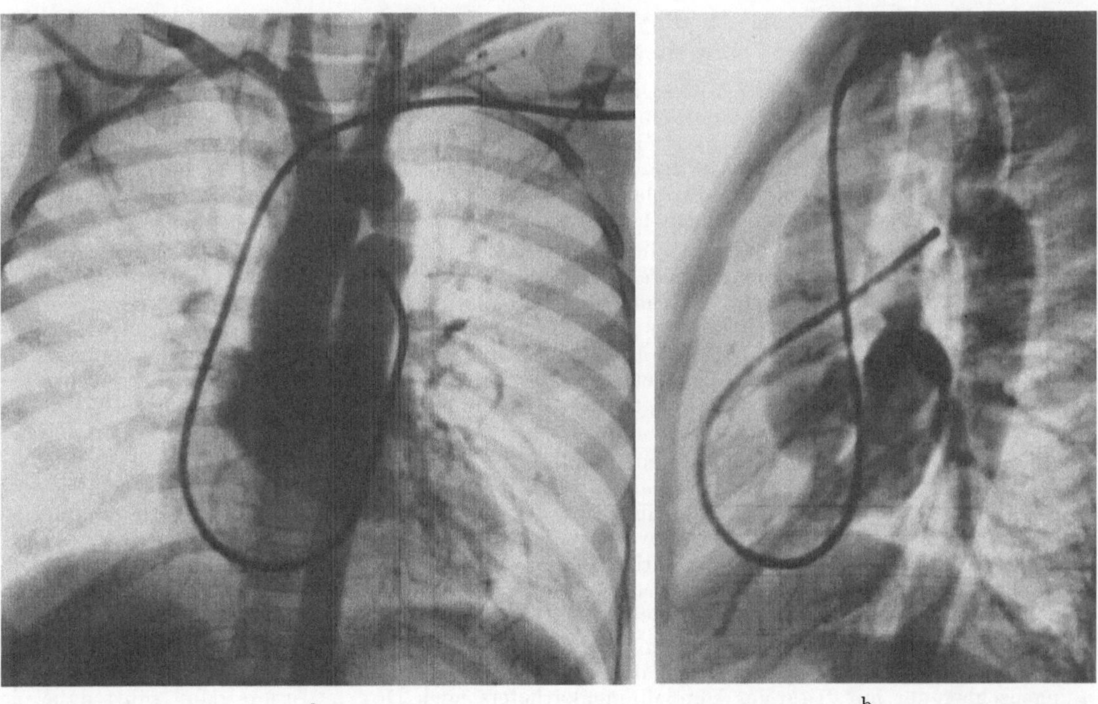

a b

Abb. 22a u. b. Intravenöse gezielte Angiokardiographie mit Kontrastmittelinjektion in den Pulmonalarterienstamm: Subvalvuläre Aortenstenose und Aortenisthmusstenose. a Sagittalbild: Bei gezielter Injektion in den venösen Kreislaufschenkel kontrastreiche Darstellung der Aortenisthmusstenose an typischer Stelle. b Seitenbild: Durch Freiprojektion der Ausflußbahn des linken Ventrikels deutliche Darstellung der subvalvulären Aortenstenose zusätzlich zu der bereits im Sagittalbild erkennbaren Aortenisthmusstenose

Die *gezielte Injektion in die Pulmonalarterie*, eventuell sogar in deren Äste ist natürlich vornehmlich dann indiziert, wenn morphologische Veränderungen im kleinen Kreislauf dargestellt werden sollen (periphere Pulmonalstenose, arteriovenöse Lungenfistel, Hypo- bzw. Aplasie von Pulmonalarterien, schwere Pulmonalsklerose usw.). Ein besonderes Indikationsgebiet ist die Lungenvenentransposition (Abb. 21).

Damit sind aber die Möglichkeiten der gezielten Kontrastmittelinjektion in den venösen Kreislaufschenkel noch nicht erschöpft. Infolge der bei der selektiven Angiokardiographie gegenüber der ungezielten Methode wesentlich geringeren Verdünnung des Kontrastmittels gelingt sehr häufig (vor allem bei Kindern und dünnen Patienten) auch die Darstellung morphologischer Details bei Veränderungen jenseits des venösen Kreislaufschenkels, also im Bereich des linken Herzens, der Aorta und der vom Aortenbogen abgehenden großen Gefäße (Abb. 22).

β) Selektive Pulmonangiographie

Die Entwicklung dieser Methode ist eng mit derjenigen der Herzkatheterisierung verknüpft. Forssmann berichtete 1929 zum ersten Mal über seine berühmt gewordenen und mit dem Nobelpreis ausgezeichneten Untersuchungen. Nach orientierenden Versuchen an der Leiche führte er bei sich selbst von der linken Ellenbeuge aus unter Durchleuchtungskontrolle einen Ureterenkatheter bis in den rechten Vorhof ein. 1930 versuchte er die Kontrastmitteldarstellung der Lungengefäße, indem er 40%iges Uroselectan durch eine Ureterensonde in den rechten Vorhof injizierte. Verwertbare Aufnahmen waren aber damals noch nicht zu erzielen. Dagegen gelang ihm die Kontrastmitteldarstellung der Herzinnenräume und der Lungengefäße am lebenden narkotisierten Kaninchen und Hund (Forssmann, 1931). Forssmann gab schon damals seiner Überzeugung Ausdruck, daß sich seine Methode zu einer exakten Diagnostik der Herzfehler beim Menschen ausbauen und zur Erforschung der Physiologie des Lungenkreislaufs verwenden ließe. Mit diesen Ideen war er seiner Zeit weit voraus.

Im Anschluß an die ersten Veröffentlichungen von Forssmann konnten De Carvalho, Monitz und Lima (Lissabon 1931, 1932 und 1933) über erfolgreiche Versuche berichten, den Lungenkreislauf zunächst am Tier, dann am Menschen mit Kontrastmittel darzustellen. Die Verwendung der Herzkatheterisierung nach Forssmann führte, wie De Carvalho, Monitz und Lima ausdrücklich hervorheben, schließlich zur Lösung des Problems. In ihrer 1932 erschienenen Arbeit berichten sie über lungenangiographische Untersuchungen bei 12 Kranken mit chronischer Lungentuberkulose.

Im Jahre 1934 begann Löffler seine Versuche zur Angiopneumographie beim narkotisierten Kaninchen durch Injektion von Thorotrast in die V. jugularis externa. Später führte er beim Menschen in Evipannarkose eine Gummisonde von der Ellenbeuge aus bis in die rechte Herzkammer und injizierte Uroselectan B. Im Jahre 1946 berichtete Löffler über seine Erfahrungen mit der Lungenangiographie hauptsächlich bei Lungentuberkulose, Bronchialcarcinom und Lungenmetastasen maligner Tumoren. Außerdem zeigte er die Möglichkeit, die Differentialdiagnose zwischen extra- und intrapulmonalen Erkrankungen mit Hilfe der gezielten Angiopneumographie. Eine zusammenfassende Monographie von Löffler erschien 1955.

In den Jahren nach dem Krieg begannen Bolt, Valentin, Venrath und Rink mit der *gezielten Kontrastmitteldarstellung der Lungensegmentarterien* (Abb. 23) mit Hilfe des Herzkatheters. Seine Spitze wird bei diesem Verfahren über die Bifurkation der A. pulmonalis hinaus bis in die einzelnen Lappen- und Segmentarterien vorgeführt. Von hier aus injiziert man kleine Mengen eines hochprozentigen Kontrastmittels. Die „selektive Lungenangiographie" ermöglicht eine Verfeinerung der regionalen Lungendiagnostik. In einer 1957 erschienenen Monographie faßten Bolt, Forssmann und Rink ihre Erfahrungen an 2000 selektiven Lungenangiogrammen zusammen.

Eine weitere Methode der Lungenangiographie ist auch die 1954 von Nordenström (Stockholm) beschriebene Kontrastmitteldarstellung der A. pulmonalis unter Blockierung eines Hauptastes der Lungenschlagader mit Hilfe des Doppellumenkatheters nach Dotter-Lukas. Man führt dabei den Doppellumenkatheter mit aufblasbarer Manschette an der Spitze durch eine periphere Vene bis in die Lungenarterie ein und blockiert einen Ast vollständig durch Entfaltung der Manschette mit Kontrastmittel, so daß die Lage der Manschette und der Katheterspitze im Durchleuchtungsbild leicht zu kontrollieren ist. Durch Injektion kleiner Mengen von Kontrastmittel distal vom blockierenden Ballon können die Gefäße der verschlossenen Lunge, durch Kontrastmittelinjektion proximal vom blockierenden Ballon die Gefäße der kontralateralen Lunge abgebildet werden. Die Äste der

Lungenarterie bleiben peripher von der Blockade länger als normal (1—2 min) mit Kontrastmittel gefüllt. Man hat also zum Studium der Lungengefäßveränderungen auf dem Leuchtschirm und zur Anfertigung gezielter Aufnahmen sehr viel länger Zeit als bei den übrigen Methoden der Pulmonangiographie.

Technik. Die Einführung des Herzkatheters in Lokalanaesthesie von einer Vene der rechten oder linken Ellenbeuge in den rechten Ventrikel erfolgt wie bei der selektiven Angiokardiographie (s. dort). Die Weiterführung der Katheterspitze in den Stamm bzw. in einen Ast der Lungenarterie macht dann in der Regel keine Schwierigkeiten mehr. Die Krümmung des Katheters von etwa 30° kurz vor der Spitze erleichtert es, die Sondenspitze in den Lungenarterienast der zu untersuchenden Seite hinein zu drehen. Meist erreicht die Katheterspitze zunächst infolge der natürlichen Krümmung dieses Weges die Abgänge der Unterlappenarterien. Aufgabe des Untersuchers ist es dann, durch Vorschieben, Zurückziehen und Drehen des Katheters, Einführen und Entfernen des Mandrains die Segmentarterienabgänge von caudal nach cranial mit der Sondenspitze zu erreichen. Es empfiehlt sich immer, mit der angiographischen Untersuchung der basalen Segmentarterien zu beginnen, da sich die Krümmung des Katheters infolge Erwärmung durch den Blutstrom im Laufe der Untersuchung langsam ausgleicht. Es ist dann gegen Ende der Untersuchung leichter, die Segmente der Oberlappen darzustellen als umgekehrt.

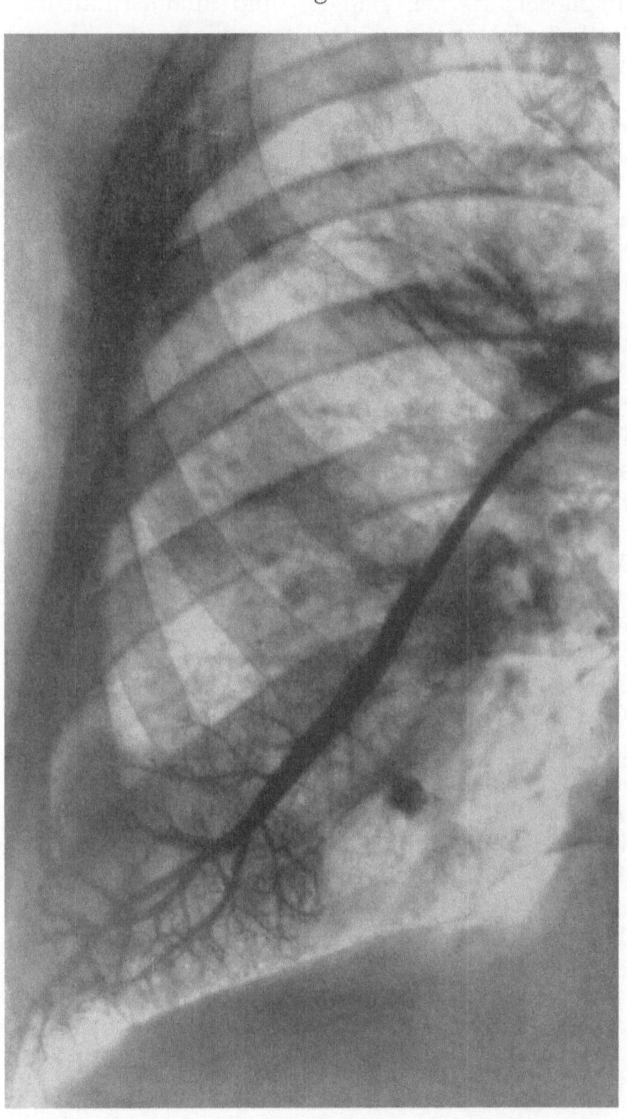

Abb. 23. Segmentangiogramm (nach RINK): Capillare Phase mit flächenhafter Kontrastmittelanfärbung des Lungenparenchyms

Für die Darstellung einer Segmentarterie genügt die Injektion von 8—10 ml Kontrastmittel mit der Hand. Die Kontrastmittelinjektion darf nicht zu kräftig sein, da man sonst Gefahr läuft, das Lungengewebe zu zerreißen. Andererseits ist es wichtig, die Zielaufnahmen im Augenblick des maximalen Kontrastmitteldurchflusses zu exponieren, wenn man keine Serienaufnahmen anfertigt. Eine zu frühe oder zu späte Auslösung der Aufnahme führt zu unvollständiger Darstellung des Segmentarterienbaumes, wodurch eine Rarefizierung vorgetäuscht werden kann.

Den Abschluß der Untersuchung bilden Entnahmen von venösem Mischblut aus der A. pulmonalis, die gleichzeitige Punktion der A. femoralis zur Berechnung der arteriovenösen Sauerstoffdifferenz und die Druckmessung in den einzelnen Abschnitten der Lungenarterie und des rechten Herzens.

Indikationsbereich. Die ungezielte Pulmonangiographie eignet sich zweifellos für die Beurteilung der Lungenfunktion, weil das Kontrastmittel zusammen mit dem Blut nur normal belüftete Lungenteile in voller Stärke durchfließt, die erkrankten Lungenbezirke aber je nach dem Grade ihrer Schädigung nur teilweise oder überhaupt nicht passiert (VIETEN, 1953, 1955). Bei der Darstellung von arterio-venösen Fisteln, der Differentialdiagnose zwischen Lungen- und Mediastinaltumoren, von Ektasie und Aneurysma der Pulmonalarterie und der Beurteilung der Operabilität von Lungentumoren leistet die Methode viel.

Aber schon bei diesen Erkrankungen, welche die Kontrastmittelfüllung einer oder beider Lungen erforderlich machen, empfiehlt es sich, einen Herzkatheter in eine Hauptverzweigung der Lungenarterie oder in ihren Stamm einzuführen und das Kontrastmittel dorthin zu injizieren, da man auf diese Weise erheblich verbesserte Kontraste erhält und trotzdem Kontrastmittel einsparen kann. Bei allen Krankheitsbildern, die eine anatomisch-lokalisatorische Klärung erforderlich machen, wird man deshalb immer das gezielte Verfahren anwenden.

Die selektive Segmentangiographie eignet sich vor allem zur Lokalisation eines krankhaften Prozesses innerhalb eines bestimmten Segmentes und zur Beurteilung der durch ihn verursachten Parenchymschädigung (GRILL u. LÖHR, 1960; LÖHR, GRILL, SCHOLTZE u. SCHÖLMERICH, 1964; LÖHR, 1967, 1968). Damit gewinnt die selektive Segmentangiographie besondere Bedeutung im Rahmen der präoperativen Diagnostik bei allen vorwiegend segmental auftretenden Lungenerkrankungen, namentlich bei der chronischen Lungentuberkulose. Das selektive Segmentangiogramm stellt den arteriellen Zufluß, die Capillarphase und den venösen Rückfluß im einzelnen Lungensegment dar. Die diagnostischen Möglichkeiten hinsichtlich morphologisch-funktioneller Veränderungen werden dadurch auch gegenüber dem Lungentomogramm und dem gezielten Bronchogramm erheblich erweitert.

γ) Lungenkeilangiographie („Pulmonary wedge angiography")

Die Bemühungen, bei der morphologischen und funktionellen Analyse des Lungenkreislaufs noch näher an das Capillargebiet heranzukommen, als es mit Hilfe der Segmentangiographie möglich ist, führte zur Entwicklung der „Lungenkeilangiographie" zur *Pulmonal-Capillardarstellung* (BOLT, FORSSMANN u. RINK, 1957; BELL, SHIMOMURA u. GUTHRIE, 1958; BELL, SHIMOMURA, TAYLOR, GUTHRIE, HEMPEL, FITZPATRICK u. BEGG, 1959; BOLT u. RINK, 1960, 1967; BELL, SHIMOMURA, FITZPATRICK, BEGG u. ZINTEL, 1960; JAMES, OWEN u. THOMAS, 1960; BECU, PAULIN u. VERNAUSKAS, 1962; BELL, 1964; DUPUIS u. RAMEZ, 1964; WOLFF u. GONTARD, 1965; CASTELLANOS, HERNANDEZ u. MERCADO, 1965; JACOBSON, TURNER, BALCHUM u. JUDGE, 1965; BOLT, 1968).

Technik. Bei der gezielten Segmentangiographie liegt die Katheterspitze im Abgang der Segmentarterie. Es besteht die Möglichkeit, daß ein Teil des präcapillaren Gefäßsystems nicht eröffnet ist, vom Kontrastmittel deshalb nicht durchflossen wird und der Darstellung entgeht. Der Lungenkeilangiographie liegt der Gedanke zugrunde, *sämtliche* vorhandenen Terminalarterien darstellen zu können, wenn man den Katheter innerhalb der Lungenarterie so weit nach peripher in den Lungenmantel vorschiebt, daß er wie ein „Keil" das Endgefäß gerade verschließt, und dann Kontrastmittel unter *geringem* Druck injiziert. Der Katheter muß besonders vorsichtig vorgeschoben werden, um das Lungengewebe nicht zu verletzten. Das Kontrastmittel wird in Einatmungs-Stellung injiziert. Zuvor sollte man sich aber durch laufende Druckmessung und Registrierung auf einem Monitor davon überzeugen, ob einwandfreie Capillardruck-Kurven die richtige Lage des Katheters anzeigen. Mehr als 2 ml 60 %igen Kontrastmittels sollten nicht injiziert werden. Die meisten Autoren empfehlen eine vorsichtige Injektion mit der Hand. Bei forcierter Kontrastmittelinjektion droht die Gefahr der Zerreißung von Lungengewebe mit Kontrastmittelablagerung und Infarzierung. Der Katheter wird vor der Injektion mit Kontrastmittel gefüllt. (Zur Orientierung kann dienen, daß der übliche Herzkatheter Nr. 7 eine

Kontrastmittelmenge von etwa 1,5 ml faßt.) Unmittelbar nach der Kontrastmittelinjektion sollte der Katheter sofort zurückgezogen werden, um eine Intimaläsion zu vermeiden.

Da die Schwankungen des Injektionsdrucks und selbst geringe Unterschiede in Konzentration und Menge des injizierten Kontrastmittels das Bild der terminalen Strombahn erheblich verändern können, empfehlen BECU, PAULIN und VERNAUSKAS (1962) nach tierexperimentellen Untersuchungen, die Injektionstechnik so zu standardisieren, daß nur die zur Darstellung der Endstrombahn gerade genügende Kontrastmittelmenge durch den Katheter fließt. Dies ist der Fall, wenn man das Kontrastmittel mit einer Geschwindigkeit von 8—30 ml/min so injiziert, daß der Druck des an der Katheterspitze austretenden Kontrastmittels 25 mm Hg nicht übersteigt. BELL, SHIMOMURA, GUTHRIE, HEMPEL, FITZPATRICK und BEGG (1959) untersuchten 30—90 %ige Kontrastmittel im Tierexperiment: 70 %ige Kontrastmittel lieferten die besten Ergebnisse bei der Keilangiographie. Ein Injektionsdruck von 100 mm Hg am Katheteranfang erwies sich als optimal. Man hat dann eine weitgehende Sicherung, daß keine Kontrastmittel-Extravasate auftreten und Lungeninfarkte verhütet werden.

Nach Durchspülen des eine Endarterie verschließenden Katheters mit physiologischer Kochsalzlösung oder nach Zurückziehen des Katheters sollte der Kontrastmittelschleier des Capillargebietes *sofort* verschwinden. Andernfalls liegt der Verdacht nahe, daß bei der Untersuchung eine Schädigung des peripheren Lungengefäßsystems verursacht wurde.

Die Aufnahmen können als gezielte Einzelaufnahmen am Durchleuchtungsgerät während des maximalen Kontrastmitteldurchflusses durch das Capillargebiet angefertigt werden. Wenn die entsprechenden technischen Voraussetzungen gegeben sind, haben Aufnahmen mit Feinstfocus-Röhren natürlich entscheidende Vorteile. Bei einem Film — Focusabstand von 1 m beträgt der durch die Zentralprojektion bedingte Vergrößerungsfaktor der Abbildung etwa 1,1—1,2. Man kann die wahre Größe des Lumens der abgebildeten Gefäße ermitteln, indem man den im Röntgenbild gemessenen Innendurchmesser der Gefäße mit einem Faktor multipliziert, der aus dem Verhältnis des im Röntgenbild sichtbaren Außendurchmessers des Herzkatheters und seines tatsächlichen Außendurchmessers errechnet wird (SHIMOMURA, GUTHRIE, HEMPEL, FITZPATRICK und BEGG, 1959). Aufschlußreicher, vor allem hinsichtlich der Funktion des Capillarkreislaufs, sind Serienaufnahmen entweder im direkten Großformat mit Hartstrahltechnik oder als Kinematographie.

Indikationsbereich. Die Pulmonal-Capillardarstellung ist indiziert zur Analyse von Lungenerkrankungen, die *diffuse* Gefäßveränderungen auslösen. Da nur kleinere Lungenteile dargestellt werden, können pathologische Veränderungen, die fleckförmig im Lungenparenchym verstreut liegen, sonst der Darstellung entgehen oder nur unvollständig nachgewiesen werden. Die kleinsten, mit üblichen Zielaufnahmen am Durchleuchtungsgerät noch darstellbaren Gefäße im Lungenmantel haben einen Durchmesser von etwa 0,1 mm (BECU, PAULIN und VERNAUSKAS, 1962; LÖHR, GRILL, SCHOLTZE und SCHÖLMERICH, 1964; BELL, 1964). Es handelt sich dabei um die Terminalarterien (GIESE und JUNGHANNS, 1958). Die präcapillaren Arteriolen, die Capillaren selbst und die postcapillaren Venolen sind nicht mehr erkennbar, sie bilden sich in Form einer schnell wieder verschwindenden „Kontrastwolke" ab, deren verminderte Dichte oder gar völliges Fehlen ein Hinweis auf eine Schädigung des Capillargebietes ist.

c) Intraarterielle ungezielte Kontrastmittelinjektion (Gegenstrom-Aortographie)

Eine genügend kontrastreiche Darstellung der Aorta bis in den Abdominalbereich hinein ist bei der intravenösen Angiokardiographie zwar möglich (LEIGH und ROGERS, 1950; VIALLET, SENDRA, CHEVROT, AUBRY u. COMBE, 1959; BERNSTEIN, GREENSPAN und LOKEN, 1960; TILLE, 1961; STEINBERG, 1962; STEINBERG u. STEIN, 1964), sie gelingt aber wegen der Verdünnung des Kontrastmittels im kleinen Kreislauf nicht mit der erforderlichen Regelmäßigkeit. Insbesondere reicht der Kontrastmittelfluß für die Darstellung anatomischer Einzelheiten bei der Isthmusstenose, zum direkten Nachweis eines offenen Ductus arteriosus oder für die Beurteilung aller Halsgefäße vor allem bei Erwachsenen nicht in allen Fällen aus. Die thorakale Aortographie ergibt wesentlich bessere Kontraste, da das Kontrastmittel sofort in die arterielle Strombahn gelangt.

Die ungezielte Kontrastmittelinjektion in die Aorta wurde 1937 zum ersten Mal von CASTELLANOS, PEREIRAS und GARCIA ausgeführt. Sie spritzten das Kontrastmittel bei Kindern unter Druck in die linke A. brachialis gegen den Blutstrom und erzwangen seinen Durchfluß in die Aorta. Es gelang aber auf diese Weise nicht regelmäßig, den ganzen Aortenbogen in allen Einzelheiten darzustellen, weshalb das Verfahren durch Kathetermethoden ersetzt wurde (Radner, 1948). Das gleiche gilt für die retrograde Kontrastmittelinjektion in die linke A. carotis nach chirurgischer Freilegung des Gefäßes (Stephens, 1948; Burford und Carson, 1948; Burford, Carsoni u. Scott, 1949; Freeman u. Miller, 1949; Freeman, Miller, Stephens u. Olney, 1950; Marshall u. Ling, 1963). Obwohl die ungezielte Kontrastmittelinjektion in die Aorta im allgemeinen zur „retrograden Aortographie" gezählt wird, möchten wir sie als „ungezielte Gegenstromarteriographie bzw. Aortographie" bezeichnen, um sie begrifflich von der eigentlichen retrograden Aortographie mit Hilfe eines Katheters zu trennen.

In jüngerer Zeit wurde die Methode unter verschiedenen technischen Modifikationen wieder aufgegriffen. Pinet, Gravier und Pinet (1959) schlugen vor, die Gegenstrom-Aortographie unter *gesteuerter Hypotension* durchzuführen, um durch die Herabsetzung des Blutdrucks im zentralen Schlagadersystem trotz Einsparung von Kontrastmittel eine höhere Kontrastdichte zu erzielen. Senkt man den Blutdruck mittels Ganglienblocker für einige Minuten um die Hälfte seines Ausgangswertes (bei Kindern etwa um $^1/_3$), so kann man durch Injektion einer geringen Menge hochkonzentrierten Kontrastmittels (20—30 ml) von einer peripheren Arterie aus gegen den Blutstrom eine sehr kontrastreiche Darstellung der thorakalen Aorta erhalten.

Das Verfahren wurde bei 12 Kindern mit Isthmusstenosen, Aneurysmen des Truncus brachiocephalicus und der Aorta, aorto-pulmonalen Septumdefekten, Truncus arteriosus communis und Aortenklappeninsuffizienz ohne Zwischenfälle ausgeführt.

Joos und Johnson (1948) nutzten die *künstliche Hypothermie* zur Verminderung des Herzschlagvolumens aus, um auf diese Weise das schnelle Abfließen des Kontrastmittels aus der Aorta zu verhindern und die Kontraste zu verbessern. Bei 27 Patienten, hauptsächlich Kleinkindern und Säuglingen, erreichten sie in Allgemeinnarkose bei einer durchschnittlichen Verweildauer im Eisbad von 35 min eine Senkung der Körpertemperatur auf 31—32° C. Die Injektion des Kontrastmittels erfolgte von der rechten oder linken Armarterie aus unter Anfertigung von Serienaufnahmen in zwei Ebenen.

Bei beiden Verfahren, der Gegenstrom-Aortographie in gesteuerter Hypotension und in künstlicher Hypothermie, wurden keine schweren Zwischenfälle beobachtet. Trotzdem möchten wir bezweifeln, ob sich ein solcher Aufwand lohnt, nachdem es möglich geworden ist, die gezielte Lävokardio- und Aortographie mit einfachen Kunststoffkathetern nach percutaner Arterienpunktion in Lokalanaesthesie ohne größeres Risiko durchzuführen.

d) Intraarterielle gezielte Kontrastmittelinjektion

α) Percutane retrograde thorakale Aorto- und Lävokardiographie

Diese Untersuchungsmethode hat sich neben der transseptalen Punktionsmethode (s. später) von allen gezielten Darstellungsverfahren der Aorta und des linken Herzens in den letzten Jahren am meisten durchgesetzt. Nach mannigfachen technischen Modifikationen kann sie heute wie die gezielte rechtsseitige Angiokardiographie als Routinemethode in der kardiologischen Röntgendiagnostik betrachtet werden (Prioton, Thévenet, Pélissier, Puech, Latour und Pourquier, 1948; Keith und Forsyth, 1950; Björk und Malmström, 1954; Bonte, Trinez u. Toison, 1955; Dorney, Fowler und Mannix, 1955; Jew und Gross, 1955; Ödman, 1956; Bétoulières, Pélissier und Mimran, 1957; Johnson, Lawlah, McFadden und Dyer, 1957; Geissler, Porstmann und Wolf, 1958; Foley, 1958; Ödman und Philipson, 1958; Bonte, Caron, Pauchant und Gérard, 1958; Giraud, Nègre, Pélissier und Mimran, 1958; Porstmann und Geissler, 1959; Amplatz, Ernst, Lester, Lillehei und Lillie, 1959; Castellanos, Garcia und Gonzalez, 1959; Celoria und Patton, 1959; Everts-Suarez und Carson, 1959; Mouquin, Brun, Chartrain, Pierron und Bacquet, 1959, 1960; Hanson, Jönsson und Karnell, 1959; Dotter, 1960; Cregg, 1960; Fournier und Zaidi, 1960; Mouquin, Brun, Chartrain, Geschwind, Pierron und Bacquet, 1960; Thurn, Schaede, Hilger und Düx, 1960; Amplatz, Lester, Ernst u. Lillehei, 1961; Mehrizi und Morrish, 1962; Gray, Joshipura u. Machinnon, 1963; Mauck, Youker, Lester, Martin und McCue, 1963; Aker, Friedenberg u. Parker, 1964; Schobinger u. Ruzicka, 1964; Vlad, Hohn und Lambert, 1964; Moller und Edwards, 1965; Buckley, Mason, Ross und Braunwald, 1965; Beuren, 1966; Castellanos und Hernandez, 1966; Whitley, Leinbach und Miller, 1966).

Technik. Ein Kunststoffkatheter (Ödmann, 1956, 1959) wird nach percutaner Punktion von der A. brachialis, A. axillaris oder A. femoralis aus mit dem Instumentarium nach Seldinger (1953) durch die Aorta ascendens und die Aortenklappenebene bis in den linken Ventrikel vorgeführt. Dann injiziert man das Kontrastmittel unter Anfertigung von Serienaufnahmen in zwei Ebenen. Beim Zurückziehen des Katheters können Druckmessungen im linken Ventrikel, in seiner Ausflußbahn direkt unterhalb und oberhalb der Klappen und in den verschiedenen Abschnitten der thorakalen Aorta ausgeführt werden. Die heute weitgehend standardisierte Technik stellt eine Weiterentwicklung der von Radner (1948), Jönsson, Broden, Hanson und Karnell (1948, 1949, 1951) angegebenen gezielten thorakalen Aortographie dar (Helmsworth, McGuire u. Felson, 1950; Peirce, 1951; Janker, 1953; Drewes, 1953; Lindgren, 1953; Ödmann, 1956; Kaindl, Kohn und Kotscher, 1963). Die Freilegung der A. carotis ist nicht mehr erforderlich. Ebenso sind alle Methoden der direkten, percutanen Punktion der thorakalen Aorta und ihrer Äste (Nuvoli, 1936; Hoyos und del Campo, 1948; Jönsson, 1949; Wickbom, 1952; Eiseman und Rainer, 1955; Aurig, 1955; Lehman, Lemmon, Boyer und Fitch, 1959) heute verlassen.

Bei geübter Technik (vgl. Loogen u. Gleichmann im vorhergehenden Kapitel) ist die Sondierung des linken Ventrikels in der Regel möglich, wenn man von Kranken mit einer hochgradigen Stenose der Aortenklappen absieht. Thurn, Schaede, Hilger und Düx (1960) konnten während der Untersuchung von 68 Patienten nur in 4 Fällen die Aortenklappe wegen hochgradiger Stenose nicht überwinden. In solchen Fällen bleibt nur die transseptale Punktion oder die percutane Punktion des linken Ventrikels, wenn eine indirekte Darstellung der Verhältnisse in der Ausflußbahn des linken Ventrikels durch gezielte rechtsseitige Angiokardiographie nicht gelingt. Das gleiche gilt für die Darstellung von Aortenbogenatresien.

Eine Sondierung der Coronararterienabgänge und Injektion größerer Kontrastmittelmengen in die Kranzarterien muß vermieden werden. Es empfiehlt sich deshalb immer, vor der eigentlichen Kontrastmittelinjektion mit Druckgerät eine manuelle Injektion einer kleinen Kontrastmittelmenge unter Durchleuchtungskontrolle durchzuführen, um sich von der einwandfreien Lage des Katheters zu überzeugen.

Auch die Kontrastmittelinjektion mit Druckgerät erfolgt unter fortlaufender EKG-Kontrolle. Die Injektion in die Aorta ascendens verursacht in der Regel keine Rhythmusstörungen des Herzens. Dagegen sieht man bei der Kontrastmittelinjektion in das linke Herz häufig rasch wieder verschwindende ventriculäre Extrasystolen.

Für eine thorakale Aortographie benötigt man im allgemeinen 40—50 ml hochprozentigen Kontrastmittels bei Erwachsenen und bei Kindern entsprechend weniger. Die Darstellung des linken Herzens einschließlich der thorakalen Aorta erfordert bei Erwachsenen 60—70 ml Kontrastmittel. Während der Injektion sollen die Carotiden komprimiert werden.

In unmittelbarem Anschluß an die Kontrastmittelinjektion erfolgt die Druckmessung unter fortlaufender Direktschreibung und unter Kontrolle auf dem Sichtgerät, während man den Katheter kontinuierlich von der Spitze des linken Ventrikels durch die Ausflußbahn, die Klappenebene und die verschiedenen Abschnitte der thorakalen Aorta zurückzieht. Diese Untersuchung ist für die Beurteilung des Schweregrades von subvalvulären, valvulären und supravalvulären Aortenstenosen sehr wichtig. Die laufende EKG-Kontrolle soll nicht vor 15 min nach Beendigung der Untersuchung abgeschlossen werden. Nach Entfernung des Katheters aus der A. femoralis verhütet eine kräftige manuelle Kompression der Punktionsstelle für 10—15 min die Entwicklung größerer Hämatome.

Indikationsbereich. Hauptanwendungsgebiet der retrograden thorakalen Aortographie ist die Erfassung angeborener und erworbener Veränderungen der Aorta und der vom Aortenbogen abgehenden großen Gefäße (Abb. 24). Aortenisthmusstenosen oder -atresien und auch tiefsitzende Aortenstenosen können so ausgezeichnet dargestellt werden. Die jeweilige Fragestellung, d.h. die vermutliche Lokalisation und Art einer Stenose entscheiden, ob man, wie üblich, vom Bein oder im Einzelfalle einmal vom rechten bzw. linken Arm aus vorgeht. Im Hinblick auf die operative Behandlung kann sogar einmal eine Doppeldarstellung (Bein und Arm) erforderlich werden.

Mit der retrograden Aortographie lassen sich auch Veränderungen im Bereich der Aortenwurzel, z.B. ein Aneurysma des Sinus Valsalvae mit oder ohne Perforation, eine Aortenklappeninsuffizienz und auch Veränderungen im Bereich der Coronararterien erfassen (Abb. 25).

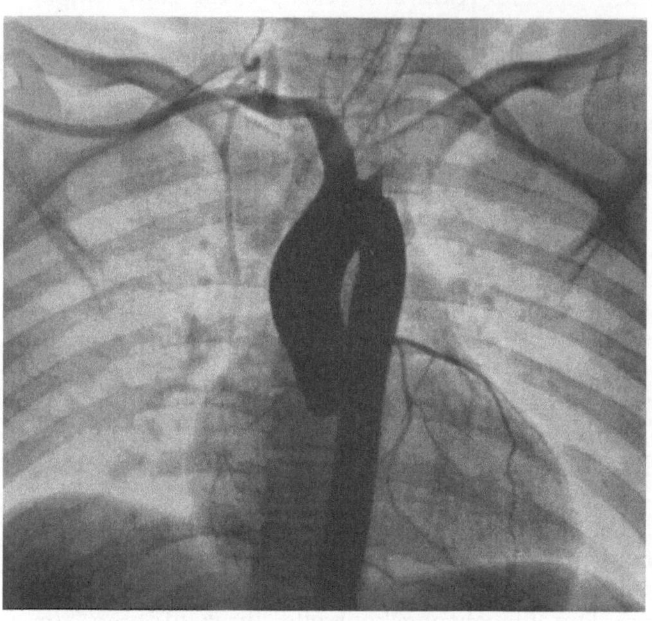

a

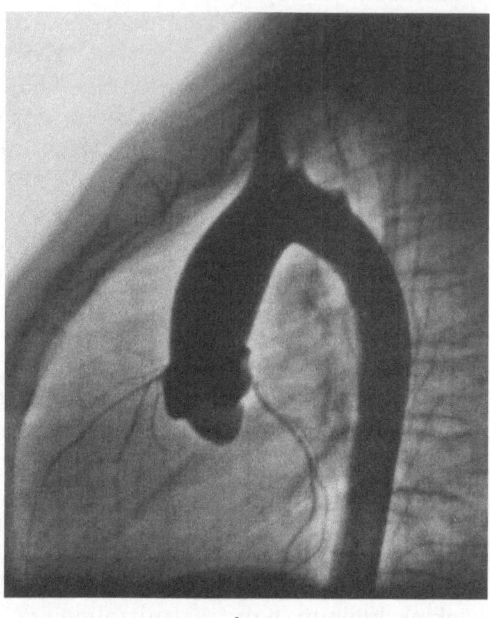

b

Abb. 24a u. b. Retrograde Aortographie nach percutaner Punktion einer A. femoralis mit Vorschieben des Katheters und selektiver Kontrastmittelinjektion in den Bereich der Aorta ascendens: Aortenbogen-Syndrom (Takayasu-Syndrom). Verschluß an den Abgangsstellen der A. carotis communis sinistra und der A. subclavia sinistra; außerdem Verschluß der A. carotis communis dextra. Sowohl im Sagittal- als auch im Seitenbild deutliche Darstellung der Coronararterien

Anwendungsgebiete der *Lävokardiographie* mit Kontrastmittelinjektion in den linken Ventrikel sind die Darstellung morphologischer Veränderungen im Bereich der Ausflußbahn des linken Ventrikels sowie die Erfassung einer Mitralinsuffizienz und von Ventrikelseptumdefekten mit Links-Rechts-Kurzschluß.

Durch die Vervollkommnung der Kinematographie hat auch die anatomische und funktionelle Diagnostik der Aneurysmen des linken Ventrikels mit Hilfe der gezielten Lävokardiographie große Fortschritte gemacht (KAMMERLING, CAVENAGH und UNGER, 1950; DOLLY, DOTTER und STEINBERG, 1951; DOTTER und STEINBERG, 1951; SMITH, GOLDBERG und BAILEY, 1957; BAILEY, BOLTON, NICHOLS und GILMAN, 1958; LILLEHEI, LEVY, DE WALL und WARDEN, 1962; DOUGLAS und SHAHIDI, 1963; BJÖRK, 1964; HOLMES und MCFADYEN, 1964; EFFLER, GROVES und FAVALORO, 1965; GREENWOOD, ALDRIDGE und WIGLE, 1965; STEINBERG, 1966; BJÖRK, 1966 u.a.). Die Kinematographie wird besonders deshalb empfohlen, weil die Ausbuchtung der Ventrikelwand bzw. die paradoxen Pulsationen des Aneurysma mitunter nur in bestimmten Drehstellungen des Patienten darstellbar sind, so daß der Kontrastmittelstrom während des Ablaufs der Filmserie auf dem Leuchtschirm beobachtet und die Einstellung der Projektionsrichtung optimal erfolgen können.

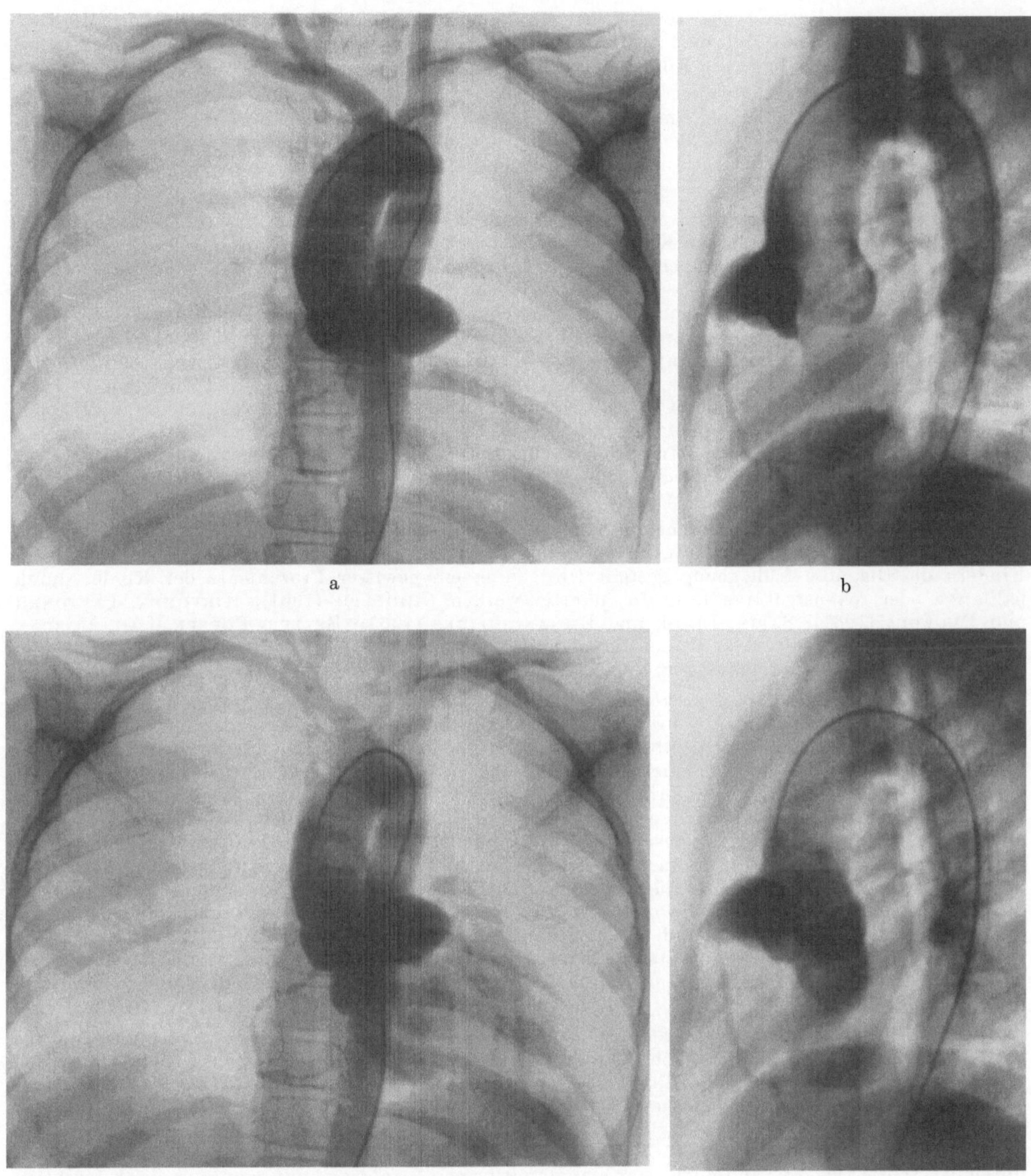

Abb. 25a—d. Retrograde Aortographie nach percutaner Punktion einer A. femoralis mit gezielter Kontrastmittelinjektion in den herznahen Anteil der Aorta ascendens: Aneurysmatische Erweiterung eines Seitenastes der rechten Coronararterie mit geringem Kontrastmittelübertritt in den linken Ventrikel durch eine Gefäßfistel

Untersuchungstechnische Besonderheiten. Die gezielte Kontrastmitteldarstellung des linken Herzens kann bei *Kindern* auf technische Schwierigkeiten stoßen. Sie werden um so größer, je jünger die Patienten sind. Bei Kindern unter 5 Jahren sollte eine percutane Arterienpunktion nach Möglichkeit nicht ausgeführt werden. Man sollte versuchen, mit einer ungezielten oder gezielten intravenösen Dextrokardiographie auch für die Darstellung des linken Herzens und der Aorta auszukommen, da die Arterien selbst für sehr dünne Katheter nicht genügend weit sind und die Gefahr einer Arterienthrombose gerade auch an der A. femoralis sehr groß ist.

Goldsmith und Finby (1961) senkten bei Kindern unmittelbar vor Beginn der Kontrastmittelinjektion den Blutdruck durch einen Ganglienblocker (Tensilon, 1 mg/kg Körpergewicht), um Kontrastmittel einzusparen bzw. die Kontraste zu erhöhen.

Modifikationen der gezielten retrograden Aorto- oder Lävokardiographie wurden in großer Zahl angegeben. Soweit es sich dabei um die Punktionsstelle und das Instrumentarium zur Katheterisierung handelt, sind sie im vorhergehenden Kapitel von Loogen und Gleichmann besprochen. Einige, speziell die Kontrastmittelinjektion betreffende Besonderheiten müssen aber noch kurz erwähnt werden.

Doppelkontrastdarstellung des linken Herzens. Bilgutay, Wingrove und Lillehei (1964) injizierten Kontrastmittel und CO_2 durch den Katheter unmittelbar nacheinander, um die intrakardialen Strukturen, besonders die Aortenklappen, im gezielten Lävokardiogramm plastischer hervortreten zu lassen. Man kommt auf diese Weise mit relativ kleinen Kontrastmittel- und CO_2-Mengen aus. Nach ausgedehnten Tierversuchen empfehlen die Autoren folgende Standardtechnik: 5 ml eines hochkonzentrierten Kontrastmittels werden zusammen mit einem CO_2-Embolus von 25 ml mit Hilfe eines speziell konstruierten Druckinjektionsgerätes durch den Katheter injiziert. Dadurch wird das Kontrastmittel unter hohem Druck gegen die Herzinnenwand geschleudert und dort fein verteilt. Durch die Aufhellung infolge der CO_2-Füllung konnten ausgezeichnete Angiokardiogramme erzielt werden. Die Gefahr einer Gasembolie ist praktisch ausgeschaltet (s. Abschnitt über CO_2-Angiokardiographie). Die im Anschluß an die Injektion in den Coronararterien zu beobachtenden kleinen CO_2-Bläschen verursachten keine Störungen des Herzrhythmus; sie verschwanden während weniger Herzaktionen.

Etwa 15—20% der Neugeborenen mit kongenitalen Herzfehlern sterben in der ersten Lebenswoche (Lambert, Canent und Hohn, 1966; Mehrizi, Hirsch und Taussig, 1964). Wenn bei diesen Kindern die Diagnose früh genug gestellt wird, kann ein gewisser Prozentsatz der Kinder durch palliative oder rekonstruktive Eingriffe gerettet werden. Rudolph (1961), Hirvonen, Peltonen und Ruokola (1961); Sapin, Linde und Emmanouilides (1963); Selzer, Popper, Lau, Morgan und Anderson (1963); Linde, Higashino, Berman, Sapin und Emmanouilides (1966) empfehlen deswegen die *selektive Lävokardiographie bei Neugeborenen nach Katheterisierung der Nabelgefäße.*

Technik. Eine Prämedikation vor Anaesthesie ist nicht erforderlich. Unter aseptischen Bedingungen legt man 2 Haltefäden (Chromcatgut, Nr. 000) in die Haut des Nabelrandes und durchschneidet den Nabel unmittelbar über der Hautoberfläche. Die Nabelgefäße werden mit feinsten Klemmen gefaßt und exakt identifiziert, um eine falsche Passage des Katheters nach Möglichkeit zu vermeiden. Intraluminale Blutgerinnsel werden sorgfältig abgesaugt. Der feine, weiche Katheter besteht aus röntgenschattengebendem Polyvinyl; sein Ende ist mit einem Dreiwegehahn armiert, durch den man physiologische Kochsalzlösung injizieren, Blutproben zur Oxymetrie entnehmen und später Kontrastmittel spritzen kann. Der Katheter wird zunächst unter Durchleuchtungskontrolle in caudaler Richtung bis in die A. iliaca interna, dann nach cranial in die abdominale und thorakale Aorta bis in den linken Ventrikel vorgeführt. Der Katheter kann auch durch einen offenen Ductus arteriosus in die Lungenarterie und in das rechte Herz gleiten. Sauerstoff- und Druckmessungen, gezieltes Lävokardiogramm und Darstellung der thorakalen Aorta führt man in gleicher Weise aus wie bei Erwachsenen. Das Kontrastmittel (höchstens 1 ml pro kg Körpergewicht) soll mit der Hand injiziert werden.

Die gezielte Dextrokardiographie durch Katheterisierung der V. umbilicalis ist technisch etwas schwieriger, man soll sie aber versuchen, wenn weitere Aufschlüsse über das rechte Herz erforderlich sind. Der mit Kontrastmittel gefüllte Katheter wird unter Durchleuchtungskontrolle in cranialer Richtung durch den Ductus venosus in die untere Hohlvene und von da in das rechte Herz vorgeführt. Gelegentlich dringt der Katheter in die V. portae oder in einen Ast der Umbilicalvene ein. Durch Zurückziehen, Rotation und erneutes Vorschieben des Katheters versucht man, den Weg durch den Ductus venosus zu finden. Hat man damit keinen Erfolg, so kann man sich durch Injektion einer kleinen Kontrastmittelmenge von der V. umbilicalis aus vergewissern, ob der Ductus venosus noch offen ist. Die Verwendung eines etwas starren Katheters (Lehman-, INH-Katheter) kann die Passage durch den Ductus venosus erleichtern. Druck- und Sauerstoffmessungen sowie gezielte Dextrokardiographie können dann wie beim Erwachsenen durchgeführt werden. Unter Umständen gleitet der Katheter durch ein noch offenes Foramen ovale in den linken Vorhof, und man kann auf diesem Wege ein gezieltes Lävokardiogramm anfertigen. Blutstillung am Nabel nach Entfernung des Katheters erfolgt durch eine Tabaksbeutelnaht.

Indikationsbereich. Linde, Higashino, Berman, Sapin und Emmanouilides (1966) untersuchten 50 Kinder im Alter zwischen 10 Std und 10 Tagen (Durchschnittsalter 3,2 Tage). In 41 Fällen konnte der Katheter zur Anfertigung eines gezielten Lävokardiogramms von einer A. umbilicalis bis in den Aortenbogen bzw. in den linken Ventrikel vorgeführt werden. In 14 Fällen verhinderte eine Isthmusstenose oder eine Hypoplasie der thorakalen Aorta die vollständige Ausführung der Untersuchung, oder der Katheter glitt durch einen Ductus arteriosus in die Lungenarterie und in das rechte Herz.

Durch Katheterisierung der V. umbilicalis war in 23 Fällen ein zusätzliches Dextrogramm möglich. Die richtige Diagnose (multiple Kammerscheidewanddefekte, Hypoplasie des linken Herzens und der thorakalen Aorta, vasculäre Ringbildungen) konnte durch Kombination der beiden Verfahren in 75% der Fälle *ohne jeden Zwischenfall* gestellt werden. Weitere 6 Fälle konnten durch Darstellung von der V. saphena aus geklärt werden.

Die zeitliche Grenze, bis zu der das Verfahren nach der Geburt ausführbar ist, liegt noch nicht eindeutig fest. Das älteste Kind dieser Untersuchungsserie war 10 Tage alt; in zwei Drittel der Fälle war der Ductus venosus noch bis zu einem Alter von 6 Tagen durchgängig. Die meisten Herzfehler der Neugeborenen-Periode sind aber durch Darstellung des linken Herzens zu klären. Da keine wesentlichen Zwischenfälle auftraten, halten die Autoren den Zugang von den Nabelgefäßen in der Neugeborenen-Periode für weniger risikoreich als das Vorgehen von der A. femoralis oder von der A. brachialis aus.

Zur arteriellen Katheterisierung wird heute allgemein die percutane Punktion ausgeführt. Die früher häufiger geübte *Arteriotomie nach chirurgischer Freilegung des Gefäßes* (SINGLETON, 1928; WAGNER, 1944 u.a.) ist weitgehend verlassen. Die wichtigsten Zugangsstellen zum arteriellen Schenkel des großen Kreislaufs sind die A. femoralis, die A. axillaris und die A. brachialis. Leider haben die percutanen Punktionsmethoden eine wesentlich höhere Komplikationsrate als man ursprünglich erwartet hatte (LANG, 1963; HALPERN, 1964), so daß man heute wieder eher geneigt ist, eine Arteriotomie durchzuführen, zumal MORTENSEN (1967), der über Erfahrungen an 3193 arteriellen Katheterisierungen berichtete, darauf hinwies, daß die percutane Punktion nach der Technik von SELDINGER (1953) mit 66 schweren Komplikationen die relativ höchste Gefährdung für den Kranken zur Folge hatte, während die einfache percutane Punktion mit Metallkanüle eine mittlere, die chirurgische Freilegung mit sorgfältiger Arteriotomie und Gefäßnaht die geringste Komplikationsrate aufwies. Besonders gefährdet sind Kranke mit latenten Gefäßschäden, die nach der Untersuchung ein erhöhtes Risiko für die Durchblutung der betreffenden Extremität zu tragen haben.

Die Technik der chirurgischen Freilegung an typischen Arterienpunktionsstellen haben unter anderem v. LANZ-WACHSMUTH (1935, 1938), CORNING (1946), HEBERER, RAU und LÖHR (1966) berichtet.

Der Zugang zur A. femoralis unmittelbar unterhalb des Leistenbandes erfolgt durch einen etwa 5 cm langen Hautschnitt entlang dem medialen Rand des M. sartorius. Nach Durchtrennung der Fascia lata wird der M. sartorius nach lateral gezogen, die Gefäßscheide gespalten und die Arterie stumpf von der medial und hinter ihr liegenden Vene und dem lateral und vorne liegenden N. saphenus isoliert. Nachdem man mit zwei Haltebändchen eine Gefäßstrecke von etwa 3 cm fixiert hat, wird das Lumen soweit eröffnet, daß passende Kanülen oder Katheter eingeführt werden können. Die Eröffnung des Arterienlumens soll *quer* zur Längsachse des Gefäßes erfolgen, da bei dieser Schnittführung eine Stenosierung des Lumens durch die spätere Naht, die nach den Regeln der Gefäßchirurgie kunstgerecht ausgeführt werden muß, weniger zu befürchten ist. Besonders wichtig ist, daß nur Kanülen und Katheter bis zu einer Größe verwendet werden, die einen zu engen Kontakt mit der Gefäßinnenwand vermeiden, da sonst Schädigungen der Intima mit Neigung zur Thrombosierung begünstigt werden.

Der Zugang zur A. brachialis erfolgt an der Innenseite des oberen Oberarmdrittels in der medialen Oberarmrinne zwischen M. biceps und M. triceps. Nach Durchtrennung der Fascia lata präpariert man die A. brachialis stumpf von den Strukturen des Gefäßnervenstranges ab: Den N. medianus zieht man nach vorne, den N. ulnaris nach hinten und fixiert eine Arterienstrecke von etwa 3 cm mit Haltebändchen. Die Vermeidung jeder Verletzung der Intima nach quer liegender Arteriotomie ist gerade auch hier besonders wichtig, da Operationen an der A. brachialis relativ häufiger mit Komplikationen belastet sind als Eingriffe an der A. femoralis (MORTENSEN, 1967).

Modifikationen der Katheter. Das Grundprinzip der percutanen Arterienpunktion nach SELDINGER beruht auf der Verwendung *endständig offener* Katheter. Bei der Kontrastmittelinjektion, die bei Angiokardiographien und Aortographien unter hohem Druck erfolgen muß, hat aber der „Jet-Effekt" des an der Katheterspitze austretenden Kontrastmittelstrahles entscheidende Nachteile: Verhältnismäßig große Kontrastmittelmengen können in Gefäßgebiete geschleudert werden, deren Darstellung zumindest unnötig ist. Die Rückstoßwirkung kann die Katheterspitze während der Kontrastmittelinjektion so stark verlagern, daß die beabsichtigte selektive Darstellung eines Herz- oder Gefäßbezirks gefährdet ist. RODRIGUEZ-ALVAREZ und M. DE RODRIGUEZ (1957) fanden im Tierexperiment, daß Katheter gleichen Materials, gleicher Länge und gleichen Querschnitts z.B. bei einer Volumengeschwindigkeit von 35 ml/sec eine Rückstoßkraft von 78000 dyn entwickelten, wenn sie mit endständigem Loch versehen waren, während entsprechende Katheter mit Seitenlöchern vor der Spitze nur eine Rückstoßkraft von etwa 3000 dyn hatten. Gidlund (1956) zeigte in Modellversuchen, daß der Kontrastmittelstrahl entsprechend den Strömungsverhältnissen in verschiedenen Gefäßgebieten in ganz bestimmten Winkeln schräg nach hinten austreten muß, wenn die Katheterspitze während der Druckinjektion ihre Lage unverändert beibehalten soll. Ödman (1956) versuchte deshalb, die Rückstoßwirkung durch zusätzliche, an der Seite vor der Spitzenöffnung des Katheters angebrachte Löcher zu verringern. Diese führen außerdem zu einer besseren Durchmischung des Kontrastmittels mit dem Blut („Spray-Effekt"). Lowman und Bloor (1961) konstruierten auswechselbare Metallspitzen verschiedener Größe mit seitlichen Löchern, teils mit, teils ohne endständige Öffnung. Die Metallköpfe können auf Polyäthylenkatheter aufgesetzt und nach Sterilisation je nach dem beabsichtigten Ziel der Untersuchung wieder verwendet werden. Ein entscheidender Nachteil des an der Katheterspitze unter verhältnismäßig hohem Druck austretenden Kontrastmittelstrahls ist auch die Gefahr einer Herzwandperforation oder Kontrastmittelinjektion in das Myokard und der Auslösung von Reizleitungsstörungen während der gezielten Angiokardiographie (s. Komplikationen). Diese Gefahren lassen sich durch das Arbeiten mit endständig verschlossenen Kathetern verringern.

Um endständig verschlossene Katheter verwenden zu können, auf die unbestreitbaren Vorteile der percutanen Arterienpunktion nach Seldinger aber nicht verzichten zu müssen, wurden mehrere Modifikationen angegeben (Tornvall, 1957; Hettler, 1960; Zimmermann, 1961; Lowman und Bloor, 1961; Amplatz, 1962; Porstmann, 1962; Paulin, 1962; Straube und Dotter, 1963; Olin, 1963; Gensini, 1963; Lehman, Debbas und Bloor, 1963; Nordenström, 1965; Boijsen und Judkins, 1966; Nebesar und Pollard, 1966; Rossi und Verdu, 1966; Desilets, Hoffman und Ruttenberg, 1966; Gebauer, 1967).

Da die Einengung des Strombahnquerschnittes selbst um Bruchteile eines Millimeters nach dem Hagen-Poiseuilleschen Gesetz für die Volumengeschwindigkeit des Kontrastmittels erheblich ist, war der Grundgedanke der percutanen Arterienpunktion nach Seldinger das Bestreben, den Durchmesser der für die Arterienpunktion erforderlichen Arteriostomie *vollständig* für den Außendurchmesser des Katheters auszunützen. Deshalb kann diese Technik, bei der die Punktionskanüle nach Einlegen eines Metallführers entfernt wird, Kanülen und Katheter gleichen Außendurchmessers verwenden, während alle anderen Verfahren, bei denen der Katheter in einer Arterienkanüle gleitet, einen der Dicke der Kanülenwand entsprechenden Betrag des Strombahnquerschnitts strömungsdynamisch unwirksam machen. Tornvall (1957) führte in das Lumen des Katheters, der nach Seldinger eingelegt worden war, einen mit Metallköpfchen an der Spitze armierten feinen Stahldraht ein, um die endständige Öffnung zu verschließen. Dadurch wird allerdings die anschließende Kontrastmittelinjektion etwas behindert. Porstmann (1962) empfahl, einen Ödman-Katheter mit zusätzlichen seitlichen Öffnungen vor der Spitze nach der Technik von Seldinger einzuführen und dann das endständige Loch durch einen in den Katheter eingeführten Metallbolzen zu verschließen. Dieses Verfahren setzt eine sorgfältige Präparation der Katheterspitze durch den Operateur voraus.

Gensini (1963) und Nordenström (1965) verwenden Teflonkatheter verschiedenster Größe und Form mit Seitenöffnungen vor der Spitze, die den größten Teil des Kontrastmittels während der Druckinjektion ausfließen lassen, so daß die endständige Öffnung strömungsdynamisch fast unwirksam wird.

Wegen seiner hervorragenden physikalischen Eigenschaften (Hettler, 1960; Soila, 1962; Gensini, 1963) hat sich Teflon als Katheter- und Kanülenmaterial in den letzten Jahren immer mehr durchgesetzt: es hat eine sehr glatte Oberfläche und deshalb einen extrem niedrigen Reibungskoeffizienten. Die Anlagerung von Thromben wird weit weniger begünstigt als bei dem üblichen Kathetermaterial. Teflon hat sich auch als wesentlich dauerhafter und widerstandsfähiger erwiesen als Polyäthylen; es kann wie Metall mit Dampf sterilisiert werden, ohne seine Form zu verlieren, und deshalb immer wieder verwendet werden.

Paulin (1962) biegt, um den Katheter rückstoßfrei zu machen, das distale Katheterende in einer Länge von 8 cm zu einem vollständigen Ring um, dessen Ebene senkrecht zur Katheterlängsachse steht. Beim Einführen des Katheters wird der Ring durch den Metallführungsdraht gestreckt. Nach Entfernung des Führungsdrahtes kann sich das Katheterende an der gewünschten Stelle des Herz-Gefäßsystems neu zu einem Ring formieren. Durch seitliche, am Ringende angebrachte Öffnungen tritt das Kontrastmittel schräg gegen den Blutstrom aus. So kann man ein Zurückschlagen des Katheters während der Kontrastmittelinjektion vermeiden.

Auch Hettler (1960) geht mit seiner dreiteiligen Kanüle (s. Loogen u. Gleichmann) bewußt von dem endständig offenen Katheter ab und verwendet Katheter mit seitlichen Öffnungen. Der Kontrastmittelstrom läßt sich mit ihnen gut steuern. Bringt man die Katheterspitze retrograd in die Aorta in Höhe des zu untersuchenden Gefäßgebietes, so erhält man eine umschriebene Kontrastmittelanreicherung in diesem Bereich. Der „Spray-Effekt" führt zu einer intensiven Kontrastmitteldurchmischung mit dem Blut, so daß kontrastreiche Organdarstellungen zustande kommen, ohne daß eine gezielte Sondierung der Ostien erforderlich ist. Fehlbeurteilungen infolge Abgangsanomalien der Organarterien oder zusätzlicher Gefäßäste werden weniger wahrscheinlich.

β) *Darstellung der Bronchialarterien*

Bei der Lävokardiographie bzw. bei der thorakalen Aortographie kommt es mitunter zu einer Darstellung der Intercostal- und der Bronchialarterien (COOLEY, BAHNSON und HANLON, 1949; CAMPBELL und HILLIS, 1950; ALLANBY, BRINTON, CAMPBELL und GARDNER, 1950; SOULIÉ, PITON und TOUCHE, 1951). Für eine systematische Untersuchung des Bronchialkreislaufs sind die Ergebnisse aber nicht genügend konstant. Außerdem kann man dem Kranken eine Belastung mit größeren Kontrastmittelmengen, wie sie bei der Lävokardiographie oder der thorakalen Aortographie nicht zu umgehen ist, durch eine gezielte Injektionstechnik ersparen. In den letzten Jahren wurden deshalb technische Möglichkeiten, Ergebnisse und Indikationsstellung der Bronchialisarteriographie eingehend untersucht (NORDENSTRÖM, 1954; GARUSI, 1961; WILLIAMS und BONTE, 1962; WILLIAMS, WILCOX und BURNS, 1963; CLIFTON und MAHAJAN, 1963; SCHOBER, 1964, 1967; HORNS, 1964; VIAMONTE, 1964; VIAMONTE, PARKS und SMOAK, 1965; REUTER, OLIN und ABRAMS, 1965; BOIJSEN und ZSIGMOND, 1965).

Anatomische Vorbemerkungen. Die Bronchialarterien zeigen schon normalerweise viele anatomische Varianten. Nach umfangreichen Leichenuntersuchungen von CAULDWELL, SIEKERT, LININGER und ANSON (1948) und den inzwischen vorliegenden klinischen Erfahrungen ist mit folgender Verteilung zu rechnen: Eine einzige Bronchialarterie kommt rechts in 60%, links in 70% der Fälle vor. Zwei selbständig entspringende Bronchialarterien finden sich rechts in weiteren 30%, links in weiteren 60%. In den übrigen Fällen beobachtet man auf jeder Seite bis zu vier Bronchialarterien. Sie entspringen in der Regel vom proximalen Teil der Aorta descendens, auf der rechten Seite von der rechten lateralen bzw. dorsolateralen Wand der Aorta entweder getrennt oder zusammen mit einer Intercostalarterie („Truncus intercosto-bronchialis"). Dieser Truncus intercosto-bronchialis findet sich rechts fast in 90% aller Fälle, und zwar ist in 78% die 1., in 11% die 2. Intercostalarterie an seiner Bildung beteiligt. Auf der linken Seite entspringen die Bronchialarterien in der Regel von der Vorderwand der thorakalen Aorta oder von der Konkavität des Aortenbogens, im Gegensatz zu rechts aber meist nicht zusammen mit einer Intercostalarterie. Die Orificien liegen in drei Viertel aller Fälle etwa in Höhe der Trachealbifurkation (obere Deckplatte des 5. BWK und untere Deckplatte des 6. BWK), der Rest der Bronchialarterien entspringt oberhalb des 4. und unterhalb des 6. BWK aus der Aorta. Die Gefäße verlaufen nach vorne auf die Carina zu, dann dorsal am entsprechenden Hauptbronchus entlang nach peripher, wo sie einen Gefäßplexus um die Bronchen herum bilden. Es gibt weit ausgebreitete Anastomosen mit benachbarten Arterien (Aa. subclavia, mammaria interna, pericardio-phrenica, oesophagicae, Mediastinalarterien).

Technik. Zur gezielten Kontrastmittelinjektion in die Aa. bronchiales muß man die genannten anatomischen Variationsmöglichkeiten berücksichtigen, d.h. man muß die Orificien mit der Katheterspitze unter Durchleuchtungskontrolle aufsuchen. Am besten eignen sich rote Ödman-Ledin-Kifa-Katheter von 70 cm Länge, deren elastisches, spitz zulaufendes Ende kurvenförmig um etwa 150° umgebogen ist. Die elastische Biegung soll bewirken, daß die Katheterspitze beim Entlanggleiten auf der Aorteninnenwand senkrecht steht und beim Passieren des Abganges der Intercostal- bzw. Bronchialarterien in ihr Lumen hineingleitet. VIAMONTE (1964) verwendet einen speziell konstruierten Katheter mit einer kontrollierbaren „Deflektoreinrichtung" (NEYAZAKI, 1962), die es erlaubt, die Biegung des Katheters vor der Spitze durch Vor- und Zurückziehen eines Führungsdrahtes der jeweiligen Situation während der Untersuchung anzupassen. REUTER, OLIN und ABRAMS (1965) empfehlen, vor Beginn der Untersuchung eine Röntgenaufnahme der BWS anzufertigen, nachdem man auf dem Rücken des Patienten in Höhe des 5. und 6. BWK Bleimarken angebracht hat. Sie dienen der ersten Orientierung über die mutmaßliche Höhe der Bronchialarterienabgänge bei der Durchleuchtung. Die Untersuchung des Kranken erfolgt in Rückenlage. VIAMONTE (1964) berichtet über gute Erfahrungen mit der Lagerung des Kranken in einer motorisch bewegbaren Drehmulde, die eine Rotation des Patienten bis 90° nach jeder Seite erlaubt. Dadurch kann man sich während der Durchleuchtung eine bessere Vorstellung über den räumlichen Verlauf der injizierten Gefäße machen.

Nach percutaner Punktion der A. femoralis mit dem Instrumentarium nach SELDINGER führt man den Katheter unter Abtasten der Aorteninnenwand bis zum Aortenbogen. Durch probeweise Kontrastmittelinjektion vergewissert man sich, ob es sich bei den dargestellten Gefäßen um die Bronchialarterien und nicht nur um die Intercostalarterien handelt. Die Autoren empfehlen außerdem, die Aufnahmen der ersten Probeinjektion auf Magnetband zu speichern, um sich über die Situation während der Untersuchung immer wieder orientieren zu können, ohne erneut Kontrastmittel injizieren zu müssen. Das Auffinden der Orificien ist schwierig bei sklerotisch veränderten und elongierten Aorten, da arteriosklerotische Plaques das Lumen der Arterien einengen können und da die Torsion der Aorta die Ostien der Bronchialarterien an Stellen verlagern kann, an denen man sie normalerweise nicht erwartet (Schober, 1964).

Bei der Suche nach der rechten Bronchialarterie(n) sollte die Katheterspitze nach dorsal und leicht nach rechts, zur Darstellung der linken Bronchialarterie(n) nach hinten und links gerichtet sein. Der Katheter wird dabei unter ständiger Drehung um seine Achse auf- und abgeschoben, bis man auf dem Bildschirm und durch leichte Erschütterung am Katheterende den Eindruck hat, daß sich die Katheterspitze im Orificium festgehakt hat.

Die Kontrastmittelinjektion muß mit der Hand, nicht mit einem Druckinjektionsgerät, erfolgen. Mehr als 4—5 ml 60—70%igen Kontrastmittels sollten nicht injiziert werden. Erfolgt die Kontrastmittelinjektion zu schnell oder in zu großer Menge, so kann die Bronchialschleimhaut imbibiert werden. Dann beginnt der Kranke zu husten, im Röntgenbild sieht man fleckförmige Kontrastmittelablagerungen, die pathologische Befunde vortäuschen können.

Da die Kontrastmittelinjektion sehr schmerzhaft sein kann, empfehlen Viamonte, Parks und Smoak (1965) die Füllung des Katheters mit heparinisierter physiologischer Kochsalzlösung unter Zusatz von Procain vor der Kontrastmittelinjektion. Nach den Erfahrungen dieser Autoren kann dadurch auch die Kontrastmittelmenge gesteigert werden, ohne dem Kranken Schmerzen zu bereiten. Bei der Durchleuchtung sieht man die Intercostalarterien parallel zu den Rippen horizontal verlaufend. Lediglich die oberste Intercostalarterie zieht zunächst in cranialer Richtung. Die Bronchialarterien verlaufen in der Regel auf den Hilus zu, also in schräg-caudaler Richtung nach vorne. Der „Truncus intercostalis" auf der rechten Seite läßt sich mit großer Regelmäßigkeit darstellen. Nach seiner Identifizierung erfolgt dann die weitere anatomische Orientierung. Hat man eine Bronchialarterie einwandfrei dargestellt, so muß man nach zusätzlichen Gefäßen suchen, um zu vermeiden, bestimmte Lungen- oder Mediastinalveränderungen für gefäßlos zu halten, deren Gefäße der Kontrastmitteldarstellung entgangen sind.

Sind die Gefäße auf dem Fernsehschirm identifiziert, so können sie in verschiedenen Drehstellungen des Kranken in direkten oder indirekten Serienaufnahmeverfahren mit schneller Bildfolge endgültig aufgenommen werden. Viamonte, Parks und Smoak (1965) fertigen zunächst eine kinematographische Serie mit einer Frequenz von 30 Bildern/sec an, anschließend eine stereoradiographische Darstellung in direktem Großformat während einer zweiten Kontrastmittelinjektion. Die Kombination dieser direkten und indirekten Technik sichert eine genaue Analyse der Topographie der Gefäße und ihrer Beziehungen zu Mediastinal- und Lungenveränderungen, außerdem die Untersuchung der Dynamik des Bronchialkreislaufs. Vergrößerungsaufnahmen, Subtraktionstechnik und Log-Etronic-Reproduktion erlauben eine zusätzliche Detailanalyse von Zahl und Verteilungsmuster der kontrastmittelgefüllten Gefäße.

Clifton und Mahajan (1963), Neyazaki (1962, 1964) beschrieben eine Technik, bei der ein Doppelballon-Katheter mit vier getrennten Lumina, eine Modifikation des Dotter-Lukas-Katheters mit drei Lumina, verwendet wird. Der Katheter kann allerdings wegen seines großen Durchmessers nur nach chirurgischer Freilegung und Arteriotomie der A. femoralis eingeführt und mit der Spitze bis zum Aortenbogen hochgeführt werden. Der Ballon unmittelbar hinter der Katheterspitze soll in Höhe des 4. BWK distal vom Abgang der A. subclavia liegen. Der Abstand des proximalen und des distalen Ballons beträgt 10 cm (bzw. 6 cm bei dem Katheter für Kinder), so daß durch ihre Füllung mit physiologischer Kochsalzlösung ein in Höhe des 4.—8. BWK liegendes Aortensegment, von dem die Intercostal- und Bronchialarterien in der Regel abgehen, vom Blutstrom ausgeschaltet werden kann. In dieses Aortensegment injiziert man das Kontrastmittel (15 ml einer 50%igen Lösung) durch seitlich am Katheter angebrachte Löcher.

Indikationsbereiche. Pathologische Veränderungen der Bronchialarterien kommen als primäre Anomalien vor oder sie entstehen als Sekundärveränderungen bei Parenchymerkrankungen der Lunge, bei Bronchiektasen oder Erkrankungen der Lungenarterie.

Bisher wurden mit Hilfe der gezielten Kontrastmitteldarstellung der Bronchialarterien folgende Abweichungen von der Norm festgestellt, wobei vorläufig dahingestellt bleiben muß, wie weit sich aus diesen Erfahrungen Indikationen für die Ausführung der Bronchialarteriographie ergeben werden: Beim *Bronchialcarcinom* findet man folgende Veränderungen (WILLIAMS und BONTE, 1962; SCHOBER, 1964, 1967; VIAMONTE, 1964; VIAMONTE, PARKS und SMOAK, 1965; REUTER, OLIN und ABRAMS, 1965): Im Bereich des Tumors besteht eine lokalisierte Hypervascularisation. Der Tumor erhält praktisch seine ganze Blutversorgung aus dem Bronchialkreislauf. Sowohl von den Bronchialarterien als auch von den Intercostalarterien und den benachbarten Gefäßen, z.B. aus der A. mammaria interna, kommen zahlreiche Gefäße. Außerdem bestehen Anastomosen zwischen der Lungenarterie, dem Bronchialkreislauf und den mediastinalen Gefäßen. Innerhalb des Tumors sieht man vielfache Kaliberschwankungen und Wandunregelmäßigkeiten der Arterien; sie gehen in ein dichtes Netzwerk von unregelmäßig gewundenen kleinen Gefäßen über; teilweise bilden sich regelrechte „Kontrastmittellakunen"; in der Spätphase färben sich auch größere Teile des Tumors diffus an („Poolbildung"). Bei Hilustumoren besteht eine pathologische Vascularisation des Lungenhilus und der durch Metastasen vergrößerten Lymphknoten im Mediastinum.

Nicht maligne Erkrankungen der Lunge und des Mediastinums. Verschlüsse der Lungenarterie (Thrombo-Embolie) führen ebenfalls zu Hypervascularisation und Hypertrophie des Bronchialkreislaufs, zu Kaliberzunahme und Poolbildung. Der Grad der Hypervascularisation scheint in direkter Beziehung zur Zeit zu stehen, die seit dem Verschluß der Lungenarterie verstrichen ist, und zur Größe und Zahl der verschlossenen Lungenarterien. Der Bronchialkreislauf übernimmt in solchen Fällen einen großen Teil der Lungenzirkulation. Alle chronisch-entzündlichen Prozesse (Tuberkulose, chronische Pneumonie, Bronchiektasen, Abscesse) zeigen eine Hypervascularisation. Dagegen sind Granulome und Hamartome in der Regel frei von Bronchialarterien. Lymphknoten bei Systemerkrankungen (Hodgkin, Boeck, Lymphosarkom, Retikulose) verursachen Verdrängungen und Verschlüsse der Bronchialarterien.

Die genannten Autoren versuchen, zusammen mit der Lungenangiographie und der Kontrastmitteldarstellung der oberen Hohlvene aus Befunden der Bronchialarteriographie zusätzliche Gesichtspunkte für die Frage der Operabilität bzw. Inoperabilität von Lungengeschwülsten zu gewinnen. VIAMONTE, PARKS und SMOAK (1965) weisen darauf hin, daß es ihnen mit Hilfe der Bronchialisarteriographie gelungen sei, Tumoren zu erkennen, die auf Übersichts- und Schichtaufnahmen noch keine eindeutige, für ein Bronchialcarcinom sprechende Veränderungen verursacht hatten. Bei der bekannten Problematik der Frühdiagnose des Bronchialcarcinoms wäre damit eine zusätzliche diagnostische Hilfe gegeben. SCHOBER (1964, 1967) äußert die Hoffnung, die Differentialdiagnose zwischen Lungentumoren und chronisch-entzündlichen Lungenprozessen mit Hilfe der Arteriographie fördern zu können.

Postmortale Darstellungen der Bronchialarterien hatten bei den verschiedenen Erkrankungen der Lunge und des Mediastinums im wesentlichen die gleichen Veränderungen des Bronchialkreislaufs gezeigt, die von den genannten Autoren inzwischen auch intravital festgestellt wurden. SCHOENMACKERS und VIETEN (1958) haben aber damals schon darauf hingewiesen, daß die Unterschiede in Art und Ausmaß der Vascularisation durch Bronchialarterien bei den verschiedenen Erkrankungen zu gering seien, als daß daraus differentialdiagnostische Schlüsse möglich wären.

Auffallend ist allerdings die besonders intensive Vascularisation der silikotischen Lymphknoten und der Lymphknotenmetastasen des Bronchialcarcinoms. Man könnte daran denken, bei einem vorher gesicherten Bronchialcarcinom die intravitale Darstellung der Bronchialarterien als eine zusätzliche Möglichkeit zum Nachweis oder Ausschluß mediastinaler Metastasen einzusetzen (VIETEN, 1967). Dabei dürfte aber die diagnostische Sicherheit der Mediastinoskopie, die auch eine histologische Untersuchung ermöglicht, kaum zu erreichen sein.

γ) *Selektive Darstellung der Arteria mammaria interna*

Die Methode wurde 1959 von ARNER, EDHOLM und ÖDMAN zuerst beschrieben. Weitere Erfahrungen stammen von SELDINGER und EDHOLM (1964), BOIJSEN und REUTER (1966), FELDMANN (1967) und RESCHKE (1968).

Anatomische Vorbemerkungen. Die A. mammaria interna entspringt im mittleren Drittel der A. subclavia von der konkaven Seite des Bogens, den die Arterie bei ihrem Verlauf über die 1. Rippe beschreibt, proximal oder distal vom Abgang des Truncus thyreo-cervicalis oder diesem gegenüber. Meist liegt das Orificium der A. mammaria interna zwischen den Abgängen des Truncus thyreocervicalis und der A. vertebralis. Die A. mammaria interna verläuft zunächst etwa 1 cm weit nach ventral; hinter dem Knorpel der 1. Rippe biegt sie dann nach caudal um und zieht etwa 1 cm lateral vom Sternalrand hinter den Rippenknorpeln nach unten. Nachdem sie verschiedene Äste zur Versorgung der vorderen Mediastinalorgane und der Brustwand abgegeben hat (Rr. thymici, Aa. mediastinales ventrales, Rr. intercostales, Aa. perforantes, Rr. mammarii), teilt sie sich im 6. ICR in ihre beiden Endäste, die A. musculo-phrenica und die A. epigastrica cranialis.

Technik. Die selektive Katheterisierung der A. mammaria interna erfolgt von der A. brachialis aus mit dem Instrumentarium nach SELDINGER durch einen an der Spitze um 180° gekrümmten Polyäthylenkatheter (PE 110 oder PE 160), der während der Einführung durch einen elastischen Metallführer gestreckt wird. RESCHKE empfiehlt einen roten Kifa (Ödman-Ledin-)Katheter, dessen etwa 2 cm langes Endstück angelhakenförmig umgebogen und dessen Spitze auf ein Lumen von 1 mm Durchmesser ausgezogen sind. Damit gelingt die selektive Sondierung der von der A. subclavia abgehenden Äste nacheinander, indem man die Biegung des Katheterendstücks durch Vor- und Zurückschieben des Führungsdrahtes variiert. Der Abgang der A. mammaria interna projiziert sich beim liegenden Patienten auf die lateralen Ränder der Wirbelkörper. Führt man den Katheter durch die A. subclavia so ein, daß seine gekrümmte Spitze nach caudal zeigt, so rutscht sie beim Gleiten auf der Gefäßinnenwand des konvexen Subclaviabogens in das Ostium der A. mammaria interna hinein. Durch leichte Drehung des Patienten kann man sich davon überzeugen, daß die Katheterspitze, wenn sie etwa 1 cm weit in das Ostium hineingeglitten ist, nach vorne zeigt. Nach den Erfahrungen von ARNER, EDHOLM und ÖDMAN kann die selektive Sondierung unter pathologischen Bedingungen (entzündliche oder degenerative Wandveränderungen der A. subclavia oder A. mammaria interna, auch als Folge einer Strahlenbehandlung) schwierig sein. Durch Probeinjektion kleiner Kontrastmittelmengen mit der Hand kann man sich unter Durchleuchtungskontrolle über die Lage der Katheterspitze orientieren. Zur gezielten Darstellung der A. mammaria interna werden 10—15 ml eines hochprozentigen Kontrastmittels mit Druckinjektionsgerät injiziert. Liegt die Katheterspitze richtig, so hat der Kranke bei der Kontrastmittelinjektion ein Wärmegefühl in der ganzen Brustwandhälfte.

Indikationsbereich. Die bisher vorliegenden Veröffentlichungen beschreiben die Darstellung der „pathologischen" Gefäßversorgung benigner und maligner Tumoren des vorderen Mediastinums, der vorderen und seitlichen Brustwand und der Mamma. Auch Metastasen des vorderen und mittleren Mediastinums werden durch feine Netze unregelmäßiger Gefäße von der A. mammaria interna aus versorgt. Eine Differenzierung von gut- und bösartigen Geschwulstformen scheint auch hier, wie bei der Bronchialisarteriographie oder der Lungenangiographie, sehr schwierig zu sein. Der Grad der pathologischen Vascularisierung kann gewisse Hinweise geben: Metastasen eines Hypernephroms sind z.B. stark vascularisiert (SELDINGER und EDHOLM, 1964), während die Gefäßversorgung von Teratomen und Dermoiden in der Regel kaum nachweisbar ist. Wichtiger erscheinen topographische Hinweise der Gefäßversorgung: Eine Hypertrophie der Rr. thymici *beim Erwachsenen* kann ein Hinweis dafür sein, daß eine Verschattung im oberen Mediastinum durch ein Thymom verursacht ist. Netzförmige Gefäßbildungen sind nach RESCHKE charakteristisch für Lymphknotenvergrößerungen durch einen Morbus Hodgkin oder Boeck.

Eigentliche Bedeutung bekommt die selektive Darstellung der A. mammaria interna im Rahmen der Coronargefäß-Chirurgie. Bei der Vineberg-Operation werden eine oder beide Aa. mammariae internae in das Myokard implantiert. Postoperativ dient dann die selektive Darstellung der A. mammaria interna dem Nachweis der Durchgängigkeit der Arterie und der erfolgten Bildung von Seitenästen in das Myokard oder der direkten Kommunikation mit den Coronararterien (SONES, 1967).

δ) *Darstellung der Coronararterien*

Die intravenöse Angiokardiographie ist für eine Darstellung der Coronararterien nicht brauchbar. GORDON, BRAHMS und SUSSMAN (1950) fanden z.B. bei 1200 Angiokardiogrammen nur in 10% der Fälle eine Kontrastmittelfüllung der Kranzgefäße. Aber selbst dann werden diese von anderen, im allgemeinen kontrastreicher gefüllten Herzabschnitten überlagert, so daß eine Beurteilung unmöglich ist.

Auch die retrograde Aortographie mit Kontrastmittelinjektion in den Bulbus aortae reicht nicht oder nur sehr bedingt aus; zumindest gelingt die Darstellung nicht mit der erforderlichen Regelmäßigkeit (LEVY, HANNON, SPRAFKA und BARONOFSKY, 1956; THAL, LESTER, RICHARDS und MURRAY, 1957; MOLNAR, MECKSTROTH, NELSON und BOOTH, 1960; JÖNSSON und HELLSTRÖM, 1960; GENSINI, DI GIORGI und BLACK, 1961). DI GUGLIELMO und GUTTADAURO (1952) zeigen in ihrer Monographie zwar hervorragende Coronarogramme, jedoch bleibt im Einzelfall die Darstellung mehr oder weniger zufällig. Die Autoren fanden z.B. bei der Durcharbeitung des Untersuchungsmaterials von JÖNSSON unter insgesamt 461 thorakalen Aortographien eine verwertbare Darstellung der Coronararterien nur in 153 Fällen. Ähnlich lauten die Erfahrungen anderer Autoren (HELMSWORTH, MCGUIRE und FELSON, 1950; PORSTMANN und KOKKALIS, 1959).

Der wesentliche Grund für das häufige Ausbleiben des Coronarogramms bei der Aortographie besteht darin, daß eine einzige Systole genügt, um das injizierte Kontrastmittel aus dem Bulbus aortae zu spülen, bevor die Coronararterien gefüllt sind. Vergrößert man das Kontrastmittelangebot, z.B. mittels gleichzeitiger Injektionen durch zwei verhältnismäßig weitlumige Katheter (GREMMEL, 1965), dann sind verwertbare Coronarogramme wesentlich häufiger (Abb. 26).

Auch die direkte Kontrastmittelinjektion in den linken Ventrikel nach percutaner Punktion ergibt in vielen Fällen ausgezeichnete Darstellungen der Coronararterien, jedoch überdeckt dann der mit Kontrastmittel gefüllte linke Ventrikel meist gerade die für die Beurteilung so wichtigen ostiennahen Abschnitte der Kranzgefäße.

Die ausschlaggebende Bedeutung des „Leerspüleffektes" der Aortenwurzel zeigt sich bei Aortenklappen- oder Isthmusstenosen mit entsprechender Drosselung des Blutstromes. In solchen Fällen gelingt es mit ziemlicher Regelmäßigkeit, auch mit der üblichen retrograden Aortographie brauchbare Coronarogramme zu erzielen, und zwar um so besser und sicherer, je höhergradig die Stenose ist. Nach den Erfahrungen von AMPLATZ (1963) kommt die beste Kontrastmittelfüllung der Coronararterien nach gezielter thorakaler Aortographie bei Kranken mit schwerer Mitralstenose oder großen intrakardialen Links-Rechts-Shunts zustande. Das verminderte Schlagvolumen des linken Ventrikels führt zu einer verlängerten und intensiven Kontrastmittelanfärbung der Sinus Valsalvae und der Kranzgefäße. Umgekehrt ist bei Kranken mit erhöhtem Schlagvolumen des linken Ventrikels (Aorteninsuffizienz, extrakardiale Links-Rechts-Shunts, Tachykardie) mit einer erheblichen Verdünnung des Kontrastmittels und deshalb mit einer schlechteren Darstellung des Coronarkreislaufs zu rechnen.

Alle Methoden der Coronararteriographie, bei denen die Ostien der Kranzgefäße nicht direkt sondiert werden, streben deshalb die Vermeidung oder zumindest eine Verminderung des „Leerspüleffektes" des Bulbus aortae an. Dazu gibt es folgende Möglichkeiten:

1. Blockierung der Aortae ascendens,
2. temporärer Herzstillstand,
3. Verminderung des Herzminutenvolumens durch Erhöhung des intrathorakalen (intrabronchialen) Druckes.

Die technischen Grundlagen wurden in zahlreichen tierexperimentellen Untersuchungen ausgearbeitet, u.a. von: GROSSMAN (1945); PEARL, GRAY und FRIEDMAN (1950); CAMPETI, GRAMIAK, WATSON, RAMSEY und WEINBERG (1955); HUGHES, SARTORIUS und KOLFF (1956); CANNON, CLIFFORD, DIESH und BARKER (1956); MILLER, HUGHES und KOLFF (1957); WEST, KOBAYASHI und GUZMAN (1958, 1959); DOTTER, FRISCHE, HOSKINSON, KAWASHIMA und PHILIPPS (1959); NORDENSTRÖM, OVENFORS und WESTBERG (1959); FABRIKANT, ANLYAN, BAYLIN und TRUMBO (1959); FINBY und GOLDSMITH (1959); URSCHEL und ROTH (1959); SLOMAN (1959); SLOMAN und JEFFERSON (1960); BELLMAN, FRANK, LAMBERT, LITTMAN und WILLIAMS (1960); GOTTLOB und KLAUSBERGER (1960); ZIMMERMANN und KLEMS (1960); ARNULF und BUFFARD (1960); KLAUSBERGER und GOTTLOB (1960); NELSON, MOLNAR, CHRISTOFORIDIS und BRITT (1960); MARTIN, MEREDITH und JOHNSTON (1960); DI GUGLIELMO, BALDRIGHI, MONTEMARTINI und SCHIFINO (1960); KOKKALIS, PORSTMANN und

SCHILLER (1961); SEWELL (1961, 1962, 1963); LOWMAN und BLOOR (1962); MICHELL und JEFFERSON (1962); TAKARO, SCOTT und SEWELL (1962); RICKETTS und ABRAMS (1962); BARBACCIA und ROVELLI (1962); DON, BOUSVAROS, HOPPS und ROY (1962); BLOOR und LOWMAN (1963, 1965).

Überblickt man die Entwicklung dieser intensiven experimentellen Bemühungen und das Ergebnis zahlreicher klinischer Erfahrungen der letzten 20 Jahre, so ist das Bestreben unverkennbar, kompliziertere technische Methoden, die zwar hervorragende Darstellungen der Coronararterien ermöglichen, oft aber erhebliche Eingriffe in die Hämodynamik der Ausflußbahn des linken Ventrikels bedeuten, zu verlassen und sie durch

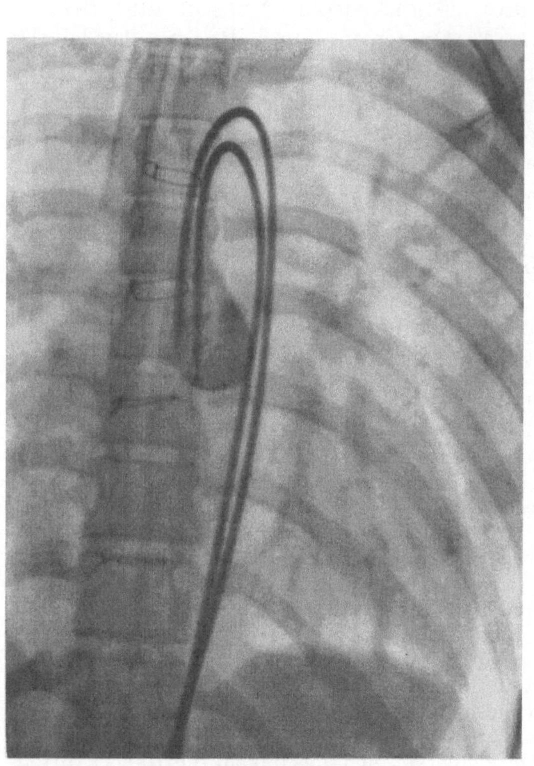

Abb. 26a

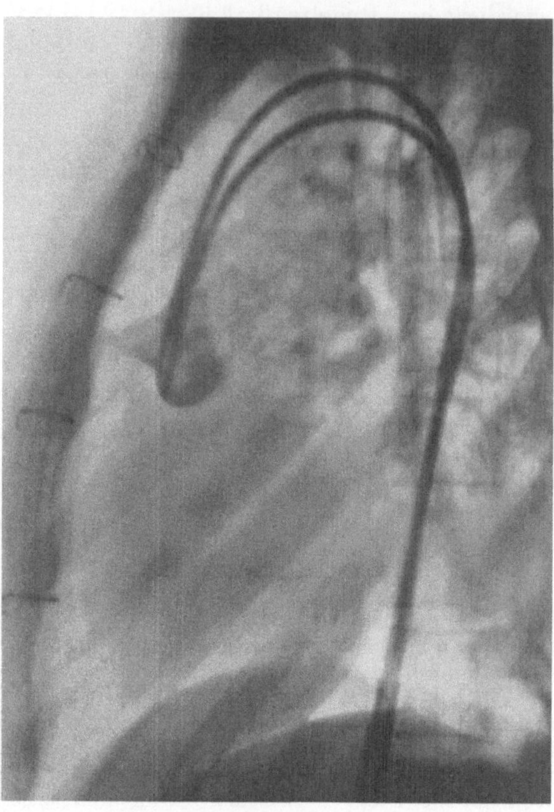

Abb. 26b

Abb. 26a—f. Coronarographie mittels gleichzeitiger Kontrastmittelinjektion durch zwei Katheter. (Nach GREMMEL, 1965.) Zustand nach Unterbindung der A. coronaria sin. an ihrem anomalen Ursprung bzw. ihrer Einmündung in die Pulmonalarterie. a und b Beginn der Kontrastmittelinjektion. Kifa-Katheter im Bulbus aortae. c und d Spätere Phase: Füllung der Aorta und der erweiterten A. coronaria dextra. e und f Vollständige Darstellung der Coronararterien bis zur Unterbindungsstelle der A. coronaria sin. in unmittelbarer Nähe der A. pulmonalis

Verfahren der gezielten Sondierung oder der „semiselektiven" Kontrastmittelinjektion in die Coronararterien mit Hilfe speziell geformter Katheter zu ersetzen.

Aufnahmetechnik. Die Frage, ob sich für die Coronararteriographie die Großaufnahmetechnik mit schnellen Bildserien oder die Kinematographie am besten eignet, wird noch nicht einheitlich beantwortet. Im allgemeinen kann man sagen, daß die Autoren, die eine gezielte Sondierung der Coronarostien bevorzugen, meist mit der Kinematographie arbeiten. SONES, der 1967 schon über Erfahrungen an mehr als 10000 selektiven Coronararteriendarstellungen verfügte, kam nach jahrelangen Vergleichsuntersuchungen mit 5-, 8-, 9- und 11"-Bildverstärkerröhren und 16 bzw. 35 mm-Filmkameras zu dem Ergebnis, daß die Kombination des 5"-Bildverstärkers mit einer 35 mm (Arriflex-)Kamera die geeignetste Kombination für Routineuntersuchungen sei.

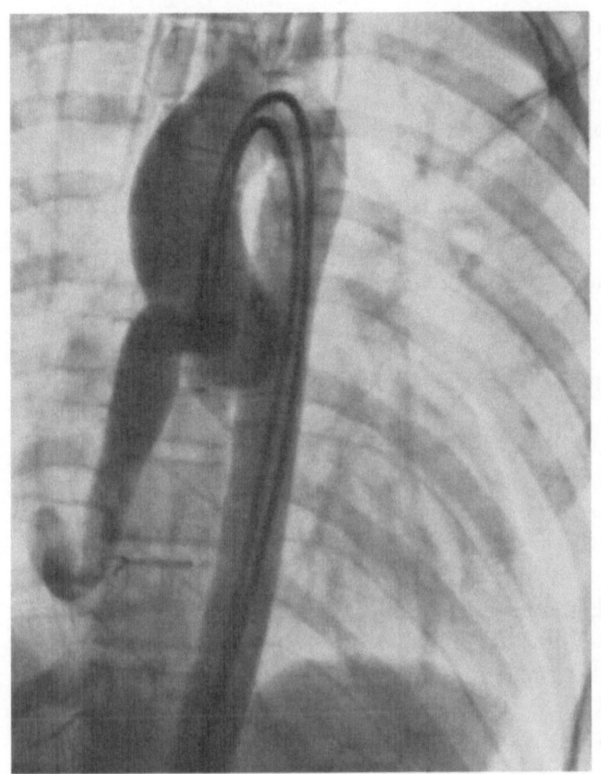

Abb. 26 c

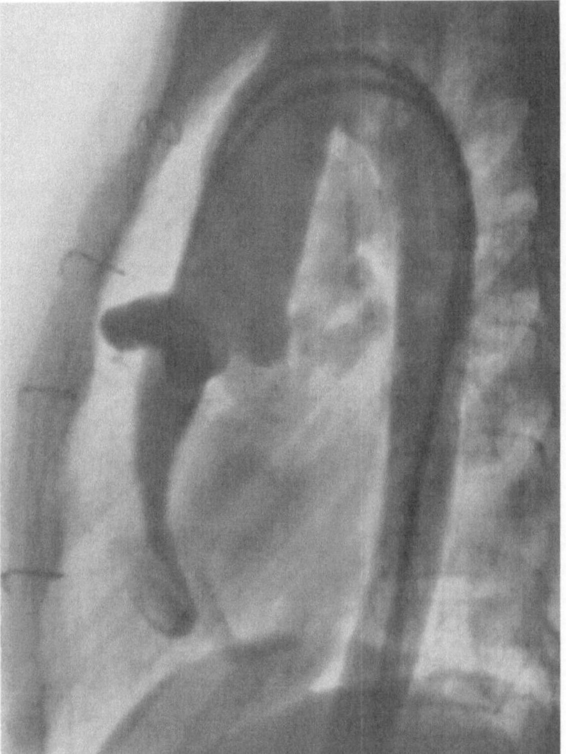

Abb. 26 d

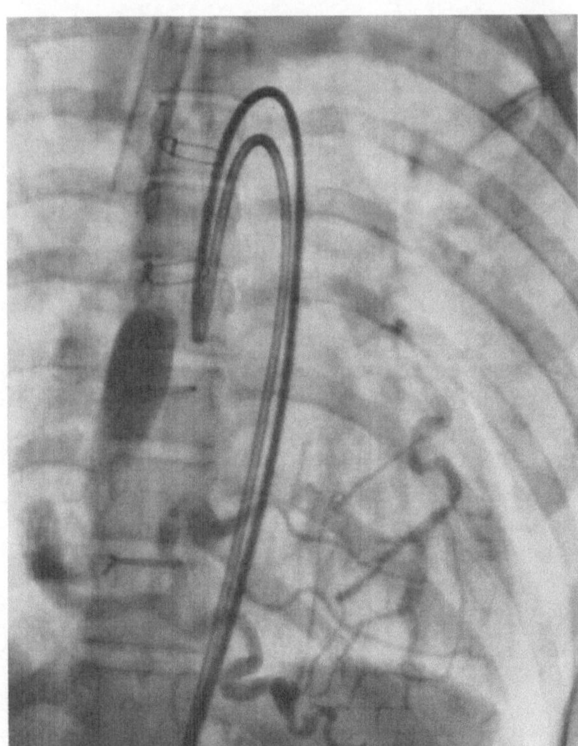

Abb. 26 e

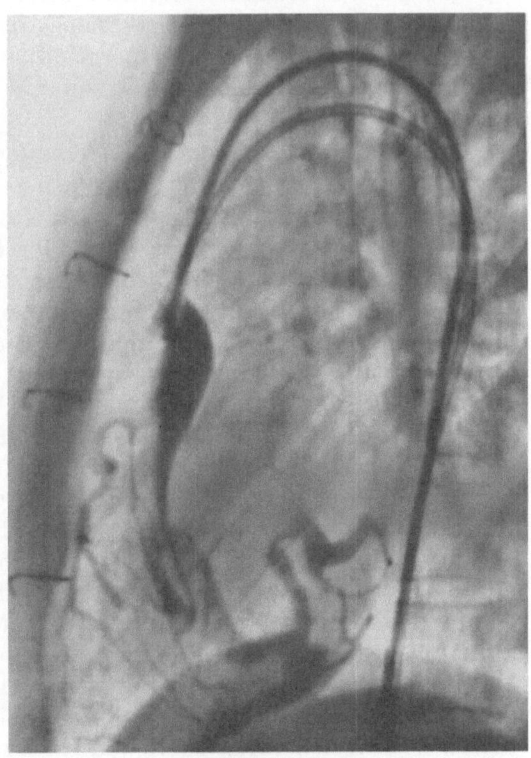

Abb. 26 f

Der verhältnismäßig kleine Bildausschnitt der 5-″-Bildverstärkerröhre gibt das Ausbreitungsgebiet der Coronararterien des durchschnittlich großen Erwachsenen unter Verschiebung der Röhre um wenige Zentimeter während des Ablaufs der Serie ausreichend wieder. Dabei sind Probleme des Belichtungswechsels infolge der homogenen Dichte des Herzhintergrundes auf ein Minimum reduziert. Die genannte Kombination ist deshalb in der photographischen Reproduktion kleiner anatomischer Details jeder anderen Kombination zur indirekten Registrierung schnell ablaufender Vorgänge überlegen. Die Projektion des 35 mm-Films gestattet vor allem die Beurteilung der Funktion, der Durchflußgeschwindigkeit des Kontrastmittels, damit die Beurteilung der Elastizität der Kranzgefäße und des Grades der Strombahneinengung durch sklerosierende Wandveränderungen. Trotzdem reicht das Einzelbild für die Darstellung anatomischer Details aus, so daß Einzelbilder in der Größe $5 \times 7{,}5$ cm dem Arztbrief und der Krankengeschichte beigegeben werden können.

Sones nennt im einzelnen folgende *Kriterien für die Güte kinematographischer Aufnahmen nach gezielter Kontrastmittelinjektion:*

1. Die Äste der Coronararterien sollen bis zu Verzweigungen mit einem Innendurchmesser von 100—200 μ erkennbar sein.

2. Segmentale Einengungen, die mehr als 20% des Lumens verlegen, sollen an Gefäßen von mehr als 1 mm^2 Querschnitt erkennbar sein.

3. Ursprünge und Ausbreitungsgebiet der intercoronaren Kollateralgefäße mit einem Durchmesser über 100 μ sollen erkennbar sein (Infarktdiagnostik).

4. Durch wiederholte Darstellung vor und nach Anwendung von vasodilatierend wirkenden Substanzen sollen segmentale Einengungen der Kranzgefäße durch funktionelle Constriction von organisch fixierten Veränderungen abgrenzbar sein.

5. Ebenso sollen funktionelle segmentale Arterienconstrictionen infolge äußeren Drucks durch perivasculäre myokardiale Bänder, welche die Kranzgefäße während der ventrikulären Systole einengen, von fixierten, organischen intraluminalen Obstruktionen unterschieden werden können.

6. Calcifizierungen (isolierte kalkdichte Plaques bis herab zu diffusen Verkalkungen geringen Grades) der Coronararterien müssen erkennbar sein.

7. Wird eine selektive Kontrastmitteldarstellung der Aa. mammariae intt. zur Beurteilung des Behandlungserfolges nach operativen durchblutungsfördernden Maßnahmen am Myokard (z.B. Vineberg-Operation) durchgeführt, so sollte eine extracoronare Kontrastmitteldurchströmung des Myokards aus den distalen Anastomosen dieser Gefäße nachweisbar sein.

8. Coronare arterio-venöse Fisteln und Fistelgänge im Myokard sollten auch bis zu feineren Verästelungen darstellbar sein.

9. Bei der Durchführung einer gezielten Lävokardiographie sollen kleine myokardiale Aneurysmen, Septumperforationen oder funktionelle mitrale Regurgitationen als Folge von Myokardinfarkten genau lokalisierbar sein.

Hierzu ist festzustellen, daß die Kinematographie bei der selektiven Kontrastmitteldarstellung der Kranzgefäße in erster Linie aus untersuchungstechnischen Gründen erforderlich ist. Es besteht kein Zweifel, daß für die Beurteilung anatomischer Details des Coronarkreislaufs Serienaufnahmen im Großformat das ideale Reproduktionsverfahren wären. Bei der gezielten Kontrastmittelinjektion in die Kranzgefäße ist die Kinematographie aber deshalb nicht zu entbehren, weil die Sondierung der Ostien nur wenige Sekunden aufrechterhalten werden darf, um den Bluteinstrom möglichst wenig und nur für kurze Zeit zu behindern. Nach Einführung der Katheterspitze in das Coronarostium würde die Verschiebung des Kranken mit der Tischplatte vom Durchleuchtungsgerät auf das Seriengroßaufnahmegerät das Risiko erhöhen. Außerdem bedeutet die Möglichkeit, während der Bildverstärkerdurchleuchtung Kontrastmittel injizieren und sofort Serienaufnahmen anfertigen zu können, einen wesentlichen untersuchungstechnischen Vorteil.

Besondere Bedeutung hat die *Lagerung des Patienten* bzw. die Projektionsrichtung. Die sonst meist übliche Rückenlage mit Aufnahmen in sagittaler und seitlicher Projektion kann bei der selektiven Coronararteriendarstellung ohne weiteres beibehalten werden (Arnulf und Buffard, 1964; Tori, 1964; Bilgutay und Lillehei, 1964), weil dann keine Überdeckung durch andere, gleichzeitig mit Kontrastmittel gefüllte Herz- und Gefäßabschnitte, namentlich durch den Bulbus aortae erfolgt. Das ist aber bei Injektion des Kontrastmittels in die Aorta ascendens doch der Fall. Außerdem werden in jeder Projektionsrichtung bestimmte Segmente der Coronararterien mehr oder weniger verkürzt dargestellt.

In sagittaler Projektion überlagert die mit Kontrastmittel gefüllte Aorta ascendens den Anfangsteil der linken A. coronaria und auch kleinere Äste der rechten Kranzarterie, während der R. circumflexus posterior der linken A. coronaria stärker verkürzt wird. Die seitliche Projektion ergibt die beste Darstellung der rechten Kranzarterie. Der Anfangsteil des R. interventricularis der linken Kranzarterie kreuzt den Bulbus aortae, er wird deshalb von ihm überlagert. Die letzten Aufnahmen der Serie können jedoch auch diese Teile des Gefäßes zeigen, da die Kranzgefäße in der Regel Bruchteile von Sekunden länger gefüllt bleiben als die Aortenwurzel (MOLNAR, MECKSTROTH, NELSON und BOOTH, 1960).

Im allgemeinen werden heute Projektionen in den schrägen Durchmessern bevorzugt (ARNULF, 1959; JÖNSSON u. HELLSTRÖM, 1960; BJÖRK u. HALLEN, 1961; THURN u. Mitarb., 1963; KEMP, 1964; JUDKINS, 1967), und zwar in erster Linie die linke vordere Schräglage des Patienten (II. schräger Durchmesser). Bei dieser Lagerung liegt das Coronarsystem sehr nahe am Film und wird somit am schärfsten dargestellt. Der R. interventricularis der linken Coronararterie wird speziell in dieser Position nicht vom Bulbus aortae überlagert. Allerdings kann ein Teil der rechten Kranzarterie durch den Leberschatten verdeckt werden oder wenigstens kontrastärmer erscheinen.

Für Stereoaufnahmen wird die linke Seiten- oder Schräglage empfohlen (NORDENSTRÖM, OVENFORS und TÖRNELL, 1962; FORSBERG, PAULIN, VARNAUSKAS und WERKÖ, 1963; THURN u. Mitarb., 1963; PAULIN, 1964).

Da bei gezielter Kontrastmittelinjektion unmittelbar vor den Coronarostien die Sedimentationsneigung des Kontrastmittels während der Einspritzung nicht wirksam werden kann, führt HETTLER (1965) die Untersuchung bei etwa um 30—40° angehobener rechter Körperseite des Patienten durch. Alle Äste, insbesondere der für die Diagnostik so wichtige R. descendens anterior sinister, werden optimal abgebildet. Außerdem stellt sich der Sulcus interventricularis posterior mit den in ihm verlaufenden Arterienästen sehr gut dar, da er in dieser Position fast parallel zur Filmebene verläuft.

Ebenso ergeben Simultanaufnahmen in den beiden schrägen Durchmessern sehr gute Möglichkeiten für die Diagnostik von Kollateralkreisläufen und für die Bestimmung der Verteilungstypen der Kranzarterien.

Die besten Informationen erhält man aber, wenn bei der gezielten Kontrastmittelinjektion in das linke oder rechte Coronararterien-Ostium jeweils Serienaufnahmen in beiden schrägen Projektionsrichtungen angefertigt werden. Dabei sind insgesamt vier Kontrastmittelinjektionen (je 2 in jedes Ostium) erforderlich (SONES).

Anaesthesie. Die meisten Autoren führen die Untersuchung unter Benutzung des Instrumentariums nach SELDINGER oder entsprechender Modifikationen in Lokalanaesthesie aus. Alle Methoden, die mit Veränderungen der Hämodynamik in der Ausflußbahn des linken Ventrikels (Blockierung der Aorta ascendens mit oder ohne temporärem Herzstillstand, Schrittmacherreizung, Erhöhung des intrabronchialen Drucks) arbeiten, erfordern aber eine Allgemeinbetäubung. Die durch Allgemeinbetäubung bedingte Senkung des Blutdrucks und des Herzminutenvolumens dämpft den Leerspüleffekt im Bulbus aortae, so daß bei Kontrastmittelinjektion vor die Coronararterienostien bessere Kontraste zu erwarten sind und Kontrastmittel eingespart werden kann.

Punktionsstelle. Der Zugang von der chirurgisch freigelegten A. carotis communis (CRAWFORD, MOLNAR und KLASSEN, 1956; NELSON, MOLNAR, KLASSEN und RYAN, 1958; MOLNAR, MECKSTROTH, NELSON und BOOTH, 1960; PORSTMANN, GEISSLER und WOLF, 1958, 1959, 1960; MECKSTROTH, KLASSEN, MOLNAR und RYAN, 1962 u.a.) erscheint selbst bei Verwendung einer Tabaksbeutelnaht bedenklich, da sich die meisten Kranken, die für die Durchführung einer Coronararteriographie in Frage kommen, in vorgeschrittenem Lebensalter befinden, in dem arteriosklerotische Veränderungen der Hirngefäße relativ häufig sind. So beobachteten MOLNAR u. Mitarb. (1960) bei 26 Untersuchungen in 2 Fällen eine Carotisthrombose an der Stelle der Arteriotomie, in 1 Fall eine temporäre Hemiparese, verursacht durch einen zentralen Embolus. Der Zugang ist wegen dieser Gefahren heute verlassen.

Der meist benutzte Zugang für die retrograde Katheterisierung der Aorta ist nach wie vor die A. femoralis. Vor allem bevorzugen Autoren, die mit semiselektiven Darstellungsmethoden arbeiten, diesen Zugangsweg. Da bei stärker arteriosklerotisch veränderten und torquierten Beckenarterien immer wieder Schwierigkeiten der Katheterisierung auftreten, empfehlen die mit der selektiven Darstellungsmethode arbeitenden Autoren die percutane Punktion der A. brachialis (KEMP, 1963, 1964; VIAMONTE, GOSSELIN und SOMMER, 1964; LEHMAN, NOVACK, KASPARIAN, LIKOFF und PERLMUTTER, 1964; SEWELL, 1965; FRIESINGER und ROSS, 1967). Wegen der relativ häufigen postoperativen Hämatombildungen an der A. brachialis führen WEIDNER, MACALPIN, HANAFEE und KATTUS (1965) den Katheter nach percutaner Punktion der A. axillaris ein. AMPLATZ (1963) empfiehlt die percutane Punktion der A. subclavia in der Mitte der unteren Schlüsselbeingrube rechts.

Von SONES (persönliche Mitteilung) wird heute jedoch als Methode der Wahl die Freilegung der rechten A. radialis in der Ellenbeuge empfohlen.

Kontrastmittelinjektion. Die Erfahrung hat gelehrt, daß die Kontrastmittelinjektion mit einem Druckgerät auch bei selektiven und semiselektiven Verfahren im allgemeinen der Injektion mit der Hand vorzuziehen ist, um konstante und miteinander vergleichbare Befunde zu erhalten. VIAMONTE, GOSSELIN und SOMMER (1964) machen darauf aufmerksam, daß bei der gezielten Kontrastmittelinjektion mit der Hand infolge unregelmäßigen Injektionsdrucks sicher nicht pathologisch veränderte Coronararterienäste „wurm- oder fadenähnlich" dargestellt werden können, so daß die Gefahr einer Fehlinterpretation besteht. Die Autoren konnten durch wiederholte Untersuchungen am gleichen Patienten durch Kontrastmittelinjektion mit der Hand und mit dem Druckinjektionsgerät nacheinander feststellen, daß Arteriensegmente sich in normaler Weise darstellten, die sie nach einer Kontrastmittelinjektion mit der Hand als „diffusely narrowed" angesehen hatten.

Bei den ungezielten Darstellungen der Coronararterien hat sich die herzphasengesteuerte intermittierende Kontrastmittelinjektion (THAL, RICHARDS, LESTER und MURRAY, 1958; RICHARDS und THAL, 1958; THAL, 1960; URSCHEL und ROTH, 1959; VIAMONTE, GOSSELIN und SOMMER, 1964; AMPLATZ, 1963; SCHAD, STUCKY, BRUNNER und WELLAUER, 1965) als vorteilhaft erwiesen: Das während jeder Diastole stoßweise injizierte Kontrastmittel fließt während der folgenden Systole in konzentrierter Form durch die Kranzgefäße hindurch, so daß trotz optimaler Kontraste Kontrastmittel eingespart und das Verfahren für den Herzmuskel besonders schonend wird.

αα) Coronarographie durch Blockierung der Aorta ascendens

Bei dieser Methode (DOTTER und LUKAS, 1950; DOTTER und FRISCHE, 1958; PORSTMANN, 1959; DOTTER, FRISCHE, HOSKINSON, KAWASHIMA und PHILIPPS, 1959) wird die Leerspülung des Bulbus aortae durch eine mechanische Blockierung der Aorta distal vom Ursprung der Coronararterien verhindert. Das geschieht mit Hilfe eines Doppellumenkatheters mit aufblasbarem Ballon kurz vor seiner Spitze. Ein Lumen erreicht die Katheterspitze und dient der Kontrastmittelinjektion. Ein zweites, kleineres Lumen endet innerhalb des aufblasbaren Ballons etwa 2,5 cm vor der Spitze. In entfaltetem Zustand hat der Ballon einen Durchmesser, der größer ist als das Lumen der Aorta.

Technik. Der Spezialkatheter wird von der (freigelegten) A. brachialis des rechten Armes aus eingeführt, mit physiologischer Kochsalzlösung unter Zusatz eines Anticoagulans gefüllt und unter Durchleuchtungskontrolle bis in die Aorta ascendens etwa 2,5 cm oberhalb der Klappenebene eingeführt. Das Aufblähen des Ballons erfolgt mit der im Serum leicht und schnell löslichen Kohlensäure, so daß eine Gasembolie nicht eintreten kann, falls der Ballon einmal defekt werden sollte.

Vor der Kontrastmittelinjektion überzeugt man sich durch mehrmaliges Aufblähen des Ballons von seiner richtigen Lage unmittelbar oberhalb der Klappenebene. Dabei soll jede Blockade nicht länger als 5—10 sec dauern. Man kann annehmen, daß der Verschluß der Aorta ascendens vollständig ist, wenn gleichzeitig in der A. carotis und der A. brachialis links kein Puls mehr tastbar ist. Durch diese Probeblockierung legt man die Menge der Kohlensäure fest, die für einen schnellen und vollständigen Verschluß der Aorta und einen sicheren Sitz des Ballons vor den Aortenklappen erforderlich ist, bevor die eigentliche Untersuchung beginnt. Jedes Zeichen einer Anoxämie des Myokards im EKG deutet darauf hin, daß der Ballon zu tief sitzt und die Ostien der Coronararterien ganz oder teilweise blockiert. Schließlich soll man sich durch eine Probeinjektion von wenigen ml Kontrastmittel von der richtigen Lage der Katheterspitze überzeugen.

Wenn alle Voraussetzungen erfüllt sind, wird der Ballon innerhalb von 1—2 sec aufgeblasen. Unmittelbar darauf beginnt die Injektion von 10—15 ml Kontrastmittel innerhalb von 3 sec mit Hilfe eines Druckgerätes; gleichzeitig erfolgen die Serienaufnahmen. Noch bevor sie vollständig abgelaufen sind, kann der Ballon wieder entleert werden.

Laufende EKG-Kontrolle ist erforderlich. Schon bei der Entfaltung des Ballons werden einzelne Extrasystolen beobachtet. Jede schwerwiegende Veränderung im EKG gilt aber als Kontraindikation für die Untersuchung. Die Kontrastmittelinjektion verursacht in der Regel Veränderungen der T-Strecke in allen drei Ableitungen; sie bilden sich im allgemeinen nach Aufhören des Kontrastmitteldurchflusses wieder schnell zurück.

Das Verfahren wurde von DOTTER und FRISCHE (1958) sowie PORSTMANN (1959) zunächst in ausgedehnten Experimenten am Hund erprobt. Die Registrierung des Blutdrucks proximal vom blockierenden Ballon ergab ein promptes Ansteigen des systolischen Drucks auf das Doppelte seines Ausgangswertes. Nach wenigen Sekunden fielen die Druckwerte langsam bis auf 60% oberhalb der Kontrollwerte ab, bis der Verschluß aufgehoben wurde. Nach der plötzlichen Freigabe des Blutstroms sank der Druck auf subnormale Werte; er regulierte sich aber innerhalb 1 min auf den normalen Wert wieder ein, wenn die Blockierung der Aorta ascendens nicht länger als 15 sec gedauert hatte. Oberhalb der Manschette zeigte die Blutdruckkurve während der Blockierung ein nicht-pulsierendes Druckplateau zwischen 6—30 mm Hg.

Die Methode ergibt gute Arteriogramme. Anatomische Einzelheiten sind deshalb sehr gut zu beurteilen. Das Verfahren ist jedoch technisch nicht ganz einfach durchzuführen; insbesondere kann der Ballon durch den Blutstrom aus dem linken Ventrikel in den Aortenbogen verlagert werden. Offenbar hat das Verfahren wegen dieser technischen Schwierigkeiten keine weitere Verbreitung gefunden.

ββ) Coronarographie bei temporärem künstlichen Herzstillstand

Mit dieser Methode haben sich mehrere Autoren eingehend befaßt (ARNULF, 1958, 1960; ARNULF und CHACORNAC, 1958; FABRIKANT, ANLYAN, BAYLIN und TRUMBO, 1959; LEHMAN, BOYER und WINTER, 1959; BJÖRK und HALLEN, 1961; BILGUTAY und LILLEHEI, 1962; BILGUTAY, WINGROVE und LILLEHEI, 1964). Ihr Prinzip besteht darin, durch intravenöse oder intraaortale Injektion von Acetylcholin einen Herzstillstand von wenigen Sekunden auszulösen, um während dieser Zeit das Kontrastmittel vor die Coronararterien zu injizieren und den Leerspüleffekt der Aorta ascendens zu vermeiden. Die erforderliche Acetylcholindosis richtet sich nach dem Körpergewicht und der individuellen Abbaugeschwindigkeit im Organismus. Sie muß in Vorversuchen in jedem Einzelfall genau ausgetestet werden.

Technik. Die Untersuchung muß in Intubationsnarkose durchgeführt werden, da die Injektion von Acetylcholin zu Bronchialspasmen mit schweren Hustenanfällen führen kann. Der Katheter wird unter Durchleuchtungskontrolle von einer peripheren Arterie aus mit Hilfe eines Metallführers bis in die Aorta ascendens etwa 1 cm oberhalb des Klappenringes eingeführt. Dabei muß man darauf achten, daß die Katheterspitze nicht in das Ostium einer Coronararterie eindringt. Sonst ist bei der nachfolgenden Druckinjektion größerer Kontrastmittelmengen Kammerflimmern zu befürchten. Es empfiehlt sich deshalb auch immer, schon während der Voruntersuchung das EKG fortlaufend zu registrieren. Aus dem gleichen Grunde soll eine Testinjektion mit einer kleinen Kontrastmittelmenge erfolgen. Nach optimaler Versorgung des Myokards mit arterialisiertem Blut durch Hyperventilation leitet man den Herzstillstand durch Injektion der ausgetesteten Acetylcholindosis in den vor den Aortenklappen liegenden Katheter ein. Unmittelbar danach wird das Kontrastmittel mit einem Druckgerät injiziert. Die Kontrastmittelmenge kann bei Herzstillstand viel geringer als bei der üblichen Aortographie sein (10—20 ml). Gleichzeitig mit der Kontrastmittelinjektion erfolgen die Serienaufnahmen (3—6 Aufnahmen/sec, 4—6 sec lang).

Sofort nach Ablauf der Serie gibt man 0,5—1,0 mg Atropinsulfat (zur Neutralisierung des Acetylcholins) durch den Katheter, um die Zeit des Herzstillstandes nicht unnötig zu verlängern. Zweckmäßigerweise wird das Kontrastmittel mit Atropinsulfat vermischt.

Die Technik wurde von ARNULF, CHACORNAC und BUFFARD seit 1956, PORSTMANN (1958, 1959) im Tierexperiment erprobt. Bei der intravenösen Injektion des Acetylcholins tritt die Asystolie 8—10 sec verzögert, bei der intraaortalen Injektion dagegen sofort ein. Die Dauer des Herzstillstandes ist von der gegebenen Acetylcholindosis abhängig. Nach Wiedereinsetzen der Herztätigkeit besteht zunächst eine Bradykardie, die nach $^1/_2$—1 min in normale Herztätigkeit übergeht. Gleichzeitig steigt der während der Asystolie abgesunkene arterielle Druck wieder zu Normalwerten an.

DOTTER, FRISCHE, HOSKINSON, KAWASHIMA und PHILIPPS (1959) haben beide Methoden, die Blockierung des supravalvulären Aortenabschnittes und den künstlichen temporären Herzstillstand, miteinander kombiniert. Die erforderliche Kontrastmittelmenge kann dann noch weiter reduziert werden (6—10 ml). Zweckmäßigerweise führt man die Blockierung erst aus, wenn der Herzstillstand eingetreten ist. Dadurch entfällt die bei alleiniger Blockierung auftretende, unphysiologische Drucksteigerung im linken Ventrikel und in den Kranzarterien, was besonders für ältere Kranke mit Coronararteriensklerose sicher nicht ohne Bedeutung ist.

Bilgutay, Wingrove und Lillehei (1962) haben das Verfahren technisch weiter entwickelt: Sie führen vor der Katheterisierung des linken Herzens von der A. femoralis aus eine Schrittmacherelektrode von der V. saphena aus in das rechte Herz ein, um durch die Schrittmacherreizung den acetylcholin-induzierten Herzstillstand sofort nach der Kontrastmittelinjektion unterbrechen zu können. Dadurch ist eine zusätzliche Sicherung gegen eine anoxämische Schädigung des Myokards durch verlängerte Asystolie gegeben. Das Verfahren erfordert allerdings die chirurgische Freilegung der A. und V. femoralis in der Leistenbeuge. Auch bei dieser Methode kann die Kontrastmitteldarstellung durch Injektion einer kleinen Menge (5 ml) hochprozentigen Kontrastmittels mit unmittelbar darauf folgender Injektion von 25 ml CO_2-Gas ausgeführt werden („Doppelkontrastarteriographie": Martin, Meredith und Johnston, 1960; Bilgutay und Lillehei, 1964).

γγ) Coronarographie nach intrabronchialer Drucksteigerung, aortaler Drucksenkung und pharmakologischer Coronardilatation

Jede intrabronchiale Drucksteigerung führt zu einer Senkung des Blutdrucks in der Aorta und zu einer Verkleinerung des Schlagvolumens des linken Ventrikels. Das bewirkt eine Verlangsamung der Blutströmung und damit eine Verringerung des Leerspüleffektes des Bulbus aortae (Boerema und Blickman, 1955; Crowley, Grace, Fox und Wood, 1956). Wenn außerdem das Kontrastmittel durch einen Kifa-Ringkatheter (Paulin, 1962) besonders schnell injiziert wird, erhält man im Bulbus aortae eine verhältnismäßig hohe Kontrastmittel-Konzentration gegenüber dem nicht mit Kontrastmittel vermischten Ventrikelblut.

Verlangsamung der Blutströmung und hohe Kontrastmittel-Konzentration zusammen lassen das bereits erwähnte Schichtungsphänomen (Nordenström, 1960; Dotter, Veath, Wishart und Dotter, 1960; Tori, 1964) besonders wirksam werden. Dadurch sinkt das spezifisch schwerere Kontrastmittel in den Bereich der Coronarostien, die bei linker vorderer Schräglage des Patienten tiefer als die übrige Aorta liegen.

Schließlich wird das Einfließen des Kontrastmittels in die Coronararterien durch Coronardilatatoren erleichtert.

Technik. Die *intrabronchiale Drucksteigerung* kann auf verschiedene Arten erreicht werden.

Nordenström (1960) benutzte einen speziell dafür konstruierten Sauerstoffinjektor. In Intubationsnarkose wird mit diesem Gerät der intrabronchiale Druck auf 40 cm H_2O erhöht.

Der intraarterielle Druck sinkt nach einigen Sekunden ab. Wenn er die Höhe von 70—80 mm Hg erreicht hat, injiziert man das Kontrastmittel innerhalb von etwa 3 sec in die Aorta ascendens. Unmittelbar nach Beendigung der Kontrastmittelinjektion wird der Überdruck im Bronchialsystem beseitigt. Der Blutdruck beginnt daraufhin wieder anzusteigen. Man beobachtet dann eine leichte Tachykardie, Veränderungen des EKG treten aber nicht auf.

Tori (1964) erreicht die Senkung des aortalen Blutdrucks durch Erhöhung des intrabronchialen Drucks auf 25—35 mm Hg unter Maskenbeatmung nach Intubation des Patienten und Muskelrelaxation mit kurzwirkenden Curare-Präparaten.

Eine aortale Drucksenkung gleichen Ausmaßes erreicht man auch durch den *Valsalvaschen Druckversuch.* Diese Methode erscheint wesentlich einfacher. Sie hat außerdem den Vorteil, daß die gesamte Untersuchung in Lokalanaesthesie durchgeführt werden kann (Thurn u. Mitarb., 1963), wenn man bei der Coronarographie nicht grundsätzlich eine Intubationsnarkose vorzieht, um Gefäß-Spasmen zu verhindern.

Die *Kontrastmittelmenge* beträgt bei Erwachsenen 40 ml. Sie soll in 2—3 sec injiziert werden. Durch einen 1 m langen *Kifa-Ringkatheter* ist das mit einem Druckgerät ohne weiteres möglich. Durch die in dem ringförmig gebogenen Katheterende seitlich angebrachten Öffnungen werden die einzelnen Kontrastmittelstrahlen (wenigstens einige von ihnen) unmittelbar auf die Coronarostien gerichtet. Außerdem ist bei diesen Ringkathetern die Gefahr eines Zurückschlagens der Spitze in die Aorta ascendens während der Injektion viel geringer als bei den sonst üblichen Aortenkathetern.

Die Methode der Coronarographie nach aortaler Drucksenkung im Valsalva-Versuch und pharmakologischer Coronardilatation ist zweifellos technisch einfach und wahrscheinlich auch für den Patienten wenig gefährlich.

NORDENSTRÖM, OVENFORS und TÖRNELL berichteten 1962 über 100 Kranke mit schweren arteriosklerotischen Kranzgefäßveränderungen, die mit dieser Methodik ohne nennenswerte Komplikationen untersucht worden waren.

δδ) Selektive Coronararteriographie

Diese Methode ergibt äußerst brillante Darstellungen der Coronararterien, die entsprechenden postmortalen Coronarogrammen (SCHOENMACKERS u. VIETEN, 1954) kaum nachstehen. Um ihre Entwicklung haben sich viele Autoren bemüht (WEST, KOBAYASHI und GUZMAN, 1958, 1959; SONES, 1959, 1960, 1961, 1962, 1964, 1967; TAPIA, BOLTON und MAZEL, 1961; RICKETTS und ABRAMS, 1962; ABRAMS und RICKETTS, 1963; WEST und GUZMAN, 1963; HALE und JEFFERSON, 1963; ROSS, 1963; GENSINI, 1963; BILGUTAY und LILLEHEI, 1963; KEMP, 1963, 1964; VIAMONTE, GOSSELIN und SOMMER, 1964; LEHMAN, NOVACK, KASPARIAN, LIKOFF und PERLMUTTER, 1964; SEWELL, 1965; WEIDNER, MACALPIN, HANAFEE und KATTUS, 1965).

Da dieses Verfahren, wie die inzwischen vorliegenden Erfahrungen vor allem von SONES zeigen, mit einer wider Erwarten geringen Mortalität und Morbidität belastet ist (s. Komplikationen), besteht kein Zweifel, daß diese Technik zusammen mit der Methode der „semiselektiven" Darstellung allen bisher genannten, technisch wesentlich komplizierteren Methoden überlegen ist.

Ermöglicht wurde dieses Verfahren durch eine besondere Sondierungs- und Injektionstechnik mit Hilfe speziell angefertigter Kunststoffkatheter, die es erlaubt, das spitz zulaufende Katheterende für kurze Zeit in das Ostium jeder Coronararterie so einzuführen, daß der Blutstrom nicht wesentlich behindert wird. Zweifellos hat auch die Entwicklung der modernen Kontrastmittel dazu beigetragen, daß die Gefahr der Myokardschädigung durch forcierte direkte Kontrastmittelinjektion offenbar relativ gering ist. Neben der hervorragenden Bildqualität durch hohe Kontraste liegt der Hauptvorteil der Methode darin, daß die Kranzgefäße frei von jeder Überlagerung abgebildet werden können (Abb. 27).

Technik. Der von SONES (1959) entwickelte, sehr dünnwandige und röntgenschattengebende Katheter besteht aus gewobenem Kunststoff. Er hat einen Außendurchmesser von 2,7 mm, damit der Katheter trotz der erforderlichen Geschmeidigkeit für die Manipulationen im systolischen „jet" unmittelbar oberhalb der Aortenklappen die genügende Festigkeit hat. Der Katheterschaft läuft in seinem extrem flexiblen, etwa 5 cm langen Endstück auf einen Außendurchmesser von 1,6 mm spitz zu, damit das Katheterende bei der Sondierung des Coronarostiums umgebogen werden kann. Die Biegungsstelle des Katheters wird dabei auf die Innenwand des Aortensinus aufgestützt. Die Katheterspitze ist offen, außerdem hat der Katheter vier Seitenlöcher, die in einander gegenüberstehenden Paaren 7 mm vor der Spitze angebracht sind.

SONES u. a. bevorzugen die rechte A. radialis nach deren Freilegung als Zugangsweg und führen den Katheter unter fortlaufender Registrierung des Aortenblutdrucks und des EKG bis in den Bulbus aortae vor. Dabei ist darauf zu achten, daß die Katheterspitze nicht unbeabsichtigt ein Coronarostium blockiert und dort längere Zeit liegen bleibt, weil dann die Gefahr von Komplikationen besteht. Dämpfung der Aortendruckkurve und Veränderungen der ST-Strecke im EKG sind Zeichen einer vollständigen Blockierung eines Coronarostiums, was unter allen Umständen vermieden werden muß. Die subtile Katheterisierungstechnik beruht auf dem Kunstgriff, das besonders flexible Katheterende im Bulbus aortae so umzubiegen, daß die Katheterspitze höchstens 5 mm in das Ostium hineingleitet und dort frei flottiert, ohne das Lumen vollständig zu verschließen. Die fortlaufende Registrierung des Aortenblutdruckes ist deshalb besonders wichtig. Durch mehrmalige Probeinjektionen kleiner Kontrastmittelmengen (0,5 ml) unter Durchleuchtungskontrolle kann man sich über die Topographie der Aortenwurzel während der

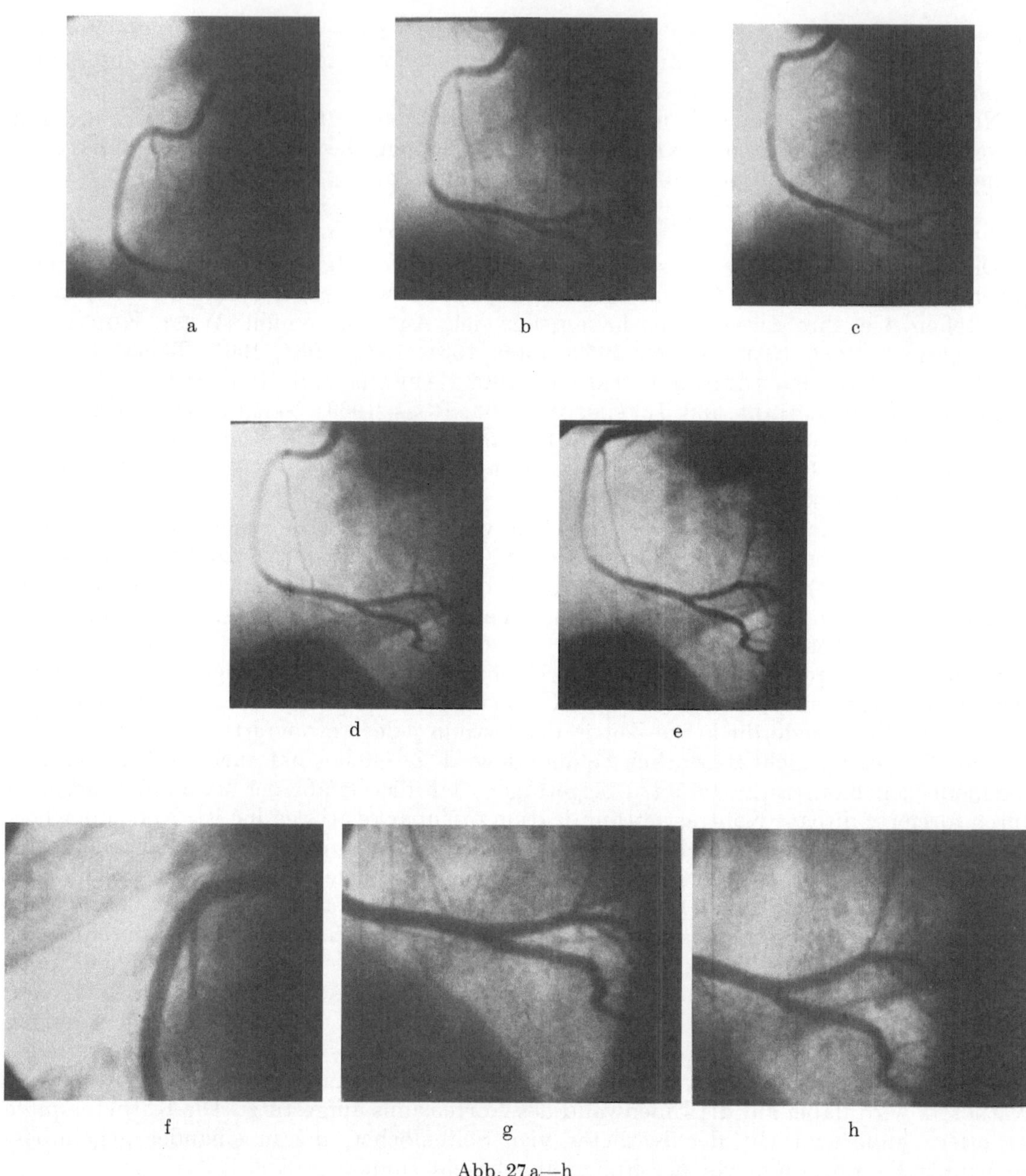

Abb. 27a—h

Abb. 27a—q. Selektive Coronarographie mit gezielter Kontrastmittelinjektion in beide Coronararterien (Methode nach Sones). Kinematographische Aufnahmen auf 35 mm-Film. 60 Bilder/sec. Nicht krankhaft veränderte Coronararterien bei einem 26jährigen Mann mit kombiniertem Aorten-Mitralvitium. a—h Kontrastmitteldarstellung der rechten Coronararterie in linker Schrägstellung (II. schräger Durchmesser). a—e Normale rechte Coronararterie mit Abgang des Ramus marginalis und für Rechtsversorgungstyp typischer Gabelung. Gut erkennbare Arterie zur Versorgung des AV-Knotens (vor allem in Abb. 27d und e). f—h Nach erneuter Kontrastmittelinjektion vergrößert aufgenommene Serie der rechten Coronararterie und ihrer Verzweigungen. i Kontrastmitteldarstellung der linken Coronararterie in rechter Schrägstellung (I. schräger Durchmesser): Darstellung der linken Coronararterie, des Ramus circumflexus und der Aufzweigung in Ramus descendens und Ramus diagonalis. k—p Darstellung der linken Coronararterie (in Vergrößerungstechnik). Glatte Konturen aller Gefäße ohne umschriebene Einengung des Lumens. Deutliche Darstellung des Anfangsteiles des Ramus circumflexus und kleinerer aus ihm entspringender Arterien. In Abb. 27p deutlich erkennbar Aufgabelung in Ramus descendens und Ramus diagonalis. q Venöse Phase: Kontrastmitteldarstellung des Sinus venosus coronarius

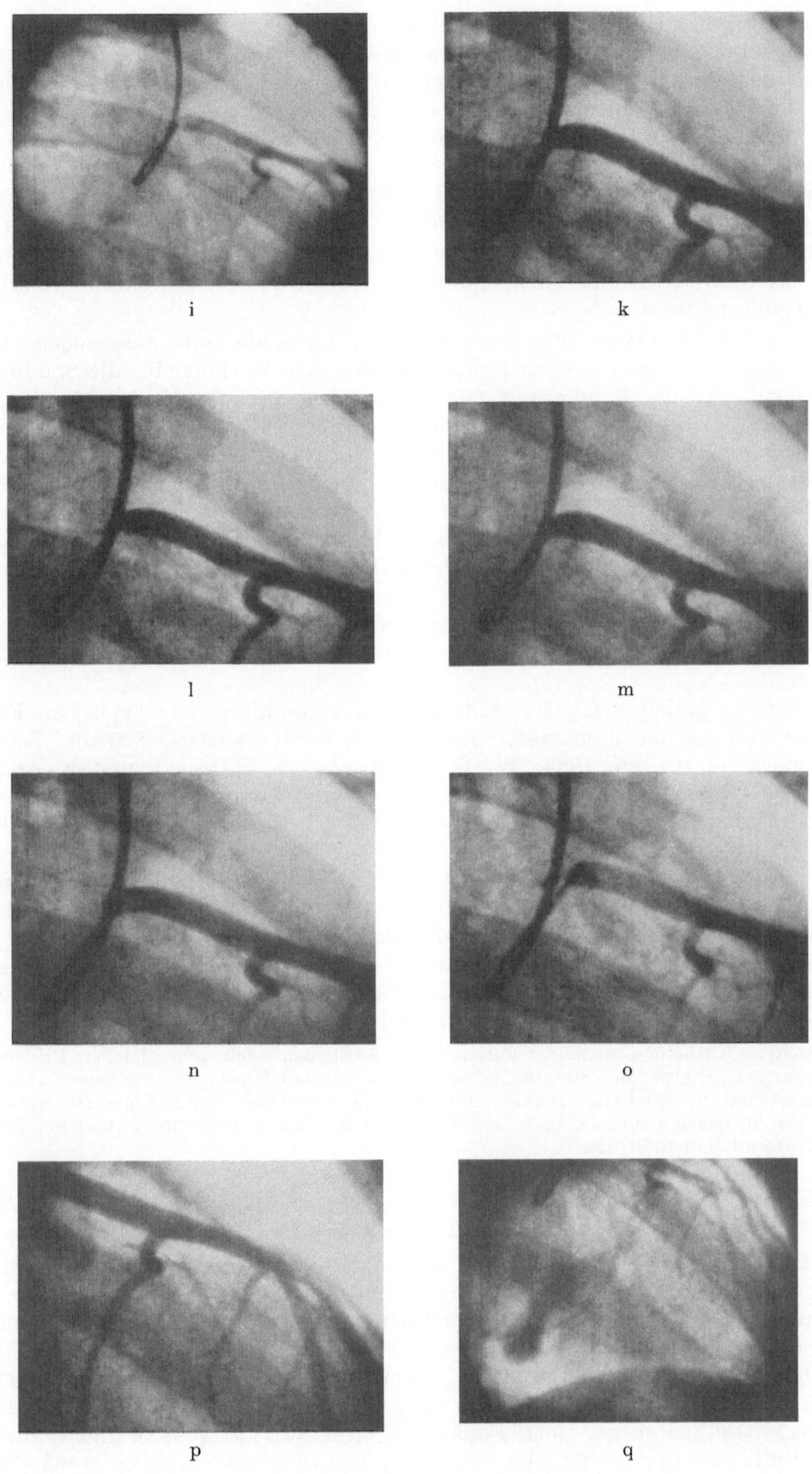

Abb. 27 i—q

Manipulationen orientieren. Zur Darstellung der Coronararterien werden 2—3—5 ml Kontrastmittel mit der Hand unter kinematographischer Registrierung injiziert. Das Verfahren hat den Vorteil, daß Injektion und Strömung des Kontrastmittels während des Ablaufes der Filmserie auf dem Monitor beobachtet werden können. Unmittelbar nach der Kontrastmittelinjektion muß der Katheter zurückgezogen werden, der Ablauf der Kinoserie kann aber noch 7—10 sec über die Zeit der Kontrastmittelinjektion hinaus verlängert werden, um alle Teile des etwa bestehenden Kollateralkreislaufes zu erfassen. Die Zeit der direkten Sondierung der Coronararterien soll nicht länger als 20 sec betragen.

Bei 8200 Patienten konnte Sones (1967) in mehr als 99% der Fälle mit Hilfe dieser Technik *beide* Coronararterien nacheinander darstellen und Aufnahmen in verschiedenen Projektionsrichtungen anfertigen.

Ricketts und Abrams (1962) benutzen zwei am Ende spitz ausgezogene Katheter aus Polyäthylen mit verschiedenen Krümmungen, einen Katheter für die Sondierung des rechten, einen für die Sondierung des linken Ostiums: Der Krümmungsradius des Katheters für die rechte Coronararterie ist etwas größer als der Radius des Aortenbogenquerschnittes, damit sich der Katheter mit der Biegung des Schaftes während der Sondierung des rechten Ostiums gegen die rechte vordere Wand der Aorta ascendens abstützt. Die Krümmung des Katheters für die Sondierung des linken Ostiums ist spiralförmig nach hinten gerichtet, so daß sich die Katheterspitze beim Vorführen durch die Aorta ascendens auf die hintere, linke laterale Gefäßwand stellt und auf diese Weise leichter in das linke Ostium hineingleitet. Die Katheter haben keine seitlichen Löcher, um eine Kontrastmittelanfärbung des Aortensinus zu vermeiden und durch die Druckmessung an der Katheterspitze jede vollständige Blockierung des Ostiums sofort erkennen zu können.

Während der gezielten Kontrastmittelinjektion kommt es zu „typischen EKG-Veränderungen“ (Hale und Jefferson, 1963; Ross, 1963; Lehman, Novack, Kasparian, Likoff und Perlmutter, 1964; Weidner, MacAlpin, Hanafee und Kattus, 1965; Sewell, 1965), und zwar bei der Kontrastmitteldarstellung der rechten Coronararterie vor allem zu einer Abflachung bzw. Umkehrung der T-Welle mit Erhöhung der R-Zacke, während man bei der linksseitigen Darstellung vor allem einen Anstieg der T-Welle mit Abflachung der R-Zacke registriert. Sind diese EKG-Veränderungen während des Kontrastmitteldurchflusses nicht zu beobachten, so ist dies als Hinweis für eine technisch nicht ausreichende Kontrastmittelinjektion oder für das Vorliegen stark sklerotisch veränderter oder völlig verschlossener Coronararterien zu betrachten. Schließlich kann die Injektion in eine atypisch verlaufende Coronararterie erfolgt sein, die das ganze Myokard versorgt (Weidner, MacAlpin, Hanafee und Kattus, 1965).

Eine weitere Katheterspezialkonstruktion im wesentlichen nach dem gleichen Prinzip stammt von Viamonte, Gosselin und Sommer (1964). Diese Autoren lagern den Patienten außerdem auf einer ferngesteuerten, drehbaren Wanne, um während des Ablaufs der Kinoserie Aufnahmen in verschiedenen Projektionsrichtungen zu erhalten. Das Kontrastmittel wird mit einem Druckinjektionsgerät intermittierend injiziert.

εε) Semiselektive, bilaterale Coronarographie mit speziell gekrümmten Coronar-Strahl- („loop end“-)Kathetern

Das Prinzip dieser Technik besteht in der gezielten Kontrastmittelinjektion durch speziell geformte Katheter, die so in den Bulbus aortae eingelegt werden, daß die seitlichen Öffnungen das Kontrastmittel in Richtung beider Ostien strahlen, ohne daß eine direkte Sondierung der Ostien nacheinander erforderlich ist (Hettler, 1959, 1960, 1961, 1962, 1963, 1965; Williams, Littmann, Hall, Bellman, Lambert und Frank, 1960; Bellman, Frank, Lambert, Littmann und Williams, 1960; Paulin, Forsberg und Varnauskas, 1962; Paulin, 1963; Forsberg, Paulin, Varnauskas und Werkö, 1963; Paulin, 1964; Amplatz, 1963; Thurn, Düx, Schaede und Hilger, 1963; Schaede, 1963; Schaede, Hasper und Düx, 1964; Thurn, 1964, 1965; Düx, 1967).

Der von HETTLER 1965 angegebene Spezialkatheter besitzt eine der Anatomie des Aortenbulbus angepaßte Krümmung.

Technik. Der Katheter stellt sich nach der percutanen Einführung von der A. femoralis aus mit dem gekrümmten Spitzenanteil im linken Sinus, mit dem Bogenanteil im rechten Sinus aortae ein. Von dieser Position aus spritzen je drei Kontrastmittelstrahlen durch entsprechend angebrachte Seitenöffnungen des endständig verschlossenen Katheters direkt gegen die Ostien der rechten und linken Coronararterie. Die richtige Einstellung des Katheters im Bulbus aortae erfolgt nach seiner Passage durch den Arcus aortae von selbst, so daß er lediglich leicht auf die rechte und linke Aortenklappe aufgesetzt zu werden braucht. Bei der Kontrastmittelinjektion kommt es „semiselektiv" zu einer Füllung beider Coronararterien (Abb. 28 und 29). Auf Serienaufnahmen sieht man eine fast isolierte intensive Anfärbung des rechten und linken Sinus aortae mit schneller Abnahme der Kontrastmitteldichte cranial vom Aortenbulbus. Ein sehr wichtiger hämodynamischer Faktor für die intensive Kontrastmittelfüllung der Coronararterien ist der Kontrastmittelaustritt aus dem Katheter gewissermaßen im toten Winkel des systolischen Blutauswurfs in die Aorta ascendens. Die sich öffnenden Aortenklappen legen sich über die Katheterschleife, so daß das Kontrastmittel nicht nur während der Diastole, sondern auch während der Systole in die Ostien einfließen kann. So geht auch während der Systole wenig Kontrastmittel durch Abfluß in die Aorta ascendens verloren. Man kommt deshalb mit relativ geringen Kontrastmittelmengen für *beide* Coronararterien aus. HETTLER benötigt nur 30 ml Kontrastmittel. Dazu trägt auch die herzphasengesteuerte, diastolisch beginnende und über zwei Herzperioden verlaufende Druckinjektion mit relativ langsamem Kontrastmittelfluß wesentlich bei.

HETTLER benutzt für diese Darstellungsmethode die von ihm angegebene „Einführ-Kanüle", die LOOGEN und GLEICHMANN im vorhergehenden Kapitel beschrieben haben.

Diese Technik erlaubt unter Verzicht auf das Seldinger-Prinzip die Einführung eines endständig verschlossenen Katheters. Nach Entfernung des Metallmandrains nimmt der Katheter seine vorgebildete Form an, worauf er ohne Schwierigkeiten auf die Aortenklappen aufgesetzt werden kann. Wichtig ist die sofortige Füllung des Katheters mit heparinisierter Kochsalzlösung nach der intraarteriellen Einführung, ebenso eine regelmäßige, kurzfristige und kräftige Durchspülung während der ganzen Liegezeit des Katheters in der Aorta, da Katheter mit mehreren Löchern im Spitzengebiet eher zur Blutthrombenbildung neigen.

Kunststoffkatheter mit ringförmigen Schleifen im Spitzensegment in verschiedenen Modifikationen haben mehrere Arbeitsgruppen in den letzten Jahren ausgearbeitet (WILLIAMS, LITTMANN, HALL, BELLMAN, LAMBERT und FRANK, 1960; PAULIN, FORSBERG, VARNAUSKAS und WERKÖ, 1962, 1963, 1964; PAULIN, 1964; THURN, DÜX, SCHAEDE, HILGER, 1963, 1964, 1965; DÜX, 1967).

Dabei wird das schleifen- oder spiralförmig umgebogene Katheterende, dessen Ebene zur Längsachse des Katheterschaftes senkrecht steht, retrograd bis in den Aortenbulbus vorgeführt. Das Kontrastmittel tritt durch Öffnungen an der *Außenseite* der Schleife aus. Die durch den Rückstoß erreichte Stabilisierung verhindert die Dislokation des Katheters in die Aorta ascendens. Das Kontrastmittel sammelt sich im Bulbus aortae und strömt unmittelbar in die Coronarostien ab.

WILLIAMS, BELLMAN u. Mitarb. (1960) sowie PAULIN (1964) haben Modell- und tierexperimentelle Versuche über die optimale Form und Beschaffenheit des Katheters durchgeführt. Die Autoren verwenden dünnwandige Polyäthylenkatheter (PE 240 oder 260) mit einem Schleifendurchmesser von 2,8 cm, der etwa dem Durchmesser des Aortenquerschnitts eines normalen Erwachsenen entspricht. Die Schleife soll einen vollen Kreisumfang um 45—90° überschreiten oder sogar eine Doppelspirale bilden. Das endständige Loch ermöglicht die Einführung des zunächst durch den Metallführer gestreckten Katheters nach der percutanen Punktionstechnik von SELDINGER. Nach dem Zurückziehen des elastischen Metallführers nimmt der Katheter dann seine vorgebildete Form im Aortenbulbus ein.

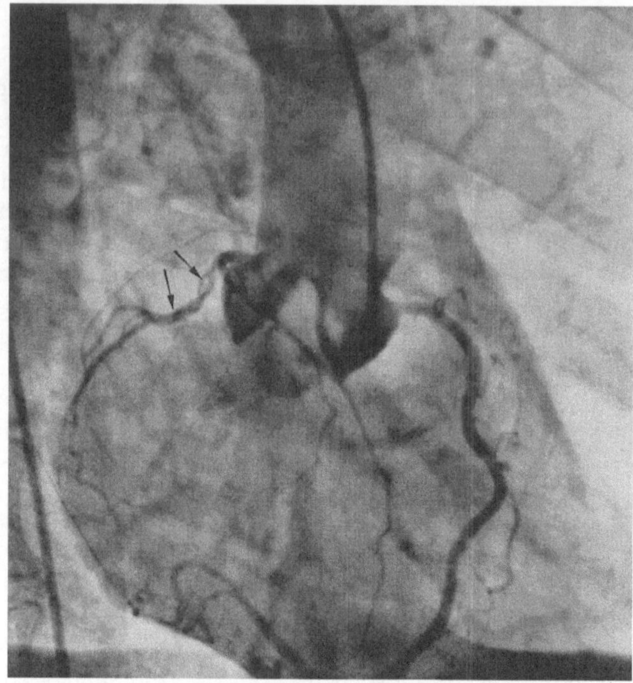

a

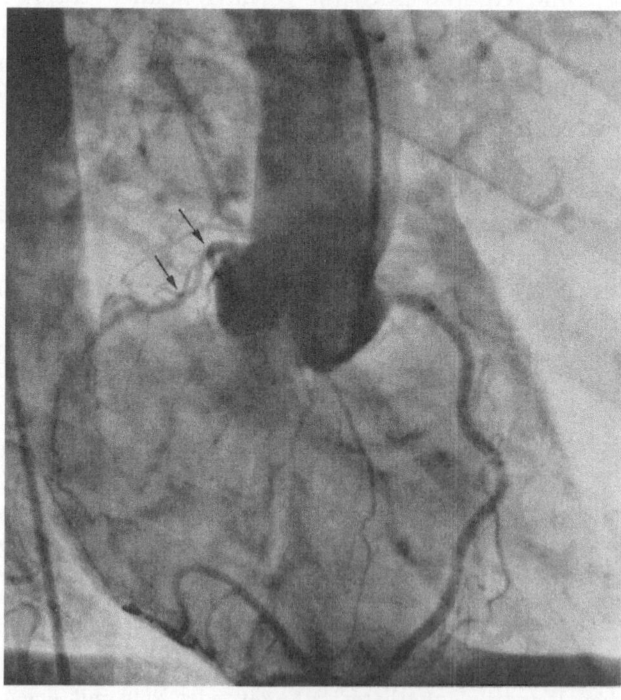

b

Abb. 28a u. b. Semiselektive bilaterale Coronarographie bei lokalisierter Stenose im Anfangsteil des Ramus circumflexus (→) und dilatierter rechter A. coronaria = sekundärer Rechtsversorgungstyp. Aufnahmen: Priv.Doz. Dr. HETTLER (Marburg): a Während der systolischen Klappenöffnung Lage der Katheterschleifen im rechten und linken Sinus Valsalvae gut erkennbar. b Diastolische Phase: Hinterer, nicht coronarer Sinus ohne Kontrastmittel

Auch bei diesem Verfahren ist die laufende Registrierung des Aortenblutdrucks und des EKG besonders wichtig, da sich die Katheterschleife vor die Ostien legen und sie blockieren kann. Dies macht sich sofort an einer Senkung der ST-Strecke im EKG bemerkbar. Von besonderer Bedeutung ist auch die laufende Durchspülung des Katheters mit heparinisierter Kochsalzlösung. WILLIAMS u. Mitarb. (1960) beobachteten unmittelbar im Anschluß an die Kontrastmittelinjektion bei einem Kranken, bei dem diese Vorsichtsmaßnahme noch nicht ausgeführt worden war, einen Hinterwandinfarkt durch Blutgerinnselbildung an der Katheterspitze.

Ein hochkonzentriertes Kontrastmittel wird in Mengen von 20—30 ml von Hand oder mit dem Druckinjektionsgerät innerhalb von 2—3 sec injiziert. Im Augenblick des Kontrastmitteldurchtritts sind EKG-Veränderungen (meist Senkung oder Hebung der ST-Strecke) relativ häufig, aber temporär und dauern nicht länger als 2—3 min.

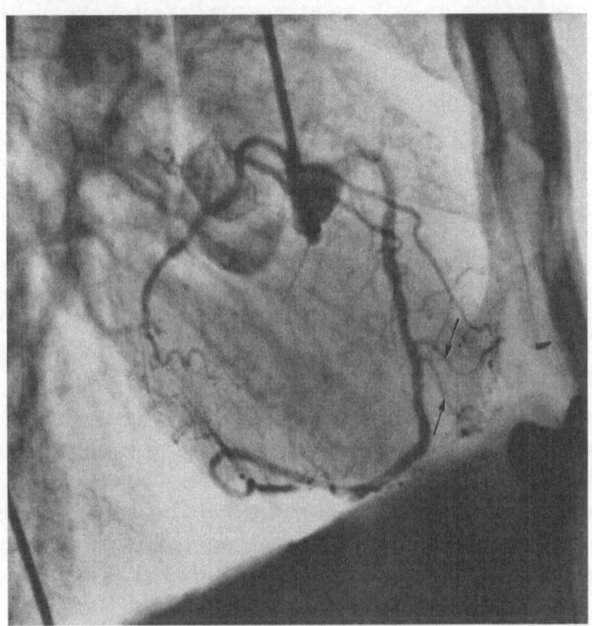

Abb. 29. Semiselektive bilaterale Coronarographie (Seitenbild) bei atypischen Aufzweigungen des enggestellten Ramus descendens anterior sinister, der nicht bis zur Herzspitze reicht. In das minderwertige Herzspitzengebiet ziehen stark dilatierte und geschlängelte intercoronare Anastomosen von der sklerotischen und dilatierten rechten A. coronaria (→). Lage der Katheterschleifen im rechten und linken Sinus Valsalvae gut erkennbar. Aufnahme: Priv.Doz. Dr. HETTLER (Marburg)

THURN, DÜX, SCHAEDE und HILGER (1963) führen die Coronararteriographie mit dem Kifa-Ringkatheter nach PAULIN im Valsalva-Versuch und nach Gabe eines pharmakologischen Coronardilatators durch, um durch Senkung des Aortenblutdrucks auf Druckwerte um 60—80 mm Hg den Bluteinstrom in die Ostien zu verlangsamen und die „Coronar-Reserve" zu erschließen.

Welche Methode — die selektive oder „semiselektive" — sich in Zukunft als besser erweisen wird, läßt sich noch nicht mit Sicherheit sagen. Daß die selektive Technik eine ausgezeichnete Darstellung der Gefäßanatomie und der intercoronaren Kollateralkreisläufe ergibt, ist unbestritten; sie erfordert aber großes Geschick beim Auffinden und Sondieren der Ostien.

Indikationsbereich. Die Indikation zur Coronararteriographie wurde früher relativ eng gestellt. Es besteht aber kein Zweifel, daß sich die Indikationsstellung mit der weiteren Ausarbeitung der Methodik und aufgrund der bereits heute vorliegenden Erfahrungen mehr und mehr erweitern wird. Da aber auch heute die methodische Entwicklung der Coronararteriographie noch nicht abgeschlossen ist, sind auch die Meinungen über die Indikation noch unterschiedlich. Trotzdem kann man jetzt schon sagen, daß die routinemäßige Anwendung des Verfahrens an allen kardiologischen Zentren zu erwarten ist.

Die kombinierte klinische und angiographische Untersuchung wird sich beim Coronarkreislauf genau so durchsetzen, wie bei anderen Organen (Gehirn, Nieren, Bauchorgane). Dazu liegt sowohl vom Standpunkt der internistischen als auch der chirurgischen Diagnostik eine zwingende Notwendigkeit vor.

Nach Sones (1962, 1963), Ross (1963), Paulin (1964), Sewell (1965) und Düx (1967) besteht die *internistische Hauptindikation* bei einer relativ großen Gruppe von Kranken, bei denen eine Erkrankung der Coronargefäße vermutet, aber nicht bewiesen werden kann. „Die Täuschungsmöglichkeiten bei der klinischen Diagnostik der Coronarerkrankungen sind so zahlreich, daß Fehldiagnosen mit stoischer Gelassenheit entgegengenommen werden. Immer wieder treten plötzliche Todesfälle durch nicht erkannte Coronarerkrankungen auf, nachdem die klinische Diagnostik relativ kurze Zeit vorher keinen pathologischen Befund ergeben hat" (Sones, 1963, 1967). Andererseits stehen oft Kranke jahrelang unter dem psychischen Druck eines drohenden Infarktes, weil ihnen die Vermutungsdiagnose einer „Angina pectoris" oder einer „Coronarinsuffizienz" bekannt gegeben wurde. Sones weist ausdrücklich auf eine relativ große Gruppe seiner untersuchten Kranken hin, die lange Zeit mit Vasodilatantien oder Anticoagulantien behandelt worden waren, bei denen dann aber die Kontrastmitteluntersuchung des Coronarkreislaufs keinen pathologischen Befund ergab. Die schon sehr ausgedehnten Vergleichsuntersuchungen über klinische und röntgenologische Befunde des Coronarkreislaufs von Paulin (1964) und Düx (1967) zeigen, daß diese nicht immer übereinstimmen. Aus diesen Untersuchungen geht hervor, daß typische Angina pectoris-Beschwerden mit retrosternalen und präkordialen Schmerzen mit (und ohne) EKG-Veränderungen keine unbedingt verläßlichen Zeichen für eine Coronarsklerose und daß auch elektrokardiographische ST-T-Veränderungen kein sicherer Hinweis auf stenosierende Gefäßprozesse an den extramuralen Coronararterien sind. Ob diese Lücke in der klinischen Diagnostik durch die Coronararteriographie geschlossen werden kann, ist heute noch nicht zu übersehen.

Besonders wichtig erscheint die Coronarographie bei der Beurteilung der Prognose von Kranken, die schon einen Herzinfarkt überstanden haben. Sewell (1965) und Sones (1967) empfehlen, mit der Durchführung der Coronararteriographie nach einem Herzinfarkt, der zu deutlichen Veränderungen des EKG und der Blutenzymwerte geführt hat, wenigstens 4 Monate zu warten. Sie betonen aber, daß sie in speziellen Fällen, wenn die Entscheidung für eine Operationsindikation drängte, auch schon 6 Wochen nach einem Infarkt ohne Komplikation untersuchen konnten. Ausmaß der röntgenologisch dargestellten Coronarsklerose, ihre Lokalisation und vor allem der Nachweis der Entwicklung des Kollateralkreislaufs geben wichtige prognostische Hinweise.

In der *chirurgischen Diagnostik* wird die Coronararteriographie bei der präoperativen Beurteilung von Klappenfehlern empfohlen (Sones, 1963, 1967; Kemp, 1964; Nordenström, 1962). Manche Kranke mit Aortenklappenstenosen, synkopalen Anfällen oder retrosternalen Schmerzen haben zwar nur eine geringe Klappenstenose, aber eine erhebliche Coronararteriensklerose als Hauptursache ihrer Beschwerden, so daß man aufgrund dieses Befundes von einer chirurgischen Behandlung der Klappenstenose abraten muß. Bei rekonstruktiven Eingriffen wegen Ventrikelseptumdefekt oder Fallotscher Tetralogie wurden gelegentlich anomal verlaufende Coronararterien durchschnitten. Im Rahmen der präoperativen Diagnostik führt Sones deshalb die Coronararteriographie routinemäßig durch, um Anomalien des Ursprungs und Verlaufs vor der Operation erkennen zu können.

Da sich die Chirurgie der Herzkranzgefäße noch in Entwicklung befindet, sind auch die Kriterien für die Auswahl von Kranken mit sklerosierenden Veränderungen der Kranzgefäße zur Vornahme von rekonstruktiven Eingriffen noch nicht sicher abzugrenzen. Einigkeit besteht aber, daß solche Eingriffe ohne coronararteriographische Befunde nicht geplant werden können.

Schließlich wird die Coronararteriographie auch zur Beurteilung schon durchgeführter chirurgischer Maßnahmen zwecks Verbesserung der Myokarddurchblutung (Einpflanzung der A. mammaria interna in das Myokard, Endarteriektomie der Kranzgefäße) ausgeführt. Sones (1967) konnte 120 Patienten, bei denen eine Implantation einer oder beider Aa. mammariae internae durchgeführt worden war, 3 Monate bis $2^1/_2$ Jahre nach dem Eingriff durch gezielte Darstellung der Coronararterien und der verpflanzten Arterien nachuntersuchen. Bei über zwei Drittel dieser Kranken gelang es, eine ausgedehnte Gefäßneubildung im Myokard zwischen den Herzkranzgefäßen und der implantierten Arterie nachzuweisen. Das Kontrastmittel floß *in normalen Zeiten* durch das neugebildete Gefäßgebiet in das Venensystem ab.

Als *Kontraindikationen* gelten: Schwere, therapieresistente Herzinsuffizienz; vollständiger A.V.-Block; Lebensalter über 70 Jahre; Übergewicht von 15 kg über der Norm; multiple, verhältnismäßig rasch aufeinanderfolgende Herzinfarkte in der Anamnese. „Das Verfahren soll nicht durchgeführt werden bei offensichtlich terminalen Patienten, wenn alle Maßnahmen internistischer Behandlung versagt haben" (Sones, 1967). Rechts- und Links-Schenkelblock, Vorhofflimmern, häufige Vorhof- und Kammer-Tachykardien gelten dagegen nicht als absolute Kontraindikationen.

e) Kontrastmittelinjektion nach direkter Punktion der großen herznahen Arterien oder der Höhlen des linken Herzens

α) *Transbronchiale Punktion der Pulmonalarterie*

Dieses 1949 von Euler angebegene Verfahren sei hier nur der Vollständigkeit halber kurz erwähnt.

Mit einer 45 cm langen Punktionskanüle (0,8 mm lichte Weite) geht man durch das in Lokalanaesthesie eingeführte Bronchoskop etwa 1 cm distal der Bifurkation in Richtung nach vorne und unten durch die Wand des rechten Hauptbronchus hindurch in die Lungenarterie ein. Wegen des geringen Druckes in der A. pulmonalis fließt das Blut nach Entfernung des Mandrains nicht stoßweise aus der Kanüle. Zur Kontrolle der richtigen Lage der Kanülenspitze muß man das in diesem Falle venöse Arterienblut mit einem Sauger absaugen. Die Kontrastmittelinjektion (40—60 ml) erfolgt in Evipannarkose mit einem Druckgerät unter Anfertigung von Serienaufnahmen in der Frontalebene.

Obgleich Euler bis 1954 über 100mal die Lungenschlagader ohne Komplikationen punktiert hatte, konnte das Verfahren keine weitere Bedeutung erlangen, weil es der selektiven Pulmonangiographie in jeder Beziehung unterlegen ist.

β) *Punktion der thorakalen Aorta*

Auch dieses Verfahren hat heute keine praktische Bedeutung mehr, obgleich mehrere Möglichkeiten für die Punktion der thorakalen Aorta beschrieben worden sind und einige Autoren damit größere Erfahrungen gesammelt haben.

Zunächst benutzte Radner 1945 die *transsternale* Punktion der Aorta ascendens zur Kontrastmitteldarstellung der Aortenwurzel und der Kranzarterien. Bei 5 Untersuchungen hatte er aber 2 Komplikationen; außerdem stellten sich nur die proximalen Teile der Coronararterien dar. Hoyos und Del Campo (1948) gaben den linksseitigen, *parasternalen* Zugangsweg für die Punktion und Kontrastmitteldarstellung der thorakalen Aorta und der Kranzarterien an. 1949 folgte Euler mit der *peroesophagealen* Aortenpunktion: Nach Einführung eines Oesophagoskops in Evipannarkose wird die Aorta descendens in Höhe des 7.—9. BWK links seitlich hinten durch die Speiseröhrenwand hindurch punktiert. Bei der Kontrastmitteleinspritzung mit Druckgerät stellten sich hauptsächlich die absteigende thorakale und lumbale Aorta mit ihren Ästen dar.

Auf die Möglichkeit der *suprasternalen* Aortenpunktion hat dann 1952 zuerst Wickbom hingewiesen. Im gleichen Jahr berichtete er über einen Todesfall bei dieser Technik. Eiseman und Rainer (1955) benutzten ebenfalls diesen Zugang zum Aortenbogen, allerdings etwas weiter von lateral, nämlich von der Mitte der Schlüsselbeingrube aus, etwa 1 cm oberhalb der rechten Clavicula.

Große Erfahrungen mit der suprasternalen Aortenpunktion haben Lehmann, Lemmon, Boyer und Fitch (1959) in Philadelphia gesammelt. Sie berichteten über 163 percutane Punktionen des Aortenbogens vom Jugulum aus.

Bei dieser Methode wird eine 17 cm lange Punktionsnadel mit verschlossener Spitze und seitlichen Löchern in Lokalanaesthesie von der Suprasternalgrube aus unter elektromanometrischer Druckkontrolle und laufender EKG-Schreibung hinter dem Sternum durch die Wand des Aortenbogens hindurch in die Aorta ascendens eingeführt. Die Nadelspitze soll 1—2 cm oberhalb der Aortensinus liegen. Bei einwandfreier Lage der Kanülenspitze werden dann 30—40 ml Kontrastmittel (unter Anfertigung von Serienaufnahmen in 2 Ebenen) mit dem Druckgerät injiziert. Die Untersuchung wurde zum Nachweis oder zur Feststellung des Grades einer valvulären Aortenstenose, zur Darstellung von Veränderungen der Herzkranzarterien oder eines offenen Ductus arteriosus ausgeführt.

Selbst wenn die percutane Punktion der thorakalen Aorta, was Voraussetzung ist, von einem gut eingearbeiteten Team von Anaesthesisten, Kardiologen und Radiologen unter größter Umsicht ausgeführt wird, haftet allen diesen Verfahren ein großes Risiko an. Deshalb wurden derartige Methoden allgemein zugunsten der Katheterisierung mit gezielter Kontrastmittelinjektion verlassen. Bei der direkten Punktion der thorakalen Aorta ist es trotz der größten Vorsicht schwierig, intramurale oder gar extramurale Kontrastmitteldepots mit Sicherheit zu vermeiden. Schwierigkeiten entstehen immer wieder bei der Punktion selbst.

So waren nach den Angaben von LEHMAN, LEMMON, BOYER und FITCH in 14 Fällen 2 Punktionsversuche, in 9 Fällen 3 und in 8 Fällen sogar 4 Punktionsversuche erforderlich, um eine regelrechte Lage der Punktionskanüle zu erreichen. Zweimal wurde das Kontrastmittel in die A. pulmonalis injiziert, da eine pulmonale Hypertonie durch ihre Druckkurven zu einer Täuschung führte. Bei 7 Kranken stellten sich ernsthafte Komplikationen durch Schock, intra- bzw. extramurale Kontrastmittelablagerungen, Hämatoperikard und mediastinalen Bluterguß ein. Von 110 Untersuchungen waren infolge technischer Schwierigkeiten 32 nicht auswertbar. Ein Todesfall muß mit der Technik des Untersuchungsverfahrens in Zusammenhang gebracht werden: Bei einer 33jährigen Frau mit Aortenklappeninsuffizienz entwickelte sich nach der Untersuchung ein Hämatoperikard mit Herzstillstand, der trotz dreimaliger Thorakotomie nicht dauernd zu beheben war.

Die Autoren kommen aufgrund ihrer Erfahrungen, hauptsächlich aber wegen dieses nicht zu beherrschenden Zwischenfalles zu dem Ergebnis, daß die Methoden der direkten Punktion der thorakalen Aorta zugunsten der gezielten Katheteruntersuchung aufgegeben werden sollten.

γ) Direkte Punktion des linken Vorhofs

Diese Methode wurde von BJÖRK (1954), FISHER (1955), BJÖRK, KJELLBERG, MALMSTRÖM und RUDHE (1955), BÜCHERL (1956), BURCHELL (1956) u.a. hauptsächlich zur Untersuchung von Mitralklappenfehlern ausgearbeitet. Man erwartete von diesen Untersuchungen die zuverlässige Feststellung des Anteiles der Insuffizienz bei kombinierten Mitralfehlern. Die Punktion erfolgt, wie in diesem Band von LOOGEN und GLEICHMANN beschrieben.

Die direkte Punktion des linken Vorhofs zur gezielten Kontrastmittelinjektion ist nie in größerem Umfange angewandt worden. Das dürfte in erster Linie an der Schwierigkeit der technischen Durchführung dieser Methode gelegen haben. Bei kleinem oder normal großem linken Vorhof ist es sehr schwierig, diesen mit Sicherheit zu erreichen. Daraus ergeben sich manche Komplikationsmöglichkeiten (Hämatopneumothorax, Hämatoperikard). Große, dilatierte linke Vorhöfe sind zwar relativ leichter zu punktieren; wegen des großen Vorhoflumens kann dann aber bei der langen, relativ kleinkalibrigen Punktionsnadel das Kontrastmittel nicht mit einer für eine kontrastreiche Darstellung ausreichenden Geschwindigkeit injiziert werden. Aus diesen Gründen ist die Methode praktisch vollkommen verlassen worden. Dasselbe gilt natürlich auch für andere Methoden der Vorhofspunktion, z.B. für das transbronchiale Vorgehen.

Endoskopische Punktion des linken Vorhofs (EULER, 1949; FACQUET, LEMOIN, ALHOMME und LEFEVRE, 1952; EPPS und ADLER, 1952; ALLISON und LINDEN, 1953; MORROW, BRAUNWALD, HALLER und SHARP, 1957; DAVILA, RIVERA und VOCI, 1959 u.a.): Nach Einstellung der Trachealbifurkation im Bronchoskop punktiert man den linken Vorhof durch die Trachealwand hindurch mit einer langen Kanüle und führt einen Kunststoffkatheter ein. GILLMANN, GROSSE-BROCKHOFF und LOOGEN (1957) haben die Problematik dieser Technik und ihre Ergebnisse bei der Untersuchung kombinierter Mitralvitien ausführlich besprochen. Für die Darstellung des linken Ventrikels und der Aorta ist diese Methode ungeeignet. MORROW (1957) berichtete über Todesfälle bei dieser Technik.

δ) *Direkte percutane Punktion des linken Ventrikels*

Der erste erfolgreiche Versuch einer Kontrastmitteldarstellung des linken Herzens, der Aorta und der Coronararterien gelang REBOUL und RACINE 1933 durch percutane Punktion des linken Ventrikels und Injektion von 45%igem Tenebryl beim Hund. NUVOLI benutzte 1936 diese Technik zur Darstellung des linken Herzens durch Injektion von 100%igem Natriumjodid mit Hilfe des von DOS SANTOS konstruierten Druckinjektionsgerätes am Menschen. Bei einem zweiten Kranken konnte er damit ein Aneurysma der Aorta ascendens nachweisen.

Diese direkte „Ventriculographie" — heute zum Unterschied von der Angiokardiographie auch *Kardioangiographie* genannt — hatte zunächst kaum praktische Bedeutung.

Später wurde die Methode wieder aufgegriffen und von SMITH, WILSON, GREGG und KLASSEN (1954), NORDENSTRÖM, FIGLEY und SLOAN (1957) im Tierexperiment sowie am Menschen für die Beurteilung einer Mitralinsuffizienz (TERAMO und DE MARIA, 1954; NUNEZ, 1951; PONSDOMENESCH und NUNEZ, 1951), von BROCK, MILSTEIN und ROSS (1956) zum Nachweis einer Aortenklappenstenose bzw. zur Beurteilung ihres Ausmaßes angewendet. Weitere Erfahrungen stammen von CREGG, SMITH, WILSON und BULL (1955); MCCAUGHAN und PATE (1957); LEHMAN, MUSSER und LYKENS (1957); GILLMAN, LEHMAN, MUSSER und RUSSEL (1958); KAVANAGH-GRAY und DRAKE (1958); FLEMING, HANCOCK, MILSTEIN und ROSS (1958); GREENE, SHARP, GRIFFITH, BUNNELL und MACMANUS (1958); DAVILA, RIVERA und VOCI (1959); GROSSE-BROCKHOFF, LÖHR, LOOGEN und VIETEN (1959); LEHMAN (1959); ROSS (1959); BJÖRK und LODIN (1959, 1960); BJÖRK, LODIN und MALERS (1960); BJÖRK, CULLHED und LODIN (1961); BROCKENBROUGH, MORROW, TALBERT und BRAUNWALD (1961); EDWARDS, ALLAN, VOCI, TROUT und DAVILA (1962); LEVY, AMPLATZ und LILLEHEI (1962); GRAVIER, DALLEZ, VERNEY, SCLIENGER und MICHAUD (1962); BORGES, GUIMARAES, BOCANEGRA und CASANOVA (1962); GREMMEL, LÖHR, LOOGEN und VIETEN (1963); LOOGEN, BOSTROEM und KREUZER (1963); VERNEY und MICHAUD (1967) u.a.

Inzwischen ist allerdings auch dieses Verfahren wegen der relativ großen Zahl schwererer Komplikationen durch die gezielte transseptale Lävokardiographie weitgehend abgelöst worden, hat aber bei speziellen Voraussetzungen auch heute noch Bedeutung.

Die **Technik** der percutanen Punktion des linken Ventrikels wurde bereits im vorhergehenden Kapitel von LOOGEN und GLEICHMANN beschrieben.

Vor der Kontrastmittelinjektion fixiert man die Punktionsnadel durch eine Kornzange unmittelbar über der Einstichstelle. Auf diese Weise verhindert man eine Verlagerung der Punktionskanüle durch die rhythmischen Herzbewegungen.

Die *Kontrastmittelmenge* richtet sich nach der vermutlichen Größe des linken Ventrikels und beträgt bis zu 70 ml. Für die Güte der Darstellung ist nicht so sehr die Gesamt*menge* des injizierten Kontrastmittels als die Injektions*geschwindigkeit* ausschlaggebend. Bei einem Schlagvolumen von etwa 50 ml sollten bei jeder Herzaktion mindestens 20—25 ml Kontrastmittel in den linken Ventrikel gelangen. Rechnet man mit einer Herzfrequenz von durchschnittlich 80/min, so muß die gesamte Kontrastmittelmenge von z.B. 70 ml innerhalb von $2^1/_2$ sec injiziert werden.

Während der Kontrastmittelinjektion kommt es regelmäßig zu kurzen Ketten von Extrasystolen.

Die von HIRVONEN, KALLIOLA, PELTONEN und SALOVAARA (1957) im Tierexperiment gemachte Beobachtung, daß es bei der Kontrastmittelinjektion nach einem kurzdauernden Aortendruckanstieg um 20—30 mm Hg zu einem Abfall unter den Ausgangswert um den gleichen Betrag kommt, konnten LOOGEN, BOSTROEM und KREUZER (1963) bestätigen: Bei 17 in dieser Hinsicht ausgewerteten Kurven fand sich der stärkste Druckabfall im Mittel nach 23 sec. Er betrug durchschnittlich 37 mm Hg systolisch und 19 mm Hg diastolisch. Der Beginn des Druckabfalls war zeitlich verschieden, da es in Abhängigkeit von der Extrasystolenkette während der Injektion zunächst zu einem kurzen Druckanstieg unterschiedlicher Dauer (größere Füllung) kam. Der Ausgangswert war im Mittel nach 64 sec wieder erreicht.

Um zu verhüten, daß Kontrastmittel in zu hoher Konzentration durch die Carotiden ins Gehirn gelangt, läßt man beide Halsschlagadern während der Injektion komprimieren.

Die Anfertigung der Serienaufnahmen erfolgt in üblicher Art simultan in 2 Projektionsrichtungen.

Zur Vermeidung schwererer Komplikationen halten Loogen, Bostroem und Kreuzer (1963) aufgrund der Erfahrungen der Düsseldorfer Kliniken folgende technische Gesichtspunkte für besonders wichtig: Die korrekte Lage der Nadelspitze im Ventrikellumen muß bis unmittelbar vor der Kontrastmittelinjektion durch fortlaufende Registrierung des intraventriculären Druckes gesichert werden. Die Punktionskanüle darf nicht zu

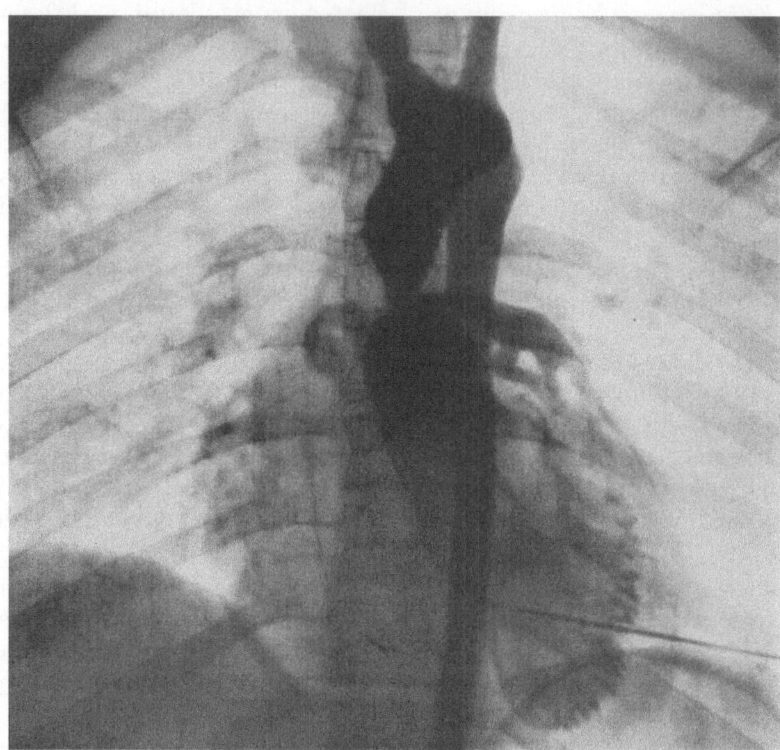

Abb. 30. Direkte percutane Punktion des linken Ventrikels mit Kontrastmittelinjektion: Keine Einengung im Bereich der Ausflußbahn der linken Kammer. Erhebliche Stenose der aufsteigenden Aorta unmittelbar oberhalb des Abgangs der erweiterten Coronararterien. Geringe Einengung auch des Truncus brachiocephalicus

kurz sein; sie sollte endständig verschlossen sein und nur seitliche Öffnungen haben. Die Punktionskanüle soll durch eine Hilfsperson mit einer Kornzange unmittelbar über der Einstichstelle *nur für die Zeit der Kontrastmittelinjektion* fixiert werden. Die Kontrastmittelinjektion soll in Apnoe des Patienten und unter Kompression der Carotiden erfolgen. Das ist nur in Intubationsnarkose möglich. Diese ist aber noch aus weiteren Gründen vorteilhaft: Die psychische Belastung des Patienten während der Untersuchung ist ausgeschaltet; außerdem ermöglicht die Allgemeinbetäubung ein sofortiges Eingreifen bei Zwischenfällen unter optimalen Voraussetzungen.

Levy, Amplatz und Lillehei (1962) beschrieben eine Technik, die es erlaubt, nach percutaner Punktion des linken Ventrikels durch eine liegenbleibende Teflonkanüle Katheter verschiedener Gestalt in den linken Ventrikel und von da aus durch die Mitralklappen in den linken Vorhof oder durch die Aortenklappen in die Aorta ascendens vorzuführen und nach Druckmessung Kontrastmittel zu injizieren. Auf diese Weise ist die Untersuchung bei Mitral- und Aortenklappenfehlern in einem Untersuchungsgang nacheinander möglich.

Indikationsbereich. Für die direkte Kontrastmittelinjektion in den linken Ventrikel gelten die gleichen klinischen Indikationen wie für die gezielte retrograde oder transseptale Lävokardiographie. Besonders gut läßt sich die Ausflußbahn der linken Herzkammer mit der percutanen Ventrikelpunktion darstellen (Abb. 30). Besteht, wie im Falle der Abb. 31, außerdem eine Mitralinsuffizienz, so wird diese durch den Kontrastmittelreflux in den linken Vorhof ebenfalls dargestellt. Trotzdem erscheint uns die Ventrikelpunktion mit Kontrastmittelinjektion ausschließlich zur Darstellung eines isolierten Mitralklappenfehlers, namentlich einer Insuffizienz, nicht gerechtfertigt. Die Gefahr eines Hämatoperikards oder einer Ruptur ist nämlich bei stark dilatiertem und entsprechend dünnwandigem linken Ventrikel groß.

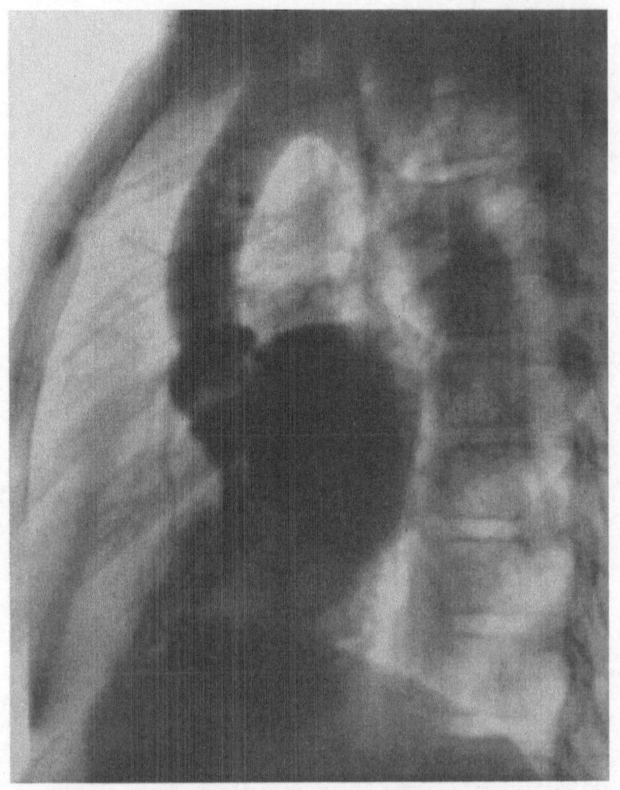

Abb. 31. Direkte percutane Punktion des linken Ventrikels mit Kontrastmittelinjektion: Valvuläre Aortenstenose und Aortenverschluß in der Isthmusgegend. Kontrastmittelreflux als Ausdruck einer gleichzeitig bestehenden Mitralinsuffizienz

Daß die Kontrastmittelinjektion in den linken Ventrikel auch zur Darstellung der Aorta, namentlich bei Aortenbogenanomalien einschließlich Isthmusstenosen geeignet ist, braucht wohl kaum erwähnt zu werden.

Obgleich in Düsseldorf über 200 Ventrikelpunktionen mit Kontrastmittelinjektion ohne Todesfälle durchgeführt wurden, haben wir diese Methode weitgehend verlassen. Indiziert erscheint sie aber noch in Ausnahmefällen, wenn präoperativ eine Darstellung der Ausflußbahn des linken Ventrikels unumgänglich ist und diese mit anderen Methoden nicht gelingt. So kann z.B. bei der retrograden Aortographie das Vorschieben eines genügend weitlumigen Katheters durch eine hochgradige Aortenstenose in den linken Ventrikel unmöglich sein. AMPLATZ, LESTER, ERNST und LILLEHEI (1961) erwähnen, daß es bei 88 Kranken, die wegen Aortenklappenfehlern retrograd vom Aortenbogen aus katheterisiert werden sollten, in 16 Fällen nicht gelang, die Aortenklappen wegen erheblicher Stenosen mit dem Katheter zu passieren. Diese Kranken wurden dann mit Hilfe der percutanen Ventrikelpunktion untersucht. Über ähnliche Erfahrungen berichten

Grundemann, Bosch, Schwantje, Reijns und Verheugt (1960); Brockenbrough, Morrow, Talbert und Braunwald (1961); Björk, Lodin und Malers (1960); Thurn, Schaede, Hilger und Düx (1960) u.a.

In letzter Zeit ist zwar auch diese Indikationsstellung für die percutane Ventrikelpunktion erheblich zugunsten der transseptalen Lävokardiographie eingeschränkt worden, da dieses Verfahren sich durch ein relativ geringes Risiko empfiehlt. Bei abnorm großem Vorhof (Mitralklappenstenose) gelingt es aber manchmal auch mit dieser Technik nicht,

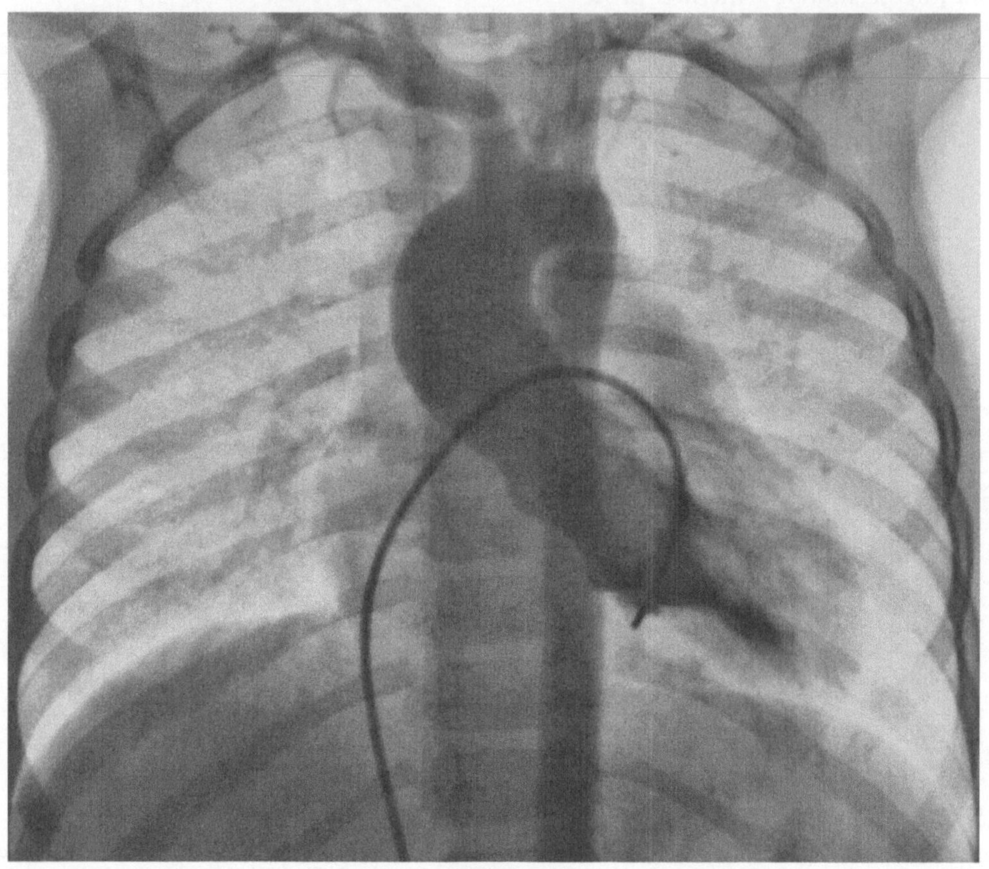

Abb. 32a

Abb. 32a—d. Primär venöses Vorgehen von einer V. femoralis aus durch einen Vorhofseptumdefekt mit gezielter Kontrastmittelinjektion in den linken Ventrikel durch einen endständig verschlossenen Katheter: Aortenstenose. a und b Systolische Phase. c und d Diastolische Phase

den linken Ventrikel gezielt zu erreichen. Außerdem würde in solchen Fällen bei der Injektion in den vergrößerten Vorhof das Kontrastmittel stark verdünnt.

Auf eine weitere wichtige Indikation, die trotz aller Fortschritte in der gezielten Lävokardiographie für die percutane Ventrikelpunktion noch bleibt, haben Verney und Michaud (1967) erneut hingewiesen: Bei Kindern und Säuglingen mit angeborenen Anomalien des linken Herzens besteht oft eine erhebliche Hypoplasie der Ausflußbahn des linken Ventrikels und des Aortenbogens, so daß es bei dem an sich schon kleinen Kaliber der kindlichen peripheren Arterien und Venen unmöglich sein kann, das linke Herz mit Kathetern zu sondieren. Da die Lebensaussichten dieser Kinder ohne Operation minimal und deswegen eine genaue diagnostische Klärung vor dem Eingriff dringend erforderlich sind, bleibt in solchen Fällen nur die percutane Ventrikelpunktion. Die genannten Autoren berichteten über 17 Säuglinge mit Aortenisthmusstenosen und teilweise dekompensiertem Herzen, bei denen die Klärung der präoperativen Situation (Sitz und Art der Stenose, Kollateralkreislauf, zusätzliche Anomalien, wie Fibroelastose, Mitralklappeninsuffizienz, Ventrikelseptumdefekt) nur auf diese Weise möglich war.

Allerdings dürfte gerade bei Isthmusstenosen und speziell bei Säuglingen für die Darstellung der anatomischen Verhältnisse eine intravenöse Angiokardiographie praktisch immer ausreichen.

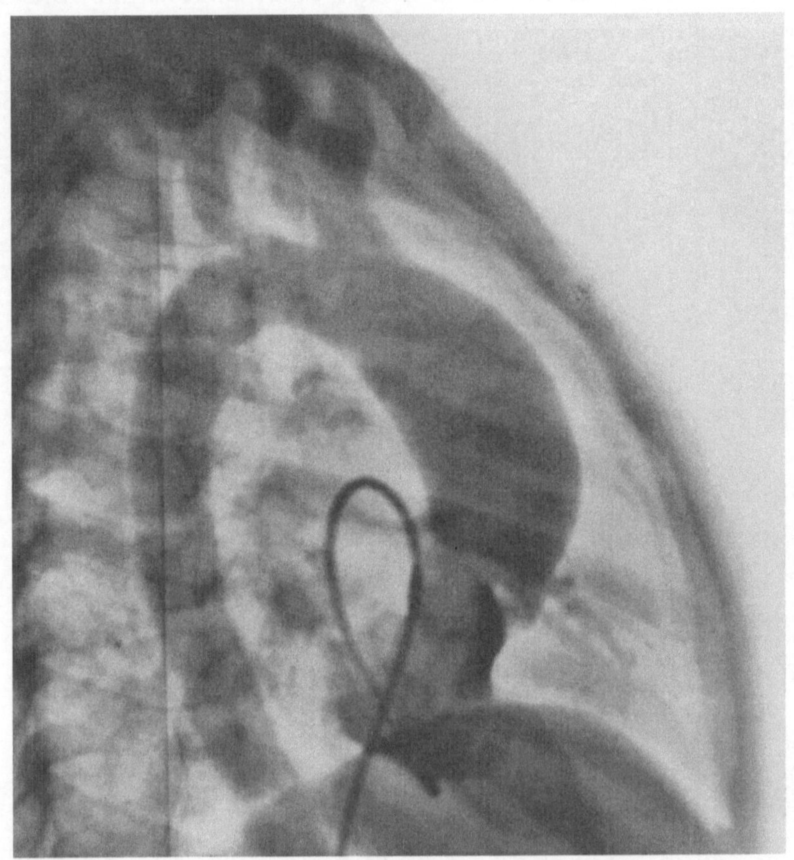

Abb. 32 b

ε) *Transseptale Lävokardiographie*

Die heute gebräuchlichste Methode für die Darstellung des linken Herzens ist das *primär venöse Vorgehen zur gezielten Kontrastmittelinjektion in den arteriellen Schenkel des Kreislaufs.*

Um die retrograde Katheterisierung des linken Herzens zu umgehen, gab Ross (1959) ein Verfahren an, das es erlaubt, den linken Vorhof durch das Septum hindurch vom rechten Vorhof aus mit einer Spezialkanüle zu punktieren.

Natürlich gelang es auch früher gelegentlich, bei der selektiven Angiokardiographie die Katheterspitze durch einen Vorhof- oder Ventrikelseptumdefekt in das linke Herz vorzuschieben und dann ein Lävogramm anzufertigen (Abb. 32). Dabei folgt man also einem präformierten Weg. Bei der eigentlichen *transseptalen Lävographie* wird dieser Weg aber erst durch Perforation der Vorhofscheidewand gebahnt.

Die Methode hat sich nach verschiedenen Modifikationen so bewährt, daß sie heute als eines der wichtigsten Verfahren der Darstellung des linken Herzens anzusehen ist (Ross, 1959; Ross, Braunwald und Morrow, 1959, 1960; Cope, 1959, 1963; Brockenbrough und Braunwald, 1960; Steinhart und Endrys, 1960; Bevegard, Carlens,

Jönsson und Karlöf, 1960, 1961; Nixon, 1960; Singleton und Scherlis, 1960; Fisher, Logsdon und McCaffrey, 1960; Beuren, Apitz und Stoermer, 1961, 1962; Gorlin, Krasnow, Levine, Neill, Wagman und Messer, 1961; McIntosh, Sleeper, Thompson und Whalen, 1961; McIntosh, Whalen, Hernandez, Morris und Miller, 1961; Brockenbrough, Morrow, Talbert und Braunwald, 1961; McGaff, Reveti, Glassman und Ross, 1961; McGuire, Hyland, Harrison, Haynes und Dexter, 1961; Soulié, Servelle, Forman, Osty, Baledent und Eagle, 1961; Braunwald, Brockenbrough,

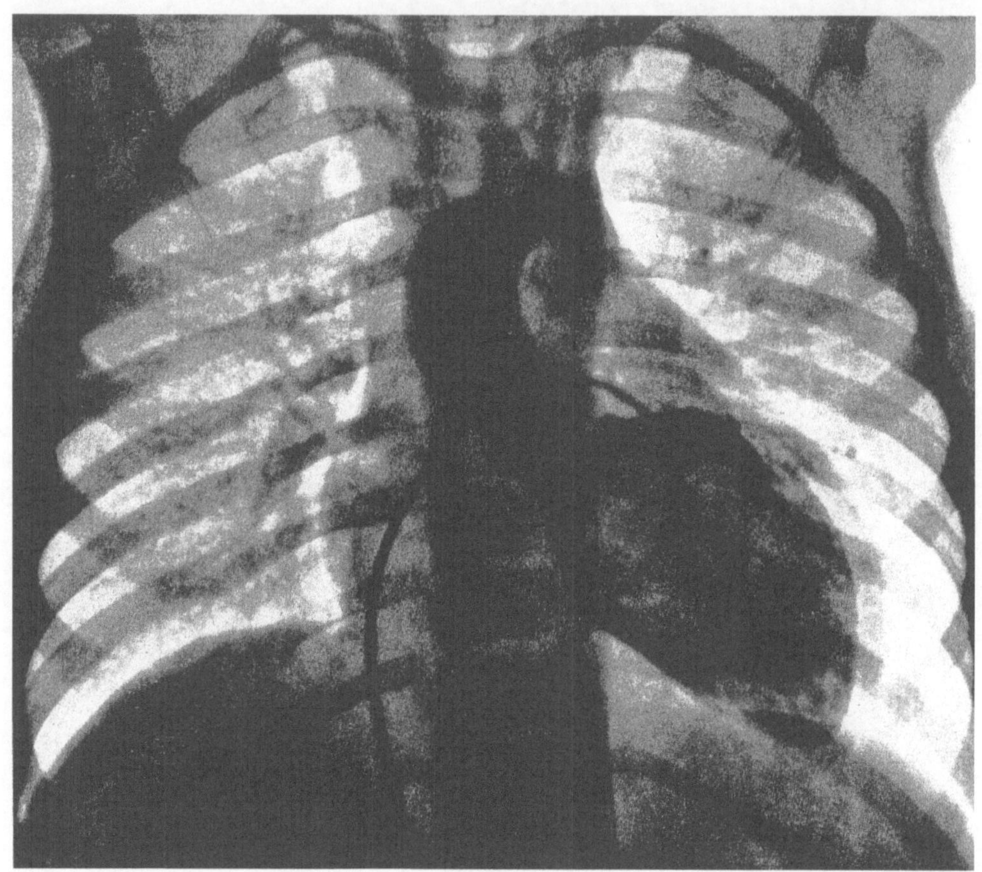

Abb. 32c

Talbert, Folse und Rockoff, 1962; Bender, Reploh, König und Friedrich, 1962; Paulin und Varnauskas, 1962; Brockenbrough, Braunwald und Ross, 1962; Beuren und Apitz, 1962; Endrys und Steinhart, 1962; Cleempoel, Polis, Bernard, Nicolas und v. Thiel, 1962; Edwards, Allan, Voci, Trout und Davila, 1962; MacDonald und Miller, 1962; Adrouny, Sutherland, Griswold und Ritzman, 1963; Ueda, 1963; Bevegard, Jönsson und Karlöf, 1963; Bopp, Spencer, Arnold und Duchosal, 1963; Pinkerson, Kelser und Adkins, 1963; Slezak, Steinhart und Endrys, 1963; Steinhart, Endrys, Slezak, Prohazka, Dite, Kosmak, Belobradek, Petrie und Frank, 1963; Bell, 1964; Samet, Bernstein und Medow, 1964; Susmano und Carleton, 1964; Lindeneg, Nielsen und Hansen, 1964; Russell, Carroll und Hood, 1964; Libanoff und Silver, 1965; Kossowsky und Bleifer, 1965; Parker, West und Fay, 1964; Aldridge, 1964; Miller und Medd, 1964; Peckham, Chrysohou, Aldridge und Wigle, 1964; Petersen, Harrington, Ohlsson, Ascanio und Oppenheimer, 1965; Samet, Bernstein und Levine, 1965; Bloomfield und Sinclair-Smith, 1965; Ross, 1966; Beuren, 1967).

Gegenüber der retrograden Katheterisierung des linken Herzens hat die Methode mehrere Vorteile: Die Freilegung oder percutane Punktion einer großen Arterie ist nicht erforderlich; die Einführung des Katheters erfolgt nach percutaner Punktion von der V. femoralis, und zwar möglichst von der rechten aus. In allen Fällen, in denen die Katheterisierung des linken Ventrikels durch die Aortenklappen nicht gelingt, gibt die transseptale Punktion die Möglichkeit der Druckmessung und der gezielten Kontrastmitteldarstellung des linken Herzens. Dabei entfällt die Gefahr einer Verletzung der Aortenklappen. Schließlich kann in einem einzigen Untersuchungsgang die Druck- und Sauerstoffmessung sowie die Kontrastmitteluntersuchung des venösen *und* arteriellen Kreislaufschenkels vorgenommen werden.

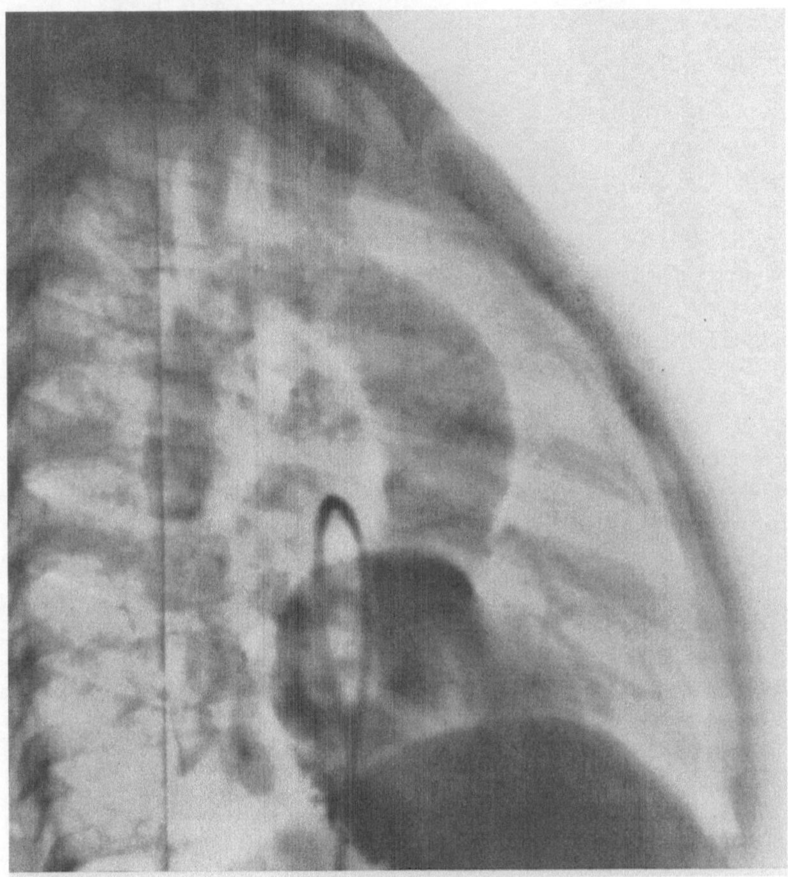

Abb. 32d

Die **Technik** der transseptalen Punktion ist von LOOGEN und GLEICHMANN im vorhergehenden Kapitel ausführlich beschrieben.

Zur Lävokardiographie injiziert man im allgemeinen 30—50 ml Kontrastmittel mit einem Druckgerät und fertigt Serienaufnahmen simultan in 2 Projektionsrichtungen an. Die Carotiden sollen während der Injektion komprimiert werden.

Kontrolluntersuchungen am offenen Herzen bei Eingriffen mit der Herz-Lungenmaschine haben gezeigt, daß die Punktionsstelle schon wenige Tage nach der Untersuchung verschlossen oder überhaupt nicht mehr erkennbar ist (BEUREN und APITZ, 1962).

Wenn die Perforation des Vorhofseptums an der richtigen Stelle, d.h. in der Gegend der Fossa ovalis erfolgt, sind Komplikationen, z.B. Sondierung der Aorta, des Perikards oder der Vorhofwand fast ausgeschlossen. Da dies bei Lageanomalien des Herzens oder abnormen Vorhöfen nicht immer gewährleistet ist, sollte man in solchen Fällen auf die Methode verzichten.

Über eine kombinierte gezielte Darstellung sowohl des rechten Herzens von einer Armvene aus als auch des linken Herzens unter transseptaler Katheterisierung von der V. saphena aus berichten Bender, Reploh, König und Friedrich (1962).

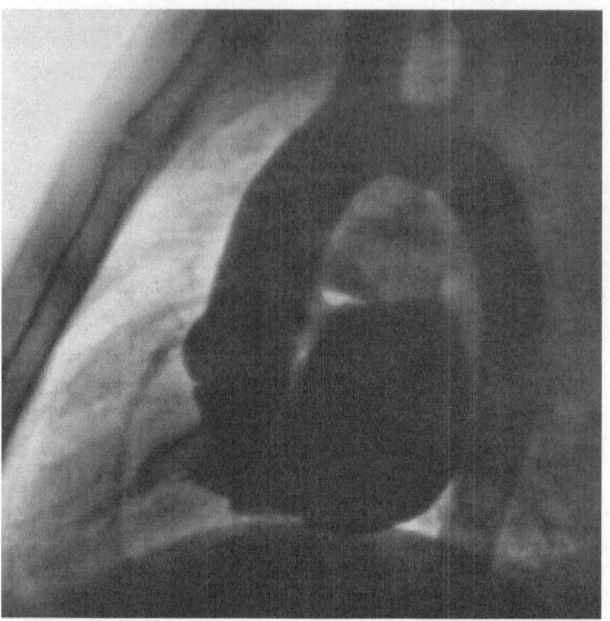

Abb. 33. Transseptale Lävographie: Vorschieben des Katheters von der rechten V. femoralis aus. Nach Perforation des Vorhofseptums Kontrastmittelinjektion in den linken Vorhof: Subvalvuläre Aortenstenose

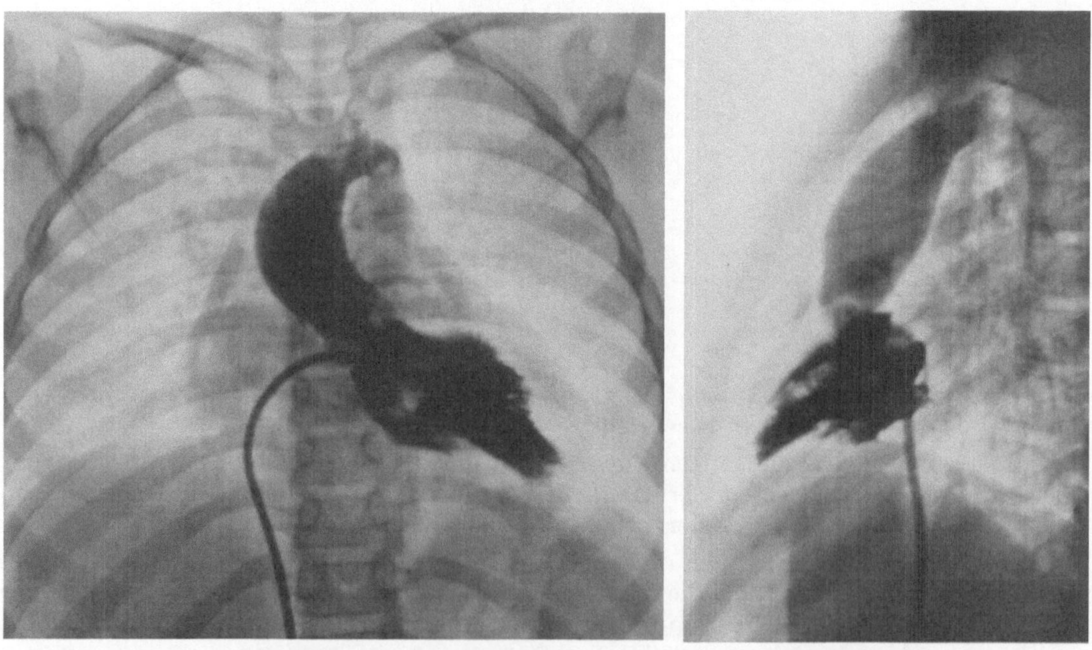

Abb. 34a Abb. 34b

Abb. 34a—d. Transseptale Lävographie mit Vorschieben des Katheters von der rechten V. femoralis aus. Nach Perforation des Vorhofseptums Weiterführung des Katheters durch das Mitralostium und Kontrastmittelinjektion in den linken Ventrikel: Zwei Phasen der Kontrastmittelfüllung bei einer valvulären Aortenstenose mit poststenotischer Erweiterung der Aorta descendens

Schwierigkeiten beim Passieren der Mitralklappen können natürlich auch bei diesem Vorgehen auftreten. So konnten McGuire, Hyland, Harrison, Haynes und Dexter (1961) bei 81 transseptalen Katheterisierungen des linken Vorhofs in 11 Fällen (etwa 14%) mit der Katheterspitze nicht bis in den linken Ventrikel gelangen. Als Ursache ist eine hochgradige Stenosierung der Mitralklappen bzw. die kräftige systolische Regurgitation bei Mitralinsuffizienz anzusehen.

Indikationsbereich. Nach den Veröffentlichungen der letzten Jahre besteht kein Zweifel, daß dieses primär venöse Vorgehen zur gezielten Kontrastmittelinjektion in den arteriellen Schenkel des Kreislaufs heute als gute Methode der Linksdarstellung des Herzens anzusehen ist. Beispiele für die Darstellungsmöglichkeiten dieser Methode zeigen die Abb. 33 und 34.

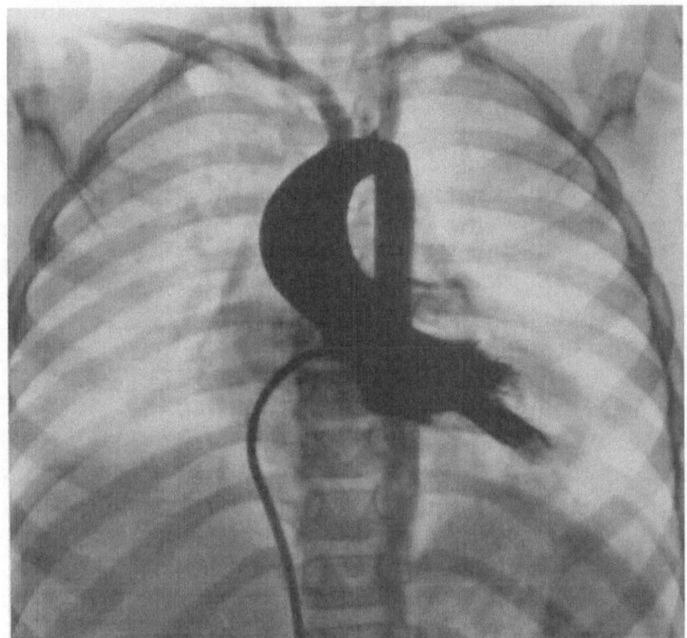

Abb. 34c

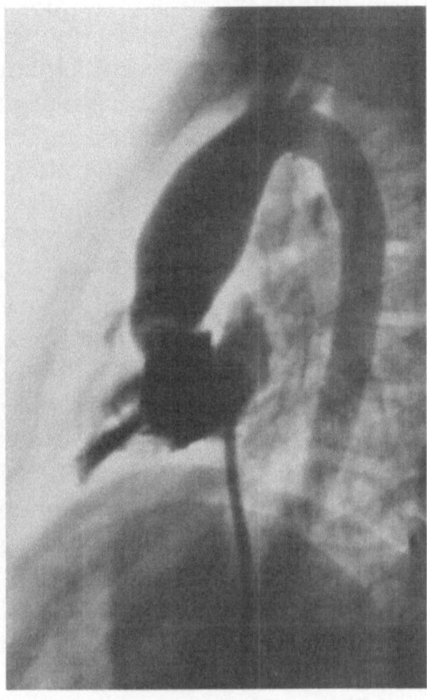

Abb. 34d

3. Angiographische Funktionsdiagnostik

Unter Funktion versteht man die Abhängigkeit eines Sachverhaltes oder eines Vorganges von einem anderen [$y = f(x)$]. Im lebenden Organismus ergeben die verschiedenstartigen Funktionen zusammen die biologische Leistung eines Organs. Dabei besteht z.B. eine Abhängigkeit der Morphologie von den Bewegungsvorgängen und umgekehrt. Die angiographische Funktionsdiagnostik dient der Feststellung dieser Abhängigkeiten mittels Röntgenstrahlen unter normalen und pathologischen Verhältnissen. Morphologie und Bewegungsvorgänge der Thoraxorgane können mit den verschiedensten röntgenologischen Untersuchungsverfahren dargestellt werden, z.B. mit der Durchleuchtung, der Oesophaguskymographie nach Strnad, der Veratmungsbronchographie nach Vieten u.a. Bei der angiographischen Funktionsdiagnostik hält man den Kontrastmitteldurchfluß durch Herz und große Gefäße mit Serienaufnahmen fest, deren verschiedene Methoden beschrieben wurden. Die Wahl der Aufnahmemethode richtet sich nach der klinischen Fragestellung. Jede Einzelaufnahme zeigt dann als Zustandsbild die Morphologie der Strombahn in der entsprechenden Füllungs- bzw. Strömungsphase. Alle Bilder einer Aufnahmeserie zusammen ergeben in ihrer zeitlichen Aufeinanderfolge Aufschluß über den Strömungsvorgang und über die durch Kontrastmittelfüllung der Gefäße markierte Bewegung der betreffenden Organe.

Bei der *Herzuntersuchung* im Sinne angiographischer Funktionsdiagnostik ist die Feststellung von Veränderungen der Richtung und der Geschwindigkeit des Kontrastmittelflusses von Bedeutung. Die *Richtung* kann bei Herzfehlern mit krankhaften Verbindungen zwischen großem und kleinem Kreislauf oder bei Nebenschlüssen im gleichen System von der Norm abweichen. Die *Geschwindigkeit* der Strömung ist hauptsächlich eine Funktion des Druckes und des Querschnittes der Strombahn.

Bestehen krankhafte Strombahnverbindungen zwischen großem und kleinem Kreislauf, so ergibt sich die Shuntfunktion erst aus der dadurch verursachten Strömungsveränderung. Der Strömungsrichtung nach unterscheidet man einen Rechts-Links-, einen Links-Rechts- und einen „gekreuzten" Shunt. Intrakardiale Kurzschlüsse, z.B. Vorhof- oder Ventrikelseptumdefekte, werden bei sonst unveränderter Strombahn dem normalen Druckgefälle entsprechend von links nach rechts durchströmt. Zeigt sich angiographisch aber ein Rechts-Links-Shunt, so muß der Blutstrom im Verlauf der dem Shunt parallel verlaufenden Strombahn behindert sein. Wo das Strombahnhindernis liegt, ist im Prinzip gleichgültig, z.B. kann es sich um eine vollständige Verlegung bei der Tricuspidalatresie, um eine Pulmonalstenose oder um eine shuntferne Querschnittsverminderung, wie bei der Pulmonalsklerose, handeln. Mit zunehmender Strömungsbehinderung im kleinen Kreislauf nimmt zunächst die den Kurzschluß von links nach rechts durchfließende Blutmenge ab. Die Strömungsumkehr tritt erst ein, wenn der Druck im rechten Herzen größer wird als im linken oder der Widerstand im Lungenkreislauf den des großen Kreislaufs übersteigt. So kommt es beim Eisenmenger-Syndrom erst nach Entwicklung einer fortgeschrittenen Pulmonalsklerose zur Umkehr der Shuntfunktion.

Der Rechts-Links-Shunt eines Vorhofseptumdefektes zeigt sich angiographisch oft nur durch einen flüchtigen Kontrastmittelübertritt in den linken Vorhof während des Dextrogramms. Bei ausgeprägter Rechts-Links-Funktion kommt es zu einem Frühlävogramm (Dotter und Steinberg, 1953; Janker, 1954; Wegelius und Lind, 1953 u.v.a.).

Wird ein Ventrikelseptumdefekt von rechts nach links durchflossen, so sieht man angiographisch eine gleichzeitige Kontrastmittelfüllung von A. pulmonalis und Aorta. Dann gibt die Menge des dabei in die Aorta gelangenden Kontrastmittels einen Anhalt für das Ausmaß der Strömungsbehinderung im kleinen Kreislauf.

Für den Nachweis der Durchströmung eines Shunts von rechts nach links ist die intravenöse Angiokardiographie besonders geeignet, da das Kontrastmittel den Ursprung der Shunt-Strömung erreicht, bevor es den kleinen Kreislauf passiert hat. Je mehr Kontrastmittel dabei durch den Kurzschluß abfließt, um so kontrastärmer muß später das zeitlich regelrecht auftretende Lävogramm erscheinen.

Die Diagnose eines intrakardialen *Links-Rechts-Shunts* ist im allgemeinen nur durch die Herzkatheteruntersuchung mit Druckmessung und Blutgasanalyse möglich. Bei der ungezielten Angiokardiographie erreicht das Kontrastmittel den Ursprung dieser Shunt-Strömung erst nach Passage des Lungenkreislaufs und ist dann bereits stark verdünnt. Außerdem ist das rückläufig durch den Defekt wieder in das rechte Herz fließende Kontrastmittel kaum in der dort noch bestehenden Restfüllung zu erkennen. Intrakardiale Links-Rechts-Shunts können dargestellt werden, wenn man einen Katheter mit der Spitze bis unmittelbar vor den Defekt vorschiebt und das Kontrastmittel selektiv gegen die Shunt-Strömung spritzt. Dabei wird aber die Shunt-Funktion so beeinflußt, daß quantitative Schlüsse kaum noch statthaft sind. Heute werden intrakardiale Links-Rechts-Shunts allgemein durch die gezielte Methode der Lävokardiographie dargestellt. Mit der Druck- und Sauerstoffmessung im rechten und linken Herzen sowie mit der gezielten Kontrastmitteldarstellung vom linken Herzen aus und mit anderen Indicatorverdünnungsmethoden kann man sich ein ziemlich genaues Bild über die anatomische Größe und Lage des Defektes sowie über die Größe der Shunt-Funktion machen.

Eine Ausnahme bildet die Lungenvenentransposition, die in ihrer Hämodynamik einem intrakardialen Links-Rechts-Shunt gleicht (Loogen, Bayer, Rippert und Wolter, 1954). Ihre Darstellung gelingt am besten mit der selektiven Kontrastmittelinjektion in die A. pulmonalis der gleichen Seite. Die Shunt-Funktion wird dabei trotzdem kaum verändert, da der Kurzschluß über ein Capillargebiet erfolgt.

Der extrakardiale Kurzschluß eines offenen Ductus arteriosus oder eines aorto-pulmonalen Defektes stellt sich gut dar, wenn das Kontrastmittel gezielt in die Aorta injiziert wird, da es sich hierbei im allgemeinen um einen Links-Rechts-Shunt handelt (Steinberg, Grisham und Sussman, 1943; Jönsson, Broden und Karnell, 1949, 1951; Janker, 1954). Liegt die krankhafte Verbindung aber ausnahmsweise distal von einer hochsitzenden Aortenisthmusstenose oder besteht eine hochgradige pulmonale Hypertonie ohne Isthmusstenose, so kann es auch im offenen Ductus arteriosus zu einer Strömungsumkehr kommen.

Bei *Strombahnveränderungen ohne Kurzschlußverbindungen* bleibt die Richtung der Strömung normal, es ändert sich nur ihre Geschwindigkeit, wie z.B. bei der Mitralstenose. Neben der Füllungspersistenz im linken Vorhof können dann zunehmende Grade einer gleichzeitig bestehenden Mitralinsuffizienz eine Verringerung der für die Stenose typischen Kontrastdifferenz zwischen Vorhof und Ventrikel hervorrufen (Angelino und Actis-Dato, 1952; Zinsser und Johnson, 1953).

Während in den bisher besprochenen Fällen die Bewegung durch die morphologische Veränderung bestimmt war, zeigt sich bei der poststenotischen Erweiterung der Strombahn in geradezu klassischer Weise die Morphologie als Funktion der Bewegung. Poststenotische Erweiterungen kann man angiographisch z.B. hinter Isthmusstenosen, in der A. subclavia distal einer Einschnürung durch den M. scalenus, vor allem aber hinter einer valvulären Pulmonalstenose nachweisen. Wirbelströmungen, die solche Erweiterungen bewirken, treten allerdings nur dann auf, wenn es sich um zirkuläre, d.h. düsenartige Stenosen handelt, wie sie am ehesten bei valvulären Ausflußbahn-Stenosen vorliegen.

Die angiographische Funktionsuntersuchung spielt auch im Rahmen der *Lungendiagnostik* eine wichtige Rolle. Bei der Lungengefäßdarstellung kommt es oft ausschließlich oder zumindest vorwiegend auf den Nachweis morphologischer Veränderungen der Strombahn an, vor allem wenn es sich um Erkrankungen der Gefäße selbst handelt. So sind umschriebene Einengungen der Gefäße bis zum völligen Verschluß, allgemeine Querschnittsverminderungen, wie bei der Pulmonalsklerose, aneurysmatische Erweiterungen, arteriovenöse Lungenfisteln und Verlagerungen von Gefäßen angiographisch gut darstellbar.

Wie die Untersuchungen von Schoenmackers und Vieten (1953) an postmortalen Angiogrammen gezeigt haben, stimmen die morphologischen Veränderungen der Strombahn bei den verschiedensten Erkrankungen, z.B. bei chronischer Lungentuberkulose, Silikose oder Bronchialcarcinom weitgehend überein; sie sind demnach uncharakteristisch. Jede dieser Erkrankungen verursacht im Angiogramm eine mehr oder weniger starke Rarefizierung; die Gefäße können verlagert, zerstört, partiell oder vollständig komprimiert werden. Gleiche Gefäßveränderungen findet man aber auch bei Pneumonie mit oder ohne Karnifikation, bei Pulmonalsklerose, Lungenabscessen, Lungengangrän, Bronchiektasen, Lungenembolien, Metastasen usw. Die Gesamtheit der Merkmale führt zu einer Änderung der Angioarchitektonik. Es ist aber nicht möglich, ein Einzelmerkmal mit Sicherheit einer bestimmten Erkrankung zuzuordnen. Dies besagt, daß auch die intravitale Darstellung rein morphologischer Veränderungen der Lungenstrombahn in differentialdiagnostischer Hinsicht versagen muß. Erst wenn die klinische Diagnose feststeht, erlaubt die Lungenangiographie wertvolle Schlüsse auf den Schädigungsgrad des Lungenparenchyms (Grill und Löhr, 1960; Löhr, Grill, Scholtze u. Schölmerich, 1964).

Neben der Darstellung der Strombahnmorphologie ergibt sich im Rahmen der Funktionsdiagnostik die wichtige Frage, ob und wieweit man angiographisch Zirkulationsveränderungen nachweisen kann und welche Rückschlüsse daraus auf Lungenleistung und Zustand des Lungenparenchyms möglich sind.

Veränderungen der Blutzirkulation können rein reflektorisch, d.h. regulatorisch ausgelöst werden, ohne daß pathologisch-anatomische Veränderungen vorliegen müssen. Eine Änderung der Lungenventilation führt zu einer entsprechenden Änderung der Durchblutung in den betroffenen Lungenteilen. Ausschlaggebend für die Zirkulation als Funktion der Ventilation ist die Differenz der Sauerstoffpartialdrucke in den Alveolen einerseits und im Blut andererseits. Die Herabsetzung der Ventilation führt reflektorisch zu einer Verringerung des entsprechenden Strombahnquerschnittes, damit zu einer Erhöhung des Strömungswiderstandes und entsprechend zu einer Strömungsverlangsamung (v. EULER und LILJESTRAND, 1946, 1951). Das Blut wird hierdurch in besser ventilierte Bezirke umgeleitet. Auch ist mit mechanisch bedingten lokalisierten Durchblutungsänderungen in der Lunge bei Atemwegsobstruktionen zu rechnen. In den Atemwegsobstruktionen nachgeschalteten Gebieten herrscht im Alveolarbereich ein Überdruck, durch den die Durchblutung dieser Bezirke erschwert wird. Die Frage nach der angiographischen Darstellbarkeit noch im Bereich der Norm liegender, rein reflektorisch-regulatorischer Verschiebungen der durch die einzelnen Lungenabschnitte fließenden Blutmengen wird im allgemeinen verneint, da die capillaren und präcapillaren Größenordnungen unterhalb der Grenze der röntgenologischen Darstellbarkeit bei der Lungenangiographie liegen (NORDENSTRÖM, 1954; RINK, 1954, 1955; BOLT, FORSSMANN und RINK, 1957; B. LÖHR, 1957).

Völlig andere Verhältnisse liegen vor, wenn es sich nicht um rein regulatorische Zirkulationsverschiebungen handelt, sondern wenn Strömungsveränderungen nachgewiesen werden sollen, die durch ein im Bereich röntgenologischer Darstellbarkeit liegendes pathologisch-morphologisches Substrat ausgelöst werden. BJÖRK und SALEN (1950) zeigten experimentell am Hund, daß eine akut atelektatische Lunge noch in normaler Weise durchströmt wird, in dem sie eine vollständige Atelektase einer Lunge mit Hilfe des Doppellumenkatheters von CARLENS hervorriefen und eine gezielte Pulmonangiographie durch einen Herzkatheter ausführten. Die Äste der Lungenarterie stellten sich auf der ventilierten wie auf der nicht ventilierten Seite in gleicher Weise dar, das Capillargebiet blieb auch in der atelektatischen Lunge offen und wurde in beiden Lungenflügeln in der gleichen Zeit von Kontrastmittel durchströmt. Gleichzeitig bestand ein deutliches arterielles Sauerstoffdefizit, da eine relativ große Blutmenge durch die atelektatische Lunge floß, ohne arterialisiert zu werden.

Bei der „chronischen Atelektase", hervorgerufen durch operativen Verschluß eines Hauptbronchus im Tierexperiment nimmt die Durchblutung mit der Zeit (3 Tage bis 8 Monate post operationem) immer mehr ab, wie angiographisch nachgewiesen wurde. Vergleichsmessungen an beiden Lungenarterienhauptästen im Angiogramm zeigten, daß die größeren Äste der zur atelektatischen Lunge führenden Arterie mit der Zeit immer enger gestellt werden. Das Blut wird zum größten Teil in normal belüftete Lungenbezirke umgeleitet, teilweise fließt es auch sehr langsam durch das Capillargebiet der atelektatischen Lunge ab. BJÖRK wies 1953 mit Hilfe der Formeln von KEELEY und GIBSON (1942) auch am Menschen nach, daß die Lunge bei akuter Atelektase in normaler Weise durchströmt wird, bei monatelang bestehenden Lappenatelektasen (infolge tuberkulöser Bronchusstenose) war dagegen der berechnete Blutdurchfluß praktisch gleich Null. Innerhalb von etwa 6 Wochen kann sich also das Schicksal eines atelektatischen Lungenteils entscheiden. Gegen Ende dieser Zeit setzen kaum mehr reversible Degenerationserscheinungen im Alveolargebiet mit bindegewebigem Ersatz ein, die sich angiographisch durch mangelhafte Ausprägung oder völligen Verlust der Darstellbarkeit der capillären Füllungsphase zu erkennen geben. Hier liegt ohne Zweifel eine sehr wichtige Aufgabe der angiographischen Lungenfunktionsdiagnostik. Untersuchungen von LÖHR, bei denen die Operationspräparate der Lungenteile, die vor dem Eingriff angiographisch dargestellt waren, histologisch untersucht werden konnten, zeigten, daß Gefäßveränderungen im Angiogramm in Form von Büschelung, Torsion, Stenosierung bis zum völligen Verschluß und sehr langsamer Kontrastmitteldurchströmung bei der Durchleuchtung die

Irreversibilität der Atelektase und damit den Verlust der Funktion für immer diskutieren lassen.

Solche Befunde zeigen, daß es möglich ist, Zirkulationsstörungen als Funktion von Parenchymveränderungen aufzufassen und damit als Kriterium für den Zustand des Parenchyms auszuwerten. Die hierfür am besten geeignete Methode ist die von BOLT, FORSSMANN und RINK in die Klinik eingeführte selektive Lungenangiographie. Für die Funktionsdiagnostik sind dabei zwei Phasen der Kontrastmittelströmung wichtig: *Die präcapillare Phase* (Abb. 35a) zeigt die Aufteilung der Strombahn in die präterminalen

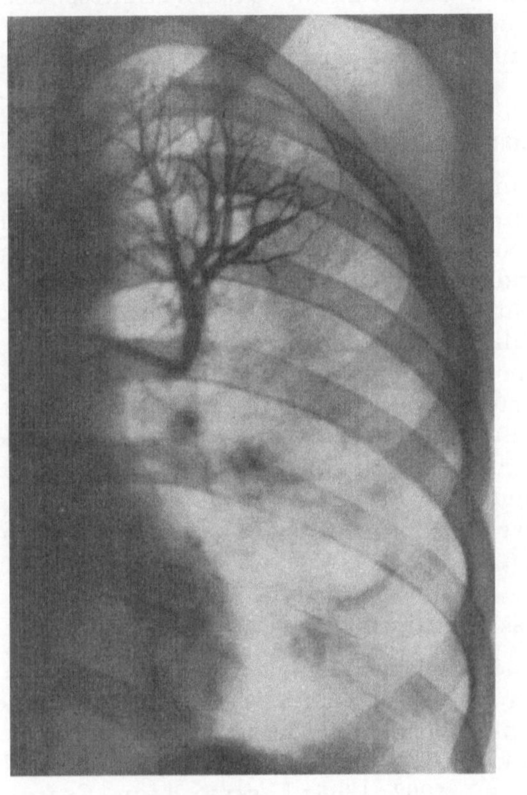

a

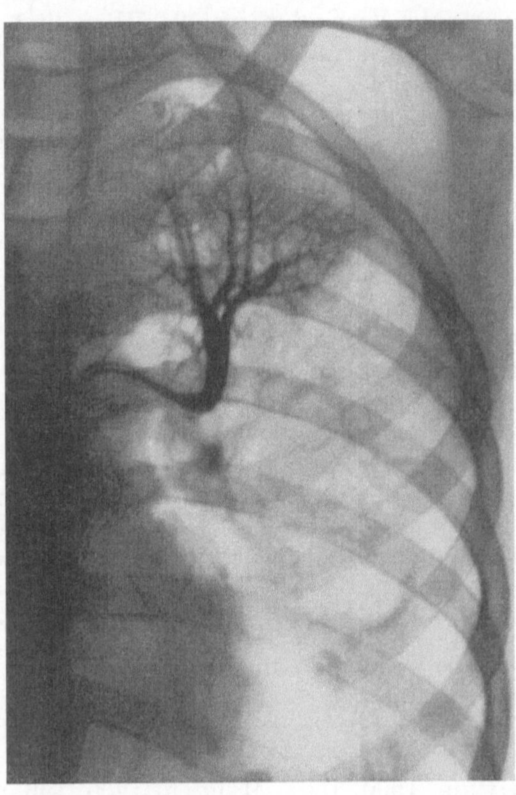

b

Abb. 35. Selektive Pulmonangiographie. (Nach RINK): a Präcapillare Phase. b Capillare Phase

Arterien. Das einzelne Gefäß liegt dabei gerade noch in der Größenordnung röntgenologischer Darstellbarkeit. In der darauf folgenden *capillaren Phase* (Abb. 35b) lassen sich die einzelnen Gefäße der terminalen Strombahn auch bei Verwendung von Aufnahmemethoden mit maximaler Detailerkennbarkeit zwar nicht mehr darstellen, man erkennt jedoch eine homogene Trübung im Lungenmantel als Zeichen der Kontrastmitteldurchströmung des normalen Capillargebietes. Die capillare Phase kommt besonders deutlich zur Darstellung, wenn der Herzkatheter soweit in die Lungenperipherie vorgeschoben wird, daß er das zuführende Gefäß gerade abschließt, so daß sich mit dem Kontrastmittel kein Blut mehr vermischen kann. Das Auftreten der capillaren Phase zeigt somit an, daß noch eine Funktion zwischen Zirkulation und Ventilation besteht. Dann muß aber auch die periphere Lungenstruktur erhalten sein, da eine Zerstörung der Alveolen ohne gleichzeitigen Ausfall des Capillarnetzes nicht denkbar ist (RINK, 1954, 1955). An zahlreichen histologischen Schnitten von Lungenresektionspräparaten konnte festgestellt werden, daß immer dann das Capillarsystem mit seinem Gefäßnetz durch den zugrunde liegenden krankhaften Parenchymprozeß zerstört war, wenn die capillare

Füllungsphase bei der präoperativen Kontrastmittelinjektion im Lungenmantel ausblieb. In solchen Lungenteilen mußte jede dem Gasaustausch dienende Funktion erloschen sein (LÖHR, GRILL, SCHOLTZE und KLINNER, 1956, 1957, 1959, 1960). Auf eine Einschränkung hat allerdings RINK mit Recht hingewiesen: Eine ausgeprägte Capillarfüllung spricht zwar für eine erhaltene Leistungsfähigkeit des Lungenparenchyms. Man darf aber ihr Ausbleiben nur bei chronischen Lungenerkrankungen als beweisend für eine irreversible Parenchymschädigung ansehen. Auch bei reversiblen akuten Veränderungen kann die Capillarfüllung ausbleiben, z.B. wenn die Alveolen bei einer Pneumonie mit Exsudat angefüllt sind. Es kommt dann zur präcapillaren Umleitung des Kontrastmittels über geöffnete Verbindungsgefäße. Hier sind offenbar die Grenzen der Methoden erreicht. Eine Entscheidung läßt sich dann nur noch im Rahmen der klinischen Gesamtuntersuchung fällen.

4. Gefahren der Kontrastmitteldarstellung

Alle Methoden der Kontrastmitteldarstellung des Herzens und der großen Gefäße können zu Schädigungen des Patienten führen. Die meisten ernsteren Komplikationen sind zwar klinisch zu beherrschen, ohne bleibende Schäden zu hinterlassen; sie können aber auch zu irreversiblen Schäden führen und sogar tödlich sein. Reaktionen auf die Kontrastmittel selbst sind im allgemeinen nicht spezifisch für die Methoden der thorakalen Angiographie, wohl aber mögliche Schädigungen durch die Art und den Ort der Kontrastmittelinjektion. Spezifisch sind auch die Komplikationen, die bei der Sondierung der einzelnen Herz- bzw. Gefäßabschnitte auftreten können (vgl. dazu LOOGEN u. GLEICHMANN im vorhergehenden Kapitel). Da zur Beurteilung einer Untersuchungsmethode nicht nur der diagnostische Aussagewert in einer gegebenen klinischen Situation, sondern auch das für den Patienten in Kauf zu nehmende Risiko von entscheidender Bedeutung sind, müssen auch die mit den Verfahren der thorakalen Angiographie verbundenen Komplikationsmöglichkeiten besprochen werden.

a) Komplikationen durch das Kontrastmittel selbst

Die Diskussion über die Ursache der Kontrastmittelzwischenfälle und über die Mechanismen, die zu den auch heute noch nicht sicher vermeidbaren Todesfällen führen, wurde in den letzten Jahren durch viele Gesichtspunkte bereichert; das Wesen dieser Reaktionen ist aber nach wie vor ungeklärt (LANCE und KILLEN, 1959, 1961; KILLEN und LANCE, 1960, 1961; MAURER, 1960, 1965; SCHOEN, 1962, 1965; LASSER, FARR, FUJIMAGARI und TRIPP, 1962; LIESS und LEYDA, 1963; BARKE, 1964; DU MESNIL DE ROCHEMONT und STENDER, 1965; MAURER, DOEPFNER, BARTSCH, VAHLENSIEK und VLEUGELS, 1965; OESER und TAENZER, 1965; STOLZE, 1965; SCHMIDT, 1965; STUART, 1965; SVOBODA, 1965; VIETEN, 1965; WIENERS, 1965 u.a.).

Die Tatsache, daß der Ablauf der pathophysiologischen Reaktionen, sofern es bei den verschiedenen Kontrastmitteln eine einheitliche Aufeinanderfolge gibt, bei einem Zwischenfall bisher nicht faßbar ist, kommt in den verschiedenartigen Nomenklaturen zum Ausdruck („Idiosynkrasie", „echte Allergie", „dysregulative Allergie", „allergieähnliche" oder „anaphylaktoide" Reaktion, „toxische Reaktion"). Um keinerlei Assoziationen hinsichtlich der Pathogenese zu begünstigen, sollte man deshalb nur von „Kontrastmittel-(Neben-)Reaktionen", „Kontrastmittelzwischenfällen" oder „Unverträglichkeitsreaktionen" sprechen.

Die Problematik der Kontrastmittelzwischenfälle soll nur soweit dargestellt werden, wie es für die Bewertung der Komplikationen nach den verschiedenen Verfahren der thorakalen Angiographie erforderlich erscheint. Zwei Ursachen werden im wesentlichen diskutiert:

1. Allergische oder allergieähnliche Mechanismen.
2. Toxische Schädigungen.

Das *klinische Bild* mit seinem sehr variablen Gemisch von Symptomen, die in verschiedenem Ausmaß sowohl allergieähnlich als auch rein toxisch aufgefaßt werden können, gibt oft wichtige Hinweise, aber keine widerspruchsfreie Erklärung. Von den zum allergischen Formenkreis gehörenden Symptomen (seröse Schleimhautentzündung, Erbrechen, Kopfschmerzen, Hypotonie, Kollaps, Dyspnoe, Ödeme der parenchymatösen Organe) lassen sich viele bei genügend hoher Kontrastmitteldosis auch rein toxisch erklären (SCHOEN, 1962, 1965; KLINGLER, 1960; MAURER, 1965; SVOBODA und PUCHTA, 1963).

Die Befunde der Autopsie nach tödlichen Zwischenfällen (PENDERGRASS, CHAMBERLIN, GODFREY und BURDICK, 1942; PENDERGRASS, HODES, TONDREAU, POWELL und BURDICK, 1955; ROWE, HUSTON, TUCHMAN, MAXWELL, WEINSTEIN und CRUMPTON, 1956; PENDERGRASS, TONDREAU, PENDERGRASS, RITCHIE, HILDRETH und ASKOVITZ, 1958; HARTLEB und GEILER, 1958; HILDRETH, PENDERGRASS, TONDREAU und RITCHIE, 1960; WIENERS, 1965; STUART, 1965) ergeben einen eindeutigen Zusammenhang mit dem höheren Lebensalter und damit verbundenen schwereren degenerativen Herz- und Gefäßveränderungen (allgemeine Gefäßsklerose, insbesondere Coronarsklerose, Gehirngefäßthrombose, frische und ältere Herzinfarkte, Lungeninfarkte, Endarteriitis mit Thromboseneigung). Wenn Hinweise auf einen Zusammenhang zwischen Kontrastmittelanwendung und Todesursache bestehen, so finden sich meist die Zeichen einer Capillar- und Membranschädigung (subendotheliale bzw. subseröse Blutaustritte an Pleura, Endokard und Hirnhäuten, pulmonales Ödem, Hirnödem, Schwellung der parenchymatösen Organe). Außerdem zeigen die Sektionsberichte, daß bei der Kontrastmittelreaktion eine *organspezifische Wirkung* beteiligt ist, indem entweder einige Organe für ein bestimmtes Kontrastmittel besonders empfänglich sind oder bestimmte Kontrastmittel auf einzelne Organe (Leber, Gehirn, Niere, Herz) in verschiedenem Maße spezifisch toxisch wirken.

Von der Vorstellung einer *echten Jodallergie* (HORSTERS, 1931; HULTBORN, 1939; DOLAN, 1940; BRAUNBEHRENS, 1940; JUNGMICHEL, 1940; ROBINS, 1942; SUSSMAN und MILLER, 1956 u.a.) ist man weitgehend abgekommen. Die Gefahr der Abspaltung von anorganischem Jod aus dem organischen Kontrastmittelmolekül im intermediären Stoffwechsel ist sicher mit zunehmender Verbesserung der Kontrastmittel geringer geworden; der Gesichtspunkt der Jodüberempfindlichkeit darf aber bei der Erörterung der Zwischenfälle auch in Zukunft nicht ganz außer acht gelassen werden (SCHÜSSLER, 1958, 1962; KLEIN, 1960; ENGSTRÖM, RABINOWITZ, STRAUSS, WOHL und MYERSON, 1961; LORENZ, 1963; BARKE, 1964). SCHÜSSLER (1962) fand in frischen Ampullen trijodierter Kontrastmittel 20—80 μ anorganisches Jod/ml. Im Anschluß an eine Kontrastmittelanwendung wurden thyreotoxische Krisen beobachtet. Allgemein bekannt ist auch, daß der Jodstoffwechsel der Schilddrüse nach parenteraler Verabreichung jodhaltiger organischer Kontrastmittel monatelang mehr oder weniger gestört ist.

Daß beim Zustandekommen des Kontrastmittelzwischenfalles ein allergischer oder wenigstens allergieähnlicher Prozeß mitspielt, scheint durch Erfahrungen bestätigt zu werden, wonach Zwischenfälle bei Menschen mit allergisch bedingten Erkrankungen in der Vorgeschichte gehäuft auftreten (DOLAN, 1940; ALYEA und HAINES, 1947; ZEITEL, LENTINO, JACOBSON und POPPEL, 1956; HILDRETH, PENDERGRASS, TONDREAU und RITCHIE, 1960; MAURER, 1965). Infolgedessen dachte man an eine *Unverträglichkeitsreaktion gegenüber dem gesamten Kontrastmittelmolekül* (PENDERGRASS, HODES, TONDREAU, POWELL und BURDICK, 1942; VIETEN, 1944; SIMON, 1948; OLSSON, 1951; PÄSSLER, 1952; SCHMIEDT, ALBRECHT, KOLLE und LUBINUS, 1957; SCHOEN, 1962, 1965; BARKE, 1964; STUART, 1965).

Nach einer urticariellen Hautreaktion im unmittelbaren Anschluß an eine Kontrastmitteldarstellung der Kieferhöhle mit Perabrodil glaubten MÖCKEL (1953), SCHLOSSBAUER und MÖCKEL (1954) durch Komplement*ablenkung* Antikörper gegen Kontrastmittel der Pyridongruppe nachgewiesen zu haben. Diese Reaktion kann aber auch als unspezifisch angesehen werden (SOEHRING, WIENERS, 1965). Der Nachweis einer echten Antigen-Antikörperreaktion durch Komplement*bindung* ist bisher nicht gelungen. Zweifel wurden auch immer wieder von klinischer Seite geäußert (VIETEN, 1944; SANDSTRÖM, 1953; KNOEFEL, 1961), nachdem die für eine echte Antigen-Antikörperreaktion erforderliche vorherige Sensibilisierung des Organismus oft nicht nachweisbar war: Kranke ohne Kontakt mit jodhaltigen Kontrastmitteln zeigten teilweise schwere Reaktionen, während andere mit vorausgegangenen Nebenerscheinungen bei Wiederholungsuntersuchungen *mit dem gleichen Kontrastmittel* keinerlei Veränderungen erkennen ließen (LANG, 1965).

Diese widerspruchsvollen Beobachtungen sprechen dafür, daß verschiedene Mechanismen im Spiel sind, wobei der spezifischen chemischen Struktur der Kontrastmittel besondere Bedeutung beizumessen ist (OESER und TAENZER, 1965). Es handelt sich offenbar um sehr komplexe Vorgänge, wobei allergieähnliche und toxische Wirkungen nebeneinander beteiligt sind. Nach den Mitteilungen in der Literatur (DOLAN, 1940; VIETEN, 1944; SIMON, 1948; EBBINGHAUS, 1955; NICOLAI, 1956; PAYNE, MORSE und RAINES, 1956; HILDRETH, PENDERGRASS, TONDREAU und RITCHIE, 1960; MAURER, 1960; LAUCHENAUR, 1961; FROMMHOLD und BRABAND, 1964; OESER und TAENZER, 1965) setzten die ersten Symptome bei tödlichen Zwischenfällen in etwa 70% in den ersten 3 min, in 80% in den ersten 5 min nach der Kontrastmittelinjektion ein. Dies würde dafür sprechen, daß ein Mechanismus nach Art eines anaphylaktischen Schockes zugrunde liegen *kann*. Nach Dialyse-Untersuchungen von Bennhold (1951) und Markierungsversuchen von Lasser, Farr, Fujimagari und Tripp (1962) mit ^{131}J werden organische Kontrastmittel an die Albuminfraktion des Serums gebunden; sie könnten dadurch die Eigenschaften eines Vollantigens erlangen. Der Antikörper soll dann im Blut entstehen und als potentielles Schockgift wirken. Nach Schoen (1965) läßt sich zumindest ein Teil der Kontrastmittelzwischenfälle in die Gruppe der „dysregulativen Allergien" von Letterer (1959) einordnen. Für diese Gruppe ist eine allergische Diathese nicht unbedingt erforderlich. Das Kontrastmittelmolekül übernimmt dabei die Funktion des eiweißfreien „Halbantigens" bzw. „Haptens", das erst durch seine Bindung an körpereigene Proteine zum spezifischen Vollantigen wird. Das Eiweißbindeglied soll dabei aus dem Plasma, aus bestimmten Organen oder Zellsystemen stammen, was die Organspezifität mancher Kontrastmittel-Nebenreaktionen erklären würde.

Für die Anschauung, daß bei der Kontrastmittelreaktion zumindest eine *toxische Komponente* beteiligt ist, spricht die Tatsache, daß Schwere und Häufigkeit der Zwischenfälle in eindeutiger Beziehung zu Menge und Konzentration des Kontrastmittels stehen (Vieten, 1944; Sandström, 1953; Cotrim, 1954; Mudd, Wong, Wyatt und Hanlon, 1955; Hoppe, Larsen und Coulston, 1956; Rowe, Huston, Tuchman, Maxwell, Weinstein und Crumpton, 1956; Knoefel, 1958; Moe und Hunt, 1959; Sobin, Frasher, Jacobson und van Eeckhoven, 1959; Read, 1959; Killen und Lance, 1961; Bernstein, Palmer, Aaberg und Davis, 1961; Bernstein, Evans, Avant und Tyberg, 1961; Steinberg und Evans, 1962; Mudd und Willman, 1963; Grainger, 1965; Wieners, 1965; Porstmann, 1965; Fischer, 1965; Hayes, Foster, Sewell und Killen, 1966; Shehadi, 1966). Nach Langecker, Harwart und Junkmann (1954) sind die dijodierten Kontrastmittel im Tierexperiment eindeutig toxischer als die trijodierten: Die *pharmakologische Toxicität* (DL_{50}) liegt bei Ratten für dijodierte Kontrastmittel zwischen 5,5—9,0 g/kg Körpergewicht, für trijodierte Kontrastmittel zwischen 11,6—14,7 g/kg. Dies stimmt auch z.T. mit den klinischen Erfahrungen überein.

Der *Begriff der klinischen Toxicität* eines Kontrastmittels ist aber mit der im Tierversuch definierten pharmakologischen Toxicität (DL_{50}) keineswegs identisch. Diese ist für die klinische Beurteilung eines Kontrastmittels nicht ausreichend (Porstmann, 1965), da Ort der Injektion (intravenös oder intraarteriell, Abstand der Injektionsstelle vom Herzen), Zeit der Einwirkung (Geschwindigkeit der Injektion), Konzentration und Menge des Kontrastmittels, vorliegende Organschäden, Regulationsfähigkeit des Kreislaufs und Alter des Patienten von großer Bedeutung sind. Auch die Regulationslage des vegetativen Nervensystems und psychische Faktoren haben oft einen entscheidenden Einfluß.

Die meisten pharmakologischen Toxicitätsprüfungen werden am Kleintier unter langsamer Injektion des Kontrastmittels ausgeführt, wobei relativ hohe Werte für die DL_{50} zustande kommen. Die Letalitätsdosis ist aber bei schneller intrakardialer oder intraarterieller Injektion 4—5fach geringer (Read, 1959). Gensini und Di Giorgi (1964) fordern deshalb für die pharmakologische Testung die Ausführung von Experimenten am Großtier unter den Bedingungen der klinischen Kontrastmittelanwendung, um die spezifische Organtoxicität berücksichtigen zu können.

Die toxisch wirkende Komponente der Kontrastmittel, die sich im klinischen Bild hauptsächlich durch kardiovasculäre Symptome bemerkbar macht, wurde auch mit der Fähigkeit der Kontrastmittel, *kreislaufwirksame biogene Amine* (sog. H-Substanzen, u.a. Histamin, 5-Hydroxy-Tryptamin) aus ihrer cellulären Bindung (Leukocyten, Thrombocyten, Mastzellen) freizusetzen, in Verbindung gebracht. Die für diese Annahme sprechenden klinischen und experimentellen Einzelheiten wurden von Wieners (1965) ausführlich diskutiert. Die H-Substanzen wirken direkt am Ort ihrer Entstehung gefäß- und capillartoxisch; im Experiment bewirken sie durch vagale Übersteuerung des Kreislaufs tiefgreifende Schockerscheinungen. Sie könnten zumindest mitverantwortlich sein für das oft schwer durchschaubare und unkoordinierte Bild des Kontrastmittelzwischenfalls mit peripherem Blutdruckabfall und Bradykardie, Neigung zu Kammerflimmern und Herzblockerscheinungen, respiratorischen und intestinalen Störungen, Hautefflorescenzen und zentral-nervösen Reaktionen.

Aufschlußreiche Untersuchungen über die *Zusammenhänge zwischen Toxicität* der heute gebräuchlichen Kontrastmittel und ihrer *Bindungsfähigkeit an die Plasmaproteine* stammen von Lasser, Farr, Fujimagari und Tripp (1962). Sie zeigen die Beteiligung der Kontrastmittel am Stoffwechsel auf biochemischem Hintergrund, der bei der Erforschung der Ursachen von Zwischenfällen nicht mehr außer acht gelassen werden darf. Die Dynamik der Bindung an die Albumine des Blutes als Transportvehikel teilen die Kontrastmittel mit einer großen Anzahl anderer chemischer Stoffe (Bilirubin, Fettsäuren, Sulfonamide, Barbiturate, Salicylate, Bromsulphalein, Evans-Blue u.a.). Die Albuminbindung unterliegt dabei, abhängig vom pH des Blutes und der Gewebe, einem Assoziations- Dissoziationsgleichgewicht, das dem Massenwirkungsgesetz gehorcht und in Form einer Assoziationskonstanten ausgedrückt werden kann. Die Assoziation dieser Stoffe an das Albuminmolekül wird, abhängig von den Bedingungen des „inneren Milieus", verschieden stark, unter elektrostatischen Ladungsverschiebungen an der Oberfläche des Albuminmoleküls vermittelt (Gregerson und Rawson, 1942; Bennhold, Ott und Wrech, 1950; Fredrickson und Gordon, 1958; Goodman, 1958; Odell, 1959; Wallinford, 1959; Block, Graham und Burrows, 1960). Dialyseversuche von Knoefel und Huang (1956), Lasser, Farr, Fujimagari und Tripp (1962) haben gezeigt, daß die

Serumalbumine verschiedener Tierspecies ein bestimmtes Kontrastmittel verschieden stark binden, daß andererseits verschiedene Kontrastmittel, abhängig von der chemischen Struktur, von den Serumalbuminen der gleichen Tierspecies verschieden stark gebunden werden. Zwischen Serumalbumin-Bindungsfähigkeit und Ausscheidungsmechanismus der Kontrastmittel bestehen eindeutige Beziehungen: „Starke Albuminbinder“ werden vorwiegend von der Leber in die Gallenwege ausgeschieden, sie eignen sich also besonders zur Cholecystographie, während Kontrastmittel mit relativ schwacher Albuminbindung hauptsächlich durch die Niere ausgeschiden werden und deshalb zur Gefäßdarstellung und Urographie verwendet werden. Verändert man die Albuminbindung eines „hepatotropen“ Kontrastmittels durch Verschiebung des pH, z.B. durch Na-bicarbonatinfusionen, so wird das Kontrastmittel vorwiegend „nephrotrop“.

Die wichtigste Beziehung besteht zwischen experimentell ermittelter Toxicität der Kontrastmittel und Stärke der Albuminbindung: Trägt man die Verhältniszahl von freiem und an Albumin gebundenem Kontrastmittel (in Mol) halblogarithmisch gegen die Werte der experimentell ermittelten DL_{50} (in Millimol/kg Körpergewicht) einer bestimmten Tierspecies (Ratte, Kaninchen, Maus) auf, so ergibt sich: *Ein Kontrastmittel wirkt um so toxischer, je stärker seine Bindung an die Serumalbumine ist.*

Die durch Kontrastmittel ausgelösten Formveränderungen der Erythrocyten stehen ebenfalls in engem Zusammenhang mit der Bindungsfähigkeit an die Serumalbumine: Cholografin, Urokon und Diodrast rufen hauptsächlich eine Stechapfelform mit Randkerbenbildung und Agglutination der Erythrocyten hervor, während Miokon, Hypaque und Renografin (= Urografin) vorwiegend zur „Roulleaubildung“ (Geldrollenform) führen. Lasser, Farr, Fujimagari und Tripp (1962) betonen ausdrücklich, daß *keine* Beziehungen zwischen Formveränderungen der Erythrocyten und Osmolarität oder Viscosität der untersuchten Kontrastmittel bestehen, sondern daß die Veränderungen der Erythrocyten am intensivsten von den Kontrastmitteln ausgelöst werden, deren Albuminbindung besonders ausgeprägt ist. Durch Albuminmarkierung mit ^{131}J konnte gezeigt werden, daß unter der Kontrastmitteleinwirkung Albumine aus dem Serum an die Erythrocytenmembran angelegt bzw. daß die Eiweißkolloidhülle der Erythrocytenwand durch die Kontrastmittel in verschiedenem Maße gelöst wird. Diese Eigenschaft zeigten besonders Kontrastmittel mit relativ hohem Anteil an Methylglucaminsalzen (Urografin). Der Effekt kann durch Gabe von Dextran oder Rheomakrodex verhindert werden (Bernstein und Evans, 1960).

Immer wieder wird auch die Bedeutung der klinisch eindeutigen schweren Störung des *Sympathicus-Parasympathicus-Gleichgewichtes* diskutiert (Lance und Killen, 1961; Stolze, 1965; Zsebök, 1965; Wieners, 1965). Je nach der Erregungslage des vegetativen Nervensystems werden Sympathicus- oder Parasympathicus-Wirkstoffe am neuro-vegetativen Endgeflecht freigesetzt und können das Übergewicht erlangen. Allgemein bekannt ist die Erfahrung, daß Kranke in einer ausgesprochenen „Erwartungssituation“ vor der Kontrastmitteluntersuchung eher zu Komplikationen neigen.

Wahrscheinlich sind Störungen des Sympathicus-Parasympathicus-Gleichgewichtes aufs engste mit den durch die Kontrastmittelinjektion ausgelösten *Verschiebungen des Ionengleichgewichtes und der Osmolarität des Blutplasma* gekoppelt. Hypertonische Salzlösungen schädigen vor allem die Kolloide der Zellmembran. Dabei hat der sehr unterschiedliche Dissoziationsgrad der heute verwendeten Kontrastmittel große Bedeutung. Stark dissoziierte, natriumreiche organische Salze beeinträchtigen durch Störung des Membranpotentials den intra- und extracellulären Stoffaustausch und damit die Zellfunktionen erheblich. Diese Gesichtspunkte wurden von Maurer (1960), Killen und Lance (1961), Lasser, Farr, Fujimagari und Tripp (1962), Svoboda und Puchta (1963), Wieners (1965) sowie von Gloxhuber (1967), Scholtan (1967), Olsson (1967) (Band III dieses Handbuches) ausführlich erörtert.

Giammona, Lurie und Segar (1963) zeigten durch *kryoskopische Bestimmung der Plasmaosmolarität* an 30 Patienten verschiedenen Alters vor und nach Angiokardiographie, daß durch die schnelle Kontrastmittelinjektion (Gemisch von Na-Methylglucamin-Diatrizoat) erhebliche Veränderungen der Plasmaosmolarität ausgelöst werden können, die den klinisch beobachteten Nebenerscheinungen (Vasomotorenreaktionen, Dyspnoe, Erbrechen, Bewußtseinstrübung) parallel liefen. Die Plasmaosmolarität stieg nach der schnellen Kontrastmittelinjektion durchschnittlich um 3—9%, je nachdem Kontrastmittelmengen von weniger oder mehr als 1 ml/kg Körpergewicht injiziert worden waren. Die Ausgangswerte wurden erst 20—30 min post injectionem wieder erreicht. Als Schwellenwert, oberhalb dessen schwere Störungen des Zellmembranpotentials der verschiedenen Organe zu erwarten sind, fanden die Autoren eine Erhöhung der Plasmaosmolarität auf etwa 315 mOsm/l. Nach ihren Erfahrungen ist bei Kontrastmitteln der Begriff der Toxicität weitgehend deren Eigenschaft, die Plasmaosmolarität zu erhöhen, gleichzusetzen. Auf dieser Eigenschaft beruht der größte Teil der später zu beschreibenden speziellen Organschäden, wenn das Kontrastmittel das Gefäßsystem dieser Organe (Herz, Gehirn, Niere) in höheren Konzentrationen durchfließt. Giammona, Lurie und Seger (1963) warnen deshalb vor zu schnell wiederholten Kontrastmittelinjektionen in höherer Konzentration und empfehlen, wenn eine Wiederholung der Untersuchung dringend geboten erscheint, wenigstens 20—30 min zu warten, um den Nieren Zeit zur Ausscheidung des Kontrastmittels und zur Normalisierung der Plasmaosmolarität zu geben.

Nach Untersuchungen von COTRIM (1954), ISERI, KAPLAN, EVANS und NICKEL (1965) sowie STANDEN, NOGRADY, DUNBAR und GOLDBLOOM (1965) führt die schnelle Injektion hochkonzentrierter, hyperosmotischer Kontrastmittellösungen zu einer plötzlichen Expansion des Plasmavolumens, die schon 1 min p.i. ihren Höhepunkt erreicht und im Laufe von 15—30 min langsam wieder abklingt. BJÖRK (1966) wies an Kranken, bei denen wegen Verdachtes auf Herzfehler eine gezielte Angiokardiographie durchgeführt wurde, nach schneller Injektion von Urografin 76% und Isopaque 60% eine durchschnittliche Abnahme des Hämatokrit bis 18,5% gegenüber den vor der Kontrastmitteluntersuchung ermittelten Kontrollwerten nach. Die individuellen Reaktionen schwankten sehr stark (Abnahmen zwischen 4—23% gegenüber dem Ausgangswert). Eindeutige Beziehungen zwischen Größe der Kontrastmitteldosis und Schwankungsbreite des Hämatokrit waren *nicht* erkennbar. Selbst kleine Kontrastmittelmengen (0,2 ml/kg Körpergewicht) hatten Veränderungen zwischen −8 bis −18% zur Folge, während 5fach höhere Dosen kaum höhere Ausschläge verursachten. Auch beim gleichen Patienten zeigten die Reaktionen von Zeit zu Zeit erhebliche Unterschiede. Offensichtlich bestehen aber *Beziehungen zu dem Flüssigkeitsvolumen des extracellulären Raumes:* Kranke mit latenter oder dekompensierter Herzinsuffizienz zeigten eine beträchtliche „hypervolämische Reaktion". In solchen Fällen muß man auch bei Verwendung kleiner Kontrastmitteldosen auf Zwischenfälle gefaßt sein. Vor allem soll man vor jeder Kontrastmittelanwendung auf den Ausgleich der intra- und extracellulären Flüssigkeitsrelation achten. Wenn klinische Zeichen einer Hypervolämie bestehen oder wenn die intrakardialen Druckwerte nach der Kontrastmittelinjektion erhöht sind, sollten wiederholte Injektionen vermieden, zumindest sollten genügend lange Intervalle eingehalten werden. Bei jeder schweren Kontrastmittelreaktion kann eine Hypervolämie vorliegen; die Behandlung sollte sich dann vor allem gegen sie richten. Wahrscheinlich beruhen die von den Kranken nach schneller Injektion hyperosmotischer Kontrastmittel oft geäußerten Kopfschmerzen auf einer plötzlichen Dehydrierung des Gehirns, die zu einer Abnahme des intrakraniellen Drucks führt.

α) Kontrastmittelwirkungen auf das Herz

Untersuchungen verschiedener Autoren deuten darauf hin, daß auch die neuesten Kontrastmittel eine *spezifische Wirkung auf das Herz* haben *(„Kardiotoxicität")* (COTRIM, 1954; HASE und DETERLING, 1957; GUZMAN und WEST, 1959; MOE und HUNT, 1959; BERNSTEIN, PALMER, AABERG und DAVIS, 1961; LANCE und KILLEN, 1961; AUSTEN, WILCOX und BENDER, 1964; GENSINI und DI GIORGI, 1964; PORSTMANN, 1965). Zur Klärung des Ausmaßes der kardiotoxischen Wirkung verschiedener Kontrastmittel führten GUZMAN und WEST (1959) bei Hunden eine gezielte Injektion in die Coronararterien unter Registrierung des Coronarblutdurchflusses, der Kontraktionsfähigkeit des Myokards, des EKG und des Blutdrucks im Systemkreislauf durch, um Anhaltspunkte für das Zustandekommen der sog. „Herz-Todesfälle" bei der Angiokardiographie zu erhalten. Alle trijodierten Kontrastmittel führten zu einer Erhöhung des Coronarblutdurchflusses (durchschnittlich um 60% des Ausgangswertes), gleichzeitig zur Abnahme der Kontraktionsfähigkeit des Myokards und zum Abfall des Systemarteriendruckes mit langsamer Erholung. Die Hypotension des großen Kreislaufs wurde auf das Nachlassen der Kontraktionsfähigkeit des Herzmuskels infolge der kardiotoxischen Wirkung der Kontrastmittel zurückgeführt, da die injizierten Kontrastmittelmengen zu gering waren, um generalisierte Systemkreislaufwirkungen entfalten zu können. Nach den elektrokardiographischen Beobachtungen waren die Todesfälle eindeutig als „Herz-Todesfälle", verursacht durch toxisch bedingtes Kammerflimmern, anzusehen. Die dreifach jodierten Kontrastmittel Urokon und Hypaque erwiesen sich dabei als am stärksten toxisch, während das zweifach jodierte Diodrast zwar länger andauernde, aber relativ leichtere Reaktionen auslöste. AUSTEN, WILCOX und BENDER (1964) untersuchten experimentell Hypaque, Renovist, Ditriokon, Urokon und Angio-Conray hinsichtlich ihrer Kardiotoxicität unter Registrierung des Systemkreislauf- und Lungenarteriendrucks, der Herzfrequenz, der Kontraktionskraft des rechten Ventrikels und des Herzminutenvolumens während und nach gezielter Kontrastmittelinjektion in den rechten Ventrikel. Zu Beginn der Reaktion fanden sich als Zeichen einer direkten Kontrastmittelwirkung auf das Myokard und die Kranzgefäße eine Abnahme der contractilen Kraft der Herzmuskulatur, gleichzeitig damit Rhythmusstörungen im EKG, ein deutliches Absinken des Herzminutenvolumens und eine Hypertonie im kleinen Kreislauf. Die Hypotension im großen Kreislauf war teilweise auf die akute kardiale Depression zurückzuführen; sie verstärkte sich aber noch und dauerte noch an, wenn die contractile Kraft der Herzmuskulatur und das Herzminutenvolumen wieder anstiegen. Die Autoren nehmen deshalb eine gefäßerweiternde Wirkung der Kontrastmittel im großen Kreislauf durch direkte Beeinflussung der Gefäßwand an, ebenso wie der pulmonale Hypertonus durch eine Vasoconstriction der Lungengefäßperipherie hervorgerufen werden soll. Urokon rief die stärksten Veränderungen hervor; Angio-Conray bewirkte einen extremen pulmonalen Hypertonus.

Noch weitergehende Vorstellungen hinsichtlich der Kardiotoxicität neuerer Kontrastmittel entwickelten GENSINI und DI GIORGI (1964) nach retrograder Injektion in die Coronarvenen und PORSTMANN (1965) nach Coronarographie unter Blockierung der Aorta ascendens und medikamentöser Asystolie im Experiment. Dabei fiel auf, daß Kontrastmittel, die nach üblicher pharmakologischer und klinischer Prüfung als relativ gefahrlos galten (Diatrizoate: „Uromiro“ und „Urografin“, Acetrizoate: „Triopac“, „Vesamin“, Iothalamate: „Angio-Conray“) eine besonders hohe Kardiotoxicität zeigten, was besondere Bedeutung für die klinische Coronarographie hat. Alle Kontrastmittel, die teilweise reine Na-Salze dieser Säuren enthalten, führten innerhalb kürzester Zeit zum Tod der Versuchstiere durch Kammerflimmern. Der auslösende Mechanismus ist offenbar in einer *Störung des Elektrolytgleichgewichtes* der Herzmuskelzellen durch das Kation zu suchen. Die Zellstoffwechselstörung ist nicht an die Anwesenheit von Jod im Kontrastmittelmolekül gebunden, wie durch Injektion jodfreier organischer Radikale nachgewiesen werden konnte, die Methylglucamin anstelle des Na-Iones enthielten. „Die Anwesenheit von Na-Ionen in Mengen bis 31,4 mg/l (= 1,326 mEq/l) ist verantwortlich für die Störung des Myokardstoffwechsels“ (GENSINI und DI GIORGI, 1964). Erreicht das Na-Salz eines Kontrastmittels durch die Arterie das Capillargebiet eines Organs, so wird die Verbindung schnell dissoziiert; die Radikale diffundieren mit verschiedener Geschwindigkeit durch die Capillarmembran und entfalten im Gewebe ihre toxischen Eigenschaften. Injiziert man Methylglucamin-Salze dieser Verbindungen, so findet zwar auch eine Dissoziation statt, sie verläuft aber viel langsamer und weniger stark, da die Moleküle dieser Radikale erheblich größer sind.

In die gleiche Richtung weisen *elektrokardiographische Untersuchungen während der Kontrastmitteldurchströmung des Herzens im Tierexperiment* (ZSEBÖK, GERGELY und GERGELY, 1954; HASE und DETERLING, 1957; TALBERT, JOYCE und SABISTON, 1959; ZSEBÖK, 1959; LANCE und KILLEN, 1961; SAWYERS, SESSIONS, KILLEN und FOSTER, 1964; ZSEBÖK und ZSLAVY, 1965, 1966). Die Untersuchungen zeigen in Übereinstimmung mit den später zu erläuternden EKG-Befunden der Angiokardiographie beim Menschen ektopische Arrhythmien und Veränderungen der T-Welle bzw. des ST-Segmentes, wenn die maximale Kontrastmittelkonzentration im Myokard erreicht wird. GUZMAN und WEST (1959) fanden beim Hund nach gezielter Kontrastmittelinjektion in die Coronararterien, daß das dreifach jodierte Urokon stärker kardiotoxisch wirkte als das zweifach jodierte Diodrast. Diese Erfahrungen sollten dazu veranlassen, vor jeder Kontrastmitteluntersuchung des Herzens und der großen Gefäße eine EKG-Untersuchung durchzuführen, um Zeichen einer schon bestehenden Schädigung erkennen und das Risiko der Kontrastmittelinjektion besser abschätzen zu können.

β) Kontrastmittelwirkungen auf den Kreislauf

Je nach Art des Kontrastmittels, seiner Menge, Konzentration und der Injektionsgeschwindigkeit kommt es im Anschluß an die schnelle intravenöse oder intraarterielle Kontrastmittelinjektion zu intensivem Wärmegefühl, Hautrötung, Anstieg der Pulsfrequenz und Abfall des Blutdrucks (EDWARDS und BIGURIA, 1934; ROBB und STEINBERG, 1939; SISSON, MURPHY und NEWMAN, 1945; BROMAN und OLSSON, 1948, 1949, 1950, 1953; GORDON, 1950; HOWARTH, 1950; CARNEGIE, 1951; DOTTER, WETCHLER und STEINBERG, 1953; ZSEBÖK, GERGELY und GERGELY, 1954; FELTEN, 1954; COTRIM, 1954; HERBST, 1955; ELDRIDGE, HULTGREN, CHI KONG LIU und BLUMENFELD, 1955; ROWE, HUSTON, TUCHMAN, MAXWELL, WEINSTEIN und CRUMPTON, 1956; LINDGREN und TÖRNELL,

1958; ZSEBÖK, 1959; HOPPE und ARCHER, 1960; ABRAMS, 1961; DOW und TAYLOR, 1962; CROCKER und VANDAM, 1963; FISCHER, 1965; STOLZE, 1965; WIENERS, 1965; ZSEBÖK und ZSLAVY, 1965, 1966 u.a.). Diese Veränderungen des Kreislaufs sind bei der Angiokardiographie besonders ausgeprägt. Bei Vergleichsuntersuchungen von zweifach jodierten (Diodrast, Neolopax) und dreifach jodierten Kontrastmitteln (Urokon) ergab sich 8—12 sec nach Injektionsbeginn von 40—50 ml ein Abfall des Blutdrucks um 60/30 mm Hg und ein Anstieg der Pulszahl um 40/min. Die Reaktion war nach 5 min im wesentlichen abgeklungen. Als Begleiterscheinungen beobachtete man (in abnehmender Häufigkeit und bei den einzelnen Präparaten in verschiedenem Ausmaß) Schwindel, Husten, Blässe, Kopfschmerzen, Herzklopfen, Erbrechen (DOTTER, WETCHLER und STEINBERG, 1953). Bei den neueren dreifach jodierten Kontrastmitteln (Urovison, Angio-Conray, Angiografin) konnten diese Nebenerscheinungen reduziert werden (STEINBERG und EVANS, 1962; DOTTER, STRAUBE, BILBAO und HINCK, 1962; MUDD und WILLMAN, 1963; WEIBEL, FIELDS, CRAWFORD, DE BAKEY und BEALL, 1963; BACHMANN und TAENZER, 1968 u.a.).

Wird die schnelle Injektion großer Mengen eines hochkonzentrierten Kontrastmittels bei kreislauflabilen Patienten oder bei Kranken ausgeführt, deren Kreislaufregulationsfähigkeit aus irgendwelchen Gründen eingeschränkt ist, so sind noch größere Schwankungen des Blutdrucks und der Herzfrequenz zu erwarten; u.U. kann sich ein therapieresistenter Kreislaufkollaps entwickeln. Um so wichtiger ist es, daß Todesfälle, die nach schneller intravenöser oder intraarterieller (intrakardialer) Injektion hochkonzentrierter Kontrastmittellösungen unter den klinischen Zeichen eines unaufhaltsamen Zusammenbruches der Herz-Kreislauf- und Atmungsfunktion eintreten (DOTTER und JACKSON, 1950; DOTTER und STEINBERG, 1950; DIMOND und GONLUBOL, 1953; CHOU, FRENCH und PEYTON, 1955; HARTLEB und GEILER, 1958; READ, 1959; GUZMAN und WEST, 1959; DAVIDSEN, GUDBJERG und THOMSEN, 1961; GRAINGER, 1964, 1965 u.a.) sorgfältig hinsichtlich der Todesursache analysiert werden.

Durch *Modellversuche im Tierexperiment* ist es gelungen, Einblicke in die durch schnelle Injektion hochkonzentrierter Kontrastmittellösungen in den Kreislauf ausgelösten Regulationsmechanismen zu gewinnen (WEATHERHALL, 1942; GORDON, BRAHMS, MEGIBOW und SUSSMAN, 1950; AVIADO, LI, KALOW, SCHMIDT, TURNBULL, PESKIN, HESS und WEISS, 1951; ZSEBÖK, GERGELY und GERGELY, 1954; NAHAS, CASTANO, ECOIFFIER und ROUANET, 1955; ROWE, HUSTON, TEICHMAN, MAXWELL, WEINSTEIN und CRUMPTON, 1956; READ, 1959; ZSEBÖK, 1959; GUZMAN und WEST, 1959; LANCE und KILLEN, 1959, 1961; KILLEN und LANCE, 1960, 1961; LASSER, SCHOENFELD, ALLEN und FRIEDBERG, 1960; READ, JOHNSON, VICK und MEYER, 1960; FISCHER und ECHUTEIN, 1961; JOHANNSSON, OLSSON und WELIN, 1961; FRIESINGER, SCHAFFER und GAERTNER, 1962; LEHAN, HARMAN und OLDEWURTEL, 1963; HALLERMAN, RASTELLI und SWAN, 1964; AUSTEN, WILCOX und BENDER, 1964; SAWYERS, SESSIONS, KILLEN und FOSTER, 1964; ZSEBÖK und ZSLAVY, 1965, 1966 u.a.). Die fortlaufende Beobachtung verschiedener, unter exakten physiologischen Versuchsbedingungen registrierter Größen der Atmung und des Kreislaufs (Druck im Lungen- und Kreislaufsystem, Herzfrequenz, Herzminutenvolumen, Venendruck, Atmung, O_2-Sättigung des Blutes, Ionengleichgewicht) zeigte, daß die Regulationsstörung des Kreislaufs nicht so sehr an das spezifische Kontrastmittelmolekül, sondern hauptsächlich an seine „*Osmolarität*" gebunden ist und daß gleichartige Kreislaufwirkungen auch durch die schnelle intravenöse Injektion anderer *hypertoner Lösungen äquimolarer Konzentration* (28%ige Dextrose, 8%ige Kochsalzlösung) hervorzurufen sind (ZSEBÖK, GERGELY und GERGELY, 1954, 1966; READ, 1959). ZSEBÖK u. Mitarb. zeigten an Hunden, daß die schnelle Injektion di- und trijodierter Kontrastmittel in 70%iger Lösung bei einer Menge von 1,5 g/kg Körpergewicht in die V. cava eine Störung der Atem- und Vasomotorentätigkeit verursacht, die zu kurzdauernder Apnoe und zur Senkung des Blutdrucks um Werte bis zu 40 mm Hg führt. In der Regel kommt es 1—2 min post injectionem zu einer kürzer oder länger dauernden Blutdrucksteigerung. Gibt man das Kontrastmittel in gleicher Konzentration, aber in einer Menge von 3 g/kg Körpergewicht, so führt der irreversible Blutdruckabfall, kombiniert mit einer Störung des Atemzentrums, meist zum Tode.

Nicht sicher geklärt erscheint die Frage, wo der unmittelbare Angriffspunkt der durch Kontrastmittel ausgelösten *Kreislaufregulationsstörung* liegt. Wahrscheinlich wird der Kreislauf an verschiedenen, für die Aufrechterhaltung einer normalen Funktion wichtigen Teilbereichen gleichzeitig, aber in verschiedenem Ausmaß betroffen. WEATHERALL (1942) nahm an, daß der Kreislaufzusammenbruch infolge reiner Dilatation der Gefäßperipherie im Systemkreislauf durch unmittelbaren Kontakt des Kontrastmittels mit der Gefäßwand zustande kommt. GORDON, BRAHMS, MEGIBOW und SUSSMAN

(1950) sprachen von einer „Diodrast-Reaktion“: Bradykardie, Herzrhythmusstörungen, Anstieg des zentralen Venendrucks, peripherer Blutdruckabfall. Diese Befunde wurden von NAHAS, CASTANO, ECOIFFIER und ROUANET (1955) bestätigt. ZSEBÖK u. Mitarb. (1954, 1959, 1965, 1966) sowie HANDA, MEYER und SAKAMOTO (1966) sind geneigt, zentral-nervöse Einflüsse (osmotisch oder chemisch-toxisch bedingte direkte Kontrastmittelwirkungen) auf die Atem- und Vasomotorenzentren des Gehirns bis zur völligen Durchbrechung der „Blut-Hirn-Schranke“ zumindest mitverantwortlich zu machen. Eine dritte Möglichkeit besteht in der von ZSEBÖK, GERGELY und GERGELY (1954), WIENERS (1965) u.a. diskutierten Kontrastmittelwirkung auf die Druck- und Chemoreceptoren im Myokard, im Aortenbogen, in der Wand der großen Venenmündungen, in den Lungenarterien und Lungenvenen.

ZSEBÖK und SZLAVY (1966) konnten in einer experimentellen Arbeit an Hunden, in der sie sich speziell auch mit diesen Fragen befaßten, zeigen, daß sich ausgeprägte Veränderungen des Blutdrucks und der Atemtätigkeit, die man bei cerebralen bzw. vertebralen Angiographien beobachtet, nach Durchtrennung des N. vagus oder Gabe von Atropin nicht mehr auslösen lassen. Ebenso fällt die bei thorakalen Aortographien in unmittelbarem Anschluß an die Kontrastmittelinjektion auftretende erste Phase der „biphasischen hypotonen Kreislaufreaktion“ nach Vagotomie aus, während durch schnelle intravenöse Injektion ausgelöste Veränderungen des Blutdrucks, der Atmung und der Herztätigkeit durch Vagotomie oder Atropin nicht beeinflußbar sind. Diese Beobachtungen und die Tatsache, daß Kreislauf und Atmung bei Hirnarteriographien *sofort* nach Kontrastmittelinjektion reagieren, sprechen für den *funktionellen Charakter* dieser Veränderungen und gegen die Annahme, daß Schädigungen der Bluthirnschranke, die zur Ausbildung eine ganze Zeit benötigen, in diesem Zusammenhang die Hauptrolle spielen.

ROWE, HOUSTON, TUCHMAN, MAXWELL, WEINSTEIN und CRUMPTON (1956), READ (1959), SAWYERS, SESSIONS, KELLIN und FOSTER (1964) machen auf die gleichzeitig mit dem Abfall des Systemblutdrucks eintretende *Hypertonie im kleinen Kreislauf* aufmerksam und führen den Tod in diesen Fällen auf das Versagen eines akuten Cor pulmonale zurück. Die große Bedeutung des pulmonalen Hochdrucks mit tödlichem Ausgang durch akutes Herzversagen wurde auch klinisch bestätigt (WATSON, 1964; DE BONO, 1964; COLEMAN und SWEET, 1964). READ (1959) erklärt die durch schnelle Kontrastmittelinjektion ausgelöste Hypotension des Systemkreislaufs mit der Senkung des peripheren Widerstandes durch Gefäßdilatation. Er beobachtete am Ganztier und am isolierten Herz-Lungenpräparat 3 Reaktionstypen:

a) „*Monophasische hypotone Systemkreislaufreaktion*“ mit oder ohne Tod der Versuchstiere (Kontrastmittel: Jodomethamat, Na-Methiodal, Na-Diatrizoat). Die Tiere starben in der Hälfte der Fälle, wenn mehr als 1 ml/kg Körpergewicht schnell intravenös injiziert wurden. Der Blutdruck im Systemkreislauf fiel unmittelbar ab und erholte sich nicht mehr; Lungenarterien- und Venendruck stiegen an.

b) „*Diphasische hypotone Reaktion*“ (Kontrastmittel: 90%iges Diatrizoat, 70%iges Acetrizoat, 75%iges Jodopyracet). Die Reaktion war in über der Hälfte der Fälle auszulösen, wenn mehr als 1 ml/kg Körpergewicht injiziert wurden: Einem kurzdauernden Abfall des Venendrucks und des Systemblutdrucks mit Bradykardie und Anstieg des Lungenarteriendrucks folgte eine lang anhaltende Hypotension mit Tachykardie, schließlich Abfall des Drucks im kleinen Kreislauf und in der V. cava.

c) „*Paradoxe Reaktion*“ durch Kontrastmittel niedrigerer Konzentration: Auf eine hypertensive Phase folgte eine verzögert einsetzende Hypotension im Systemkreislauf *ohne* pulmonalen Druckanstieg.

Der Grad der Reaktion verlief eindeutig parallel zur „osmotischen Aktivität“ der getesteten Kontrastmittel. Die mikroskopische Untersuchung der Lungengefäße am isolierten Herz-Lungenpräparat ergab während des Ablaufs der Reaktion eine *Erythrocyten-Agglutination* mit Verstopfung der Lungenarteriolen und -venolen, dagegen *keine* Vasoconstriction. Histologische Dauerpräparate der Lungengefäße zeigten eine vasculäre Kongestion mit Lungenödem, Verklumpung formveränderter Erythrocyten und Diapedeseblutungen. READ (1959) schließt daraus, daß der Ablauf der Kontrastmittelreaktion vom zentralen Nervensystem unabhängig ist, daß eine direkte Kontrastmittelwirkung auf die Lungen aber unwahrscheinlich ist, da die Reaktion bei Verwendung erythrocytenfreier Perfusate nicht ausgelöst werden kann. Die verwendeten Kontrastmittelmengen bis 1 ml/kg Körpergewicht führten nur dann zu einer nachweisbaren Veränderung der Erythrocyten, wenn die osmotische Aktivität der Kontrastmittellösung größer als 1500 mOsm/l war. Zur Auslösung zentralvasomotorisch bedingter Kontrastmittelreaktionen sind nach den Erfahrungen von READ noch höhere Konzentrationen erforderlich, wie sie z.B. bei der direkten Kontrastmittelinjektion in die Carotiden möglich sind. Gibt man relativ niedrig konzentrierte Kontrastmittel intravenös, so kann ein Abfall des Tonus in der Systemkreislaufperipherie zum Kollaps führen, der pulmonale Hypertonus bleibt aber aus, wie die „paradoxe Reaktion“ zeigt.

Die Aufklärung der durch schnelle Injektion hochkonzentrierter Kontrastmittellösungen verursachten Änderungen und Störungen der Kreislaufregulationsvorgänge war in den letzten Jahren auch am Menschen Aufgabe intensiver physiologischer Forschung (ROWE, HOUSTON, TUCHMAN, MAXWELL, WEINSTEIN und CRUMPTON, 1956; GIAMMONA, LURIE und SEGAR, 1963; MCDONOUGH, CORTES und SOLOFF, 1964; BROWN, RAHIMTOOLA, DAVIS und SWAN, 1965; FRIESINGER, SCHAFFER, CRILEY, GAERTNER und ROSS, 1965; SCHWARZKOPF, NIEDERMAYER und SCHAEFER, 1966; HANDA,

Meyer und Sakamoto, 1966; Rahimtoola, Duffy und Swan, 1966 u.a.). Die hypotone Reaktion des Systemkreislaufs setzt bei gezielter Injektion in das linke Herz in der Regel etwas früher ein als bei Rechts-Injektion; der *Ort der Kontrastmittelinjektion* in den Kreislauf hat jedoch im allgemeinen keine wesentliche Bedeutung. Brown, Rahimtoola, Davis und Swan (1965) fanden keine Unterschiede in Stärke und Dauer der Kreislaufreaktion bei gezielten Kontrastmittelinjektionen in das rechte oder linke Herz. Nach den Untersuchungen der genannten Autoren kommt es im Anschluß an die Kontrastmittelinjektion zu einem erheblichen *Anstieg des Herzschlagvolumens*, des Drucks in der Lungenarterie (und -vene), im linken Vorhof und Ventrikel, zu einem *abrupten Abfall des peripheren Gefäßwiderstandes* mit entsprechender Zunahme des Blutdurchflusses in der Skeletmuskulatur. Diese funktionellen Veränderungen erreichen häufig die doppelten Werte der Ausgangslage, ihr Maximum ist 1—2 min p.i. zu erwarten; im Verlauf von 15—20 min kehren sie zur Ausgangslage zurück. Die Gefäßdilatation in der Kreislaufperipherie ist höchstwahrscheinlich Folge einer direkten Einwirkung des hypertonen Kontrastmittels auf die glatte Muskulatur der kleinen Gefäße. Daß der durch die schnelle Kontrastmittelinjektion verursachte Volumenzuwachs im Kreislauf bei der Auslösung der Reaktion nur untergeordnete Bedeutung hat, geht z.B. aus experimentellen Beobachtungen von Hallerman, Rastelli und Swan (1964) hervor, die bei vergleichenden Herzschlagvolumenbestimmungen am offenen Thorax nach schneller Injektion gleichgroßer Blutvolumina eine Zunahme des Schlagvolumens von nur 15% und eine wesentlich kürzere Dauer (15—40 sec) ermittelten. Bestimmungen des Hb und des Hämatokrit vor und nach Angiokardiographie zeigten, daß die Kontrastmittelinjektion unter den Bedingungen der klinischen Angiokardiographie erhebliche Flüssigkeitsverschiebungen vom extra- in den intravasalen Raum zur Folge hat, die zur Verdünnung des Blutes und zur Hypervolämie führen. Beide Faktoren, der Abfall des peripheren Gefäßwiderstandes und die Hypervolämie, führen reflektorisch zur Erhöhung des Herzschlagvolumens. Die Erhöhung des enddiastolischen Drucks im linken Ventrikel braucht deshalb nicht Zeichen einer toxischen Myokardschädigung zu sein. Bei Kranken mit Mitralklappenfehlern konnten Schwarzkopf, Niedermayer und Schaefer (1966) eine deutliche Erhöhung der a- und v-Druckwellen nach gezielter Kontrastmittelinjektion in den linken Vorhof nachweisen, die als Ausdruck eines vermehrten Einstromes in den linken Vorhof angesehen werden kann.

Das *Phänomen der intravasculären Erythrocyten-Agglutination* durch Kontrastmittel (Thorsen und Hint, 1950; Sobin, Frasher, Jacobson und van Eeckhoven, 1959; Read, 1959; Bernstein und Evans, 1960; Chaplin und Carlsson, 1961; Dean, Andrew und Read, 1964; Svoboda und Fiala, 1964; Lindgren, Löfström und Saltzman, 1964) läßt eine Reihe von bisher nicht eindeutig geklärten klinischen Beobachtungen verständlich erscheinen: Die Komplikationshäufigkeit hat sich ungefähr versechsfacht, nachdem 35%ige Kontrastmittellösungen, ursprünglich für die intravenöse Pyelographie entwickelt, durch 70—90%ige Präparate ersetzt wurden (Abrams, 1957). Die osmotische Aktivität der modernen Kontrastmittel konnte durch Vergrößerung des Moleküls und Herabsetzung der Dissoziationsfähigkeit wesentlich gesenkt werden. Durch die intravasale Erythrocyten-Agglutination besonders gefährdet sind Kranke mit einer Erhöhung des Erythrocytenvolumens (alle angeborenen cyanotischen Herzvitien mit Rechts-Links-Shunt), da die Neigung zur Erythrocytenverklumpung durch die Polycythämie verstärkt wird. Außerdem sind die schon vorgeschädigten Capillarmembranen der Lunge offenbar durch eine Gefäßblockierung durch in ihrem Membranpotential veränderte Erythrocyten besonders disponiert. Das Risiko der Erythrocyten-Agglutination kann durch Veränderungen der chemischen Struktur des Kontrastmittels vermindert werden, die ihre osmotische Aktivität unter einen Schwellenwert von 1500 mOsm/l senken (Read, 1959). Bei der Angiokardiographie von 42 Kranken mit Urografin 76% oder Isopaque 60% konnte Björk (1967) die Erythrocyten-Agglutination mit dem Cornea-Mikroskop und Mikrophotogrammen an den Bindehautgefäßen in der Hälfte der Fälle nachweisen. Die Agglutination erreichte 15 min p.i. ihren Höhepunkt, 60 min p.i. war sie in der Regel wieder abgeklungen. Bei einigen Kranken blieb sie bis 24 Std p.i. erkennbar.

γ) Kontrastmittelwirkungen auf das Gehirn

Außer der Kontrastmittelwirkung auf Herz und Kreislauf ist aber an der Allgemeinreaktion auf ein Kontrastmittel noch eine *spezifische Wirkung auf das gesamte Gehirn* beteiligt (Broman und Olsson, 1948, 1949, 1956; Olsson, 1950; Broman, Forssman und Olsson, 1950; Foltz, Thomas und Ward, 1952; Cotrim, 1954; Chou, French und Peyton, 1955; La Fia und Jaeger, 1957; Tönnis und Schiefer, 1959; Lance und Killen, 1959; Kagström, Lindgren und Törnell 1958, 1960; Hilbish und Herdt, 1960; Fischer und Eckstein, 1961; Weibel, Fields, Crawford, De Bakey und Beall, 1963; Wenker und Seeberg, 1964; Grainger, 1965 u.a.). Besonders gefährdet sind in dieser Hinsicht Kranke mit kongenitalen Herz- und Gefäßmißbildungen, bei denen ein Scheidewanddefekt des Herzens die Überleitung größerer Kontrastmittelmengen von der venösen zur arteriellen Seite des Kreislaufs zuläßt (Dotter und Jackson,

1950). Die gleiche Gefahr besteht natürlich bei der intraarteriellen Injektion großer Mengen hochkonzentrierter Kontrastmittel in der Nähe des Gehirns, also am Hals und am Schultergürtel.

Broman und Olsson (1948, 1949, 1950, 1956) zeigten durch Versuche an narkotisierten Katzen und Kaninchen, daß die verschiedenen Kontrastmittel, in genügender Menge, Konzentration und in kurzer Injektionszeit intraarteriell verabfolgt, wie andere hypertone Salzlösungen eine *Störung der „Blut-Hirnschranke“* auslösen können. Injiziert man den Tieren eine bestimmte Kontrastmittelmenge in die A. carotis einer Seite, anschließend eine Lösung von Trypanblau intravenös, so färben sich diejenigen Hirnteile, in denen das Kontrastmittel zu einem Zusammenbruch der Blut-Hirnschranke geführt hat, intensiv blau. Als Konzentrationsschwelle, oberhalb derer die Gefäßendothelschädigung einsetzt, erwiesen sich 50 ml einer 70%igen Diodrastlösung bei einer Kontaktzeit von 10 sec. Geringere Kontrastmittelkonzentrationen hatten auch bei längerer Kontaktzeit keine erkennbare Schädigung zur Folge; höhere Konzentrationen verursachten eine Schädigung schon nach viel kürzeren Zeiten. Eine Beeinträchtigung der Blut-Hirnschranke war in der Regel nachweisbar, wenn während oder nach der Injektion Krämpfe aufgetreten waren. Je nach dem Schweregrad der verursachten Störung war der Zusammenbruch der Blut-Hirnschranke nach mehr oder weniger langer Zeit reversibel oder nicht. Bei stärkeren Schädigungen können mikroskopisch Diapedese-Blutungen, capilläre oder venöse Stase, Thrombosen oder Hirnödem nachgewiesen werden. Die Untersuchungen liefern deutliche Parallelen zu klinischen Erfahrungen.

Die von Broman und Olsson gewählten Versuchsbedingungen sind zwar für das Zustandekommen einer Hirnschädigung beim Tier sehr viel günstiger als unter klinischen Voraussetzungen beim Menschen, die Kombination verschiedener Faktoren kann aber auch bei der klinischen Anwendung der Kontrastmittel zu gleichartigen Schädigungen führen. Insbesondere ließ sich zeigen, daß *wiederholte Injektionen in kurzen Abständen* mit sonst unterschwelligen Dosen oder Konzentrationen zu einer Schädigung der Blut-Hirnschranke führen.

Broman und Olsson (1956) untersuchten auch, welche Rolle der *Injektionsdruck* beim Zustandekommen einer Hirnschädigung spielt. Hoher Injektionsdruck verursachte an sich keine Schädigung normaler Hirngefäße. Die Capillarmembranen blieben für Trypanblau undurchlässig, wenn physiologische Kochsalzlösung unter einem Druck über 500 mm Hg injiziert wurde. Ersetzte man aber physiologische Kochsalzlösung durch 35%iges Umbradil, ein zweifach jodiertes Kontrastmittel, das unter normalen Voraussetzungen die Blut-Hirnschranke unversehrt läßt, so zeigten sich sofort Schädigungen, wenn der Injektionsdruck einen Wert von 200—250 mm Hg überschritt. Der *kumulative Effekt zweier Faktoren, nämlich Kontrastmittelkonzentration und Injektionsdruck,* führte in diesen Fällen zu Schädigungen der Blut-Hirnschranke.

Die Ergebnisse dieser Untersuchungen weisen darauf hin, daß man bei Hochdruckkranken, deren Hirngefäßsystem in der Regel schon erhebliche Veränderungen aufweist, hinsichtlich Kontrastmittelkonzentration und Injektionsdruck ganz besonders vorsichtig sein muß.

Schließlich spielt die *Art des Kontrastmittels* eine entscheidende Rolle: dreifach jodierte Kontrastmittel verursachen in der Regel geringere Schädigungen in Form einer reinen Störung der Blut-Hirnschranke, die zudem meist reversibel sind. Dagegen führen Dijodon und Diodrast (zweifach jodierte Kontrastmittel) in gleicher Konzentration zu mikroskopisch nachweisbaren Veränderungen (Stase, punktförmige Blutungen, Ödem und Thrombose). Neuere Untersuchungen (La Fia und Jaeger, 1957; Lance und Killen, 1959; Zsebök, 1959; Wenker und Seeberg, 1964; Grainger, 1965) bestätigen den geringeren toxischen Effekt der dreifach jodierten Kontrastmittel. Frei von Nebenwirkungen sind aber auch diese Präparate nicht, wenn sie in entsprechender Konzentration und mit hohem Druck in den Gehirnkreislauf gelangen. Die spezifische Wirkung auf das Gehirn begründet die Notwendigkeit, auch bei den heute gebräuchlichen Kontrastmitteln während der Injektion in den linken Ventrikel oder in die Aorta ascendens beide Carotiden zu komprimieren, um so den Kontrastmittelfluß in das Gehirn möglichst gering zu halten. Luttrell, Finberg und Drawdy (1959), Sotos, Dodge, Meara und Talbot (1960) wiesen einen Druckabfall im Cerebrospinalraum nach Kontrastmittelinjektion in den Gehirnkreislauf nach und erklären diese Erscheinung durch Störung der Capillarpermeabilität, die zur Dehydrierung der Gehirn- und Rückenmarkszellen mit Volumenabnahme dieser Organe führt. Als Schwellenwert für die Auslösung dieser Veränderungen betrachten sie eine Zunahme der Blutplasma-Osmolarität um 10% gegenüber dem Ausgangswert (etwa 330 mOsm/l).

δ) Kontrastmittelwirkungen auf die Nieren

Die Nieren sind neben Herz und Gehirn die Organe, deren Schädigung durch eine Kontrastmitteluntersuchung für den Kranken sehr gefährlich sein kann. Mit der Frage der *Nephrotoxicität* der gebräuchlichen Kontrastmittel beschäftigten sich deshalb viele Autoren sowohl vom experimentellen (u.a. Idbohrn u. Berg, 1954; Porporis, Elliot,

Fischer u. Mueller, 1954; Thomson, Margolis, Grimson u. Taylor, 1957; Helander, 1958; Berg, Idbohrn u. Wendeberg, 1958; Killen u. Lance, 1960; Lance u. Killen, 1960; Garber u. Read, 1961; Bernstein, Palmer, Aaberg u. Davis, 1961; Schlungbaum, 1962; Lasser, 1962; Sessions, Killen u. Foster, 1962; Mallady, 1962; Dean, Andrew u. Read, 1964; Hayes, Foster, Sewell und Killen, 1966), als auch vom klinischen Standpunkt (Alwall, Johnsson, Tornberg u. Werkö, 1953; Bartels, Brun, Gammeloft u. Gjorup, 1954; McAfee, 1957; Davidsen, Gudbjerg u. Thomsen, 1961; Lindgren, 1961; Vollmer, 1964; Maurer, Vahlensieck u. Vleugels, 1964). Ausführliche Zusammenstellungen finden sich z.B. bei Vogler und Herbst (1954) sowie Baudisch und Baumann (1964).

Die größte Gefahr für das Nierenparenchym droht natürlich bei der direkten Injektion hochkonzentrierter Kontrastmittellösungen in die Nierenarterie oder in die lumbale Aorta in unmittelbarer Nachbarschaft der Nierenarterienabgänge. So ermittelte McAfee (1957) durch Umfrage an amerikanischen Kliniken, daß bei 13207 abdominalen Aortographien 12 Todesfälle und 27 schwere Komplikationen durch Nierenschädigungen aufgetreten waren. Die Gefahr für eine Kontrastmittelschädigung der Niere ist bei den intravenösen Methoden der thorakalen Angiographie wesentlich geringer, da das Kontrastmittel erheblich verdünnt wird, bevor es die Nierenarterien erreicht. Ganz auszuschließen ist aber die Gefahr einer Nierenschädigung auch hier nicht. Davidsen, Gudbjerg u. Thomsen (1961) fanden bei ihren 661 eigenen Angiokardiographien sowie thorakalen und lumbalen Aortographien 13 Kranke mit unwesentlichen, 14 Kranke mit leichteren und 7 Kranke mit erheblichen Erhöhungen des Rest-N oder des Serumkreatinins. Die Werte waren spätestens nach $^1/_2$ Jahr wieder zur Norm zurückgekehrt. Wir erlebten einen schweren Zwischenfall, der glücklicherweise behoben werden konnte.

Bei einem 5jährigen Kind mit Transposition der großen Gefäße und Ventrikelseptumdefekt entwickelte sich nach gezielter Kontrastmittelinjektion in den rechten Ventrikel (20 ml, darauf 30 ml 76%igen Urografin) eine Anurie mit Steigerung der Rest-N-Werte auf 150 mg%, die mit konservativen Maßnahmen nicht zu beheben war. Nach extrakorporaler Dialyse kam die Nierenfunktion wieder in Gang; die blutchemischen Werte normalisierten sich.

Durch einen nephrotoxischen Effekt besonders gefährdet sind Kranke, bei denen infolge Herz- oder Niereninsuffizienz Störungen des Wasser- und Mineralhaushaltes bestehen und dann zur thorakalen Angiographie das Kontrastmittel direkt in den arteriellen Schenkel des Kreislaufs injiziert wird. Hier ist eine sorgfältige Funktionsprüfung der Nieren, u.U. eine vorherige Regulierung des Wasser- und Mineralhaushaltes unumgänglich. Abrams (1957) verzeichnet in seiner Sammelstatistik über 1706 gezielte thorakale Aortographien 2 Todesfälle durch Anurie, bei 6 weiteren Kranken konnten Anurie und Oligurie durch die Behandlung gebessert oder beseitigt werden.

Wie *Clearance-Untersuchungen* vor allem schwedischer Autoren (Larsson u. Palmlöv, 1952; Edling, Edvall u. Helander, 1957, 1958, 1960; Luttwak, Reed u. Breed, 1961; Stokes u. Bernard, 1961) gezeigt haben, kann es im Anschluß an die Durchströmung der Nieren mit hochkonzentrierten Kontrastmittellösungen zu Störungen der Ausscheidung von Harnstoff und Kreatinin kommen, die wochen- und monatelang bestehen bleiben und in manchen Fällen sogar irreversibel sind. Idbohrn und Berg (1954), Ölssner (1956) sowie Edling und Helander (1957) fordern deshalb eine Mindestkonzentration des Harns im Durstversuch von 1020 sowie Rest-N-Werte unter 45 mg-% vor jeder angiographischen Untersuchung. Da die Rest-N-Werte auch bei deutlicher Einschränkung der Nierenfunktion noch normal sein können, empfehlen Edling, Edvall u. Helander (1957, 1958, 1960) in Zweifelsfällen vor der Kontrastmitteluntersuchung die Durchführung einer Harnstoff-Clearance. Eine Einschränkung unter die Hälfte der Norm betrachten sie als Kontraindikation für Kontrastmittelinjektionen jeder Art.

Wie experimentelle Untersuchungen (Idbohrn u. Berg, 1954; Thomson, Margolis, Grimson u. Haywood, 1957; Berg, Idbohrn u. Wendeberg, 1958; Helander, 1958; Killen u. Lance, 1960; Morris, Lasser, Fischer, Lee u. Granke, 1961; Lélek und Pokorny, 1967, 1968 u.a.) zeigten, richtet sich die toxische Kontrastmittelwirkung hauptsächlich gegen den Tubulusapparat. Bei Kontrastmittelkonzentrationen von mehr als 17,5 % in der Nierenarterie beobachtet man zwar auch Veränderungen der Glomeruli (Dilatation der Capillarschlingen, Füllung der Bowmanschen Kapsel mit eiweißhaltigem Exsudat, Leukocyteninfiltrationen), diese verhältnismäßig leichten Schädigungen stehen aber in keinem Verhältnis zu den gleichzeitig auftretenden mikroskopischen Veränderungen der Tubuli. Hier finden sich je nach Konzentration des Kontrastmittels und Dauer seiner Einwirkung trübe Schwellung und vacuoläre Degeneration des Tubulusepithels mit Abschilferung, Füllung mit Exsudat, Verstopfung mit hyalinen und granulären Cylindern bis zur völligen Tubulusnekrose. Die Veränderungen erreichen ihren Höhepunkt 1—4 Tage nach der Kontrastmittelinjektion; sie klingen dann ab oder führen unaufhaltsam zur Urämie. Untersuchungen der PAH- und Inulin-Clearance vor und nach Injektion von Urokon sowie Ausscheidungsprüfungen von mit ^{131}J markiertem Urokon (JOSEPHSON, 1952; PORPORIS, ELLIOT, FISCHER u. MUELLER, 1954; SCHLUNGBAUM, 1962) bestätigen diese Befunde: Die Anwesenheit von Urokon im Blutplasma führt *nicht* zur Einschränkung des renalen Plasmadurchflusses (glomeruläre Filtrationsrate, Inulinclearance), sondern zu einer erheblichen Depression der PAH-Clearance, also der tubulären Exkretionskapazität. DEAN, ANDREW u. READ (1964) beobachteten bei Durchströmungsversuchen isolierter Aorten-Nierensegmente mit 70 %igem Urokon eine Widerstandserhöhung des Nierenkreislaufs mit Schädigung des Parenchyms und Tod der Versuchstiere durch Urämie. Die Schädigung trat aber nur auf, wenn Urokon zusammen mit körpereigenem Blut injiziert wurde; nach Injektion von Urokon in physiologischer Kochsalzlösung war sie kaum ausgeprägt. Die Erklärung dafür suchen die Autoren in Veränderungen des Erythrocytenmembranpotentials durch die hohe Osmolarität des Kontrastmittels, so daß es zur Erythrocytenagglutination und tubulären Epithelschädigung kommt.

Eingehende experimentelle Vergleichsuntersuchungen über *Nephrotoxicität* praktisch *aller neueren Kontrastmittel* stammen von LÉLEK und POKORNY (1966, 1967, 1968). Schwerste und ausgebreitete ischämische Veränderungen entstanden nach Injektion von Opycoron; dann folgten die Jothalamate (Conray 70 %, Angio-Conray 80 %); relativ geringe, aber trotzdem deutliche Schädigungen traten bei den Diatrizoaten, zu denen Urografin gehört, auf. Je nach Konzentration des Kontrastmittels und Injektionsart (intraaortal, gezielt in die Nierenarterie) zeigte die Niere makroskopisch 2—24 Std p.i. dunkelrote, hyperämische und blasse, anämische, bis pfennigstückgroße Herde, die für Zirkulationsstörungen charakteristisch sind. Die Glomeruli ließen ödematöse Schwellung und Dilatation der Gefäßschlingen erkennen. Als besonders empfindlich erwies sich der Tubulusapparat (trübe Schwellung, vacuoläre Degeneration bis zur völligen Nekrose des Epithels). Spätveränderungen waren größere, keilförmige Infarkte des Parenchyms mit Thromben in den kleinen und mittelgroßen Arterien, schließlich Bindegewebseinlagerung und Narbenbildung. Ob für die Unterschiede in der Nephrotoxicität nicht so sehr Verschiedenheiten der chemischen Struktur der Kontrastmittel als vielmehr Verschiebungen des pH nach der sauren Seite Bedeutung haben, erscheint noch nicht genügend geklärt. Jedenfalls bedeutet die saure Reaktion eines Kontrastmittels eine Steigerung der Nephrotoxicität (STEWART, DIMOND, FERGUSON und SHEPARD, 1965). Auch Größe und Konzentration der Kontrastmitteldosis spielen offenbar nicht eine so entscheidende Rolle, wie man zunächst anzunehmen geneigt ist. Selbst kleine Dosen (1,5 ml) riefen z.T. schwere Veränderungen hervor. Die Acetrizoate sind offenbar hinsichtlich ihrer Verträglichkeit für die Niere zur Angiographie weniger geeignet als die Diatrizoate. Diese Verbindungen erwiesen sich auch gegenüber den Jothalamaten als weniger toxisch. Zwischen Jodgehalt der einzelnen Kontrastmittel und Nephrotoxicität besteht ebenfalls kein linearer Zusammenhang.

Am *Mechanismus der Nierenschädigung durch Kontrastmittel* sind höchstwahrscheinlich verschiedene Faktoren beteiligt. Die sehr komplexen Vorgänge können hier nicht bis in alle Einzelheiten verfolgt werden (s. unter anderem v. LICHTENBERG und SWICK, 1932; JUNKMANN und DAMM, 1933; HECHT, 1939; DOSS, 1953; JOSEPHSON und KALLAS, 1952, 1953; PORPORIS, ELLIOT, FISCHER und MUELLER, 1954; BEALL, CRAWFORD, COUVES, DE BAKEY und MOGER, 1958; HUGER, MARGOLIS und GRIMSON, 1958; EDLING und HELANDER, 1959; KNOEFEL, 1961; HAYES, FOSTER, SEWELL und KILLEN, 1966; HAAGE und REHM, 1968; HECHT und GLOXHUBER, 1967). THOMSON, MARGOLIS, GRIMSON und HAYWOOD (1957) machten vor allem auf *hämodynamische Veränderungen in der Niere* aufmerksam: Durch plethysmographische Untersuchungen konnten sie nach Injektion von Diodrast und Urokon eine prompte Volumenabnahme der Niere mit Abfall des Systemblutdrucks, anschließend eine Zunahme des Nierenvolumens mit Wiederanstieg des Systemblutdrucks nachweisen. Hypaque und Miokon verursachten dagegen eine sofortige Dilatation der Niere mit Anstieg des Systemblutdrucks. Offenbar werden diese Veränderungen durch Vasoconstriction und -dilatation innerhalb der Niere ausgelöst. Planimetrische Messungen der Größe des nephrographischen Schattens auf Serienaufnahmen durch MORRIS, LASSER, FISCHER, LEE und GRANKE (1961) ergaben nach Injektion von Urokon eine Abnahme der Nierengröße, während der Nierenschatten nach Hypaque und Renografin (= Urografin) etwa 5 min lang deutlich zunahm. Parallel damit liefen Unterschiede der Stärke und Dauer des Nephrogramms, der Homogenität und der Ausscheidung des Kontrastmittels in Harn und Nierenvenenblut.

Alle diese Veränderungen müssen auf den Hintergrund des Kontrastmittel-Konzentrationsablaufs in Blut und Geweben, d.h. der *Kinetik der Kontrastmittelverteilungsräume* nach intravenösen und intraarterieller Injektion projiziert werden, wie SCHLUNGBAUM und BILLION (1956) sowie SCHLUNGBAUM (1962) in ausgedehnten Untersuchungen über die Verteilung, Resorption und Ausscheidung nierengängiger Kontrastmittel durch Markierung mit ^{131}J zeigten. Der wichtigste Regulator dieser Kinetik ist die Niere. Jodopyracet, Acetrizoate und Diatrizoate weisen schon beim Nierengesunden charakteristische Unterschiede auf. Renale und extrarenale Erkrankungen können die Halbwertzeit der Kontrastausscheidung erheblich verlängern, die Rückresorption aus den Geweben verzögern und die Gesamtausscheidung nach 24 Std wesentlich hemmen.

ε) *Lokale Kontrastmittelwirkungen*

Injiziert man hochprozentige Lösungen zweifach- oder dreifach-jodierter Kontrastmittel unter hohem Druck in eine Vene, wie bei der ungezielten Angiokardiographie, so kommt es in einem großen Prozentsatz der Fälle zur Thrombophlebitis (HEUBER, 1942; DOTTER und STEINBERG, 1951; DOTTER, WETCHLER und STEINBERG, 1953; FELTEN, 1954; HERBST, 1954, 1955 u.a.). Die schnelle Injektion von etwa 50 ml einer wäßrigen Kontrastmittellösung führt an der Injektionsstelle zu Druckerhöhungen bis 300 mm Hg. Druckmessungen mit Hilfe des Herzkatheters ergaben, daß die Druckwelle in den großen Venen des Arms und des Thorax abgefangen wird, so daß der Druck im rechten Vorhof während der Kontrastmittelinjektion in die Armvene auch bei Verwendung eines Druckgerätes nicht wesentlich ansteigt. Am Orte der Injektion kann jedoch eine Epithelschädigung entstehen, die unter Umständen eine Entzündung der Gefäßinnenwand mit folgender Thrombosierung verursacht. Diese Endothelschädigung wiesen GOTTLOB, ZINNER und GOLDSCHMIDT (1957), ZINNER und GOTTLOB (1959) sowie GOTTLOB und ZINNER (1965) an der Vene des Kaninchenohres histologisch nach, indem sie die Wirkungen zweifach- und dreifach-jodierter Kontrastmittel miteinander verglichen.

In die Ohrvene wurde zunächst physiologische Kochsalzlösung, dann das zu testende Kontrastmittel injiziert und 30 sec im Lumen der Vene belassen. Die Veränderungen der Gefäßinnenwand umfaßten Unterbrechungen oder völlige Aufsplitterung der Kittlinien des Endothels und das Auftreten von Querstreifen unterhalb des Niveaus der Kittlinien. Bei den Vergleichsuntersuchungen zeigte Urografin entweder keine schädigende Wirkung auf das Gefäßendothel oder nur geringe Veränderungen im Sinne einer „Stechapfelform" der Kittlinien. Da der Zustand der Kittlinien Ausdruck der Gefäßpermeabilität ist, kann man dem Urografin eine gute Verträglichkeit zusprechen.

Ähnliche Veränderungen wie ZINNER und GOTTLOB an der Venenintima konnten MERSEREAU und ROBERTSON (1961) sowie MCCONNELL und MERSEREAU (1964) auch am Endothel von Arterien nach Einwirkung hochkonzentrierter Kontrastmittellösungen nachweisen. Weitere Untersuchungen über die Schädigung des Gefäßendothels und der Capillarpermeabilität durch Kontrastmittel stammen von HOPPE (1959); MOE und CRAVER (1959), GUZMAN und WEST (1959), OPPENHEIMER, HARAKAL, SHERWIN, HOWDEN, WINTERS und STAUFFER (1960), FISCHER und ECKSTEIN (1961). Nach LASSER, FARR, FUJIMAGARI und TRIPP (1962) steht die Gefäßendothel- und capillarschädigende Wirkung der Kontrastmittel in enger Beziehung zu ihrer Fähigkeit der Albuminbindung.

Bei der *ungezielten* Angiokardiographie wurden, allerdings noch unter Verwendung älterer, dijodierter Kontrastmittel, besonders häufig Venenthrombosen beobachtet. DOTTER, WETCHLER und STEINBERG (1953) fanden bei 1733 Patienten mit 2669 Kontrastmittelinjektionen nach einmaliger Injektion von Urokon (70%) in 48% der Fälle Venenthrombosen, bei zweimaliger Injektion von Diodrast (70%), Neo-Iopax (75%) oder Urokon (70%) stieg die Quote bereits auf 80%; eine dreimalige Injektion führte praktisch immer zur Thrombosierung. Ihr Ausmaß war unterschiedlich, sie reichte von wenigen Zentimetern bis zur Thrombosierung der ganzen Arm- und Schultervenen bis zur Achsel bzw. zur Clavicula. Bemerkenswerterweise bestanden nur geringe Schmerzen. Ebenso kam es nie zu Ödemen oder Embolien mit klinischen Symptomen.

Bei dieser Häufigkeit der Venenthrombosen hat zweifellos die Art der verwendeten Kontrastmittel eine wesentliche Rolle gespielt. Uns selbst sind bei insgesamt 829 intravenösen ungezielten Angiokardiographien, vorwiegend mit Urografin, keine Thrombosierungen bekannt geworden, die klinisch erhebliche Beschwerden oder Symptome verursacht hätten.

b) Behandlung von Kontrastmittelzwischenfällen

Bedenkt man die Vielfalt von Nebenreaktionen nach schneller intravenöser, intraarterieller oder intrakardialer Injektion hochkonzentrierter Kontrastmittellösungen, so ist man geneigt, die Möglichkeiten einer Beeinflussung von Zwischenfällen als relativ gering zu erachten. Die Erfahrung hat aber gezeigt, daß genaue Kenntnis der drohenden Gefahren und zielbewußtes Handeln einen Großteil selbst schwerer Reaktionen beseitigen oder doch wenigstens erheblich abschwächen können (WEIGEN u. THOMAS, 1958; HILDRETH, PENDERGRASS, TONDREAU u. RITCHIE, 1960; RÜMMELE u. EBERLEIN, 1965; ELKE, 1965; OESER u. TAENZER, 1965; MAURER, DOEPFNER, BARTSCH, VAHLENSIEK u. VLEUGELS, 1965 u.a.).

Dringend muß davor gewarnt werden, kompliziertere Kontrastmitteluntersuchungen bei Patienten ambulant vorzunehmen. Eine stationäre Überwachung ist immer erforderlich, auch wenn sich während und unmittelbar nach der Untersuchung kein Hinweis für eine Störung ergibt. Viele Darstellungsverfahren im Bereich der Thoraxorgane bedeuten für den Kranken einen „Stress", der mit der Belastung durch einen operativen Eingriff ohne weiteres vergleichbar ist. Sehr wichtig ist auch eine sichere psychologische Führung des Kranken, wozu u.a. gehört, daß man *am Vortag* versucht, dem Kranken eine Vorstellung über Zweck und Ausmaß des geplanten Eingriffes zu vermitteln. FROMMHOLD u. BRABAND haben eine übersichtliche Zusammenstellung von Sofortmaßnahmen bei Kontrastmittelzwischenfällen erarbeitet (Schering AG, Berlin 1967). Solche oder ähnliche Tabellen sollten in jedem Untersuchungsraum einer Röntgenabteilung an gut sichtbarer Stelle angebracht sein.

Leichte Allgemeinreaktionen (Übelkeit, Brechreiz, Hustenreiz, Hitzegefühl) lassen sich durch Frischluftzufuhr, evtl. O_2-Atmung und Beruhigung des Patienten in der Regel beherrschen.

Allergische Reaktionen (Urticaria, Quaddelbildung, Lidödeme) können je nach Schwere mit intravenösen Injektionen von Calcium, Antihistaminica und Cortison-Derivaten behoben werden.

Bei *schweren Reaktionen* steht die Bekämpfung des Kreislaufkollapses im Vordergrund: intravenöse Injektion von Cortison-Derivaten. Neben O_2-Beatmung mit Atemmaske, evtl. Intubation, hat sich die Volumensubstitution mit Blutersatzmitteln oder Plasma-Expandern bewährt, wenn nicht eine akute Herzdekompensation mit Gefahr eines Lungenödems besteht. Das zur Schockbekämpfung erforderliche Instrumentarium wurde von RÜMMELE und EBERLEIN (1965) sowie ELKE (1965) beschrieben:

1. Ambu-Beutel mit Masken Nr. 2, 3 und 4.
2. Oropharyngealtubus nach GUEDEL Nr. 3 und 5.
3. Effortil.
4. Arterenol.
5. Suprarenin.
6. Calciumgluconat.
7. Alupent.
8. Solu-Decortin-H.
9. Atropin.
10. Nembutal (Pentobarbital).
11. Glucose 5% mit Infusionsbesteck.
12. NaCl 0,9%.
13. Einmalkanülen Größe 1 und 2.
14. Einmalspritzen 5, 10 und 20 ml.

Mit der Behandlung muß sofort begonnen werden, wenn während (oder nach) der Kontrastmittelinjektion als *alarmierende Zeichen* Dyspnoe, asthmatoides Exspirium und Kreislaufkollaps auftreten. Die Behandlung soll nach folgendem Therapieplan erfolgen:

1. Anlegen einer Infusion (Glucose 5%).
2. Beatmung bei Ateminsuffizienz (mit Ambu-Beutel oder von Mund zu Mund).
3. Intravenöse Injektion je nach Symptomen:
   a) Bei allergischen Symptomen:
      Solu-Decortin-H 50,0 mg
      Calciumgluconat 1,0 g
      Alupent 0,2 mg (bei Bronchospasmus)
      Suprarenin 10 gamma-weise.
   b) Bei Krampfzuständen und zur Sedierung:
      Nembutal 50 mg.
   c) Bei Kollapszuständen:
      Effortil 3—4 mg; wenn ohne Effekt: Arterenoltropf 5 mg in 500 ml Glucose.
      (Dosierung nach Wirkung, 10—20 Tropfen pro Minute.)

Behandlung des Herzstillstandes:

1. Beatmung.
2. Externe Herzmassage.
3. Suprarenin 0,2 mg intrakardial.
4. Calciumgluconat 0,5 g intrakardial.
   Nach eingetretener Spontanfunktion:
5. Bei Hypotension: Anlegen eines Arterenoltropfes.
6. Bei Bradykardie: Atropin 0,3 mg i.v.

Analeptica sind kontraindiziert.

Um diesen Therapieplan im Notfall unverzüglich durchführen zu können, ist erforderlich, nach jeder Kontrastmittelinjektion die *Kanüle in der Vene zu belassen*, weil bei einem Kreislaufkollaps eine erneute Punktion fast unmöglich ist.

Im Falle eines *Herzstillstandes* ist besondere Eile geboten, da für die Wiederbelebung nur etwa 3 min zur Verfügung stehen. Beatmung und extreme Herzmassage durch rhythmische Thoraxkompressionen müssen gleichzeitig (evtl. auch alternierend) erfolgen. Wenn diese Maßnahmen nicht ausreichen, folgen etwa nach 5 min die intrakardiale Injektion (5. ICR links parasternal), und zwar zunächst von Suprarenin (0,2 mg) und, wenn erforderlich, 2 min später Calciumgluconat (0,5 g).

Als letzte Möglichkeit bleibt der Elektroschock, dessen Anwendung das Vorhandensein eines Kardioskopes und eines (Gleichstrom-) Defibrillators voraussetzt, was für größere Institute heute gefordert werden muß.

Die Rufbereitschaft eines erfahrenen Anaesthesisten und eines eingearbeiteten Chirurgenteams während der Durchführung von Kontrastmitteluntersuchungen hat sich sehr bewährt, um notfalls eine Thorakotomie mit direkter Herzmassage durchführen zu können. ELKE (1965) hatte bei 6300 Angiographien 11mal einen Herzstillstand. Von diesen Kranken konnten 6 durch sofortige Wiederbelebungsmaßnahmen gerettet werden.

c) Komplikationen bei ungezielten, intravenösen Angiokardiographien

Aus den großen Sammelstatistiken geht nicht immer eindeutig hervor, wie groß Zahl und Schwere der Komplikationen bei der ungezielten und der gezielten Angiokardiographie waren. Allgemein muß man nach den Erfahrungen der letzten 20 Jahre mit einer Mortalität zwischen 0,5—1,5% rechnen (SUSSMAN, 1948; DOTTER u. STEINBERG, 1949, 1952, 1953; KREUZER, CAPRILE u. WESSELS, 1950; RUSSELL u. MORGAN, 1950; DOTTER u. JACKSON, 1950; SCOTT, 1951; CARNEGIE, 1951; DOTTER, WETCHLER u. STEINBERG, 1953; DIMOND und GONLUBOL, 1953; JANKER, 1954, 1957; BAGGER u. Mitarb., 1954; ZSEBÖK, 1954; READ, 1959 u.a.). Wie die Analyse der tödlichen Zwischenfälle zeigt, sind vor allem irreversible Schädigungen des Gehirns, des Herzens und des Kreislaufs die Ursache. Man darf annehmen, daß die intensive pharmakologische Forschung der Nachkriegszeit zu einer wesentlichen Verbesserung der Kontrastmittel geführt hat. Vermeidbar sind aber Todesfälle auch heute noch nicht, wie die ausführliche Diskussion, z. B. im „*Radiologen*", Band 5 (1965) gezeigt hat. Nach den vom 1. Kongreß der Europäischen Gesellschaft für Radiologie in

Barcelona (1967) und der Deutschen Röntgengesellschaft (1967) gefällten Entscheidungen verzichtet man heute weitgehend auf die Durchführung einer Testinjektion.

Eine umfassende Darstellung der während und nach ungezielter intravenöser Angiokardiographie zu erwartenden Komplikationen stammt von DOTTER u. JACKSON (1950). Zwar wurden die meisten der von ihnen analysierten Zwischenfälle noch mit den älteren dijodierten Kontrastmitteln durchgeführt; die Ergebnisse sind aber auch heute noch sehr lehrreich.

DOTTER u. JACKSON (1950) ermittelten nach einer Umfrage an Kliniken in USA, Kanada, England und Schweden 26 Todesfälle bei 6824 intravenösen Angiokardiographien (Mortalität = 0,38 %). Dabei ereigneten sich 17 Todesfälle bei Patienten unter 18 Jahren mit angeborenen Herzfehlern, und zwar 14 vom cyanotischen, 3 vom acyanotischen Typ. Kinder mit einem Rechts-Links-Shunt, bei denen die Sauerstoffversorgung des Myokards und des Gehirns an sich schon vermindert ist, sind offenbar besonders gefährdet. Bei Patienten ohne angeborene Herzfehler ereignete sich nur 1 Todesfall, nämlich bei einem Kranken mit Cor pulmonale und arteriolärer Thrombosierung der Lunge. In 8 Fällen trat der tödliche Zwischenfall unmittelbar im Anschluß an die Kontrastmittelinjektion bzw. innerhalb von 10 min p.i., 9mal innerhalb 15 min bis 3 Std, in 6 Fällen innerhalb 6 Std bis zu 3 Tagen p.i. ein. Für eine ursächliche Schädigung des Gehirns spricht die Tatsache, daß 14 der 26 Verstorbenen einen intrakardialen Shunt hatten; wahrscheinlich gelangte bei ihnen das Kontrastmittel in höherer Konzentration in die Hirngefäße. Der tödliche Zwischenfall trat 11mal nach nur einer Kontrastmittelinjektion, in 9 Fällen nach der zweiten und in 3 Fällen nach der dritten Injektion auf. Die Sektion ergab nur in den wenigsten Fällen einen Hinweis für die unmittelbare Todesursache: 2mal fand man ein subdurales Hämatom, 3mal ein Lungenödem.

RUSSELL und MORGAN (1950) hatten bei 600 ungezielten Angiokardiographien eine Mortalität von 1 %. Bei 2 Kranken trat der Tod wenige Minuten nach der intravenösen Injektion einer Testdosis von 1 ml 70 %igem Diodrast unter den Zeichen einer zentralen Atem- und Kreislauflähmung ein. Vier Kranke starben nach cerebralen Krampfanfällen und tiefem Koma, so daß eine Hirnschädigung angenommen werden muß.

Bei den von uns größtenteils mit 60 bzw. 76 %igem Urografin durchgeführten 829 intravenösen Angiokardiographien trat kein Todesfall auf. Allerdings bedingt auch dieses „Nullergebnis“ immerhin noch eine obere Grenze der Wahrscheinlichkeit für einen Todesfall von etwa 0,7 %.

ASTLEY, GOTSMAN u. PARSONS teilten 1965 Ergebnisse von 500 Angiokardiographien, die mit hochkonzentriertem Hypaque und Triosil ausgeführt worden waren, mit. Obwohl in 60 % der Fälle 2, in 20 % 3 bzw. 4 Kontrastmittelinjektionen ausgeführt worden waren, hatten sie keinen Todesfall und auch keine schwere Komplikation. Dieses hervorragende Ergebnis führen die Autoren vor allem darauf zurück, daß die Angiokardiographie grundsätzlich in Allgemeinbetäubung durchgeführt wurde.

d) Komplikationen bei gezielten Angiokardiographien

Eine sehr aufschlußreiche Zusammenstellung von Nebenerscheinungen und Komplikationen bei der Katheterisierung des rechten Herzens und der großen Gefäße mit oder ohne Kontrastmittelinjektion stammt von BAGGER, BIÖRCK, BJÖRK u. Mitarb. (1957) aufgrund einer Umfrage an 12 schwedischen Krankenhäusern. Bei 2958 Angiokardiographien traten 15 Todesfälle ein (= 0,51 %). Die größere Zahl der Komplikationen konnte beseitigt oder gebessert werden (Kammerflimmern, ventriculäre Tachykardien, Rechtsschenkelblock, totaler AV-Block, Endo-Myokardschädigung, schwerer arterieller Spasmus, Herzwandperforation, Lungeninfarkt, schwere Thrombophlebitis).

Spätere Berichte weisen darauf hin, daß dreifach-jodierte Kontrastmittel eine erheblich geringere Toxicität besitzen. So hatten HILBISH und MORROW (1958) bei über 200, ASTLEY, GOTSMAN und PARSONS (1965) bei über 500 selektiven Angiokardiographien keinen Todesfall. Ein Kammerflimmern nach der Kontrastmittelinjektion bei einer Patientin mit Mitralstenose konnte durch Herzmassage und elektrische Defibrillation unterbrochen werden. Die Autoren warnen vor der Lokalanaesthesie und empfehlen eine Allgemeinbetäubung mit künstlicher Beatmung. Am sichersten ist immer die intratracheale Intubation. Bei 4 Kranken kam es zu einem Kontrastmitteldepot im Myokard des rechten Ventrikels, ohne klinische Symptome oder Veränderungen im EKG zu verursachen.

Kjellberg, Mannheimer, Rudhe und Jönsson (1959) hatten unter 728 angiokardiographischen Untersuchungen 5 Todesfälle (= 0,69 %), größtenteils bei Kindern mit schwer geschädigtem Herzen. Ähnlich sind die Erfahrungen anderer Autoren (Chou, French und Peyton, 1955; Rowe, Houston, Tuchman, Maxwell, Weinstein und Crumpton, 1956; Hartleb und Geiler, 1958; Laboux, Dupont, Cornet und Horeau, 1959; Straube, Dotter und O'Dell, 1963).

Davidsen, Gudbjerg und Thomsen (1961) hatten unter 500 gezielten Angiokardiographien, die hauptsächlich bei cyanotischen und acyanotischen Herzfehlern in Allgemeinnarkose ausgeführt worden waren, 2 Todesfälle (= 0,4 %), bei denen die Sektionen 5 Std bzw. 11 Tage nach der Untersuchung die Zeichen einer anoxämischen Hirnschädigung ergaben.

Auch unsere 2980 intravenösen Angiokardiographien werden durch 10 Todesfälle schwer belastet. Das entspricht allgemein einer Mortalitätsquote von 0,34 %. Sie erscheint im Vergleich zu den Angaben der Literatur zwar gering, gibt aber nicht die tatsächliche Gefährdung wieder. Die 10 Todesfälle traten nämlich ausschließlich bei 2151 gezielten Angiokardiographien auf. Hierbei hatten wir also eine Mortalität von 0,46 %, wobei die obere Grenze der Wahrscheinlichkeit in Übereinstimmung mit den Angaben der Literatur ebenfalls bei 1 % liegt (Vieten, 1965).

Bei der *gezielten* Angiokardiographie stehen neben Kontrastmittelschäden von Herz und Gehirn Komplikation während bzw. nach der Einführung des Herzkatheters (vgl. Loogen u. Gleichmann) sowie als Folge des scharfen Kontrastmittelstrahls bei Injektionen mit einem Druckgerät im Vordergrund.

Die bei der Herzkatheterisierung und schnellen Injektion größerer Kontrastmittelmengen im EKG relativ häufig auftretenden *Arrhythmien* sind teils durch mechanische Reizung des Endokards durch die Katheterspitze (Edwards, Helmholz, Dushane und Burchell, 1953), teils durch vorübergehende Ischämie des Myokards während des Kontrastmitteldurchflusses zu erklären (Biörck, Sylvan und Lindblom-Tillman, 1950; Michel, 1950; Horger, Dotter und Steinberg, 1951; Zinn, Levinson, Johns und Griffith, 1951; Reynolds, 1953; Kirstein, Jönsson, Karnell und Philipson, 1957; Hilbish, und Herdt 1960; Davidsen, Gudbjerg und Thomsen, 1961; Grainger, 1964, 1965). *Extrasystolen* werden besonders häufig während der Passage der Katheterspitze durch die Tricuspidalis oder durch Flottieren des freien Katheterendes in der rechten Herzkammer, besonders in ihrer Ausflußbahn, ausgelöst. Zinn, Levinson, Johns und Griffith (1951) beobachteten bei 5 Kranken während der Kontrastmittelinjektion eine initiale Bradykardie mit Abflachung der T-Welle bis zur Inversion als Zeichen einer vorübergehenden Ischämie des Myokards infolge der plötzlichen Überflutung durch das Kontrastmittel. Die Veränderungen können bis zu 10—15 min und länger dauern. Relativ häufig sind auch ventriculäre Extrasystolen, an die sich Paroxysmen von ventriculärer Tachykardie anschließen können. Man vermutet, daß die ektopische Reizbildung von ischämischen Bezirken des Myokards während des Kontrastmitteldurchflusses ausgelöst wird. Ist das Myokard stärker geschädigt, so kann dies eine entscheidende Mitursache von Todesfällen sein.

Eine ausreichende O_2-Versorgung des Myokards ist von ausschlaggebender Bedeutung, besonders bei cyanotischen Kranken. Dickerson (1954) fand, daß die Sauerstoffatmung vor, während und nach der Injektion des Kontrastmittels bei Patienten mit Rechts-Links-Shunt die T-Wellen-Inversion wesentlich abschwächt. Hilbish und Herdt (1960) führen regelmäßig vor jeder Angiokardiographie eine Hyperventilation des Kranken mittels Maskenbeatmung durch, nachdem ein schlecht mit Sauerstoff versorgter Kranker durch Kammerflimmern verstorben war.

Verletzungen der Herzwand können entweder durch den Katheter selbst oder bei der Druckinjektion durch den scharfen Kontrastmittelstrahl verursacht werden (DEXTER, HAYNES, BURWELL, EPPINGER, SEIBEL und EVANS, 1947; MCMICHAEL und MOUNSEY, 1951; SMITH, ALBERT und RADER, 1952; STERN, TACKET und ZACHARY, 1952; ESCHER, SHAPIRO, RUBINSTEIN, HURWILL und SCHWARTZ, 1958; HILBISH und HERDT, 1960; HERBST, BOCK, SCHLEUSING und URSINUS, 1961; KEATES und WAGNER, 1963; BOOKSTEIN und SIGMANN, 1963; GREGORATOS und WALKER, 1964 u.a.). Ihre Folgen sind *intramurale Kontrastmitteldepots* (Abb. 36a und b) oder bei *kompletter Perforation* Kontrastmittelansammlungen im Perikard (Abb. 36c und d). Solche Zwischenfälle mahnen natürlich zu besonderer Vorsicht unter laufender Kontrolle des Patienten. Sie zwingen jedoch keineswegs unbedingt zu sofortigen chirurgischen Eingreifen. Die regelmäßige Überwachung des Kranken muß aber genügend lange durchgeführt werden, da Spätveränderungen in Form von *Herzwandaneurysmen* beobachtet wurden (VANDENBERG, DONNELLY, MCLEOD und MONK, 1964). Nach den Erfahrungen einiger Autoren, die Herzkatheter mit verschlossener Spitze und seitlichen Löchern für den Austritt des Kontrastmittelstrahles verwenden, sind gerade diese mitunter etwas starren Katheter besonders geeignet, solche Kontrastmitteldepots im Myokard hervorzurufen. Leider ist dieses Ereignis nicht selten. BOOKSTEIN und SIGMANN (1963) beobachteten 13mal eine intramurale Kontrastmittelinjektion bei 248 selektiven Angiokardiographien. Dagegen hatten BAGGER, BIÖRCK, BJÖRK u. Mitarb. (1959), die prinzipiell nur Katheter mit endständigem Loch verwenden, unter 1375 gezielten Angiokardiographien nur 4 Fälle von intramyokardialen Kontrastmittelinjektionen. Man stellt sich vor, daß das kurze, bis zum ersten Seitenloch reichende Katheterendstück während der Manipulationen vor der Kontrastmittelinjektion das Endokard perforieren kann, ohne daß eine Dämpfung des fortlaufend registrierten intrakardialen Drucks darauf hinzuweisen braucht, da mehrere Löcher noch außerhalb des Myokards liegen. Auch die Probeinjektion einer kleinen Kontrastmittelmenge schützt nicht unbedingt gegen diese Komplikation. Zeichen eines Kollapses, gehäufte Extrasystolen und unmittelbar anschließende Senkungen der ST-Strecke im EKG sollten zu einer unmittelbaren Inspektion der Filme oder zu einer Durchleuchtungskontrolle nach der Kontrastmittelinjektion veranlassen. Das Kontrastmitteldepot *kann* innerhalb weniger Stunden unter Normalisierung des EKG verschwinden, ohne weitere klinische Folgen zu hinterlassen (KEATES und WAGNER, 1963). Der Kranke muß aber sorgfältig überwacht werden, da eine Blutansammlung im Perikard längere Zeit benötigt, bis sie röntgenologisch erkennbar wird.

ESCHER, SHAPIRO, RUBINSTEIN, HURWITT und SCHWARTZ (1958) mußten wegen Entwicklung einer Herztamponade eine Notthorakotomie ausführen und konnten dadurch den Kranken retten. VANDENBERG, DONNELLY, MACLEOD und MONK (1964) beobachteten die Entwicklung eines Aneurysmas des rechten Herzens einige Wochen nach gezielter Kontrastmittelinjektion in den rechten Ventrikel bei 2 Kranken. In beiden Fällen konnte das Aneurysma reseziert, der zugrunde liegende Herzfehler gleichzeitig korrigiert werden.

Sehr eindringlich warnen CUTLER, NADAS, GOODALE, HICKLER und RUDOLPH (1954), SCHAFER, BLAIN, CEBALLOS und BING (1956), HARTLEB und GEILER (1958), EMANUEL (1961), GIAMMONA, LURIE und SEGAR (1963), WATSON (1964), DE BONO (1964), COLEMAN und SWEET (1964) aufgrund der von ihnen beobachteten Todesfälle vor den Gefahren der Angiokardiographie für Patienten, bei denen ein *pulmonaler Hypertonus* besteht. Selbst wenn die Druckerhöhung im kleinen Kreislauf nur mäßig war, registrierten die Autoren im Anschluß an die Kontrastmittelinjektion Pulmonalisdruckwerte bis 100 mm Hg. Der Tod trat unter den Zeichen eines akuten Herzversagens ein. Als Ursache werden Mikroembolien und Erythrocyten-Agglutinationen diskutiert. HARTLEB und GEILER (1958) hatten unter 431 gezielten Angiokardiographien einen Todesfall bei einem jungen Mann mit einer Arteriitis pulmonalis (Morbus AYERZA). Die Kontrastmittelinjektion hatte zu einer ausgedehnten Thrombosierung der an sich schon hochgradig eingeengten Lungenstrombahn geführt.

TAQUINI, PLESCH, BADANO und DE WINCKLER (1961), ADROUNY, STEPHENSON, STRAUBE, DOTTER und GRISWOLD (1963) berichten über *Veränderungen der Serum-Glutaminoxalsäure-Transaminase*

(SGOT) im Zusammenhang mit der gezielten Angiokardiographie. Bei 25 Kranken fanden sie nach der Herzkatheterisierung in 16 Fällen, bei 21 Kranken nach der Angiokardiographie in 10 Fällen Erhöhungen der SGOT-Werte bis 109 E (Normalwerte des Laboratoriums: 18,1 ± 6,9 E), obwohl

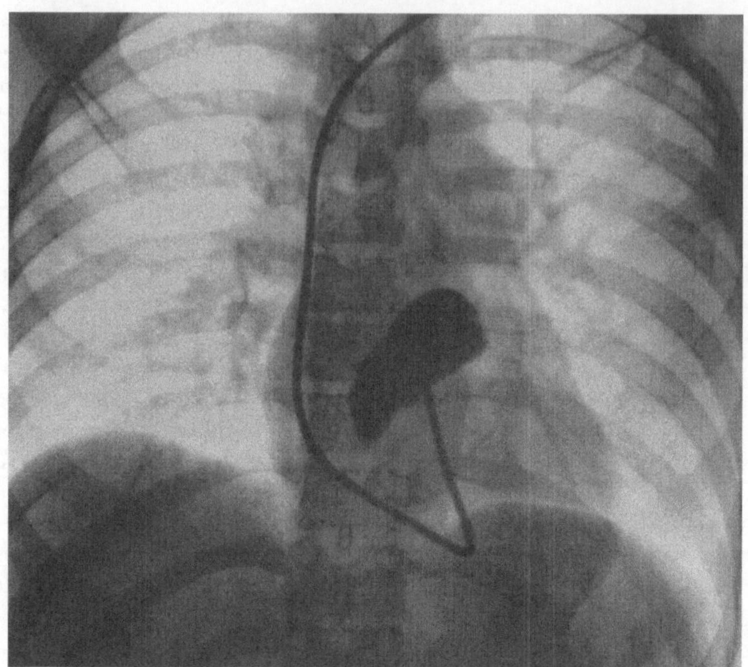

Abb. 36a

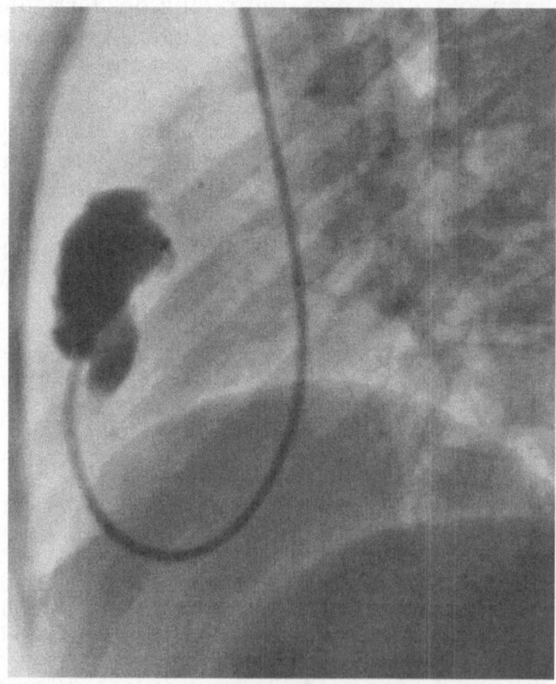

Abb. 36b

Abb. 36a—d. Gezielte Angiokardiographie mit Kontrastmittelinjektion in die Ausflußbahn des rechten Ventrikels unter Verwendung eines Katheters mit zwei seitlichen Öffnungen. Trotzdem Perforation sämtlicher Wandschichten durch den Kontrastmittelstrahl. a und b Aufnahmen während der Injektion: Intramurales Kontrastmitteldepot. c und d Kontrollaufnahmen 15 min später: Kontrastmittel im Herzbeutel

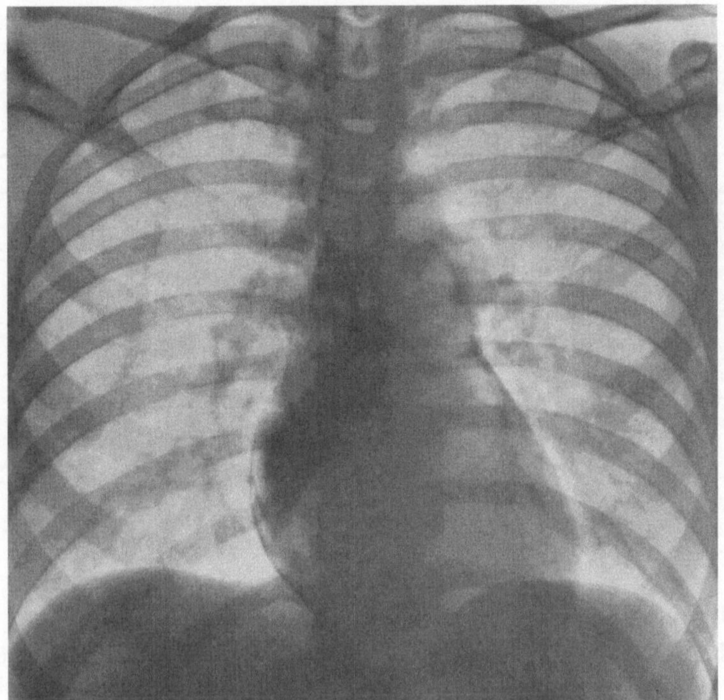

Abb. 36c

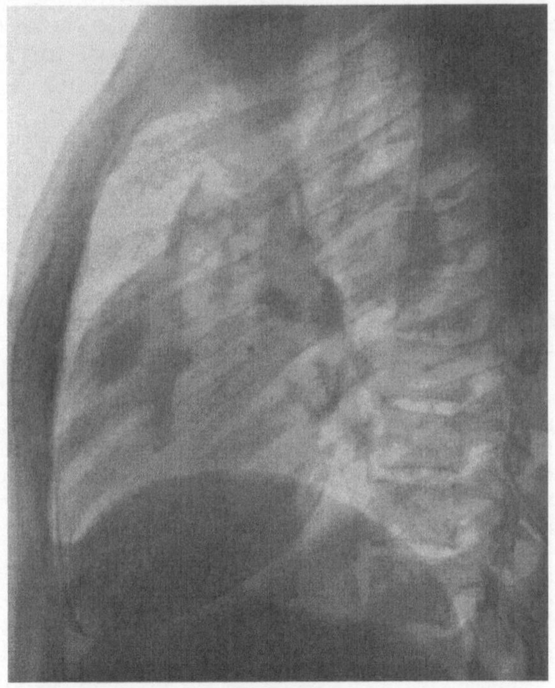

Abb. 36d

alle bekannten Ursachen, die erfahrungsgemäß die Werte erhöhen (Gebrauch von Opiaten, Anticoagulantien, Myokardinfarkt, akute Karditis, Lebererkrankungen) ausgeschlossen worden waren. Zusammenhänge mit Art und Dauer der Untersuchung, Menge des Kontrastmittels und Druckerhöhung im kleinen Kreislauf konnten nicht ermittelt werden. Neben unbemerkt gebliebenen Kontrastmittel-Extravasaten in das Myokard werden entzündliche Veränderungen der Venenwand und Thrombosen, verursacht durch die Katheterisierung, diskutiert.

Es ist weder möglich noch sinnvoll, an dieser Stelle alle beschriebenen Komplikationen einzeln aufzuführen. Die folgende Zusammenstellung gibt Auskunft über die *nicht tödlichen*, trotzdem aber schweren, zum Teil sogar bedrohlichen Komplikationen, die bei 2151 von uns durchgeführten gezielten Angiokardiographien auftraten.

Art der Komplikation	Anzahl
1. Verschluß einer Arterie in der Ellenbeuge	1
2. Knotenbildung des Katheters	2
3. Perforation des rechten Herzens	3
4. Perforation rechter Vorhof sowie kurzer Atem- und Herzstillstand	1
5. Schlechter Allgemeinzustand (8 Tage) nach Injektion in Coronarsinus	1
6. Versehentliche Kontrastmittelinjektion in den Coronarsinus (Abb. 37)	3
7. Größeres intramurales Kontrastmitteldepot	1
8. Venenruptur während der Kontrastmittelinjektion (Abb. 38)	2
9. Erhebliches Vorhofflimmern	1
10. Herzstillstand bzw. passageres Herzversagen	3
11. Kurzer Atemstillstand	1
12. Bewußtseinsstörung	2
13. Hämorrhagische Enteritis	1
14. Urämie und Krämpfe	1

Tabelle 7 gibt einen Überblick über die genannten 10 Todesfälle.

Obgleich alle Todesfälle bei gezielten Angiokardiographien aufgetreten sind, glauben wir — in Übereinstimmung mit anderen Autoren — *nicht, daß man daraus eine besondere Gefährlichkeit dieser Methode an sich ableiten kann.* In 9 Fällen handelte es sich um Patienten mit schweren cyanotischen Fehlern. Hierin liegt wohl die besondere Gefahr. Dabei kann aber gerade in solchen Fällen zur Klärung der Diagnose und der Operabilität kaum auf die Kontrastmitteldarstellung verzichtet werden, weil im allgemeinen speziell die gezielte Angiokardiographie die diagnostisch besten Resultate ergibt. Man wird folglich

Tabelle 7. *Todesfälle bei der intravenösen, gezielten Angiokardiographie*

Fall Nr.	Art des Fehlers	Alter in Jahren	Todesursache	Intervall
1	Pulmonalsklerose	12	Herzversagen	sofort bei Probeinjektion
2	Truncus arteriosus communis und Ventrikelseptumdefekt	3	Herzversagen	$^1/_2$ Std
3	Fallotsche Tetralogie und Endokarditis verrucosa	15	Herzversagen	1 Std
4	Valvuläre Pulmonalstenose mit Vorhofseptumdefekt	2	Herzversagen	12 Std
5	Genuine Pulmonalsklerose	32	Herzversagen	$3^1/_2$ Wochen
6	Dextrokardie, Vorhof- und Ventrikelseptumdefekt. Transposition der großen Gefäße. Aortenisthmusstenose. Pulmonalstenose?	3	Hirnödem, Herz- und Kreislaufversagen	$2^1/_2$ Std
7	Fallotsche Tetralogie	7	cerebrale hämorrhagische Infarkte, Hirnödem. Intertrabeculäre Thromben im rechten Ventrikel	$2^1/_2$ Std
8	Ventrikelseptumdefekt	2	Perforation des rechten Vorhofs. Herz- und Atemstillstand	24 Std
9	Fallotsche Tetralogie	2	Hirn- und Lungenembolie	4 Tage
10	Pulmonalatresie mit Ventrikelseptumdefekt	2	Hypoxämie und Infarktpneumonie	4 Tage

auch in Zukunft trotz aller gebotenen Vorsicht und bei strengster Indikationsstellung tödliche Zwischenfälle nicht ganz verhindern können und bei entsprechend schweren Herzfehlern mit einer Mortalität um 0,5 % rechnen müssen.

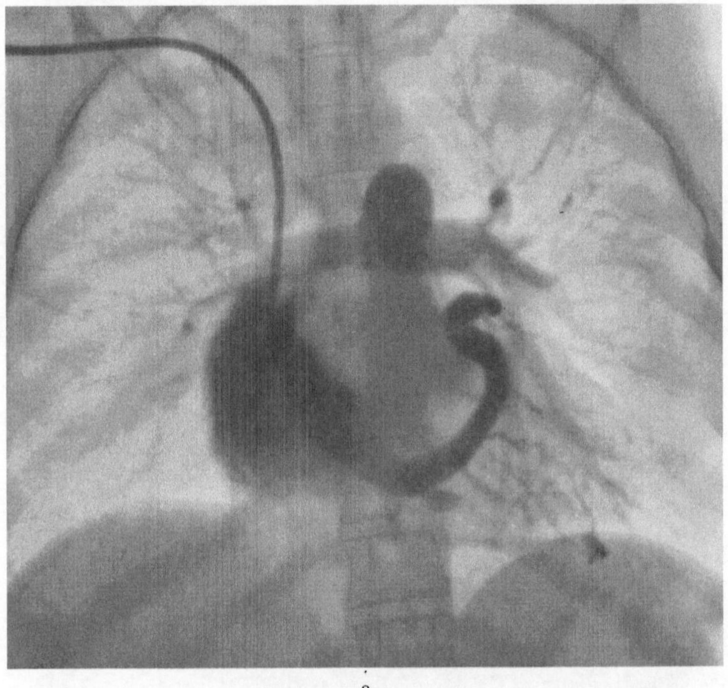

a

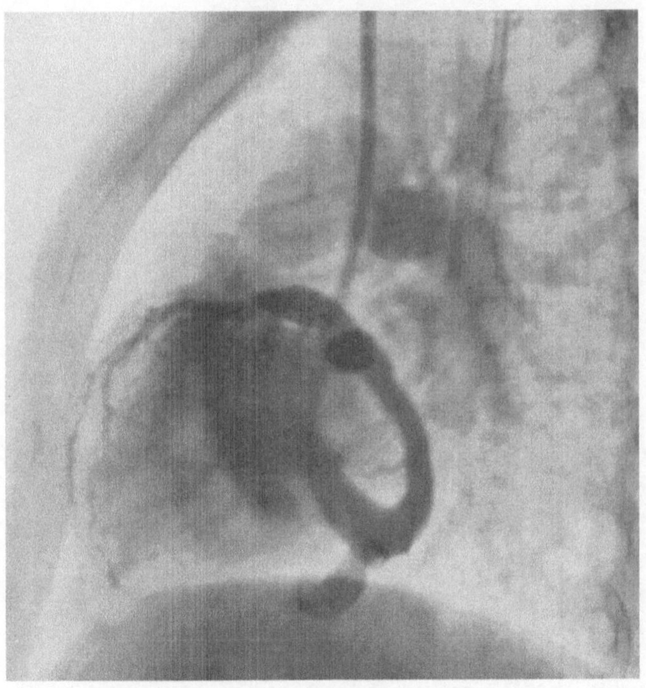

b

Abb. 37a u. b. Gezielte Angiokardiographie mit irrtümlicher Kontrastmittelinjektion in den Coronarsinus. Darstellung der Coronarvenen

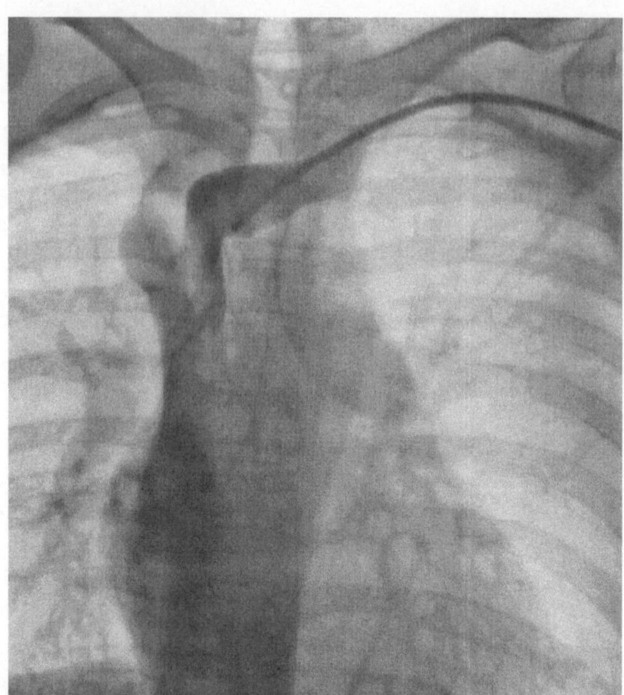

Abb. 38a

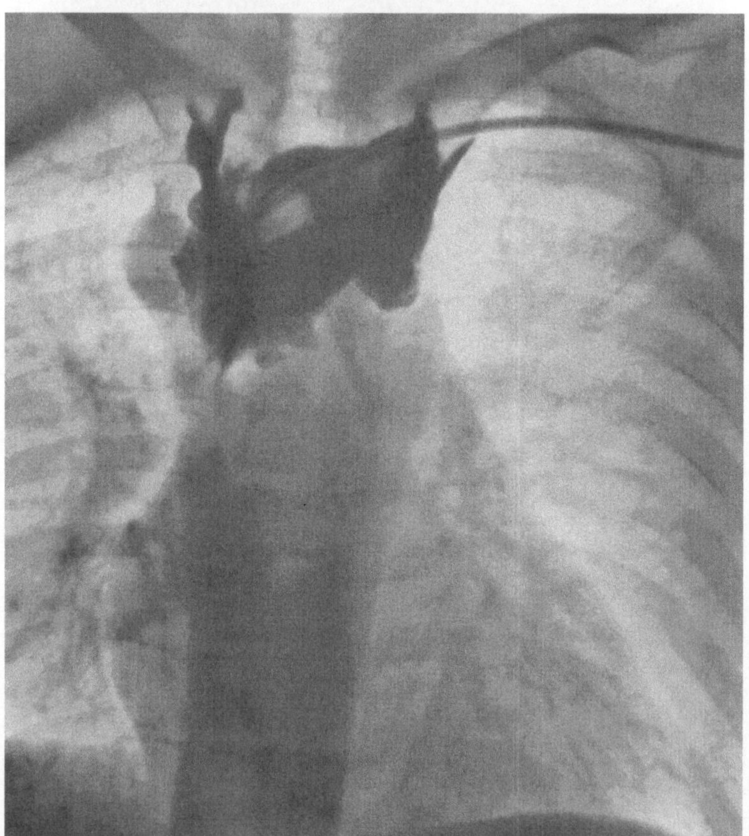

Abb. 38b

Abb. 38a—c. Ruptur der V. anonyma sinistra während der Kontrastmittelinjektion. a Beginn der gezielten Kontrastmittelinjektion in die noch intakte Vene. Geringe Vorwölbung der caudalen Venenwand durch den seitlich austretenden Kontrastmittelstrahl. b Kontrastmitteldepot nach Venenruptur. c Seitenbild zu b

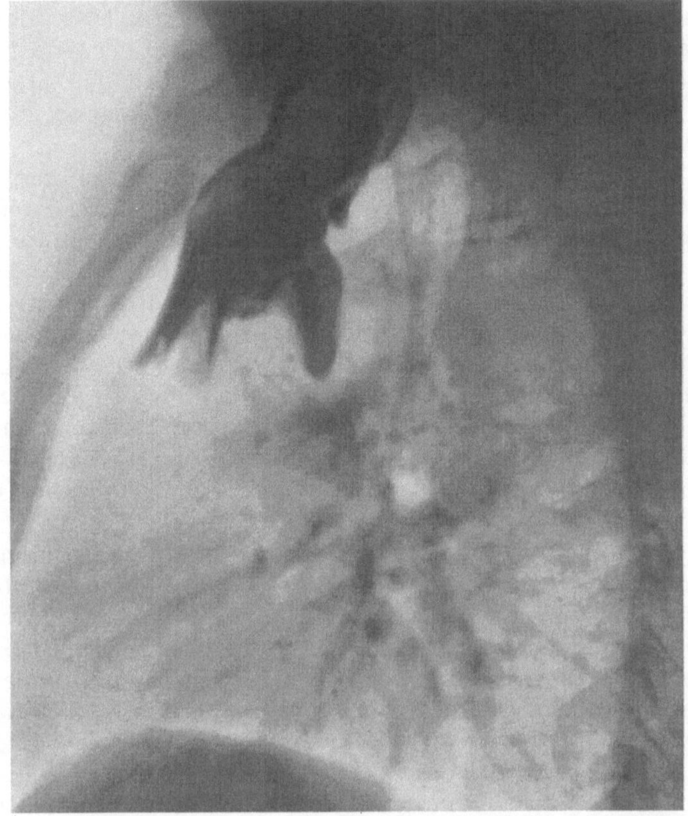

Abb. 38 c

e) Komplikationen bei retrograden thorakalen Aortographien

Da gerade bei diesem Verfahren die Gefahr, daß das Kontrastmittel in relativ hoher Konzentration unmittelbar in den Gehirnkreislauf gelangt, besonders groß ist, muß das Risiko der Untersuchung gegenüber den von ihr zu erwartenden diagnostischen Aufschlüssen besonders sorgfältig abgewogen werden. Die manuelle Kompression der Carotiden beiderseits während der Kontrastmittelinjektion darf nicht unterlassen werden, obwohl diese Maßnahme keinen sicheren Schutz vor einer Kontrastmittelschädigung des Gehirns gibt. Die Komplikationen während und nach der thorakalen Aortographie (und der gezielten Linksdarstellung des Herzens) beruhen im wesentlichen auf einer Schädigung des Gehirns, des Myokards und der Nieren.

Die Häufigkeit tödlicher und schwerer nichttödlicher Reaktionen nach thorakaler Aortographie ergibt sich aus einer Statistik von ABRAMS (1957) aufgrund einer Anfrage an 170 Krankenhäuser in USA, Kanada, Südamerika, England, Frankreich, Schweden, Dänemark und Deutschland. Danach ereigneten sich bei insgesamt 1706 thorakalen Aortographien 29 Todesfälle (Mortalität = 1,7 %). Allerdings wurde ein hoher Prozentsatz der Untersuchungen nach heute größtenteils verlassenen Methoden der direkten Kontrastmittelinjektion in die A. carotis oder A. brachialis gegen den Blutstrom ausgeführt. Dabei gelangen große Kontrastmittelmengen ohne wesentliche Verdünnung in den Gehirnkreislauf. Trotzdem ist die Aufschlüsselung nach den am Zustandekommen einer Schädigung beteiligten Faktoren auch heute noch sehr lehrreich.

Konzentration des Kontrastmittels. Kontrastmittel höherer Konzentrationen erhöhen das Risiko für den Kranken erheblich: Bei 370 Untersuchungen mit 30—35 %igen Kontrastmitteln trat 1 Todesfall auf (Mortalität = 0,27 %); bei Verwendung 50 %iger Kontrastmittel wurden unter 128 Untersuchungen 2 Todesfälle beobachtet (Mortalität = 1,6 %); waren 70 %ige oder noch höher konzentrierte Kontrastmittel verwendet worden, so stieg die Mortalität auf 3,07 % (24 Todesfälle bei 1162 Untersuchungen). Das Risiko für den Kranken ist also bei hoch konzentrierten Kontrastmitteln 8mal so groß wie bei 30 bis 35 %igen Lösungen.

Technik der Kontrastmittelinjektion. Die Gefahr ist offenbar am geringsten, wenn das Kontrastmittel mit Hilfe eines Katheters von einer peripheren Arterie aus in die thorakale Aorta gezielt eingespritzt wird. Die Injektion direkt in die A. carotis gegen den Blutstrom hat das größte Risiko: Bei 210 Untersuchungen ereigneten sich 11 Todesfälle (= 5,2 %)! Außerdem starben 3 Kranke, bei denen das Kontrastmittel irrtümlich in die A. innominata oder in die A. carotis interna injiziert worden war. Als Todesursache ist die Schädigung der Gehirn-Blutschranke entsprechend den Untersuchungen von BROMAN, FORSSMANN u. OLSSON (1948—1956) anzunehmen. Das klinische Bild ist charakterisiert durch Krämpfe, Hemiplegie, Aphasie und Koma. Pathologisch-anatomisch fanden sich akute hämorrhagische Nekrosen des Gehirns mit Ödem. Je nach der Lokalisation dieser Schädigungsherde schwankt die klinische Symptomatik in Lokalisation und Schwere der Ausfallserscheinungen.

Weitere Möglichkeiten für einen tödlichen Zwischenfall sind durch *Schädigung des Myokards und des Nierenparenchyms* während des Kontrastmitteldurchflusses gegeben: 2 Kranke starben durch nicht beeinflußbares Kammerflimmern, 2 Kranke durch eine nach der Untersuchung sich entwickelnde Anurie; 2 weitere Todesfälle traten infolge einer nicht erkannten Katheterisierung der Coronarostien mit und ohne Kontrastmittelinjektion ein. Im mitlaufenden EKG können während der Katheterisierung plötzlich auftretende Zeichen einer Mangeldurchblutung des Herzmuskels auf die falsche Lage der Katheterspitze hinweisen. Außerdem sollte man vor der Injektion der gesamten Kontrastmittelmenge mit einem Druckgerät eine manuelle Probeinjektion einer kleinen Kontrastmittelmenge unter Durchleuchtungskontrolle durchführen.

An schweren, *nicht tödlichen Zwischenfällen* unter 1706 thorakalen Aortographien wurden folgende Reaktionen verzeichnet: *Hemiplegien* über mehrere Monate mit schrittweiser Besserung traten 13mal auf (= 0,77 %). Bei 11 Kranken war 70 %iges Kontrastmittel verwendet worden. In 6 Fällen wurden *Krämpfe* beobachtet. Bei einem Kranken kam es zur *Erblindung.*

Schwere Nierenreaktionen mit Anurie und Oligurie bei 6 Patienten bildeten sich ebenfalls wieder zurück. In 5 Fällen war 70 %iges Kontrastmittel verwendet worden.

Nach gezielter Kontrastmitteldarstellung einer Isthmusstenose wurde bei der nachfolgenden Operation eine Dissektion der Aortenwand oberhalb der Stenose, ausgelöst durch den scharfen Kontrastmittelstrahl, festgestellt. In einem Fall trat nach Katheterisierung der A. brachialis eine Gangrän von 4 Fingern auf.

Die Analyse der Komplikationen führte zu folgenden *Empfehlungen für die Ausführung der thorakalen Aortographie:* Die *Kompression der Carotiden beiderseits* während der Kontrastmittelinjektion sollte nie versäumt werden. Die Menge des in den Hirnkreislauf einströmenden Kontrastmittels läßt sich dadurch erheblich reduzieren.

Konzentration des Kontrastmittels. Bei Kindern unter 5 Jahren sollte nur eine 35 %ige, bei älteren Kindern und jüngeren Erwachsenen nur eine 50 %ige Kontrastmittellösung verwendet werden. Bei Erwachsenen sind 70 %ige Kontrastmittel vertretbar.

Dosierung des Kontrastmittels. Man sollte immer nur so viel Kontrastmittel injizieren, wie für die Diagnostik gerade ausreicht. Die Injektion großer Kontrastmittelmengen lediglich zum Zwecke, möglichst gute Kontraste zu erzielen, läßt sich nicht rechtfertigen. Bei Erwachsenen sollten 30—40 ml einer 70 %igen Kontrastmittellösung ausreichen.

Mehrmalige Injektionen von 70 %igen Kontrastmittellösungen sollte man vermeiden, wenn es der Zweck der Untersuchung irgendwie zuläßt. Dagegen bestehen keine Bedenken, eine Injektion mit 35 %igem Kontrastmittel zu wiederholen, selbst nicht bei Kindern.

Deterling (1952) hatte unter 15 gezielten thorakalen Aortographien einen Todesfall durch Hirnschädigung nach Injektion von 70%igem Diodrast in die Arteria subclavia. Cartwright u. Bauersfield (1959) hatten unter 93 gezielten thorakalen Aortographien bei Kindern 3 Todesfälle. Die Ursache war eine Summation der Gehirngefäßschädigung durch die Grundkrankheit (Isthmusstenose, offener Ductus arteriosus) und durch das Kontrastmittel. Wickbom (1952) stellte die thorakale Aorta durch Punktion des Aortenbogens vom Jugulum aus in 8 Fällen dar. Die Methode wurde aufgegeben, nachdem ein Patient infolge einer schweren Kontrastmittelreaktion des Gehirns einen Tag nach der Untersuchung starb. Die gleiche Methode wurde von Lehman, Lemmon, Boyer u. Fitch (1959) 196mal ausgeführt. Dann trat ein Todesfall durch Herztamponade ein.

Davidsen, Gudbjerg u. Thomsen (1961) hatten unter 131 thorakalen Aortographien und Lävokardiographien einen Todesfall. Die Autopsie ergab außer der Grundkrankheit eine Blutung im oberen Mediastinum. Templeton, Johnson u. Griffith (1960) berichteten über die Entwicklung eines Aneurysma dissecans bei der gezielten thorakalen Aortographie. Der Katheter wurde in Lokalanaesthesie von einer Armarterie aus unter Durchleuchtungskontrolle durch den Aortenbogen bis in Zwerchfellhöhe vorgeführt. Während der Kontrastmittelinjektion äußerte der Kranke stärkste Schmerzen. Die Serienaufnahmen zeigten die Kontrastmittelansammlung in den Wandschichten der thorakalen Aorta bis in Zwerchfellhöhe. Wie die sofort durchgeführte Thorakotomie zeigte, hatte die Katheterspitze die dem Abgang der linken A. subclavia gegenüberliegende Wand des Aortenbogens im Bereich eines arteriosklerotischen Ulcus teilweise durchbohrt und war zwischen den Wandschichten der thorakalen Aorta bis in Zwerchfellhöhe herabgeglitten. Das Aneurysma dissecans konnte unter Einpflanzen einer Dacronprothese in Hypothermie reseziert werden.

Zeichen einer Dissektion der Aortenwand sind (Boblith, Figley u. Wolfman, 1959):

Gedämpfte Pulsationen des aus dem Katheterende austretenden Blutes, stechende Schmerzen im Thorax, im Serienarteriogramm persistierende unscharf begrenzte Kontrastmittelsäule *ähnlich* einem Verschluß und mangelhafte Füllung der Intercostalarterien.

Sommer und Schölzel (1957) sowie Hiemeyer, Schoop, Winckelmann, Emmrich und Weissleder (1965) wiesen auf die Gefahr embolischer Komplikationen bei der retrograden Aortographie nach der *Seldinger*-Technik hin. Meyerhöfer (1965) beobachtete nach der thorakalen Aortographie einen bleibenden Gesichtsfeldausfall, wahrscheinlich verursacht durch eine Thrombose der A. cerebri posterior.

Außer den genannten Schädigungsmöglichkeiten muß bei sämtlichen Verfahren, bei denen das Kontrastmittel primär in die arterielle Kreislaufseite injiziert wird, die *Gefahr von Arterienverletzungen durch die Katheterisierung* in Rechnung gestellt werden. Die Erfahrungen der letzten Jahre haben leider gezeigt, daß die wegen ihrer Eleganz mit Recht gerühmte und weitverbreitete Technik der percutanen Katheterisierung von Seldinger (1953) nicht frei von Komplikationen ist (Oedman, 1956; Hasse, 1959; Starobin, Littmann, Sanders u. Turner, 1961; Amplatz, 1962; Bell, 1962; Nowton, 1963; Lang, 1963; Luke u. McGraw, 1963; Halpern, 1964; Judkins u. Dotter, 1964; Mortensen, 1967; Paulin, Jacobsson und Schlossman, 1968).

Lang (1963) ermittelte nach einer Umfrage bei amerikanischen Radiologen, Urologen und Gefäßchirurgen unter 11402 Kontrastmitteluntersuchungen, die mit einer Arterienpunktion, meist von der A. femoralis ausgeführt worden waren, 7 Todesfälle und 81 schwere Komplikationen (Mortalitätsrate = 0,06%, Häufigkeit der nicht tödlichen Komplikationen = 0,7%), die allein durch die Methodik der Arterienpunktion bedingt waren. An der Spitze der schweren, nicht tödlichen Komplikationen standen Früh- und Spätembolien und von der Punktionsstelle ausgehende Thrombosen (28 Fälle). Dabei hat die Katheterisierung von der A. brachialis aus eine wesentlich höhere Komplikationsrate als die Katheterisierung von der A. femoralis. Prädisponiert sind Kranke mit Herzinsuffizienz (niedriges Herzminutenvolumen) und Arteriosklerose, meist in vorgeschrittenem Lebensalter, unter ihnen Kranke mit Mitralstenose. Der Erfolg der Behandlung hängt weitgehend von der frühzeitigen Erkennung der Thrombose und dem Beginn der Antikoagulantientherapie ab. Gute Ergebnisse sind auch von chirurgischen Eingriffen an der Arterienpunktionsstelle (autoplastische Gefäßtransplantate, alloplastische Gefäßprothesen) zu erwarten, wenn eine Dissektion der Arterienwand oder eine Perforation durch den Metallführer eingetreten ist (Bell, 1962; Luke u. McGraw, 1963). In mehreren Fällen mußten große extraperitoneale Hämatome im kleinen Becken nach Punktion der A. femoralis chirurgisch ausgeräumt werden (Oedman, 1956; Amplatz, 1962).

Das eigene Untersuchungsgut umfaßt insgesamt 278 retrograde thorakale Aortographien. Davon wurden 172 nach Freilegung einer Arterie und 106 nach percutaner Arterienpunktion durchgeführt. Ein tödlicher Zwischenfall trat nicht ein. Aber auch dieses „Nullergebnis" besagt für die Mortalität der Methode nur, daß die obere Grenze der Grundwahrscheinlichkeit für einen tödlichen Zwischenfall noch bei 2,1 % liegt.

Komplikationen nach *Arterienfreilegung*

	Anzahl
1. Unterarmamputation wegen Gefäßverschluß	1
2. Gefäßruptur	2
3. Perforation einer Arterie im Thoraxbereich	1
4. Durchblutungsstörung, Thrombose	1
5. Thrombophlebitis	4
6. Motorische Störung des N. medianus	2
7. Sensible Störung des N. medianus	9

Komplikationen nach *percutaner Arterienpunktion*

	Anzahl
1. Parese des N. radialis	1
2. Epileptiformer Anfall	1
3. Vorübergehende Hemiparese links	1
4. Hirnschaden	1

Daraus geht hervor, daß bei der retrograden Aorto- und Lävokardiographie Zwischenfälle besonders dann auftreten, wenn eine Arterie für die Einführung des Katheters freigelegt wird: 172 Untersuchungen dieser Art verursachten 20 Zwischenfälle, d.h. mit einer Häufigkeit von fast 12 %, die damit erheblich über der von gezielten Angiokardiographien liegt. Besonders tragisch war die Komplikation bei einem Patienten, bei dem infolge eines Gefäßverschlusses ein Unterarm amputiert werden mußte. Außerdem beobachteten wir in 2 Fällen Verschlüsse der A. femoralis nach Katheterisierung, die chirurgisch beseitigt werden konnten (Thrombendarteriektomie bzw. Resektion des thrombosierten Arteriensegmentes mit Ersatz durch alloplastisches Gefäßtransplantat). In 11 Fällen entwickelte sich außerdem eine — allerdings weitgehend reversible — Schädigung des N. medianus.

Die Indikationsstellung zur *selektiven Bronchialisarteriographie* sollte u. E. erneut überprüft werden, nachdem Feigelson u. Ravin (1965) ein Querschnittssyndrom im unmittelbaren Anschluß an eine solche Untersuchung beschrieben haben.

Bei einer 46jährigen Frau war zur Beurteilung der Ausdehnung von Bronchiektasen des Mittellappens eine gezielte Bronchialisarteriographie durchgeführt worden. Mit einem Katheter von Viamonte wurde nach percutaner Punktion der A. femoralis zunächst die IV. Intercostalarterie mit 1 ml 70 %igem Hypaque, dann die V. und VI. Intercostalarterie zur Anfertigung von Serienaufnahmen mehrfach injiziert (Gesamtkontrastmittelmenge: etwa 20 ml). Im Anschluß an die Untersuchung entwickelte sich ein Querschnittssyndrom mit völliger Lähmung des rechten Beines, Parese des linken Beines und Blasenlähmung. Ein Monat später hatte sich das Bild zwar zurückgebildet, es bestand aber noch eine leichte spastische Parese des rechten Beines.

Die selektive Bronchialisarteriographie (Neyazaki, 1962; Viamonte, 1964; Reuter u. Abrams, 1965; Newton u. Preger, 1965; Schober, 1966, 1967, 1968) soll hauptsächlich der Feststellung des Ausmaßes von Bronchiektasen und Tumoren sowie der Differentialdiagnose von chronischen Pneumonien, gut- und bösartigen Tumoren dienen. Nachdem alle Bemühungen um eine Differenzierung von entzündlichen und neoplastischen Lungenprozessen durch die Lungenangiographie gescheitert sind (Schoenmackers u. Vieten, 1952, 1953, 1958; Löhr, Grill, Scholtze u. Schölmerich, 1964), erscheint uns der *klinische Wert* dieses Verfahrens höchst fraglich, da Lungen- und Mediastinaltumoren bei der präoperativen Diagnostik durch Übersichts- und Schichtaufnahmen, Bronchographie, wenn erforderlich durch Lungenangiographie und mediastinale Venographie für einen Eingriff in ausreichender Weise geklärt werden können.

f) Komplikationen bei retrograden Lävokardiographien

Amplatz, Lester, Ernst u. Lillehei (1961) hatten unter 280 gezielten Lävokardiographien 2 Todesfälle. Bei einem Kranken mit Mitralinsuffizienz perforierte der Katheter die Wand des linken Vorhofs, das Kontrastmittel wurde in den Perikardsack injiziert. Trotz sofortigen chirurgischen Eingreifens trat der Tod durch Herzbeuteltamponade ein. Im zweiten Fall führte die Einführung des Katheters in den linken Ventrikel zu unbeeinflußbarem Kammerflimmern. Unter 100 gezielten Lävokardiographien hatten Lehman, Debbas u. Boyle (1963) ebenfalls einen Fall von Herzstillstand. Der Kranke konnte trotz Thorakotomie und elektrischer Defibrillation nicht gerettet werden.

Kontrastmittelextravasate in die Wand des linken Ventrikels sind offenbar relativ selten. Cheng (1963) teilt einen solchen Fall mit. Elektrokardiographisch zeigte sich sofort eine Verbreiterung des QRS-Komplexes und eine Senkung der ST-Strecke, der Druck im linken Ventrikel sank plötzlich stark ab, das Kontrastmittel war im Perikardsack sichtbar. Ein aktiver chirurgischer Eingriff war nicht erforderlich.

g) Komplikationen bei Coronarographien

Bei der *selektiven Coronarographie* drohen drei Gefahren: Die Verlegung eines Coronararterienostiums durch den Katheter, die Blutgerinnselbildung in der Katheterspitze und Ausstoßung des Gerinnsels durch die Kontrastmittelinjektion sowie die maximale Überflutung des Myokards mit hochkonzentriertem Kontrastmittel und folgendem Kammerflimmern.

Dementsprechend haben Sones (1962, 1963, 1967), Kemp (1963), Ross (1963), Lehman, Novack, Kasparian, Lekoff und Perlmutter (1964) sowie Weidner, McAlpin, Hanafee und Kattus (1965) u.a. über Todesfälle nach der selektiven Coronardarstellung berichtet. Die von Sones (1967) mitgeteilte Mortalitätsrate von 0,1% (8 Todesfälle bei 8200 Untersuchungen) mutet aber in Anbetracht der Tatsache, daß es sich zum größten Teil um Kranke höheren Lebensalters mit schweren Lokalschäden und Coronarsklerose handelt, als erstaunlich gering an. Die Abwägung des Risikos gegenüber den Methoden der Coronarographie, die mit dem „loop-end"-Katheter arbeiten (Hettler, 1959—1967; Williams, Littmann, Hall, Bellman, Lambert u. Frank, 1960; Forsberg, Paulin, Varnauskas u. Werkö, 1963; Paulin, 1964; Düx, 1967 u.a.), und damit die Beurteilung des klinischen Wertes der beiden hauptsächlichen Methoden ist u.E. heute noch nicht möglich, da mit den großen Erfahrungen von Sones vergleichbare Untersuchungsreihen der „loop-end-Kathetertechnik" noch nicht vorliegen. Die Gefahr für das Myokard infolge Schädigung durch stark kardiotoxisch wirkende Kontrastmittel (Austen, Wilcox u. Bender, 1964; Gensini u. Di Giorgi, 1964; Porstmann, 1965) besteht bei beiden Verfahren. Im allgemeinen neigt man dazu, das Risiko der *Methode mit Kifa-Ringkatheter, Valsalva-Versuch und medikamentöser Coronardilatation* nicht höher einzuschätzen als die Gefahr, welche bei der retrograden thorakalen Aortographie mit gezielter Kontrastmittelinjektion in die Aorta ascendens in Kauf genommen werden muß. Thurn, Düx, Schaede u. Hilger (1963) haben unter 140 tiefen thorakalen Aortographien nur einmal einen kurzzeitigen A.V.-Block während und kurz nach der Kontrastmittelinjektion beobachtet.

Sones (1967) berichtete bei mehr als 8200 selektiven Coronararteriographien im einzelnen über folgende Komplikationen:

Von 8 Todesfällen (Mortalität = 0,1%) traten in einer ersten Serie von 1000 Untersuchungen 3 Todesfälle (Mortalität = 0,3%), in einer zweiten Serie von 7200 Untersuchungen 5 Todesfälle (Mortalität = 0,07%) auf.

Die häufigste und schwerste Komplikation war das *Kammerflimmern* (150 Fälle). Diese Komplikation hat jedoch durch die sofortige Anwendung des Elektroschocks ihre Schrecken fast völlig verloren. Kammerflimmern entsteht im Moment der Kontrastmitteldurchströmung durch das Capillargebiet des Myokards. Das Ereignis kündigt sich meist durch Bradykardie, Abfall des systolischen und diastolischen Blutdrucks und Arrhythmien an. Die Beobachtung des ununterbrochen mitlaufenden EKGs auf dem Sichtgerät erleichtert die frühzeitige Erkennung jeder Unregelmäßigkeit der Herztätigkeit. Nach den Erfahrungen von Sones gelingt es durch ein relativ einfaches Manöver, das vor Beginn der Untersuchung mit dem Kranken sorgfältig eingeübt werden muß, den Eintritt des Kammerflimmerns in den meisten Fällen zu verhüten: Beginnt die Herzschlagzahl während der Kontrastmittelinjektion abzusinken, so läßt man den Kranken 3—4mal kurz und „explosiv" husten, unmittelbar anschließend an jeden Hustenstoß fordert man ihn auf, schnell und tief einzuatmen. Dadurch steigt die Strömungsgeschwindigkeit des Blutes aus der Aortenwurzel durch die Coronararterien. Das Kontrastmittel wird schneller aus dem Capillargebiet des Myokards in das Venensystem ausgewaschen, Herzrhythmus und Blutdruck normalisieren sich schneller.

Bei 4 Kranken kam es bei der Kontrastmittelinjektion zu einer *Dissektion der Coronararterien:* Der Verschluß der *linken* Coronararterie endete bei 1 Kranken tödlich, 3 Kranke mit Verschluß der *rechten* Coronararterie konnten durch konservative Maßnahmen bzw. rekonstruktive Eingriffe gerettet werden. Ebenso gelang es in einem weiteren Fall, bei dem die Lösung eines arteriosklerotischen Plaque zum *Verschluß der A. subclavia* geführt hatte, die Zirkulation durch Endarteriektomie wieder herzustellen. — Eine *Thrombose der A. brachialis* an der Punktionsstelle entwickelte sich in 5% der Fälle. Der Kollateralkreislauf reichte jedoch unter konservativen therapeutischen Maßnahmen zur Kompensation aus.

Sewell (1965), der sich in einer auf alle technischen Einzelheiten eingehenden Arbeit besonders mit der Überwindung technischer Schwierigkeiten der selektiven Coronarographie befaßt, hat folgende *Vorsichtsmaßnahmen zur Vermeidung von Komplikationen* empfohlen:

Auf die fortlaufende Registrierung des EKGs und der Druckkurven unter Beobachtung auf dem Sichtgerät darf unter keinen Umständen verzichtet werden, da Veränderungen des ST-Segmentes und Dämpfung der Druckkurven die ersten Zeichen einer Verkeilung der Katheterspitze im Coronarostium und damit der Behinderung des Bluteinstromes sind. Sorgfältig muß auch darauf geachtet werden, daß das gesamte Injektionssystem frei von Luftblasen ist. *Die direkte Injektion von Heparinlösung durch den Katheter in das Coronarostium löst Kammerflimmern aus.* Ein elektrischer Defibrillator muß jederzeit einsatzbereit sein; *das Bedienungspersonal darf nicht mit zusätzlichen Aufgaben betraut werden.* Vasodilatantien (Nitroglycerin sublingual) sollen großzügig gegeben werden, sobald der Kranke Beschwerden im Sinne einer Angina pectoris äußert. T-Wellen-Veränderungen findet man fast regelmäßig während der Kontrastmittelinjektion. Sie bestehen in der Regel in Ausbildung einer T-Negativität während der Injektion in die rechte, in der Ausbildung einer abnorm hohen T-Welle während der Injektion in die linke Coronararterie. Bradykardie und Asystolie von einigen Sekunden Dauer treten nach der Kontrastmittelinjektion häufig auf.

Die vollständige Untersuchung erfordert mindestens 6—7 getrennte Kontrastmittelinjektionen mit Filmaufnahmen in verschiedenen Projektionsrichtungen und zahlreiche kleinere Kontrastmittelinjektionen während der Durchleuchtung zur Orientierung über die Lage der Katheterspitze. In der Regel betrug deshalb der Kontrastmittelgesamtverbrauch 200—250 ml. In Einzelfällen wurden bis 300 ml Kontrastmittel gegeben. Da die Injektion aber in kleinen Einzeldosen (höchstens 10 ml) ausgeführt wurde, hatte die relativ große Kontrastmittelmenge keine erkennbaren nachteiligen Folgen.

Die Entwicklung ist noch nicht abgeschlossen. Die wichtigste Aufgabe zur Verbesserung der Ergebnisse und Verminderung der Gefahren einer Herzkranzgefäßdarstellung besteht ohne Zweifel in der Entwicklung weniger kardiotoxisch wirkender Kontrastmittel.

h) Komplikationen bei percutanen Punktionen des linken Vorhofs

Diese Methode ist wegen ihrer Gefahren heute verlassen. Schwere Komplikationen können bereits bei der Punktion selbst auftreten (4,7% bei 128 Punktionen: Bagger, Björk u. Malmström, 1957). Diese Quote stieg noch erheblich, wenn außerdem Kontrastmittel injiziert wurde (20,5% von 39 Fällen); eine Patientin starb. Über weitere Todesfälle berichten Musser u. Goldberg (1957) und Bailey (1957). Demgegenüber hatten Kavanagh-Gray u. Drake (1958) bei 490 Punktionen des linken Vorhofs zur Druckmessung (also ohne Kontrastmittelinjektion) keinen Todesfall.

Als nicht tödliche Komplikationen werden von den verschiedenen Autoren genannt: Hämatothorax (sehr häufig), Pneumothorax, Herztamponade, Hemiplegie und Krämpfe, Kammerflimmern und Embolien. In mehreren Fällen wurden durch die scharfe Kanülenspitze Teile gleichzeitig eingeführter Katheter beim Zurückziehen abgeschnitten.

i) Komplikationen bei percutanen Punktionen des linken Ventrikels

Fast immer kommt es bei der Punktion des linken Ventrikels zu vereinzelten Extrasystolen. Auch während der Injektion des Kontrastmittels treten Extrasystolen vereinzelt oder in Form kürzerer Salven auf. LEHMAN, MUSSER und LYKINS (1957) beobachteten — allerdings nur in ihrer ersten Untersuchungsserie — in 8 von 77 Fällen intramurale Kontrastmitteldepots, die z.T. schwere Reaktionen auslösten (Schock, vorübergehendes Kammerflimmern, ein Fall von A.V.-Block). Bei 35 Kranken, die nach einer Ventrikelpunktion am Herzen operiert wurden, fanden sich in 15 Fällen blutige Perikardergüsse. GREEMBERG u. KNOX (1960) berichteten über 6 Fälle mit Kontrastmittelinjektion

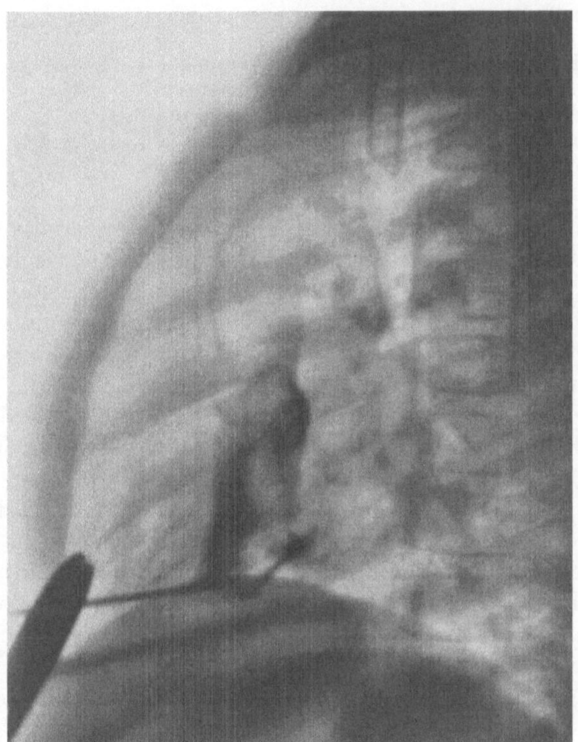

Abb. 39. Luftembolie bei Kontrastmittelinjektion nach percutaner Punktion des linken Ventrikel

in das Myokard und in die Perikardhöhle unter 41 percutanen Kontrastmittelinjektionen ohne ernsthafte Spätfolgen. Die Untersuchung war bei Kranken mit thorakalen Aortenaneurysmen, essentieller Hypertonie und älteren Myokardinfarkten ausgeführt worden. SMITH, GREGG und KLASSEN (1956) sahen eine schwere Komplikation durch unbeabsichtigte Injektion von Kontrastmittel in die linke Kranzarterie. Durch sofortige Herzmassage konnte ein tödlicher Ausgang abgewendet werden. GRAVIER, DALLEZ, VERNEY, SCLIENGER und MICHAUD (1962) konnten 300 solche Untersuchungen, darunter sogar bei einem Neugeborenen, ohne Todesfall und schwere Komplikationen ausführen. BROCKENBROUGH, MORROW, TALBERT und BRAUNWALD (1961) hatten bei 226 Untersuchungen zwar keinen Todesfall, aber 14 schwere Komplikationen (Pneumothorax,Herztamponade, Kreislaufkollaps). Die Fehlinjektion von Kontrastmittel in das Myokard wird von vielen Autoren als schwerwiegende Komplikation genannt. LEHMAN, BOYER und WINTER (1959) hatten bei 230 percutanen Ventrikelpunktionen 2 Todesfälle. Aus einer von BJÖRK, CULHED, HALLEN, LODIN und MALERS (1961) veröffentlichten Übersicht aus dem Weltschrifttum geht hervor, daß bei etwa 600 Kontrastmittelinjektionen 21mal ein Kontrastmitteldepot in das Myokard gesetzt worden war. Von diesen 21 Fällen verliefen 4 tödlich.

Da die Injektion unmittelbar in den linken Ventrikel erfolgt, muß man wegen der Gefahr einer Luftembolie besonders sorgfältig darauf achten, daß auch die Injektion kleinerer Luftmengen vermieden wird. Infolge einer technischen Störung kam es bei einem unserer Fälle zu einer Luftembolie mit Kammerflimmern (Abb. 39), das jedoch durch Herzmassage und Elektroschock beseitigt werden konnte und ohne klinische Dauerfolgen geblieben ist. Abgesehen von diesem Zwischenfall, der nicht der Methode zur Last gelegt werden kann, hatten wir bei 189 Untersuchungen folgende Komplikationen:

Art der Komplikation	Anzahl
1. Mantelpneumothorax	4
2. Pleuraerguß	4
3. Kleinere Kontrastmittelmengen im Herzmuskel	4
4. Kontrastmittel im Herzmuskel und Herzbeutel	3
5. Vorübergehender Atemstillstand und unregelmäßige Herzaktion	1
6. Unbeabsichtigte Punktion des rechten Ventrikels	3

Die wesentlichsten Komplikationen unserer Untersuchungsreihe wurden von Loogen, Bostroem und Kreuzer (1964) analysiert: Ein tödlicher Zwischenfall trat nicht ein. In den meisten Fällen wurden gehäufte Extrasystolen, in 28 Fällen längere Extrasystolenketten beobachtet. Ein Bigeminus trat in 6 Fällen, eine Senkung der ST-Strecke 8mal, ein mechanischer Alternans 10mal, ein Linksschenkelblock 1mal auf. Die Punktion selbst löste keine ernsthaften Störungen aus. Die schweren Zwischenfälle wurden ausnahmslos bei der Kontrastmittelinjektion beobachtet, und zwar durch partielle Injektion des Kontrastmittels in das Myokard, obwohl alle Maßnahmen getroffen worden waren (nochmalige Druckmessung unmittelbar vor der Kontrastmittelinjektion, Fixierung der Punktionsnadel durch eine Kornzange von außen während der Kontrastmittelinjektion), um eine einwandfreie Lage der Nadelspitze im Lumen des Ventrikels zu sichern. Drei Kranke bei denen größere Kontrastmittelmengen in das Myokard und in den Perikardialraum gelangten, zeigten im EKG lange Extrasystolenketten mit anschließender schwerer monophasischer Deformierung des EKG, Tachykardien und starken Blutdruckabfall.

Um ernsthafte Zwischenfälle nach Möglichkeit zu vermeiden, erscheinen folgende *Vorsichtsmaßnahmen* besonders wichtig: Die Untersuchung soll immer in allgemeiner (intratrachealer) Narkose erfolgen. Die kurz abgeschliffene Spitze der Punktionskanüle muß frei im Lumen des linken Ventrikels liegen und in dieser Lage einwandfrei fixiert werden. Während der Kontrastmittelinjektion ist absoluter Atemstillstand unumgänglich. Schon diese Forderung begründet die Notwendigkeit einer Allgemeinnarkose. Durch fortlaufende EKG-Kontrolle während und einige Minuten nach Injektion des Kontrastmittels muß gewährleistet sein, daß Rhythmusstörungen und auch eine u.U. verspätet einsetzende Reaktion sofort erkannt werden können.

k) Komplikationen bei transseptalen Lävokardiographien

Die transseptale Lävokardiographie schien nach den ersten Erfahrungen unter allen gezielten Darstellungsmethoden des linken Herzens die wenigsten schweren Komplikationen zu haben. Ross, Braunwald u. Morrow (1959, 1960) hatten bei 130 Untersuchungen, McGuire, Hyland, Harrison, Haymes u. Dexter (1961) bei 81 Kranken keine wesentlichen Zwischenfälle. Steinhart u. Endrys (1960) untersuchten 12 Kranke ohne Komplikation. Paulin u. Varnauskas (1962) führten die transseptale Lävokardiographie bei 23 Kranken mit Isthmusstenosen, Mitral- und Aortenklappenstenosen aus. Bei einem Kranken mit größerem Druckgradienten in Höhe der stenosierten Aortenklappen und früherer Dekompensation entwickelte sich ein Lungenödem, das sich auf entsprechende Behandlung sofort wieder zurückbildete. Die Kranken hatten keinerlei unangenehme Sensationen während der Untersuchung.

McIntosh, Sleeper, Thompson u. Whalen (1961) hatten bei 74 transseptalen Lävokardiographien einen Fall von Herztamponade, die eine Notthorakotomie erforderlich machte. Über Kontrastmittelextravasate in das Myokard des linken Ventrikels, die aber keine wesentlichen Folgen hatten, berichteten Braunwald, Brockenbrough, Talbert, Folse und Rockoff (1962) sowie Kawai und Abelmann (1964). Die Werte der Serum-Glutamin-Oxalase-Transaminase waren einige Tage erhöht, nach einer Woche aber wieder zur Norm zurückgekehrt. (Taquini, Plesch, Badano und de Winckler, 1961).

Die wesentlichen und für das Verfahren spezifischen Komplikationsmöglichkeiten (vgl. auch Ross, 1966), z.B. Fehlperforationen ins Perikard oder in die Aorta mit nachfolgender Herztamponade, treten bei dem Versuch, das Vorhofseptum zu perforieren, ein. Darüber haben im vorhergehenden Kapitel Loogen und Gleichmann ausführlich berichtet.

Für die mit dieser Technik durchgeführten *Kontrastmittelinjektionen* in das linke Herz gibt es die gleichen Komplikationsmöglichkeiten wie bei jeder durch Katheter erfolgenden Kontrastmitteldarstellung des Herzens.

Literatur

Aagaard, P., H. G. Davidsen, and M. Andreassen: Complications in percutaneous arteriography. Acta chir. scand. **119**, 186—189 (1960).

Abbott, K. H., J. R. Gay, and R. J. Goodall: Clinical complications of cerebral angiography. J. Neurosurg. **9**, 258—274 (1952).

Abbott, O. A., W. A. Hopkins, and T. F. Leigh: The rôle of angiocardiography and venography in mediastinal and paramediastinal lesions. J. thorac. Surg. **18**, 869—891 (1949).

Abrams, H. L.: Radiologic aspects of operable heart disease: I. Observations on preoperative approach to congenital anomalies. Radiology **65**, 31—48 (1955).

— Radiologic aspects of operable heart disease: II. Retrograde brachial aortography. Circulation **14**, 592—613 (1956).

— Radiologic aspects of operable heart disease: III. The hazards of retrograde thoracic aortography; A survey. Radiology **68**, 812—824 (1957).

— An approach to biplan cineangiocardiography. Radiology **73**, 531—538 (1959).

— Angiography. Boston: Little, Brown & Co. 1961; London: J. & A. Churchill Ltd. 1961.

— The opaque media: Physiologic effects and systemic reactions. In: H. L. Abrams, Angiography, vol. 1, p. 13—28. Boston: Little, Brown & Co. 1961.

— The hazards of thoracic aortography. In: H. L. Abrams, Angiography, vol. 1, p. 163—171. Boston: Little, Brown & Co. 1961.

—, u. H. J. Ricketts: Perkutane, selektive Koronar-Kinoarteriographie. X. Internat. Kongr. Radiologie, Montreal 1962.

Actis-Dato, A., A. Tarquini, L. Dughera, C. Quaglia u. R. Weisz: Morphologisch-dynamische Untersuchung der Aortenklappenfehler mittels retrograder Aortographie. Thoraxchirurgie **6**, 541—550 (1959).

Adolph, R. J., R. Shabetai, and D. Lamkin: A simple transducer for the recording of the volume and duration of injection during angiography. Amer. J. Roentgenol. **95**, 962—964 (1965).

Adrouny, Z. A., M. J. Stephenson, U. R. Straube, C. T. Dotter, and H. E. Griswold: Effect of cardiac catheterization and angiocardiography on the serum glutamic oxaloacetic transaminase. Circulation **27**, 565—570 (1963).

— D. W. Sutherland, H. E. Griswold, and L. W. Ritzmann: Complications with transseptal left heart catheterization. Amer. Heart J. **65**, 327—333 (1963).

Agnew, C. H., R. N. Cooley, J. Derrick, and L. Beentjees: Technical considerations of selective arteriography. Radiology **74**, 81—83 (1960).

Aguilar, S., M. G. Kaulbach, and P. G. Hugenholtz: Retrograde arterial catheterization of the left ventricle in 388 patients with special reference to aortic valve disease and coarctation of the aorta. New Engl. J. Med. **274**, 312—316 (1966).

Ainsworth, J.: Anomalous blood supply to lung demonstrated by aortography. Brit. J. Radiol. **31**, 448—449 (1958).

Aker, U. T., M. J. Friedenberg, and B. M. Parker: Retrograde left ventricular angiocardiography and aortography. Circulation **29**, 34—48 (1964).

Albou, E., A. Pitou et W. Slama: L'angiocardiographie gauche par voie transseptale. Arch. Mal. Cœur **56**, 629—649 (1963).

Aldridge, H. E.: Transseptal left heart catheterization without needle puncture of the interatrial septum. Amer. J. Cardiol. **13**, 239—242 (1964).

Alella, A.: Steuerung der Koronardurchblutung. In: Probleme der Koronardurchblutung. Bad Oeynhausener Gespräche. Berlin-Göttingen-Heidelberg: Springer 1958.

Alexander, R. W., and G. C. Griffith: Anomalies of coronary arteries and their clinical significance. Circulation **14**, 800—805 (1956).

Allanby, K. D., W. D. Brinton, M. Campbell, and F. Gardner: Pulmonary atresia and the collateral circulation of the lung. Guy's Hosp. Rep. **99**, 2—3 (1950).

Allen, E. V., N. W. Barker, and E. A. Hines: Peripheral Vascular Diseases. Philadelphia and London: W. B. Saunders Co. 1962.

Allison, P. R., and R. J. Linden: The bronchoscopic measurement of left auricular pressure. Circulation **7**, 669—673 (1953).

Allison, R. B., F. L. Rodriguez, E. A. Higgins, J. P. Leddy, W. H. Abelmann, L. B. Ellis, and S. L. Robbins: Clinicopathologic correlations in coronary atherosclerosis. 430 patients studied with post mortem coronary angiography. Circulation **27**, 170—184 (1963).

Alwall, N., S. Johnsson, A. Tornberg, and L. Werkö: Acute renal failure following angiography, especially risk of repeated examination, revealed by 8 cases (2 deaths). Acta chir. scand. **109**, 11—19 (1955).

Alyea, E. P., and C. E. Haines: Intradermal test for sensitivity to iodopyracet injection or "diodrast". J. Amer. med. Ass. **135**, 25—27 (1947).

Ameuille, P., G. Ronneaux, V. Hinault et H. Degrez: Quelques cas d'artériographies pulmonaires. J. Radiol. Électrol. **22**, 97—102 (1938).

— — — — et J. M. Lemoine: Remarques sur quelques cas d'artériographie pulmonaire chez l'homme vivant. Bull. Soc. méd. Hôp. Paris **52**, 729—739 (1936).

Amory, C. H. I., and R. F. Bunch: Perivascular injection of thorotrast and its sequelae. Radiology **51**, 831—839 (1948).

Amplatz, K.: A vascular injector with program selector. Radiology **74**, 79—80 (1960); **75**, 955—956 (1960).

— Roentgenographic diagnosis of mitral and aortic valvular disease. Amer. Heart J. **64**, 556—566 (1962).

— Percutaneous arterial catheterization and its application. Amer. J. Roentgenol. **87**, 265—275 (1962).

— Technics of coronary arteriography. Circulation **27**, 101—106 (1963).

— Cardiovascular injectors. In: R. A. Schobinger and R. R. Ruzicka, Vascular Roentgenology, p. 91—95. New York and London: Macmillan & Co. 1964.

— Disposable catheter needles. Invest. Radiol. **1**, 262—263 (1966).

— R. Ernst, R. G. Lester, C. W. Lillehei, and A. Lillie: Retrograde left cardioangiography as a test of valvular competence. Radiology **72**, 268—269 (1959).

—, and R. Harner: A new subclavian artery catheterization technique. Radiology **78**, 963—966 (1962).

Amplatz, K., R. G. Lester, R. Ernst, and C. Lillehei: A practical method of left retrograde cardioangiography. Surg. Gynec. Obstet. **113**, 106—113 (1961).

— — — — Left retrograde cardioangiography: Its diagnostic value in acquired and congenital heart disease. Radiology **76**, 393—401 (1961).

Amundsen, A. K., P. Amundsen, and O. Müller: Blood pressure and heart rate during angiocardiography, abdominal aortography and arteriography of lower extremities. Acta radiol. (Stockh.) **45**, 452—458 (1956).

Amundsen, P.: Double-blind test in a comparison of angiographic contrast media for intravascular use. Acta radiol. (Stockh.) N.S. Diagn. **3**, 335—343 (1965).

—, and E. Sorensen: Angiocardiography in intrathoracic tumours with particular reference to the question of operability. Acta radiol. (Stockh.) **45**, 185—198 (1956).

Andersen, P. T., I. Anderson, H. Eltorm, T. Paulsen, E. Glistrup, and H. Petersen: Angiopulmography. Acta radiol. (Stockh.) **36**, 257—269 (1951).

Angelino, P. F., e A. Actis-Dato: Cardiopatie congenite di tipo raro. Minerva med. **1**, 167—181, 613—624 (1953).

Anlyan, W. G., G. J. Baylin, J. I. Fabrikant, and R. B. Trumbo: Studies in coronary angiography. Surgery **45**, 8—17 (1959).

Anschütz, F., u. F. Heuck: Kreislaufuntersuchungen am Menschen mit der Serienangiographie. Fortschr. Röntgenstr. **91**, 512—520 (1959).

Anthony, J. E.: Complications of aortography. Arch. Surg. **76**, 28—34 (1958).

Archer, V. W., and I. D. Harris: Ocular test for sensitivity to diodrast prior to intravenous urography. Amer. J. Roentgenol. **48**, 763—765 (1942).

Arcilla, R. A., M. M. Agustsson, Z. Steiger, and B. M. Gasul: An angiocardiographic sign of aortic regurgitation. Its utilization for the measurement of regurgitant flow. Circulation **23**, 269—278 (1961).

Arner, O., P. Edholm, and P. Ödman: Percutaneous selective angiography of the internal mammary artery. Acta radiol. (Stockh.) **51**, 433—438 (1959).

Arnulf, G.: L'artériographie méthodique des artères coronaires grâce à l'utilisation de l'acetylcholine. Bull. Acad. nat. Méd. (Paris) **25**, 661—671 (1958).

— Bases et technique de l'artériographie. Methodique des coronaires. Mém. Acad. Chir. **86**, 387—397 (1960).

— Radiography of the coronary arteries and nervous operations in coronary disease. J. cardiovasc. Surg. **3**, 272—280 (1962).

— Chirurgie des Coronaires. Paris: Masson & Cie. 1965.

—, u. P. Buffard: Die Arteriographie der Koronarien mittels Azetylcholin. Fortschr. Röntgenstr. **92**, 115—129 (1960).

ARNULF, G., and P. BUFFARD: Coronary arteriography with acetylcholine-induced cardiac pause. In: R. A. SCHOBINGER and R. R. RUZICKA, Vascular Roentgenology, p. 140—145. New York and London: Macmillan & Co. 1964.
—, et R. CHACORNAC: L'artériographie méthodique des artères coronaires grâce à l'utilisation de l'acétylcholine. Lyon chir. **54**, 212—222 (1958); — Arch. Mal. Cœur **52**, 1121—1139 (1959).
ARVIDSSON, H.: Angiocardiographic observations in mitral disease. Acta radiol. (Stockh.), Suppl. **158**, 16—117 (1958).
— Angiocardiographic determination of left ventricular volume. Acta radiol. (Stockh.) **56**, 321—339 (1961).
— Supravalvular stenoses of the pulmonary arteries. Acta radiol. (Stockh.) **56**, 466—480 (1961).
— Angiocardiographic measurements in congenital heart disease in infancy and childhood. Acta radiol. (Stockh.) N.S. Diagn. **1**, 981—994 (1963).
— E. CARLSSON, A. HARTMANN, A. TSIFUTIS, and C. CRAWFORD: Supravalvular stenoses of pulmonary arteries. Report of eleven cases. Acta radiol. (Stockh.) **56**, 466—480 (1961).
— J. KARNELL, and T. MÖLLER: Multiple stenosis of pulmonary arteries associated with pulmonary hypertension, diagnosed by selective angiocardiography. Acta radiol. (Stockh.) **44**, 209—216 (1955).
ASHBY, R. N., B. G. KARRAS, and A. H. CANNON: Clinical and roentgenographic aspects of the subclavian steal syndrome. Amer. J. Roentgenol. **90**, 535—545 (1963).
ASTLEY, R., M. GOTSMAN, and C. G. PARSONS: Multiple injections for angiocardiography. Brit. Heart J. **27**, 333—343 (1965).
AUBANIAC, R.: L'injection intraveineuse sousclaviculaire. Presse méd. **60**, 1456 (1952).
— L'injection intraveineuse sousclaviculaire et ses applications radiologiques. J. Radiol. Électrol. **35**, 103—104 (1954).
— L. SENDRA, P. VIALLET, P. COMBE et L. CHEVROT: L'angio-pneumocardiographie par voie sousclaviculaire. Presse méd. **62**, 1308—1311 (1954); — J. Radiol. Électrol. **35**, 105—107 (1954).
AURIG, G.: Röntgendarstellung arterio-venöser Aneurysmen durch Venenkatheterismus. Zbl. Chir. **77**, 2263—2266 (1952).
— Die Kontrastdarstellung der Aorta und ihre Äste. Röntgen- u. Lab.-Prax. **8**, 169—178 (1955).
AUSTEN, W. G., and R. S. SHAW: Isolated upper-extremity symptoms due to obstruction of the aortic origin of the left subclavian or innominate artery. New Engl. J. Med. **266**, 489—291 (1962).
— B. R. WILCOX, and H. W. BENDER: Experimental studies of the cardiovascular response secondary to the injection of angiographic agents. J. thorac. cardiovasc. Surg. **47**, 356—366 (1964).
AVIADO, D. M., T. H. LI, W. KALOW, C. F. SCHMIDT, G. L. TURNBULL, G. W. PESKIN, M. E. HESS, and A. J. WEISS: Respiratory and circulatory reflexes from the perfused heart and pulmonary circulation of the dog. Amer. J. Physiol. **165**, 261—277 (1951).
AXEN, O., and J. LIND: Table for routine angiography. Synchronous serial roentgenography in two planes at right angles. J. Amer. med. Ass. **143**, 540—542 (1950).
AYERS, W. B.: Fatal intracardiac embolization from indwelling intravenous polyethylene catheter. Arch. Surg. **75**, 259—262 (1957).
BACHMANN, D.: Strahlenbelastung bei kardioradiographischer Diagnostik. Fortschr. Röntgenstr. **96**, 636—638 (1962).
— F. DRESSLER u. H. SCHMUTZLER: Supravalvuläre Aortenstenose mit primärer Aortenhypoplasie und Koronararterienanomalie. Fortschr. Röntgenstr. **100**, 460—464 (1964).
—, u. R. W. FLEHMIG: Zur radiologischen Differentialdiagnostik mediastinaler Prozesse. Münch. med. Wschr. **104**, 843—844 (1962).
—, u. V. TAENZER: Neues Röntgenkontrastmittel für Gefäßuntersuchungen (Angiografin). Med. Klin. **63**, 384—387 (1968).
BAERWOLFF, G., u. M. SCHACHERL: Eine universelle Strahlenschutz- und Injektionsvorrichtung für Angiographien. Fortschr. Röntgenstr. **89**, 100—104 (1958).
BAGGER, M., G. BIÖRCK, V. O. BJÖRK et al.: On methods and complications in catheterization of heart and large vessels with and without contrast injection. Amer. Heart J. **54**, 766—777 (1957).
— V. O. BJÖRK, and G. MALMSTRÖM: Technique and sequelae of catheterization of the left side of the heart. Amer. Heart J. **53**, 91—99 (1957).
BAILEY, C. P.: Discussion. J. thorac. Surg. **34**, 467 (1957).
— H. E. BOLTON, H. NICHOLS, and R. A. GILMAN: Ventriculoplasty for cardiac aneurysm. J. thorac. Surg. **35**, 37—67 (1958).
BAIRD, R. M., M. S. LAPAYOWKER, F. MURTAGH, and M. SCOTT: Percutaneous retrograde brachial arteriography. A nonoperative, noncatheter technique. Amer. J. Roentgenol. **94**, 19—29 (1965).
BAKER, H. L.: Cerebral arteriography: Technics and results. Proc. Mayo Clin. **35**, 482—486 (1960).
BALFANZ, R., H. GAJEWSKI u. O. SCHOTT: Technische Bewertung der Bildqualität verschiedener Röntgenkinoverfahren. Radiologe **3**, 462—467 (1963); **4**, 153—158 (1964).
BANFIELD, W. G., D. B. HACKEL, and W. T. GOODALE: Cardiac lesions following venous catheterization of the right auricle and coronary sinus of dogs. J. Lab. clin. Med. **35**, 287—293 (1950).
BANGE, F., A. DÜX, J. LANGE u. P. THURN: Zum Verschlußsyndrom der supraaortalen Gefäße (sog. Aortenbogensyndrom). Fortschr. Röntgenstr. **96**, 597—610 (1962).

BARBACCIA, F., u. F. ROVELLI: Experimentelle Untersuchungen zur Koronarographie. Koronarveränderungen, hervorgerufen durch verschiedene Medikamente und deren klinische Verwendungsmöglichkeiten. Fortschr. Röntgenstr. **96**, 342—349 (1962).

BARGMANN, W., u. W. DOERR: Das Herz des Menschen, Bd. I u. II. Stuttgart: Georg Thieme 1963.

BARIÉTY, M., O. MONOD, P. CHOUBRAC et P. JOLY: Le poumon exclu. Syndrome d'amputation de l'artère pulmonaire à l'angiopneumographie. Presse méd. **59**, 711—712 (1951).

— — et J. PAILLAS: Angiopneumographie et cancer bronchique. Bull. Soc. méd. Hôp. Paris **66**, 1107—1110 (1950).

BARKE, R.: Problem der Standardisierung bei angiographischen Untersuchungen. Fortschr. Röntgenstr. **96**, 648—663 (1962).

— Experimentelle Untersuchungen mit J^{131}-Visotrast. Radiol. Diagn. (Berl.) **4**, 427—435 (1963).

— Zur Physiologie des Stoffwechsels nierengängiger Kontrastmittel. Radiol. Diagn. (Berl.) **5**, 193—205 (1964).

BARNES, B. A., R. S. SHAW, A. LEAF, and R. R. LINTON: Oliguria following diagnostic translumbar aortography. New Engl. J. Med. **252**, 1113—1116 (1955).

— Kontrastmittelzwischenfälle. Ursache, Verhütung, Bekämpfung. Radiol. diagn. (Berl.) **5**, 513—526 (1964).

BARON, G. J.: A portable cassette changer for angiography. Radiology **56**, 739—741 (1951).

BARON, M. G., B. S. WOLF, L. STEINFELD, and L. H. S. VAN MIEROP: Endocardial cushion defects: Special diagnosis by angiocardiography. Amer. J. Cardiol. **13**, 162—175 (1964).

BARR, P. O., and P. SOILA: Introduction of soft cannula into artery by direct percutaneous puncture. Angiology **11**, 168—172 (1960).

BARRETT, G. C., J. F. MARTIN, and J. MESCHAN: The evaluation of processing technics and film types in cineradiography. Radiology **78**, 229—230 (1962).

BARTELS, E. D., G. C. BRUN, A. GAMMELOFT, and P. A. GJØRUP: Acute anuria following intravenous pyelography in patient with myelomatosis. Acta med. scand. **150**, 297—302 (1954).

BASSETT, R. C., J. S. ROGERS, G. R. CHERRY, and C. GRUZHIT: The effects of contrast media on the bloodbrain barrier. J. Neurosurg. **10**, 38—47 (1953).

BAUDISCH, E., u. W. BAUMANN: Kontrastmittelschäden der Nieren nach angiographischen Untersuchungen. Z. Urol. **57**, 251—268 (1964).

BAUER, K. H.: Über Thorotrastschäden und Thorotrastsarkomgefahr. Chirurg **19**, 387—389 (1948).

BAUM, S., and H. L. ABRAMS: A J-shaped catheter for retrograde catheterization of tortuous vessels. Radiology **83**, 436—437 (1964).

BAURYS, W.: Serious complications associated with newer diagnostic methods in urology. J. Urol. **75**, 846—851 (1956).

BAYER, O., J. DREWES u. S. EFFERT: Der Katheterismus des rechten Herzens. Technik, Zwischenfälle, Indikationen. Münch. med. Wschr. **94**, 801—808 (1952).

— F. LOOGEN u. H. H. WOLTER: Der Herzkatheterismus bei angeborenen und erworbenen Herzfehlern. Stuttgart: Georg Thieme 1954, 1967.

—, u. H. H. WOLTER: Atlas intrakardialer Druckkurven. Stuttgart: Georg Thieme 1958.

BAZY, L., J. HUGUIER, H. RABOUL, P. LAUBRY et J. AUBERT: Sur quelques aspects techniques de l'artériographie. Arch. Mal. Cœur **41**, 97—112 (1948).

BEALL, A. C., E. S. CRAWFORD, C. M. COUVES, M. E. DE BAKEY, and J. H. MOYER: Factors influencing renal function following aortography with 70 per cent Urokon. Surgery **43**, 364—380 (1958).

BEATO, N. V., and E. R. PONSDOMENECH: Heart puncture. II. Cardioangiography: Clinical and electrocardiographic results. Amer. Heart J. **41**, 855—863 (1951).

BECU, L., S. PAULIN, and E. VERNAUSKAS: Pulmonary wedge angiography. Experimental investigation in dogs. Acta radiol. (Stockh.) **57**, 209—217 (1962).

BEENTJES, L. B., R. N. COOLEY, and R. W. BROWN: A devise for the measurement of pressure and injection time of contrast substance through catheters. Amer. J. Roentgenol. **95**, 965—969 (1965).

BELL, A. L. L.: Catheterization of the left heart by transseptal needle and overlying catheter. In: R. A. SCHOBINGER and F. F. RUZICKA, Vascular Roentgenology, p. 117—123. New York and London: Macmillan & Co. 1964.

— Wedge pulmonary arteriography. In: R. A. SCHOBINGER and F. F. RUZICKA, Vascular Roentgenology. p. 201—206. New York and London: Macmillan & Co. 1964.

— W. F. HAYNES, S. SHIMOMURA, and D. P. DALLAS: Influence of catheter tip position on pulmonary wedge pressures. Circulat. Res. **10**, 215—219 (1962).

— S. SHIMOMURA, and W. GUTHRIE: Wedge pulmonary arteriography: Application in congenital and acquired heart disease. Bull. N.Y. Acad. Med. **34**, 763 (1958).

— — J. A. TAYLOR, and H. F. FITZPATRICK: Detection of pulmonary lesions in patients with congenital and acquired heart disease by wedge pulmonary arteriography. Progr. cardiovasc. Dis. **2**, 64—75 (1959).

— — — W. GUTHRIE, M. F. HEMPEL, H. F. FITZPATRICK, and C. F. BEGG: Wedge pulmonary arteriography. Radiology **73**, 566—574 (1959); — Surgery **47**, 165—176 (1960).

BELL, J.: Treatment of post-catheterization arterial injuries. Ann. Surg. **155**, 591—598 (1962).

BELLMAN, S., and H. A. FRANK: Experimental coronary arteriography. J. thorac. Surg. **36**, 33—43 (1958).

BELLMAN, S., H. A. FRANK, P. B. LAMBERT, D. LITTMAN, and J. A. WILLIAMS: Coronary arteriography. Differential opacification of aortic stream by catheters of special design — experimental development. New Engl. J. Med. **262**, 325—328 (1960).

BENCHIMOL, A., and E. M. MCNALLY: Hemodynamic and electrocardiographic effects of selective coronary angiography in man. New Engl. J. Med. **274**, 1217—1224 (1966).

BENDER, F., H. D. REPLOH, W. KÖNIG u. K. M. FRIEDRICH: Kombinierte Katheterisierung des rechten und linken Herzens unter Anwendung der transseptalen Punktion des linken Vorhofs. Med. Welt **1962 II**, 2322—2324.

BENDER, H., u. H. D. REPLOH: Dauerperfusionsgerät zur Reinigung von Herzkathetern und Herzpunktionsnadeln. Z. Kreisl.-Forsch. **53**, 743—744 (1964).

BERBERICH, J., u. S. HIRSCH: Die röntgenographische Darstellung der Arterien und Venen am lebenden Menschen. Klin. Wschr. **2**, 2226—2228 (1923).

BERG, N. O., H. IDBOHRN, and B. WENDEBERG: Investigation of tolerance of rabbit's kidney to newer contrast media in renal angiography. Acta radiol. (Stockh.) **50**, 285—292 (1958).

BERGERHOF, H. D., u. R. FROWEIN: Die Verträglichkeit der cerebralen Angiographie mit jodhaltigen Kontrastmitteln. Nervenarzt **26**, 465—471 (1955).

BERNSMEIER, A.: Neue Ergebnisse über den Koronarkreislauf des Menschen. Verh. dtsch. Ges. inn. Med. **69**, 536—554 (1963).

BERNSTEIN, E. F., R. F. AVANT, and J. V. TYBERG: Experimental studies of ditriokon toxicity. Amer. J. Roentgenol. **86**, 1138—1145 (1961).

— R. L. EVANS, J. A. BLUM, and R. F. AVANT: Further experimental and early clinical observations concerning the protection action of low molecular weight dextran upon intravenous hypaque toxicity. Radiology **76**, 260—261 (1961).

— R. H. GREENSPAN, and M. K. LOKEN: Intravenous aortography. Amer. J. Roentgenol. **83**, 1034—1041 (1960); — Arch. Surg. **80**, 71—79 (1960).

— G. C. MACKEY, F. G. EMMINGS, and K. AMPLATZ: Experimental evaluation of renal and spinal cord tolerance to a new angiographic agent, Angio-Conray. Surgery **51**, 663—667 (1962).

— J. D. PALMER, T. A. AABERG, and R. L. DAVIS: Studies of the toxicity of hypaque 90 per cent following rapid intravenous injection. Radiology **76**, 88—95 (1961).

— C. R. RELLER, and T. B. GRAGE: Experimental studies of angio-conray: A new angiographic agent. Radiology **79**, 389—394 (1962).

BERTELSEN, S., and A. LINDAHL: Aneurysms of the coronary arteries. Report of two cases. Acta med. scand. **175**, 589—595 (1964).

BERUSKIN, E. F., C. R. RELLER, and T. B. GRAGE: Experimental studies of angioconray: A new angiographic agent. Radiology **79**, 389—394 (1962).

BÉTOULIÈRES, P., M. PÉLISSIER et R. MIMRAN: L'aortographie rétrograde par voi fémorale percutanée. Presse méd. **65**, 2159—2162 (1957).

BETTE, L.: Kineangiokardiographie. In: Röntgenstrahlen (C. H. F. MÜLLER), H. 16, S. 10—13. Hamburg 1967.

—, u. G. JÖTTEN: Über die Aufnahmequalität bei der Schnellserien-Aufnahmetechnik mit hochbelastbaren Drehanodenröhren. In: Deutscher Röntgenkongreß 1966, S. 193—195, Stuttgart: Georg Thieme 1967.

BEUREN, A. J.: Die angiokardiographische Darstellung kongenitaler Herzfehler. Berlin: W. de Gruyter & Co. 1966.

—, u. J. APITZ: Modifizierung der Technik der transseptalen Katheterisierung des linken Herzens. Z. Kreisl.-Forsch. **51**, 11—20 (1962).

— — Selektive transseptale Angiokardiographie des linken Vorhofes oder linken Ventrikels. Z. Kreisl.-Forsch. **51**, 20—31 (1962).

— —, and D. HARMJANZ: Supravalvular aortic stenosis in association with mental retardation and a certain facial appearance. Circulation **26**, 1235—1240 (1962).

— — u. J. STOERMER: Transseptale Katheterisierung des linken Herzens. Z. Kreisl.-Forsch. **50**, 644—653 (1961).

—, u. H. E. HOFFMEISTER: Diagnose, Hämodynamik und chirurgische Therapie des Fehlabganges der linken Koronararterie von der Arteria pulmonalis. Z. Kreisl.-Forsch. **52**, 1088—1101 (1963).

— C. SCHULZE, P. EBERLE, D. HARMJANZ, and J. APITZ: Syndrome of supravalvular aortic stenosis, peripheral pulmonary stenosis, mental retardation and similar facial appearance. Amer. J. Cardiol. **13**, 471—483 (1964).

BEVEGARD, S., E. CARLENS, B. JÖNSSON, and I. KARLÖF: A technique for transseptal left heart catheterization via the right external jugular vein. Thorax **15**, 299—302 (1960).

— B. JÖNSSON, and I. KARLÖF: Percutaneous technique for transseptal left heart catheterization via the right femoral vein. Scand. J. clin. Lab. Invest. **13**, 439—441 (1961).

— — — A modified instrument for percutaneous transseptal catheterization of the left atrium. Scand. J. clin. Lab. Invest. **15**, 436—437 (1963).

BILGUTAY, A. M., P. GANNON, L. P. STERNS, R. FERLIC, and C. W. LILLEHEI: Coronary arteriography. Arch. Surg. **89**, 899—904 (1964).

—, and C. W. LILLEHEI: Single and double contrast coronary arteriography. J. thorac. cardiovasc. Surg. **44**, 617—627 (1962).

— — A new method for coronary arteriography by means of acetylcholine asystole with controlled return of heart rate using a cardiac pacemaker. J. Amer. med. Ass. **180**, 1095—1099 (1962).

— — Single and double contrast coronary arteriography. In: R. A. SCHOBINGER and

F. F. Ruzicka, Vascular Roentgenology, p. 145—151. New York and London: Macmillan & Co. 1964.

Bilgutay, A. M., R. C. Wingrove, and C. W. Lillehei: Double contrast left cardioangiography with the use of carbon dioxide. Surgery **52**, 77—87 (1962).

Biörck, G., T. Sylvan, and T. G. Lindblom: Electrocardiographic studies at angiocardiography. Acta cardiol. (Brux.) **5**, 509—520 (1950).

Birkner, R.: Die Spätschäden des Thorotrasts, beurteilt nach dem ältesten, bisher bekannten Thorotrastschadensfall. Strahlentherapie **78**, 587—608 (1949).

Bischoff, K.: Moderne Einrichtungen für die Röntgen-Kinematographie. Fortschr. Röntgenstr. **76**, 389—392 (1952).

—, u. O. Schott: Eine neue Kontrastverstärkungseinrichtung für Röntgenaufnahmen. Fortschr. Röntgenstr. **87**, 239—248 (1957).

Bishop, H. A., and B. J. O'Loughlin: Coronary arteriography. Calif. Med. **94**, 218—222 (1961).

Björck, G., T. Sylvan, and G. Lindblom-Tillman: Electrocardiographic studies at angiocardiography. Acta cardiol. (Brux.) **5**, 509—520 (1950).

Björk, L.: The influence of sodium amidotrizoate on electrocardiographic changes and subjective side-effects in angiocardiography. Radiology **89**, 848—849 (1967).

— Roentgen diagnosis of left ventricular aneurysm. Amer. J. Roentgenol. **97**, 338—341 (1966).

— The osmotic effects of Urografin 76 per cent and Isopaque 60 per cent in angiocardiography. Amer. J. Roentgenol. **98**, 922—926 (1966).

— Electrocardiographic changes during left heart and aortic angiocardiography with Urografin 76 per cent and Isopaque 60 per cent. Angiology **18**, 96—105 (1967).

— Influence of subjective side effects of adding methylglucamine metrizoate to Isopaque 60 per cent: A comparative clinical study. Acta radiol. (Diagn.) **6**, 430—432 (1967).

—, and A. Hallén: Coronary angiography during acetylcholine induced cardiac arrest in patients with angina pectoris. J. cardiovasc. Surg. **2**, 9—19 (1961).

— — Experience of coronary angiography in angina pectoris. Acta chir. scand. **122**, 268—272 (1961).

— — Koronar-Angiographie während eines durch Acetylcholin hervorgerufenen Herzstillstandes. X. Int. Kongr. Radiologie Montreal/Kanada 1962. Kongr.-Bericht S. 77.

Björk, V. O.: Circulation through atelectatic lung in man. J. thorac. Surg. **26**, 533—543 (1953).

— Direct pressure measurement in the left atrium, the left ventricle and the aorta. Acta chir. scand. **107**, 466—476 (1954).

— Ventricular aneurysm. Thorax **19**, 162—165 (1964).

Björk, V. O., I. Cullhed, A. Hallén, H. Lodin, and E. Malers: Sequelae of left ventricular puncture with angiocardiography. Circulation **24**, 204—212 (1961).

— —, and H. Lodin: Aortic stenosis. Correlations between pressure gradient and left ventricular angiocardiography. Circulation **23**, 509—518 (1961).

— S. R. Kjellberg, G. Malmström, and U. Rudhe: Diagnosis of mitral insufficiency. Amer. Heart J. **49**, 719—723 (1955).

—, and H. Lodin: Left heart catheterization with selective left atrial and ventricular angiocardiography in the diagnosis of mitral and aortic valvular disease. Progr. cardiovasc. Dis. **2**, 116—142 (1959).

— — The evaluation of mitral stenosis with a selective ventricular angiocardiography. J. thorac. cardiovasc. Surg. **40**, 17—30 (1960).

— —, and E. Malers: The evaluation of the degree of mitral insufficiency by selective left ventricular angiocardiography. Amer. Heart J. **60**, 691—704 (1960).

—, and G. Malmström: Left heart catheterization. Circulat. Res. **2**, 424—425 (1954).

—, and E. F. Salen: Blood flow through an atelectatic lung. J. thorac. Surg. **20**, 933—942 (1950).

Blake, H. A., W. C. Manion, T. W. Mattingly, and G. Baroldi: Coronary artery anomalies. Circulation **30**, 927—940 (1964).

Blakemore, A. H.: Angiography. Surg. Clin. N. Amer. **26**, 326—342 (1946).

Blakemore, W. S., T. G. Schnabel, P. T. Kuo, H. L. Conn, S. B. Langfeld, D. D. Heiman, and H. Woske: Diagnostic and physiologic measurements using left heart catheterization. J. thorac. Surg. **34**, 436—448 (1957).

Bleichröder, F.: Intraarterielle Therapie. Berl. klin. Wschr. **49**, 1503 (1912).

Blickman, J. R.: Double contrast procedure for angiocardiography. J. belge Radiol. **41**, 33—36 (1958).

Bloomfield, D. A., and B. C. Sinclair-Smith: The limbic ledge: Landmark for transseptal left heart catheterization. Circulation **31**, 103—107 (1965).

Bloor, C. M., and R. M. Lowman: The transfemoral approach to coronary arteriography with particular attention to right coronary artery visualization. Radiology **77**, 990—994 (1961).

— — Myocardial bridges in coronary angiography. Amer. Heart J. **65**, 195—199 (1963).

— — Experimental coronary arteriography. Radiology **81**, 770—777 (1963).

—, and G. Margolis: Experimental evaluation of certain contrast media used for cerebral angiography; electroencephalographic and histopathological correlations. J. Neurosurg. 8, 585—594 (1951).

— F. R. Wrenn, and G. J. Hayes: Experimental method for evaluation of contrast media used in cerebral angiography. J. Neurosurg. 8, 435—440 (1951).

BLÜMCHEN, G., u. E. BASSENGE: Koronarangiographie. Med. Klin. **59**, 201—205 (1964).
BLÜMCKE, S., u. H. KNOCKE: Neuroreceptor-Areale in der Wand der Arteria pulmonalis. Verh. dtsch. Ges. Path. **47**, 326—331 (1963).
BLUM, W., u. W. QUARZ: Zur Morphologie der Lungentuberkulose beim Vergleich von Bronchogramm und Angiogramm. Beitr. Klin. Tuberk. **109**, 528—540 (1953).
BOBLITT, D. E., M. M. FIGLEY, and E. F. WOLFMAN: Roentgen signs of contrast material dissection of aortic wall in direct aortography. Amer. J. Roentgenol. **84**, 826—834 (1959).
BOCK, K., u. M. HERBST: Über das Koronararterienaneurysma mit Perforation in den rechten Ventrikel. Fortschr. Röntgenstr. **104**, 72—75 (1966).
— H. RICHTER, H. TRENCKMANN u. M. HERBST: Über die Ektasie und das Aneurysma der Arteria pulmonalis. Fortschr. Röntgenstr. **99**, 639—648 (1963).
BOCKELMANN, P.: Die strafrechtliche Bedeutung des ärztlichen Heileingriffes. Mitt. Berufsverb. dtsch. Int. **1960**, Nr 8, 33—34.
BÖHME, H.: Zur Technik röntgenologischer Darstellung arterieller Gefäßabschnitte. Zbl. Chir. **88**, 820—822 (1963).
— Mögliche Komplikationen bei Aorto-Arteriographien unter besonderer Berücksichtigung einer toxischen Kapillar- und Knochenmarkschädigung. Zbl. Chir. **88**, 823—825 (1963).
— Komplikationsmöglichkeiten bei direkten Arterio- und Aortographien. Med. Welt **1965**, 1897—1900.
BOEREMA, I., and J. BLICKMAN: Reduced intrathoracic circulation as an aid in angiocardiography. J. thorac. Surg. **30**, 129—142 (1955).
BÖSCHE, H.: Darstellung der kleinsten Gefäße bei der Koronarangiographie. Radiol. diagn. (Berl.) **7**, 343—346 (1966).
BOIJSEN, E., and G. L. FEINSTEIN: Arteriographic catheterization techniques. Amer. J. Roentgenol. **85**, 1037—1052 (1961).
—, and ST. R. REUTER: Subclavian and internal mammary angiography in the evaluation of anterior mediastinal masses. Amer. J. Roentgenol. **98**, 447—450 (1966).
—, and M. P. JUDKINS: A hook-tail "closed-end" catheter for percutaneous selective cardioangiography. Radiology **87**, 872—877 (1966).
—, and M. ZSIGMOND: Selective angiography of bronchial and intercostal arteries. Acta radiol. (Stockh.) N. S. Diagn. **3**, 513—528 (1965).
BOITEAU, G. M., and B. J. ALLENSTEIN: Hypertrophic subaortic stenosis. Amer. J. Cardiol. **8**, 614—623 (1961).
BOLT, W., W. FORSSMANN u. H. RINK: Technik und praktische Durchführung der Herzkatheterisierung für die funktionelle Diagnostik und die Therapie von Herz- und Lungenerkrankungen. Med. Klin. **48**, 1614—1620 (1953, II).
— — — Selektive Lungenangiographie. Stuttgart: Georg Thieme 1957. Köln: Westdeutscher Verlag 1961.
BOLT, W., H. W. KNIPPING u. H. RINK: Funktionsfragen bei der operativen Behandlung der Lungentuberkulose. Thoraxchirurgie **1**, 167—180 (1953).
—, u. H. RINK: Selektive Angiographie der Lungengefäße bei Lungentuberkulose. Schweiz. Z. Tuberk. **8**, 380—392 (1951).
— — Die terminale Lungenstrombahn im normalen und im pathologischen Angiogramm. Fortschr. Röntgenstr. **93**, 21—37 (1960).
— A. STANISCHEFF u. O. ZORN: Die selektive Angiographie der Lungengefäße. Münch. med. Wschr. **93**, 305—310, 573—582 (1951, I).
BONNAL, J., et J. LÈGRE: L'Angiographie Cérébrale. Paris: Masson & Cie. 1958.
BONTE, G.: Présentation d'artériographies en série. J. Radiol. Électrol. **33**, 301—306 (1952).
— J. CARON, M. PAUCHANT et A. GÉRARD: Examen de l'aorte thoracique et du ventricule gauche par cathétérisme intraventriculaire à partir de la fémorale. J. Radiol. Électrol. **39**, 593—598 (1958).
— G. TRINEZ et G. TOISON: Aortographie directe ou aortographie par cathétérisme rétrograde fémoral. J. Radiol. Électrol. **36**, 417—424 (1955).
BOOKSTEIN, J. J., and J. M. SIGMANN: Intramural deposition of contrast agent during selective angiocardiography. Radiology **81**, 932—938 (1963).
BOOTH, R. W.: The clinical applications of coronary arteriography. J. Amer. med. Ass. **178**, 105—109 (1961).
— W. MOLNAR, and C. V. MECKSTROTH: The clinical applications of coronary arteriography. J. Amer. med. Ass. **178**, 105—109 (1961).
BOPP, P., E. M. SPENCER, E. F. ARNOLD et P. W. DUCHOSAL: Le cathétérisme gauche par ponction transseptale. Cardiologia (Basel) **43**, 1—12 (1963).
BORGES, S., R. GUIMARAES, J. BOCANEGRA, and R. CASANOVA: Percutaneous left ventricular punction. Pressor and angiocardiographic study. IV. Weltkongr. Cardiologie Mexiko-City 1962, p. 38.
BOTHAM, R. J., G. G. ROWE, and W. P. YOUNG: Pericardial tamponade following percutaneous left ventricular puncture. Circulation **19**, 741—744 (1959).
BOUCEK, R. J., W. P. MURPHY, and F. A. HERNANDEZ: Intercalative angiography; cardiovascular spotfilming. Radiology **76**, 565—571 (1961).
BOUGAS, J. A., B. G. MUSSER, and H. GOLDBERG: Left heart catheterization. Clinical methods and applications. Amer. Heart J. **52**, 359—368 (1956).
BOURGEOIS, P., M. DURAND, V. DUPONT, P. Y. HATT et M. K. CARAMANIAN: L'angiographie pulmonaire comme moyen d'étude de la vascularisation des lesions tuberculeuses. Bull. Soc. méd. Hôp. Paris **65**, 1183—1191 (1949).
— — — — — L'entérêt de l'angiopneumographie chez les tuberculeux pulmonaires. Sem. Hôp. Paris **26**, 427—432 (1950).

Bourgeois, P., V. Dupont, P. E. Cassan, A. Roy et C. L. Brien: Technique et résultats de l'angiopneumographie en practique pneumologique courante. Bull. Soc. méd. Hôp. Paris **66**, 1275—1280 (1950).

Bousen, E.: A hook-tail "closed end" catheter for percutaneous selective cardioangiography. Radiology **87**, 872—877 (1966).

Bouwers, A.: Eine neue Röntgenkamera f: 0,75 für 7 × 7 cm²-Format. Fortschr. Röntgenstr. **74**, 578—584 (1951).

— Die Qualität der Schirmbildaufnahme. Fortschr. Tuberk.-Forsch. **5**, 56—65 (1952).

— Neue Ergebnisse mit der Mittelformat-Kamera. Röntgen-Bl. **7**, 230—234 (1954).

— Recent progress in serial angiography. Acta radiol. (Stockh.), Suppl. **116**, 628—634 (1954).

Brachfeld, D., and R. Gorlin: Subaortic stenosis. Medicine (Baltimore) **38**, 415—433 (1959).

Brandt, P., and A. Chrispin: Pulmonary artery pulsation in ventricular septal defect. Clin. Radiol. (Edinb.) **14**, 333—338 (1963).

Brasche, H.: Ein Beitrag zur Technik der Aortographie. Fortschr. Röntgenstr. **88**, 669—679 (1958).

Braunbehrens, H.: Allergische Zwischenfälle bei intravenöser Pyelographie. Münch. med. Wschr. **87**, 1203—1207 (1940).

Braunwald, E., and M. M. Aygen: Idiopathic myocardial hypertrophy without congestive heart failure or obstruction to blood flow; Clinical, hemodynamic and angiocardiographic studies in forteen patients. Amer. J. Med. **35**, 7—19 (1963).

Braunwald, E., E. C. Brockenbrough, J. L. Talbert, J. R. Folse, and S. D. Rockoff: Selective left heart angiocardiography by the transseptal route. Amer. J. Med. **33**, 213—222 (1962).

— F. C. Brockenbrough, and A. G. Morrow: Hypertrophic subaortic stenosis. Circulation **26**, 161—165 (1962).

Breda, R.: Injecteur automatique pour angiocardiographie. Arch. Mal. Cœur **46**, 352—356 (1953).

Breitenstein, R., F. Oberholzer, H. Probst u. H. J. Kaufmann: Toxizitätsprüfung von angiographischen Kontrastmitteln an neonatalen Ratten. II. Toxizitätsprüfung des Urografins 76%. Biol. Neonat. (Basel) **8**, 36—44 (1965).

Brent, L. B., A. Aburano, D. L. Fisher, T. J. Moran, J. D. Myers, and W. J. Taylor: Familial muscular subaortic stenosis. Circulation **21**, 167—180 (1960).

Bricaud, H.: High speed cineangiocardiography in mitral cardiopathies. Med. Audiovision **5**, 8—14 (1966).

Brocard, H., J. Bennett, C. Choffel et C. Gallouedec: L'intérêt de l'aortographie rétrograde dans le diagnostic des séquestrations pulmonaires. J. franç. Méd. Chir. thor. **16**, 65—73 (1962).

Brock, R., and P. R. Fleming: Aortic subvalvular stenosis. Report of 5 cases diagnosed during life. Guy's Hosp. Rep. **105**, 391—408 (1956).

Brock, R. C., B. B. Milstein, and D. H. Ross: Percutaneous left ventricular punction in the assessment of aortic stenosis. Thorax **11**, 163—171 (1956).

Brockenbrough, E. C., and E. Braunwald: A new technique for left ventricular angiocardiography and transseptal left heart catheterization. Amer. J. Cardiol. **6**, 1062—1064 (1960).

— —, and J. Ross: Transseptal left heart catheterization. A review of 450 studies and description of an improved technic. Circulation **25**, 15—25 (1962).

— A. G. Morrow, J. Talbert, and E. Braunwald: Percutaneous punction of the left ventricle. Brit. Heart J. **23**, 643—648 (1961).

Brodén, B., H. E. Hanson, and J. Karnell: Thoracic aortography. Acta radiol. (Stockh.) **29**, 184—188 (1948).

— S. Jönsson, and J. Karnell: Thoracic aortography. Acta radiol. (Stockh.) **32**, 498—508 (1949).

—, and J. Karnell: Coarctation of the Aorta. Aortographic studies of the aorta before and after operation. Acta radiol. (Stockh.), Suppl. **165** (1958).

Broman, T.: Technique for the pharmacodynamic investigation of contrast media for cerebral angiography. Acta radiol. (Stockh.) **45**, 96—100 (1956).

— Supravital analysis of disorders in cerebrovascular permeability; critical analysis of technique and results obtained in experimental animals. Acta psychiat. (Kbh.) **25**, 19—31 (1950).

— B. Forssman, and O. Olsson: Further experimental investigations of injuries from contrast media in cerebral angiography. Acta radiol. (Stockh.) **34**, 135—143 (1950).

—, and O. Olsson: The tolerance of cerebral blood vessels to a contrast medium of the diodrast group. Acta radiol. (Stockh.) **30**, 326—342 (1948).

— — Experimental study of contrast media for cerebral angiography with reference to possible injurious effects on the cerebral blood vessels. Acta radiol. (Stockh.) **31**, 321—334 (1949).

— — Experimental comparison of diodonum with sodium acetrizoate with reference to possible injurious affects on the blood-brain barrier. Acta radiol. (Stockh.) **46**, 346—350 (1956).

— S. Radner, and L. Svanberg: Supravital analysis of disorders in cerebrovascular permeability. Acta psychiat. (Kbh.) **25**, 121—135 (1950).

Brooks, B.: Intraarterial injection of sodium jodid. J. Amer. med. Ass. **82**, 1016—1019 (1924).

BROTZU, G.: Left selective angiocardiography using transseptal punction. Boll. Soc. ital. Cardiol. **11**, 928—932 (1966).

BROUSTET, P., G. DUBOURG, H. BRICAUD, P. L. MARTIN et M. DALLOCCHIO: L'angiocardiographie des nourrissons. J. Radiol. Électrol. **44**, 472 (1963).

BROWN, M., and J. D. BATTLE: The effect of urography on renal function in patients with multiple myeloma. Radiology **85**, 191—192 (1965).

BROWN, R., S. H. RAHIMTOOLA, G. D. DAVIS, and H. J. C. SWAN: The effect of angiocardiographic contrast media on circulatory dynamics in man. Circulation **31**, 234—240 (1965).

BRUN, PH., et H. GESCHWIND: Cinéangiocardiographie biplane. Intérêt et nécessité de deux incidences simultanées. Rev. méd. int. Photo, Cinéma, Télév. **2**, 143—148 (1963).

BRUWER, A. J., and F. H. ELLIS: A slow injection method of aorto-arteriography. Surg. Gynec. Obstet. **107**, 287—293 (1958).

BUCHS, S., u. G. FROMMERZ: Die technischen Apparaturen der Angiokardiographie, ihre Indikationen und Kontraindikationen. Schweiz. med. Wschr. **80**, 347—349 (1950).

BUCHTALA, V., u. J. GERLACH: Mandrinkanülen zur Arteriographie. Zbl. Neurochir. **14**, 118—120 (1954).

BUCKLEY, M. J., D. T. MASON, J. ROSS, and E. BRAUNWALD: Reversed differential cyanosis with equal desaturation of upper limbs: Syndrome of complete transposition of great vessels with complete interruption of aortic arch. Amer. J. Cardiol. **15**, 111—115 (1965).

BÜCHERL, E.: Erweiterte Herzdiagnostik durch Druckmessungen im linken Vorhof. Thoraxchirurgie **4**, 1—10 (1956).

BÜCHNER, H.: Angiokymographie und Stufenarteriographie. Über die gleichzeitige Darstellung morphologischer und funktioneller Veränderungen eines großen Gefäßgebietes mittels einer Röntgenaufnahme. Fortschr. Röntgenstr. **97**, 345—362 (1962).

BÜHLMEYER, K.: The importance of angiography in the diagnosis of Ebstein's anomaly of the tricuspidal valve. Proc. Ass. Europ. Paediat. Cardiol. **3**, 22—23 (1967).

BUNCE, A. H.: A simple technique for coronary arteriography using standard equipment. Radiography **33**, 171—172 (1967).

BURCHELL, H. B.: Symposium on diagnostic value of simultaneous catheterization of aorta and right and left sides of heart. Proc. Staff Meet. Mayo Clin. **31**, 105—108 (1956).

BURFORD, T. H., and M. J. CARSON: Visualization of aorta and branches by retroarterial diodrast injection. J. Pediat. **33**, 675—687 (1948).

— —, and W. G. SCOTT: Angiocardiography and aortography in the diagnosis of congenital cardiovascular lesions. J. thorac. Surg. **18**, 860—868 (1949).

BURGEMEISTER, G., u. W. PORSTMANN: Direkte Angiokardiographie und retrograde Aortographie mit dem Elema-Gerät bei angeborenen Herzfehlern. Fortschr. Röntgenstr. **88**, 145—154 (1958).

— H. W. RAUTENBURG, E. G. KRIENKE u. W. KOLREP: Indikation und Anwendung der Angiokardiographie bei angeborenen Herzfehlern im Kindesalter (unter Verwendung vorwiegend des Elema-Gerätes und der Ariflex-Kamera am Bildwandler). Z. Kreisl.-Forsch. **48**, 8—29 (1959).

— H. WESTERKAMP u. H. FELLER: Ein Beitrag zur Angiokardiographie bei angeborenen Herzfehlern. Fortschr. Röntgenstr. **86**, 25—40 (1957).

BURGH DALY, J. DE, G. LUDANY, A. TODD, and E. B. VERNEY: Sensory receptors in the pulmonary vascular bed. Quart. J. exp. Physiol. **27**, 123—146 (1938).

BURKHEAD, H. C., G. C. SUTTON, J. B. GRAHAM, and J. P. FOTOPOULOS: Experience with major arterial visualization employing right heart or superior vena cava injection. Amer. J. Roentgenol. **85**, 1091—1096 (1961).

CALDAS, P. J.: Arteriographies en série avec l'appareil radiocarrousel. J. Radiol. Électrol. **18**, 34—39 (1934).

CAMPBELL, J. A., and E. C. KLATTE: Current status of cinefluorography in cardiac diagnosis. Progr. cardiovasc. Dis. **2**, 20—35 (1959).

— —, and R. A. SHALKOWSKI: Factors influencing image quality in cineroentgenography. Amer. J. Roentgenol. **83**, 345—353 (1960).

—, and P. B. LOCKHARDT: Improved vertical and horizontal multiple cassette changers for contrast angiography. Radiology **54**, 559—566 (1950).

CAMPBELL, M., and F. GARDNER: Radiological features of enlarged bronchial arteries. Brit. Heart J. **12**, 183—200 (1950).

—, and T. H. HILLIS: Angiocardiography in cyanotic congenital heart disease. Brit. Heart J. **12**, 65—70 (1950).

CAMPETI, F., R. GRAMIAK, J. S. WATSON, G. H. RAMSEY, and S. WEINBERG: Visualization of coronary sinus in cineangiocardiography. Circulation **12**, 199—206 (1955).

CANDARDJIS, G., CH. HAHN, J. J. LIVIO et M. MAILLEFFER: La cardio-angiographie par ponction transcutanée du ventricule gauche. Ann. Radiol. **6**, 671—681 (1963).

— J. L. RIVIER et CH. HAHN: L'exploration angiographique des fistules entre artère coronaire et cœur droit. Schweiz. med. Wschr. **93**, 859—862 (1963).

CANNON, J. A., C. A. CLIFFORD, G. DIESH, and W. F. BARKER: Accurate diagnostic coronary arteriography in dog. Surg. Forum **6**, 197—199 (1956).

CAPLAN, L., S. FURMAN, M. BOSNIAK, and G. ROBINSON: Right transaxillary thoracic aortography in the diagnosis of dissecting aneurysm. Amer. J. Roentgenol. **95**, 696—702 (1965).

Capp, M. P., M. S. Spach, and A. R. Levin: Timing device for cineangiocardiography. Amer. J. Roentgenol. **97**, 504—507 (1966).
Capurro, F. G., R. R. Francois, and N. Azambuja: Contrast media in radiology and their risks. Acta radiol. (Stockh.) Suppl. **116** (1954).
Carey, L. S., and J. E. Edwards: Roentgenographic features in cases with origin of both great vessels from the right ventricle without pulmonary stenosis. Amer. J. Roentgenol. **93**, 269—297 (1965).
—, and H. D. Ruttenberg: Roentgenographic features of congenital corrected transposition of the great vessels. Amer. J. Roentgenol. **92**, 623—651 (1964).
— — Roentgenographic features of common ventricle with inversion of the infundibulum. Amer. J. Roentgenol. **92**, 652—668 (1964).
— R. S. Sellers, and J. D. Shone: Radiologic findings in developmental complex of parachute mitral valve, supravalvular ring of left atrium, subaortic stenosis and coarctation of aorta. Radiology **82**, 1—10 (1964).
Carlens, E., H. E. Hansson, and B. E. W. Nordenström: Temporary unilateral occlusion of the pulmonary artery. J. thorac. Surg. **22**, 527—536 (1951).
Carlotti, J., P. Joannides, S. Birnbaum et J. R. Sicot: A propos des perturbations électrocardiographiques au cours du cathétérisme intracardiaque. Arch. Mal. Cœur **47**, 833—841 (1954).
— J. R. Sicot et F. Joly: Le cathétérisme du cœur gauche chez l'homme. Premier Congr. Mondial de Cardiologie. Paris: J. B. Baillière & Fils 1951, p. 407.
Carnegie, D. M.: Angiocardiography in congenital heart disease. Brit. med. J. **1951 I**, 1230—1233.
Carstairs, L. S.: Adaption of a standard radiography table for aortography and peripheral arteriography. Brit. J. Radiol. **33**, 526 (1960).
Cartwright, R. S., and S. R. Bauersfield: Thoracic aortography in infants and children. Ann. Surg. **150**, 266—274 (1959).
Carvalho, L. de: Angiocardiopulmography. Dis. Chest **17**, 312—336 (1950).
— Die Angiopneumographie. Ihre Geschichte. IV. Röntgenologen- und Elektrologen-Kongr. Lateinsprachiger Völker Lissabon 1957.
— E. Moniz et A. Lima: L'angiopneumographie et son application dans la tuberculose pulmonaire. Presse méd. **40**, 1098—1100 (1932).
— — et A. Saldanha: La visibilité des vaisseaux pulmonaires (angiopneumographie). J. Radiol. Électrol. **16**, 469—480 (1932).
Castellanos, A.: Critical analysis of the practical value of angiocardiography and retrograde aortography. Rev. cuba. Pediat. **22**, 314 (1950).
— Visualization of the cardiovascular and the peripheral vascular system. In: Cardiology, an encyclopedia of cardiovascular system, vol. 2, p. 4. New York: MacGraw-Hill Book Co. 1959.
Castellanos, A.: Angiography in children. In: R. A. Schobinger, and F. F. Ruzicka: Vascular Roentgenology, p. 59—64. New York and London: Macmillan & Co. 1964.
— O. Garcia, and E. Gonzalez: Intravenous angiocardiographies. Acta radiol. (Stockh.) **50**, 261—272 (1958).
— O. Garcia, and E. Gonzalez: Complete interruption of aortic arch with transposition of great vessels. Cardiologia **34**, 53—64 (1959).
— —, and P. Pereiras: Thoracic aortography versus levoangiocardiography. Amer. J. Roentgenol. **82**, 403—416 (1959).
—, and F. A. Hernandez: Angiocardiographic determination of the size of the left ventricle in congenital heart disease. Amer. J. Roentgenol. **97**, 281—290 (1966).
—, and R. Pereiras: Counter-current aortography. Rev. cuba. Cardiol. **2**, 187—205 (1939).
— — Retrograde or counter-current aortography. Amer. J. Roentgenol. **63**, 559—565 (1950).
— — Thoracic aortography versus levoangiocardiography. Amer. J. Roentgenol. **82**, 403—416 (1959).
— —, and D. Cazanas: On the value of retrograde aortography for diagnosis of coarctation of the aorta. Arch. Méd. infant. **11**, 9—22 (1942).
— —, and A. Garcia: L'angio-cardiografia radioopaca. Arch. Soc. Estud. clin. Habana **31**, 523—596 (1937).
— — — Angiocardiography in Children. Havanna (Cuba): Molina & Co. 1938.
— — — L'angio-cardiographie chez l'enfant. Presse méd. **46**, 1474—1477 (1938).
— F. A. Hernandez, and H. G. Mercado: Wedge pulmonary arteriography in congenital heart disease. Radiology **85**, 838—849 (1965).
Celis, A., R. Cicero, H. del Castillo, and E. G. Arce: Temporary arrest of the contrast medium in angiocardiography. Acta radiol. (Stockh.) **45**, 341—351 (1956).
Celoria, G. C., and R. B. Patton: Congenital absence of aortic arch. Amer. Heart J. **58**, 407—413 (1959).
Chantraine, H.: Zur Beurteilung der Güte von Schirmbildaufnahmen. Fortschr. Röntgenstr. **80**, 102—104 (1954).
—, u. H. Vieten: Verminderung der Strahlenmenge bei Schirmbildaufnahmen. Röntgen-Bl. **11**, 206—208 (1958).
Chaplin, H., and E. Carlsson: Changes in human red blood cells during in vitro exposure to several roentgenologic contrast media. Amer. J. Roentgenol. **86**, 1127—1137 (1961).
Chavèz, J., N. Dorbecker, and A. Celis: Direct intracardiac angiocardiography. Amer. Heart J. **33**, 560—593 (1947).
Cheng, T. O.: Intracardiac amputation of a plastic catheter during left heart catheterization. Amer. J. Cardiol. **7**, 879—881 (1961).
— Myocardial infarction following transmural extravasation of contrast medium during left ventricular cineangiography. Circulation **28**, 105—110 (1963).

CHOU, S. N., L. A. FRENCH, and W. T. PEYTON: Cerebral complications following cardioangiography. Amer. J. Roentgenol. **73**, 208—210 (1955).

CICCANTELLI, M. J., W. B. GALLAGHER, F. C. SKEMP, and P. C. DIETZ: Fatal nephropathy and adrenal necrosis after translumbar aortography. New Engl. J. Med. **250**, 433—435 (1958).

CICERO, R., and H. DEL CASTILLO: Lobar and segmental angiopneumography in pulmonary disease. Acta radiol. (Stockh.) **45**, 42—50 (1956).

—, and A. CELIS: Ante-mortem and post-mortem angiography of the pulmonary arterial tree in advanced tuberculosis. Amer. Rev. Tuberc. **71**, 810—821 (1955).

CLARK, C. G.: Unilateral renal injury due to the translumbar aortography. Lancet **1958 I**, 769—770.

CLEEMPOEL, H., O. POLIS, R. BERNARD, R. NICOLAS et VAN THIEL: La catheterisme du cœur par voie transseptale. Acta cardiol. (Brux.) **17**, 316—323 (1962).

CLIFFTON, E. E., and D. R. MAHAJAN: Technique for visualization and perfusion of bronchial arteries: Suggested clinical and diagnostic applications. Cancer (Philad.) **16**, 444—452 (1963).

COELHO, E., S. S. AMRAM, E. PAIVA, M. C. VAGUEIRO, J. C. MARQUES et E. M. COELHO: Le cathétérisme et l'angiocardiographie sélective du cœur gauche par voie transseptale auriculaire. Actualités cardiol. **13**, 13—22 (1964).

— J. M. FONSECA, A. NUNES et R. PINTO: L'artériographie de coronaires chez l'homme vivant. Cardiologia (Basel) **22**, 45—62 (1953).

—, et F. DE PADUA: Les altérations électrocardiographiques declenchées par le cathétérisme intracardiaque et par la valvulotomie mitrale chez 72 malades opérés. Cardiologia (Basel) **28**, 293—305 (1956).

COLEMAN, E. N., and E. M. SWEET: Pulmonary hypertension following angiocardiography with sodium metriozoate. Lancet **1964 II**, No 7365, 913—914.

CONGER, K. B., H. REARDON, and J. AREY: Translumbar aortography followed by fatal renal failure and severe hemorrhagic diathesis. Arch. Surg. **74**, 287—293 (1957).

CONTE, E., and A. COSTA: Angiopneumography. Fortschr. Röntgenstr. **47**, 510—517 (1933); — Radiology **21**, 421—465 (1933); — Presse méd. **41**, 767 (1933).

CONTIADES, H. J., J. NAULLEAU et G. UNGAR: Sur l'action vasomotrice et les dangers des products de contrasts utilisés en artériographie. Recherches expérimentales et resultats cliniques. Bull. Soc. nat. Chir. **61**, 187—198 (1935).

COOLEY, R. N.: Flow rates in contrast substances obtainable at conventional angiocardiography. Radiology **69**, 402—407 (1957).

COOLEY, R. N.: Injection systems in angiography. Amer. J. Roentgenol. **95**, 785—787 (1965).

— H. T. BAHNSON, and C. R. HANLON: Angiocardiography in congenital heart disease of cyanotic type with pulmonic stenosis or atresia. Radiology **52**, 329—345 (1949).

—, and L. B. BEENTJES: An inquiry into the physical factors governing the flow of contrast substances through catheters. Amer. J. Roentgenol. **89**, 308—314 (1963).

—, and M. H. SCHREIBER: Radiology of the Heart and Great Vessels. Baltimore: Williams & Wilkins Co. 1967.

—, and R. D. SLOAN: Roentgenology of the Heart and Great Vessels. In: Golden Ross, Diagnostic Roentgenology. Baltimore: Williams & Wilkins Co. 1956.

COPE, C.: Technique for transseptal catheterization of the left atrium. J. thorac. Surg. **37**, 482—486 (1959).

— Intravascular breakage of Seldinger spring guide wires. J. Amer. med. Ass. **180**, 1061—1063 (1962).

— Newer techniques of transseptal left heart catheterization. Circulation **27**, 758—761 (1963).

COPE, D. H. P.: General anaesthesia for angiocardiography. Brit. J. Anaesth. **25**, 212—226 (1953).

CORNELL, S. H.: Angiocardiography in endocardial cushion defects. Radiology **84**, 907—912 (1965).

CORONE, P.: La place de la radiologie dans le diagnostic des cardiopathies congénitales. Cœur Méd. Int. **3**, 199—213 (1964).

COTRIM, E. S.: Cardiac, blood pressure and respiratory effects of some contrast media. Acta radiol. (Stockh.), Suppl. **116**, 58—74 (1954).

COURNAND, A., J. S. BALDWIN, and A. HIMMELSTEIN: Cardiac Catheterization in Congenital Heart Disease. New York: Commonwealth Fund 1949.

— R. J. BING, L. DEXTER, C. DOTTER, L. N. KATZ, J. V. WARREN, and E. WOOD: Reports of Committee on cardiac catheterization and angiocardiography of American heart association. Circulation **7**, 769—773 (1953).

—, and H. A. RANGES: Catheterization of right auricle in man. Proc. Soc. exp. Biol. (N. Y.) **46**, 462—466 (1941).

CRANE, J. J.: Sudden death following intravenous administration of diodrast for intravenous urography. J. Urol. (Baltimore) **42**, 745—748 (1939).

CRAWFORD, E. S., A. C. BEALL, J. H. MOYER, and M. E. DE BAKEY: Complications of aortography. Surg. Gynec. Obstet. **104**, 129—141 (1957).

— W. MOLNAR, and K. P. KLASSEN: Transcarotic aortography. J. thorac. Surg. **32**, 46—52 (1956).

CRAWFORD, T.: Pathologic effects of cerebral arteriography. J. Neurol. Neurosurg., Psychiat. **19**, 217—221 (1956).

Cregg, H. A., P. W. Smith, C. W. Wilson, and J. W. Bull: Cardioangiography. Radiology **65**, 368—372 (1955).

Crocker, D., and L. D. Vandam: Untoward reactions to radiodiagnostic contrast media. Clin. Pharmacol. Ther. **4**, 654—662 (1963).

Crowley, W. P., and Th. W. Parkin: Experience with and sequelae of catheterization of the left side of the heart via the percutaneous route. Proc. Mayo Clin. **31**, 115—120 (1956).

Csakany, G.: Das Röntgenbild des hypertrophischen kollateralen Bronchialkreislaufs. Fortschr. Röntgenstr. **100**, 622—629 (1964).

Cumming, G. R., and C. C. Ferguson: Anomalous origin of the left coronary artery from the pulmonary artery. Amer. Heart J. **64**, 690—695 (1962).

Currarino, G., F. N. Silverman, and B. H. Landing: Abnormal congenital fistulous communications of the coronary arteries. Amer. J. Roentgenol. **82**, 392—402 (1959).

Curry, J. L.: A simple arterial catheter inserter. Radiology **87**, 532 (1966).

—, and W. J. Howland: Subclavian steal syndrome. Pitfalls in its diagnosis. Amer. J. Roentgenol. **91**, 1254—1257 (1964).

— —, and E. C. Voss: The value of catheter arteriography in evaluating arterial insufficiency. Amer. J. Roentgenol. **94**, 40—44 (1965).

Cusmano, J., and J. Gallagher: Single arm percutaneous intravenous aortography. Amer. J. Roentgenol. **89**, 269—274 (1963).

Cutler, J. G., A. S. Nadas, W. T. Goodale, R. B. Hickler, and A. M. Rudolph: Pulmonary arterial hypertension with markedly increased pulmonary resistence. Amer. J. Med. **17**, 485—498 (1954).

D'Abreu, A. L., C. G. Robb u. J. F. Vollmar: Die coarctatio aortae abdominalis. Langenbecks Arch. klin. Chir. **290**, 521—546 (1959).

Daoud, A. S., D. Pankin, H. Tulgan, and R. A. Florentin: Aneurysms of the coronary artery. Report of ten cases and review of literature. Amer. J. Cardiol. **11**, 228—237 (1963).

Dato, A. A., A. Tarquini u. R. Weisz: Retrograde Kontrastdarstellung des linken Ventrikels durch einen in die A. brachialis eingeführten Herzkatheter. Thoraxchirurgie **9**, 214—229 (1961).

Davidsen, H. G., C. E. Gudbjerg, and G. Thomsen: Complications of selective angiocardiography and percutaneous transarterial aortography. Acta chir. scand., Suppl. **283**, 168—181 (1961).

Davidson, K. C., and K. A. Youngstrom: The Odelca one hundred millimeter camera and rapid film-changer: Its application to angiography. Radiology **83**, 80—85 (1964).

Davies, J. G., and G. Michell: Timing of injections for angiocardiography: Description of an automatic device. Clin. Radiol. **11**, 214—218 (1960).

Davila, J. C., P. C. Rivera, and G. Voci: Combined catheterization of the heart utilizing a modified transbronchial technique, percutaneous left ventricular puncture and venous and arterial catheterization. Amer. Heart J. **57**, 514—521 (1959).

Dean, R. E., J. H. Andrew, and R. C. Read: The red cell factor in renal damage from angiographic media. J. Amer. med. Ass. **187**, 27—31 (1964).

De Bakey, M. E., D. A. Cooley, E. S. Crawford, and G. C. Morris: Aneurysms of the thoracic aorta. Analysis of 179 patients treated by resection. J. thorac. Surg. **36**, 393—420 (1958).

— W. S. Henly, D. A. Cooley, E. S. Crawford, G. C. Morris, and A. C. Beall: Aneurysma of aortic arch: Factors influencing operative risk. Surg. Clin. N. Amer. **42**, 1543—1554 (1962).

— G. C. Morris, E. S. Crawford, and A. C. Beall: Surgical management of dissecting aneurysm involving the ascending aorta. J. cardiovasc. Surg. **5**, 200—211 (1964).

De Bono, A., and N. Gazetopoulos: Experimental pulmonary embolism due to red cell aggregation. Thorax **19**, 244—250 (1964).

De Bono, A. H. B.: Pulmonary hypertension following angiocardiography with sodium metrizoate. Lancet **1964 II**, No 7364, 860.

Dembowski, U., H. M. Hasse u. H. Köble: Zwischenfälle bei Angiographien. Z. Kreisl.-Forsch. **44**, 959—966 (1955).

Derra, E., O. Bayer u. F. Loogen: Klinik und chirurgische Behandlung der Aortenisthmusstenose. Dtsch. med. Wschr. **81**, 1—4 (1956).

D'Errico: A propos de l'artériographie au moyen de contraste gazeux (O_2). Presse méd. **60**, 610 (1952).

Derrick, J. R., W. D. Logan, and J. M. Howard: Pitfalls of translumbar aortography and peripheral arteriography. Arch. Surg. **76**, 517—520 (1958).

Desilets, D. F., and R. Hoffman: A new method of percutaneous catheterization. Radiology **85**, 147—148 (1965).

— R. B. Hoffman, and H. D. Ruttenberg: A new method of percutaneous catheterization. Amer. J. Roentgenol. **97**, 519—522 (1966).

Dessauer, F.: Über Kinematographie mit Röntgenstrahlen. Fortschr. Röntgenstr. **56**, 126—131 (1937).

Deterling, R. A.: Direct and retrograde aortography. Surgery **31**, 88—114 (1952).

Dexter, L., F. W. Haynes, C. S. Burwell, E. C. Eppinger, R. S. Seibel, and J. M. Evans: Studies on congenital heart disease: I. Technique of venous catheterization as a diagnostic procedure. J. clin. Invest. **26**, 547—553 (1947).

Dickerson, R. B.: Performance of angiocardiography and cardiac catheterization as a combined procedure. Amer. Heart J. **47**, 252—269 (1954).

Di Guglielmo, L.: Arteriographic findings in coronary sclerosis. Acta radiol. (Stockh.) **52**, 369—378 (1959).

— V. Baldrighi, C. Montemartini, and A. Schifino: Roentgen investigation of the coronary veins in the dog. Acta radiol. (Stockh.) **53**, 191—200 (1960).

—, and M. Guttadauro: Kinking of aorta. Acta radiol. (Stockh.) **44**, 121—128 (1955).

— — Roentgenologic visualization of coronary arteries in living subjects (413 observations). Sci. med. ital. **3**, 446—483 (1955).

— C. Montemartini, V. Baldrighi, F. Coucourde, A. Marchesi, and A. Schifino: Angiographical study of the morphological and functional changes caused by acetylcholine in the coronary circulation. Radiol. med. (Torino) **46**, 551—559 (1960).

Dimond, E. G., and F. Gonlubol: Death following angiocardiography. New Engl. J. Med. **249**, 1029—1031 (1953).

Dolan, L. P.: Allergic death due to intravenous use of diodrast. J. Amer. med. Ass. **114**, 138—139 (1940).

Dolly, C. H., C. T. Dotter, and J. Steinberg: Ventricular aneurysm in 29-year old man studied angiocardiographically. Amer. Heart J. **42**, 894—899 (1951).

Don, C., G. A. Bousvaros, J. A. Hopps, and O. Z. Roy: Experimental coronary arteriography by single x-ray exposure. Brit. Heart J. **24**, 269—273 (1962).

Donzelot, E., R. H. de Balsac, M. Durand, J. E. Escalle, C. Métianu et L. Préaux: Importance du bilan rénal avant et après l'angiocardiographie. Arch. Mal. Cœur **43**, 410—414 (1950).

Dormandy, K. M., A. M. Joekes, and D. Sutton: A case of renal failure following renal angiography. Lancet **1957 II**, 18—19.

Dorn, H.: Röntgenkontrastmittel. Pharmazie **12**, 315—322, 415—431, 499—514 (1957).

Dorney, E. R., N. O. Fowler, and E. P. Mannix: Unilateral clubbing of figures due to absence of aortic arch. Amer. J. Med. **18**, 150—153 (1955).

Doss, A. K.: Renal hypertension: Value of translumbar arteriography in its diagnosis. Tex. St. J. Med. **39**, 188—194 (1943).

— H. C. Thomas, and T. B. Bond: Renal arteriography, its clinical value. Tex. St. J. Med. **38**, 277—280 (1942).

Dos Santos, R., A. Lamas et J. Pereira-Caldas: Artériographie des Membres et de l'Aorte Abdominale. Paris: Masson & Cie. 1931.

— A. C. Lamas et J. P. Caldas: L'artériography des membres, de l'aorte et de ses branches abdominales. Bull. Soc. nat. Chir. **55**, 587—601 (1927).

Dotter, C. T.: Left ventricular and systemic arterial catheterization: Simple percutaneous method using spring guide. Amer. J. Roentgenol. **83**, 969—984 (1960).

Dotter, C. T., J. D. Bristow, V. D. Menashe, A. Starr, and H. E. Griswold: Stenosis of left ventricular outflow tract: Causes and contrast visualization. Circulation **23**, 823—835 (1961).

—, and L. H. Frische: Visualization of the coronary circulation by occlusion aortography: A practical method. Radiology **71**, 502—524 (1958).

— — An approach to coronary arteriography. In: H. L. Abrams, Angiography, p. 259—273. Boston: Little Brown & Company 1961.

— — W. H. Hoskinson, E. Kawashima, and R. W. Phillips: Coronary arteriography during induced cardiac arrest and aortic occlusion. Arch. intern. Med. **104**, 720—729 (1954).

—, and G. G. Gensini: Percutaneous retrograde catheterization of the left ventricle and systemic arteries of man. Radiology **75**, 171—184 (1960).

—, and F. S. Jackson: Death following angiocardiography. Radiology **54**, 527—533 (1950).

— M. P. Judkins, and L. H. Frische: Safety guidespring for percutaneous cardiovascular catheterization. Amer. J. Roentgenol. **98**, 957—960 (1966).

—, and D. S. Lukas: Cor pulmonale: An experimental study utilizing a special cardiac catheter. Proc. Amer. Fed. Clin. Res. **6**, 48 (1950); — Amer. J. Physiol. **164**, 254—262 (1950).

— —, and J. Steinberg: Tricuspid insufficiency: Observations based on angiocardiography and cardiac catheterization in twelve patients. Amer. J. Roentgenol. **70**, 786—792 (1953).

—, and J. R. Smith: Technic for non-surgical insertion of large polyethylene tubing into blood vessels. Circulation **18**, 640—643 (1958).

—, and I. Steinberg: Clinical angiocardiography. A critical analysis of the indications and findings. Ann. intern. Med. **30**, 1104—1115 (1949).

— — The angiocardiographic measurement of the normal great blood vessels. Radiology **52**, 253—357 (1949).

— — An angiocardiographic study of the pulmonary artery. J. Amer. med. Ass. **139**, 566—572 (1949).

— — Symposion on cardiovascular diseases; advances in angiocardiography. Med. Clin. N. Amer. **34**, 745—756 (1950).

— — Mediastinal tumors, angiocardiographic study of 65 proved cases. J. int. Coll. Surg. **16**, 684—693 (1951).

— — Rapid serial contrast angiography. Angiology **2**, 173—183 (1951).

— — Angiocardiography. New York: P. B. Hoeber 1951, 1952, 1953.

— — Angiocardiography in congenital heart disease. Amer. J. Med. **12**, 219—237 (1952).

— —, and R. P. Ball: Angiography. Circulation **3**, 606—615 (1951).

Dotter, C. T., I. Steinberg, and C. W. Holman: Lung cancer operability: Angiocardiographic studies of 53 consecutive proved cases of lung cancer. Amer. J. Roentgenol. **64**, 222—238 (1950).
— —, and H. L. Temple: Automatic roentgen ray roll-film magazine for angiocardiography and cerebral arteriography. Amer. J. Roentgenol. **62**, 355—358 (1949).
—, and K. R. Straube: Low viscosity contrast media for cardiovascular visualization. Amer. J. Roentgenol. **85**, 1071—1079 (1961).
— — Flow guided cardiac catheterization. Amer. J. Roentgenol. **88**, 27—30 (1962).
— — M. Bilbao, and V. C. Hinck: A new contrast medium for intravascular use. Northw. Med. (Seattle) **61**, 41—46 (1962).
— W. Veath, D. Wishart, and P. Dotter: The effects of specific gravity upon the distribution of intravascular contrast agents. Circulation **22**, 1144—1148 (1960).
— M. S. Wetchler, and I. Steinberg: Contrast substances for angiocardiography. Radiology **60**, 691—700 (1953).
Douglas, A. H., and F. Shahidi: Diagnosis of aneurysm of ventricle. N. Y. J. Med. **63**, 2949—2962 (1963).
Dow, J.: Left heart angiocardiography in congenital heart disease. Brit. J. Radiol. **35**, 530—539 (1962).
—, and D. G. Taylor: Angiocardiographic technique in intracardiac shunts. Brit. J. Radiol. **35**, 241—248 (1962).
Dressler, F.: Der Verlauf des Ductus Botalli beim Arcus aortae dexter im Angiokardiogramm. Fortschr. Röntgenstr. **100**, 472—478 (1964).
Drewes, J.: Die retrograde Darstellung der thorakalen Aorta. Chirurg **24**, 201—204 (1953).
Dudrick, S.: Brachial plexus injury following axillary artery puncture. Radiology **88**, 271—273 (1967).
Düx, A.: Koronarographie. Methoden, Indikationen und Ergebnisse. Fortschr. Röntgenstr. 96. Erg.-Bd. Stuttgart: Georg Thieme 1967.
— H. Hallerbach, H. H. Hilger, M. Ley, A. Schade u. P. Thurn: Supravalvuläre Aortenstenose. Fortschr. Röntgenstr. **95**, 649—660 (1961).
— M. Hasper, H. H. Hilger, A. Schaede u. P. Thurn: Die Koronarsklerose im intravitalen Koronarogramm. Fortschr. Röntgenstr. **100**, 9—30 (1964).
— H. H. Hilger, A. Schaede u. P. Thurn: Zur Koronarographie. Koronararterienbefunde im selektiven Aorto- und Laevokardiogramm bei angeborenen und erworbenen Herzfehlern. Fortschr. Röntgenstr. **95**, 1—23 (1961).
— — — — Zum Marfan-Syndrom. Z. Kreisl.-Forsch. **50**, 492—503 (1961).
— — — — Das Aneurysma des Sinus Valsalvae. Fortschr. Röntgenstr. **96**, 319—341 (1962).
Du Mesnil de Rochemont, R., u. H. St. Stender: Zur Frage der Vortestung bei intravenöser Kontrastmittelanwendung. Radiologe **5**, 156—157 (1965).
Dunsmore, R., W. B. Scoville, and B. B. Whitcomb: Complications of angiography. J. Neurosurg. **8**, 110—118 (1951); **13**, 627—634 (1956).
Dupuis, C., et J. Ramez: Intérêt de l'angiographie artériolaire par cathéter bloqué pour l'étude du lit vasculaire pulmonaire dans les communications interventriculaires avec hypertension pulmonaire élevée. Arch. Mal. Cœur **57**, 1307—1316 (1964).
Durant, T. M.: The recognition of pericardial disease. Mod. Concepts Card. Dis. **27**, 455—459 (1958).
— Negative (gas) contrast angiocardiography. Amer. Heart J. **61**, 1—4 (1961).
— H. M. Stauffer, and M. J. Oppenheimer: Visualization of intracardiac structures with gaseous carbon dioxide. Tr. Amer. clin. climat. Ass. **68**, 35—39 (1957).
— — —, and R. E. Paul: The safety of intravascular CO_2 and its use for roentgenologic visualization of intracardiac structures. Ann. intern. Med. **47**, 191—201 (1957).
Ebbinghaus, K. D.: Ist die intravenöse Pyelographie bei Nierenschäden kontraindiziert? Ärztl. Wschr. **10**, 736—738 (1955).
Ebel, Kl. D., u. E. Willich: Die Röntgenuntersuchung im Kindesalter. Berlin-Heidelberg-New York: Springer 1968.
Écoiffier, J.: Techniques and résultats en cinéangiographie. Ann. Radiol. **8**, 141—152 (1965).
—, et D. Catach: Aortographie et artériographie en radiocinema. Roentgen-Europ. **3**, 61—71 (1962).
Edholm, P., I. Fernström, K. Lindblom, and S. I. Seldinger: Roentgen television in practice with special regard to puncture examinations. Acta radiol. (Stockh.), Suppl. 216 (1962).
—, and S. I. Seldinger: Principles of percutaneous selective angiography. In: R. A. Schobinger and F. F. Ruzicka, Vascular Roentgenology, p. 41—45. New York and London: Macmillan & Co. 1964.
Edling, N. P. G., C. A. Edvall, and C. G. Helander: Correlation of urography and tests of renal function. Acta radiol. (Stockh.) **54**, 433—438 (1960).
—, and C. G. Helander: On renal demage due to aortography and its prevention by renal tests. Acta radiol. (Stockh.) **47**, 473—480 (1957).
— — Nephrographic effect in renal angiography. Experimental study in dogs. Acta radiol. (Stockh.) **51**, 17—24 (1959).
— — F. Persson, and A. Asheim: Renal function after aortography with large contrast medium doses. Acta radiol. (Stockh.) **50**, 351—360 (1958).
— — — — Renal function after selective renal angiography. Acta radiol. (Stockh.) **51**, 17—24, 161—169 (1959).

EDWARDS, E. A.: The status of vasography. New Engl. J. Med. **209**, 1337—1343 (1933).
— M. B. ALLAN, G. VOCI, R. G. TROUT, and J. C. DAVILA: Studies and experience in left heart catheterization by various techniques. IV. Weltkongr. Cardiologie Mexiko-City 1962, p. 116.
—, and F. BIGURIA: Comparison of skiodan and diodrast as vasographic media with special reference to their effect on blood pressure. New Engl. J. Med. **211**, 589—593 (1934).
EDWARDS, J. E.: Functional pathology of the pulmonary vascular tree in congenital cardiac disease. Circulation **15**, 164—196 (1957).
— F. H. HELMHOLZ, J. W. DU SHANE, and H. B. BURCHELL: Pathologic study of hearts previously catheterized. Proc. Mayo Clin. **28**, 113—120 (1953).
EFFLER, D. B., L. K. GROVES, and R. FAVALORO: Surgical repair of ventricular aneurysm. Dis. Chest **48**, 37—43 (1965).
EISEMAN, B., and W. G. RAINER: A new technique for thoracic aortography using right supraclavicular approach. Arch. Surg. **71**, 859—862 (1955).
ELDRIDGE, F. L., H. N. HULTGREN, E. T. CHI KONG LIU, and M. BLUMENFELD: A study of the clinical reactions to venous angiocardiography. New Engl. J. Med. **252**, 259—263 (1955).
ELIAKIM, M., G. Z. ROSENBERG, and K. BRAUN: Effect of hypertonic saline on the pulmonary and systemic pressures. Circulat. Res. **6**, 357—362 (1958).
ELKE, M.: Herzstillstand und Wiederbelebung in einer Röntgenabteilung. Radiologe **5**, 194—200 (1965).
— H. LUDIN, E. WOBMANN u. G. HARTMANN: Zur Diagnose intrakavitärer Herztumoren. Fortschr. Röntgenstr. **101**, 265—272 (1964).
ELLIOT, L. P., K. AMPLATZ, and J. E. EDWARDS: Coronary arterial patterns in transposition complexes. Anatomic and angiocardiographic studies. Amer. J. Cardiol. **17**, 362—378 (1966).
— E. GEDGAUDAS, M. J. LEVY, and J. E. EDWARDS: The roentgenologic findings in left ventricular — right atrial communication. Amer. J. Roentgenol. **93**, 304—314 (1965).
— H. D. RUTTENBERG, and R. D. SELLERS: Leftsided angiocardiography in infants. Methods and indications. Radiology **84**, 519—526 (1965).
ELLIS, E. J., H. E. ESSEX, and J. E. EDWARDS: Lesions of the heart in dogs following cardiac catheterization. Proc. Mayo Clin. **25**, 73—79 (1950).
ELLIS, L. B., and R. A. BLOOMFIELD: Cardiac catheterization. New Engl. J. Med. **243**, 339—345 (1950).
ELLIS, P. R., D. C. COOLEY, and M. E. DEBAKEY: Clinical considerations and surgical treatment of anulo-aortic ectasia. J. thorac. Surg. **42**, 363—370 (1961).
ENDRYS, J., and L. STEINHART: Transseptal catheterization and cardioangiography of the left heart by a percutaneous route through the femoral vein. Cardiologia (Basel) **41**, 47—63 (1962).
ENGELHARDT, G., u. U. SCHWABE: Bei der anaphylaktischen und allergischen Reaktion freigesetzte Wirkstoffe. Klin. Wschr. **38**, 145—152 (1960).
ENGLE, M. A., E. J. GOLDSMITH, G. R. HOLSWADE, H. P. GOLDBERG, and F. GLENN: Congenital coronary arteriovenous fistula. Diagnostic evaluation and surgical correction. New Engl. J. Med. **264**, 856—858 (1961).
EPISCOPO, U.: Observations on arrhythmias during catheterization of heart in man. Acta cardiol. (Brux.) **6**, 594—618 (1952).
EPPS, R. G., and R. H. ADLER: Left atrial and pulmonary capillary venous pressures in mitral stenosis. Brit. Heart J. **15**, 298—304 (1953).
ESCHER, D. J. W., J. H. SHAPIRO, B. M. RUBINSTEIN, E. S. HURWILL, and S. P. SCHWARTZ: Perforation of the heart during cardiac catheterization and selective angiography. Circulation **18**, 418—422 (1958).
EULER, H. E.: Die perbronchiale Punktion und Kontrastmitteldarstellung der A. pulmonalis. Arch. Ohr.-, Nas.- u. Kehlk.-Heilk. **155**, 591—598 (1949).
— Die perösophageale Aortenpunktion, ihre diagnostischen und therapeutischen Möglichkeiten. Arch. Ohr.-, Nas.- u. Kehlk.-Heilk. **155**, 536—567 (1949).
— Die peroesophageale bzw. pertracheale Kontrastmitteldarstellung des Aortenbogens und des absteigenden Aortenschenkels. Arch. Ohr.-, Nas.- u. Kehlk.-Heilk. **155**, 649—655 (1949).
— E. WETTERER, H. PIEPER, C. KORTH u. J. SCHMIDT: Die Druckregistrierung in der Arteria pulmonalis des Menschen mittels endoskopischer Punktion. Z. Kreisl.-Forsch. **43**, 692—699 (1954).
EULER, U. S. v.: Physiologie des Lungenkreislaufes. Verh. Dtsch. Ges. Path. **17**, 8—16 (1951).
—, and G. LILJESTRAND: Observations on pulmonary arterial blood pression in cat. Acta physiol. scand. **12**, 301—320 (1946).
EVANS, W.: Congenital stenosis (coarctation), atresia and interruption of aortic arch: Study of twenty eight cases. Quart. J. Med. **2**, 1—31 (1933).
EVERTS-SUÁREZ, E. A., and C. P. CARSON: Trias of congenital absence of aortic arch (isthmus aortae), patent ductus arteriosus and interventricular septal defect-trilogy. Ann. Surg. **150**, 153—159 (1959).
EYLER, W. R.: Thoracic aortography. In: R. A. SCHOBINGER and F. F. RUZICKA, Vascular Roentgenology, p. 305—325. New York and London: Macmillan & Co. 1964.
FABRIKANT, J. I., W. G. ANLYAN, G. J. BAYLIN, and R. B. TRUMBO: Comparison of techniques for visualization of coronary arteries. Amer. J. Roentgenol. **84**, 764—771 (1959).

Facquet, J., M. Durand et P. Hatt: Angiocardiographie dans les affections de l'aorte et du mediastin. Sem. Hôp. Paris **25**, 1808—1812 (1949).
— — et J. Piequet: Intérêt diagnostic de l'angiocardiographie. Bull. Soc. méd. Hôp. Paris **64**, 449—455 (1948).
— J. M. Lemoine, P. Alhomme et J. Lefevre: La mesure de la pression auriculaire gauche par voie transbronchique. Arch. Mal. Cœur **45**, 741—745 (1952).
Feddema, J.: Vergrößerungstechniken bei Durchleuchtung und Aufnahme mit dem 23/12 cm-Bildverstärker an einem fernbedienten Ringgerät. Medica Mundi H. 1, S. 20—24 (1966).
—, u. G. Jensen: Bandspeicherung und 70 mm-Photographie in der täglichen Praxis. In: Dtsch. Röntgenkongr. 1966. Stuttgart: Georg Thieme 1967, S. 185—186.
Feigelson, H. H., and H. A. Ravin: Transverse myelitis following selective bronchial arteriography. Radiology **85**, 663—665 (1965).
Feinberg, S. B., and M. E. Goldberg: Intravenous aortography. Minnesota Med. **48**, 754—758 (1960).
Feldmann, F.: Arteriography of the breast. Radiology **89**, 1053—1059 (1967).
Felten, H.: Kontrastmittelreaktionen bei der Angiographie. Fortschr. Röntgenstr. **80**, 575—580 (1954).
Fenner, E.: Röhrenfragen bei Serien- und Röntgenkinoaufnahmen. Röntgen-Bl. **7**, 193—206 (1954).
Fernström, I., and K. Lindblom: Simultaneous stereoangiography. Acta radiol. (Stockh.) **44**, 230—232 (1955).
Ferrané, J., et J. Écoiffier: L'angiocardiographie dans les communications interventriculaires avec hypertension artérielle pulmonaire. Arch. Mal. Cœur **57**, 1287—1289 (1964).
Ferris, E. J., R. M. Stanzler, J. A. Rourke, J. Blumenthal, and J. V. Messer: Pulmonary angiography in pulmonary embolic disease. Amer. J. Roentgenol. **100**, 355—363 (1967).
Fiehring, H., u. F. Palkoska: Fehlbildung und Aneurysmen der linken Koronararterie mit Perforation in den linken Ventrikel. Z. Kreisl.-Forsch. **49**, 1098—1103 (1960).
Figley, M. M.: The significance of variations in angiocardiographic circulation times. Radiology **63**, 837—848 (1954).
— B. Nordenström, A. M. Stern, and H. Sloan: Angiocardiographic mixing defects as indicators of left to right shunts. Acta radiol. (Stockh.) **45**, 425—437 (1956).
—, and Ph. Rubin: The Radiologic Clinics of North America. Symposion an angiography in retrospect and prospect. Philadelphia and London: W. B. Saunders Co. 1964.
Finby, N.: Intravenous angiocardiography in cardiovascular surgery. Surg. Clin. N. Amer. **41**, 291—299 (1961).
Finby, N., J. A. Evans, and I. Steinberg: Reactions from intravenous organic iodide compounds: Pretesting and prophylaxis. Radiology **71**, 15—18 (1958).
—, and E. Goldsmith: Experimental coronary arteriography. IX. Int. Kongr. Radiologie, 1959, München. Bd. 1, S. 416—418. Stuttgart: Georg Thieme und München: Urban & Schwarzenberg 1961.
— N. Poker, and J. A. Evans: Ninety per cent hypaque for rapid intravenous roentgenography. Radiology **67**, 244—245 (1956).
Fischer, F. K.: Die Phlebographie von Schulter, Hals und Mediastinum. Schweiz. med. Wschr. **81**, 1198—1205 (1951).
Fischer, H. W.: The toxicity of the sodium and methylglucamine salts of diatrizoate, iothalamate and metrizoate. Radiology **85**, 1013—1021 (1965).
— Viscosity, solubility and toxicity in the choice of an angiographic contrast medium. Angiology **16**, 759—766 (1965).
—, and J. W. Eckstein: Comparison of cerebral angiographic contrast media by their circulatory affects. Amer. J. Roentgenol. **86**, 166—177 (1961).
— G. Roller, and Ph. G. Hubbard: An analysis of several factors influencing injection rates in angiography. Radiology **83**, 396—404 (1964).
Fischer, M. J., and W. E. Mattey: The subclavian steal syndrome. Amer. J. Roentgenol. **90**, 532—534 (1963).
Fisher, D. L.: The use of pressure recordings obtained at transthoracic left heart catheterization in the diagnosis of valvular heart disease. J. thorac. Surg. **30**, 379—396 (1955).
— G. R. Logsdon, and M. C. McCaffrey: Use of a sharp stylet for interatrial septal passage of the radiopaque right heart catheter into the left heart. Circulation **22**, 749 (1960).
Fleming, H. A., E. W. Hancock, B. B. Milstein, and D. H. Ross: Percutaneous left ventricular puncture with catheterization of the aorta. Thorax **13**, 97—102 (1958).
Foley, B. V.: Congenital interruption of aortic arch. Arch. Dis. Childhood **33**, 131—133 (1958).
Foltz, E. L., L. B. Thomas, and A. A. Ward: The effects of intracarotid diodrast. J. Neurosurg. **9**, 68—82 (1952).
Fono, R., u. I. Littmann: Die kongenitalen Fehler des Herzens und der großen Gefäße. Leipzig: Georg Thieme 1957.
Forsberg, S. A., S. Paulin, E. Vernauskas, and L. Werkö: Coronary angiography in the diagnosis of coronary heart disease. Acta med. scand. **173**, 269—279 (1963).
Forssmann, W.: Die Sondierung des rechten Herzens. Klin. Wschr. **8**, 2085—2087 (1929).
— Über Kontrastdarstellung der Höhlen des lebenden rechten Herzens und der Lungenschlagader. Münch. med. Wschr. **78**, 489—492 (1931/I).

FORSSMANN, W.: Die Methodik der Kontrastdarstellung der zentralen Kreislauforgane. Langenbecks Arch. klin. Chir. **167**, 787—790 (1931).
— 21 Jahre Herzkatheterung, Rückblick und Ausblick. Verh. dtsch. Ges. Kreisl.-Forsch. **17**, 3—8 (1951).
— Geschichtliche Entwicklung und Methodik der Herzkatheterung. Langenbecks Arch. klin. Chir. **279**, 450—473 (1954).
FOSSATI, F., F. BARBACCIA, and F. ROVELLI: Morphological and hemodynamic study of congenital aortic stenosis. Left-sided angiocardiography. Progr. in Radiology, vol. I. Int. Congr. Ser. No 105, p. 162—168. Amsterdam-New York-London: Excerpta Medica Foundation 1967.
FOSTER, J. H., D. A. KILLEN, R. T. SESSIONS, G. W. RHEA, E. W. WINFREY, and A. A. COLLINS: The relative toxicity of angiographic contrast media. Vasc. Dis. **1**, 8—20 (1964).
— E. W. WINFREY, D. A. KILLEN, and R. T. SESSIONS: A new angiographic contrast medium, sodium iothalamate 80%. J. Amer. med. Ass. **182**, 1009—1013 (1962).
FOURNIER, P., and Z. H. ZAIDI: Congenital absence of aortic arch. Amer. Heart J. **59**, 148—152 (1960).
FOWLER, N. O., R. N. WESTCOTT, and R. C. SCOTT: Disturbances in cardiac mechanism of several hours' duration complicating cardiac venous catheterization. Amer. Heart J. **42**, 652—660 (1951).
FRANCK, O., u. W. ALWENS: Kreislaufstudien am Röntgenschirm. Münch. med. Wschr. **57**, 950—954 (1910).
FRANKE, H.: Über Entwicklungs- und Lageanomalien der Aorta. Fortschr. Röntgenstr. **73**, 267—280 (1950).
— Doppelter Aortenbogen beim Menschen. Fortschr. Röntgenstr. **73**, 280—284 (1950).
— Das Dosisproblem bei Serienaufnahmen. Röntgen-Bl. **5**, 179—185 (1952).
—, u. G. CARSTENSEN: Zur Bewertung und Behandlung arterieller Gefäßerkrankungen im Alter. Internist (Berl.) **3**, 172—185 (1962).
FREDZELL, G., J. LIND, E. OHLSON, and C. WEGELIUS: Direct serial roentgenography in two planes simultaneously at 0,08 second intervals. Amer. J. Roentgenol. **63**, 548—558 (1950).
—, u. G. A. MAGNI: Serienaufnahmen mit schneller Bildfolge. In: Handbuch der Medizinischen Radiologie, Bd. III, S. 523—574. Berlin-Heidelberg-New York: Springer 1966.
— — Serienaufnahmen mit schneller Bildfolge. In: Handbuch der Medizinischen Radiologie, Bd. III, S. 443—494. Berlin-Heidelberg- New York: Springer 1967.
FREEMAN, N. E.: Acute arterial injuries. J. Amer. med. Ass. **139**, 1125—1129 (1949).
—, and E. R. MILLER: Retrograde arteriography in the diagnosis of cardiovascular lesions. Ann. intern. Med. **30**, 330—342 (1949).
— — H. B. STEPHENS, and M. B. OLNEY: Retrograde arteriography in diagnosis of cardiovascular lesions. Ann. intern. Med. **32**, 827—841 (1950).
FREIMANIS, A. K., CH. F. WOOLEY, CH. V. MECKSTROTH, and W. MOLNAR: Roentgenographic aspects of congenital left ventricular outflow tract obstruction. Amer. J. Roentgenol. **95**, 573—591 (1965).
FRENCH, L. A., and P. S. BLAKE: Complications following use of neo-iopax in cerebral angiography. Amer. J. Roentgenol. **64**, 846—848 (1950).
FRIEDBERG, C. K., and E. DONOSO: Modern Trends in Diseases of Coronary Arteries and Ischemic Heart-Disease. London and New York: Grune & Stratton 1964.
FRIEDENBERG, M. J., E. CARLSSON, A. F. HARTMANN, and R. M. BEHRER: Evaluation of the degree of aortic valve stenosis by direct roentgenologie measurement of the ostium. Amer. J. Roentgenol. **91**, 1347—1359 (1964).
—, and A. H. EDELMAN: Percutaneous transfemoral right atrial aortography. Radiology **84**, 584—588 (1963).
FRIES, P., u. E. LIESE: Qualitätsangleich von Schirmbild-Mittelformat- und Großaufnahmen durch Vergrößerung mittels Feinstfokusröhre. Fortschr. Röntgenstr. **80**, 97—101 (1954).
FRIESINGER, G. C., and R. S. ROSS: Coronary arteriography. In: R. N. COOLEY, and M. H. SCHREIBER, Radiology of the Heart and Great Vessels, p. 4403—4423. Baltimore: Williams & Wilkins Company 1967.
— J. SCHAFFER, J. M. CRILEY, R. A. GAERTNER, and R. S. ROSS: Hemodynamic consequences of the injection of radiopaque material. Circulation **31**, 730—740 (1965).
FRIK, W.: Röntgenfernsehen und Strahlenbelastung. Radiologe **4**, 146—153 (1964).
FRISCHE, L. H., and C. T. DOTTER: Improved method of coronary arteriography. Dis. Chest **35**, 546—553 (1959).
FRITZ, E.: Klinische und elektrokardiographische Befunde beim Herzwandaneurysma. Z. Kreisl.-Forsch. **53**, 226—239 (1964).
FROMMER, P. L.: Clinical applications of an improved, rapidly responding fiberoptic catheter. Amer. J. Cardiol. **15**, 672—679 (1965).
FROMMHOLD, W., u. H. BRABAND: Zwischenfälle bei Gallenblasenuntersuchungen mit Biligrafin und ihre Behandlung. Fortschr. Röntgenstr. **92**, 47—59 (1960).
FRØVIG, A. G., and A. C. LØKEN: The syndrome of obliteration of the arterial branches of the aortic arch due to arteritis. Acta psychiat. scand. **26**, 313 (1951).
FUCHS, W. A.: Angiokardiographie und Röntgenkinematographie. Schweiz. med. Wschr. **95**, 1343—1347 (1965).
FULTON, F. M.: The Coronary Arteries. Arteriography, microanatomy and pathogenesis of obliterative coronary artery disease. Springfield, Ill.: Ch. C. Thomas 1965.
FURMAN, R. A.: Angiocardiography. Its use in diagnosis of patent ductus arteriosus. New Engl. J. Med. **238**, 116—120 (1948).

Gajewski, H.: Entwicklung und technischer Stand der Röntgen-Schirmbildphotographie. Röntgen- u. Lab.-Prax. **7**, 2—9, 67—78 (1954).
— Moderne Geräte für Angiographie. Röntgen-Bl. **7**, 164—173 (1954).
— Die verschiedenen Möglichkeiten der Röntgenkinematographie. Ärztl. Forsch. **16**, 225—230 (1962/I).
Gambaccini, P.: La ventriculographia cardiaca sinistra. Progress in Radiology, vol. I. Int. Congr. Ser. No. 105, p. 169—177. Amsterdam, New York and London: Excerpta Medica Foundation 1967.
Garamella, J. J., V. P. George, and L. J. Hay: A correlative study of peripheral coronary pressure and coronary arteriography following coronary occlusion. Surg. Gynec. Obstet. **105**, 89—96 (1957).
Garber, G. L., and R. C. Read: Red cell factor in renal damage from hypertonic solutions. Proc. Soc. exp. Biol. (N.Y.) **107**, 165—168 (1961).
— — Protective effect of hypervolemia in cardioangiography. J. Amer. med. Ass. **180**, 376—379 (1962).
Garcia, C. F., R. R. Francois, and N. Azambuja: Contrast media in radiology and their risks. Acta radiol. (Stockh.), Suppl. **116**, 49—57 (1954).
Garusi, G. F.: Opafication of the bronchial arteries in the living. Radiol. clin. (Basel) **30**, 65—75 (1961).
—, and A. D'Ettore: Angiocardiographic patterns in funnel-chest. Cardiologia (Basel) **45**, 312—330 (1964).
Gasul, B. M., E. H. Fell, and R. Casas: The diagnosis of aortic septal defects by retrograde aortography. Circulation **4**, 251—254 (1951).
Gay, B. B., R. H. Franch, W. H. Shuford, and J. V. Rogers: The roentgenologic features of single and multiple coarctations of the pulmonary artery and branches. Amer. J. Roentgenol. **90**, 599—613 (1963).
Gebauer, A., J. Lissner u. O. Schott: Das Röntgenfernsehen. Stuttgart: Georg Thieme 1965.
Gebauer, K. A.: Über eine Modifikation der perkutanen Femoralarterienpunktionstechnik zur Katheteruntersuchung der Aorta. Röntgen-Bl. **20**, 588—592 (1967). Angiographie-Tagung Berlin 1968. Stuttgart: Georg Thieme 1968.
Geissler, W.: Die Herzkatheterisierung. Z. ges. inn. Med. **9**, 257—260 (1954).
— W. Porstmann u. W. Wolf: Die retrograde Katheterisierung des linken Ventrikels über der Arteria carotis communis zur präoperativen Diagnostik der Aortenfehler. Z. Kreisl.-Forsch. **47**, 1068—1081 (1958).
Gensenius, H.: Über den Spasmus größerer Arterien. Berl. med. Z. **1**, 302—305 (1950).
Gensini, G. G.: Coronary angiography. Progr. cardiavasc. Dis. **6**, 155—188 (1963).
Gensini, G. G.: A new teflon catheter for percutaneous catheterization and contrast material injection. Radiology **81**, 939—941 (1963).
Gensini, G. G.: Coronary angiography. Progr. cardiovasc. Dis. **6**, 155—188 (1963).
— Coronary angiography. In: C. K. Friedberg and E. Donoso: Modern Trends in Diseases of Coronary Arteries and Ischemic Heart Disease. London and New York: Grune & Stratton 1964.
— S. DiGiorgi, O. Coskun, A. Palacio, and A. E. Kelly: Anatomy of the coronary circulation in living man. Coronary venography. Circulation **31**, 778—784 (1965).
— — S. Murad-Netto, and A. Black: Arteriographic demonstration of coronary spasm and its release after the use of a vasodilatation in a case of angina pectoris and in the experimental animal. Angiology **13**, 550—553 (1962).
—, and A. Ecker: Percutaneous aorto-cerebral angiography. Radiology **75**, 885—892 (1960).
—, and S. di Giorgi: Myocardial toxicity of contrast agents used in angiography. Radiology **82**, 24—34 (1965).
— S. di Giorgi, and A. Black: New approaches to coronary arteriography. Angiology **12**, 223—238 (1961).
Gerard, F. P., and H. A. Lyons: Anomalous artery in intralobar bronchopulmonary sequestration. Report of two cases demonstrated by angiography. New Engl. J. Med. **259**, 662—666 (1958).
Gerbode, F., W. J. Kerth, S. Robinson, T. Ogata, and R. Popper: Congenital aortic stenosis. Arch. Surg. **85**, 10—18 (1962).
Giammona, S. T., P. R. Lurie, and W. E. Segar: Hypertonicity following selective angiocardiography. Circulation **28**, 1096—1101 (1963).
Gibson, S., W. J. Potts, and W. H. Langewich: Aortic pulmonary communication due to localized congenital defect of the aortic septum. Pediatrics **6**, 357—360 (1950).
Gidlund, A.: Development of apparatus and methods for Roentgen studies in haemodynamics. Acta radiol. (Stockh.), Suppl. **130** (1956).
Gidlund, A. S.: New apparatus for direct cineroentgenography. Acta radiol. (Stockh.) **32**, 81—88 (1949).
Giese, W.: Über die Endstrombahn der Lunge. Bad Oeynhausener Gespräche, Bd. I, 1956. Berlin-Göttingen-Heidelberg: Springer 1957.
— Die Atemorgane. In: E. Kaufmann u. M. Staemmler, Lehrbuch der Speziellen Pathologischen Anatomie. Berlin: W. de Gruyter & Co. 1960.
Gilbert, G. J., and G. S. Melnick: Pathophysiology of subintimal hematoma formation during retrograde arteriography. Radiology **85**, 306—319 (1965).
Gillmann, H., F. Grosse-Brockhoff u. F. Loogen: Zur Indikation und Technik der Katheterisierung des linken Herzens. Dtsch. med. Wschr. **82**, 13—17 (1957).

GILLMAN, R. A., J. S. LEHMAN, B. G. MUSSER, and R. RUSSEL: Mitral insufficiency: Its quantitation by cardiac ventriculography. J. Amer. med. Ass. **166**, 2124—2126 (1958).
GIRAUD, G., E. NÈGRE, M. PELISSIER et R. MIMRAN: Aortographie thoracique rétrograde par voie fémorale percutanée. Poumon **14**, 5—19 (1958).
GOETZ, R. H.: A new angiocardiographic sign of patent ductus arteriosus. Brit. Heart J. **13**, 242—246 (1951).
GOLDBURGH, H. L., and S. BAER: Death following intravenous administration of diodrast. J. Amer. med. Ass. **118**, 1051—1052 (1942).
GOLDMAN, I. R., S. G. BLOUNT, A. C. FRIEDLICH, and R. J. BING: Electrocardiographic observations during cardiac catheterization. Bull. Johns Hopk. Hosp. **86**, 141—168 (1950).
GOLDSMITH, E. J., and N. FINBY: Selective retrograde aortography in cardiovascular surgery. Surg. Clin. N. Amer. **41**, 301—308 (1961).
GOLLMANN, G.: Eine Modifizierung der Seldingerschen Kathetermethode zur isolierten Kontrastfüllung der Aortenäste. Fortschr. Röntgenstr. **87**, 211—214 (1957).
— Zur Technik der Angiographie mittels Katheter (Seldinger-Methode). Fortschr. Röntgenstr. **89**, 281—284 (1958).
— Die isolierte Angiographie der Aortenäste mit perkutan eingeführtem Katheter, ihre Indikation und Ergebnisse. Fortschr. Röntgenstr. **89**, 382—396 (1958).
GONZALES, L. L., CH. OLINGER, and J. F. WIRT: Percutaneous transcarotid thoracic aortography. Amer. J. Roentgenol. **91**, 385—393 (1964).
GOODALE, W. T., M. LUBIN, W. G. BANFIELD, and D. B. HACKEL: Catheterization of the coronary sinus, right heart and other viscera with a modified venous catheter. Science **109**, 117—119 (1949).
GOODWIN, J. F.: Fatality following cardiac catheterization injury. Brit. Heart J. **15**, 330—334 (1953).
—, and R. E. STEINER: Angiocardiography in relation to intrathoracic disease. Brit. J. Tuberc. **47**, 89—93 (1953).
— — J. P. D. MOUNSEY, A. G. MACGREGOR, and E. J. WAYNE: A critical analysis of the clinical value of angiocardiography in congenital heart disease. Brit. J. Radiol. **26**, 161—184 (1953).
GORDON, A. J., S. A. BRAHMS, S. MEGIBOW, and M. L. SUSSMAN: An experimental study of the cardiovascular effects of diodrast. Amer. J. Roentgenol. **64**, 819—830 (1950).
— —, and M. L. SUSSMAN: Visualization of the coronary circulation during angiocardiography. Amer. Heart J. **39**, 114—124 (1950).
GORLIN, R., N. KRASNOW, H. J. LEVINE, W. A. NEILL, R. J. WAGMAN, and J. V. MESSER: A modification of the technic of transseptal left heart catheterization. Amer. J. Cardiol. **7**, 580 (1961).
GOTTLOB, R.: Über die lokalen Kontrastmittelschäden bei der Aortographie. Med. Welt **1965**, Nr 34, 1893—1900.
— Angiographie und Klinik. Wien u. Bonn: Wilhelm Maudrich 1956.
—, u. E. M. KLAUSBERGER: Die Anwendung der koronaren Angiokinematographie zum Nachweis der Wirksamkeit verschiedener Pharmaka auf die Herzkranzgefäße. Z. Kreisl.-Forsch. **49**, 1074—1080 (1960).
—, u. G. ZINNER: Die Bestimmung der endothelschädigenden Wirkung injizierbarer Lösungen. Der Einfluß des osmotischen Drucks und des pH. Wien. klin. Wschr. **77**, 149—157 (1965).
— — u. F. GOLDSCHMIDT: Über die Testmethoden zur Feststellung der lokalen schädlichen Wirkung von Röntgenkontrastmitteln bei der Angiographie. Langenbecks Arch. klin. Chir. **285**, 591—600 (1957).
GRABNER, G., F. KAINDL u. W. WEISSEL: Tierexperimentelle Untersuchungen zur Hämodynamik der Angiokardiographie und Aortographie. Wien. Z. inn. Med. **35**, 1—9 (1954).
GRAEVE, K.: Zur Technik der Angiokardiographie. Fortschr. Röntgenstr. **85**, 754—758 (1956).
GRAINGER, R. G.: New cardiovascular contrast media: Sodium iothalamate (Angio-Conray) and methylglucamine iothalamate (Conray). Comparative observations on various contrast media in angiocardiography. Brit. J. Radiol. **37**, 568—580 (1964).
— Complications of cardiovascular radiological investigations. Brit. J. Radiol. **38**, 201—215 (1965).
GRAUMANN, W.: Technik, Möglichkeiten und Grenzen der Angiokardiographie. Röntgen- u. Lab.-Prax. **9**, 300—306, 323—329 (1956).
GRAVIER, J., C. DALLEZ, R. U. VERNEY, R. SCLIENGER, and P. MICHAUD: Three hundred cases of uneventful left ventricular puncture. IV. Weltkongr. Cardiologie, Mexiko-City 1962, p. 114.
GRAY, I. R., C. S. JOSHIPURA, and J. MACHINNON: Retrograde left ventricular cardiography in the diagnosis of mitral regurgitation. Brit. Heart J. **25**, 145—152 (1963).
GREENBERG, B. E., and F. H. KNOX: Faulty contrast medium injection in percutaneous ventricular puncture. Radiology **75**, 85—90 (1960).
GREENE, D. G., J. T. SHARP, G. T. GRIFFITH, I. L. BUNNELL, and J. E. MACMANUS: Surgical applications of anterior percutaneous left heart puncture. Surgery **43**, 1—6 (1958).
GREENSPAN, R. H., E. F. BERNSTEIN, and M. K. LOKEN: Intravenous aortography. Technique and clinical aspects. Amer. J. Roentgenol. **83**, 1034—1041 (1960).
—, and J. H. CAPPS: Pulmonary angiography: Its use in diagnosis and as a guide to therapy in lesions of the chest. Radiol. Clin. N. Amer. **1**, 315—330 (1963).

Greenstone, S. M., T. B. Massell, and E. C. Heringman: Hazards and complications of retrograde aortography and arteriography. Angiology **16**, 93—98 (1965).

Greenwood, W. F., H. E. Aldridge, and E. O. Wigle: Nature of disorder of function in chronic postinfarction aneurysm of left ventricle. Canad. med. Ass. J. **92**, 611—614 (1965).

Gregg, D. E.: The Coronary Circulation in Health and Disease. Philadelphia: Lea & Fiebiger 1950.

— The George E. Brown memorial lecture. Physiology of the coronary circulation. Circulation **27**, 1128—1137 (1963).

Gregg, D. M.: Thoracic aortography in adults — technical aspects. Brit. J. Radiol. **33**, 531—545 (1960).

Gregoratos, G., and W. J. Walker: Fatal intramyocardial infection of contrast material complicating selective angiocardiography. Med. Ann. D. C. **33**, 222—224 (1964).

Gremmel, H.: Coronarographie mittels gleichzeitiger Kontrastmittelinjektion durch zwei Katheter. Fortschr. Röntgenstr. **102**, 131—134 (1965).

— H. H. Löhr, F. Loogen u. H. Vieten: Die Methoden der Kontrastmitteldarstellung des Herzens und der großen herznahen Gefäße. Radiologe **3**, 429—442 (1963).

— F. Loogen u. H. Vieten: Kardiovasculäre Befunde beim Marfan-Syndrom. Fortschr. Röntgenstr. **100**, 612—621 (1964).

—, u. W. Schulte-Brinkmann: Das Aortenbogensyndrom. Fortschr. Röntgenstr. **99**, 144—167 (1963).

Grill, W., u. H. Löhr: Die Schädigungsgrade des Lungenparenchyms im selektiven Angiogramm. Langenbecks Arch. klin. Chir. **296**, 263—270 (1960).

Groedel, F. M.: Die Technik der Röntgenkinematographie. Dtsch. med. Wschr. **39**, 270—271 (1913/I).

— Die technische Vervollkommnung der Röntgenkinematographie. Fortschr. Röntgenstr. **39**, 15—17 (1929).

Groedel, Th., u. F. M. Groedel: Die Technik der Röntgenkinematographie. Dtsch. med. Wschr. **39**, 798—799 (1913/I).

Groskopff, W. K., F. Bolck u. H. J. Büll: Thorotrastschädigungen. Fortschr. Röntgenstr. **75**, 34—49 (1951).

Gross, D.: Übersicht der angiologischen Untersuchungsmethoden. Med. Klin. **53**, 1062—1068 (1958).

Gross, R. E., and E. B. D. Neuhauser: Compression of the trachea by anomalous innominate artery; operation for its relief. Amer. J. Dis. Child. **75**, 570—574 (1948).

— — Compression of the trachea or esophagus by vascular anomalies. Pediatrics **7**, 69—88 (1951).

Grosse-Brockhoff, F., R. Janker u. G. Neuhaus: Zur Diagnostik der angeborenen Herzfehler. Ärztl. Wschr. **6**, 872—892 (1951).

Grosse-Brockhoff, F., R. Janker u. A. Schaede: Angiokardiographische Untersuchungen bei angeborenen Herzfehlern. Dtsch. med. Wschr. **74**, 1044—1047 (1949/II).

— D. Koch, F. Loogen, G. Rotthoff, H. Vieten u. K. H. Willmann: Kohlendioxyd als Kontrastmittel für die Röntgendarstellung des Herzens und der Gefäße. Fortschr. Röntgenstr. **86**, 285—291 (1957).

— H. H. Löhr, F. Loogen u. H. Vieten: Die Punktion des linken Ventrikels zur Kontrastmitteldarstellung seiner Ausflußbahn. Fortschr. Röntgenstr. **90**, 300—308 (1959).

— F. Loogen u. A. Schaede: Spezielle Untersuchungsmethoden bei angeborenen und erworbenen Herzfehlern. In: Handbuch der inneren Medizin, Bd. IX/2, S. 1242—1287. Berlin-Göttingen-Heidelberg: Springer 1960.

— — — Angeborene Herz- und Gefäßmißbildungen. In: Handbuch der inneren Medizin, Bd. IX/3, S. 105—652. Berlin-Göttingen-Heidelberg: Springer 1960.

Grossman, N.: Visualization of the coronary arteries in dogs. Amer. J. Roentgenol. **54**, 57—59 (1945).

Grothuesmann, H. G.: Zur Frage der Testung und Injektionsdauer jodhaltiger Nierenkontrastmittel. Münch. med. Wschr. **106**, 461—463 (1964).

Grundemann, A. M., G. A. Bosch, E. J. Schwantje, G. A. Reijns, and A. P. Verheugt: Retrograde catheterization of the left ventricle in aortic stenosis. Amer. J. Cardiol. **6**, 915—919 (1960).

— A. P. Verheught, G. A. C. Bosch, E. J. M. Schwantje, and G. Areijns: Retrograde catheterization of the left ventricle. Third World Congr. of Cardiology, Brussels 1958, p. 482.

Güntert, W.: Erste Erfahrungen mit einem neuen Universal-Schirmbild-Seriengerät. Radiol. clin. (Basel) **21**, 376—384 (1952).

— Funktionelle Röntgendiagnostik mit einem neuartigen Universal-Schirmbild-Seriengerät. Schweiz. Z. Tuberk. **9**, 213—225 (1952).

Guglielmo, L. di, and M. Guttadauro: A roentgenologic study of the coronary arteries in the living. Acta radiol. (Stockh.), Suppl. **97** (1962).

— — Anatomic variation in the coronary arteries. An arteriographic study in living subjects. Acta radiol. (Stockh.) **41**, 393—416 (1954).

— — Roentgenologic visualization of the coronary arteries in living subjects (413 observations). Sci. med. ital. **3**, 446—483 (1955).

Guntheroth, W. G., M. M. Arcasoy, L. A. Phillips, and M. M. Figley: Demonstration of collateral circulation to the lungs with angiocardiographic studies in congenital heart diseases. Amer. Heart J. **64**, 293—300 (1962).

Guzman, S. V., and J. W. West: Cardiac effects of intracoronary arterial injections of various roentgenographic media. Amer. Heart J. **58**, 597—607 (1959).

GVOZDANOVIC, V., and B. OBERHOFER: Mediastinal phlebography. A bilateral simultaneous injection technique. Acta radiol. (Stockh.) **40**, 395—407 (1953).

GYLLENSWÄRD, Å., and H. LODIN: The value of selective angiocardiography in the diagnosis of complete transposition of the great vessels. Acta radiol. (Stockh.) **42**, 187—195 (1954).

— — Å. LUNDGREN, and T. MÖLLER: Congenital, multiple peripheral stenosis of pulmonary artery. Pediatrics **19**, 399—410 (1957).

HAAGE, H., u. A. REHM: Spasmus der Nierenarterien bei der Renovasographie. Fortschr. Röntgenstr. **99**, 649—653 (1963).

HACKENSELLNER, H. A.: Koronaranomalien unter 1000 auslesefrei untersuchten Herzen. Anat. Anz. **101**, 123—130 (1955).

HALE, G., and K. JEFFERSON: Technique and interpretation of selective coronary arteriography in man. Brit. Heart J. **25**, 644—654 (1963).

HALE, J., and D. L. GEORGE: Physical factors in cinefluorography. Exposure meter and phantom materials. Amer. J. Roentgenol. **92**, 1188—1191 (1964).

— — R. D. EPPERSON, and T. A. TRISTAN: Physical factors in cinefluorography. Part I.: Patient dose, film illumination and radiation transfer function. In: R. D. MOSELEY and J. H. RUST, Reduction of patient dose by diagnostic radiologic instrumentation, p. 78—91. Springfield (Ill.): Ch. C. Thomas 1963.

— — — — Physical factors in cinefluorography: Relative patient dose for 35 mm and 16 mm camera systems. Amer. J. Roentgenol. **92**, 1192—1198 (1964).

HALL, P., B. W. JOHANSSON, H. KROOK, A. MALM, N. M. OLSSON, L. ANDREN, and H. WULF: Coarctation of pulmonary artery and pulmonary valvular stenosis. Amer. J. Cardiol. **8**, 109—111 (1961).

HALLERBACH, H.: Zur Frage der röntgenologischen Kontrastdarstellung der Coronar-Arterien. Langenbecks Arch. klin. Chir. **294**, 173—185 (1960).

— Ergebnisse der Kontrastdarstellung der thorakalen Aorta. Heidelberg: Dr. A. Hüthig 1967.

—, u. G. LUSTER: Experimentelle und klinische Erfahrungen mit der Hochdruckinjektionsspritze nach GIDLUND für die selektive Angiokardiographie. Fortschr. Röntgenstr. **93**, 565—582 (1960).

HALLERMANN, F. J., G. C. RASTELLI, and H. J. C. SWAN: Comparison of left ventricular volumes by dye dilution and angiographic methods in the dog. Amer. J. Physiol. **204**, 446—450 (1963).

HALPERN, M.: Percutaneous transfemoral arteriography. An analysis of the complications in 1000 consecutive cases. Amer. J. Roentgenol. **92**, 918—934 (1964).

HAMILTON, L. C., and W. v. WELDON: Antegrade aortography and arteriography. Radiology **77**, 406—417 (1961).

HANAFEE, W.: Axillary artery approach to carotid, vertebral, abdominal aorta and coronary angiography. Radiology **81**, 559—567 (1963).

—, and A. KATTUS: Coronary angiography. Dis. Chest **44**, 602—609 (1963).

HANCOCK, E. W.: Assessment of mitral valve disease by left heart catheterization. Brit. Heart J. **21**, 389—398 (1959).

— Differentiation of valvular, subvalvular and supravalvular aortic stenosis. Guy's Hosp. Rep. **110**, 1—30 (1961).

—, and P. R. FLEMING: Aortic stenosis. Quart. J. Med. **29**, 209—234 (1960).

HANDA, J., J. S. MEYER, and K. SAKAMOTO: Blood pressure changes induced by subclavian injection of methylglucamine diatrizoate (Renografin). Amer. J. Roentgenol. **98**, 914—921 (1966).

HANSON, H. E., G. JÖNSSON, and J. KARNELL: Catheterization and selective roentgenographic demonstration of the left ventricle of the heart. Acta radiol. (Stockh.) **52**, 33—44 (1959).

HARE, W. S. C.: Nylon catheters for percutaneous arteriography. Brit. J. Radiol. **35**, 719—720 (1962).

HARRINGTON, G. J., and M. P. WIEDEMANN: The effect of contrast media on endothelial permeability. Radiology **84**, 1108—1111 (1965).

HARRIS, P. T., E. B. NEUHAUSER, and R. GERTH: The osmotic effect of water soluble contrast media on circulating plasma volume. Amer. J. Roentgenol. **91**, 694—698 (1964).

HARTLEB, O., u. G. GEILER: Zur Indikation angiokardiographischer Untersuchungen. Tödliche Komplikation nach Angiokardiographie bei Arteriitis pulmonalis — Morbus Ayerza. Z. Kreisl.-Forsch. **47**, 1010—1019 (1958).

HASCHE, E., u. W. PORSTMANN: Zum Krankheitsbild der „intralobären Sequestration". Thoraxchirurgie **4**, 144—149 (1956/57).

HASCHEK, E., u. O. T. LINDENTHAL: Ein Beitrag zur praktischen Verwerthung bei Photographie nach Röntgen. Wien. klin. Wschr. **9**, 63—64 (1896).

HASE, O., and R. A. DETERLING: Evaluation of contrast media employed for aortic and coronary visualization. Surg. Forum **8**, 320—324 (1957).

HASPER, M., A. DÜX u. A. SCHAEDE: Untersuchung an Koronarogrammen von Vitien über die klinische Bedeutung des Versorgungstypes in der Adaptation. Z. Kreisl.-Forsch. **52**, 1185—1195 (1963).

HASSE, H. M.: Die Angiographie (Arteriographie, Phlebographie). In: M. RATSCHOW, Angiologie, Pathologie, Klinik und Therapie der peripheren Durchblutungsstörungen. Stuttgart: Georg Thieme 1959.

—, u. K. ALEXANDER: Neue Technik zur Angiographie der Arteria vertebralis. Z. Kreisl.-Forsch. **51**, 980—986 (1962).

— G. LINKER, U. DEMBOWSKI u. P. REES: Klinische und experimentelle Untersuchungen mit neuen Kontrastmitteln in der Angiographie. Fortschr. Röntgenstr. **85**, 187—193 (1956).

HAYES, C. W.: Experimental evaluation of concentrated solutions of iothalamic acide derivates as angiographic contrast media. Amer. J. Roentgenol. **97**, 755—761 (1966).

HEATH, D., and J. E. EDWARDS: The pathology of hypertensive pulmonary vascular disease. Circulation **18**, 533—547 (1958).

— H. F. HELMHOLZ, H. B. BURCHELL, J. W. DUSHANE, and J. E. EDWARDS: Graded pulmonary vascular changes and hemodynamic findings in cases of atrial and ventricular septal defects and patent ductus arteriosus. Circulation **18**, 1155—1166 (1958).

— — — — J. W. KIRKLIN, and J. E. EDWARDS: Relation between structural changes in the small pulmonary arteries and the immediate reversibility of pulmonary hypertension following closure of ventricular and atrial septal defects. Circulation **18**, 1167—1174 (1958).

HEATHCOTE, R. ST. A., and R. A. GARDNER: Perabrodil, an experimental investigation. Brit. J. Radiol. **6**, 304—312 (1933).

HEBERER, G., G. RAU u. H. H. LÖHR: Aorta und große Arterien. Berlin-Heidelberg-New York: Springer 1966.

HECHT, G.: Röntgenkontrastmittel. In: Handbuch der experimentellen Pharmakologie. Erg.-Werk, Bd. 8, S. 79. Berlin: Springer 1939.

—, u. CHR. GLOXHUBER: Chemie, Pharmakologie und Toxikologie der gebräuchlichen Kontrastmittel. In: Handbuch der medizinischen Radiologie, Bd. III, S. 598—646. Berlin-Heidelberg-New York: Springer 1966.

— — Chemie, Pharmakologie und Toxikologie der gebräuchlichen Kontrastmittel. In: Handbuch der medizinischen Radiologie, Bd. III, S. 518—566. Berlin-Heidelberg-New York: Springer 1967.

HEDMAN, C., J. LIND, and C. WEGELIUS: Caval refluxes in angiocardiography and the dynamics of the right atrium. Brit. Heart J. **15**, 143—149 (1953).

HEILMAN, M. S.: A new angiographic injection system. Brit. J. Radiol. **40**, 469—470 (1967).

HEIM DE BALZAC, R., C. MÉTIANU, M. DURAND et CH. DUBOST: Traité des Cardiopathies Congenitales sous la Direction de F. DONZELOT et F. D'ALLAINES. Paris: Masson & Cie. 1954.

HELANDER, C. G.: Nephrographic effect and renal arteriographic damage. An experimental study. Acta Radiol. Suppl. **163** (1958).

HELELÄ, T., P. VUORINEN, and P. VIRTAMA: Angiography of the aorta and its branches via the axillary artery. Vasc. Dis. (N.Y.) **2**, 82—86 (1965).

HELMSWORTH, J., J. MCGUIRE, and B. FELSON: Arteriography of the aorta and its branches by means of the polyethylene catheter. Amer. J. Roentgenol. **64**, 196—212 (1950).

— — —, and R. C. SCOTT: Visualization of the coronary arteries during life. Circulation **3**, 282—288 (1951).

HERBERT, W. W.: Angiographic artefacts which simulate or mask abnormality. Amer. J. Roentgenol. **92**, 907—917 (1964).

HERBST, M.: Experimentelle Untersuchungen über den Druck im rechten Herzen bei rascher Injektion von Flüssigkeit über die V. cava cranialis. Arch. Kreisl.-Forsch. **21**, 323—329 (1954).

— Die Angiocardiographie in Lokalanästhesie unter kombinierter Prämedikation mit Luminal und Dolantin. Chirurg **26**, 66—68 (1955).

— K. BOCK, O. HARTLEB u. H. FIEHRING: Die supravalvuläre Aortenstenose mit Hypoplasie der Aorta. Fortschr. Röntgenstr. **92**, 533—542 (1960).

— — G. SCHLEUSING u. W. URSINUS: Unsere Erfahrungen bei 710 Kontrastdarstellungen des Herzens und der großen Gefäße. Zbl. Chir. **86**, 112—124 (1961).

HERNANDEZ, F. A., and M. S. SASLAW: A pyrogen-like complication of cardiac catheterization. Its pathogenesis. Amer. J. med. Sci. **225**, 626—629 (1953).

HETTLER, M. G.: Angiographische Probleme und Möglichkeiten. Fortschr. Röntgenstr. **92**, 97—106, 198—206, 420—423 (1960).

— Die Etagenaortographie und ihre Verwendung bei der Darstellung der Herzkranzgefäße. Langenbecks Arch. klin. Chir. **298**, 346—351 (1961).

— Die differenzierte Angiographie der Aorta und ihrer Äste. Abh. IX. Int. Kongr. Radiol. Minden 1959, Bd. 1, S. 520. Stuttgart: Georg Thieme u. München: Urban & Schwarzenberg 1961.

— Die Stereoangiographie. Fortschr. Röntgenstr. **95**, 482—492 (1961).

— Zur Technik der Koronarographie. Fortschr. Röntgenstr. **98**, Beiheft 43. Tagg Dtsch. Röntgenges. Bd. 44, S. 46 (1963).

— Die funktionsanalytische Angiographie in der Aorta und in den peripheren Arterien. In: M. RATSCHOW, A. HALPERN, and D. HAAN, Progress in Angiology. Darmstadt: Dr. Dietrich Steinkopff 1963.

— Die funktionsanalytische Angiographie der Aorta und der peripheren Arterien. Therapiewoche **13**, 912—914 (1963).

— Die kineangiographische Funktionsanalyse mit filmsynchroner Kreislaufregistrierung. Fortschr. Röntgenstr. **102**, 156—167 (1965).

— Die semiselektive, bilaterale Koronarographie — eine neue klinische Untersuchungsmethode der Herzkranzarterien. Fortschr. Röntgenstr. **103**, 249—261 (1965).

— Über eine universell verwendbare elektronische Angiographiesteuerapparatur. Fortschr. Röntgenstr. **104**, 463—467 (1966).

— Zur normalen und pathologischen Anatomie der Koronararterienversorgung des Herzens im intravitalen Angiogramm. Fortschr. Röntgenstr. **105**, 480—502 (1966).

— Neue Möglichkeiten der kineangiographischen Funktionsanalyse am Herzen. In: Progress in Radiology, vol. I, Int. Congr. Ser. No. 105, p. 205—210. Amsterdam-New York-London: Excerpta Medica Foundation 1967.

HEUBER, W.: Todesfälle nach Injektion jodhaltiger Kontrastmittel. Münch. med. Wschr. **89**, 792—794 (1942).

HEUCK, F.: Röntgenologische Methoden zur direkten Messung der arteriellen Durchblutung. Radiol. diagn. (Berl.) **3**, 569—573 (1962).

— F. ANSCHÜTZ u. H. J. SCHWARZKOPF: Ein röntgenkinematographisches Verfahren zur quantitativen Bestimmung des Blutstromvolumens. Fortschr. Röntgenstr. **98**, 428—438 (1963).

HIEMEYER, V., W. SCHOOP, G. WINCKELMANN, J. EMMRICH u. H. WEISSLEDER: Ätiologie und Therapie embolischer Komplikationen bei retrograder Aortographie (Seldinger-Methode). Z. Kreisl.-Forsch. **54**, 434—440 (1965).

HIEMSCH, W., u. J. LACKNER: Über die Verwendung der Odelca-Röntgenkamera für Angiocardiographien und Vasographien. Fortschr. Röntgenstr. **84**, 79—87 (1956).

HIENERT, G., u. A. STRASSER: Experimentelles zur Frage der diagnostischen und therapeutischen Verwendung von Kohlendioxyd. Klin. Med. (Wien) **12**, 409—413 (1957).

HILBISH, T. F., and J. R. L. HERDT: Complications of selective angiography. Radiology **75**, 197—206 (1960).

—, and A. G. MORROW: Why selective angiography? Radiology **71**, 683—694 (1958).

HILDRETH, E. A., H. P. PENDERGRASS, R. L. TONDREAU, and D. J. RITCHIE: Reactions associated with intravenous urography: Discussion of mechanisms and therapy. Radiology **74**, 246—254 (1960).

HILGER, H. H., A. SCHAEDE, A. DÜX u. P. THURN: Zur Diagnostik, Differentialdiagnostik und Hämodynamik der Pericarditis constrictiva, der sog. idiopathischen Myokardhypertrophie und der Endokardfibrosen. Unter besonderer Berücksichtigung der Katheterisierung des linken und rechten Herzens sowie der selektiven Lävokardiographie. Arch. Kreisl.-Forsch. **38**, 260—299 (1962).

— P. THURN, A. DÜX u. A. SCHAEDE: Ein neues Verfahren zum angiokardiographischen Nachweis eines Vorhofseptumdefektes. Fortschr. Röntgenstr. **96**, 591—596 (1962).

HILL, J., K. G. LOWE, C. PICKARD, and H. WATSON: Selective cineangiocardiography with image intensification. Brit. Heart J. **20**, 459—465 (1960).

HILLS, T. H.: Mechanical and physical problems of angiocardiography. Brit. J. Radiol. **23**, 279—281 (1950).

HIPONA, F. A., and D. L. BLOOM: Postoperative aneurysm of the right ventricle. Amer. J. Roentgenol. **95**, 642—654 (1965).

—, u. T. PELTONEN: Röntgenkinematographische Untersuchungen über den Ductus arteriosus im Fetal- und Neonatalstadium. Z. Kinderheilk. **86**, 336—346 (1962).

HIRVONEN, L., J. PELTONEN, and M. RUOKOLA: Angiocardiography of the newborn with contrast injected into the umbilical vein. Ann. Paediat. Fenn. **7**, 124—130 (1961).

HOCKERTS, T., u. S. NÄGLE: Normale und pathologische Physiologie des Koronarkreislaufs. Verh. dtsch. Ges. inn. Med. **69**, 522—535 (1963).

HODGE, K. E.: Experiences with angiography by the percutaneous catheter spring guide technique. Canad. med. Ass. J. **84**, 420—425 (1961).

HOEFFKEN, W.: Die Angiokardiographie mit Kohlendioxyd. Fortschr. Röntgenstr. **91**, 1—13 (1959).

— R. JUNGHAUS u. W. ZYLKA: Die Grundlagen der Pneumoradiographie des rechten Herzens mit Kohlendioxyd. Fortschr. Röntgenstr. **86**, 292—301 (1957).

—, u. K. v. SCHRETTER: Röntgenkinematographie mit Bildverstärkerröhre und 16 mm-Filmkamera. Fortschr. Röntgenstr. **90**, 121—125 (1959).

HOLESCH, S., and H. M. T. COLES: Selective angiocardiography of the right heart. Thorax **13**, 89—96 (1958).

HOLMES, R. B., and L. R. MCFADYEN: Aneurysms of heart. J. Canad. Ass. Radiol. **15**, 110—117 (1964).

HOPPE, J. O.: Some pharmacological aspects of radiopaque compounds. Ann. N. Y. Acad. Sci. **78**, 727—739 (1959).

—, and S. ARCHER: X-ray contrast media for cardiovascular angiography. Angiology **11**, 244—254 (1960).

— A. A. LARSEN, and F. COULSTON: Observations on the toxicity of a new urographic contrast medium: sodium-3,5-diacetamido-2,4,6-triodobenzoate (hypaque sodium) and related compounds. J. Pharmacol. exp. Ther. **116**, 394—403 (1956).

HORGER, E. L., C. T. DOTTER, and I. STEINBERG: Electroradiographic changes during angiocardiography. Amer. Heart J. **41**, 651—655 (1951).

HORNS, J. W.: Selective bronchial arteriography in dogs. Radiology **83**, 610—615 (1964).

HORNYKIEWYTSCH, TH., u. G. BARGON: Die Gefahren und Schäden bei der modernen röntgenologischen Diagnostik und Strahlentherapie. Internist (Berl.) **3**, 487—498 (1962).

HORSTERS, H.: Anaphylaktisches Zustandsbild nach Injektion von mono-jodmethan-sulfosaurem Natrium (Abrodil). Med. Klin. **27**, 203—204 (1931).

HOUSSAY, H. E. J., F. W. HAYNES, and L. DEXTER: Pulmonary infarction from cardiac catheterization. Proc. Soc. exp. Biol. (N.Y.) **79**, 444—446 (1952).

HOWARTH, S.: Blood-pressure changes during angiocardiography. Brit. med. J. **2**, 1090—1091 (1950).

HOYOS, M. J., and C. G. DEL CAMPO: Angiography of the thoracic aorta and coronary vessels with direct injection of an opaque solution into the aorta. Radiology **50**, 211—213 (1948).

— — Direct thoracic aortography and arteriography of the coronary vessels. Cardiologia (Basel) **23**, 251—254 (1953).

Hueber, E. F.: Zur Problematik der Koronarerkrankungen. Wien. klin. Wschr. **74**, 817—821 (1962).
Hübner, O.: Duldungspflicht bei diagnostischen Maßnahmen. Mschr. Unfallheilk. **54**, 134—138 (1951).
Hughes, C. R., H. Sartorius, and W. J. Kolff: Angiography of coronary arteries in living dog. Cleveland Clin. Quart. **23**, 251—255 (1956).
Hultborn, K. A.: Allergische Reaktionen bei Kontrastmittelinjektionen für die Urographie. Acta radiol. (Stockh.) **20**, 263—271 (1939).
Hultgren, H.: A clinical evaluation of coronary arteriography. Amer. J. Med. **42**, 228—247 (1967).
Idbohrn, H.: Renal angiography in cases of delayed excretion in intravenous urography. Acta radiol. (Stockh.) **42**, 333—352 (1954).
— Tolerance to contrast media in renal angiography. Acta radiol. (Stockh.) **45**, 141—154 (1956).
—, and N. Berg: On the tolerance of the rabbit's kidney to contrast media in renal angiography. Acta radiol. (Stockh.) **42**, 121—140 (1954).
Israel, R., P. Hertzog et C. Personne: L'angiopneumographie dans le cancer et les pneumopathies chroniques localisées. Bull. Soc. méd. Hôp. Paris **68**, 227—233 (1952).
Jackson, N. J., and R. Cobbold: Automatic electrocardiographically timed coronary angiography. Canad. med. Ass. J. **84**, 1351—1357 (1961).
Jacob, H., u. P. Schostok: Früh- und Spätfolgen nach Thorotrast-Anwendung. Langenbecks Arch. klin. Chir. **285**, 341—352 (1957).
Jacobi, M.: Aneurysms of bronchial arteries. Amer. Heart J. **5**, 795—800 (1930).
Jacobson, G.: Peripheral pulmonary (wedge) arteriography: Standardised technique for single film arteriography. Clin. Radiol. **14**, 326—332 (1963).
— A. F. Turner, O. Balchum, and C. Judge: Pulmonary arteriovenous shunts in emphysema demonstrated by wedge arteriography. Amer. J. Roentgenol. **93**, 868—878 (1965).
Jakob, A., u. F. Wachsmann: Über die Sekundärstrahlung von Kontrastmitteln. Klin. Wschr. **26**, 20—21 (1948).
James, T. N.: Anatomy of the Coronary Arteries. New York: Paul B. Hoeber, Inc. 1961.
— Coronary arteriography. In: R. A. Schobinger and F. F. Ruzicka, Vascular Roentgenology, p. 127—140. New York and London: Macmillan & Co. 1964.
James, W. R. L., G. M. Owen, and A. J. Thomas: Small pulmonary arteries studied by new injection method. Brit. Heart J. **22**, 695—705 (1960).
Janker, R.: Roentgen cinematography. Amer. J. Roentgenol. **36**, 384—390 (1936).
— Die Röntgenkinematographie. Stuttgart u. Berlin: Kohlhammer 1939.
— Ein röntgenkinematographischer Film über die Kontrastdarstellung der Herzbinnenräume und der großen Gefäße bei angeborenen Herzfehlern. Langenbecks Arch. klin. Chir. **266**, 322—348 (1950).
Janker, R.: Apparatur und Technik der Röntgenkinematographie zur Darstellung der Herzbinnenräume und der großen Gefäße. Fortschr. Röntgenstr. **72**, 513—520 (1950).
— Die Röntgenkinematographie, ein Mittel zur Ausbildung in der Röntgendiagnostik. Fortschr. Röntgenstr. **73**, 652—668 (1950).
— Ein neues Rollfilm-Seriengerät für Röntgenaufnahmen im Format 30 × 30 cm. Röntgen-Bl. **4**, 131—138 (1951).
— Der offene Ductus Botalli im Röntgen-Kinofilm. Fortschr. Röntgenstr. **75**, 79—92 (1951).
— Die Röntgenuntersuchung in einer und in zwei Ebenen mittels Serien-Rollfilm-Kassetten für schnelle Bildfolge. Röntgen-Bl. **5**, 247—261 (1952).
— Über den Wert der Röntgenkinematographie für die Diagnostik der angeborenen Herzfehler. Dtsch. med. Wschr. **78**, 27—30 (1953).
— Das Leuchtschirmbild im Mittelformat bei der Untersuchung von Herz und Gefäßen. Dtsch. med. Wschr. **78**, 530—532 (1953).
— Zur röntgenologischen Darstellung der Aortenisthmusstenose. Langenbecks Arch. klin. Chir. **274**, 548—561 (1953).
— Zur thorakalen Aortographie. Röntgen-Bl. **6**, 9—22 (1953).
— Röntgenologische Funktionsdiagnostik mittels Serienaufnahmen und Kinematographie. Wuppertal-Elberfeld: W. Girardet 1954.
— Die Röntgenuntersuchung des Herzens und der großen Gefäße. Wuppertal-Elberfeld: W. Girardet 1955.
— Die Angiokardiographie der kongenitalen Anomalien des Herzens und der großen Gefäße mit Rechts-Links-Shunt. In: H. R. Schinz, R. Glauner u. E. Uehlinger, Röntgendiagnostik, Ergebnisse 1952—1956. Stuttgart: Georg Thieme 1957.
—, u. K. Einert: Röntgenkinematographie mit einer neu entwickelten Kamera für 70 mm breiten, perforierten Film. Röntgen-Bl. **7**, 51—58 (1954).
—, u. A. Stangen: Kritische Überlegungen zum Röntgenfernsehen mit dem Image-Orthikon und dem Vidicon. Fortschr. Röntgenstr. **96**, 630—636 (1962).
Jefferson, K. E.: Thoracic aortography and cineradiography of the aortic valve. Symposium on Thoracic Aortography at the British Institute of Radiology, April 1960. Brit. J. Radiol. **33**, 567—576 (1960).
Jew, E. W., and P. Gross: Absence of transverse arch of aorta with patency of interventricular septum and ductus arteriouss. Lab. Invest. **4**, 304—307 (1955).
Jönsson, G.: Visualization of coronary arteries. Acta radiol. (Stockh.) **29**, 536—540 (1948).
— Thoracic aortography by means of a cannula inserted percutaneously into the common carotid artery. Acta radiol. (Stockh.) **31**, 376—386 (1949).

JÖNSSON, G.: Selective angiocardiography and thoracic aortography. In: J. W. McLAREN, Modern Trends in Diagnostic Radiology. London: Butterworth & Co. 1953 and New York: Paul B. Hoeber 1953.

— B. BRODÉN, H. E. HANSON, and J. KARNELL: Visualization of patent ductus arteriosus Botalli by means of thoracic aortography. Acta radiol. (Stockh.) **30**, 81—90 (1948).

— —, and J. KARNELL: Selective angiocardiography. Acta radiol. (Stockh.) **32**, 486—497 (1949).

— — — Thoracic aortography. Acta radiol. (Stockh.), Suppl. **89** (1951).

—, and L. HELLSTRÖM: Roentgenographic demonstration of coronary arteries. Acta radiol. **53**, 273—278 (1960).

—, and G. F. SALTZMAN: Infundibulum of the patent ductus arteriosus studied by thoracic aortography. Acta radiol. (Stockh.) **37**, 445—451 (1952).

JOHANNSSON, L., A. MALMSTRÖM, and L. G. UGGLA: Intracardiac knotting of the catheter in heart catheterization. J. thorac. Surg. **6**, 605—607 (1954).

JOHNSON, A. M., and W. D. LOGAN: Coronary artery catheterization during thoracic aortography. Brit. Heart J. **20**, 411—415 (1958).

JOHNSON, J. B., J. W. LAWLAH, F. MCFADDEN, and J. F. DYER: Thoracic aortography. Amer. Heart J. **53**, 40—51 (1957).

JOHNSON, J. H., and M. H. KNISELEY: Intravascular agglutination of the flowing blood following the injection of radiopaque contrast media. Neurology (Minneap.) **12**, 560—570 (1962).

JOHNSON, L., and O. W. KINCARD: Photographic reproduction of angiograms: Technics and problems. J. biol. photogr. Ass. **32**, 89—97 (1964).

JOHNSSON, TH. E.: Angiography in the general practice of radiology. Radiology **81**, 38—47 (1963).

JONES, T. W., R. R. VETTO, L. C. WINTERSCHEID, D. H. DILLARD, and K. A. MERENDINO: Arterial complications induced by cannulation with special reference to the femoral artery. Ann. Surg. **152**, 969—974 (1960).

JOOS, H. A., and J. L. JOHNSON: Retrograde aortography under hypothermia in infancy and early childhood. Amer. Heart J. **55**, 743—753 (1957).

JOSEPHSON, B.: Mechanism of excretion of renal contrast substances. Acta radiol. (Stockh.) **38**, 299—306 (1952).

JOSSELSON, A. J., and J. H. KAPLAN: Fatal reaction following aortography with Neo-Iopax. J. Urol. (Baltimore) **72**, 256—260 (1954).

JUDKINS, M. P.: Selective coronary arteriography. Radiology **89**, 815—824 (1967).

—, and CH. T. DOTTER: An uncommon complication of thoracic aortography. Radiology **83**, 433—435 (1964).

JUDKINS, M. P., H. J. KIDD, L. H. FRISCHE, and C. T. DOTTER: Lumen-following safety-J-guide for catheterization of tortuous vessels. Radiology **88**, 1127—1130 (1967).

JUNGMICHEL, G.: Todesfall nach Per-Abrodil-injection. Münch. med. Wschr. **87**, 393—398 (1940).

KAATZ, M.: Komplikationen bei einer selektiven Angiokardiographie. Med. Mitt. Schering A.G., Berlin **20**, 48 (1959).

KÄRCHER, K. H., M. GEORGI u. H. MÜLLER: Die Bedeutung angiographischer Untersuchungen für die Planung und Verlaufskontrolle der Telekobalttherapie. Strahlentherapie **127**, 358—370 (1965).

KAESER, H., u. J. THOMAS: Komplikationen bei cerebraler Angiographie. Acta neurochir. (Wien) **4**, 27—49 (1954).

KAGSTRÖM, E., P. LINDGREN, and G. TÖRNELL: Changes in cerebral circulation during carotid angiography with sodium acetrizoate (Triurol) and sodium diatrizoate (Hypaque). Acta radiol. (Stockh.) **50**, 151—159 (1958); **54**, 3—16 (1960).

KAINDL, F., P. KOHN u. E. KOTSCHER: Zur Beurteilung von Aortenstenosen. Wien. klin. Wschr. **75**, 224—232 (1963).

KALMANSOHN, R. B., and R. W. KALMANSOHN: Thrombotic obliteration of branches of aortic arch. Circulation **15**, 237—244 (1957).

KAMMERLING, E., J. B. CAVENAGH, and L. UNGER: Cardiac aneurysm demonstrated by angiocardiography. Illinois med. J. **98**, 129—132 (1950).

KANICK, V., and N. FINBY: Angio-Conray: New angiographic contrast agent. Radiology **80**, 438—443 (1963).

KAPUSCINSKI, O.: Wert der selektiven Angiokardiographie bei der Erkennung der Trikuspidalatresie. Fortschr. Röntgenstr. **102**, 49—61 (1965).

— Rolle und Wert der angiokardiographischen Untersuchung bei der Erkennung des Taussig-Bing-Syndroms. Fortschr. Röntgenstr. **102**, 135—142 (1965).

— Rolle und Wert der Aortographie und Angiokardiographie bei der Erkennung der Aortenisthmusstenose (Coarctatio aortae). Fortschr. Röntgenstr. **103**, 295—301 (1965).

— Rolle und Wert der Angiokardiographie bei der Diagnose der Fallotschen Tetralogie. Fortschr. Röntgenstr. **103**, 473—481 (1965).

— Die Bedeutung der Angiokardiographie bei der Erkennung des Eisenmenger-Syndroms. Fortschr. Röntgenstr. **103**, 559—566 (1965).

KARCHER, H.: Über Thorotrastschäden. Langenbecks Arch. klin. Chir. **261**, 459—481 (1949).

KARNELL, J., C. CRAFOORD, and B. BRODEN: Coarctation of the aorta. In: Handbuch der Thoraxchirurgie, Bd. II, S. 365. Berlin-Göttingen-Heidelberg: Springer 1959.

KARRAS, B. G., A. H. KANNON, and R. N. ASHBY: Percutaneous left brachial aortography. Amer. J. Roentgenol. **90**, 564—570 (1963).

KATTUS, A. A., R. MACALPIN, W. P. LONGMIRE, B. J. O'LAUGHLIN, and H. BISHOP: Coronary angiograms and the exercise electrocardiogram in the study of angina pectoris. Amer. J. Med. **34**, 19—41 (1963).

KAVANAGH-GRAY, D., and E. H. DRAKE: Complications of left heart catheterizations using the right transthoracic approach. Amer. Heart J. **56**, 143—148 (1958).

KAWAI, CH., and W. H. ABELMANN: Transient myocardial damage secondary to extravasation of contrast material during left ventricular angiocardiography. Circulation **30**, 897—901 (1964).

KEATES, P. G.: Coronary arteriography as a simple routine procedure. Clin. Radiol. **14**, 402—404 (1963).

—, and G. R. WAGNER: Perforation of heart during cardiac catheterization and selective angiocardiography. Circulation **28**, 585—588 (1963).

KEATS, T. E., G. S. LODWICK, and G. F. KOENIG: Some aspects of cine- und high speed serial angiographic techniques. Amer. J. Roentgenol. **83**, 1067—1077 (1960).

KEELE, K. D.: Angiocardiography in the diagnosis of congenital heart disease. Brit. J. Radiol. **21**, 380—392 (1948).

— Angiocardiograms after ligation of the ductus arteriosus. Brit. Heart J. **12**, 372—376 (1950).

KEIL, P. G., and D. J. SCHISSEL: Differential diagnosis of unresolved pneumonia and bronchogenic carcinoma by pulmonary angiography. J. thorac. Surg. **20**, 62—65 (1950).

— C. A. VOELKER, and D. J. SCHISSEL: Diagnostic value of pulmonary arteriography in bronchial carcinoma. Amer. J. med. Sci. **219**, 301—306 (1950).

KEITH, J. D., and C. FORSYTH: Aortography in infants. Circulation **2**, 907—914 (1950).

— R. D. ROWE, and P. VLAD: Heart Disease in Infancy and Childhood. New York and London: Macmillan & Co. 1958.

KELLY, A. E., and G. G. GENSINI: Coronary arteriography. Amer. J. Nursing **62**, 86—90 (1962).

KEMP, V. E.: Derzeitiger Stand der Angiokinematographie. In: M. RATSCHOW, A. HALPERN, and D. HAAN, Progress in Angiology. Darmstadt: Dr. Dietrich Steinkopff 1963.

— Anatomy of the coronary arteries. In: R. A. SCHOBINGER and F. F. RUZICKA, Vascular Roentgenology, p. 134—135. New York: Mac Millan Company 1964.

— Selective coronary cineangiography. In: R. A. SCHOBINGER and F. F. RUZICKA, Vascular Roentgenology, p. 151—156. New York and London: Macmillan & Co. 1964.

KENNEY, L. J., and W. R. EYLER: Preoperative diagnosis of sequestration of lung by aortography. J. Amer. med. Ass. **160**, 1464—1465 (1956).

KENT, E. M., W. B. FORD, D. L. FISHER, and T. B. CHILDS: Estimation of severity of mitral regurgitation. Amer. Surg. **141**, 47—52 (1955).

KETELERS, J. Y.: Modifications of rhythm and conduction during selective coronarography. Arch. Mal. Cœur **60**, 792—805 (1967).

KIEFER, H., u. H. REINDELL: Die Koronararteriographie. Kurz und Gut (Byk-Gulden-Lomberg G.m.b.H. Konstanz) H. 9, 4—7 (1967).

KILLEN, D. A., and E. M. LANCE: Experimental appraisal of the agents employed as angiocardiographic and aortographic contrast media. I. Neurotoxicity. Surgery **46**, 1107—1117 (1959).

— — Experimental appraisal of the agents employed as angiocardiographic and aortographic contrast media. II. Nephrotoxicity. Surgery **47**, 260—265 (1960).

— — Experimental appraisal of the agents employed as angiocardiographic and aortographic contrast media. IV. Physical and chemical properties. Amer. J. Surg. **102**, 512—518 (1961).

— —, and G. OWENS: Relative suitability of Urokon 70 per cent and Hypaque 90 per cent for use as aortographic contrast media. Surgery **45**, 436—444 (1959).

KIMBEL, K. H., u. W. BÖRNER: Über den Verbleib von J^{131} markiertem Urografin im Körper. Naunyn-Schmiedebergs Arch. exper. Path. Pharmak. **226**, 262—268 (1955).

KINCAID, O. W.: Approach to the roentgenologic diagnosis of congenital heart disease. J. Amer. med. Ass. **173**, 637—647 (1960).

— R. O. BRANDENBURG, and P. E. BERNATZ: Experiences with angiography as a guide to mediastinal exploration. J. Amer. med. Ass. **173**, 613—624 (1960).

— G. D. DAVIS, and J. L. MENGIS: Application of the polaroid-land method of roentgenography to angiocardiography. Amer. J. Roentgenol. **91**, 1364—1367 (1964).

KIRKPATRICK, J. A., and B. L. CARTER: Technical principles of selective cineangiocardiography. In: R. A. SCHOBINGER and F. F. RUZICKA, Vascular Roentgenology, p. 52—58. New York and London: Macmillan & Co. 1964.

KIRSTEIN, L., G. JÖNSSON, J. KARNELL, and J. PHILIPSON: EEG after angiocardiography. Acta radiol. (Stockh.) **47**, 169—176 (1957).

KISTIN, A. D.: A simple manual cassette changer for multiple exposures in angiocardiography. Amer. J. Roentgenol. **65**, 615—618 (1951).

KITTREDGE, R. D., and N. FINBY: Amyloid heart disease. Amer. J. Roentgenol. **95**, 662—666 (1965).

KJELLBERG, S. R.: Die Mischungs- und Strömungsverhältnisse von wasserlöslichen Kontrastmitteln bei Gefäß- und Herzuntersuchungen. Acta radiol. (Stockh.) **24**, 433—438 (1943).

— E. MANNHEIMER, U. RUDHE, and B. JÖNSSON: Diagnosis of Congenital Heart Disease. Chicago: Year Book Publ. Inc. 1955, 1959.

— B. NORDENSTRÖM, U. RUDHE, V. O. BJÖRK, and G. MALMSTRÖM: Cardioangiographic studies of the mitral and aortic valves. Acta radiol. (Stockh.), Suppl. 204 (1961).

KLATTE, E. C., J. A. CAMPBELL, and P. R. LURIE: Technical factors in selective cinecardioangiography. Radiology 73, 539—547 (1959).

— J. P. TAMPAS, J. A. CAMPBELL, and P. R. LURIE: Roentgenographic manifestations of aortic stenosis and aortic valvular insufficiency. Amer. J. Roentgenol. 88, 57—69 (1962).

KLAUSBERGER, E. M., u. R. GOTTLOB: Der Nachweis der koronaren Wirksamkeit verschiedener Pharmaka durch die Angiokinematographie der Herzkranzgefäße. Z. Kreisl.-Forsch. 49, 1081—1085 (1960).

KLEIN, E.: Der endogene Jodhaushalt des Menschen in seinen Störungen. Stuttgart: Georg Thieme 1960.

KLEVENHAGEN, S.: A time-marking device for serial radiographs. Brit. J. Radiol. 40, 470—473 (1967).

KLINGENBERG, P. H.: Hazards of arteriography. Arch. Surg. 76, 54—57 (1958).

KLINKE, K.: Diagnose und Klinik der angeborenen Herzfehler. Leipzig: Georg Thieme 1950.

KNIPPING, H. W., W. BOLDT, H. VALENTIN, H. VENRATH u. P. ENDLER: Regionale Funktionsanalyse in der Kreislauf- und Lungenklinik mit Hilfe der Isotopenthorakographie und der selektiven Angiographie der Lungengefäße. Münch. med. Wschr. 99, 1—3, 46—48 (1957).

KNOEFEL, P. K.: The nature of the toxic action of radiopaque diagnostic agents. Radiology 71, 13—14 (1958).

— Radiopaque Diagnostic Agents. Springfield, Ill.: Ch. C. Thomas Publ. 1961.

KÖHN, K., u. M. RICHTER: Die Lungenarterienbahn bei angeborenen Herzfehlern. Stuttgart: Georg Thieme 1958.

KOHLHARDT, M., H. MÜLLER-MARIENBERG, G. VITA u. E. ZEITLER: Koinzidenzprüfung zwischen Koronarographie und pathologisch-anatomischen Befunden. Fortschr. Röntgenstr. 98, 399—408 (1963).

KOKKALIS, P., W. PORSTMANN u. U. SCHILLER: Koronarographische Darstellung der Kollateralbahnen nach experimenteller Okklusion eines Hauptkoronarastes. Fortschr. Röntgenstr. 95, 145—154 (1961).

KOSSMANN, CH. E., A. R. BERGER, ST. A. BRILLER, B. RADER, and J. BRUMLIK: Anomalous atrioventricular excitation produced by catheterization of the normal human heart. Circulation 1, 902—909 (1950).

KOSSOWSKY, W. A., and S. B. BLEIFER: Fatal cerebral embolus complicating transseptal left heart catheterization. Circulation 32, 811—813 (1965).

KOSZEWSKI, B. J., W. J. REEDY, and F. IWERSON: Sudden death due to translumbar aortography. Ann. intern. Med. 48, 902—907 (1958).

KOTHE, W., u. R. REDING: Komplikationen bei Aorto- und Arteriographien. Zbl. Chir. 86, 40—48 (1961).

KOZUKA, T., T. NOSAKI, K. SATO, K. IHARA, and H. TACHIIRI: Selective angiography by means of percutaneous single lumen balloon catheter. Nippon Acta radiol. 24, 960—965 (1964).

KRALL, J.: Die thorakale Angiographie beim Bronchialkarzinom. Thoraxchirurgie 3, 121—138 (1955).

— H. J. HOFFHEINZ u. E. WILHELM: Der venöse Katheterismus und die mediastinale Venographie beim malignen intrathorakalen Tumor. Thoraxchirurgie 1, 84—92 (1952).

— G. RODEWALD u. H. J. HOFFHEINZ: Die Blockade von A. pulmonalis als Grundlage einer präoperativen Funktionsprüfung in der Lungenchirurgie. Thoraxchirurgie 1, 434—443 (1954).

KRAUS, H.: Die Wirkung verschiedener Jodpräparate auf die peripheren Gefäße nach intraarterieller Injektion. Naunyn-Schmiedebergs Arch. exp. Path. Pharmak. 179, 537—544 (1935).

KRAYENBÜHL, H., u. H. R. RICHTER: Die zerebrale Angiographie. Stuttgart: Georg Thieme 1952.

KREMER, K.: Chirurgie der Arterien. Stuttgart: Georg Thieme 1959.

KREUTZER, R. O., J. A. CAPRILE, and F. M. WESSELS: Angiocardiography in heart disease in children. Brit. Heart J. 12, 293—304 (1950).

KÜNZLER, O., u. N. SCHAD: Atlas der Angiokardiographie angeborener Herzfehler. Stuttgart: Georg Thieme 1960.

KÜNZLER, R., u. N. SCHAD: Der angiokardiographische Nachweis des offenen Ductus Botalli. Fortschr. Röntgenstr. 90, 14—21 (1959).

KUHLGATZ, G., u. U. SPAHN: Kombination von aorto-pulmonalem Septumdefekt, offenem Ductus arteriosus Botalli und Aberration der linken Arteria pulmonalis. Thoraxchirurgie 9, 539—542 (1962).

KULPE, W., u. G. NEUHAUS: Arterio-venöse Fisteln der Herzkranzgefäße. Z. Kreisl.-Forsch. 49, 689—695 (1960).

KURLANDER, G. J., and D. A. GIROD: Oblique left ventriculography in endocardial cushion defect. Amer. J. Roentgenol. 97, 314—320 (1966).

KURTZMAN, R. S.: Coronary arteriography. Med. Clin. N. Amer. 46, 1583—1598 (1962).

KUTT, H.: Possible mechanism of complications of angiography. Acta radiol. (Diagn. 5, 276—289 (1966).

LABOUX, DUPON, CORNET et HOREAU: Injection veineuse coronaire sous forte pression au cours d'une angiocardiographie. Arch. Mal. Cœur 52, 1347—1354 (1959).

LA FIA, D. J., and R. JAEGER: Renografin as a new contrast medium for cerebral angiography. Radiology 69, 398—401 (1957).

LAMB, H.: Hydrodynamics, 6th ed. New York: Dover Publications 1932.

LAMBERT, E. C., R. V. CANENT, and A. R. HOHN: Congenital cardiac anomalies in the newborn. Pediatrics 37, 343—351 (1966).

Lampe, C. F., and A. P. Verheugt: Anomalous left coronary artery. Adult type. Amer. Heart J. **59**, 769—776 (1960).
Lampe, W. T.: Conray-400: A severe reaction. Vasc. Dis. (N. Y.) **1**, 267—268 (1964).
Lance, E. M., and D. A. Killen: Experimental appraisal of the agents employed as angio-cardiographic and aortographic contrast media. Surgery **46**, 1107—1117 (1959); — Amer. J. Surg. **101**, 343—348 (1961).
— — Glucose protection of canine kidney against Urokon injury during abdominal aortography. Surg. Forum **11**, 139—140 (1960).
Landtman, B.: Mechanically induced disturbances in heart action: Observations made on heart catheterization of 142 children. Acta paediat. (Uppsala) **39**, 1—32 (1950).
Lang, E. K.: Survey of complications of percutaneous retrograde arteriography: Seldinger technic. Radiology **81**, 257—263 (1963).
— Clinical evaluation of side-effects of radio-paque contrast media administered via intravenous and intra-arterial routes in the same patient. Radiology **85**, 666—669 (1965).
— Prevention and treatment of complications following arteriography. Radiology **88**, 950—956 (1967).
—, and D. C. Sabiston: Coronary arteriography in the selection of patients for surgery. Radiology **76**, 32—38 (1961).
Langecker, H., A. Harwart u. K. Junkmann: 3,5-Diacetylamino-2,4,6-trijodbenzoesäure als Röntgenkontrastmittel. Naunyn-Schmiedebergs Arch. exp. Path. Pharmak. **222**, 584—590 (1954).
Larsson, H., and A. Palmlöv: Abdominal aortography with special reference to its complications. Acta radiol. (Stockh.) **38**, 111—124 (1952).
Lasser, E. C.: Some further pertinent considerations regarding comparative toxicity of contrast materials for dog kidney. Radiology **78**, 240—242 (1962).
— R. S. Farr, T. Fujimagari, and W. N. Tripp: The significance of protein binding of contrast media in roentgen diagnosis. Amer. J. Roentgenol. **87**, 338—360 (1962).
Laubry, Ch., P. Cottenot, D. Routier et R. Heim de Balsac: Radiologie Clinique du Cœur et des Gros Vaisseaux. Paris: Masson & Cie. 1939.
—, et P. Soulié: Les Maladies des Coronaires. Paris: Masson & Cie. 1950.
Lauchenaur, C.: Zur Frage der Prophylaxe von Biligrafin-Zwischenfällen. Schweiz. med. Wschr. **91**, 45—46 (1961).
Lavaurs, G., R. Courbier, J. Torresani, R. Jouve et Fontaine: La cinéangiographie sélective des artères coronaires. Ann. Radiol. **9**, 463—476 (1966).
Lawrance, K.: Coronary arteriography. Thorax **15**, 93—102 (1960).
Lawrence, G. H.: Risk of catheterization of left side of heart. New Engl. J. Med. **255**, 180—181 (1956).
Laws, J. W., and J. G. C. Fox: Factors controlling the rate of injection of contrast media in angiocardiography. Brit. J. Radiol. **33**, 119—123 (1960).
Lazareva, K. N., A. D. Smirnov, and V. J. Strachnov: Anesthesia in catheterization of the heart and angiocardiography in children. Vestn. Khir. **94**, 102—106 (1965).
Lees, M. H., A. J. Hauck, G. W. Starkey, A. S. Nadas, and R. E. Gross: Congenital aortic stenosis; operative indications and surgical results. Brit. Heart J. **24**, 31—38 (1962).
Legrand, R., M. Linquette, J. Desruelles, G. Bonte, A. Gérard et J. Caron: Opacification du ventricle gauche par cathéterisme rétrograde à partir de la fémorale. Arch. Mal. Cœur **51**, 1037—1047 (1958).
Lehman, J. St.: Cardiac ventriculography. Practical considerations. Progr. cardiovasc. Dis. **2**, 52—63 (1959).
— High concentrations of diatrizoate methylglucamine. Ann. N. Y. Acad. Sci. **78**, 943—955 (1959).
— Quantitation of aortic valvular insufficiency by catheter thoracic aortography. Radiology **79**, 361—370 (1962).
— Coronary arteriography. In: W. Likoff, and J. H. Moyer, Coronary Heart Disease, p. 215—217. London and New York: Grune & Stratton 1963.
— Coronary arteriography — present status. Progress in Angiography, p. 253—259. Springfield (Ill.): Ch. C. Thomas 1964.
— R. A. Boyer, and F. S. Winter: Coronary arteriography. Amer. J. Roentgenol. **81**, 749—763 (1959).
—, and J. N. Debbas: An evaluation of cardiovascular contrast media. Radiology **76**, 548—564 (1961).
— —, and J. J. Boyle: Cardiac ventriculography. Transaortic catheter opacification of the left ventricle. Amer. J. Roentgenol. **89**, 295—307 (1963).
— H. Florence, A. P. Schimert, and G. C. Evans: Acquired aortic valvular stenosis. Radiology **81**, 24—37 (1963).
— W. M. Lemmon, R. A. Boyer, and E. A. Fitch: Suprasternal thoracic aortography. Radiology **73**, 18—36 (1959).
— B. G. Musser, and H. D. Lykens: Cardiac ventriculography. Amer. J. Roentgenol. **77**, 207—234 (1957).
— P. Novack, H. Kasparian, W. Likoff, and H. J. Perlmutter: Selective coronary arteriography. Radiology **83**, 846—853 (1964).
Leigh, T. F., and J. V. Rogers: Visualization of the abdominal aorta and its branches following intravenous injection of contrast medium. Amer. J. Roentgenol. **64**, 945—949 (1950).
Lélek, J.: Die Rolle der Ischämie in der Pathogenese der postangiographischen Nierenschädigungen. Fortschr. Röntgenstr. **108**, 612—624 (1968).

LÉLEK, J., u. L. POKORNY: Experimentelle Untersuchungen der postangiographischen Nierenschädigung mit Diatrizoat-Urografin, Visotrast, Uromiro, Kontrastmitteln. Fortschr. Röntgenstr. **106**, 24—34 (1967).
— — Untersuchungen über die Nephrotoxicität der jothalamathaltigen Kontrastmittel (Conray, Angio-Conray) mittels experimenteller renaler Angiographien. Fortschr. Röntgenstr. **106**, 247—255 (1967).
— — Renal injury after experimental selective renal angiography. Acta chir. Acad. Sci. hung. 8, 1 (1967).
LEMAIRE, A.: A propos de l'artériographie au moyen de contraste gazeux (O_2). Presse méd. **60**, 610 (1952).
LEMMON, W. M., J. S. LEHMAN, and R. A. BOYER: Suprasternal transaortic coronary arteriography. Circulation **19**, 47—54 (1959).
LÉNÈGRE, J.: Coronary arteriography. Acta cardiol. (Brux.) **22**, 205—237 (1967).
LEPP, M.: Die infraklavikuläre Punktion der Vena subclavia. Münch. med. Wschr. **96**, 1392—1393 (1954/II).
LESTER, R. G.: Selective angiocardiography and cardioangiography. In: R. A. SCHOBINGER and F. F. RUZICKA, Vascular Roentgenology, p. 109—117. New York and London: Macmillan & Co. 1964.
— A. E. ROBINSON, and R. T. OSTEEN: Tetralogy of Fallot. A detailed angiocardiographic study. Amer. J. Roentgenol. **94**, 92—99 (1965).
LETTERER, E.: Kongenitaler Defekt des Aortenbogens. Zbl. allg. Path. path. Anat. **33**, 155—161 (1923).
— Allgemeine Pathologie. Stuttgart: Georg Thieme 1959.
LEVIN, A. R., M. S. SPACH, P. A. W. ANDERSON, and M. P. CAPP: Cardiac perforation following left ventricular cineangiocardiography. Circulation **32**, 593—596 (1965).
LEVIN, H. S.: Petechiae following angiography: Evidence for increased capillary permeability. Radiology **88**, 253—257 (1967).
LEVY, L. M., D. W. HANNON, J. L. SPRAFKA, and I. D. BARONOFSKY: A method for coronary arteriography. Ann. Surg. **143**, 412—415 (1956).
LEVY, M. J., K. AMPLATZ, and W. LILLEHEI: Transthoracic left heart catheterization and angiocardiography for combined assessment of mitral and aortic valves. Radiology **78**, 638—640 (1962).
—, and C. W. LILLEHEI: Cardiac puncture; catheterization; experience in 80 patients. Dis. Chest **45**, 449—483 (1964).
LEWITAN, A., and I. G. KROOP: Experience with two new media in angiocardiography. Amer. J. Roentgenol. **82**, 779—783 (1959).
LIAN, C., et B. COBLENTZ: Le cathétérisme veineux au cours des compressions de la veine cave supérieure. Arch. Mal. Cœr **44**, 634—637 (1951).
LIBANOFF, A. J., and A. W. SILVER: Complications of transseptal left heart catheterization. Amer. J. Cardiol. **16**, 390—393 (1965).
LIEBOW, A. A.: Studies on lung after ligation of pulmonary artery; anatomical changes. Amer. J. Path. **26**, 177—195 (1950).
LIESS, G., u. H. LEYDA: Kontrastmittelnebenwirkungen und Überempfindlichkeitserscheinungen. Radiol. Diagn. (Berl.) **4**, 409—419 (1963).
LIKOFF, W., H. KASPARIAN, B. L. LEGAL, P. NOVACK, and J. ST. LEHMAN: Clinical correlation of coronary arteriography. Amer. J. Cardiol. **16**, 159—164 (1965).
— J. L. LEHMAN, H. KASPARIAN, and B. L. SEGAL: Evaluation of coronary vasodilators by coronary arteriography. Circulation **26**, 751 (1962).
—, and J. H. MOYER: Coronary Heart Disease. New York and London: Grune & Stratton 1963.
— B. SEGAL, and L. DREIFUS: Myocardial infarction pattern in young subjects with normal coronary arteriograms. Circulation **26**, 373—378 (1962).
LILIEQUIST, B., and L. HELLSTRÖM: Technique of aortocervical angiography. Acta radiol. (Stockh.), N. S. Diagn. **3**, 17—29 (1965).
LILLEHEI, C. W., M. J. LEVY, R. A. DEWALL, and H. E. WARDEN: Resection of myocardial aneurysms after infarction during temporary cardiopulmonary bypass. Circulation **26**, 206—217 (1962).
LIM, T. P.: Delivery pressure at the catheter tip in selective angiocardiography. J. Amer. med. Ass. **199**, 11—14 (1967).
LIN, J. P., J. J. KRICKEFF, and N. E. CHASE: Comparative blood pressure changes in angiography with meglumine iothalamate 60 per cent (60 per cent conray) and 50 per cent sodium diatrizoate (50 per cent Hypaque). Radiology **85**, 1033—1035 (1965).
LIND, J., I. BOESEN, and C. WEGELIUS: Selective angiocardiography in congenital heart disease. Progr. cardiovasc. Dis. **2**, 293—314 (1960).
—, et C. WEGELIUS: Contribution à l'étude de l'angiocardiographie chez l'enfant. Arch. franç. Pédiat. **45**, 338—350 (1949).
— — Atrial defects in children; angiocardiographic study. Circulation **7**, 819—829 (1953).
— — G. FREDZELL, and E. WASSER: Direct angiocardiography. Experiences with 10 exposures per second. J. Fac. Radiol. (Lond.) **1**, 87—97 (1949).
LINDBOM, A.: Arterial spasm caused by puncture and catheterization. Acta radiol. (Stockh.) **47**, 449—460 (1957).
LINDBOM, K.: Mediastinal phlebography. Acta radiol. (Stockh.) **27**, 521—525 (1946).
LINDE, L. M.: Umbilical vessel cardiac catheterization and angiocardiography. Circulation **34**, 984—988 (1966).
LINDEMANN, B.: Simultane Angiokardio-Tomographie. Fortschr. Röntgenstr. **73**, 261—267 (1950).

Lindeneg, O., M. H. Nielsen, and A. T. Hansen: Transseptal left heart catheterization with puncture of the interatrial septum. Acta Med. Scand. **175**, 57—63 (1964).

Lindgren, E.: Röntgenologie einschließlich Kontrastmittelmethoden. Handbuch der Neurochirurgie, Bd. II. Berlin-Göttingen-Heidelberg: Springer 1954.

Lindgren, P.: Renal circulatory insufficiency after renal angiography. An experimental study. Acta Radiol. **56**, 423—432 (1961).

— B. Löfström, and G. F. Saltzman: Intravascular erythrocyte aggregation after intravenous injection of contrast media. Acta radiol. (Stockh.) N. S. Diagn. **2**, 334—344 (1964).

—, and G. Törnell: Blood circulation during and after peripheral arteriography. Acta radiol. (Stockh.) **49**, 425—440 (1958).

— — Blood pressure and heart rate responses in carotid angiography. Acta Radiol. **50**, 160—174 (1958).

Lissner, J.: Videodensitometrische Untersuchungen der Herzbewegung und Herzschattendichte mittels Röntgenfernsehen bzw. Bildbandspeicher. In: Deutscher Röntgenkongreß 1966, S. 220—224. Stuttgart: Georg Thieme 1967).

— N. Schad, P. Thurn u. J. Wellauer: Herz und große Gefäße. In: H. R. Schinz, W. E. Baensch, W. Frommhold, R. Glauner, E. Uehlinger u. J. Wellauer, Lehrbuch der Röntgendiagnostik, Bd. IV/1. Stuttgart: Georg Thieme 1968.

Littman, D.: An all-purpose valve for cardiac catheterization. New Engl. J. Med. **26**, 1251—1253 (1962).

Littmann, D.: Coronary arteriography. Amer. J. Cardiol. **9**, 410—418 (1962).

— D. C. Dean, F. B. Crawley, I. T. Gilson, and J. A. Williams: Clinical coronary arteriography. Amer. J. Cardiol. **7**, 570—579 (1961).

— D. C. Dean, F. B. Crawley, I. T. Gibson, and J. A. Williams: Clinical coronary arteriography. Amer. J. Cardiol. **7**, 570—579 (1961); **9**, 410—418 (1962).

— O. E. Starobin, J. H. Hall, R. J. Mathews, and J. A. Williams: A new method of left ventricular catheterization. Circulation **21**, 1150—1155 (1960).

Litwak, R. S., Ph. Samet, W. H. Bernstein, L. M. Silverman, H. Turkewitz, and M. E. Lesser: The effect of exercise upon the mean diastolic left atrial — left ventricular gradient in mitral stenosis. J. thorac. Surg. **34**, 449—468 (1957).

Lodin, H., and L. Thoren: Renal function following aortography carried out under ganglionic block. Acta radiol. (Stockh.) **43**, 345—354 (1955).

Löffler, L.: Füllungsbilder des Arteria-pulmonalis-Systems bei akut entzündlichen Prozessen im Lungenparenchym am lebenden Menschen. Fortschr. Röntgenstr. **70**, 178—184 (1944).

Löffler, L.: Die Arteriographie der Lunge und die Kontrastdarstellung der Herzhöhlen am lebenden Menschen (eine klinische und tierexperimentelle Studie). Leipzig: Georg Thieme 1945.

—, u. H. Roth: Die Arteriographie der Lunge und die Kontrastdarstellung der Herzhöhlen am lebenden Menschen. Leipzig: Georg Thieme 1955.

Löhr, H. H.: Selective pulmonary arteriography. In: R. A. Schobinger and F. F. Ruzicka, Vascular Roentgenology, p. 172—178, 190—201. New York and London: Macmillan & Co. 1964.

— Die periphere Pulmonalstenose. Angiographie 1968. Arbeits- und Fortbildungstagg Berlin, 15.—17. 2. 1968. Stuttgart: Georg Thieme 1968.

— W. Grill u. H. Scholtze: Normale und pathologische Lungensegmente im selektiven Angiogramm. Acta radiol. (Stockh.) **51**, 33—51 (1959).

— — — u. P. Schölmerich: Beiträge zur selektiven Angiographie chirurgischer Lungenerkrankungen. Berlin-Göttingen-New York-Heidelberg: Springer 1964.

— P. Haug, E. Altenähr, R. Semisch u. P. v. Wichert: Intra- und extralobäre Lungensequestration. Respiration **25**, 334—360 (1968).

— F. Loogen u. H. Vieten: Die periphere Pulmonalstenose. Fortschr. Röntgenstr. **94**, 285—304 (1961).

—, u. H. Scholtze: Die Indikationsstellung zu den verschiedenen Verfahren der Lungenresektionen bei der Tuberkulose mit Hilfe der selektiven Lungenangiographie. Fortschr. Röntgenstr. **84**, 277—288 (1956).

— — u. W. Klinner: Zur Klärung der angiographischen Symptomatologie bei der Lungentuberkulose. Fortschr. Röntgenstr. **86**, 192—203 (1957).

— — — Röntgendiagnostische Probleme der Lunge. Medizinische Nr 46, 1697—1708 (1957).

— — — u. R. Zenker: Zur Indikationsstellung bei der chirurgischen Behandlung der spezifischen und unspezifischen Emphyemresthöhle auf Grund der selektiven Lungenangiographie. Langenbecks Arch. klin. Chir. **283**, 1—12 (1957).

Longenecker, C. G., K. Reemtsma, and O. Creech: Anomalous coronary artery distribution associated with tetralogy of Fallot: A hazard in open cardiac repair. J. thorac. cardiovasc. Surg. **42**, 258—262 (1961).

— — — Surgical implications of single coronary artery. Amer. Heart J. **61**, 382—386 (1961).

Longin, F.: Zur Erkennung der Aortenisthmusstenose im Röntgennativbild. Fortschr. Röntgenstr. **94**, 324—332 (1961).

Loogen, F.: Die Bewertung spezieller diagnostischer Untersuchungsmethoden bei der Operationsindikation erworbener Herzfehler. Z. Kreisl.-Forsch. **48**, 878—893 (1959).

— Die Röntgendiagnostik der Aortenfehler. Radiologe **1**, 19—26 (1961).

LOOGEN, F., O. BAYER, R. RIPPERT u. H. H. WOLTER: Über die Einmündung von Lungenvenen in den rechten Vorhof und dessen Zuflußgebiet. Z. klin. Med. **151**, 340—354 (1954).

— B. BOSTROEM u. H. KREUZER: Erfahrungen und Beobachtungen bei der transkutanen Punktion des linken Ventrikels mit Kontrastmittelinjektion. Z. Kreisl.-Forsch. **52**, 17—31 (1963).

— U. GLEICHMANN u. H. GREMMEL: Komplette Transpositionen der großen Gefäße mit Vorhofseptumdefekt. Fortschr. Röntgenstr. **101**, 352—360 (1964).

— J. KARYTSIOTIS u. H. GREMMEL: Zur Röntgensymptomatik der Aortenisthmusstenose. Radiologe **2**, 38—45 (1962).

— R. RIPPERT u. H. VIETEN: Angeborene Herz- und Gefäßfehler. In: Handbuch der medizinischen Radiologie, Bd. X/4, S. 40—452. Berlin-Heidelberg-New York: Springer 1967.

—, u. H. VIETEN: Die Diagnose der supravalvulären Aortenstenose. Z. Kreisl.-Forsch. **49**, 439—445 (1960).

— — Atypische Symptomatologie einer Aortenbogenatresie infolge zusätzlicher Gefäßanomalie. Fortschr. Röntgenstr. **93**, 730—735 (1960).

LOOSE, K. E.: Zur Arteriographie. Chirurg **22**, 394—398 (1951); **25**, 158—163 (1954); — Fortschr. Röntgenstr. **76**, 173—180 (1952).

— Die Bedeutung der Serienaortographie für die angiologische Diagnostik und Therapie. II. Kongr. Int. Ges. Angiol. Lissabon 1953, S. 406—415.

— Die Leistungsbreite der Angiographie in der Chirurgie. Langenbecks Arch. klin. Chir. **304**, 839—847 (1963).

— Angiographie. Methoden — Indikation — Ergebnisse. Stuttgart: Georg Thieme 1966.

— Angiographie 1968. Arbeits- und Fortbildungstagg Berlin, 15.—17. 2. 1968. Stuttgart: Georg Thieme 1968.

LORENZ, R.: Die automatisierte Angiographie. Röntgen-Bl. **2**, 167—172 (1949).

LORENZ, W.: Strahlenschutz in Klinik und ärztlicher Praxis. Stuttgart: Georg Thieme 1961.

LOSSEN, H.: Kontrastmittel. München u. Berlin: J. F. Lehmann 1939.

LOWMAN, R. M., and C. M. BLOOR: The design of metallic tip catheters. Radiology **77**, 493—495 (1961).

— — Angiography of the intramural coronary segments in experiments in animals. Acta radiol. (Stockh.) **57**, 24—30 (1962); **81**, 778—790 (1963).

— — Experimental coronary arteriography. III. Injuries associated with selective coronary arteriography. Radiology **85**, 645—651 (1965).

LUAN, L. L., J. L. D'SILVA, B. M. GASUL, and R. F. DILLON: Stenosis of right main pulmonary artery. Clinical, angiographic and catheterization findings in ten patients. Circulation **21**, 1116—1125 (1960).

LUDIN, H.: Über ein neues angiographisches Injektionsgerät. Fortschr. Röntgenstr. **94**, 540—542 (1961).

— Aortographie unter Valsalva-Bedingungen. Fortschr. Röntgenstr. **96**, 611—617 (1962).

LUKE, J., and J. Y. MCGRAW: Complications following catheter angiography. Arch. Surg. **86**, 414—418 (1963).

LUNDQUIST, CH. B., and K. AMPLATZ: Anomalous origin of the left coronary artery from the pulmonary artery. Amer. J. Roentgenol. **95**, 611—620 (1965).

— — L. S. PALMA, and G. RAGHIB: Angiocardiographic findings in idiopathic myocardial hypertrophy with right and left ventricular outflow tract obstruction. Amer. J. Roentgenol. **93**, 315—319 (1965).

LURIE, P. R., R. M. ARMER, and E. C. KLATTE: An apical technic for catheterization of the left side of the heart applied to infants and children. New Engl. J. Med. **264**, 1182—1187 (1961).

—, and M. Z. GRAJO: Accidental cardiac punction during right heart catheterization. Pediatrics **29**, 283—294 (1962).

LUSTED, L. B.: Current technical problems in cinefluorography. Radiology **73**, 527—530 (1959).

MACDONALD, J. S., and B. L. MILLER: Selective transseptal angiocardiography of the left side of the heart. Clin. Radiol. **13**, 195—200 (1962).

MACMAHON, H. E., S. A. MURPHY, and M. J. BATES: Sarcoma of liver: Disadventages of thorotrast as diagnostic agent. Rev. Gastroent. **14**, 155—159 (1947).

— — — Endothelial-cell sarcoma of liver following thorotrast injection. Amer. J. Path. **23**, 585—611 (1947).

MAELE, M. VAN DE: Direct radiocinematography. Radiology **30**, 750—755 (1938).

MAGNI, G. A.: Technical problems in rapid serial radiography. Acta radiol. (Stockh.), Suppl. **116**, 638—648 (1954).

MANCHESTER, G. H.: Muscular subaortic stenosis. New Engl. J. Med. **269**, 300—306 (1963).

MANDL, W.: Die sog. intralobäre Sequestration der Lunge. Klin. Med. **16**, 321—328 (1961).

MANNHEIMER, E. M., B. LANDTMAN et K. A. MELIN: Les complications de l'angiocardiographie et du cathétérisme cardiaque. Cardiologia (Basel) **19**, 337—359 (1951).

MANNICK, J. A., C. G. SUTER, and D. M. HUME: Subclavian steal syndrome: Further documentation. J. Amer. med. Ass. **182**, 254—258 (1962).

MARION, P., et J. PAPILLON: Aortographic thoracique rétrograde intracarotidienne (application à l'artériographie des coronaires). Presse méd. **58**, 1474—1477 (1950).

MARK, M. F., A. M. IMPARATO, and S. H. HUTNER: Estimate of toxicity of radiopaque agents by means of a ciliate. Angiology **14**, 383—389 (1963).

MARLHETTI, G., M. MACCARI, and L. MERLO: Experimental research on the effect of adrenaline and noradrenaline on the coronary circulation. Cardiologia (Basel) **42**, 1—26 (1963).

MARSHALL, T. R., and J. T. LING: Clinical evaluation of two new contrast media: Conray and angio-conray. Amer. J. Roentgenol. **89**, 423—431 (1963).

— — Direct percutaneous non-catheter left and right brachial angiography. Radiology **80**, 258—260 (1963); **81**, 568—575 (1963).

— — G. FOLLIS, and M. RUSSELL: Pharmacological incompatibility of contrast media with various drugs and agents. Radiology **84**, 536—539 (1965).

—, and H. L. LYONS: A new vascular injector for angiography. Amer. J. Roentgenol. **91**, 1360—1363 (1964).

MARTIN, J. F., J. R. MEREDITH, and F. R. JOHNSTON: Double-contrast angiocardiography. An experimental method for demonstrating surgically created interatrial septal defects in dogs. Radiology **74**, 947—955 (1960).

MARTORELL-OTZET, F., y J. FABRE TERSOL: El sindrome de obliteración de los troncos supraaórticos. Med. clín. (Barcelona) **2**, 26—30 (1944).

MASS, G., u. H. LENNARTZ: Komplikationen und EEG-Veränderungen bei der Hirnangiographie. Nervenarzt **26**, 145—150 (1955).

MASSELL, TH. B., S. M. GREENSTONE, and E. C. HERINGMAN: Evaluation of diatrizoate (Hypaque) in peripheral angiography and aortography. J. Amer. med. Ass. **164**, 1749—1752 (1957).

— C. HERINGMAN, and S. M. GREENSTONE: An evaluation of newer opafication media. Arch. Surg. **78**, 293—299 (1959).

MASY, S., G. TOUSSAINT et CH. CHALANT: Aortographie et artériographie simultanées. J. belge Radiol. **42**, 166—176 (1959).

MAUCK, H. P., J. YOUKER, R. G. LESTER, C. MARTIN, and C. MCCUE: Complete interruption of aortic arch: Diagnosis by left atrial cardioangiography. Angiology **14**, 362—367 (1963).

MAURER, H. J.: Zur Ätiologie und Therapie von Kontrastmittel-Zwischenfällen. Fortschr. Röntgenstr. **92**, 60—64 (1960).

— R. DOEPFNER, W. M. BARTSCH, W. VAHLENSIECK u. E. VLEUGELS: Zur Frage der Vortestung bei Kontrastmitteluntersuchungen. Radiologe **5**, 157—164 (1965).

— W. VAHLENSIECK u. E. VLEUGELS: Zur Frage der Schädigung durch Röntgenkontrastmittel bei der renalen Angiographie. Arzneimittel-Forsch. **14**, 298—300 (1964).

MAY, A. M.: Surgical anatomy of the coronary arteries. Dis. Chest **38**, 645—657 (1960).

MCAFEE, J. G.: Angiocardiography and thoracic aortography in congenital cardiovascular lesions. Amer. J. med. Sci. **229**, 549—582 (1955).

MCAFEE, J. G.: A survey of complications of abdominal aortography. Radiology **68**, 825—838 (1957).

—, and J. K. V. WILLSON: Review of complications of translumbar aortography. Amer. J. Roentgenol. **75**, 956—970 (1956).

MCCAUGHAN, J. J., and J. W. PATE: Aortography utilizing percutaneous left ventricular punction. Arch. Surg. **75**, 746—751 (1957).

MCCLENAHAN, J. L.: Relationship of iodide toxicity to a history of hypersensitivity. Radiology **80**, 96—97 (1963).

MCCLUSE, R. F., H. P. DOUB, and R. E. SHIPLEY: Automatic cassette changer for angiography. Radiology **60**, 85—89 (1953).

MCCONNELL, F., and W. A. MERSEREAU: The effect of angiographic contrast media on arterial endothelium: An experimental study. J. Canad. Ass. Radiol. **15**, 14—22 (1964).

MCDONALD, D. A.: Blood Flow in Arteries. Monographs of the Physiological Society. London: Arnolds 1960.

MCFALL, R. A., A. H. DOWDY, and B. J. O'LOUGHLIN: Reaction of the heart to selective angiocardiography. Amer. J. Roentgenol. **80**, 394—406 (1958).

MCGAFF, C. J., G. C. ROVETI, E. GLASSMAN, and R. S. ROSS: An experience with transseptal left heart cathererization. Amer. Heart J. **61**, 161—164 (1961).

MCGREGG, D.: Thoracic aortography in adults. Technical aspects. Symposium. Brit. J. Radiol. **33**, 531—545 (1960).

MCGREGOR, M.: Angiocardiography: A new cassette changer. Brit. J. Radiol. **22**, 459—461 (1949).

MCGUIRE, J.: Angiography. Advantages and hazards. Amer. Heart J. **73**, 293—295 (1967).

MCGUIRE, L. B., J. W. HYLAND, D. C. HARRISON, F. W. HAYNES, and L. DEXTER: Experience with transseptal left heart catheterization. Amer. Heart J. **62**, 288—289 (1961).

MCINTOSH, H. D., W. C. SEALY, R. E. WHALEN, A. J. COHEN, and R. G. SUMMER: Obstruction to outflow tract of left ventricle. Arch. Surg. **110**, 312—322 (1962).

— J. C. SLEEPER, H. K. THOMPSON, and R. E. WHALEN: Simplification of left heart catheterization percutaneous techniques for catheter insertions. J. Amer. med. Ass. **177**, 600—604 (1961).

— R. E. WHALEN, R. R. HERNANDEZ, J. J. MORRIS, and D. E. MILLER: A potential hazard of the transseptal left atrial catheterization technic. Amer. J. Cardiol. **8**, 835—837 (1961).

MCMICHAEL, J., and J. D. P. MOUNSEY: A complication following coronary sinus and cardiac vein catheterization in man. Brit. Heart J. **13**, 397—402 (1951).

MECKSTROTH, C. V., K. P. KLASSEN, W. MOLNAR, and R. BOOTH: Practical aspects of levoangiography. Review of 323 examinations. Ohio St. med. J. **59**, 268—274 (1963).

— — —, and J. RYAN: Coronary arteriography utilizing the right common carotid artery approach. J. thorac. cardiovasc. Surg. **43**, 493—504 (1962).

Mehrizi, A., M. S. Hirsch, and H. B. Taussig: Congenital heart disease in the neonatal period. J. Pediat. **65**, 721—726 (1964).

—, and H. F. Morrish: Interruption of aortic arch. Bull. Johns Hopk. Hosp. **111**, 127—142 (1962).

Meiler, H.: Zur klinischen Verträglichkeit von Röntgenkontrastmitteln. Röntgenpraxis **18**, 97—103 (1965).

Menenses Hoyos, J., and C. Gomez del Campo: Angiography of the thoracic aorta and coronary vessels with direct injection of an opaque solution into the aorta. Radiology **50**, 211—213 (1948).

Merritt, A. D., C. G. Palmer, P. R. Lurie, and E. L. Petry: Supravalvular aortic stenosis: genetic and clinical studies. J. Lab. clin. Med. **62**, 995 (1963).

Mersereau, W. A., and H. R. Robertson: Observations on venous endothelial injury following the injection of various radiographic contrast media in the rat. J. Neurosurg. **18**, 289—294 (1961).

Metges, R.: Die Therapie und Prävention von Komplikationen bei Angiographien. Röntgen-Bl. **17**, 272—275 (1964).

Meyer, J. A., M. M. Figley, C. Haight, H. E. Sloan, W. J. Ellsworth, and D. E. Boblitt: Coronary arteriography as a physiologic investigational technique. J. appl. Physiol. **16**, 878—882 (1961).

Meyer, M. W., and R. C. Read: Red cell aggregation from concentrated saline and angiographic media. Radiology **82**, 630—635 (1964).

Meyerhöfer, H.: Bleibender Gesichtsfelddefekt nach thorakaler Aortographie. Fortschr. Röntgenstr. **102**, 401—404 (1965).

Meyers, H. J., and G. Jacobsen: Death following intravenous carbon dioxide angiocardiography. Radiology **77**, 295—296 (1961).

Michel, J., A. D. Johnson, W. C. Bridges, J. H. Lehman, F. Grey, L. Field, and D. M. Green: Arrhythmias during cardiac catheterization. Circulation **2**, 240—244 (1950).

— — — — — — — Arrhythmias during intracardiac catheterization. Circulation **2**, 240—244 (1950).

Michell, G.: Coronary angiography. Med. J. Aust. **47**, 608—611 (1960).

—, and K. Jefferson: Angiography of the coronary circulation in living dogs using timed diastolic injections. Brit. Heart J. **24**, 11—16 (1962).

Miller, B. L., and W. E. Medd: Transseptal left heart catheterization. Brit. Heart J. **26**, 33—38 (1964).

Miller, E. W., C. R. Hughes, and W. J. Kolff: Angiography of coronary arteries in live dog. Cleveland Clin. Quart. **24**, 41—50, 123—127 (1957).

Miller, G. M., E. J. Wylie, and F. Hinman: Renal complications from aortography. Surgery **35**, 885—896 (1954).

Milne, E. N. C.: A technique of macroradiography and macro angiology of the minute peripheral pulmonary vessels in vivo. Vasc. Dis. (N.Y.) **2**, 195—207 (1965).

Moe, R. A., and B. N. Craver: The evaluation of physiological responses to intraarterial administrations of various contrast media. Ann. N. Y. Acad. Sci. **78**, 894—903 (1959).

—, and W. H. Hunt: A method for comparing the cardiotoxicity of contrast media. Arch. int. Pharmacodyn. **119**, 110—118 (1959).

Möckel, G.: Allergisierung gegen Jodkontrastmittel durch Schleimhautresorption. VII. Internat. Kongr. Radiologie, Kopenhagen 1953.

—, u. K. Gaede: Messung des Kontrastmittelübertrittes bei der retrograden Pyelographie durch Blut-Pyridonjod-Bestimmung. Schweiz. med. Wschr. **83**, 697—702 (1953).

Möhring, Ph.: Zur zivilrechtlichen Problematik des ärztlichen Heileingriffes. Mitt. Berufsverb. dtsch. Int. 1960, Nr 8, S. 29—33.

Moes, C. A. F., G. B. Peckham, and J. D. Keith: Idiopathic hypertrophy of interventricular septum causing muscular subaortic stenosis in children. Radiology **83**, 283—291 (1964).

Moeys, E. J., and A. van der Valk: Aortography. Arch. chir. néerl. **4**, 321—333 (1952).

Moller, J. H., and J. E. Edwards: Interruption of aortic arch. Amer. J. Roentgenol. **95**, 557—572 (1965).

Molnar, W., Ch. V. Meckstroth, S. W. Nelson, and R. W. Booth: Transcarotid coronary arteriography in man with emphasis on intercoronary arterial anastomosis. Radiology **75**, 185—196 (1960).

— S. W. Nelson, P. K. Klassen, and J. M. Ryan: Aortic valvulography and ascending aortography. Arch. Surg. **79**, 683—687 (1959).

Moniz, E., L. de Cavalho et A. Lima: Angiopneumographie. Presse méd. **39**, 996—999 (1931).

— — — La visibilité des vaisseaux pulmonaires aux rayons X par injection dans l'oreilette droite, de fortes solutions d'iodure de sodium. Bull. Acad. nat. Méd. (Paris) **105**, 627—631 (1931).

Monod, E., et E. Kateb: Les renseignements cliniques fournis par l'angiopneumographie rapide. Presse méd. **59**, 574—576 (1951).

Monod, O., et E. Kateb: L'angiographie en pneumologie. Paris méd. **41**, 169—173 (1951).

Moore, R. M., and C. W. Bradelton: Injections of air and of carbon dioxide into the pulmonary vein. Ann. Surg. **112**, 212—218 (1940).

Moreno, J. R., A. Senning, C. O. Ovenfors, C. Dennis, and D. P. Hall: Angiographic studies during total left heart bypass without thoracotomy. Acta radiol. (Stockh.) **57**, 17—23 (1962).

Moret, P. R., u. L. K. Widmer: Koronarographie. Basel u. New York: S. Karger 1964.

Morgan, R. H.: Problems of angiocardiography. Amer. J. Roentgenol. **64**, 189—195 (1950).

— The performance of screen intensification and cinefluorographic systems. Amer. J. Roentgenol. **86**, 1027—1039 (1961).

Morris, S. E., E. C. Lasser, B. Fischer, S. H. Lee, and R. C. Granke: A comparative experimental approach to contrast materials in renal angiography. Radiology **77**, 764—775 (1964).
Morrow, A. G.: Discussion. J. thorac. Surg. **34**, 465 (1957).
—, and E. Braunwald: Functional aortic stenosis: Malformation characterized by resistance of left ventricular outflow without anatomic obstruction. Circulation **20**, 181—189 (1959).
— E. Braunwald, J. A. Haller, and E. H. Sharp: Left heart catheterization by the transbronchial route. Circulation **16**, 1033—1039 (1957).
— —, and J. Ross: Left heart catheterization: An appraisal of techniques and their applications in cardiovascular diagnosis. Arch. Med. **105**, 645—655 (1960).
— L. J. Greenfield, and E. Braunwald: Congenital aortopulmonary septal defect. Circulation **25**, 463—476 (1962).
— J. A. Waldhausen, R. L. Peters, R. O. Bloodwell, and E. Braunwald: Supravalvular aortic stenosis: Clinical, hemodynamics and pathological observations. Circulation **20**, 1003—1010 (1959).
Mortensen, J. D.: Clinical sequelae from arterial needle puncture, cannulation and incision. Circulation **35**, 1118—1123 (1967).
Mouquin, M., P. Brun, E. Chartrain, G. Bacquet, and J. Pierron: Artériographie coronaire par voie artérielle rétrograde percutanée. Arch. Mal. Cœur **52**, 874—879 (1959).
— — — H. Geschwind, J. Y. Pieron et G. Bacquet: Le cathétérisme cardiaque gauche par voie percutanée fémorale. Presse méd. **68**, 353—356 (1960).
— — H. Geschwind, and Y. Allain: Cathétérisme biventriculaire dans les péricardites chroniques constrictives. Arch. Mal. Cœur **52**, 133—139 (1959).
— E. Chartrain, P. Brun, J. Y. Pierron et G. Bacquet: Le diagnostic angiocardiographique de l'insuffisance mitrale; intérêt de la voie artérielle percutanée rétrograde. Bull. Soc. méd. Hôp. Paris **75**, 285—292 (1959).
— M. Durand et P. Y. Hatt: L'angiocardiographie. Arch. Mal. Cœur **42**, 1020—1030 (1949).
— — — et J. Piequet: Angiocardiographie. Sem. Hôp. Paris **25**, 1801—1823 (1949).
Mudd, J. G., Y. Aykent, and Ch. De Schrijver: Hemodynamic, pathologic and cinegraphic effects of contrast media on the pulmonary vasculature. Dis. Chest **48**, 55—63 (1965).
—, and V. L. Willman: Sodium iothalamate, angioconray, in selective angiography. Further evidence of low toxicity. Amer. J. Roentgenol. **90**, 1287—1289 (1963).
— J. C. Wong, J. P. Wyatt, and C. R. Hanlon: An experimental study of toxic factors in angiocardiography. Surg. Forum **6**, 262—265 (1955).
Müller, A.: Physiologie des Koronarkreislaufs. Cardiologia (Basel) **40**, 62—76 (1962).
Müller, W.: Die Kontrastmitteldarstellung des linken Herzens und der thorakalen Aorta unter Berücksichtigung der Komplikationen. Diss. Düsseldorf 1964.
Müller-Mohnssen, H.: Die Koronarsklerose im postmortalen Arteriogramm. Fortschr. Röntgenstr. **86**, 539—556 (1957).
Mullady, T. F.: Effects of diatrizoate sodium in kidney function in dogs. J. Amer. med. Ass. **184**, 716—718 (1963).
Mullen, W. H., and C. R. Hughes: Intravenous urographic contrast media; controlled study of diodrast and neo-iopax. Amer. J. Roentgenol. **68**, 903—914 (1952).
Musser, B. G., J. A. Bougas, and H. Goldberg: Left heart catheterization; with particular reference to mitral and aortic valvular disease. Amer. Heart J. **52**, 567—580 (1956).
—, and H. Goldberg: Left heart catheterization. An evaluation of the clinical application in 450 cases. J. thorac. Surg. **34**, 414—422 (1957).
Naegeli, Th., u. R. Janker: Experimentell-röntgenologische und röntgenkinematographische Kreislaufstudien. Langenbecks Arch. klin. Chir. **167**, 251—252 (1931).
Nahas, G. G., M. Castano, J. Ecoiffier et J. Rouanet: Influence de l'injection rapide de substances de contraste sur le système circulaire du chien anesthésié. Presse méd. **63**, 1155—1157 (1955).
Naterman, H. L., and S. A. Robins: Cutaneous test with diodrast to predict allergic systemic reactions from diodrast given intravenously. J. Amer. med. Ass. **119**, 491—493 (1942).
Nebesar, R. A., and J. J. Pollard: A curved-tip wire for thoracic and abdominal angiography. Amer. J. Roentgenol. **97**, 508—510 (1966).
Nelson, O. A.: Arteriography of abdominal organs by aortic injection. Surg. Gynec. Obstet. **74**, 655—662 (1942).
Nelson, S. W., W. Molnar, A. Christoforidis, and C. Britt: Coronary arteriography. Development of a method in animals with particular attention to physiologic effects. Radiology **75**, 34—49 (1960).
— — K. P. Klassen, and J. M. Ryan: Aortic valvulography and ascending aortography. Radiology **70**, 697—712 (1958).
Neufeld, H. N., R. G. Lester, P. Adams, R. C. Anderson, C. W. Lillehei, and J. E. Edwards: Aortopulmonary septal defect. Amer. J. Cardiol. **9**, 12—25 (1962).
Neuhauser, E. B. D., and C. G. Jennings: Inexpensive cassette changer for angiocardiography. Amer. J. Roentgenol. **49**, 829—830 (1943).
Neuhof, H., and R. Nabatoff: An angiographic study of the form and function of the remaining lung after pneumonectomy. J. thorac. Surg. **17**, 799—808 (1948).
— M. L. Sussman, and R. A. Nabatoff: Angiocardiography in differential diagnosis of

pulmonary neoplasms. Surgery **25**, 178—183 (1949).

Newton, T. H.: The axillary artery approach to arteriography of the aorta and its branches. Amer. J. Roentgenol. **89**, 275—283 (1963).

—, and L. Preger: Selective bronchial arteriography. Radiology **84**, 1043—1051 (1965).

Neyazaki, T.: A method for arteriography of the bronchial artery. Jap. Heart J. **3**, 523—536 (1962).

— An arteriographic study between pulmonary and bronchial circulation in various pulmonary diseases. Sci. Rep. Res. Inst. Tohoku Univ., Ser. C **11**, 324—350 (1964).

Nicolai, C. H.: Miokon, new intravenous urographic medium. J. Urol. (Baltimore) **75**, 758—760 (1956).

Nielsen, B.: Intralobar bronchopulmonary sequestration. Amer. J. Roentgenol. **92**, 547—556 (1964).

Nightingale, J. A., and B. L. Williams: Pulmonary artery thrombosis following cardiac catheterization. Brit. Heart J. **17**, 113—115 (1955).

Nixon, P. G.: The transseptal approach to the left atrium in mitral regurgitation. Thorax **15**, 225—228 (1960).

Nordenström, B. E.: Temporary unilateral occlusion of the pulmonary artery. A method of roentgen examination of the pulmonary vessels. Acta radiol. (Stockh.), Suppl. **108** (1954).

— Intracardiac pressure changes with rapid fluid injection into right heart. Acta radiol. (Stockh.) **47**, 89—96 (1957).

— Contrast examination of the cardiovascular system during increased intrabronchial pressure. Acta radiol. (Stockh.), Suppl. **200**, 3—110 (1960).

— Balloon catheters for percutaneous insertion into the vascular system. Acta radiol. (Stockh.) **57**, 411—416 (1962).

— Koronarographie bei degenerativen Koronarveränderungen unter besonderer Berücksichtigung der chirurgischen Aspekte. 43. Tagg Dtsch. Röntgenges., Köln, 1962.

— New instruments for catheterization and angiocardiography. Radiology **85**, 256—259 (1965).

— The thebesian circulation in coronary angiography. Angiology **16**, 616—621 (1965).

— Selective catheterization and angiography of bronchial and mediastinal arteries in man. Acta radiol. (Diagn.) **6**, 13—25 (1967).

— M. Figlea, and H. Sloan: Controlled puncture and contrast injection into the left ventricle of the heart. Acta radiol. (Stockh.) **47**, 33—45 (1957).

—, and St. Grim: A method for determination of blood flow with use of roentgen contrast medium. Radiology **84**, 644—656 (1965).

— C. O. Ovenfors, and G. Törnell: Myocardiography and demonstration of the cardiac veines in coronary angiography. Acta radiol. (Stockh.) **57**, 11—16 (1962).

— — — Coronary angiography in 100 cases of ischemic heart disease. Radiology **78**, 714—724 (1962).

Nordenström, B. E., C. O. Ovenfors, and G. Westberg: Experimental stereoangiography of the coronary and bronchial arteries. Acta chir. scand., Suppl. **245**, 357—358 (1959).

— J. P. Stamer, M. Figley, and H. Sloan: Selective roentgenographic contrast examination and electrokymography of the left heart in experimental mitral insufficiency. Circulation **15**, 682—688 (1957).

Nunez, B. V., and E. R. Ponsdomenech: Cardioangiography. Clinical and electrocardiographic results. Amer. Heart J. **41**, 855—863 (1951).

Nuvoli, I.: Arteriografia dell'aorta toracica mediante punctura dell'aorta ascendente o del ventricolo sin. Policlinico, Sez. prat. **43**, 227—237 (1936).

Oberdalhoff, H., H. Vieten u. H. Karcher: Klinische Röntgendiagnostik chirurgischer Erkrankungen. Berlin-Göttingen-Heidelberg: Springer 1959.

Ödman, P.: Percutaneous selective angiography of the main branches of the aorta. Acta radiol. (Stockh.) **45**, 1—14 (1956).

— Thoracic aortography by means of a radiopaque polythene catheter inserted percutaneously. Acta radiol. (Stockh.) **45**, 117—124 (1956).

— The radiopaque polythene catheter. Acta radiol. (Stockh.) **52**, 52—64 (1959).

—, and J. Philipson: Aortic valvular diseases studied by percutaneous thoracic aortography. Acta radiol. (Stockh.), Suppl. **172**, 1—59 (1958).

—, and K. Ranniger: Catheters with special reference to the type made of neopaque polyethylene. In: R. A. Schobinger and F. F. Ruzicka, Vascular Roentgenology, p. 79—87. New York and London: Macmillan & Co. 1964.

Oelssner, W.: Zum Problem der Kontrastmittelverträglichkeit bei der Angiographie. Dtsch. Gesundh.-Wes. **11**, 1373—1378 (1956).

Oeser, H., u. V. Taenzer: Zwischenfälle und Wert der Vorproben bei Kontrastmitteluntersuchungen. Radiologe **5**, 167—171 (1965).

Olin, T.: Arterial complications in thoracic outlet compression syndrome. Acta radiol. (Stockh.) **56**, 97—112 (1961).

— Studies in Angiographic Technique. Stockholm u. Lund: Håkan Ohlssons Boktryckeri 1963.

Olsson, O.: Tolerance of cerebral blood vessels to contrast media of the diodrast group in animal experiments and in man. Acta radiol. (Stockh.) **34**, 357—360 (1950).

— Antihistaminic drugs for inhibiting untowart reactions to injections of contrast medium. Acta radiol. (Stockh.) **35**, 65—70 (1951).

— Contrast media in diagnosis and the attendant risks. Acta radiol. (Stockh.), Suppl. **116**, 75—83 (1954).

— Die Kontrastmittel im klinischen Gebrauch. In: Handbuch der medizinischen Radiologie, Bd. III, S. 583—599. Berlin-Heidelberg-New York: Springer 1967.

Oppenheimer, M. J., T. M. Durant, H. M. Stauffer, G. H. Stewart III, P. R. Lynch, and F. Barrera: In vivo visualization of intracardiac structures with gaseous carbon dioxide. Amer. J. Physiol. **186**, 325—334 (1956).

— — —, and L. A. Soloff: Physiological effects of carbon dioxide gas introduced into coronary arteries. Amer. J. Physiol. **196**, 1308—1311 (1959).

— C. Harakal, R. Sherwin, L. Howden, W. Winters, and H. M. Stauffer: Extravasation of cardiac necrosis in dogs following intracoronary injection of urokon. Amer. J. Roentgenol. **84**, 929—936 (1960).

Ormond, R. S., E. H. Drake, and H. H. Gale: Angiographic study of the left atrium in mitral stenosis. Radiology **83**, 277—282 (1964).

Osborne, E. D., C. G. Sutherland, A. J. Scholl, and L. G. Rowntree: Roentgenography of urinary tract during excretion of sodium iodide. J. Amer. med. Ass. **80**, 368—373 (1923).

Oski, F. A., D. M. Allen, and L. K. Diamond: Portal hypertension: Complication of umbilical vein catheterization. Pediatrics **31**, 297—302 (1963).

Pässler, H. W.: Die Angiographie zur Erkennung, Behandlung und Begutachtung peripherer Durchblutungsstörungen. Stuttgart: Georg Thieme 1952.

— Über Komplikationen und die forensische Bedeutung der Testung bei Angiographien mit alten und neuen Kontrastmitteln. Röntgenpraxis **18**, 133—136 (1965).

—, u. H. Berghaus: Begutachtung peripherer Durchblutungsstörungen. Stuttgart: Georg Thieme 1958.

Pantlen, H.: Nil nocere! Einige wichtige Komplikationen und Schädigungsmöglichkeiten bei technisch-diagnostischen Maßnahmen in der inneren Medizin. Münch. med. Wschr. **100**, 1838—1846 (1958).

— Iatrogene Schäden bei technisch-diagnostischen Maßnahmen. Ärztl. Prax. **10**, 956—957 (1958).

Papagni, L., B. Roseo u. F. Bellini: Expositionsdosen des Knochenmarks bei einigen modernen röntgenologischen Untersuchungsmethoden des Herzkreislaufapparates. Fortschr. Röntgenstr. **96**, 75—81 (1962).

Papillon, J., M. J. de Beaujeu, F. Pinet, M. Bethenod et R. Latreille: Intérêt de l'angiocardiographie dans les malformations pulmonaires. J. Radiol. Électrol. **38**, 602—607 (1957).

Parker, J. O., R. O. West, and J. E. Fay: The brockenbrough transseptal catheterization: An unusual complication. Circulation **30**, 743—744 (1964).

Pattinson, J. N.: Sodium metrizoate: Clinical experience with a new contrast medium in angiocardiography. Brit. J. Radiol. **35**, 824—830 (1962).

Pattinson, J. N., and W. Somerville: A pressure injector for use in angiocardiography and aortography. Brit. med. J. **1958 II**, 1037—1038.

Paul, R. E., T. M. Durant, M. J. Oppenheimer, and H. M. Stauffer: Intravenous carbon dioxide for intracardiac gas contrast in the roentgen diagnosis of pericardial effusion and thickening. Amer. J. Roentgenol. **78**, 224—225 (1957).

Paulin, S.: Zur Angiokardiographie des linken Herzens. Fortschr. Röntgenstr. **96**, 618—625 (1962).

— Angiographie der Koronararterien. In: M. Ratschow, A. Halpern, and D. Haan, Progress in Angiology, p. 75—79. Darmstadt: Dr. Dietrich Steinkopff 1963.

— Coronarography. In: P. R. Moret u. L. K. Widmer, Koronarographie, S. 102—124. Basel u. New York: S. Karger 1964.

— Coronary Angiography. A technical, anatomic and clinical study. Acta radiol. (Stockh.), Suppl. 233 (1964).

— B. Jacobsson u. D. Schlossman: Thrombembolische Komplikationen bei perkutaner Arterienkatheterung. Angiographie 1968. Arbeits- und Fortbildungstagg Berlin, 15.—17. 2. 1968.

—, and E. Varnauskas: Selective transseptal angiocardiography. Acta radiol. (Stockh.) **57**, 3—10 (1962).

Pearl, F., M. Friedman, N. Gray, and B. Friedman: Coronary arteriography in the intact dog. Circulation **1**, 1182—1192 (1950).

— N. Gray, and B. Friedman: Retrograde aortography with a special catheter including demonstration of the coronary arteries. Ann. Surg. **132**, 959—964 (1950).

Peckham, G. B., A. Chrysohou, H. E. Aldridge, and E. D. Wigle: Combined percutaneous retrograde aortic and transseptal left heart catheterization. Brit. Heart J. **26**, 460—468 (1964).

Peirce, E. C.: Percutaneous arterial catheterization in man with special reference to aortography. Surg. Gynec. Obstet. **93**, 56—74 (1951).

— Temporary hemiplegia from cerebral injection of diodrast during catheter aortography. Report of 2 cases. Circulation **7**, 385—392 (1953).

Pendergrass, E. P., G. W. Chamberlin, E. W. Godfrey, and E. D. Burdick: A survey of deaths and unfavorable sequelae following the administration of contrast media. Amer. J. Roentgenol. **48**, 741—762 (1962).

— Ph. J. Hodes, R. L. Tondreau, C. C. Powell, and E. D. Burdick: Further consideration of deaths and unfavorable sequelae following the administration of contrast media in urography in the United States. Amer. J. Roentgenol. **74**, 262—287 (1955).

Pendergrass, H. P., R. L. Tondreau, E. P. Pendergrass, D. J. Ritchie, E. A. Hildreth, and S. I. Askovitz: Reactions associated with intravenous urography: Historical and statistical review. Radiology **71**, 1—18 (1958).

PEREIRAS, R., and A. CASTELLANOS: Retrograde aortography. Radiology **53**, 859—867 (1949).

PETERSEN, K. O., G. HARRINGTON, N. M. OHLSSON, G. ASCANIO, and M. J. OPPENHEIMER: Technic of transseptal catheterization of the left atrium, pulmonary veins and left ventricle in the dog. Radiology **85**, 658—662 (1965).

PINEDA, A., E. O. GAMMEL, and R. A. SLATER: Infraclavicular subclavian angiography by percutaneous puncture. Calif. Med. **103**, 16—20 (1965).

PINET, F., J. GRAVIER, J. L. CHASSARD et FRÉDÉRUCCI: Ou en est l'artériographie des coronaires ? J. Radiol. Électrol. **41**, 383 (1960).

— — et A. PINET: Une méthode nouvelle d'aortographie: L'angiographie sous hypotension contrôlée par le campho-sulfate de trimétaphane. Sem. Hôp. Paris **35**, 1855 (1959).

— — — L'aortographie rétrograde sous hypotension contrôlée. J. Radiol. Électrol. **40**, 115—126 (1959).

PINKERSON, A. L., G. A. KELSER, and P. C. ADKINS: Mural thrombus in the left atrium secondary to transseptal catheterization of the left side of the heart. New Engl. J. Med. **268**, 367—368 (1963).

PISTOLESI, G. F., et M. SERVELLO: Importance de l'aortographie dans la séquestration pulmonaire. J. Radiol. Électrol. **40**, 757—760 (1959).

PIZA, F.: Die Angiographien mittels Kathetermethoden. Wien. med. Wschr. **109**, 842—843 (1959).

POHLE, E. A., and G. RITCHIE: Histologic studies of the liver, spleen and bone marrow in dogs following the intravenous injection of thorium dioxide. Amer. J. Roentgenol. **41**, 950—953 (1939).

POKER, N., N. FINBY, and I. STEINBERG: Subclavian arteries: Roentgen study in health and disease. Amer. J. Roentgenol. **80**, 193—216 (1958).

POKORNY, L., and J. LÉLEK: Renal injury after experimental aortography. Acta chir. Acad. Sci. hung. **8**, 11 (1967).

PONSDOMENECH, E. R., and V. B. NUNEZ: Heart puncture in man for diodrast visualization of ventricular chambers and great arteries. Amer. Heart J. **41**, 643—650 (1951).

PORPORIS, A. A., G. V. ELLIOT, G. L. FISCHER, and C. B. MUELLER: The mechanism of Urokon excretion. Amer. J. Roentgenol. **72**, 995—1003 (1954).

PORSTMANN, W.: Die Kontrastdarstellung der Aorta oder der von ihr abgehenden Äste mittels eines perkutan eingeführten Katheters. Röntgen- u. Lab.-Prax. **12**, 181—192 (1959).

— Zur Methode der Koronargographie. Radiol. diagn. (Berl.) **1**, 130—141 (1960).

— Die gezielte Angiographie der supraaortischen Äste als notwendige präoperative Maßnahme beim Aortenbogensyndrom. Fortschr. Röntgenstr. **93**, 735—745 (1960).

PORSTMANN, W.: Modifikation der Seldingerschen perkutanen Katheteraortographie durch Anwendung eines in der Blutbahn endständig verschließbaren Katheters. Fortschr. Röntgenstr. **97**, 12—16 (1962).

— Zur Bedeutung und Technik der einzeitigen Aorto- und Arteriographie im Rahmen der rekonstruktiven Gefäßchirurgie. Radiol. diagn. (Berl.) **3**, 323—338 (1962).

— Zur Toxicität moderner Kontrastmittel. Radiol. diagn. (Berl.) **4**, 395—407 (1963).

— Kammerflimmern durch Röntgenkontrastmittel. (Tierexperimentelle Studie zur Kardiotoxizität.) Fortschr. Röntgenstr. **102**, 36—42 (1965).

—, u. W. GEISSLER: Die retrograde Katheterisierung des linken Ventrikels von der Arteria femoralis und der Arteria carotis communis dextra: Zwei sich ergänzende Methoden, ihre Indikationen und Ergebnisse. Fortschr. Röntgenstr. **91**, 14—24 (1959).

— — Retrograde catheterization of the left ventricle by way of the right arteria carotis communis. Minerva cardioangiol. europ. **7**, 217—224 (1959).

— — Über die arteriovenösen Fisteln der Koronararterien. Fortschr. Röntgenstr. **93**, 143—150 (1960).

— — u. G. BURGEMEISTER: Die perkutane Katheterisierung der vier Herzhöhlen. Fortschr. Röntgenstr. **97**, 449—464 (1962).

— — u. W. WOLF: Die retrograde Lävokardiographie in Verbindung mit der intrakardialen Druckmessung. Fortschr. Röntgenstr. **89**, 397—409 (1958).

— K. H. GÜNTHER u. W. GEISSLER: Aortenisthmusstenose mit atypischem Abgang beider Aa. subclaviae und bidirektionaler Strömung in der A. subclavia dextra (A. lusoria). Fortschr. Röntgenstr. **100**, 465—471 (1964).

—, and J. IWIG: Die intramuralen Koronarien im Angiogramm. Fortschr. Röntgenstr. **92**, 129—133 (1960).

—, u. P. KOKKALIS: Zur Problematik der Koronarographie. Fortschr. Röntgenstr. **91**, 690—700 (1959).

— L. WIERNY u. W. MÜNSTER: Methode der Gefäßkatheterisierung beim Kleinkind und Säugling. Fortschr. Röntgenstr. **100**, 646—651 (1964); — Radiol. diagn. (Berl.) **5**, 157—164 (1964).

PORTA, E.: Recent findings concerning the systolic and diastolic movements of the left ventricle in mitral and aortic diseases, obtained by percutaneous transfemoral ventriculography. Progress in Radiology, vol. I, Int. Congr. Series No. 105, p. 211—232. Amsterdam-New York-London: Excerpta Medica Foundation 1967.

POTSAID, M. S.: Stereocineradiography. Past attempts, current designs and proposed solutions. New Engl. J. Med. **2**, 1101—1105, 1148—1152 (1964).

Prezyna, A. P., W. W. Ayres, and W. C. Mulry: Late effects of thorotrast in tissues. Radiology **60**, 573—578 (1953).
Pribram, H. F. W.: Subclavian angiography. Canad. J. Surg. **6**, 111—116 (1963).
Pridie, R. B.: A modification of the Talley pump for automatically firing the serial changer and operating a time marking device. Brit. J. Radiol. **40**, 473—480 (1967).
Prioton, J. B., A. Thévenet, M. Pélissier, P. Puech, H. Latour et J. Pourquier: Cardiographie ventriculaire gauche par cathétérisme retrograde percutané fémoral. Presse méd. **65**, 1948—1951 (1957).
Puchta, V., B. Kasalicky u. M. Svoboda: Untersuchungen zur Senkung der Kontrastmitteltoxizität durch Glukokortikoide. Ärztl. Forsch. **19**, 29—32 (1965).
Puff, A., M. Barrenberg u. T. Goerttler: Röntgenkinematographische Untersuchungen über den Bewegungsmechanismus der Mitralklappe. Fortschr. Röntgenstr. **102**, 607—618 (1965).
Radner, S.: An attempt at the roentgenologic visualization of coronary blood vessels in man. Acta radiol. (Stockh.) **26**, 497—502 (1945).
— Thoracal aortography by catheterization from the radial artery. Acta radiol. (Stockh.) **29**, 178—180 (1948).
— Technical equipment for vasal catheterization. Acta radiol. (Stockh.) **31**, 152—154 (1949).
— Subclavian angiography by arterial catheterization. Acta radiol. (Stockh.) **32**, 359—364 (1949).
— Suprasternal puncture of left atrium for flow studies. Acta med. scand. **148**, 57—60 (1954).
Ramsay, H. S., J. S. Watson, T. A. Tristan, S. Weinberg, and W. Cornwell: Cinefluorography. Proceedings of the first annual symposion on cinefluorography. Oxford: Ch. C. Thomas/Blackwell Sci. Publ. Ltd. 1960.
Ranniger, K.: Radiologic techniques in the diagnosis of heart disease. Med. Clin. N. Amer. **50**, 127—139 (1965).
—, and G. E. Valvassori: Angiographic diagnosis of intralobar pulmonary sequestration. Amer. J. Roentgenol. **92**, 540—546 (1964).
Ravin, A., S. Dressler, G. Bronfin, and A. Hurst: Cardiac arrhythmias produced during right heart catheterization. Ann. intern. Med. **33**, 174—187 (1950).
— S. H. Dressler, and G. J. Bronfin: Technique for brachial artery puncture. Amer. Heart J. **40**, 140—141 (1950).
Ravina, A., A. Sourice et L. Benzaquen: L'angiographie et l'angiopneumographie. Presse méd. **40**, 287—291 (1932).
— — J. Lesauce et G. Godlewski: Retentissement cardiovasculaire des injections de substances de contraste. Presse méd. **41**, 948—950 (1933).
Read, J. L., E. G. Bond, and R. R. Porter: The hazard of unrecognized catheterization of the coronary sinus. Arch. intern. Med. **96**, 176—179 (1955).
Read, R. C.: Cause of death in cardioangiography. J. thorac. Surg. **38**, 685—695 (1959).
— J. A. Johnson, and M. W. Meyer: Vascular effects of hypertonic solutions. Circulat. Res. **8**, 538—548 (1960).
—, and M. Meyer: The role of red cell agglutination in arteriographic complications. Surg. Forum **10**, 472—475 (1960).
— J. Vick, and M. Meyer: Influence of perfusate characteristics on the pulmonary vascular effect of concentrated saline. Fed. Proc. **18**, 492—498 (1959).
Reboul, H., et M. Racine: La ventriculographie cardiaque expérimentale. Presse méd. **41**, 763—767 (1933).
Reschke, H.: Die selektive Darstellung der A. thoracica interna. Methode und bisherige Erfahrungen. Angiologische Tagg, Berlin 1968. Stuttgart: Georg Thieme 1968.
Reus, H. D. de: Serien-Aorto-Arterio-Phlebographie. Fortschr. Röntgenstr. **85**, 193—198 (1956).
Reuter, St. R., T. Olin, and H. L. Abrams: Selective bronchial arteriography. Radiology **84**, 87—95 (1965).
Reynolds, G.: The electrocardiogram during angiocardiography. Brit. Heart J. **15**, 74—82 (1953).
Reynolds, R. J.: Cineradiography. Amer. J. Roentgenol. **33**, 522—528 (1935); — Fortschr. Röntgenstr. **53**, 602—606 (1936).
Richards, S. L., and A. P. Thal: Phasic dye injection control system for coronary arteriography in the human. Surg. Gynec. Obstet. **107**, 739—743 (1958).
Richter, K.: Die zentrale Lungenschlagader im Röntgenbild. Berlin: Akademie-Verlag 1963.
— J. Holstein u. W. Geissler: Der diagnostische Wert einfacher Röntgenuntersuchungen bei Aortenstenosen. Fortschr. Röntgenstr. **98**, 255—268 (1963).
Richter, W.: Nil nocere! Zwischenfälle bei und nach Aortographien. Münch. med. Wschr. **99**, 996—999 (1957).
Ricketts, H. J., and H. L. Abrams: Percutaneous selective coronary cinearteriography. J. Amer. med. Ass. **181**, 621—624 (1962).
Ricklin, P.: Perkutane retrograde Aortographie. Helv. chir. Acta **21**, 358—364 (1954).
Riechert, T.: Die Arteriographie der Hirngefäße. Berlin u. München: Urban & Schwarzenberg 1949.
Riess, P. J.: Beitrag zur Venenpunktion im Notfall (Vena-anonyma-Punktion). Dtsch. Ärztebl. **64**, 2608—2609 (1967).
Rimini, R., y A. Rodriguez: La angioneumografía en la tuberculosis pleuropulmonar. Facultad de Medicina de Montevideo. Inst. Tisiol. „Prof. Dr. I. B. Morelli". Monografía No 6, 1952.
— — P. Burgos, J. Duromarco, J. Saprica, and G. H. Surraco: Contribution of angiopneumography to some problems of pulmonary physio-pathology. Dis. Chest **22**, 539—555 (1952).

RIMPAU, A., u. H. SEILS: Pathologisch-anatomische Befunde an der Punktionsstelle bei der Hirnarteriographie und Betrachtungen zur Punktionstechnik. Fortschr. Röntgenstr. **87**, 191—199 (1957).
RINK, H.: Zur Funktionsanalyse des kleinen Kreislaufs bei Lungentuberkulose. Tuberk.-Arzt **6**, 526—533 (1952).
— Lungenkreislauf und Lungenkollaps. Beitr. Klin. Tuberk. **110**, 79—84 (1953).
— Dekortikation der Lunge. Tuberk.-Arzt **8**, 340—359 (1954).
— Lungenfunktion und Lungenchirurgie. Eine lungenangiographische Untersuchung. Z. Tuberk. **106**, 11—30 (1955).
— Über die Ursachen eines Recidivs nach der Resektionsbehandlung einer Lungentuberkulose. Dtsch. med. Wschr. **81**,1302—1305 (1956/II).
RIVIER, L. J., P. DESBAILLETS, B. BAUDRAZ et R. WEST: Le danger du cathétérisme du sinus coronarius. Cardiologia (Basel) **24**, 101—105 (1954).
ROBB, G. P., and I. STEINBERG: A practical method of visualization of the chambers of the heart, the pulmonary circulation and the great vessels in man. J. clin. Invest. **17**, 507—508 (1938).
— — Visualization of the chambers of the heart, the pulmonary circulation and the great blood vessels in man. Amer. J. Roentgenol. **41**, 1—17 (1939).
— — Visualization of the chambers of the heart, the pulmonary and the great blood vessels in man. Amer. J. Roentgenol. **42**, 14—37 (1939).
— — Visualization of chambers of heart, pulmonary circulation and great blood vessels in man; summary of methods and results. J. Amer. med. Ass. **114**, 474—480 (1940).
ROBERTS, D. J., CH. T. DOTTER, and I. STEINBERG: Superior vena cava and innominate veins: angiocardiographic study. Amer. J. Roentgenol. **66**, 341—352 (1951).
ROBINS, S. A.: Hypersensitivity to diodrast as determined by skin tests. Amer. J. Roentgenol. **48**, 766—769 (1942).
ROBY, H. R., and J. W. MCKAY: Fatality following abdominal arteriography. J. Canad. Ass. Radiol. **7**, 1—4 (1956).
RODRIGUEZ-ALVAREZ, and N. DORBECKER: Studies in angiocardiography: The problem of injection. Presentation of a high pressure automatic injecting machine to meet the needs of modern angiocardiography. Amer. Heart J. **49**, 437—454 (1955).
—, and G. MARTINEZ DE RODRIGUEZ: Studies in angiocardiography. Amer. Heart J. **53**, 841—853 (1957).
—, and G. M. RODRIGUEZ: Injection of radiopaque material in technique of selective angiocardiography: Influence of viscosity upon flow rates through catheter. Monogr. on Ther. **2**, 279—287 (1957).
RONDEROS, A., E. W. BRANYON, J. T. CARLIN, and J. DOYLE: Venoangiography. Amer. J. Roentgenol. **85**, 1097—1105 (1961).
ROSEN, A. D.: An inexpensive pressure injector. Surgery **60**, 340—342 (1966).
ROSS, D. N.: Percutaneous left ventricular puncture in the assessment of the obstructed left ventricle. Guy's Hosp. Rep. **108**, 159—162 (1959).
ROSS, J.: Transseptal left heart catheterization. Ann. Surg. **149**, 395—401 (1959).
— Catheterization of the left heart through the interatrial septum: A new technique and its experimental evaluation. Surg. Forum **9**, 297—302 (1959).
— Considerations regarding the technique for transseptal left heart catheterization. Circulation **34**, 391—399 (1966).
— E. BRAUNWALD, and A. G. MORROW: Transseptal left atrial puncture. Amer. J. Cardiol. **3**, 653—655 (1959).
— — — Transseptal left heart catheterization. Progr. cardiovasc. Dis. **2**, 215—218 (1960).
— — — Left heart catheterization by the transseptal route. Circulation **22**, 927—934 (1960).
ROSS, R. S.: Clinical applications of coronary arteriography. Circulation **27**, 107—112 (1963).
ROSSI, E.: Herzkrankheiten im Säuglingsalter. Stuttgart: Georg Thieme 1954.
—, u. A. PRADER: Die Angiokardiographie bei angeborenen Herzfehlern. Schweiz. med. Wschr. **78**, 1054—1064 (1948).
ROSSI, P., and C. C. VERDU: The floppy wire as an aid in arterial catheterization. Amer. J. Roentgenol. **97**, 511—518 (1966).
ROSWIT, B., G. KAPLAN, and H. B. JACOBSON: The superior vena cava obstruction syndrome in bronchogenic carcinoma. Radiology **61**, 722—737 (1953).
ROTH, H.: Fehler, Gefahren und Mortalität bei der Kontrastdarstellung des Herzens und der Lungengefäße. Münch. med. Wschr. **96**, 421—423 (1954/I).
ROUSTHÖI, P.: Über Angiokardiographie. Acta radiol. (Stockh.) **14**, 419—423 (1933).
ROVETI, G. C., R. S. ROSS, and H. T. BAHNSON: Transseptal left heart catheterization in the pediatric age group. J. Pediat. **61**, 855—858 (1962).
ROWBOTHAM, G. F., R. K. HAY, K. RANKIN, A. R. KIRBY, R. E. TOMLINSON, and M. E. BOUSFIELD: Technique and dangers of cerebral angiography. J. Neurosurg. **10**, 602—607 (1953).
ROWE, G. G., J. H. HOUSTON, H. TUCHMAN, G. M. MAXWELL, A. B. WEINSTEIN, and CH. W. CRUMPTON: The physiologic effect of contrast media used for angiocardiography. Circulation **13**, 896—904 (1956).
ROWE, R. D.: Cardiac catheterization in the newborn infant. Heart Bull. **9**, 61—63 (1960); Canad. med. Ass. J. **83**, 299—302 (1960).
— P. VLAD, and J. D. KEITH: Selective angiocardiography in infants and children. Radiology **66**, 344—361 (1956).
ROY, A. D.: Acute renal failure after aortography. Lancet **1957 II**, 16—17.

Roy, P.: Percutaneous catheterization via the axillary artery. A new approach to some technical roadblocks in selective arteriography. Amer. J. Roentgenol. **94**, 1—18 (1965).

Roy, S. B., H. L. Gadboys, and J. W. Dow: Base line for left heart catheterization. Amer. Heart J. **54**, 753—765 (1957).

Rubin, Ph., G. W. Casarett, S. S. Kurohara, and M. Fujii: Microangiography as a technique. Amer. J. Roentgenol. **92**, 378—387 (1964).

Rudolph, A. M.: Studies on the circulation in the neonatal period: The circulation in the respiratory distress syndrome. Pediatrics **27**, 551—566 (1961).

Rümmele, H. E., u. H. J. Eberlein: Therapie bei Kontrastmittelzwischenfällen. Radiologe **5**, 192—194 (1965).

Russell, H., and M. D. Morgan: Problems of angiocardiography. Amer. J. Roentgenol. **64**, 189—195 (1950).

Russell, R. O., J. F. Carroll, and W. G. Hood: Cardiac tamponade: A complication of the transseptal technic of left heart catheterization resulting in a fatality. Amer. J. Cardiol. **13**, 558—563 (1964).

Saito, M., and K. Kamikawa: A new modification for the injection method of arteriography. Amer. J. Surg. **17**, 16—19 (1932).

— —, and H. Yanagizawa: New method of blood vessel visualization (arteriography, veinography, angiography) in vivo. Amer. J. Surg. **10**, 225—240 (1930); — Presse méd. **38**, 1725—1729 (1930).

Sako, Y.: Hemodynamic changes during arteriography. J. Amer. med. Ass. **183**, 253—256 (1963).

Salen, E. F.: Phlebographic study of constrictive processes in the superior vena cava area and of occompanying changes in the collateral circulation. Acta radiol. (Stockh.) **36**, 81—87 (1951).

—, and Th. Wicklund: Angiocardiography in coarctation of the aorta. Acta radiol. (Stockh.) **30**, 299—315 (1948).

Salik, J. O.: Pulmonary angiography. Roentgen anatomy. Angiopneumography. In: R. A. Schobinger and F. F. Ruzicka, Vascular Roentgenology, p. 168—172, 178—190. New York and London: Macmillan & Co. 1964.

Samet, P., W. H. Bernstein, and S. Levine: Transseptal left heart catheterization: An analysis of 390 studies. Dis. Chest **48**, 160—166 (1965).

— —, and A. Medow: Effect of transseptal left atrial puncture upon cardiac output. Circulation **30**, 188—189 (1964).

Samuel, E.: Percutaneous brachial catheterization. Brit. J. Radiol. **35**, 468—472 (1962).

—, and M. Denny: An evaluation of the hazards of aortography. Arch. Surg. **76**, 542—545 (1958).

Sancetta, S. M., D. B. Hackel, and R. B. Lynn: Subendocardial trauma produced by right sided catheterization of the heart in man. Amer. Heart J. **45**, 491—494 (1953).

Sanders, D. E., N. C. Delarue, and G. Lau: Angiography as a means of determining resectability of primary lung cancer. Amer. J. Roentgenol. **87**, 884—891 (1962).

Sanderson, S. S., and K. E. Gross: Ditriokon: A new angiocardiographic medium. Amer. J. Roentgenol. **85**, 1080—1087 (1961).

Sandström, C.: Contrast media for the kidneys, heart and vessels and their toxicity. Acta radiol. (Stockh.) **39**, 281—298 (1953).

Santy, P., M. Bérard, J. Papillon et J. S. Sournia: Angiopneumographie et cancers du poumon. J. franç. Méd. Chir. thor. **5**, 1—9 (1951).

— J. Papillon et J. C. Sournia: Le diagnostique angiopneumographic des opacités arrondies du poumon. J. Radiol. Électrol. **34**, 12—17 (1953).

Sapin, S. O., L. M. Linde, and G. C. Emmanouilides: Umbilical vessel angiocardiography in the newborn infant. Pediatrics **31**, 946—950 (1963).

Sasahara, A. A., A. M. Rudolph, J. I. E. Hoffman, and A. J. Hauck: Ventricular fibrillation during catheterization of right side of heart terminated successfully by external defibrillation. New Engl. J. Med. **261**, 26—29 (1959).

— M. Stein, and M. Simon: Pulmonary angiography in the diagnosis of thromboembolic disease. New Engl. J. Med. **270**, 1075—1081 (1964).

— — —, and D. Littmann: Pulmonary angiography in the diagnosis of thromboembolic disease. New Engl. J. Med. **270**, 1075—1081 (1964).

Saur, H. T.: Ein Überblick über die Komplikationen bei der indirekten (perkutanen Katheter-)Methode der Aortographie. Z. Kreisl.-Forsch. **53**, 314—321 (1964).

Sauvage, R., et P. S. Hatt: Angiocardiographie et chirurgie pulmonaire. Sem. Hôp. Paris **28**, 91—93 (1952).

— — et M. Merlier: Intérêt de l'angiocardiographie en chirurgie pulmonaire. Mém. Acad. Chir. **76**, 783—789 (1950).

Sawyers, J. L., R. T. Sessions, D. A. Killen, and J. H. Foster: Cardiopulmonary response to the injection of angiographic contrast media. J. thorac. cardiovasc. Surg. **48**, 661—670 (1964).

Scarinci, C.: Les variations de la circulation artérielle dans les poumons bronchiectasiques étudiés par l'exploration angiopneumographique. J. Radiol. Électrol. **34**, 158—160 (1953).

— Étude angiopneumographique de la circulation artérielle pulmonaire chez un suject normal soumis à une anoxie transitoire. Presse méd. **62**, 623—624 (1954).

— E. Gianturco et P. Notario: L'angiopneumographie pour l'exploration de la circulation artérielle pulmonaire chez l'homme dans l'anoxie temporaire. Presse méd. **60**, 1550—1551 (1952).

Scarinci, C., et C. Zucconi: L'étude angiopneumographique des variations de la circulation artérielle dans les poumons bronchiectasiques. Presse méd. **61**, 726—727 (1953).

Scarinci, S.: L'exploration angiopneumographique en pneumologie. Presse méd. **60**, 439—440 (1952).

Scatliff, J. H., A. J. Kummer, and A. H. Janzen: The diagnosis of pericardial effusion with intracardiac carbon dioxide. Radiology **73**, 871—883 (1959).

Scebat, L., J. Renais, L. Meeus-Bithe et J. Lenègre: Accidents, indications et contre-indications du cathétérisme des cavités droits du cœur. Arch. Mal. Cœur **50**, 943—959 (1957).

Schad, N.: Die intermittierende Kontrastmittelinjektion in das Herz. Stuttgart: Georg Thieme 1967.

— J. P. Stucky, H. Brunner u. J. Wellauer: Die intermittierende Kontrastmittelinjektion bei der Angiokardiographie im Säuglings- und Kindesalter. Fortschr. Röntgenstr. **103**, 262—270 (1965).

— — u. J. Wellauer: Die intermittierende phasengesteuerte Kontrastmittelinjektion in das Herz. Fortschr. Röntgenstr. **102**, 619—625 (1965).

— — — Die Angiokardiographie durch intermittierende Kontrastmittelinjektion. Dtsch. Röntgenkongreß 1966. Stuttgart: Georg Thieme 1967, S. 216—220.

Schaede, A.: Die Bedeutung des Koronarogramms bei den Koronarerkrankungen. 69. Tagg Dtsch. Ges. Innere Medizin, Wiesbaden 1963.

Schaefer, J., R. S. Ross, G. C. Friesinger, P. L. Lichtlen, N. Schwartz u. R. A. Gaertner: Beobachtungen über bioelektrische und hämodynamische Nebenwirkungen nach Coronararteriographie. Verh. dtsch. Ges. inn. Med. **69**, 879—883 (1963).

Schaefer, P., u. D. Bachmann: Gonadendosis bei kardio-radiologischer Diagnostik. Fortschr. Röntgenstr. **99**, 46—48 (1963).

Schafer, H., J. M. Blain, R. Ceballos, and R. J. Bing: Essential pulmonary hypertension. Report of clinical-physiologic studies in three patients with death following catheterization of the heart. Ann. intern. Med. **44**, 505—523 (1956).

Schechter, M. M.: Needles, guides and catheters. In: R. A. Schobinger and F. F. Ruzicka, Vascular Roentgenology, p. 87—91. New York and London: Macmillan & Co. 1964.

Scheitlin, W., G. Martz u. U. Brunner: Akutes Nierenversagen nach intravenöser Pyelographie beim multiplen Myelom. Schweiz. med. Wschr. **90**, 84—87 (1960).

Scheppokat, K. D., u. H. Harms: Zur Bedeutung der Angiokardiographie bei Sinus-Valsalvae-Aneurysma, aorto-pulmonalem Septumdefekt und mit Vorhofseptumdefekt kombiniertem Ventrikelseptumdefekt. Med. Klin. **56**, 1795—1798 (1961).

Schickedanz, H.: Chirurgische Entfernung verknoteter Herzkatheter. Zbl. Chir. **91**, 1438—1442 (1966).

Schiefer, W., u. H. W. Steinmann: Über Kreislaufwirkungen und bioelektrische Veränderungen bei Anwendung verschiedener Röntgenkontrastmittel zur zerebralen Angiographie. Zbl. Neurochir. **18**, 173—188 (1958).

Schissel, D. J., and Ph. G. Keil: Further observations on the diagnostic value of pulmonary angiography in bronchiogenic carcinoma. Amer. J. Roentgenol. **67**, 51—56 (1952).

Schlienger, R., J. Gravier, Cl. Dalloz et R. N. Verney: Angiographie des obstacles musculaires du ventricule gauche. J. Radiol. Électrol. **44**, 211—219 (1963).

— — — — Étude angiographique des aneurysms disséquants de l'aorte. J. Radiol. Électrol. **44**, 799—804 (1963).

Schlosshauer, B., u. G. Möckel: Kontrastmittelübertritt ins Blut bei röntgenologischer Darstellung der Kieferhöhlen. Fortschr. Röntgenstr. **80**, 708—713 (1954).

Schlungbaum, W.: Verteilung, Ausscheidung und Resorption nierengängiger, mit J^{131} markierter Röntgenkontrastmittel. Fortschr. Röntgenstr. **96**, 795—806 (1962).

—, u. H. Billion: Untersuchungen der Verteilung von radioaktivem Urografin im menschlichen Organismus. Klin. Wschr. **34**, 633—635 (1956 I).

Schmidt, G.: Die Kontrastmittelanwendung in forensischer Sicht. Radiologe **5**, 187—191 (1965).

Schmidt, H.: Über das Wesen der Allergie. Dtsch. med. Wschr. **75**, 258—260 (1950).

Schober, R.: Selektive Bronchialisarteriographie. Fortschr. Röntgenstr. **101**, 337—348 (1964).

Schobinger, R. A.: The significance of azygography in the evaluation of intrathoracic disease states. Bull. Soc. int. Chir. **23**, 536—554 (1964).

—, and F. F. Ruzicka: Vascular Roentgenology. Arteriography, Phlebography, Lymphography. New York and London: Macmillan & Co., 1964.

Schölzel, P.: Merkmale und Verhütung der intermuralen Injektion bei der Aortographie. Fortschr. Röntgenstr. **92**, 694—696 (1960).

Schoen, D.: Über die Gefahren bei der intravasalen Anwendung jodhaltiger Kontrastmittel. Med. Welt Nr 3, 144—151 (1962); Nr 4, 200—209 (1962).

— Bedeutung und Bewertung der Kontrastmittel-Vorprobe. Radiologe **5**, 149—155 (1965).

Schoenmackers, J.: Die Angiomorphologie der Koronarogramme. Morphologische Grundlagen, Grenzen der Darstellung und Deutung. Fortschr. Röntgenstr. **102**, 349—368 (1965).

—, u. H. Vieten: Über die Bedeutung der postmortalen Arteriendarstellung für die röntgenologische und pathologisch-anatomische Analyse angeborener Herz- und Gefäßfehler. Fortschr. Röntgenstr. **75**, 21—30 (1951).

Schoenmacker, J., u. H. Vieten: Das postmortale Angiogramm der Lunge bei Tuberkulose, Silikose und Bronchialkarzinom. Fortschr. Röntgenstr. **77**, 14—28 (1952).

— — Atlas postmortaler Angiogramme. Stuttgart: Georg Thieme 1954.

— — Postmortale Angiogramme der Koronararterien bei angeborenen und erworbenen Herzfehlern. Dtsch. med. Wschr. **79**, 671—672 (1954).

— — Vergleichende pathologisch-anatomische und postmortal-angiographische Betrachtungen der Lunge. Ergebn. ges. Tuberk.- u. Lung.-Forsch. **14**, 347—387 (1958).

Scholtze, H.: Zur Frage latenter Hirnfunktionsstörungen nach selektiver Lungenangiographie. Tuberk.-Arzt **14**, 436—450 (1960).

— H. Löhr u. W. Klinner: Vergleichende angiographische und morphologische Untersuchungen bei der Lungentuberkulose. Tuberk.-Arzt **11**, 129—137 (1957).

Schrader, E. A.: Die Komplikationen der translumbalen Aortographie, ihre Erklärung und Vermeidung. Fortschr. Röntgenstr. **83**, 476—489 (1955).

Schüller, J.: Zweijährige Erfahrung mit der Arteriographie. Arch. orthop. Unfall-Chir. **30**, 233—244 (1931).

Schüssler, R.: Röntgenkontrastmittel und Radiojodtest der Schilddrüse. Fortschr. Röntgenstr. **88**, 579—584 (1958).

— Der Jodidgehalt jodierter, wasserlöslicher Röntgenkontrastmittel und seine Veränderung durch Röntgenstrahlen. Fortschr. Röntgenstr. **97**, 649—654 (1962).

— Ein einfaches Verfahren zum Nachweis kleinster Mengen jodierter Röntgenkontrastmittel und anderer organischer Jodverbindungen. Fortschr. Röntgenstr. **98**, 762—764 (1963).

Schüttemeyer, W., u. H. W. Rotthauwe: Spätbeobachtungen nach Anwendung des radioaktiven Röntgenkontrastmittels „Thirotrast" (Thoriumdioxydsol) zur Gefäßdarstellung beim Menschen. Bruns' Beitr. klin. Chir. **195**, 316—329 (1957).

Schumacher, W., u. H. Witt: Herabsetzung der Strahlenbelastung bei Aorto- und Arteriographien durch Bestimmung der günstigsten Expositionszeiten mit Hilfe von J^{131}. Fortschr. Röntgenstr. **100**, 516—519 (1964).

Schuster, B., and C. W. Imm: Pulmonary arteriolar changes in congenital heart disease, as demonstrated by pre-wedge pulmonary arteriography: A physiologic correlation. Angiology **15**, 239—245 (1964).

Schwab, M., u. K. Kühns: Die Störungen des Wasser- und Elektrolytstoffwechsels. Berlin-Göttingen-Heidelberg: Springer 1959.

Schwarz, H.: Herzchirurgie beim Säugling und Kleinkind. Berlin-Heidelberg-New York: Springer 1968.

Schwarzkopf, H. J., W. Niedermayer u. J. Schaefer: Hämodyanamische Beobachtungen während und nach intravasculärer und intrakardialer Injektion von Röntgenkontrastmitteln beim Menschen. Z. Kreisl.-Forsch. **55**, 91—97 (1966).

Schwarzschild, M. M.: A multiple cassette changer for angiocardiography. Radiology **40**, 72—74 (1943).

Schwiegk, H.: Der Lungenentlastungsreflex. Pflügers Arch. ges. Physiol. **236**, 206—219 (1935).

Scott, H. W., and D. C. Sabiston: Surgical treatment for congenital aortopulmonary fistula. J. thorac. Surg. **25**, 26—39 (1953).

Scott, W. G.: The development of angiocardiography and aortography. Radiology **56**, 485—518 (1951).

—, and S. Moore: Development of tautograph and advantages of automatization in cardiovascular angiography. Amer. J. Roentgenol. **62**, 33—43 (1949).

— — Rapid automatic serialization of x-ray exposures by the rapidograph utilizing roll film nine and one-half inches wide. Radiology **53**, 846—858 (1959).

Secretan, M.: Les accidents au cours des urographies intraveineuses. Urol. int. (Basel) **1**, 81—107 (1955).

Seelentag, W., D. v. Arnim, E. Klotz u. J. Numberger: Messungen über die bei röntgendiagnostischen Untersuchungen an die Gonaden gelangenden Dosen. Strahlentherapie **105**, 169—195 (1958).

Seidel, F.: Kasuistischer Beitrag über Nebenerscheinungen bei Verabreichung intravenöser Röntgenkontrastmittel. Wien. med. Wschr. **113**, 589—590 (1963).

Seifert, W.: Moderne Aufnahmeeinrichtungen für Röntgenschirmbild-Photographie. Röntgen-Bl. **6**, 262—272 (1953).

Sekelj, P., F. Brent, and S. Dunbar: An injection timing device for angiocardiography. Amer. J. Roentgenol. **85**, 1088—1090 (1961).

Seldinger, I., and P. Edholm: Selective arteriography of the thyreocervical trunc and internal mammary artery. In: R. A. Schobinger and F. F. Ruzicke, Vascular Roentgenology, p. 287—290. New York: MacMillan Company 1964.

Seldinger, S. I.: Catheter replacement of the needle in percutaneous arteriography. Acta radiol. (Stockh.) **39**, 368—376 (1953).

— Visualization of aortic and arterial occlusions by percutaneous puncture or catheterization of peripheral arteries. Angiology **8**, 73—86 (1957).

— Insertion of catheter by cannula replacement. In: R. A. Schobinger and F. F. Ruzicka, Vascular Roentgenology, p. 33—40. New York and London: Macmillan & Co. 1964.

Sellers, R. D., and M. J. Levy: Left retrograde cardioangiography in acquired cardiac disease. Amer. J. Cardiol. **14**, 437—447 (1964).

Selzer, A., R. W. Popper, F. Y. K. Lau, J. J. Morgan, and W. L. Anderson: Present status of diagnostic cardiac catheterization. New Engl. J. Med. **268**, 589—592 (1963).

SEMISCH, R.: Neue Gesichtspunkte zur Hämodynamik des kleinen Kreislaufs auf dem Boden lungenangiographischer Studien. Z. Kreisl.-Forsch. **48**, 437—453 (1959).
— Neue Ansichten über die periphere Lungenzirkulation und ihre Folgerungen bezüglich Metastasierung, Fett- und Thromboembolie. Langenbecks Arch. klin. Chir. **292**, 294—301 (1959).
— Diagnostische Möglichkeiten der selektiven Lungenangiographie. Thoraxchirurgie **6**, 551—564 (1959).
— H. KÖLLING u. H. H. WITTIG: Der Herzkatheterismus und die selektive Angiographie der Lungengefäße in der präoperativen Funktionsdiagnostik der Lungenchirurgie. Langenbecks Arch. klin. Chir. **283**, 193—207 (1956).
— — — Seltene lungenangiographische Befunde beim Bronchialcarcinom und ihre Bedeutung. Chirurg **29**, 132—135 (1958).
— — — Zur Differentialdiagnose und Operationsindikation bei der total zerstörten Lunge. Zbl. Chir. **83**, 201—209 (1958).
— — — Die selektive Angiographie der Lunge unter normalen und pathologischen Verhältnissen. Zbl. Chir. **83**, 469—476 (1958).
— — — Atlas der selektiven Lungenangiographie. Jena: VEB Gustav Fischer 1958.
SENDEROFF, E., E. DONOSO, A. WELBERRY, A. R. BECK, and I. D. BARONOFSKY: The use of acetylcholine-induced cardiac arrest in coronary arteriography: An experimental study. Ann. Surg. **153**, 193—201 (1961).
SESSIONS, R. T., D. A. KILLEN, and H. H. FOSTER: Low molecular weight dextran as protective agent against toxic effects of Urokon. Amer. Surg. **28**, 455—460 (1962).
SEWELL, W. H.: A technique using coronary cinearteriography for surgical and physiologic studies in dogs. Amer. J. Roentgenol. **88**, 49—56 (1962).
— The use of coronary cinearteriography for estimation of the relative flow in the anterior descending coronary artery in dogs after experimental surgical resection. Amer. J. Roentgenol. **89**, 261—268 (1963).
— Coronary arteriography by the Sones technique: Technical considerations. Amer. J. Roentgenol. **95**, 673—683 (1965).
— Roentgenographic anatomy of human coronary arteries. Amer. J. Roentgenol. **97**, 359—368 (1966).
— W. J. SHUFORD, and P. A. DAVALOS: Experimental roentgenologic visualization of normal and abnormal coronary arteries. Amer. J. Cardiol. **8**, 374—378 (1961).
SHAPIRO, J. M., and H. G. JACOBSON: Intravenous angiocardiography. In: R. A. SCHOBINGER and F. F. RUZICKA, Vascular roentgenology, p. 99—108. New York and London: Macmillan & Co. 1964.
SHIMIZU, K., and K. SANO: Pulseless disease. J. Neuropath. exp. Neurol. **1**, 37—47 (1951).
SHIPPS, F. C.: Automatic injector for angiography. Amer. J. Roentgenol. **80**, 982—986 (1958).
— Physical aspects of high pressure angiography. Amer. J. Roentgenol. **88**, 93—96 (1962).
— An arterial simulator for angiographic research. Amer. J. Roentgenol. **92**, 935—938 (1964).
— Programmed angiography. Amer. J. Roentgenol. **92**, 939—941 (1964).
— A catheterization gun for selective angiography. Amer. J. Roentgenol. **95**, 782—783 (1965).
SICARD, J. A., et G. FORESTIER: Méthode générale l'exploration radiologique par l'huile iodée (Lipiodol). Bull. Soc. méd. Hôp. Paris **46**, 463—469 (1922).
— — Injections intra-vasculaires d'huile iodée sous contrôle radiologique. C. R. Soc. Biol. (Paris) **88**, 1200—1202 (1923).
SIMON, M., K. RABINOV, and S. HORENSTEIN: Proximal subclavian artery occlusion and reversed vertebral blood flow to arm. Clin. Radiol. **13**, 201—206 (1962).
SIMON, S.: Sudden death following intravenous administration of "diodrast". J. Amer. med. Ass. **138**, 127—128 (1948).
SIMONETTI, C., and J. GIGANTE: Simultaneous multiple pulmonary angiolaminography. Amer. J. Roentgenol. **75**, 129—139 (1956).
SINGER, A. G.: Comparison of intradermal and ocular methods of testing for sensitivity to diodrast. Amer. J. Roentgenol. **59**, 727—730 (1949).
SINGLETON, A. O.: Use of intraarterial injections of sodium iodide in determining condition of circulation in the extremities. Arch. Surg. **16**, 1232—1241 (1928).
SINGLETON, R. T., and L. SCHERLIS: Transseptal catheterization of the left heart. Amer. Heart J. **60**, 879—885 (1960).
SIROIS, J., H. LAPOINTE, and P. E. CÔTÉ: Unusual local complication of percutaneous cérébral angiographie. J. Neurosurg. **11**, 112—116 (1954).
SISSMAN, N. J., C. A. NEILL, F. C. SPENCER, and H. B. TAUSSIG: Congenital aortic stenosis. Circulation **19**, 458—468 (1959).
SISSON, J. H., G. E. MURPHY, and E. V. NEWMAN: Multiple congenital arterio-venous aneurysms in the pulmonary circulation. Bull. Johns Hopk. Hosp. **76**, 93—111 (1945).
SISSON, M. A.: A rapid cassette changer for angiocardiography. Radiology **52**, 419—422 (1949).
SJÖGREN, S. E., and G. FREDZELL: Apparatus for serial angiography. Acta radiol. (Stockh.) **40**, 361—368 (1953).
SKALL-JENSEN, J.: Congenital aorticopulmonary fistula. Acta med. scand. **160**, 221—230 (1958).
SLESSER, B. V., R. G. BRITT, and J. L. FREER: Assessing the inoperability of bronchial carcinoma by angiography. Thorax **9**, 91—99 (1954).

SLEZAK, P., L. STEINHART, J. ENDRYS, B. DITE, J. PROCHAZKA u. M. FRANK: Verwendung der transseptalen Lävographie in der röntgenologischen Diagnostik der Aortenisthmusstenose. Fortschr. Röntgenstr. **98**, 15—20 (1963).

SLOAN, R. D., and R. N. COOLEY: Coarctation of the aorta. The roentgenologic aspects of one hundred and twenty five surgically confirmed cases. Radiology **61**, 701—721 (1953).

SLOMAN, G.: Cine-aortography for the visualization of the aortic valve and coronary arteries. Proc. roy. Soc. Med. **52**, 460—465 (1959).

—, and J. G. DAVIES: Device for timing cineangiocardiograms using the electrocardiogram. Lancet **1959II**, 388.

—, and W. S. C. HARE: Clinical application of coronary angiography. Med. J. Aust. **47**, 611—614 (1960).

—, and K. JEFFERSON: Cine-angiography of the coronary circulation in living dogs. Brit. Heart J. **22**, 54—60 (1960).

SMIRNOV, A. D., and Y. F. NEKLASOV: The significance of contrasting and the rate of introduction of various roentgen contrast agents in selective angiocardiography. Vestn. Rentgenol. Radiol. **40**, 21—25 (1965).

SMITH, G. T.: The anatomy of the coronary circulation. Amer. J. Cardiol. **9**, 327—335 (1962).

SMITH, P. W., H. A. CREGG, and K. P. KLASSEN: Diagnosis of mitral regurgitation by cardioangiography. Circulation **14**, 847—853 (1956).

SMITH, PH. W., CH. W. WILSON, H. A. CREGG, and K. P. KLASSEN: Cardioangiography. J. thorac. Surg. **28**, 273—280 (1954).

SMITH, R. A.: Some controversial aspects of intralobar sequestration of lung. Surg. Gynec. Obstet. **114**, 57—68 (1962).

SMITH, R. C., H. B. BURCHELL, and J. E. EDWARDS: Pathology of pulmonary vascular tree. Circulation **10**, 801—808 (1954).

— H. GOLDBERG, and C. P. BAILEY: Pseudoaneurysm of left ventricle: Diagnosis by direct cardioangiography; report of two cases successfully repaired. Surgery **42**, 496—510 (1957).

SMITH, W. W., R. E. ALBERT, and B. RADER: Myocardial damage following inadvertent deep cannulation of the coronary sinus during right heart catheterization. Amer. Heart J. **42**, 661—666 (1951).

SOBIN, S. S., W. G. FRASHER, G. JACOBSON, and F. A. VAN EECKHOVEN: Nature of adverse reactions to radio-opaque agents. J. Amer. med. Ass. **170**, 1546—1547 (1959).

SOILA, P.: Preparation and use of polytetrafluorethylene catheters and cannulae in diagnostic radiology. Acta radiol. (Stockh.) **57**, 218—226 (1962).

SOMMER, F., u. P. SCHÖLZEL: Beobachtung einer aszendierenden Aortenthrombose nach Aortographie. Fortschr. Röntgenstr. **86**, 609—613 (1957).

SONES, F. M.: Cinecardioangiography. Pediat. Clin. N. Amer. **5**, 945—979 (1958).

— Diagnosis of septal defects by the combined use of heart catheterization and selective cinecardioangiography. Amer. J. Cardiol. **2**, 724—731 (1958).

— Cinecoronary-arteriography. II. Annual Symposium on Cinefluorography, Rochester, New York 1959.

— Cinecardioangiography. In: B. L. GORDON, Clinical cardiopulmonary physiology. New York: Grune & Stratton 1960.

— Selektive Kine-Koronararteriographie. X. Int. Kongr. Radiologie, Montreal 1962.

— Selective cinecoronariography. II. Symposium cineradiographicum, München 1963.

—, and E. K. SHIREY: Cine coronary arteriography. Mod. Conc. Cardiov. Dis. **31**, 735—738 (1962).

— — W. L. PROUDFIT, and R. N. WESTCOTT: Cine-coronary arteriography. Circulation **20**, 773—774 (1954).

SONES, M. F.: Cine coronary arteriography. Anesth. Analg. Curr. Res. **46**, 499—508 (1967).

SOULIÉ, P.: Cardiopathies Congénitales. L'Expansion Scientifique Française Editeur, No d'edition 23897. Vichy: Imprimerie Wallon 1952.

— Indications, contre-indications et incidents de l'angiocardiographie. Presse méd. **71**, 2209 (1963).

— A. PITON et M. TOUCHE: L'angiocardiographie dans le diagnostic des cardiopathies congénitales. Arch. Mal. Cœur **44**, 1057—1087 (1951).

— M. SERVELLE, J. FORMAN, J. OSTY, P. BALEDENT et C. C. P. EAGLE: Le cathétérisme des cavités gauches par voie transseptale. Arch. Mal. Cœur **54**, 481—500 (1961).

SOUTHWORTH, J. L., V. A. MCKUSICK, E. C. PEIRCE, and F. L. RAWSON: Ventricular fibrillation precipitated by cardiac catheterization: Complete recovery of the patient after 45 minutes. J. Amer. med. Ass. **143**, 717—720 (1950).

SPELLBERG, R. D.: The percutaneous femoral artery approach to selective coronary arteriography. Circulation **36**, 730—733 (1967).

SPENCER, F. C., C. A. NEILL, I. SANK, and H. T. BAHNSON: Anatomical variations in 46 patients with congenital aortic stenosis. Amer. Surg. **26**, 204—216 (1960).

SPRAWLS, P., W. M. TAYLOR, and B. W. COBBS: A synchronizer for electrocardiograms, phonocardiograms and cineangiocardiographic studies. Radiology **82**, 44—45 (1964).

STAMPBACH, O., and A. SEEN: Idiopathic hypertrophic subaortic stenosis. Schweiz. med. Wschr. **92**, 125—130 (1962).

STAROBIN, O. E., D. LITTMANN, C. A. SANDERS, and J. D. TURNER: Retrograde catheterization of the left ventricle and angiography in the diagnosis of mitral-valve disease. New Engl. J. Med. **265**, 462—468 (1961).

STAUFFER, H. M.: Image amplification and cineradiography. In: R. A. SCHOBINGER and F. F. RUZICKA, Vascular Roentgenology, p. 75—79. New York and London: Macmillan & Co. 1964.
— T. M. DURANT, and M. J. OPPENHEIMER: Gas embolism. Roentgenologic considerations including the experimental use of carbon dioxide as an intracardiac contrast material. Radiology **66**, 686—692 (1956).
— M. J. OPPENHEIMER, L. A. SOLOFF, and G. H. STEWART: Cardiac physiology revealed by the roentgen ray. Amer. J. Roentgenol. **77**, 195—206 (1957).
— L. A. SOLOFF, J. ZATUCHNI, and B. L. CARTER: Gas and opaque contrast in roentgenographic diagnosis of pericardial disease. J. Amer. med. Ass. **172**, 1122—1126 (1960).
STECKEN, A., A. BEYER u. E. ERIBO: „Kinking" des Aortenbogens (Arcus aortae bicurvatus) und „forme fruste" der Aortenisthmusstenose. Fortschr. Röntgenstr. **94**, 333—345 (1961).
STEIN, K. L., J. W. HAGSTROM, K. H. EHLERS, and I. STEINBERG: Anomalious origin of the left coronary artery from the pulmonary artery. Amer. J. Roentgenol. **93**, 320—330 (1965).
STEINBERG, I.: Angiocardiography in pulmonary disease. Amer. J. Surg. **89**, 215—230 (1955).
— Intravenous angiocardiography: Twentieth year. Amer. J. Roentgenol. **81**, 886—887 (1959).
— Angiocardiography in diagnosis of congenital heart disease in infancy and childhood. J. Amer. med. Ass. **170**, 772—780 (1959).
— Bilateral simultaneous intravenous angiocardiography. Amer. J. Roentgenol. **88**, 38—48 (1962).
— Anomalies (pseudocoarctation) of arch of aorta. Amer. J. Roentgenol. **88**, 73—93 (1962).
— Angiocardiographic investigation in the differential diagnosis of mediastinal and vascular tumors. J. int. Coll. Surg. **39**, 10—22 (1963).
— Roentgenography of patent ductus arteriosus. Amer. J. Cardiol. **13**, 698—707 (1964).
— Angiocardiographic findings in ventricular aneurysm due to arteriosclerotic myocardial infarction. Amer. J. Roentgenol. **97**, 321—337 (1966).
—, and CH. T. DOTTER: Lung cancer. Angiocardiographic findings in 100 consecutive proved cases. Arch. Surg. **64**, 10—19 (1952).
—, and J. A. EVANS: Roentgen diagnosis of acute and chronic traumatic aneurysm of thoracic aorta. Amer. J. Roentgenol. **80**, 237—247 (1958).
— — Conray: New cardiovascular and urographic contrast medium. Radiology **79**, 395—400 (1962).
—, and N. FINBY: Congenital aneurysm of right aortic sinus associated with conrelation of aorta and subacute bacterial endocarditis. New Engl. J. Med. **253**, 549—552 (1955).
— — Clinical manifestation of unperforated aortic sinus aneurysm. Circulation **14**, 115—124 (1956).
STEINBERG, I., and N. FINBY: Clinical and angiocardiographic features of congenital anomalies of the pulmonary circulation. Angiology **7**, 378—395 (1956).
— — Importance of angiocardiography for visualizing thoracic aorta. Arch. Surg. **74**, 29—38 (1957).
— H. V. v. GAL, and N. FINBY: Roentgen diagnosis of pericardial effusion; new angiocardiographic observations. Amer. J. Roentgenol. **79**, 321—332 (1958).
—, and W. GELLER: Aneurysmal dilatation of aortic sinuses in arachnodactyly. Ann. intern. Med. **43**, 120—132 (1955).
— A. GRISHMAN, and M. SUSSMAN: Angiocardiography in congenital heart disease; intracardiac shunts. Amer. J. Roentgenol. **49**, 766—776 (1943).
—, and J. W. C. HAGSTROM: Congenital aortic valvular stenosis and pseudocoarctation („kinking, buckling") of the arch of the aorta. Circulation **25**, 545—552 (1962).
—, and M. HALPERN: Roentgen manifestations of the subclavian steal syndrome. Amer. J. Roentgenol. **90**, 528—531 (1963).
— — Arteriosclerotic aneurysms of the thoracic aorta. Intravenous and selective visualization. Amer. J. Roentgenol. **92**, 1353—1369 (1964).
— —, and H. L. STEIN: Thoracic aortography. Intravenous and selective techniques. Amer. J. Roentgenol. **94**, 129—144 (1965).
— J. L. MANGIARDI, and W. J. NOBLE: Aneurysmal dilatation of aortic sinuses in Marfan's syndrome: Angiocardiographic and cardiac catheterization studies in identical twins. Circulation **16**, 368—373 (1957).
— H. J. MCCOY, and CH. T. DOTTER: Angiocardiography in artificial pneumothorax. Amer. Rev. Tuberc. **62**, 353—359 (1950).
— — — Angiocardiographic findings in pulmonary tuberculosis. Dis. Chest **19**, 510—520 (1951).
— L. MISCALL, S. F. REDO, and H. P. GOLDBERG: Angiocardiography in diagnosis of cardiac tumors. Amer. J. Roentgenol. **91**, 364—378 (1964).
— B. K. RYAN, and J. A. EVANS: A new rollfilm dryer. Radiology **64**, 426—428 (1955)
—, and G. P. ROBB: A visualization study of fibrothorax: Identification of the cardiovascular structures. Radiology **33**, 291—298 (1939).
—, and B. P. SAMMONS: Aneurysmal dilatation of aortic sinuses in coarctation of aorta. Ann. intern. Med. **49**, 924—934 (1958).
— A. SELIGMANN, I. G. KROOP, and A. GRISHMAN: Catheterization of left ventricle in man. Circulation **3**, 198—201 (1951).
—, and H. L. STEIN: Intravenous angiocardiography. Amer. J. Roentgenol. **92**, 893—906 (1964).
— —, and H. P. GOLDBERG: Aneurysms complicating the postoperative course of coarctation of the aorta. Amer. J. Roentgenol. **93**, 331—338 (1965).

Steinberg, I., P. M. Tillotson, and M. Halpern: Roentgenography of systemic (congenital and traumatic) arteriovenous fistulas. Amer. J. Roentgenol. **89**, 343—357 (1963).

Steiner, R. E.: Radiological appearance of the pulmonary vessels in pulmonary hypertension. Brit. J. Radiol. **31**, 188—200 (1958).

— Thoracic aortography in infants and young children. Brit. J. Radiol. **33**, 559—567 (1960).

— Mitral regurgitation. Clin. Radiol. **14**, 113—125 (1963).

— Radiology of pulmonary circulation. Amer. J. Roentgenol. **91**, 249—264 (1964).

—, and A. Hollman: Radiological contrast studies of the left heart. Brit. J. Radiol. **35**, 540—553 (1962).

Steinhardt, O.: Klinisches und Experimentelles zum Herzstillstand. Thoraxchirurgie **1**, 222—227 (1953).

Steinhart, L., u. J. Endrys: Die transseptale Laevographie. Fortschr. Röntgenstr. **93**, 753—757 (1960).

— —, and P. Slezak: Left cardiac ventriculography. Progress in Radiology, vol. I. Int. Congr. Ser. No 105, p. 149—157. Amsterdam New York-London: Excerpta Medica Foundation 1967.

— — — J. Prohazka, B. Dite, I. Kosmak, Z. Belobradek, M. Petrie u. M. Frank: Transseptale Lävographie bei Aortenstenose. Fortschr. Röntgenstr. **99**, 761—764 (1963).

— — — — — M. Petrie, Z. Belobradek, I. Kosmak et M. Frank: Lévographie transseptale des maladies congenitales et acquises du cœur et des grands vaisseaux. Ann. Radiol. **7**, 221—229 (1963).

Steinwall, O.: An improved technique for testing the effect of contrast media and other substances on the blood-brain barrier. Acta radiol. (Stockh.) **49**, 281—284 (1958).

Stentiford, N. H.: Increasing the safety of selective angiocardiography. Clin. Radiol. (Edinb.) **19**, 192—195 (1968).

Stern, Th. N., H. S. Tacket, and E. G. Zachary: Penetration into pericardial cavity during cardiac catheterization. Amer. Heart J. **44**, 448—451 (1952).

Stewart, W. H., C. W. Breimer, and H. C. Maier: Cineroentgenographic diagnosis of congenital and acquired heart disease. Amer. J. Roentgenol. **46**, 636—640 (1941).

— — — Cineroentgenographic studies of pulmonary circulation, chambers of heart and great blood vessels in health and disease. J. thorac. Surg. **10**, 541—543 (1941).

Stiller, H.: Angiographische Untersuchungen als diagnostische Maßnahme in der Thoraxchirurgie. Fortschr. Röntgenstr. **80**, 214—228 (1954).

Stör, O.: Untersuchungen über die Brauchbarkeit unserer Kontrastmittel zur Angiographie des gesunden und kranken Gefäßes. Langenbecks Arch. klin. Chir. **179**, 502—518 (1934).

Stokes, J. M., and H. R. Bernard: Nephrotoxicity of iodinated contrast media. Quantitative effects of high concentration upon glomerular and tubular function. Ann. Surg. **153**, 299—309 (1961).

—, and H. R. Butcher: Complications of translumbar aortography related to site of injection. Arch. Surg. **75**, 770—775 (1957).

Stolze, Th.: Zum Problem der Kontrastmittelnebenreaktionen und zur Frage der Vortestung. Radiologe **5**, 164—167 (1965).

Stoney, W. S., and J. E. Adams: The diagnosis of acute pulmonary embolism by arteriography. Amer. Rev. resp. Dis. **83**, 26—31 (1961).

Straube, K. R., and Ch. T. Dotter: Single lumen balloon catheter for percutaneous insertion. An approach to occlusion angiography. Amer. J. Roentgenol. **90**, 650—654 (1963).

— — Abdominal aortography: A new catheter tip closing obturator for percutaneous technic. Radiology **81**, 264—266 (1963).

— —, and J. O'Dell: Death following selective right ventricular angiocardiography. Radiology **80**, 616—621 (1963).

— J. C. McMillan, V. D. Menashe, and C. T. Dotter: Poststenotic aortic dilatation as roentgen sign in congenital valvular stenosis. Amer. J. Roentgenol. **90**, 571—574 (1963).

Streeter, V. L.: Fluid Mechanics. New York: McGraw-Hill Book Co. 1958.

Stuart, C.: Die Fragwürdigkeit des sogenannten Verträglichkeitstestes vor der Anwendung jodhaltiger Kontrastmittel. Radiologe **5**, 171—174 (1965).

Stuhl, L., P. Y. Hatt et J. Sébillotte: La circulation artérielle pulmonaire dans les troubles segmentaires de la ventilation. Exploration angiographique. Presse méd. **59**, 393—395 (1951).

Susmano, A., and R. A. Carleton: Transseptal catheterization of the left atrium. New Engl. J. Med. **270**, 897—898 (1964).

Sussman, M. L.: The differentation of mediastinal tumor and aneurysm by angiocardiography. Amer. J. Roentgenol. **58**, 584—590 (1947).

— Angiocardiography. Surg. Gynec. Obstet. **87**, 349—351 (1948).

—, and S. A. Brahms: Interpretation of normal cardiovascular angiograms. Amer. J. Roentgenol. **66**, 29—36 (1951).

— H. Neuhof, and R. Nabatoff: Angiocardiography in the differential diagnosis of pulmonary neoplasms. Surgery **25**, 178—183 (1949).

— M. F. Steinberg, and A. Grishman: Multiple exposure technique in contrast visualization of the cardiac chambers and great vessels. Amer. J. Roentgenol. **46**, 745—747 (1941).

— — — Rapid film changer for use in contrast angiocardiography. Radiology **38**, 232—233 (1942).

— — — Contrast visualization of the heart und great vessels in emphysema. Amer. J. Roentgenol. **47**, 368—376 (1942).

Sussman, R. M., and J. Miller: Iodide "mumps" after intravenous urography. New Engl. J. Med. **255**, 433—434 (1956).
Sutton, D.: Thoracic aortography by percutaneous transcarotid catheterization. J. Fac. Radiol. (Lond.) **7**, 172—183 (1956); — Brit. J. Radiol. **33**, 545—558 (1960).
Sutton, G. C., G. Wendel, H. G. Wedell, and D. C. Sutton: Evolution of intracardiac angiocardiography. Amer. J. Roentgenol. **67**, 596—601 (1952).
Svobada, M.: Testen oder nicht testen — so heißt die Frage: Keine entscheidende Bedeutung der Testung ist unsere Meinung! Radiologe **5**, 184—186 (1965).
—, u. J. Fiala: Morphologische Veränderungen der roten Blutkörperchen und verschiedenen wasserlöslichen jodhaltigen Röntgenkontrastmitteln. Radiologe **4**, 404—407 (1964).
— — Der Einfluß jodierter wasserlöslicher Röntgenkontrastmittel auf die roten Blutkörperchen im Verlauf der Kontrastuntersuchungen. Radiol. Diagn. (Berl.) **5**, 207—213 (1964).
—, u. V. Puchta: Toxizitätssenkung bei Acetrizoat-Kontrastlösungen. Radiol. Diagn. (Berl.) **4**, 437—441 (1963).
Swank, R. L., and J. G. Roth: Apparatus for measuring relative blood viscosity. Rev. Sci. Instr. **25**, 1020—1022 (1954).
Swart, B., u. W. Dingendorf: Experimenteller Beitrag zur optimalen Gefäßdarstellung. Fortschr. Röntgenstr. **97**, 637—648 (1962).
Takaro, T., and St. M. Scott: Angiography of the minute vessels of the lung. Dis. Chest **45**, 28—55 (1964).
— — Angiography using direct roentgenographic magnification in man. Amer. J. Roentgenol. **91**, 448—455 (1964).
— —, and W. H. Sewell: Arteriography utilizing radiographic magnification techniques. Surg. Forum **12**, 143 (1961).
— — — Experimental coronary arteriography using roentgenographic magnification. Amer. J. Roentgenol. **87**, 258—264 (1962).
Takayasu, U.: A case with unusual changes of the central vessels in the retina. Acta Soc. Ophthal. Jap. **12**, 554 (1908).
Talbert, J. L.: The effect of intraarterial injection of radiopaque contrast media on coronary blood flow. Surgery **46**, 400—410 (1959).
— E. E. Joyce, and D. C. Sabiston: The effect of intraarterial injection of radiopaque contrast media on coronary blood flow. Surgery **46**, 400—406 (1959).
Tamaki, M., C. T. Dotter, and H. E. Griswold: Angiographic evidence on the nature of subvalvular obstruction of the left ventricle. Circulation **28**, 815—816 (1963).
Tanner, E., u. W. Güntert: Ein neuartiges Universal-Schirmbild-Seriengerät. Röntgen-Bl. **6**, 36—43 (1953).
Tapia, F. A., H. E. Bolton, and M. D. Mazel: Selective coronary cinearteriography. Angiology **12**, 46—51 (1961).
Taquini, A. C., S. A. Plesch, B. N. Badano u. E. O. B. v. Winckler: Das Verhalten des C-reaktiven Proteins und der Serum-Transaminase nach der Herzkatheterisierung. Z. Kreisl.-Forsch. **50**, 1178—1186 (1961).
Tauchert, G.: Zum Aortenbogensyndrom (Martorell-Fabre) und zur Arteriitis segmentalis obliterans (Takayasu). Chirurg **34**, 483—487 (1963).
Taylor, D., and V. K. Stoelting: The anesthetic management of small children undergoing cardiac catheterization and angiocardiography. Anesth. Analg. Curr. Res. **38**, 441—443 (1959).
Taylor, H. K.: An apparatus for automatic multiple exposures. Radiology **52**, 107—111 (1949).
Temple, H. L., I. Steinberg, and C. T. Dotter: Angiocardiography utilizing photoroentgen apparatus with a rapid film changer. Amer. J. Roentgenol. **60**, 646—649 (1948).
Templeton, J. Y., R. R. Greening, C. Fineberg, T. G. Peters, J. R. Griffith, C. L. Reese, D. L. Clark, and S. Wallace: Inflow occlusion for coronary arteriography: Experimental comparison with other methods. J. thorac. cardiovasc. Surg. **46**, 818—825 (1963).
— G. Johnson, and J. R. Griffith: Dissecting aneurysm of the thoracic aorta as a complication of catheter aortography: Successful surgical treatment. J. thorac. cardiovasc. Surg. **40**, 209—214 (1960).
Teramo, M., e A. de Maria: Valore e limiti della röntgen-angiocardiocinematografia nelle cardiopatie congenite. Nunt. radiol. (Roma) **20**, 835—860 (1954).
Teschendorf, W.: Lehrbuch der röntgenologischen Differentialdiagnostik, Bd. I, Erkrankungen der Brustorgane. Stuttgart: Georg Thieme 1964.
Thal, A. P.: The clinical usage of coronary arteriography. Angiology **2**, 238—243 (1960).
— R. G. Lester, L. S. Richards, and M. J. Murray: Coronary arteriography in arteriosclerotic disease of the heart. Surg. Gynec. Obstet. **105**, 457—464 (1957).
— L. S. Richards, R. Greenspan, and J. M. Murray: Arteriographic studies of the coronary arteries in ischemic heart disease. J. Amer. med. Ass. **168**, 2104—2110 (1958).
— — R. Lester, and J. M. Murray: Coronary arteriography in arteriosclerotic disease of heart. Amer. J. Cardiol. **1**, 534—541 (1958).
Theander, G.: Arteriographic demonstration of stationary arterial waves. Acta radiol. (Stockh.) **53**, 417—425 (1960).
Thevenet, A., R. Colin, M. Pelissier et M. Vialla: Gas angiocardiographie. Montpellier méd. **52**, 145—156 (1957).
Thomson, H. S., G. Margolis, K. S. Grimson, and H. M. Taylor: Effects of intra-arterial injection of iodine contrast media on the kidney of the dog. Arch. Surg. **74**, 39—49 (1957).

THOMPSON, W. H., M. M. FIGLEY, and F. J. HODGES: Full cycle angiocardiography. Radiology **53**, 729—738 (1949).
— — — A roll-film apparatus for rapid serial filming. Radiology **56**, 242—247 (1951).
THORSEN, G., and H. HINT: Aggregation, sedimentation and intravascular sludging of erythrocytes. Acta chir. scand., Suppl. 154 (1950).
THURN, P.: Diagnose und Differentialdiagnose der Herzkrankheiten im Röntgenbild. In: W. TESCHENDORF, Lehrbuch der röntgenologischen Differentialdiagnostik. Stuttgart: Georg Thieme 1958.
— Probleme und neue Ergebnisse in der Röntgendiagnostik der Mitralfehler. Radiologe **1**, 1—18 (1961).
—, u. A. DÜX: Methoden, Indikationen und Ergebnisse der selektiven Laevokardiographie. In: Progress in Radiology, vol. I. Intern. Congr. Ser. No 105, p. 158—161. Amsterdam-New York-London: Excerpta Medica Foundation 1967.
— — u. H. H. HILGER: Zur Physiologie und Morphologie des Koronarkreislaufes im Koronarogramm. Fortschr. Röntgenstr. **98**, 381—398 (1963).
— — A. SCHAEDE u. H. H. HILGER: Die Coronarographie. Methode, Indikation und Ergebnisse. Radiologe **3**, 442—455 (1963).
— — — — Die selektive Lävokardiographie. In: Ergebnisse der medizinischen Strahlenforschung, N. F., Bd. 1. Stuttgart: Georg Thieme 1964.
— A. SCHAEDE, H. H. HILGER u. A. DÜX: Zur perkutanen, retrograden, thorakalen Aorto- und Laevokardiographie. Fortschr. Röntgenstr. **93**, 393—418 (1960).
— — — — Graduelle Beurteilung der Mittelklappeninsuffizienz im selektiven Laevokardiogramm. Fortschr. Röntgenstr. **96**, 37—60 (1962).
TICHONOW, K. B.: Technische Faktoren der Angiographie und ihr Einfluß auf das röntgenologische Gefäßbild. Radiol. diagn. (Berl.) **5**, 151—155 (1964).
TILLANDER, H.: Magnetic guidance of catheter with articulated steel tip. Acta radiol. (Stockh.) **35**, 62—64 (1951).
— Selective angiography of the abdominal aorta with a guided catheter. Acta radiol. (Stockh.) **45**, 21—26 (1956).
TILLE, D.: Zur angiographischen Technik der perkutanen Kathetermethode bei stark gebogenem Arterienverlauf. Fortschr. Röntgenstr. **94**, 782—784 (1961).
— Direkte oder indirekte Aortographie? Z. Kreisl.-Forsch. **50**, 169—175 (1961).
TÖNNIS, W., u. W. SCHIEFER: Die Komplikationen bei Angiographie der Hirngefäße. Fortschr. Neurol. Psychiat. **26**, 265—300 (1958).
— — Zirkulationsstörungen des Gehirns im Serienangiogramm. Berlin-Göttingen-Heidelberg: Springer 1959.
TORI, G.: Coronary arteriography during raised endobronchial pressure. In: R. A. SCHOBINGER, and F. F. RUZICKA, Vascular Roentgenology, p. 137—140. New York: MacMillan Company 1964.
— Radiological visualization of the coronary sinus and coronary veines. Acta radiol. (Stockh.) **36**, 405—410 (1951).
—, and G. F. GARUSI: Left cardiac ventriculography by means of percutaneous catheterization of a femoral artery in the diagnosis of mitral insufficiency. Acta radiol. (Stockh.) **54**, 170—176 (1960).
TORNISELLI, M.: L'angiopneumostratigrafia multipla simultanea. Progr. med. (Napoli) **9**, 458 (1953).
TORNVALL, G.: A modified catheter for percutaneous angiography. Acta radiol. (Stockh.) **47**, 470—472 (1957).
TRELEAVEN, R. B., and G. G. COPESTAKE: Experience with Seldinger catheterization. J. Canad. Ass. Radiol. **13**, 58—62 (1962).
TRIPPEL, O., V. BERNHARD, R. HOHF, and H. LAUFMAN: Considerations in the accuracy and safety of arteriografy. Surgery **41**, 153—164 (1957).
TRUETA, J., A. E. BARCLAY, K. J. FRANKLIN, P. M. DANIEL, and M. L. PRICHARD: Studies of the renal circulation. Springfield (Ill.): Ch. C. Thomas 1947.
TUFT, L.: Allergy problems in general practice and their management. Amer. Practit. **3**, 722—732 (1952).
TURK, L. N., and G. E. LINDSKOY: Importance of angiographic diagnosis in intralobar pulmonary sequestration. J. thorac. cardiovasc. Surg. **41**, 299—305 (1961).
TURNER, A. F., H. J. MEYERS, G. JACOBSEN, and W. LO: Carbon dioxide cineangiocardiography in the diagnosis of pericardial disease. Amer. J. Roentgenol. **97**, 342—349 (1966).
UEDA, H.: Three cases of traumatic pericarditis following transseptal left heart catheterization: With special reference to atrial injury current. Jap. Heart J. **4**, 489—495 (1963).
URICCHIO, J. F., J. S. LEHMAN, E. A. FITCH, A. N. BREST, R. A. BOYER, and W. LIKOFF: Diagnosis of traumatic mitral regurgitation by cardiac ventriculography. Amer. J. med. Sci. **238**, 73—78 (1959).
— — W. M. LEMMON, R. A. BOYER, and W. LIKOFF: Cardiac ventriculography in the selection of patients for mitral valve surgery. Amer. J. Cardiol. **3**, 22—27 (1959).
URSCHEL, H. C., and E. J. ROTH: Electronically controlled coronary arteriography. Ann. Surg. **150**, 275—289 (1959).
VANDENBERG, R., and G. L. DONNELLY: Aneurysm of the right ventricle caused by selective angiocardiography. Circulation **30**, 902—906 (1964).
— — K. W. MACLEOD, and I. MONK: Aneurysm of the right ventricle caused by selective angiocardiography. Circulation **30**, 902—906 (1964).

VAS, G., u. S. PAPP: Über die Nachteile der perkutanen Arteriographie. Zbl. Chir. **85**, 465—470 (1960).

VASKO, J. C., J. GUTELIUS, and D. SABISTON: A study of predominance of human coronary arteries determined by arteriography and perfusion technics. Amer. J. Cardiol. **8**, 379—384 (1961).

VEITH, I.: Pulmonary circulation, an Int. Symposium. New York: Grune & Stratton 1958.

VELDEN, VON DER: Die intrakardiale Injektion. Münch. med. Wschr. **66**, 275 (1919).

VERNEY, R. N., and P. MICHAUD: Angiographies sélectives ventriculaires gauches dans les coarctations de l'aorte du nourisson. Proc. Ass. Europ. Paediat. Cardiol. **3**, 24—29 (1967).

VESTERMARK, S.: Cardiac angiocardiography and catheterization in infants. An assessment of the risk, based on 711 cases. Cardiologia (Basel) **45**, 91—99 (1964).

VIALLET, P., L. SENDRA, L. CHEVROT, P. AUBRY et P. COMBE: Angiocardiopneumographic alergie. Méthode d'opacification vasculaire générale par voie veineuse. Paris: Masson & Cie.1959.

VIAMONTE, M.: CO_2-angiocardiography. Improved technique and results. Amer. J. Roentgenol. **88**, 31—37 (1962).

— Selective bronchial arteriography in man. Radiology **83**, 830—839 (1964).

— A. J. GOSSELIN, and L. S. SOMMER: Coronary arteriography. Some observations on technique and interpretation. Amer. J. Roentgenol. **92**, 872—876 (1964).

—, and R. E. PARKS: Progress in Angiography. Springfield (Ill.): Ch. C. Thomas 1964.

— —, and W. M. SMOACK: Guided catheterization of the bronchial arteries. Radiology **85**, 205—230 (1965).

— L. SOMMER, and R. J. BOUCEK: Selective monoplane and biplane cineangiography. Proceedings of IV. Int. Congr. of Cardiology, October 7—13, 1962.

—, and R. C. STEVENS: Guided angiography. Amer. J. Roentgenol. **94**, 30—39 (1965).

VIETEN, H.: Ein Beitrag zur Frage der Überempfindlichkeit gegen Perabrodil. Röntgenpraxis **16**, 47—53 (1944).

— Bildfrequenz und Programmablauf bei Serienaufnahmen mit schneller Bildfolge. Röntgen-Bl. **6**, 256—261 (1953).

— Die Leistungsfähigkeit der Leuchtschirmphotographie im Mittelformat bei Serienaufnahmen mit schneller Bildfolge. Röntgenstrahlen, Geschichte und Gegenwart (C. H. F. MÜLLER) **3**, 33—46 (1953).

— Möglichkeiten einer funktionellen Röntgendiagnostik bei Erkrankungen der Lunge. Langenbecks Arch. klin. Chir. **276**, 413—415 (1953).

— Technische Grundlagen und klinische Bedeutung der röntgenographischen Funktionsdiagnostik. Röntgen-Bl. **7**, 314—336 (1954).

— Leuchtschirmphotographie im Mittelformat bei der cerebralen Angiographie. Röntgen-Bl. **8**, 167—183 (1955).

VIETEN, H.: Angiographische Funktionsdiagnostik im Bereich des Thorax. Langenbecks Arch. klin. Chir. **282**, 388—399 (1955).

— Neuere Untersuchungen über die Kontrastmitteldarstellung des Herzens und der großen Gefäße. Vortrag 38. Dtsch. Röntgenkongreß, Berlin, 3. Okt. 1956. Ref. Fortschr. Röntgenstr. **86** (1957) Beiheft, S. 49—50.

— Die röntgendiagnostischen Darstellungs- und Untersuchungsmethoden. In: Handbuch der Thoraxchirurgie, Bd. I, S. 463—586. Berlin-Göttingen-Heidelberg: Springer 1957.

— Erfahrungen mit der Schirmbildphotographie im Mittelformat für die Kontrastmitteldarstellung des Herzens und der großen Gefäße. III. Congr. Int. de Photographie Médicale Stockholm 1958.

— Gefahren der verschiedenen Methoden der Kontrastmitteldarstellung des Herzens und der großen Gefäße. XI. Int. Kongr. f. Radiologie, Rom 1965.

— Vortestung vor Kontrastmittelinjektionen? Radiologe **5**, 149, 191—192 (1965).

— Beobachtung und Registrierung schnell ablaufender Vorgänge mittels Röntgenstrahlen. In: Deutscher Röntgenkongreß 1966, S. 181—184. Stuttgart: Georg Thieme 1967.

— Postmortale Lungenangiographie. Vortrag: Rhein.-Westf. Verein f. Tbc.- u. Lungenheilk., Düsseldorf 14. 10. 1967.

—, u. K. LIEBSCHNER: Röntgendiagnostisches Untersuchungsgerät zur Herstellung von Angiogrammen. Dtsch. Patentschrift Nr 882752 (1951/52).

—, u. H. LÖHR: Röntgenuntersuchung des Herzens und der großen Gefäße. Ärztl. Prax. **12**, 207—210 (1960).

—, u. K. H. WILLMANN: Röntgenuntersuchungen mit schneller Bildfolge bei Tumoren im Brustraum. Thoraxchirurgie **3**, 376—410 (1956).

VIRTAMA, P.: Eine Modifikation der perkutanen Katheterangiographie. Röntgen-Bl. **18**, 516—519 (1965).

VLAD, P., A. HOHN, and E. C. LAMBERT: Retrograde arterial catheterization of the left heart: Experience with 500 infants and children. Circulation **29**, 787—793 (1964).

VLASSENROOT, G. E.: The use of the subtraction method in the miniature angiocardiography. Camera Radiol. (Amst.) **1964**, 21—41.

VOCI, G., and N. A. J. HAMER: Retrograde arterial catheterization of the left ventricle. Amer. J. Cardiol. **5**, 493—497 (1960).

VOGLER, E., u. R. HERBST: Angiographie der Nieren. Stuttgart: Georg Thieme 1958.

VOLLMER, K. W.: Die Bedeutung des Röntgenkontrastmittels in der Technik der Nierenangiographie. Arzneimittel-Forsch. **4**, 303—308 (1964).

WACHSMUTH, W.: Untersuchungen über die gewebsschädigende Wirkung des Thorotrast. Chirurg **19**, 390—396 (1948).

WAGNER, F. B.: Complications following arteriography of peripheral vessels. J. Amer. med. Ass. **125**, 958—961 (1944).

Wagner, F. B., and A. H. Price: Fatality after abdominal arteriography: Prevention by new modification of technique. Surgery 27, 621—626 (1950).

Watson, H.: Severe pulmonary hypertensive episodes following angiocardiography with sodium metrizoate. Lancet 1964 II, No 7362, 732—733.

Watson, J. S., and S. Weinberg: A 35 mm unit for cinefluorography. Radiology 51, 728—732 (1948).

— —, and G. H. Ramsay: A 70 mm cinefluorographic camera and its relation to detail. Radiology 59, 858—865 (1952).

Weatherall, M.: Pharmacological actions of some contrast media and comparison of their merits. Brit. J. Radiol. 15, 129—137 (1942).

Wegelius, C., and J. Lind: Evaluation of cardiac function by angiocardiography and cineradiography. In: Modern Trends in Diagnostic Radiology, Third Ser. London: Butterworth & Co. Ltd. 1952.

— — The role of exposure rate in angiocardiography. Acta radiol. (Stockh.) 39, 177—191 (1953).

Weibel, J., W. S. Fields, E. S. Crawford, M. E. DeBakey, and A. C. Beall: Clinical evaluation of Conray for angiography in patients with cerebrovascular disease. Amer. J. Roentgenol. 90, 1281—1286 (1963).

— — — G. C. Morris, A. C. Beall, and M. E. De Bakey: Percutaneous catheter aortography in the evaluation of patients with cerebrovascular insufficiency and disease of the thoracic aorta. Surgery 56, 919—924 (1964).

Weidner, W., R. MacAlpin, W. Hanafee, and A. Kattus: Percutaneous transaxillary selective coronary angiography. Radiology 85, 652—657 (1965).

Weigen, J. F., and S. F. Thomas: Reactions to intravenous organic iodine compounds and their immediate treatment. Radiology 71, 21—27 (1958).

Weiss, A. G., G. Schmidt, J. Witz, L. Hollender et F. Koebele: Intérêt de l'angiocardiographie dans l'étude des tumeurs thoraciques. Presse méd. 57, 1189—1191 (1949).

—, et J. Witz: Étude angiopneumographique de 60 cas de cancer bronchique. Diagnostic, opérabilité. Sem. Hôp. Paris 27, 3834—3839 (1951).

— L. Hollender, C. Schmidt et F. Koebele: L'angiocardiographie dans les affections chirurgicales de thorax. J. Radiol. Électrol. 31, 616—618 (1950).

— J. Hutt et R. Petitjean: Angiopneumographie et tuberculose. J. Radiol. Électrol. 32, 848—851 (1951).

— — et F. Koebele: L'angiopneumographie dans les silicoses et les dilatations bronchiques. Presse méd. 58, 1437—1438 (1950).

Weissleder, H., W. Schoop u. J. Klöss: Akuter Femoralisverschluß als Komplikation bei einer Arteriographie. Fortschr. Röntgenstr. 98, 288—291 (1963).

Wellauer, J.: Neue Apparatur zur Kontrastmittelinjektion. In: K. E. Loose, Angiographie, S. 65—68. Stuttgart: Georg Thieme 1966.

—, u. N. Schad: Erfahrungen mit der intermittierenden Kontrastmittelinjektion in das Herz und die großen Gefäße. Angiographie 1968. Arbeits- und Fortbildungstagg Berlin, 15.—17. 2. 1968. Stuttgart: Georg Thieme 1968.

— A. Schnauder, J. R. Rüttner u. Th. Gross: Klinische und histologische Prüfung eines neuen wasserlöslichen trijodierten Kontrastmittels. Schweiz. med. Wschr. 91, 1511—1514 (1961).

Welsch, G.: Lebensbedrohender anaphylaktischer Schock nach Injektion von Biligrafin forte und seine Behandlung. Radiol. diagn. (Berl.) 2, 345—350 (1961).

Wende, S., u. A. Schulze: Die zerebrale Angiographie und ihre Komplikationen. Bericht über 2864 Untersuchungen. Fortschr. Röntgenstr. 94, 494—505 (1961).

Wenger, R.: Zur Technik der Herzkatheterisierung. Z. Kreisl.-Forsch. 42, 764—777 (1953).

—, u. H. Mösslacher: Zur Diagnostik des sogenannten „Aortopulmonalen Fensters". Z. Kreisl.-Forsch. 50, 504—512 (1961).

Wenker, H., u. E. Seeberg: Zur angiographischen Darstellung der Hirngefäße mit einem neuen trijodierten Röntgenkontrastmittel. Arzneimittel-Forsch. 4, 307—311 (1964).

Wentworth, J. H.: Use of the nine and one-half-inch roll-film cassette with conventional spotfilming fluoroscopic tables for angiocardiography. Radiology 57, 741—746 (1951).

Werkö, L., and S. R. Kjellberg: Heart catheterization and angiocardiography. In: Handbuch der Thoraxchirurgie, Bd. I. Berlin-Göttingen-Heidelberg: Springer 1958.

Werkö, P., S. Paulin, and K. Cramer: The use of coronary angiography in clinical investigation. Proc. roy. Soc. Med. 57, 664—667 (1964).

Werner, H., H. Popken u. O. Wegener: Retrograde Angiographie der A. subclavia und sämtlicher Äste durch perkutane Punktion der A. brachialis. Bruns' Beitr. klin. Chir. 207, 398—403 (1963).

Werner, K., W. Bader u. D. Buttenberg: Logetronographie in der Röntgenologie. Fortschr. Röntgenstr. 90, 110—120 (1959).

Wertheimer, P., et A. Sisteron: Étude radiologique des obstructions des troncs carotidiens éxtracraniens. Minerva cardioangiol. europ. 9, 224 (1961).

West, J. W., and S. V. Guzman: Coronary dilatation and constriction visualized by selective arteriography. Circulat. Res. 7, 527—536 (1959).

— R. Kobayashi, and S. V. Guzman: Coronary artery catheterization in intact dog. Circulat. Res. 6, 383—388 (1958).

Westcott, J. L., K. Y. Chynn, and I. Steinberg: Percutaneous transfemoral selective

arteriography of the brachiocephalic vessels. Amer. J. Roentgenol. **90**, 554—563 (1963).
WESTERKAMP, H., u. K. R. PUDWITZ: Gefäßdarstellungen mit der 100 mm-Odelca. Röntgen-Bl. **13**, 289—296 (1960).
WESTRA, D.: Anwendung der Tomangiographie bei dem Nachweis vergrößerter Lymphknoten im Lungenhilus und im Mediastinum. Fortschr. Röntgenstr. **101**, 602—606 (1964).
WEYER, K. H. VAN DER: Zur Röntgendiagnostik arterio-venöser Lungenfisteln. Fortschr. Röntgenstr. **102**, 393—400 (1965).
—, u. H. HOFMANN: Das thorakale Aortenaneurysma unter Berücksichtigung der Angiographie. Münch. med. Wschr. **106**, 649—652, 657—659 (1964).
WHITAKER, W.: The clinical application of coronary arteriography. Clin. Radiol. **14**, 397—402 (1963).
WHITLEY, J. E., L. B. LEINBACH, and H. S. MILLER: The assessment of mitral valve lesions with cinelevoangiocardiography. Amer. J. Roentgenol. **97**, 291—294 (1966).
WHOLEY, M. H., H. B. EISEN, and S. POLLER: Fundamentals of angiographic techniques. Surg. Gynec. Obstet. **121**, 517—527 (1965).
WICKBOM, J.: Angiography of the carotid artery. Acta radiol. (Stockh.) Suppl. 72 (1948).
— Thoracic aortography after direct puncture of the aorta from the jugulum. Acta radiol. (Stockh.) **38**, 343—349 (1952).
— Death following contrast injection into the thoracic aorta. Acta radiol. (Stockh.) **38**, 350—354 (1952).
—, and O. BARTLEY: Arterial spasm in peripheral arteriography using catheter method. Acta radiol. (Stockh.) **47**, 433—448 (1957).
WIENERS, H.: Zur Pathogenese kardiovasculärer Reaktionen beim Kontrastmittelzwischenfall. Radiologe **5**, 177—184 (1965).
WILDER, R. J., H. L. MOSCOVITZ, and M. M. RAVITCH: Transventricular and aortic angiocardiography and physiologic studies in dogs with experimental mitral and aortic insufficiency. Surgery **40**, 86—99 (1956).
WILLIAMS, J. A., D. LITTMANN, J. H. HALL, S. BELLMAN, P. B. LAMBERT, and H. A. FRANK: Coronary arteriography. II. Clinical experiences with loop-end catheter. New Engl. J. Med. **262**, 328—332 (1960).
WILLIAMS, J. C. O., B. G. BARRAT-BOYES, and J. B. LOWE: Supravalvular aortic stenosis. Circulation **24**, 1311—1318 (1961).
WILLIAMS, J. R., and F. J. BONTE: Bronchial arteriography. Radiology **78**, 234—236 (1962).
— W. C. WILCOX, and R. R. BURNS: Angiography of the systemic pulmonary circulation. Amer. J. Roentgenol. **90**, 614—627 (1963).
WILLIAMSON, D. E.: Experimental determination of flow equation in catheters for cardiology. Amer. J. Roentgenol. **94**, 704—709 (1965).
WINCHEL, P.: Infections endocarditis as a result of contamination during cardiac catheterization. New Engl. J. Med. **248**, 245—246 (1953).
WINTERS, W. L.: Diagnostic carbon dioxide: Its use in review. Amer. Heart J. **59**, 933—934 (1960).
— M. WILSON, D. CHUNGCHAREON, H. M. STAUFFER, T. M. DURANT, and M. J. OPPENHEIMER: Use of intravascular carbon dioxide gas to demonstrate interatrial septal defects. Amer. J. Physiol. **195**, 579—585 (1958).
— — H. M. STAUFFER, and M. J. OPPENHEIMER: Use of intravascular carbon-dioxide to demonstrate interatrial septal defects. Amer. J. Physiol. **195**, 579—585 (1958).
WOLFF, F., et F. GONTARD: Artériographie pulmonaire bloquée. Intérêt d'une nouvelle modalité technique pour l'étude de la circulation pulmonaire. Arch. Mal. Cœur **57**, 1290—1306 (1964).
WOOD, E. H., W. SUTTERER, H. J. C. SVAN, and H. F. HELMHOLZ: The technic and special instrumentation problems associated with catheterization of the left side of the heart. Proc. Mayo Clin. **31**, 108—115 (1956).
WOOD, P.: Aortic stenosis. Amer. J. Cardiol. **1**, 553—571 (1958).
WOOLEY, C. F., D. M. HOSIER, R. W. BOOTH, W. MOLNAR, H. D. SIRAK, and J. M. RYAN: Supravalvular aortic stenosis. Amer. J. Med. **31**, 717—725 (1961).
WRIGHT, J. L., E. TOSCANO-BARBOZA, and R. O. BRANDENBURG: Symposium on diagnostic value of simultaneous catheterization of aorta and right and left sides of heart. Proc. Mayo Clin. **31**, 120—126 (1956).
WÜRDINGER, H.: Ametriodinsäure („Uromiro"), ein neues Röntgenkontrastmittel. Bericht über die klinische Prüfung. Med. Welt **1965**, 363—364.
WUTTGE, K. H.: Klinische Anwendung des Röntgenfernsehens. Ärztl. Forsch. **16**, I, 219—225 (1962).
WYMAN, S. M.: Angiocardiography, a guide to mediastinal exploration. New Engl. J. Med. **251**, 723—729 (1954).
—, and E. W. WILKINS: Angiocardiography as an aid to identification of nonresectable pulmonary carcinomas. J. thorac. Surg. **35**, 452—460 (1958).
YOUKER, J. E., H. P. MAUCK, A. ROBINSON, and R. G. LESTER: Selective angiocardiography for diagnosis of congenital cardiac defects in infancy. Amer. J. Roentgenol. **93**, 298—303 (1965).
ZDANSKY, E.: Röntgendiagnostik des Herzens und der großen Gefäße. Wien: Springer 1962.
ZERBI-ORTIZ, A., and W. V. WELDON: Aortography by catheterization of the right atrium. New Engl. J. Med. **264**, 19—23 (1961).
ZIEDSES DES PLANTES, B. G.: Subtraktion. Stuttgart: Georg Thieme 1961.
ZIMDAHL, W. T.: Disorders of the cardiovascular system occuring with catheterization of the right side of the heart. Amer. Heart J. **41**, 204—216 (1951).

Zimmermann, H.: Abgewandelte perkutane Kathetermethode (nach Seldinger) zur gezielten Aortographie. Fortschr. Röntgenstr. **94**, 784—788 (1961).
— Über die Stellung der Röntgenkinematographie in der Klinik. Ärztl. Forsch. **16**, I, 231—238 (1962).
—, u. H. Klems: Arteriographischer Nachweis der Wirkung von durchblutungsfördernden Substanzen an den Koronargefäßen. Fortschr. Röntgenstr. **93**, 746—752 (1960).
Zimmermann, H. A., and M. A. Demany: Coronary artery visualization and coronary surgery — a word of caution. Amer. Heart J. **71**, 725—726 (1966).
— R. W. Scott, and N. O. Becker: Catheterization of left side of heart in man. Circulation **1**, 357—359 (1950).
Zinn, W. J., D. C. Levinson, V. Johns, and G. C. Griffith: The effect of angiocardiography on the heart as measured by electrocardiographic alterations. Circulation **3**, 658—662 (1951).
Zinner, G., u. R. Gottlob: Die gefäßschädigende Wirkung verschiedener Röntgenkontrastmittel, vergleichende Untersuchungen. Fortschr. Röntgenstr. **91**, 507—512 (1959); — Münch. med. Wschr. **101**, 1717 (1959).
— — Morphologic changes in vessel endothelia caused by contrast media. Angiology **10**, 207—213 (1959).
Zinsser, H. F., and J. Johnson: Use of angiocardiography in selection of patients for mitral valvular surgery. Ann. intern. Med. **39**, 1200—1218 (1953).
Zollinger, H. U.: Ein Spindelzellsarkom der Niere, 16 Jahre nach Thorotrastpyelographie. Schweiz. med. Wschr. **79**, 1266—1268 (1949).
Zorn, O., u. G. Worth: Staublungen im Röntgenbild. Köln: Staufen-Verlag 1952.
Zsebök, Z. B.: Experimentelle Untersuchungen über Gefäßwandreaktionen auf Kontrastmitteleinwirkung. Fortschr. Röntgenstr. **90**, 75—84 (1959).
— Einige Gedanken über die Wichtigkeit der Verwendung von Probeampullen. Radiologe **5**, 174—175 (1965).
— R. Gergely u. M. Gergely: Experimentelle Untersuchungen bei der Angiokardiographie. Fortschr. Röntgenstr. **81**, 8—14 (1954).
—, u. P. L. Szlavy: Über die EKG-Veränderungen, die bei der Verabreichung von angiographischen Kontrastmittel-Injektionen zu registrieren sind. Fortschr. Röntgenstr. **102**, 42—48 (1965).
— — Über die Auswirkung der angiographischen Kontrastmittel auf das kardiovaskuläre und Atmungssystem. Fortschr. Röntgenstr. **105**, 406—415 (1966).

5. Strahlenexposition von Patient und Personal

Von

W. Schulte-Brinkmann

Im fast unübersehbaren Schrifttum über Strahlenbelastung und Strahlenschutz in der medizinischen Radiologie nehmen Veröffentlichungen zu den besonderen Problemen der Strahlenexposition bei kardioangiologischen Spezialuntersuchungen einen relativ bescheidenen Raum ein. Dies ist zunächst einmal darin begründet, daß es sich um ein ziemlich junges Teilgebiet der Röntgendiagnostik handelt. Zum anderen werden die meisten derartigen Untersuchungen an verhältnismäßig wenigen Zentren durchgeführt, an denen nicht immer die Möglichkeit besteht, die Strahlenexposition von Untersuchern und Untersuchten meßtechnisch zu ermitteln.

Die Notwendigkeit, sich bei den kardioangiologischen Spezialuntersuchungen Klarheit zumindest über die Größenordnung der Strahlenbelastung zu verschaffen, ist um so dringlicher, als die Anzahl dieser Untersuchungen ständig steigt, und die untersuchungstechnischen Bedingungen sich gerade hier ungünstig auf die Strahlenexposition von Patient, Arzt und Hilfspersonen auswirken können.

a) Herzkatheteruntersuchung

Lange Durchleuchtungszeiten, hohe Dosisleistung der Primär- und damit auch Sekundärstrahlung, die ungünstigen Bedingungen der Untertischdurchleuchtung und zwangsläufig geringer Abstand zwischen Arzt und Patient waren die wesentlichen Faktoren, die den Strahlenschutz bei Herzkatheteruntersuchungen zu einem echten Problem für Patient und Personal werden ließen, das erst durch die modernen dosissparenden Einrichtungen wie Bildverstärker und Fernsehapparatur eine befriedigende Lösung erfuhr.

α) Patient

Dem der Primärstrahlung ausgesetzten Patienten hat das vornehmliche Interesse des Strahlenschutzes zu gelten, damit sich nicht die für eine Diagnosestellung wesentliche Herzkatheteruntersuchung unversehens zu einer Gefährdung infolge zu hoher Strahlenbelastung auswirkt. Man darf auch nicht unberücksichtigt lassen, daß sich diese Patienten vor der Herzsondierung im allgemeinen schon mehrfach röntgendiagnostischen Untersuchungen, insbesondere Thoraxdurchleuchtungen, unterziehen mußten, und daß es sich überwiegend um Menschen im Wachstumsalter handelt.

αα) Hautdosis. Die erste Veröffentlichung über Hautdosen bei Herzkatheteruntersuchungen erschien 1950 (Hills und Stanford). Bei durchschnittlicher Dosisleistung von 5,5 R/O pro min unter konventioneller Schirmdurchleuchtung wurden bei 4 Untersuchungen mit 5—20 min Durchleuchtungsdauer Oberflächendosen von 34—86 R am Feldrand gemessen, so daß für das Feldzentrum noch höhere Werte anzunehmen sind. Auch Larsson kam 1956 bei 32 gleichartigen Untersuchungen zu ähnlich hohen Meßwerten. Nur bei 12 Patienten lag die Hautdosis unter 25 R, viermal überstieg sie sogar 100 R (Maximum: 206 R!). Diese, für die moderne Röntgendiagnostik ungewöhnlich hohen Dosiswerte erklären sich aus teilweise recht langen Zeiten bei üblicher Schirmdurchleuchtung mit großen Dosisleistungen. Für eine mittlere Durchleuchtungszeit von 14,5 min (maximal 42 min) bei 28 Herzsondierungen stellte Mohr (1959) an 6 Meßstellen der Rückenhaut des Patienten Durchschnittswerte zwischen 3,48 und 50,75 R (je nach Lage der Meßstelle) fest. Umgerechnet auf die längste Zeit wurden also maximal rund 150 R/O appliziert.

Im Gegensatz zu den bisher zitierten Werten beruhen die folgenden Angaben auf Herzkatheteruntersuchungen mittels moderner Bildverstärker- oder Bildverstärker-Fernseh-Durchleuchtung. Capp und Spach (1962) sowie Spach und Capp (1962) errechneten für 51 Herzsondierungen bei Kindern (2—15 Jahre) und mittlerer Durchleuchtungsdauer von 6,8 min (1,5—17,7 min) folgende Durchschnittswerte für die Oberflächendosis: konventionelle Schirm-Durchleuchtung: 21 R/O; Bildverstärker-Durchleuchtung: 5,6 R/O Bildverstärker-Fernseh-Durchleuchtung: < 1,4 R/O. Bachmann stellte 1962 für 85 Herzsondierungen unter Bildverstärker-Anwendung (60—80 kV; 0,5—2 mA) eine durchschnittliche Oberflächendosis von 9,2 R fest. Mehr als 20 R erhielten 5,9% der Patienten, weniger als 10 R 62%. Die höchste Belastung (43,9 R) wurde bei einer Doppeluntersuchung erreicht. Mehr als die Hälfte der von Bachmann berücksichtigten Herzkatheteruntersuchungen (55,3%) erforderten 10 oder mehr Minuten Durchleuchtungszeit, 9,4% sogar über 20 min. Vince (1964) errechnete für 100 Herzkatheteruntersuchungen im Kindesalter unter Bildverstärker-Durchleuchtung mit Zeiten zwischen 0,5 und 9 min (im Mittel 2,7 min) eine durchschnittliche Einfalls„dosis" (Frei-Luft-Messung) von 4,6 R, der noch ein Rückstreuzusatz von rund 30% zuzurechnen ist. In 25 näher analysierten Fällen ergaben sich Frei-Luft-Werte von 0,5—24,0 R.

Eigene Messungen (1965) ergaben bei 100 Herzsondierungen mit Bildverstärker-Fernseh-Kette (70—90 kV; 0,2—1,4 mA; 0,5—18 min) Oberflächendosen zwischen 0,1 und 25,1 R (Mittelwert 2,4 R). Patienten im Alter von 1—4 Jahren erhielten durchschnittlich 1,0 R, 5—14jährige 1,75 R und ältere Patienten 3,5 R. Die vergleichsweise niedrigen Durchschnittsdosen erklären sich aus geringer Dosisleistung (relativ hohe Röhrenspannung bei kleinen mA-Werten, ausreichende Vorfilterung, leistungsfähige Bildverstärker-Fernseh-Kette) sowie aus ziemlich kurzen Durchleuchtungszeiten (im Mittel 4,9 min). Dabei ist jedoch zu erwähnen, daß die Herzsondierungen in der Röntgendiagnostik der Chirurgischen Klinik Düsseldorf lediglich zwecks Katheterplazierung für die nachfolgende gezielte Angiokardio- bzw. Aortographie durchgeführt wurden. Vergleichsmessungen in der Cardiologischen Abteilung der Universität Düsseldorf erbrachten bei 100 Katheteruntersuchungen unter ähnlichen technischen Voraussetzungen (mit Ausnahme geringerer Vorfilterung), aber längerer durchschnittlicher Durchleuchtungsdauer (6,3 min) etwas höhere Hautbelastungen (0,5—66 R, Mittelwert 5,4 R).

Bemerkenswert ist, daß auch bei modernen Durchleuchtungseinrichtungen im Einzelfall nicht unbeträchtliche Hautdosen auftreten können, und zwar hauptsächlich als Folge der nicht immer zu umgehenden langen Zeiten. Um die Hautbelastung so gering wie nur möglich zu halten, ist die Durchleuchtung mit hoher Spannung (80—90 kV), genügender Vorfilterung (mindestens 4 mm Al) und kleinstmöglicher Stromstärke (möglichst unter 0,5 mA) vorzunehmen. Die Einschaltzeiten des Röhrenstroms sind so kurz wie möglich zu halten (Fußschalter für den Untersucher!).

ββ) Gonadendosis. Mohr stellte 1959 bei 28 Herzkatheteruntersuchungen unter Schirmdurchleuchtung eine mittlere männliche Gonadendosis von 1,16 mR fest, Schaefer und Bachmann (1963) bei 18 Untersuchungen mittels Bildverstärker-Durchleuchtung eine solche von 0,5 mR. Eigene Messungen bei 100 Herzsondierungen (Bildverstärker-Fernseh-Kette; Patienten im Alter von 1,5—65 Jahren) führten zu Werten zwischen 12 μR und 1521 μR (Durchschnitt 218 μR) im männlichen Gonadenbereich. Die Dosen standen in umgekehrtem Verhältnis zu Alter und Körpergröße der Patienten entsprechend dem mit Alter zunehmenden Abstand zwischen Primärstrahlenbündel und Gonaden. 18 Patienten unter 100 cm Größe erhielten im Mittel 433 μR Gonadendosis, 33 Patienten zwischen 100 und 150 cm Größe 275 μR und 49 größere Patienten 100 μR. Die Ovardosen sind auf Grund des geringeren Abstandes zwischen Primärstrahlenbündel und weiblichen Gonaden auf das 2—3fache der Testesdosen zu schätzen.

Genetisch fallen die Gonadendosen bei Herzkatheteruntersuchungen wegen ihrer geringen Höhe und vor allem auch wegen des eng begrenzten Personenkreises nicht ins Gewicht.

β) *Radiologisches Personal*

Katheterführende Ärzte und kinderhaltende Pflegepersonen werden zwar im Gegensatz zum Patienten im allgemeinen nicht von Primärstrahlung, sondern nur von Sekundärstrahlung (mit wesentlich geringerer Dosisleistung) getroffen. Doch erfordert die ständige, oft über Jahre hinaus betriebene Tätigkeit bei zahlreichen Herzkatheteruntersuchungen in geringem Abstand zum streuenden Patienten Kenntnis des Strahlenmilieus der jeweiligen Untersuchungsstelle sowie insbesondere der Strahlenexposition der nahe am Feld arbeitenden Hände, um Überschreitungen der maximal zulässigen Dosen zu vermeiden und gegebenenfalls zusätzliche Schutzmaßnahmen zu ergreifen.

Entsprechend erheblichen Differenzen in apparativer Ausrüstung und Untersuchungstechnik werden zur Streustrahlenexposition von Untersucher und Hilfspersonen bei Herzkatheteruntersuchungen stark voneinander abweichende Angaben gemacht. Hills und Stanford stellten 1950 bei 4 Herzsondierungen (Schirmdurchleuchtung, Dauer 5—20 min) Dosen von 220—650 mR am Handrücken des katheterführenden Untersuchers fest. Weitere Angaben, die sich ebenfalls auf Untersuchungen unter konventioneller Schirmdurchleuchtung beziehen, stammen von Jacobson, Schwartzman und Heiser (1952): bei 2 Herzsondierungen 20—51 mR an den Handgelenken des Untersuchers; Osborn (1955): 50—90 mR pro Untersuchung an der Hand und bis zu 90 mR in der Hosentasche des katheterführenden Arztes; Spiegler und Keane (1955): 3 mR in der Brusttasche, 30 mR am Knie und 60 mR am Knöchel des Untersuchers bei *einer* Herzkatheteruntersuchung. Systematische Messungen bei 28 Herzsondierungen (Schirmdurchleuchtung) führte Mohr (1959) durch: der Untersucher erhielt durchschnittlich 42 bzw. 32 mR am rechten und linken Handgelenk, der Röntgenologe 145 bzw. 94 mR. In der Hosentasche (unter der Bleigummischürze) wurden mittlere Dosen zwischen 0,37 und 1,45 mR pro Untersuchung gemessen.

Bei 25 Herzsondierungen (Bildverstärker-Fernseh-Durchleuchtung) ergaben eigene Messungen eine durchschnittliche Oberflächendosis von 0,24 mR am unteren Schienbeindrittel von Untersucher und Durchleuchter. Am Handrücken des katheterführenden Arztes wurden bei 29 Herzsondierungen Werte zwischen 1,5 und 22 mR (Mittelwert 4,2 mR) gemessen. Beim Halten von Kindern während 25 Katheteruntersuchungen stellte sich am Handrücken von Pflegepersonen eine Durchschnittsdosis von 2,3 mR heraus (Maximum 5,4 mR). Zu dieser sehr geringen Streustrahlenexposition des Untersuchers und seiner Hilfspersonen trugen neben niedriger Dosisleistung der Primärstrahlung und kurzen Durchleuchtungszeiten optimale strahlenschutztechnische Gegebenheiten bei, insbesondere ein gelappter Bleigummivorhang zwischen Patient und Untersucher. Beim Fehlen dieser Voraussetzungen kann die Hand des katheterführenden Arztes mit relativ hohen Streustrahlenmengen exponiert werden. Die Strahlenbelastung steigt natürlich sprunghaft an, wenn die Hand in das Primärstrahlenbündel gerät, was unbedingt zu vermeiden ist.

b) Angiokardiographie, thorakale Aortographie

Während Röntgenaufnahmen in der Routinediagnostik für den Patienten keine nennenswerte Strahlenbelastung mehr bedeuten und auch für das radiologische Personal in dieser Hinsicht praktisch belanglos sind, zwingen die Vielzahl der für Angiokardiographien erforderlichen Serienaufnahmen und die auch hierbei meist enge räumliche Beziehung zwischen Patient und ärztlichem sowie pflegerischem Personal zur Ermittlung der Strahlenexposition von Untersucher und Untersuchten und zu entsprechenden strahlenschutztechnischen Einrichtungen.

α) *Patient*

Genau wie bei den Herzkatheteruntersuchungen ist es auch bei Serienaufnahmen zur Angiokardio- bzw. thorakalen Aortographie Aufgabe des Arztes, sich über die Strahlenbelastung des Patienten Klarheit zu verschaffen.

αα) Hautdosis. Die Schrifttumsangaben über Oberflächendosen bei Angiokardiographien weichen entsprechend den großen Unterschieden bezüglich Aufnahmeverfahren, Belichtungstechnik und Aufnahmezahl erheblich voneinander ab. Bei *indirekter Aufnahmetechnik mittels Schirmbildkameras* werden ziemlich hohe Hautdosen appliziert. So stellten Hills und Stanford (1950) für eine Serie von nur 10 Aufnahmen im ap-Strahlengang eine mittlere Oberflächendosis von 15 R fest. Demgegenüber lag die durchschnittliche Hautbelastung bei 54 Angiokardiographien unter ähnlichen technischen Bedingungen (Schirmbildkamera amerikanischer Herkunft, 10 ap-Aufnahmen) zwischen 3,3 und 6,8 R (Dubilier u. Mitarb., 1953). Bei diesen Angaben mit absolut nicht hohen Werten ist die im Vergleich zur heutigen Technik der Angiokardiographie verhältnismäßig geringe Aufnahmezahl zu beachten.

Weitaus höher war die Hautbelastung bei Angiokardiographien mittels der inzwischen obsoleten klassischen *Röntgenkinematographie*, d.h. der kinematographischen Aufnahme des konventionellen Leuchtschirmbildes. Martin gab 1947 für eine Serie von 80 ap-Aufnahmen eine Oberflächendosis von durchschnittlich 64 R an. Nach Janker (1954, 1956) lag die mittlere Hautbelastung bei 10 sec Expositionszeit und 24 Bildern pro Sekunde zwischen 26 R (90 kV) und 46 R (120 kV).

Erst durch den Einsatz des Bildverstärkers wurde die Röntgenkinematographie zu einem, vom Standpunkt des Strahlenschutzes aus gesehen, vertretbaren Verfahren (Ardran, 1956; Fenner, 1956; Hoeffken und v. Schretter, 1959; Janker, 1963). Ausschließlich bei einem kardiologischen Krankengut im Kindesalter ermittelten Capp und Spach (1962) für Bildverstärker-Kinematographie (intermittierender Röhrenbetrieb, 60 Aufnahmen pro Sekunde, mittlere Filmdauer 18 sec) eine durchschnittliche Oberflächendosis von nur 3,6 R. Durch technische Verbesserungen, insbesondere Zwischenschaltung eines Fernsehgerätes, konnte die mittlere Stromstärke von 20 auf 0,35 mA und somit die Hautdosis auf weniger als 0,05 R reduziert werden. Vince (1964) stellte bei 6 Bildverstärker-Kinematographien (15 Aufnahmen pro Sekunde) je nach Belichtungsdauer Werte zwischen 1,5 und 6,0 R (frei Luft) fest, ebenfalls nur bei Kindern. Eigene Messungen ergaben für 13 thorakale Kontrastmitteldarstellungen mittels Bildverstärker-Kinematographie (70—110 kV; Arriflexkamera; automatische Steuerung der Röhrenstromstärke; keine Röhrenpulsung) bei Patienten zwischen 6 und 49 Jahren und Expositionszeiten von 10—15 sec Hautdosen von 0,8—4,0 R (Mittelwert 2,2 R). Wie Phantommessungen zeigten, hängt die Hautbelastung bei Bildverstärker-Kinematographie außer von Expositionsdauer und Körperdicke der Patienten auch erheblich von Strahlenqualität, Bildfrequenz, Schachtverhältnis der Rasterblende, Leistungsfähigkeit des Bildverstärkers, Filmmaterial und Entwickler ab (Janker, 1963; Schulte-Brinkmann, 1965). Durch intermittierende Röhrenschaltung kann die Hautdosis um rund 50% gesenkt werden. Weitere Dosisreduktion (allerdings auf Kosten der Bildqualität) ist durch Einfügen eines Fernsehgerätes zwischen Bildverstärker und Filmkamera möglich (Janker, 1963). Bezüglich der Hautbelastung ist im übrigen zu beachten, daß bei der Bildverstärker-Kinematographie im allgemeinen dasselbe Hautareal wie bei der vorangehenden Durchleuchtung zur Herzsondierung bestrahlt wird.

Das heute am meisten verbreitete angiokardiographische Aufnahmeverfahren ist die Anfertigung von *direkten Röntgenaufnahmen im Großformat* mit Roll- oder Blattfilmwechslern ausreichend hoher Bildfrequenz, im allgemeinen simultan in 2 Projektionsrichtungen. Erstmals stellte Janker (1954, 1956) die Oberflächendosis beim Rollfilmverfahren am Phantom fest. Bei 110 kV und 20 mAs pro Aufnahme sowie einer Bildfrequenz von 3/sec ergab sich im ap-Strahlengang eine Oberflächendosis von 4,92 R/sec, im seitlichen Strahlengang eine solche von 8,85 R/sec. Ebenfalls am Phantom ermittelte Larsson (1956) bei 110 kV und 10 mAs im sagittalen Strahlengang 0,25 R pro Aufnahme entsprechend 15 R bei einer Serie von 60 ap-Aufnahmen. Burgemeister und Porstmann (1958) stellten bei Angiokardiographie eines 5jährigen Kindes unter Hartstrahlbedingungen (130 kV, 1 mAs pro Aufnahme) trotz einer Aufnahmezahl von 70 pro Serie eine Dosis von nur 6 R/O in Feldmitte fest. Auf Grund von Phantommessungen errechnete BACHMANN (1962) für 35 Angiokardiographien durchschnittlich 3,5 R/O pro Serie (1,9 bis 4,7 R), wobei das Eintrittsfeld nicht genau bezeichnet wird. CAPP und SPACH (1962) gaben für Angiokardiographien mit Rollfilmwechsler bei Kindern (je 28 Aufnahmen in 2 Ebenen) eine mittlere Hautdosis von 3,4 R am ventralen und 9,6 R am lateralen Thoraxfeld an.

In eigenen Untersuchungen wurde die Oberflächendosisleistung an einem Rollfilmwechsler für 2 Bildebenen durch Phantommessungen bestimmt. Je nach technischen Bedingungen (Röhrenspannung, mAs-Produkt, unterschiedlicher Belastung der beiden Röhren, wechselndem Focus-Phantom-Abstand) ergaben sich am ventralen Eintrittsfeld Oberflächendosen zwischen 98 mR und 234 mR pro Aufnahme und am lateralen Feld Werte von 348—1227 mR pro Aufnahme. Die Meßwerte wurden den Belichtungsdaten von 110 Angiokardio- bzw. thorakalen Aortographien zugrunde gelegt, woraus sich die in Tabelle 1 niedergelegten Hautdosen der Patienten errechnen ließen. Die Hautbelastung war entsprechend den unterschiedlichen Belichtungswerten deutlich vom Gewicht der Patienten abhängig, wie Tabelle 2 erkennen läßt.

Tabelle 1. *Aufnahmedaten und Oberflächendosis bei 110 Angiokardiographien und thorakalen Aortographien (107 Serien in 2 Ebenen; 3 Serien in 1 Ebene). Direkte Großaufnahmen auf Rollfilmwechsler*

	Minimum	Durchschnitt	Maximum
Alter der Patienten	1,5 Jahre	17,6 Jahre	67 Jahre
Stromspannung	70 kV	92 kV	122 kV
mAs pro Aufnahme (Schalttischangabe)	14	17,5	22
Aufnahmezahl pro Ebene	14	20,7	43
Oberflächendosis pro Serie			
ventrales Feld	2,0 R	4,0 R	9,3 R
laterales Feld	7,0 R	18,8 R	49,6 R

Tabelle 2. *Durchschnittliche Oberflächendosis bei 110 Angiokardiographien und thorakalen Aortographien in Abhängigkeit vom Körpergewicht der Patienten*

	Gewichtsgruppe		
	9—20 kg	21—60 kg	mehr als 60 kg
Anzahl von Patienten	41	35	34
Oberflächendosis ventral	3,1 R	3,8 R	5,4 R
Oberflächendosis lateral	10,0 R	19,3 R	29,3 R

Über die *Gesamt-Oberflächendosis durch Herzkatheteruntersuchung und Angiokardiographie* berichteten 1950 HILLS und STANFORD. Einer maximalen Hautdosis von 110 R für 20 min lange Durchleuchtung unter konventionellen Bedingungen standen 15 R durch Schirmbild-Angiokardiographie mit 10 ap-Aufnahmen gegenüber. Bei Anwendung moderner dosissparender Durchleuchtungseinrichtungen unterteilt sich die Gesamt-Hautbelastung durch kardioangiologische Spezialuntersuchungen wesentlich anders, wie eine Zusammenstellung eigener Meßergebnisse in Tabelle 3 zeigt. An der Gesamt-Oberflächendosis aller Felder von durchschnittlich 32,8 R ist die Angiokardiographie im direkten Aufnahmeverfahren in 2 Bildebenen mit etwa 70% beteiligt. Das Dosisverhältnis zwischen Herzsondierung und Angiokardiographie hat sich also gegenüber der vergleichbaren Aufstellung von HILLS und STANFORD in etwa umgekehrt. Das zeigt, wie sehr die früher unvermeidlich hohen Hautdosen bei Herzkatheteruntersuchungen durch Bildverstärker-Fernseh-Einrichtungen gesenkt werden konnten, während sich die Hautbelastung im direkten Aufnahmebetrieb in den letzten Jahren nicht wesentlich geändert hat.

ββ) Gonadendosis. SCHAEFER und BACHMANN (1963) ermittelten bei 8 Angiokardiographien am Rollfilmwechsler (20—72 Aufnahmen in 1 oder 2 Ebenen) Testesdosen zwischen 0,25 und 4,0 mR (Mittelwert 1,1 mR). Messungen der Gesamt-Gonadendosis bei 12 Herzkatheteruntersuchungen *und* Angiokardiographien führten SEELENTAG, NUMBERGER, KNORR und KOLBERG (1958) durch. Bei Kindern von 76—125 cm Größe wurden am Scrotum durchschnittlich 23 mR gemessen, im Rectum 8,3 mR; bei größeren Kindern betrugen die entsprechenden Meßwerte 122 bzw. 119 mR. Eigene Messungen der männlichen Gonadendosis ergaben bei 110 Angiokardio- bzw. thorakalen Aortographien am Rollfilmwechsler (Belichtungsdaten und Altersverteilung s. Tabelle 1) Werte zwischen 0,34 und 14,5 mR, im Durchschnitt 3,09 mR. Rund 72% der Gonadendosen lagen im

Tabelle 3. *Mittlere Oberflächendosis des Patienten bei komplettem Untersuchungsgang.* (K = Kinder bis 14 Jahre; E = Erwachsene)

Untersuchungsabschnitt	Thoraxeintrittsfeld		
	ventral	lateral	dorsal
Herzsondierung in der I. Med. Klinik	—	—	5,4 R
(Bildverstärker-Fernseh-	—	—	K 3,5 R
Durchleuchtung)	—	—	E 7,9 R
Herzsondierung in der Chirurg. Klinik	—	—	2,4 R
(Bildverstärker-Fernseh-	—	—	K 1,5 R
Durchleuchtung)	—	—	E 3,5 R
Bildverstärker-Kinematographie	—	—	2,2 R
	—	—	K 1,6 R
	—	—	E 2,8 R
Angiokardiographie in 2 Ebenen	4,0 R	18,8 R	—
(direkte Serienaufnahmen)	K 3,4 R	K 11,3 R	—
	E 5,1 R	E 27,6 R	—
Insgesamt	4,0 R	18,8 R	10,0 R
	K 3,4 R	K 11,3	K 6,6 R
	E 5,1 R	E 27,6 R	E 14,2 R

Tabelle 4. *Mittlere männliche Gonadendosis in mR bei 100 Herzsondierungen und 110 Angiokardiographien bzw. thorakalen Aortographien unter Berücksichtigung der Körpergröße*

Körpergröße	Mittlere männliche Gonadendosis in mR			Prozentualer Anteil der Herzsondierung
	Herzsondierung	Angiokardiographie	insgesamt	
Bis 100 cm	0,43	4,91	5,34	8,1
101—150 cm	0,28	3,51	3,79	7,4
Über 150 cm	0,10	2,09	2,19	4,6
Insgesamt	0,22	3,09	3,31	6,6

Bereich von 1—5 mR. Die Höhe der Scrotaldosis stand in umgekehrter Korrelation zur Körpergröße der Patienten, weil sich der steigende Abstand zwischen Primärstrahlbündel und Gonaden viel stärker als die höhere Dosis der Primärstrahlung auswirkt. Einzelheiten sind aus Tabelle 4 zu entnehmen, aus der auch die männliche Gesamt-Gonadendosis durch Herzsondierung und Angiokardiographie hervorgeht. Der Dosisanteil der Herzsondierung beträgt danach nur etwa 5—8%. Wenn auch die Gonaden bei Angiokardiographien um etwa 10—20mal höher exponiert werden als bei Herzsondierungen, so spielen diese in der Größenordnung von wenigen mR liegenden Dosen aus den schon oben angeführten Gründen genetisch keine Rolle.

β) Radiologisches Personal

Ärztliche Untersucher, kinderhaltende Pflegepersonen und — bei Untersuchungen in Narkose — auch Anaesthesisten müssen sich während der Serienaufnahmen zur Angiokardiographie mehr oder weniger nah am Patienten aufhalten, so daß sie zwangsläufig der Streustrahlung ausgesetzt werden. Da dieser Personenkreis vielfach über Jahre hinaus bei derartigen Untersuchungen mitwirkt, ist genauere Kenntnis der Höhe der Strahlenexposition — über die übliche Kontrolle durch Filmplaketten hinaus — Voraussetzung für einen optimalen Strahlenschutz.

αα) Untersucher. HILLS und STANFORD (1950) ermittelten bei Schirmbild-Angiokardiographien mit nur 10 ap-Serienaufnahmen am Handrücken des neben dem Patienten stehenden Untersuchers Dosen von 100—1000 mR, am Kopf im Mittel 140 mR und im Beckenbereich 80—150 mR. Ebenfalls bei Schirmbild-Angiokardiographien, aber bei Verwendung eines Bleigummischildes zwischen Patient und Arzt stellten JACOBSON, SCHWARTZMAN und HEISER (1952) je nach Größe der verwendeten Rundtubusse bei Serien von 16—35 ap-Aufnahmen am rechten Unterarm des Arztes, der das Kontrastmittel injiziert, durchschnittlich 5 bzw. 20 mR (maximal 34 bzw. 95 mR) fest, an der rechten Schulter maximal 74 mR. Bei ähnlicher Untersuchungstechnik führten Messungen von DUBILIER, BURNETT, DOTTER und STEINBERG (1953) zu Oberflächendosen von durchschnittlich 18 mR (kleiner Rundtubus) oder 33 mR (großer Tubus) am Handrücken und 45 bzw. 78 mR am Rumpf des Untersuchers. GEIST, GLASSER und HUGHES (1953) berichteten über Filmdosismessungen (an nicht näher angegebener Meßstelle) bei Angiokardiographien mit manuellem Kassettenwechsler (7 ap-Aufnahmen pro Serie). In einer Woche mit durchschnittlich nur einer Untersuchung wurde eine Personendosis von 92 mR festgestellt. Für Schirmbild-Angiokardiographien mit 10 ap-Aufnahmen gaben RITVO, D'ANGIO und RHODES (1956) eine Exposition des Handrückens je nach Tubusgröße mit 0—16 mR (Mittelwert 7 mR) bzw. 0—77 mR (22 mR) an. JANKER (1954) ermittelte an einem Arbeitsplatz für Angiokardiographien (Rollfilmwechsler, Zweiröhrenbetrieb) durch Phantommessungen die Ortsdosisleistung in der Umgebung des Patienten. Außerhalb einer Bleiabschirmung wurden weniger als 1,5 mR/min gemessen, dagegen an der Öffnung für den Arm des Patienten 83 mR/min. LARSSON (1956) ließ von Untersucher und Hilfspersonen bei einer nicht näher angegebenen Zahl von Herzkatheteruntersuchungen und Angiokardiographien Meßkammern in Brust- und Hüfttasche unter der Bleigummischürze eine Woche lang tragen. Bei 168 von 194 Messungen ergaben sich Werte bis zu 20 mR pro Woche, nur in 3 Fällen überstieg die Dosis 100 mR pro Woche.

Eigene Messungen am Brustkorb des Untersuchers (über der Schutzschürze) führten bei 37 Herzsondierungen mit anschließender Angiokardiographie in 2 Ebenen im Direktverfahren zu Dosen zwischen 0,3 und 5,8 mR (Durchschnitt 1,5 mR). Die Herzsondierung ist daran mit knapp 10% beteiligt. Die geringen Werte erklären sich aus großem Abstand des Untersuchers vom Patienten während automatischer Kontrastmittelinjektion. Etwas höher waren die Dosen bei 23 Angiokardiographien mittels manueller Kontrastmittelinjektion: am Thorax wurden 0,5—22,9 mR gemessen (Mittelwert 8,2 mR), am linken Handrücken 1,5—39,3 mR (16,3 mR). Unter Berücksichtigung der Schutzkleidung (0,25 mm Blei-Gleichwert) und einer mittleren Röhrenspannung von etwa 100 kV reduzieren sich die Meßwerte auf etwa 10%. Durchschnittlich wurden 1963 in der Röntgendiagnostik der Chirurgischen Klinik Düsseldorf 7,5 Herzsondierungen mit Angiokardiographien pro Woche durchgeführt, davon eine Untersuchung mit manueller Kontrastmittelinjektion. Daraus und aus den Meßwerten errechnete sich eine mittlere Gesamt-Oberflächendosis am Brustkorb des Untersuchers von rund 18 mR pro Woche oder 936 mR pro Jahr. Die linke Hand wird mit etwa 2,1 mR jährlich exponiert. Durch Schutzkleidung und alternierende Tätigkeit von 2—3 Ärzten werden die Dosen für den einzelnen Untersucher auf jährlich 30—50 mR am Thorax und 0,07—0,1 R am Handrücken vermindert.

ββ) Hilfspersonal. Während sich medizinisch-technische Assistentinnen bei Angiokardiographien in der Regel in strahlengeschützten Schalträumen aufhalten, können Krankenschwestern oder -pfleger durch häufig unvermeidliches Halten von Kindern während der Untersuchung in geringer Entfernung von Röhren und Patient exponiert werden. Das gleiche gilt für den Anaesthesisten bei Angiokardiographien in Narkose. HILLS und STANFORD (1950) stellten bei Schirmbild-Angiokardiographien mit 10 ap-Aufnahmen an den im Feldrandbereich (ungenügende Einblendung durch Rundtubus) befindlichen Händen des Anaesthesisten Oberflächendosen von 8,2—15 R(!) pro Untersuchung fest. Auf Grund von Phantommessungen ermittelten sie für den Kopfbereich des Anaesthesisten rund 0,25 R und für den Beckenbereich durchschnittlich 0,27 R pro Serie. Nach Messungen von Larsson (1956) trafen an der Stelle der Hände eines die Narkosemaske während Angiokardiographien (Rollfilmwechsler; je 60 Aufnahmen in 2 Bildebenen) haltenden Anaesthesisten 0,6—1,0 R pro Serie auf. Am Arbeitsplatz einer Assistentin, die Kinder während der Untersuchung beobachtet, wurden dagegen maximal nur 10 mR pro Serie gemessen. Auf die oben zitierten Meßwerte, die Larsson bei Untersuchern und Hilfspersonen unter der Bleigummischürze ermittelte, kann hier verwiesen werden.

Eigene Messungen am Handrücken von kinderhaltenden Pflegepersonen bei 38 Angiokardiographien (durchschnittlich je 19 Direktaufnahmen in 2 Ebenen) ergaben eine mittlere Streustrahlenexposition von 14,4 mR (1,5—61,8 mR) pro Untersuchung. Beim Halten der näher am Feld liegenden Arme lag die Dosis um etwa 50% höher als beim Halten der Beine. Am Thorax (über der Schutzschürze) dieser Personen wurden bei 48 Herzsondierungen *und* Angiokardiographien durchschnittlich 13,1 mR (0,9—52,5 mR) gemessen. Dabei ist der durch die Herzsondierung bedingte Dosisanteil nur mit knapp 10% des Gesamtwertes anzusetzen. Unter Berücksichtigung der regelmäßig getragenen Schutzkleidung (0,25 mm Blei-Gleichwert) resultiert eine wirkliche Belastung von 5—10% der Meßwerte. Die Ganzkörperexposition liegt somit nur in der Größenordnung von 1 mR pro Untersuchung. Setzt man Untersuchungsfrequenz und Anteil der durchschnittlich beteiligten Pflegepersonen in Rechnung, so ergibt sich eine jährliche Ganzkörperexposition durch Halten von Kindern bei Angiokardiographien von höchstens 12,5 mR pro Person und Jahr, die weit unter dem maximal zulässigen Wert von 5 R/a liegt.

Wie die Zusammenstellung von Dosisangaben zur Strahlenexposition der radiologisch Beschäftigten bei Herzkatheteruntersuchungen und Angiokardiographien zeigt, weichen die Meßwerte der einzelnen Autoren oder Institute zum Teil ganz erheblich voneinander ab. Große Unterschiede in den apparate- und strahlenschutztechnischen Bedingungen und vor allem auch in der Untersuchungsmethodik sind hierfür verantwortlich zu machen. Während einzelne Autoren, insbesondere bei Schirmbild-Angiokardiographien und bei unzureichender Feldeinblendung mit Rundtubussen, Dosen angeben, die der maximal zulässigen Ganzkörperdosis für radiologisch Beschäftigte (100 mR/Woche) bedenklich nahe kommen oder diese sogar überschreiten, liegen die Meßwerte in anderen Instituten weit unter dieser Grenze. Das gleiche gilt auch für die Teilkörperbestrahlung, insbesondere der Hände. Grundsätzlich gelten die einzelnen Angaben zur Strahlenexposition der Beschäftigten nur für die speziellen örtlichen Gegebenheiten. Wer selbst derartige Untersuchungen durchführt und somit auch verantwortlich für den Strahlenschutz des ärztlichen und pflegerischen Personals ist, wird gut daran tun, sich durch eigene Messungen über die auffallende Streustrahlenexposition zu vergewissern und gegebenenfalls für einen ausreichenden Strahlenschutz zu sorgen.

Literatur

Ardran, G. M.: The dose to operator and patient in x-ray diagnostic procedures. Brit. J. Radiol. **29**, 266—269 (1956).

Bachmann, D.: Strahlenbelastung bei kardioradiologischer Diagnostik. Fortschr. Röntgenstr. **96**, 636—638 (1962).

Burgemeister, G. u. W. Porstmann: Direkte Angiokardiographie (AKG) und retrograde Aortographie (AOG) mit dem Elema-Gerät bei angeborenen Herzfehlern. Fortschr. Röntgenstr. **88**, 145—154 (1958).

Capp, P., and M. S. Spach: Dosimetry during cineradiography and other specialized radiographic diagnostic procedures. Radiology **78**, 744—750 (1962).

Dubilier, W., H. W. Burnett, C. T. Dotter, and I. Steinberg: Radiation hazard during angiocardiography. Amer. J. Roentgenol. **70**, 441—444 (1953).

Fenner, E.: Welche Vorteile bringt die Verwendung eines Bildverstärkers für Röntgen-Serienaufnahmen? Röntgen-Bl. **9**, 288—294 (1956).

GEIST, R. M., O. GLASSER, and C. R. HUGHES: Radiation exposure survey of personnel at the Cleveland Clinic Foundation. Radiology **60**, 186—191 (1953).

HILLS, T. H., and R. W. STANFORD: The problem of excessive radiation during routine investigations of the heart. Brit. Heart J. **12**, 45—53 (1950).

HOEFFKEN, W. u. K. v. SCHRETTER: Röntgenkinematographie mit Bildverstärkerröhre und 16 mm-Filmkamera. Fortschr. Röntgenstr. **90**, 121—125 (1959).

JACOBSON, L. E., J. J. SCHWARTZMAN, and S. HEISER: Monitoring of a diagnostic x-ray department. Radiology **58**, 568—582 (1952).

JANKER, R.: Röntgenologische Funktionsdiagnostik mittels Serienaufnahmen und Kinematographie. Wuppertal: Girardet 1954.

— Die Strahlendosen in der Röntgendiagnostik. Röntgen-Bl. **9**, 137—152 (1956).

— Die Röntgenbildverstärkung und Röntgenbildübertragung in der Medizin. Röntgen-Bl. **16**, 305—314 (1963).

LARSSON, L.-E.: Radiation doses to patients and personnel in modern Roentgen diagnostic work. Acta radiol. (Stockh.) **46**, 680—689 (1956).

MARTIN, J. H.: Radiation doses received by the skin of a patient during routine diagnostic x-ray examinations. Brit. J. Radiol. **20**, 279—283 (1947).

MOHR, H.: Zur Dosisbelastung bei der Herzkatheterisierung. Röntgen-Bl. **12**, 58—63 (1959).

OSBORN, S. B.: Radiation doses received by diagnostic x-ray workers. Brit. J. Radiol. **28**, 650—654 (1955).

RITVO, M., G. J. D'ANGIO, and I. E. RHODES: Radiation hazards to nonradiologists participating in x-ray examinations. J. Amer. med. Ass. **160**, 4—10 (1956).

SCHAEFER, P. u. D. BACHMANN: Gonadendosis bei kardio-radiologischer Diagnostik. Fortschr. Röntgenstr. **99**, 46—48 (1963).

SCHULTE-BRINKMANN, W.: Die Strahlenexposition von Patienten und radiologisch Beschäftigten bei Herzsondierungen sowie Kontrastmitteldarstellungen des Herzens und der großen Gefäße. Habil.-Schrift Düsseldorf, 1965. Teil I: Strahlentherapie **129**, 139—155 (1966); Teil II: Strahlentherapie **129**, 295—307 (1966); Teil III: Strahlentherapie **129**, 460—471 (1966).

SEELENTAG, W., J. NUMBERGER, D. KNORR u. G. KOLBERG: Zur Frage der genetischen Belastung der Bevölkerung durch die Anwendung ionisierender Strahlen in der Medizin. IV. Teil. Strahlentherapie **107**, 537—555 (1958).

SPACH, M. S., and M. P. CAPP: Radiation exposure in children. Amer. J. Dis. Child. **103**, 750—758 (1962).

SPIEGLER, G., and B. E. KEANE: Scatter doses received on the lower extremities of the diagnostic radiologist. Brit. J. Radiol. **28**, 140—146 (1955).

VINCE, D. J.: Medical radiation to children with congenital heart disease. Canad. med. Ass. J. **91**, 1345—1349 (1964).

VIII. Kontrastmitteldarstellung der äußeren Herz- und Gefäßkonturen

Von

L. Oliva

Mit 24 Abbildungen

Das Mediastinum gibt im Röntgenbild zwischen den beiden hellen Lungenfeldern einen dichten, praktisch homogenen Schatten. Lediglich die Trachea und die großen Bronchien sowie Verkalkungen, z. B. in Gefäßen, können einen natürlichen Kontrast erzeugen. Die Nativaufnahme zeigt, auch bei Verwendung von harten Strahlen und von Schichtbildern, die manchmal Abstufungen in der Dichte des Mediastinalschattens erkennen lassen, im wesentlichen nur die Ränder des Mediastinums, dessen Schatten sich vom hellen Lungenfeld klar abzeichnet. Schichtdarstellung, Kymographie und Leuchtschirmbeobachtung geben weitere sehr wertvolle Aufschlüsse, die sich aber auf die Verhältnisse zwischen dem Mediastinalschatten und den Lungenfeldern beschränken.

Es ist das Verdienst von CONDORELLI (1936), dem röntgenologischen Studium des Mediastinums und der in ihm liegenden Organe eine neue Möglichkeit eröffnet zu haben. Dank seiner Idee, durch Luftfüllung des Mediastinums eine Aufhellung um die einzelnen Organe zu schaffen, wurde es möglich, diese sichtbar zu machen.

Die späteren technischen Verbesserungen, die eine leichte und gefahrlose Luftfüllung des Mediastinums ermöglichten, und vor allem die von VALLEBONA immer weiter betriebene Fortentwicklung der Schichtbild-Technik (1930, 1947, 1952, 1957) haben das *Pneumomediastinum* zu einer klinisch brauchbaren Untersuchungsmethode gemacht und seine praktische Verwertung begründet. Das Pneumomediastinum bietet im Vergleich zu den üblichen Kontrastmittelmethoden (Angiokardiographie, Bronchographie, Oesophagographie usw.) den großen Vorteil, daß man gleichzeitig die Konturen aller Mediastinalorgane, ihre Lage und Lageveränderungen sowie ihre Morphologie und ihre Verhältnisse zueinander beobachten kann.

Das *Pneumoperikard* gestattet die Beobachtung der Herzkonturen und, auf bestimmte Segmente beschränkt, die einiger herznaher Gefäße.

1. Pneumomediastinum

a) Untersuchungstechnik

Die 1936 von CONDORELLI begonnenen und in der Folgezeit von zahlreichen Untersuchern fortgeführten physiopathologischen und radiologischen Studien des Mediastinums haben gezeigt, daß es zahlreiche Eintrittswege in das Mediastinum gibt. MACARINI und OLIVA unterscheiden „direkte“ und „indirekte“ Zuführungswege; dementsprechend wird das Gas entweder unmittelbar in das Mediastinum insuffliert, oder die Füllung des Mediastinums erfolgt durch Einblasen des Gases in Räume, die ihrerseits mit dem Mediastinum in Verbindung stehen.

Die am häufigsten verwendeten Methoden sind die transtracheale (direkte) und die prä- bzw. laterococcygeale (indirekte) Gasfüllung.

Die radiologische *Aufnahmetechnik* macht keine besonderen Schwierigkeiten. Die Aufnahmen in den verschiedenen Projektionen müssen natürlich mit möglichst kurzen Belichtungszeiten angefertigt werden.

Im Vergleich zu *Schichtbildern* in den verschiedenen (sagittalen, seitlichen, schrägen und axial-transversalen) Projektionen zeigen Summationsaufnahmen allerdings nur verhältnismäßig wenig Einzelheiten.

Es ist selbstverständlich, daß die Einführung eines Gases in die Gewebe ein interstitielles Emphysem hervorruft, das einerseits das zu untersuchende Organ von seiner

Umgebung abhebt und röntgenologisch sichtbar macht, andererseits aber in den benachbarten Abschnitten Aufhellungen und Verschattungen hervorruft, die das darzustellende Objekt überlagern. Deshalb haben alle Untersucher, vor allem CONDORELLI selbst, beim Pneumomediastinum zum Zwecke einer besseren diagnostischen Auswertung die Schichtdarstellung mit ihren analytischen Möglichkeiten zu Hilfe genommen. Nur so konnte das Pneumomediastinum weitverbreitete Anwendung finden; wir können uns eine Röntgendarstellung des Pneumomediastinums ohne Zuhilfenahme der Schichtdarstellung kaum vorstellen. Um wirklich einwandfreie Schichtbilder zu erhalten, muß auf die Herztätigkeit Rücksicht genommen werden; es müssen Methoden angewendet werden, die es erlauben, Schichtbilder mit kurzen Belichtungszeiten von Zehntelsekunden anzufertigen, indem man z. B. nach VALLEBONA das Prinzip der Schichtdarstellung mit Bewegung von Objekt und Film anwendet. Die Schichtuntersuchung gibt auch die Möglichkeit, das Herz und die großen Gefäße in axialer Projektion darzustellen (axialtransversale Schichtdarstellung); dies ist mit den üblichen Summationsaufnahmen nicht möglich.

b) Pneumoradiographische Bilder des normalen Herzens und der großen Gefäße

Die Standardröntgenaufnahmen geben interessante Aufschlüsse über die Diffusion des Gases und über die Bildung der vier klassischen „Gaskammern": vordere, hintere, rechtslaterale und linkslaterale Kammer.

Bei der postero-anterioren Projektion kommt das von einem hellen, die mediastinale Pleura abdrängenden Aufhellungsstreifen umgebene Herzprofil sehr scharf zur Darstellung. Auch der Aortenbogen und der Bogen der A. pulmonalis sind klar zu sehen (Abb. 1).

Auf Bildern in lateraler Projektion trennt die vordere Gaskammer die Thoraxwand vom vorderen Rand des rechten Ventrikels. Der von den Thymusresten durch eine Gasaufhellung abgegrenzte Bulbus der A. pulmonalis kommt besonders gut zur Geltung (Abb. 2).

Die vordere schräge linke Projektion dient zur besseren Darstellung des Aortenbogens.

Mit den Standardaufnahmen können nur solche gröberen Details dargestellt werden.

Die *frontalen Schichtbilder* zeigen drei grundlegende, charakteristische Bilder in den Ebenen der hinteren, der mittleren und der vorderen Schichten.

Auf den dorsalen Schichten sind die vom Gas umgebene Aorta descendens und die Vv. pulmonales mit scharfen Umrissen zu sehen.

Die Schichten in Thoraxmitte, die der Bifurkation der Trachea entsprechen, sind besonders für die Beurteilung der vom Gas umgebenen Abschnitte der V. azygos, des Aortenbogens und der linken A. pulmonalis zu verwerten.

Die ventralen, retrosternalen Schichten bringen die lateralen Konturen des Herzens, die aus der Aorta austretenden Arterienstämme und die zwei brachiocephalen, zur V. cava superior sich vereinigenden Venenstämme besonders zur Geltung (Abb. 3).

Schichtaufnahmen in seitlicher Projektion bieten ebenfalls sehr interessante und aufschlußreiche Bilder.

Auf den rechtsseitigen paramedianen Schichtbildern sieht man die Hilusgefäße und darunter besonders die rechte A. pulmonalis; oberhalb des rechten Bronchus sieht man die V. azygos an ihrer Einmündungsstelle in die V. cava superior. Diese zeigt eine Auftreibung mit nach vorne gerichteter Konvexität, wie man sie üblicherweise auf Angiopneumographien an der Stelle der Vereinigung der brachiocephalen Venenstämme beobachtet. Die V. cava inferior ist durch das zwischen Diaphragma und Perikard dringende Gas gut sichtbar.

Die Aufnahme der medianen Sagittalebene zeigt ein besonders charakteristisches Bild, das von CONDORELLI als „Drei-Bogen-Bild" (1951) bezeichnet wurde: Man sieht in der Tat oben den Aortenbogen, dessen oberer Rand weit schärfer gezeichnet ist als der

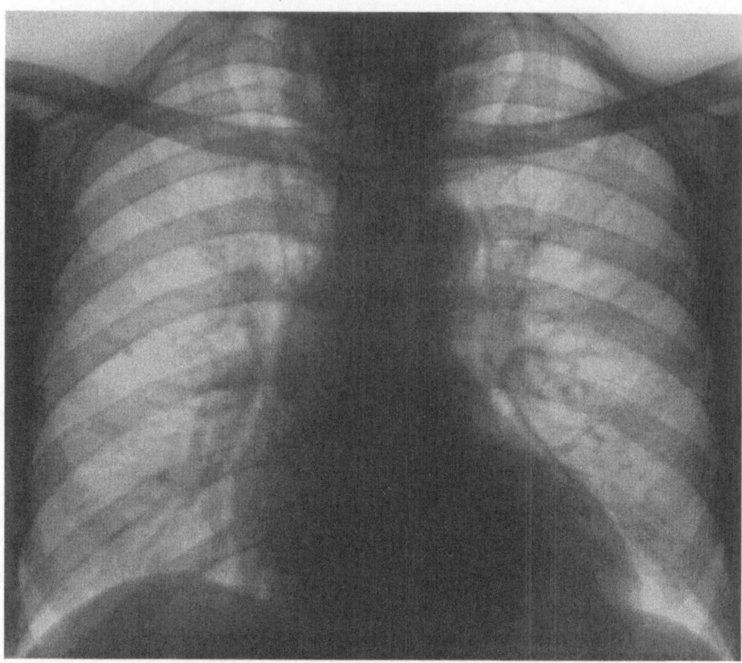

Abb. 1. G. R., 25 Jahre. Normaler Fall. Nach Pneumomediastinum in postero-anteriorer Projektion sieht man die Lateralprofile des Herzens, den Bogen der Aorta und der Pulmonalis, die von Gas umgeben sind, welches die Mediastinalpleura abdrängt

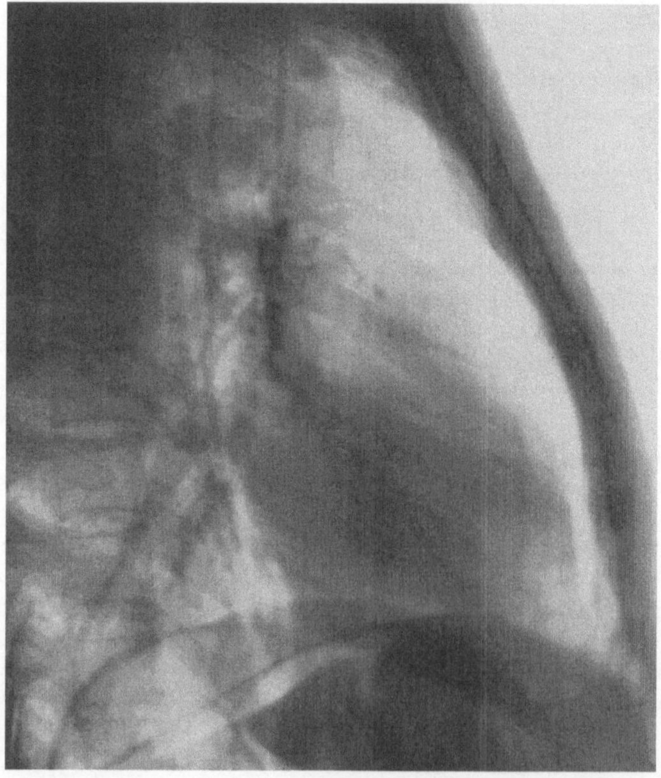

Abb. 2. G. R., 25 Jahre. Normaler Fall. Bei Lateralprojektion nach Pneumomediastinum sind die vordere und hintere Gaskammer sichtbar, die die Konturen des Herzens zur Geltung bringen

untere; darunter befindet sich der Bogen des Pulmonalisstammes, der sich weiter in die A. pulmonalis fortsetzt; zuunterst erscheint der Bogen der V. pulmonalis sinistra. Auf den Medianschichten sind auch die Herzränder gut markiert. Von besonderem Interesse ist die Darstellung der caudalen Herzfläche, die durch das helle perikardio-diaphragmatische Aufhellungsband vom Zwerchfell getrennt erscheint (Abb. 4a).

Die Aufnahmen der linken paramedianen Schichten eignen sich vorwiegend für die Demonstration der Aorta descendens und der linken Lungenarterien und -venen, die bis in ihre verhältnismäßig feinen Verästelungen verfolgt werden können (Abb. 4b).

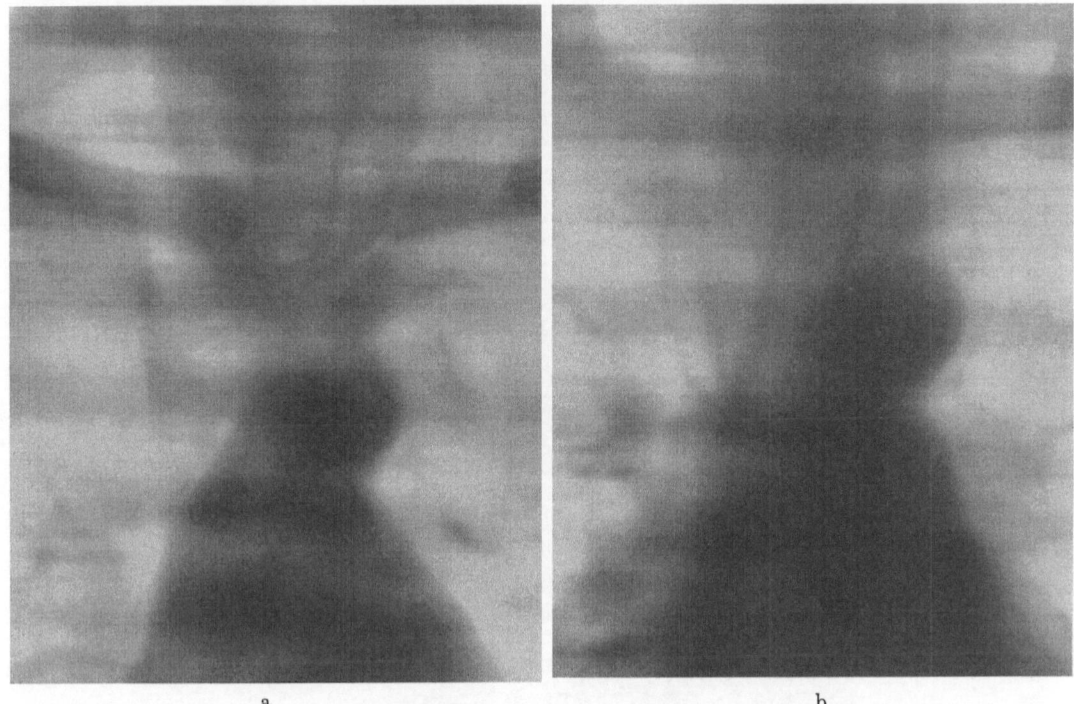

a b

Abb. 3a u. b. G. R., 25 Jahre. Normaler Fall. a Auf der vorderen Frontalschicht umgibt das Gas die brachiocephalen Venenstämme, die auf diese Weise klar dargestellt erscheinen. b Auf einer hinter der oben beschriebenen liegenden Schicht erscheinen der gasumhüllte Aortenbogen und die A. subclavia sin. (Nach MACARINI und OLIVA)

Auf schrägen Schichtbildern sieht man die großen aus der Aorta austretenden Gefäßstämme im oberen Mediastinum. Bei schräger vorderer Projektion von links kann die Ebene dargestellt werden, in welcher die Aorta verläuft, so daß man praktisch die ganze Aorta thoracica von ihrem Ursprung bis zum Hiatus aorticus diaphragmatis verfolgen kann. Interessanterweise kann man feststellen, daß, im Gegensatz zu den Ergebnissen anatomischer Studien, der Aortenbogen den linken Hauptbronchus nicht berührt, sondern ungefähr 1 cm über ihm hinwegzieht; mit dem Bronchus kommt vielmehr der linke Stamm der A. pulmonalis in Berührung.

Die *axial-transversalen Schichten* erlauben die Demonstration fast aller bereits erwähnten Gebilde aus einer neuen Perspektive, in der dritten Raumdimension. Die Aufnahmen sind manchmal recht schwer zu beurteilen, sind aber von bestechender Klarheit.

Auf den Transversalschichtaufnahmen des oberen Mediastinums (in Höhe des dritten Wirbelkörpers) sieht man die aus der Aorta austretenden Arterienstämme und die brachiocephalen Venenstämme (Abb. 5). Eine etwas tiefere Schicht zeigt den Querschnitt des Aortenbogens und die V. cava superior. Die ventralen Konturen dieser Gebilde werden dank der Anwesenheit von Gas in der vorderen mediastinalen Kammer,

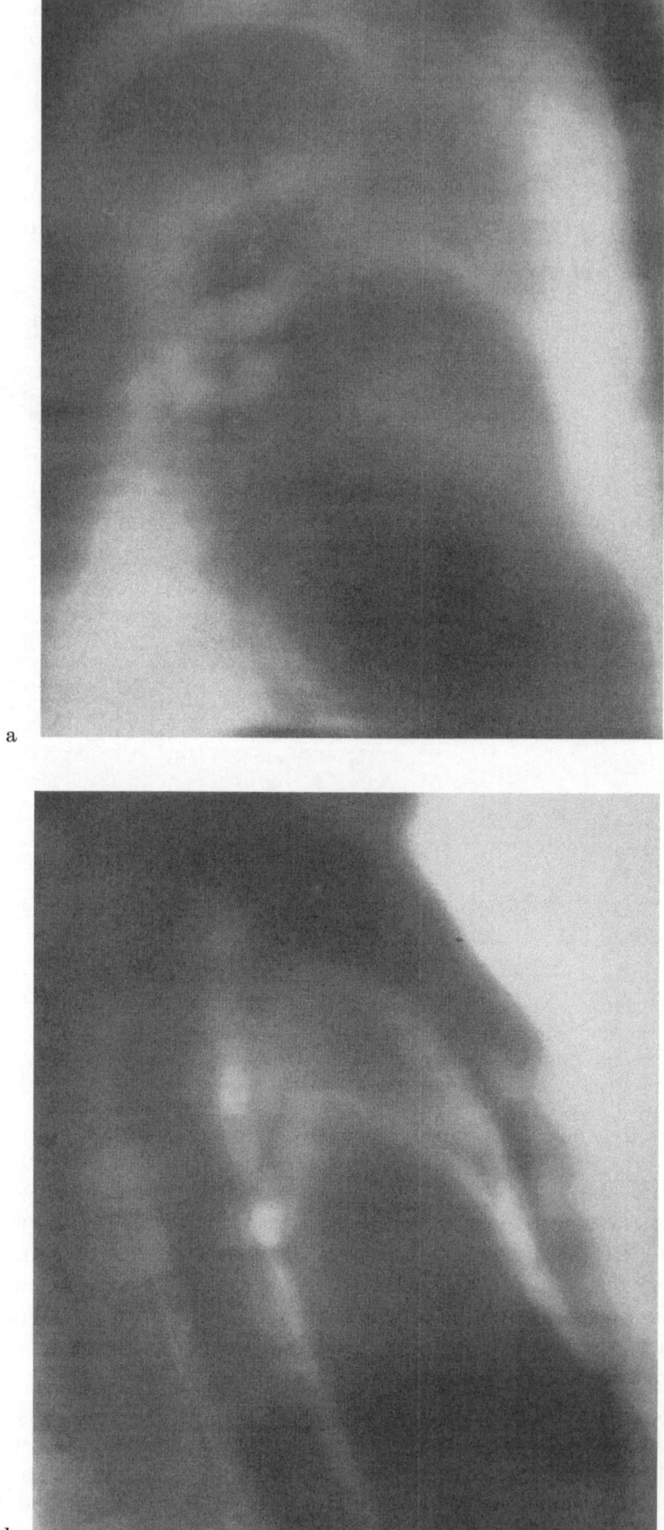

Abb. 4a u. b. G. R., 25 Jahre. Normaler Fall. a Auf der Sagittalschicht wird durch die Gasfüllung das „Drei-Bogen-Bild“ sichtbar (s. Text). b Auf der linken paramedianen Schicht ist die Aorta descendens dargestellt

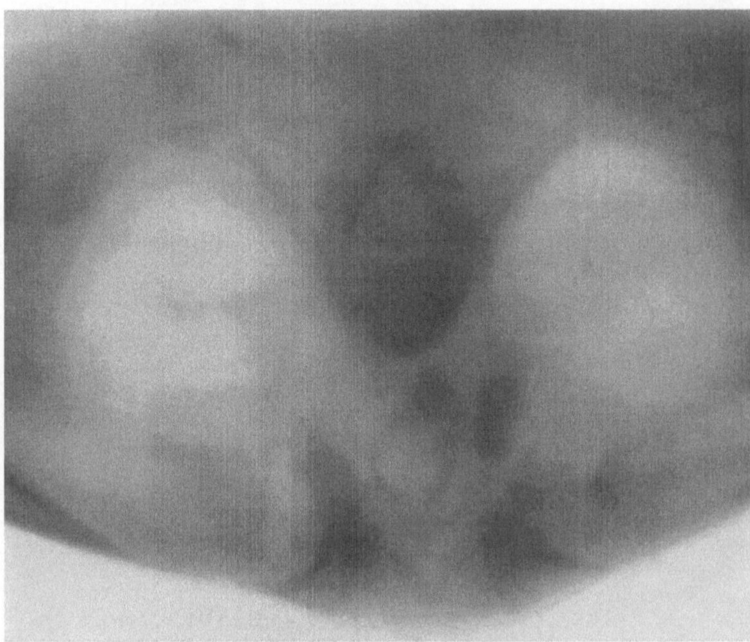

Abb. 5. G. R., 25 Jahre. Normaler Fall. Axial-transversale Schicht in Höhe des 3. Brustwirbels: Das Gas umgibt und bringt die brachiocephalen venösen Stämme, die aus dem Aortenbogen tretenden Arterien, die Luft- und Speiseröhre zur Geltung

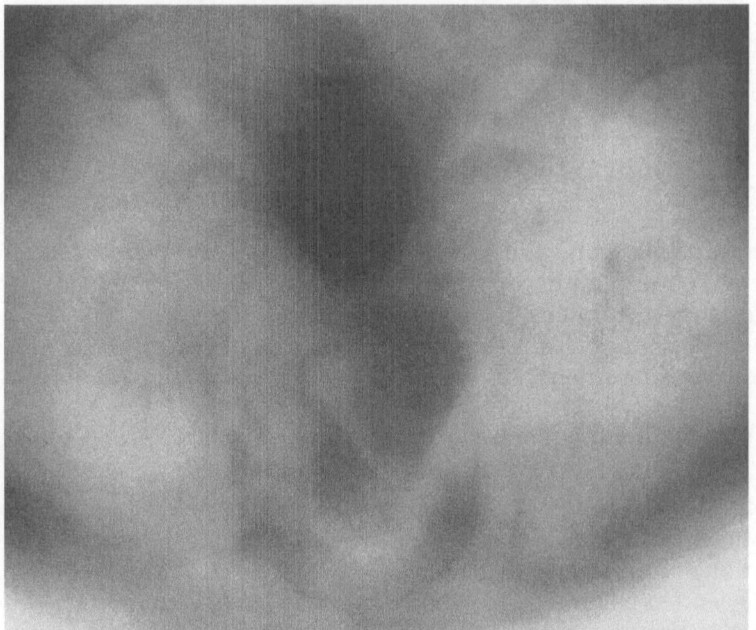

Abb. 6. G. R., 25 Jahre. Normaler Fall. In der axial-transversalen Schicht in der Höhe des 6. Brustwirbels demonstriert das Gas die V. cava superior und den Scheitel des Aortenbogens

die sie von den Thymusresten abdrängt, besonders scharf gezeichnet (Abb. 6). In Höhe des 5. Wirbelkörpers sind die von Gasbändern umgebenen Gefäße, die Aorta descendens, die V. cava superior und die Aorta ascendens sowie die zwischen ihnen liegenden großen Bronchien und die Gebilde des oberen Hiluspols zu sehen. In Höhe des 6. Wirbelkörpers sieht man die gleichen großen Gefäße und außerdem die am linken vorderen Rand des

Mediastinums gelegene A. pulmonalis (Abb. 7). Die darunter liegenden Schichtaufnahmen zeigen mit besonderer Klarheit die Gefäßverästelungen der Hili, sowohl links als rechts. Ganz besonders scharf und frei von jeglicher Berührung mit den benachbarten Gebilden zeichnen die vier Gaskammern die Herzränder ab.

Zusammenfassend kann gesagt werden, daß die Schichttechnik des Pneumomediastinums eine ziemlich genaue Untersuchung der äußeren Herzkonturen und der großen Gefäße erlaubt. Auf diese Weise können die Morphologie, das Volumen und das Kaliber sowie die gegenseitigen Lageverhältnisse und die Beziehungen zur Nachbarschaft festgestellt werden.

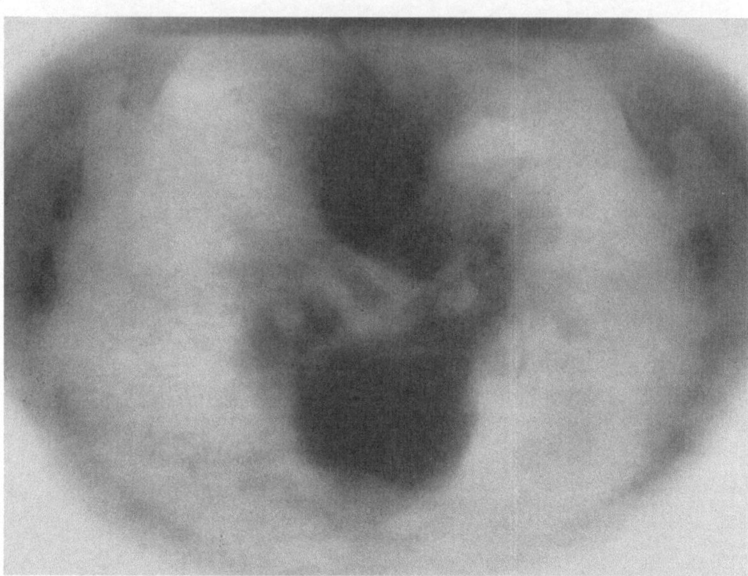

Abb. 7. G. R., 25 Jahre. Normaler Fall. Die Aufnahme der axial-transversalen Schicht in Höhe des 6. Brustwirbels zeigt die V. cava superior, die A. pulmonalis, die Gefäßverzweigungen der Hili, die Abschnitte der Bronchien, die Speiseröhre und die Aorta descendens. (Nach MACARINI und OLIVA)

Die Messung der Weite der verschiedenen Gefäße, der BOGSCH (1958) richtigerweise große Bedeutung beimißt, kann mit Hilfe des Pneumomediastinums mit großer Genauigkeit durchgeführt werden; denn es treten keine spastischen Zustände auf, wie sie bei der Angiographie durch die Einführung von jodhaltigen Substanzen als Kontrastmittel sehr häufig verursacht werden.

c) Pneumoradiographische Bilder pathologischer Veränderungen bei extrakardialen Erkrankungen

Diagnostische Schwierigkeiten bei morphologischen Veränderungen des Mittelschattens entstehen sehr häufig dadurch, daß sich nicht feststellen läßt, ob es sich um Veränderungen der Hohlräume des Herzens und der Gefäße oder aber um Veränderungen der anliegenden Organe handelt. Das insufflierte Gas umgibt die kardiovasculären Gebilde des Mediastinums, drängt sie von den anderen anatomischen Gebilden ab und stellt somit eine Methode dar, für deren Anwendung zusammen mit der Schichttechnik eine Indikation in allen jenen Fällen besteht, bei denen morphologische Veränderungen des Mittelschattens mit zweifelhaften oder widersprechenden klinischen Bildern zusammentreffen.

Formveränderungen des *Thymus* waren die ersten Untersuchungsobjekte für das Pneumomediastinum (CONDORELLI 1937; PEREIRAS und CASTELLANOS 1938; GIANNARDI 1948; DE GOY und DI RIENZO 1948; BARBIERI und LENTINI 1949/50 usw.). Der Herzschatten kann sehr unterschiedliche Formen zeigen (Form des Mitralherzens, Vergröße-

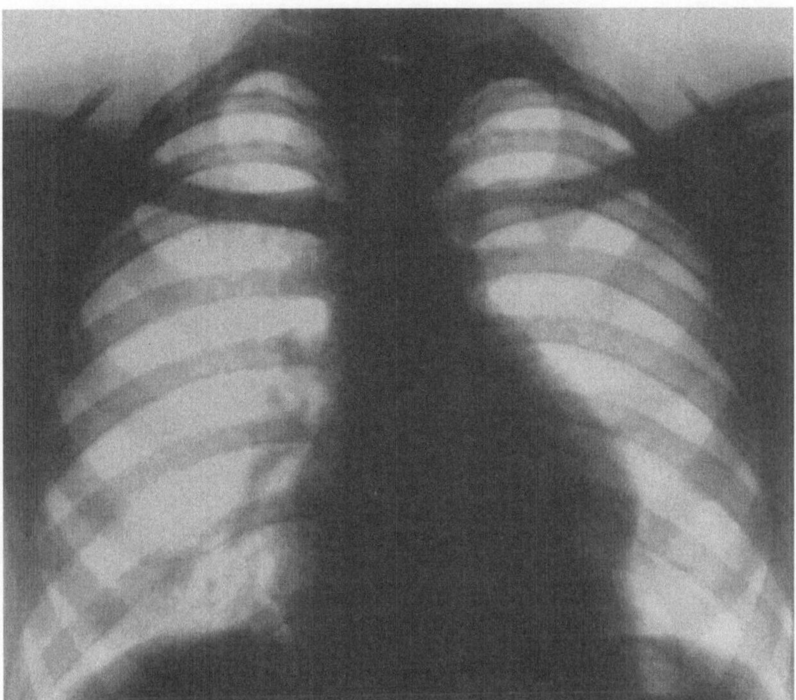

Abb. 8. Thymustumor bei 24jährigem Patienten. Einweisung zur Untersuchung der Herz- und Kreislaufverhältnisse. Die Thoraxaufnahme zeigt eine etwas starre Vorwölbung im Bereich des Pulmonalisbogens und der Kammerkontur links. Weitere Untersuchungen mit Schichtaufnahmen führen zu keiner eindeutigen Diagnosestellung. Nach dem klinischen Befund möglicherweise Neoplasma

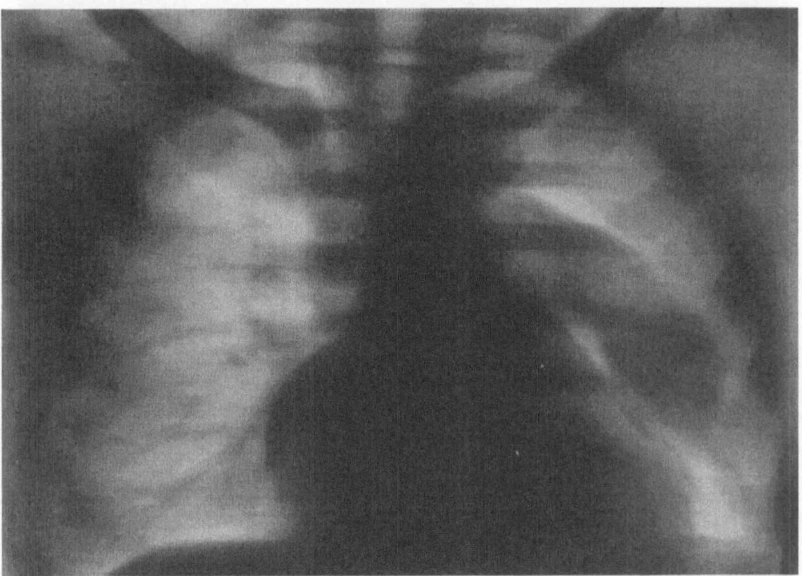

Abb. 9. Derselbe Fall. Nach Anlegen eines Pneumomediastinums findet man auf den ventralen Schichtaufnahmen links einen scharf begrenzten, dichten Schatten parakardial. Die Herzkonturen erscheinen intakt. (Nach MACARINI und OLIVA)

rung der linken Kammer oder des oberen Mediastinums usw.). Das Gas drängt immer den hypertrophierten Lappen des Thymus (Abb. 8, 9, 10), der selbst ebenfalls sehr verschiedene Bilder aufweisen kann, ab (Abb. 11). Sowohl bei Erwachsenen als auch bei

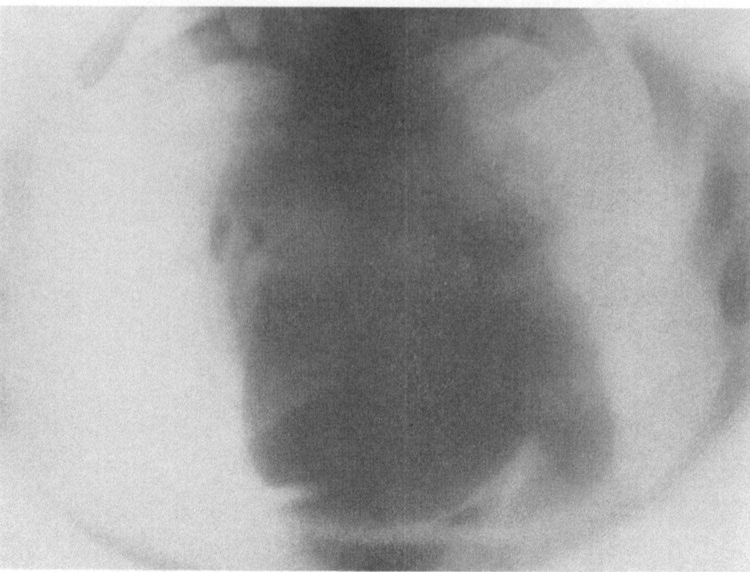

Abb. 10. Fall von Abb. 8, 9. Auch die axial-transversale Schichtaufnahme beweist die vollständige Abhebung des Thymusschattens

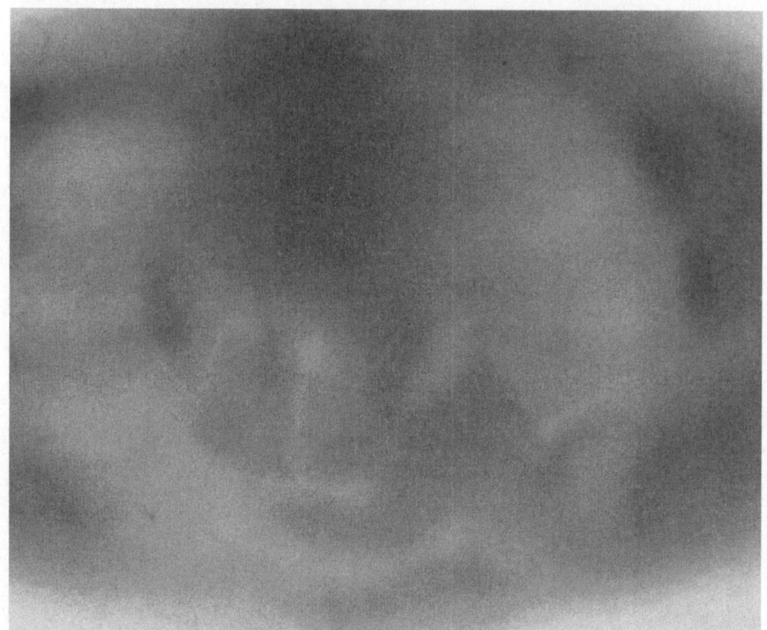

Abb. 11. P. G., 4 Jahre. Thymushypertrophie. Auf der axial-transversalen Schichtaufnahme hebt die Gasfüllung die Thymuslappen auch vom übrigen Mediastinum ab

Kindern ist die Klärung solcher Fälle mitunter wichtig (DE MAESTRI und LOMBROSO 1951), besonders heute, nachdem man im allgemeinen eine diagnostische Röntgenbestrahlung für nicht ganz gefahrlos hält, obgleich sie sicher weniger gefährlich ist als eine Probethorakotomie.

Sollte ein dissoziierter Schatten diagnostisch unklar sein, so kann der Versuch einer pharmakologischen Beeinflussung des Thymusschattens, wie sie von TORSOLI und SARTESCHI (1953) vorgeschlagen wurde, weiterhelfen.

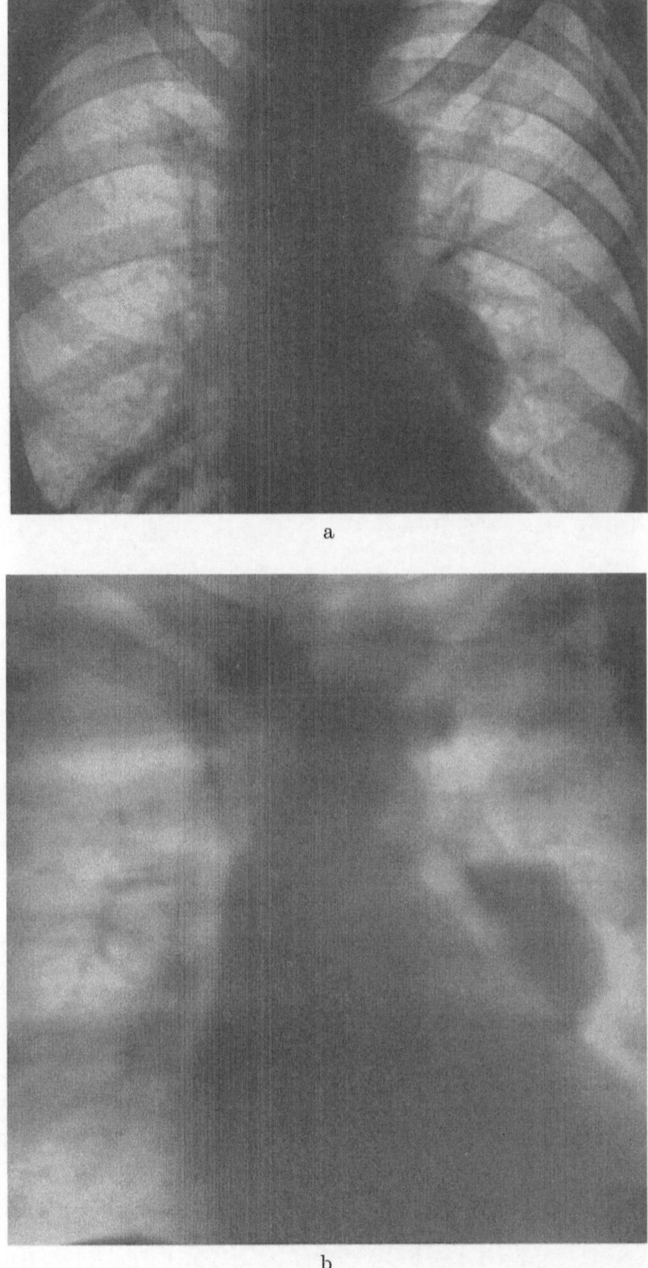

Abb. 12. G. E., 53 Jahre. Sowohl die Röntgenstandardaufnahme als auch die frontale Schichtaufnahme zeigen eine scharf begrenzte Vergrößerung des zweiten linken Herzbogens

Auch *Neoplasmen der Pleura und Lunge* können bei entsprechenden Lagebeziehungen die Herz- und Mediastinumsilhouette verändern. Das eingeblasene Gas dringt zwischen die dichten pathologischen Schatten und das Mediastinum und kann so die pleurale oder pulmonale Herkunft der Veränderung erweisen und ihre Zugehörigkeit zur Blutstrombahn ausschließen (Abb. 12, 13, 14, 15). Darüber wurden zahlreiche beweiskräftige Fälle veröffentlicht (Braggion und Polvar 1952; Oliva 1952; Pidone 1954; Balmes und Thévenet 1955; Bétouillères u. Mitarb. 1955; Macarini und Oliva 1955 usw.). Das Gas umgibt meist gutartige Neubildungen besser als maligne, weil diese untrennbar

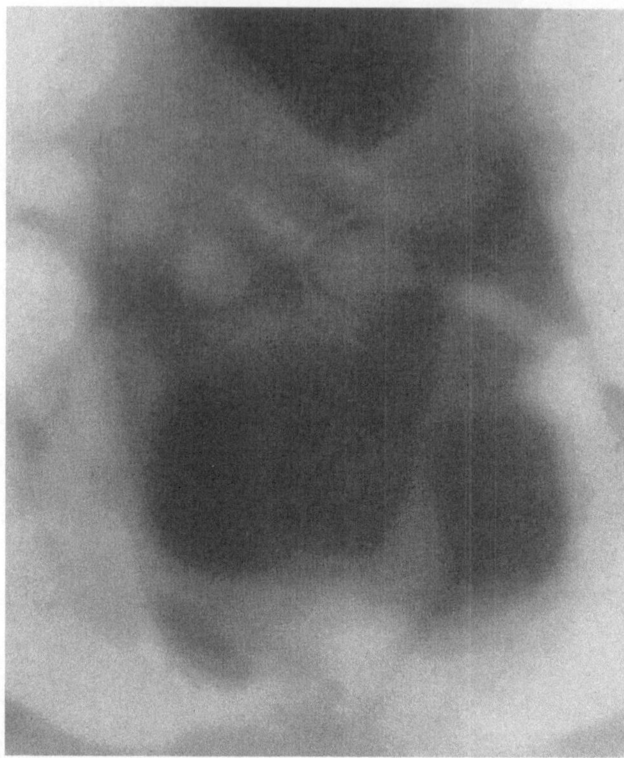

Abb. 13. G. E., 53 Jahre. Auf den Schichtaufnahmen kann nach Anlegung des Pneumomediastinums nachgewiesen werden, daß das Gebilde durch einen schmalen Gasstreifen vollständig abgehoben ist. Operationsbefund: pleuropulmonales Hämangioendotheliom. (Nach MACARINI und OLIVA)

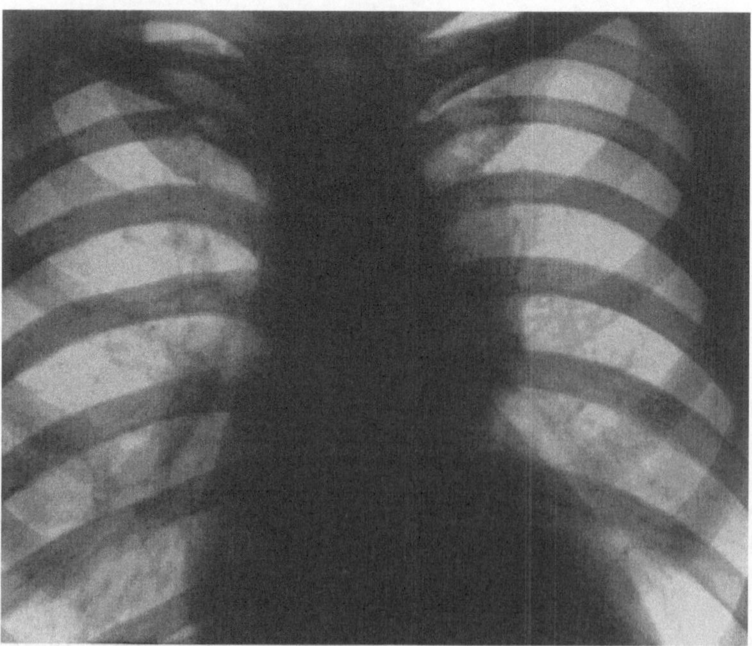

Abb. 14. M. B., 47 Jahre. Deformation des Herz- und Gefäßschattens durch scharf abgegrenzte Vergrößerung des I. und II. Herzbogens links

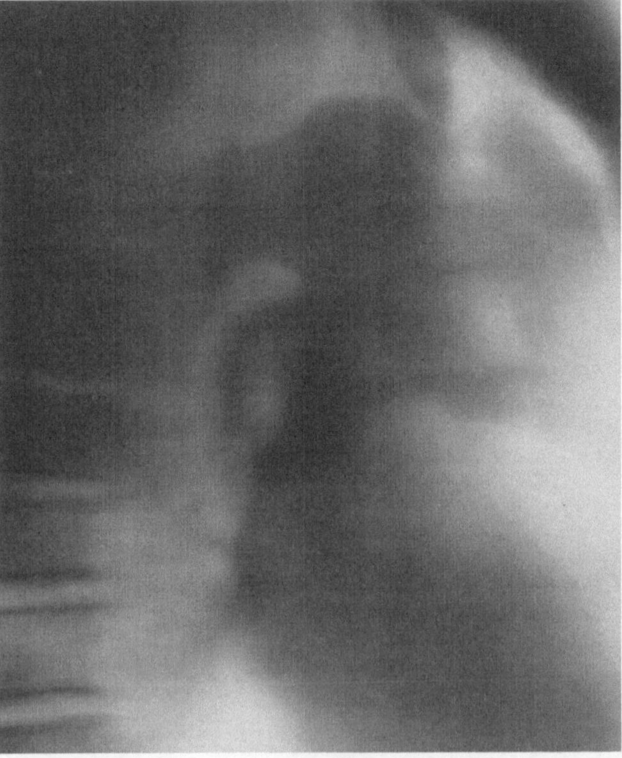

Abb. 15. M. B., 48 Jahre. Auf der Schichtaufnahme bei lateraler Projektion sieht man, daß das Gas eine große Masse umfließt und abhebt, die polycyclische Umrandung aufweist und auch in das vordere Mediastinum eindringt. Operationsbefund: pleuroperikardiale Cölomcyste. (Nach BESIO, DE ALBERTIS, PIEROTTI und SCURSATONE)

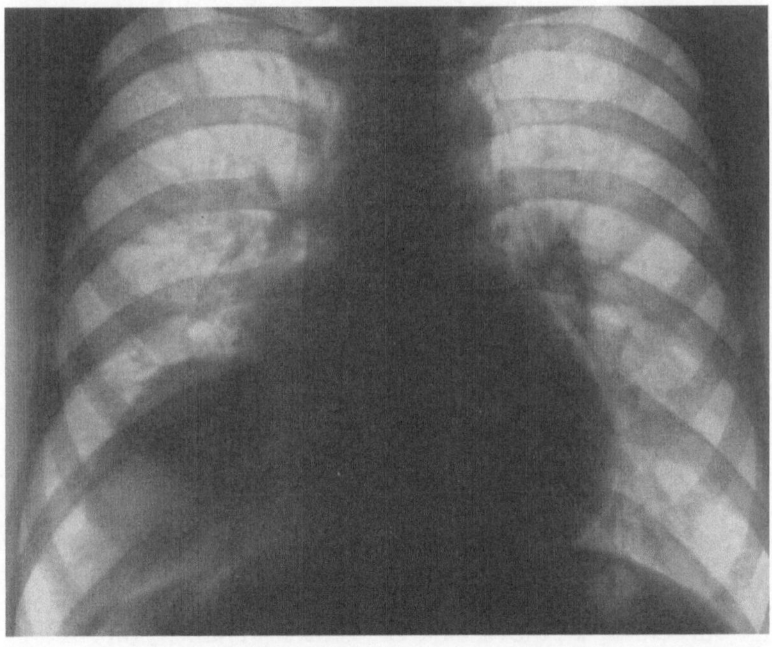

Abb. 16. C. F., 31 Jahre. An der Basis rechts große, scharf umrandete, einen homogenen Schatten gebende Neubildung, die sich auch nach Anlegen des Pneumomediastinums nicht vom Medianschatten abhebt

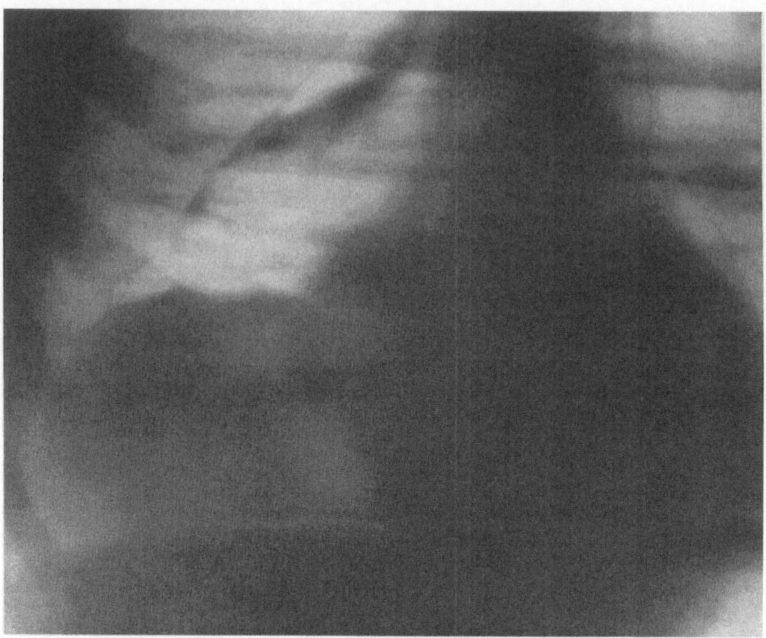

Abb. 17. Auch mit der Schichttechnik läßt sich keine Gaspassage zwischen der Neubildung und dem Herzen nachweisen. Operationsbefund: Perikarddivertikel. (Nach Macarini und Oliva)

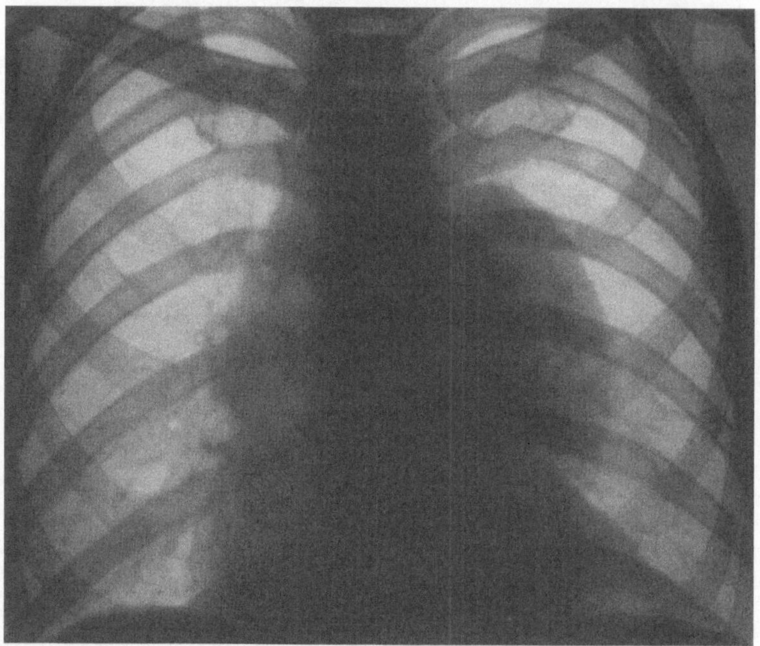

Abb. 18. B. A., 51 Jahre. Scharf umrissene Vergrößerung der linken Herz- und Gefäßränder

mit den Mediastinalorganen verbunden sein können. Demnach ist nur die vollständige Abtrennung einer pathologischen Verschattung vom Mediastinum durch eine kontinuierliche Gasaufhellung beweisend, während das Ausbleiben einer solchen Gasinfiltration nicht unbedingt für einen kardiovasculären Prozeß spricht (Abb. 16, 17, 18, 19, 20).

Manchmal täuschen auch die (meist neurogenen) *Geschwülste im hinteren Mediastinum* eine kardiale oder perikardiale Erkrankung vor. Bei ihnen gelingt aber die Gasumhüllung

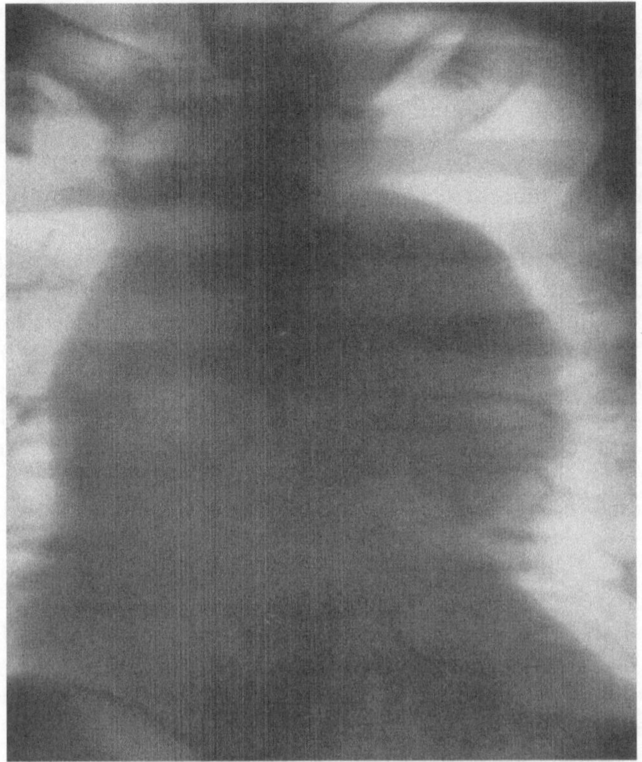

Abb. 19. Die frontale Schichtaufnahme nach Anlegung des Pneumomediastinums zeigte eine geringe Diffusion des Gases in das Mediastinum, welches nicht die Neubildung des linken Randes umgibt

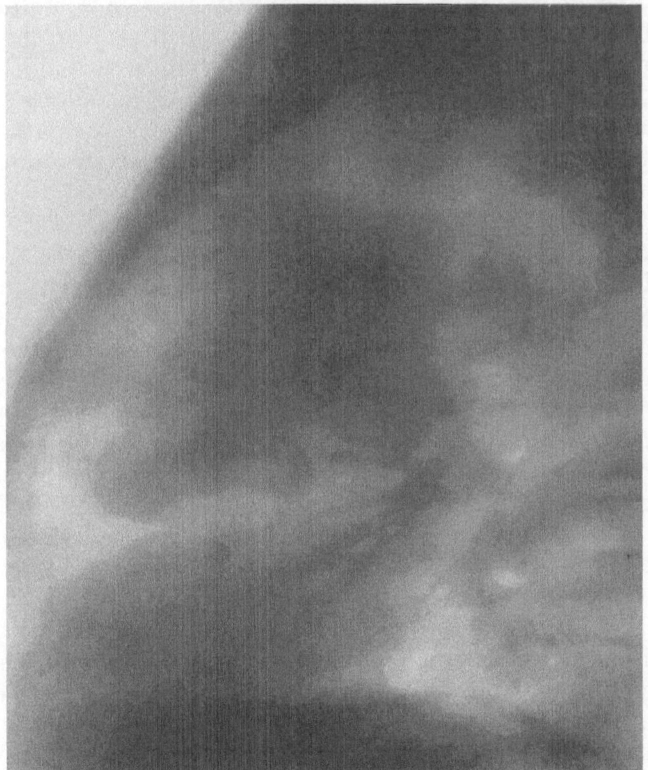

Abb. 20. Die laterale Schichtaufnahme des gasgefüllten Mediastinums zeigt das Vorhandensein eines großen, policyclisch konturierten Schattens, der dem Hilus eng anliegt. Operationsbefund: Sarkom des Mediastinums. (Nach BESIO, DE ALBERTIS, PIEROTTI und SCURSATONE)

im allgemeinen leicht und so eindeutig, daß diagnostische Zweifel kaum bestehen (BÉTOUILLÈRES u. Mitarb. 1955).

Der Mittelschatten kann außerdem durch *Hilusadenopathien* spezifischer oder metastatischer Natur deformiert werden und eine Mitralform des Herzens vortäuschen. Die Analyse durch Gasinsufflation wird dann den Diagnostiker zur Klärung der vasculären, adenopathischen oder bronchopulmonalen Natur des Prozesses führen (MELDOLESI 1952; DURAND, DE TONI und PORRO 1952; PIERRET, BRETON und DUBOIS 1955 usw.).

Zahlreiche weitere *mediastinale, diaphragmale oder pulmonale* Erkrankungen können das kardiovasculäre Bild verändern (retrosternaler Kropf, Lungenatelektasen, paramediastinale Pleuritis, Cysten usw.). Die Darstellung einer vollständigen Trennung mit Hilfe der Gasfüllung gestattet es, die kardiovasculäre Herkunft auszuschließen.

Das nicht erfolgende Eindringen des Gases in bestimmte Bezirke darf also nicht ohne weiteres als untersuchungstechnischer Mißerfolg aufgefaßt werden; bei adenopathischen Prozessen in der Hilusgegend z. B. hat das Ausbleiben der Gasinfiltration in dieses Gebiet bei sonst normaler Füllung des Mediastinums diagnostische Beweiskraft.

d) Pneumoradiographische Bilder von Herz- und Gefäßerkrankungen

Die Schichtuntersuchung des Pneumomediastinums unterstreicht die Herzkonturen, dissoziiert die großen Gefäße, erlaubt es, die Aorta bis zum Zwerchfell zu verfolgen und zeigt die auf Summationsbildern nicht sichtbaren Gefäßstämme. Das macht sie für die Untersuchung angeborener Angiokardiopathien und auch erworbener Veränderungen des Herzens und der großen Gefäße geeignet.

Beim *Ductus arteriosus Botalli persistens* gelingt mitunter die direkte Darstellung des Ganges, besonders auf Bildern in schräger Projektion (GOVEA u. Mitarb. 1951; GIRAUD u. Mitarb. 1954). Häufiger beobachtet man, daß lediglich die normalerweise zwischen dem Aortenbogen und dem Stamm und dem linken Ast der A. pulmonalis auftretende Gasaufhellung ausbleibt, ohne daß der Ductus selbst darin als Verschattung zu sehen ist. SCHIROSA und TEDESCHI messen aber auch diesem Symptom diagnostische Bedeutung bei. In jedem Falle gestattet die Untersuchung eine Beurteilung des Zustandes der arteriellen und venösen Lungenstrombahn sowie einen Rückschluß auf die Weite des Ductus auf Grund der durch den veränderten arteriellen Strömungswiderstand bedingten Veränderungen des Gefäßkalibers.

Die *Fallotsche Tetralogie* (Abb. 21, 22) ist von BULGARELLI und OLIVA (1951) sowie von SCHIROSA und TEDESCHI einem besonderen Studium unterzogen worden. Die Resultate dieser Untersuchungen ermöglichen nicht nur die Diagnose dieser Angiokardiopathie, sondern auch ein Urteil über die Möglichkeiten und Aussichten eines Eingriffes nach BLALOCK-TAUSSIG. Die Pneumo-Schichtaufnahmen zeigen das Ausmaß der Hypertrophie des rechten Ventrikels sowie Verlauf und Weite des Aortenbogens und der Aorta descendens. Die „Axtkerbe" (oder „Nagelkerbe") in der Gegend des linken mittleren Bogens ist klar sichtbar; die Hypoplasie des Lungenarterienstammes, eine eventuelle poststenotische Erweiterung des Stammes oder der A. pulmonalis sinistra sowie der Verengerungsgrad der Pulmonalvenen als Folge verringerter Blutdurchströmung sind nachweisbar. Diese Befunde sind wertvoll bei der Beurteilung der technischen Möglichkeiten und der Aussichten einer Anastomosierung der linken A. subclavia mit der A. pulmonalis.

Auch bei der *angeborenen Stenose der Pulmonalis* können recht interessante Befunde erhoben werden. Die Darstellung der äußeren Konturen des Gefäßes dokumentiert die Veränderungen der Lichtungsweite, die bekanntlich von Fall zu Fall sehr unterschiedlich ist und von der Ektasie zur Hypoplasie des Stammes und der großen Äste der A. pulmonalis bis zur Ektasie eines einzigen dieser Segmente variieren kann.

Auch bei verschiedenen anderen angeborenen Angiokardiopathien ist die genaue Kenntnis der äußeren Konturen der verschiedenen Abschnitte des Herzens und der großen Gefäße diagnostisch interessant und mitunter auch prognostisch wichtig.

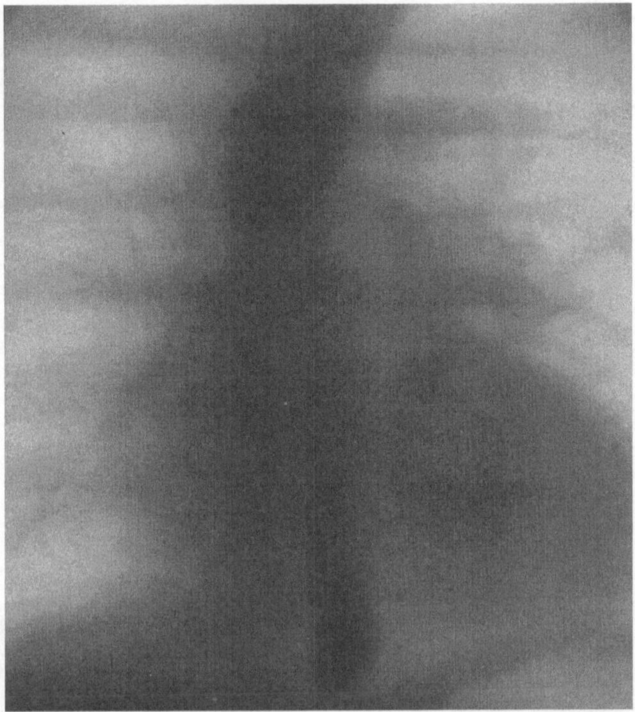

Abb. 21. C. C., 9 Jahre. Auf der frontalen Schichtaufnahme kann man die hohe Rechtslage des Aortenbogens und eine beschränkte Gefäßversorgung der Lungenfelder beobachten

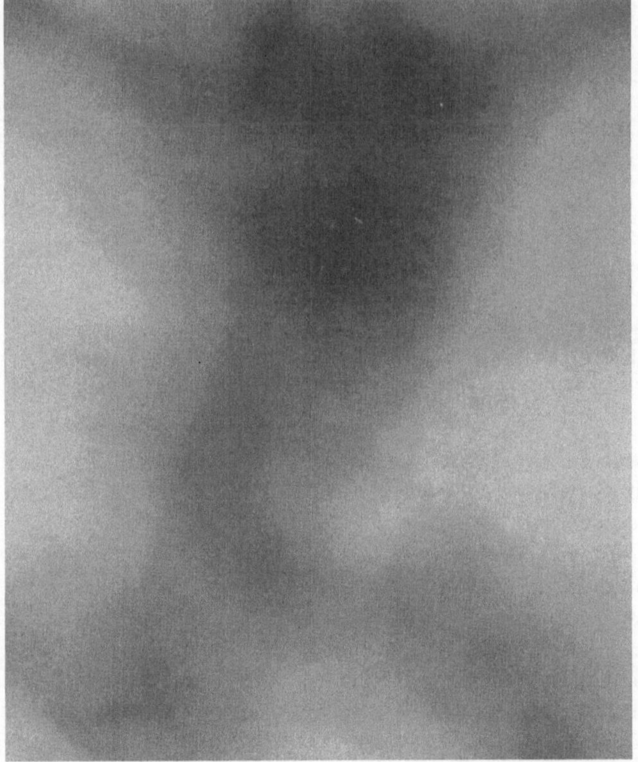

Abb. 22. Auf dem axial-transversalen, in der Ebene des 4. Brustwirbels, nach mediastinaler Gasfüllung ausgeführten Schichtbild beobachtet man den vollständig frei liegenden, nach rechts verschobenen Aortenbogen. Fallot's Tetralogie. (Nach BULGARELLI und OLIVA)

Bei den *erworbenen Herzklappenerkrankungen* verursacht die pathologische Hämodynamik und die Mitbeteiligung des Herzmuskels und der Gefäße an der Schädigung, die das Endokard erlitten hat, mehr oder minder auffällige Veränderungen der Form und der Größe einzelner Abschnitte des Herzens und der großen Medistinalgefäße.

Die stratigraphische Untersuchung nach Anlegung des Pneumomediastinums verfolgt eben den Zweck, die verschiedenen äußeren Konturen zu zeigen, um eine bessere Beurteilung der Form und Volumenveränderungen des Herzens und der Mediastinalgefäße zu ermöglichen.

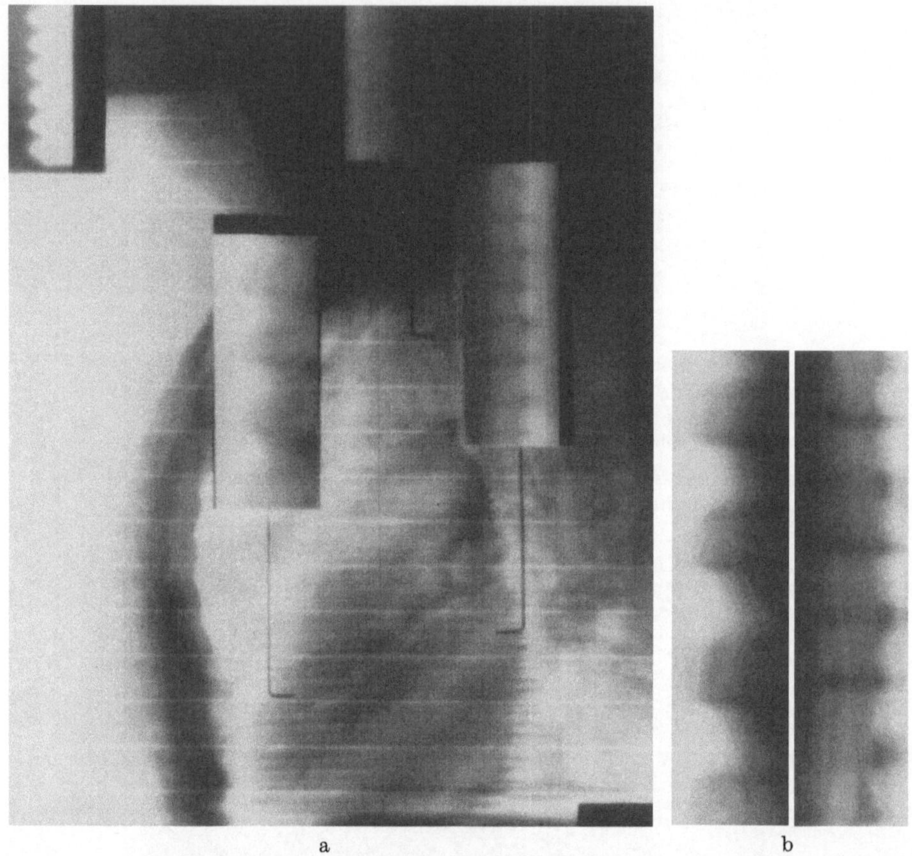

a b

Abb. 23a u. b. Kymographische Aufnahme bei Lateralprojektion nach Anlegung des Pneumomediastinums. a Normales kymographisches Bild. b Detail der analytischen Aufzeichnung, auf welchem das Papageienschnabelbild zur Geltung kommt, das wahrscheinlich auf die mediastinale Fluktuation zurückzuführen ist. (Nach CIGNOLINI)

Es würde zu weit führen, an dieser Stelle die speziellen Klappenfehler im einzelnen zu besprechen. Wir verweisen deswegen auf die ausführlichen Studien von BÉTOUILLÈRES u. Mitarb. (1953) sowie von SCHIROSA und TEDESCHI (1958). Es sei nur darauf hingewiesen, daß bei den Erkrankungen der Mitralis alle Formveränderungen der kardiovasculären Abschnitte, vom atrio-ventrikulären Ostium ab, nachgewiesen werden können (linker Vorhof, Vv. pulmonales, A. pulmonalis und rechte Herzkammer), in der sich die hämodynamischen Störungen abspielen.

Bei den Erkrankungen der *Aortenklappen* kann man mit seltener Klarheit den ganzen intrathorakalen Verlauf des Gefäßes und das Profil der linken Kammer beobachten; denn das Gas verdrängt alle anliegenden Gebilde.

Bei den Erkrankungen der *Tricuspidalklappen* sieht man die Erweiterung der großen intrathorakalen Venen und der Vv. jugulares, die eine wenig entwickelte Tunica muscularis besitzen.

Einige Verfasser (PANNHORST 1938; SCHIROSA und SANGIORGI 1951; TOMISELLI und LACONI 1953; BOLLINI 1953) haben das Pneumomediastinum mit der Kymographie kombiniert, um die pulsatorische Tätigkeit der vom Gas freigelegten Herz- und Gefäßränder zu untersuchen; die Resultate waren z.T. widersprechend und nicht immer verläßlich (Abb. 23).

Wir haben bereits auf die Veränderungen der Form und des Kalibers der *intrathorakalen Gefäße* bei den verschiedenen angeborenen Herzerkrankungen hingewiesen. Es ist an dieser Stelle wertvoll, auch an die primären angeborenen und erworbenen Verände-

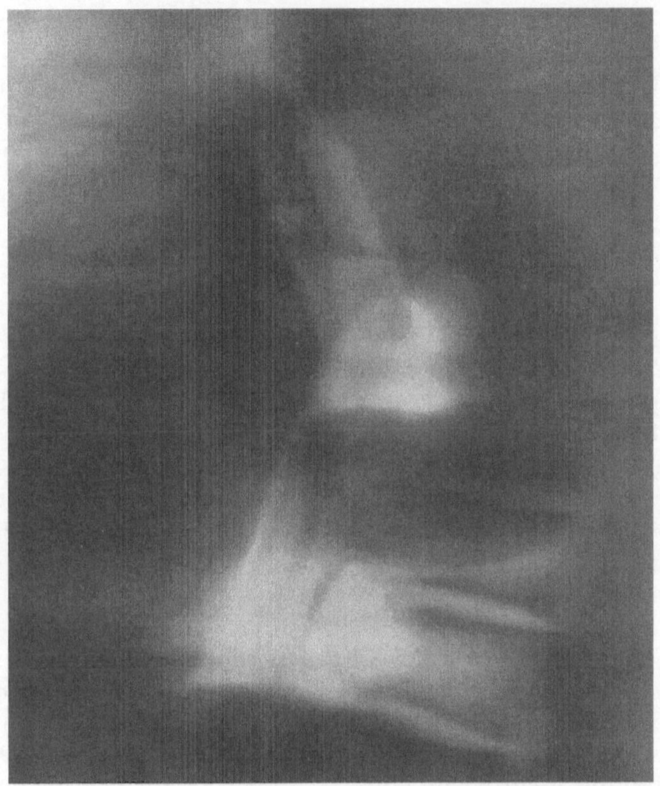

Abb. 24. S. O., 56 Jahre. Das bei gasgefülltem Mediastinum ausgeführte frontale Schichtbild zeigte eine bedeutende Ektasie und Skoliose der Aorta descendens. (Nach MACARINI und OLIVA)

rungen dieser Gefäße (Abb. 24) selbst zu erinnern (LENTINI 1951; MACARINI und OLIVA 1955 u. a.).

Bei der *Stenose des Aortenisthmus* kann deren genauer Sitz und der Grad der Schädigung festgestellt werden; das gilt auch für die Morphologie des prä- und poststenotischen Abschnittes, der oft erweitert ist, sowie für den Ursprung der vom Bogen kommenden Gefäße, insbesondere der linken A. subclavia. Dieser Umstand hat im Hinblick auf den chirurgischen Eingriff große Bedeutung.

Auf die *Stenose der A. pulmonalis* wurde bereits hingewiesen. Recht interessante Befunde liefern auch die *angeborenen Erweiterungen* der Aorta und der Pulmonalis, die *Aorten- und Pulmonalsklerose* sowie die *aneurysmalischen Erweiterungen* usw.

Nach ISARD, BERGELSON und FOREMANN (1956) und auf Grund eigener Erfahrungen ist die Aorta intrathoracica besonders schön darstellbar, wenn das Pneumomediastinum über den retroperitonealen Weg angelegt wird, weil das Gas dann durch den Hiatus aorticus, also unmittelbar am Gefäß selbst, emporsteigt.

Wir wollen noch daran erinnern, daß Condorelli und seine Schule (1953) interessante Resultate beim Studium der *Perikarditis* erzielte. Solange die Entzündung auf die Perikardblätter beschränkt ist (Concretio), umfließt das Gas regelmäßig die Herzsilhouette; bleibt diese regelmäßige Verteilung des Gases um das ganze Herz aus, so deutet dieses Symptom auf die Anwesenheit eines plastisch-adhäsiven Prozesses, der sich außerhalb der Serosa des Perikards entwickelt und die zwei mediastinalen Pleurablätter in Mitleidenschaft zieht (Accretio).

Oft wird die Perikarditis von einer konsensuellen Mediastinitis begleitet. In solchen Fällen kann das Gas nicht in das sonst lockere Bindegewebe eindringen, so daß sich das Mediastinum nicht oder nur zum Teil füllen läßt (Reduktion oder Schwund der „mediastinalen Kapazität").

Macarini und Oliva (1955) haben aber beobachtet, daß ein ungenügendes oder ganz ausbleibendes Eindringen des Gases aus dem Retroperitonealraum in das Mediastinum nicht immer einem pathologischen Zustand des Mediastinums selbst entspricht. Namentlich im Kindesalter kann dieses Ereignis bei vollkommen normalem Befund eintreten.

2. Pneumoperikard

Die Gasfüllung des Perikardsackes (Pneumoperikard) wird vereinzelt für diagnostische und therapeutische Zwecke ausgeführt. Die Injektion erfolgt auf retro- oder paraxyphoidalem Wege, ist aber keineswegs gefahrlos. Aus diesem Grunde ist die Methode sehr wenig verbreitet und wird, obwohl sie schon viele Jahre bekannt ist (Brailsford 1929), nur selten angewendet.

Zweck des Pneumoperikards ist die Darstellung der Herzwand, der intraperikardialen Abschnitte der großen Gefäße an der Herzbasis und des Perikards selbst.

Das Perikard selbst ist in 5% der Fälle sichtbar, wenn es von der Herzoberfläche durch eine Fettschicht getrennt ist. In den restlichen Fällen ist es nur dann im Röntgenbild zu sehen, wenn es verkalkt.

Die lufthaltige Lunge einerseits und das in den Perikardraum eingeführte Gas andererseits liefern eine wirkliche gasförmige Parietographie des Perikards. Summationsaufnahmen und Schichtenaufnahmen können demnach den Zustand der Tunica serosa, eventuelle Neubildungen und Verdickungen, die eine morphologische Veränderung der Herzsilhouette vortäuschen könnten, aufdecken (Giraud u. Mitarb. 1955). Es muß aber erwähnt werden, daß die Insufflation einer zu großen Gasmenge nicht nur gefährlich ist, sondern auch eine Kompression oder reflektorische Kontraktionsatelektase der anliegenden Lungenabschnitte verursachen und so eine Perikardverdickung vortäuschen kann.

Bei exsudativen Perikarditiden erzeugt die eingeführte Luft das klassische Bild des Flüssigkeitsspiegels, der dann keine diagnostischen Zweifel mehr offenläßt. Eine Perikarditis kann aber auch begrenzt sein, so daß sich das Gas nur in den nicht von dem Prozeß ergriffenen Abschnitten ansammelt. Wenn die Perikardblätter keine Gaseinführung gestatten, so muß man schließen, daß sie miteinander verwachsen sind.

Die äußeren Konturen des Herzens und die intraperikardialen Abschnitte der Gefäße sind im Pneumoperikard gut darstellbar. Hierfür gilt das bereits für das Pneumomediastinum Gesagte.

Die Verteilung des Gases im Perikard ist natürlich weitgehend von der Lage des Patienten abhängig. Bei Durchleuchtungen sieht man nach Anlage eines Pneumoperikards kräftigere Herztätigkeit.

Wie bereits gesagt, hat das Pneumoperikard für die Praxis nur geringe Bedeutung, und zwar vorwiegend wegen der schwierigen Untersuchungstechnik und ihrer Gefahren; außerdem besteht nur selten eine echte Notwendigkeit zu diesem diagnostischen Hilfsmittel.

Literatur

Balmes, A., et A. Thevenet: Le pneumomediastin dans le cancer bronchique. J. franç. Med. Chir. thor. 8, 692—702 (1954).

Barbieri, P. L., e S. Lentini: Pneumomediastino anteriore e stratigrafia. Radiologia (Roma) 6, 621—648 (1950).

Besio, G. L., P. de Albertis, P. Pierotti e M. Scursatone: La stratigrafia nella patologia del mediastino. Roma: S. E. U. 1959.

Bétouillères, P., H. Latour, G. Carli et M. Pelissier: La pneumostratigraphie médiastinale. J. Radiol. Électrol. 35, 245—250 (1953).

— — M. Pelissier et R. Paleirac: La pneumostratigraphie. Paris: Masson & Cie 1955.

Bogsch, A.: Beiträge zu den Röntgendarstellungsmöglichkeiten der Pulmonalarterie. Fortschr. Röntgenstr. 88, 401—406 (1958).

Bollini, V.: Primi rilievi semeiotici sulla chimografia del contorno inferiore dell'ombra cardiaca in corso di pneumoperitoneo e di pneumomediastino. Radiol. med. (Torino) 40, 298—299 (1954).

Braggion, P., e G. Polvar: Sulla scollabilità dei tumori polmonari studiata con pneumomediastino da pneumoaddome extraperitoneale Quad. Radiol. 15, 261—274 (1952).

Brailsford, J. F.: Pneumopericardium in the radiological diagnosis. Brit. med. J. 11, 1053—1054 (1929).

Bulgarelli, R., e L. Oliva: Prime ricerche sulla stratigrafia assiale trasversa associata alla frontale con e senza pneumomediastino anteriore nella tetralogia di Fallot, prima e dopo l'intervento alla Blaloch-Taussig e nella sindrome di Eisenmenger. Minerva pediat. (Torino) 3, 257—271 (1951).

Cocchi, U.: Pneumoretroperitoneum und Pneumomediastinum. In: H. R. Schinz, Röntgendiagnostik-Ergebnisse 1952—1956. Stuttgart: Georg Thieme 1957.

Condorelli, L.: Il pneumomediastino artificiale. Minerva med. (Torino) 4, 1—16 (1936).

— Il pneumomediastino nella diagnostica cardiologica. Cardiologia (Basel) 1, 26—38 (1937).

— A. Turchetti e G. Pidone: Il pneumomediastino posteriore. Atti XI. Congr. Soc. it. Anatomica, Catania, 1949.

— — — Il pneumomediastino posteriore. Ann. Radiol. diagn. (Bologna) 23, 33—54 (1951).

— e Sangiorgi: Fisiopatologia e diagnostica della pericarditi adesive. Relazione al XV. Congr. Soc. it. Cardiol., Viareggio, 1953.

Degoy, A., y S. Di Rienzo: El pneumomediastino anterior artificial en el niño. Buenos Aires: El Ateneo 1948.

Durand, P., Jr. de Toni, e G. Porro: Ricerche sulla visualizzazione di linfoghiandole mediastiniche mediante l'associazione pneumomediastino posterioze stratigrafia. Minerva pediat. (Torino) 4, 151—168 (1952).

Giannardi, G.: Saggio di anatomia radiografica del timo normale col pneumomediastino. Radiol. med. (Torino) 34, 27—41 (1948).

Giraud, G., P. Bétouillères, H. Latour, P. Puech et M. Pelissier: Pneumostratigraphie pericardique. Montpellier méd. 98, 313—323 (1955).

— — — — — et F. Levèr: L'apport de la pneumostratigraphie mediastinale dans l'étude des cardiopathies congenitales. J. Radiol. Électrol. 35, 37—41 (1954).

Govea, J., y F. Aguirre: Tomografía cardiovascular. La Habana: S. A. Cultural 1949.

Holzmann, M.: In Schinz u. Mitarb., Lehrbuch der Röntgendiagnostik. Stuttgart: Georg Thieme 1951.

Isard, H. J., V. D. Begelson and J. Foreman: Mediastinal pneumography. Amer. J. Roentgenol. 75, 771—778 (1956).

Kremens, V.: Demonstration of the pericardial shadow on the routine chest roentgenogram: a new roentgen finding. Radiology 64, 72—80 (1955).

Lentini, S.: La stratigraphie appliquée au pneumomediastin anterieur dans le diagnostic des maladies mediastinales. Sci. med. ital. 2, 203—246 (1951).

Macarini, N., e L. Oliva: L'insufflazione del mediastino anteriore e posteriore nella patologia. Minerva med. (Torino) 43, 980—991 (1952); 46, 781—793 (1955).

Maestri, A. de, e C. Lombroso: La stratigrafia assiale trasversa nello studio della ipertrofia timica. Minerva pediat. (Torino) 3, 255—269 (1951).

Meldolesi, G.: Nuovi mezzi di indagine nello studio radiologico del mediastino. Relaz. al XVII. Congr. Naz. della S.I.R.M. Pallanza, 1959.

Oliva, L.: Insufflation simultanée du mediastin anterieur et posterieur par la technique de l'injection précoccigienne. J. belge Radiol. 35, 167—171 (1952).

Pannhorst, R.: Pneumomediastinum anterior als diagnostische und therapeutische Methode. Dtsch. Arch. klin. Med. 183, 211—218 (1938).

Pereiras, M., y G. Castellano: Superioridad del pneumomediastino anterior en el diagnóstico de las formas atípicas de la hipertrofia del timo. Arch. Méd. Enf. 7, 327—341 (1938).

Pidone, G.: Su alcune formazioni mediastiniche benigne studiate con pneumomediastino. Radiol. med. (Torino) 40, 24—36 (1954).

Pierret, R., A. Breton et O. Dubois: La mediastinographie gazeuse chez l'enfant et le nourisson. Ann. Méd. 21, 385—392 (1955).

Sansone, G., e A. de Maestri: Visualizzazione simultanea del mediastino anteriore e posteriore dopo insufflazione per via peridurale. Studio stratigrafico tridimensionale. Minerva pediat. (Torino) 3, 307—321 (1951).

Sansone, G., e A. de Maestri: The simultaneous visualization of the posterior and anterior mediastinum after insufflation in the peridural space. Tridimensional tomographic study. Acta paediat. (Uppsala) **41**, 101—104 (1952).

Schirosa, G., e U. Sangiorgi: L'importanza del pneumomediastino nello studio della motilità del cuore e dei grossi vasi. Atti XIII. Congr. Soc. it. Cardiol., Napoli, 1951.

—, e R. Tedeschi: Il pneumomediastino. Roma: S. E. U. 1958.

Tapiovaara, J.: The pneumomediastinum. Acta radiol. (Stockh.) **43**, 104—112 (1955).

Tomiselli, M., e A. Laconi: Roentgenchimografia analitica associata a pneumomediastino per lo studio dell'atrio sinistro. Arch. Radiol. (Napoli) **2**, 446—450 (1953).

Torsoli, A., e C. Sarteschi: Aspetti dell'immagine timica dopo somministrazione di ormone corticotropo e cortisone e dopo irradiazione roentgen. Radiol. med. (Torino) **39**, 180—181 (1953).

Vallebona, A.: Una modalità di tecnica per la dissociazione radiografica delle ombre. Radiol. med. (Torino) **17**, 1090—1097 (1930).

— Nouvelle méthode roentgenstratigraphique. Radiol. clin. (Basel) **15**, 279—290 (1947).

— Trattato di stratigrafia. Milano: Vallardi 1952.

— Transverse stratigraphy of the mediastinum. Stratigrafia **2**, 73—92 (1957).

IX. Die postmortale Angiographie als Grundlage für die intravitale Beurteilung der Gefäßmorphologie (Allgemeine diagnostische Gesichtspunkte)

Von

J. Schoenmackers und H. Vieten

Wenn an dieser Stelle in einem eigenen Kapitel auf die postmortale Angiographie und namentlich auf deren allgemeine Symptomatologie eingegangen wird, so geschieht dies erstens, um in späteren speziellen Abschnitten (Band X/2 u. 3) Wiederholungen zu vermeiden. Wichtiger erscheint aber die Tatsache, daß zwischen der Symptomatologie intravitaler und postmortaler Angiogramme, soweit sie auf morphologischen Gefäß- oder Organveränderungen beruht, praktisch keine wesentlichen Unterschiede bestehen können. Das morphologische Substrat einer intravital darstellbaren Gefäßveränderung kann postmortal vergleichend pathologisch-anatomisch und angiographisch untersucht werden. Andererseits wird bei der intravitalen Angiographie die Symptomatologie sowohl durch die Morphologie der Strombahn als auch durch die dem Blutdurchfluß analoge Kontrastmittelströmung bestimmt. Für die angiographische Diagnostik sind intravital demnach Morphologie und Funktion untrennbar. Manche Diagnose wäre ohne diese Kombination sogar unmöglich.

Andererseits verlangt die Analyse eines bestimmten Symptoms eine Trennung der ursächlichen Faktoren. Die postmortale Angiographie ermöglicht eine derartige Einzelanalyse, weil sie ausschließlich das morphologische Substrat zeigt und somit dessen Anteil am intravitalen Gesamtverhalten abgrenzt.

Das besagt aber auch, daß postmortale Angiogramme höchstens ausnahmsweise Rückschlüsse auf die intravitale Strömungsrichtung des Blutes erlauben.

Die Technik der postmortalen Angiographie wurde von uns mehrfach besprochen und neuerdings von Schoenmackers in den „Ergebnissen der Pathologie" **39**, 53—151 (1960) mit allen erforderlichen Einzelheiten beschrieben. Dort finden sich auch Angaben über Fehlermöglichkeiten und über die Grenzen der Darstellbarkeit.

1. Angiographische Merkmale der normalen Strombahn

Die *Gefäßkonturen* sind normalerweise glatt. Glatte Gefäßkonturen beweisen aber noch nicht, daß anatomischer Aufbau und Funktion der Gefäßwand normal sind (s.u.). Nur gelegentlich sieht man kleinere und größere Sporne, die der „Carina" an den Teilungsstellen unmittelbar aufsitzen.

Als *Gefäßlänge* bezeichnet man unabhängig von der normal-anatomischen Nomenklatur aus praktischen Gründen den Abstand zweier Verzweigungswinkel voneinander. Diese Gefäßlänge ist von Organ zu Organ verschieden; sie nimmt vom Zentrum zur Peripherie hin immer mehr ab.

Die *Gefäßweite* (Kaliber) ist das einzige morphologische Merkmal, das sich postmortal gegenüber den Verhältnissen des Lebens wesentlich ändern kann, weil sich die Gefäße beim agonalen Abfall des Blutdruckes auf 0 mm Hg zusammenziehen. Da proportional zu den intravitalen Drucken der agonale Druckabfall in den Arterien größer ist, sind postmortal die Arterien enger als die Venen. Der Grad der postmortalen Kontraktion wird natürlich auch vom Zustand der Gefäßwand bestimmt. So können arteriosklerotische Gefäße intravital und postmortal unter Umständen gleich weit sein. Außerdem beeinflußt die Retraktionsfähigkeit des Organparenchyms die postmortale Gefäßweite.

Die *Gefäßverjüngung* beruht auf der physiologischen Kaliberabnahme, die durch die Abgabe von Ästen und Zweigen zustande kommt. Sie ist charakterisiert durch die Gefäßbreite und Gefäßlänge. Die Änderung des Quotienten Gefäßbreite/Gefäßlänge ergibt die „Steilheit der Verjüngung". Dieser „Verjüngungsgradient" ist für fast jedes Organ verschieden und im allgemeinen organspezifisch.

Die Größe der *Verzweigungswinkel* hängt von der Vascularisationsform der Organe ab. In vielen Organen herrscht eine rein dichotomische bifurkationsartige Teilung in zwei gleich starke Schenkel vor. Die Größe des Verzweigungswinkels wird dann im wesentlichen vom Gefäßquerschnitt und vom Blutdruck bestimmt. Die dichotomische Verzweigung findet man vorwiegend in Organen, in denen sich die Ausbreitung des Gefäßsystems in drei Ebenen vollzieht, dann aber auch bei den flach ausgebreiteten Gefäßnetzen des Magen-Darm-Kanals. Anders verteilen sich die Gefäße beispielsweise in Herz und Gehirn. Bei diesen beiden Organen laufen die Stammgefäße in ihrer alten Richtung weiter und geben kleinere Äste mehr oder weniger rechtwinkelig an das Organparenchym ab.

Die *Gefäßdichte* wird ebenfalls in erster Linie von der Vascularisationsform eines Organs bestimmt. Manche Organe, beispielsweise die Lunge, haben ihre größte Gefäßdichte im Bereich der mittleren Gefäße; bei Herz und Nieren liegt dagegen die größte Dichte im Bereich der kleinen Gefäße.

Die Gefäßdichte ist von der Gefäßlänge, dem Verjüngungsmodus und von den Verzweigungswinkeln abhängig. Bei verhältnismäßig schneller Folge der Verzweigungsstellen, also bei geringer Gefäßlänge, beherrschen, wie an der Niere, die kleinen Gefäße das Bild.

Postmortal-angiographisch kann allerdings die Gefäßdichte nur unter Berücksichtigung der Beschaffenheit des Kontrastmittels beurteilt werden, da durch die Viscosität des Kontrastmittels die Grenze der Darstellung beeinflußt werden kann. Bei Kontrastmitteln hoher Viscosität bleiben die kleinen Gefäße leer; man sieht dann die größte Dichte im Bereich der mittleren Gefäße.

Der *Gefäßverlauf* erfolgt in den meisten Organen gestreckt. Eine Änderung der Verlaufsrichtung wird dann durch Abgabe von Gefäßästen und -zweigen erreicht. Bei bestimmten Organformen können allerdings auch die Stammgefäße, zumindest abschnittsweise, leicht bogenförmig verlaufen. Das ist vor allem in den Hohlorganen, an Herz und Gehirn, der Fall. Am Magen-Darm-Kanal behalten auch die kleineren Gefäße mit Ausnahme der kleinen präcapillaren Gefäße diese Verlaufsrichtung bei. Am Herzen und Gehirn haben dagegen die Äste nach ihrem Abgang meist wieder einen gradlinigen Verlauf, weil sie mehr oder weniger senkrecht von der Oberfläche in das Organparenchym einstrahlen.

Unter *Angioarchitektonik* verstehen wir das Gesamtbild der Gefäße, das sich aus den verschiedenstartigen Kombinationen der gesamten Gefäßmerkmale ergibt und wie diese selbst variabel ist. Jedes Organ hat seine spezifische Angioarchitektonik. Ihre Beurteilung ist allerdings weitgehend eine Frage des subjektiven Eindruckes und der Erfahrung.

Die normale Angioarchitektonik eines Organs wird neben den anderen Gefäßmerkmalen durch die normal-anatomische Verteilung der Gefäße, durch ihre Verjüngung und Stellung im Raum bestimmt.

Im wesentlichen kann man zwei Typen einer Angioarchitektonik von Organen unterscheiden. Die meisten Organe haben einen Hilus, von dem aus die Gefäße in das Organparenchym einstrahlen und je nach der Organform sich verteilen. Das angioarchitektonische Bild wird dann von der Organform und -größe und natürlich auch von der Aufnahmerichtung bestimmt. Bei dieser Art einer Hilusverteilung der Gefäße sind noch symmetrische Organe, wie Lungen und Nieren, und asymmetrische Organe, wie die Leber, zu unterscheiden. Einzelne Organe, wie die Schilddrüse, haben mehrere Eintrittsstellen ihrer Gefäße, die sich dann aber wie in Organen mit nur einem Hilus verhalten.

Die zweite Gruppe umfaßt die Organe mit Oberflächengefäßen, die dann in das Organparenchym einstrahlen, wie an Herz und Gehirn sowie an Magen und Darmkanal. Bei den Hohlorganen gibt es wiederum zwei Typen: An Magen und Darm verlaufen die Gefäße mehr zirkulär, bei anderen Organen, z. B. am Oesophagus, stehen Längs- und Quergefäße fast gleichwertig nebeneinander.

Die Angioarchitektonik kann unter physiologischen Bedingungen, z. B. während der Diastole und Systole des Herzens oder bei den verschiedenen Füllungszuständen anderer Hohlorgane, wie Magen, Darm und Gallenblase, verschiedene Bilder zeigen.

Der Uterus hat beiderseits eine hilusartige Vascularisation.

2. Pathologische Symptomatologie

Morphologische Veränderungen von Gefäßen und Organgewebe können die Merkmale einzelner Gefäße, ganzer Gefäßgruppen, von Gefäßprovinzen oder eines ganzen Kreislaufschenkels ändern. Fast jede Patho-Hämodynamik kann sich in verschiedenartigen Veränderungen einzelner oder auch gleichzeitig mehrerer Gefäßmerkmale ausdrücken.

Die Gefäße können selbst verändert sein oder erst in andere Veränderungen einbezogen werden. Bei diesen sekundären Veränderungen der Gefäßmerkmale sind zwei Gruppen wichtig: erstens die Veränderungen der Gefäßmerkmale unter dem Einfluß einer Patho-Hämodynamik, wie nach Herzklappenfehlern, und zweitens sekundäre Gefäßveränderungen durch Einbezug der Gefäße in pathologische Organveränderungen.

Die angiographische Symptomatologie innerhalb dieser beiden Gruppen ist oft weitgehend gleich.

a) Primäre Veränderungen der Gefäße und des Kreislaufes

α) Reversible Veränderungen

Verengerungen und *Erweiterungen* haben, wenn sie reversibel sind, im allgemeinen nur funktionelle Ursachen. Angiographisch darstellbare Veränderungen können sich natürlich auch zu einem Teil oder ganz zurückbilden, wenn durch eine Operation die Ursache einer Patho-Hämodynamik beseitigt wurde. Gefäße, besonders die Venen, können sich unter dem Einfluß einer allgemeinen oder lokalen Hyperämie erweitern. Der Erweiterung des venösen Schenkels des Kreislaufes kann z. B. eine Blutstauung zugrunde liegen. Die Erweiterung von Arterien ist meist nicht so eindrucksvoll wie die von Venen.

Bei der Verengerung spielt die lokale oder allgemeine Anämie die Hauptrolle. Eine derartige Verengerung ist aber allein auf angiographischer Grundlage schwer zu beurteilen.

Venenerweiterungen findet man auch bei Polyglobulie, wie sie besonders häufig bei angeborenen Herzfehlern mit Blausucht und gelegentlich bei schwerem, chronisch-subessentiellem Empysem beobachtet wird. Die Erweiterung erstreckt sich dann auf den ganzen venösen Schenkel des großen Kreislaufes, oft auch auf die Lungenarterien. Sie nimmt in den meisten Fällen — angiographisch natürlich nicht erkennbar — auch das Capillargebiet ein.

An den *Gefäßkonturen* ändert sich gewöhnlich nichts.

Der *Verlängerung* von Gefäßen, z. B. bei reversibler Vergrößerung eines Organs (akute Lungenblähung, Überfüllung eines Hohlorgans), geht meist auch eine Kaliberabnahme parallel. Außerdem verkleinern sich im allgemeinen die Gefäßverzweigungswinkel. Mit dieser Verkleinerung der Verzweigungswinkel ändert sich die Stellung der Gefäße im Raum.

Durch die Kaliberabnahme kann es zu einer *Verringerung der Gefäßdichte* kommen. Sie fällt besonders dann auf, wenn als Folge der Kaliberabnahme ein Teil der Gefäße unter die Grenze der Darstellbarkeit absinkt.

Die *Angioarchitektonik* bleibt im allgemeinen harmonisch.

β) *Irreversible Gefäßveränderungen*

Konturveränderungen der Gefäße sind am häufigsten Folge einer Arteriosklerose, die in Kombination mit Thromben die Innenkonturen der Gefäße in mannigfacher Weise verändert; sie zieht aber auch eine Verengerung und Erweiterung von Gefäßen nach sich. Die Wandfunktion kann ganz oder teilweise aufgehoben sein. Der Verlust der elastischen Wandfunktion setzt unter Umständen auch die Qualität postmortaler Angiogramme herab.

Die normalerweise glatten Gefäßkonturen können allerdings auch trotz einer Arteriosklerose glatt bleiben, besonders wenn ein Hochdruck bestanden hat. Das trifft dann vor allem für kleinere Arterien zu. Die Glätte der Wandkonturen ist also kein absolut verläßliches Zeichen für eine intakte Gefäßwand.

Die Arteriosklerose macht je nach ihrem Typ, ihrer Ausdehnung und Schwere eine feinere oder gröbere Rauhigkeit der Innenkontur, die das ganze Gefäßsystem, einzelne Gefäßprovinzen, oft auch nur bestimmte Abschnitte erfaßt. Da arteriosklerotische Herde in Form einseitiger Polster, aber auch zirkulär stenosierend auftreten können, zeigt die Lichtung ganz unterschiedliche Formen. Das gilt vor allen Dingen auch für die Abschnitte proximal und distal einer Stenose.

Die Konturveränderungen der Gefäßlichtung sind zwar im allgemeinen für die Arteriosklerose charakteristisch. Aber Konturveränderungen allein erlauben noch keine Rückschlüsse auf die Funktionsfähigkeit des Gefäßes. Es gibt nämlich Gefäße mit den gleichen rauhen Innenkonturen und morphologisch-phänotypisch gleicher Arteriosklerose, die aber einen wesentlichen Unterschied insofern zeigen, als die Gefäßmuskulatur und die elastischen Membranen erhalten oder zerstört sein können. Wenn Muskulatur und Elastica zerstört sind, werden sie durch Narbengewebe, das verkalken kann, ersetzt.

Bei der speziellen Untersuchung der passiven Restfunktion von Coronararterien (SCHOENMACKERS, 1963)[1] — und auch bei der Voruntersuchung peripherer Arterien, die noch nicht abgeschlossen ist — hat sich nämlich gezeigt, daß es eine elastische und eine unelastische Coronarsklerose gibt. Obwohl beide einen ganz verschiedenen hämodynamischen Effekt haben, lassen sie sich angiographisch nicht unterscheiden. Man müßte deshalb zu prüfen versuchen, ob eine Arteriosklerose elastisch ist oder nicht. Die elastische Arteriosklerose hat nämlich im allgemeinen eine gute Prognose, sie bietet auch ein günstigeres Operationsfeld als die unelastische Arteriosklerose mit ihrer schlechten Prognose.

Bei arteriosklerotischen *Stenosen* muß man allerdings beachten, daß die Restlichtung unter der Grenze der Darstellbarkeit liegen kann, so daß einem Kontrastmittelstop nicht unbedingt ein vollständiger Gefäßverschluß entsprechen muß.

Die Stenosen haben manchmal Trichterform, manchmal aber auch Keilform. Der Abschnitt zwischen dem noch normalen Gefäßlumen und der engsten Stelle, d. h. also der Übergang in die Stenose, kann lang oder kurz sowie eng oder verhältnismäßig weit sein. Solche verschiedenen Stenosenformen lassen allerdings nicht immer verbindliche Rückschlüsse auf deren Ätiologie zu.

Verkalkungen der Gefäßwand sieht man bei der Arteriosklerose oft, sie sind am häufigsten an Coronar- und Milzarterien. Wenn keine Nativaufnahmen vorliegen, läßt sich der Schatten des in der Wand abgelagerten Kalkes nicht immer vom Kontrastmittel trennen, so daß ein homogener Schatten vorgetäuscht wird, der dann aber nur zu einem Teil durch das Kontrastmittel selbst hervorgerufen wird. Das Zusammenfallen von Kalk- und Kontrastmittelschatten kann unter Umständen auch einmal eine Rauhigkeit der Innenkontur vortäuschen oder zum Verschwinden bringen.

Parietale Thromben, sei es auf arteriosklerotischer oder entzündlicher Grundlage, engen die Lichtung ein und verändern ebenfalls die Wandkontur. Die Thromben selbst haben aber im allgemeinen eine glatte oder leicht gerippte Oberfläche. Die durch sie

[1] Lit. s. Coronararterien (Band X/2).

hervorgerufene Kontrastmittelaussparung kann zur Gefäßlichtung hin konkav oder konvex, mitunter auch muldenförmig erscheinen.

Nach Revascularisation und Resorption bleibt die Lichtung des betreffenden Gefäßabschnittes eingeengt. Die im Gegensatz zur Arteriosklerose glatten Konturen solcher Einengungen sind immer auf Thrombenreste verdächtig.

Auch Gefäßnarben können zu mehr oder weniger ausgedehnten Stenosen führen. Allerdings kann das Gefäß auch an der Stelle der Narbe ausgebuchtet und etwas aneurysmatisch erweitert sein.

Die *Gefäßlänge* wird durch gefäßeigene Veränderungen praktisch nicht verändert, wohl die Gefäßdichte, weil eingeengte Gefäße durch ihren Kaliberverlust unter die Grenze der Darstellbarkeit absinken können. Wenn sich Gefäße auf Grund der Arteriosklerose verlängern, schlängeln sie sich (Milz-, Herzarterien).

Lokale oder allgemeine *Erweiterungen* von Arterien beruhen zu einem großen Prozentsatz auf Arteriosklerose. Stärkere Erweiterungen im Bereich der Aorta sind auf eine Mesaortitis verdächtig.

Während die Erweiterungen von Gefäßen meist arteriosklerotischer oder seltener mesaortitischer Genese sind, haben die lokalen Erweiterungen — die Aneurysmen — verschiedene Ursachen. Es gibt traumatische Aneurysmen und solche nach lokaler Entzündung der Gefäßwand neben angeborenen Fehlbildungen. Alle diese Aneurysmen können sack- oder mehr spindelförmig sein. Auch die Arteriosklerose führt zu Wandaneurysmen, und zwar meist in der Bauchaorta.

Beim Aneurysma dissecans sieht man verschiedenartige Bilder, je nachdem wohin das Kontrastmittel bei der Injektion gelangt. Wenn es nur in die komprimierte Ursprungslichtung einfließt, wird das Gefäß stufenförmig eng. Tritt dagegen das Kontrastmittel zwischen die auseinandergewichenen Schichten der Gefäßwand, so erscheint das Gefäß auf mehr oder weniger langer Strecke breiter. Die Innenlichtung kann man dann, selbst wenn sie kein Kontrastmittel enthält, nicht als zentrale Aufhellung im Schatten des Aneurysmas erkennen, weil sie eingeengt ist und durch den Kontrastmittelschatten überdeckt wird.

Gefäßabbrüche und Kontrastmittelstops können auf Thrombosen und Embolien, aber auch auf Arteriosklerose allein beruhen. Vor Infarkten können Gefäße ebenfalls plötzlich abbrechen, selbst wenn im Infarktbereich noch durchgängige Gefäße sein sollten.

Die Thrombangitis kann, soweit sie Gefäße oberhalb der Darstellungsgrenze befällt, Arterien und Venen teilweise einengen und verschließen, oft weisen aber erst die dargestellten Kollateralen als indirektes Zeichen auf solche Gefäßverschlüsse hin.

Die Periarteriitis nodosa spielt sich im allgemeinen an Gefäßen ab, die angiographisch nicht darzustellen sind oder an der Grenze der Darstellbarkeit liegen. Es ist aber möglich, daß die vorgeschalteten Gefäßabschnitte weiter werden, wodurch eine steile Verjüngung auffällt, wie man sie sonst an den gleichen Organen nicht zu sehen gewöhnt ist.

Die Harmonie der *Gefäßverjüngung* geht unter dem Einfluß der Arteriosklerose oft verloren. Sie wird flacher, mitunter aber auch stufenförmig. Auf die Stenosen und die prä- bzw. poststenotischen Erweiterungen sei an dieser Stelle nur noch einmal verwiesen.

Die *Zahl der Gefäße* kann unter pathologischen Bedingungen mehr oder weniger vermehrt oder vermindert erscheinen. Auf der arteriellen Seite kommen dafür morphologische Veränderungen, wie Arteriosklerosen und Mesaortitis, in Frage. Eine „Vermehrung" von Venen kann durch eine höhere Viscosität des Blutes, wie bei Polyglobulie, bedingt sein.

Wenn die Zahl der Gefäße im Angiogramm vermindert erscheint, so kann es sich dabei um einen echten Gefäßverlust handeln. Eine solche Verminderung kann aber auch lediglich vorgetäuscht werden, wenn zahlreiche Gefäße enger geworden und dadurch unter die Grenze der Darstellbarkeit getreten sind; sie werden dann lediglich deswegen angiographisch nicht mehr erfaßt.

Die *Verzweigungswinkel* können sich bei arteriosklerotischer Schlängelung der Gefäße selbst oder aber bei einer Organatrophie mit konsekutiv gewundenem Verlauf der Gefäße verändern. Wenn dann die sonst besonders an Oberflächengefäßen häufig rechtwinkeligen Abgänge von Ästen in spitzen Winkeln erfolgen, wird mitunter eine dichotomische Verzweigung nachgeahmt. Durch die Arteriosklerose werden die Gefäßwinkel so starr, daß die Änderung der Lichtungsweite und des Verjüngungsmodus noch deutlicher hervortritt.

Auf den *Gefäßverlauf* hat die Arteriosklerose bestimmenden Einfluß, weil sie, besonders nach Hochdruck, zu Schleifen- und Schlingenbildung von Arterien führt. Das gilt gelegentlich auch für einen lokalen Hochdruck, bei dem die Gefäße mitunter einen korkenzieherartigen Verlauf bekommen, wie man es nach pulmonalem Hochdruck an den Lungenarterien sieht.

Besonders deutlich kann der Verlauf von *Venen* geändert sein, wenn diese sich erweitern. Sie werden dann häufig geschlängelt, wie man dies bei den Unterschenkelvaricen schon äußerlich erkennen kann. Aber auch alle venösen Anastomosen werden meist geschlängelt, wenn das Blut nicht ohne Widerstand — also erst unter Erhöhung des Blutdruckes — eine andere Venenprovinz erreicht. Das sieht man besonders deutlich an den Anastomosen und Kollateralen nach Lebercirrhose.

Morphologische Veränderungen an den Gefäßen äußern sich auch in der Angioarchitektonik. So sind Schleifen und Schlingen sowie korkenzieherartige Gefäße für die Arteriosklerose bei Hochdruck charakteristisch. Auch die Schlängelung von Oberflächengefäßen darf man als typisches Zeichen einer Arteriosklerose ansehen.

Die Arteriosklerose kann sich auch dadurch im Gefäßbild zu erkennen geben, daß einzelne Gefäßabschnitte weiter, andere enger werden. Ebenso gehört die Rauhigkeit der Gefäßinnenkonturen zum angioarchitektonischen Bild der Arteriosklerose.

Eine Endarteriitis ist in manchen Fällen angiographisch überhaupt nicht festzustellen, wenn sie nicht Gefäße der dargestellten Größenordnung befällt. Trotzdem gibt die Gefäßverarmung einen gewissen Hinweis und eventuell auch der Umstand, daß die Gefäße im allgemeinen eine Erweiterung zeigen, die dann kurz vor den kleinen Gefäßen in eine Verjüngung mit schneller Kaliberabnahme übergeht. Die Gefäßlichtung erscheint dann pfriemartig zugespitzt.

Hämodynamische Veränderungen, die mit einer Erhöhung des Blutdruckes einhergehen, führen zur Erweiterung und Schlängelung von Gefäßen. Wenn nur das Blutvolumen erhöht ist, dann werden die Gefäße eines Kreislaufabschnittes zwar weiter, schlängeln sich aber kaum. Erst bei einer späteren Blutdruckerhöhung tritt auch eine Schlängelung ein. Da der Hochdruck im allgemeinen auch zu einer arteriosklerotischen Veränderung der Wand dieser Gefäße führt, kommt es außerdem zu einer Rauhigkeit der Gefäßwand mit entsprechenden Konturveränderungen. Von diesem Augenblick an sind die Gefäßveränderungen irreversibel.

Die Erhöhung des Blutdruckes ändert besonders im kleinen Kreislauf auch noch den Modus der Verjüngung; sie wird stufen- oder treppenförmig, während sie normalerweise mehr oder weniger kontinuierlich erfolgt.

Die Gefäßwinkel werden größer oder kleiner, je nachdem ob das Organparenchym in die Veränderungen einbezogen wird, untergeht oder durch Narbengewebe ersetzt wird. Damit ändert sich — abgesehen von der Schlängelung — auch die Stellung der Gefäße im Raum (vgl. Lunge bei Mitralstenose und Stauungsleber). Am häufigsten sieht man solche Gefäßveränderungen auf der arteriellen Seite des Kreislaufes im Gefolge von Mitralstenosen oder offenen Verbindungen zwischen beiden Herzkammern. Alle diese Veränderungen beeinflussen die Angioarchitektonik. Für die Fälle mit Ventrikelseptumdefekt, Mitralfehlern usw. bestehen die Veränderungen in einer Erweiterung, korkenzieherartigem Verlauf der Gefäße und auch in einer Änderung des Verjüngungsmodus. Aus dem Grad der angioarchitektonischen Veränderungen lassen sich gewisse Rückschlüsse auf die Reversibilität des Prozesses ziehen.

Wenn ein Hochdruck- und ein Niederdruckgebiet in der Peripherie kurzgeschlossen sind (durch arterio-venöse Fisteln), dann kommt es zu einer starken Erweiterung und Schlängelung im Niederdruckgebiet, wie es für den kleinen Kreislauf bereits erwähnt wurde.

Vor jeder Beurteilung eines Angiogramms sollte man deshalb die hämodynamischen Verhältnisse kennen, da sie für viele angiographischen Symptome verantwortlich sein können. Sonst läuft man Gefahr, die Veränderungen auf Organprozesse zu beziehen, von denen sie aber vollkommen unabhängig sein können.

b) Primäre Organveränderungen mit sekundären Gefäßveränderungen

Nach primären Organveränderungen, die erst sekundär Gefäße einbeziehen, können fast die gleichen angiographischen Merkmalsänderungen auftreten, die bereits beschrieben wurden. Zusätzlich sieht man aber auch angiographische Symptome, die bei primären Gefäßveränderungen nur selten vorkommen.

Die *Gefäßkontur* kann in verschiedener Form verändert sein. Wird ein Gefäß lokal komprimiert oder ausgezogen, so ändert sich seine Innenkontur und eventuell auch seine Weite, ohne daß die Gefäßwand selbst verändert sein muß. Wenn größere Gefäße in eine Geschwulst eintreten und durch sie komprimiert oder gar durch Kompression völlig verschlossen werden, finden sich Stenosen oder vollständige Kontrastmittelstops.

Davon muß man jene Fälle unterscheiden, bei denen ein Blastom in das Gefäß einbricht und nun seinerseits — allein oder gemischt mit thrombotischem Material aus dem Blute — die Gefäßlichtung einengt oder verlegt.

Die *Gefäßlänge* gleicht sich der Verkleinerung oder Vergrößerung eines Organs an, wie z. B. nach akuter Lungenblähung oder Änderung des Füllungszustandes von Hohlorganen. Wenn ein Organ unter Erhaltung seiner Form hyper- oder atrophiert, können Gefäße länger oder kürzer werden und auch ihre anderen Merkmale in harmonischen Verhältnissen ändern.

Wenn dagegen Teile von Organen unter Parenchymverlust schrumpfen, werden die betreffenden Gefäße nicht nur kürzer; dann ändern sich auch noch andere Merkmale, wie die Stellung im Raum und die Verlaufrichtung.

Allgemeine Erweiterungen von Gefäßen sind nur selten, meist sind es lokale Ausbuchtungen und Kompressionen, die durch Narbenzug oder Geschwülste entstehen. Nach Verletzungen kann es durch Narbenzug in der Nachbarschaft zu lokalen Erweiterungen kommen.

Bei Organvergrößerungen werden die Gefäße meist enger, besonders wenn sich ein Organ plötzlich vergrößert (Herzdilatation).

Perivasale Ödeme können die Gefäße einengen oder zum mindesten ihre Erweiterungsfähigkeit herabsetzen. Das gleiche kann bei perivasaler Lymphangitis auftreten, besonders wenn sie mit Verschwielung einhergeht. Die gleiche Wirkung hat auch die perivasale Ausbreitung von Blastomgewebe (Lymphangiosis carcinomatosa). Nach Lymphogranulomatose und Leukämie können Gefäße ebenfalls eingeengt sein, weil der perivasale Raum von lymphogranulomatotischen oder leukämischen Wucherungen eingenommen wird. Die *Innenkonturen* der Gefäße bleiben dabei meist glatt, es sei denn, es bestünde gleichzeitig auch noch eine Arteriosklerose, die natürlich unabhängig von den genannten Leiden vorliegen kann.

Gefäßabbrüche, Kontrastmittelstops usw. treten vor Abscessen, Kavernen, granulomatösen Prozessen sowie vor Blastomen auf, wenn sie zerfallen oder die Gefäße komprimieren.

Spontane hämodynamisch-bedingte Nekrosen von Organgewebe, wie man sie gelegentlich auch ohne Arteriosklerose an Herz und Gehirn sieht, führen ebenfalls sekundär zu Gefäßabbrüchen. Eine wesentliche Abweichung im Verjüngungsmodus besteht im allgemeinen nach morphologischen Organveränderungen nicht. Man sieht zwar lokale Änderungen der Kaliberabnahme; sie sind aber nicht so deutlich, daß sie für die allgemeine Beurteilung von Gefäßen eine Rolle spielen könnten.

Die *Gefäßdichte* kann sich lokal und allgemein aus mehreren Gründen ändern. Der Parenchymverlust geht fast immer mit einer Verminderung der kleinen Gefäße einher. Auch bei der Atrophie werden die kleinen Gefäße weniger, die größeren rücken näher aneinander. In Narben und Blastomen oder deren Metastasen können Gefäße dichter angeordnet sein, es können aber auch gefäßfreie Felder entstehen. Der Ausfall an Gefäßen in Narben hängt einmal von der Dichte der Vascularisation der Narben selbst, aber auch von der Größe der Narben und ihrem Verhältnis zum Organdurchmesser ab. In sehr dicken und gefäßreichen Organen, wie in der Lunge, werden kleine gefäßfreie Felder oder Felder mit dichteren Gefäßen, wenn sie nicht eine Mindestgröße (etwa 10 mm) erreichen, von den anderen Gefäßen überlagert und sind deswegen nicht zu erkennen. Auch die Topographie der Narben spielt eine Rolle, so sind gefäßarme Felder, wenn sie mit dem Organrand zusammenfallen, leichter zu erkennen, als wenn sie im Zentrum des Organs liegen. Das gleiche gilt für Blastome und Blastommetastasen; ihr Gefäßreichtum kann ganz unterschiedlich sein. Die Dichte ihrer Gefäße im Angiogramm hängt auch weitgehend vom Gefäßkaliber ab. Die Gefäßdichte kann natürlich auch verändert sein, wenn durch Kompression von Organgewebe die Gefäße dieses Organabschnittes zusammengedrängt werden. Gerade diese Zusammendrängung von Gefäßen ist für kompressible Organe, wie die Lungen, typisch.

Die *Gefäßwinkel* können sich natürlich durch Verdrängung von Organabschnitten ändern, indem sie ihre dichotomische Verzweigung und ihren Abstand voneinander verringern. Durch Verdrängung können Gefäßwinkel aber auch größer werden, wenn sich beispielsweise in einem Gefäßwinkel ein Blastom oder eine Metastase entwickelt.

Auch zirkulär um eine Gefäßverzeigung angeordnete Lymphknoten, wie man sie im Lungenhilus nach Tuberkulose oder bei Koniosen sieht, gewinnen durch ihre Schrumpfung Einfluß auf die Gefäßwinkel und verkleinern sie im allgemeinen. Bei Hohlorganen können sich die Gefäßwinkel durch Erweiterung oder Verengung des Organs, besonders wenn sie unregelmäßig nebeneinander vorkommen, verkleinern oder vergrößern.

Die *Stellung der Gefäße im Raum*, deren Beurteilung im allgemeinen Stereoaufnahmen erfordert, ist natürlich vom Vascularisationstyp des Organs abhängig. Sie kann sich ändern, wenn Gefäße durch raumfordernde Prozesse verdrängt werden oder durch den Zug eines Narbengewebes ihre alte Stellung verlieren. Sie verlaufen dann bogenförmig oder geschlängelt, wie man das im gesamten Gefäßsystem oder in Gefäßprovinzen auch nach hämodynamischen Veränderungen sehen kann.

Um Höhlen nach Abscessen oder Tuberkulose können sich Gefäße korbförmig bzw. netzartig anordnen. Differentialdiagnostisch wichtig ist es, daß solche „korbförmigen“ Gefäßanordnungen auch als Folge einer Verdrängung nicht nur durch benigne, sondern auch durch maligne Blastome entstehen können.

Als charakteristisches Merkmal sieht man die Schlängelung von Oberflächengefäßen nach Organschrumpfung oder Atrophie. Innerhalb von Organen, die durch Parenchymverlust schrumpfen, wie arteriosklerotische Schrumpfnieren und Lebercirrhose, steht die Schlängelung im Vordergrund der angiographischen Veränderungen. Durch Verwerfungen infolge einer sehr ungeordneten Schrumpfung entstehen ganz bizarre Gefäßverläufe.

Die normale *Angioarchitektonik* eines Organs kann verändert erscheinen, wenn Organe verlagert oder durch äußere Einwirkungen gekippt und dann atypisch projiziert werden. Oft kann es aber auch auf Grund lokaler Impressionen oder lokaler Verdrängung zu Veränderungen der Angioarchitektonik kommen, wie sie bei den Einzelmerkmalen schon besprochen wurden.

In atrophischen oder hypertrophierten Organen bleibt die Angioarchitektonik so lange erhalten und harmonisch, wie die Organform unverändert bleibt. Sie kann sich natürlich allein deswegen ändern, weil die Organform Abweichungen von der Norm zeigt. Wenn Hohlorgane ihre Gestalt verändern, bekommen sie unter Umständen auch eine abweichende Stellung zum Strahlenverlauf. Das kann ihre veränderte Angioarchitektonik noch unterstreichen.

Die Angioarchitektonik kann sich aber noch aus anderen Gründen ändern, wenn z. B. einerseits normale Gefäße ausfallen und andererseits neue Gefäße auftreten. Das sieht man besonders, wenn nach Gefäßverschlüssen neue Gefäße in Form von Kollateralen erscheinen. Die meisten Kollateralen sind zwar schon vorher vorhanden; sie stellen sich aber nicht dar, weil sie, solange sie nicht beansprucht werden, unter der Grenze der Darstellbarkeit liegen und intravital kaum durchflossen werden.

Die Harmonie der Angioarchitektonik ist ein sehr wichtiges Merkmal. Sie ist deshalb von so großer Bedeutung, weil trotz zahlreicher Gefäßverschlüsse und Kollateralen, selbst wenn größere Stammgefäße verschlossen und durch Kollateralen ersetzt sind, eine ausreichende Blutversorgung des Organs angenommen werden darf.

Eine weitere Gruppe von Gefäßen, die man bei normaler Angioarchitektonik nicht sieht, sind die Anastomosen, die infolge einer Erhöhung des Widerstandes oder durch Gefäßverschlüsse entstehen. Die Anastomosen leiten das Blut nicht wie Kollateralen in das gleiche Gefäßsystem, sondern stellen meist eine Verbindung zu anderen Gefäßprovinzen dar, wie wir es besonders von der Lebercirrhose kennen.

Gefäßfreie Felder und Gefäße anderer architektonischer Anordnung fallen herdförmig in Narben auf, wenn sie groß genug sind, um die normale Angioarchitektonik aufzuheben. Für diese Gefäße spielt ihr Kaliber eine wesentliche Rolle, weil es für die Darstellungsfähigkeit entscheidend ist.

Mehr als in Narben spielt bei Geschwülsten der Gefäßreichtum eine Rolle, besonders für die Klärung, ob es sich etwa um Gefäßgeschwülste handelt.

Man kann aber im Bereich der Patho-Angioarchitektonik noch eine Gruppe von Gefäßen erkennen, die in Verwachsungen seröser Häute auftreten. So findet man fast in allen Pleuraverwachsungen Arterien und Venen, die manchmal auch eine wesentliche Versorgungsfunktion übernehmen können. Diese Verbindungsgefäße sind einerseits durch ihre angioarchitektonische Anordnung und andererseits durch ihre Fähigkeit, Blut in andere Kreislaufschenkel abzuleiten, meist unmittelbar leicht zu erkennen; andernfalls kann man aus der Tatsache, daß Kontrastmittel in einem Kreislaufschenkel auftritt, in den es nicht injiziert wurde, das Bestehen solcher Verbindungsgefäße wahrscheinlich machen. So sieht man nach Injektion in Lungenarterien und -venen häufig gleichzeitig Gefäße der lateralen Thoraxwand oder umgekehrt nach Injektion in den arteriellen Schenkel des großen Kreislaufs Kontrastmittel in Lungengefäßen, das nicht allein auf dem Wege über die Bronchialarterien dorthin gelangt sein kann. Verhältnismäßig selten sieht man solche Gefäße in Verwachsungen des Herzbeutels.

B. Herzfunktion, Haemodynamik und Röntgenbild
I. Physiologischer Teil

Von

W. Schoedel

Mit 7 Abbildungen

1. Regulatorische Einflüsse auf die Herztätigkeit

a) Einleitung

Das letzte Jahrzehnt hat viele Auseinandersetzungen über die Herzdynamik gebracht. Zunächst ging es um die Frage, ob die Straub-Starlingschen Herzgesetze auch am Herzen in situ Gültigkeit haben. Damit in engem Zusammenhang standen Fragen über die Größe des Herzvolumens, über die Blutfüllung des Herzens und die Änderung dieser Größen unter verschiedenen Funktionszuständen. Häufig wurde dabei nicht genug auf die Bedingungen geachtet, unter denen die Messungen vorgenommen wurden. Man mußte zu unterschiedlichen Ergebnissen kommen, wenn die Untersuchungen einmal an isolierten Herzen, das andere Mal an Herzen in situ ausgeführt wurden, wobei in letzterem Falle die Herzen den verschiedensten Wirkungen von seiten des Organismus aussetzt waren. Eine zweite notwendige Unterscheidung war die, ob es sich um normale oder pathologisch veränderte Herzen handelte, sei es, daß sie dilatiert oder hypertrophiert waren, oder daß ihre Muskelzellen geschädigt waren.

b) Die Straub-Starlingschen Herzgesetze

Im allgemeinen gelingt es nur am isolierten Organ, alle entscheidenden Parameter getrennt zu variieren und auf diesem Wege Gesetzmäßigkeiten quantitativ zu erfassen. Eine Vorbedingung ist freilich die, daß das Organ durch die Isolierung in seiner Struktur und Funktion nicht so stark verändert ist, daß ein Vergleich mit der Funktion in situ sich verbietet. Die Entscheidung dieser Frage wird häufig sehr schwierig sein. Wichtig sind alle Versuche, die am isolierten Organ gefundenen Gesetzmäßigkeiten am Organ in situ zu bestätigen.

Die Untersuchungen am isolierten Herzen führten zur Aufstellung von den Herzgesetzen, die mit den Namen Straub und Starling verknüpft sind (Straub, 1914; Starling, 1915; näheres über die Geschichte der Herzgesetze bei Bauereisen, 1957). Danach wird die Dynamik des Herzens sehr weitgehend durch die Dehnung der Muskelfasern bestimmt. Je stärker die Faser gedehnt ist, um so stärker ist ihre Arbeitsfähigkeit bei der Kontraktion, um so höher ist die dabei freigesetzte Energiemenge, und um so größer ist der Wirkungsgrad der dabei geleisteten Arbeit. Diese Gesetzmäßigkeiten wurden zunächst für den Skeletmuskel festgestellt (Fick, 1882; Blix, 1895). Später wurde ihre Gültigkeit an Kaltblüterherzen (Frank, 1895) gezeigt. Der vorläufig letzte Schritt war das Studium der Längen-Spannungs-Beziehungen an einzelnen Sarkomeren mit dem Elektronenmikroskop (Sonnenblick, Spiro, Cottrell, 1963). Für das Herz gelten danach folgende Gesetzmäßigkeiten: 1. Je größer das enddiastolische Volumen, um so größer ist die Arbeit pro Herzschlag, das bedeutet, daß bei zunehmender Füllung des Herzens entweder ein größeres Schlagvolumen gefördert wird oder gegen einen höheren arteriellen Druck angearbeitet werden kann. 2. Je größer das enddiastolische Herzvolumen, um so höher ist bei sonst gleichen *Bedingungen der Energieumsatz* des Herzens. 3. Je größer das enddiastolische Volumen, um so größer ist der Wirkungsgrad des Herzens.

Viele Nachuntersucher haben diese Gesetzmäßigkeiten bestätigt. Das gilt besonders für Untersuchungen am isolierten Herzen, wobei die verschiedensten Präparate verwendet wurden (LORBER, 1953; ULLRICH, RIECKER und KRAMER, 1954; KATZ, 1955). Aber auch am Herzen in situ lassen sich unter bestimmten Bedingungen entsprechende Befunde erheben (SARNOFF, 1955; KATZ, 1955; GLENSON und BRAUNWALD, 1962).

Die letztgenannten Befunde sprechen dafür, daß die am isolierten Herzen erhobenen Gesetzmäßigkeiten auf das Herz in situ übertragbar sind. Dabei muß freilich betont werden, daß am isolierten Herzen sich zwar exakte Beziehungen zwischen dem enddiastolischen Volumen einerseits und der Herzarbeit, dem Sauerstoffverbrauch und dem Wirkungsgrad andererseits feststellen lassen, daß sich aber diese Beziehungen im Verlauf der Untersuchungen ändern können, und daß sie experimentell beeinflußbar sind. Das versagende Herz zeigt, bezogen auf das gleiche enddiastolische Volumen, eine geringe Arbeitsfähigkeit, aber ungefähr den gleichen Sauerstoffverbrauch, also einen niedrigen Wirkungsgrad (KATZ, 1955). Von besonderer Bedeutung sind die Veränderungen der genannten Beziehungen bei verändertem Catecholamin-Spiegel. Unter Adrenalin steigt die isometrische Druckentwicklung (ULLRICH, RIECKER und KRAMER, 1954). Bei auxotoner Tätigkeit steigt das Schlagvolumen indem das Herz sich vollkommener kontrahiert und die Restblutmenge kleiner wird. Dabei verbessert sich der Wirkungsgrad (KATZ, 1955; SARNOFF, 1955). Hier zeigen sich die Grenzen der Untersuchungen am isolierten Organ. Der Catecholamin-Spiegel ist ein sehr entscheidender Parameter der Herzdynamik, mindestens ebenso entscheidend wie die Länge der Muskelfaser. Die Untersuchungen am isolierten Herzen lassen diesen Parameter zunächst überhaupt nicht in Erscheinung treten. Andererseits lassen sich die Straub-Starlingschen Gesetze am Herzen in situ kaum nachweisen, da es in diesen Fällen nur sehr schwer gelingt, den Catecholamin-Spiegel konstant zu halten und wahrscheinlich auch noch andere Faktoren die Dynamik beeinflussen. Der Schluß, daß damit die Straub-Starlingschen Gesetze am Herzen in situ nicht gelten, scheint uns aber nicht korrekt zu sein. Es treten nur neue Parameter hinzu. Die Analyse wird erschwert oder sogar unmöglich, wenn es nicht gelingt, diese Parameter konstant zu halten.

SARNOFF und MITCHELL unterscheiden am Herzen zwei Arten von Autoregulation. Neben der heterometrischen Autoregulation, die den Straub-Starlingschen Gesetzen entspricht, gibt es noch die homeometrische Autoregulation (SARNOFF und MITCHELL, 1962). Die homeometrische Autoregulation führt zu alten Untersuchungen zurück, über die BOWDITSCH schon 1871 berichtet hat (BOWDITSCH, 1871). Sie zeigen Beziehungen zwischen Herzfrequenz und Kontraktilität des Herzens. Bei Steigerung der Herzfrequenz nimmt die Kontraktilität des Herzens zu, ohne daß sich dabei der enddiastolische Druck ändert (MITCHELL, WALLACE, SKINNER, 1963). Wahrscheinlich beruht dieser Effekt auf erhöhter Freisetzung von Kalium aus dem Herzmuskel.

c) Das gesteuerte Herz

Die am isolierten Herzen gefundenen Gesetzmäßigkeiten zeigen eine Möglichkeit, daß das Herz sich aus sich selbst heraus an veränderte Kreislaufbedingungen anpaßt, übertrieben gesprochen, daß es jede Blutmenge gegen jeden arteriellen Druck fördert. Ein Herz von dieser Anpassungsfähigkeit bedürfte keinerlei Steuerung von außen. In der Tat hat man in den vergangenen Jahrzehnten teilweise geglaubt, daß die nervöse und hormonale Steuerung des Herzens für seine Funktion von untergeordneter Bedeutung wäre. Betrachtet man freilich kritisch die am isolierten Herzen erhobenen Befunde, so merkt man, daß die Anpassungsfähigkeit des isolierten Herzens doch begrenzt ist. Die erreichten Leistungssteigerungen des isolierten Herzens reichen bei weitem nicht an das heran, was vom Herzen in situ bei Muskeltätigkeit verlangt wird.

Das Herz wird vom Zentralnervensystem aus über die Herznerven gesteuert, wobei die sympathischen Nerven „fördern", die vagalen Nerven „hemmen". Nach anatomischen Untersuchungen breiten sich die sympathischen Nerven über das ganze Herz aus, während die vagalen Nerven nur die Vorhöfe versorgen (NONIDEZ, 1939). Dementsprechend sind auch die Wirkungen der vagalen Nerven auf die Vorhöfe beschränkt (SARNOFF und MITCHELL, 1962). Freilich gibt es hier widersprechende Befunde. Noch in jüngster Zeit wurden negativ inotrope Wirkungen des Vagus auf den Ventrikel beschrieben (DE GEEST, LEVY, ZIESKE, 1964). Die Herznerven greifen sowohl am Reizleitungssystem als auch an der Muskelfaser an. Sie beeinflussen die Reizbildung und damit die Herzfrequenz. Sie beeinflussen aber auch die Reizleitung und damit den Kontraktionsablauf. Eine erhöhte Leitungsgeschwindigkeit führt zu einer erhöhten Koordination der Tätigkeit der Muskelfasern und zu einer Verkürzung der Systole. Eine erhöhte Koordination der Muskelfasern steigert aber gleichzeitig die Herzkraft. Die Herzkraft wird aber in noch stärkerem Maße durch den direkten nervösen Einfluß auf die Muskelfaser beeinflußt. Die sympathische Innervation steigert so die Druckentwicklung im Ventrikel und seine Entleerung in der Systole. Die Herznerven wirken aber auch auf die Muskelfasern der Vorhöfe. Unter dem Einfluß des Sympathicus steigt die Vorhofskontraktion, es wird am Ende der Diastole dadurch die Füllung des Ventrikels und die Länge seiner *Muskelfasern erhöht*, wodurch zusätzlich über den Starling-Mechanismus der Ventrikel sich kräftiger kontrahiert. Im umgekehrten Sinne wirken die vagalen Nerven. Sie hemmen die Vorhofkontraktion und damit die Füllung des Ventrikels am Ende der Diastole (SARNOFF und MITCHELL, 1962).

Fassen wir nochmals zusammen, auf welchem Wege der Sympathicus die Herztätigkeit fördert: 1. Er erhöht die Erregungsbildung im Reizleitungssystem und damit die Schlagfrequenz. 2. Er fördert die Ausbreitung der Erregung im Reizleitungssystem und erhöht damit die Koordination in der Tätigkeit der Fasern. Das erhöht einerseits die Herzkraft, andererseits verkürzt es die Systolendauer. Dadurch bleiben auch bei hoher Herzfrequenz eine hinreichende Diastolendauer und Füllungszeit des Ventrikels übrig. 3. Die sympathischen Nerven steigern die Muskelkraft im Ventrikel. Es steigt der Druck in der Systole, der Ventrikel entleert sich stärker, das endsystolische Volumen wird verkleinert. 4. Unter dem Einfluß der sympathischen Nerven nimmt die Vorhofskontraktion zu. Dadurch wird die enddiastolische Füllung des Ventrikels erhöht und über den Straub-Starling-Mechanismus das Schlagvolumen gesteigert.

Neben der nervösen Steuerung des Herzens scheint die hormonale Steuerung über den Blutweg nur eine untergeordnete Rolle zu spielen. Das gilt besonders für die Nebennierenmarkhormone, die im Vergleich zu den Catecholaminen, die unter dem Einfluß der sympathischen Nerven im Herzen freigesetzt werden, für die Aktivierung des Herzens *nur geringe Bedeutung* haben (RUSHMER und SMITH, 1959; DONALD und SHEPHERD, 1963).

d) Bedeutung der Herzgrundgesetze und der Herzsteuerung für die Kreislaufregulation

Nach der Auffassung der dreißiger Jahre, die heute häufig als „klassisch“ bezeichnet wird, beruht das Zusammenwirken von Herz und Kreislaufperipherie auf den Straub-Starlingschen Gesetzen. Die Förderleistung des Herzens ist abhängig von seinem Füllungsdruck. Bei dieser „klassischen“ Vorstellung gehen alle Umstellungen des Kreislaufs von der Peripherie aus. Durch Veränderungen der Gefäßkapazität wird dem Herzen eine größere Blutmenge zugeschoben und dadurch der Füllungsdruck und das Herzzeitvolumen erhöht. Umgekehrt muß nach der klassischen Anschauung das Herz auch eine größere Blutmenge fördern, wenn das venöse Blutangebot ansteigt. Bluttransfusionen müßten danach den zentralvenösen Druck und das Herzzeitvolumen steigern, bis durch regulatorische Vorgänge die Kapazität des Gefäßsystems erhöht und dadurch das Zuviel an Blutangebot wieder beseitigt ist.

Nach unserer heutigen Anschauung besteht dagegen eine gewisse Unabhängigkeit zwischen dem venösen Angebot und zentralvenösem Druck einerseits und der Herzleistung andererseits. Diese Unabhängigkeit beruht auf der nervösen Steuerung des Herzens. Das Herz braucht gar nicht die ganze Blutmenge, die ihm von der Peripherie angeboten wird, zu fördern. Es kann durch Vaguseinflüsse abgebremst werden. Es schlägt dann seltener und fördert bei unvollkommener Entleerung ein kleineres Schlagvolumen. Das Herzzeitvolumen wird damit unabhängig vom venösen Füllungsdruck. Andererseits kann ein gesteuertes Herz an einen starken Rückstrom des Blutes aus der Kreislaufperipherie angepaßt werden. Besonders die Frequenzsteigerung führt dazu, daß auch bei gesteigerter Kreislauffunktion das Herz alles Blut fördert, das ihm von der Peripherie angeboten wird, ohne daß unter diesen Bedingungen der venöse Druck ansteigt. Das Herz fördert die größere Blutmenge mit normalem Füllungsdruck. Das Venensystem wird damit auch nicht durch eine Drucksteigerung erweitert und stärker mit Blut gefüllt, was dem Blutrückstrom zum Herzen und der Steigerung des Herzzeitvolumens entgegenwirken würde.

Die Unterschiede über das Zusammenwirken von Herz und Kreislaufperipherie nach der klassischen und nach der modernen Auffassung führen auch zu neuen Vorstellungen über die Funktionen des Gefäßsystems. Nach der klassischen Vorstellung mußte die

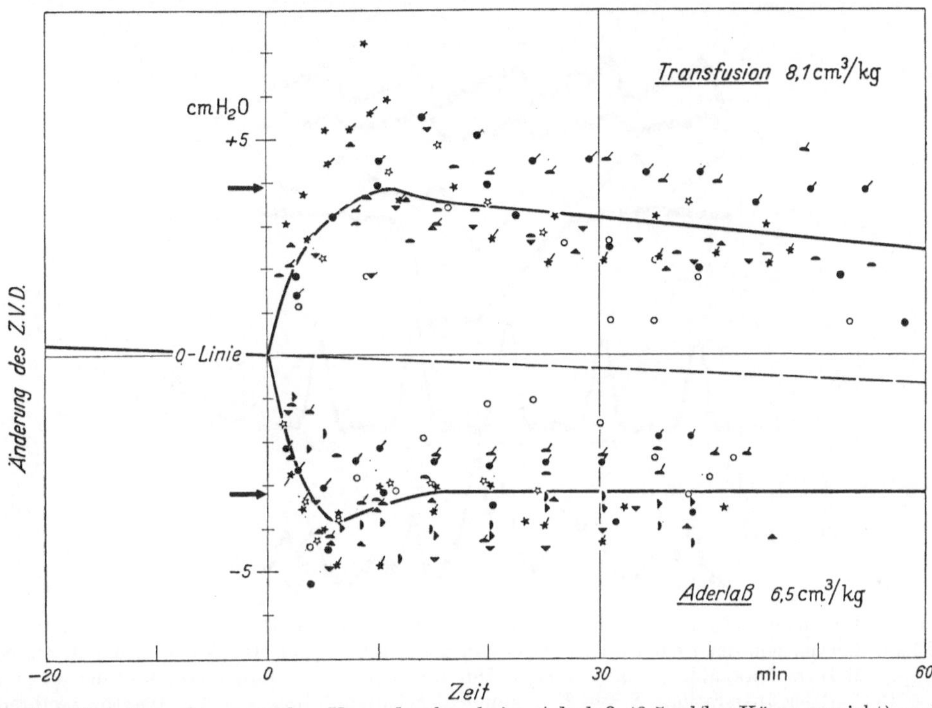

Abb. 1. Das Verhalten des zentralen Venendruckes beim Aderlaß (6,5 ml/kg Körpergewicht) und bei Bluttransfusion (8,1 ml/kg Körpergewicht). Messungen an 12 Versuchspersonen, die auf der Kurve jeweils durch ein besonderes Symbol gekennzeichnet sind. Symbole mit Diagonalstrich beziehen sich auf Wiederholungsexperimente an der gleichen Versuchsperson. Nach einer initialen Phase von 12—15 min während und unmittelbar nach Transfusion oder Aderlaß ändern sich die Drucke für den Rest der Beobachtungszeit nur noch wenig. Die Pfeile zeigen auf die Schnittpunkte der Regressionslinie für die langsame Erholungsphase mit der Nullachse. Sie zeigen die strenge Proportionalität von zentralem Druck und der Änderung des Blutvolumens (3,9/8,1 = 3,2/6,5). Der nahezu horizontale Verlauf der Regressionslinien deutet darauf hin, daß die endgültige Normalisierung des zentralen Venendruckes erst nach Wiederherstellung des normalen Blutvolumens erreicht wird (GAUER, HENRY u. SIEKER, 1956)

Gefäßkapazität eine strenggesteuerte Größe sein, denn sie bestimmte über den venösen Rückstrom die Größe des Herzzeitvolumens. Es wurde angenommen, daß die Blutspeicher oder allgemeiner das Venensystem jede überflüssige Blutmenge aufnehmen konnten, um sie im Falle der erhöhten Kreislauffunktion wieder an das Herz abgeben zu können. Wenn man aber beim Menschen durch Aderlässe oder durch Bluttransfusionen die Blutmenge ändert, so findet man deutliche Änderungen des zentralvenösen Druckes, die über lange Zeit bestehenbleiben (Abb. 1) (GAUER, HENRY und SIEKER, 1956). Das Venensystem schluckt also durchaus nicht sofort das Zuviel an Blut durch Erhöhung seiner Kapazität weg. Zur Normalisierung des zentralen Venendruckes kommt es anscheinend erst durch sehr langsam verlaufende Vorgänge, in erster Linie durch erhöhte Harnproduktion. Der erhöhte Venendruck ist in diesen Fällen Folge der Dämpfung der Herztätigkeit.

Das Herz fördert nicht alles Blut, das ihm angeboten wird. Derartige Kreislaufeinstellungen zeigen sich nicht nur bei experimenteller Änderung der Blutmenge. Sie treten auch bei Blutverlagerungen als Folge einer veränderten Körperstellung auf. Auch bei Blutverlagerungen zwischen den Hautgefäßen und dem übrigen Organismus im Dienste der Temperaturregulation spielen sie eine große Rolle (GLASER, 1949). Es soll damit nicht gesagt werden, daß die Einstellung der Gefäßkapazität für die Kreislaufregulation ohne Bedeutung ist. Es sind aber in jedem Fall zwei Mechanismen möglich: die Veränderung der Förderleistung des Herzens auf Grund seiner nervösen Steuerung und die Änderung der Gefäßkapazität. Es bedarf weiterer Untersuchungen, welchem von den beiden Mechanismen im einzelnen Falle die hauptsächliche Bedeutung zuzuschreiben ist.

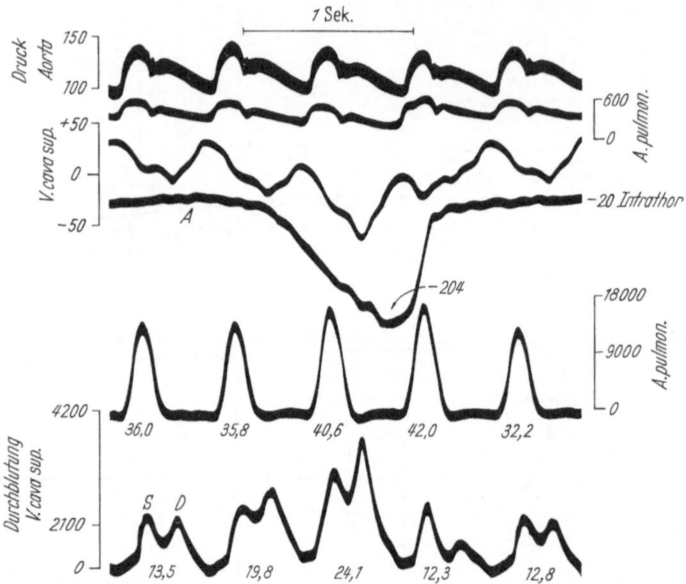

Abb. 2. Wirkung der Spontanatmung auf den venösen Rückfluß und die Durchblutung der A. pulmonalis. Hund von 25 kg. Kurven von oben nach unten: Druck in der Aorta in mm Hg, Druck in der A. pulmonalis, in V. cava sup. und Intrathorakaldruck in mm H_2O, Durchblutung der A. pulmonalis und der V. cava sup. in ml/min. *A* Beginn der Inspiration; *S* Beschleunigung der Durchblutung der V. cava sup. während der Ventrikelsystole; *D* Beschleunigung der Durchblutung der V. cava sup. während der Ventrikeldiastole (BRECHER u. HUBAY, 1955)

Nachdem die Straub-Starlingschen Gesetze in den dreißiger Jahren in ihrer Bedeutung für den Kreislauf sicherlich überschätzt worden sind, wird jetzt manchmal die Ansicht geäußert, daß sie für den intakten Kreislauf überhaupt ohne Bedeutung seien. Demgegenüber muß betont werden, daß sie sich immer zeigen, wenn das Spiel der Regulationen aufgehoben ist, oder auch, wenn eine gleichmäßige Regulationslage eingehalten wird (HAMILTON, 1955; SARNOFF, 1955). Die Straub-Starlingschen Gesetze zeigen sich besonders deutlich in Narkose, wenn die nervös-reflektorischen Steuerungsmechanismen gedämpft sind. Sie treten hervor, wenn die regulatorischen Mechanismen bis an die Grenze des Möglichen beansprucht sind. Sie zeigen sich auch bei raschen Änderungen, da die regulatorischen Vorgänge eine bestimmte Zeit beanspruchen. So läßt Abb. 2 erkennen, wie bei der Einatmung durch die Änderung des intrathorakalen Druckes der Füllungsdruck des Herzens ansteigt, und wie als Folge der Steigerung des Füllungsdruckes das Herzzeitvolumen zunimmt. Es handelt sich um nichts anderes als um Auswirkungen des Straub-Starlingschen Gesetzes.

Die Überschätzung der Straub-Starlingschen Gesetze brachte teilweise die Gefahr mit sich, daß die nervösen Einflüsse auf das Herz für die Steuerung seiner Funktion unterschätzt wurden. Vergessen wurden sie natürlich nie. Man hat immer gewußt, daß mit dem Funktionszustand des Kreislaufs sich die Herzfrequenz ändert, und daß die Frequenz sehr weitgehend nervös gesteuert ist. Dazu kam in den dreißiger Jahren dieses Jahrhunderts die Beobachtung über das Fehlen der Herzvergrößerung bei Muskeltätigkeit, das mit den einfachen Herzgrundgesetzen, wie sie am isolierten Herzen beobachtet werden,

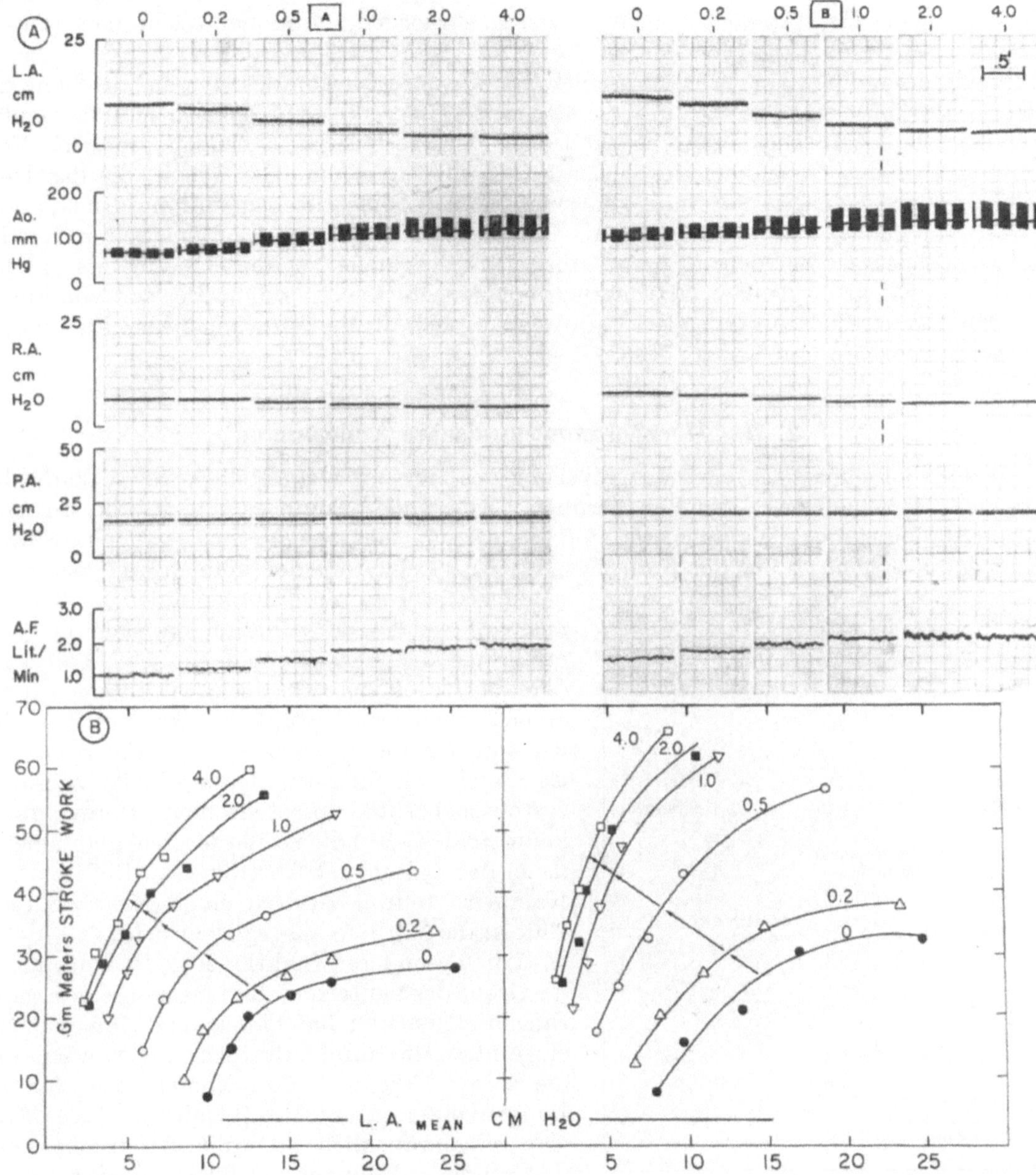

Abb. 3. Die Herzarbeit bei verschiedenem Füllungsdruck des Herzens und Änderung der sympathischen Innervation (SARNOFF und MITCHELL, 1962). Links oben: Versuch über den Einfluß verschiedener Reizfrequenzen des Ganglion stellatum (Reizfrequenzen am Kopf der Abbildung). Registrierungen von oben nach unten: Mittlerer Druck im linken Vorhof (*LA*), Aortendruck (*Ao*), mittlerer Druck im rechten Vorhof (*RA*), mittlerer Druck in der A. pulmonalis (*PA*), Aorten-Durchblutung (*AF*). Oben rechts: Gleicher Versuch wie oben links, nachdem durch Infusion von 100 ml Blut die Füllungsdrucke des Herzens gesteigert wurden. Es wurden dann noch vier weitere Bluttransfusionen vorgenommen und Registrierungen aufgenommen, die hier aber nicht dargestellt sind. Dadurch ergaben sich für jede Reizfrequenz des Ganglion stellatum 6 Meßwerte. Links unten: Beziehungen zwischen dem Druck im linken Vorhof (Abszisse) und der Arbeit des Ventrikels pro Schlag (Ordinate) bei verschiedenen Reizfrequenzen des Ganglion stellatum (Zahlen an den Kurven). Rechts unten: Werte aus dem gleichen Versuch, 1 Std später gewonnen

nicht zu erklären war. Heute gibt es viele Befunde, die darauf hinweisen, daß die nervösen Steuerungen des Herzens für die Herzdynamik von *entscheidender Bedeutung sind.* Beobachtungen, daß man an trainierten, nichtnarkotisierten Hunden durch elektrische Reizung im Hypothalamusgebiet eine Umstellung der Herztätigkeit auf die „Arbeitsdynamik" erreichen kann, und daß bei diesen Tieren auch durch bedingte Reflexe die Umstellung der Herztätigkeit erreicht wird, sind sicherlich von großer Wichtigkeit (RUSHMER und SMITH, 1959).

Nach unseren heutigen Kenntnissen sind die Autoregulation des Herzens im Sinne der Straub-Starlingschen Gesetze und die Steuerung über die sympathischen und vagalen Herznerven die entscheidenden Regulationen der Herztätigkeit. Abb. 3 gibt eine Vorstellung über das Zusammenwirken der beiden Mechanismen. Die Arbeit, die das Herz beim einzelnen Schlag leistet, hängt einerseits vom enddiastolischen Füllungsdruck, andererseits von den nervösen Einflüssen ab. Darüber hinaus gibt es sicherlich weitere regulatorische Einflüsse. Bei den autoregulatorischen Vorgängen ist dabei besonders an den Bowditsch-Effekt zu denken (MITCHELL, WALLACE, SKINNER, 1963). Bei den von außen auf den Herzmuskel einwirkenden Faktoren sei noch an die Wirkungen der Elektrolyte erinnert (LEONARD und HAJDN, 1962).

2. Das Herzvolumen und seine Änderungen

Wenn röntgenologisch eine Vergrößerung des Herzens festgestellt wird, so kann das auf recht verschiedenen Ursachen beruhen. Insbesondere kann es sich sowohl um eine vermehrte Blutfüllung als auch um eine Vermehrung des Herzgewebes handeln. Soweit nicht gewisse Schlüsse aus der Form des Herzens gezogen werden können, sagt das röntgenologisch bestimmte Herzvolumen auch nicht aus, auf welche der Herzhöhlen sich die Vergrößerung des Herzvolumens bezieht. Insbesondere dürfte es schwierig sein zu unterscheiden, ob eine vermehrte Blutfüllung der Ventrikel oder der Vorhöfe die Ursache der Volumenzunahme ist. Auch erlauben die Unterschiede zwischen systolischem und diastolischem Herzvolumen kaum Schlüsse auf die Größe des Schlagvolumens, da in der Systole der Abstrom von Blut aus den Kammern teilweise durch einen Einstrom von Blut in die Vorhöfe ausgeglichen wird.

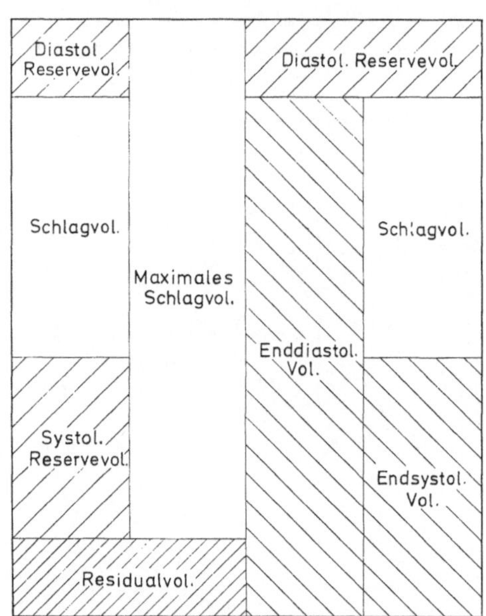

Abb. 4. Zur Nomenklatur der Ventrikel-Volumina nach RUSHMER

Von besonderer funktioneller Bedeutung ist die Größe des Ventrikelvolumens und seiner Änderungen. RUSHMER hat hierzu eine Nomenklatur eingeführt, die durch Abb. 4 erläutert wird, und die sich an die bekannte Nomenklatur für die Lungenvolumina anlehnt (RUSHMER, 1961). Allgemein gebräuchlich sind die Ausdrücke enddiastolisches Volumen (EDV), endsystolisches Volumen (ESV) und Schlagvolumen. Dabei entspricht das enddiastolische Volumen der Summe aus endsystolischem Volumen und dem Schlagvolumen. RUSHMER bezeichnet das endsystolische Volumen in Anlehnung an die Nomenklatur für die Lungenvolumina auch als funktionelle Residualkapazität. Sie setzt sich aus Residualvolumen und systolischem Reservevolumen zusammen. Das Residualvolumen ist die Blutmenge des Ventrikels, die auch bei stärkster Kontraktion nicht ausgetrieben werden kann. Das Schlagvolumen kann durch Einbeziehung des diastolischen und systolischen Reservevolumens vergrößert werden. Das maximale Schlagvolumen, bei dem diese Reserve vollkommen in Anspruch genommen worden ist, entspricht damit der Vitalkapazität in der üblichen Terminologie für die Lungenvolumina.

Relativ wenig weiß man über die Blutvolumina in den *Vorhöfen* und ihre Änderungen. Betrachtet man das Vorhofvolumen in einem bestimmten Zeitpunkt der Herzphase — etwa kurz vor der Öffnung der Atrio-Ventricularklappen, wo es am größten ist —, so kann es mit der Höhe des Vorhofdruckes recht stark schwanken. Das beruht nicht nur auf der Dehnbarkeit der Vorhofwand, sondern auch auf der Änderung der Vorhofform, wobei bei erhöhtem Vorhofdruck diese Form sich stärker der Kugelgestalt nähert. Wahrscheinlich sind derartige Änderungen des Vorhofvolumens weitgehend durch das Perikard begrenzt. Dabei ist die Spannung des Perikards in jedem Moment durch die Füllung aller vier Herzhöhlen bestimmt.

Die Änderungen der Blutfüllung in den Vorhöfen während einer Herzphase sind kleiner als die der Ventrikel. Während der Ventrikeldiastole fließt ja gleichzeitig Blut von den Venen aus in die Vorhöfe ein und aus den Vorhöfen in die Ventrikel ab, so daß es in dieser Herzphase nicht zu einer stärkeren Änderung der Blutfüllung in den Vorhöfen zu kommen braucht. Dagegen strömt weiter Blut aus den Venen in die Vorhöfe ein, während die Atrio-Ventricularklappen geschlossen sind. Es kommt also in diesem Zeitraum zu einer erhöhten Blutfüllung der Vorhöfe: Die Vorhöfe wirken als eine Art Puffer, der einen gleichmäßigen Einstrom von Blut in das Herz über die gesamte Herzphase ermöglicht. Es liegen einige röntgenkinematographische Untersuchungen über die Veränderung der Vorhoffüllung während einer Herzphase vor (GRANT, BUNNELL, GREENE, 1964). Danach betragen die Änderungen der Blutfüllung des linken Vorhofs am gesunden Herzen etwa 20% des Schlagvolumens. Bei Aorten- und Mitralstenose können sie auf über 50% des Schlagvolumens ansteigen.

a) Das Schlagvolumen und seine Änderungen

Das Schlagvolumen ist — sehr formal gesprochen — die Differenz zwischen enddiastolischem und endsystolischem Ventrikelvolumen. Änderungen des Schlagvolumens sind dadurch möglich, daß das enddiastolische Volumen vergrößert und das endsystolische Volumen verkleinert wird. Es kann also das enddiastolische und endsystolische Reservevolumen zur Vergrößerung des Schlagvolumens eingesetzt werden. Es bedarf noch einer näheren Besprechung, in welchem Maße und unter welchen Bedingungen sich das enddiastolische und endsystolische Volumen verändern können. Es gibt aber noch eine andere formale Abhängigkeit, die die Größe des Schlagvolumens bestimmt: Das Herzzeitvolumen ist das Produkt aus Schlagvolumen und Herzfrequenz. Demnach wird das Schlagvolumen sowohl vom Herzzeitvolumen als auch von der Herzfrequenz bestimmt.

Das Herzzeitvolumen wird weitgehend vom Blutbedarf der Peripherie, in erster Linie vom Sauerstoffbedarf bestimmt. Es kann dabei von 5 l/min im Ruhezustand bis auf 30 l/min also auf etwa das 6fache des Ruhewertes ansteigen (s. Abb. 5).

Ob eine Steigerung des Herzzeitvolumens in stärkerem Maße durch Erhöhung der Schlagfrequenz oder des Schlagvolumens zustande kommt, hängt von der Steuerung der Herzfrequenz ab. Eine nervöse Beeinflussung der Herzfrequenz ist von den verschiedensten Stellen des Zentralnervensystems möglich, besonders von bestimmten Gebieten der Großhirnrinde, vom Hypothalamus und von der Medulla oblongata. Elektrische Reizung des Hypothalamus führt am wachen Hund im Hinblick auf Frequenz und Kontraktionsablauf zu einer ähnlichen Umstellung der Herztätigkeit, wie sie bei Muskelarbeit beobachtet wird (RUSHMER und SMITH, 1959).

Die steuernden Zentren in der Medulla oblongata stehen unter sehr verschiedenartigen Einflüssen. Weitgehend sind es die gleichen, die für die Steuerung der Vasomotorik von der Medulla oblongata aus von Bedeutung sind. Entscheidend sind die Erregungen, die von den Pressoreceptoren des arteriellen Systems ihren Ausgang nehmen. Hohe Herzfrequenzen und kleine Schlagvolumina finden sich, wenn die Vermehrung des Herzzeitvolumens mit so starker Minderung des peripheren Strömungswiderstandes einhergeht, daß gleichzeitig der arterielle Druck absinkt. Wird andererseits das Herzzeitvolumen durch ein erhöhtes Blutangebot gesteigert, etwa durch Bluttransfusion oder beim Übergang vom Stehen zum Liegen, so findet man im allgemeinen entsprechend dem erhöhten arteriellen Druck eine niedrige Schlagfrequenz und große Schlagvolumina. Dabei gibt es jedoch einen Wettstreit zwischen den arteriellen Pressoreceptoren und denen in den Herzvorhöfen. Steigerung des Druckes in den Vorhöfen erhöht die Pulsfrequenz (BAINBRIDGE,

1915). Ob nach Bluttransfusion die Pulsfrequenz ansteigt oder absinkt, hängt von den gegensätzlichen Auswirkungen der gleichzeitigen Drucksteigerung in den Vorhöfen und im arteriellen System ab (KOEPCHEN, KRAMER und OVERBECK, 1956). Auch die peripheren Chemoreceptoren treiben die Pulsfrequenz in die Höhe. Muskeltätigkeit bei gleichzeitigem Sauerstoffmangel führt zu hohen Pulsfrequenzen und relativ kleinen Schlagvolumina (ASMUSSEN und NIELSEN, 1955b).

Fragt man nach der absoluten Größe des Schlagvolumens im Ruhezustand und bei Belastung, so zeigt sich die starke Abhängigkeit von der Herzfrequenz. Nehmen wir für den Ruhezustand ein Herzzeitvolumen von 5 l/min an, so berechnen sich Schlagvolumina von 50 oder 100 ml, je nachdem ob die Pulsfrequenz 50 oder 100 Schläge pro Minute beträgt. Eine besondere Bedeutung kommt für die Ruhewerte der Körperstellung der

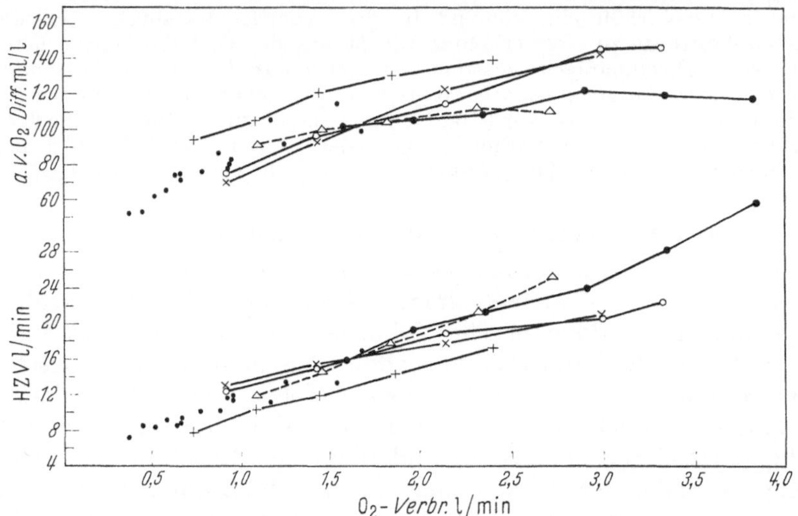

Abb. 5. Herzzeitvolumen und arterio-venöse Sauerstoffdifferenz während Arbeit in Beziehung zur Sauerstoffaufnahme. Die Linien verbinden Mittelwerte von vier verschiedenen Versuchsreihen, von denen drei mit der Acetylenmethode, eine mit der Injektionsmethode (×—×) ausgeführt wurden. Die kleinen Punkte sind Einzelwerte, die von RILEY u. a. und DEXTER u. a. mit der direkten Fick-Methode gewonnen wurden (ASMUSSEN u. NIELSEN, 1955)

Versuchspersonen zu. Im Vergleich zum Liegen wird im Stehen ein kleineres Herzzeitvolumen mit höherer Pulsfrequenz und vermindertem Schlagvolumen gefördert (BROUHA und HEATH, 1943). Bei Kreislaufbelastung erreicht das Schlagvolumen des Untrainierten nur selten 130 ml (CHAPMAN, FISHER, SPROULE, 1960). Nur bei Trainierten steigt es während schwerer körperlicher Arbeit auf 150 ml an und erreicht gelegentlich sogar 200 ml (ASMUSSEN und NIELSEN, 1955).

Die großen Steigerungen des Herzzeitvolumens bei Muskeltätigkeit sind im allgemeinen nur dadurch möglich, daß die Pulsfrequenz an dieser Anpassung sehr stark beteiligt ist. Bei schweren Arbeiten, die so bemessen sind, daß sie über längere Zeit durchgehalten werden können, steigen die Pulsfrequenzen bis auf 150—180 Schläge an. Bei kurzdauernden erschöpfenden Arbeiten werden für die Pulsfrequenz auch sehr viel höhere Werte gefunden. Direkt am Anschluß an Skirennen fand man bei Jugendlichen Werte von 250—270 Schlägen pro Minute (CHRISTENSEN und HÖRBERG, 1950).

Tabelle 1 soll veranschaulichen, wie wir uns die Umstellung des Kreislaufs vorzustellen haben, wenn der Sauerstoffverbrauch im Organismus um das 10fache der Ausgangslage ansteigt. Die Zahlen der letzten Spalte lassen erkennen, wie stark die Zunahme der arterio-venösen Sauerstoffdifferenz an der Anpassung beteiligt ist. Das wird besonders dadurch möglich, daß in der tätigen Skeletmuskulatur der Sauerstoff des Blutes sehr gut ausgenutzt werden kann. Die Tabelle läßt weiterhin erkennen, daß für die notwendige Steigerung des Herzzeitvolumens die Frequenzsteigerung entscheidender ist als die des Schlagvolumens (s. hierzu auch Abb. 6).

Tabelle 1. *Umstellung des Kreislaufs bei Steigerung des Sauerstoffverbrauches*

	a Werte der Ausgangslage	b Werte bei Muskeltätigkeit	c Steigerung der Werte b/a
Schlagvolumen (ml)	90	125	1,4
Schlagfrequenz (min^{-1})	60	160	2,7
Herzzeitvolumen (ml/min)	5400	20000	3,7
Arterio-venöse Differenz (ml/100 ml Dbl.)	5,6	15,0	2,7
Sauerstoffverbrauch (ml/min)	300	3000	10,0

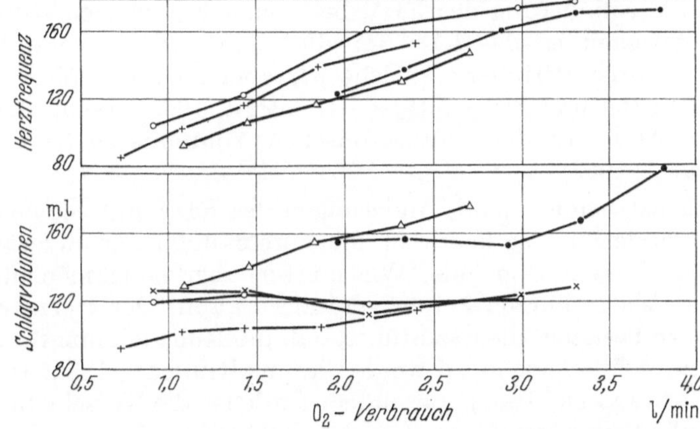

Abb. 6. Pulsfrequenz und Schlagvolumen während körperlicher Arbeit in Beziehung zum Sauerstoffverbrauch. Die Linien verbinden Werte von vier verschiedenen Versuchsreihen, von denen drei mit der Acetylenmethode, eine mit der Injektionsmethode (×—×) durchgeführt wurden (Asmussen u. Nielsen, 1955)

b) Das enddiastolische Volumen (EDV) und seine Änderungen

Die Tabellen 2 und 3 zeigen die Ergebnisse von Messungen des EDV im rechten und linken Ventrikel des Menschen. Das Schlagvolumen beträgt etwa $^1/_3$—$^1/_2$ des EDV. Das

Tabelle 2. *Verhalten des Schlagvolumens und des enddiastolischen Volumens bei Patienten mit normalem rechtem Ventrikel*

Autoren	EDV ml/m²	SV ml/m²	SV/EDV %	Methode
Bing u. Mitarb., 1951	82	32	39	Farbstoff-Methode
Freis u. Mitarb., 1960. . . .	89	43	48	Farbstoff-Methode
Lüthy u. Mitarb., 1962 . . .	143	43	30	Thermo-Dilution
Kreuzer u. Mitarb., 1963 . .	110	57	52	Thermo-Dilution

Tabelle 3. *Verhalten des Schlagvolumens und des enddiastolischen Volumens bei Patienten mit normalem linkem Ventrikel*

Autoren	EDV ml/m²	SV ml/m²	SV/EDV %	Methode
Folse u. Mitarb., 1961 . .	89	33	37	Präcordiale Isotopentechnik
Lüthy u. Mitarb., 1963 . .	111	38	34	Thermo-Dilution bei Patienten mit Vorhofsystemdefekt
Bristow u. Mitarb., 1964. .	99	37	37	Thermo-Dilution
Gorlin u. Mitarb., 1964 . .	96	42	44	Thermo-Dilution

Schlagvolumen müßte danach verdoppelt werden können, wenn man annehmen dürfte, daß das gesamte endsystolische Volumen „Reservevolumen" wäre.

Betrachtet man die Änderungen des EDV, so muß man von den akuten Änderungen diejenigen abtrennen, die bei langdauernden Einwirkungen zu Strukturänderungen der Herzwand führen. Soweit es sich um akute Änderungen handelt, sollte man zunächst versuchen, ob sie durch Änderungen des enddiastolischen Kammerdruckes zu erklären sind. Der enddiastolische Druck hängt in erster Linie von dem Verhältnis des Bluteinstroms aus der Peripherie und dem Blutabtransport durch die Herztätigkeit ab. Ein veränderter Blutzustrom zum Herzen findet sich bei Lageänderungen. Dementsprechend nimmt bei aufrechter Körperstellung das enddiastolische Volumen ab, bei liegender Stellung aber zu (RUSHMER und SMITH, 1959; RUSHMER, 1962). Andererseits kann durch ein stärker angetriebenes Herz der enddiastolische Druck und das EDV vermindert werden. So findet man bei Änderung der Herzfrequenz im Tierversuch eine Steigerung des EDV bei niedrigen und eine Verminderung des EDV bei hohen Frequenzen (BRISTOW u. Mitarb., 1963). Bei Muskeltätigkeit ist das EDV im allgemeinen wenig verändert, da zwar der Zustrom von Blut aus der Peripherie, gleichzeitig aber auch die Förderleistung des Herzens zunimmt (RUSHMER und SMITH, 1959; RUSHMER, 1962). Beim Menschen fand man sogar eine gewisse Abnahme der enddiastolischen Volumina in beiden Herzventrikeln (HARRISON u. Mitarb., 1963).

Wenn wir zunächst bemüht sind, Änderungen des EDV mit solchen des enddiastolischen Druckes zu vergleichen, so liegt dem die Vorstellung einer unveränderlichen Ruhedehnungskurve des Herzens zugrunde. Wir müssen aber annehmen, daß die Ruhedehnungskurve sich in relativ kurzen Zeiten verändern kann. Der Herzmuskel scheint eine gewisse Plastizität zu besitzen, die dazu führt, daß die Ruhedehnungskurve bei Belastung in kurzer Zeit nach rechts verschoben werden kann (REICHEL, 1952, 1953; GEHL, GRAF, KRAMER, 1955; ALEXANDER, 1962). Besonders stark ist die Verschiebung der Ruhedehnungskurve bei Schädigung der Herzmuskulatur. Der insuffiziente Herzmuskel wird in kurzer Zeit überdehnt. Das zeigt sich nicht nur in der Klinik bei der rasch auftretenden Dilatation des akut insuffizienten Herzens, es läßt sich auch im Tierexperiment nachweisen (BRAUNWALD, FRYE, ROSS, 1960).

Die Vergrößerung des Herzvolumens wird zum Teil durch das Perikard begrenzt (PFUHL, 1929; NELEMANS, 1940; HOLT, RHODE, KINES, 1960; HORT, 1964). Der verschiedene Verlauf der Ruhedehnungskurven von Herzen mit und ohne Perikard ist in Abb. 7 dargestellt. Am Ende der Diastole dürfte unter den meisten Bedingungen der Perikardsack vom Herzen völlig ausgefüllt sein. Dabei sind seine elastischen Fasern gedehnt und üben einen Gegendruck auf die Herzoberfläche aus. Das Perikard schützt damit das Herz vor einer Überdehnung in der Diastole. Anscheinend kommen ihm nicht nur elastische, sondern auch plastische Eigenschaften zu, die zu einer Erweiterung des Perikardsackes bei stärkeren Druckeinwirkungen führt und damit eine Dilatation des Herzens in relativ kurzen Zeiten ermöglichen (NELEMANS, 1940; HORT, 1964). Das Perikard ist auch am verstärkten Bluteinstrom aus den Venen in die Vorhöfe während der Ventrikelsystole beteiligt (BÖHME, 1936; BRECHER, 1955; GAUER, HENRY, SIEKER, 1956). Bisher nahm man an, daß das allein durch die Verschiebung der Atrio-Ventricularebene nach der Herzspitze zu bedingt sei. Die Entleerung der Ventrikel in der Systole führt aber zusätzlich zu einer Entspannung des Perikards und erleichtert dadurch die Blutfüllung der Vorhöfe in dieser Herzphase (HOLT, RHODE, KINES, 1960).

Bei unseren bisherigen Besprechungen handelte es sich darum, daß das enddiastolische Volumen allein durch Elastizität und Plastizität der Herzwand einschließlich des Perikards bestimmt wurde. Es ist eine wichtige Frage, ob das EDV darüber hinaus durch den Kontraktionszustand der Herzmuskelfasern beeinflußt werden kann. Sicherlich gibt es Zustände, in denen die Diastolendauer so kurz ist, daß im Beginn der Systole die Kontraktion der vorhergenden Systole noch nicht beendet ist und noch ein Kontraktionsrückstand besteht. Darüber hinaus glaubt aber WEZLER, daß es einen contractilen Grund- oder Basaltonus der Herzmuskulatur gibt, der die Größe des enddiastolischen Volumens entscheidend bestimmt, und dem WEZLER eine große regulatorische Bedeutung zuschreibt (WEZLER, 1962, 1964). Gegen die Vorstellung WEZLERs ist eine Reihe von Einwänden erhoben worden. Zunächst besteht der Verdacht, daß die von WEZLER u. Mitarb. am

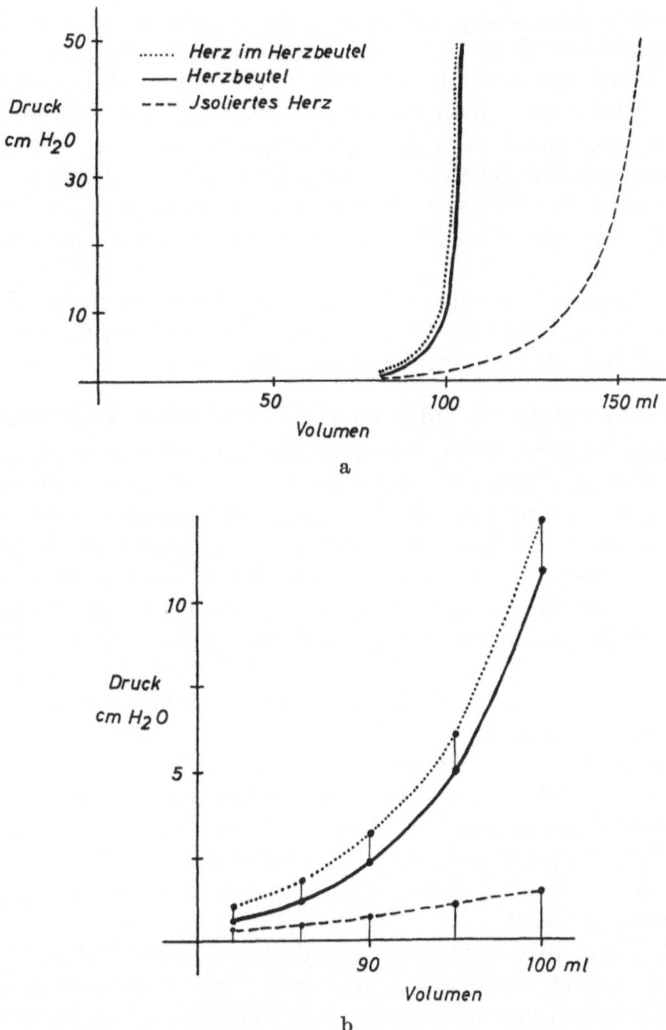

Abb. 7. a Schematische Darstellung der Ruhe-Dehnungskurven des isolierten Hundeherzens, des Perikards und des Hundeherzens im Herzbeutel. b Ausschnittsvergrößerung aus Abb. 7a: Vergrößert gezeigter Anfangsteil der Kurven (HORT, 1964)

isolierten Froschherzen erhobenen Befunde, die sie als Zeichen eines contractilen diastolischen Herztonus deuteten, auf unkontrollierbaren Flüssigkeitsverschiebungen zwischen Vorhof und Kammer beruhen (STRAUER u. Mitarb., 1965). Schließlich gelang es in keinem Falle, durch diejenigen Einflüsse, die stark regulierend auf das Herz einwirken, die Ruhedehnungskurve des Herzens zu verändern. Einwirkung von Adrenalin, Reizung von sympathischen und vagalen Herznerven veränderten die Beziehungen zwischen dem enddiastolischen Ventrikeldruck und dem EDV nicht (MITCHELL, LINDEN, SARNOFF, 1960; LUTZ, JACOB, 1964; BAUEREISEN u. Mitarb. 1964). Es fehlen demnach die Beweise für die Bedeutung des contractilen Herztonus bei der Regulation der Herztätigkeit.

c) Die Vergrößerung des enddiastolischen Ventrikelvolumens bei chronischer Herzbelastung

Kjellberg u. Mitarb. sowie Reindell u. Mitarb. fanden bei Hochleistungssportlern röntgenologisch große Herzen (Kjellberg u. Mitarb., 1949a; Reindell u. Mitarb., 1953, 1955). Daraus mußte auf große diastolische Ventrikelvolumina geschlossen werden. Bei großen Herzen waren in diesen Fällen die Herzleistungen ausgezeichnet. Anscheinend handelte es sich um eine Anpassung der Herzen, die überhaupt erst die Förderung großer Schlagvolumina ermöglichte (Reindell und Delius, 1948; Klepzig, 1955; Kjellberg u. Mitarb., 1949a). Reindell und Delius führten daraufhin den Begriff der regulatorischen Dilatation ein. Wenn man im allgemeinen als regulatorische Vorgänge solche bezeichnet, die rasch ablaufen, chronische dagegen als Anpassung, so wäre der Name Anpassungsdilatation wohl besser gewählt (Dietlen, 1951). Es handelt sich beim Sportherzen nicht um eine akute Dilatation des Herzens, die sofort rückgängig gemacht werden kann, sondern um eine Erweiterung der Herzhöhle durch einen entsprechenden Umbau der Herzwand.

Unter pathologischen Bedingungen lassen sich die Veränderungen des EDV heute gut mit der Thermodilutionsmethode feststellen. Eingehend untersucht sind die Verhältnisse am rechten Ventrikel (Lüthy, 1962; Kreuzer, 1965).

d) Das endsystolische Volumen (ESV) und seine Änderungen

Die Größe des ESV folgt aus dem, was über das EDV gesagt wurde. Aus den Tabellen berechnet sich das ESV als Differenz aus dem EDV und dem Schlagvolumen. Danach beträgt das ESV des rechten und des linken Ventrikels angenähert 50 ml pro m^2 Körperoberfläche. Schlagvolumen und ESV sind demnach angenähert gleich groß. Letzteres gilt nicht nur für gesunde Herzen, sondern auch für druck- und volumenbelastete Herzen, solange sie suffizient sind (Kreuzer, 1965). Dagegen wird in insuffizienten Herzen das ESV größer als das Schlagvolumen (Folse und Braunwald, 1962; Gorlin u. Mitarb., 1964).

Es ist die Frage, wie stark das ESV bei erhöhter Herztätigkeit vermindert werden kann, oder um in der Terminologie von Rushmer zu sprechen, wie sich das ESV zwischen dem systolischen Reservevolumen und dem Residualvolumen aufteilt. Um diese Frage zu beantworten, müßte man das ESV bei maximalem Schlagvolumen messen. Dann entspräche das Residualvolumen dem ESV. Die Größe des maximalen Schlagvolumens und des Residualvolumens muß dabei sowohl von der Kontraktionsfähigkeit des Herzens als auch von dem Widerstand abhängen, den das Herzgewebe der Entleerung des Herzens entgegensetzt.

Nicht nur die Füllung in der Diastole, sondern auch die Entleerung des Ventrikels in der Systole führt zu einer Verformung, was zusätzliche Kreislaufarbeit erfordert. Jede Verkleinerung des Ventrikellumens muß mit einer Verdickung der Herzwand einhergehen. Beim Hund ist die Herzwand in der Systole um 10% dicker als in der Diastole. Steigert man die Herzkontraktionen durch Noradrenalin, so beträgt die Zunahme der Wanddicke bis zu 20% des diastolischen Wertes (Feigel und Fry, 1964b). Dabei werden einerseits die einzelnen Faserbündel (Hort, 1960), andererseits die verschiedenen Muskelschichten der Herzwand gegeneinander verschoben (Rushmer, 1956; Feigel und Fry, 1964a). Die durch die Verformung ausgelösten Kräfte führen dazu, daß in der Systole der Druck in der Herzwand höher sein kann als im Ventrikellumen (Kreuzer und Schoeppe, 1963).

Starke Verkleinerungen des ESV erfordern also, daß zusätzliche Kräfte von der Herzmuskulatur aufgebracht werden müssen, der Wirkungsgrad wird verschlechtert. Das Herz wird im allgemeinen derartige Arbeitsformen vermeiden. Man darf dabei freilich nicht vergessen, daß ein Teil der Energie in der Diastole zurückgewonnen werden kann. Die gespeicherten elastischen Kräfte führen zu einer raschen Vergrößerung des Ventrikellumens in der Diastole. Dabei wird das Blut im Beginn der Diastole in den Ventrikel hineingesogen (Brecher und Kissen, 1957).

Literatur

ALEXANDER, R. S.: Viscoelastic determinants of muscle contractility and cardiac tone. Fed. Proc. **21**, 1001 (1962).

BAUEREISEN, E.: Die Gesetze der Herzarbeit und ihre Gültigkeit im natürlichen Kreislauf. Klin. Wschr. **1957**, 369.

— G. HAUCK, R. JACOB u. U. PEIPER: Enddiastolische Druckvolumen-Relationen und Arbeitsdiagramme des intakten Herzens in Abhängigkeit von Herzfrequenz, Adrenalinwirkung und Vagusreiz. Pflügers Arch. ges. Physiol. **281**, 216 (1964).

BICKELMANN, A. G., E. J. LIPPSCHUTZ, and L. WEINSTEIN: The response of the normal and abnormal heart to exercise. Circulation **28**, 238 (1963).

BING, R. J., R. HEIMBECKER, and W. FALHOLT: An estimation of the residual volume of blood in the right ventricle of normal and diseased human hearts in vivo. Amer. Heart J. **42**, 483 (1951).

BLIX, M.: Die Länge und Spannung des Muskels. Skand. Arch. Physiol. **5**, 173 (1895).

BÖHME, W.: Über den aktiven Anteil des Herzens an der Förderung des Venenblutes. Ergebn. Physiol. **38**, 251 (1936).

BOWDITSCH, H. B.: Über die Eigentümlichkeiten der Reizbarkeit, welche die Muskelfasern des Herzens zeigen. Ber. Kgl. sächs. Ges. Wiss. **23**, 652 (1871).

BRAUNWALD, E., R. L. FRYE, and J. ROSS: Determinants of the relationship between left ventricular enddiastolic pressure and circumference. Circulat. Res. **8**, 1254 (1960).

BRECHER, G., and P. M. GALLETTI: Functional anatomy of cardiac pumping. In: Handbook of physiology, circulation, vol. II, p. 759. 1963.

BRECHER, G. A., and C. A. HUBAY: Pulmonary blood flow and venous return during spontaneous respiration. Circulat. Res. **3**, 210 (1955).

—, and A. T. KISSEN: Relation of negative intraventricular pressure to ventricular volume. Circulat. Res. **5**, 157 (1957).

BRISTOW, J. D., R. L. CHRISLIP, C. FARRCHI, W. E. HARRIS, R. P. LEWIS, D. W. SUTHERLAND, and H. E. GRISWALD: Left ventricular volume measurements in man by thermodilution. J. clin. Invest. **43**, 1015 (1964).

— R. E. FERGUSON, F. MINTZ, and E. RAPAPORT: The influence of heart rate on left ventricular volume in dogs. J. clin. Invest. **42**, 649 (1963).

CHAPMAN, C. B., J. N. FISHER, and B. J. SPROULE: Behavior of stroke volume at rest and during exercise in human beings. J. clin. Invest. **39**, 1208 (1960).

DAGGETT, W. M., P. B. MANSFIELD, and S. J. SARNOFF: Myocardial K^+ changes resulting from inotropic agents. Fed. Proc. **23**, 357 (1964).

DIETLEN, H.: Über das Sportherz. Münch. med. Wschr. **1951**, 2137.

DONALD, D. E., and J. T. SHEPHERD: Response to exercise in dogs with cardiac denervation. Amer. J. Physiol. **205**, 393 (1963).

FEIGL, E. O., and D. L. FRY: Intramural myocardial shear during the cardiac cycle. Circulat. Res. **14**, 541 (1964a).

— — Myocardial mural thickness during the cardiac cycle. Circulat. Res. **14**, 541 (1964b).

FICK, A.: Mechanische Arbeit und Wärmeentwicklung bei der Muskeltätigkeit. Leipzig 1882.

FOLSE, R., and E. BRAUNWALD: Determination of fraction of left ventricular volume ejected per beat and of ventricular enddiastolic and residual volumes. Circulation **25**, 674 (1962).

— —, and M. M. AYGEN: Clinical technic for determining the fraction of left ventricular enddiastolic volume ejected per beat. Circulation **24**, 934 (1961).

FRANK, O.: Zur Dynamik des Herzmuskels. Z. Biol. **32**, 370 (1895).

FREIS, E. D., G. L. RIVARA, and B. L. GILMORE: Estimation of residual and enddiastolic volumes of the right ventricle of men without heart disease, using the dye-dilution method. Amer. Heart J. **60**, 898 (1960).

GAUER, O. H., J. P. HENRY, and H. O. SIEKER: Changes in central venous pressure after moderate hemorrhage transfusion in man. Circulat. Res. **4**, 79 (1956).

GEEST, H. DE, M. N. LEVY, and H. ZIESKE: Negative inotropic effect of the vagus nerves upon the canine ventricle. Science **144**, 1223 (1964).

GEHL, H., K. GRAF u. K. KRAMER: Das Druckvolumendiagramm des Kaltblüterherzens. Die Bedeutung des plastischen Elements für die Herzmechanik. Pflügers Arch. ges. Physiol. **261**, 270 (1955).

GLASER, E. M.: The effect of cooling and warming on the vital capacity, forearm and hand volume, and skin temperature of man. J. Physiol. (Lond.) **109**, 421 (1949).

GLENSON, W. L., and E. BRAUNWALD: Studies on Starling's law of the heart. Circulation **25**, 841 (1962).

GORLIN, R., E. L. ROLETT, P. M. YURDRAK, and W. C. ELLIOTT: Left ventricular volume in man, measured by thermodilution. J. clin. Invest. **43**, 1203 (1964).

GRANT, C., I. L. BUNNEL, and D. J. GREENE: The reservoir function of the left atrium during ventricular systole. Amer. J. Med. **37**, 36 (1964).

HARRISON, D. C., A. GOLDBLATT, E. BRAUNWALD, and D. T. MASON: Studies on cardiac dimensions in intact, unanesthetized man. Circulat. Res. **13**, 448 (1963).

HOLT, J. P., E. A. RHODE, and H. KINES: Pericardial and ventricular pressure. Circulat. Res. **8**, 1171 (1960).

Hort, W.: Untersuchungen zur funktionellen Morphologie des Myocards. Klin. Wschr. **38**, 785 (1960).

— Herzbeutel und Herzgröße. Arch. Kreisl.-Forsch. **44**, 21 (1964).

Katz, A. M., L. N. Katz, and F. L. Williams: Regulation of coronary flow. Amer. J. Physiol. **180**, 392 (1955).

Kjellberg, S. R., U. Rudhe, and T. Sjöstrand: The amount of hemoglobin and the blood volume in relation to the pulse rate and cardiac volume during rest. Acta physiol. scand. **19**, 136 (1949a).

Klepzig, H.: Untersuchungen über die Arbeitsweise des menschlichen Herzens bei vermehrter Belastung. Arch. Kreisl.-Forsch. **23**, 96 (1955).

Kreuzer, H.: Die Größe der Kammervolumina des rechten Ventrikels unter verschiedenen hämodynamischen Bedingungen. Habil.-Schr. Düsseldorf 1965.

— B. Bostroem u. F. Loogen: Das enddiastolische und endsystolische Volumen des rechten Ventrikels beim Menschen in Ruhe. Z. Kreisl.-Forsch. **53**, 790 (1964).

—, u. W. Schoeppe: Das Verhalten des Druckes in der Herzwand. Pflügers Arch. ges. Physiol. **278**, 181 (1963).

— — Zur Entstehung der Differenz zwischen systolischem Myocard- und Ventrikeldruck. Pflügers Arch. ges. Physiol. **278**, 199 (1963).

Leonard, E., and S. Hajdn: Action of electrolytes and drugs on the contractile mechanism of the cardiac muscle cell. Handbook of physiology. Circulation **1**, 151 (1962).

Lorber, V.: Energy metabolism of the completely isolated mammalian heart in failure. Circulat. Res. **1**, 298 (1953).

Lüthy, E.: Die Hämodynamik des suffizienten und insuffizienten rechten Herzens. Bibl. cardiol. (Basel) **11** (1962).

— W. Rutishauser, H. Scheu u. G. Kaufmann: Das enddiastolische Volumen und seine hämodynamischen Korrelationen beim suffizienten linken Ventrikel. Cardiologia (Basel) **42**, 113 (1963).

Lutz, J., u. R. Jacob: Das diastolische Druck-Umfangsdiagramm des linken Ventrikels unter verschiedenen Kreislaufbedingungen. Pflügers Arch. ges. Physiol. **278**, 655 (1964).

Mitchell, J. H., R. J. Linden, and S. J. Sarnoff: Influence of cardiac sympathetic and vagal nerve stimulation on the relation between left ventricular diastolic pressure and myocardial segment length. Circulat. Res. **8**, 1100 (1960).

— A. G. Wallace, and N. J. Skinner: Intrinsic effects of heart rate on left ventricular performance. Amer. J. Physiol. **205**, 41 (1963).

Nelemans, F. A.: Die Funktion des Pericards. Arch. néerl. physiol. **24**, 337 (1940).

Nonidez, J. F.: Studies on the innervation of the heart. Amer. J. Anat. **65**, 361 (1939).

Pfuhl, W.: Die mechanischen Aufgaben des Herzbeutels und seine Rolle bei der Wechselwirkung von intrathorakaler Saugkraft und Herzkraft. Anat. Anz. **67**, 337 (1929).

Reichel, H.: Muskelelastizität. Ergebn. Physiol. **47**, 469 (1952).

— Das plastische und elastische Element des Herzmuskels. Pflügers Arch. ges. Physiol. **257**, 202 (1953).

Reindell, H., u. L. Delius: Klinische Beobachtungen über Herzdynamik beim gesunden Menschen. Dtsch. Arch. klin. Med. **193**, 639 (1948).

—, E. Schildge, H. Klepzig u. H. W. Kirchhoff: Kreislaufregulation. 1955.

— R. Weyland, H. Klepzig, E. Schildge u. K. Musshoff: Über Anpassungsvorgänge und Schädigungsmöglichkeiten des Sportherzens. Schweiz. Z. Sportmed. **1**, 97 (1953).

Rushmer, R. F.: Anatomy and physiology of ventricular function. Physiol. Rev. **36**, 400 (1956).

— Cardiovascular dynamics. Philadelphia: W. B. Saunders Co. 1961.

— Effects of nerve stimulation and hormones on the heart, the role of the heart in general circulatory regulation. In: Handbook of physiology, circulation, vol. I, p. 533. 1962.

—, and O. A. Smith: Cardiac control. Physiol. Rev. **39**, 41 (1959).

Sarnoff, S. J.: Myocardial contractility as described by ventricular function curves. Physiol. Rev. **35**, 107 (1955).

—, and J. H. Mitchell: The control of the function of the heart. In: Handbook of physiology, circulation, vol. I, p. 489. 1962.

Sonnenblick, E. H., D. Spiro, and T. S. Cottrell: Fine structural changes in heart muscle in relation to the length-tension curve. Proc. nat. Acad. Sci. (Wash.) **49**, 193 (1963).

Starling, E. H.: Linacre lecture on the law of the heart. Cambridge 1915.

Straub, H.: Dynamik des Säugetierherzens. Dtsch. Arch. klin. Med. **115**, 531 (1914).

Strauer, B. E., K. Kramer, H. Reichel u. A. Blüchert: Zur Frage der Existenz eines diastolischen Herztonus. Pflügers Arch. ges. Physiol. **283**, 259 (1965).

Ullrich, K. J., G. Riecker u. K. Kramer: Das Druckvolumendiagramm des Warmblüterherzens. Pflügers Arch. ges. Physiol. **259**, 481 (1954).

Wezler, K.: Der diastolische Herztonus. Z. Kreisl.-Forsch. **51**, 651, 838, 907 (1962).

— Diastolischer Tonus und Kontraktilität des Herzens. Verh. dtsch. Ges. inn. Med. **70**, 14 (1964).

II. Pathophysiologischer Teil

Von

F. Grosse-Brockhoff

Mit 3 Abbildungen

1. Herzinsuffizienz und Herzmuskelinsuffizienz

a) Grundbegriffe

Unklare Definitionen der Herzinsuffizienz sind häufig Ursache von Mißverständnissen. So werden z.B. Kreislaufinsuffizienz und Herzinsuffizienz oft synonym gebraucht. Die Kreislaufinsuffizienz ist aber der übergeordnete Begriff. Eine Kreislaufinsuffizienz kann vom Herzen ausgehen, sie kann aber ebenso auf Störungen der peripheren Zirkulation beruhen (z.B. auf einem verminderten Blutangebot an das Herz beim Schock, beim Kollaps, bei orthostatischen Störungen).

Herzinsuffizienz besagt zunächst nichts anderes als eine Einschränkung der Leistung des Herzens, derzufolge die Blutversorgung des Körpers nicht mehr ausreichend gewährleistet ist. Die Leistungseinschränkung braucht im Ruhezustand nicht bemerkbar zu sein und kommt häufig erst bei Belastung des Herzens zur Auswirkung. Die Leistungseinschränkung des Herzens kann auf verschiedenen Ursachen beruhen:

a) auf Tachykardien und Arrhythmien, die die Füllungszeit des Herzens ungünstig beeinflussen;

b) auf Strombahnhindernissen durch Verwachsungen bei Pericarditis constrictiva oder auf hämodynamischen Störungen z. B. infolge Ventildefekten im Bereich der Klappen des Herzens;

c) auf einer Herz*muskel*insuffizienz.

Die unter a) und b) aufgeführten Zustände bedingen eine unrationelle Arbeitsweise des Herzens. Diese krankhaften Veränderungen der Herztätigkeit können dazu führen, daß das geförderte Herzzeitvolumen (HZV) zu klein wird, so daß der für die periphere Blutversorgung notwendige arterielle Druck nicht aufrechterhalten wird. Eine solche Leistungseinbuße des Herzens bedeutet aber noch nicht, daß der Herz*muskel* insuffizient ist. Für die klinischen, vor allem therapeutischen Aspekte ist es von sehr großer Bedeutung, die Herz*muskel*insuffizienz von den anderen Formen der Herzinsuffizienz zu trennen. Die Domäne der Digitalistherapie ist die Herzmuskelinsuffizienz, während bei Leistungsminderungen des Herzens, wie sie z.B. durch Arrhythmien oder Strombahnhindernisse oder Ventildefekte zustande kommen, eine therapeutische Wirkung der Digitalis nicht ohne weiteres erwartet werden kann.

Es ist immer wieder versucht worden, für die Herzmuskelinsuffizienz funktionelle Charakteristika ausfindig zu machen, die die Herzmuskelinsuffizienz hämodynamisch von anderen Formen der Herzinsuffizienz abgrenzen lassen. Wurde eine Zeitlang die venöse Rückstauung als das entscheidende Merkmal der Herzmuskelinsuffizienz angesehen (sog. back pressure theorie), so wurde später die Erniedrigung des Herzzeitvolumens als das wichtigste Charakteristikum in den Vordergrund gestellt (sog. forward failure theorie) (Literatur s. Schwiegk u. Riecker, 1960). Schon aus den obigen Darlegungen geht hervor, daß die Erniedrigung des HZV allein kein Unterscheidungsmerkmal der Herzmuskelinsuffizienz gegenüber den anderen Formen von Leistungseinschränkung sein kann. Überhaupt erscheint es sehr problematisch, ob pathophysiologische Kriterien aufgestellt werden können, die nur für die Herzmuskelinsuffizienz Geltung besitzen. Die auf den

Experimenten von STARLING und STRAUB basierende klassische Lehre, daß ein suffizientes Herz alles Blut, das ihm angeboten wird, wegschafft, daß Erhöhungen der Restblutmenge und Erhöhungen des diastolischen Kammerdrucks generell als Zeichen einer Insuffizienz des Herzmuskels angesehen werden müssen, ist in dieser Form nicht aufrechtzuerhalten. Eine präzise Aussage über die hämodynamischen Kriterien, die die Herzmuskelinsuffizienz von noch normalen Variationen oder gar adaptativen Vorgängen klar abtrennen, kann u.E. bisher nicht gemacht werden. Zur Charakterisierung der hämodynamischen Verhältnisse bei der Herzmuskelinsuffizienz gehen wir besser per exclusionem vor und stellen die Frage, welche hämodynamischen Voraussetzungen bei der Herzmuskelinsuffizienz erfüllt sein müssen. Die Antwort ist recht eindeutig: Eine Herzmuskelinsuffizienz liegt *nur* dann vor, wenn bei körperlicher Beanspruchung oder sogar bei körperlicher Ruhe das Herzzeitvolumen unter dem zu fordernden Sollwert (s. weiter unten) liegt und gleichzeitig der diastolische Druck in der Kammer bei erhöhter Restblutmenge — genauer gesagt, bei erhöhtem endsystolischen Volumen (ESV) — angestiegen ist. Wenn mit dieser Aussage zunächst nur die Conditio sine qua non für das Vorliegen einer Herzmuskelinsuffizienz erfüllt ist, so fragt es sich weiter, ob physiologische oder der Adaptation dienende Schwankungen dieser Größen wenigstens in quantitativer Hinsicht von pathologischen zu unterscheiden sind. Bei der manifesten Herzmuskelinsuffizienz ist der enddiastolische Druck in der Kammer (und damit auch der Vorhofdruck) in der Regel deutlich erhöht (COURNAND u. Mitarb., 1952). Jedoch ist es bisher nicht möglich, eine exakte Grenze festzulegen, wann wir noch von einer physiologischen bzw. regulatorischen Drucksteigerung und wann wir von einer Erhöhung des diastolischen Drucks in der Kammer als Ausdruck einer Leistungsschwäche des Herzmuskels sprechen können. Die Entscheidung ist schon deshalb schwierig, weil bei Hypertrophie der Kammermuskulatur, z.B. infolge Pulmonal- oder Aortenstenose die enddiastolischen Druckwerte beachtlich ansteigen können. So wurden bei Pulmonalstenosen (ohne Ventrikelseptumdefekt) enddiastolische Drucke von mehr als 10 mm Hg gemessen, ohne daß klinisch Anzeichen einer Herzmuskelinsuffizienz vorlagen (GROSSE-BROCKHOFF u. WOLTER, 1958). Bei Widerstandsbelastung der linken Kammer infolge Aortenklappenstenose wurden ohne Vorliegen einer Herzmuskelinsuffizienz analoge Steigerungen des enddiastolischen Drucks in der linken Kammer gefunden (über 20 mm Hg) (FLEMING u. GIBSON, 1957; GROSSE-BROCKHOFF u. LOOGEN, 1961). Sowohl bei der Pulmonalstenose wie bei der Aortenstenose wurde eine deutliche Korrelation zwischen dem Grad der Widerstandsbelastung und der Erhöhung des enddiastolischen Drucks in der betroffenen Kammer festgestellt (GROSSE-BROCKHOFF u. LOOGEN, 1961).

Zum Verhalten des Herzzeitvolumens (HZV) ist folgendes zu bemerken: Das HZV liegt bei der Herzmuskelinsuffizienz in der Mehrzahl der Fälle unter dem Ruhewert des sog. normalen Herzindex (absolute Erniedrigung des HZV, sog. „low output failure"). Bei Zuständen von O_2-Mangel (z.B. Cor pulmonale), bei Stoffwechselsteigerungen (körperlicher Arbeit, Basedow), bei arterio-venösen Fisteln oder bei hochgradigen Anämien kommt es zu starken Erhöhungen des HZV, die auch im Stadium der Insuffizienz des Herzmuskels noch beachtlich über den als normal geltenden absoluten Zahlen für den Herzindex liegen können (sog. „high output failure") (MC. MICHAEL, 1953; STEAD u. Mitarb., 1948), und die dennoch für die jeweilige Stoffwechsellage unzureichend sind (relative Erniedrigung des Herzzeitvolumens).

Bei Patienten, die unter Ruhebedingungen noch leidlich kompensiert sind, tritt ein unzureichendes HZV erst bei Belastungen deutlich zutage. Vergleichende Untersuchungen bei Gesunden und bei Patienten mit einer Arbeitsinsuffizienz ergaben, daß der Anstieg des HZV bei den Kranken in der Regel geringer war als bei den normalen Vergleichspersonen (DEXTER u. Mitarb., 1953). Kranke im Stadium der manifesten Insuffizienz weisen bei körperlicher Belastung nicht selten ein Absinken des HZV auf.

Das Schlagvolumen ist bei Herzmuskelinsuffizienten stärker erniedrigt als das Minutenvolumen, da die Herzfrequenz in der Regel höher liegt. Die Erniedrigung des Schlagvolumens tritt bei Arbeitsbelastung noch ausgeprägter hervor (Literatur s. SCHWIEGK u. RIECKER, 1960).

Bei der Vielzahl der Faktoren, die auf die Steuerung des HZV und des Schlagvolumens einwirken (Herzfrequenz, Gefäßwiderstände im großen und kleinen Kreislauf, Hypoxämie, Füllungszustand des Herzens), ist es nicht verwunderlich, daß die Streuungen der gemessenen Werte groß sind. So werden mitunter auch im Stadium der manifesten Insuffizienz noch „normale" HZV gemessen. Ein eindeutigeres Maß bildet der O_2-Gehalt des venösen Mischblutes bzw. die arterio-venöse O_2-Differenz. Eine vergrößerte arterio-venöse O_2-Differenz zeigt nicht selten schon eine unzureichende Volumenleistung des Herzens an, bevor das HZV meßbar erniedrigt ist. Eine erhöhte arterio-venöse O_2-Differenz bedeutet, daß dem Blut pro Volumen-Einheit mehr Sauerstoff als normal entnommen wird. Wie die Abb. 1 zeigt, wurde von einer Reihe von Autoren festgestellt, daß die arterio-venöse O_2-Differenz bei Patienten mit Herzmuskelinsuffizienz in der ganz überwiegenden Zahl der untersuchten Fälle erhöht war (Literatur s. SCHWIEGK u. RIECKER, 1960).

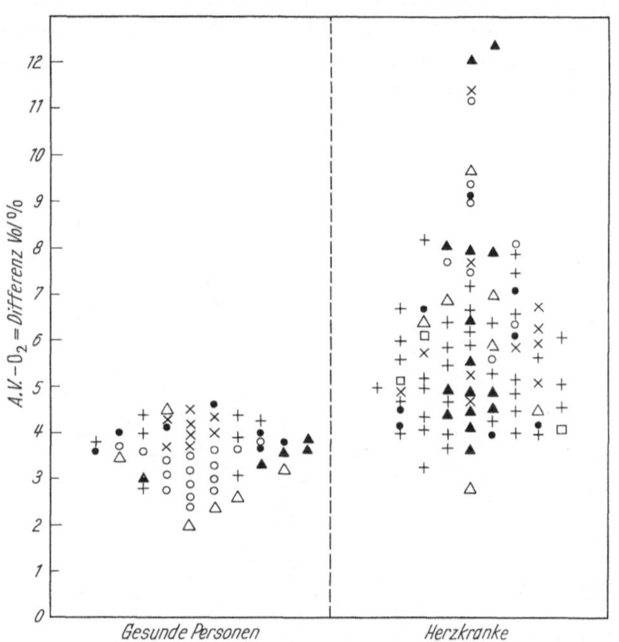

Abb. 1. Die arterio-venöse Sauerstoffdifferenz des Kreislaufs von Gesunden und Patienten mit dekompensierter Herzinsuffizienz. Übersicht aus folgenden Arbeiten: × ASMUSSEN u. NIELSEN (1953); ○ DONALD, BISHOP u. WADE (1955); + HICKAM u. CARGILL (1948); ● DEXTER, WITTENBERGER, HAYNES u.a. (1951); ▲ JUDSON, HOLLANDER u.a. (1955); △ BING, MARAIST, DAMMAN u.a. (1950) für die gesunden Personen. — ▲ JUDSON, HOLLANDER u.a. (1955); △ HARVEY, FERRER u.a. (1949); ● LERIS, HOUSSAY, HAYNES u. DEXTER (1953); □ BING u. Mitarb. (1950); ○ EICHNA, FARBER, BERGER u.a. (1953); × GORLIN, LERIS, HAYNES u. DEXTER (1952); + WERKÖ, BUCHT u. ELIASCH (1952) für Herzinsuffiziente. (Nach H. SCHWIEGK u. G. RIECKER aus Handb. Inn. Med. IX, 1)

Nachdem mit der Thermodilutionstechnik die Blutfüllung des Herzens am Ende der Diastole und Systole bestimmt werden kann, fragt es sich, welche Bedeutung diese Größen als Kriterium für die Herzmuskelinsuffizienz besitzen. Auf Grund der bisherigen Meßergebnisse darf man annehmen, daß für die Herzmuskelinsuffizienz eine Zunahme des endsystolischen Volumens (ESV) charakteristisch ist (LÜTHY, 1962; FOLSE u. BRAUNWALD, 1962; GORLIN u. Mitarb., 1964). Man kann auch sagen, daß für die Herzmuskelinsuffizienz eine Zunahme des enddiastolischen Volumens — ohne entsprechende Steigerung des Schlagvolumens (d.h. also Vergrößerung des endsystolischen Restblutes) typisch ist. Jedoch bleibt die Frage noch offen, ob nicht auch bei anderen krankhaften Zuständen des Herzens (z.B. Klappenfehler, Defektanomalien mit Shunt) das endsystolische Volumen zunehmen kann, ohne daß der Herzmuskel inusffizient ist.

Zwischen enddiastolischem Volumen und „Austreibungswiderstand" wurde eine enge Korrelation gefunden, die in Form einer Hyperbel verläuft (LÜTHY, 1962). Der systolische Austreibungswiderstand entspricht dabei dem mittleren systolischen Druckanstieg in der Kammer dividiert durch den Schlagvolumenindex. Das muskelinsuffiziente Herz soll sich von einem suffizienten dadurch unterscheiden, daß das enddiastolische Ventrikelvolumen bei Zunahme des Austreibungswiderstandes größer wird.

Wenn im vorangegangenen von der Herzinsuffizienz bzw. Herzmuskelinsuffizienz die Rede war, so darf nicht übersehen werden, daß der Insuffizienz in der Regel adaptative

Vorgänge vorausgehen, die nicht mit der veränderten Hämodynamik des leistungsschwachen Herzens verwechselt werden dürfen. Auf die Adaptation des Herzens bei verschiedener Belastung wird später einzugehen sein (s. S. 548).

b) Blutfüllung des Herzens bei Herzmuskelinsuffizienz

Während das normale Herz im Bereich normaler Belastungen von den Grundeigenschaften der dem Herzmuskel innewohnenden Anpassungsmöglichkeiten, die Auswurfleistung durch erhöhte diastolische Füllung zu steigern, offenbar nur teilweise Gebrauch macht, rückt diese in den sog. Starling-Straubschen Herzgesetzen zum Ausdruck kommende Adaptationsmöglichkeit beim geschädigten Herzen mehr und mehr in den Vordergrund. Das muskelschwache Herz, bei dem die nervalhumoralen Anpassungsmöglichkeiten

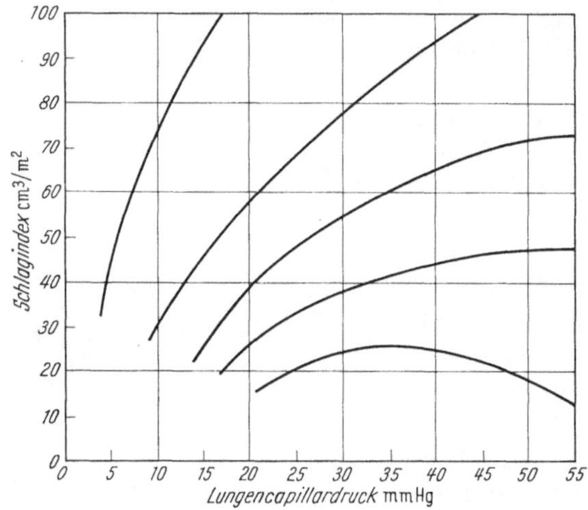

Abb. 2. Die Beziehungen zwischen Schlagvolumen und enddiastolischem Füllungsdruck des linken Herzens (in diesem Fall als Lungencapillardruck gemessen) bei Gesunden (linke Kurve) und bei Herzinsuffizienz mit zunehmendem Insuffizienzgrad. (Nach Dexter, Leris, Houssay u. Haynes, 1953)

an eine veränderte Leistung bereits beansprucht bzw. erschöpft sind, ist mehr und mehr darauf angewiesen, seine Leistung durch Erhöhung der diastolischen Füllung zu steigern.

Die Beziehungen zwischen Steigerung der Auswurfleistung durch Erhöhung der diastolischen Füllung gelten auch im physiologischen Bereich nur innerhalb gewisser Grenzen. Wird im Herz-Lungenpräparat der Venendruck bis zu einem Punkt erhöht, bei dem bereits eine Überdehnung bzw. Überfüllung des Herzens eintritt, so steigt das Schlagvolumen nicht weiter an. Eine weitere Erhöhung des Füllungsdruckes geht dann sogar mit einem eindeutigen Abfall des Schlagvolumens einher (Starling, 1915). Es darf auf Grund von Untersuchungen an Patienten, in denen der Druckablauf im Herzen und das Kreislaufminutenvolumen mittels Herzkatheterisierung gemessen wurden, als wahrscheinlich angenommen werden, daß beim insuffizienten Herzmuskel das Optimum der diastolischen Füllung eher erreicht ist als beim normalen Herzen (McMichael u. Mitarb., 1953; Dexter u. Mitarb., 1953) (s. Abb. 2). Mit anderen Worten: Das muskelinsuffiziente Herz bedarf zwar einer Erhöhung des Füllungsdruckes, um eine geforderte Auswurfleistung zu vollbringen, es schwebt jedoch dabei in Gefahr, daß das Optimum der Füllung überschritten wird, daß die Kammer überfüllt bzw. überdehnt wird und hierdurch die Leistung weiter absinkt. Erschwerend kommt hinzu, daß durch die infolge der Insuffizienz eingetretene schlechte O_2-Versorgung der kreislaufregulierenden Zentren eine Blutmobilisierung in der Peripherie ausgelöst wird, so daß das venöse Angebot an das Herz übermäßig groß werden kann (Wollheim, 1931; Freis u. Rose, 1957; Lindorf u. Prerosky, 1957). Hinzu kommt die Vermehrung der Blutmenge, die in den meisten Fällen von Herzinsuffizienz vorhanden ist (WOLLHEIM, 1931, 1950; BROWN u. Mitarb., 1957). Aus diesen Erkenntnisen ergeben sich wichtige therapeutische Konsequenzen: Im Zustand der Überfüllung des Herzens ist dafür Sorge zu tragen, daß der venöse Füllungsdruck des Herzens herabgesetzt wird. Als therapeutische Maßnahmen kommen besonders in Frage: entsprechende Lagerung des Patienten mit aufgerichtetem Oberkörper bei herabhängenden unteren Extremitäten und ausgiebiger Aderlaß.

c) Verschiedene Formen der Herzmuskelinsuffizienz

Wir unterscheiden zweckmäßigerweise zwischen einer Überlastungsinsuffizienz und einer Insuffizienz, die durch primäre Schädigung der Muskelfibrillen eintritt.

α) *Überlastungsinsuffizienz*

Bei der Überlastungsinsuffizienz trennen wir *akute* und *chronische* Formen voneinander ab.

αα) *Akute Überlastung*

Wird im Herz-Lungenpräparat der Aortenwiderstand durch Einengung des Aortenquerschnitts verändert, so stellen sich die folgenden Veränderungen der Dynamik des Herzens ein, wie sie in der Abb. 3 zum Ausdruck kommen (STRAUB, 1914 u. 1926).

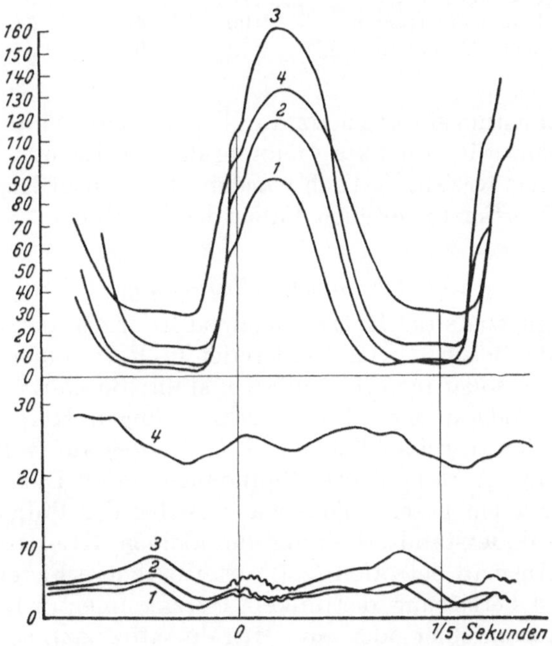

Abb. 3. Druck im linken Ventrikel (oben) und linken Vorhof (unten) bei steigender Überlastung. Die Abb. 3 zeigt bei steigendem Widerstand Steigen des Vorhofdruckes entsprechend dem Steigen des diastolischen Ventrikeldruckes. Kurve 1—3, erster Teil der Kurvenschar wird erhalten bei suffizientem Herzmuskel. Kurve 4, zweiter Teil der Kurvenschar bei insuffizientem Herzmuskel. Die Insuffizienz ist gekennzeichnet durch Verbreiterung der Druckkurve, rapides Steigen des diastolischen und Sinken des systolischen Druckes in der Kammer bei stark ansteigendem Vorhofdruck. (Nach H. STRAUB)

Unmittelbar nach Erhöhung des Widerstandes steigt der diastolische Kammerdruck als Folge einer Erhöhung der Restblutmenge geringgradig an. Zunächst wird die Erhöhung des Widerstandes durch entsprechende Vergrößerung der diastolischen Füllung bzw. der diastolischen Faserspannung glatt überwunden (Kurve 1—3). Die Kurve 4 dagegen stellt die Veränderung des Druckablaufs bei eintretender Insuffizienz dar. In typischer Weise wird die Druckkurve in der linken Kammer flacher, die Steilheit des Kurvenanstiegs geringer, die Kurve ist im ganzen verbreitert und ihr Gipfel erniedrigt. Durch die erhebliche Vergrößerung des systolischen Blutrückstandes in der Kammer steigen jetzt der diastolische Kammerdruck und der Druck im Vorhof wesentlich an. Erniedrigung des Schlagvolumens und Erhöhung des diastolischen Kammerdrucks und des Vorhofdrucks sind die Kennzeichen der eingetretenen Dekompensation. Wenn diese am Herz-Lungen-präparat gewonnenen Erkenntnisse auch nur mit Vorbehalten auf das im Gesamtkreislauf arbeitende Herz übertragen werden dürfen, so erscheinen die eintretenden hämodynamischen Veränderungen bei akuter Überlastung des Herzens damit im grundsätzlichen richtig wiedergegeben, wie experimentelle Untersuchungen am Ganztier mit künstlicher Schaffung von Klappenstenosen oder Insuffizienzen gezeigt haben (WIGGERS, 1949 u. 1954; BRAUNWALD u. Mitarb., 1957; BRAUNWALD, 1965). Aus diesen Experimenten geht auch hervor, wie weitgehend das Herz unter solchen akuten Belastungen von seinen Grundeigenschaften, seine Auswurfleistung durch vermehrte Füllung zu steigern, Gebrauch macht. Eine akute Überlastungsinsuffizienz durch plötzliche Widerstandserhöhung ist in der Klinik selten. Genannt seien die akute Glomerulonephritis oder andere Blutdruckkrisen im großen bzw. kleinen Kreislauf. Auch wurden akute Insuffizienzen bei übermäßiger Leistung jugendlicher Sportler in seltenen Fällen beobachtet.

Tabelle 1. *Verhalten des Schlagvolumens und des enddiastolischen Volumens des rechten Ventrikels bei chronischer Herzbelastung* (KREUZER, 1965)

	EDV ml/m²	SV ml/m²	SV/EDV %
Normale Herzen	110	57	52
Druckbelastete Herzen .	90	46	51
Volumenbelastete Herzen	172	98	57

ββ) Chronische Überlastung

Am häufigsten begegnet uns die Herzmuskelinsuffizienz in der Klinik als Folge chronischer Überlastung. Die Belastung tritt entweder in Form einer ausschließlichen oder vorwiegenden *Volumenbelastung* (arterio-venöse Fisteln, Basedow, Anämien, chronischer O_2-Mangel bei Emphysem oder anderen Lungenerkrankungen, Klappeninsuffizienzen) oder in Form vorwiegender oder ausschließlicher *Druckbelastung* auf (z.B. Hypertonie im großen oder kleinen Kreislauf, Aortenstenose, Pulmonalstenose). Die Überlastung kann sich dabei auf eine Kammer allein beschränken wie z.B. bei der Pulmonalstenose oder dem Cor pulmonale infolge Widerstandserhöhung im kleinen Kreislauf. Häufig sind beide Kammern im gleichen Ausmaß betroffen (z.B. arterio-venöse Fisteln, Basedow). Besteht zunächst eine alleinige Überlastung der linken Herzkammer (z.B. eine Hypertonie im großen Kreislauf, ein Aortenfehler oder eine Mitralinsuffizienz), so kommt es bei eintretender Dekompensation rückwirkend auch zu einer Überlastung der rechten Kammer (s. dazu weiter unten).

Bevor bei einer chronischen Überlastung eine Insuffizienz des Herzmuskels eintritt, wird das Stadium der *Adaptation* durchlaufen. Die adaptativen Veränderungen, die mit einer Hypertrophie der Kammermuskulatur einhergehen, weisen wesentliche Unterschiedsmerkmale auf, je nachdem, ob es sich um eine *Volumen-* oder *Widerstandsbelastung* handelt.

Bei der *Volumenbelastung* entwickeln sich in der von der Mehrarbeit betroffenen Kammer Umbauvorgänge, die mit einer Vergrößerung ihrer Lichtung sowohl in der Längs- wie in der Querdimension einhergehen. Das Füllungsvolumen der Kammer ist um den Betrag des Pendelblutes (z.B. linker Ventrikel bei Mitral- oder Aorteninsuffizienz) bzw. des Kurzschlußblutes (z.B. rechter Ventrikel bei Vorhofseptumdefekt) vermehrt. Dementsprechend ist das enddiastolische Volumen (EDV) der betreffenden Kammer vergrößert (BRISTOW,

1964; LÜTHY, 1962; KREUZER, 1965), während das endsystolische Volumen (ESV) etwa gleichbleibt oder ansteigt (s. Tabelle 1). Es besteht eine lineare Abhängigkeit zwischen EDV und SV der Kammer (KREUZER, 1965). Bei chronischen Volumenbelastungen erhöht die Kammer ihre Kapazität in dem Maße, daß die vergrößerte Blutmenge aufgenommen werden kann, ohne daß der Füllungsdruck meßbar anzusteigen braucht. Man kann in diesem Falle von einer Anpassungsdilatation sprechen. Die Vergrößerung des EDV schafft die Möglichkeit zur Förderung größerer Schlagvolumina. Dies gilt natürlich nur, solange das dilatierte Herz eine gute Kontraktilität besitzt. Da die Wandspannung einer Kugel bei gleichem Druck, aber vergrößertem Radius ansteigt, ist die diastolische Wandspannung erhöht. Daß bei chronischer Volumenbelastung große Schlagvolumina nur bei entspre chend großen enddiastolischen Volumina gefördert werden, wird verständlich, wenn man bedenkt, daß der Auswurf eines konstanten Schlagvolumens einer um so geringeren Faserverkürzung der Muskulatur bedarf, je größer der innere Durchmesser des Herzens ist. Bei Annahme von Kugelform ändert sich das Volumen mit der 3. Potenz des Radius oder anders ausgedrückt, die Faserlänge mit der 3. Wurzel des Volumens.

Insofern erscheint es günstig, daß Vergrößerungen der Schlagvolumina, wie sie bei der Volumenbelastung notwendig werden, durch eine Vergrößerung des enddiastolischen Volumens, nicht aber durch eine Verkleinerung des endsystolischen Volumens zustande kommen. Wie die klinische Erfahrung zeigt, sind bei Volumenbelastungen des Herzens große Kammern sehr leistungsfähig und dürfen nicht, wie es früher häufig geschah, als Zeichen einer Herzmuskelschwäche gewertet werden. Dennoch darf nicht übersehen werden, daß das chronisch volumenbelastete Herz vorzeitig versagt, da die „adaptative" Dilatation schließlich in die „Gefügedilatation" (LINZBACH, 1951, 1956, 1960) und damit in die Herzmuskelinsuffizienz einmündet.

Die bei einer *Widerstandsbelastung* sich entwickelnden adaptativen Vorgänge in den Herzkammern unterscheiden sich von denjenigen der Volumenanpassung wesentlich. Es kommt zu einer Verlängerung der mehrbelasteten Kammer, die am Ende der Ausflußbahn beginnt, herzspitzenwärts fortschreitet und auf die Einflußbahn übergreifen kann (KIRCH, 1933, 1956; DOERING, 1934). Lediglich der Conus pulmonalis erfährt als muskelschwacher Teil der rechten Kammer auch eine Ausweitung (KIRCH, 1933, 1956). Es erscheint nicht glücklich, für diese Umbauvorgänge der Kammern in der Längsrichtung (mit einer gewissen Ausweitung des Conus pulmonalis) den Ausdruck „adaptative" oder „tonogene" Dilatation anzuwenden, wie es meist geschieht. Man ging bei der Wortprägung „tonogene" Dilatation von den Feststellungen des akuten Experimentes aus, in dem nach Erhöhung des Widerstandes in der Ausflußbahn der diastolische Druck und die Restblutmenge der betroffenen Kammer ansteigen. Bei der chronischen Widerstandsbelastung entwickeln sich die Umbauvorgänge der Kammermuskulatur aber derart, daß es im Gegensatz zur Volumenbelastung nicht zu einer Vergrößerung der Querdimension der Kammer, sondern infolge der sog. „konzentrischen Hypertrophie" zu einer Einengung der Kammerlichtung kommt. Dementsprechend sind die enddiastolischen Kammervolumina bei chronischer Widerstandsbelastung, z.B. Pulmonal- oder Aortenstenose, annähernd normal oder kleiner als normal, solange die Kontraktionskraft des Herzens nicht eingeschränkt ist, die Kammer also kompensiert bleibt (LÜTHY, 1962; BRISTOW u. Mitarb., 1964; GORLIN u. Mitarb., 1964; KREUZER, 1965) (s. Tabelle 1). Damit stehen die röntgenologisch bestimmten Größenverhältnisse des Herzens in Übereinstimmung (REINDELL u. Mitarb., 1960). Erst mit zunehmenden Aufbraucherscheinungen des Myokards entwickelt sich eine Erweiterung der Kammerlichtung in der Querdimension (sog. „exzentrische Hypertrophie"). In diesem Stadium ist das EDV vergrößert (LÜTHY, 1962; BRISTOW u. Mitarb., 1964; GORLIN u. Mitarb., 1964). Der Übergang einer „konzentrischen" in eine „exzentrische" Hypertrophie mit Dilatation der Kammer ist gleichbedeutend mit einer verminderten Kontraktionskraft des Ventrikels und zeigt den Beginn der Dekompensation an. Ob dabei klinisch manifeste Zeichen einer Herzmuskelinsuffizienz in Erscheinung treten, hängt davon ab, welchen Belastungen eine solche Kammer ausgesetzt wird und inwieweit sie sich noch regulativer Mechanismen (Steigerung der Herzfrequenz, sympathische Einflüsse auf die systolische Kraftentfaltung, Straub-Starling-Mechanismus) bedienen kann, die die Einschränkung der Kontraktionskraft über lange Zeiten ausgleichen können. Immerhin gibt eine Herzkammer, die bei Widerstandsbelastung eine Verbreiterung aufweist, alle Veranlassung, eine baldige Insuffizienz zu befürchten, sofern sie noch nicht manifest geworden ist.

Die adaptative Verkleinerung der Kammerlichtung mit erniedrigtem enddiastolischem Volumen beim chronisch druckbelasteten Ventrikel erscheint für die Herzarbeit günstig, wenn man überlegt, daß die Kraftentfaltung einer Muskelfaser zur Erzielung eines bestimmten Druckes um so größer sein muß, je größer der Durchmesser der Kammer ist.

$$\left(K = \frac{P \cdot r^2 \pi}{n}\;;\; K = \text{Kraft},\; P = \text{Druck},\; r = \text{Radius},\; n = \text{Gesamtzahl der Fasern.}\right)$$

Ein gleichsinniges Ansteigen von Druck und enddiastolischem Volumen wäre danach ungünstig.

γγ) Rechts- und Linksinsuffizienzen

Daß beide Herzkammern in gleichem Ausmaß von einer Überbelastung betroffen werden, trifft nur in den selteneren Fällen zu (z. B. arterio-venöse Fisteln, Basedow, stärkere Anämien). Meist kommt es zunächst zu einer muskulären Insuffizienz der linken oder rechten Kammer. Hier erhebt sich die Frage, inwieweit beim Eintreten einer Insuffizienz der einen Herzkammer die andere ebenfalls in Mitleidenschaft gezogen wird. Die hämodynamischen Bedingungen sind für die Rechts- und Linksinsuffizienz in ihrer Rückwirkung auf die überlastungsfreie Kammer verschieden. Eine Insuffizienz der linken Herzkammer wird stets rückwirkend eine vermehrte Arbeit der rechten Herzkammer erfordern. Die mit Beginn der Insuffizienz eintretende Erhöhung des Vorhofdrucks pflanzt sich über die Lungenvenen bis in das arterielle System der Lunge fort. Bei den im Vergleich zum großen Kreislauf niedrigen Druckverhältnissen im kleinen Kreislauf bedeutet eine solche Erhöhung des Drucks in der arteriellen Strombahn der Lunge durch Rückstauung auch quantitativ eine beachtliche Mehrbelastung der rechten Kammer. Die bei Eintritt der Insuffizienz der linken Kammer eintretende Erhöhung des diastolischen Kammerdrucks bis auf Werte von 25—30 mm Hg pflanzt sich retrograd bis in die venöse Lungenstrombahn fort, so daß die Gefahr des akuten Lungenödems auftritt. Demgegenüber wirkt sich eine Insuffizienz der rechten Herzkammer nicht in dieser Weise rückwirkend auf die linke Herzkammer aus. Infolge des steilen Druckgefälles im großen Kreislauf bleiben Druckerhöhungen im venösen Gebiet des großen Kreislaufs praktisch ohne Rückwirkung auf die arterielle Strombahn und den linken Ventrikel. Es gilt somit: Eine Insuffizienz der linken Herzkammer hat stets eine Mehrbelastung der rechten Kammer zur Folge. Eine Rechtsinsuffizienz dagegen bleibt ohne unmittelbare hämodynamische Rückwirkungen auf das linke Herz. Bei der Rechtsinsuffizienz wird das linke Herz schließlich dadurch in Mitleidenschaft gezogen, daß durch die Verminderung des Aortendrucks und womöglich durch eine zusätzliche arterielle Hypoxie die Sauerstoffversorgung des Herzens Schaden leidet.

β) Herzmuskelinsuffizienz durch unmittelbare Schädigung der Muskelfibrillen

Bei einer Reihe von Erkrankungen kommt es zu einer Herzmuskelinsuffizienz, ohne daß eine Überbelastung vorliegt. Es handelt sich dabei um eine unmittelbare Schädigung der Herzmuskelfibrillen. Ursache für eine solche Schädigung sind besonders Infektionskrankheiten, Zustände von Coronarinsuffizienz, Narkosen, Alkoholschädigungen, Vergiftungen durch Barbiturate oder andere Noxen. In vielen Fällen kann für die Schädigung des Herzmuskels auch ein anatomisch faßbares Substrat gefunden werden (braune Atrophie des Herzens, degenerative Verfettung, Myocarditis rheumatica, Folgen coronarer Durchblutungsstörungen usw.). Die Schädigung der Muskelfibrillen führt zu einer Herabsetzung der Leistungsfähigkeit des Herzens, die je nach dem Grade der Schädigung schon in der Ruhe solche Ausmaße erreichen kann, daß der Herzmuskel den notwendigen Anforderungen nicht mehr nachkommen kann. Unter Absinken des Kreislaufminutenvolumens und Anstieg des diastolischen Kammerdrucks bzw. Vorhofdrucks kommt es zur myogenen Dilatation ohne das kompensatorische Zwischenstadium der Anpassungsdilatation mit nachfolgender Hypertrophie. Es ist viel darüber gestritten worden, ob bei der toxischen Myokardschädigung ein Nachlassen des „Herztonus", d.h. des Spannungszustandes der Muskelfibrillen, eine Rolle spielt. Der Pathologe spricht häufig von einem schlaffen Herzen im Gefolge toxischer Schädigung. Der Begriff Herztonus ist aber recht vage und entzieht sich bisher einer exakten Messung (s. S. 539). Wohl ist bei asphyktischen Herzen im Arbeitsdiagramm eine Zunahme der Dehnbarkeit der Kammermuskulatur nachweisbar, wenn die Asphyxie längere Zeit einwirkt (BAUEREISEN, 1964), aber auch unter solchen extremen Bedingungen und bei den oben aufgeführten Formen der Herzmuskelinsuffizienz ist vor allem das Nachlassen der systolischen Kraftentfaltung des Herzens von entscheidender Bedeutung.

Literatur

BAUREISEN, E.: Kontraktilität und Dehnbarkeit des normalen und hypodynamen Herzens in situ. In: Herzinsuffizienz, Hämodynamik und Stoffwechsel. Int. Sympos. Würzburg 1963. Stuttgart 1964.

BRAUNWALD, E.: Pathologie — Physiology of valvular regurgitation. Verh. Dtsch. Ges. Kreisl.-Forsch. 1965.

— G. H. WELCH jr., and S. J. SARNOFF: The haemodynamic effects of quantitatively varied experimental mitral regurgitation. Circulat. Res. **5**, 539 (1957).

BRISTOW, J. D., R. L. CHISLIP, C. FARRCHI, W. E. HARRIS, R. P. LEWIS, D. W. SUTHERLAND, and H. E. GRISWALD: Left ventricular volume measurements in man by thermodilution. J. clin. Invest. **43**, 1015 (1964).

BROWN, E., J. HOOPER, and R. WENNESLAND: Blood volume and its regulation. Ann. Rev. Physiol. **19**, 231 (1957).

COURNAND, A., J. LEQUIME et P. REGRUERS: L'insuffiance cardiaque chronique. Etudes pathophysiologiques. Paris 1952.

DEXTER, L., B. M. LEWIS, H. E. J. HOUSSAY, and F. W. HAYNES: The dynamics of both right and left ventricles at rest and during exercise in patients with heart disease. Trans. Ass. Amer. Phycns. **66**, 266 (1953).

DÖRING, G.: Über linksseitige tonogene Herzdilatation im Tierexperiment. Zbl. ges. exp. Med. **94**, 766 (1934).

FLEMING, P. R., and R. GIBSON: Percutaneous left ventricular puncture in the assesment of aortic stenosis. Thorax **12**, 37 (1957).

FOLSE, R., E. BRAUNSWALD, and M. M. AYGEN: Clinical technic for determining the fraction of left ventricular enddiastolic volume ejected per beat. Circulation **24**, 934 (1961).

FREIS, E. D., and J. C. ROSE: The sympathic nervous system, the vascular volume and the venous return in relation to cardiovascular integration. Amer. J. Med. **22**, 175 (1957).

FRIEDBERG, CH. K.: Erkrankungen des Herzens. Dtsch. Übers. von E. GILL. Stuttgart 1959.

GORLIN, R., E. L. ROLETT, P. M. YURDRAK, and W. C. ELLIOTT: Left ventricular volume in man, measured by thermodilution. J. clin. Invest. **43**, 1203 (1964).

GROSSE-BROCKHOFF, F., u. F. LOOGEN: Angeborene Aortenstenose. Dtsch. med. Wschr. **1961**, 417.

—, u. H. H. WOLTER: Der enddiastolische Füllungsdruck bei chronischer Druck- und Volumenbelastung des rechten Ventrikels. Z. Kreisl.-Forsch. **47**, 481 (1958).

KIRCH, E.: Die pathologische Anatomie des Cor pulmonale. Virchows Arch. path. Anat. **291**, 683 (1933).

— Die pathologische Anatomie des Cor pulmonale. Verh. dtsch. Ges. Kreisl.-Forsch. **21**, 163 (1955).

KREUZER, H.: Die Größe der Kammervolumina des rechten Ventrikels unter verschiedenen hämodynamischen Bedingungen. Arch. Kreisl.-Forsch. **48**, 153 (1965).

LINHART, J., and J. PRERORSKY: Nervous control of venomotor tone in cardiac failure. Rev. Czechosl. Med. **3**, 3 (1957).

LINZBACH, A. J.: Über das Längenwachstum der Herzmuskelfasern und ihrer Kerne in Beziehung zur Herzdilatation. Virchows Arch. path. Anat. **328**, 165 (1956).

— Die pathologische Anatomie der Herzinsuffizienz. In: Handbuch der inneren Medizin. Bd. IX/1, S. 706. Berlin-Göttingen-Heidelberg: Springer 1960.

—, u. M. LINZBACH: Die Herzdilatation. Klin. Wschr. **1951**, 621.

LÜTHY, E.: Die Dynamik des suffizienten und insuffizienten rechten Herzens. Bibl. cardiol. (Basel) **11**, (1962).

MICHAEL, J.: Pharmakologie des Herzversagens. Darmstadt 1953.

REINDELL, H., K. MUSSHOFF u. H. KLEPZIG: Physiologische und pathophysiologische Grundlagen der Größen und Formänderungen des Herzens. In: Handbuch der inneren Medizin, Bd. IX/1, S. 801. Berlin-Göttingen-Heidelberg: Springer 1960.
SCHWIEGK, H., u. G. RIECKER: Pathophysiologie der Herzinsuffizienz. In: Handbuch der inneren Medizin, Bd. IX/1, S. 1. Berlin-Göttingen-Heidelberg: Springer 1960.
STARLING, E. H.: Linacre lecture on the law of the heart. Cambridge 1915.
STEAD, E. A., H. C. DURHAM, J. V. WARREN, and E. S. BRAMON: Cardiac output in congestive heart failure. Amer. Heart J. **35**, 529 (1948).
STRAUB, H.: Dynamik des Säugetierherzens. Dtsch. Arch. klin. Med. **115**, 531 (1914).
— Die Arbeitsweise des Herzens in ihrer Abhängigkeit von Spannung und Länge unter verschiedenen Arbeitsbedingungen. In: BETHE-BERGMANNs Handbuch der normalen und pathologischen Physiologie, Bd. VII/1, S. 237. 1926.
WELCH jr., G. H., E. BRAUNWALD, and S. J. SARNOFF: The haemodynamic effects of quantitatively varied experimental aortic regurgitation. Circulat. Res. **5**, 546 (1957).
WIGGERS, C. J.: Physiology in health and disease, 5. ed. Philadelphia 1949.
— Spezielle hämodynamische Gesichtspunkte experimenteller Herzklappenfehler. Verh. dtsch. Ges. Kreisl.-Forsch. **20**, 3 (1954).
WOLLHEIM, E.: Die zirkulierende Blutmenge und ihre Bedeutung für Kompensation und Dekompensation des Kreislaufs. Z. klin. Med. **116**, 269 (1931).
— Klinik der Herzinsuffizienz. Verh. dtsch. Ges. Kreisl.-Forsch. **16**, 75 (1950).

III. Röntgenologischer Teil

Von

P. Thurn

Mit 55 Abbildungen

Im gewöhnlichen Röntgenbild, einschließlich der Durchleuchtung und der Flächenkymographie, lassen sich aus Form und Größe des Herzens bzw. einzelner Höhlen, der Weite und Pulsationsphänomene der Aorta sowie der Pulmonalarterien gewisse und oft eindeutige Rückschlüsse auf die Hämodynamik bzw. die Herzfunktion gewinnen. Dabei erlaubt eine synoptische Beurteilung der Form- und Größenänderungen des Herzens sowie der Veränderungen an den großen intrathorakalen Gefäßen zuverlässigere Rückschlüsse als die alleinige Bewertung des röntgenologischen Herzbefundes. Eine funktionelle röntgenologische Herzdiagnostik darf sich somit nicht auf die Interpretation der formalen Herzveränderungen beschränken, sondern muß die Umgebungszeichen, die sich durch Gefäße, Lunge und Pleura ergeben, berücksichtigen (Zdansky; Rigler).

1. Hypertrophie und Dilatation der Herzhöhlen im Röntgenbild

Das Röntgenbild des Herzens wird bestimmt durch die Masse des Herzmuskels und das Blutvolumen, d. h. den Füllungsgrad der einzelnen Herzhöhlen. Eine veränderte Herzdynamik kann beide Faktoren beeinflussen. Der Herzmuskel reagiert auf eine Mehrarbeit (mit Ausnahme der Tachykardie) ganz allgemein mit einer Hypertrophie und auf eine Minderbelastung mit einer Hypotrophie. Eine vermehrte diastolische Füllung, gleich welcher Ursache, führt zu einer Dilatation der betroffenen Herzhöhle, deren Grad von der Größe des diastolischen Füllungsvolumens abhängig ist. In der Regel geht eine graduell unterschiedliche Dilatation der Herzhöhlen, namentlich bei hämodynamisch bedingten Mehrbelastungen, der sekundär folgenden Hypertrophie voraus.

Für die Röntgenologie erheben sich in diesem Zusammenhang folgende Fragen:

a) Ist eine Dilatation einer oder mehrerer Herzhöhlen röntgenologisch faßbar?

b) Ist eine vorwiegende Hypertrophie einer Herzhöhle ohne wesentliche Dilatation röntgenologisch nachweisbar?

c) Läßt sich im gewöhnlichen Röntgenbild bei nachweisbarer Herzhöhlenvergrößerung das Ausmaß der Dilatation und der Hypertrophie graduell ablesen?

a) Ist eine Dilatation einer oder mehrerer Herzhöhlen röntgenologisch faßbar?

Jede ausgeprägte Dilatation einer oder mehrerer Herzhöhlen ist in der Regel röntgenologisch nachweisbar. Das gilt sowohl für die Dilatation beider Ventrikel als auch für den linken Vorhof und mit einer gewissen Einschränkung für den rechten Vorhof. Schwierig oder unzuverlässig ist allerdings bei einer starken Dilatation des rechten Ventrikels, eine gleichzeitige geringe Erweiterung der linken Kammer zu erkennen.

b) Ist eine vorwiegende Hypertrophie einer Herzhöhle ohne wesentliche Dilatation röntgenologisch nachweisbar?

Eine vorwiegende Hypertrophie einer Herzkavität ist mit Sicherheit im gewöhnlichen Röntgenbild nicht faßbar. Die Gründe liegen in der Röntgenanatomie des Herzens, den physiologischen Größenschwankungen des Herzens, der Aufnahmephase des Röntgenbildes und dem pathologisch-anatomischen Substrat. Berücksichtigt man, daß eine Hypertrophie des Myokards um 5 mm pathologisch-anatomisch beträchtlich ist, so wird die Problematik der röntgenologischen Situation ganz offensichtlich. Das gilt ganz besonders für den rechten Ventrikel. Auch gibt es u. E. keine Änderungen der Herzkonfiguration, die ausschließlich durch eine Hypertrophie erklärbar sind. Grundsätzlich darf man wohl behaupten, daß eine isolierte oder vorherrschende Hypertrophie einer oder sogar mehrerer Herzhöhlen im gewöhnlichen Röntgenbild nicht zuverlässig nachweisbar ist (Malmström; Tourniaire und Deyrieux; Sussmann und Jacobson; Dotter; Thurn). In der Regel bestimmt die Dilatation den Grad der Herzvergrößerung. Eine Hypertrophie ist nur ausnahmsweise Ursache einer röntgenologisch nachweisbaren Herzvergrößerung. Seltene Ausnahmen bilden Herzvergrößerungen im Säuglingsalter durch eine Glykogenspeicherkrankheit; hier handelt es sich aber um eine Wandverdickung, die nicht einer echten muskulären Hypertrophie entspricht.

c) Läßt sich im gewöhnlichen Röntgenbild bei nachweisbarer Herzhöhlenvergrößerung das Ausmaß der Dilatation und der Hypertrophie graduell ablesen?

Einer röntgenologisch nachweisbaren Vergrößerung des Herzens oder einer Höhle kann eine Dilatation allein zugrunde liegen. Inwieweit gleichzeitig und graduell eine Hypertrophie vorliegt, ist aus dem gewöhnlichen Röntgenbild nicht zu erkennen. Wenn auch das Ausmaß der Dilatation das röntgenologische Bild bestimmt, so sollte man insbesondere im Bereich der Ventrikel in der Röntgenologie exakterweise besser von Vergrößerung (Dietlen; White) als von Dilatation sprechen. Dasselbe trifft in gewisser Hinsicht auch für die Vorhöfe zu, obschon hier bei einer faßbaren Vergrößerung die Dilatation im Vordergrund steht.

Die Größen- und Formänderungen des Herzens und seiner einzelnen Höhlen sind nur zu verstehen, wenn man die Voraussetzungen, unter denen sie entstehen, berücksichtigt. Es handelt sich dabei um folgende Ursachen:

1. Änderung der Herzdynamik
   a) durch eine vermehrte Druckbelastung,
   b) durch eine vermehrte Volumenbelastung,
   c) durch Kombination von Druck- und Volumenbelastung.
2. Direkte Schädigung des Herzmuskels.
3. Kombination von hämodynamisch bedingter Mehrbelastung und sekundärer Herzmuskelschädigung.

2. Das druckbelastete Herz (bzw. Druckbelastung einzelner Herzhöhlen)

Für die Form- und Größenänderung des Herzens ist bei jeder Mehrbelastung zu unterscheiden, ob sich diese auf eine oder mehrere Herzhöhlen erstreckt.

Eine *Druckbelastung des rechten Vorhofes* besteht bei der sehr seltenen isolierten Tricuspidalstenose. Folge der Stenose des Tricuspidalostiums ist einerseits eine Vermehrung der diastolischen Füllung des rechten Vorhofes und andererseits eine Rückstauung des Blutes in die zuführenden Körpervenen. Die vermehrte Vorhoffüllung bedingt eine Dilatation und Hypertrophie. Letztere kann für die röntgenologisch faßbare Größenänderung des rechten Vorhofes und damit seine veränderte Hämodynamik vernachlässigt werden. Die Vergrößerung des rechten Vorhofes ist vielmehr auf seine Dilatation zurückzuführen. Sie verursacht eine konvexbogige Ausladung des rechten Herzrandes, die aber graduell mit der Vorhofdilatation nicht parallel geht (s. Abb. 1). Dies beruht auf der Richtung der Vorhofvergrößerung, die sich nach rechts und vorne, weniger nach hinten erstreckt. Daraus ergibt sich, daß eine Dilatation des rechten Vorhofes im gewöhnlichen Röntgenbild im linken vorderen Schrägbild deutlicher als im d.v.-Bild wird. Im Flächenkymogramm sind (Abb. 1b) „reine“ Vorhofkurven am lateral vorgewölbten rechten Herzrand ein weiteres Zeichen der Vorhofvergrößerung durch eine Druckbelastung. Sie sind um so wertvoller, als eine Vorhofdilatation durch eine Tricuspidalinsuffizienz

(Volumenbelastung) zumeist Kammerzacken am rechten Herzrand zeigt. Eine Verbreiterung der oberen Hohlvene ist neben der Vorhofdilatation ein weiteres faßbares Zeichen, das aber vieldeutig ist. Da eine hämodynamisch wirksame Tricuspidalstenose zu einer Verminderung des Schlagvolumens des rechten Ventrikels führt, besteht in diesen

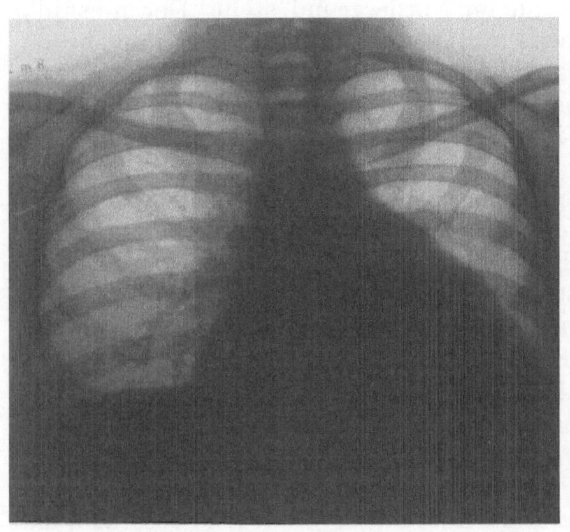
a

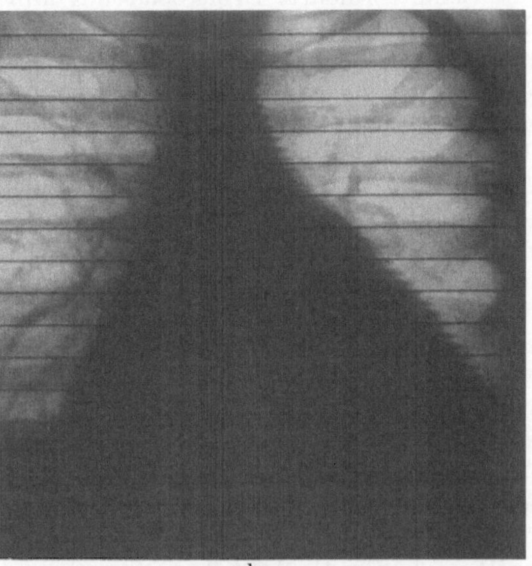
b

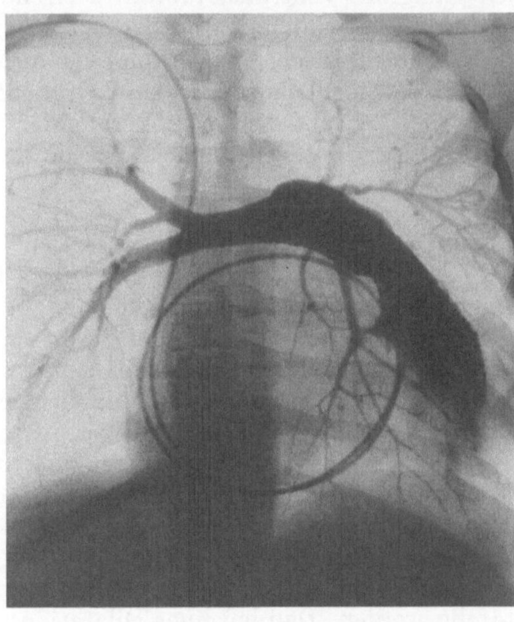
c

Abb. 1a—c. 23 Jahre. *Tricuspidalstenose* (Mitteldruck rechter Vorhof: 28 mm Hg). a Herz gering nach rechts durch dilatierten rechten Vorhof verbreitert, der den rechten Ventrikel nach links verlagert (S. c.). Herzverbreiterung nach links Folge der hochgradigen Dilatation des rechten Vorhofes. Schmale zentrale und periphere Lungenarterien (a und c). b Kymogramm: Reine Vorhofpulsationen am rechten Herzrand. c Selektives Dextrogramm: Kontrastmittelinjektion in die Ausflußbahn des rechten Ventrikels. Katheter im hochgradig dilatierten rechten Vorhof aufgerollt. Rechter Ventrikel an den linken Herzrand verlagert. Schmale zentrale und periphere Lungenarterien

Fällen eine verminderte oder unauffällige Vascularisation der Lungen. Diese steht in Kontrast zu der Verbreiterung des Herzens nach rechts durch den rechten Vorhof.

Wesentlich häufiger sind *isolierte Druckbelastungen der Ventrikel*. Diese können durch eine Stenose des Gefäßostiums (valvuläre Stenose), der Ventrikelausflußbahn (subvalvuläre Stenose) und eine supravalvuläre Stenose sowie eine Hypertonie in der der Kammer vorgeschalteten arteriellen Gefäßbahn bedingt sein. Für die Hämodynamik des mehrbelasteten Ventrikels und damit für seine Form- und Größenänderung ergibt sich aus der unterschiedlichen Lokalisation des Hindernisses bei intaktem Myokard kein Unterschied.

Dies trifft aber nicht für die formalen Änderungen der Aorta und der zentralen Lungenarterien zu.

Unter Berücksichtigung der physiologischen und pathophysiologischen Mechanismen können wir bei der Deutung der röntgenologischen Formveränderungen eines Ventrikels durch eine vermehrte Druckbelastung annehmen, daß bei der chronischen Belastung die Hypertrophie und bei der akuten die Dilatation im Vordergrund steht. Der muskulär intakte Ventrikel kann durch erhöhte diastolische Füllung sein Schlagvolumen den erhöhten Anforderungen der Druckbelastung anpassen. Im Anfangsstadium einer Widerstandsbelastung dürfte somit die Dilatation der Kammer im Vordergrund stehen, während die Hypertrophie ihr zeitlich nachgeordnet und ihre Folge ist (Horvarth; Eyster, Meek und Hodges; Friedberg). Diesen zeitlichen Ablauf von Dilatation und Hypertrophie konnten Meek und Hodges z.B. für den linken Ventrikel bei der Aortenstenose experimentell zeigen. Nach diesen Untersuchungen hat die Dilatation ihr Maximum nach 3—6 Tagen und die Hypertrophie nach 100 Tagen erreicht.

Nach pathologisch-anatomischen Untersuchungen (Kirch; Hecht; Busch und Eiselsberg) beginnen bei einer Druckbelastung Dilatation und Hypertrophie am Ende der Ventrikelausflußbahn und schreiten von hier herzspitzenwärts fort, um später auf die Einflußbahn überzugreifen. Diese auf morphologischen Untersuchungen beruhenden Vorstellungen werden neuerdings von Dotter bezweifelt. Auf Grund pathophysiologischer Überlegungen und Befunde, nach denen die Druckbelastung in allen Ventrikelabschnitten besteht, ist es nach Dotter unwahrscheinlich, daß diese eine selektive Vergrößerung eines Ventrikelabschnittes verursacht. Trotzdem bleibt die anatomische Tatsache bestehen, daß im Bereich der Ausflußbahn Dilatation und Hypertrophie zu einer Verlängerung bzw. Streckung des Ventrikels führen, während im Bereich der Einflußbahn daraus eine Verbreiterung der Kammer resultiert.

Entsprechend der Topographie der beiden Ventrikel ergeben sich bei ihrer Vergrößerung unterschiedliche Form- und Größenänderungen des Herzens. Diese sind einerseits durch die Richtung der Vergrößerung der Ventrikelabschnitte und andererseits durch eine gleichzeitige, unterschiedliche Rotation des Herzens im Kammerbereich verursacht.

a) Druckbelastung des rechten Ventrikels

Am *rechten Ventrikel* führt eine Dilatation der Ausflußbahn, entsprechend ihrer räumlichen Einstellung (s. Abb. 2, 3, 4, 5 und 6), zu einer Streckung. Da der rechte Ventrikel im Zwerchfell ein Widerlager findet, kann sich seine Ausflußbahn nur in Richtung zur Pulmonalarterie nach cranial ausdehnen (Zdansky). Dies führt zu einer Verlagerung des Pulmonalostiums nach oben und damit zur Ausfüllung der Herzbucht. Eine Vergrößerung der Einflußbahn wirkt sich dagegen in transversaler Richtung nach links aus. Dies ist verständlich, da die rechte Begrenzung des rechten Ventrikels durch das Tricuspidalostium weitgehend fixiert ist und die Einflußbahn sich richtungsmäßig von rechts hinten nach links vorne erstreckt. In dieser Situation kann das Herz bei einer Druckbelastung des rechten Ventrikels sowohl normalbreit (Abb. 2 und 17) als auch nach links verbreitert sein (Abb. 3a) und der rechte Ventrikel in beiden Fällen mehr oder weniger links randständig werden. Daß bei einer Dilatation und Hypertrophie der rechten Kammer in allen Abschnitten das Herz normalbreit sein kann, wird sicherlich teilweise durch die gleichzeitige Rotation des Herzens im Ventrikelbereich nach links bedingt, wodurch die linke Kammer mehr oder weniger vollständig an die linke Herzhinterfläche verlagert wird. Im Angiokardiogramm (Abb. 6b und c) und bei topographischen Untersuchungen mit dem Herzkatheter (Grosse-Brockhoff, Schaede, Thurn) läßt sich beweisen, daß bei chronischen Druckbelastungen des rechten Ventrikels trotz normaler Herzbreite eine Vergrößerung der Einflußbahn (Dilatation) vorliegen kann. Daraus ergibt sich, daß eine „normale“ Herzbreite bei Druckbelastungen eine leichte oder mäßige Dilatation selbst mit hochgradiger Hypertrophie aller Abschnitte des rechten Ventrikels nicht ausschließt.

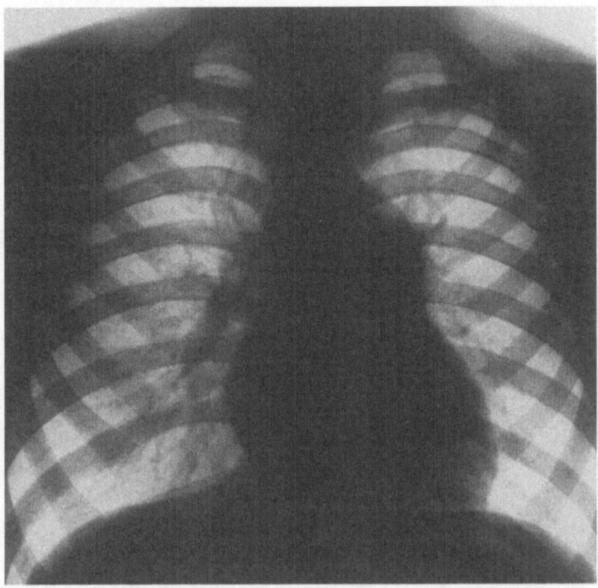

Abb. 2. 17 Jahre. *Valvuläre Pulmonalstenose* (Druck: rechter Ventrikel 110/3; Pulmonalarterie 7/1 mm Hg). Dilatierter Truncus pulmonalis. Normalweite zentrale und schmale periphere Lungenarterien. Herz nicht vergrößert

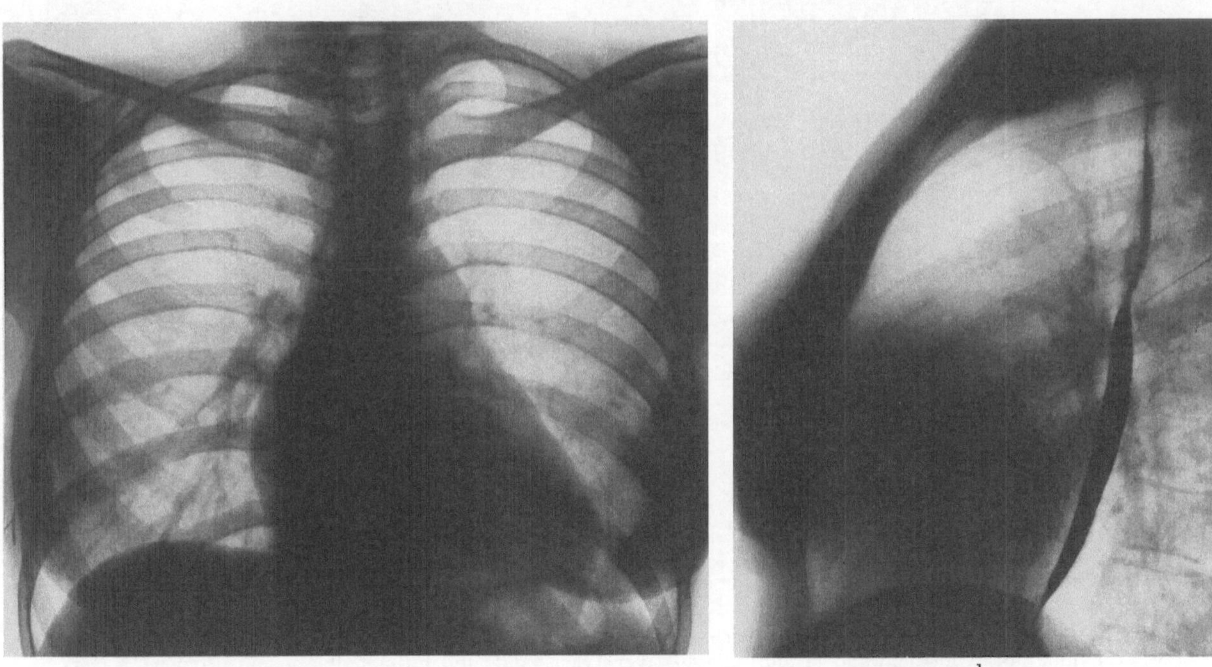

a b

Abb. 3a u. b. 21 Jahre. *Fallotsche Trilogie* (Obduktion). Dilatierter Truncus pulmonalis. Schmale zentrale und periphere Lungenarterien (a). Rechter Ventrikel nach links (Einflußbahn) und vorne-oben (b) (Ausflußbahn) vergrößert

Im d.v.-Bild sind demnach bei einer chronischen Druckbelastung des rechten Ventrikels weder aus der Streckung des Herzens nach oben, noch aus seiner fehlenden oder bestehenden Verbreiterung nach links Hinweise für eine Suffizienz oder Insuffizienz der rechten Kammer zu gewinnen. Dies trifft ebenfalls für die anderen röntgenologischen Aufnahmepositionen zu. Die Feststellung gewinnt um so mehr an Gewicht, weil gerade bei chronischen Druckbelastungen der rechten Kammer trotz „normaler" Herzbreite klinisch

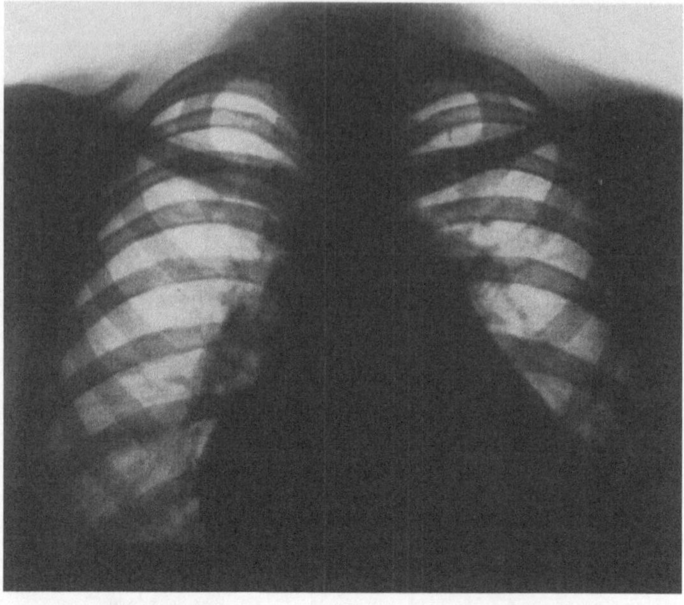

a

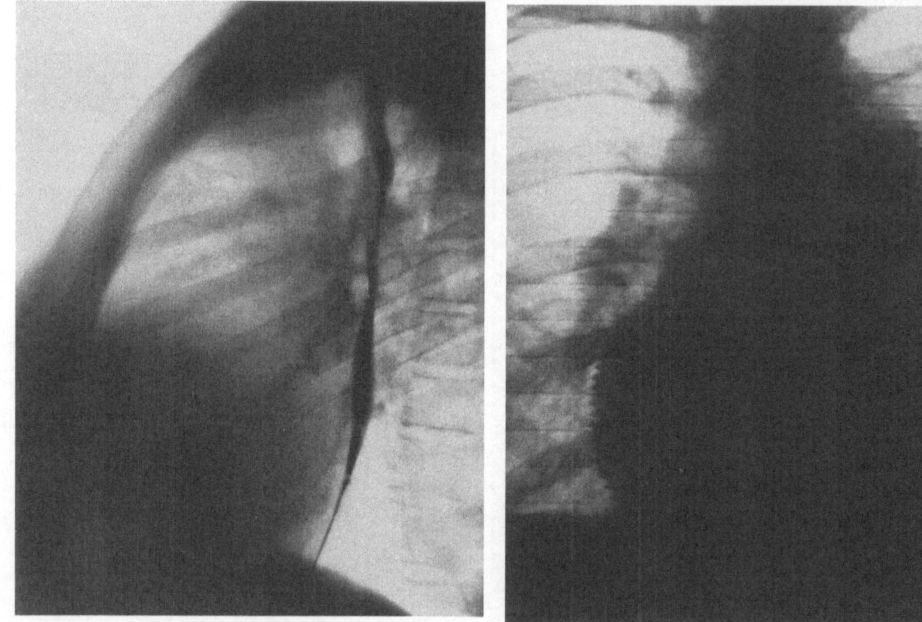

b c

Abb. 4a—c. 16 Jahre. *Primäre Pulmonalsklerose* (Obduktionsbefund: Prof. HAMPERL, Bonn; rechte Ventrikelwand 8 mm, linke Ventrikelwand 11 mm) mit relativer Tricuspidal- und Pulmonalklappeninsuffizienz. a Herz nach rechts durch rechten Vorhof, nach links durch rechten Ventrikel verbreitert. Truncus pulmonalis dilatiert, zentrale Lungenarterien normal weit, Peripherie gefäßarm. b Herz nach vorne und dorsal durch rechten Ventrikel vergrößert. c Verstärkte Kammerpulsation rechts als Folge der Tricuspidalinsuffizienz und verstärkte Pulsationen am Truncus pulmonalis durch Pulmonalklappeninsuffizienz. Keine Eigenpulsation der zentralen Lungenarterien, Mitbewegungen rechts

sichere Zeichen einer Rechtsinsuffizienz vorliegen können. Eine progrediente Vergrößerung des rechten Vorhofes, die im d.v.-Bild zur Rechtsverbreiterung führt (Abb. 4a, 5b), ist bei Verlaufskontrollen ein Indiz der muskulären Kontraktionsinsuffizienz des rechten Ventrikels (relative Tricuspidalinsuffizienz). Die Beweisführung dürfte mit den gewöhnlichen röntgenologischen Methoden aber häufig schwierig sein.

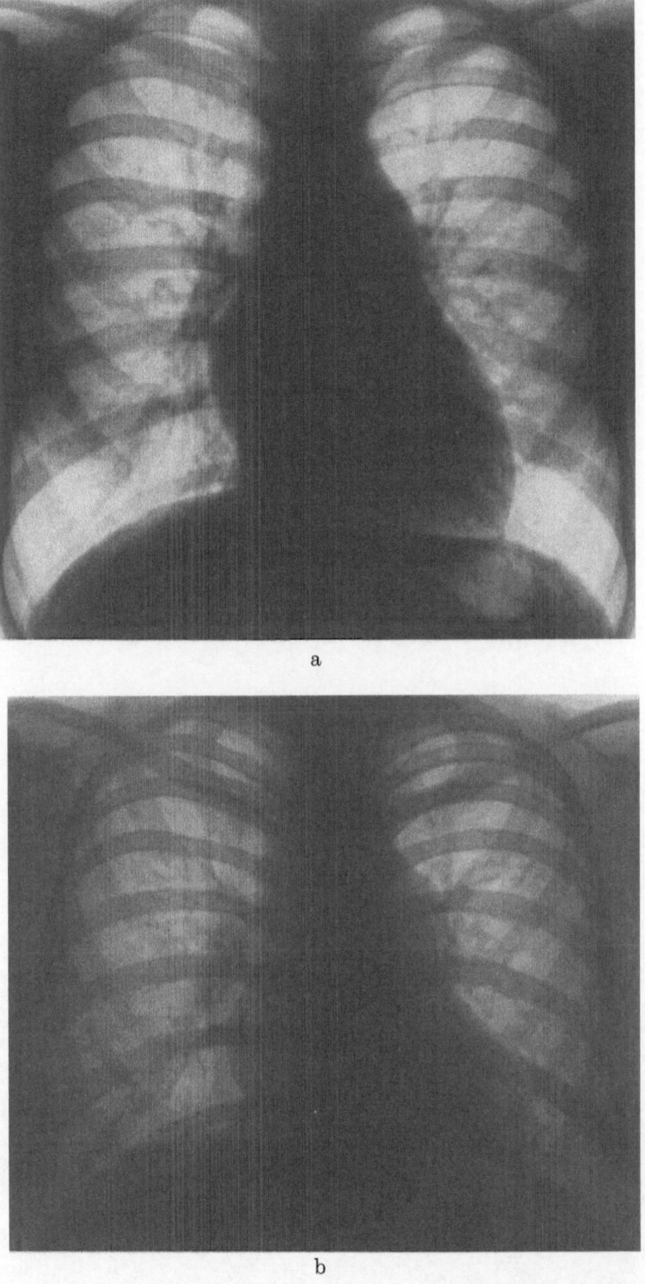

a

b

Abb. 5a u. b. 15 Jahre. *Primäre Pulmonalsklerose* (Druck: rechter Ventrikel 156/104 mm Hg). a 1958: Dilatation des Truncus pulmonalis, zentrale und periphere Lungenarterien unauffällig. b 1964: Progrediente Dilatation des Truncus pulmonalis, der zentralen Lungenarterien, des rechten Vorhofes nach rechts und des rechten Ventrikels nach links

In vielen Fällen kommt es bei hochgradiger Druckbelastung des rechten Ventrikels auch zur Linksverlagerung der Ausflußbahn, so daß diese unterhalb der Pulmonalarterie links randständig wird (Abb. 6c). Befunde, die sich im Angiokardiogramm und mit dem Herzkatheter beweisen lassen (PARKINSON; THURN). Es besteht dann, wie Angiokardiogramme zeigen, nicht nur eine Streckung, sondern auch eine Erweiterung des Ausflußtraktes. Diese Herzen können sowohl normalbreit als auch nach links verbreitert sein, so daß der dilatierte rechte Ventrikel weitgehend allein die linke Herzvorderfläche einnimmt. Dies beweist aber noch nicht eine Kontraktionsinsuffizienz der rechten Kammer.

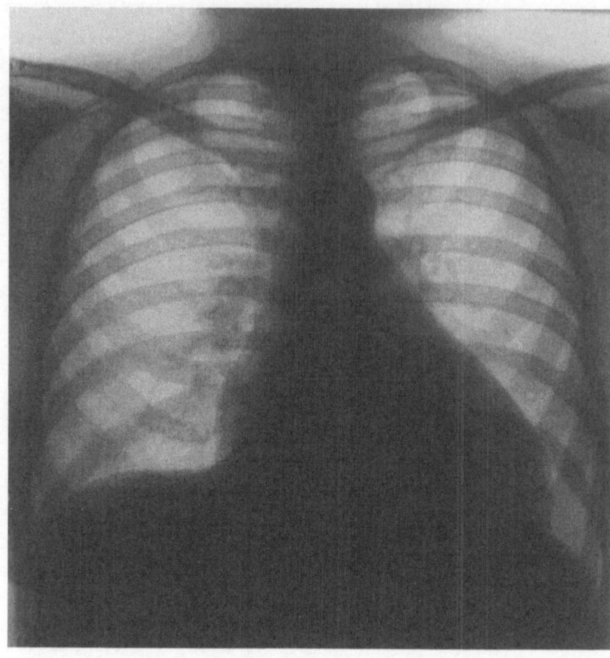

a

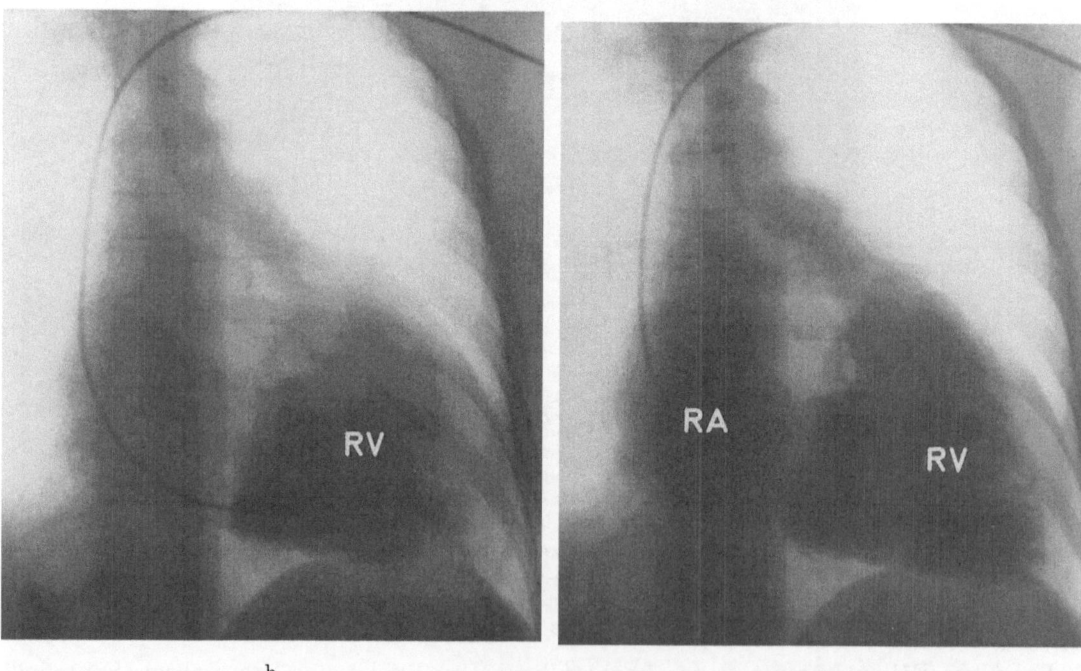

b c

Abb. 6a—c. 30 Jahre Primäre *Pulmonalsklerose* (Obduktionskontrolle) mit relativer Tricuspidalklappeninsuffizienz. (Druck: re. Ventrikel: 115/25, Pulmonalarterie: 115/70 mm Hg.) Herz gering nach re. durch re. Vorhof, stärker nach li. durch Vergrößerung des re. Ventrikels verbreitert (vgl. a mit c). Geringe Vorwölbung des Truncus pulmonalis, geringe Erweiterung der zentralen Lungenarterien, schmale periphere Lungenarterien. b u. c Selektives Dextrokardiogramm: Injektion des Kontrastmittels in den re. Ventrikel. b Ventrikeldiastole. Vergrößerung des re. Ventrikels in der Einfluß- und Ausflußbahn. Der re. Ventrikel nimmt fast den gesamten li. Herzrand ein. c In Ventrikelsystole Reflux des Kontrastblutes in den re. Vorhof. „Myogene Dilatation" des re. Ventrikels mit sehr viel Restblut

Zuverlässiger als die Herzgröße weisen bei einer Druckbelastung Pleuraergüsse, eine progrediente Verbreiterung der Vena cava superior und ein rechtsseitiger Zwerchfellhochstand durch eine vergrößerte Leber auf die muskuläre Insuffizienz des rechten Ventrikels hin.

Die Veränderungen der *Lungenarterien* werden bei einer Druckbelastung der rechten Kammer durch die Tatsache bestimmt, ob sich die Drucksteigerung nur auf den Ventrikel (z.B. Pulmonalstenose) oder auch auf die arterielle Lungenstrombahn (z.B. Cor pulmonale) erstreckt. Hieraus ergeben sich röntgenologisch wichtige Kriterien, die trotz übereinstimmender Herzkonfiguration Rückschlüsse auf die Art der Druckbelastung des rechten Ventrikels erlauben. Bei allen Formen der Pulmonalstenose (Abb. 2 und 3) sind die Lappenarterien normalweit oder sogar etwas schmal. Nur bei der isolierten Klappenstenose ist häufig, wenn auch nicht regelmäßig, eine Dilatation des Hauptstammes der Pulmonalarterie (Truncus pulmonalis) nachweisbar. Diese Diskrepanz zwischen dilatiertem Pulmonalishauptstamm und normalen oder sogar engen Lappen- und peripheren Lungenarterien ist ein Hinweis dafür, daß sich die Druckbelastung bei der Pulmonalklappenstenose nur auf den rechten Ventrikel erstreckt. Die poststenotische Dilatation der Pulmonalis dürfte sich hämodynamisch weitgehend durch Wirbelbildungen infolge Übergang von lamellärer zu turbulenter Strömung erklären (KJELLBERG, MANNHEIMER, RUDHE und JONSSON; DE VRIES und V. D. BERG; DOTTER und FRISCHE). Das Ausmaß der Erweiterung des Pulmonalisstammes erlaubt mit Einschränkung Angaben über den Grad der Pulmonalklappenstenose. Eine ausgeprägte Dilatation weist auf eine hochgradige Stenose hin, während eine leichte Erweiterung diese nicht ausschließt.

Im Gegensatz zur Druckbelastung des rechten Ventrikels bei der Pulmonalstenose finden sich bei *isolierter Druckbelastung* durch eine *pulmonale Hypertonie* röntgenologisch oft deutliche Veränderungen an den Lungenarterien. Dabei ist es grundsätzlich gleichgültig, ob die Drucksteigerung Folge einer solitären arteriellen Hypertonie (z.B. chronische Lungenparenchymerkrankungen, idiopathische Pulmonalsklerose) oder eines sekundären arteriellen Hochdruckes infolge venöser Hypertonie mit Drucksteigerung in den Lungenvenen (z.B. Mitralstenose) ist.

Röntgenologische Kriterien einer pulmonalen Hypertonie, deren spezifischer Rang unterschiedlich ist, sind folgende (s. Bd. X/3; SIELAFF):

a) Vorwölbung des Pulmonalissegmentes durch den dilatierten Hauptstamm der Pulmonalis (Truncus pulmonalis) (DRESDALE, SCHULTZ und MICHTON; GOOD und DRY; MARKS und ZIMMERMANN; MILLER; PARMLEY und JONES; TOURNIAIRE, TARTULIER und DEYRIEUX).

b) Dilatation der zentralen, proximalen Lungenarterien, gemessen an der absteigenden rechten Pulmonalarterie (SCHWEDEL, ESCHER, AARON und YOUNG).

c) Abrupte Kaliberabnahme beim Übergang von Lappen- zu Segmentarterien (STEINER und GOODWIN).

d) Verminderung der peripheren Lungengefäßzeichnung.

α) Vorwölbung des Pulmonalissegmentes durch den dilatierten Hauptstamm der Pulmonalis

Eine Vorwölbung des Pulmonalissegmentes durch den dilatierten Hauptstamm der Pulmonalis (Abb. 4 und 5) ist schon bei leichter Lungendrucksteigerung vorhanden und nimmt mit steigender Hypertonie zu. Eine unmittelbare quantitative Korrelation zur Höhe des Pulmonalarteriendruckes ist aber nicht feststellbar (BOYD, SCOTT, PARK und SMITH; SOLOFF, ZATUCHNI, MARK und STAUFFER; ESCH und THURN). Außerdem ist zu beachten, daß selbst bei hochgradiger arterieller Hypertonie vereinzelt eine sichere Dilatation des Pulmonalisstammes im gewöhnlichen Röntgenbild fehlt und die Erweiterung der Pulmonalis nur durch ein vermehrtes Strömungsvolumen (z.B. Vitium mit Links-Rechts-Shunt) bedingt sein kann. Des weiteren ist eine leichte Prominenz des Pulmonalisbogens gerade bei Kindern und Jugendlichen ein relativ häufiger und normaler Befund. Nur starke Dilatationen des Pulmonalishauptstammes können in diesem Alter als pathologisch gelten.

β) Dilatation der zentralen proximalen Lungenarterien, gemessen an der absteigenden rechten Pulmonalarterie

Eine Erweiterung der rechten absteigenden Pulmonalarterie (Abb. 6a, 12, 13, 14) nach ihrer Kreuzung mit dem rechten Stammbronchus über 15 mm ist bei jüngeren Individuen stets suspekt auf eine pulmonale Hypertonie (SCHWEDEL, ESCHER, AARON, YOUNG; HORNYKIEWYTSCH und STENDER). Ausnahmen bestehen nur bei älteren Menschen. Eine feste Korrelation zwischen Höhe des arteriellen Lungendruckes und Ausmaß der Pulmonalisdilatation bestehen nicht (HEALEY, DOW, SOSMAN und DEXTER; SOLOFF, ZATUCHNI, MARK und STAUFFER; SCHWEDEL; ZDANSKY; ESCH und THURN). Demgegenüber nehmen DAVIES, GOODWIN, STEINER und VAN LEUVEN eine unmittelbare Beziehung zwischen Arteriendurchmesser und Pulmonalarteriendruck an. ARVIDSSON und ÖDMAN; BOYD, SCOTT PARK und SMITH; CAMPBELL; SHORT und WHITAKER halten sogar eine grobe Schätzung des Pulmonalarteriendruckes an Hand der Gefäßweite für möglich. Hier ist aber zu bedenken, daß neben der Dauer der Hypertonie auch die Elastizität und Dehnbarkeit der Gefäßwand eine Rolle spielen. Auch kann ein erhöhtes Stromvolumen allein zur Dilatation der Lappenarterien führen (BROWN, HEATH und WITHAKER; DOYLE, GOODWIN, HARRISON und STEINER; KEATS und STEIN; BACH; ESCH und THURN). Differentialdiagnostisch sind die Pulsationsphänomene an den erweiterten Pulmonalisästen wichtig. Nur bei deutlich erhöhtem Stromvolumen (z.B. Fehler mit Links-Rechts-Shunt) sind im Kymogramm an den dilatierten Lappenarterien verstärkte „Eigenpulsationen“ (s. Abb. 31c, 32 und 45b u. c) nachweisbar (THURN), während diese bei Gefäßerweiterungen durch eine reine, pulmonale Hypertonie und fehlender relativer Pulmonalklappeninsuffizienz in der Regel nicht vorhanden sind. Verstärkte Streck- und Lageverschiebungen können bei hochgradiger pulmonaler Hypertonie intravasale Eigenpulsationen der zentralen Lungenarterien vortäuschen.

γ) Abrupte Kaliberabnahme beim Übergang von Lappen- zu Segmentarterien

Die abrupte Kaliberabnahme am Übergang von erweiterten Lappen- (Arterien II. Ordnung) zu engen Segmentarterien (Arterien III. Ordnung) (Abb. 20, 21, 22) ist ein Kriterium von hohem diagnostischem Rang für eine pulmonale Hypertonie (CARMICHAEL, JULIAN und PENRHYN; EVANS und SHORT; DOYLE, GOODWIN, HARRISON und STEINER; KEATS und STEINBACH; ACTIS-DATO, ANGELINO und BRUSKA; BRUWER; SHORT; WHITAKER; ESCH und THURN). Es kann dadurch der Eindruck einer „Hilusamputation“ entstehen (STEINER und GOODWIN). Diese Zeichen machen einerseits eine pulmonale Hypertonie erheblichen Grades sehr wahrscheinlich, während das Fehlen des Symptoms eine solche nicht sicher ausschließt, namentlich bei Kindern.

δ) Verminderung der peripheren Lungengefäßzeichnung

Eine auffällige Gefäßarmut der Lungenperipherie (Abb. 12b, 20, 21 und 22) ist in Verbindung mit den drei vorher erwähnten Kriterien oft Bestandteil der röntgenologischen Symptomatik einer pulmonalen Hypertonie. In manchen Fällen erfolgt die Verjüngung der Gefäßkaliber bei pulmonalem Hochdruck nicht abrupt, sondern allmählich zur Peripherie fortschreitend (ANGELINO, GARBAGNI und BRUSKA), was aber nicht ganz frei von subjektiver Deutung sein dürfte. Die Wertung der röntgenologisch faßbaren Gefäßbefunde muß bei der pulmonalen Hypertonie berücksichtigen, daß sich die Gefäßobliterationen, welche für den Strömungswiderstand und damit für die Druckverhältnisse im Lungenkreislauf maßgeblich sind, fast ausschließlich in den Arterien mit einem Durchmesser unter 1 mm und in der Arteriolenstrombahn abspielen (EVANS und SHORT; LOOGEN; ZDANSKY). Dies wurde durch angiokardiographische Untersuchungen von DOYLE, GOODWIN, HARRISON und STEINER demonstriert. Auch ist keines der röntgenologischen Kriterien obligat; umgekehrt schließt ihr Fehlen einen arteriellen Hochdruck, namentlich bei Kindern, nicht aus (ESCH und THURN). Die Inkonstanz der Röntgensymptome dürfte mit der unterschiedlichen

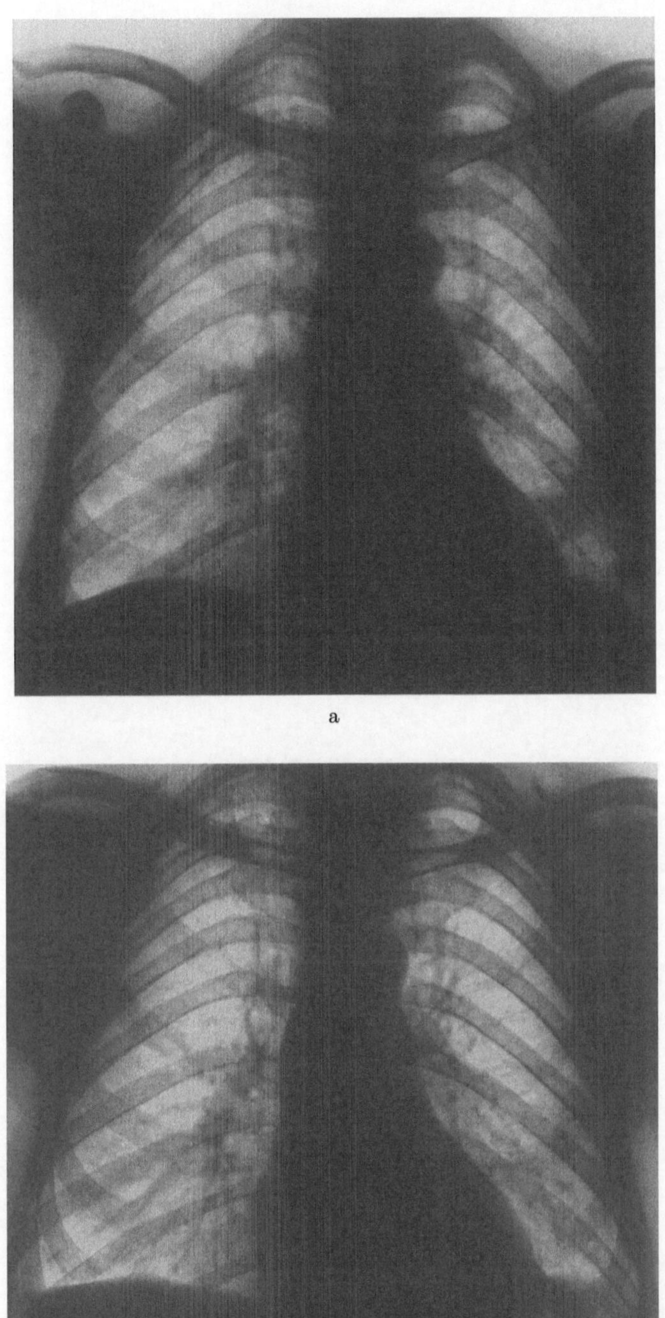

a

b

Abb. 7a u. b. 34 Jahre. *Akutes Cor pulmonale bei Lungeninfarkt.* a 24 Tage nach Embolie im linken Unterlappen. Dilatation des Truncus pulmonalis und der zentralen Lungenarterien. b 18 Tage später. Rückgang der Zeichen der pulmonalen Hypertonie. Normaler Befund

anatomischen und funktionellen Beschaffenheit der Gefäßwand, der Dauer und Schwere der pulmonalen Hypertonie, die das morphologische Verhalten der arteriellen Lungenstrombahn bestimmen, zusammenhängen. Daraus ergibt sich, daß eine strenge Korrelation zwischen der Höhe des Pulmonalarteriendruckes und dem röntgenologischen Ausmaß der Lungenarterienveränderungen nicht erwartet werden kann. Trotz dieser Einschränkung

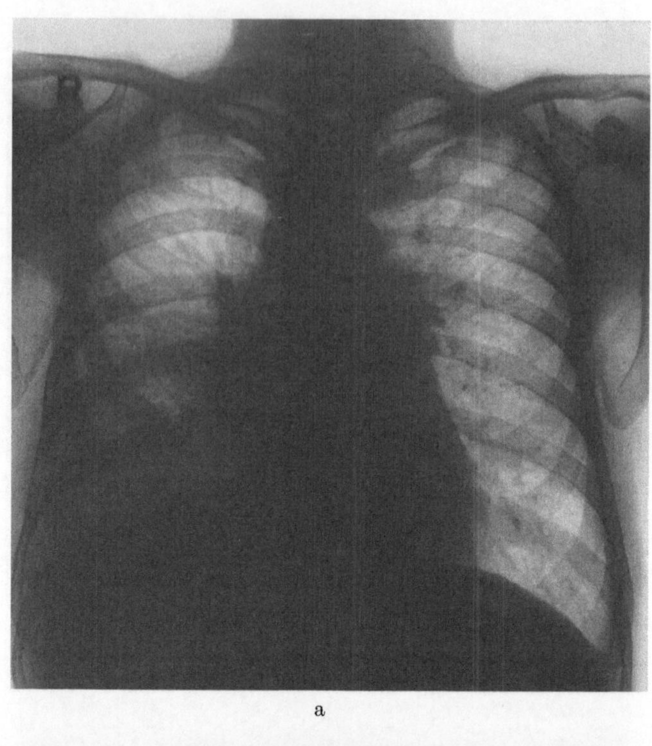

a

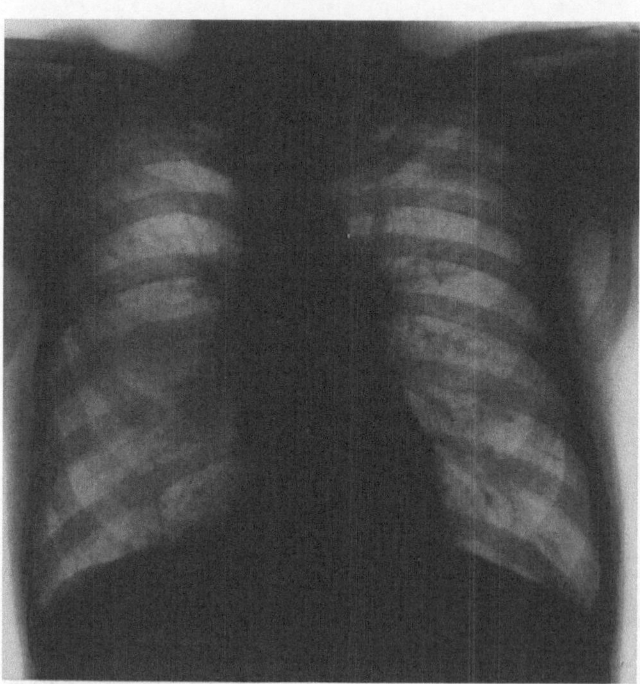

b

Abb. 8a u. b. 65 Jahre. *Cor pulmonale bei Pneumonie.* a Unter- und Mittellappeninfiltration rechts. Dilatation des Truncus pulmonalis. Herz gering nach links verbreitert. b 4 Wochen später. Resorption der Infiltration. Rückgang der Herzverbreiterung nach links. Dilatation der zentralen Lungenarterien. Cor pulmonale

ist auf Grund der angeführten röntgenologisch ablesbaren Strukturänderungen des Pulmonalarteriengefäßbaumes in vielen Fällen die Diagnose einer pulmonalen Hypertonie (BOYD, SCOTT PARK und SMITH; EVANS und SHORT; FLEISCHNER und SAGALL; SCHWE-

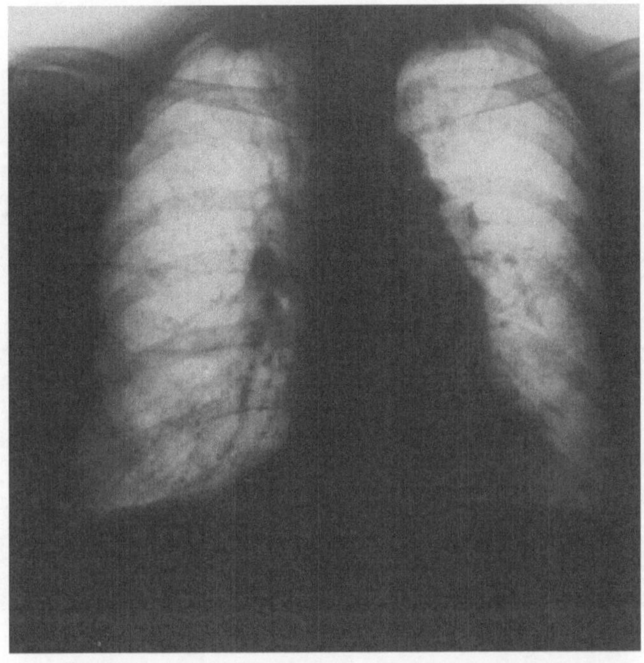

a

b

Abb. 9a u. b. 58 Jahre. *Chronisches Cor pulmonale bei Emphysementwicklung* (Obduktion). a 1960: Relativ schmales Herz. Verlängerung der Einflußbahn des rechten Ventrikels. Dilatation des Truncus pulmonalis. b 1963: Starke Verbreiterung des Herzens nach links durch dilatierten rechten Ventrikel und nach rechts durch rechten Vorhof. Dilatation der zentralen Lungenarterien

DEL, ESCHER, AARON und YOUNG; ESCH und THURN) und damit einer Widerstandsbelastung des rechten Ventrikels zu sichern oder wahrscheinlich zu machen. Das trifft vor allem für Verlaufsbeobachtungen, z.B. beim Emphysem und den verschiedensten chronischen Lungenparenchymerkrankungen zu (Abb. 9a und b). So werten z.B. beim Emphysem

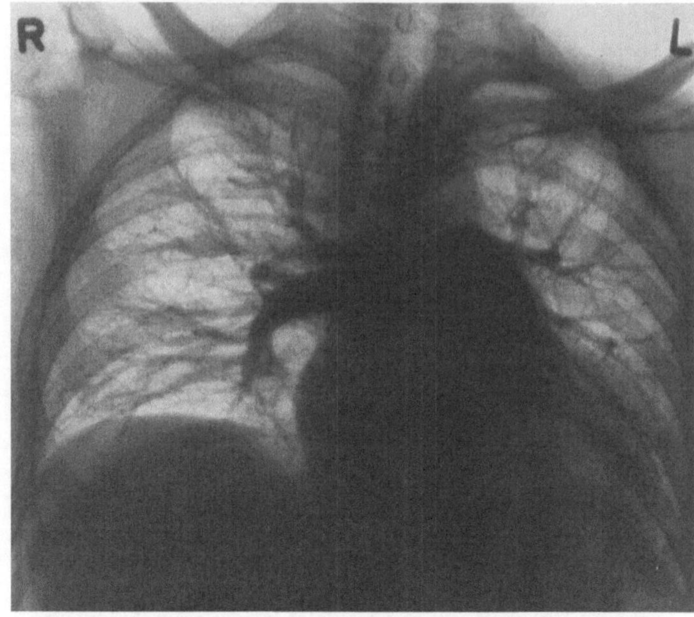

a

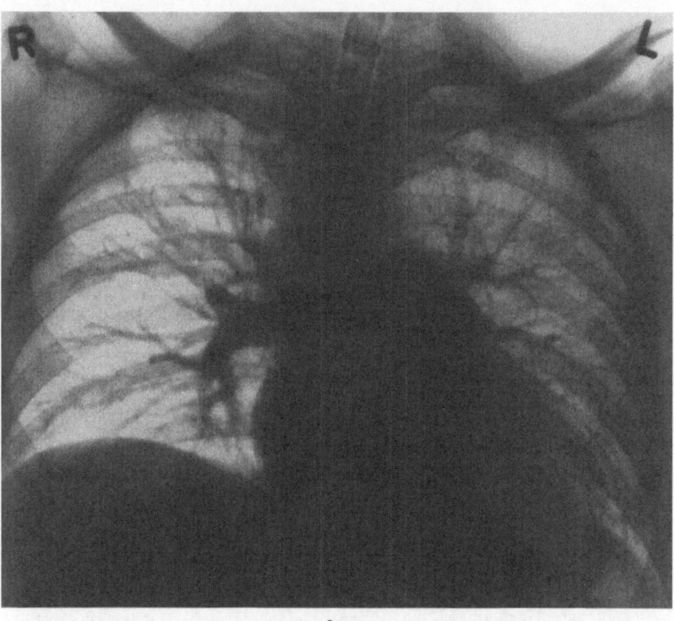

b

Abb. 10a u. b. 40 J. Lungenemphysem. a Pulmonalarteriogramm unter O_2-Atembedingungen in Fluothan-Narkose. Seitengleiche Gefäßdichte und Gefäßweite. b Pulmonalarteriogramm in Fluothan-Narkose. Die rechte Lunge atmet ein Gasgemisch von 5 Vol.-% O_2, 7 Vol.-% CO_2 in N_2. Linke Lunge weiter unter O_2-Atmung. Angleichung der alveolären Sauerstoffpartialdrucke an das mischvenöse Niveau. Arterielle Vasoconstriction infolge Hypoxie in der rechten Lunge

PARMLEY und JONES eine im Krankheitsverlauf progrediente Vorwölbung des Pulmonalissegmentes als Frühsymptom einer beginnenden arteriellen Lungendrucksteigerung. Das trifft um so mehr zu, wenn gleichzeitig oder nachfolgend die anderen Symptome auftreten.

Die Beachtung der angeführten Röntgenzeichen und ihr Wechsel bieten zudem eine praktische Handhabe für die Beurteilung der jeweiligen Druckbelastung des rechten

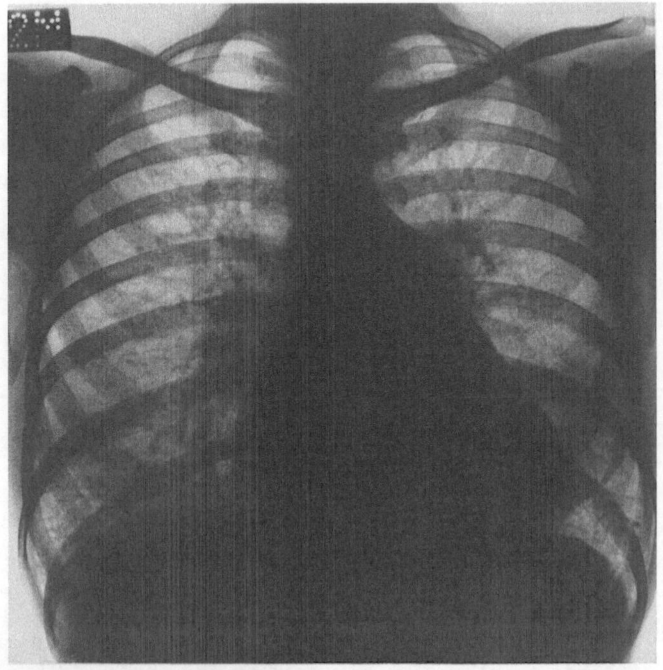

a

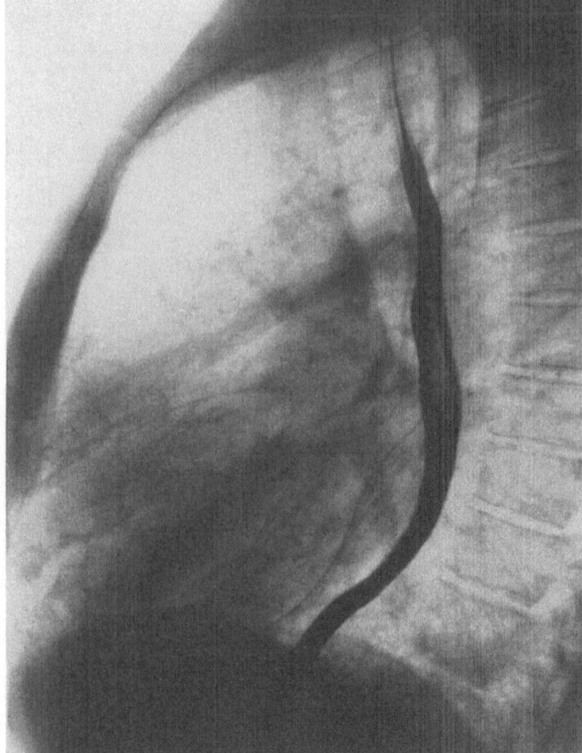

b

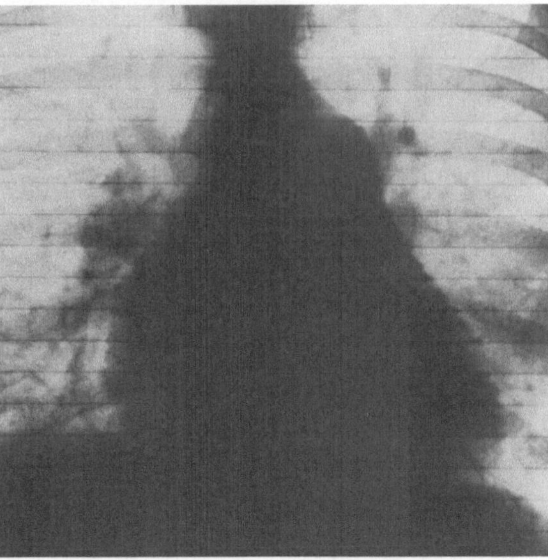

c

Abb. 11 a—c. 33 Jahre. *Mitralstenose mit arterieller und venöser pulmonaler Hypertonie* (Druck: Pulmonalarterie 130/80 mm Hg). a Herz leicht nach links durch rechten Ventrikel und nach rechts durch rechten Vorhof vergrößert. Dilatation des Truncus pulmonalis und der Oberlappenvenen rechts. Kerleysche Septumlinien beiderseits. b Seitenbild. Kerleysche Septumlinien ventral. Dilatation des linken Vorhofes. c Kymogramm. Keine Eigenpulsationen am Truncus pulmonalis und den dilatierten zentralen Lungenarterien. Kleine Pulsation an der Aorta und der Pulmonalis als Zeichen des reduzierten Schlagvolumens. Kleine Pulsation am linken Vorhof (rechts)

Ventrikels. So läßt sich unter gewissen Voraussetzungen, z.B. beim Lungeninfarkt, das akute Cor pulmonale an der Vorwölbung des Pulmonalissegmentes, der Dilatation der Lappenarterien und u.U. auch an den engen peripheren Arterien ablesen. Symptome, die nach Abklingen der pulmonalen Drucksteigerung wieder verschwinden (Abb. 7a und b). Auch ist bei der Mitralstenose eine Regression der dilatierten zentralen Lungenarterien

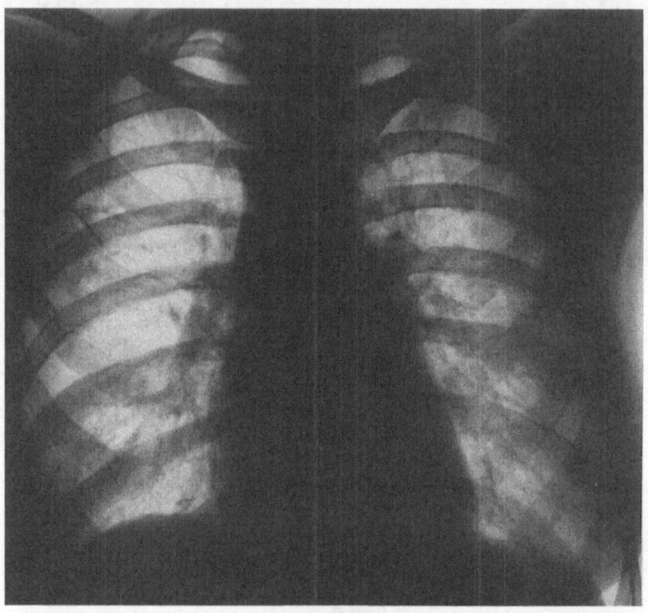

Abb. 12a

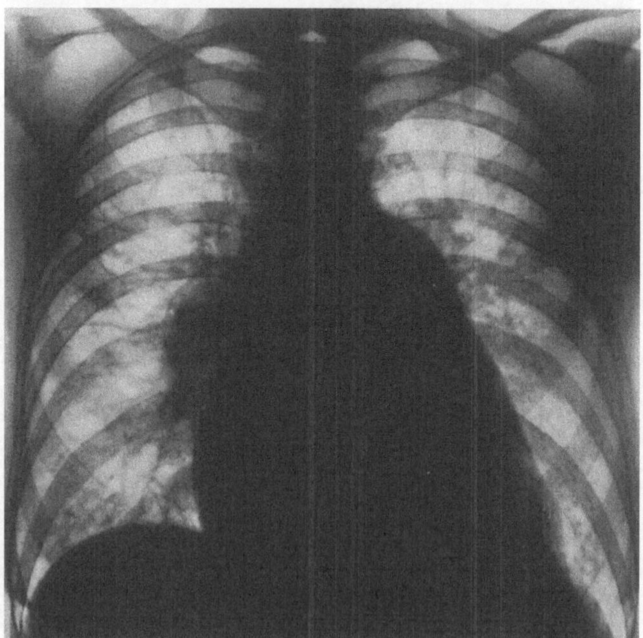

Abb. 12b

Abb. 12a—c. 37 Jahre. *Mitralstenose; Entwicklung der pulmonalen arteriellen Hypertonie.* a 1953: Herz nicht verbreitert. Linker Vorhof gering dilatiert. Zentrale Lungenarterien nicht erweitert. b 1959: Bei pulmonaler Hypertonie (Druck: linker Vorhof bei OP: 230 mm H_2O). Herz nach rechts durch rechten Vorhof, nach links durch rechten Ventrikel vergrößert. Starke Dilatation des Truncus pulmonalis und der zentralen Lungenarterien, schmale periphere Arterien. Kerleysche Septumlinien. c 1 Jahr postoperativ; geringer Rückgang der Dilatation der zentralen Lungenarterien und der Herzverbreiterung nach links

(Abb. 14a und b) als Zeichen einer Senkung des arteriellen Druckes im Lungenkreislauf zu werten, womit manchmal eine postoperative Erweiterung des Lumens der Segmentarterien, besonders im Unterlappen, einhergeht. Ein Symptom, das neben der vorherrschenden Ansicht einer anatomischen Gefäßobliteration in gewisser Hinsicht auf eine zusätzliche Vasoconstriction (Abb. 10a und b) als Ursache der pulmonalen Hypertonie hinweisen könnte (ZDANSKY; v. EPPS, WOOD; ESCH und THURN). So konnte durch eine einseitige Sauerstoffmangelbeatmung einer Lunge im vergleichenden Pulmonalisangiogramm (Abb. 10a und b) unmittelbar nachgewiesen werden, daß es durch eine Hypoxie der Lungen zur Vasoconstriction der größeren Lungenarterien kommt (FELIX u. Mitarb.).

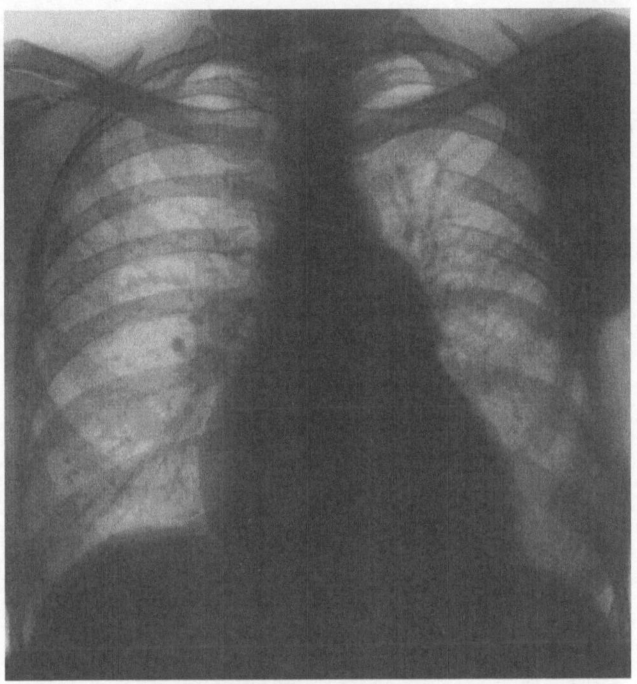

Abb. 12c

Eine Beurteilung der Leistungsfähigkeit des rechten Ventrikels ist aus der Weite der Lungenarterien bei der pulmonalen Hypertonie nicht möglich. Normalweite zentrale Arterien in Verbindung mit schmalen peripheren Gefäßen sind beim Cor pulmonale nicht ohne weiteres Ausdruck einer Leistungsminderung des rechten Ventrikels, wie dies ZDANSKY annimmt.

Aus den Darlegungen dürfte hervorgehen, daß die Beurteilung der Lungenarterien bei der „reinen" pulmonalen Hypertonie röntgenologisch oft wertvollere Kriterien für die Druckbelastung des rechten Ventrikels liefert, als dies durch die Größenbeurteilung der rechten Kammer im gewöhnlichen Röntgenbild möglich ist. Bei der Druckbelastung des rechten Ventrikels ohne pulmonale Hypertonie (z.B. Pulmonalstenosen) ist man allerdings auf seine Größenbeurteilung angewiesen, da die Gefäßzeichen hier fehlen. Vor allem ist eine Verminderung der peripheren Gefäßzeichnung mit engem Kaliber hierbei nicht Ausdruck einer pulmonalen Hypertonie, sondern durch den verminderten Lungendurchfluß bedingt. Das gilt auch, wie schon angeführt, für die isolierte Pulmonalklappenstenose mit deutlich erweitertem Pulmonalishauptstamm.

Die hämodynamische Beurteilung des „venösen" Schenkels der Lungenstrombahn ist röntgenologisch schwieriger als im arteriellen Bereich. Aus der Weite der Lungenvenen (Abb. 11a), deren morphologisches Verhalten im gewöhnlichen Röntgenbild wenig über-

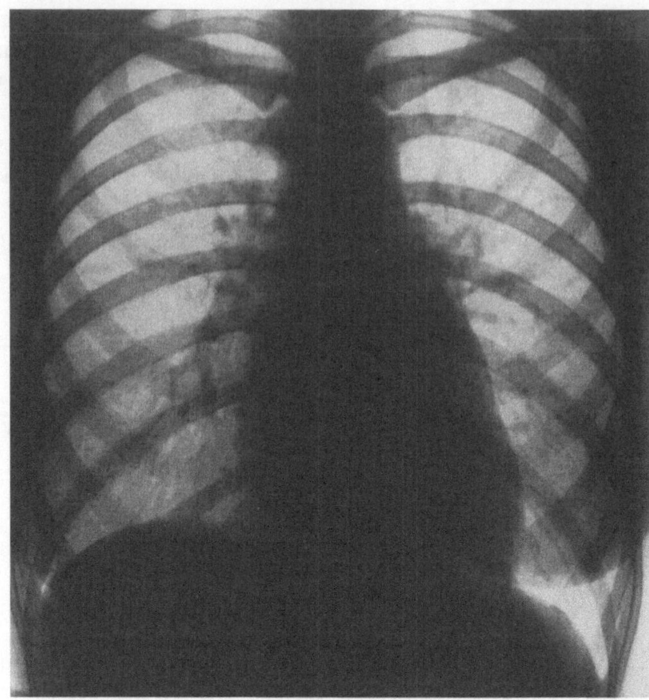

Abb. 13a

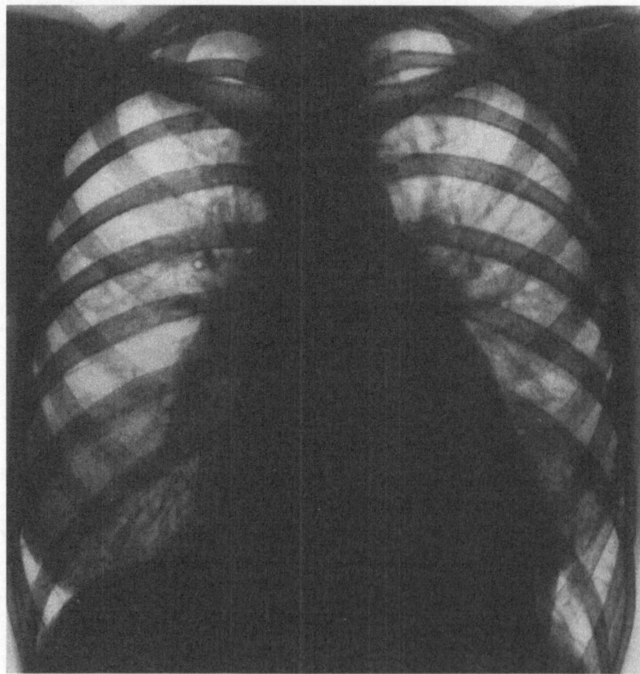

Abb. 13b

Abb. 13a—d. 36 Jahre. *Mitralstenose. Entwicklung der pulmonalen Hypertonie.* a und c 1954: Normaler Gefäßbefund. Keine Zeichen der pulmonalen Hypertonie. b und d Dilatierte zentrale, schmale periphere Lungenarterien bei arterieller pulmonaler Hypertonie. Kerleysche Linien bei venöser pulmonaler Drucksteigerung. Progrediente Herzvergrößerung, besonders des rechten Ventrikels

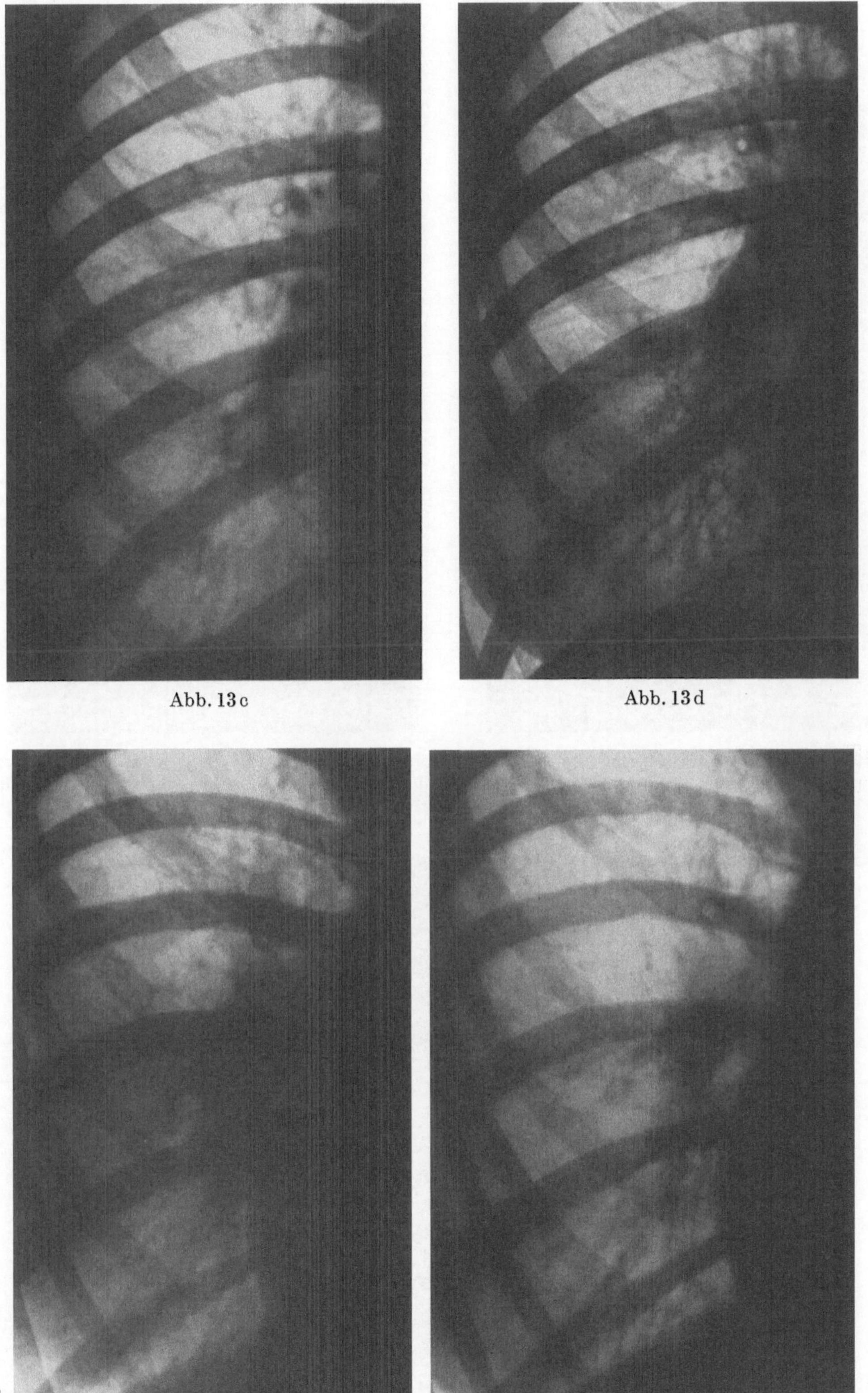

Abb. 13c Abb. 13d

a b

Abb. 14a u. b. 15 Jahre. *Mitralstenose.* a Vor Valvulotomie. Druck: rechter Ventrikel 125/0 mm Hg. Erweiterte zentrale, enge periphere Lungenarterien (rechter Unterlappen). b Nach Valvulotomie. Rückgang der Dilatation der zentralen und der Verengung der peripheren Lungenarterien

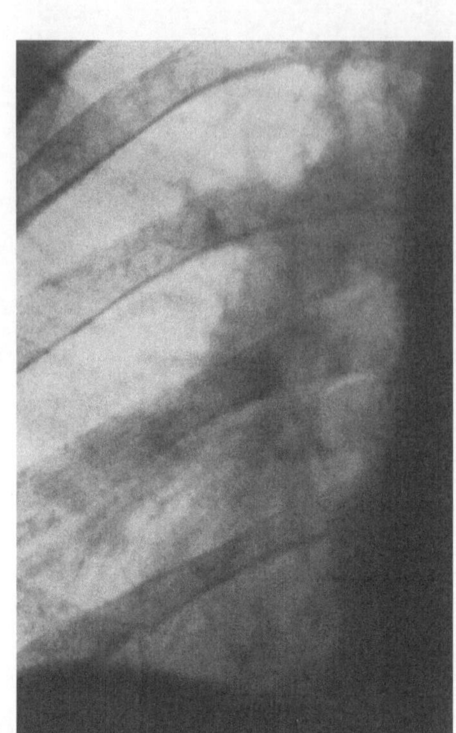
a

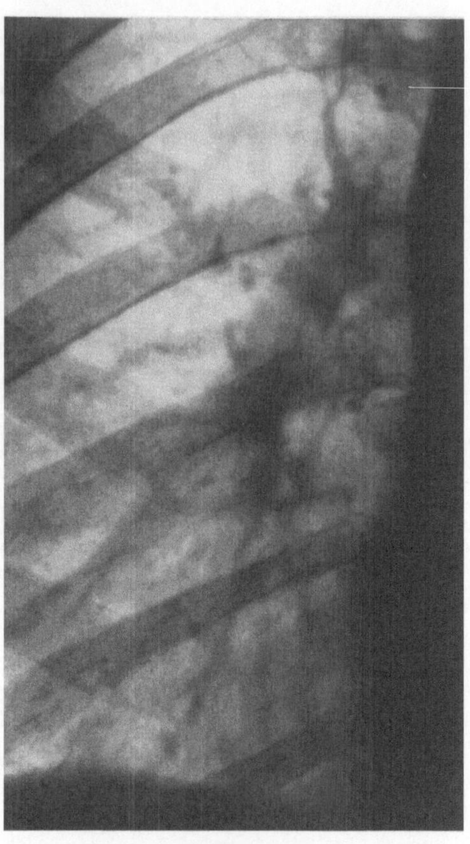
b

Abb. 15a u. b. 34 Jahre. *Mitralstenose*. a Vor Valvulotomie: rechter Unterlappen. Geringe Erweiterung der zentralen, enge periphere Arterien. b Nach Valvulotomie. Deutliche Erweiterung der verengten peripheren Arterien, Rückgang der zentralen Arteriendilatation

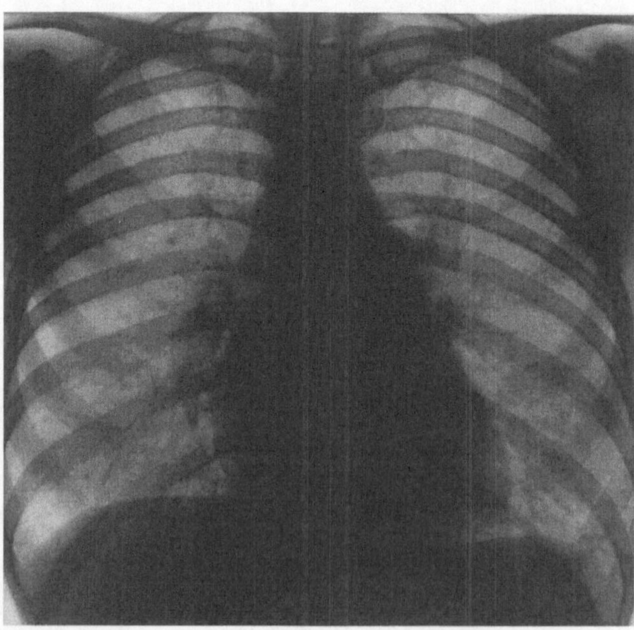
Abb. 16a

Abb. 16a u. b. 22 Jahre. *Mitralstenose*. a Vor Operation: Ausgeprägte Kerleysche Septumlinien beiderseits. Dilatierte zentrale Lungenarterien. b Nach Operation: Kerleysche Linien verschwunden. Zentrale Lungenarterien normalweit. Senkung des arteriellen und venösen Lungendruckes

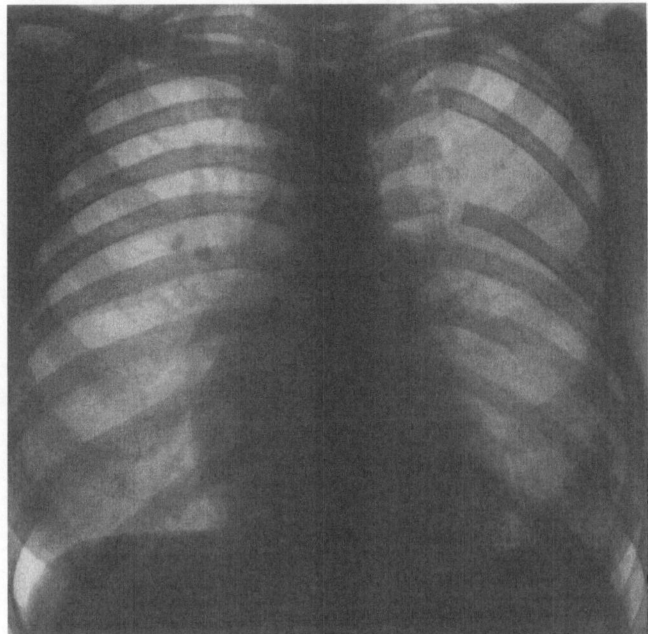

Abb. 16b

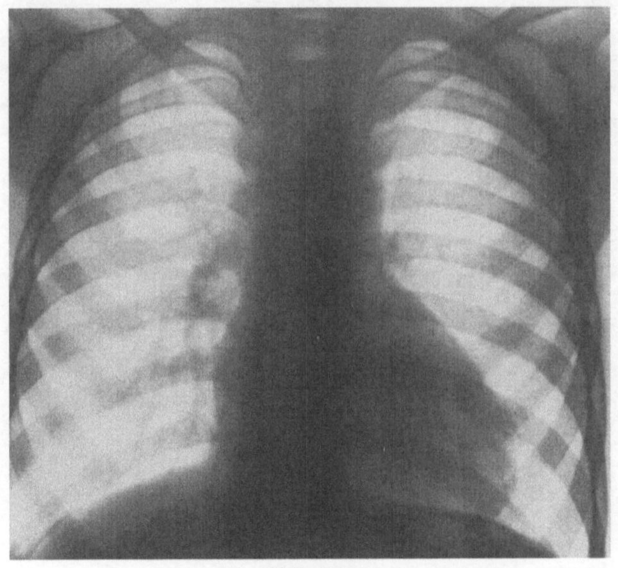

Abb. 17a

Abb. 17a u. b. 7 Jahre. *Fallotsche Tetralogie.* a Herzverbreiterung nach links durch Vergrößerung des rechten Ventrikels. b Selektives Dextrogramm. Verlängerung der Einflußbahn des rechten Ventrikels, der links randständig ist

sichtlich ist, sind hier keine bindenden Rückschlüsse zu ziehen. Folgeerscheinungen einer „venösen" Drucksteigerung mit Stauung in den Lymphbahnen der interlobulären Septen sind die kostodiaphragmalen Septumlinien (Abb. 11a, 13b und d, 16a) (KERLEY). Ihre bevorzugte Lokalisation in den basalen und seitlichen Lungenpartien entspricht den unterschiedlichen Druckverhältnissen im venösen Schenkel infolge hydrostatischer Einflüsse. Sie weisen in erster Linie auf eine „venöse" Drucksteigerung im Lungenkreislauf hin (BRUWER, ELLIS und KIRKLIN; CARMICHAEL, JULIAN, JONES und WREN; VAN DER

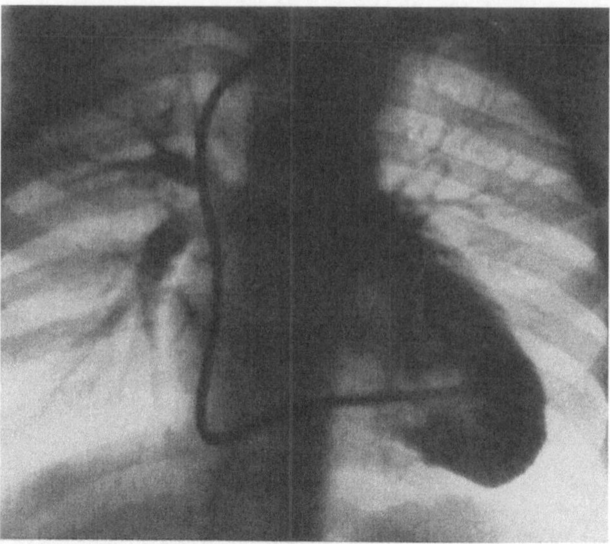

Abb. 17b

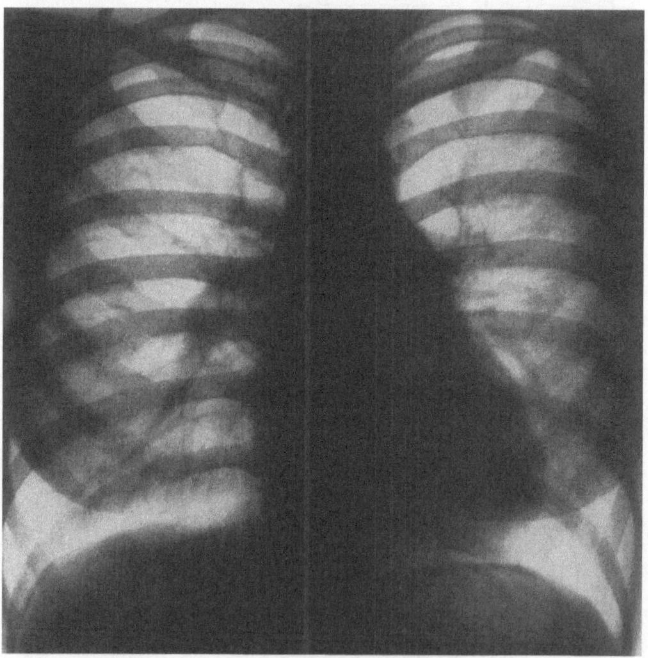

Abb. 18. 25 Jahre. *Vorhofseptumdefekt.* Sekundäre pulmonale Hypertonie (Druck: Pulmonalarterie 115/55 mm Hg). Keine Dilatation der zentralen Lungenarterien, schmale periphere Arterien. Vorwölbung des Truncus pulmonalis

Hauwaert, de Witte und Joossens; Esch und Thurn; Dihlmann; v. Epps; Moldenhauer und Dihlmann; Rossall und Gunning; Short; Grainger) und nicht auf eine arterielle Hypertonie, wie dies anfänglich angenommen wurde (Davies, Goodwin, Steiner und v. Leuven; Withaker und Lodge; Fleischner und Reiner; Steiner und Goodwin). Bei reiner arterieller Hypertonie fehlen die kostodiaphragmalen Septumlinien (Bruwer; Ebnother und Abrams; Keats, v. Allen und Simpson; van der Hauwaert u. Mitarb.; Esch und Thurn; Short). Sie sind besonders häufig bei der Mitralstenose zu sehen. Vereinzelt kommen sie aber auch bei einer Kontraktionsinsuffizienz des linken Ventrikels

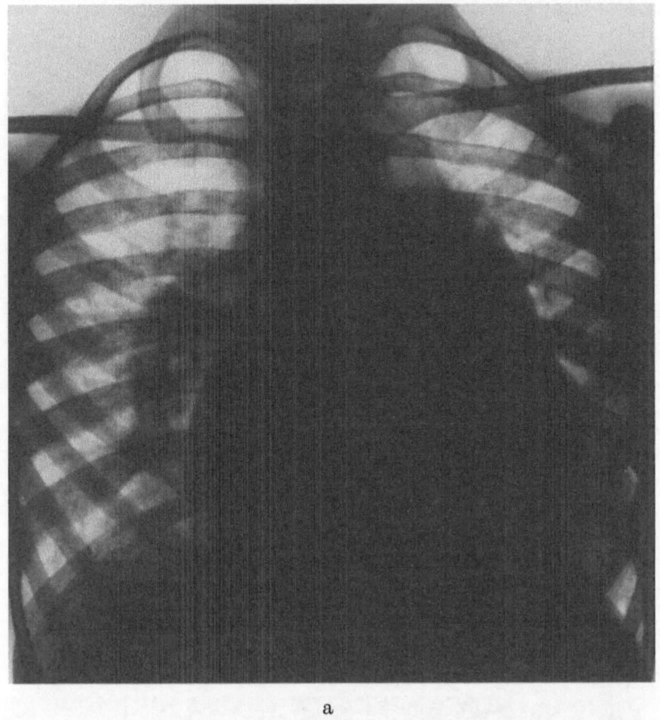

a

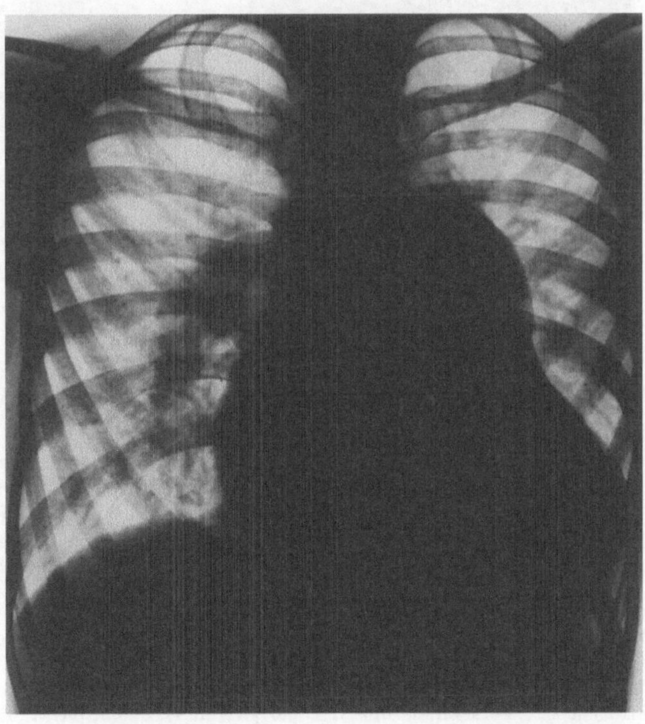

b

Abb. 19a u. b. 13 Jahre. *Vorhofseptumdefekt*. Entwicklung der sekundären pulmonalen Hypertonie. a 1954: Dilatation des Truncus pulmonalis, der zentralen und teilweise der peripheren Lungenarterien. Herzverbreiterung nach links durch Dilatation des rechten Ventrikels. Vermehrter Lungendurchfluß. Links-Rechts-Shunt. b 1961: Progression der Dilatation der zentralen Lungenarterien. Jetzt schmale periphere Arterien. Lungen peripher hell. Sekundäre arterielle pulmonale Hypertonie

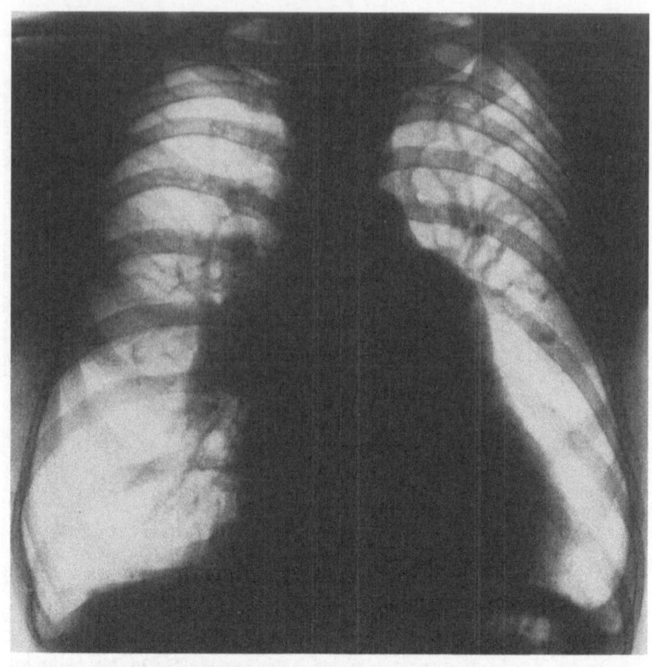

a

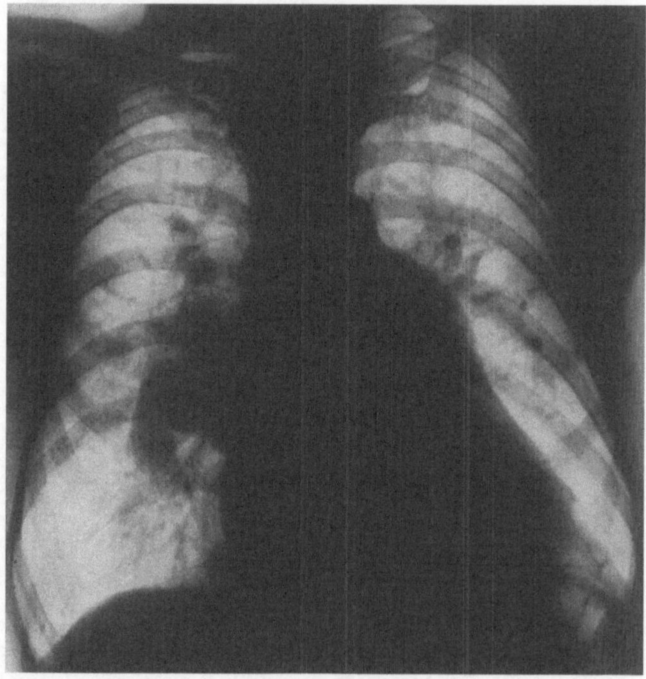

b

Abb. 20a u. b. 57 Jahre. *Vorhofseptumdefekt.* Entwicklung der sekundären pulmonalen Hypertonie. a 1953: Dilatation des Truncus und der zentralen Lungenarterien. Verbreiterung des Herzens nach links durch Dilatation des rechten Ventrikels. Keine Kerleyschen Septumlinien. b 1959: Deutliche Progression der Dilatation der zentralen Lungenarterien bei Verschmälerung der peripheren (Hilusamputation rechter Unterlappen). Größenzunahme des rechten Ventrikels in der Einflußbahn nach links

(LEVIN) vor. Ihr Rückgang weist namentlich bei der Mitralstenose nach einer Valvulotomie auf eine Senkung des venösen Lungendruckes bzw. linken Vorhofdruckes hin (BRUWER; LEVIN; SHORT; ESCH und THURN; MCAFEE und BIONDETTI).

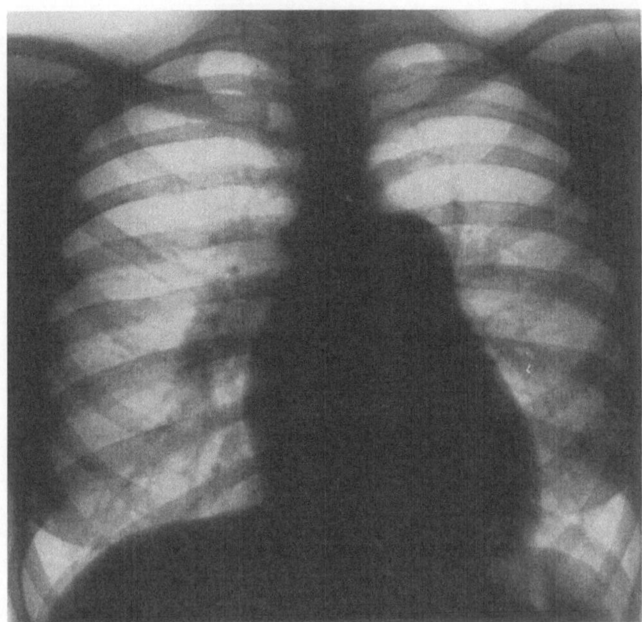

Abb. 21. 21 Jahre. *Vorhofseptumdefekt.* Sekundäre pulmonale Hypertonie (Druck rechter Ventrikel: 100/0 mm Hg; HZV: großer Kreislauf 5,2—6,7 Liter, kleiner Kreislauf 8,4 Liter; Links-Rechts-Shunt: 3,9 Liter; Rechts-Links-Shunt: 0,7—2,2 Liter/min). Starke Dilatation des Truncus pulmonalis. Schmale Aorta. Erweiterte zentrale, enge periphere Arterien. Keine Kerleyschen Septumlinien

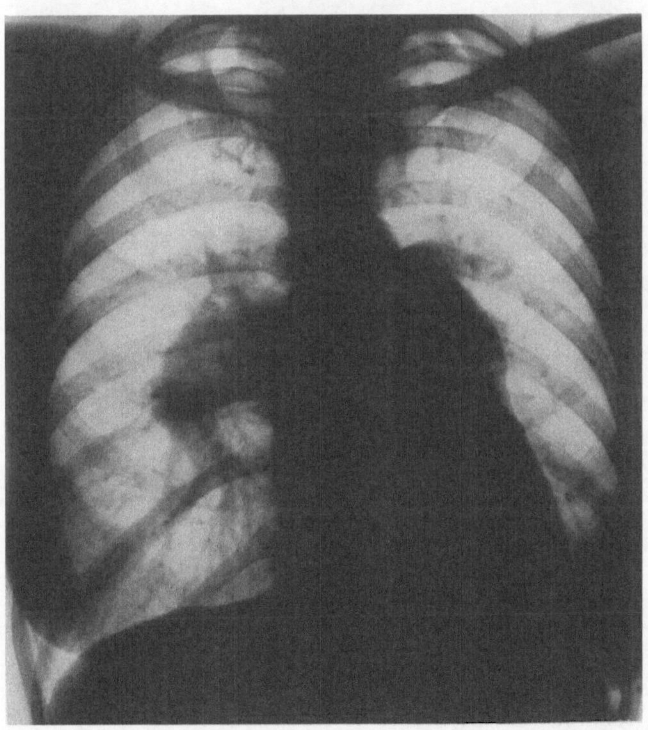

Abb. 22. 50 Jahre. *Vorhofseptumdefekt.* Sekundäre pulmonale Hypertonie mit Rechts-Links-Shunt; Cyanose. Hochgradige Dilatation des Truncus pulmonalis und der zentralen Lungenarterien, enge periphere Arterien (Hilusamputation rechts). Lungenperipherie hell. Keine Kerleyschen Septumlinien. Schmale Aorta

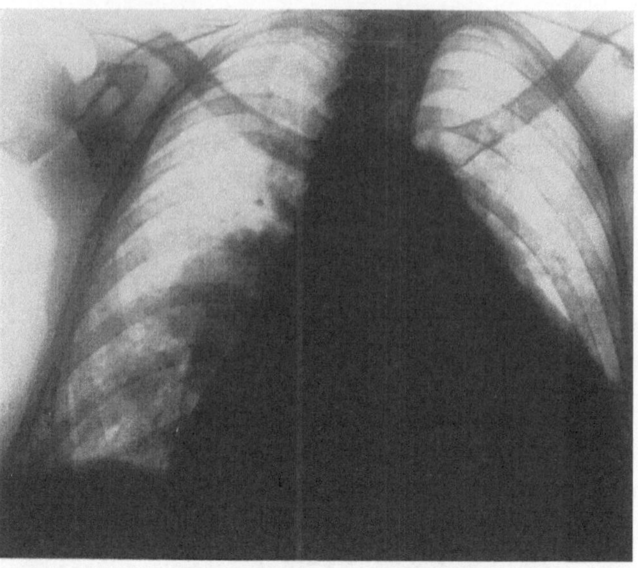

Abb. 23. 52 Jahre. *Vorhofseptumdefekt mit peripherer Pulmonalsklerose und relativer Tricuspidalinsuffizienz* (Obduktionsbefund). Klinisch noch Links-Rechts-Shunt. Dilatierte zentrale, enge periphere Arterien. Vergrößerung des Herzens nach rechts durch dilatierten rechten Vorhof, nach links durch dilatierten rechten Ventrikel. Kleiner linker Ventrikel dorsal gelegen

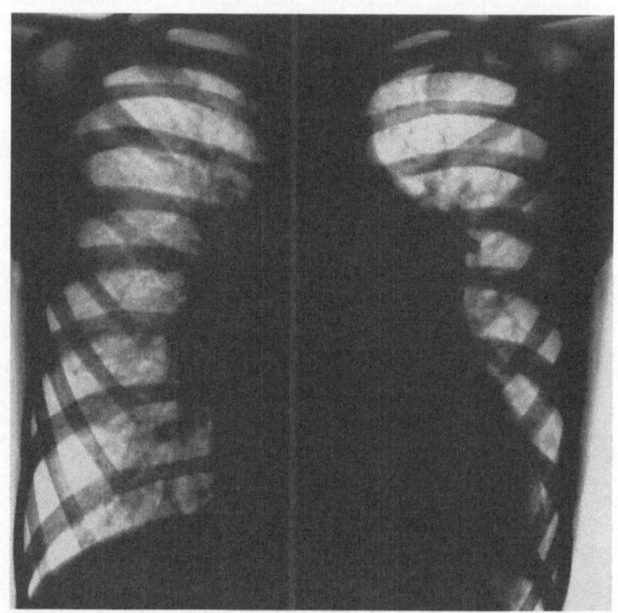

Abb. 24. 15 Jahre. *Offener Ductus arteriosus mit sekundärer pulmonaler Hypertonie* (Druck: Pulmonalarterie 68/35, 73/45 mm Hg). Starke Dilatation des Truncus pulmonalis und der zentralen Lungenarterien. Noch gering erweiterte periphere Arterien

b) Druckbelastung des linken Ventrikels

Am *linken Ventrikel* beginnt bei einer Druckbelastung (Aortenstenose, Hypertonie) nach DÖRING und HECHT wie an der rechten Kammer die Dilatation und Hypertrophie in der Ausflußbahn und schreitet entgegen dem Blutstrom zur Ventrikelspitze fort. Gleichzeitig tritt bei ausgeprägten Fällen eine Torsion des Herzens im Kammerbereich und eine Verlagerung des Sulcus longitudinalis anterior nach rechts ein (HECHT). Leichte Formen

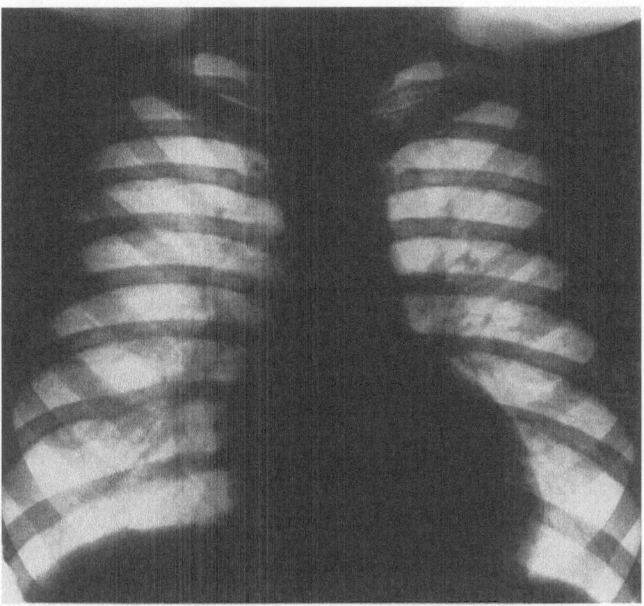

Abb. 25. 18 Jahre. *Aortenisthmusstenose*, vollkompensiert. (RR obere Extremität 185/95 mm Hg; Leistungssportler.) Geringe Vergrößerung des linken Ventrikels. Normale Lungengefäßzeichnung

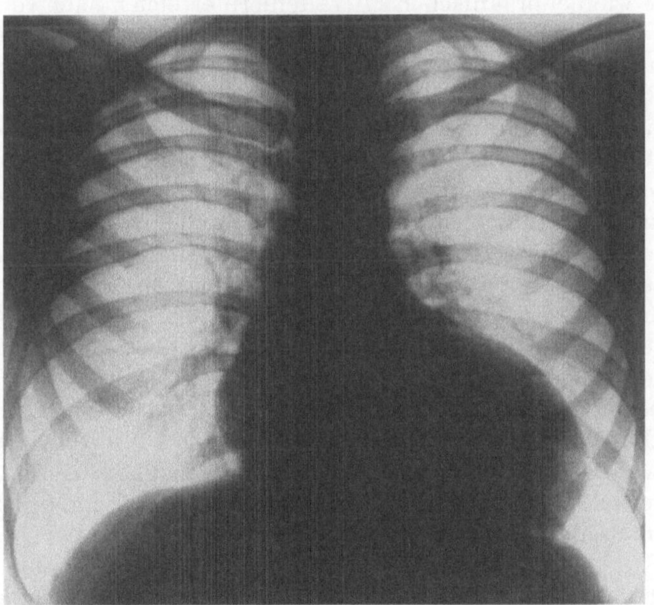

Abb. 26. 25 Jahre. *Aortenisthmusstenose*, vollkompensiert (RR 200/90 mm Hg). Deutliche Vergrößerung des linken Ventrikels; Anpassungsdilatation. Normale Lungengefäßzeichnung

einer Dilatation und Hypertrophie des linken Ventrikels dürften im gewöhnlichen Röntgenbild nicht mit Sicherheit faßbar sein (Abb. 25). Erst bei einer Dilatation der Ausfluß- und Einflußbahn kommt es zur röntgenologisch nachweisbaren Verlängerung des Herzens nach links unten, was der räumlichen Einstellung der Einflußbahn entspricht. Da die Streckung der Ausflußbahn des linken Ventrikels nicht zur Verlängerung des Herzens nach oben führt, wird die Herzbucht erhalten oder bei einer Querverbreiterung der linken Kammer vertieft, woraus die sog. „aortale Konfiguration" resultiert (Abb. 26, 27 a). In dieser Situation ist im d. v.-Bild eine Vergrößerung des linken Ventrikels bei einer Druckbelastung ablesbar.

Es dürfte pathologisch-anatomisch dann eine Dilatation und Hypertrophie aller Kammerabschnitte vorliegen. Früher als im d.v.-Bild wird auch bei einer Druckbelastung die Vergrößerung des linken Ventrikels im linken vorderen Schrägbild an einer verstärkten Ausladung des dorsalen epidiaphragmalen Herzrandes nachweisbar. Auch diese dürfte nicht allein Folge einer Hypertrophie sein. Sowohl Verbreiterung des Herzens nach links als auch verstärkte Dorsalausladung des linken Ventrikels sind bei einer Druckbelastung individuell unterschiedlich ausgeprägt. Dies ist dadurch bedingt, daß nicht nur der Grad der Druckbelastung, sondern auch der anatomische und damit funktionelle Zustand des Myokards das Ausmaß der Dilatation bestimmen. Abgesehen von hochgradiger Linksverbreiterung des Herzens erlaubt u. E. das Ausmaß der röntgenologisch faßbaren Vergrößerungen des linken Ventrikels allein noch nicht eine bindende Aussage über eine Kontraktionsinsuffizienz, d.h. myogene Dilatation.

Die Leistungsfähigkeit des linken Ventrikels läßt sich im Gegensatz zum rechten bei einer Druckbelastung röntgenologisch zuverlässiger beurteilen. Dies beruht darauf, daß die Zeichen der Rückstauung bei einer Kontraktionsinsuffizienz des linken Ventrikels röntgenologisch eindeutiger sind als am rechten Ventrikel. Sie werden am linken Vorhof und an der Lunge nachweisbar. Bei muskulär voll leistungsfähigem, d.h. kompensiertem, druckbelastetem linkem Ventrikel sind der linke Vorhof normalgroß und die Lungengefäßzeichnung unauffällig (Abb. 27). Dagegen kommt es bei einer muskulären Insuffizienz zu einer zunehmenden Restbluterhöhung im linken Ventrikel (ZDANSKY; REINDELL; THURN) und damit zur myogenen Dilatation. Folge dieser Dilatation ist vielfach eine relative Mitralinsuffizienz. Diese ist röntgenologisch an der Vergrößerung des linken Vorhofes, die selten Ausmaße wie bei organischen Mitralfehlern erreicht, nachweisbar. Bei isolierten Druckbelastungen des linken Ventrikels ist demnach eine nachweisbare Vergrößerung des linken Vorhofes ein Hinweis für seine muskuläre Kontraktionsinsuffizienz (Abb. 30b und c). Das gilt für alle Typen der Aortenstenose und für die Hypertonie im großen Kreislauf. Die durch die muskuläre Kammerinsuffizienz bedingte Steigerung des Vorhofdruckes pflanzt sich rückläufig über die Lungenvenen in das arterielle System fort; zudem kommt es zu einer vermehrten Blutansammlung im pulmonalen Gefäßbett. Der röntgenologische Nachweis einer eindeutigen Lungenstauung (Abb. 28a und b, 29a und b) ist somit bei Druckbelastungen des linken Ventrikels immer Ausdruck seiner muskulären Kontraktionsinsuffizienz. In ausgeprägten Fällen werden die Zeichen des Lungenödems nachweisbar. Die muskuläre Kontraktionsinsuffizienz des linken Ventrikels ist besonders auffällig bei Kontrolluntersuchungen vor und bei Dekompensation (Abb. 28 und 29), wie der Rückgang der Dekompensation mit der gleichen Sicherheit zu verfolgen ist. Zu bemerken ist, daß Vergrößerungen des linken Vorhofes und Lungenstauung bei diesen Zuständen im Röntgenbild nicht regelmäßig parallel gehen. Beide Zeichen können gleichzeitig und unabhängig voneinander nachweisbar sein. Oft geht der Eintritt der Lungenstauung mit einer faßbaren Größenzunahme des linken Ventrikels einher, die durch Zunahme des Restblutes bedingt ist. Eine progrediente Dilatation der proximalen Lungenarterien bei einer Lungenstauung, die besonders bei Kontrollaufnahmen übersichtlich wird, weist auf eine pulmonale Hypertonie hin, die letzten Endes bei jeder muskulären Insuffizienz des linken Ventrikels eintritt (GROSSE-BROCKHOFF und SCHOEDEL). Folge der pulmonalen Hypertonie bei primärer Druckbelastung der linken Kammer ist eine sekundäre Widerstandsbelastung des rechten Ventrikels. Diese Situation besteht sowohl für die akute Linksinsuffizienz, z.B. das Lungenödem, als auch für chronische Zustände der Lungenstauung bei muskulärer Insuffizienz des linken Ventrikels. Daraus resultieren eine Dilatation und nach gewisser Zeit eine Hypertrophie des rechten Ventrikels. Dadurch erfährt das Herz eine Umformung, die es von derjenigen durch eine isolierte Vergrößerung des linken Ventrikels abgrenzt (Abb. 28b). Die ursächliche Deutung dieser Herzumformungen und damit auch die Beurteilung der jetzt vorliegenden Hämodynamik sind am zuverlässigsten aus Kontrollaufnahmen abzulesen, während ihre momentane Interpretation in Einzelfällen schwierig sein kann. Dies trifft besonders dann zu, wenn die Vergrößerung des linken Ventrikels nicht

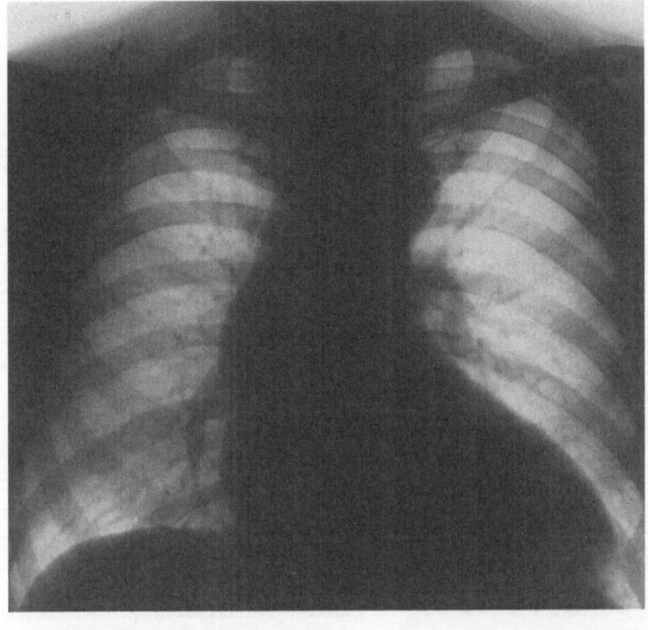

a

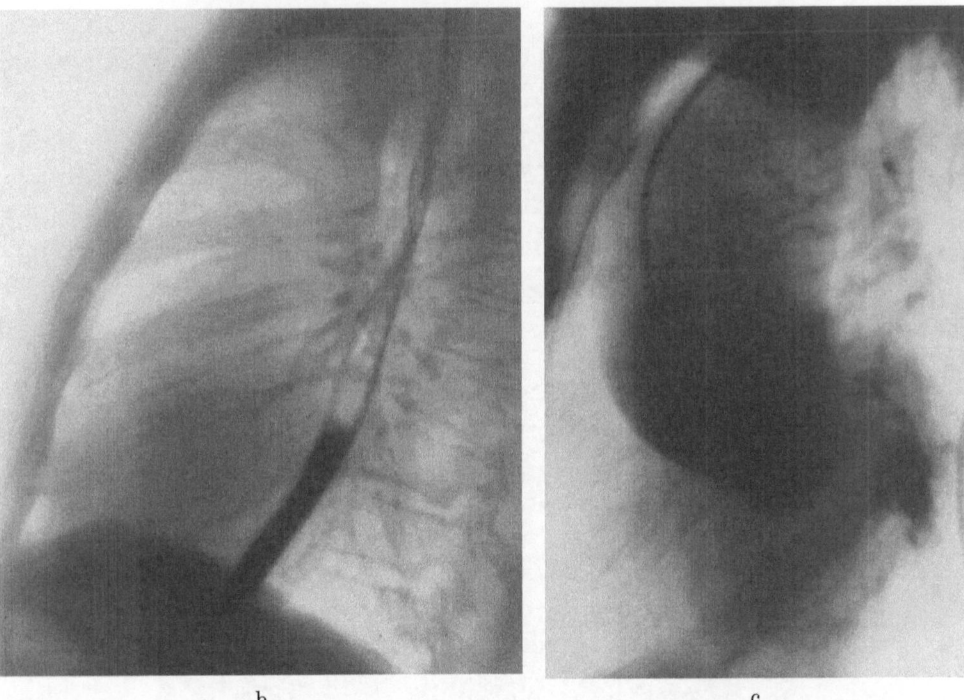

b c

Abb. 27a—c. 42 Jahre. *Valvuläre Aortenstenose* mit leichter Aortenklappeninsuffizienz. a und b Deutliche Vergrößerung des linken Ventrikels; Anpassungsdilatation; keine Vergrößerung des linken Vorhofes (b); keine Lungenstauung. c Retrogrades Aortogramm: Hochgradige valvuläre Stenose mit leichtem Reflux in den linken Ventrikel. Starke poststenotische Dilatation der Aorta ascendens

hochgradig ist und durch die Dilatation der rechten Kammer die Herzbucht ausgefüllt und das Pulmonalissegment sogar vorgewölbt wird.

In begrenztem Ausmaß lassen sich aus den Veränderungen der *Aorta* zusätzliche Hinweise für die Druckbelastung des linken Ventrikels gewinnen. So ist bei der valvulären

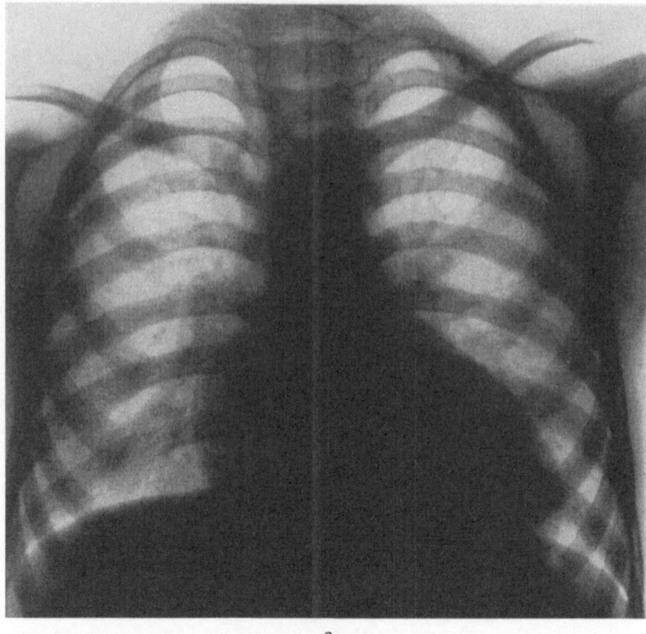

a

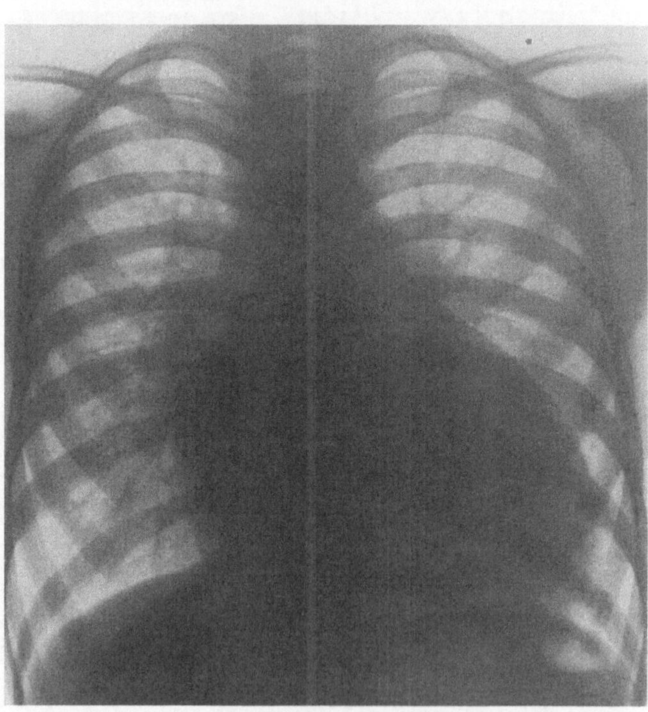

b

Abb. 28a u. b. 6 Jahre. *Valvuläre Aortenstenose* mit muskulärer Insuffizienz des linken Ventrikels (Obduktionskontrolle). a 14. 2. 57: Mäßige Vergrößerung des linken Ventrikels. Geringe Lungenstauung. b 19. 10. 57: Progression der myogenen Dilatation des linken Ventrikels und der Lungenstauung. Jetzt auch Vergrößerung des rechten Ventrikels

Aortenstenose oft der Anfangsteil der Aorta ascendens erweitert (Abb. 27a und c), was im linken Schrägbild oder im seitlichen Tomogramm am deutlichsten wird. Die poststenotische Dilatation dürfte auf dem gleichen Mechanismus wie die poststenotische Pulmonalisdilatation

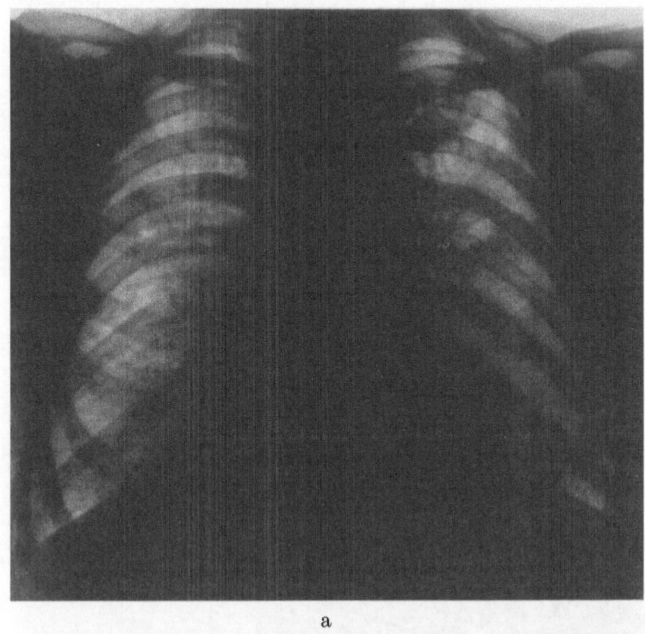

a

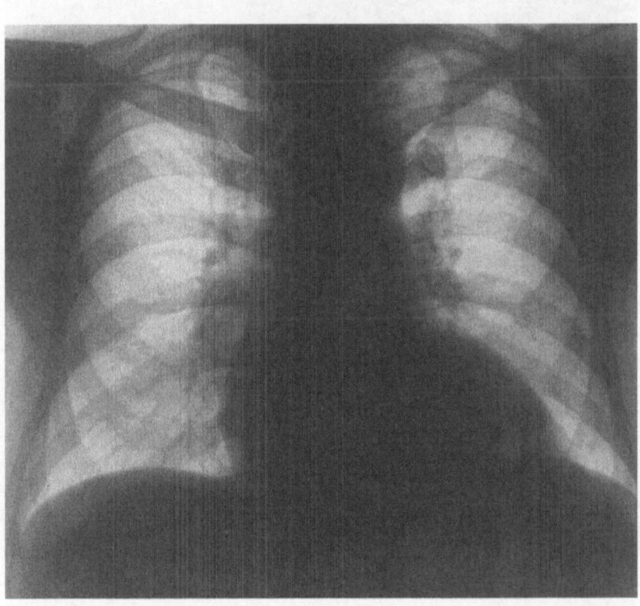

b

Abb. 29a u. b. 65 Jahre. *Verkalkte valvuläre Aortenstenose.* a 16. 6. 58: Dekompensation. Muskuläre Insuffizienz des linken Ventrikels mit starker Lungenstauung; Präödem. b 2. 7. 58: Kompensation. Rückgang der Lungenstauung. Mäßige Vergrößerung des linken Ventrikels

beruhen, d.h. vorwiegend auf Wirbelbildungen mit entsprechenden strukturellen Wandveränderungen. Durch eine Drucksteigerung ist sie nicht bedingt, da diese bei der valvulären Aortenstenose in der Aorta nicht vorliegt. Bei der subvalvulären Aortenstenose fehlt die umschriebene Ascendenserweiterung in der Regel, so daß man auf die Beurteilung des linken Ventrikels angewiesen ist. Bei der Hypertonie im großen Kreislauf ist eine ursächliche Deutung der Aortendilatation problematisch. So kann sie bei jungen Menschen trotz hochgradiger Hypertonie fehlen. Bei älteren Menschen mit einer Hypertonie wird man bei einer Aortendilatation immer vor der Frage stehen, ob diese vorwiegend Folge

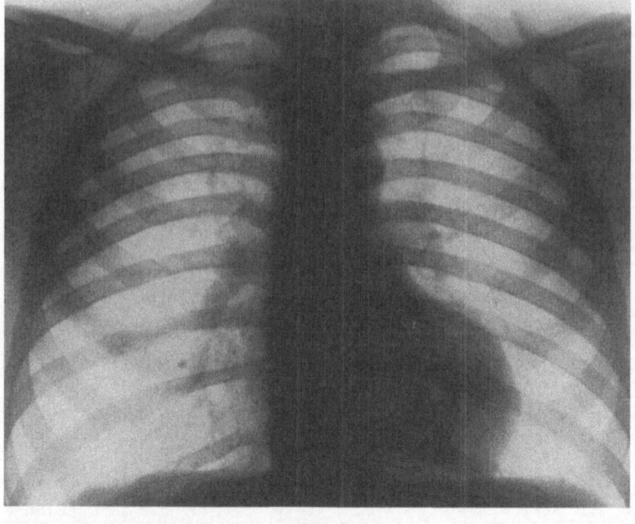

a

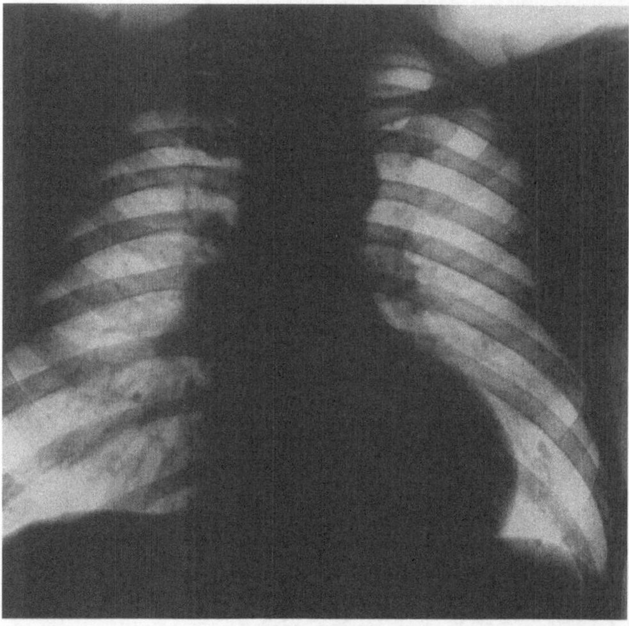

b

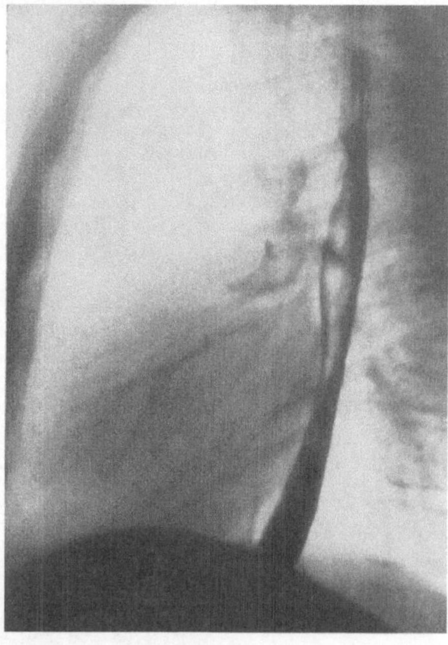

c

Abb. 30a—c. 42 Jahre. *Valvuläre Aortenstenose* mit leichter Aortenklappeninsuffizienz. a 6. 5. 50: Nur geringe Vergrößerung des linken Ventrikels, normale Lungengefäßzeichnung. Kompensation. b und c 21. 6. 65: Progrediente Vergrößerung des linken Ventrikels, geringe Vergrößerung des linken Vorhofes (b) und leichte Lungenstauung. Dekompensation

der Druckbelastung oder degenerativer Wandveränderungen ist bzw. durch beide Faktoren bedingt ist. Dies dürfte gerade im Alter im Einzelfall kaum zu entscheiden sein. Wenn auch meist die Aortendilatation bei der Hypertonie des Erwachsenen diffus ist, so kommt es selten zu einer umschriebenen Erweiterung der Ascendens. In diesen Fällen ist eine kausale Aussage über die Art der Druckbelastung des linken Ventrikels röntgenologisch schwierig, weil eine exakte Differentialdiagnose zwischen Aortenklappenstenose und Hypertonie im großen Kreislauf im gewöhnlichen Röntgenbild dann nicht möglich ist. Hier kann nur der Nachweis von verkalkten Aortenklappen, der die Aortenklappenstenose sichert, entscheidende Hinweise für die Art der Druckbelastung des linken Ventrikels liefern. Dies um so mehr, wenn Sklerosen der Ascendenswand fehlen. Wenn einerseits eine Aortendilatation bei einer Druckbelastung des linken Ventrikels ausbleiben kann, so besteht andererseits, besonders im späten Alter, keine Kongruenz zwischen Aortendruck und Aortenweite.

Entscheidende Gesichtspunkte über die Art der Belastung sind bei einer isolierten Vergrößerung des linken Ventrikels aus den Pulsationsphänomenen der Aorta zu gewinnen. Das trifft auch für die Genese der Aortendilatation zu. Sowohl bei der Aortenstenose als auch bei der Hypertonie sind die Pulsationen am distalen Arcus aortae und die der Aorta descendens unauffällig, während sie bei der Aorteninsuffizienz infolge der vermehrten Volumenbelastung und -schwankung des Aorteninhaltes verstärkt sind (Abb. 35, 40a). An der Aorta ascendens können dagegen sowohl bei der Aortenklappenstenose als auch bei der Hypertonie leicht vergrößerte Randbewegungen bestehen, die durch eine vermehrte ventrikelsystolische Lateralbewegung dieses Abschnittes bedingt sind. Die kymographisch unterschiedlichen Aortenpulsationen liefern trotz übereinstimmender Herzkonfiguration eindeutige Kriterien für die Art der Belastung des linken Ventrikels.

3. Das volumenbelastete Herz (bzw. Volumenbelastung einzelner Herzhöhlen)

Eine isolierte Volumenbelastung eines Vorhofes kommt nicht vor. Eine reine Füllungsbelastung der Ventrikel erfolgt bei Schlußunfähigkeit der Semilunarostien (Aorten- und Pulmonalklappeninsuffizienz). Ventrikel und zugehöriger Vorhof erfahren eine vermehrte Volumenbelastung bei vergrößertem diastolischem Zufluß von den Vorhöfen (Atrio-ventricularklappeninsuffizienz) und durch abnorme Kurzschlußverbindungen zwischen linkem und rechtem Kreislauf. Alle Herzhöhlen werden vermehrt volumenbelastet bei arteriovenösen Fisteln im großen Kreislauf oder bei Steigerung des Herzzeitvolumens durch extrakardiale Faktoren. Bei Insuffizienz der Klappen wird das diastolische Zuflußvolumen der Ventrikel um die Pendelblutmenge erhöht, bei Kurzschlußverbindungen um die Shuntmenge.

Eine Füllungsdilatation ist sowohl an den Vorhöfen als auch an den Ventrikeln in allen betroffenen Herzkavitäten gleichmäßig ausgebildet. Sie sind also verlängert und verbreitert. Daraus muß nicht in jedem Falle röntgenologisch eine nachweisbare Herzverbreiterung resultieren, namentlich nicht bei der Dilatation „eines" Ventrikels. In anderen Fällen bedingt die Querverbreiterung des linken und rechten Ventrikels eine formal unterschiedliche Verbreiterung des Herzens nach links. Das Ausmaß der Dilatation hängt sicher z.T. von der Größe des vermehrten diastolischen Zuflusses ab, wie dies bei angeborenen Herzfehlern mit Links-Rechts-Shunt bekannt ist. Da aber stärkere chronische Volumenbelastungen der Ventrikel letztlich zur muskulären Kontraktionsinsuffizienz führen (GROSSE-BROCKHOFF), ist es bei hochgradiger Dilatation der Kammern, namentlich der rechten, röntgenologisch schwierig zu entscheiden, ob es sich um eine Anpassungsdilatation oder schon um eine zusätzliche myogene Dilatation handelt. Außerdem sind individuell unterschiedliche Reaktionen des Herzens zu bedenken. Trotzdem bleibt die Tatsache bestehen, daß eine Querverbreiterung des volumenbelasteten Ventrikels allein durch eine Anpassungsdilatation und -hypertrophie bedingt sein kann (ZDANSKY, REINDELL u. Mitarb.; THURN). In Übereinstimmung mit pathologisch-anatomischen Befunden steht dabei die Dilatation als Ursache der röntgenologisch faßbaren Form- und Größenänderung im Vordergrund.

a) Rechter Ventrikel

Eine isolierte Pulmonal- und Tricuspidalklappeninsuffizienz als Ursache einer Volumenbelastung des rechten Ventrikels ist sehr selten. Bei der Pulmonalklappeninsuffizienz weisen die Ausfüllung der Herzbucht und die Cranialverlagerung der erweiterten Pulmonalis auf die Dilatation der Ausflußbahn des rechten Ventrikels hin. Verstärkte Pulsationen am erweiterten Hauptstamm der Pulmonalis sind Ausdruck des erhöhten Schlagvolumens (Pendelblut) und damit der vergrößerten Volumenbelastung in diesem Gefäßabschnitt.

Übersichtlicher sind die röntgenologischen Zeichen einer Füllungsbelastung des rechten Ventrikels beim Vorhofseptumdefekt zu demonstrieren (Abb. 31 und 34). Durch den Links-Rechts-Shunt kommt es zur Dilatation des rechten Vorhofes und Ventrikels. Das pulmonale Stromvolumen wird auf das Doppelte bis Dreifache der Norm erhöht. Die Volumenbelastung äußert sich röntgenologisch im Bereich des Herzens und an den Lungenarterien. Rechter Vorhof und Ventrikel werden zwar in jedem Falle erweitert. Jedoch muß bei kleinem Shuntvolumen nicht regelmäßig eine auffällige Verbreiterung des Herzens resul-

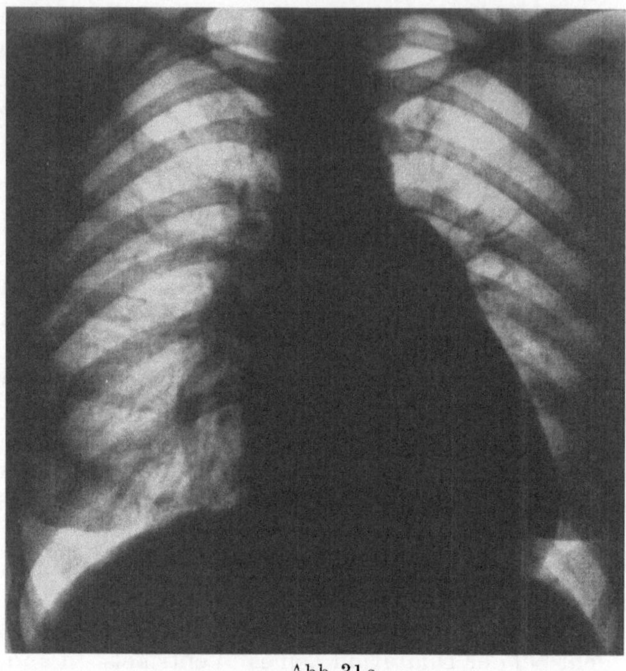

Abb. 31a

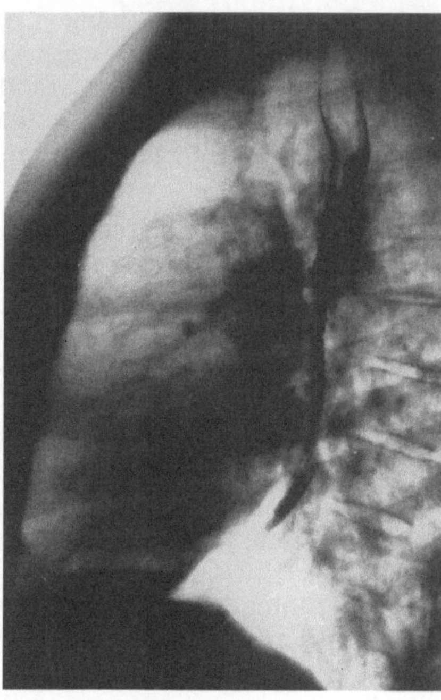

Abb. 31b

Abb. 31a—e. 38 Jahre. *Vorhofseptumdefekt* (Ostium sekundum-Typ-Operation. Pulmonalarteriendruck 38/10 mm Hg; HZV: links 6,4 Liter/min, rechts 14,1 Liter/min. Links-Rechts-Shunt 7,7 Liter/min). a Herz nach links und oben durch dilatierten rechten Ventrikel, der links randständig ist (s. d), vergrößert. Dilatierte zentrale und teilweise periphere Lungenarterien. Schmale Aorta. b Erweiterung des rechten Ventrikels im Bereich des Ausflußtraktes nach ventral. Kleiner linker Ventrikel. c Herzkymogramm: Verstärkte Pulsationen am links randständigen, volumenbelasteten rechten Ventrikel. Eigenpulsationen an den zentralen Lungenarterien (Lungenhyperämie). Große Pulsationen am erweiterten Truncus pulmonalis, kleine an der relativ schmalen Aorta. d und e Herzkatheter: d Katheterspitze in der nach links verbreiterten Einflußbahn des rechten Ventrikels, der links randständig ist. e Verlängerung und Verlagerung der Ausflußbahn des rechten Ventrikels nach oben und links

tieren. Daß aber trotz normaler Herzbreite der rechte Ventrikel in der Einflußbahn dilatiert ist, läßt sich durch Angiokardiogramme und Lagekontrolle des Herzkatheters beweisen (Grosse-Brockhoff, Schaede, Thurn). So liegt bei einem Vorhofseptumdefekt in der Abb. 31d und 34b der Katheter in der Einflußbahn des rechten Ventrikels am linken Herzrand. Die rechte Kammer ist also verbreitert. Der vordere Anteil des Septum interventriculare ist nach links und der linke Ventrikel nach hinten verlagert.

Bei einem großen Links-Rechts-Shunt ist die röntgenologisch faßbare Umformung des Herzens auffälliger. Das Herz wird verlängert und nach rechts und deutlicher nach links verbreitert (Abb. 33b und 34a). Dabei ist die Verbreiterung nach rechts durch den erweiterten rechten Vorhof und die nach links durch den dilatierten rechten Ventrikel bedingt. Man erkennt am Katheterverlauf, daß die Dilatation alle Abschnitte des rechten Ventrikels

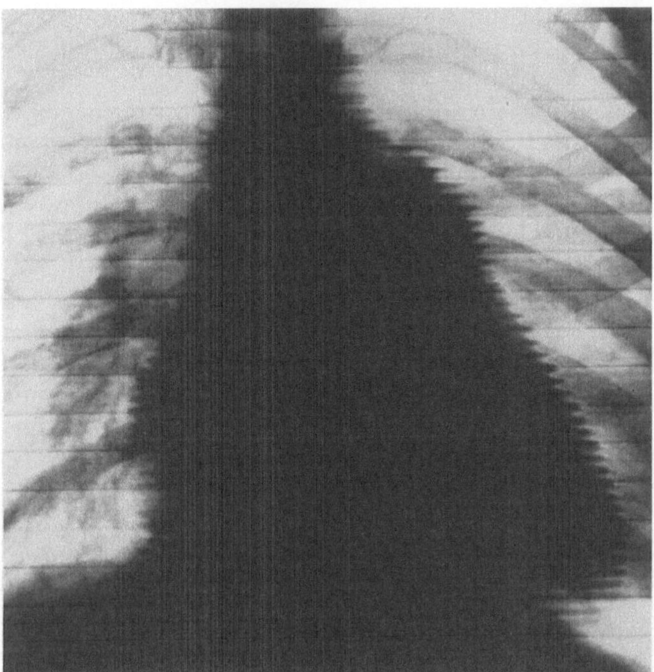

Abb. 31 c

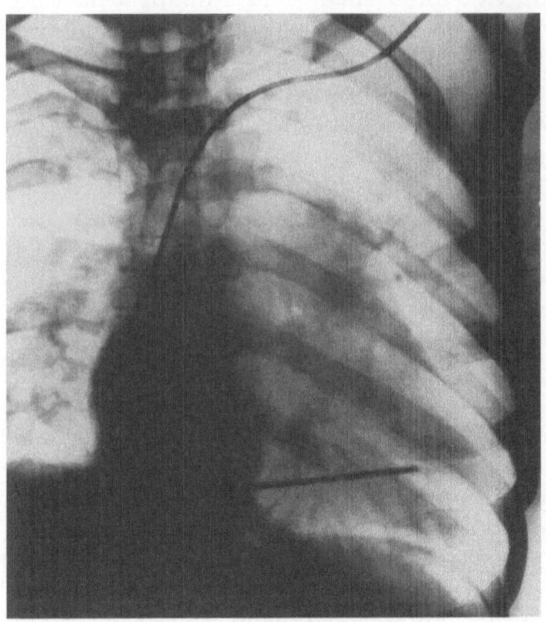

Abb. 31 d

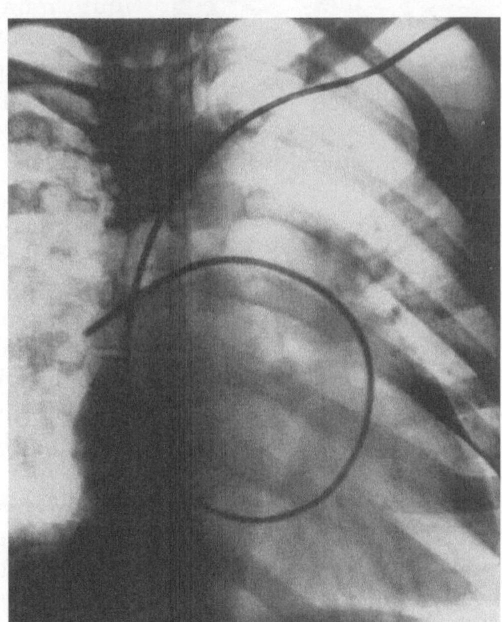

Abb. 31 e

betrifft. Die Verlängerung der Einflußbahn verursacht die Verbreiterung des Herzens nach links, während die Ausfüllung der Herzbucht durch die Linksverlagerung der dilatierten und gestreckten Ausflußbahn bedingt ist. Im Seitenbild wird in diesen Fällen der vordere Herzrand durch den dilatierten Ausflußtrakt vorgewölbt und nach oben verlängert (Abb. 31 b). Daneben dehnt sich bei hochgradiger Vergrößerung des rechten Ventrikels das Herz im ganzen epidiaphragmal nach dorsal verstärkt aus, was in diesem Falle nicht einer zusätzlichen Vergrößerung des linken Ventrikels entspricht (ECK; THURN). Der normale bzw. kleine linke Ventrikel wird vielmehr durch den enorm dilatierten rechten nach hinten abgedrängt.

Klinische Erfahrungen und intrakardiale Druckmessungen zeigen, daß selbst ein stark erweiterter rechter Ventrikel mit ausgeprägter Herzverbreiterung nach links bei einer Füllungsbelastung myokardial noch voll leistungsfähig sein kann. Die Dilatation des rechten Ventrikels ist daher bei einer Volumenbelastung primär eine Anpassung. Die Frage, wann eine muskuläre Kontraktionsinsuffizienz eingetreten ist, läßt sich röntgenologisch bei der Füllungsbelastung des rechten Ventrikels nur unsicher beantworten. Die Größe der rechten Kammer bzw. der Grad der Linksverbreiterung des Herzens erlauben keine zuverlässigen Aussagen. Allgemein sind die früher angeführten Zeichen der Rechtsinsuffizienz zu beachten. Außerdem kann bei Kontrolluntersuchungen eine progrediente Größenzunahme des rechten Vorhofes, die zur fortschreitenden Verbreiterung des Herzens nach rechts führt, ein Hinweis sein (Abb. 33a und b). Das gilt auch für die Verbreiterung der oberen Hohlvene. Dagegen ist primär die Vergrößerung des rechten Vorhofes, wie schon angeführt, bei dieser Volumenbelastung nicht Ausdruck einer Rechtsinsuffizienz.

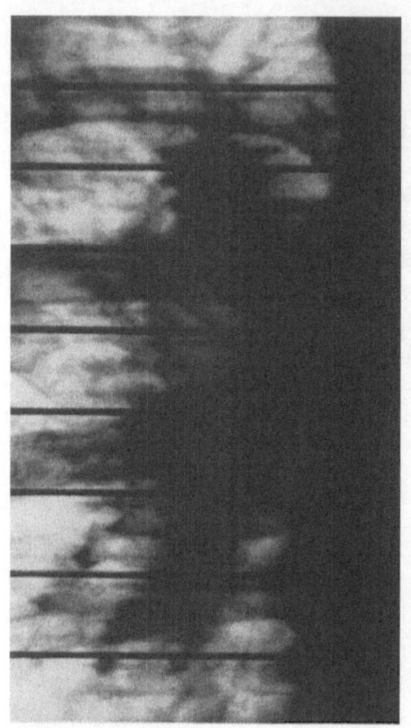
Abb. 32. 19 Jahre. *Vorhofseptumdefekt.* Herzkymogramm: Originalausschnitt rechter Hilus. Eigenpulsationen an den dilatierten zentralen Lungenarterien. Volumenbelastung des rechten Ventrikels

Typische Veränderungen finden sich bei einer Füllungsbelastung des rechten Ventrikels, die mit einer Erhöhung des pulmonalen Stromvolumens einhergeht, an den *Lungenarterien.* Hierdurch lassen sich übereinstimmende Herzumformungen durch eine Druck- und Füllungsbelastung des rechten Ventrikels röntgenologisch meist eindeutig unterscheiden. Das gilt besonders für die Fälle mit großem Shuntvolumen und für das Erwachsenenalter. Folge des *vergrößerten Lungendurchflusses* sind Erweiterungen der zentralen und peripheren Lungenarterien (Abb. 31a, 34a und 34d) (LEQUIME, COURTOY, DENOLIN und KENIS; BROWN, HEATH und WITHAKER; DOYLE, GOODWIN, HARRISON und STEINER; KEATS, VAN ALLEN, SIMPSON; STEINBACH; THURN und ESCH). Dabei schließt die Dilatation der peripheren Gefäßäste eine „isolierte" pulmonale Hypertonie aus. Ein weiteres zuverlässiges Kriterium der Volumenbelastung des rechten Ventrikels und der Lungenstrombahn sind die kymographisch registrierbaren verstärkten Eigenpulsationen an den proximalen Lungenarterien (Abb. 32). Da sie bei einer reinen pulmonalen Hypertonie in der Regel fehlen (Abb. 11c) (THURN; THURNHER und WEISSEL), können sie nur durch verstärkte intravasale Volumenschwankungen bedingt sein. Ihr Nachweis, der an der rechten Unterlappenarterie am besten gelingt, verlangt allerdings eine eindeutige Abgrenzung der Eigenpulsationen von mitgeteilten Gefäßbewegungen durch benachbarte Herzabschnitte. Die verschiedene Volumenbelastung des Lungen- und großen Kreislaufes wird beim Vorhofseptumdefekt durch die unterschiedlichen Pulsationen von A. pulmonalis und Aorta offensichtlich. Die vergrößerten Pulmonalisbewegungen weisen auf ihre verstärkte Volumenbelastung hin, während die kleineren oder sogar absolut verkleinerten Aortenpulsationen Ausdruck des normalen bzw. verkleinerten Schlagvolumens des linken Ventrikels sind (Abb. 31c, 34f). Verstärkte Eigenpulsationen an der Pulmonalis und ihren proximalen Ästen sind beim Erwachsenen sowohl bei der Durchleuchtung als auch im Kymogramm wesentlich regelmäßiger und auffälliger als bei Kindern nachweisbar. Durch sie sind Herzumformungen infolge einer Vergrößerung des rechten Ventrikels zuverlässig als volumenbedingt zu erkennen.

Die Erhöhung des Lungendurchflußvolumens bedingt bei mittel- und besonders bei hochgradigem Kurzschlußvolumen eine Steigerung des mittleren Pulmonalarteriendruckes (DEXTER, DOW, HAYNES, WHITTENBERGER, FERRIS, GOODALE und HELLENS; GROSSE-BROCKHOFF, NEUHAUS und SCHAEDE). Zudem entwickelt sich im Laufe der Zeit eine sekundäre progrediente Sklerose der kleinen Lungengefäße, die ebenfalls eine Steigerung des Pulmonalarteriendruckes bzw. des Strömungswiderstandes bedingt. Auch in dieser Situation sind verstärkte Eigenpulsationen der Pulmonalarterien noch Ausdruck der vermehrten Volumenbelastung, trotz sekundärer Druckbelastung. Es läßt sich dabei röntgenologisch der Grad der sekundären Widerstandsbelastung allerdings nicht mit Sicherheit abgrenzen. Das gilt auch für die Beurteilung der Erweiterung der proximalen Lungenarterien und der Vorwölbung des Pulmonalissegmentes.

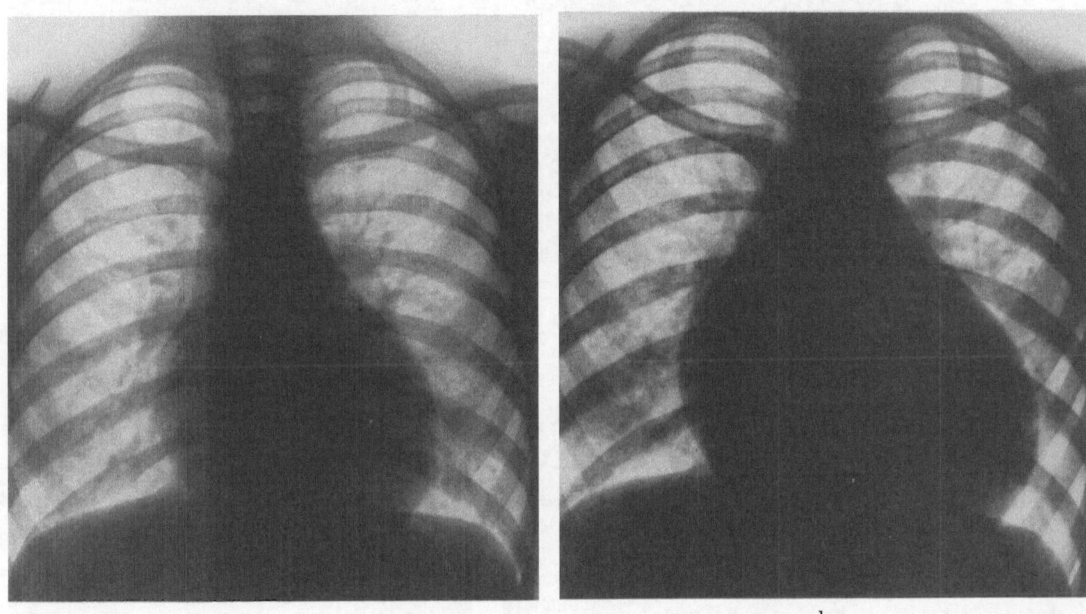

Abb. 33a u. b. 12 Jahre. *Vorhofseptumdefekt* (Obduktionskontrolle). a 12. 12. 58: Geringe Vergrößerung des Herzens durch dilatierten rechten Vorhof und Ventrikel (Druck: rechter Ventrikel 30/0; A. pulmonalis 25/9 mm Hg). b 3. 3. 60: Progrediente Dilatation des rechten Vorhofes nach rechts und des rechten Ventrikels nach links

Es liegt nahe, nach Unterschieden des röntgenologischen Lungengefäßbildes zwischen reiner Volumen- und kombinierter Volumen-Druckbelastung einerseits und reiner Druckbelastung andererseits zu suchen. Während ein plötzlicher Kaliberverlust zwischen Lappen- und Segmentarterien für eine isolierte, hochgradige pulmonale Hypertonie recht typisch ist, trifft dies für primäre Volumenbelastungen mit sekundärer Drucksteigerung nur für eine Minderzahl der Fälle zu. Diese morphologischen Differenzen können ihre Ursache in der unterschiedlichen Größe des pulmonalen Stromvolumens haben (GROSSE-BROCKHOFF und LOOGEN). Mit steigendem pulmonalem Strömungswiderstand sinkt infolge Verringerung des Druckgradienten vom linken zum rechten Herzen unter gleichen anatomischen Voraussetzungen die Größe des Shuntvolumens ab. Infolge dieses „Phasenwandels" (GROSSE-BROCKHOFF) kann sich bei angeborenen Fehlern mit Links-Rechts-Shunt im Endstadium, namentlich bei Umkehr des Shuntes, der röntgenologische Aspekt der Lungenperipherie ändern. Anstatt der erweiterten können jetzt enge, periphere Gefäße sichtbar werden (STEINER, Abb. 19a und b, 20a und b). Dies ist aber nicht regelmäßig der Fall, so daß trotz niedrigen Shuntvolumens und hohen, peripheren Strömungswiderstandes eine gewisse Erweiterung der Segmentarterien und ihrer Äste noch vorliegen kann (EVANS und SHORT; DOYLE, GOODWIN, HARRISON und STEINER; ESCH und THURN). Am besten

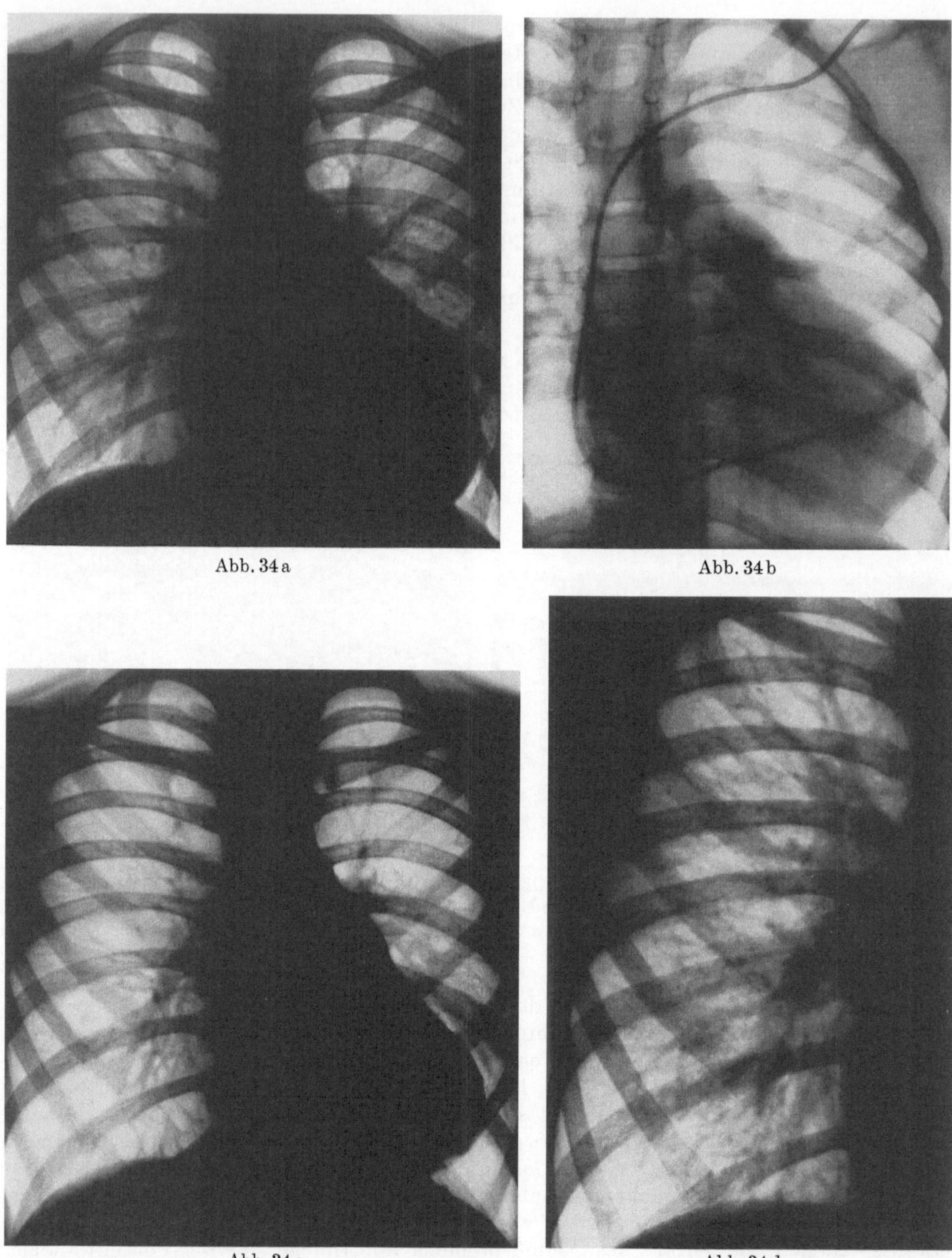

Abb. 34a Abb. 34b

Abb. 34c Abb. 34d

Abb. 34a—g. 13 Jahre. *Vorhofseptdumdefekt* (Ostium secundum) vor und nach Operation. a und b Vor Operation 4. 12. 58: Herz nach links durch stark dilatierten rechten Ventrikel, der links randständig ist, verbreitert. Erweiterte zentrale und periphere Lungenarterien. Katheterspitze (b) in der nach links verbreiterten Einflußbahn des rechten Ventrikels am linken Herzrand. c Nach Operation 22. 9. 60: Deutlicher Rückgang der Dilatation des rechten Ventrikels. Keine Normalisierung. Vor Operation (d). Dilatation der zentralen und peripheren Lungenarterien, die nach Operation (e) nicht mehr nachweisbar ist. Normalisierung der Lungenarterienkaliber. f und g Herzkymogramm: Ausschnitt: Aortenbogen — Truncus pulmonalis. Vor Operation (f) große Pulsationen am Truncus pulmonalis, die nach Operation (g) normalisiert sind

dürfte dieser Wandel der Hämodynamik auf Vergleichsaufnahmen über Jahre oder sogar Jahrzehnte dann übersehbar werden, wenn sich der anfänglich erweiterte, periphere arterielle Gefäßbaum später verengt. Trotz dieser Einschränkungen weist eine abrupte Kalibereinengung zwischen Lappen- und Segmentarterien (Abb. 20, 21 und 22) bei bestehender Volumenbelastung auf eine sekundäre pulmonale Hypertonie hin; gleichgültig, ob die peripheren Arterien normalweit oder eng sind. Dabei wird bei kombinierten hochgradigen Volumen- und Druckbelastungen die Dilatation der proximalen Lungenarterien

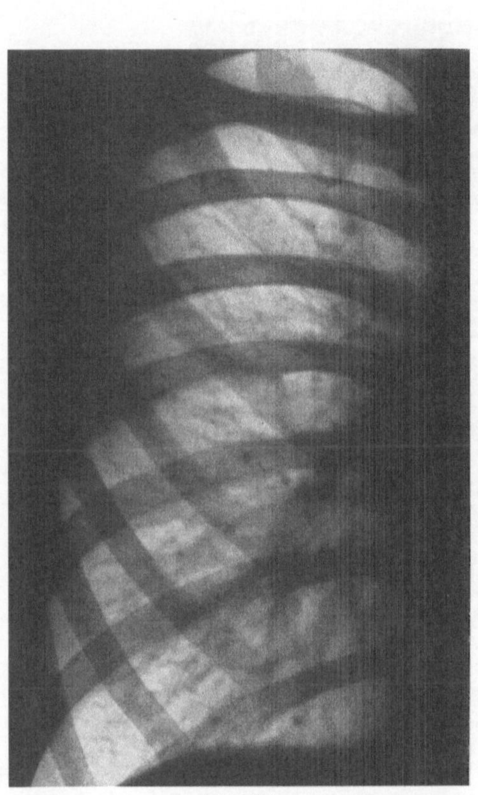

Abb. 34e

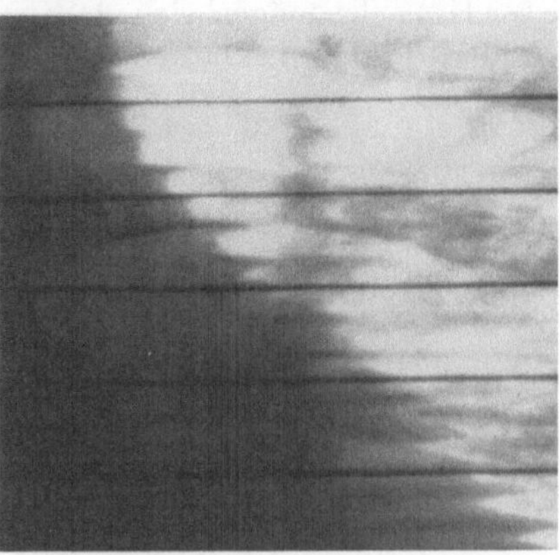

Abb. 34f

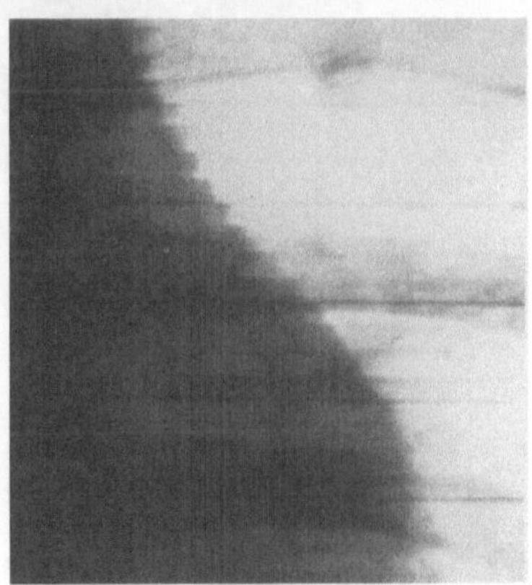

Abb. 34g

manchmal besonders stark. Eine durchgehende Korrelation zwischen Größe des Shuntvolumens und peripherem Strömungswiderstand einerseits und dem röntgenologischen Kaliber der mittleren und kleineren Lungenarterien andererseits scheint aber nicht zu bestehen. Als letztes wäre noch darauf hinzuweisen, daß man auf Grund theoretischer Überlegungen erwarten müßte, daß bei Umkehr eines Links-Rechts-Shuntes die verstärkten Eigenpulsationen an der Pulmonalis sich verkleinern oder sogar verschwinden müßten. Eine einschlägige Beobachtung ist uns bislang nicht bekannt. Deutlich läßt sich aber die Beseitigung des Links-Rechts-Shuntes postoperativ beim Vorhofseptumdefekt und offenen Ductus (Abb. 46a und b, 47a und d) demonstrieren. Es verschmälern sich die präoperativ erweiterten Lungenarterien, und die verstärkten Eigenpulsationen verschwinden. Diese Befunde sind eindeutige Beweise dafür, daß das Stromvolumen des Lungenkreislaufes normalisiert wurde (Abb. 34a und c, d und e).

b) Linker Ventrikel

Eine isolierte Volumenbelastung des linken Ventrikels besteht bei der Aortenklappeninsuffizienz. Linker Ventrikel und Vorhof erfahren gleichzeitig eine Füllungsbelastung bei der Mitralklappeninsuffizienz und dem offenen Ductus arteriosus.

Gewisse Unterschiede der Volumenbelastung der linken Kammer ergeben sich bei der Aorteninsuffizienz einerseits und der Mitralinsuffizienz bzw. dem offenen Ductus arteriosus andererseits durch den Weg, über den die diastolische Volumenvergrößerung der linken Kammer erfolgt. Bei der Aorteninsuffizienz fließt das zusätzliche Volumen (Pendelblut) durch das Aortenostium über die Ausflußbahn in den linken Ventrikel (Abb. 38d und e, 39d und e, 40b und c), während bei der Mitralinsuffizienz und dem offenen Ductus das vergrößerte diastolische Volumen vom Vorhof einströmt (Abb. 42c—f, 43a und b). In gewisser Hinsicht mögen sich daraus Unterschiede der Formänderung des Herzens bei diesen Fehlern erklären. Diese sind aber weiterhin dadurch bedingt, daß bei der Aorten-

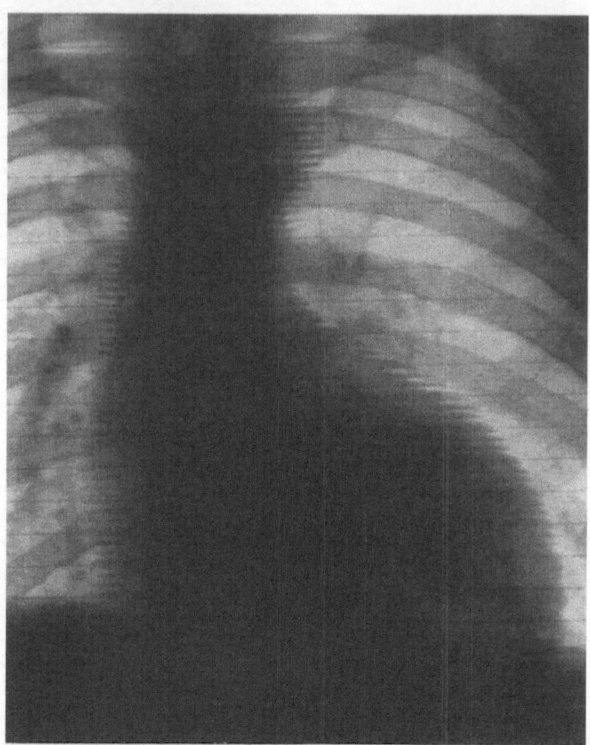

Abb. 35. 34 Jahre. *Aortenklappeninsuffizienz.* Herzkymogramm: Große Amplituden an allen Abschnitten der thorakalen Aorta, den Arcusarterien und am oberen linken Ventrikelbereich

insuffizienz nur der linke Ventrikel dilatiert und hypertrophiert, während beim offenen Ductus und besonders bei der Mitralinsuffizienz auch der linke Vorhof erweitert wird.

Die Dilatation der linken Kammer kann bei der Aorteninsuffizienz — zumindest theoretisch — in der Ausflußbahn beginnen, um später auf die Einflußbahn überzugreifen (ZDANSKY). Durch eine allseitige Dilatation und Hypertrophie resultiert entsprechend der Verbreiterung der Querdimension der linken Kammer im d.v.-Bild eine Verbreiterung des Herzens nach links und im linken vorderen Schrägbild eine verstärkte Ausladung des hinteren Herzrandes. Die Dorsalausladung kann der Verbreiterung des Herzens nach links vorausgehen. Die Verlängerung des Herzens durch Streckung der Ventrikelausflußbahn ist weniger auffällig. Verbreiterung und verstärkte Dorsalausladung des Herzens durch eine isolierte Dilatation und Hypertrophie des linken Ventrikels können bei der Aorteninsuffizienz noch eine Anpassung an die Volumenüberbelastung sein. Während die Formänderungen des Herzens bei Volumen- und Druckbelastung des linken Ventrikels übereinstimmen können, ergeben sich durch die Randpulsationen der linken Kammer und besonders der Aorta typische Unterschiede. Verstärkte Pulsationen am linken Ventrikelrand sind ebenso Ausdruck einer vermehrten Volumenbelastung, wie dies für die großen Aortenrandbewegungen zutrifft (Abb. 35, 36b, 39c, 40a). Dabei ist es nicht ohne weiteres

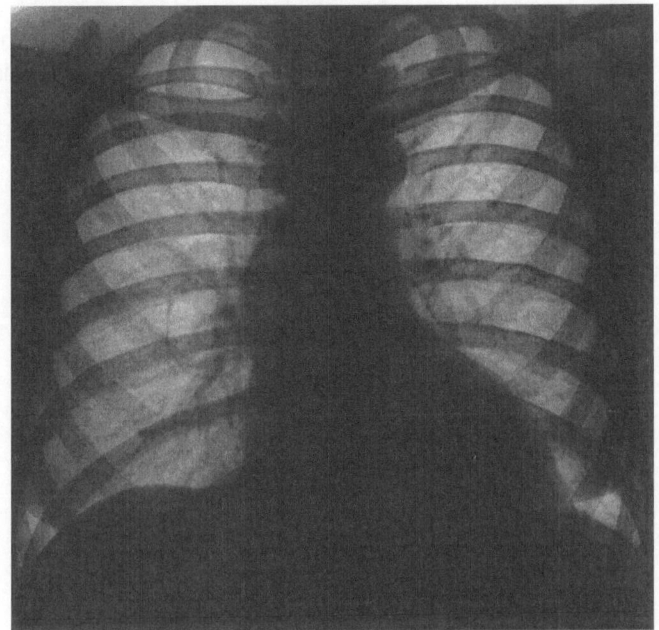

a

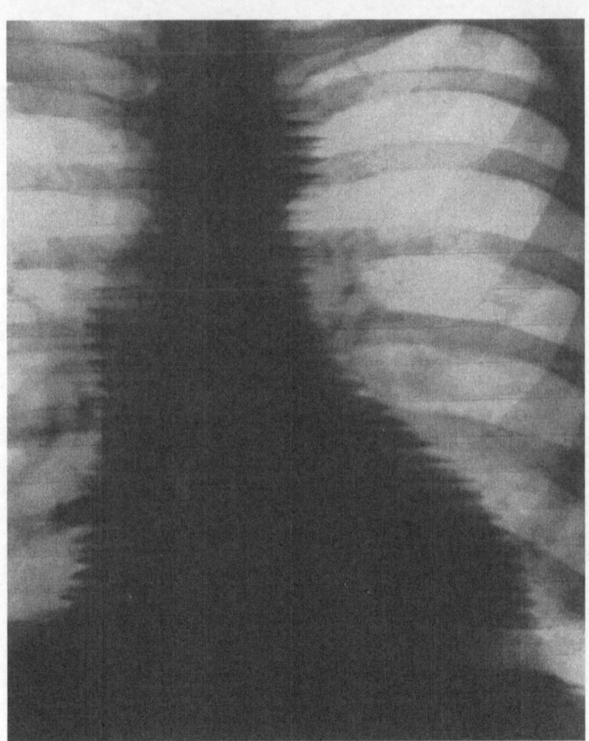

b

Abb. 36a u. b. 46 Jahre. *Kombinierter Aortenklappenfehler* mit wirkungsvoller Klappeninsuffizienz. a Mäßige Vergrößerung des linken Ventrikels. Keine Lungenstauung. Poststenotische Dilatation der Aorta ascendens. b Verstärkte Pulsationen an allen Aortenabschnitten und der A. subclavia links

möglich, aus der kymographischen Form der Randzacken am linken Ventrikel in Art eines diastolischen Plateaus bindende Rückschlüsse auf die Erhöhung des Restblutes zu ziehen (Reindell). Die vergrößerten Aortenrandbewegungen sind Folge der großen Volumenschwankungen im Gefäßrohr und nicht Ausdruck der vergrößerten Blutdruckamplitude.

Dies konnte durch vergleichende kymographische Untersuchungen bei der Aorteninsuffizienz und der Hypertonie mit übereinstimmender Größe der Blutdruckamplitude und im Aorto-Lävokardiogramm gezeigt werden (KAISER und THURN). Sie stehen ursächlich auch nicht

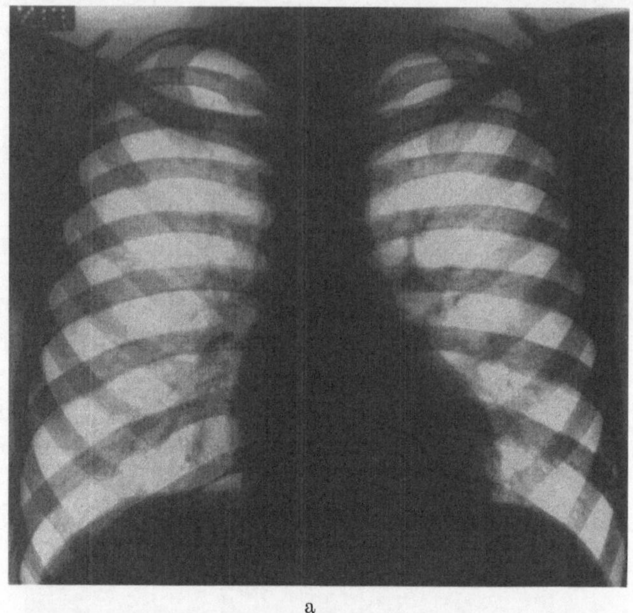

a

b

Abb. 37a u. b. 17 Jahre. *Aortenklappeninsuffizienz.* a 5. 4. 60: Nur geringe Vergrößerung des linken Ventrikels. Normale Lungengefäßzeichnung. Kompensation. b 21. 1. 66: Progrediente Dilatation des linken Ventrikels. Lungenstauung. Myogene Dilatation des linken Ventrikels. Dekompensation

mit einer Erhöhung des systolischen Blutdruckes bei der Aorteninsuffizienz in Beziehung, da sie ohne diese vorkommen. Bei der Aorteninsuffizienz sind die verstärkten Pulsationen häufig auch an den intrathorakalen Arcusgefäßen vorhanden. Fehlen sie an der Aorta descendens (z.B. offener Ductus arteriosus) bzw. ist diese stumm (LAUBRY und HEIM DE BALSAC; STAUFFER und RIGLER; THURN) (Aortenisthmusstenose), so ist dies Ausdruck

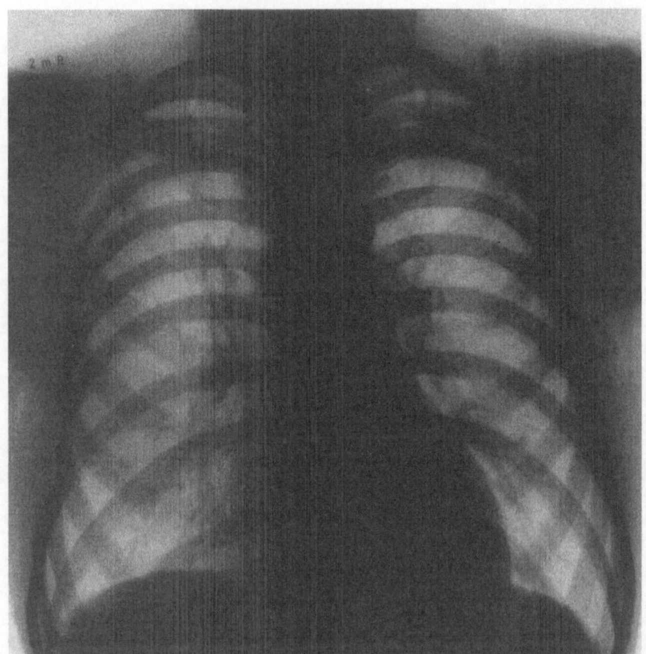

Abb. 38a

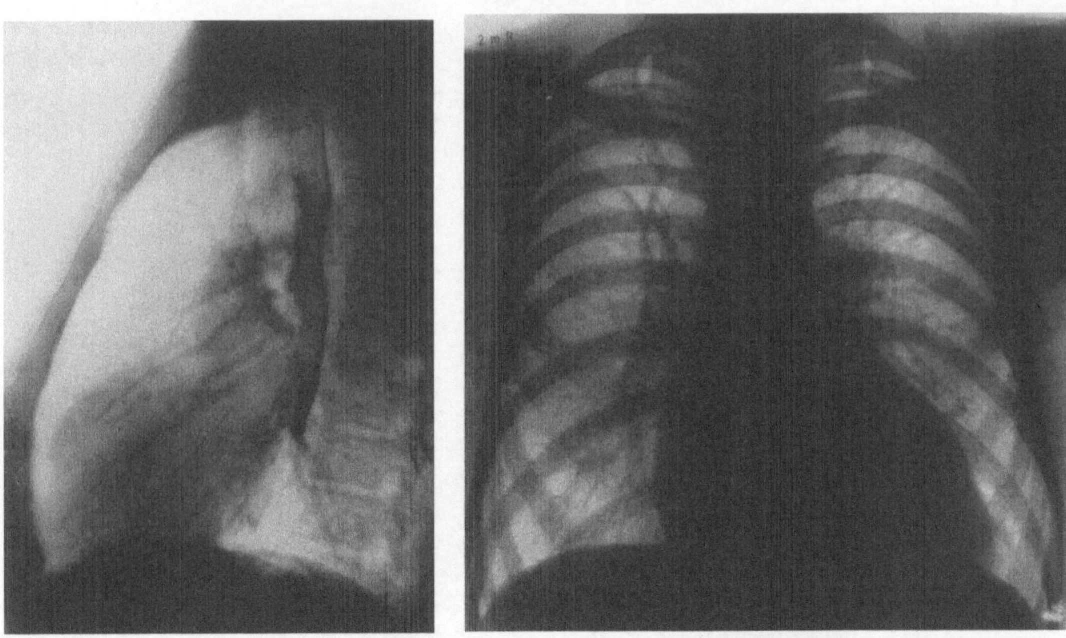

Abb. 38b

Abb. 38c

Abb. 38a—e. 41 Jahre. *Kombinierter Aortenklappenfehler* mit *überwiegender -insuffizienz* und Mitralstenose. a und b 6. 1. 65: Geringe Vergrößerung des linken Ventrikels und des linken Vorhofes. Geringe Lungenstauung. c 24. 8. 65: Stärkere Dilatation des linken Ventrikels. Progredienz der Lungenstauung; kostophrenische Septumlinien beiderseits. d und e Retrogrades Aortogramm: Starker diastolischer (d) Reflux in alle Abschnitte des dilatierten linken Ventrikels. Schwere Klappeninsuffizienz. Aussparung im Einflußtrakt durch stenosierten Mitralklappenapparat. In Systole (e) viel Restblut. Unvollständige Öffnung der stenosierten und deformierten Aortenklappen. Keine Coronarstenose

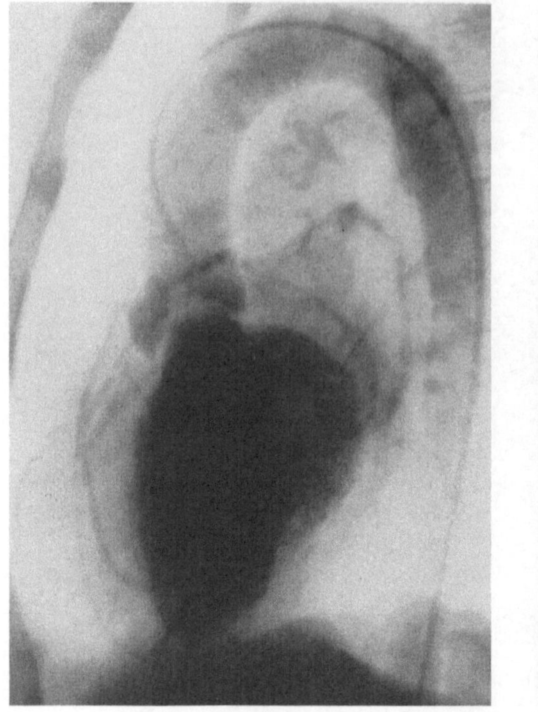

Abb. 38d

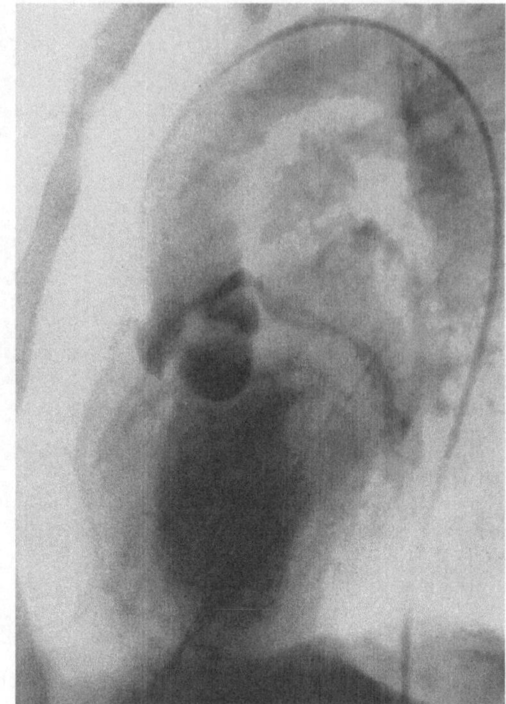

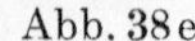

Abb. 38e

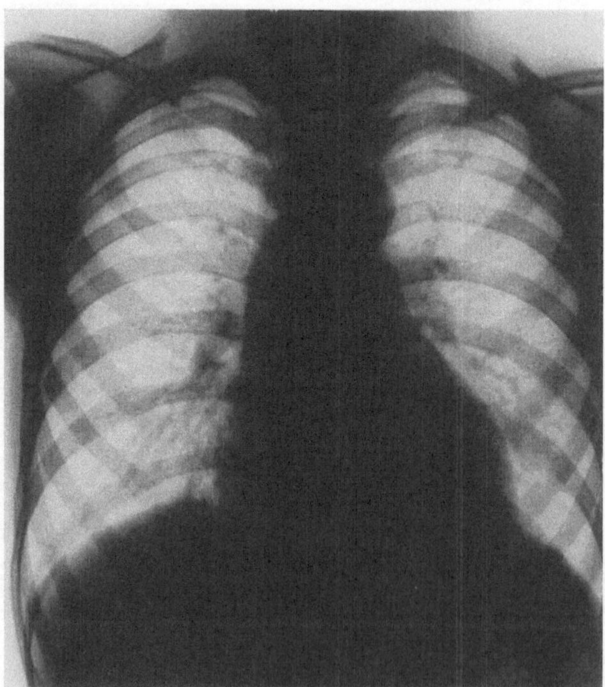

Abb. 39a

Abb. 39a—e. 9 Jahre. *Kombinierter Aortenklappenfehler* mit *überwiegender -insuffizienz*. a und b Vergrößerung des linken Ventrikels nach links und dorsal (b). Keine Lungenstauung. c Herzkymogramm: Vergrößerte Pulsationen an allen Aortenabschnitten. d und e Retrogrades Aortogramm: Vollständige, rückläufige, diastolische (d) Füllung aller Abschnitte des stark erweiterten linken Ventrikels, der in Systole (e) viel Restblut behält. Unvollständige Klappenöffnung in Systole (e). Leerspüleffekt im stenosierten Klappenbereich

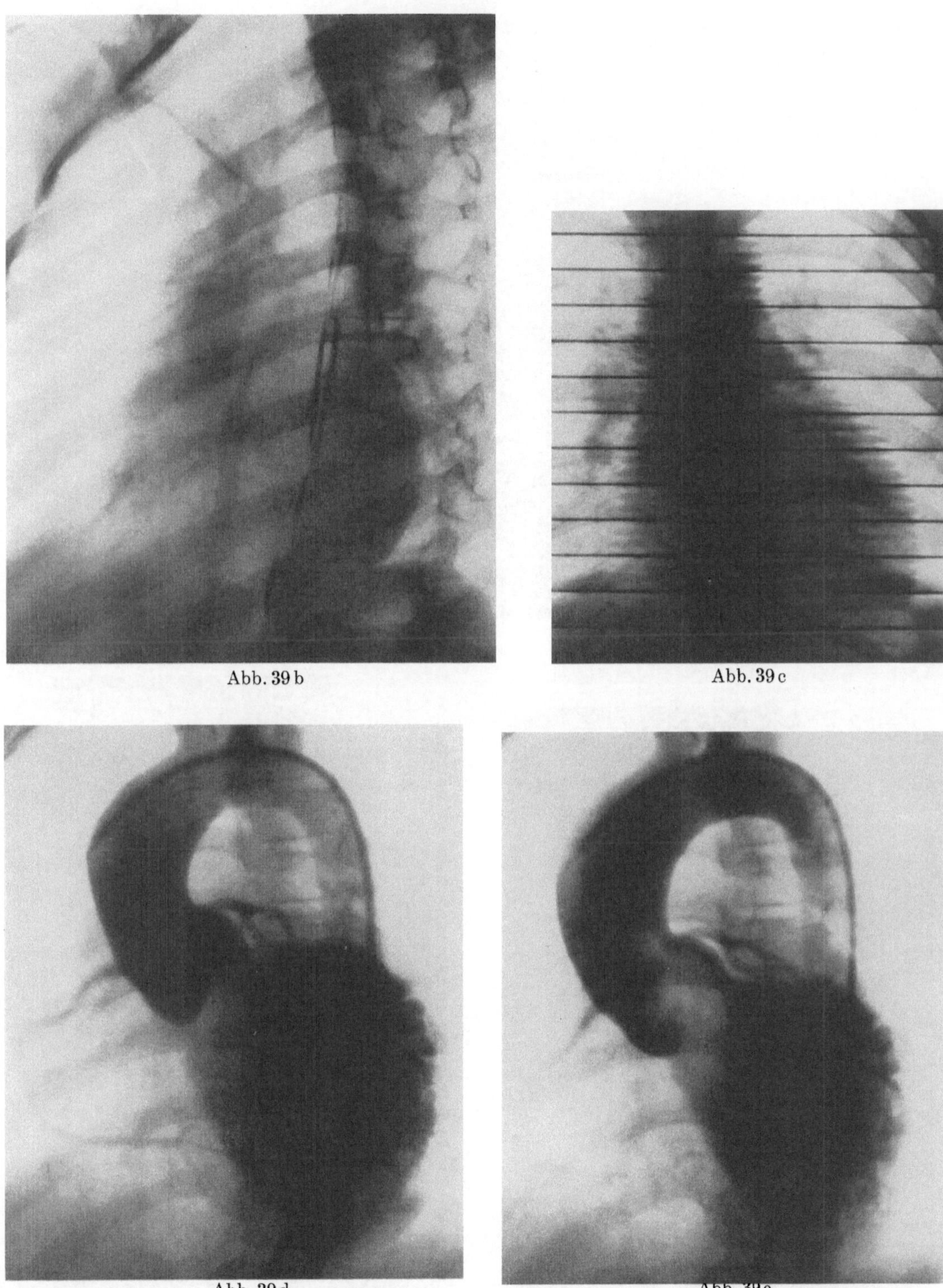

Abb. 39 b

Abb. 39 c

Abb. 39 d

Abb. 39 e

der unterschiedlichen Volumenbelastung der Aortenabschnitte (Abb. 44 b). Die Erweiterung der Aorta ist trotz erheblicher Volumenbelastung bei der Aorteninsuffizienz nicht regelmäßig und deutlich ausgeprägt. Es bestehen jedenfalls nicht so auffällige Korrelationen wie zwischen der Dilatation der Pulmonalis und der Volumenbelastung des rechten

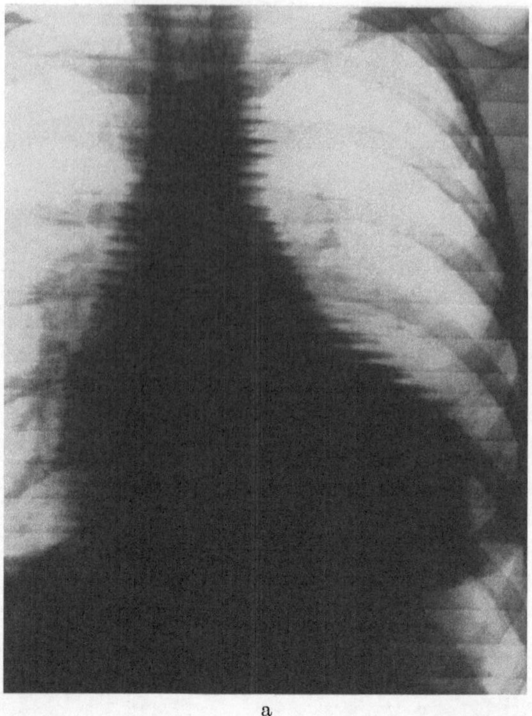

a

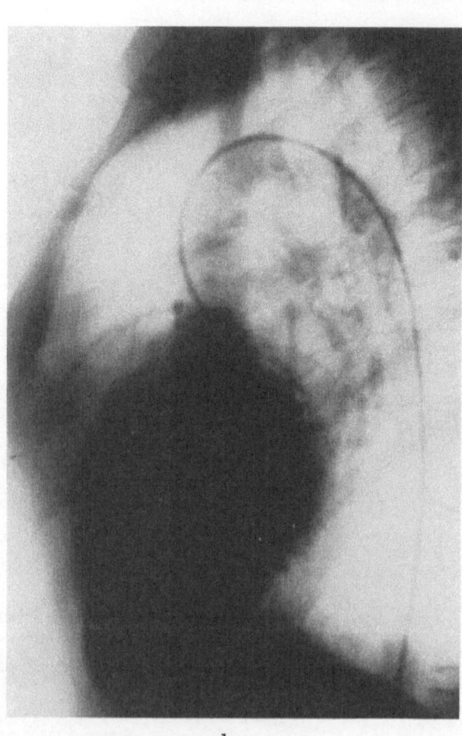

b

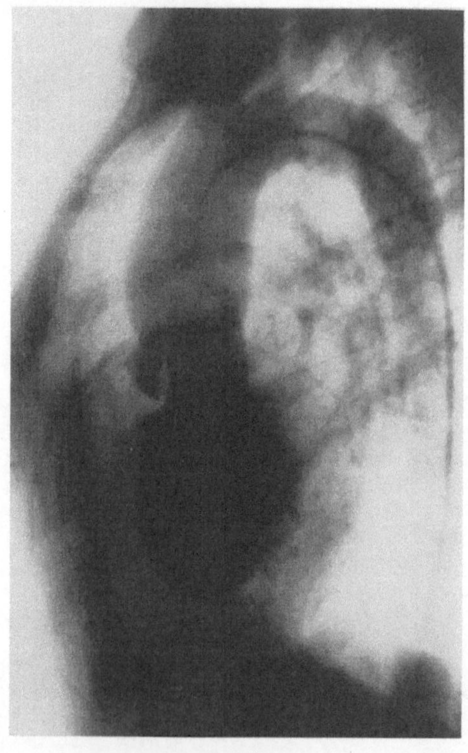

c

Abb. 40a—c. 28 Jahre. *Aortenklappeninsuffizienz*. Schwere Form. a Herzkymogramm: Große Amplituden an allen Aortenabschnitten, den Arcusarterien und dem linken Ventrikel. b und c Retrogrades Aortogramm: In Diastole (b) sehr starker Reflux in alle Abschnitte des stark dilatierten linken Ventrikels. In Systole (c) deutlich Restblut im linken Ventrikel. Starke Volumenschwankungen der Aorta und der Coronararterien in Systole (c) und Diastole (b)

Ventrikels. Unterschiede finden sich aber gegenüber der Druckbelastung des linken Ventrikels durch eine valvuläre Aortenstenose, weil bei der Aorteninsuffizienz die Dilatation des Gefäßes nie auf die Aorta ascendens begrenzt ist.

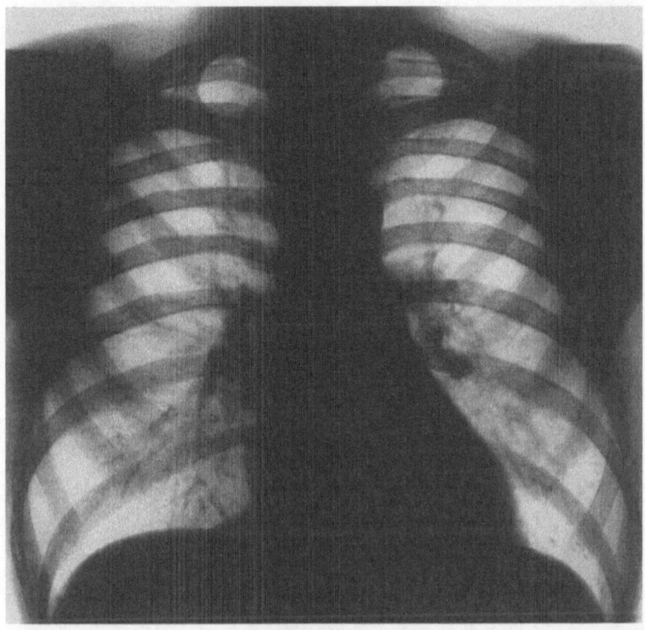

Abb. 41 a

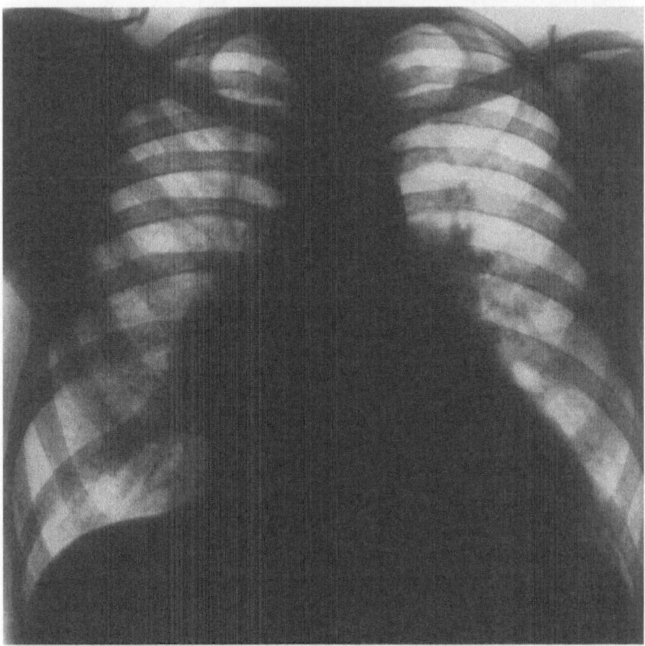

Abb. 41 b

Abb. 41 a—e. 40 Jahre. *Mitralklappeninsuffizienz.* Verlauf: a 19. 1. 57: Keine nachweisbare Vergrößerung einer Herzhöhle. b 12. 10. 59: Starke Dilatation des linken Ventrikels. Lungenstauung mit Zeichen der pulmonalen Hypertonie. Myogene Dilatation. c 30. 10. 59: Rückgang der myogenen Dilatation des linken Ventrikels und der Lungenstauung nach konservativer Therapie. d 22. 11. 63: Erneute myogene Dilatation des linken Ventrikels mit starker Lungenstauung. Vergrößerung des rechten Ventrikels bei pulmonaler Hypertonie. e 5. 11. 59: Herzkymogramm: Große Pulsationen am dilatierten linken Vorhof rechts und links. Mitbewegungen der rechten Lungenarterien durch die starken Pulsationen des linken Vorhofes

Die Volumenbelastung betrifft bei der Mitralinsuffizienz (Abb. 41, 42, 43) und beim offenen Ductus (Abb. 44) primär nur den linken Vorhof und Ventrikel. Bei der Mitralinsuffizienz wird das diastolische Kammervolumen um die Pendelblutmenge vermehrt,

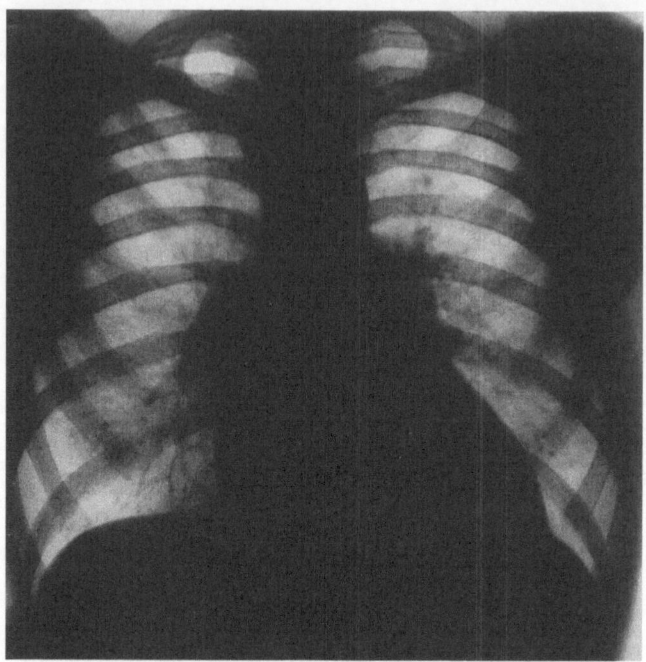

Abb. 41 c

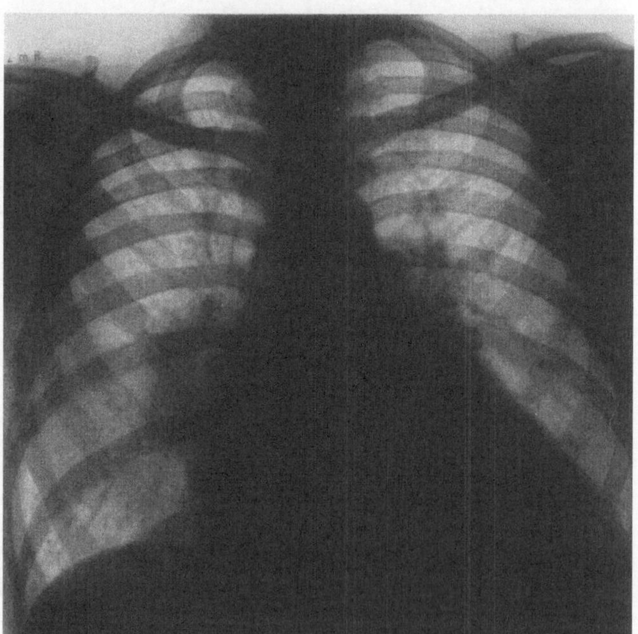

Abb. 41 d

während beim offenen Ductus linker Vorhof und Ventrikel entsprechend dem Shuntvolumen eine diastolische Volumenvergrößerung erfahren. Die Dilatation des linken Vorhofes ist bei beiden Fehlern allseitig. Dagegen kann durch den Zufluß des vergrößerten diastolischen Volumens vom Vorhof her theoretisch die Ventrikeleinflußbahn zuerst dilatieren und hypertrophieren (ZDANSKY), während später alle Kammerabschnitte erfaßt werden. Daraus mag sich teilweise der formale Unterschied dieser Herzen im d.v.-Bild gegenüber der Aorteninsuffizienz erklären. Die Ausfüllung der Herzbucht ist aber bei der Mitralinsuffizienz teilweise durch die Erweiterung des linken Herzohres (Abb. 42d) und beim offenen Ductus durch den dilatierten Hauptstamm der Pulmonalis (Abb. 44b) bedingt. Dilatation und Hypertrophie aller Abschnitte des linken Ventrikels sind primär als eine Anpassung an die vermehrte Füllung (ZDANSKY) aufzufassen, die es der linken Kammer ermöglicht, das vergrößerte diastolische Volumen voll zu fördern. Die Tatsache, daß sich beim offenen Ductus arteriosus nach operativer Beseitigung des Links-Rechts-Shunts die Herzvergrößerung schon nach wenigen Tagen (Abb. 46a und b) oder Monaten (Abb. 47a—f) vollständig zurückbilden kann, beweist, daß es sich bei der Dilatation des linken Ventrikels und Vorhofes bei diesem Vitium um eine Anpassungsdilatation an die vermehrte Volumenbelastung handelt. Diese ist um so mehr postoperativ reversibel um so

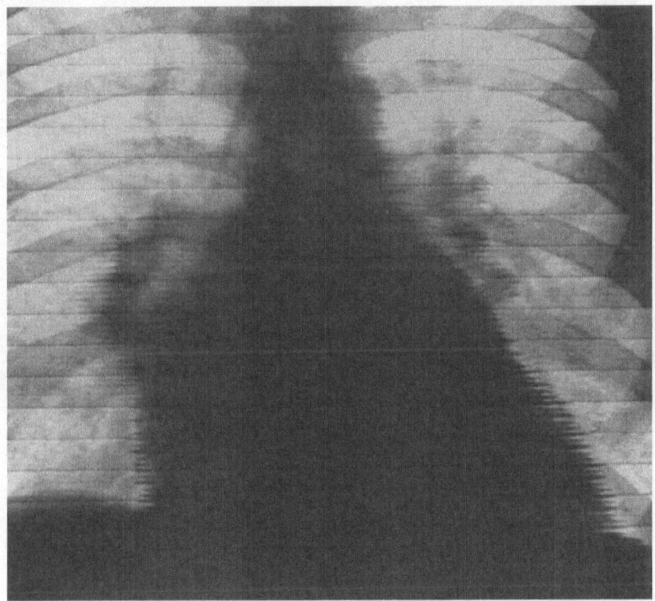

Abb. 41e

weniger das Myokard durch die Dauervolumenbelastung irreversibel geschädigt ist. Entsprechend der vermehrten Volumenbelastung finden sich bei beiden Fehlern bei voller Leistungsfähigkeit der linken Kammer am linken Vorhof, linken Ventrikel und an der Aorta verstärkte Pulsationen. Diese sind am linken Vorhof (Abb. 41e) ein Kriterium, das mit aller Einschränkung eine Unterscheidung zwischen der Vorhofvergrößerung bei diesen Fehlern und derjenigen bei der Mitralstenose (Abflußbehinderung) erlaubt. Die Aortenpulsationen können beim offenen Ductus arteriosus mit entsprechendem Shuntvolumen sehr groß sein. Sie sind im Gegensatz zur Aorteninsuffizienz nur auf die proximale Aorta bis zum Abgang des Ductus beschränkt und Folge des vergrößerten Schlagvolumens des linken Ventrikels. Dies beweist ihre Verkleinerung nach operativer Beseitigung des offenen Ductus. Die ebenfalls vergrößerten Pulsationen an der Pulmonalis und ihren proximalen Ästen weisen beim offenen Ductus darauf hin, daß auch das pulmonale Stromvolumen vergrößert ist.

Auf Grund der unterschiedlichen Belastung verschiedener Herzabschnitte und der Lungenstrombahn ergeben sich zwischen Aorteninsuffizienz und Mitralinsuffizienz bzw. offenem Ductus Unterschiede in der röntgenologischen Leistungsbeurteilung des linken Ventrikels. Bei der kompensierten Aorteninsuffizienz ist der linke Vorhof nicht vergrößert und die Lungenzeichnung unauffällig (Abb. 36a, 37a, 39a). Eine Vergrößerung des linken Vorhofes und eine deutliche Lungenstauung weisen bei dieser Volumenbelastung des linken Ventrikels (Abb. 37b, 38b und c) auf seine muskuläre Kontraktionsinsuffizienz hin. Es besteht dann eine myogene Dilatation der linken Kammer. Hierdurch erfährt der linke Ventrikel oft eine stärkere Größenzunahme, die aber keine zusätzliche Formänderung des Herzens bedingt, da die Kammer vor Eintritt der Kontraktionsinsuffizienz

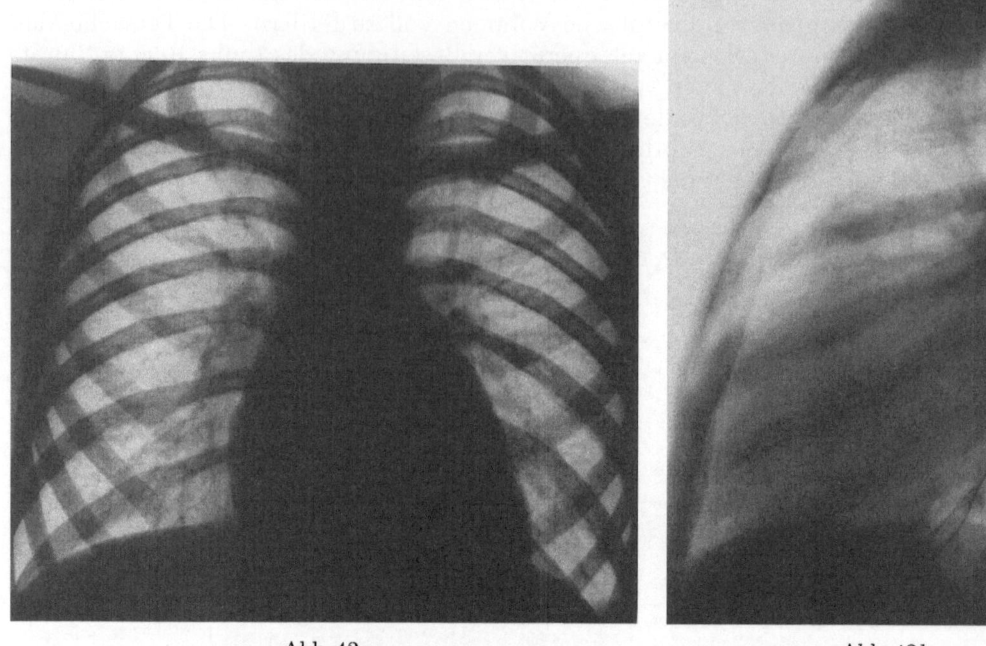

Abb. 42a Abb. 42b

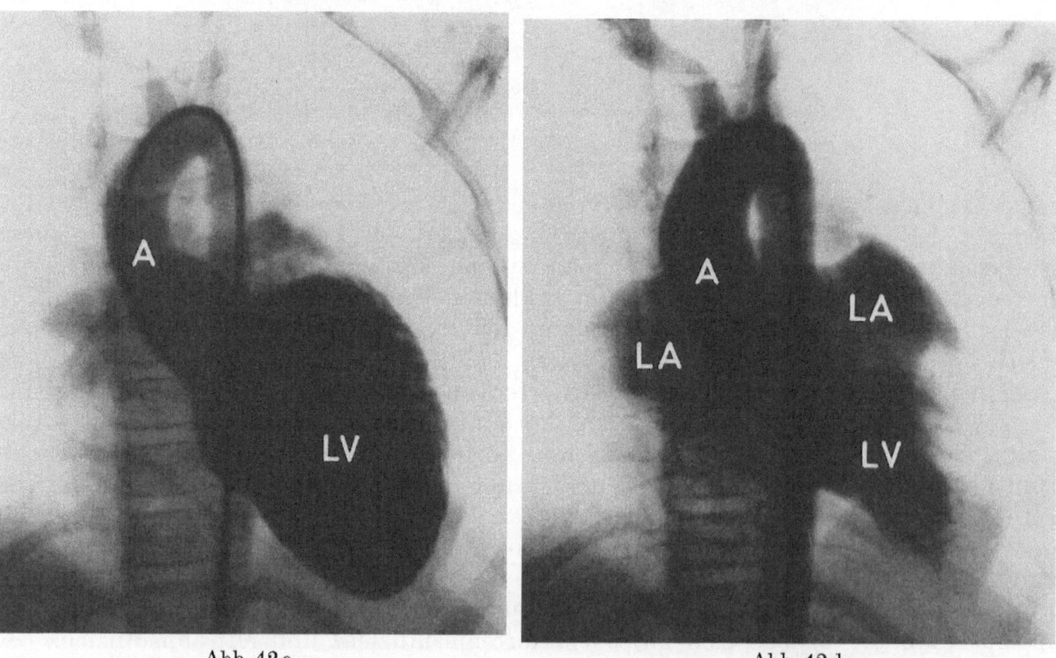

Abb. 42c Abb. 42d

Abb. 42a—f. 8 Jahre Mitralklappeninsuffizienz, hochgradig, Grad I. Mäßige Vergrößerung des li. Ventrikels und des li. Vorhofes. Keine Lungenstauung. c—f Selektives Lävokardiogramm. Simultanaufnahmen in 2 Ebenen. c u. e Diastole, d u. f Systole. In Diastole starke Dilatation des li. Ventrikels. In Systole starke Kontraktion und Verkleinerung des Cavum ventriculi, sehr wenig Restblut im li. Ventrikel. Restblut kleiner als gefördertes Schlagvolumen. Deutliche Volumenschwankungen des li. Vorhofes in Systole und Diastole

in allen Abschnitten dilatiert war. Die Bewertung der Rückstauungssymptome und ihre Einwirkung auf die Lungenstrombahn bzw. den rechten Ventrikel erfolgen nach den gleichen Gesichtspunkten wie bei der Kontraktionsinsuffizienz des druckbelasteten linken Ventrikels.

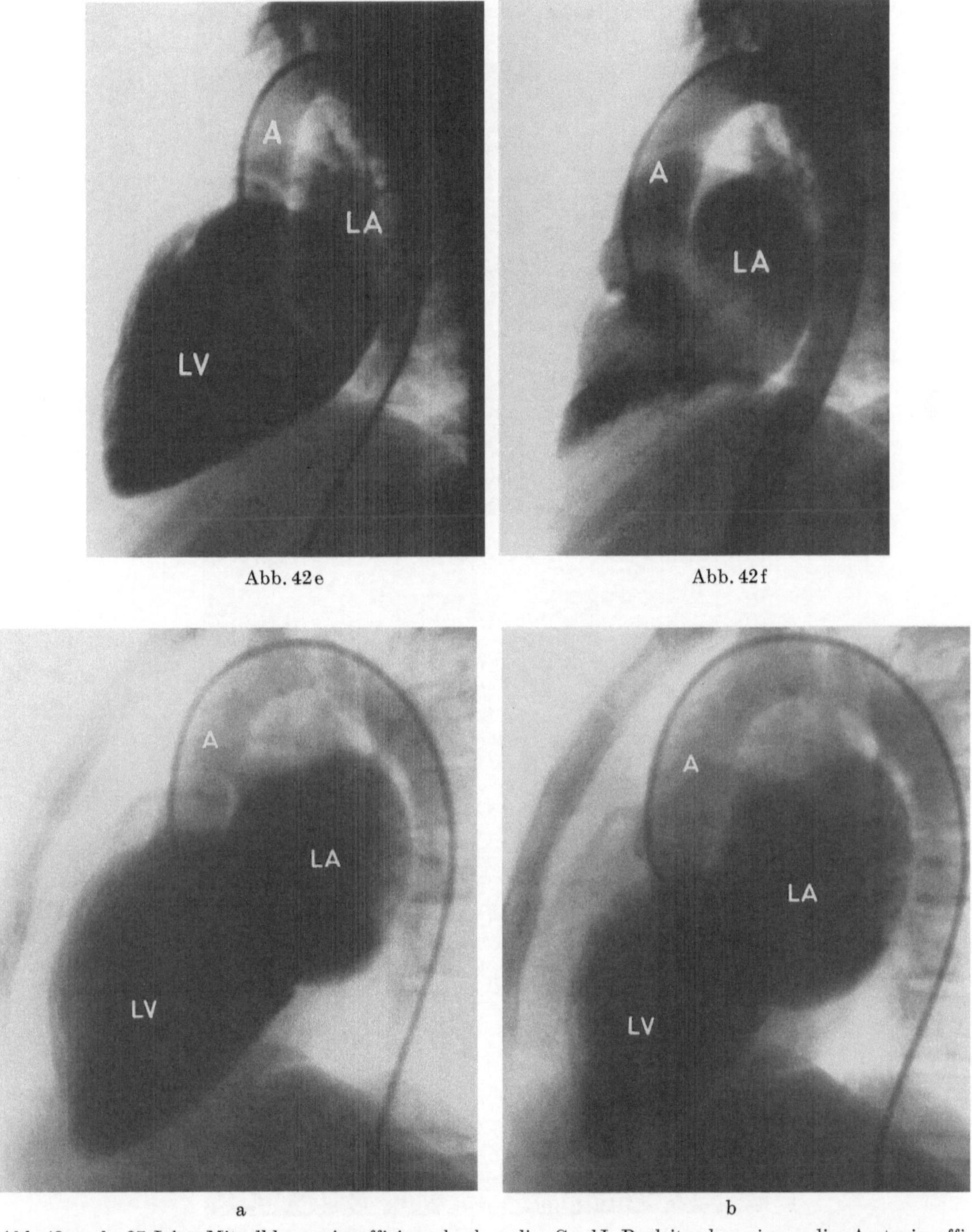

Abb. 42e Abb. 42f

a b

Abb. 43 a u. b. 27 Jahre Mitralklappeninsuffizienz, hochgradig, Grad I. Begleitende geringgradige Aorteninsuffizienz. Druck: li. Ventrikel 80/0/13, Aorta 80/48, Pulmonalarterie: 40/17, $M = 28$ mm Hg. Retrograde selektive Lävokardiographie, a Diastole, b Systole. In Diastole starke Dilatation des li. Ventrikels, in Systole vermehrt Restblut im li. Ventrikel. Starker Reflux in den erweiterten li. Vorhof. Deutliche Volumenschwankungen des li. Vorhofes in Systole und in Diastole

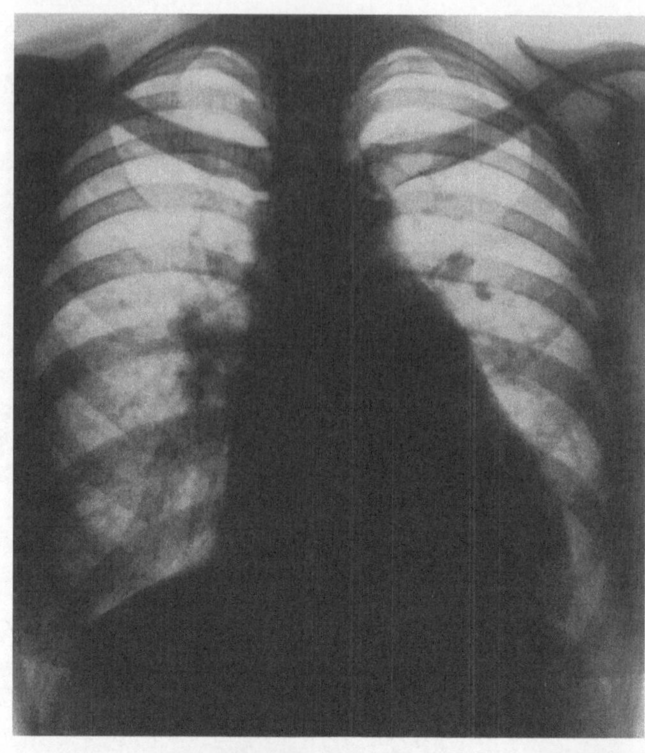
a

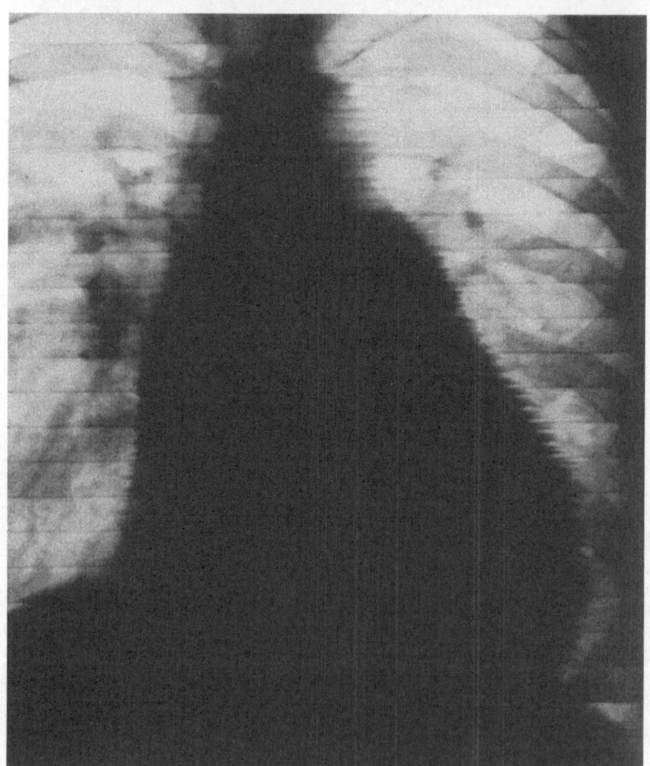
b

Abb. 44a u. b. 30 Jahre. *Offener Ductus arteriosus* (Druck: Pulmonalarterie 16/4 mm Hg). Keine Volumenbelastung des linken Ventrikels, Vorhofes und der Lungenstrombahn. a Vergrößerung des Herzens nach links durch dilatierten linken Ventrikel. Dilatation des Truncus pulmonalis, der zentralen Lungenarterien und der Aorta bis zum Ductus. b Herzkymogramm: Große Pulsationen am linken Ventrikel, der Aorta und den zentralen Lungenarterien. Diastolische Zwischenzacken am Truncus pulmonalis

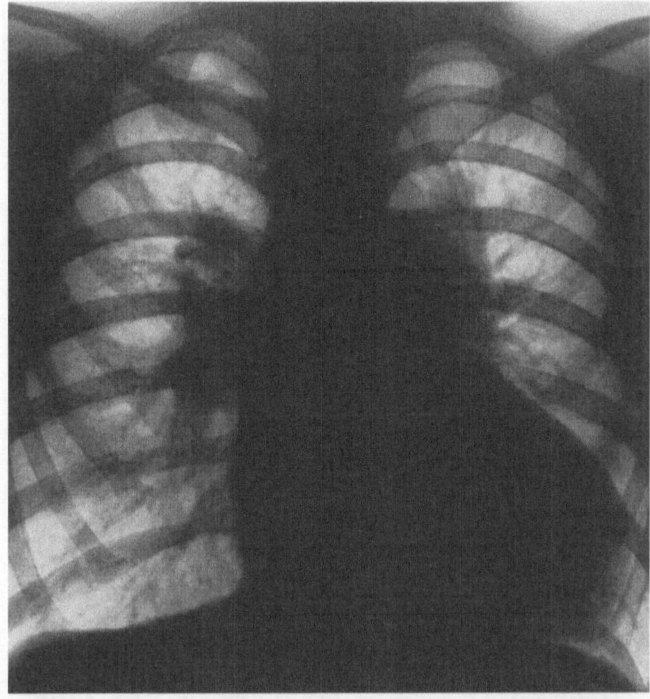

a

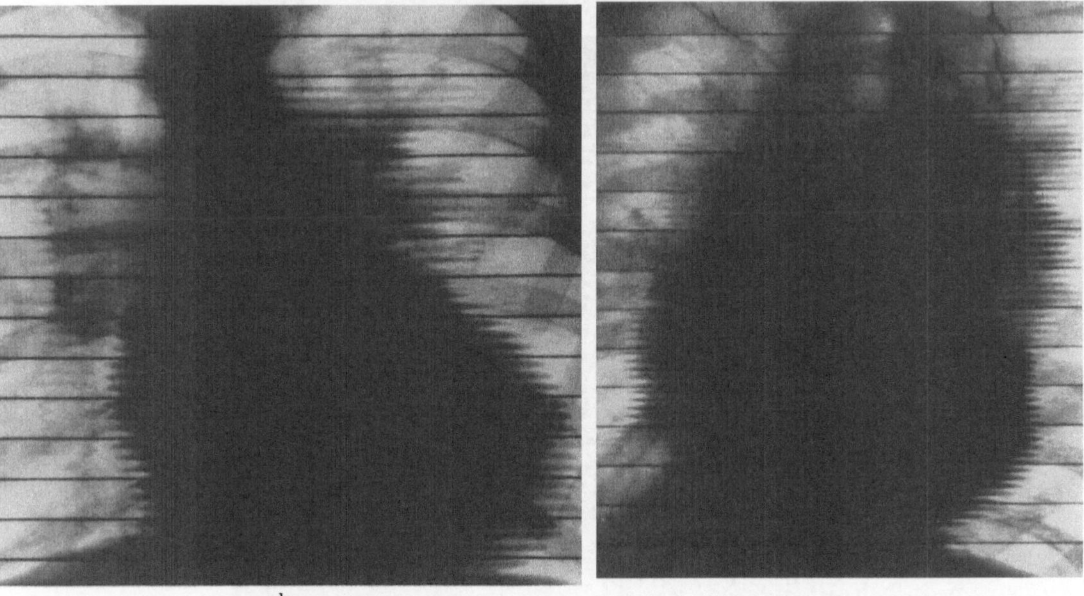

b c

Abb. 45a—c. 14 Jahre. *Ventrikelseptumdefekt.* a Vergrößerung des Herzens nach links vorwiegend durch den linken Ventrikel. Erweiterte zentrale und periphere Lungenarterien. Arcus aortae dexter. b und c Herzkymogramm: Verstärkte Eigenpulsationen an den dilatierten zentralen Lungenarterien, in linker Schrägstellung besonders deutlich an den linken Arterien nachweisbar

Im Gegensatz zur Aorteninsuffizienz ist bei der Mitralinsuffizienz und dem offenen Ductus auch im Stadium der vollen Kompensation der linke Vorhof in unterschiedlichem Ausmaß vergrößert und eine Vermehrung der Lungengefäßzeichnung nachweisbar. Während die Vorhofvergrößerung bei diesen Fehlern direkte Folge des vermehrten Zuflusses ist und bei Kontraktionsinsuffizienz des linken Ventrikels zunimmt, erfordert die

Lungengefäßzeichnung eine unterschiedliche Bewertung. Die vermehrte Lungenvascularisation ist bei der Mitralinsuffizienz Folge der Rückstauung und entspricht morphologisch dem Bild der Lungenstauung. Sie ist besonders bei geringer Ausprägung noch nicht als

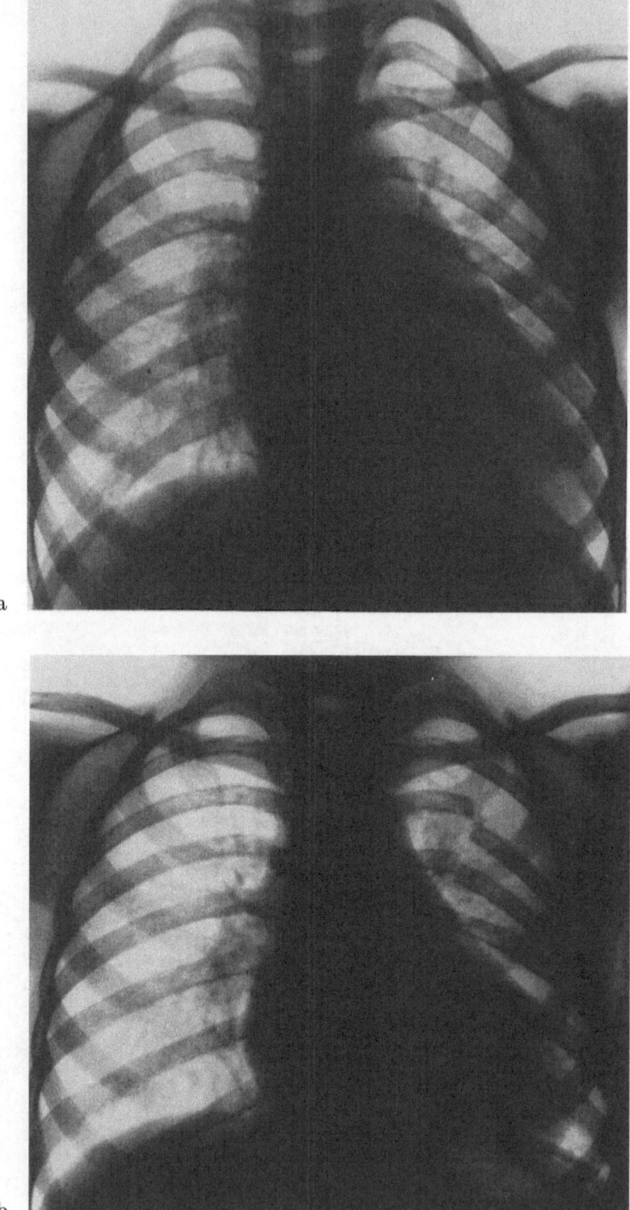

Abb. 46a u. b. 4 Jahre. *Offener Ductus arteriosus vor* (a) und *nach* (b) *Operation*. a Vor Operation: Dilatation des linken Ventrikels und der Lungenarterien. Anpassungsdilatation. b 10 Tage nach Operation: Rückgang der Anpassungsdilatation des linken Ventrikels und der Zeichen des vermehrten Lungendurchflusses

Zeichen einer Linksinsuffizienz zu werten. Gerade bei der Mitralinsuffizienz ist es schwierig abzugrenzen, inwieweit bei einer Lungenstauung eine Kontraktionsinsuffizienz des linken Ventrikels vorliegt. Sie ist vor allem dann zu diskutieren, wenn bei Vergleichsuntersuchungen (Abb. 41 a—d) sowohl Lungenstauung als auch Vergrößerung des linken Vorhofes wesentlich und plötzlich zunehmen. Ein Lungenödem ist, wie allgemein bei Belastungen des linken Herzens, Ausdruck der Kontraktionsinsuffizienz des linken Ventrikels.

Beim offenen Ductus arteriosus ist die Verstärkung der Lungengefäßzeichnung direkte Folge des vermehrten Lungendurchflusses (Abb. 44a) und nicht einer Lungenstauung. In vielen Fällen finden sich röntgenologisch charakteristische Unterschiede gegenüber der

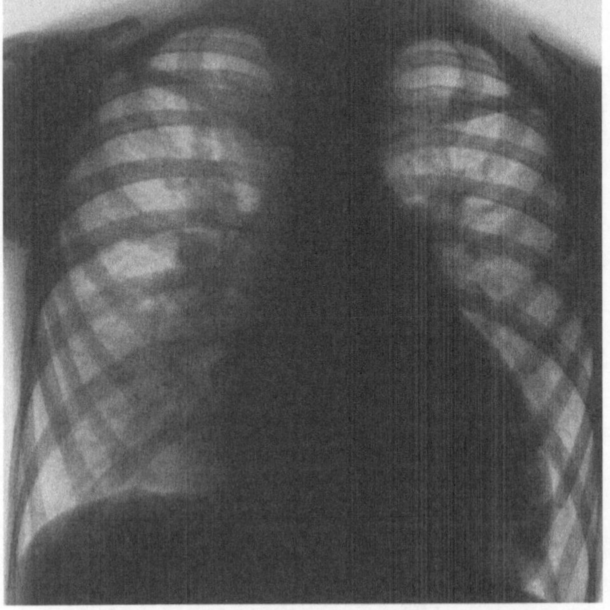

Abb. 47 a

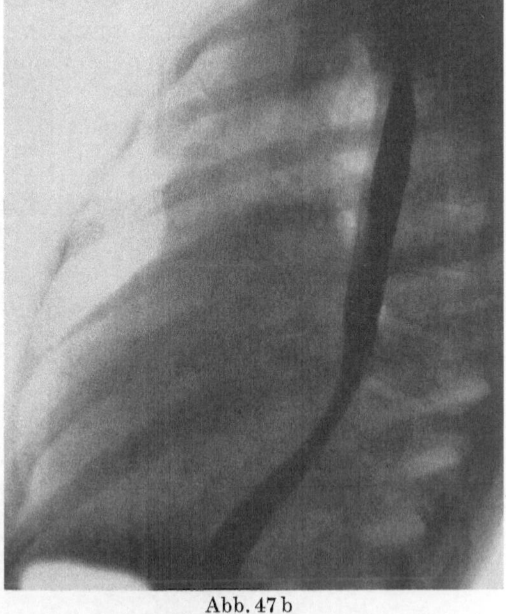

Abb. 47 b

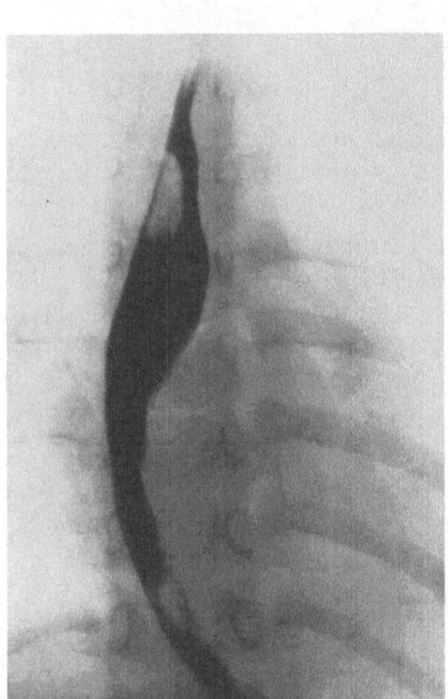

Abb. 47 c

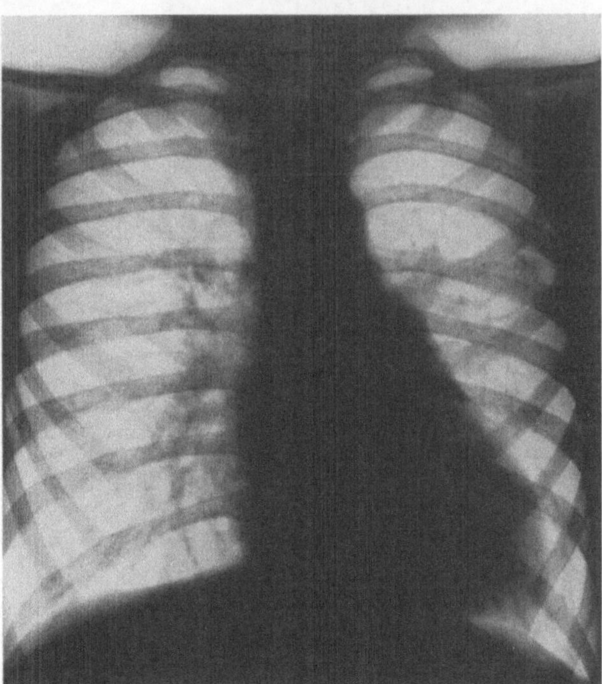

Abb. 47 d

Abb. 47 a—f. 5 Jahre. *Offener Ductus arteriosus vor und nach Operation* (Druck: Pulmonalarterie 58/35 mm Hg; HZV: großer Kreislauf 3,3 Liter/min, kleiner Kreislauf 8,8 Liter/min; Links-Rechts-Shunt 5,5 Liter/min). a—c Vor Operation: Anpassungsdilatation des linken Ventrikels und des linken Vorhofes. Verlagerung des Oesophagus durch dilatierten linken Vorhof nach hinten (b) und rechts (c). Starke Dilatation der zentralen und peripheren Lungenarterien. d—f 2 Jahre nach Operation: Rückgang der Anpassungsdilatation des linken Ventrikels und des linken Vorhofes. Normaler Oesophagusverlauf. Normalisierung der Lungengefäßzeichnung

Lungenstauung. Erweiterung der proximalen und peripheren Lungenarterien mit manchmal verstärkten Eigenpulsationen an den Lappenarterien, fehlende Trübung des Lungenkernes und der Peripherie weisen auf die Vergrößerung des pulmonalen Stromvolumens hin. Es besteht hier bei einer Volumenbelastung des linken Herzens für die Lungenstrombahn dieselbe Situation wie bei der isolierten Volumenbelastung des rechten Herzens durch einen Links-Rechts-Shunt. Zweckmäßigerweise bezeichnet man dieses röntgenologische Bild als vermehrten Lungendurchfluß bzw. aktive Lungenhyperämie (THURN; MARDER, SEAMAN und WILSON), um es dadurch von einer Lungenstauung abzugrenzen.

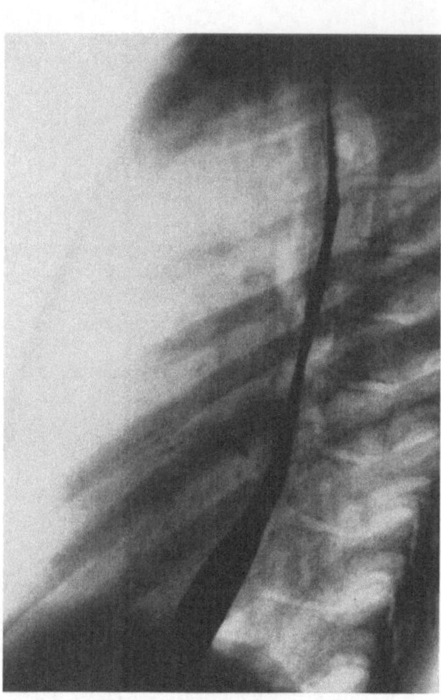

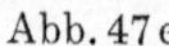

Abb. 47e

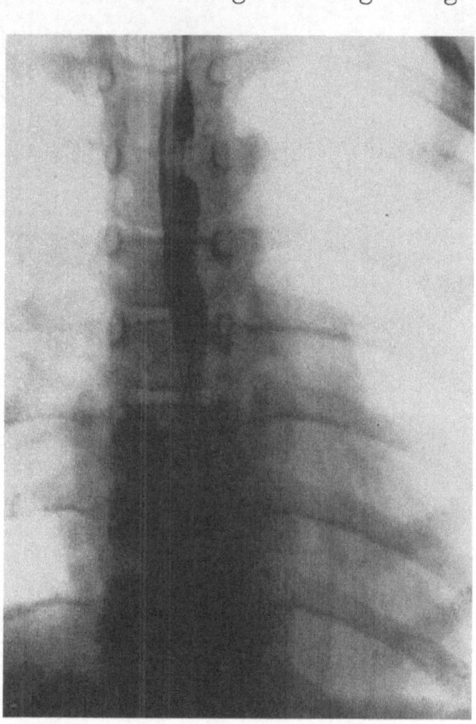

Abb. 47f

Der Eintritt der muskulären Kontraktionsinsuffizienz des linken Ventrikels ist beim offenen Ductus im Röntgenbild schwierig zu beurteilen. Hinweise ergeben sich, wenn zum Bild des vermehrten Lungendurchflusses eine Trübung des Lungenkernes (unscharfe Hilusvergrößerung) und der Peripherie tritt (Abb. 47a) und der linke Ventrikel sich gleichzeitig stärker nach links und hinten ausdehnt. Auch kann bei kymographischen Vergleichsaufnahmen eine Verkleinerung der Aortenpulsationen die Abnahme der Förderleistung des linken Ventrikels andeuten. Die Tatsache, daß beim offenen Ductus mit größerem Shuntvolumen im Laufe der Zeit regelmäßig eine Kontraktionsinsuffizienz des linken Ventrikels eintritt, ist ein Beweis dafür, daß auch eine volumenbelastete Kammer mit primär gesundem Myokard schließlich insuffizient wird.

Sowohl bei der Mitralinsuffizienz als auch beim offenen Ductus tritt später neben die Volumenbelastung des linken Herzens eine sekundäre Druckbelastung des rechten Ventrikels. Diese erklärt sich bei der Mitralinsuffizienz durch die Lungenstauung und ihre Rückwirkungen auf die Hämodynamik des Lungenkreislaufes. Beim offenen Ductus sind zwei bzw. drei Gründe für die pulmonale Hypertonie verantwortlich. Erstens führen mittelgradige und besonders große Stromvolumina in der Lungenstrombahn zur Steigrung des Mitteldruckes in der Pulmonalis (GROSSE-BROCKHOFF, NEUHAUS und SCHAEDE). Zweitens entwickelt sich im Laufe der Jahre eine zunehmende Sklerose der kleinen Lungenarterien, wodurch Druck- und Strömungswiderstand ansteigen. Drittens bedingt bei der Linksinsuffizienz die Lungenstauung zusätzlich eine pulmonale Drucksteigerung. Die

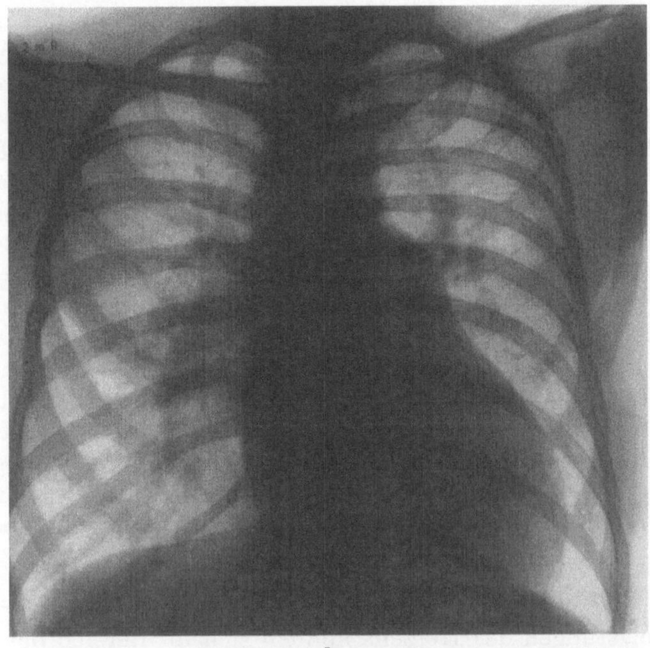

a

b

Abb. 48a u. b. 33 Jahre. *Ventrikelseptumdefekt vor und nach Operation.* (Links-Rechts-Shunt vor Operation 10,7 Liter/min/m².) a Vor Operation: Herzvergrößerung nach links durch dilatierten linken Ventrikel. Erweiterung der zentralen und peripheren Lungenarterien. b Nach Operation: Rückgang der Anpassungsdilatation des linken Ventrikels und der Dilatation der zentralen und peripheren Lungenarterien

sekundäre Druckbelastung erfordert eine entsprechende Mehrarbeit des rechten Ventrikels. Diese ist bei der Mitralinsuffizienz und beim offenen Ductus im Gegensatz zur Aorteninsuffizienz mit den gewöhnlichen Röntgenmethoden im d. v.-Bild nur unsicher zu beurteilen. Einer der Gründe liegt darin, daß die Herzbucht bei diesen Fehlern von vorneherein ausgefüllt ist. Zuverlässiger ist die Größenbeurteilung der Ventrikel im Angiokardiogramm (Abb. 42c—f, 43a und b). Hinweise ergeben sich auch im linken Seitenbild, wenn der rechte Ventrikel nach vorne und oben verstärkt auslädt und seine Ventralverlagerung durch einen hochgradig erweiterten linken Vorhof auszuschließen ist. Die Weite der proximalen Lungenarterien erlaubt beim offenen Ductus primär keine Aussagen über eine sekundäre pulmonale Hypertonie. Für die Beurteilung der peripheren Gefäße gilt das gleiche wie bei der isolierten Volumenbelastung des rechten Herzens (s. S. 588).

Im Angiokardiogramm (Abb. 38d und e, 39d und e, 40b und e, 42c—f, 43a und b) sind ebenfalls Hinweise über die Restblutmengen des linken Ventrikels und Vorhofes zu gewinnen. So erkennt man in den Abb. 42d und f bei einer hochgradigen Mitralklappeninsuffizienz in Systole sehr wenig Restblut im linken Ventrikel, während die ventriculäre Restblutmenge in Abb. 43b ebenfalls bei einer schweren Mitralklappeninsuffizienz stark vermehrt ist. Im Gegensatz zum linken Ventrikel findet sich im linken Vorhof bei der Mitralinsuffizienz in der Regel eine vergrößerte Restblutmenge. Simultane Angiokardiogramme bzw. Lävokardiogramme in zwei Ebenen (Abb. 42c—f) erlauben eine quantitative Messung des enddiastolischen und endsystolischen Volumens des linken Ventrikels und damit auch eine Beurteilung seiner Restblutmenge, während Angiokardiogramme in eine Ebene nur qualitative Hinweise über die Restblutmenge ergeben.

4. Kombination von Volumen- und Druckbelastung

Kombinierte Belastungen des Herzens können sich im Bereich der Ventrikel auf eine Kammer beschränken oder hämodynamisch unterschiedlich beide Ventrikel betreffen. Am häufigsten dürfte es sich dabei, besonders bei Vitien, sowohl bei Belastung eines als auch beider Ventrikel primär um eine Volumen- und sekundär um eine Druckbelastung handeln. Typische Beispiele der kombinierten Belastung des rechten Ventrikels sind der Vorhof- und Ventrikelseptumdefekt mit sekundärer pulmonaler Hypertonie (Abb. 18, 19, 20, 21, 22, 23, 24). Form und Größe des Herzens, bedingt durch die Dilatation und Hypertrophie des rechten Ventrikels, ergeben keine verwertbaren Resultate, diese kombinierte Belastung von der isolierten Volumenbelastung zu trennen. Der Wert der morphologisch faßbaren Veränderungen an den Lungenarterien und ihre Problematik für die Beurteilung der kombinierten Belastung wurde auf S. 589 abgehandelt. Erwähnt sei nochmal, daß nur die abrupte Kalibereinengung von den Lappen- zu den Segmentarterien bei primärer Volumenbelastung der rechten Kammer ihre sekundäre Druckbelastung anzeigt (Abb. 20, 21, 22). Da die Mehrarbeit des rechten Ventrikels bei primärer Volumen- und sekundärer Druckbelastung besonders groß ist, tritt die muskuläre Insuffizienz hierbei relativ schnell ein. Die Folge ist oft eine extreme Herzvergrößerung durch hochgradige Dilatation des rechten Ventrikels, die bei seiner Kontraktionsinsuffizienz durch die progrediente Dilatation des rechten Vorhofes vervollständigt wird (Abb. 23). Beim großen Ventrikelseptumdefekt besteht neben der kombinierten Belastung der rechten Kammer, solange der Links-Rechts-Shunt andauert, zusätzlich noch eine Volumenbelastung des linken Vorhofes und Ventrikels (Abb. 45 und 48). Die Vergrößerung des linken Vorhofes weist röntgenologisch in dieser Situation zuverlässiger als die Größenbeurteilung der Ventrikel auf die bestehende Volumenbelastung des linken Herzens hin.

Eine kombinierte Belastung des linken Ventrikels besteht letzten Endes bei der Aorteninsuffizienz, die mit einer systolischen Blutdrucksteigerung einhergeht. Für die Umformung des Herzens steht aber die Volumenbelastung des linken Ventrikels im Vordergrund. Dasselbe gilt für den kombinierten Aortenklappenfehler mit hämodynamisch wirksamem Reflux. Hinweise für eine kombinierte Belastung ergeben sich bei verkalkten Aortenklappen durch die kymographische Beurteilung der Aortenpulsationen. Sind sie verstärkt, so weist dies trotz verkalkter Aortenklappen auf die kombinierte Druck- und Volumenbelastung des linken Ventrikels hin (Abb. 36b). Für die röntgenologische Beurteilung der Leistungsfähigkeit des kombiniert belasteten linken Ventrikels gelten die gleichen Kriterien wie bei den isolierten Belastungen.

Eine kombinierte Belastung beider Ventrikel besteht beim offenen Ductus arteriosus mit sekundärer pulmonaler Hypertonie in Form einer Volumenbelastung der linken und einer Druckbelastung der rechten Kammer (Abb. 24 und 47). Die Problematik, diesen Zustand an Hand der Herzform und der Lungenarterien zu erkennen, wurde schon erörtert. Es sei in diesem Zusammenhang erwähnt, daß beim offenen Ductus eine zusätzliche Vergrößerung des rechten Ventrikels nicht zur Verbreiterung des Herzens nach rechts führt, da sich dieser trotz primärer Füllungsdilatation der linken Kammer ebenfalls nach links ausdehnt (Abb. 47a).

Bei den kombinierten Mitral-Aortenfehlern hängt die Umformung des Herzens davon ab, welches Vitium hämodynamisch im Vordergrund steht. So werden sich bei hochgradiger

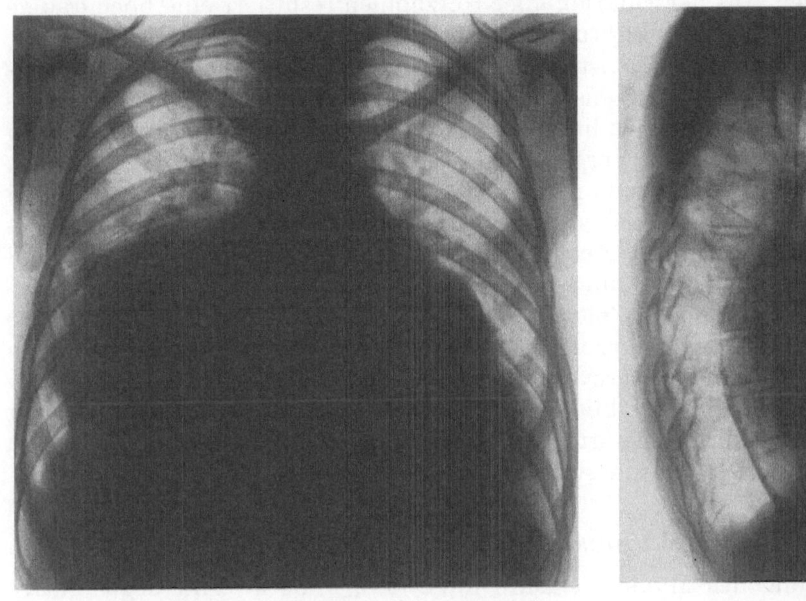

a

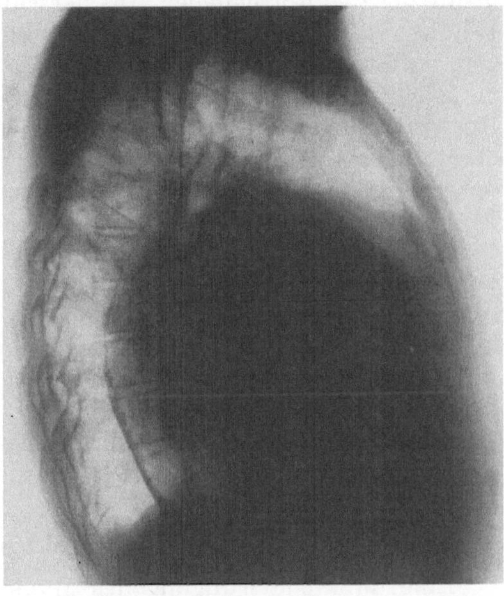

b

Abb. 49a u. b. 36 Jahre. *Multivalvuläres Vitium.* Mitralstenose und -insuffizienz, schwere valvuläre Aortenstenose, organische Tricuspidalinsuffizienz (Obduktionsbefund). Dilatation aller Herzhöhlen. Der dilatierte linke Vorhof ist rechts randständig und verursacht die Verbreiterung nach rechts. Fassungsvermögen des hochgradig dilatierten linken Vorhofes bei Autopsie 1000 cm^3

Mitralstenose mit Aorteninsuffizienz oder Aortenstenose keine wesentlichen Unterschiede zur reinen Mitralstenose finden, da diese hämodynamisch im Vordergrund steht und somit einer Vergrößerung des linken Ventrikels entgegenwirkt. Dagegen steht besonders bei überwiegender Aorteninsuffizienz und leichter bis mittelgradiger Mitralstenose (Abb. 38) und vor allem bei gleichzeitiger Mitralinsuffizienz die volumenbedingte Vergrößerung des linken Ventrikels im Vordergrund der Herzumformung. Große Amplituden an der erweiterten oder normalen Aorta und am linken Herzrand weisen dann trotz der Vergrößerung des linken Vorhofes und ausgefüllter Herzbucht auf die Volumenbelastung des linken Ventrikels hin. Eine Druckbelastung des rechten und linken Ventrikels besteht bei einer Mitralstenose mit Hypertonie im großen Kreislauf. Hier deutet eine Aortendilatation auf die Druckbelastung der linken Kammer hin. Ein schwieriges Problem der gewöhnlichen Röntgenuntersuchung ist die Erkennung einer gleichzeitigen Druckbelastung des rechten und Volumenbelastung des linken Ventrikels beim kombinierten Mitralfehler. Das gilt insbesondere für die hämodynamische Bewertung des Insuffizienzanteiles bzw. Refluxes. Die Formanalyse des Herzens, die auf einer Größenbeurteilung der Ventrikel im gewöhnlichen Röntgenbild beruht, versagt hier meist. Auch liefert der Grad der Vergrößerung des linken Vorhofes keine entscheidenden Kriterien, da ein stark dilatierter Vorhof sowohl bei der Mitralstenose als auch -insuffizienz bzw. dem kombinierten Fehler vorkommen kann, was durch angiokardiographische Volumenmessungen bewiesen wurde (LUKAS, MAHRER und STEINBERG; ARVIDSSON). Maßgeblichen Einfluß auf die Vorhofgröße hat sein Rhythmus, da beim Vorhofflimmern bei beiden Formen des Mitralfehlers hochgradige Dilatationen vorkommen (LUKAS, MAHRER und STEINBERG; ARVIDSSON).

Für die graduelle und semiquantitative Beurteilung des Refluxes bzw. des Insuffizienzanteiles der Mitralis ist sowohl bei der isolierten Mitralklappeninsuffizienz als auch beim kombinierten Mitralklappenfehler die retrograde selektive Lävokardiographie besonders geeignet (Abb. 42 und 43).

Der Prototyp der kombinierten Belastung aller Herzhöhlen ist das erworbene, organische multivalvuläre Vitium, besonders in der Kombination Mitralstenose — Tricuspidalinsuffizienz — Aortenfehler. Aus der Dilation aller Herzhöhlen resultiert eine hochgradige Herzvergrößerung, bei der die Verbreiterung im Vordergrund steht (Abb. 49a und b). Das auffällige röntgenologische Zeichen ist die Diskrepanz zwischen hochgradiger Herzvergrößerung und relativ geringer Lungenstauung, die sich durch die Verkleinerung des Auswurfvolumens des rechten Ventrikels in die Lungenstrombahn erklärt. Ein Rückgang der Lungenstauung mit gleichzeitiger Vergrößerung des rechten Vorhofes, kenntlich an der progredienten Herzverbreiterung nach rechts, ist z.B. bei der Mitralstenose allgemein Ausdruck der muskulären Kontraktionsinsuffizienz des rechten Ventrikels, die zur relativen Tricuspidalinsuffizienz führt. Der rechte Ventrikel ist dann gleichzeitig druck- und volumenbelastet. Große Kammerbewegungen am verstärkt ausladenden rechten Herzrand bei fehlender Lungenstauung sind Zeichen der Tricuspidalinsuffizienz, die durch eine kymographische Registrierung des Leberpulses zusätzlich gesichert werden kann. Rein formal steht bei den hochgradigen Herzvergrößerungen mit fehlender Lungenstauung der große Perikarderguß zur Differentialdiagnose, der über eine Zuflußverminderung zur Schlagvolumenverkleinerung führt. Die stummen Herzränder im Kymogramm beweisen in dieser differentialdiagnostischen Fragestellung den Perikarderguß.

5. Das direkt muskelgeschädigte Herz

Eine direkte Schädigung des Myokards kann infektiöse, toxische und degenerative Ursachen haben. Diese können in akuter und chronischer Form eintreten, reversibel und irreversibel sein. Eine ursächliche Erkennung der Noxen ist röntgenologisch nicht möglich. Die unmittelbare Schädigung der Herzmuskelfibrillen führt zu einer Minderung der „systolischen" Leistungsfähigkeit der Ventrikel (Kontraktionsinsuffizienz). Es kommt daher über eine Vermehrung des Restblutes zur Dilatation des befallenen Ventrikels, die seit MORITZ als „myogene" Dilatation bezeichnet wird. Folge der Kontraktionsinsuffizienz ist sowohl eine Vergrößerung des systolischen als auch des diastolischen Ventrikelvolumens, die beide auf Vermehrung des Restblutes beruhen (Abb. 54c und d). Es kommt also in dieser Situation ohne das Zwischenstadium einer Anpassungsdilatation sofort zur myogenen Dilatation, d.h. zur Herzmuskelinsuffizienz.

Morphologisch dürfte bei einer primären Schädigung des Myokards die Dilatation des Ventrikels im Vordergrund stehen. Ihr kann bei chronischen Zuständen einerseits eine beschränkte Hypertrophie folgen, während sie andererseits fehlt oder der Herzmuskel sogar atrophisch erscheint. Die Dilatation erstreckt sich auf alle Kammerabschnitte, woraus bei Befall beider Ventrikel eine mehr oder weniger allseitige Herzverbreiterung resultiert. Bestanden vorher keine besonderen Arbeitsbedingungen für einen Ventrikel, so kommt es bei primärer myogener Dilatation zu einer, im Einzelfall graduell unterschiedlichen Herzverbreiterung. Diese Herzen liegen wie ausgelaufen, relativ breit dem Zwerchfell auf, und ihre Vergrößerung ist in der Querdimension auffälliger als in der Längsrichtung (Abb. 50b und 51a). Hierdurch sind sie meist von Herzvergrößerungen durch eine hämodynamische Mehrbelastung — besonders des rechten Ventrikels — zu unterscheiden.

Es stellt sich nun die Frage, wann man bei primären Myokardschädigungen röntgenologisch berechtigt ist, eine Leistungsminderung des Herzens anzunehmen. ZDANSKY unterscheidet zwischen einer „kompensierten, myogenen Dilatation und einer dekompensierten, myogenen Dilatation“ bzw. einer „kompensierten bzw. dekompensierten Rechts- und Linksinsuffizienz“. Anders ausgedrückt heißt dies, daß auch der myogenen Dilatation in einem bestimmten Stadium und in begrenztem Ausmaß durch die vermehrte

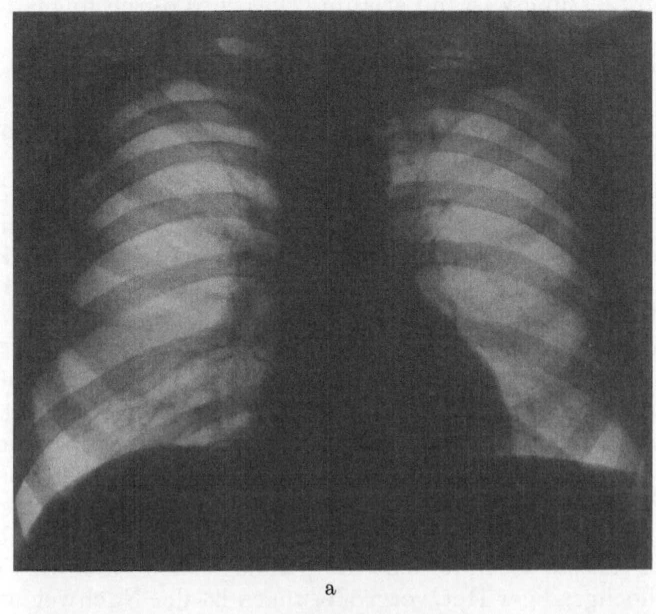

a

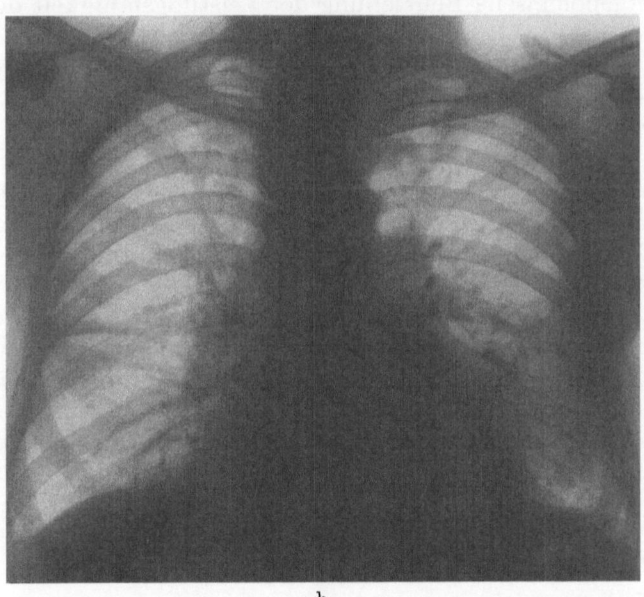

b

Abb. 50a u. b. 53 Jahre. *Myogene Dilatation* beider Ventrikel. a 1955: Normale Herzgröße und normale Lungengefäßzeichnung. b 1962: Myogene Dilatation vorwiegend des linken Ventrikels. Lungenstauung. Kleiner basaler und interlobärer Pleuraerguß rechts

Anfangsspannung der Muskelfibrillen noch eine kompensatorische Funktion zukommen soll. Diese auf den Gesetzen der Muskelphysiologie beruhenden Vorstellungen mögen theoretisch zutreffen. Für die praktische Röntgenologie stellt sich aber die Frage, wie man eine Unterscheidung zwischen „kompensierter und dekompensierter, myogener Dilatation“ treffen soll? Ganz allgemein dürfte gelten, daß eine feste Beziehung zwischen dem

Grad der röntgenologisch nachweisbaren Vergrößerung (Dilatation) und der Leistungsfähigkeit bzw. Akkommodationsbreite eines Ventrikels nicht besteht (ZDANSKY). Mit anderen Worten bedeutet dies, daß auch bei der myogenen Dilatation — mit Ausnahme hochgradiger Herzvergrößerungen — der Grad einer Ventrikelvergrößerung allein noch keine Aussage über seinen Leistungszustand erlaubt. Dies wird durch folgende Tatsachen unterstrichen:

1. Im gewöhnlichen Röntgenbild ist die ,,absolute“ Größe eines Ventrikels nicht zu bestimmen.
2. Die quantitative Größenbeurteilung einer Kammer ist gerade bei myogener Dilatation beider Ventrikel sehr unsicher.

Wenn man weiter die physiologische Schwankungsbreite der Herzgröße berücksichtigt, wird es offensichtlich, daß es ausschließlich auf Grund der röntgenologisch bestimmbaren Ventrikelgröße nicht möglich ist, seine Leistungsfähigkeit zu beurteilen (ZDANSKY; THURN). Das gilt besonders für Erstuntersuchungen. Ausnahmen bilden lediglich hochgradige Vergrößerungen des Herzens in der Querdimension.

Die Problematik einer röntgenologischen Funktionsbeurteilung des primär muskulär geschädigten Herzens wird bei der frischen Myokarditis oder dem Myokardinfarkt besonders deutlich. Trotz eindeutiger klinischer Insuffizienzzeichen bzw. autoptischer Befunde wird im Stehen und Liegen nicht selten röntgenologisch eine ,,normale“ Herzgröße festgestellt, weil nicht jede akute Myokarditis sofort zu einer Kontraktionsinsuffizienz führt. Außerdem ist bei fieberhaften oder toxischen Erkrankungen die periphere Kreislaufregulation oft gestört und der venöse Zufluß im Stehen vermindert, so daß die Dilatation eines Ventrikels auch aus diesem Grunde dem röntgenologischen Nachweis entgeht.

Mit Ausnahme hochgradiger Herzvergrößerungen ist der Nachweis von Rückstauungszeichen für die röntgenologische Beurteilung der Leistungsfähigkeit des primär muskulär geschädigten Herzens ausschlaggebend. Diese sind für den linken Ventrikel durch die Vergrößerung des linken Vorhofes (Abb. 54b) und eine deutliche Lungenstauung relativ sicher und leicht zu erbringen. Dabei weist bei primärer Myokardschädigung der linken Kammer eine Vergrößerung des linken Vorhofes auf eine relative Mitralklappeninsuffizienz hin. Vorhofvergrößerung und Lungenstauung sind nicht regelmäßig gleichzeitig nachweisbar. Eine Lungenstauung ist vielmehr häufig ohne Vorhofvergrößerung zu erkennen. Sie ist mit und ohne Vorhofvergrößerung bei primären Myokardschädigungen immer Ausdruck der muskulären Kontraktionsinsuffizienz des linken Ventrikels, d.h. Zeichen einer manifesten Linksinsuffizienz (Abb. 50b, 51a, 52a, 53a).

Zuverlässiger als bei Erstuntersuchungen läßt sich die Leistungsfähigkeit des primär muskelgeschädigten linken Ventrikels bei Vergleichsuntersuchungen beurteilen. Dies um so mehr, wenn man die Änderungen der Herzgröße und der Lungengefäßzeichnung gleichzeitig auswertet. Eine progrediente Verbreiterung des Herzens nach links oder links hinten mit Eintritt einer Lungenstauung beweist immer eine muskuläre Kontraktionsinsuffizienz der linken Kammer (Abb. 50a und b).

Normalisierung der Lungengefäßzeichnung und Rückgang der Herzverbreiterung bzw. Normalisierung der Herzgröße sind dagegen Zeichen der Leistungsbesserung des linken Ventrikels (Abb. 52a und b und 53a und b). Übereinstimmende Untersuchungsbedingungen sind Voraussetzung.

Wenn sich nur die Lungenstauung und nicht die Herzvergrößerung zurückbildet (Abb. 51a und b), kann dies sowohl durch eine Leistungsbesserung des linken Ventrikels als auch durch eine zusätzliche Kontraktionsinsuffizienz der rechten Kammer bedingt sein. Letzteres wird wahrscheinlicher, wenn eine progrediente Verbreiterung des Herzens nach rechts auf die Vergrößerung des rechten Vorhofes hinweist (ZDANSKY; THURN). In diesem Falle besteht trotz fehlender Lungenstauung eine globale Herzmuskelinsuffizienz. Der Zustand ist bei Vergleichsuntersuchungen leichter als bei Erstuntersuchungen zu beurteilen. Es erhebt sich nun die Frage, ob man bei einem Rückgang der Lungenstauung und unveränderter Herzgröße bzw. Linksverbreiterung entsprechend den Vorstellungen ZDANSKYs berechtigt ist, von „kompensierter myogener Dilatation“ zu sprechen. Wir möchten dies deshalb bezweifeln, weil auch in dieser Situation röntgenologisch keine Aussage darüber möglich ist, ob diastolischer Ventrikeldruck und Herzzeitvolumen normal sind. Auf Grund

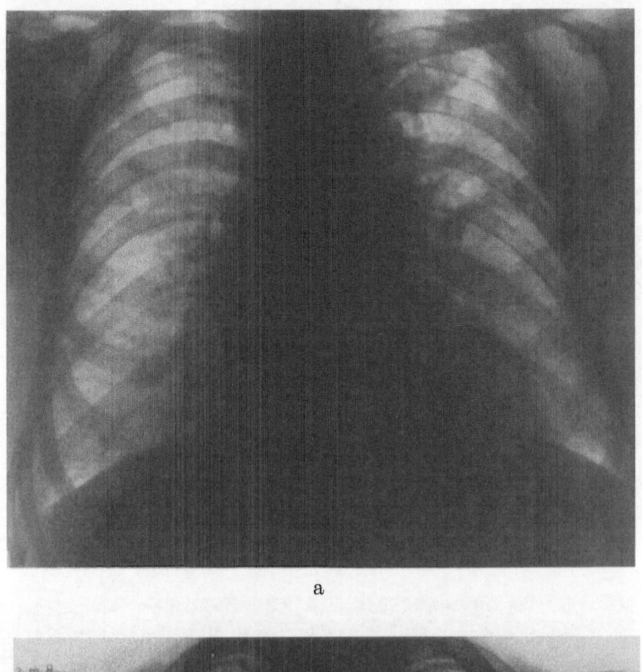

a

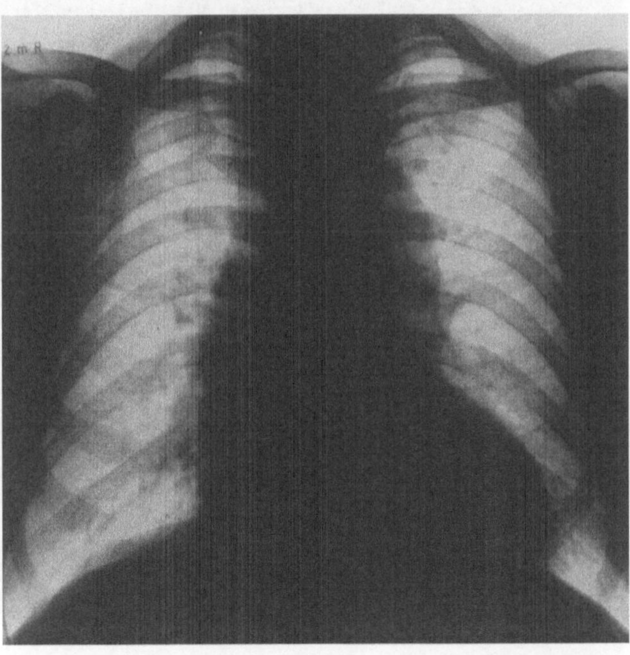

b

Abb. 51a u. b. 76 Jahre. *Akute myogene Dilatation* des linken Ventrikels. a 12. 2. 64: Dekompensation mit Präödem der Lungen. b 18. 2. 64: Nach Therapie. Normalisierung der Lungengefäßzeichnung. Myogene Dilatation des linken Ventrikels noch vorhanden

dieser Problematik erscheint es uns zutreffender, von myogener Dilatation des linken Ventrikels zu sprechen, wenn eindeutige Zeichen der Rückstauung nachweisbar sind. Terminologisch bedeutet dies, daß eine myogene Dilatation des linken Ventrikels identisch ist mit seiner Kontraktionsinsuffizienz.

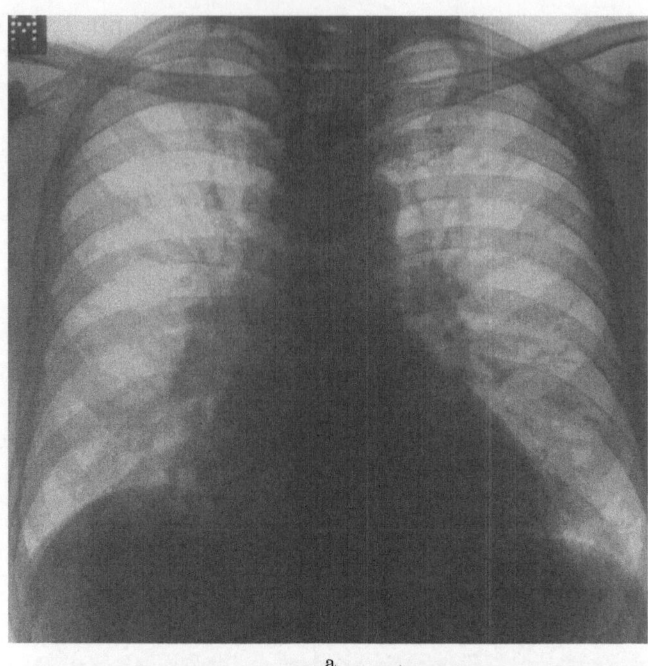

a

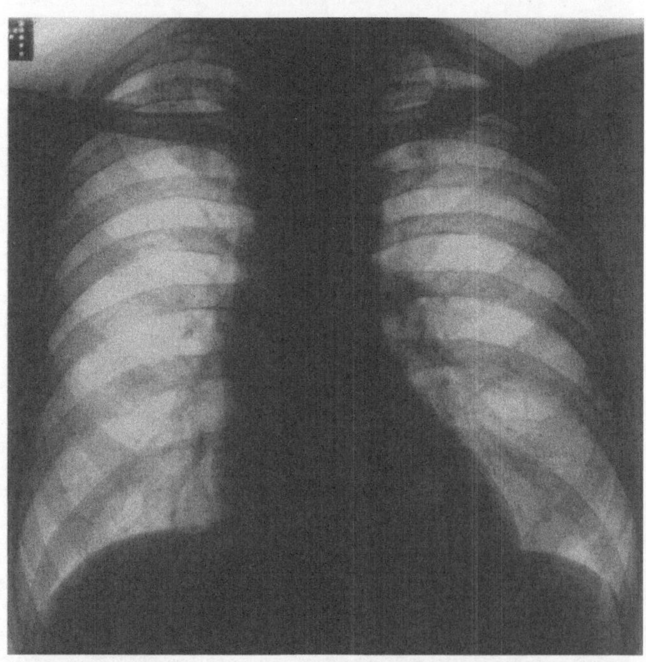

b

Abb. 52a u. b. 52 Jahre. *Myogene Dilatation* des linken Ventrikels. a 23. 4. 61: Dekompensation. Dilatation des linken Ventrikels und des rechten Vorhofes, Lungenstauung, sekundäre pulmonale Hypertonie. b 26.5.61: Nach Therapie. Normalisierung der Herzgröße und der Lungengefäßzeichnung. Kompensation

Auf die Schwierigkeit einer Leistungsbeurteilung des rechten Ventrikels wurde schon hingewiesen. Das gilt auch für die primäre muskuläre Schädigung der rechten Kammer. Wie schon ausgeführt, sind nur eine progrediente Vergrößerung des rechten Vorhofes, Verbreiterung der oberen Hohlvene, Pleuraergüsse und rechtsseitiger Zwerchfellhochstand infolge Lebervergrößerung Hinweise für die muskuläre Kontraktionsinsuffizienz des rech-

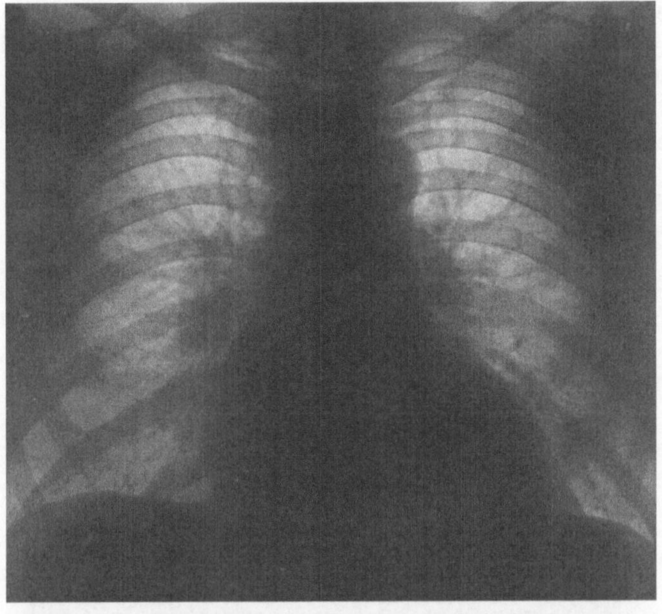

a

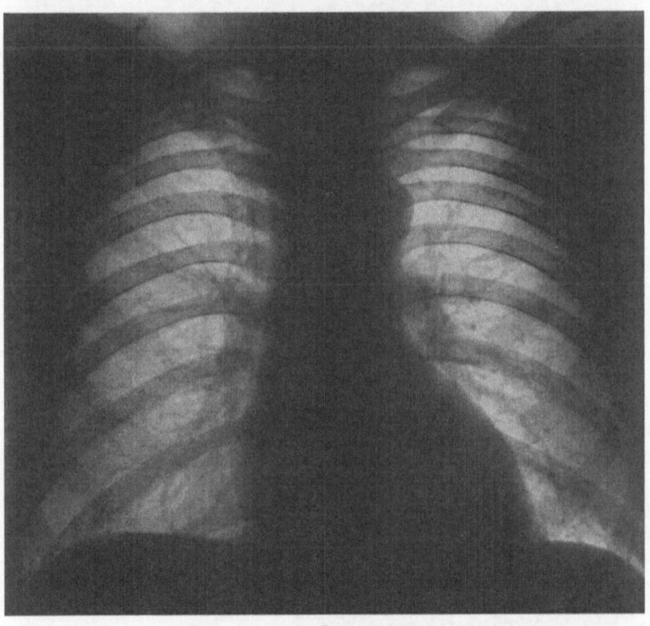

b

Abb. 53a u. b. 40 Jahre. *Myogene Dilatation* des linken Ventrikels. a 5. 6. 61: Dekompensation. Dilatation des linken Ventrikels. Lungenstauung mit Präödem. b 6. 7. 61: Nach Therapie. Normalisierung der Herzgröße und der Lungengefäßzeichnung. Kompensation

ten Ventrikels. Die Größe der rechten Kammer, die absolut im gewöhnlichen Röntgenbild nicht bestimmbar ist, liefert auch bei primären Myokardschädigungen kein zuverlässiges Kriterium für ihre Leistungsbeurteilung. Gerade bei isolierter Schädigung des rechten Herzens können trotz normaler Herzgröße klinisch deutliche Zeichen der Rechtsinsuffizienz vorliegen.

Eine gleichzeitige myogene Dilatation des linken und rechten Ventrikels darf röntgenologisch angenommen werden, wenn neben einer leichten bis mäßigen Lungenstauung z.B. ein Pleuraerguß vorliegt (Abb. 50b). Dies um so mehr, wenn die Vergrößerung des rechten Ventrikels durch Ausfüllung der Herzbucht und im linken Seitenbild durch verstärkte Ventralausladung nach vorne wahrscheinlich wird. Infolge der Rechtsinsuffizienz

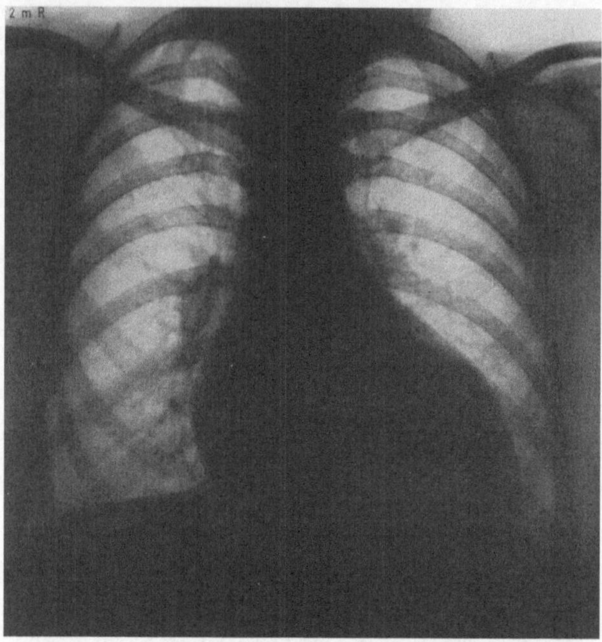

Abb. 54a

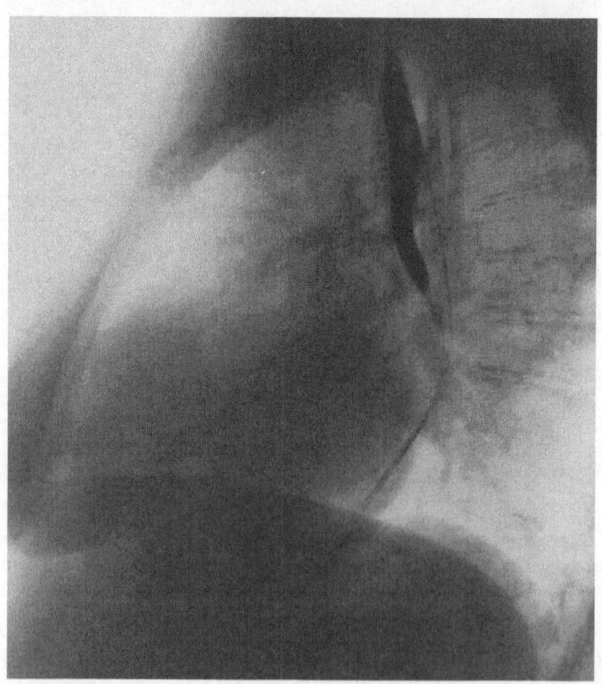

Abb. 54b

Abb. 54a—d. 46 Jahre Myogene Dilatation des li. Ventrikels mit relativer Mitralklappeninsuffizienz. (Druck: li. Ventrikel: 120/10/29, A. pulmonalis: 54/35, M=40 mm Hg.) a u. b Deutliche Vergrößerung des li. Ventrikels nach links und links hinten. Geringe Vergrößerung des linken Vorhofes (b) im Seitenbild mit Verlagerung des Oesophagus nach hinten. Deutliche Lungenstauung. c u. d Retrograde selektive Lävokardiographie. c Diastole, d Systole. Dilatation des li. Ventrikels in Diastole, der in Systole (d) sich nur wenig verkleinert und sehr viel Restblut enthält. Geringer Reflux durch die insuffiziente Mitralklappe in den li. Vorhof wird die Lungenstauung meist weniger deutlich sein als bei isolierter Linksinsuffizienz. Rückgang des Pleuraergusses und der Lungenstauung mit Herzverkleinerung bedeutet Leistungsbesserung beider Ventrikel. Bei Erstuntersuchungen sind diese Herzen mit einer myogenen Dilatation beider Ventrikel, insbesondere mit einer Vergrößerung des linken Vorhofes, röntgenologisch nicht immer von einem organischen Mitralfehler abzugrenzen. Die Regression der Rückstauungssymptome und der Herzvergrößerung weist auf die primäre myogene Dilatation hin.

Zu bemerken ist noch, daß eine Lungenstauung infolge einer Kontraktionsinsuffizienz des linken Ventrikels letzten Endes immer zur Druckbelastung der rechten Kammer führt (Abb. 54a—d). Ob dann zur primären Linksinsuffizienz eine sekundäre Rechtsinsuffizienz tritt, hängt sowohl von der Leistungsbreite der rechten Kammer als auch vom

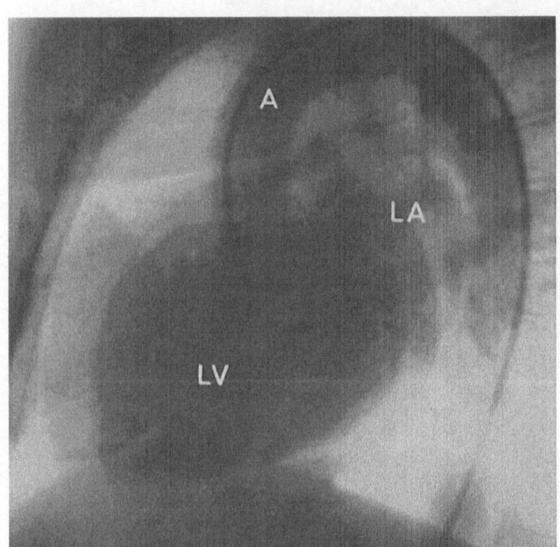

Abb. 54c

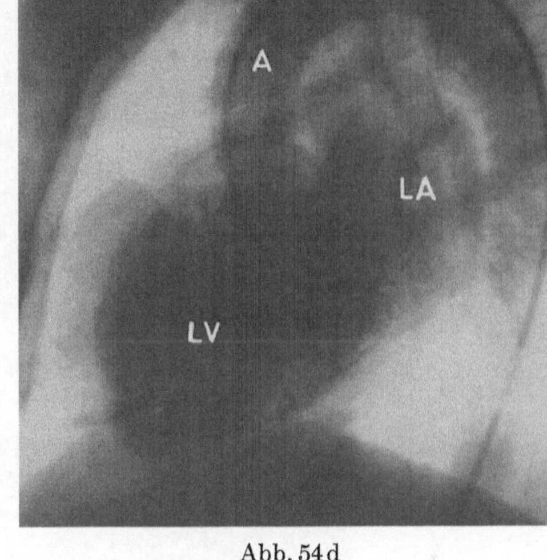

Abb. 54d

Zeitpunkt einer eventuellen Leistungsbesserung des linken Ventrikels ab. Bei chronischen Lungenstauungen, die schließlich zur Lungenfibrose bzw. -induration führen, ist die Druckbelastung des rechten Ventrikels an der Dilatation der zentralen Lungenarterien zu erkennen. Verlaufsserien sind besonders wertvoll. Diese Annahme ist auch dann berechtigt, wenn das Herz mit erhaltener Taille vorwiegend nach links verbreitert ist. Die Herzkonfiguration wird bei diesen Zuständen vorwiegend vom Grad der primären und überwiegenden Dilatation des linken Ventrikels bestimmt.

6. Kombination von hämodynamischer Mehrbelastung und sekundärer Herzmuskelschädigung

Bei einer Anpassungshypertrophie und -dilatation kann die Leistungsfähigkeit eines Ventrikels aus verschiedenen Ursachen versagen. Erstens tritt eine Leistungsminderung ein, wenn der hypertrophierte Muskel sekundär durch infektiöse, toxische und ischämische Noxen geschädigt wird. Zweitens ist der Grad der Blutversorgung des Herzmuskels für seinen Leistungszustand entscheidend. Nach den bisherigen Vorstellungen dürfte feststehen, daß auf die Dauer und in der überwiegenden Zahl der hypertrophierte Herzmuskel bezüglich seiner Ernährungsbedingungen schlechter als der normale Muskel gestellt ist. Wenn auch eine hämodynamisch bedingte Hypertrophie einerseits eine Anpassung des Herzens an die Mehrbelastung darstellt, so dürfte sie andererseits doch den Keim für ein vorzeitiges Versagen der Muskelfaser in sich tragen.

Folge einer sekundären Kontraktionsinsuffizienz der primären Anpassungshypertrophie und -dilatation eines Ventrikels ist eine Erhöhung des endsystolischen Volumens und damit eine Zunahme der Dilatation. Es besteht jetzt die gleiche Situation wie bei primärer muskulärer Kontraktionsinsuffizienz; d.h. das Minutenvolumen sinkt ab, und der diastolische Ventrikeldruck steigt an. Röntgenologisch kann dieser Zustand bei Ver-

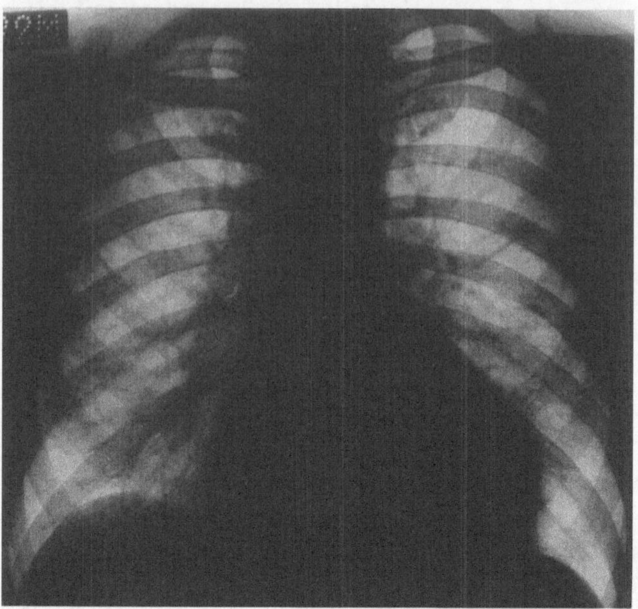

Abb. 55a

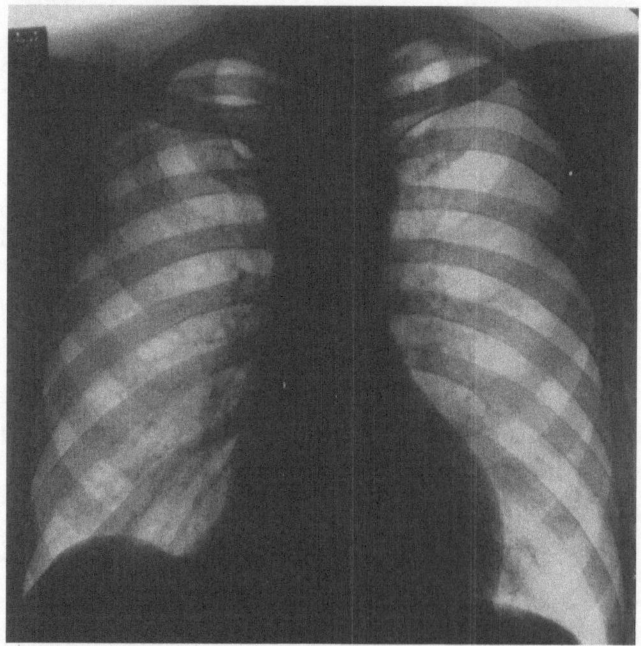

Abb. 55b

Abb. 55a—d. 45 Jahre. *Arteriovenöse Fistel zwischen Arcus aortae und V. cava sup.* — vor und nach Operation. a Vor Operation: Anpassungsdilatation beider Ventrikel. Lungenstauung. Erweiterte Hohlvene rechts. b Nach operativem Verschluß der a.v.-Fistel: Rückgang der Anpassungsdilatation und Normalisierung der Lungengefäßzeichnung. c und d Herzkymogramm: Ausschnitt Aortenbogen. c Vor Operation: Große Pulsationen an der Aorta und dem Truncus pulmonalis. d Nach Operation: Normalisierung der Aorten- und Pulmonalispulsationen

gleichsaufnahmen an einer progredienten Herzverbreiterung und den Zeichen der Rückstauung nachweisbar werden. Dabei ist die Formänderung des Herzens vorwiegend von der Situation vor der Dekompensation abhängig. Bei der Wertung der Lungenstauung muß die Grunderkrankung beachtet werden, wie dies bei hämodynamisch bedingten Mehrbelastungen ausgeführt wurde. Während sie bei einer Belastung des linken Ventrikels immer Ausdruck einer Linksinsuffizienz ist, gilt dies z.B. für die Mitralstenose nicht.

Bei rheumatischen Herzklappenfehlern ist zu bedenken, daß sie meist und in unterschiedlichem Ausmaß mit entzündlichen Myokardprozessen einhergehen, die eine bleibende Herzmuskelschädigung bedingen können. Während sekundäre infektiöse und toxische Schädigungen in kurzer Zeit zur myogenen Dilatation des hämodynamisch mehrbelasteten Ventrikels führen, stellt sich diese aus den erwähnten anatomischen und physiologischen Gründen bei einer primären Anpassungshypertrophie und -dilatation der Kammern erst allmählich ein. In beiden Fällen können, namentlich bei Vitien, extreme Herzvergrößerungen mit hochgradiger Verbreiterung resultieren.

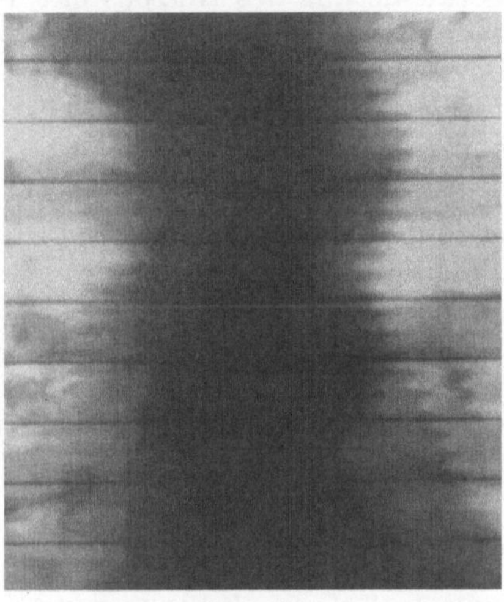

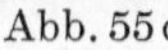

Abb. 55c

Abb. 55d

Ein typisches Beispiel einer kombinierten hämodynamischen Mehrbelastung mit sekundärer Herzmuskelinsuffizienz ist die arteriovenöse Fistel im großen Kreislauf im Stadium der muskulären Kontraktionsinsuffizienz. Primär besteht eine Volumenbelastung (GAUER und LINDER) aller Herzhöhlen. Die daraus resultierende Dilatation und Hypertrophie ist vorweg eine Anpassung zur Bewältigung der Mehrbelastung. Bei voller Leistungsfähigkeit ist das Ausmaß der Herzvergrößerung ein gewisser Gradmesser für die Größe der volumenbedingten Überbelastung. Es sind aber physiologische Schwankungen der Herzgröße zu berücksichtigen und Aussagen nur dann wertvoll, wenn Vergleichsaufnahmen vor Bestehen der Fistel vorliegen. Auch weist eine Dilatation der Lungenarterien bei ungetrübten Lungenfeldern noch nicht auf eine Linksinsuffizienz hin, sondern ist Folge des vermehrten Lungendurchflusses. Eine Verkleinerung des Herzens bei vollständiger Kompression der Fistel (RÖSLER; WEBER; SCHMIDT, LEITZKE und v. LUTTEROTTI) deutet ebenfalls auf die Anpassungsdilatation der Herzhöhlen infolge des vermehrten diastolischen Zuflusses hin.

Erfahrungsgemäß tritt bei größeren arteriovenösen Fisteln im Laufe der Zeit, im Durchschnitt nach 4—5 Jahren (GROSSE-BROCKHOFF, NEUHAUS, SCHAEDE), ohne zusätzliche Ursachen eine muskuläre Kontraktionsinsuffizienz der Ventrikel ein (Abb. 55a). Dise ist wiederum ein Beweis dafür, daß eine Dauervolumenbelastung zu einer Kontraktionsinsuffizienz des primär gesunden Herzmuskels führt. Die röntgenologische Beurteilung ist in diesem Stadium bei Erstuntersuchungen schwierig, weil sowohl Herzvergrößerung als auch Vermehrung der Lungengefäßzeichnung allein Folge der vermehrten Füllungsbelastung sein können. Bei Vergleichsaufnahmen weist allerdings eine im Laufe der Jahre zunehmende Herzverbreiterung, die mit einer Trübung der Lungenfelder einhergeht, auf die sekundäre muskuläre Kontraktionsinsuffizienz des linken Ventrikels hin. Das gilt besonders für eine Zunahme der Dilatation des linken Vorhofes.

Röntgenologisch übersichtlicher wird die Beurteilung der Hämodynamik nach Unterbindung der Fistel. Verkleinerung des Herzens (Abb. 55a und b), Verschmälerung der zentralen Lungenarterien, der Aorta und der oberen Hohlvene sind postoperativ in erster Linie Ausdruck der Beseitigung der Volumenbelastung. Des weiteren weist eine Normalisierung der präoperativ verstärkten Pulsationen an der Aorta (Abb. 55c und d), u. U. auch an den zentralen Lungenarterien, darauf hin, daß die Volumenbelastung nicht mehr besteht. Bleibt dagegen die Herzvergrößerung nach Fistelunterbindung bestehen, während sich die Aortenpulsationen normalisieren, so ist eine myogene Dilatation weiter anzunehmen. Dies um so mehr, wenn Zeichen einer Lungenstauung bzw. ein vergrößerter linker Vorhof nachweisbar bleiben. Andererseits ist eine Verkleinerung des Herzens und Rückgang der Lungenstauung nach konservativer präoperativer Therapie durch Besserung der Leistungsfähigkeit, d.h. Rückgang der sekundären myogenen Dilatation, bedingt. Die anschließende Herzverkleinerung nach Fistelunterbindung entspricht dann ausschließlich dem Rückgang der Anpassungsdilatation durch vermehrten Zufluß.

Am Beispiel der arterio-venösen Fistel im großen Kreislauf läßt sich durch prä- und postoperative röntgenologische Vergleichsuntersuchungen demonstrieren, daß eine Herzvergrößerung durch vermehrten Zufluß nach Beseitigung der Mehrbelastung in kurzer Zeit zurückgehen kann. Das gilt auch für die sekundäre myogene Dilatation. Dabei dürfte die relativ schnell eintretende Herzverkleinerung weitgehend durch den Rückgang der Anpassungsdilatation der Herzhöhlen bedingt sein. Dies trifft postoperativ in ähnlicher Weise für das linke Herz beim offenen Ductus arteriosus und für das rechte beim Vorhofseptumdefekt zu.

Literatur

ACTIS-DATO, A., P. F. ANGELINO, and A. BRUSKA: Angiopulmographic study of the lesser circulation in mitral stenosis. Amer. Heart J. **52**, 1—6 (1956).

— — e E. ZAMBELLINI: L'angiocardiopneumografia nei vizi mitralici. Minerva med. **43**, 693—713 (1952).

ANGELINO, P. F., R. GARBAGNI et A. BRUSKA: La grande hypertension pulmonaire au cours du retrecineme mitral. Presse méd. **1958**, 737—740.

ARVIDSSON, H.: Angiocardiographic observations in mitral disease. Acta radiol. (Stockh.), Suppl. 158, 1—123 (1958).

—, and P. ÖDMAN: Angiocardiography in mitral disease. Acta radiol. (Stockh.) **47**, 96—118 (1957).

BOYD, J. F., S. D. SCOTT PARK, and G. SMITH: The correlation between various assessment of pulmonary arterial pressure in mitral stenosis. Brit. Heart J. **20**, 466 (1958).

BROWN, J. W., D. HEATH, and W. WITHAKER: Eisenmengerkomplex. Brit. Heart J. **17**, 273 (1955).

BRUWER, A. J.: Practical value of the posterior anterior roentgenogram and roentgenoscopy in certain types of heart disease. Amer. J. Roentgenol. **76**, 664—692 (1956).

BRUWER, A. J., F. H. ELLIS, and J. W. KIRKLIN: Costophrenic septal lines in pulmonary venous hypertension. Circulation **12**, 807—812 (1955).

— C. H. HODGSON, and J. A. CALLAHAN: Diseases of the heart and great vessels: Thoracic roentgenographic manifestations. Amer. J. Roentgenol. **80**, 264—296 (1958).

BUSCH, W., u. K. EISELSBERG: Neue anatomische Untersuchungen über das Cor pulmonale. Cardiologia (Basel) **33**, 137—151 (1958).

CAMPBELL, M.: Visible pulsation in relation to blood flow and pressure in the pulmonary artery. Brit. Heart J. **13**, 438—456 (1951).

CARMICHAEL, J. H. E., D. G. JULIAN, G. P. JONES, and E. M. WREN: Radiological signs in pulmonary hypertension. Brit. J. Radiol. **27**, 393—397 (1954).

DAVIES, L. G., J. F. GOODWIN, R. E. STEINER, and B. D. VAN LEUVEN: The clinical and radiological assessment of the pulmonary arterial pressure in mitral stenosis. Brit. Heart J. **15**, 393—400 (1953).

DEXTER, L., J. W. DOW, F. W. HAYNES, J. L. WHITTENBERGER, B. G. FERRIS, W. T. GOODALE, and H. K. HELLENS: Studies of the pulmonary circulation in man at rest. Normal variations and the interrelations between increased pulmonary blood flow elevated pulmonary arterial pressure, and high pulmonary capillary pressures. J. clin. Invest. **29**, 602—613 (1950).

DIETLEN, H.: Über die Unterscheidung von Hypertrophie und Dilatation im Röntgenbild. Zbl. Herzkrankh. **13**, 315 (1921).

— Herz und Gefäße im Röntgenbild. Leipzig: Johann Ambrosius Barth 1923.

— Herzgröße, Herzmethoden; Anpassung, Hypertrophie, Dilatation, Tonus des Herzens. In: Handbuch der normalen und pathologischen Physiologie, Bd. VII/1, S. 306. Berlin: Springer 1926.

— Über die klinische und physiologische Bedeutung der Herzgröße. Münch. med. Wschr. **1950**, 1261, 1268, 1345—1354.

— Bericht 33. Tagg. Dtsch. Röntgen-Ges. 1951. Fortschr. Röntgenstr., Beiheft **76**, 10 (1951).

DIHLMANN, W.: Beitrag zur Pathogenese der Kerley Septumlinie im Thoraxröntgenbild. Z. ges. inn. Med. **13**, 562—564 (1958).

DÖRING, G.: Über linksseitige tonogene Herzdilatation im Tierexperiment. Z. ges. exp. Med. **94**, 766—784 (1934).

DOTTER, CH. T.: Diagnostic cardiovascular radiology: A chancing scene. Circulation **14**, 509—511 (1956).

—, and L. H. FRISCHE: Radiologic technic for qualitative and quantitative study of blood flow. Circulation **18**, 961—970 (1958).

DOYLE, A. E., J. F. GOODWIN, C. V. HARRISON, and R. E. STEINER: Pulmonary vascular patterns in pulmonary hypertension. Brit. Heart J. **19**, 353—365 (1957).

DRESDALE, D. T., M. SCHULTZ, and R. J. MICHTON: Primary pulmonary hypertension. I. Clinical and haemodynamic study. Amer. J. Med. **11**, 686—705 (1951).

EBNOTHER, C. L., and H. L. ABRAMS: Roentgenologic aspects of the Eisenmenger-Complex. Amer. J. Roentgenol. **77**, 248—262 (1957).

EEK, S.: Roentgenological examination of morbus caeruleus. In: E. MANNHEIMER, Morbus caeruleus. Basel: S. Karger 1949.

EPPS, E. F. VAN: Primary pulmonary hypertension in brothers. Amer. J. Roentgenol. **78**, 471—482 (1957).

— The roentgenologic manifestations of pulmonary hypertension. Amer. J. Roentgenol. **79**, 241—250 (1958).

ESCH, D., u. P. THURN: Zur Pathogenese und diagnostischen Bedeutung der kostodiaphragmalen Septumlinien. Fortschr. Röntgenstr. **87**, 7—16 (1957).

— Zur Diagnose der pulmonalen Hypertonie im gewöhnlichen Röntgenbild. Fortschr. Röntgenstr. **90**, 434—451 (1959).

EVANS, W., D. S. SHORT, and D. E. BEDFORD: Solitary pulmonary hypertension. Brit. Heart J. **19**, 93 (1957).

EYSTER, J. A. E., W. J. MEEK, and F. J. HODGES: Zit. nach FRIEDBERG, Arch. intern. med. **39**, 536 (1927).

FELIX, R., u. A. DÜX: Die „einseitig helle Lunge“ auf funktioneller Basis. Fortschr. Röntgenstr. **107**, 59—67 (1967).

— P. GEISLER u. A. DÜX: Pulmonalarteriographische Untersuchungen bei Ausschaltung einer Lunge vom Gasaustausch „funktionelle Pneumektomie“. Z. Kreisl.-Forsch. **56**, 147—157 (1967).

FLEISCHNER, F. G., and L. REINER: Linear x-ray shadows in acquired pulmonary hemosiderosis and congestion. New Engl. J. Med. **250**, 900—905 (1954).

—, and E. L. SAGALL: Pulmonary arterial oligemia in mitral stenosis as revealed on the plain roentgenogram. Radiology **65**, 857—867 (1955).

FRANK, A.: Experimentelle Herzhypertrophie. Z. ges. exp. Med. **115**, 312—349 (1950).

FRIEDBERG, CH. K.: Erkrankungen des Herzens. Stuttgart: Georg Thieme 1959.

GAUER, O., u. F. LINDER: Kreislaufdynamik und vegetativer Tonus des Menschen bei arteriovenösen Fisteln. Klin. Wschr. **26**, 1—8 (1948).

GOOD, C. A., and TH. J. DRY: Conditions which result in increased pressure within the lesser circulation. Amer. J. Roentgenol. **61**, 26—29 (1949).

GOODWIN, J. F.: The nature of pulmonary hypertension. Brit. J. Radiol. **31**, 174—188 (1958).

— R. E. STEINER, and K. G. LOWE: The pulmonary arteries in mitral stenosis, demonstrated by angiocardiography. J. Fac. Radiol. (Lond.) **4**, 21—27 (1952).

GRAINGER, R. G.: Pulmonale Hypertension. Ein Symposion, III. Das interstitielle Lungenödem und seine radiologische Diagnose. Ein Zeichen von venöser und kapillarer Hypertension der Lungen. Brit. J. Radiol. **31**, 201—217 (1958).

GROSSE-BROCKHOFF, F.: Hämodynamik der Lungenkreislaufstörungen. Verh. dtsch. Ges. Kreisl.-Forsch. **17**, 34—67 (1951).

— G. NEUHAUS u. A. SCHAEDE: Herzbelastungen bei arterio-venösen Fisteln und veno-venösen Anastomosen im großen bzw. im kleinen Kreislauf. Z. Kreisl.-Forsch. **43**, 388—402 (1954).

—, u. W. SCHOEDEL: Physiologie und Pathophysiologie des Kreislaufes. In: Handbuch der Thoraxchirurgie. Berlin-Göttingen-Heidelberg: Springer 1957.

HAKKILA, J.: Studies on the myocardial capillary concentration in cardial hypertrophy due to training. Ann. Med. exp. Fenn. **33**, Suppl. 10 (1955).

HARLEY, H. R. S.: The radiological changes in pulmonary venous hypertension, with special reference to the root shadows and lobular pattern. Brit. Heart J. **23**, 75—87 (1961).

HAUWAERT, L. G. v. d., P. E. DE WITTE et J. V. JOOSSENS: Les lignes septales de Kerley. Incidence et signification dans la sténose mitrale. Acta cardiol. (Brux.) **11**, 351—354 (1956).

Healey, R. F., J. W. Dow, M. C. Sosman, and L. Dexter: Relationship of roentgenographic appearance of pulmonary artery to pulmonary hemodynamics. Amer. J. Roentgenol. **62**, 777—787 (1949).

Hecht, A.: Studie über Veränderungen der Herzkammern bei Hypertonie und Herzklappenfehlern. Arch. Kreisl.-Forsch. **5**, 73—122 (1939).

Hornykiewytsch, Th., u. H. St. Stender: Normale und pathologische Lungengefäße im Schichtbild. Fortschr. Röntgenstr. **81**, 36—45, 134—143, 455—467, 642—655 (1954).

Horvarth, A.: Über die Hypertrophie des Herzens. Wien u. Leipzig: Wilhelm Braumüller 1897.

Jacobson, G., L. H. Schwartz, and L. Sussman: Radiographic estimation of pulmonary artery pressure in mitral valvular disease. Radiology **68**, 15—24 (1957).

Kaiser, K., u. P. Thurn: Beitrag zur Röntgenkymographie der Aorta. Fortschr. Röntgenstr. **77**, 28—37 (1952).

Keats, Th. E., K. van Allen, and E. Simpson: The roentgen manifestations of pulmonary hypertension in congenital heart disease. Radiology **66**, 693—700 (1956).

—, and H. L. Steinbach: Patent ductus arteriosus. A critical evaluation of its roentgen signs. Radiology **64**, 528—537 (1955).

Kerley, P.: Text book of x-ray diagnosis, ed. by S. C. Shanks and P. Kerley, second ed. Philadelphia: W. B. Saunders Co. 1951.

— Lung changes in acquired heart disease. Amer. J. Roentgenol. **80**, 256—263 (1958).

Kirch, E.: Der Einfluß der linksseitigen Hypertrophie auf das rechte Herz. Beitr. path. Anat. **73**, 35—54 (1924).

— Über Größen- und Massenveränderungen der einzelnen Herzabschnitte bei Herzklappenfehlern, insbesondere bei Mitralstenose und Aortenstenose. Verh. dtsch. Ges. inn. Med. **41**, 324—336 (1929).

— Pathogenese und Folgen der Dilatation und der Hypertrophie des Herzens. Klin. Wschr. **9** (17), 769—772, 817—819 (1930).

— Über tierexperimentelle Erzeugung von tonogener Dilatation und Hypertrophie des rechten Herzens durch hochdosierte Histamininjektionen. Arch. Z. exp. Path. **171**, 691—715 (1933).

— Der Entwicklungsablauf der rechtsseitigen tonogenen Herzdilatation beim Menschen und Versuchstier und seine physiologische Erklärung. Virchows Arch. path. Anat. **291**, 683—694 (1933).

Laubry, Ch., et R. Heim de Balsac: Mise en évidence par la radiokymographie de la sténose de l'isthme aortique. Arch. Mal. Cœur **30**, 394—397 (1937).

Lehman, J. S., and J. L. Curry: A correlation of roentgen and surgical findings in two hundred cases of rheumatic mitral valvular disease. Evaluation of cardiac chamber size, valvular calcification and pulmonary vessels. Amer. J. Roentgenol. **71**, 599—612 (1954).

Lequime, J., P. Courtoy, H. Denolin et J. Kenis: La dynamique circulatoire au cours des communications interventriculaires isolées. Cardiologia (Basel) **21**, 529—541 (1952).

Levin, B.: On the recognition and significance of pleural lymphatic dilatation. Amer. Heart J. **49**, 521 (1955).

Linzbach, A. J.: Herzhypertrophie und kritisches Herzgewicht. Klin. Wschr. **26**, 459—463 (1948).

— Die Muskelfaserkonstante und das Wachstumsgesetz der menschlichen Herzkammern. Virchows Arch. path. Anat. **318**, 575—618 (1950).

— Die quantitative Anatomie des normalen und vergrößerten Herzens im Hinblick auf die Herzinsuffizienz. Verh. dtsch. Ges. Kreisl.-Forsch. **16**, 43—54 (1950).

— Die pathologische Anatomie der röntgenologisch feststellbaren Form- und Größenveränderungen des menschlichen Herzens. Fortschr. Röntgenstr. **77**, 1—14 (1952).

—, u. M. Linzbach: Die Herzdilatation. Klin. Wschr. **29**, 621—630 (1951).

Lodge, T.: Anatomy of blood vessels of human lung as applied to chest radiology. Brit. J. Radiol. **19**, 1—3, 77—87 (1946).

Loogen, F.: Der pulmonale Hochdruck bei angeborenen Herzfehlern mit hohem pulmonalem Stromvolumen. Arch. Kreisl.-Forsch. **28**, 1—55 (1958).

Lukas, S., P. R. Mahrer, and I. Steinberg: Angiocardiographic and physiologic correlations in mitral stenosis. Circulation **17**, 567—575 (1958).

Malmström, G.: Chronic cor pulmonale in pulmonary tuberculosis. III. Electrocardiographic reaction on temporary occlusion of one main branch of the pulmonary artery. Nord. Med. **50**, 1707—1708 (1953).

Marder, S. N., W. B. Seaman, and H. M. Wilson: Pulmonary circulation in diagnosis of congenital heart disease. J. thorac. Surg. **25**, 305—315 (1953).

McAfee, J. G., and P. Biondetti: Roentgenologic follow up on 150 consecutive mitral-commissurotomy patients. Amer. J. Roentgenol. **78**, 213—223 (1957).

Melhem, R. E., J. D. Dunbar, and R. W. Booth: The "B" lines of Kerley and left atrial size in mitral valve disease. Radiology **76**, 65—69 (1961).

Miller, J. E.: Angiocardiography. Amer. J. Roentgenol. **64**, 214—221 (1950).

Moldenhauer, W., u. W. Dihlmann: Röntgenologische Zeichen der Druckerhöhung im kleinen Kreislauf unter besonderer Berücksichtigung der Kerleyschen Linien. Ärztl. Wschr. **13**, 28—34 (1958).

Moritz, F.: Physiologie und Pathologie der Herzklappen. In: Handbuch der normalen und pathologischen Physiologie, Bd. VII/1, S. 158. Berlin: Springer 1926.

— Über die Norm der Größe und Form des Herzens beim Mann. Dtsch. Arch. klin. Med. **171**, 431—476 (1931).

MORITZ, F.: Über die Norm der Größe und Form des Herzens bei der Frau. Dtsch. Arch. klin. Med. **172**, 462—471 (1933).
— Nachtrag zu der Arbeit: Über die Norm der Größe und Form des Herzens beim Mann und bei der Frau. Dtsch. Arch. klin. Med. **174**, 330—333 (1933).
— Größe und Form des Herzens bei Meistern im Sport. Dtsch. Arch. klin. Med. **176**, 455—466 (1934).
— Herzdilatation. Münch. med. Wschr. **12**, 450—452 (1935).
MUSSHOFF, K., H. REINDELL, H. KLEPZIG u. R. WEYLAND: Die Bedeutung des Restblutes für die Formveränderungen des Herzens bei Klappenfehlern. Verh. dtsch. Ges. Kreisl.-Forsch. **20**, 114—121 (1954).
PANNIER, R.: Über kongenitale Herzfehler mit pulmonaler Hypertension. Belg. T. Geneesk. **11**, 528—541 (1955).
PARKINSON, J.: Enlargement of the heart. Lancet **1936I**, 1337.
— The radiology of rheumatic heart disease. Lancet **1949I**, 895—902.
PARMLEY jr., L. F., and F. S. JONES: Primary pulmonary arteriolosclerosis. Arch. intern. Med. **90**, 157—181 (1952).
REINDELL, H., H. KLEPZIG, K. MUSSHOFF u. R. WEYLAND: Über physiologische und pathophysiologische Grundlagen der Röntgendiagnostik des Herzens. Dtsch. med. Wschr. **80**, 540—544, 744—749 (1955).
— K. MUSSHOFF u. H. KLEPZIG: Regulative und myogene Dilatation des Herzens. Versuch einer Neueinteilung. Fortschr. Röntgenstr. **85**, 385—408 (1956).
RIGLER, L. G.: Functional roentgen diagnosis: Anatomical image — physiological interpretation. Caldwell Lecture 1958. Amer. J. Roentgenol. **82**, 1—24 (1959).
ROBERTS, J. T., and J. T. WEARN: Quantitative changes in the capillary-muscle relationship in human heart during normal growth and hypertrophy. Amer. Heart J. **21**, 617 (1941).
RÖSLER, H.: Über Herzvergrößerung bei angeborener arterio-venöser Kommunikation. Klin. Wschr. **8**, 1621—1623 (1929).
ROSSALL, R. E., and A. J. GUNNING: Basal horizontal lines on chest radiographs. Significance in heart-disease. Lancet **1956I**, 604—606.
SCHAEDE, A., u. P. THURN: Größenbestimmung der Herzhöhlen mit dem Herzkatheter. Fortschr. Röntgenstr. **79**, 21—32 (1953).
— Zur Größenbestimmung der Herzhöhlen bei Mitralfehlern mit dem Herzkatheter. Verh. dtsch. Ges. Kreisl.-Forsch. **20**, 127—133 (1954).
— Gewöhnliches Röntgenbild und Größenbeurteilung der Herzhöhlen bei angeborenen Herzfehlern. Verh. dtsch. Ges. Kreisl.-Forsch. **23**, 297—303 (1957).
— 5. Freiburger Symposion über die Funktionsdiagnostik des Herzens. Berlin-Göttingen-Heidelberg: Springer 1957, S. 146—157.
SCHAEDE, A., u. P. THURN: Zur Frage des systolischen Restblutes beim Menschen. Fortschr. Röntgenstr. **86**, 696—710 (1957); **88**, 618—620 (1958).
SCHMIDT, J., K. LEITZKE u. M. v. LUTTEROTTI: Röntgenologische Untersuchungen der Einflüsse arteriovenöser Aneurysmen auf das Herz. Z. Kreisl.-Forsch. **47**, 207—214 (1958).
SCHOEDEL, W., u. F. GROSSE-BROCKHOFF: Die Orthologie und Pathologie der Kreislauffunktion. In: Handbuch der allgemeinen Pathologie, Bd. V/1, S. 639. Berlin-Göttingen-Heidelberg: Springer 1961.
SCHORR, S., S. Z. ROSENBERG, M. ELIAKIM, and K. BRAUN: Relationship of roentgenographic findings to hemodynamics in mitral stenosis. Radiology **67**, 815—821 (1956).
SCHWEDEL, J. B., D. W. ESCHER, R. S. AARON, and D. YOUNG: The roentgenologic diagnosis of pulmonary hypertension in mitral stenosis. Amer. Heart J. **53**, 163—173 (1957).
SHORT, D. S.: Radiology of the lung in severe mitral stenosis. Brit. Heart J. **17**, 33—40 (1955).
— Post mortem pulmonary arteriography with special reference to the study of pulmonary hypertension. J. Fac. Radiol. (Lond.) **8**, 118—131 (1956).
— Radiology of lung in left heart failure. Brit. Heart J. **18**, 233 (1956).
SIMON, M.: Pulmonary veins in mitral stenosis. J. Fac. Radiol. (Lond.) **9**, 25—32 (1958).
— The pulmonary vessels in incipient left ventricular dekompensation. Radiologic observations.Circulation **24**, 185—190 (1961).
SOLOFF, L. A., J. ZATUCHNI, G. E. MARK, and H. M. STAUFFER: The size of the pulmonary artery in rheumatic heart disease with isolated mitral stenosis and its significance. Amer. J. med. Sci **234**, 313 (1957).
STAUFFER, H. M., and L. G. RIGLER: Dilatation and pulsation of the left subclavian artery in the roentgen-ray diagnosis of coarctation of the aorta. Roentgenkymographic studies in thirteen cases. Circulation **1**, 294 (1950).
STEINBACH, H. L., TH. E. KEATS, and PH. D. SHELINE: The roentgen appearance of the pulmonary veins in heart disease. Radiology **65**, 157—168 (1955).
STEINER, R. E.: Pulmonary hypertension. A symposium. II. Radiological appearances of the pulmonary vessels in pulmonary hypertension. Brit. J. Radiol. **31**, 188—200 (1958).
—, and J. E. GOODWIN: Some observation on mitral valve disease. J. Fac. Radiol. (Lond.) **5**, 167—177 (1954).
STENDER, H. ST.: Ein Beitrag zum Krankheitsbild des Cor pulmonale chronicum. Fortschr. Röntgenstr. **76**, 324—331 (1952).
—, u. W. SCHERMULY: Das interstitielle Lungenödem im Röntgenbild. Fortschr. Röntgenstr. **95**, 461—471 (1961).
SUSSMAN, M. L., and G. JACOBSON: A critical evaluation of the roentgen criteria of right

ventricular enlargement. Circulation **11**, 391—399 (1955).
TAQUINI, A. G., B. B. LOZADA, R. T. DONALDSON, R. E. D'AIUTOLO, and E. S. BATTINA: Mitral stenosis and cor pulmonale. Amer. Heart J. **46**, 639 (1953).
THURN, P.: Röntgenkymographische Befunde bei kongenitalen Herzfehlern. Fortschr. Röntgenstr. **74**, 151—159 (1951).
— Röntgenkymographische Differentialdiagnose der Lungenstauung und Lungenhyperämie. Fortschr. Röntgenstr. **75**, 406—415 (1951).
— Hämodynamik des Herzens im Röntgenbild. Stuttgart: Georg Thieme 1956.
— Diagnose und Differentialdiagnose der Herzerkrankungen im Röntgenbild. In: W. TESCHENDORF, Lehrbuch der röntgenologischen Differentialdiagnostik, 4. Aufl. Stuttgart: Georg Thieme 1958.
— Die röntgenologische Beurteilung der Leistungsfähigkeit des Herzens. Fortschr. Röntgenstr. **90**, 1—13 (1959).
— Herzerkrankungen. In: Lehrbuch der Röntgendiagnostik, 6. Aufl., Bd. IV/Teil 1. Herausgeg. von H. R. SCHINZ u. a. Stuttgart: Thieme 1968.
THURNHER, B., u. W. WEISSEL: Zur Frage des Bewegungsbildes der Pulmonalarterie, zugleich ein Beitrag zum Problem der unblutigen Druckmessung im kleinen Kreislauf. Cardiologia (Basel) **16**, 78—91 (1950).
TOURNIAIRE, A., M. TARTULIER et F. DEYRIEUX: Le syndrome prémonitoire du coeur pulmonaire chronique. Presse méd. **59**, 227—229 (1951).
VRIES, H. K. DE, and J. W. VAN DEN BERG: On the origin of poststenotic dilatations. Cardiologia (Basel) **33**, 195—211 (1958).
WHITE, P. D.: Heart disease. New York: Macmillan & Co. 1951.
WITHAKER, W.: Clinical diagnosis of pulmonary hypertension in patients with mitral stenosis. Quart. J. Med., N. S. **23**, 105—112 (1954).
—, and T. LODGE: Radiologic manifestations of pulmonary hypertension in patients with mitral stenosis. J. Fac. Radiol. (Lond.) **5**, 182—188 (1945).
WOOD, P.: Pulmonary hypertension. Brit. med. Bull. **8**, 348 (1953).
— An appreciation on mitral stenosis. Brit. med. J. **1954**, 113.
— Pulmonary hypertension with special reference to the vasoconstrictive factor. Brit. Heart J. **20**, 557—570 (1958).
ZDANSKY, E.: Die Röntgendiagnostik der Insuffizienz des Cor pulmonale und Cor hypertonicum. XVI. Fortbildungslehrgang Ver.igg Bad Nauheimer Ärzte 1951.
— Röntgenologie des Lungenkreislaufes. Verh. dtsch. Ges. Kreisl.-Forsch. **17**, 139—150 (1952).
— Was leistet die Röntgenuntersuchung für die Beurteilung der Herzfunktion des Erwachsenen. Röntgendiagnostik, Ergebnisse, S. 104—160. Stuttgart: Georg Thieme 1957.
— Röntgendiagnostik des Herzens und der großen Gefäße. Wien: Springer 1962.

C. Das Sportherz

Von

H. Reindell, K. Musshoff und H. Roskamm

Mit 25 Abbildungen

I. Die Größe und Form des Herzens

Henschen veröffentlichte 1899 perkutorisch gewonnene Untersuchungsergebnisse über Herzvergrößerungen bei leistungsfähigen Langstreckenskiläufern. Er bezeichnete das durch Sport vergrößerte Herz als „Sportherz". Die Ergebnisse dieser Untersuchungen wurden später durch Moritz (1926) und Dietlen (1926) röntgenologisch bestätigt. In den folgenden Jahren und kurz nach dem 1. Weltkrieg wurde durch zahlreiche röntgenologische Untersuchungen der Einfluß körperlicher Belastung auf die Herzgröße durch Dauersport, durch Militärdienst und durch Schwerarbeit nachgewiesen (Schieffer, 1908; Klewitz, 1918; Brezina, 1925; Maase und Zondek, 1915; Deutsch und Kauf, 1924; Romberg, 1906; Herxheimer, 1933; Kaufmann, 1933). Im Gegensatz zu diesen Befunden wurde von Knoll (1933) und Rautmann (1926) ein größenändernder Einfluß des Sportes auf das Herz abgelehnt. In neuerer Zeit ist noch einmal durch ausgedehnte Untersuchungen an Hochleistungssportlern der Einfluß sportlicher Tätigkeit auf die Größe des Herzens endgültig nachgewiesen worden (Reindell, 1937; Delachaux, 1944; Fingerhut, 1941; Koepplin, 1949; Wilce, 1942; Beckner und Winsor, 1954; Reindell u. Mitarb.; Musshoff u. Mitarb., 1956, 1958; Nöcker, 1956; Roskamm, 1964; Reindell, 1949; Pere, 1952; Sjöstrand, 1955; Lysholm, Nylin und Quarna, 1934; Hollmann, 1959; Schleusing, 1961; Karvonen, 1959).

Die röntgenologischen Größenbestimmungen des Sportherzens waren von Moritz (1926) und Dietlen (1926) durch orthodiagraphische Untersuchungen im Liegen, später von den meisten Autoren durchweg durch Fernaufnahmen im Stehen durchgeführt worden. Als Herzmaße wurden die Transversal- und Längsdurchmesser des Herzens verwendet. In den letzten Jahren wurde von mehreren Autoren (Kjellberg, Rudhe u. Sjöstrand, 1949; Holmgren u. Mitarb., 1957; Reindell u. Mitarb., 1960; Musshoff u. Mitarb., 1956, 1957, 1958, 1959; Nöcker, 1956; Hollmann, 1959; Schleusing u. Mitarb., 1961; Karvonen, 1959) die Herzgröße bei Sportlern volumetrisch berechnet, um dadurch zuverlässige Werte über die Herzgröße zu erhalten, dabei wurde das Volumen des Herzens nach Rohrer und Kahlstorf (1916/17, 1932) aus Herzfläche und Tiefendurchmesser errechnet. Da, wie von uns an anderer Stelle des Handbuches ausführlich dargelegt, die Rohrer-Kahlstorfsche Formel für orthodiagraphische, d.h. für die Herzmaße in natürlicher Größe angegeben wurde, ist es notwendig, bei Verwendung von Fernaufnahmen den Projektionsfehler zu eliminieren. Wird gleichzeitig die Herzfläche nicht planimetrisch ausgemessen, sondern durch Elypsenformel berechnet, so ergibt sich bei Verwendung von 2 m-Fernaufnahmen die folgende Formel: $V = 0{,}4 \cdot t \cdot b \cdot t\,\text{max}$ (Musshoff u. Reindell, 1956), die wir auch für die Größenbestimmung des Sportherzens verwandten.

Die Volumenbestimmungen des Herzens wurden im Liegen durchgeführt, um orthostatisch bedingte Füllungsschwankungen auf die Größe des Herzens auszuschalten. Nur so ist es möglich, bei wiederholten Nachuntersuchungen über Beziehungen zwischen Funktionszustand des Herzens und seiner Größe zu einer gesicherten Aussage zu kommen (Musshoff u. Lepke, 1954; Musshoff u. Reindell, 1956).

Die Ergebnisse der von Reindell u. Mitarb. (1960) durchgeführten Herzvolumenbestimmungen bei 200 Sportlern sind in Abb. 1 und Tabelle 1 dargestellt und den Werten von gesunden Männern im Alter von 20—40 Jahren gegenübergestellt. Aus diesen Untersuchungen geht in Übereinstimmung mit dem eingangs angeführten Schrifttum hervor, daß Sport durchweg zu einer Größenzunahme des Herzens führt. Entscheidend für das

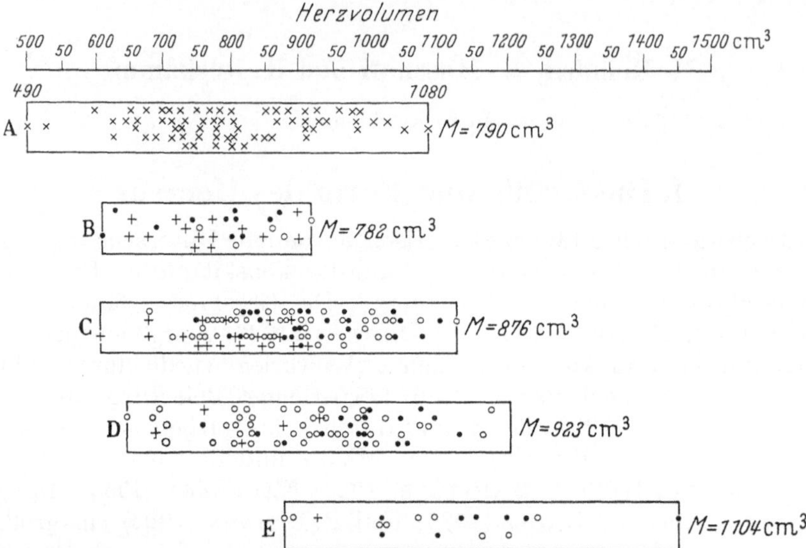

Abb. 1. Das Herzvolumen (Mittel- und Einzelwerte) von gesunden Männern im Alter von 20—40 Jahren und von Trainierten unterschiedlicher Sportart und unterschiedlicher Leistung. Das mittlere Herzvolumen der Kurzstreckenläufer ist nicht größer als dasjenige von untrainierten Personen, die Streubreite ist dagegen kleiner. Mit zunehmender Dauerleistung wird das mittlere Herzvolumen in der Reihenfolge Mittel-, Langstreckensportler und Berufsradrennfahrer größer. Die Variation ist in diesen Gruppen annähernd gleich groß. Innerhalb der einzelnen Kolonnen haben leistungsfähige Personen mit Ausnahme der Sprinter durchweg die größten Herzen. *M* Mittelwert der Herzvolumina; • Welt- bzw. deutsche Spitzenklasse; ∘ Landes- bzw. Kreisklasse; + Trainierte ohne Spitzenleistungen; *A* 67 männliche Normalpersonen zwischen 20 und 40 Jahren; *B* 30 Kurzstreckenläufer, Hoch- und Weitspringer, Turner, Fechter; *C* 86 Mittelstreckenläufer, Schwimmer, Fußballspieler, Tennisspieler, Mehrkämpfer; *D* 66 Hindernis- und Langstreckenläufer, Skilangläufer, Amateurradrennfahrer, Ruderer, Kanuten, Langstreckenschwimmer; *E* 18 Berufsradrennfahrer. (Nach Reindell, Klepzig, Steim, Musshoff u. Mitarb., 1960)

Ausmaß der Größenzunahme sind die Art des Sportes und damit der Grad der körperlichen Ausdauerbelastung, sowie die Intensität und Dauer des sportlichen Trainings. Die Herzen der Sprinter, Springer, Turner und Fechter, die sich im Wettkampf und Training keinen Dauerbelastungen unterziehen, lassen nach dem in der Abb. 1 und Tabelle 1 niedergelegten Untersuchungsgut keine Herzvergrößerungen erkennen. Die Herzgröße bewegt sich im Normbereich gesunder untrainierter Männer. Bei Mittelstreckensportlern beobachtet man eine Vergrößerung des Herzens auf im Mittel 876 cm³. Bei Sportarten mit ausgesprochenen Dauerbelastungen nimmt die Herzvergrößerung weiter zu. Das gilt vor allem für die Herzen der Langstrecken-, Hindernis- und Skilangstreckenläufer sowie Rennruderer, Marathonläufer und Berufsradrennfahrer. Bei letzteren macht die Vergrößerung im Mittel etwa 300 cm³ aus.

Tabelle 1. *Größe des Herzvolumens bei 67 Normalpersonen im Alter von 20—40 Jahren und bei 200 Sportlern*

	Herzvolumen Mittelwert cm³	Variation cm³
67 Normalpersonen (20—40jährig)	790	490—1080
30 Kurzstreckensportler	782	610— 920
86 Mittelstreckensportler	876	605—1030
66 Langstreckensportler	923	645—1180
18 Berufsradrennfahrer	1104	880—1460

Tabelle 2. *Das Herzvolumen in cm³ bei 20—30jährigen Normalpersonen und Sportlern (Nationalmannschaften der Bundesrepublik Deutschland sowie Berufsradrennfahrern)*

n = Anzahl, $\bar{x}$ = Mittelwert, s = mittlere quadratische Abweichung, V-% = Variationskoeffizient in %, e = mittlerer Fehler des Mittelwertes, Variationsbreite (kleinster und größter Einzelwert), ** = Unterschied gegenüber den Normalpersonen gesichert mit $p < 0,01$, *** = gesichert mit $p < 0,001$.

	n	$\bar{x}$	s	V-%	e	Variationsbreite
Normalpersonen	50	797	107,4	13,5	15,11	565—1020
Gewichtheber	9	837	72,9	8,7	24,29	716— 948
Turner	17	771	103,1	13,3	25,02	567— 939
Ringer	12	836	193,4	23,1	56,45	642—1390
Handballer	22	978***	100,8	10,3	21,49	818—1171
Eisschnelläufer	10	911**	97,8	10,7	30,93	724—1049
Boxer	18	859	131,2	15,3	30,90	665—1029
Fünfkämpfer	16	921**	121,3	13,2	30,32	703—1172
Skilangläufer	18	935***	143,2	15,3	33,75	660—1185
Amateurradrennfahrer	18	1041***	115,4	11,1	27,20	814—1362
Berufsradrennfahrer	32	1083***	139,0	11,8	24,57	835—1430

Mit der Größenzunahme durch Sport kommt es auch zu einer Umformung des Herzens, die in Abb. 4 halbschematisch dargestellt ist.

Herzgrößenbestimmungen bei Sportlern aus einer Reihe Nationalmannschaften der Bundesrepublik finden sich in Abb. 2 und Tabelle 2 (ROSKAMM, REINDELL u. MÜLLER, 1965); sämtliche Sportler nahmen mit Ausnahme der Berufsradrennfahrer an Vor-

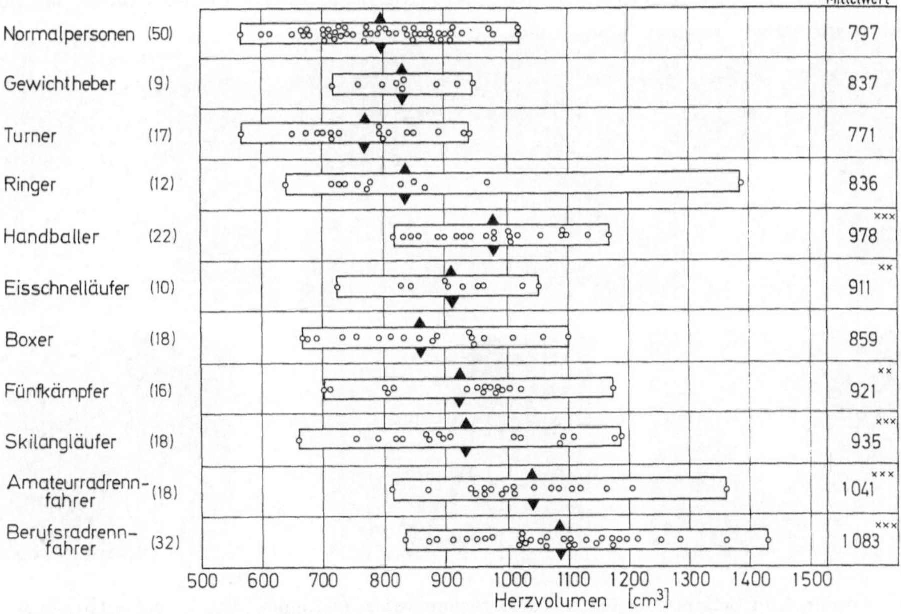

Abb. 2. Das Herzvolumen in cm³ bei 20—30jährigen Normalpersonen und Hochleistungssportlern. Signifikanz der Mittelwertsunterschiede wie folgt gekennzeichnet: × = $p < 0,05$; ×× = $p < 0,01$; ××× = $p < 0,001$, kein × = $p > 0,05$. (Nach ROSKAMM, REINDELL u. Mitarb., 1965)

bereitungslehrgängen für die Olympischen Spiele 1964 in Tokio teil, es handelt sich damit um die in ihrer Disziplin besten Sportler der Bundesrepublik Deutschlands. Gewichtheber, Turner, Ringer und Boxer haben kein signifikant erhöhtes Herzvolumen gegenüber einer Gruppe von 20—30jährigen Normalpersonen. In den übrigen untersuchten Sportarten findet sich eine signifikante ($p < 0,01$) bis hochsignifikante ($p < 0,001$) Erhöhung des Herzvolumen. Der höchste Wert der Normalpersonen liegt bei 1020 cm³, 21 von 32 Berufsradrennfahrern überschritten diesen Wert. Der Mittelwert der Amateur- und Berufsradrennfahrer liegt außerhalb der Variationsbreite der Normalpersonen. Es gibt bei Amateur- und Berufsradrennfahrern keine Einzelwerte, die kleiner sind als der Mittelwert der Normalpersonen. Eigene unveröffentlichte Untersuchungen von Roskamm, Reindell und Hartig (1965) konnten zeigen, daß auch bei Frauen durch sportliches Ausdauertraining eine signifikante Herzvolumenvergrößerung möglich ist (s. Tabelle 3). Das mittlere Herz-

Tabelle 3. *Das Herzvolumen (HV) in cm³ bei 18—19jährigen Normalpersonen (weiblich), Sportstudentinnen, Skilangläuferinnen und 800 m-Läuferinnen.* (Nach unveröffentlichten Untersuchungen von Roskamm, Reindell u. Hartig 1965.)

$\bar{x}$ = Mittelwert, s = mittlere quadratische Abweichung

	n	$\bar{x}$	s	Unterschiede gegenüber Normalpersonen
Weibliche Normalpersonen, 18—19 Jahre	50	578	69	
Sportstudentinnen	16	613	83	$p < 0{,}05$
Skilangläuferinnen	13	674	98	$p < 0{,}001$
800 m-Läuferinnen	13	704	136	$p < 0{,}001$

volumen von 800 m-Läuferinnen liegt mit 704 cm³ im Mittel 21,6% höher als bei altersgleichen untrainierten Frauen, damit ergibt sich keine solch starke Herzvergrößerung wie in einigen Gruppen der männlichen Sportler, z.B. bei Amateur- und Berufsradrennfahrern. Entsprechend konnten Teppermann und Pearlman (1961) bei weiblichen Versuchstieren durch Trainingsbelastungen eine geringere Hypertrophie des Herzens erzielen als bei männlichen. Entsprechend fand Hettinger (1958) eine geringere Hypertrophie

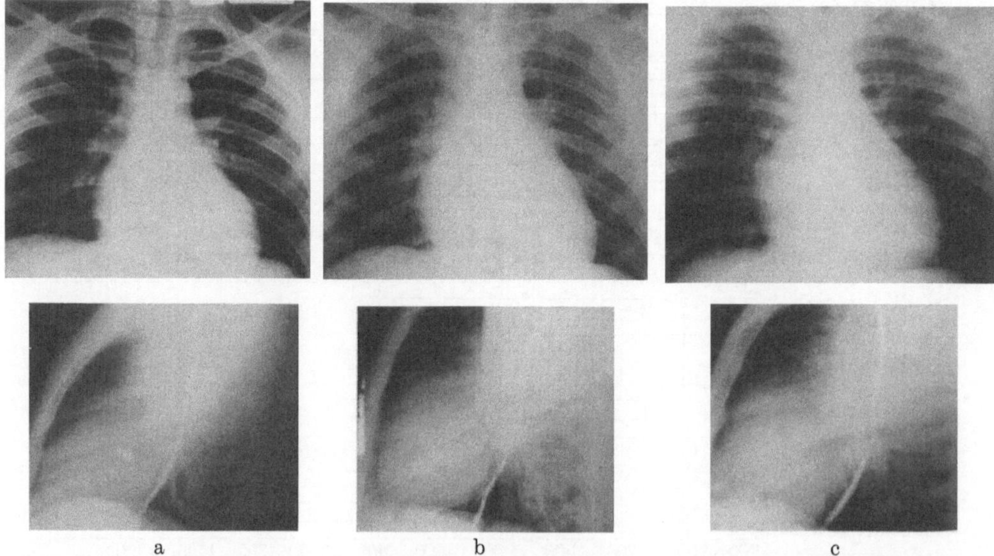

Abb. 3a—c. Vorder- und Seitenbilder eines Kurzstreckenläufers (a), eines Mittelstreckenläufers (b) und eines Berufsradrennfahrers (c). Die sagittal und frontal angefertigten Aufnahmen zeigen, daß bei der Herzvergrößerung durch Training sowohl die Herzfläche als auch die Tiefenausdehnung gleichermaßen zunimmt. Wie die Abbildungen weiter zeigen, führt die Kreislaufbelastung durch die einzelnen Sportarten zu einer Vergrößerung und Umformung des Herzens, die auf eine Größenzunahme aller vier Herzhöhlen schließen läßt. Das Ausmaß der Herzvergrößerung hängt von der Sportart und dem Ausmaß des Trainings ab. (Nach Reindell, Klepzig, Steim, Musshoff u. Mitarb., 1960)

der peripheren Muskulatur bei einem bestimmten Krafttrainingsprogramm. Einschränkend ist zu unseren Untersuchungen jedoch zu sagen, daß das Training der Radrennfahrer auch nicht vergleichbar ist mit dem der 800 m-Läuferinnen. Entsprechende langfristige Untersuchungen über die Herzgrößenzunahme beider Geschlechter bei relativ gleicher

Trainingsbelastung liegen nicht vor. Aus diesem Grunde kann die Frage der unterschiedlichen Trainierbarkeit des männlichen und weiblichen Herzens auf Grund der vorliegenden Untersuchungen noch nicht sicher beantwortet werden.

In Abb. 3 finden sich Einzelbeispiele über die Form- und Größenänderung der Herzen bei Sportlern mit unterschiedlichem Trainingszustand der Ausdauerleistungsfähigkeit.

Das Herz des Sprinters läßt bei der fehlenden Größenzunahme keine Formveränderung erkennen. Nimmt die Größe des Herzens durch Training zu, so erstreckt sich die Vergrößerung des Herzens, wie aus den Abb. 3 und 4 hervorgeht, auf alle vier Herzkammern. Im einzelnen wird die Vergrößerung des *linken* Ventrikels in ihren ersten

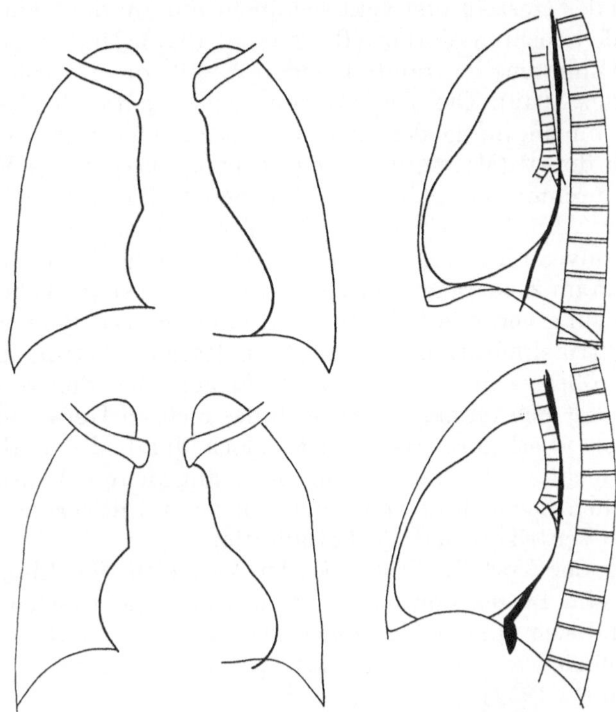

Abb. 4. Halbschematische Darstellung der Größen- und Formveränderung des Herzens durch körperliches Training im Vorder- und Seitenbild. In der oberen Reihe ist das Herz einer Normalperson und in der unteren Reihe eines Trainierten dargestellt. Die unteren Abbildungen lassen erkennen, daß körperliches Training alle vier Herzkammern vergrößert. Die Größenzunahme des linken Ventrikels wird durch eine Vergrößerung des Längsdurchmessers des Herzens und des linken Ventrikelbogens, durch eine Verbreiterung nach links, durch eine stärkere Abrundung der Herzspitze und durch eine geringe Vergrößerung des Herzens in den Retrokardialraum hinein nachweisbar. Die Vergrößerung des rechten Herzens führt im Sagittalbild zu einer Vorwölbung des Conus pulmonalis sowie zu einer Verlängerung und Vorwölbung der rechten Herzkontur. Die Ausflußbahn (Queraufnahme) ist verlängert und verläuft steiler nach cranial. Die Vergrößerung des linken Vorhofes erkennt man im Retrokardialraum an der umschriebenen Verlagerung durch eine stärker konvexe Vorwölbung und Verlängerung des rechten Herzbogens im Sagittalbild. Hier überlagert sich der vergrößerte rechte Vorhof und der vergrößerte rechte Ventrikel. Durch die allseitige Größenzunahme des Herzens erfährt der Tiefendurchmesser eine erhebliche Vergrößerung. (Nach REINDELL, KLEPZIG, STEIM, MUSSHOFF u. Mitarb., 1960)

Stadien durch eine Vergrößerung des Längsdurchmessers und des linken Ventrikelbogens sowie in einer beginnenden Abrundung der Herzspitze erkennbar. Eine weitere Größenzunahme des linken Ventrikels führt zu einer stärkeren Abrundung der Herzspitze und darüber hinaus zu einer Vergrößerung des Herzens nach links und in den Retrokardialraum hinein. Die Vergrößerung des *rechten* Ventrikels wird infolge der Verlängerung der Ausflußbahn durch eine Vorwölbung des Conus pulmonalis sowie durch eine Verlängerung der rechten Herzkontur sichtbar. Bei Durchleuchtung im ersten schrägen Durchmesser und auf seitlichen Aufnahmen wird die Verlängerung der Ausflußbahn nach cranial besonders deutlich nachweisbar; auch der Tiefendurchmesser des Herzens wird vergrößert.

Die rechts- und linksseitige Umformung und Vergrößerung des Herzens kann so ausgeprägt sein, daß sie zur Verwechslung mit einem kombinierten Mitralvitium führen kann, zumal wenn die Rechtsvergrößerung des Herzens zu einem teilweisen Verstreichen der Herztaille geführt hat (Abb. 3b). Erfolgt die Verlängerung der Ausflußbahn des rechten Herzens mehr steil nach oben hinter das Sternum und weniger in Richtung linkes Herzohr, wird die Vergrößerung des rechten Ventrikels bzw. die Verlängerung der Ausflußbahn zwar deutlich auf der seitlichen Aufnahme nachweisbar, die Herztaille ist jedoch weniger verstrichen, das Herz ist bei sagittalem Strahlengang nicht so mitralkonfiguriert.

Die Vergrößerung des Herzens erstreckt sich nicht nur auf die Kammern, sondern auch auf den linken und den rechten Vorhof (Reindell, 1949). Die Vergrößerung des *linken* Vorhofes ist an einer Zunahme der randbildenden Anteile des Herzohres im Kymogramm erkenntlich (Reindell, 1949). Die Vergrößerung entwickelt sich aber vor allem in den retrokardialen Raum hinein, infolgedessen kommt es zu einer umschriebenen Verlagerung des Oesophagus nach dorsal (Musshoff u. Reindell, 1957). Diese Veränderung ist vor allem im 1. Schrägdurchmesser (Abb. 5a), im Seitenbild und gelegentlich auch im 2. Schrägdurchmesser (Abb. 5b) erkennbar. Die Vergrößerung des *rechten* Vorhofes wird durch eine stärker konvexe Vorwölbung und Verlängerung des rechten Herzbogens im Sagittalbild, aber auch im 2. schrägen Durchmesser nachweisbar. Außerdem ist die rechtsseitige Herzrandbewegung verändert. Es findet sich im ganzen Bereich des rechten Herzrandes neben der Ventrikelpulsation auch Vorhofpulsation (Reindell, 1949). Der rechte Vorhof kann so vergrößert sein, daß er sich im Liegen über den rechten Ventrikelrand stärker vorwölbt, so daß sich im ganzen Bereich des rechten Herzrandes Vorhofpulsation mit Ventrikelpulsation überlagert. Häufig ist jedoch durch die Vorhofvergrößerung im ganzen Bereich des rechten Herzrandes nur noch angedeutet Ventrikelpulsation nachweisbar. Erst im Stehen beobachtet man nach teilweiser Entleerung der Restblutmenge des rechten Vorhofes Ventrikel- und Vorhofpulsation.

Die Vergrößerung der Vorhöfe tritt, wie der Vergleich der Abb. 5a und b mit der Abb. 6a und b zeigt, im Liegen deutlicher als im Stehen in Erscheinung. Bei 36 Hochleistungssportlern fand sich bei der Untersuchung im Liegen in allen Fällen eine Vorhofvergrößerung, im Stehen war sie weniger ausgeprägt, aber noch in 16 Fällen erkennbar (Musshoff u. Reindell, 1957).

Die Vergrößerung des linken Vorhofes geht, wie durch Schichtaufnahmen in 7—10 cm Tiefe sichtbar wird, mit einer Erweiterung der Lungenvenen einher. Bei 21 Hochleistungssportlern mit vergrößerten Herzen lag die Weite der Lungenvenen entweder im oberen Bereich der Norm, oder hatte, wie in Abb. 7, erheblich zugenommen (Reindell, Klepzig, Musshoff u. Weyland, 1954). Neben den großen Venen erfahren aber auch die arteriellen Gefäße eine Größenzunahme, die besonders bei wiederholter Untersuchung unter zunehmendem Einfluß des Trainings deutlich wird.

Bei Dauersportlern mit vergrößerten Herzen und erweiterten arteriellen und venösen Gefäßen wurden auch Herzkatheter-Untersuchungen durchgeführt. Sie zeigten im Vergleich zu den untrainierten Normalpersonen keine Unterschiede des sog. Lungencapillardruckes. Eine Stauungslunge konnte somit ausgeschlossen werden. Auch der Druck im rechten Vorhof war, worauf noch eingegangen wird, nicht erhöht (Reindell, Klepzig, Steim, Musshoff u. Mitarb., 1960). Ebenfalls Bevegard, Holmgren und Jonsson (1962) konnten bei sehr gut trainierten Sportlern keine Erhöhung des Lungencapillardruckes und des Druckes im rechten Vorhof feststellen.

Die Änderungen der Herzgröße und Form sind in ausgeprägten Fällen schon bei Durchleuchtung im Stehen und auf im Stehen hergestellten Aufnahmen erkennbar. Besonders eindrucksvoll treten sie jedoch, wie am Beispiel der Vorhöfe schon gezeigt wurde, bei röntgenologischer Untersuchung im Liegen in Erscheinung, denn auch beim Trainierten kommt es im Stehen zu einer Blutverlagerung vom arteriellen in das venöse Stromgebiet mit Rückwirkung auf die Füllung des Herzens und der großen arteriellen und venösen Lungengefäße. Was die Füllung des Herzens angeht, erfahren sowohl die Restblutmenge als auch das Schlagvolumen im Stehen eine Verkleinerung. Dadurch zeigt das Sportherz durchschnittlich im Stehen die gleiche Verkleinerung wie das Herz von

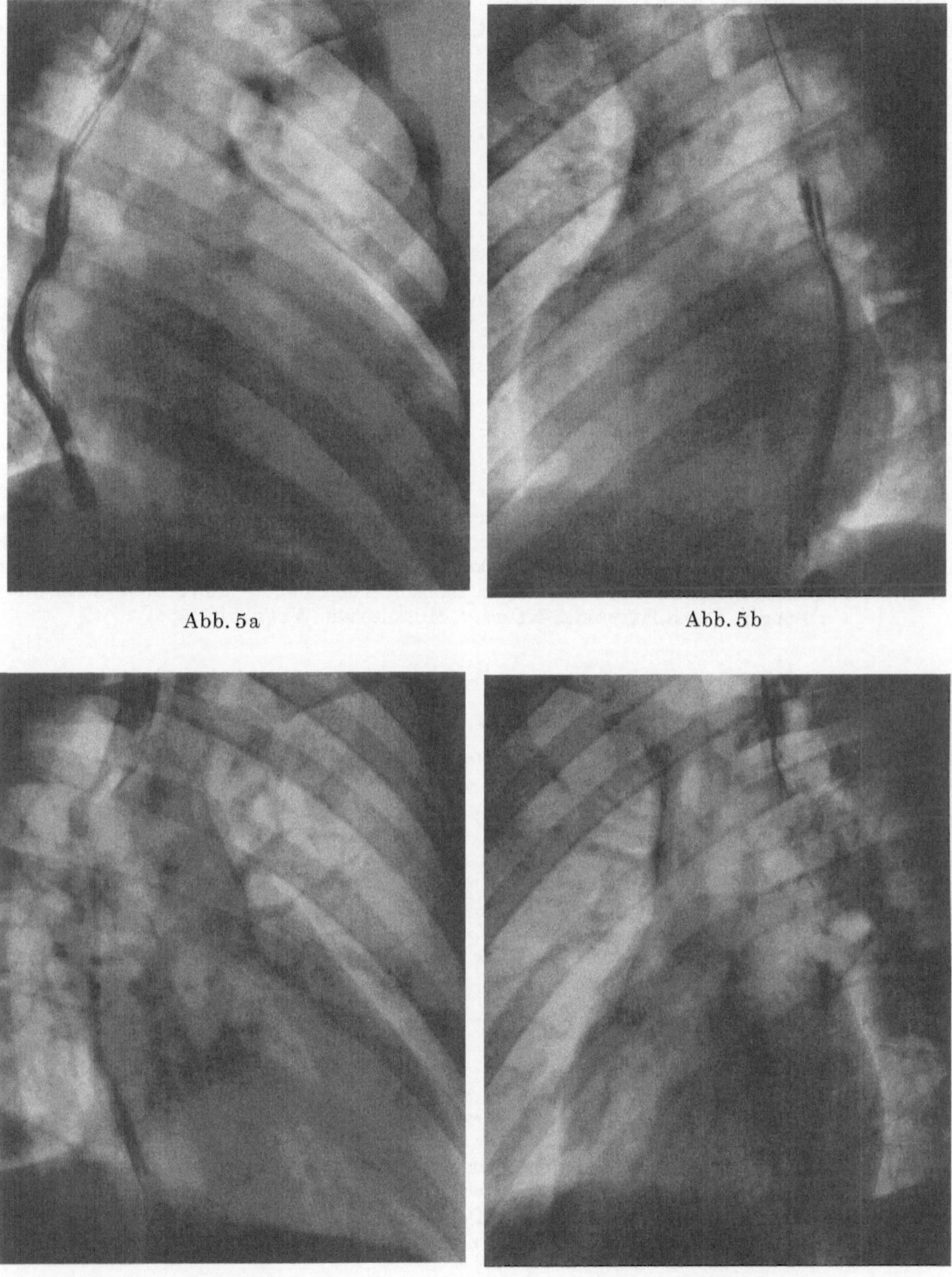

Abb. 5a Abb. 5b

Abb. 6a Abb. 6b

Abb. 5 und 6. Vergrößerung beider Vorhöfe bei einem 800 m-Läufer. a Aufnahme im rechten vorderen Schrägdurchmesser im Liegen. Unterhalb des vergrößerten linken Vorhofes mit Oesophagusverlagerung ist der vergrößerte rechte Vorhof erkennbar, der den Oesophagusschatten kreuzt. b Aufnahme im linken vorderen Schrägdurchmesser im Liegen. Vorwölbung und Verlängerung des cranialen Anteils des rechten Herzrandes, des sog. Vorhofsegmentes, durch den vergrößerten rechten Vorhof. Verlagerung des Oesophagus nach dorsal durch den vergrößerten linken Vorhof. In Abb. 6a und b sind beide Vorhöfe durch die Untersuchung im Stehen bei sonst gleichen Bedingungen dargestellt. Die Vorhofvergrößerungen sind sehr viel weniger ausgeprägt und nur noch eben erkennbar. (Nach Musshoff u. Reindell, 1957)

Normalpersonen. Sie beträgt durchschnittlich 130—140 cm³ mit einer Variationsbreite von 15—300 cm³ oder 2—27 % (MUSSHOFF u. REINDELL, 1956). Bei wiederholten Untersuchungen in Abständen von Wochen und Monaten können bei gleicher Größe des Herzens im Liegen die im Stehen gewonnenen Werte für das Herzvolumen unterschiedlich ein. Hieraus ergibt sich die Bedeutung der Größenbestimmung des Herzens im Liegen.

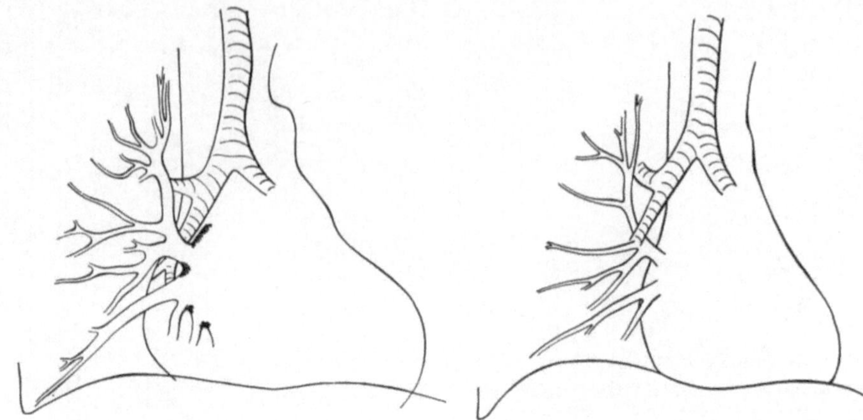

Abb. 7. Maßstabgerechte Diagramme der Schichtbilder des linken Vorhofes und der rechten Lungenvenen in den Schichttiefen von 7—10 cm, links eines 26jährigen Weltmeisters im Radrennen, rechts einer Normalperson. Neben der allgemeinen Herzvergrößerung lassen die Schichtaufnahmen des Trainierten vor allem die Vergrößerung des linken Vorhofes und der in den linken Vorhof einmündenden rechtsseitigen Lungenvenen erkennen. Nicht dargestellt sind die übrigen erweiterten Lungenvenen und die verbreiterten Arterien in beiden Lungen. (Nach REINDELL, KLEPZIG, MUSSHOFF u. WEYLAND, 1954)

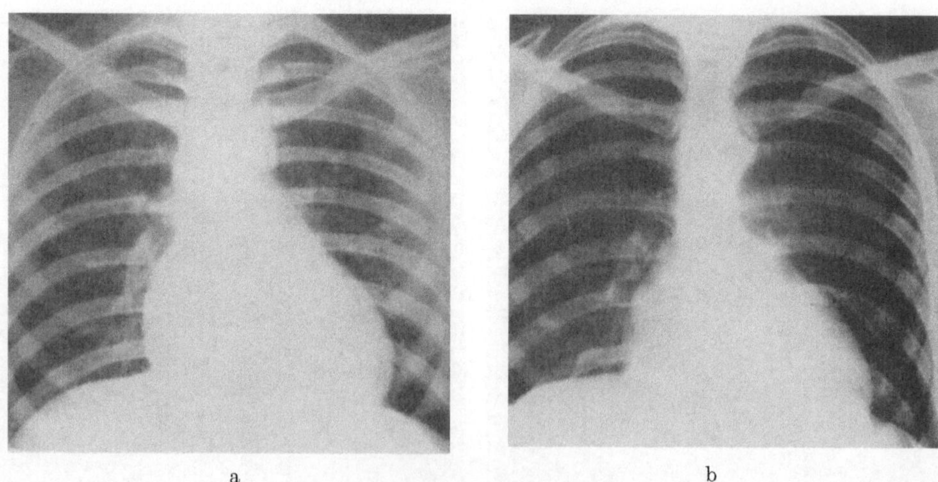

Abb. 8. Röntgenaufnahmen des Weltrekordläufers über 5000 m, P. G., im Liegen und Stehen vom 13. 10. 53. Im Liegen a) beträgt das Herzvolumen 980 cm³, im Stehen b) 870 cm³. Die mitrale Konfiguration des Herzens tritt im Liegen besonders deutlich in Erscheinung. Der Quotient Herzvolumen/Körpergewicht beträgt im Liegen 14,41 und im Stehen 12,79. (Nach REINDELL, KLEPZIG, STEIM, MUSSHOFF u. Mitarb., 1960)

In Abb. 8 sind die Form- und Größenunterschiede des Herzens eines Langstreckenläufers im Liegen und im Stehen wiedergegeben; außerdem finden sich in Abb. 9 die Kymogrammaufnahmen eines Langstreckenläufers im Liegen (a) und Stehen (b). Obwohl es sich bei diesen zwei Sportlern um ausgesprochene Hochleistungssportler mit besonders trainiertem Kreislauf handelt, finden sich im Stehen Abweichungen der Herzform, Größe und Randpulsation sowie der Lungengefäßweite, die auf eine beträchtliche orthostatische Blutverschiebung vom Herzen und den Lungen in den peripheren Kreislauf hinweisen.

Das Schmalerwerden der großen Lungengefäße sowie die erhöhte Transparenz der Lungenfelder im Stehen sprechen für eine orthostatische Blutverschiebung aus der Lunge in den peripheren Kreislauf.

Die beträchtliche Abnahme des Herzvolumens im Stehen kann nicht nur mit einer Verkleinerung des Schlagvolumens erklärt werden; hinzu kommt auch noch eine teilweise Entleerung der Restblutmenge aus den Herzhöhlen.

Hierfür spricht auch die Änderung des Pulsationstyps im Bereich des linken Herzrandes. So geht im Stehen der ausgesprochene Pulsationstyp II in einen Pulsationstyp I—II über. Anstelle der hochgradigen Bewegungsarmut im Liegen beobachtet man im Stehen eine ausgiebige Randbewegung; außerdem werden die Randzacken spitzer.

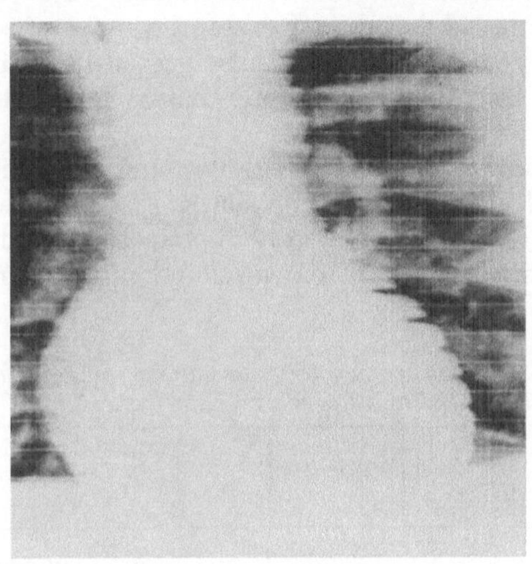

a

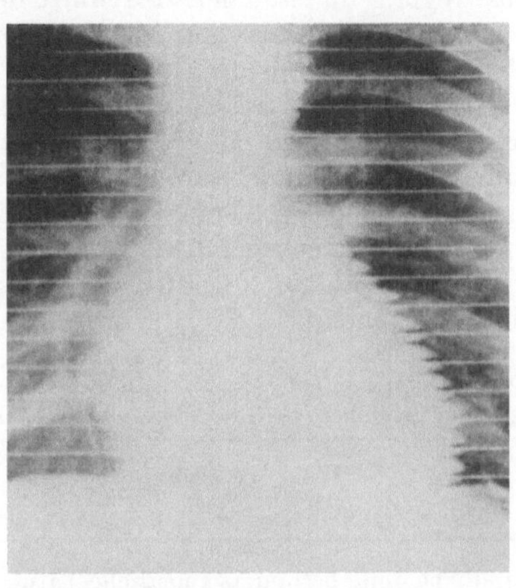

b

Abb. 9a u. b. Kymogramm eines 30jährigen deutschen Meisters im 3000 m-Hindernislauf G. H. im Liegen und Stehen am 22. 1. 52. Im Liegen a findet sich eine hochgradige Bewegungsarmut an der Herzspitze, die einzelnen Zacken lassen im mittleren und unteren Bereich des linken Herzrandes eine ausgiebige laterale Plateaubildung erkennen. Rechtsseitig wölbt sich der rechte Vorhof stark konvex ins Lungenfeld vor, die Ventrikelpulsation ist nur angedeutet erkennbar. Das Gefäßband ist breit. b Im Stehen kommt es zu einer erheblichen Herzverkleinerung und Formveränderung des Herzens, der rechte Herzschatten wölbt sich nicht mehr so stark konvex in das Lungenfeld vor, die Herztaille ist deutlicher ausgebildet. Linksseitig nimmt die Pulsation zu. Die einzelnen Zacken lassen caudal keine laterale Plateaubildung, sondern eine mehr konvexe Bogenbildung im diastolischen Anteil der Randzacke erkennen. Rechtsseitig tritt die Ventrikelpulsation jetzt deutlich in Erscheinung, sie wird zusammen mit der Vorhofpulsation im ganzen Bereich des rechten Herzrandes nachweisbar. Man beobachtet außerdem eine erhebliche Verschmälerung des Gefäßbandes. Die Aortenpulsationen sind im Stehen geringer. (Nach REINDELL, KLEPZIG, STEIM, MUSSHOFF u. Mitarb., 1960)

Auch die Änderung der Randpulsation kann bei gleichzeitiger Verkleinerung des Schlagvolumens im Stehen nur mit einer Verkleinerung der Restblutmenge des linken Ventrikels erklärt werden.

Das Zurücktreten und teilweise Verschwinden der mitralen Konfiguration des Herzens hat ihre Ursache in einer Verkleinerung des rechten Herzens. Für eine Verkleinerung der Restblutmenge des rechten Vorhofes spricht die teilweise Rückbildung der starken konvexen Vorwölbung des rechten Herzschattens und das Verhalten der rechtsseitigen Herzrandpulsation im Stehen. Im Stehen tritt durch teilweisen Verlust der Restblutmenge des Vorhofes die Ventrikelpulsation stärker in Erscheinung. Auf die Verkleinerung des linken Vorhofes im Stehen wurde schon hingewiesen. Zusammenfassend ist somit der Schluß berechtigt, daß es im Stehen beim Kreislauf des Trainierten neben einer Abnahme des Blutgehaltes der Lunge auch zu einer Verkleinerung der Restblutmenge aller Herzhöhlen kommt. Ein Unterschied zum Kreislauf des Untrainierten besteht hier nicht (MUSSHOFF u. REINDELL, 1956).

II. Die Herzrandpulsation (Kymogramm)

Die Größenänderung des Sportherzens geht auch mit einer Änderung seiner Arbeitsweise in Ruhe einher. Das Herz schlägt langsamer, das Minutenvolumen ist vermindert, die Anspannungszeit verlängert und die Austreibungszeit verkürzt (Reindell u. Mitarb., 1960). Die veränderte Arbeitsweise kommt auch im Verhalten der Herzrandbewegung zum Ausdruck. Schon eine sorgfältige Durchleuchtung ermöglicht für die Klinik eine ausreichende Beurteilung der Randbewegung; eine exaktere Analysierung bietet uns aber die von Stumpf (1937) eingeführte Flächenkymographie. Bei normal großen Herzen der Durchschnittbevölkerung fand Stumpf in 70% der Fälle die ausgeprägteste systolische Medialbewegung im caudalen Abschnitt des linken Herzrandes (Pulsationstyp I).

In 20% war die Pulsation im cranialen Anteil des linken Herzrandes stärker als im caudalen Bereich (Pulsationstyp II). In 10% bestand ein gemischter Pulsationstyp (Typ I—II). Den Pulsationstyp II beurteilt Stumpf als Zeichen einer verminderten Leistungsfähigkeit.

Beim Trainieren findet sich häufig eine Abnahme der Bewegungsvorgänge im Spitzenbereich des Herzens, d.h. ein Pulsationstyp II. Diese Änderung der Herzrandbewegung wird besonders augenscheinlich, wenn man eine große Zahl von Sportlern nach diesen Pulsationstypen aufgeschlüsselt hat und sie mit Untrainierten vergleicht, wie es in der Tabelle 4 geschehen ist.

Tabelle 4. *Das prozentuale Vorkommen der einzelnen Pulsationstypen bei Jugendlichen ohne besonders sportliche Tätigkeit und bei jugendlichen und erwachsenen Sportlern* (Reindell, 1938)

	Pulsationstyp			Zahl der Fälle
	I %	II %	I—II %	
a) Jugendliche ohne besonders sportliche Tätigkeit	60	20	20	110
b) Jugendliche mit 1—4jähriger sportlicher Tätigkeit	52	25	23	75
c) Jugendliche mit 5—8jähriger sportlicher Tätigkeit	37	44	19	41
d) Sportler mit einem Alter über 19 Jahre	28	53	19	417

Die Tabelle zeigt, daß bei untrainierten Jugendlichen nach den Untersuchungen von Stumpf und Fürst (1931) der Pulsationstyp I überwiegt. Der Pulsationstyp II findet sich — wie auch bei der erwachsenen Durchschnittsbevölkerung — nur in 20% der Fälle. Nach den in der Tabelle aufgeführten Beobachtungen hatte bei Jugendlichen eine bis zu 4jährige sportliche Tätigkeit noch zu keiner wesentlichen Änderung der Herzrandpulsation geführt, denn der Pulsationstyp II nahm nur um 5% zu. Bei Jugendlichen mit einer 5—8jährigen Tätigkeit und bei Sportlern mit einem Alter über 19 Jahre überwog dagegen der Pulsationstyp II. Von 417 mehr als 19 Jahre alten Sportlern hatten nur 28% einen Pulsationstyp I, 53% aber einen Pulsationstyp II.

Eine Aufteilung der in der Tabelle aufgeführten über 19 Jahre alten Sportler nach Herzgrößen und Pulsationstyp ergab, daß der Pulsationstyp II um so häufiger auftritt, je größer das Herz ist. Die Größe des Herzens ist wiederum abhängig von der Sportart. So war bei Sprintern und Springern mit ihrer nur geringen Größenzunahme des Herzens in 51% ein Pulsationstyp I und nur in 17% ein Pulsationstyp II zu beobachten. 32% hatten einen gemischten Pulsationstyp, d.h. eine gleichgroße Bewegung an Herzspitze und Basis. Bei den Marathonläufern und Radrennfahrern dagegen fand sich der Pulsationstyp II in 60 bzw. 63% aller Fälle. Der Pulsationstyp I wurde bei Marathonläufern in keinem Falle und bei den Radrennfahrern nur in 16% gefunden.

Bei diesen Ergebnissen über das prozentuale Vorkommen von Pulsationstyp I und II bei Trainierten ist zu berücksichtigen, daß die kymographischen Untersuchungen im Stehen durchgeführt wurden. Im Liegen ist mit einem noch höheren Prozentsatz vom Pulsationstyp II zu rechnen, da im Stehen das Herz einen Teil seiner Restblutmenge entleert, kleiner wird und dabei, wie auch Abb. 9 zeigt, seine linksseitige Randbewegung von Pulsationstyp II nach Pulsationstyp II—I oder I hin ändern kann.

Mit der Verlangsamung der Schlagfolge, der Größenzunahme des Herzens und dem Übergang zum Pulsationstyp II ändert sich auch, wie in Abb. 10 schematisch dargestellt

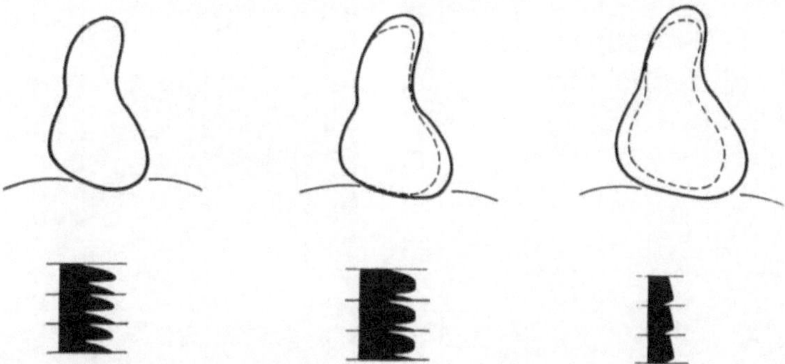

Abb. 10. Schematische Darstellung der mit der Größen- und Frequenzänderung des Sportherzens einhergehenden Änderung der linksseitigen Herzrandpulsation. Die gleiche Änderung der Herzrandbewegung läßt sich auch rechtsseitig nachweisen

ist, der zeitliche Ablauf der Herzrandbewegung einer Herzrevolution. Nach der Spitze zu wird mit zunehmender Herzvergrößerung die Medialbewegung des Herzrandes geringer und die diastolische Auswärtsbewegung verlangsamt; entsprechend finden sich im Kymogramm Änderungen der Zackenformen.

Bei den kaum vergrößerten Herzen von Sprintern und Mittelstreckenläufern finden wir an der Spitze bei ausgiebiger Randpulsation eine einfache Hakenform (Abb. 11). Sie ist der Ausdruck einer normal ablaufenden systolischen und diastolischen Bewegung des Herzrandes. Mit zunehmender Herzvergrößerung wird nach der Spitze zu die systolische Medialbewegung kleiner, gleichzeitig führt die sich gegen Ende der Diastole verlangsamende Randbewegung zu einer konvexen Bogenform des diastolischen Anteils der Randzacken. Dadurch wird die Zacke im ganzen plumper (Abb. 12). Schließlich ist nur noch eine geringe Medialbewegung des Herzrandes zu beobachten und eine Lateralbewegung des Herzrandes findet man lediglich noch im Anfang der Diastole. Dadurch kommt es, wie Abb. 10 schematisch zeigt, zur sog. lateralen Plateaubildung. In manchen Fällen wird im Bereich der Herzspitze, wie in Abb. 13 dargestellt ist, sogar eine fast „stumme Zone" beobachtet. Mit dieser Veränderung der Zackenform nimmt auch die Dichteänderung des Herzens während der Systole und Diastole im Herzspitzenbereich ab. Die fehlende Dichteänderung läßt den Schluß zu, daß sich das Herz auch im sagittalen Durchmesser systolisch nur wenig verkleinert.

Abb. 11. Kymogramm eines nur wenig trainierten Sportlers (H.A.). Das Herz ist nicht vergrößert, es besteht ein Pulsationstyp I mit ausgiebigen Pulsationen im Bereich der Spitze. Die Randzacken lassen im ganzen Bereich der linken Herzseite eine spitze Form erkennen

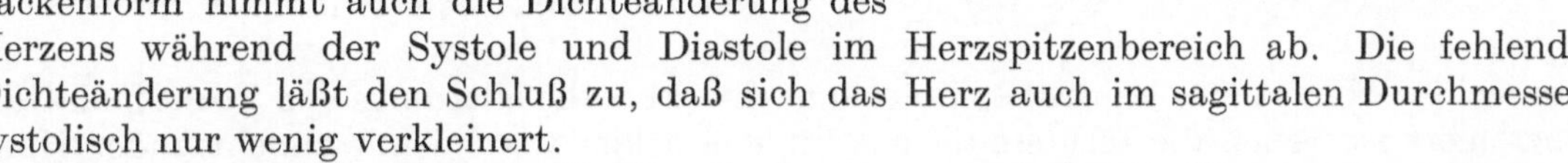

Auch rechtsseitig erfahren die Randpulsationen und damit die einzelnen Zackenformen die gleichen Abweichungen. So beobachtet man bei dem nicht vergrößerten Herzen der Untrainierten Ventrikelpulsationen nur in den unteren Partien des Herzrandes, beim Trainierten mit vergrößertem Herzen dagegen läßt sich im ganzen Bereich

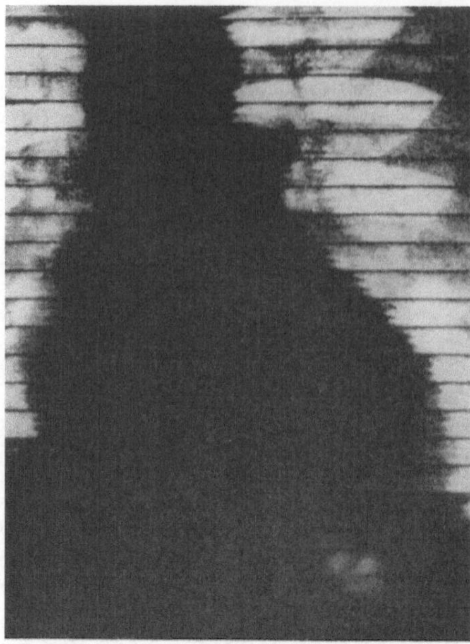
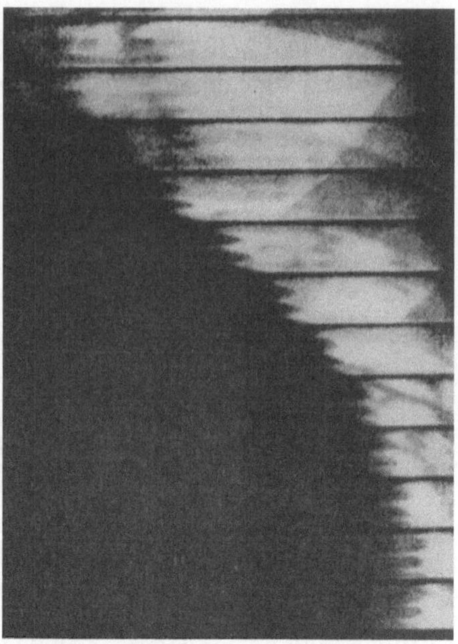

Abb. 12. Kymogramm des 31jährigen Sch., Bergführer und deutscher Meister im 50 km-Skilauf. Die kymographische Untersuchung wurde 2 Tage vor dem Meisterschaftslauf durchgeführt. Das Herz ist verlängert, sowie nach rechts und links verbreitert. Die Bewegungsamplitude ist im ganzen Bereich des linken Ventrikels, vor allem im Bereich der Herzspitze, herabgesetzt. Man erkennt hier außerdem eine laterale Plateaubildung der Randzacken. Rechtsseitig findet sich im ganzen Bereich des Herzrandes Vorhof- und Ventrikelpulsation. Vier Monate nach dieser Untersuchung verunglückte Sch. tödlich. Im pathologisch-anatomischen Institut (Prof. BÜCHNER, Freiburg i. Br.) wurde das Herz von Sch. untersucht, es fand sich ein Herzgewicht von 445 g. Das Rohgewicht des Herzens betrug nach Abpräparieren des Epikards und des subepikardialen Fettgewebes 410 g. Histologisch konnte Prof. BÜCHNER im vorderen Papillarmuskel kleinere und größere Narbenherde, vereinzelt auch im hinteren Papillarmuskel nachweisen. Dagegen fehlten entsprechende Herdbildungen in allen Gebieten des rechten und des linken Ventrikels. Makroskopisch fanden sich in den Kranzarterien keine Veränderungen. (Nach REINDELL, KLEPZIG, STEIM, MUSSHOFF u. Mitarb., 1960)

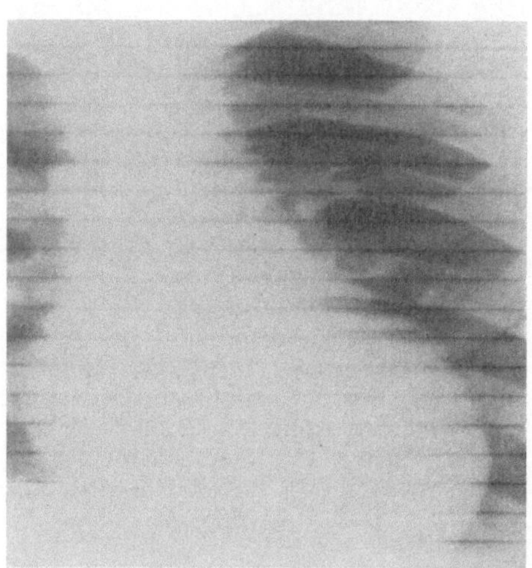

Abb. 13. Kymographische Untersuchung des 23jährigen deutschen Amateurmeisters im Radrennfahren K. H. Das Herz ist vergrößert, das Herzvolumen beträgt im Liegen 945 cm³. Die im Liegen hergestellte kymographische Aufnahme zeigt im unteren Bereich des linken Ventrikels eine stark herabgesetzte Randpulsation; es findet sich hier eine fast stumme Zone. Dieses Verhalten der Randpulsation weist auf eine beträchtliche Vergrößerung der Restblutmenge hin. Die in Ruhe und während Belastung gemessenen intrakardialen Druckwerte entsprachen denen von Normalpersonen. Das Ruhe-, Brustwand- und Belastungs-EKG war normal. (Nach REINDELL, KLEPZIG, STEIM, MUSSHOFF u. Mitarb., 1960)

des rechten Herzrandes Ventrikelpulsation nachweisen, die allerdings von Vorhofpulsation überlagert ist. Auch die rechtsseitigen Ventrikelzacken werden mit zunehmender Herzvergrößerung immer plumper, so daß es auch hier zu einer lateralen Plateaubildung kommen kann.

Einen Einblick in die Arbeitsweise des Sportherzens während und nach Belastung erhalten wir durch röntgenologische und kymographische Beobachtungen des Herzens im Arbeitsversuch. Über das Verhalten der Herzgröße *während* Belastung liegen nur wenige Untersuchungen vor. Die Herzen blieben während der Arbeit oder sofort danach gleich groß oder wurden kleiner (DIETLEN u. MORITZ, 1908; BRUNS u. RÖMER, 1922; KAHLSTORF u. UDE, 1933; EIMER, 1928; KATZ u. LEYHOFF, 1913). Nur wenige Untersucher sahen zu Beginn der Arbeit eine sehr geringe, sich sofort zurückbildende Herzvergrößerung (GOTTHEIMER u. KOST, 1933). Wir führten kymographische Untersuchungen

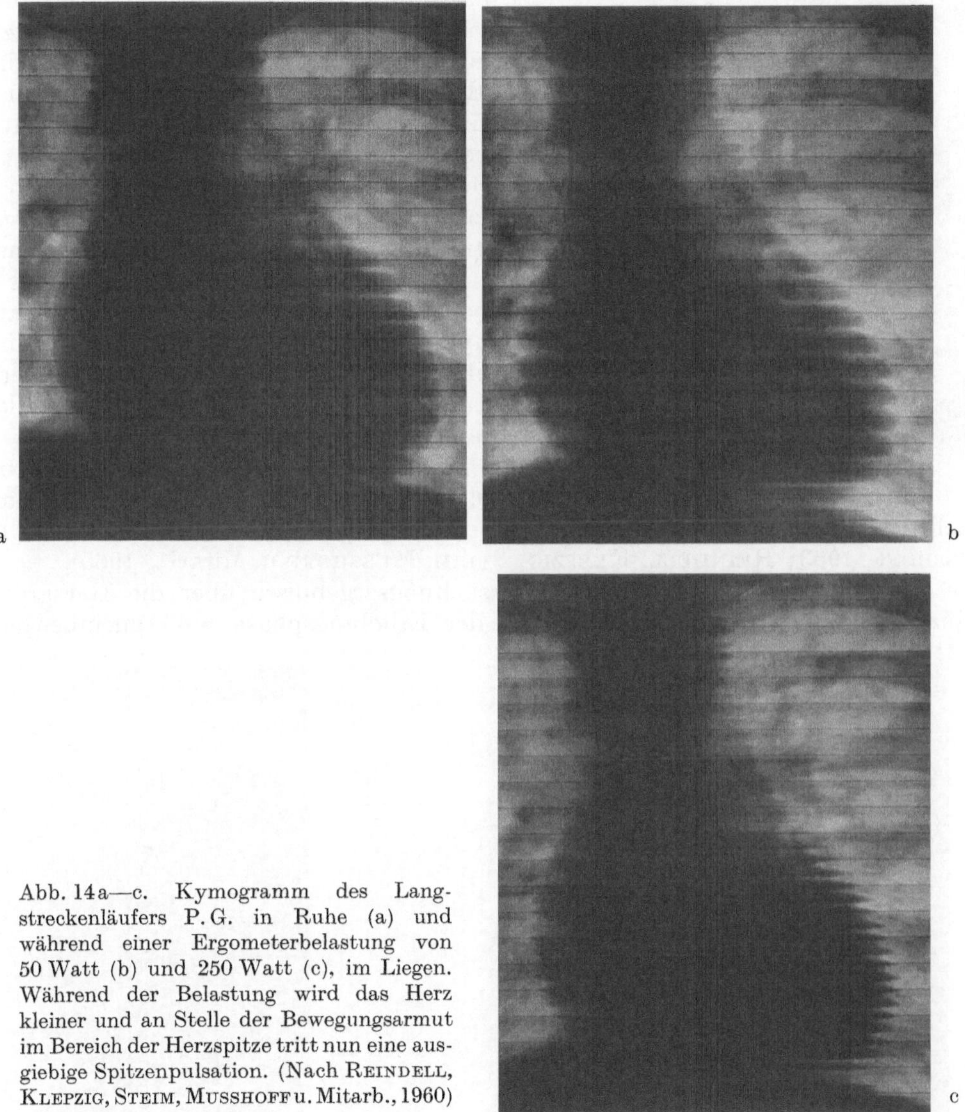

Abb. 14a—c. Kymogramm des Langstreckenläufers P. G. in Ruhe (a) und während einer Ergometerbelastung von 50 Watt (b) und 250 Watt (c), im Liegen. Während der Belastung wird das Herz kleiner und an Stelle der Bewegungsarmut im Bereich der Herzspitze tritt nun eine ausgiebige Spitzenpulsation. (Nach REINDELL, KLEPZIG, STEIM, MUSSHOFF u. Mitarb., 1960)

während Belastung durch. Die Untersuchungen wurden an liegenden Sportlern durchgeführt, die jeweils 3 min am Fahrradergometer stufenweise mit 50, 100 und 150 und mehr Watt belastet wurden. Unmittelbar vor und während der Belastung wurden in Abständen von 1 min Kymogramme angefertigt. Dabei stellten wir bei Beginn der Belastung eine geringe systolische und im weiteren Verlauf eine stärkere systolische und auch diastolische Verkleinerung des Herzens fest (Abb. 14). Sie ist, wie diese Untersuchungen gezeigt haben, um so ausgeprägter, je stärker der Sportler belastet wurde. In Abb. 14 sind neben den Ruhekymogrammaufnahmen aus einer Serie von 15 Belastungskymogrammen je ein Belastungskymogramm während 50 und 250 Watt zur Darstellung gebracht. Die Kymogramme zeigen, daß sich während Belastung die Größe und die Pulsation des Herzens ändert. Während einer geringen Belastung von 50 Watt verkleinert sich das Herz nur systolisch, diastolisch kehrt der Herzrand in die Ausgangsstellung zurück. Die Pulsation nimmt im Spitzenbereich etwas zu, die Randzacken lassen linksseitig noch eine deutliche laterale Plateaubildung erkennen. Während 250 Watt verkleinert sich das Herz systolisch noch stärker, es wird aber jetzt auch eine diastolische Herzverkleinerung beobachtet. Im ganzen Bereich des linken Herzrandes setzt eine ausgiebige systolische Medialbewegung ein, die außerdem systolisch auch mit einer erheblichen Abnahme der Schattendichte einhergeht. Die systolische Medialbewegung nimmt im Spitzenbereich am meisten zu, also dort, wo in Ruhe die geringste Bewegung zu beobachten ist. Der Pulsationstyp II geht in einen Pulsationstyp I über. Dabei gehen die Randzacken aus einer plumpen konvexen Bogenform mit lateraler Plateaubildung in eine schlanke Hakenform über.

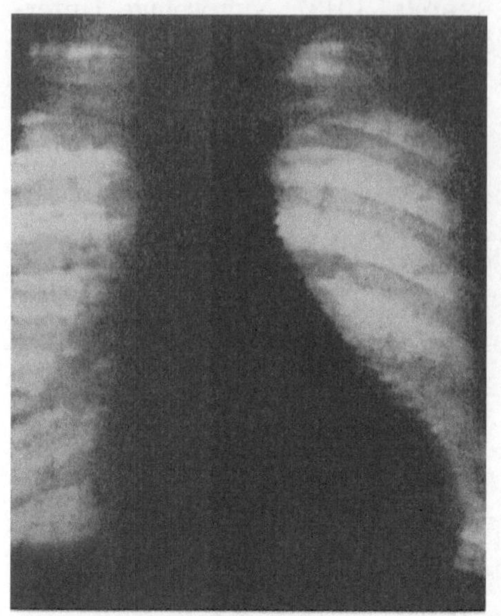

Abb. 15

Führen wir bei einer starken körperlichen Belastung noch eine Preßatmung durch, kommt es, wie Abb. 25 erkennen läßt, zu einer weiteren Verkleinerung des Herzens in systolischer und in diastolischer Endstellung. Sie wird in diesem Ausmaß selbst während stärkster körperlicher Belastung nicht erreicht (REINDELL, KLEPZIG u. MUSSHOFF, 1953; REINDELL, KLEPZIG, STEIM, MUSSHOFF u. Mitarb., 1960).

Die im Schrifttum vorliegenden Untersuchungsergebnisse über die Herzgröße unmittelbar *nach* Belastung, also zu Beginn der Erholungsphase, sind uneinheitlich. Sie

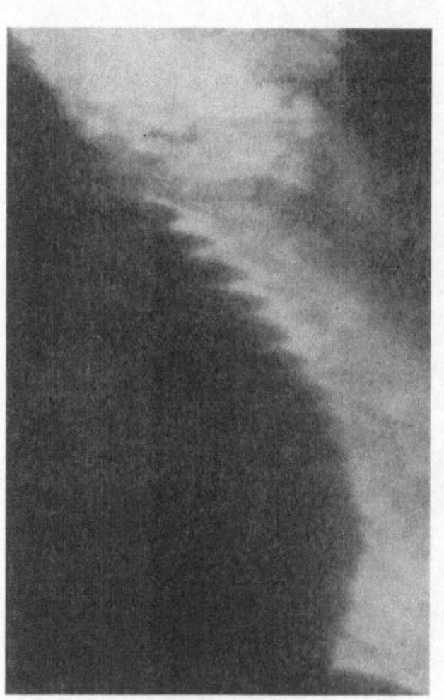

Abb. 16a

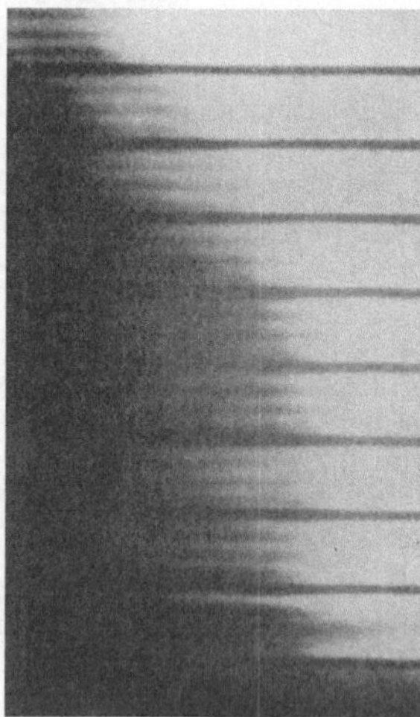

Abb. 16b

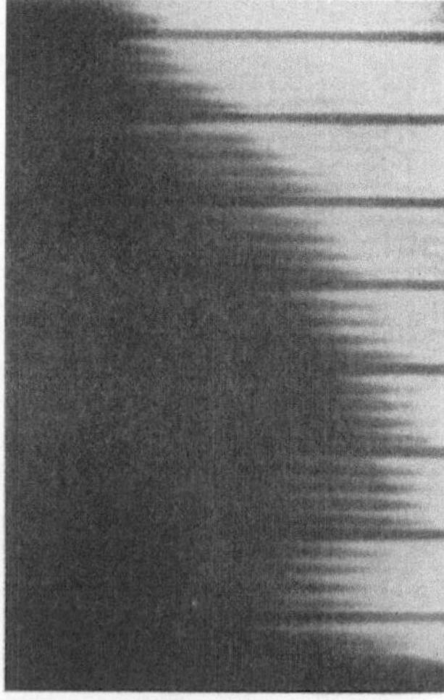

Abb. 16c

Abb. 15 und 16. Ruhekymogramm (stehend) des 25jährigen Radrennfahrers H. aus dem Jahre 1937 und linker Herzrand in Ruhe (a), nach einem 200 m-Lauf (b) und nach einem 1000 m-Lauf (c). Das Herz ist verlängert, sowie nach rechts und links verbreitert. Auf der Fernaufnahme im Stehen beträgt MR 4,7, ML = 10,8, L = 16,4. In den caudalen Partien des linken Herzrandes beobachtet man eine so geringe systolische Dichteänderung und Bewegungsarmut des Herzrandes, daß man von einer stummen Zone sprechen kann. Nach Belastung (Abb. 16) tritt an Stelle der stummen Zone eine ausgiebige Pulsation, die mit der Stärke der Belastung zunimmt. Geringgradig nimmt auch die Bewegungsamplitude rechtsseitig zu. 1955 ist der Patient an einem Hypernephrom gestorben. Das Herz hatte ein Gewicht von 460 g, an der Muskulatur war makroskopisch und histologisch kein krankhafter Befund zu erheben. Die Coronararterien waren zart (Pathologisch-anatomisches Institut Freiburg i.Br., Direktor: Prof. Dr. BÜCHNER). (Nach REINDELL, KLEPZIG, STEIM, MUSSHOFF u. Mitarb., 1960) geben über die Arbeitsweise des Herzens während Belastung nur unvollkommen Aufschluß, da sofort nach Aufhören der Belastung eine Umschaltung der Kreislaufregulation einsetzt. Diese Umschaltung äußert sich besonders eindrucksvoll im Absinken des systolischen und diastolischen Druckes und in einer Verlangsamung der Herzfrequenz, wie Belastungsuntersuchungen am Ergometer ergeben haben. Diese Kreislaufreaktion tritt so rasch nach Beendigung der Belastung auf, daß sie schon zum Zeitpunkt auch einer „sofort nach Belastung" durchgeführten Röntgenuntersuchung die Herzgröße beeinflußt haben kann. Durchweg zeigt das vergrößerte Sportherz nach Belastung eine Verkleinerung, dabei findet man, wie Abb. 15 und 16 zeigen, die gleichen Änderungen des Pulsationstypes und der Randzacken, wie während Belastung. Abb. 15 zeigt das Ruhekymogramm (stehend) des 25jährigen Radrennfahrers H.; in Abb. 16 findet man, vergrößert dargestellt, den linken Herzrand in Ruhe, nach einem 200 m-Lauf und nach einem 1000 m-Lauf. Man erkennt, wie mit zunehmender Belastung anstelle der stummen Zone an der Herzspitze eine ausgiebige Randpulsation tritt, wobei der linksseitige Bewegungsraum bzw. die Randzacken nach dem 1000 m-Lauf am größten sind.

III. Die korrelative Herzgröße

1. Herzgröße und Körpergewicht

Im vorangegangenen Abschnitt wurde gezeigt, daß das absolute Herzvolumen gesunder Männer zwischen 20 und 40 Jahren 490—1080 cm³, dasjenige erwachsener Sportler 610—1460 cm³ beträgt. Die Variationsbreite der Herzvolumina dieser Männer, die nach eingehender Untersuchung alle gesund sind, umfaßt somit den Bereich von 490—1460 cm³. Das bedeutet, daß in unserem Untersuchungsgut das größte Herz dreimal so groß ist wie das kleinste.

In Anbetracht dieser großen Streubreite gesunder Herzen und in dem Bestreben, für das einzelne Herz eine Normgröße zu ermitteln, wurden Untersuchungen über die Abhängigkeit der Herzgröße von anderen Körpereigenschaften und -maßen durchgeführt.

Seit der Feststellung von KAHLSTORF (1933), daß eine lineare Abhängigkeit des mittleren Herzvolumens vom mittleren Körpergewicht eines nach Gewichtsklassen aufgeteilten Kollektivs besteht, galt das Körpergewicht lange Zeit als bestes Korrelat des Herzvolumens. Nach KAHLSTORF haben LUDWIG (1941), LILJESTRAND u. Mitarb. (1939), BIÖRCK (1944), KJELLBERG u. Mitarb. (1949), LIND (1950), MUSSHOFF, REINDELL u. Mitarb. (1957b, 1958, 1961) und KÖNIG, REINDELL u. Mitarb. (1961) enge Beziehungen zwischen Herzgröße und Körpergewicht bei gesunden, untrainierten Normalpersonen feststellen können. Nach den Untersuchungen dieser Autoren ist die Verbundenheit beider Größen am engsten bei Kleinkindern im ersten Lebensjahr, mit zunehmendem Alter werden die Beziehungen aufgelockert.

Von LYSHOLM, NYLIN und QUARNA (1934) wurde das Herz in Beziehung zur Körperoberfläche gesetzt. Die Abhängigkeit des Herzvolumens von der Körperoberfläche ist nach Untersuchungen von BIÖRK (1944), KJELLBERG, RUDHE u. SJÖSTRAND (1949) und MUSSHOFF u. Mitarb. (1957a, 1958, 1961), KÖNIG, REINDELL u. Mitarb. (1961) nicht größer als die Abhängigkeit vom Körpergewicht, so daß beim Gesunden die Verwendung der Körperoberfläche als Korrelat des Herzvolumens keine Vorteile bringt.

Betrachten wir die eingangs genannten Zahlen über die Streubreite gesunder Herzen unter Einbeziehung der Herzen der Sportler, so wird ersichtlich, daß die Abhängigkeit des Herzvolumens vom Körpergewicht bei Personen unterschiedlicher Leistungsbreite — normal leistungsfähige Personen und Sportler mit erhöhter Leistungsbreite — nicht sehr eng sein kann, da Sportler und untrainierte Normalpersonen durchschnittlich annähernd dasselbe Körpergewicht haben.

Bei Sportlern (Durchschnitt sämtlicher Sportarten) ist der Quotient $\frac{\text{Herzvolumen}}{\text{Körpergewicht}}$ wesentlich höher als bei Untrainierten sämtlicher Altersstufen (Tabelle 5), die Beziehungen zwischen Herzgröße und Körpergewicht sind weniger eng als bei gleichaltrigen, untrainierten Normalpersonen, der Korrelationskoeffizient beträgt + 0,44 gegenüber + 0,616 bei Normalpersonen (s. Tabelle 5) (Kjellberg, Rudhe u. Sjöstrand, 1949; Musshoff, Reindell, Klepzig u. Kirchhoff, 1956/57; Musshoff, Reindell u. Mitarb., 1958; Musshoff, Reindell, König, Keul u. Mitarb., 1961; König, Reindell, Musshoff, Roskamm u. Mitarb., 1961; Roskamm, Reindell, Musshoff u. König, 1961).

Aus den Abb. 1 und 17, welche alle Einzelwerte des absoluten Herzvolumens und des Herzvolumens pro kg Körpergewicht von verschiedenen Sportarten im Vergleich zu gesunden männlichen Normalpersonen unseres bisherigen Untersuchungsgutes enthält, geht hervor, daß das mittlere absolute und relative Herzvolumen der Mittelstrecken- und Langstreckenläufer sowie der Berufsradrennfahrer in der genannten Reihenfolge ansteigt. Das größte mittlere Herzvolumen haben die Berufsradrennfahrer. Die Abhängigkeit der absoluten und relativen Herzgröße von der Sportart wurde durch neuere Untersuchungen von Schleusing u. Mitarb. (1961) bestätigt.

Tabelle 5. *Das Herzvolumen und seine Beziehungen zum Körpergewicht (kg) bei gesunden untrainierten männlichen Personen (10—75 Jahre) und bei Sportlern (18—35 Jahre)*

$\bar{x}$ = Mittelwert; σ = Standardabweichung; r = Korrelationskoeffizient; Sicherung der Korrelation aufgrund der p-Werte: * = wahrscheinlich signifikant ($p < 0{,}05$), ** = signifikant ($p < 0{,}01$), *** = hochgesichert ($p < 0{,}001$).

Kinder und Jugendliche nach Musshoff, Reindell, König, Keul u. Roskamm (1961); Erwachsene nach König, Reindell, Musshoff, Roskamm u. Kessler (1961); Sportler nach Roskamm, Reindell, Musshoff u. König (1961).

Alter Jahre	Anzahl n	HV/cm³ $\bar{x} \pm \sigma$	HV/kg $\bar{x} \pm \sigma$	Korrelation r (Sicherung)
10—11	41	411 63,5	11,6 1,3	+ 0,675***
14—15	38	610 114,7	11,7 1,5	+ 0,649***
18—19	51	769 112,8	11,4 1,3	+ 0,593***
20—30	49	792 107,4	11,7 1,3	+ 0,616***
30—40	50	762 132,8	10,8 1,2	+ 0,751***
40—50	27	759 120,6	10,6 1,0	+ 0,761***
50—60	27	800 102,0	10,7 1,0	+ 0,500**
60—75	42	819 126,2	11,3 1,6	+ 0,467**
18—35 (Sportler)	104	906 111,1	14,8 2,0	+ 0,440***

Innerhalb jeder Gruppe haben die leistungsfähigsten Sportler — geordnet nach internationaler und nationaler Klasse sowie Landes- und Bezirksklassen — durchweg auch die größten Herzen (Abb. 1 und 17). Demgegenüber ist bei Sprintern eine Herzgrößenzunahme im Vergleich zu Normalpersonen nicht erkennbar. Die Beziehungen zwischen Herzvolumen und Körpergewicht sind bei Sprintern und Normalpersonen dieselben. Auch sind innerhalb der Gruppe der Sprinter *keine Beziehungen zwischen der Herzgröße und der Wettkampfleistungsfähigkeit* erkennbar, wie sie in den anderen Gruppen vorliegt.

Von denselben Nationalmannschaften, von denen in Abb. 2 und Tabelle 2 das absolute Herzvolumen dargestellt wurde, wird in Abb. 18 und Tabelle 6 der Quotient Herzvolumen (cm³)/Körpergewicht (kg) in Einzelwerten und statistischen Größen angeführt (Roskamm, Reindell u. Müller, 1965).

Gewichtheber, Turner, Ringer, Handballer und Eisschnelläufer haben keine signifikante Vergrößerung des Quotienten ($p > 0{,}05$). Bei Gewichthebern ist der Quotient mit 10,8 sogar niedriger als bei Normalpersonen mit 11,7. Der Unterschied ist statistisch jedoch nicht signifikant. Bei Boxern ist die Zunahme des relativen Herzvolumens wahrscheinlich signifikant ($p < 0{,}05$). In den übrigen untersuchten Mannschaften ist die Herzvolumenvergrößerung signifikant ($p < 0{,}01$) bzw. hochsignifikant ($p < 0{,}001$).

Bei Berufsradrennfahrern wurden Einzelwerte des Quotienten Herzvolumen/Körpergewicht bis zu 19 beobachtet, das bedeutet gegenüber dem Mittelwert der untrainierten Normalpersonen eine 60%ige, gegenüber dem Minimalwert der Normalpersonen eine 130%ige Herzvergrößerung.

$$\frac{\text{Herzvolumen (ccm)}}{\text{Körpergewicht (kg)}}$$

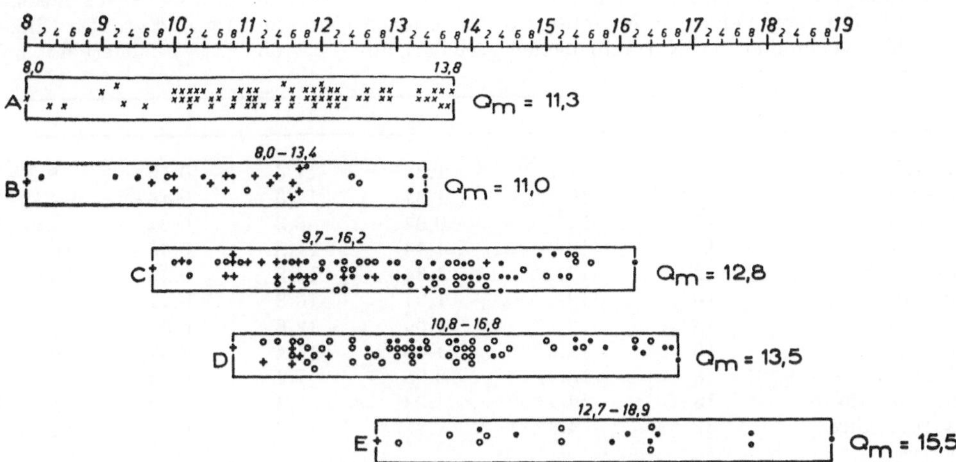

Abb. 17. Der Quotient $\frac{\text{Herzvolumen (cm}^3\text{)}}{\text{Körpergewicht (kg)}}$ bei gesunden Männern und bei Sportlern unterschiedlicher Sportart und unterschiedlicher Leistung (nach gemeinsamen Untersuchungen mit FRISCH). Das mittlere, auf das Körpergewicht bezogene Herzvolumen und seine Streubreite ist bei untrainierten Männern und Kurzstreckensportlern gleich. Der Quotient wird bei Mittel- und Langstreckensportlern und Berufsradrennfahrern größer und ist am größten bei Berufsradrennfahrern. Die Größenzunahme des relativen Herzvolumens ist gleich der Größenzunahme des absoluten Herzvolumens (vgl. Abb. 1). Während bei den Sprintern keine Ausrichtung der relativen Herzgröße und der Leistung erkennbar ist, haben bei den übrigen Sportarten die leistungsfähigsten Sportler im allgemeinen die größten Herzen. (Nach REINDELL, KLEPZIG, STEIM, MUSSHOFF u. Mitarb., 1960)

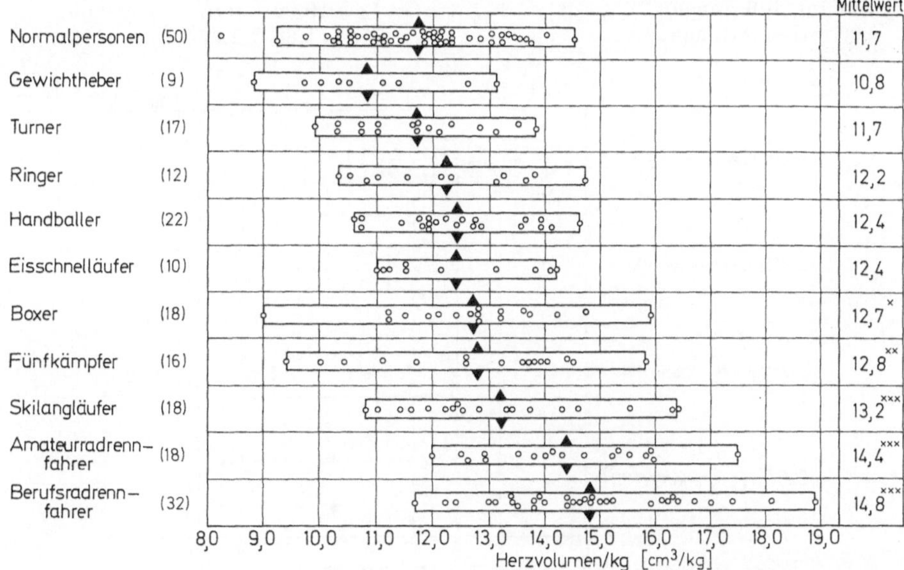

Abb. 18. Der Quotient Herzvolumen/Körpergewicht (HV/kg) bei 20—30jährigen Normalpersonen und Hochleistungssportlern. Die Signifikanz der Mittelwertsunterschiede gegenüber Normalpersonen ist wie folgt gekennzeichnet: * $= p < 0{,}05$; ** $= p < 0{,}01$; *** $= p < 0{,}001$; kein * $= p > 0{,}05$. (Nach ROSKAMM, REINDELL u. Mitarb., 1965)

Mittelwerte, statistische Größen und Einzelwerte des Quotienten Herzvolumen/Körpergewicht bei Sportlerinnen finden sich in Tabelle 7 und Abb. 19. Es ergeben sich dieselben Differenzen gegenüber altersgleichen untrainierten Frauen wie bei Betrachtung der absoluten Herzgröße in Tabelle 3. Die 800 m-Läuferinnen zeigen wiederum die größte

Tabelle 6. *Der Quotient Herzvolumen/Körpergewicht (cm^3/kg) bei 20—30jährigen Normalpersonen und Sportlern (Nationalmannschaften) der Bundesrepublik Deutschland sowie Berufsradrennfahrern*

n = Anzahl, $\bar{x}$ = Mittelwert, s = mittlere quadratische Abweichung, V-% = Variationskoeffizient in %, e = mittlerer Fehler des Mittelwertes, Variationsbreite (kleinster und größter Einzelwert), * = Unterschied gegenüber den Normalpersonen gesichert mit $p < 0{,}05$, ** = gesichert mit $p < 0{,}01$. *** = gesichert mit $p < 0{,}001$.

	n	$\bar{x}$	s	V-%	e	Variationsbreite
Normalpersonen . . .	50	11,7	1,35	11,6	0,19	8,2—14,5
Gewichtheber.	9	10,8	1,37	12,6	0,46	8,8—13,1
Turner.	17	11,7	0,97	8,3	0,24	9,9—13,8
Ringer.	12	12,2	1,44	11,8	0,35	10,3—14,7
Handballer	22	12,4	1,34	10,8	0,29	10,6—14,6
Eisschnelläufer	10	12,4	1,31	10,8	0,41	11,0—14,2
Boxer	18	12,7*	1,60	12,6	0,38	9,0—15,9
Fünfkämpfer	16	12,8**	1,46	11,4	0,37	9,4—15,8
Skilangläufer	18	13,2***	0,98	7,4	0,23	10,8—16,4
Amateurradrennfahrer	18	14,4***	1,23	8,4	0,29	12,0—17,5
Berufsradrennfahrer . .	32	14,8***	1,86	12,6	0,295	11,7—18,9

Tabelle 7. *Der Quotient Herzvolumen/Körpergewicht (HV/kg) bei 18—19jährigen weiblichen Normalpersonen, Sportstudentinnen, Skilangläuferinnen und 800 m-Läuferinnen*

$\bar{x}$ = Mittelwert, s = mittlere quadratische Abweichung. (Nach unveröffentlichten Untersuchungen von ROSKAMM, REINDELL u. HARTIG, 1965.)

	n	$\bar{x}$	s	Unterschiede gegenüber Normalpersonen
Weibliche Normalpersonen, 18—19 Jahre	50	9,77	1,07	
Sportstudentinnen	16	9,81	0,39	$p < 0{,}05$
Skilangläuferinnen	13	10,92	0,87	$p < 0{,}001$
800 m-Läuferinnen	13	11,86	1,55	$p < 0{,}001$

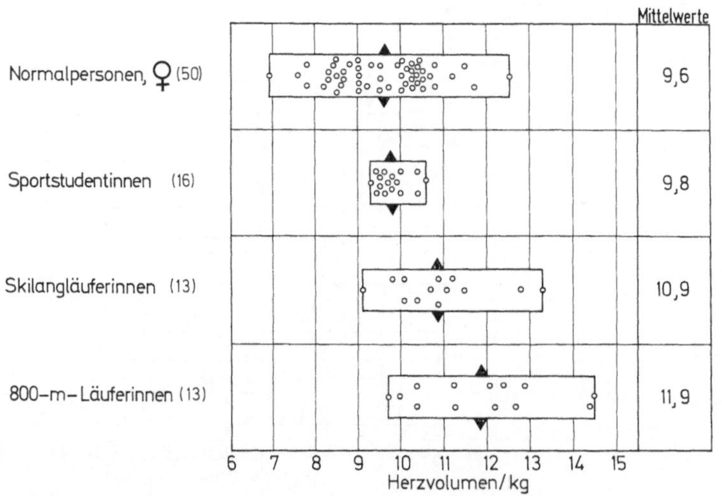

Abb. 19. Der Quotient Herzvolumen/Körpergewicht bei weiblichen Normalpersonen, Sportstudentinnen, Skilangläuferinnen und 800 m-Läuferinnen

Steigerung des relativen Herzvolumens, auch bei Skilangläufern ist die Differenz gegenüber Normalpersonen noch hochsignifikant. Bei der Gruppe der übrigen Sportarten ist sie signifikant, bei den Sportstudentinnen ist keine statistische Signifikanz mehr gegeben.

Aus diesen Untersuchungen ergeben sich für den Einfluß körperlicher Betätigung für die absolute und relative Herzgröße wesentliche Folgerungen:

1. Da eine Reihe von kurzdauernden Sportarten, wie z.B. der Kurzstreckenlauf oder das Gewichtheben, wohl zu einer stark entwickelten Skeletmuskulatur, jedoch zu keiner Herzvergrößerung führen, muß gefolgert werden, daß die Beziehung zwischen Körpergewicht und Herzgröße durch das unterschiedliche, in diesem Falle geringe Bewegungsmaß, erheblich modifiziert werden kann.

2. Da keine Beziehung zwischen Sprintleistung und Herzgröße erkennbar ist, kann geschlossen werden, daß die Anpassungsvorgänge des Kreislaufs, wie sie auch in der Herzgröße zum Ausdruck kommen, keinen Einfluß auf die Sprintleistung haben.

3. Dauerleistung führt zur absoluten und relativen Herzvergrößerung.

4. Die Dauerleistung ist — im Gegensatz zur Sprintleistung — von der Herzgröße abhängig.

2. Herzgröße und Blutvolumen

Aufgrund der Tatsache, daß die Korrelation des Herzvolumens zum Körpergewicht bzw. zur Körperoberfläche bei Trainierten im Vergleich zu Untrainierten wesentlich lockerer ist, ergab sich die Notwendigkeit, nach weiteren und geeigneteren Normkorrelaten des Herzvolumens zu suchen. In diesem Bestreben wurde von Kjellberg, Rudhe und Sjöstrand (1955) das röntgenologisch bestimmte Herzvolumen zu dem Gesamtblutvolumen bzw. der Gesamthämoglobinmenge in Beziehung gesetzt. Die Bestimmung der Hämoglobinmenge erfolgte mittels der alveolären Kohlenoxydmethode nach Sjöstrand (1955). Die Untersuchungen der genannten Autoren führten zu dem Ergebnis, daß sowohl bei Kindern, Männern und Frauen, als auch bei Sportlern das Herzvolumen direkt mit dem gesamten Blutvolumen bzw. der gesamten Hämoglobinmenge korreliert ist ($r =$ 0,82—0,99). Gleichlautende Befunde wurden mit derselben Methode bei Trainierten und

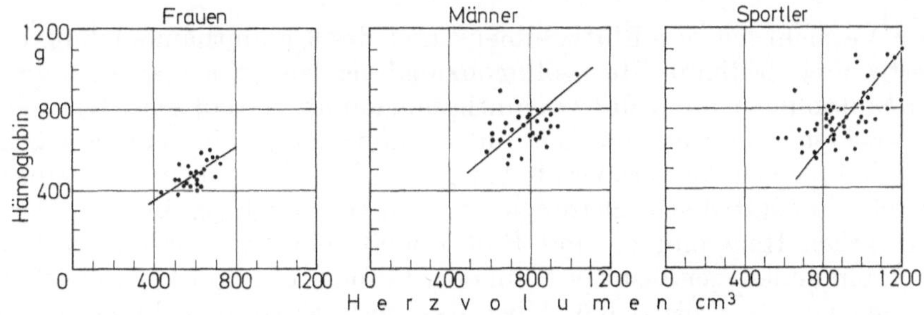

Abb. 20. Korrelation zwischen Gesamthämoglobinmenge und Herzvolumen. (Nach Musshoff, Reindell und Schmidt, 1959)

Untrainierten von Holmgren (1956) sowie von Holmgren, Johnson, Levander, Linderholm, Sjöstrand und Ström (1957) erhoben. Für die Beziehungen zwischen Herzvolumen und Gesamthämoglobin ergaben sich somit bei Kindern, Frauen und Männern unterschiedlicher Leistungsbreite, im Gegensatz zum Verhalten des Körpergewichtes und der Körperoberfläche, gleich enge Korrelationen.

Nylin (1957) sowie Musshoff, Reindell, Schmidt u. Mitarb. (1959, 1962), haben mit der radioaktiven Markierung der Erythrocyten, der erstere mittels Radiophosphor (P 32) und Thorium B, die letzteren mittels Radiochrom (Na_2Cr 51 O^4), eine ebenfalls positive Korrelation zwischen dem röntgenologisch bestimmten Herzvolumen und dem Blutvolumen festgestellt, wobei jedoch der Grad der Abhängigkeit weniger eng war als bei den erstgenannten schwedischen Autoren. In Tabelle 8 und Abb. 20 sind die Ergebnisse von Musshoff u. Mitarb. (1962) über die Korrelation Herzvolumen zu Blutvolumen bzw. Herzvolumen zu Gesamthämoglobin bei Frauen, Männern und Sportlern wiedergegeben. Sowohl die Herzvergrößerungen im Zuge des allgemeinen Körperwachstums als auch die Herzvergrößerung, die sich infolge eines stärkeren Trainings einstellt,

Tabelle 8. *Die Beziehungen des Herzvolumens zum Blutvolumen und Gesamthämoglobin* (Nach K. Musshoff, H. Reindell u. H. A. E. Schmidt, 1959)

	n	Herzvolumen in cm³ pro cm³ Blutvolumen (HV/Bl.V.)			Herzvolumen in cm³ pro g Gesamt-Hämoglobin (HV/HG)		
			Korrelation	Sicherung			
		$\bar{x} \pm s$	$r \pm l$	p	$\bar{x} \pm s$	$r \pm l$	p
1. Sportler	44	0,189 ± 0,029	0,523 ± 0,109	***	1,20 ± 0,20	0,575 ± 0,101	***
t-Werte und Sicherung der Unterschiede der Gruppe 1 und 2		2,287 *			2,598 *		
2. Männer, 18—19 Jahre	36	0,174 ± 0,093	0,465 ± 0,131	**	1,09 ± 0,18	0,458 ± 0,132	**
t-Werte und Sicherung der Unterschiede der Gruppe 2 und 3		0,716 ∅					
3. Männer, 20—40 Jahre	39	0,162 ± 0,030	0,452 ± 0,127	**			
t-Werte und Sicherung der Unterschiede der Gruppe 2 und 4		0,146 ∅			3,943 ***		
4. Frauen	26	0,173 ± 0,020	0,464 ± 0,154	*	1,26 ± 0,14	0,589 ± 0,128	**
t-Werte und Sicherung der Unterschiede der Gruppe 4 und 1		0,455 *			1,461 ∅		

geht mit einer Vermehrung des Blutvolumens und des Gesamthämoglobins einher. Die durch Körpertraining bedingte Herzvolumenzunahme ist jedoch ausgeprägter als die Zunahme des Blutvolumens und des Gesamthämoglobins, so daß aus Herzvolumen und Blutvolumen sowie der aus Herzvolumen und Gesamthämoglobin gebildete Quotient bei Personen mit erhöhter Leistung größer als bei gleichgeschlechtlichen Normalpersonen ist. Die Unterschiede sind statistisch allerdings nur wahrscheinlich signifikant. Der Grad der Korrelation zwischen Herzvolumen und Blutvolumen einerseits und Herzvolumen und Gesamthämoglobin andererseits ist bei Männern, Frauen und Sportlern gleichmäßig eng. Er liegt zwischen $r = +0{,}4$ bis $+0{,}6$. Über das gesamte Untersuchungsgut (Tabelle 8) beträgt der Korrelationskoeffizient $r = 0{,}618$ bzw. $+0{,}725$.

3. Herzgröße und körperliche Leistungsfähigkeit

Vielfach wurde früher, und zum Teil auch heute noch, die Meinung vertreten, daß das vergrößerte Sportherz geschädigt, die Leistungsbreite eingeschränkt und seine Kraftreserven vermindert seien (Zusammenfassendes Schrifttum s. Reindell, Klepzig, Steim, Musshoff u. Mitarb., 1960). Diese Auffassung ist darauf zurückzuführen, daß die von den Physiologen am isolierten Tierherzen gewonnenen Ergebnisse ohne Einschränkung auf die Arbeitsweise des normalen menschlichen Herzens übertragen wurden (Straub, 1926; Moritz, 1926; Wiggers, 1923; White, 1951; Friedberg, 1959 u.a.). Danach verfügt ein gesundes, normal großes Herz, das unter Ruhebedingungen mit kleiner Ausgangsfüllung arbeitet, über eine große Reservekraft und eine große Akkomodationsbreite. Ein vergrößertes Herz dagegen hat nur eine geringe Reservekraft und eine eingeschränkte Akkomodationsbreite, es arbeitet im Grenzbereich der Suffizienz.

Diese von Straub (1926) und Moritz (1926) gezogenen Schlußfolgerungen über das Verhältnis von Herzgröße und Leistungsbreite können für das Herz im allgemeinen und im besonderen für das Sportherz nicht aufrecht erhalten werden. Schon Henschen (1899) hatte darauf hingewiesen, daß die besten Langstreckenskiläufer über die größten Herzen verfügen. Zu dem gleichen Ergebnis kamen REINDELL, WEYLAND und KLEPZIG (1952); sie fanden unter 41 Berufsradrennfahrern der Deutschlandrundfahrt 1950 durchweg die größten Herzen bei den besten Fahrern. Dagegen fand KARVONEN (1959) bei Skilangläufern keine Beziehung zwischen den mittleren Wettkampfleistungen in einer Skisaison und dem Herzvolumen pro m^2 Körperoberfläche. Dieses Ergebnis wird dadurch erklärt, daß die Herzgröße nicht der einzige determinierende Faktor für die Wettkampfleistungsfähigkeit ist. Die Technik des Bewegungsablaufes und ähnliche Faktoren spielen beim Skilanglauf eine größere Rolle als bei dem sehr einfachen Bewegungsablauf des Radfahrens. Die Bedeutung der Herzgröße für die Wettkampfleistungsfähigkeit im Skilanglauf geht jedoch auch bei KARVONEN daraus hervor, daß die Mittelwerte des Herzvolumens für verschiedene Leistungsgruppen: Olympiamannschaft, nationale Elite, Armee-Skilangläufer und Polizisten sich eindeutig in dieser Reihenfolge unterschieden.

Was die veränderte Arbeitsweise des vergrößerten Sportherzens betrifft, so ist die verlangsamte Schlagfrequenz in Ruhe (BRAMWELL und ELLIS, 1930/31; REINDELL, KLEPZIG, STEIM, MUSSHOFF u. Mitarb., 1960; MELLEROWICZ, 1956 u.a.) am längsten bekannt. Bei Dauersportlern ist die Bradykardie am ausgeprägtesten (ASTRAND, 1952; PERE, 1952; REINDELL, KLEPZIG, STEIM, MUSSHOFF u. Mitarb., 1960 u.a.). Das Minutenvolumen des Sportherzens ist in Ruhe vermindert (REINDELL, KLEPZIG, STEIM, MUSSHOFF u. Mitarb., 1960), die Befunde über das Ruheschlagvolumen sind nicht einheitlich. Auf der einen Seite (MELLEROWICZ, 1956) wurden sehr niedrige Schlagvolumenwerte bei Sportlern angegeben, meist wurden sie mit sphygmographischen Methoden registriert[1], auf der anderen Seite fand man große Schlagvolumina bei Sportlern (BEVEGARD, HOLMGREN u. JOHNSSON, 1962; WANG, MARSHALL, TAYLOR u. SHEPHERD, 1960). Die Ergebnisse des Schlag- und Minutenvolumens des Sportherzens während Belastung sind dagegen einheitlich. Von CHRISTENSEN (1935) sind bei Sportlern während Belastung Herzminutenvolumina bis zu 35 Liter errechnet worden. Herzkatheteruntersuchungen von REINDELL, KLEPZIG, STEIM und MUSSHOFF und Mitarb. (1960) ergaben bei Sportlern während Belastung maximale Schlagvolumenvergrößerungen bis zu 180 cm^3. Sie wurden schon bei etwa 70% der höchstmöglichen Belastung beobachtet. Auf höheren Belastungsstufen blieb das Schlagvolumen gleich oder nahm wieder ab, was ebenfalls von FREEDMANN, SNIDER, BROSTOFF u. Mitarb. (1955) festgestellt wurde. KLENSCH (1958) hat mit der balistokardiographischen Methode unmittelbar nach Belastung noch Schlagvolumina von etwa 200 cm^3 gefunden. Nach Untersuchungen von REINDELL, KLEPZIG, STEIM, MUSSHOFF u. Mitarb. (1960) ist die Fähigkeit zur Schlagvolumensteigerung während Belastung mit der Herzgröße eng korreliert (s. Abb. 21). Von denjenigen Autoren, die bei Sportlern bereits in Ruhe erhöhte Schlagvolumina feststellten, wurde während Belastung kein so großer Anstieg beobachtet (BEVEGARD, HOLMGREN u. JOHNSSON, 1962; WANG, MARSHALL, TAYLOR u. SHEPHERD, 1960).

Insgesamt herrscht keine Einigkeit darüber, ob das Schlagvolumen bei Normalpersonen und bei Sportlern während Belastung nur sehr gering oder beträchtlich ansteigt. Ein Teil der unterschiedlichen Versuchsergebnisse läßt sich darauf zurückführen, daß die Versuche in unterschiedlicher Körperstellung durchgeführt wurden (MARSHALL u. SHEPERD, 1963; BEVEGARD, HOLMGREN u. JOHNSSON, 1960). Im Sitzen ist das Schlagvolumen in Ruhe kleiner als im Liegen. Bei Belastung im Sitzen steigt es stärker an als bei Belastung im Liegen (BEVEGARD, HOLMGREN u. JOHNSSON, 1960). Jedoch auch bei Versuchen in liegender Stellung ergeben sich noch beträchtliche Differenzen. Auf jeden Fall wurde einheitlich bei großen gesunden Sportlerherzen ein großes Schlagvolumen während Be-

[1] Nach den Untersuchungen von SINN muß die Methode von BROEMSER und RANKE, mit der die Ergebnisse von MELLEROWICZ gewonnen wurden, bei Bradykardie zu niedrige Schlagvolumen ergeben. Der in der Formel verwandte Korrekturfaktor ist bei Frequenzen um 80 richtig. Es ist damit anzunehmen, daß die angegebenen Werte für die Schlagvolumina bei Trainierten etwas zu niedrig liegen. Auf der anderen Seite scheinen die blutig gemessenen Werte etwas zu hoch, da die psychische Belastung während der Herzkatheterisierung sehr groß ist.

lastung festgestellt (REINDELL, KLEPZIG, STEIM, MUSSHOFF u. Mitarb., 1960; BEVEGARD, HOLMGREN u. JOHNSSON, 1962; WANG, MARSHALL, TAYLOR u. SHEPERD, 1960).

Da die arteriovenöse Sauerstoffdifferenz auf den einzelnen Belastungsstufen bei Trainierten und Untrainierten gleich ist, bedingt das große Schlagvolumen bei Belastung im wesentlichen die Ökonomie und Leistungsbreite des Sportherzens. Lediglich bei Höchstbelastung ist die arteriovenöse Sauerstoffdifferenz bei Trainierten etwas größer als bei Untrainierten (REINDELL, KLEPZIG, STEIM, MUSSHOFF u. Mitarb., 1960).

Die erhöhte Leistungsbreite des Sportherzens läßt sich durch spiroergometrische Belastungsprüfungen nachweisen. In unserem Arbeitskreis hat sich der im maximalen relativen steady state erreichbare Sauerstoffpuls als zuverlässiges Maß für die Beurteilung der Leistungsbreite bewährt (REINDELL, KLEPZIG, STEIM, MUSSHOFF u. Mitarb., 1960; KÖNIG, REINDELL, MUSSHOFF, ROSKAMM u. Mitarb., 1960; MUSSHOFF, REINDELL, KÖNIG, KEUL u. Mitarb., 1960; ROSKAMM, REINDELL, MUSSHOFF u. KÖNIG, 1960)[1]. Von anderen Arbeitskreisen wurde die maximale Sauerstoffaufnahme unter vita maxima-Bedingungen (KNIPPING, BOLT, VALENTIN u. VENRATH, 1955; HOLLMANN, 1959; ASTRAND, 1952) herangezogen, bei der erstmalig von HERBST eine Korrelation zur Dauerleistungsfähigkeit nachgewiesen wurde, sowie die Anzahl der mkg/min bei einem Puls von 170 bzw. 150 (SJÖSTRAND, 1955; HOLMGREN, 1957) und der Leistungspulsindex/Pulsanstieg bei einem Leistungsanstieg von 10 mkg/sec (E. A. MÜLLER, 1958) als Leistungsmaß verwandt.

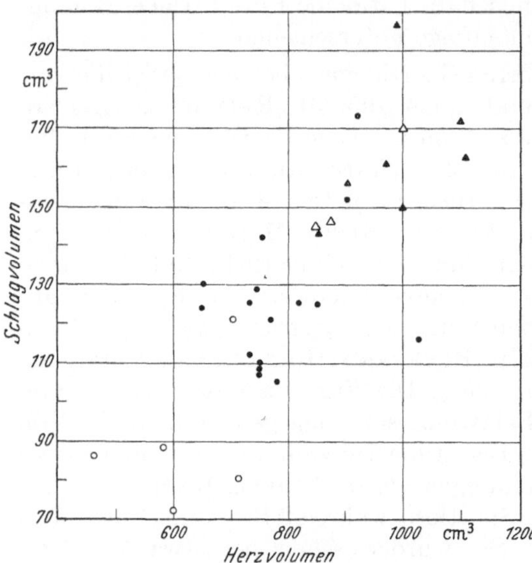

Abb. 21. Größe des Herzvolumens in Ruhe und maximales Schlagvolumen während Belastung bei fünf untrainierten Frauen, bei 16 untrainierten Männern, bei sieben Trainierten und bei drei Regulationsgestörten. Die Abbildung zeigt deutlich die engen Beziehungen zwischen der Größe des Herzens und der Fähigkeit zur maximalen Schlagvolumenförderung während Belastung. (Nach REINDELL, KLEPZIG u. MUSSHOFF, 1960)

Der maximale Sauerstoffpuls beträgt bei 20—30jährigen Normalpersonen mit einer durchschnittlichen Herzgröße von 792 cm³ 14,4 KÖNIG u. Mitarb. (1961). Sportler erreichen auf höheren Belastungsstufen einen weiteren Anstieg des maximalen Sauerstoffpulses bis zu Werten von über 20. Den größten maximalen Sauerstoffpuls fanden wir bei einem Weltmeister der Berufsradrennfahrer mit einem Wert von 28,5. Während Normalpersonen eine durchschnittliche maximale Sauerstoffaufnahme unter vita maxima-Bedingungen von 3,0 Liter $\pm$300 cm³ erreichen (VALENTIN u. VENRATH, 1955), können Hochleistungssportler Werte bis zu 5 Liter Sauerstoff/min aufnehmen (KNIPPING, BOLT, VALENTIN u. VENRATH, 1955; ASTRAND, 1952). ASTRAND (1956) fand bei schwedischen Skilangläufern sogar Werte bis 5880 cm³. In Tabelle 9 ist bei besonders leistungsfähigen Sportlern die maximale Sauerstoffaufnahme unter vita maxima-Bedingungen sowie die Herzgröße dargestellt. Entsprechend der Vergrößerung des Herzvolumens in allen Einzelfällen gegenüber untrainierten Normalpersonen ist auch eine Erhöhung der maximalen Sauerstoffaufnahme unter vita maxima-Bedingungen feststellbar.

Die Beziehungen zwischen der Herzgröße und der Höhe des maximalen Sauerstoffpulses sind bei männlichen Normalpersonen vom 10.—60. Lebensjahr und bei Sportlern

[1] In unserem Arbeitskreis wurde bis zum Jahre 1963 auf jeder Belastungsstufe so lange abgewartet, bis die registrierten Ventilations- und Kreislaufgrößen für 3—4 min annähernd konstant waren [rel. steady state nach BENGTSON (1956)]. Seit dieser Zeit dauert jede Belastungsstufe grundsätzlich 6 min, steigt der Puls von der 4.— 6. Belastungsminute weniger als acht Schläge, sprechen wir von Ergostase (MELLEROWICZ, ROSKAMM, HETTINGER, HOLLMANN u. Mitarb., 1961).

sehr eng und statistisch hochsignifikant. Bei kleinen Herzen werden die niedrigsten maximalen Sauerstoffpulse festgestellt. Mit zunehmender Vergrößerung des Herzens kommt es zu einer entsprechenden Zunahme des maximalen Sauerstoffpulses (Musshoff, Reindell, König, Roskamm u. Mitarb., 1961; König, Reindell, Roskamm u. Kessler 1961; Roskamm, Reindell, Musshof u. König, 1961). Auch Kjellberg, Rudhe und Sjöstrand (1949) hatten eine gute Korrelation zwischen der Größe des Herzvolumens und der Leistungsfähigkeit gefunden. Aus diesen Untersuchungen geht hervor, daß die körperliche Arbeitskapazität eines Menschen für eine Dauerleistung um so größer ist, je größer das gesunde Herz ist. Die engen Beziehungen zwischen der Herzgröße und der körperlichen Ausdauerleistungsfähigkeit insbesondere dem maximalen Sauerstoffpuls unter steady state-Bedingungen bei Ergometerbelastungen sind die Grundlagen für die Funktionsprüfung des Herzens (Reindell, Klepzig, Steim, Musshoff u. Mitarb., 1960; Musshoff, Reindell, König, Keul u. Mitarb., 1961; König, Reindell, Musshoff, Roskamm u. Mitarb., 1961; Roskamm, Reindell, Musshoff und König, 1961).

Tabelle 9. *Herzvolumen in Ruhe sowie Sauerstoffaufnahme unter vita maxima-Bedingungen bei zehn besonders leistungsfähigen Sportlern*

Name	O_2-Aufnahme	Herzvolumen
Sch. H.	4330	950
B.O.	4100	1100
O.W.	3880	830
G.L.	4870	1215
F.L.	4200	1040
D.G.	4440	1280
B.W.	4200	1020
v.F.K.	3960	905
Sch. J.	3800	1160
L.H.	4740	1090

Ein beträchtliches Mißverhältnis zwischen Herzgröße und Leistungsfähigkeit spricht, wenn extrakardiale Gründe wie z.B. eine Diffusionsstörung in der Lunge, ein extrakardialer Shunt, eine niedrigere Hämoglobinkonzentration und eine vegetative Fehlsteuerung mit Rückwirkung auf die Herzdynamik ausgeschlossen sind, für eine Kontraktionsinsuffizienz des Herzmuskels. Ein angeborener oder erworbener Herzklappenfehler muß naturgemäß ausgeschlossen sein.

IV. Herzgröße und Leistungsfähigkeit im Verlauf unterschiedlicher Trainingsbelastung

In den vorangegangenen Kapiteln konnte gezeigt werden, daß durch Dauersport das Herz eine Größenzunahme erfährt und daß diese Größenzunahme eine wesentliche Voraussetzung für die Steigerung der Leistungsbreite darstellt. Die Zeitdauer, in der sich eine Herzvergrößerung vollzieht bzw. sich bei Trainingsabbruch wieder zurückbildet, konnte bislang im einzelnen nicht geklärt werden. Systematische durchgeführte tierexperimentelle Beobachtungen haben gezeigt, daß sich die Trainingshypertrophie des Herzens in wenigen Wochen einstellen und in der gleichen Zeit auch wieder zurückbilden kann (Hort, 1951; Secher, 1925). Beim Menschen sind systematische Untersuchungen über den Einfluß der Trainingsstärke und Trainingsdauer durch Kontrollen an ein und derselben Person bislang nicht durchgeführt worden. Lediglich Holmgren u. Mitarb. (1957) konnten nach hartem Training von gesunden Normalpersonen eine Leistungssteigerung von 16%, jedoch keine Herzvolumenzunahme feststellen. Um für die Beurteilung einer zunehmenden Herzvergrößerung in Abhängigkeit einer Trainingsperiode quantitative Beziehungen zu gewinnen, sind von uns seit $6^1/_2$ Jahren Untersuchungen über die Auswirkungen des Trainings und des Trainingsabbruchs auf Herzgröße und Leistungsfähigkeit durchgeführt worden, deren Ergebnisse im einzelnen an anderer Stelle mitgeteilt wurden (Roskamm, Reindell u. Mitarb., 1962).

Aus dem Untersuchungsgut, welches 335 Kontrollen bei 100 Sportlern zu Zeiten unterschiedlicher Trainingsbelastung umfaßt, soll ein charakteristisches Einzelbeispiel dargestellt werden.

Bei dem 1932 geborenen Berufsradrennfahrer Sch. J. P. betrug am 15. 12. 55 wenige Monate, nachdem er auf den Weltmeisterschaften den 2. Platz belegt hatte, die Herzgröße 790 cm³. Auch die spiroergometrisch getestete Leistungsfähigkeit zeigte keinen guten Trainingszustand an, bei einer Belastung von 150 Watt betrug die Pulsfrequenz 134.

Ein $^1/_2$ Jahr später, nach intensivem Training war die Herzgröße auf 1160 cm^3 angestiegen. Diese in kurzer Zeit erfolgte Größenzunahme hatte ebenfalls zu einer entsprechenden Formveränderung geführt, das Herz hatte eine ausgesprochene mitrale Konfiguration (s. Abb. 22). Die Leistungsfähigkeit betrug jetzt 300 Watt im rel. steady state, es wurde ein maximaler O_2-Puls im rel. steady state von 22,0 erreicht; die Größenzunahme des Herzens war als physiologische Anpassungserscheinung aufzufassen, da sie mit einer entsprechenden Leistungssteigerung verbunden war, und sich auch im EKG weiterhin ein normaler Stromverlauf anzeigte.

Eine Reihe solcher Beispiele weisen daraufhin, daß schon in relativ kurzer Zeit, in einem Extremfall schon nach 17 Tagen, eine beträchtliche Herzvergrößerung von 150 cm^3

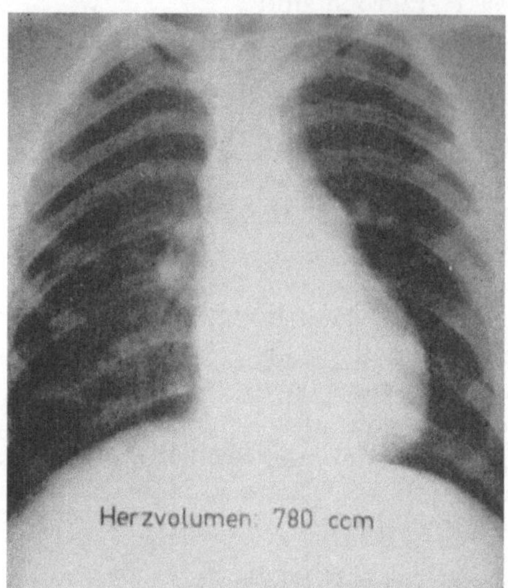

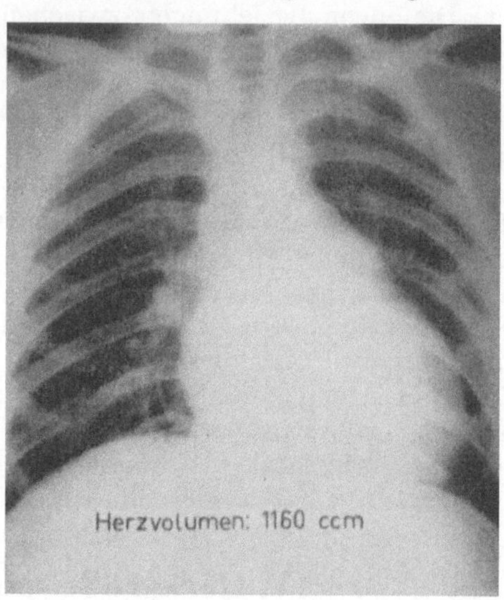

Abb. 22. Röntgenaufnahmen von dem 26jährigen Berufsradrennfahrer J. Sch. am 14. 12. 55 und am 26. 6. 56. Im August 1955 war J. Sch. zweiter Weltmeister im Berufsstraßenrennen geworden. Bis zum Oktober 1955 fuhr er noch Rennen, danach setzte er mit dem Training bis zur Untersuchung am 14. 12. 55 aus. Das Herz hatte damals eine Größe von 780 cm^3, V/kg = 10,68. Nach dieser Untersuchung erfolgte die Wiederaufnahme des Trainings; ein $^1/_2$ Jahr später, einige Wochen vor Beginn der Tour de France erfolgte am 26. 6. 56 die zweite Untersuchung. Das Herz hatte in einem $^1/_2$ Jahr 380 cm^3 an Größe zugenommen und hat die Form eines kombinierten Mitralfehlers. V/kg beträgt jetzt 15,89. Das EKG vom 26. 6. 56 hat im Vergleich zu dem EKG vom 18. 6. 55 durch die Zunahme der Herzgröße keine Änderung erfahren, insbesondere findet sich kein Hinweis für eine Herzmuskelschädigung. Für die Leistungsfähigkeit des J. Sch. spricht, daß er bei der Tour de France einige Wochen später zwei Bergetappen gewonnen hat. Der maximale Sauerstoffpuls betrug bei einer Belastung von 300 Watt 22,0 im steady state. (Nach REINDELL, KLEPZIG, STEIM, MUSSHOFF u. Mitarb., 1960)

mit entsprechender Steigerung der Leistungsfähigkeit durch Training zu erzielen war. In einigen Fällen führte das Training zwar zu einer Leistungssteigerung, jedoch nicht zu einer Herzvergrößerung. In diesen Fällen wurde neben einer Erhöhung der arteriovenösen O_2-Differenz bei Höchstbelastung eine positiv inotrope Wirkung des Trainings auf das Herz im Sinne einer verstärkten systolischen Entleerung angenommen. Entsprechend konnten ROSKAMM, BRANDTS und REINDELL (1965) bei 24 Normalpersonen, die täglich $^1/_2$ Std bei einer bestimmten Pulsfrequenz auf dem Fahrradergometer trainieren mußten, nach 4 Wochen keine Herzvergrößerung, jedoch eine hochsignifikante Leistungssteigerung feststellen, die durchschnittlich 19% betrug. Ähnliche Beobachtungen liegen von KARVONEN (1959) und HOLLMANN (1959) vor.

Nach Trainingsabbruch gingen die Anpassungserscheinungen ebenfalls in relativ kurzer Zeit, in Extremfällen bereits nach 2 Wochen, wieder zurück.

Zusammenfassend konnte auch in Längsschnittbeobachtungen eine enge Verbindung zwischen Herzgröße und Leistungsfähigkeit nachgewiesen werden. Schon nach einigen Wochen Training kann sich eine entscheidende Herzvergrößerung einstellen.

V. Das Sportherz in den verschiedenen Altersbereichen

Die überwiegende Mehrzahl der Untersuchungen über den Einfluß des Sportes auf die Größe und Funktion des Herzens haben sich mit erwachsenen Sportlern im Alter von 20—30 Jahren beschäftigt. Bevor in diesem Kapitel auf Untersuchungen über die Auswirkung einer sportlichen Betätigung in sämtlichen Altersbereichen eingegangen wird, sollen zuvor summarisch die morphologischen und funktionellen Altersveränderungen des Herzens bei untrainierten Normalpersonen zusammengefaßt werden, da sie zum Verständnis für den Einfluß körperlicher Belastung auf das alternde Herz und dessen Beurteilung erforderlich sind.

Zunehmende Alterungsprozesse an den Gefäßen, d.h. auch an den Herzkranzgefäßen, die durch histologische (Hieronymi, 1956; Bargmann, 1958; Nordmann, 1958; Schettler, 1961; Linzbach, 1947) und histochemische (Hevelke, 1958; Bürger, 1960) Untersuchungen nachweisbar sind, führen über Ernährungsstörungen (Bürger, 1960) zu

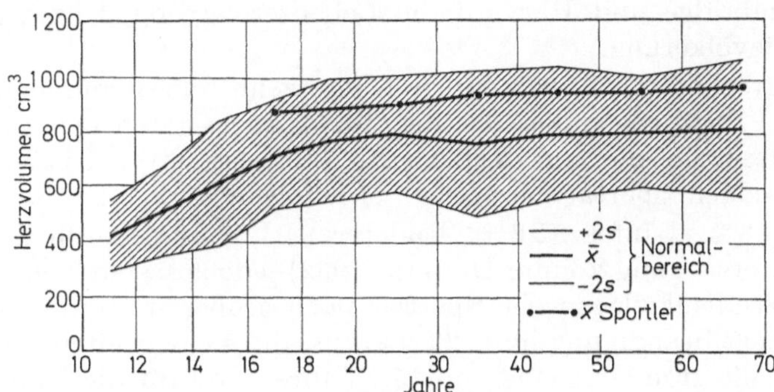

Abb. 23. Das Herzvolumen bei untrainierten gesunden Normalpersonen (Mittelwerte ± 2 s-Streubereich) und bei Trainierten (Mittelwerte) in den verschiedenen Altersbereichen. (Nach Roskamm, H. Reindell u. Mitarb., 1964)

sekundären morphologischen Veränderungen am Herzmuskel mit Nekrosen und Narben, die eine plastische Gefügedilatation mit Vermehrung der Restblutmenge und Einschränkung der Leistungsfähigkeit einleiten. Da gleichzeitig die Belastung für das Herz durch erhöhte Widerstände im großen (Wezler, 1958) und kleinen Kreislauf (Granath u. Mitarb., 1961) in Ruhe und während körperlicher Belastung größer werden, und diese Mehrbelastungen in Folge Ernährungsschwierigkeiten zu keiner weiteren Herzmuskelhypertrophie mehr führen können (Rössle u. Roulet, 1932) ergibt sich ein physiologisches Näherrücken der Insuffizienzgrenze (Wezler, 1958). Die Leistungsminderung des Herzens setzt schon relativ früh ein (Nöcker, 1960; Knipping u. Mitarb., 1955; Valentin u. Mitarb., 1955; Astrand, 1952; Robinson, 1938; Reindell u. Mitarb., 1960; König, Reindell u. Mitarb., 1961; Hollmann, 1959) sie ist im mittleren Lebensalter durch eine ungenügende Frequenzregulation (Astrand, 1952; Robinson, 1938; König, Reindell u. Mitarb., 1960), später auch durch eine verringerte Schlagvolumenregulation des Herzens bedingt (Granath u. Mitarb., 1961). Nicht nur die absolute Leistungsfähigkeit des Herzens, sondern auch die Relation zur Herzgröße nimmt mit zunehmendem Alter ab. Beweisend für die tatsächliche Existenz einer latenten Altersinsuffizienz sind die Ergebnisse von Granath u. Mitarb. (1961), die bei einer Gruppe von gesunden alten Männern eine Erhöhung des enddiastolischen Füllungsdruckes des rechten Ventrikels von 4 mm Hg in Ruhe auf 12 mm Hg unter Belastung fanden, während der enddiastolische Füllungsdruck bei jungen Menschen unter Belastung nicht ansteigt (Granath u. Mitarb., 1961, Holmgren u. Mitarb., 1960; Bevegard u. Mitarb., 1962).

Nach Untersuchungen von Reindell u. Mitarb. (1960), Keul, Reindell u. Mitarb. (1962) sowie Roskamm (1964) ist in sämtlichen Altersbereichen von 10—75 Jahre durch Sport eine signifikante Herzvergrößerung zu erreichen (Abb. 23). Die Unterschiede zwischen

Trainierten und Untrainierten betragen 112—183 cm und sind in sämtlichen Altersbereichen signifikant. Dieselben Unterschiede ergeben sich, wenn der Quotient Herzvolumen/Körpergewicht untersucht wird.

Unabhängig von der Frage, ob in sämtlichen Altersbereichen bei entsprechendem Training ein Sportherz entsteht, ist die Frage zu behandeln, was aus einem in der Jugend erworbenen Sportherz im Alter wird. Zur Beantwortung dieser Frage sind in der Literatur folgende Verfahren angewandt worden.

1. Untersuchungen über die Lebenserwartung ehemaliger Hochleistungssportler

Bis zu der Untersuchung von MORGAN im Jahre 1873 wurde in England allgemein der Standpunkt vertreten, daß Wettkampfruderer nicht älter als 50 Jahre werden und daß ihre eingeschränkte Lebenserwartung ihre Ursache in dem Wettkampfsport habe. MORGAN und MEYLAN fanden jedoch 1873 bzw. 1904 bei ehemaligen Ruderern der Universität Oxford, Cambridge und Harvard die Lebenserwartung 2 bzw. 5 Jahre größer als bei der übrigen Bevölkerung.

DUBLIN (1928) errechnete bei 4976 Athleten von zehn amerikanischen Universitäten eine Mortalität von 91,5% gegenüber der mit 100% angesetzten aus zwei großen Versicherungsgesellschaften, in die nur Versicherte ohne erhöhtes Risiko aufgenommen wurden. Für die einzelnen Sportarten ergaben sich folgende Werte:

Fußballspieler 88,3%, Läufer 91,8%, Ruderer 94,1% und Baseball-Spieler 98,0%. In einer weiteren Untersuchung konnte DUBLIN (1932) jedoch feststellen, daß die Lebenserwartung bei den Studienkollegen der Sportler noch größer war. Für die sog. honours men berechnete er nach Beendigung ihres 22. Lebensjahres eine weitere Lebenserwartung von 47,7 Jahren, für die graduates eine von 45,7 Jahren und für die Universitätssportler von 45,6 Jahren, für den Durchschnittsamerikaner von 44,3 Jahren. (Die Werte errechnen sich für die Zeit von 1900—1915.) Während die Mortalität der graduates und der Universitätssportler bis zum 50. Lebensjahr etwa gleich war, war sie danach bei den Sportlern größer. Von 100 Ruderern der Universität Melbourne aus den Jahren 1885—1905 waren 1937 24 gestorben, nach der allgemeinen Lebenserwartung der Normalbevölkerung hätten 32 gestorben sein müssen. COOPER, O'SULLIVAN und HUGHES, HORTON-SMITH, HARTLEY und LEEWELLYN fanden 1939 bei Ruderern der Mannschaften Oxford und Cambridge aus den Jahren 1829—1928, daß die Sportler in der Regel eine größere Lebenserwartung hatten als die Normalbevölkerung. Innerhalb dieser 100 Jahre wurde der Vorteil der Sportler gegenüber der Normalbevölkerung jedoch immer geringer. ROCK untersuchte 1954 834 ehemalige Sportler der Cambridge-Universität und stellte sie 379 Akademikern (random group) und 382 intelectuals derselben Universität gegenüber. Das durchschnittliche Todesalter betrug bei den Sportlern 67,97, bei der random group 67,43 und bei den intellectuals 69,41 Jahre. Ruderer hatten die geringste Lebenserwartung mit 67,08 Jahren, darauf folgten die Leichtathleten mit 67,43, Krickettspieler mit 68,13 und Rugby- und Fußballspieler mit 68,84 Jahren. Die Unterschiede würden in erster Linie auf eine unterschiedliche Konstitution bezogen. Während von den Hammerwerfern und Gewichthebern nur 34% über 70 Jahre alt wurden, waren es bei den Kurz- und Langstreckenläufern 57 bzw. 56%.

Zusammenfassend wurde in den meisten Statistiken für ehemalige Hochleistungssportler eine gegenüber der Normalbevölkerung erhöhte Lebenserwartung festgestellt. Sportler stellen jedoch sicherlich eine primär positive Auslese dar. Gleichzeitig mit dem Sport sich ändernde Faktoren, wie soziale Bedingungen, Beruf, Nahrungszusammensetzung, Alkohol- und Tabakgenuß, werden die Lebenserwartung eventuell beeinflussen, unabhängig von direkten Einflüssen der erhöhten körperlichen Aktivität. Aus diesen Gründen wies DUBLIN schon darauf hin, daß ein Vergleich ehemaliger Universitätssportler mit ihren Studienkollegen zutreffender sein werde als mit einer Normalbevölkerung. In den Statistiken von DUBLIN (1928, 1932) und ROCK (1954) wurden einheitlich keine Unterschiede der Lebenserwartung zwischen Universitätssportlern und der Gesamtheit der Akademiker gefunden. Sog. intellectuals hatten jedoch eine um etwa 2 Jahre erhöhte Lebenserwartung. Auch bei dem Vergleich mit Akademikern gibt es sicherlich noch eine Reihe von Variablen, die das Ergebnis beeinflussen können. Sportler sind z.B. geneigt, gefährlicher zu leben, was insbesondere daraus hervorgeht, daß auch im späteren Leben bei ehemaligen Hochleistungssportlern häufiger Unfalltodesfälle auftreten als in den Vergleichsgruppen (WAKEFIELD, 1944).

Abschließend kann sicherlich eine gering erhöhte Lebenserwartung gegenüber der Normalbevölkerung festgestellt werden, jedoch nicht gegenüber den unter besser vergleichbaren Lebensbedingungen lebenden Akademikern. Insbesondere DUBLIN hat schon vor Jahren darauf hingewiesen, daß man wegen der ganz ungewöhnlichen Auswahl des Menschenmaterials, das sich bei den Rekordsportlern zusammenfindet, der günstigen Konstitution und übrigen Gesundheitsbedingungen ein besseres Ergebnis erwartet hätte.

2. Untersuchungen über die Todesursachen von ehemaligen Hochleistungssportlern

In allen Untersuchungen, in denen Todesursachen angegeben werden, sind Unfalltodesfälle häufiger bei den ehemaligen Sportlern als in den Vergleichsgruppen. WAKEFIELD stellte z. B. 1944 fest, daß 34% der Todesursachen bei ehemaligen Basketballspielern äußere Gewalteinwirkungen sind im Vergleich zu 12,3% bei der Durchschnittsbevölkerung von Indiana. Die Angaben über die Häufigkeit kardiovasculärer Todesursachen sind nicht einheitlich. Nach ROCK (1954) waren 22,5% der Todesfälle vor dem 65. Lebensjahr bei ehemaligen Hochleistungssportlern kardiovasculär bedingt, verglichen mit 27,3% bei der Kontrollgruppe. Nach WAKEFIELD waren 25% sämtlicher Todesfälle bei Sportlern kardiovasculär bedingt gegenüber 16% bei der Allgemeinbevölkerung von Indiana. Nach DUBLIN waren 22% der Todesursachen bei Sportlern jenseits des 45. Lebensjahres kardiovasculär bedingt, gegenüber 20% sämtlicher Todesfälle der allgemeinen Lebensversicherung.

Zusammenfassend sind die Untersuchungen über die Häufigkeit kardiovasculärer Todesursachen nicht einheitlich, was auch nicht verwunderlich ist, da sie eine sehr ungenaue Methode darstellen. Wesentlich ist, mit welchen Methoden und wo die Todesursache festgestellt wurde, z.B. Sektion, im Krankenhaus nach langer Beobachtung, vom praktischen Arzt usw. Die Angaben über Todesursachen können in verschiedenen Gruppen, z.B. bei Akademikern, Sportlern und der Durchschnittsbevölkerung unterschiedlich exakt ausfallen. Nach ROCK (1954) liegt zusammenfassend kein Beweis dafür vor, daß ehemalige Hochleistungssportler häufiger und eher an Herz- und Kreislauferkrankungen zugrunde gehen als Normalpersonen.

3. Nachuntersuchungen noch lebender ehemaliger Hochleistungssportler

Katamnestische Untersuchungen wurden bislang immer nur an einer geringen Anzahl durchgeführt. FREY und CONDRAU fanden 1952 bei 26 ehemaligen Spitzenfahrern des Radrennsportes (aktive Laufbahn 6—30 Jahre, Zeit nach Beendigung der aktiven Laufbahn 1—48 Jahre) den Prozentsatz an Herzhypertrophien relativ gering, einige ehemals hervorragende Fahrer hatten sogar relativ kleine Herzen. Arteriosklerose wurde nicht häufiger als üblich gefunden. Die Blutdruckwerte waren durchweg normal. Es fanden sich erstaunlich wenig auffällige EKG-Befunde. MELLEROWICZ (1956) sowie WASSILJEWA (1960) fanden bei ehemaligen Hochleistungssportlern bedeutend niedrigere Blutdruckwerte und Pulswellengeschwindigkeiten als bei Normalpersonen; die von MELLEROWICZ untersuchten Sportler trieben jedoch auch im späteren Leben noch weiterhin regelmäßig Sport.

HOLMGREN und STRANDELL berichteten 1959 über Untersuchungen an 19 ehemaligen Radrennfahrern, die während ihrer aktiven Zeit zu den Besten Schwedens gezählt hatten. Nur sechs von ihnen trieben zur Zeit der Untersuchung noch etwas Sport. Das Durchschnittsalter betrug 49,5 Jahre, ihre aktive Laufbahn 12,8 Jahre im Mittel. Seit der Beendigung der Wettkampfzeit waren im Durchschnitt 18,3 Jahre vergangen. Die ehemaligen Hochleistungssportler waren zum Zeitpunkt der Untersuchung durchschnittlich 10 kg schwerer als während der Wettkampfzeit. Das Herzvolumen betrug 1080 cm³ im Durchschnitt, die Arbeitskapazität 1208 mkg pro Minute bei einer Pulsfrequenz von 170, eine Gruppe von 40—50jährigen Normalpersonen hatte im Mittel eine Arbeitskapazität von 1000 mkg pro Minute. Gegenüber einer Gruppe von zehn aktiven Radrennfahrern mit einem Durchschnittsalter von 25,5 Jahren lag die Leistungsfähigkeit ungefähr 17 % niedriger, die Herzgröße war jedoch gleich groß.

Weiterhin wurden eigene Untersuchungen (Roskamm, Reindell, Weissleder, Kessler u. Mitarb., 1964) über das EKG, die röntgenologisch bestimmte Herzgröße und die

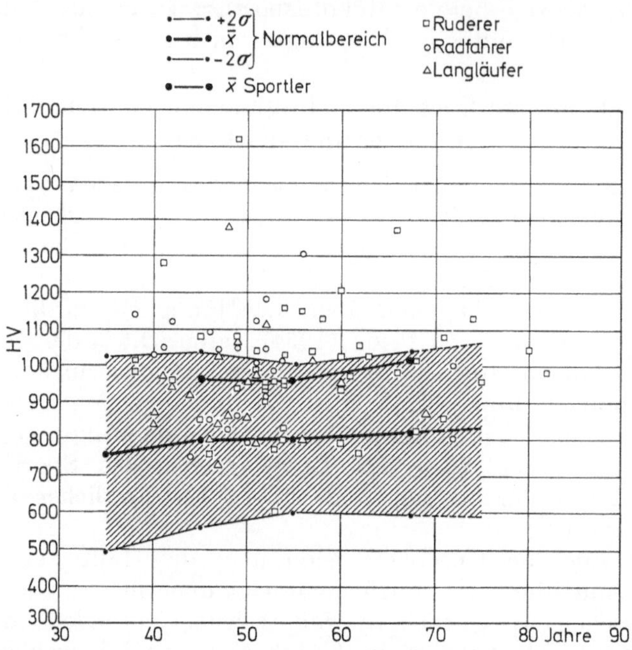

Abb. 24. Das Herzvolumen (HV) in cm³ bei ehemaligen Hochleistungssportlern im Vergleich zu gleichaltrigen männlichen Normalpersonen. (Nach Roskamm, Reindell, Weissleder, Kessler u. Aletter, 1964)

spiroergometrisch getestete Leistungsfähigkeit von 92 ehemaligen Hochleistungssportlern durchgeführt, und zwar von 47 Ruderern, 23 Radrennfahrern und 22 Langstreckenläufern. Das mittlere Alter betrug 53 Jahre, die mittlere Wettkampfzeit 17 Jahre und die mittlere Dauer nach Beendigung der Wettkampfzeit 20 Jahre. Die meisten der ehemaligen Hochleistungssportler waren deutsche Meister, Europameister, ein Teil sogar Olympiasieger gewesen.

Ehemalige Hochleistungssportler haben ein signifikant größeres Herz und eine signifikant erhöhte Ausdauerleistungsfähigkeit gegenüber gleichaltrigen Normalpersonen (Abb. 24). Die Beziehungen zwischen Herzgröße und Leistungsfähigkeit sind dieselben wie bei gleichaltrigen Normalpersonen. Damit besteht kein Hinweis für einen reduzierten Funktions- und Gesundheitszustand des Herzens bei ehemaligen Hochleistungssportlern. Noch Sport treibende ehemalige Hochleistungssportler hatten ein signifikant größeres Herz und eine signifikant erhöhte Leistungsfähigkeit gegenüber denen, die keinen Sport mehr trieben.

Durch statistische Untersuchungen an ehemaligen Hochleistungssportlern konnte nachgewiesen werden, daß die Lebenserwartung gegenüber der Normalbevölkerung auf keinen Fall reduziert ist, kardiovasculäre Todesursachen sind nicht häufiger. Damit unterstreichen diese Untersuchungen die Auffassung, daß ein Sportherz keine krankhafte Erscheinung ist, sondern daß es sich dabei um eine physiologische Herzvergrößerung mit erhöhter Leistungsfähigkeit handelt, die als Anpassungserscheinung an die erhöhte körperliche Belastung zu werten ist. Ehemalige Hochleistungssportler haben in der überwiegenden Anzahl nach Beendigung ihrer aktiven Laufbahn als Hochleistungssportler nicht oder in unzureichendem Maße weiter Sport getrieben. Wenn sie wirklich ihr ganzes Leben weiter regelmäßig Sport trieben, ist nach Untersuchungen von KARVONEN (1959) bei Skilangläufern eine um 7 Jahre gegenüber der Normalbevölkerung erhöhte Lebenserwartung feststellbar.

VI. Zur Anatomie und Physiologie des vergrößerten Sportherzens

Mit dem Nachweis der Herzvergrößerung durch Sport erhebt sich die Frage, ob die Herzvergrößerung durch Hypertrophie, durch Dilatation oder durch beides bedingt ist. ACKERMANN (1933), LAMPÉ, WELTZ, HEINRICH und STRAUBEL, JUNDEL (1925), SHAW (1933) und vor allem HERXHEIMER (1933) nahmen an, daß die Größenzunahme des Herzens in erster Linie Ausdruck einer Hypertrophie ist. Diese Hypertrophie wurde von HERXHEIMER nicht als Folge einer Muskelschwäche, sondern als Anpassung an vermehrte Belastung gedeutet. Die Auffassung dieser Autoren steht im Gegensatz zu derjenigen von DEUTSCH und KAUF (1924), die in erster Linie eine Herzvergrößerung durch Dilatation annahmen und sie als Schwächedilatation deuteten. Sie begründen ihre Ansicht damit, daß in den von ihnen untersuchten Fällen schon 4—6 Wochen nach Beendigung des Trainings eine Rückbildung der Herzvergrößerung nachweisbar war. KAUFMANN (1933) berichtete über Größenänderung des Herzens bei Soldaten. Da er eine Größenzunahme des Herzens vor allem bei Personen mit leichten Berufen und sitzender Lebensweise fand, zog er daraus den Schluß, daß eine latente Schädigung oder eine konstitutionelle Minderwertigkeit zugrunde lag. BRUNS (1909) und EWIG (1925) glauben, daß die Herzvergrößerung beim Sportler anfänglich auf eine Dilatation und im weiteren Verlauf auf eine zusätzliche Hypertrophie zurückzuführen ist. SCHENK (1935) deutet die Dilatation als Folge einer veränderten vegetativen Lage mit Erhöhung des Vagotonus, der eine Hypertrophie folgt. LYSHOLM, NYLIN und QUARNA (1934) fanden eine vorwiegende Dilatation und deuten sie als ein Zeichen der Inanspruchnahme von Reservekräften des Herzens durch übermäßige körperliche Belastung.

Tabelle 10. *Das Herzvolumen von sechs Hochleistungssportlern im Liegen und während eines Valsalva-Preßversuches nach Belastung.* (Nach REINDELL, KLEPZIG u. MUSSHOFF, 1953)

Name	Volumen im Liegen in cm³	Volumen während Valsalva nach Belastung in cm³	Differenz in cm³	Differenz in %
W.	902	428	474	53
K.	945	541	404	43
D.	1029	535	494	48
K.	1072	509	563	53
V.	1105	567	538	49
Sch.	1437	740	627	48

Mittelwerte

REINDELL, KLEPZIG und MUSSHOFF (1953) versuchten experimentell mittels des Valsalvaschen Preßversuches Hinweise auf die Ausmaße der Dilatation zu gewinnen. Um eine möglichst weitgehende Entleerung des Herzens zu erzielen, wurden die Versuche unmittelbar nach einer ausgiebigen körperlichen Belastung durchgeführt. Tabelle 10 zeigt, daß die Verkleinerung des Herzens während Preßdruckprobe mehr als die Hälfte des Ausgangsvolumens und bis zu 627 cm³ betragen kann, sie macht durchschnittlich über 200 cm³ mehr aus als bei Normalpersonen.

Ein Beispiel für den Grad einer solchen Herzverkleinerung gibt Abb. 25. Sie zeigt Röntgenbilder (Sagittalaufnahmen, Horizontalschichtung) eines Rekordmannes in 3000 m-Hindernislauf in Ruhelage und während einer Preßdruckprobe nach Belastung.

Die ausgiebige Verkleinerung des Herzens durch Pressen erlaubt den Schluß, daß beim Trainierten die Restblutmenge in den Herzhöhlen gegenüber den Untrainierten erheblich vermehrt und die Herzvergrößerung zu einem bedeutenden Teil durch eine Erweiterung der Herzhöhlen bedingt ist.

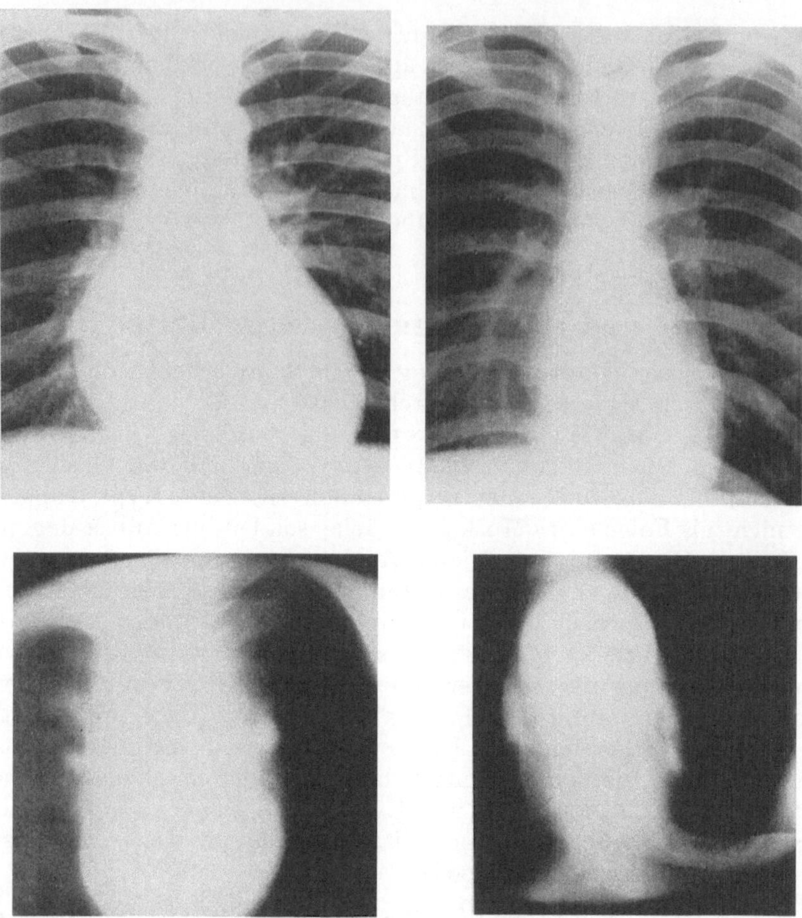

Abb. 25. Vorderbilder (obere Reihe) und horizontale Schichtbilder (untere Reihe) des deutschen Rekordmannes im 3000 m-Hindernislauf G. H. (vgl. Abb. 9). Die Vorderbilder sind im Liegen und die Horizontalbilder im Sitzen hergestellt. Linksseitig finden sich die Aufnahmen vor der Preßatmung und rechtsseitig während der Preßatmung. Man erkennt, daß es während der Preßatmung zu einer allseitigen Verkleinerung des Herzens kommt. (Nach REINDELL, WEYLAND, KLEPZIG, MUSSHOFF u. SCHILDGE, 1954)

Tabelle 11. *Herzgewicht von 34 tödlich verunglückten Sportlern.* (Nach REINDELL, WEYLAND, KLEPZIG, MUSSHOFF u. SCHILDGE, 1954)

Fälle von	Anzahl der Fälle	300—350 g	350—400 g	400—450 g	450—500 g	500—540 g
KIRCH	24	6	7	7	2	2
HASEBROECK	1					1
DEUTSCH	1		1			
MEYENBURG	2			2		
REINDELL u. BÜCHNER	3		1	2		
BÜCHNER, WEYLAND und REINDELL	1			1		
LINZBACH	1			1		
POL	1			1		
Gesamtzahl	34	6	9	14	2	3

Neben der Dilatation hat KIRCH (1938) pathologisch-anatomisch eine echte Herzmuskelhypertrophie nachweisen können. Die in Tabelle 11 niedergelegten Befunde von 34 tödlich verunglückten Sportlern zeigen, daß sich das Herzgewicht bei Sportlern zwischen 300 und 500 g bewegt, die meisten Herzen wiegen 400—450 g. Nur dreimal lag das Herzgewicht über 500 g, wobei jedoch zu berücksichtigen ist, daß bei zwei dieser

Herzen (520 und 540 g) das epikardiale Fettgewebe und die intraperikardialen Gefäßanteile mitgewogen wurden. Zusammenfassend ist aufgrund der Tabelle der Schluß erlaubt, daß beim Sportherz das „kritische Herzgewicht" (LINZBACH, 1948) durchweg nicht überschritten wird. Diese Befunde bestätigen die Auffassung von LINZBACH, daß bei primär nicht geschädigtem Herzmuskel und Fehlen sonstiger Erkrankungen (Hypertonie, Anämie usw.) körperliche Arbeit nie ein Herzgewicht über 500 g herbeiführt. Das bedeutet, daß sich das vergrößerte Sportherz mit einem Gewicht bis zu 500 g hinsichtlich Struktur, Funktion und Prognose nicht anders verhält als die Herzen von Normalpersonen mit einem Gewicht von 300 g. Damit gerät auch ein Sportherz nie in die Gefahr einer Durchblutungsnot. Durch anatomische und histologische Untersuchungen von HERXHEIMER (1933), BÜCHNER und WEYLAND sowie LINZBACH (1947) konnte gezeigt werden, daß die Herzvergrößerung mit keinen krankhaften Veränderungen einhergeht.

Die Hypertrophie des Sportherzens ist in Übereinstimmung mit LINZBACH (1958) als eine physiologische Hypertrophie aufzufassen. Die Dilatation hat, im Gegensatz zur krankhaften Herzerweiterung, ihre Ursache nicht in einer druckpassiven Dehnung durch Steigerung des Füllungsdruckes oder durch Strukturzerstörung des Muskels, sie kommt vielmehr durch ein „harmonisches Wachstum" aller Anteile des Herzens zustande (LINZBACH, 1958). Dieses harmonische Wachstum ist dadurch gekennzeichnet, daß das Sportherz unter Beibehaltung der Proportionen von Muskelmasse und Höhlenweite eine allseitige Vergrößerung der vier Herzabschnitte erfährt. Da der Anteil der Muskelmasse an der Gesamtherzgröße kleiner als der Anteil des Inhaltes ist, wird bei einem harmonischen Wachstum aller Herzhöhlen der Höhlenraum absolut mehr als die Muskelmasse vergrößert.

Die Größenzunahme des Sportherzens wurde von REINDELL und DELIUS (1948) im Gegensatz zur „tonogenen" und „myogenen" Dilatation von MORITZ (1926) als „regulative Dilatation" bezeichnet. Da nach den angeführten pathologisch-anatomischen Untersuchungen die Herzerweiterung mit einer Hypertrophie einhergeht, handelt es sich beim Sportherzen nicht nur um eine regulative Dilatation, sondern um eine regulative Dilatation mit Hypertrophie und somit um eine *„regulative Herzvergrößerung"*.

Zweck der „regulativen Herzvergrößerung" ist in erster Linie die Anpassung an eine gesteigerte Volumenleistung unter körperlichen Belastungsbedingungen. Durch den herabgesetzten Tonus ist der Hubraum beider Ventrikel vergrößert, die Ruherestblutmenge vermehrt. Die Größe des enddiastolischen bzw. endsystolischen Volumens bestimmt somit unabhängig vom venösen Füllungsdruck die „potentielle Reservekraft" des Herzens (REINDELL u. DELIUS, 1948). Durch die Mobilisation der Restblutmenge infolge extrakardialer Steuerungsvorgänge auf den Herzmuskel (BAUEREISEN, 1958) wird das Herz befähigt, große Schlagvolumina unter Belastungsbedingungen zu fördern. Der Hubraum beider Ventrikel wird somit nicht erst unter Belastungsbedingungen durch Steigerung des Füllungsdruckes infolge vermehrten diastolischen Zuflusses größer. Er ist schon in Ruhe vergrößert angelegt. Damit hat aber auch der Begriff der tonogenen Dilatation als physiologischer Anpassungsvorgang an körperliche Belastung seine Gültigkeit verloren. Größenzunahme des Herzens mit Steigerung des Füllungsdruckes bedeutet Kontraktionsinsuffizienz.

Zusammenfassend ist somit im Hinblick auf die klassischen Herzgesetze (FRANK, 1901; STARLING, 1920; STRAUB, 1938) für die Beurteilung des gesunden menschlichen Herzens hinsichtlich seiner Größe, Arbeitsweise, Leistungsfähigkeit und Prognose eine Kehrtwende um 180° zu machen. Nicht das Herz mit kleiner Anfangsfüllung verfügt über eine große Reservekraft, sondern das gesunde, vergrößerte Herz des Trainierten mit vermehrter Restblutmenge und herabgesetztem Tonus, also das Herz, von dem MORITZ (1926) und auch heute noch manche Kliniker sagen, es arbeitet schon im Grenzbereich der Suffizienz. Damit wurde erstmals von uns in der in Ruhe druckunabhängigen diastolischen Volumenzunahme bzw. in der Herabsetzung des myokardialen Tonus die entscheidende Voraussetzung für die Zunahme der Reservekraft des menschlichen Herzens gesehen.

Eine besondere Bedeutung kommt den Vorhöfen bei der Anpassung an die vermehrte Volumenbelastung des Herzens zu. Beide Vorhöfe erfahren bei vermehrter Volumenbelastung eine Erweiterung (Reindell, Musshoff, Klepzig u. Weyland, 1954). Infolge systolischen Tiefertretens der Ventilebene wird venöses Blut angesaugt. Da zu diesem Zeitpunkt die Arterioventrikularklappen geschlossen sind, wird das Blut vor ihnen aufgefangen, was Böhme (1935) tierexperimentell durch Erweiterung des Herzohres nachweisen konnte. Die vergrößerten Vorhöfe bilden in Verbindung mit den erweiterten großen Lungenvenen (Reindell, Musshoff, Klepzig u. Weyland, 1954) den Raum zur Aufnahme dieses sich systolisch aufstauchenden Blutes und schaffen damit die Voraussetzung zum raschen diastolischen Nachfließen ausreichender Blutmengen zur Bildung genügend großer Schlagvolumina während sportlicher Höchstleistungen.

Die Erweiterung des Herzens und der Lungenarterien und -venen stellt außerdem eine Blutreserve dar, die dem Herzen bei kurzfristigen Kreislaufumstellungen, noch bevor eine zentralnervöse Gesamtumstellung erfolgen kann, z.B. beim Aufrichten, bei einer Preßatmung und im Beginn einer körperlichen Belastung unmittelbar zur Verfügung steht („Sofortdepots des Kreislaufs"; Reindell, Musshoff, Klepzig u. Weyland, 1954).

Literatur

Ackermann: Zit. bei Herxheimer in: Grundriß der Sportmedizin. Leipzig 1933.

Astrand, P. O.: Experimental studies of working capacity in relation to sex and age. Copenhagen 1952.

— Sport, Alter und Geschlecht. Sportmedizinische Schriftenreihe Wander. Bern 1958.

— Human physical fitness with special reference to sex and age. Physiol. Rev. **36**, 307 (1956).

Bargmann, W.: Über die Struktur der Blutkapillaren. Dtsch. med. Wschr. **83**, 1704 (1958).

Bauereisen, E.: Die Herzgröße als Bestimmungsvariable der physiologischen Leistung. (5. Freiburger Symposion.) Berlin-Göttingen-Heidelberg: Springer 1958.

Beckner, G. L., and T. Winsor: Cardiovascular adaptions to prolonged physical effort. Circulation **9**, 9, 367 (1954).

Bengtson, E.: Working capacity and exercise electrocardiogram in convalescents after infectious disease without cardiac complications. Acta med. scand. **154**, 359 (1956).

Bevegard, S., A. Holmgren, and B. Johnsson: The effect of body position on the circulation at rest and during exercise with special reference to the influence on the stroke volume. Acta physiol. scand. **49**, 279 (1960).

— — — Circulatory studies in well trained athletes at rest and during heavy exercise, with special reference to stroke volume and the influence of body position. Acta physiol. scand. **1** (1962).

Biörck, G.: On the relationship between the heart volume and various physical factors. Acta radiol. (Stockh.) **25**, 372 (1944).

Bolt, W., D. Michel, H. Valentin u. H. Venrath: Über die Druckverhältnisse im kleinen Kreislauf, rechten Herzen und in den dem Herzen vorgelagerten Venen unter den Bedingungen der Bürgerschen Preßdruckprobe. Z. Kreisl.-Forsch. **44**, 261 (1955).

Böhme, W.: Zur Physiologie des Herzens, insbesondere der Vorhoffunktion. Untersuchungen mit und ohne Kontrastblut. Fortschr. Röntgenstr. **52**, Beiheft, 36 (1935).

Bramwell, C., and R. Ellis: Some observations on the circulatory mechanism in marathon runners. Quart. J. Med. **24**, 329 (1930/31).

Brezina, E.: Über das Herz der Schwerarbeiter. Arch. Hyg. (Berl.) **95**, 350 (1925).

Broemser, Ph., u. O. F. Ranke: Physikalische Bestimmung des Schlagvolumens des Herzens. Z. Kreisl.-Forsch. **25**, 11 (1933).

Bruns, O.: Welche Faktoren bestimmen die Herzgröße? Münch. med. Wschr. **20**, 1003 (1909).

—, u. A. Roemer: Der Einfluß angestrengter körperlicher Arbeit auf radiographische Herzgröße, Blutdruck und Puls. Z. klin. Med. **94/95**, 22 (1922).

Büchner, F., u. R. Weyland: Mündliche Mitteilung.

Bürger, M.: Altern und Krankheit als Problem der Biomorphose. Leipzig 1960.

Christensen, E. H.: Zit. bei Grollmann. In: Schlagvolumen und Zeitvolumen des gesunden und kranken Menschen. Ins Deutsche übertragen und erweitert von H. Baumann. Dresden 1935.

— Zum Problem: Pause — Erholung. Sportliche Dauerleistung und Intervalltraining (Verhandlungsbericht 18. Dtsch. Sportärztekongr. Hamburg 1957). Frankfurt a.M. 1957.

Delachaux, A.: Preparation sportive et forme athletique. Lausanne 1944.

DELACHAUX, A.: Le coeur forcé — Sport und Kreislauf (Sammlung der Referate IV. Sportärztl. Zentralkurs 1946 Lausanne). Bern 1946.
— Le coeur de sport. Z. schweiz. Sanitätsoff. Basel 1947.
DEUTSCH, F., u. E. KAUF: Herz und Sport. Wien u. Bern 1924.
DIETLEN, H.: Über das Sportherz. Verh.-Bl. pfälz. Ärzte Nr 14 (1926).
— Über das Sportherz. Münch. med. Wschr. **93**, 2138, 2195, 2238, 2291 (1951).
—, u. F. MORITZ: Über das Verhalten des Herzens nach langdauerndem und anstrengendem Radfahren. Münch. med. Wschr. **10**, 489 (1908).
DUBLIN: Zit. nach P. HARTLEY, HORTON-SMITH and F. F. LLEVELLYN: Brit. med. J. **1939 I**, 657.
EIMER, K.: Ergebnisse orthodiagraphischer Herzuntersuchungen bei Gepäckmärschen. Z. ges. exp. Med. **60**, 521 (1928).
EWIG, W.: Über den sportlichen Trainingszustand. Münch. med. Wschr. **46**, 1955 (1925).
FINGERHUT, M.: Über die Auffassung, Erkennung und Beurteilung der Herzhypertrophie unter besonderer Berücksichtigung der Leistungsfähigkeit. Helv. med. Acta **8**, 788 (1941).
FRANK, O.: Isometrie und Isotonie des Herzmuskels. Z. Biol. **41**, 14 (1901).
FREEDMANN, M. E., G. L. SNIDER, P. BROSTOFF, S. KIMELBLOT, and L. N. KATZ: Effects of training on response of cardiac output to muscular exercise in athletes. J. appl. Physiol. **8**, 37 (1955).
FREY, u. G. CONDRAU: Sportärztl. Untersuchung an ehemaligen Radrennfahrern. Schweiz. med. Wschr. **81**, 1, 4 (1952).
FRIEDBERG, C. K.: Disease of the heart. Philadelphia and London 1956. Dtsch. Übersetzung von E. GRILL, Erkrankungen des Herzens. Stuttgart 1959.
FRIEDMAN, C. E.: The residual blood of the heart. A Clinical x-ray and pathologico anatomical study. Amer. Heart J. **39**, 397 (1950).
GOTTHEIMER u. KOST: Zit. in HERXHEIMER, Grundriß der Sportmedizin. Leipzig 1933.
GRANATH, A., B. JONSSON, and T. STRANDELL: Studies on the central circulation of rest and during exercise in the supine and sitting body position in old men. Acta med. scand. **169**, 125 (1961).
HASEBROCK: Über die Arbeitshypertrophie des Herzens. Dtsch. Arch. klin. Med. **131**, 62 (1919/20).
HEGGLIN, R.: Die Klinik der energetisch-dynamischen Herzinsuffizienz. Basel u. New York 1947.
HENSCHEN, S. E.: Skilauf und Skiwettlauf, eine medizinische Sportstudie. Mitt. Med. Klinik in Upsala, Bd. 2, S. 15. Jena 1899.
HERBST, R.: Stoffwechsel und Sport. Klin. Wschr. **8**, 1841 (1929).
— Über das Verhalten von Stoffwechsel und Kreislauf nach körperlicher Arbeit. Arbeitsphysiologie **9**, 220 (1937).
HERXHEIMER, H.: Grundriß der Sportmedizin. Leipzig 1933.
HETTINGER, TH.: Die Trainierbarkeit menschlicher Muskeln in Abhängigkeit vom Alter und Geschlecht. Arbeitsphysiologie **17**, 371 (1958).
HEVELKE, G.: Die Angiochemie der Gefäße und ihre physiologischen Alterswandlungen. Verh. dtsch. Ges. Kreisl.-Forsch. **24**, 131 (1958).
HIERONYMI, G.: Über den altersbedingten Formwandel elastischer und muskulärer Arterien. S.-B. Heidelberger Akad. Wiss., math.-nat. Kl. 1956, 3. Abh. Zit. nach G. SCHETTLER.
HOLLMANN, W.: Der Arbeits- und Trainingseinfluß auf Kreislauf und Atmung. Darmstadt 1959.
— Vortrag vor dem Int. Verband der Leichtathletik-Lehrer in Duisburg 1964.
— H. VENRATH, H. VALENTIN u. B. SPELLERBERG: Über den arteriellen Blutdruck beim Menschen während dosierter körperlicher Arbeit. Z. Kreisl.-Forsch. **48**, 133 (1959).
HOLMGREN, A.: Circulatory changes during muscular work in man. Scand. J. clin. Lab. Invest. **8**, Suppl. 24 (1956).
— B. JONSSON, M. LEVANDER, H. LINDERHOLM, T. SJÖSTRAND, and G. STRÖM: Low physical working capacity in suspected heart cases due to inadequate adjustment of peripheral blood flow. Acta med. scand. **158**, 413 (1957).
— —, and T. SJÖSTRAND: Circulatory data in normal subjects at rest and during exercise in recumbent position, with special reference to the stroke volume at different work intensities. Acta physiol. scand. **49**, 343 (1960).
—, and T. STRANDELL: The relationship between heart volume, total haemoglobin and physical working capacity in former athletes. Acta med. scand. **163**, 149 (1959).
HORT, W.: Morphologische und physiologische Untersuchungen an Ratten während eines Lauftrainings und nach dem Training. Virchows Arch. path. Anat. **320**, 197 (1951).
JUNDELL, J.: Zit. nach HERXHEIMER, Grundriß der Sportmedizin. Leipzig 1933.
KAHLSTORF, A.: Herzvolumenbestimmung. Fortsch. Röntgenstr. **45**, 123 (1932).
— Über Korrelationen der linearen Herzmaße und des Herzvolumens. Klin. Wschr. **12**, 262 (1933).
— Möglichkeiten und Ergebnisse röntgenologischer Herzvolumenbestimmungen. Klin. Wschr. **17**, 223 (1938).
—, u. H. UDE: Die Änderungen von Herzvolumen und Schlagvolumen nach körperlicher Arbeit. Z. klin. Med. **125**, 85 (1933).
KARVONEN, M. J.: Effects of vigorous exercise on the heart. In: F. F. ROSENBAUM and E. L. BELKNAP, Work and the heart. New York 1959.
KATZ, L. N., u. M. LEYHOFF: Röntgenologische Herzgrößenbestimmungen an Ringern. Dtsch. med. Wschr. **33**, 1589 (1913).
KAUFMANN, W.: Die Beeinflussung der Herzgröße durch Arbeit und Sport. Med. Welt **7**, 1347 (1933).

Keul, J., H. Reindell u. H. Roskamm: Zur Belastbarkeit des jugendlichen Organismus. Arbeitsphysiologie **19**, 287 (1962).
Kirch, E.: Anatomische Grundlagen des Sportherzens. Verh. dtsch. Ges. inn. Med. **47**, 73 (1935).
— Herzkräftigung und echte Herzhypertrophie durch Sport. Z. Kreisl.-Forsch. **28**, 893 (1936).
— Dilatation und Hypertrophie des Herzens. Nauheimer Fortb.-Lehrgänge **14**, 47 (1938).
Kjellberg, S. R., U. Rudhe, and T. Sjöstrand: The amount of hemoglobin and the blood volume in relation to the pulse rate and cardiac volume during rest. Acta physiol. Scand. **19**, 136 (1949).
— — — The relation of the cardiac volume to the weigth and surface area of the body the blood volume and the physical capacity of work. Acta radiol. (Stockh.) **31**, 113 (1949).
Klensch, H.: Schlag- und Minutenvolumen des Herzens nach schwerster körperlicher Arbeit beim Trainierten und Untrainierten (Verhandlungsbericht Dtsch. Sportärztekongr., Hamburg 1957). Frankfurt a.M. 1957.
—, u. H. W. Hohnen: Das Verhalten von Schlag- und Minutenvolumen in der Erholungsphase nach progressiver körperlicher Belastung. Arbeitsphysiologie **17**, 177 (1958).
Klepzig, H., H. Reindell u. E. Tecklenborg: Über flüchtige Veränderungen von T im Brustwand-EKG. Dtsch. med. Wschr. **82**, 910 (1957).
Klewitz, F.: Berufsarbeit und Herzvergrößerung bei Frontsoldaten. Münch. med. Wschr. **65**, 927 (1918).
Knipping, H. W.: Beitrag zur Praxis der Herzfunktionsprüfung. Dtsch. med. Wschr. **13**, 433 (1938).
— W. Bolt, H. Valentin u. H. Venrath: Die Beurteilung des Herzkranken. Stuttgart 1955.
Knoll, W.: Die Beeinflussung der Herzgröße durch Arbeit und Sport. Med. Welt **7**, 1345 (1933).
— Normale und pathologische Physiologie der Leibesübungen. Leipzig 1933.
König, K., H. Reindell, K. Musshoff, H. Roskamm u. M. Kessler: Herzvolumen und Leistungsfähigkeit bei 20—60jährigen gesunden Männern. II. Mitt. Arch. Kreisl.-Forsch. **35**, 37 (1961).
— — u. H. Roskamm: Das Herzvolumen und die Leistungsfähigkeit bei 60—75jährigen gesunden Männern. Arch. Kreisl.-Forsch. **39**, 143 (1962).
— — H. Steim u. K. Musshoff: Beitrag zur Hämodynamik hypertoner Regulationsstörungen. Z. Kreisl.-Forsch. **49**, 923 (1959).
Koepplin, F.: Zur Beurteilung des Sportherzens. Cardiologia (Basel) **15**, 17 (1949).
Lampé, A. E., G. A. Weltz, H. Heinrich u. M. Straubel: Beobachtungen und Untersuchungen an Berufsringkämpfern. Dtsch. Arch. klin. Med. **149**, 317 (1925).
Liljestrand, G., E. Lysholm, G. Nylin, and C. G. Zachrisson: The normal heart volume in man. Amer. Heart J. **17**, 406 (1939).
Lind, J.: Heart volume in normal infants. Acta radiol. (Stockh.) (1950).
— Die quantitative Anatomie des normalen und vergrößerten Herzens im Hinblick auf die Herzinsuffizienz. Verh. dtsch. Ges. Kreisl.-Forsch. **16**, 43 (1950).
Linzbach, A. J.: Mikrometrische und histologische Analyse hypertropher menschlicher Herzen. Virchows Arch. path. Anat. **314**, 534 (1947).
— Struktur und Funktion des gesunden und kranken Herzens (5. Freiburger Symposion). Berlin-Göttingen-Heidelberg 1958.
— Herzhypertrophie und kritisches Herzgewicht. Klin. Wschr. **1948**, 459.
Ludwig, H.: Über Bedeutung und Technik der Herzgrößenbestimmung. Helv. med. Acta **8**, 800 (1941).
Lysholm, E., G. Nylin, and K. Quarnå: The relation between the heart volume and stroke volume under physiological and pathological conditions. Acta radiol. (Stockh.) **15**, 237 (1934).
Maase, C., u. H. Zondek: Herzbefunde bei Kriegsteilnehmern. Z. klin. Med. **81**, 391 m (1915).
Marshall, R. J., and J. H. Shepherd: Exercise and the circulation (editorial). Circulation **27**, 3, 323 (1963).
Mellerowicz, H.: In: A. Arnold, Lehrbuch der Sportmedizin. Leipzig 1956.
— Vergleichende Untersuchungen über das Ökonomieprinzip des trainierten Kreislaufs und seine Bedeutung für die präventive und rehabilitive Medizin. Arch. Kreisl.-Forsch. **24**, 70 (1956).
— Ergometrie. München u. Berlin 1962.
— H. Reindell, W. Hollmann, H. Mies u. H. Roskamm: Vorschläge zur Standardisierung der ergometrischen Leistungsmessung. Z. Kreisl.-Forsch. **50**, 273 (1961).
Meyenburg: Zit. bei U. Frey u. G. Condrau: Schweiz. med. Wschr. **82**, 4 (1952).
Morgan, J. E.: University oars. London 1873. Zit. aus A. Abrahams, Physical exercise. Its clinical applications. Lancet **1951 II**, 1133.
Moritz, F.: In: Handbuch der normalen und pathologischen Physiologie, Bd. 7/I. Berlin 1926.
— Über die Kapazität und die Muskelmaße der menschlichen Herzhöhlen. Z. Kreisl.-Forsch. **18**, 609 (1933).
— Größe und Form des Herzens bei Meistern im Sport. Dtsch. Arch. klin. Med. **176**, 455 (1934).
Müller, E. A.: Die Beziehungen zwischen Pulsfrequenz und Muskelarbeit als Test der Herzfunktion (5. Freiburger Symposion). Berlin-Göttingen-Heidelberg: Springer 1958.
Musshoff, K., u. Ch. Lepke: Die Bedeutung des Restblutes für die große Form des Herzens. Freiburger Med. Ges. 9. Febr. 1954. Klin. Wschr. **32**, 1023 (1954).

MUSSHOFF, K., u. H. REINDELL: Zur Röntgenuntersuchung des Herzens in horizontaler und vertikaler Körperstellung. I. Mitt.: Der Einfluß der Körperstellung auf das Herzvolumen. Dtsch. med. Wschr. **81**, 1001 (1956).
— — Zur Röntgenuntersuchung des Herzens in horizontaler und vertikaler Körperstellung. II. Der Einfluß der Körperstellung auf die Herzform. Dtsch. med. Wschr. **1957**, 1075.
— — u. H. KLEPZIG: Zur Gültigkeit der tonogenen Dilatation. 38. Tagg. der dtsch. Röntgenges. Berlin 1956. Fortschr. Röntgenstr. **86**, Beiheft (1957).
— — — Stroke volume, arteriovenous difference, cardiac output and physical working capacity, and their relationship to heart volume. Acta cardiol. (Brux.) **14**, 427 (1959).
— — — P. FRISCH, J. EMMERICH, K. KÖNIG, H. STEIM, B. BAUMGARTNER u. F. MOSER: Zur Normgröße des gesunden Herzens. Fortschr. Röntgenstr. **88**, 88 (1958).
— — — u. H. W. KIRCHHOFF: Herzvolumen, Schlagvolumen und körperliche Leistungsfähigkeit. Cardiologia (Basel) **31**, 359 (1957).
— — K. KÖNIG, J. KEUL u. H. ROSKAMM: Das Herzvolumen und die körperliche Leistungsfähigkeit bei 10—19jährigen gesunden Kindern und Jugendlichen. I. Mitt. Arch. Kreisl.-Forsch. **35**, 12 (1961).
— — u. H. A. E. SCHMIDT: Untersuchungen über die Beziehungen zwischen Herz- und Blutvolumen mit der Radiochrommethode. IX. Int. Congr. Radiologie, München 23. bis 30. 7. 59, Zusammenfassungen Nr 658.
— — H. STEIM u. K. KÖNIG: Die Sauerstoffaufnahme pro Herzschlag (O_2-Puls) als Funktion des Schlagvolumens, der arteriovenösen Differenz, des Minutenvolumens und des Herzvolumens. Z. Kreisl.-Forsch. **48**, 255 (1959).
— H. E. A. SCHMIDT, H. REINDELL, K. KÖNIG, D. BILGER-BURCHARD, E. HELD u. I. KEUL: Beziehungen zwischen Herzvolumen, Körpergewicht, körperlicher Leistungsfähigkeit und Blutvolumen bei gesunden Männern und Frauen unterschiedlicher Leistungsbreite. Acta radiol. (Stockh.) **57**, 377 (1962).
NÖCKER, J.: Training und Übertraining. In: A. ARNOLD, Handbuch für Sportmedizin. Leipzig 1956.
— Sportärztliche Untersuchungsmethoden. In: A. ARNOLD, Handbuch für Sportmedizin. Leipzig 1956.
— Leistungsfähigkeit und Lebensalter. Alternsforsch. **14**, 189 (1960).
NORDMANN, M.: Die Lebenswandlungen der Struktur der Kapillaren. Verh. dtsch. Ges. Kreisl.-Forsch. **24**, 41 (1958).
NYLIN, G.: The clinical applicability of roentgenological heart volume. Determination with special reference to the residual blood. President's Lecture at II. European Cardiological Congr. Stockholm, Sept. 1956. Acta cardiol. (Brüssel) **12**, 588 (1957).
PERE, S.: Über die Wirkung des Sporttrainings auf Kreislauforgane. Med. 1006 (1952).
RAUTMANN, H.: Die sportärztliche Beurteilung der Leistungsfähigkeit des Herzens. Aus dem Arbeitsgebiet des Sportarztes. Jena 1926.
— Die Wirkungen muskulärer Arbeit beim Turnen und Sport auf die Organe des Kreislaufs. Ergebn. inn. Med. **10**, 235 (1927).
— Zur Physiologie und Klinik des Sportherzens. Verh. dtsch. Ges. inn. Med. **47**, 99 (1935).
REINDELL, H.: Elektrokardiographische und kymographische Untersuchungen am Sportler nach Belastung. Verh. dtsch. Ges. Kreisl.-Forsch. **10**, 275 (1937).
— Kymographische und elektrokardiographische Befunde am Sportherzen. I. Mitt. Dtsch. Arch. klin. Med. **181**, 485 (1938).
— Kymographische und elektrokardiographische Befunde am Sportherzen. II. Mitt. Dtsch. Arch. klin. Med. **181**, 506 (1938).
— Klinische und anatomische Beobachtung über den Einfluß sportlicher Tätigkeit auf das Herz eines Hochleistungssportlers. Z. klin. Med. **138**, 635 (1940). (Darin auch ein seziertes Sportherz; REINDELL u. BÜCHNER.)
— Größe, Form, Bewegungsbild des Sportherzens. Arch. Kreisl.-Forsch. **7**, 117 (1940).
— Kymographische Beobachtungen über die erhöhte Restblutmenge bei Gesunden. Verh. dtsch. Ges. Kreisl.-Forsch. **14**, 263 (1941).
— Über den Kreislauf der Trainierten. Über die Restblutmenge des Herzens und über die besondere Bedeutung röntgenologischer (kymographischer) hämodynamischer Beobachtungen in Ruhe und nach Belastung. Arch. Kreisl.-Forsch. **12**, 265 (1943).
— Diagnostik der Kreislauffrühschäden. Stuttgart 1949 (darin auch REINDELL u. BAYER, Tabelle 9).
—, u. L. DELIUS: Klinische Beobachtungen über die Herzdynamik beim gesunden Menschen. Dtsch. Arch. klin. Med. **193**, 639 (1948).
— H. KLEPZIG u. K. MUSSHOFF: Anpassungsvorgänge des gesunden und kranken Herzens. Verh. dtsch. Ges. inn. Med. **59**, 274 (1953).
— — — Das Sportherz. In: Handbuch der inneren Medizin, Bd. XI/I. Ergebn. inn. Med. **5**, 306 (1954).
— — — H. W. KIRCHHOFF, H. STEIM, F. MOSER u. P. FRISCH: Neuere Untersuchungsergebnisse über Beziehungen zwischen Größe und Leistungsbreite des gesunden menschlichen Herzens, insbesondere des Sportherzens. Dtsch. med. Wschr. **82**, 613 (1957).
— — H. STEIM, K. MUSSHOFF, H. ROSKAMM u. E. SCHILDGE: Herz, Kreislaufkrankheiten und Sport. München 1960.
— — — Regulative und myogene Dilatation des Herzens. Fortschr. Röntgenstr. **85**, 385 (1956).
— — — Die physiologische und krankhafte Herzvergrößerung (5. Freiburger Symposion). Berlin-Göttingen-Heidelberg: Springer 1958.
— — — u. R. WEYLAND: Über eine Art von Sofortdepot des Kreislaufs. Verh. dtsch. Ges. inn. Med. **60**, 538 (1954).

REINDELL, H., u. H. ROSKAMM: Ein Beitrag zu den physiologischen Grundlagen des Intervalltrainings unter besonderer Berücksichtigung des Kreislaufs. Schweiz. Z. Sportmed. **7**, 1 (1959).
— — u. W. GERSCHLER: Das Intervalltraining. Physiologische Grundlagen, Möglichkeiten der Gefährdung und praktische Anwendungen. München 1962.
— E. SCHILDGE, H. KLEPZIG u. H. W. KIRCHHOFF: Kreislaufregulation. Stuttgart 1955.
— R. WEYLAND, H. KLEPZIG u. R. BILGER: Zur Frage der Durchblutungsnot beim vergrößerten Sportherzen. Röntgenologische und elektrokardiographische Untersuchungen bei Wettkampfsportlern. Dtsch. med. Wschr. **77**, 911 (1952).
— — — u. K. MUSSHOFF: Über physiologische und pathologische Grundlagen der Röntgendiagnostik des Herzens. I. Mitt. Anpassungsvorgänge des gesunden Herzens an physiologische Belastungen. Dtsch. med. Wschr. **80**, 540 (1955).
— — — E. SCHILDGE u. K. MUSSHOFF: Über Anpassungsvorgänge und Schädigungsmöglichkeiten beim Sportherzen. Schweiz. Z. Sportmed. **1**, 97 (1953).
— — — — — Das Sportherz. Ergebn. inn. Med. Kinderheilk. **5**, 306 (1954).
ROBINSONS, B.: Experimental studies of physical fitness in relation to age. Arbeitsphysiologie **10**, 251 (1938).
ROCK, A.: An investigation in to the longevity of Cambridge sportsmen. Brit. med. J. **1954 I**, 773.
RÖSSLE, R., u. F. ROULET: Maß und Zahl in der Pathologie. Pathologie und Klinik in Einzeldarstellung. Berlin u. Wien 1932.
ROHRER, F.: Volumenbestimmung von Körperhöhlen und Organen auf orthodiagraphischem Wege. Fortschr. Röntgenstr. **24**, 285 (1916/17).
ROMBERG, E.: Lehrbuch der Krankheiten des Herzens und der Blutgefäße. Stuttgart 1906.
ROSKAMM, H.: Die Bedeutung der körperlichen Aktivität in Prophylaxe und Therapie von Herz- und Kreislauferkrankungen. Habil.-Schr. Freiburg i. Br. 1964.
— W. BRANDTS u. H. REINDELL: Die Abhängigkeit der Trainierbarkeit des Herz- und Kreislaufsystems von Alter und Geschlecht. Cardiologica (Basel) **48**, 441—460 (1966).
— H. REINDELL, W. HAUBITZ, J. KEUL u. K. KÖNIG: Herzgröße und Leistungsfähigkeit bei Hochleistungssportlern im Verlauf unterschiedlicher Trainingsbelastung. Schweiz. Z. Sportmed. **10**, 121 (1962).
— — u. M. MÜLLER: Herzvolumen und Leistungsfähigkeit bei westdeutschen Nationalmannschaften verschiedener Sportarten. Z. Kreisl.-Forsch **5**, 2—14 (1966).
— — K. MUSSHOFF u. K. KÖNIG: Die Beziehungen zwischen Herzgröße und Leistungsfähigkeit bei männlichen und weiblichen Sportlern im Vergleich zu männlichen und weiblichen Normalpersonen. Arch. Kreisl.-Forsch. **35**, 67 (1961).
ROSKAMM, H., H. REINDELL, H. WEISSLEDER, G. KESSLER u. K. ALETTER: Zur Frage der Sportschäden nach intensivem Hochleistungssport. Med. Welt Nr 41, 137 (1964).
SCHENK, P.: Herz- und Blutkreislauf bei schwerer körperlicher Arbeit. Verh. dtsch. Ges. inn. Med. **47**, 115 (1935).
SCHERF, D.: Lehrbuch der Elektrokardiographie, 2. Aufl. Wien 1937.
SCHETTLER, G.: Arteriosklerose. Stuttgart 1961.
SCHIEFFER, K.: Über den Einfluß des Militärdienstes auf die Herzgröße. Dtsch. Arch. klin. Med. **92**, 392 (1908).
— Über den Einfluß der Berufsarbeit auf die Herzgröße. Dtsch. Arch. klin. Med. **92**, 383 (1908).
SCHLEUSING, G., J. HILLER u. G. NEUMANN: Trainingsanpassungserscheinungen von Herz- und Kreislauf. Z. Alternsforsch. **15**, 111 (1961).
SCHMIDT, F.: Diss. Freiburg i. Br. 1957.
SCHMIDT, H. A. E., K. MUSSHOFF, H. REINDELL, K. KÖNIG, D. BURCHARD, E. HELD u. J. KEUL: Die Beziehungen zwischen Blutvolumen, Herzvolumen und körperlicher Leistung. Z. Kreisl.-Forsch. **51**, 165—176 (1962).
SECHER, K.: Experimentelle Untersuchungen über die Größe des Herzens nach einem Aufhören des Trainierens. Z. ges. exp. Med. **31/32**, 290 (1923).
— Experimentelle Untersuchungen über das Körpergewicht bei Ratten beim Trainieren. Z. ges. exp. Med. **47**, 125 (1925).
SHAW: Zit. bei HERXHEIMER, Grundriß der Sportmedizin. Leipzig 1933.
SJÖSTRAND, T.: Das Sportherz. Dtsch. med. Wschr. **80**, 963 (1955).
— Blutverteilung und Regulation des Blutvolumens. Klin. Wschr. **34**, 561 (1956).
SLAPAK, L.: Zum EKG-Bild des unvollständigen Rechtsschenkelblockes. Z. Kreisl.-Forsch. **46**, 373 (1957).
STARLING, E. H.: Das Gesetz der Herzarbeit. Linacre-Vortrag 1915. Berlin u. Leipzig 1920.
— The regulation of the energic output of the heart. J. Physiol. (Lond.) **62**, 243 (1927).
STRAUB, H.: Die Dynamik des Herzens. Die Arbeitsweise des Herzens in ihrer Abhängigkeit von Spannung und Länge unter verschiedenen Arbeitsbedingungen. In: Handbuch der normalen und pathologischen Physiologie, Bd. VII/I, S. 237. 1926.
— Bericht über die Funktionsprüfung des Herzens. Verh. Kongr. inn. Med. Wiesbaden **50**, 30 (1938).
STUMPF, P.: Zehn Vorlesungen über Kymographie. Leipzig 1937.
—, u. TH. FÜRST: Ergebnisse von Kreislaufuntersuchungen am Jugendlichen. Münch. med. Wschr. **78**, 1097 (1931).
TEPPERMANN, J., and D. PEARLMAN: Effect of exercise and anemie on cornonary arteries of small animals as revealed by the corrosion-cast. Technique. Circulat. Res. **9**, 576 (1961).

VALENTIN, H.: Aus der Praxis der Funktionsanalyse von Herz und Kreislauf im Bereich der Vita maxima (5. Freiburger Symposion). Berlin-Göttingen-Heidelberg 1958.

—, u. H. VENRATH: Einige Bemerkungen zu den Herzfunktionsprüfungen im Bereich der Vita maxima. Münch. med. Wschr. **97**, 695 (1955).

WAKEFIELD, M. C.: Study of mortality among men who have played in Indiana High School state final basketball tournaments. Res. Quart. **15**, 3—11 (1944).

WANG, Y., R. J. MARSHALL, H. L. TAYLOR, and J. T. SHEPHARD: Cardiovascular response to exercise in sedentary men and athletes. Physiologist **3**, 173 (1960).

WASSILJEWA, W.: Die Rolle der physischen Übungen in der Vorbeugung der Arterienverkalkung. In Sportmedizin 1960, Bericht des 13. Int. Kongr. für Sportmed. in Wien.

WEZLER, K.: Die physiologische Altersinsuffizienz des Herzens. Verh. dtsch. Ges. Kreisl.-Forsch. **24**, 74 (1958).

WHITE, P. D.: Heart disease, 4th Ed. New York: 1951.

WIGGERS, C. J.: Modern aspects of the circulation in the health and disease, 2. Ed. Philadelphia and New York 1923.

— Dynamics of ventricular contraction under abnormal conditions. Circulation **5**, 321 (1952).

WILCE, J. W.: The health of the high school athlethe, The Ohio High School Athlete-Official Organ of the Ohio High School Athletic Association **1**, 12 (1942).

ZDANSKY, E.: Röntgendiagnostik des Herzens und der großen Gefäße, 2. Aufl. Wien 1949.

Namenverzeichnis — Author Index

Die *kursiv* gesetzten Seitenzahlen beziehen sich auf die Literatur.

Page numbers in *italics* refer to the bibliography

Sachverzeichnis

(Deutsch-Englisch)

Bei gleicher Schreibweise in beiden Sprachen sind die Stichwörter nur einmal aufgeführt

Subject Index

(English-German)

Where English and German spelling of a word is identical, the German version is omitted